기본간호학 I

8판

Fundamentals of NURSING Human Health and Function

FUNDAMENTALS OF NURSING : HUMAN HEALTH AND FUNCTION
8TH EDITION

Ruth F. Craven EdD, RN, BC, FAAN
Constance J. Hirnle, MN, RN-BC
Christine M. Henshaw, EdD, RN-BC

This is a translation of Fundamentals of Nursing: Human Health and Function 8E
Published by arrangement with Wolters Kluwer Health, Inc., USA.

기본간호학 I 8판

Fundamentals of Nursing 8th Edition

2020년 11월 15일 1판 1쇄 인쇄
2020년 11월 30일 1판 1쇄 발행

지은이 | Ruth Craven, Constance Hirnle, Christine M. Heshaw
옮긴이 | 고일선 외
펴낸이 | 김진환
펴낸곳 | 학지사메디컬
04031 서울특별시 마포구 양화로 15길 20 마인드월드빌딩
대표전화_ 02-330-5188 팩스_ 02-326-0338
등 록 | 2010년 2월 8일 제313-2010-36호
메 일 | hakjisamd@hakjisamd.co.kr
홈페이지 | http://www.hakjisamd.co.kr

ISBN 978-89-6069-834-5 94510(세트)
978-89-6069-835-2 94510(1권)
978-89-6069-836-9 94510(2권)

가 격 | 76,000원(세트) / 38,000원(1권) / 38,000(2권)

· 역자와의 협약으로 인지는 생략합니다.

기본간호학 I

8판

Ruth Craven · Constance Hirnle · Christine M. Henshaw 저

고일선 외 편역

Fundamentals of NURSING Human Health and Function

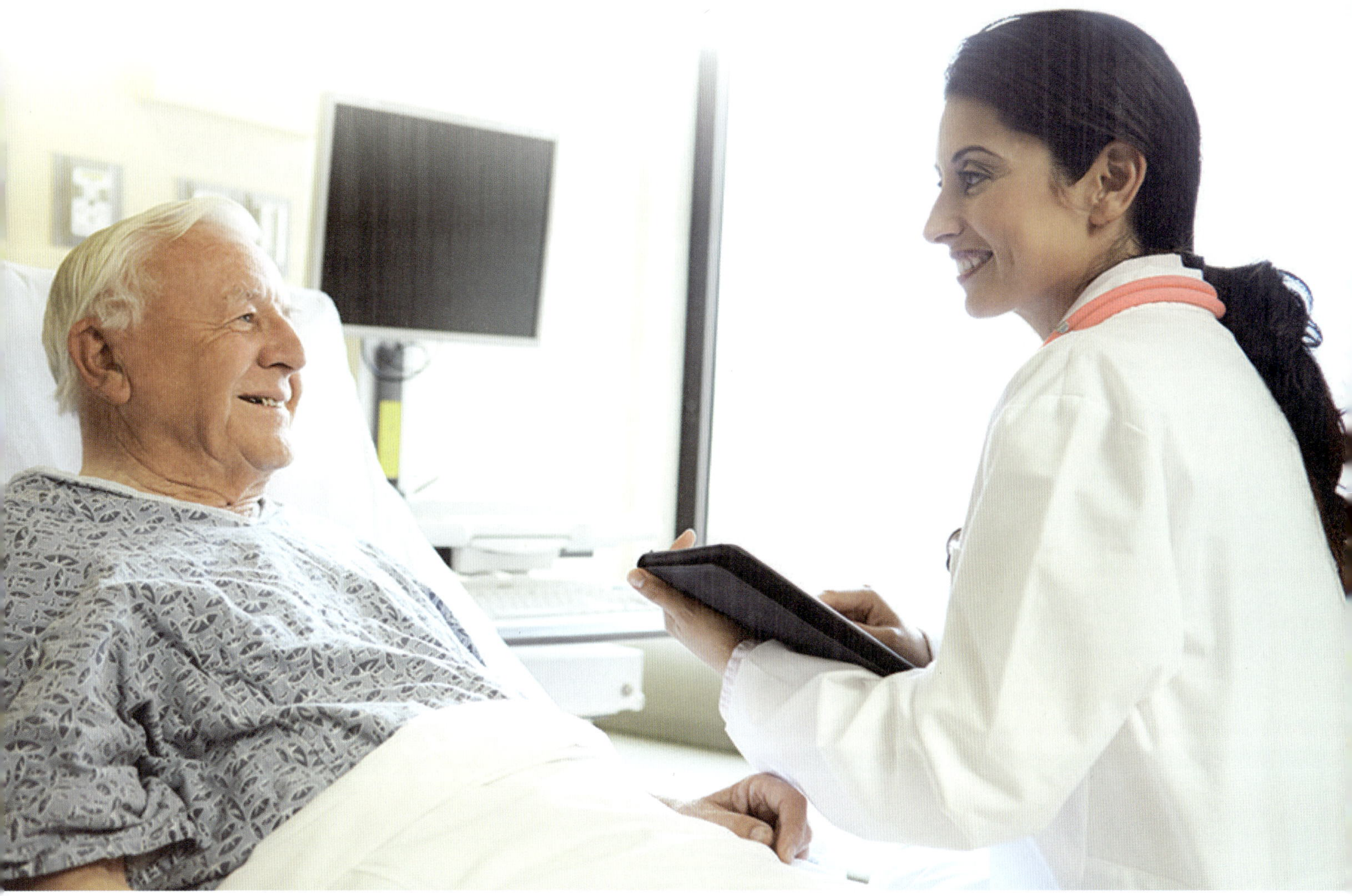

Wolters Kluwer

Philadelphia • Baltimore • New York • London
Buenos Aires • Hong Kong • Sydney • Tokyo

학지사메디컬 HAKJISA MEDICAL

역자 소개

대표역자

고일선 前) 연세대학교

편집위원

강명숙 국군간호사관학교
김진숙 우송대학교
김수연 국군간호사관학교
이희정 가톨릭상지대학교
정수경 우송대학교

집필진

강 숙 조선간호대학교
권용선 초당대학교
김기숙 중앙대학교
김명수 부경대학교
김향동 계명문화대학교
김혜원 서정대학교
박주영 건양대학교
박진희 아주대학교
이은하 혜전대학교
정창숙 영진전문대학교
정혜윤 전남과학대학교
조은영 동서대학교
최동원 인천가톨릭대학교
최윤하 호남대학교
함미영 경민대학교
홍주영 경운대학교

역자 서문

이 책은 Cravan, R. Hirnle, C.Jensen, S. 의 『Fundamentals of nursing: Human health and function 8th Edition(International Edition)』을 한국어로 번역한 것이다.

처음 이 교과서의 6판을 번역하게 되면서 개정판이 출간될 때마다 지속적으로 번역하고 있다. 이 교과서의 6판을 처음 번역하게 된 계기는 다음과 같다. 새로운 세기인 21세기에도 대상자의 질병예방, 질병치료, 고통경감, 건강유지, 건강증진이라는 간호의 목표는 변화하지 않지만, 간호의 대상인 인간을 어떻게 바라보며 접근할 것인지가 쟁점으로 대두되여서 총체론적 입장에서 벗어나 인간의 신체적 · 정신적 · 사회적 · 영적 측면이 통합되어 반응하는 전인으로서의 대상자를 강조하기 시작하였다. 이에 따라 간호교육과정도 총체론적 견해의 대상자 접근방법으로 학생을 교육하던 것에서 벗어나 전인적 견해를 가지고 대상자를 간호할 수 있는 학생을 교육할 수 있도록 간호학 교과목을 통합하여 운영하는 방안을 모색하고 있다. 이를 위해 기존의 교과서가 아닌 새로운 형태의 교과서가 필요하다고 생각하고 있던 차에 인간의 건강기능 양상에 따라 집필된 『Fundamentals of nursing: Human health and Function』을 발견하게 되었다. 또한 이 책이 전인적 견해를 가지고 인간의 건강기능에 초점을 맞추어 대상자 건강관리에 기여할 수 있는 간호교육과정을 구성하고, 이에 따라 학생교육에 필요한 다른 간호학교과서들의 집필에 안내서 역할을 할 수 있으리라고 판단되어 번역하게 되었다.

8판에서 새롭게 개정된 부분은 번역된 원저자들의 서문을 참고하기 바란다. 그리고 기본간호술기와 관련된 절차들은 따로 뽑아 『기본간호학 실습지침서』로 제작하였다. 그래서 교과서 본문에 '실습지침서 참조'로 되어 있는 부분은 기본간호술기와 관련된 절차들이 따로 뽑혀진 것이기 때문에 『기본간호학 실습지침서』를 참고하기 바란다. 번역과정에서 학생들이 우리나라 상황을 이해하는 것이 필요하다고 생각되는 부분에는 우리나라 상황에 대해 최대한 기술하고자 노력하였으나, 부분적으로만 반영하였다는 아쉬움이 있다.

많은 기본간호학 교과서가 있음에도 불구하고, 이 교과서의 인간건강기능중심 접근 간호에 동의하여 번역에 동참하여 주신 여러 교수님들께 감사의 말씀을 드린다.

특히 바쁜 와중에도 많은 시간과 노력을 투자하여 이 책이 잘 꾸며지고 다듬어질 수 있도록 교과서의 틀 구성과 내용을 함께 고민하고 번역된 책의 전체 내용을 나누어서 검토하고 수정하며 최선을 다해주신 5분의 편집위원인 강명숙, 김수연, 김진숙, 이희정, 정수경 교수님께 깊은 감사의 마음을 전한다.

끝으로 이 교과서가 출간될 수 있도록 물심양면으로 수고해 주신 학지사메디컬 김진환 사장님과 임직원 여러분께 심심한 감사를 드린다.

2020년 10월

대표 역자 고일선

저자 서문

왜 이 책이 중요한가?

우리는 간호계에서 일어나는 엄청난 변화를 직면하고 있다. 이 새로운 환경에서, 간호사의 역할은 확장되고 있으며, 새로운 요구와 도전이 주어지고 있다. 간호실무의 초점이 변화하고 있으며, 대상자 안전, 의사소통, 비판적 사고가 무엇보다 중요시되고 있다. 이 책은 이런 변화를 직면하면서 변화에 보조를 맞추는 데 필수적이다.

간호전문직의 첫 번째 임무는 대상자가 다양한 환경에서 독립적이며 안전하게 기능을 하도록 대상자를 지지하거나 회복시키는 것이다. 대상자의 병원 입원기간이 점점 짧아지고 있기 때문에, 대상자는 많은 부담을 가지게 되고 간호사는 그때그때 대상자를 만나는 상황에서 판단을 해야 하는 압력을 받고 있다. 간호사는 (a) 대상자 건강상태를 정확하게 사정해야 하고, (b) 각 사례에서 문제나 과제를 진단하고, (c) 기대할 수 있는 성과가 무엇인지 대상자가 이해하도록 도와야 하며, (d) 적절한 중재를 계획하고 결정해야 한다. 그리고 이외에도 간호사는 각 대상자의 경과를 관찰하고 평가해야 한다.

간호학생의 경우, 최신의 간호지식과 임상 기술의 기초를 수립하는 것은 필수적이고 이것만으로는 충분하지 않다. 또한 간호학생은 비판적 사고 기술을 개발해야 하며 임상현장에서 비판적 사고 기술을 적용하는 방법을 배워야 한다. 이것을 명심한다면 이 책은 간호학생이 도전적이고 역동적인 간호실무에 대비할 수 있는 큰 그림을 그릴 수 있도록 해 줄 것이다.

간호학생의 지식 확립

건강관리체계가 더 복잡해지는 것과 마찬가지로, 간호학생들도 다양해지고 있다. 간호학생들은 서로 다른 기술을 가지고 있으며 배경도 아주 다양하다. 간호학생들을 잘 교육하기 위해서, 간호 대학은 교육과정에 다양한 과정을 확충하고 새로운 교수법을 추가하며 서로 다른 학습양상의 차이를 조정하기 위해 미디어를 활용하고 있다.

그러나 모든 간호학생에게는 한 가지 공통점이 있다. 간호학생에게는 지식 습득과 이를 활용할 체계인 기틀이 필요하다. 올바른 기틀은 임상적 사고의 전체 과정이 쉽게 이루어질 수 있게 해준다. 간호학생이 당황하지 않도록 정보의 우선순위를 결정하게 해준다. 간호학생이 논리적 과정으로 업무를 수행하고 자료를 침착하고 효율적으로 처리하도록 해준다. 각각의 사례에 대해 의미 있고 체계적인 방법으로 생각하도록 해준다. 직관을 개발하여, 처리해야 하는 문제를 즉각적으로 파악할 수 있도록 한다. 무엇보다도 중요한 것은, 증명된 기틀을 가지고 업무를 하는 것은 간호학생이 대상자 안전을 보호하고 최고의 가능한 성과를 달성할 수 있도록 해주는 것이다.

그래서 이 책에서 개정하려고 하는 체계가 중요하다. 우리는 지금까지 건강을 증진하는 방법, 정상 기능과 기능 부전의 차이를 구별하는 방법, 과학적이고 합리적인 근거를 사용하는 방법, 증명된 간호과정을 따르는 방법에서의 기본을 가르치고 있다. 하지만 각 장은 임상 환경에 맞게 개발된 것으로 현재 다양한 상황에서 근무하고 있는 간호사의 의견을 반영하고 있다. 우리 목표는 간호학생이 학교에서 첫 근무지인 간호 현장으로의 전이를 용이하도록 돕는 것이다. 이 책은 간호학생이 가치 있는 것, 즉 성공한 간호사가 어떻게 사고와 행동을 하는지에 대한 이해뿐만 아니라 임상 건강관리 지식을 갖추도록 도울 것이다.

개정판만의 장점은 무엇인가?

이 책은 우리의 야심 찬 개정판으로 건강관리 지식을 제공하는 것 이상이다. 이론적인 원칙에 생명을 불어넣는다. 성공한 간호사의 사고방식에 간호학생 자신을 대입시킬 수 있으며 임상에서 직면하는 생생한 과제에 대한 틀을 간호학생에게 제공한다. 간호실무의 서로 다른 요소가 모두 함께 드러날 수 있도록 그리고 이 요소들이 역동적인 전체로 보여질 수 있는 혁신적인 방법으로 조직되었다.

대상자는 건강문제에 다르게 반응한다. 이런 차이는 간호사를 매우 중요하게 만들며 도전하도록 한다. 이 책은 간호학생이 실무에 자신감을 갖도록 철저히 설계되었으며, 간호학생이 대상자 간호를 시작하는 순간부터 대상자에게 가장 좋은 간호를 제공할 수 있게 해준다.

이 책은 어떻게 구성되었는가?

이 책의 내용은 4 부분으로 이루어졌으며, 중요한 정보는 분명하게 강조하였다.

UNIT 1 간호의 기반

이 유닛은 이 책의 모든 장에 걸쳐서 포함되는 부분인 필수적 개념을 소개하고 있다. 생애주기, 문화, 근거기반간호, 의사소통, 대상자 교육, 간호의 영역이 모두 언급되었다. 이것들이 모두 함께 간호 전문직 실무의 기초를 형성하는 요소들이다.

UNIT 2 간호과정

이 유닛에서는 간호실무의 기초를 제공하는 사고하는 방법을 배우게 될 것인데, 이 사고하는 방법은 정보를 습득하고 처리하는 기틀이다. 이 기틀은 각 대상자에게 맞는 간호를 제공하는 것에 초점을 두도록 한다. 간호학생은 정상 기능을 확인하고, 기능 부전의 위험 요인을 사정하며, 잠재적 성과를 마음에 그리고, 중재를 계획하고 제공하며, 치료가 효과적인지를 평가하는 것을 배우게 된다.

UNIT 3 임상 간호요법

이 유닛에서 간호학생은 간호의 많은 영역에 필요한 폭넓은 기술을 배우게 된다. 건강사정, 활력징후, 무균술과 감염관리, 투약, 정맥요법, 수술주기 간호 등이 포함된다. 이 유닛에서 간호학생은 간호사로서 가져야 하는 필수적인 도구를 사용하는 것을 배우게 되며, 다양한 임상 현장에서 안전하고 개별화된 간호를 어떻게 제공하는지를 배우게 된다.

UNIT 4 임상 간호관리

이 유닛은 인간의 기능에 따라 조직되었으며, 신체적인 것에서부터 정신적 영역까지 포함하고 있고 이것들이 어떻게 상호 연관이 되는지도 보여주고 있다. 기동성, 호흡과 심장건강, 영양, 피부, 배설 등을 포함한다. 수면, 통증, 감각과 인지과정, 자아개념, 대처, 성, 영적 건강에 대해서도 배우게 된다.

8판에서 새로운 것과 개정된 부분

- **시기적절하게 첨가된 새로운 장** 4장 의료의 질과 대상자 안전에 있어 간호사의 역할은 오늘날 건강관리가 초점을 맞추는 질과 안전이라는 복합적인 필수적인 요소를 반영한 것이다. 이 장은 간호학생이 복잡한 환경에서 극히 예외적인 간호를 제공하는 체계를 이해할 수 있게 한다. 각 대상자에게 적용해야 하는 안전에 대한 주제는 23장에서 더 탐구할 수 있다.
- **새롭게 그리고 더 풍부하게 제시된 개념지도** 시각적 학습을 위한 최상의 것으로 각 장의 처음에 제시한 사례에 대한 간호과정과 비판적 사고를 적용한다.
- PICO(patient/problem, intervention, comparison, outcome; **대상자/문제, 중재, 비교, 성과**)가 단원의 처음에 제시한 시나리오와 관련된 임상적 질문에 대한 대답을 얻을 수 있도록 잘 구조화된 근거기반 방법으로 사례를 보여준다.
- **기억해야 하는 개념** 미국의 간호학생들이 공통적으로 오해하고 있는 혼돈된 주제에 대한 이해를 증진시키기 위해 기본적인 간호개념을 명료화한 것이다. 미국의 간호학생들이 공통적으로 오해하고 있는 혼돈된 주제는 Lippincott's Adaptive Learning Powered by preU. Data의 Misconception Alert에서 확인한 것으로 이 자료는 이 프로그램을 사용하고 있는 수천 명의 실제 간호학생으로부터 얻어진 것이다.
- **사진** 일부 술기 절차에 대한 사진이 최신의 것으로 변경되었고 새로운 술기 절차(예: 호기말이산화탄소분압측정, 객담 검체물 수집)를 제시하고 있다.
- **비판적 사고 적용하기** 거의 각 장마다 간호학생들이 개념과 상황을 좀 더 심도 있게 탐구할 수 있게 하는 것을 포함하고 있다.

차례

VOLUME I

UNIT 1
간호의 기반

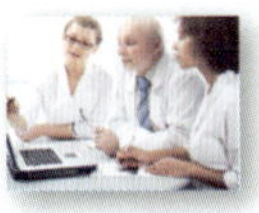

CHAPTER **1**
간호전문직

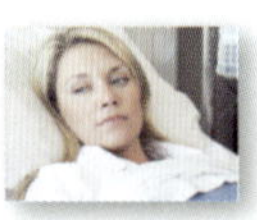

CHAPTER **2**
건강, 안녕, 보완대체의학

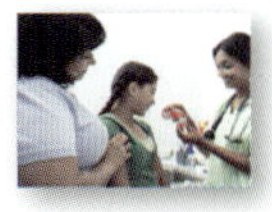

CHAPTER **3**
지역사회와 가정에서의 건강관리

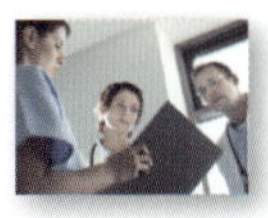

CHAPTER **4**
의료의 질과 대상자 안전에 있어 간호사의 역할

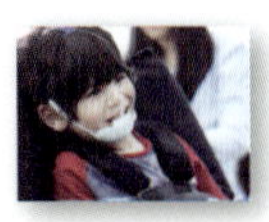

CHAPTER **5**
문화와 다양성

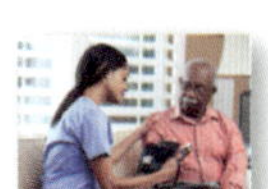

CHAPTER **6**
간호사-대상자 관계에서의 의사소통

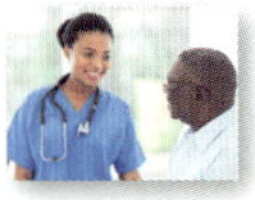

CHAPTER 7 가치 · 윤리적 · 법적 문제

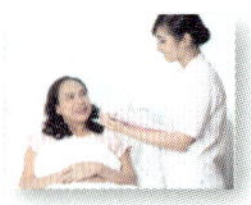

CHAPTER 8 간호연구와 근거기반간호

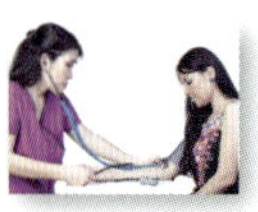

CHAPTER 9 대상자 교육과 건강증진

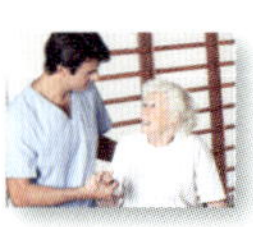

CHAPTER 10 노인 간호

UNIT 2 간호과정

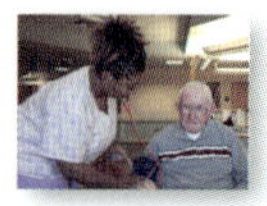

CHAPTER 11 비판적 사고와 간호과정: 실무를 위한 기초

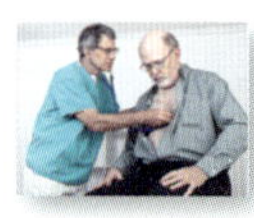

CHAPTER 12 간호사정

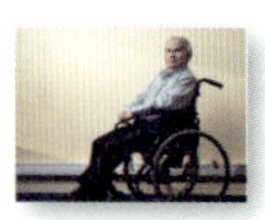

CHAPTER 13 간호진단

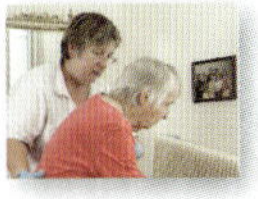

CHAPTER **14**
간호성과 확인과 간호계획

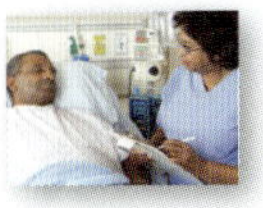

CHAPTER **15**
간호수행과 간호평가

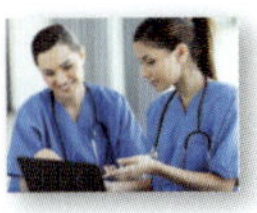

CHAPTER **16**
기록과 건강관리팀의 의사소통

UNIT 3
임상 간호요법

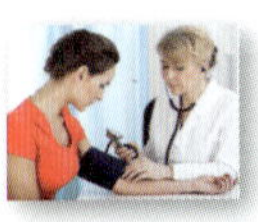

CHAPTER **17**
건강사정

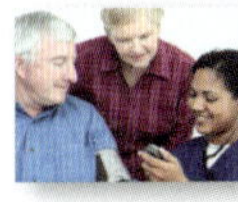

CHAPTER **18**
활력징후

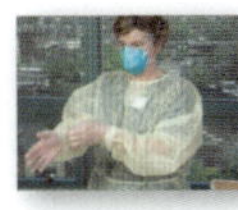

CHAPTER **19**
무균술과 감염관리

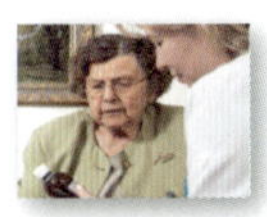

CHAPTER **20**
투약

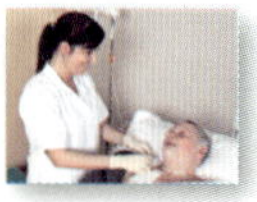

CHAPTER **21**
정맥요법

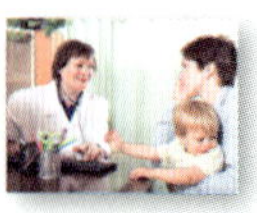

CHAPTER **22**
수술주기 간호

UNIT 4
임상 간호관리

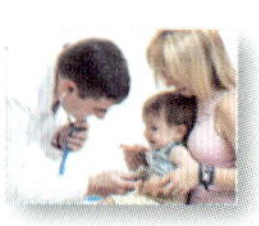

CHAPTER **23**
안전

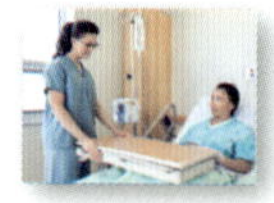

CHAPTER **24**
개인위생과 자기돌봄

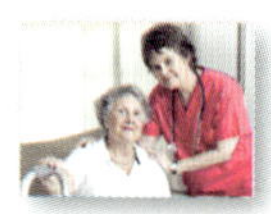

CHAPTER **25**
기동성

VOLUME II

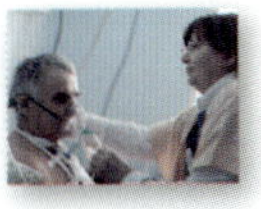

CHAPTER 26 호흡기능

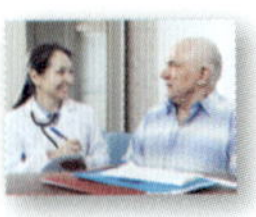

CHAPTER 27 심장기능

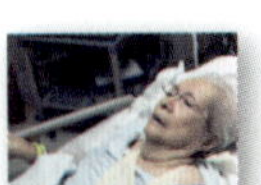

CHAPTER 28 체액과 전해질, 산-염기 균형

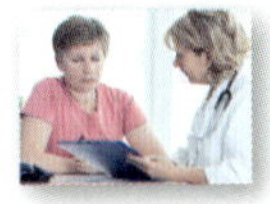

CHAPTER 29 영양

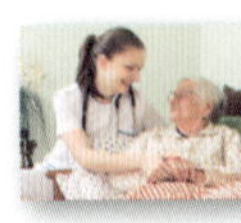

CHAPTER 30 피부 통합성과 상처치유

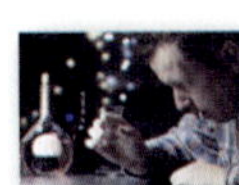

CHAPTER 31 감염예방과 관리

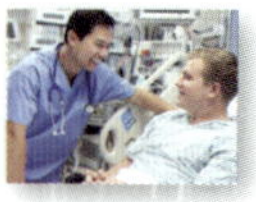

CHAPTER 32 배뇨

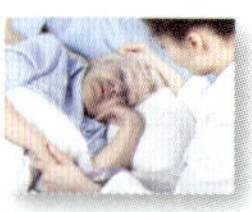

CHAPTER 33 배변

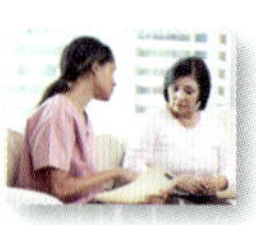

CHAPTER 34 수면과 휴식

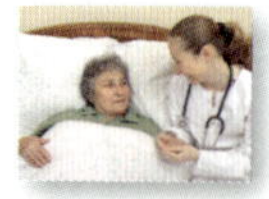

CHAPTER 35 통증관리

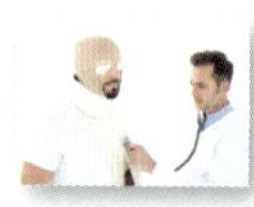

CHAPTER 36 감각지각

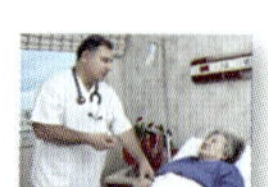

CHAPTER 37 인지과정

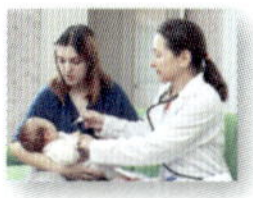

CHAPTER **38**
자아개념

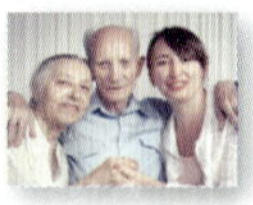

CHAPTER **39**
가족관계

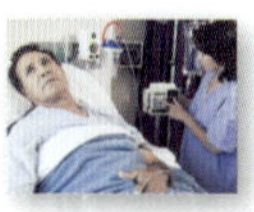

CHAPTER **40**
상실과 슬픔

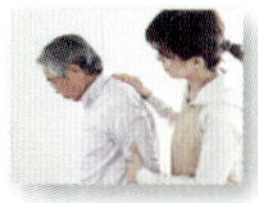

CHAPTER **41**
스트레스, 대처와 적응

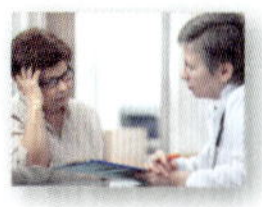

CHAPTER **42**
성

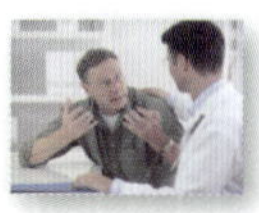

CHAPTER **43**
영적 건강

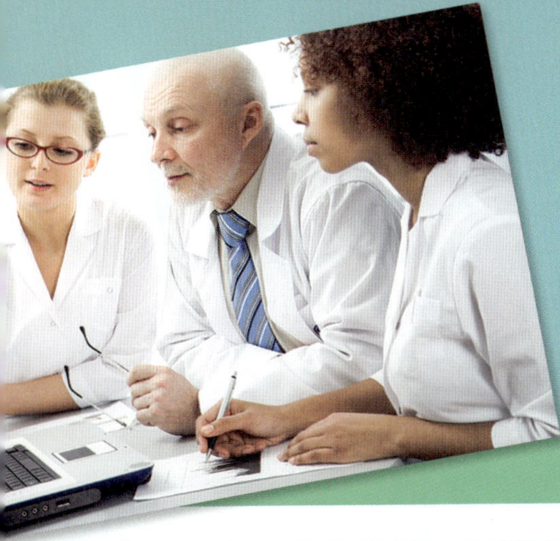

UNIT 1
간호의 기반
Conceptual Foundations of Nursing

CHAPTER 1

간호전문직
The Profession of Nursing

Christine M. Henshaw

주요용어

간호 nursing
간호교육가 nurse educator
간호실무법 nurse practice act
간호연구가 nurse researcher
간호이론 nursing theory
간호전문가 professional nurse
간호행정가 nurse administrator
개념적 틀 conceptual framework
건강 health
국제간호연맹 National League for Nursing
기능 건강 양상 functional health patterns
마취간호사 nurse anesthetist
매슬로우의 인간욕구 계층 Maslow's hierarchy of human needs
미국간호협회 American Nurse Association
사회화 socialization
상급간호실무 advanced practice nursing
인간 person
인간욕구 human needs
일반 체계 이론 general systems theory
임상전문간호사 clinical nurse specialist
자격취득간호사 licensed practice nurse
자아실현 self-actualization
전문간호사 nurse practitioner
조산사 nurse midwife
환경 environment

비판적 사고를 위한 사례

간호학생인 이 양은 첫 주 수업을 마친 후, 임상지도교수가 일관된 주제에 초점을 맞추어 수업을 진행하였음을 알게 되었다. 임상지도교수는 지역사회기반 건강관리 측면에서 소비자 참여의 필요성, 기술 발전이 미치는 영향과 같은 개념을 강조하며 재정적 · 윤리적 · 법적 측면에 대한 이 양의 견해를 물어본다. 이 양의 학급 친구들 중 많은 학생은 몇 년 동안 학교를 떠나 있다가 다시 돌아왔다. 친구들은 이 양에게 조직이 원활하게 돌아가기 위해 자신에게 얼마나 많은 책임이 따르는지 그리고 성공하기를 희망하는지에 대해 이야기한다. 이 양은 흥분과 동시에 약간의 두려움이 있지만, 자신과 친구들이 직면하고 있는 많은 생각들을 좀 더 잘 이해하기를 원하고 있다.

이 장을 학습한 후, 위의 사례를 읽고 다음의 내용에 대하여 비판적 사고를 적용하여 복습한다.

1. 현재의 간호경향이 이 양의 실무 방식과 대상자와 이 양 간의 관계, 동료와의 관계에 어떻게 영향을 미칠 것으로 예상하는지 기술한다.
2. 간호사가 건강관리의 선택과 의사결정의 면에서 대상자가 원하는 것을 증진하고 지지할 수 있는 방법을 확인한다.
3. 지역사회기반의 건강관리전달, 기술의 발달, 재정적인 고려사항에 대한 학습이 가능한지 찾아본다.
4. 이 장에서 제시된 정보에 근거하여 50년 후의 간호실무는 어떻게 변할 것으로 예상하는지 생각한다.

학습목표

1. 지난 50년 동안 독립적 실무로서의 간호가 어떻게 발전되어 왔는지 논의한다.
2. 간호전문직에 대한 현대적 관점에서 간호의 역사적 발전에 대한 영향을 논의한다.
3. 간호전문직 실무를 계속 유지하도록 하는 분명한 경로를 확인한다.
4. 건강관리전달체계에서 간호전문직의 역할과 책임을 확인한다.
5. 간호전문직의 조직에 대한 목적과 기능을 설명한다.
6. 주된 간호이론을 인식하고 간호실무와 관련성을 인식한다.
7. 간호이론의 네 가지 주요 개념을 확인한다.
8. 기능적 건강양상 분류와 간호의 관계를 설명한다.

이 책에서는 과학적 · 신체적 · 정신사회적 · 기본적 요소를 다루고, 인간을 대하는 방법, 건강사정, 계획을 위한 관찰, 부적절한 산소화 또는 심장기능부전 상태로 인해 고통을 겪는 신체증상 및 임종에 직면한 대상자의 호흡음 변화와 심음을 듣는 방법을 배운다. 또한 출산 진통과 출생 과정을 통해 신체의 힘을 알 수 있고, 인간 생활을 증진시키며 확장되고 있는 기술을 통해 믿을 수 없는 능력을 경험할 것이다.

복잡한 상황에서 다양한 요소로 적절한 결론에 도달하는 비판적 사고의 기술을, 스스로의 가치를 아는 중요성과 결정을 내리는 방법을 배운다. 현재 사회의 문제를 고려하고 건강관리 배분 과정에서의 쟁점, 기술의 사용과 확장, 질병 치료, 건강증진을 고려해야 한다. 간호라는 단어는 많은 사상과 이미지를 생각하게 한다. 이러한 이미지는 하얀 가운, 간호사 모자, 바늘, 침상변기 등의 전통적이고 오래된 자원으로부터 생기고 친절, 기술, 동정심, 지식과 같은 이미지를 떠올리기도 한다. 현대 간호실무는 이러한 이미지에 새로운 것과 전문직이 가지는 독특한 관점을 포함한다.

여러 가지 요소가 대중, 간호전문가와 동료, 간호경력을 시작하는 간호사에게 많은 영향을 미친다. 역사적으로 20세기 사회, 정치, 문화는 오늘날 간호실무에 영향을 미쳤다. 여성의 역할 확대, 미디어에서 묘사되는 간호, 교육분야에서의 쟁점 등은 오늘날 간호 이미지에 많은 영향을 미치고 있다. 간호역할과 책임은 건강관리 환경에 따라 함께 변화하고 있으며, 전문직은 21세기 도전에 직면할 준비를 해야 한다.

간호는 모든 인간의 건강욕구를 충족시키기 위한 돌봄, 약속(책무), 헌신이다. 간호사는 다양한 환경에서 건강을 증진, 유지, 회복하기 위해 직접적인 간호를 제공하며, 개인과 가족, 지역사회, 대중의 건강관리 욕구를 확인하고 돕고 있다. 기술의 발전에 따라 사회 건강관리 욕구는 복잡성과 건강관리 체계 변화에 대한 요구도와 함께 증가하고 있으며, 동시에 간호사는 이러한 복잡성에 직면하여 인간과 접촉하는 핵심 제공자의 역할을 하고 있다. 이러한 발달에 상응하며 전문간호의 이론, 예술, 실습에 대한 전문지식을 유지하도록 간호사를 교육할 필요성이 점차 증가하고 있다.

병원보다는 대상자 가정이나 통원시설과 같은 환경에서 제공되는 간호가 보편적이다. 병원에서 근무하는 간호사의 비율이 60%(HRSA, 2008)인 반면, 건강관리서비스 상황의 변화는 간호실무를 이러한 환경으로 옮기고 있다. 간호란 노숙자와 같은 지역사회와 인구집단을 돌보고, 인권 및 건강관리접근과 같이 광범위한 사회적 문제를 해결하는 것을 의미한다.

간호는 많은 도전과 경력의 기회를 제공한다. 전문직 간호 경력에 들어서는 학생은 사회의 건강관리 욕구와 전문직으로서 간호의 발전을 위한 책임감을 수용한다. 간호 역사에서 전문직으로 발전해 나갈 기회와 모든 사람의 건강관리에서 변화를 만들 기회가 부족했다. 이 장에서는 간호의 시작, 현재, 미래에 대한 이해를 위해 의견을 제시한다.

1. 간호전문직의 역사적 발전

간호는 다양한 형태로 전 역사에 존재했지만, 전문직에 대한 기록은 약 150년 전부터이다(Nightingale, 1860). 간호는 여성 직관에 의해 시작되었고, 가족의 건강관리 욕구를 위해 제공되었다. 간호전문직은 다른 사람을 양육할 능력과 욕구를 가지고 생겨났고, 다른 사람에게 간호를 제공하면서 시작되었다. 이 장에서는 간호 역사를 이루고 오늘날 전문직에 영향을 주는 쟁점의 특징적인 사건에 초점을 둔다. 대략적인 역사적 발전은 현대 간호실무를 이해하는 배경을 제공한다(표 1-1).

1) 고대 역사

고대 역사에서는 간호를 자체 학문으로 언급하지는 않았다. 간호의 모든 논의는 의학적으로 불명확하다. 간호와 관련된 실무에 종사한 남녀에 대한 간단한 설명이 발견되었다. 고대 바빌론, 이집트, 사마리아에서는 부유한 가족은 간호의 주된 수혜자였다. 부유한 가정 밖에서 간호가 이용된다면 간호사는 일차적으로 하인이었다. 그리스는 질병에 대한 간호에서 넓게는 간호전문직에 중요한 기여를 했다. '의학의 아버지' 히포크라테스는 질병이 초자연적 원인을 지닌다는 신념을 거부함으로써 의학의 발전을 이루었고, 대상자를 위한 사정표준을 개발하고 전반적인 의학표준을 수립하였으며, 간호사의 필요성을 인식했다.

서구에서는 기독교 전파가 계속되어 문화 가치와 제도에 긍정적인 영향을 미치며 발전되었다. 기독교의 영향력은 명문가의 지성인을 유치함으로써 간호의 지위를 향상시켰다. 십자군 전쟁은 군인 간호체계 수립을 이끌었고, 남성을 간호에 포함시켰다.

2) 플로렌스 나이팅게일과 크림 전쟁

플로렌스 나이팅게일은 현대 간호의 설립자로 불리운다(그림 1-1). 완고하고 단호한 나이팅게일은 건강법을 개선하였

표 1-1 과거와 현재-간호 역사 속에서 중요한 사건

연도	과거	현재
대략 AD 1~500	간호는 일차적으로 위생 및 개인과 가족의 안위를 충족시키는 것이므로 조직화된 교회와 관련되어 일하는 기독교인들이 간호를 제공하였다.	간호교육은 오늘날 높은 기술 및 위생과 안위를 넘는 책임감을 포함한다. 간호사는 매우 숙련되고 최신 기술적 진보에 맞게 업데이트하고, 컴퓨터 사용에 능해야 하며, 과학과 인간미에 기초해야 한다. 책임감은 복잡하며 비판적 사고 기술을 요구한다. 간호는 더 이상 교회에 매이지 않고 간호사는 대학에서 교육받는다.
1836	Theodor Fliedner는 작은 병원을 열고 독일의 Kaiserworth에서 훈련학교를 운영하였다. 이곳은 현대 간호의 설립자인 플로렌스 나이팅게일이 교육받은 곳이다.	병원에 기반한 간호학교가 존재하고 있기는 하지만, 전문직으로 발전함에 따라 학업 환경에서 교육이 요구되면서 프로그램이 감소하였다.
1854~1860	나이팅게일은 현대 간호에 기여하며 Superintendent Nursing(간호 감독)으로 크림 전쟁에서 군인을 위한 간호를 하였고, St. Thomas Hospital(런던)에서 간호 훈련학교를 열었다. 『Notes on Nursing: What It Is and What It Is Not』이란 책을 출판하였다.	간호에 대한 나이팅게일의 많은 기여는 전문성에 지속적인 영향을 미친다. 나이팅게일 이론의 구성요소는 현재도 적용되며, 간호사들은 용기와 헌신을 인정한다.
1861~1865	Dorothea Dix는 시민전쟁 동안 미국군인 간호부대를 설립하였다. Dix는 간호사는 아니지만 정신적 질병에 대한 옹호자였다.	간호사는 군인 서비스를 선택할 수 있다.
1872	미국 최초의 훈련된 간호사인 Linda Richards는 보스톤에 있는 New England Hospital for Women을 졸업하였다.	간호는 높은 교육 기관에서 간호를 제공할 개인의 역량을 계속 교육한다.
1873	나이팅게일 계획이 미국에서 개발된 이후 3개 간호 학교가 세워졌다. Bellevue Training School, Connecticut Training School, Boston Training School.	새로운 간호 프로그램이 개발되고 있다. 간호의 전문성을 위한 경력으로는 여러 길이 있다(수료, 협회 과정, 학위 과정 등).
1882	Clara Barton은 미국적십자를 조직하였다.	적십자는 오늘날에도 존재한다. 재난 희생자에게 간호를 제공하고, 국가 혈액 공급을 유지하며 AIDS에 대한 교육을 시행한다.
1893	Lillian Wald와 Mary Brewster는 Henry Street Settlement를 세우고 미국에서 처음으로 가정방문 간호를 조직하였다. Henry Street Settlement는 뉴욕 시에 있으며 방문이 가능하였다.	방문 간호사는 사회에서 간강관리 요소 중 필수적이며 비용과 건강관리 개혁에 대한 관심이 병원환경에서 지역사회로 움직이고 있다.
1897	미국 The American Society of Superintendents of Training Schools가 조직되며 1911년 ANA(American Nurses Association)으로 명칭이 변경되었다.	ANA는 간호전문직 조직단체로 기능한다.
1898	Volunteer Nurse Corps를 설립하였다.	군인 간호부대가 되었다.
1899	International Council of Nurses를 설립하였다.	ICN은 국제적 간호 관심을 대변한다.
1900	『The American Journal of Nursing』이 발간되었다. 최초의 간호 잡지로, 간호사가 주인이며 간호사가 운영하고 출간하였다.	『American Journal of Nursing』은 계속되고 있으며 임상 간호실무를 위한 중요한 참고가 된다.
1923	록펠러 재단의 Goldmark 기사가 출판되었다. 대학에 기반한 간호교육에 대한 재정 지원을 주장하였다.	간호학생들에게 이용 가능한 재정적 지원이 줄어들고 있지만 간호 조직과 리더는 학생을 도울 재정 보조 개선을 위해 노력한다.
1940	제2차 세계대전 결과로 간호인력 부족이 발생하였다. Esther Lucille Brown은 간호교육에 대한 「Brown Report」를 완성하고 병원이 아닌 대학과 종합대학에 간호교육이 소속되어야 한다고 주장하였다.	병원에 기반한 간호학교가 계속 존재하지만 그 수가 감소하고 있다. 학생은 대학과 종합대학 교육을 선택한다.
1953	National Students Nurse's Association(NSNA)를 설립하였다.	NSNA는 전문직 쟁점과 관련하여 간호실습생을 격려하고 학생들은 주 단위와 국가 단위에서 리더십을 기를 수 있는 기회를 갖는다.

표 1-1 과거와 현재-간호 역사 속에서 중요한 사건(계속)

연도	과거	현재
1965	ANA에서 「간호교육에 대한 지위보고서」를 처음으로 내놓았는데, 간호교육은 높은 교육기관에서 행해져야 하고 간호전문가를 위해 최소한의 학위과정과 간호실무 술기를 위한 협회과정 규정을 내용으로 하였다.	입학기준에 대한 논쟁은 완벽하게 해결되지 않았고, 미래 간호사를 위한 준비는 간호전문가의 관심 중 하나이다.
1985	National Center For Nursing Research가 세워져 Maryland Bethesda의 국가 건강기관으로 설립되었다.	1993년 National Center for Nursing Research는 클린턴 대통령에 의해 주 기관으로 격상되었다.
1994	건강관리 개혁은 전문직에서 논의되는 부분으로 비용, 건강관리 접근성, 건강증진을 위한 욕구는 쟁점의 통합적 구성요소이다.	건강관리 개혁은 계속해서 간호전문직에서의 통합적 쟁점부분이고, 간호사는 간호 역할을 유지할 실무 간호사로서의 능력 향상이 필요하며, 미래의 환경 변화에 맞게 변화하고 있다.
1999		관리된 간호, 비용, 상환 쟁점, 복잡한 기술 진보는 건강관리에 영향을 미친다. 간호사에 대해 발전된 실무 역할은 건강관리 접근성과 관련된 쟁점으로서 증가하고 있으며, 건강증진 프로그램이 중심이 되고 있다.
2007		대상자 관심의 변화와 근무현장의 축소 및 개편은 간호에 많은 영향을 미친다. 건강관리는 간호사의 공급과 수요를 변화시키는 함의에 직면한다.
2011	Institute of Medicine과 로버트 우드 존슨 재단(Robert Wood Johnson Foundation)은 「간호의 미래: 변화를 선도하고 건강을 증진시키는 보고서」를 발표하였다.	이 보고서는 간호사들이 보건의료 시스템에 미치는 영향을 인식하고 교육, 협업, 인력 계획 및 개발을 통해 직업을 발전시키기 위한 간호를 요구하고 있다.

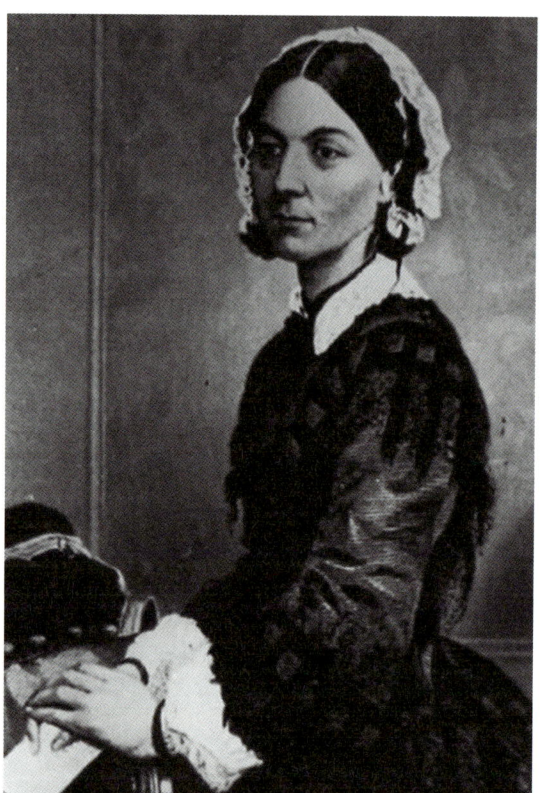

그림 1-1 플로렌스 나이팅게일(간호역사연구 사진 제공)

고, 병원을 개혁하였으며, 군대 의학 서비스를 재조직하였다. 또한 병든자와 건강한 자 간호의 두 가지 전문직으로서 간호를 수립했다. 나이팅게일은 '병든 자 간호'는 대상자의 병이 나아지기 위해 대상자의 회복 과정을 돕는 것이며, '건강한 자 간호'는 질병을 예방하는 것으로 생각했다.

나이팅게일은 1820년 이탈리아 플로랑스의 부유한 영국 집안에서 태어났으며 언어, 철학, 교양 과목을 교육받았으나, 부모님의 소원과 반대로 간호전문직에 입학하였다. 또한 크림 전쟁에서 군인의 간호를 위해 떠날 때까지 왕립대학병원에서 간호관리자로 근무했다. 크림 전쟁에서 사망률을 반으로 감소시키면서 나이팅게일의 노력은 신뢰를 얻었고, 심야에 군인들을 순찰하여 '전등을 든 여인'으로 알려졌다. 1859년, 나이팅게일은 『Notes on Nursing』을 출간했고, 간호사를 위한 나이팅게일 훈련학교를 시작했다. 이후 열심히 근무하여 간호전문직에 영향을 미치는 데 많은 기여를 했다.

3) 미국간호의 발전

미국 시민전쟁(1861~1865) 동안 많은 병원과 숙련된 간호사가 필요했다. 도로시 딕스(Dorothea Dix)는 간호사는 아니지만, 미국 군인 간호부대를 세웠고 간호역할을 확장했다. 초기 간호 선구자인 클라라 바튼(Clara Barton)은 시민 전쟁 시 전쟁터에서 간호실무를 적용하였고, 현대 건강관리에 중요하게 기여하는 조직인 미국적십자의 설립자이기도 하다.

군대는 20세기 간호교육에 많은 영향을 미쳤다. 스페인과 미국 전쟁 동안, Volunteer Nurse Corps(1898)가 설립되었고, 1901년 군인 간호부대(Army Nurse Corps)가 되었다. 1908년 미국 의회는 해군 간호부대를 승인하여 제1차 세계대전 동안, 유럽과 동부지역 전쟁에 동원되어 아픈 사람들과 부상자들을 돌보게 되었다.

제2차 세계대전은 심각한 간호 인력 부족을 초래했고, 간호사 수를 늘릴 수 있는 빠른 해결책과 대학에 기반하는 간호교육에 차질을 빚었다. 제2차 세계대전 중 아프리카계 미국인간호사가 간호 서비스에 처음으로 합류하게 되었다.

베트남 전쟁에서는 부상자 간호를 위해 많은 군인 간호부대와 해군 간호부대가 함께 했으며 항공 간호사가 베트남에 배정받았다. 페르시아 만에서의 분쟁에는 이라크, 아프가니스탄, 사우디아라비아로 간호사들을 파견하는 것이 포함되었다. 전쟁으로 피폐해진 지역의 열악한 환경은 대상자와 간호사들에게 어려움을 안겨주었다(그림 1-2).

20세기에 미국간호협회(ANA), 국제간호연맹(NLN), 미국간호대학협회(AACN)와 같은 전문직 단체가 조직되었다. 간호저널이 창간되었고, 수준 높은 교육의 필요성을 유도하는 간호연구가 많이 시행되었다. 미국간호저널(AJN)은 1900년대 간호사에 의해 세워져 운영 및 출판되었다. 20세기 후반, 과학적 발전은 향상되고, 복잡한 기술은 증가하였다. 생애주기가 더 길어지면서 만성질환 발생이 증가하고 새로운 가족 구조가 간호실무 방법과 장소에 영향을 주고 있다. 이러한 변화에도 간호사는 안전하고 포괄적이며 효과적인 간호전달에 초점을 두고 있다.

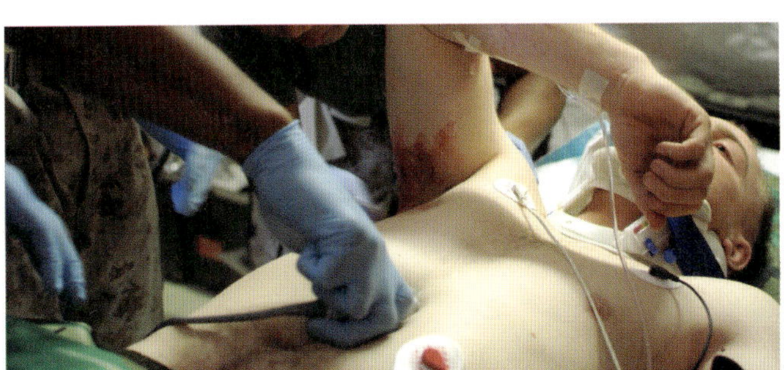

그림 1-2 의료 후송 전 군인들을 진찰하는 간호사
출처: Cosby, K. S., & Kendall, J. L. (2014). *Practical guide to emergency ultrasound.* Philadelphia, PA: Wolters Kluwer.

4) 21세기 간호

간호 역사는 오늘날 교육 요구, 실무 환경, 역할에 영향을 미쳤다. 전문직이 언제, 어떻게, 왜 발전하는가는 직접적으로 현재와 미래 간호실무에 관련되어 있다. 사회적 요소는 미래의 간호정의에 영향을 미친다.

오늘날의 간호사는 지식이 풍부하고 유연하며 혁신적이어야 한다. 간호사는 여러 가지 상황에서 대상자를 돌보고 다양한 대상자의 요구에 적응해야 한다. 새로운 기술은 간호사들이 방식으로 대상자와 의사소통할 수 있게 해 주지만, 간호사는 대상자 개인 정보의 유지와 직접 대면하지 못하는 대상자와의 관계 발전을 위한 새로운 과제를 해결해야 한다.

2. 간호전문직의 사회화

이론과 기술을 배우고 특정한 역할에 대해 적절한 정체성을 내면화하는 과정인 사회화 과정은 특정한 역할을 내면화하여 한 단체의 구성원으로서 참여하는 것을 말한다.

전문직은 일반적으로 특정한 지식체계, 가치관, 다른 전문직과 구별되는 차별되는 기술을 지닌다. 간호전문직 교육과정은 학문의 기초를 가르친다. 이론과 임상지도는 전문직 정체성의 개발을 촉진하고, 학생들이 간호사로서 시작할 때 기능할 수 있도록 준비시킨다. 이런 기초적인 사회화를 넘어 사회화 과정은 간호사가 직업현장에서 경험하고 향상된 교육을 추구할 때 일어나게 된다.

Patricia Benner(1984)는 초보자에서 전문가로 이행하면서 간호의 사회화와 기술 습득에 관해 논의했다(표 1-2). 간호사는 간호기술을 습득하고 개발할 때 초보자, 진전된 초보자, 역량 있는, 숙련된, 전문가의 다섯 수준을 거치게 된다. 각 단계의 차이는 기술 수행의 세 가지 영역에서 변화를 말하는데, 첫 번째 영역은 추상적인 원리에서 구체적인 경험을 사용하고, 두 번째 영역은 부분의 상황에서 전체를 더 개념적으로 바라보며, 세 번째는 상황을 외부에서 더 이상 바라보지 않고 직접적으로 참여하는 것을 말하며, 이 과정은 졸업 후 5~10년 정도 소요된다.

1) 간호와 전문성의 정의

간호의 정의는 사회 가치와 영향을 반영하기에 전문직은 잘못 해석될 소지가 있다. 일반적인 오류 중 하나로 간호사는

표 1-2 초보자에서 전문가로

숙련도	요약
초보자	간호실습생으로 시작하거나 간호 경험이 전혀 없는 상황에서 입사하는 간호사를 말한다. 행동은 규칙에 의해 통제되고 제한되며 유동적이지 않다.
진전된 초보자	아주 미미하게 받아들일 수 있는 수행을 시범 보일 수 있다. 의미 있는 측면이나 이전의 경험을 통해 알게 된 전반적인 특성을 확인하기 위해 실제상황에서 충분한 경험을 한다.
역량 있는	2~3년간 같은 직업에 있었던 간호사를 말하며, 의식적으로 자세하게 장기적인 목표를 위해 간호를 계획한다.
숙련된	숙련된 간호사는 한 가지 면보다는 전체로써 상황을 인식하고 임무 수행보다는 간호계획을 관리한다.
전문가	전문가 간호사는 적절한 행동에 대한 상황 이해를 연결하기 위해서 규칙이나 안내지침에 더 이상 의존하지 않는다. 풍부한 경험을 바탕으로 상황에 대해 직관적으로 파악한다.

The five levels of proficiency listed in the left column were developed by Stuart Dreyfuss and Hubert Dreyfuss. The second column reflects the author's summary of a discussion by Patricia Benner in *From novice to expert: Excellence and power in clinical nursing practice.* San Francisco, CA: Addison-Wesley, 1984.

의사보다 서열상 낮다는 것이다. 간호사는 자신의 실무 영역을 가지고 간호실무 영역 안에서 간호를 제공한다. 간호전문가이자 다른 건강관리팀의 멤버라면, 전문직 실무에 대한 분명하고 정확한 이해를 개발해야 하고, 대중이 이런 정확한 해석을 공유하도록 한다.

간호는 다면적인 전문직으로 여러 방식으로서 정의되었다. 나이팅게일은 간호를 '회복에서 대상자를 돕기 위해 대상자의 환경을 활용하는 예술'(Nightingale, 1859/1992)로 정의했다. 미국간호협회(ANA)는 '간호는 건강과 능력의 보호, 증진, 최적화이며, 질병과 손상을 예방하고, 진단으로부터 고통을 완화하며, 인간 반응을 처치하고, 개인/가족/지역사회/대중에 대해 간호를 대변하는 것(ANA, 2015, p.1)'으로 정의했다.

많은 정의에도 공통된 주제는 근거이며 전인사상, 돌봄, 교육, 옹호, 건강의 지지 및 증진 유지 회복은 간호실무 구성요소이다. 간호는 창조성 · 민감성 · 과학적 합리성에 기반을 두며 적용하는 것이다. 모든 구성요소가 실무에 필수적이지만 간호사는 이런 주제에 제한을 두지는 않는다.

2) 교육 준비

간호는 전문직을 위한 교육적 준비에 오랫동안 논쟁을 해 오고 있다.

(1) 실무 간호 프로그램

미국에서는 간호 경력 1년 프로그램을 통해 간호사의 감독 아래 기술적인 수행을 준비한다. 주에서 시행하는 면허시험을 거쳐 자격취득간호사(licensed practical nurse, LPN)가 되거나 직업 간호면허증을 취득한다. LPN은 병원, 장기요양시설, 재활센터에서 건강관리제공자로 일할 수 있으며, 교육 준비와 실무 영역이 간호사와 다르다. 간호실무에서는 일상적인 기술절차를 통해 전문간호사를 보조한다.

(2) 간호사

미국에서 간호면허시험은 세 가지 방법이 있다. 수료, 준학사 학위, 학사 학위 과정 간호 프로그램으로 석사 과정과 박사 과정 입학준비 자격이 주어지며, 모든 간호 프로그램은 미국 각 주의 승인을 거친다. 1930년과 1940년 간호교육 입학에 대한 논쟁이 있었고, 1965년 미국간호협회는 전문직 실무를 시작하기 위한 최소한의 준비로 학사과정과 수료 과정을 제안했다. 1985년 미국간호협회는 준학사 학위 과정 프로그램과 학사과정 전문직 간호사라는 용어를 채택하였다. 미국국립의학연구소(IOM, 2011)는 로버트 우드 존슨 재단과 협력하여 미래의 간호역할을 조사했으며, 간호를 위한 4가지 권고사항을 만들었다(Box 1-1). 간호사가 높은 수준의 교육을 달성할 수 있다는 두 번째 권장사항의 일환으로 전담팀은 RN의 80%가 학사수준 이상으로 교육받을 것을 권고했다. 입사를 위한 최소한의 교육 문제를 둔 채, 그들은 간호실무 교육수준에 초점을 두었다. 이는 학사 프로그램에 접근할 수 없는 사람들에게 기회를 제공함에 있어 수료, 준학사학위 프로그램의 이점을 제공한다.

Box 1-1 미국국립의학연구소의 권고사항

1. 간호사들은 교육과 훈련을 충분히 연습해야 한다.
2. 간호사들은 원활한 학업 진행을 촉진하는 향상된 교육시스템을 통해 더 높은 수준의 교육과 훈련을 달성해야 한다.
3. 간호사들은 미국에서 의료 서비스 재설계에 있어 의사 및 기타 의료 전문가들과 파트너가 되어야 한다.
4. 효과적인 인력 계획과 정책 수립을 위해 더 나은 데이터 수집 및 개선된 정보 인프라가 필요하다.

출처: Institute of Medicine. (2011). *The future of nursing: Leading change, advancing health.* Washington, DC: National Academies Press.

① 수료 간호 프로그램

면허 간호사가 되기 위한 준비단계인 수료 간호 프로그램(diploma nursing program)은 간호학교로, 미국에서는 3년의 학제로 이루어졌다. 미국 간호사자격시험(NCLEX-RN)에 응시할 수 있으며 급성, 중간 단계, 장기, 통원 건강관리시설에서 실무가로 근무할 수 있다. 간호사정, 계획, 수행, 평가의 간호과정의 역량을 수행해야 한다(NLN, 1978b). 졸업 프로그램 과정은 간호교육이 더 높은 학습 기관으로 옮겨감에 따라 줄어들고 있다.

② 준학사 학위 과정 간호 프로그램

준학사 학위 과정 간호 프로그램(associate degree nursing program)은 1950년대 간호인력 부족으로 개발되었으며, 오늘날에도 번창하고 있다. 학생은 2년 혹은 그 이상 대학에서 모든 과정을 공부하며 임상경험을 쌓는다. 이 과정의 목표는 기술적인 간호사를 준비시켜 간호전문가의 감독하에 질적 실무가로서 기능을 능률적으로 수행하는 것이다. 미국 간호사자격시험(NCLEX-RN)에 응시할 수 있으며 대상자를 교육하고 건강유지를 지지할 정보를 제공한다.

③ 학사 학위 과정 간호 프로그램

학사 학위 과정 간호 프로그램(baccalaureate degree nursing program)은 간호 학사 과정으로 대학 교양과목의 모든 교육 과정을 제공하고 지역사회 건강, 연구, 리더십, 행정을 강조는 전문직 간호실무를 위한 관문의 시작이다. 미국 간호사자격시험(NCLEX-RN)에 응시할 수 있으며, 개인 · 가족 · 지역사회 · 단체에 대한 건강사정, 증진, 유지하는 포괄적인 서비스를 제공하는 일반전문가이다.

④ 졸업 프로그램

졸업 프로그램(graduate entry program)은 간호보다는 다른 학문영역에서 학위 과정을 지닌 사람을 위해 고안된 것이다. 프로그램의 사전 간호면허 관련 부분은 빠른 속도로 진행되며, 학생들은 12~18개월 학습 후에 NCLEX-RN에 응시할 수 있다. 그 후 석사 과정이나 박사 과정에 진학할 수 있다.

(3) 상급 교육

① 교육 계속성

지역 대학이나 종합대학, 독립기관에서 지속적인 교육(보수교육, continuing education)을 제공하기도 한다. 과정은 간호저널이나 온라인을 통해 알 수 있으며, 간호사는 면허 갱신을 위해 요구되는 교육시간을 확인해야 한다.

② BSN 프로그램

수료 프로그램과 준학사 학위과정 프로그램 졸업자는 간호에서 학위 과정에 참여하여 교육을 향상할 수 있다. 대학과 종합대학에서는 이러한 과정을 제공하며, 간호사는 전통적인 대학 학생과 통합되어 필요한 교육 과정의 일부를 교육받는다. 별개의 다른 과정으로 고안된 교육 과정으로 교육받기도 하고, 학사 프로그램에서 강조된 학문의 영역에 초점을 두기도 한다.

③ 석사 과정 프로그램

관심 있는 특수 분야에 발전된 교육을 희망하는 간호사를 위한 대학 과정 후 프로그램으로 독립적 실무와 연구를 강조한다. 독립적인 비판적 사고를 바탕으로 간호사가 추구하는 대학 과정 후 교육은 단단한 학자의 능력을 요구한다. BSN은 이 과정에 응시하기 위해 요구되는 프로그램이다. 일부 프로그램은 RN이 다른 분야의 학사 학위를 취득한 경우, 졸업장 또는 ADN 학생임을 인정한다. 전문간호사(NP), 임상전문간호사(CNS), 마취간호사, 간호 조산사는 석사 수준이 요구되며, 전문성은 박사과정의 준비를 위해 요구되는 과정이다. 간호교육가, 간호행정가, 임상 간호 리더는 석사 과정이 요구된다.

④ 전문간호사 박사

치료의 복잡성 증가, 대상자의 인구통계학적 변화, 의료 제공 시스템의 변화는 대학원 및 전문간호의 변화를 필요로 한다. 전문간호사 박사(doctor of nursing practice,

DNP)는 전문간호사의 석사학위로 대체할 것을 제안한다. 전문간호사 박사는 리더십과 연구능력이 향상된 전문간호사로서 전문간호사, 임상전문간호사, 마취간호사, 간호 조산사 준비에 중점을 두고 있다.

⑤ 박사 과정 프로그램

학생은 철학박사(PhD), 교육박사(EdD), 간호과학박사(DNS)를 취득할 수 있으며, 간호연구가 혹은 간호교육가로서 경력에 관심이 있는 사람이 공부한다. 많은 간호사가 참여하고 있으며, 석사학위 후에 박사학위를 취득한다.

(4) 자격증

간호 전문성을 위해 자격증(certification)을 선택할 수 있다. 미국 간호자격센터(ANCC, 2014)는 자격증이 간호 전문성 지식을 입증한다고 진술했다. 자격증은 자발적인 과정으로 지식, 기술, 능력에 대한 전문적인 인식을 제공한다.

3. 간호 역할의 확대

건강관리 안에서 변화가 가속화되고 일차 간호에 중점을 두면서 상급간호실무(advanced practice nursing)에 더 많은 관심을 가지게 되었다. 예를 들면, 전문간호사의 실무는 법령에 의해 혹은 자격증에 의해 규정을 둔다. 미국의 경우, 법령에 의한 규정은 주에서 간호실무의 범위를 정하고 자격증을 부여한다. 자격증에 의한 규정은 간호실무에서 개인이 향상된 질적 수준의 간호를 제공하는 것을 전문직 단체가 입증하는 것이다.

간호사를 위한 경력 개발과 성장의 기회는 새로운 것을 제공하며 전문간호사, 임상전문간호사, 간호 조산사, 마취간호사, 간호연구가, 간호행정가, 간호교육가 등의 다양한 역할로 확장되고 있다.

1) 전문간호사

전문간호사(nurse practitioner) 프로그램을 졸업한 상급 교육을 받은 간호사이며, 다른 간호사보다 독립적이고 자율적인 기능을 더 많이 수행하고 간호사정, 신체 조사 수행, 상담, 교육, 건강문제를 다루는 데 더 기술적이다. 산부인과, 소아과, 노인이나 가정간호와 같은 특수성을 지닌다. 실무 영역은 전문간호사가 수행하는 실무 행위에 의해 결정되고, 미국의 몇몇 주에서는 약 처방을 할 수 있는 실무 영역의 폭을 넓히고 있다.

2) 임상전문간호사

임상전문간호사(clinical nurse specialist, CNS)는 노인학, 소아과, 중환자간호, 폐질환과 같은 특수 영역에 숙련되고 발전된 경험을 가지고 있다. 다양한 환경에서 종사하며 임상가, 교육가, 행정가, 상담가(consultant) 및 연구자의 역할을 한다.

3) 간호 조산사

간호와 조산 분야에서 향상된 교육을 받고, 미국의 경우 미국 간호조산사협회에서 자격증을 부여한다. 간호 조산사(nurse midwife)는 정상임신, 진통과 출산 동안 독립적인 간호를 제공하고, 의학서비스는 합병증이 발병할 경우 이용 가능한 특정 건강관리기관에서 함께 실무를 수행하며 일상적인 파파니콜로펴바른표본(Pap smear)과 유방검진을 수행하며 가족 계획을 돕는다.

4) 마취간호사

마취간호사(nurse anesthetist)는 수술을 받는 대상자에게 일반 마취를 시행하고, 마취과학에 대한 향상된 교육을 받은 간호사로써 병원이나 외래수술 환경에서 근무한다.

5) 간호연구가

간호연구가(nurse researcher)는 간호문제 조사를 통해 실무와 간호지식을 개선하고 계속해서 발전시킬 책임이 있으며, 보통 박사 과정에서 교육을 받고 병원 혹은 대학 강단, 연구센터에서 근무한다. 모든 간호사는 연구에 참여하고 간호 발전을 위해 근거기반 자료를 사용하며 연구기초를 실무에 적용할 책임이 있다.

6) 간호행정가

간호행정가(nurse administrator)는 대상자 간호를 관리하고 조절하는 특수한 간호 부서에 책임이 있다. 일반 간호사와 간호 부서 총 책임자 간에 연락을 담당한다. 교육준비는 최소한의 학사학위가 요구된다. 경우에 따라 석사나 박사 과정이 요구되기도 한다.

7) 간호교육가

간호교육가(nurse educator)의 역할은 간호 학교와 병원, 일반 간호사 교육 부서 등 많은 환경에서 개발될 수 있다. 간호실무현장과 준학사 학위 프로그램의 경우, 임상 기반 교육가와 교수 요원은 석사 학위가 필요하며, 일반 대학의 교수 요원은 석사 혹은 박사 학위가 필요하다. 간호교육가는 특정한 임상 분야의 발전된 임상 전문가이며, 경력은 실무 환경에서 전문성을 계속적으로 유지해야 한다. 이론 지식의 전문성을 개발하며, 교실에서의 발표 방식이 완벽하고 교과과정 개발에 대한 깊은 지식과 고등 교육을 갖추어야 한다.

4. 간호전문직 실무

1) 실무표준

간호가 독립적인 전문직이 되면서 자체 실무표준을 개발해 왔다. 실무표준은 간호를 제공하고 평가하는 안내지침서로 기능하기 때문에 필수적이며, 양질의 간호를 보장하고 적절한 간호제공에 대한 법적인 질문의 기준으로서 기능한다. Box 1-2에 전문적인 미국간호협회 실무표준을 제시하고 있다.

기억해야 하는 개념

실무의 범위와 표준을 구별하는 것은 중요하다. 실무 표준은 간호사에게 요구되는 직업적 행동의 최소 허용 수준이다. 이와 달리 간호사의 실무범위는 간호사가 법적으로 권한이 있는 것을 기술하는 법률이다.

미국간호협회는 간호표준과 전문직 수행 표준의 두 가지를 제시하며 「실무 영역과 표준」(2015)을 발간했다. 이 책에서 간호표준은 사정, 진단, 성과확인, 계획, 수행, 평가와 같은 전문직 간호를 나열하며, 간호과정에 대한 책임을 논의하고 있다. 전문직 수행 표준은 양질의 간호, 수행평가, 교육, 동료와의 협조, 윤리, 협동, 연구, 자원 활용을 포함하며, 관련 논의를 통해 통합하여 다루고 있다.

2) 간호실무법

간호실무법은 미국 각 주에서 간호실무를 정의하고 있으며 간호담당부서가 면허에 대한 요구도를 설정하고, 신규 졸업자는 간호 면허나 자격을 위한 NCLEX를 통과해야 한다.

3) 간호 프로그램 인증

모든 간호 프로그램은 주 정부의 승인을 받아야 하지만, 국가표준 기준의 우수성을 증명하는 간호 프로그램 인증은 자발적인 것이다.

Box 1-2 전문적인 미국간호협회 실무표준

간호표준

사정: 간호사는 대상자의 건강 및 상황에 맞는 포괄적인 자료를 수집한다.
진단: 간호사는 진단이나 쟁점을 결정할 사정 자료를 분석한다.
성과 확인: 간호사는 개별화된 계획을 위해 대상자나 상황에 맞는 기대되는 성과를 확인한다.
계획: 간호사는 기대되는 성과를 얻기 위해 전략과 대안을 규정하는 계획을 개발한다.
수행: 간호사는 확인된 계획을 수행한다. 간호의 조정, 건강교육과 건강증진, 상의, 지시하는 권위와 처치를 의미한다.
평가: 간호사는 성과가 이루어지는 방향으로 진보가 있었는지 평가한다.

전문가 수행의 개정 표준

윤리: 간호사는 윤리적 원리를 사용한다.
문화 일치 실무: 간호사는 문화적 다양성과 원칙에 부합하는 방식으로 실무를 수행한다.
의사소통: 간호사는 의사소통하며 실무의 모든 영역 안에서 대상자, 가족, 타인과 협력한다.
협력: 간호사는 모든 실무 영역 안에서 대상자, 가족, 타인과 협력한다.
리더십: 간호사는 전문성 안에서 리더십을 발휘한다.
교육: 간호사는 간호에서 현재 간호실무와 역량을 반영하고, 전문직 실무의 발전을 반영하는 지식과 역량을 갖춘다.
근거기반실무와 연구: 간호사는 근거와 연구를 실무에 통합하며 전문직 실무표준 및 안내지침과 관련 있는 간호실무를 평가한다.
실무의 질: 간호사는 상호작용하고 동료의 전문적인 발전에 기여한다.
전문가 실무 평가: 간호사는 표준과 안내지침, 관습, 규칙, 규정, 연구와 관련하여 실무를 평가한다.
자원 활용: 간호사는 안전하고 효과적이며 재정적으로 책임 있는 서비스와 관련된 요소를 고려한다.
환경적 건강: 간호사는 환경적으로 안전하고 건강한 방법으로 실무를 수행한다.

출처: American Nurses Association. (2015). *Nursing: Scope and standards of practice* (3rd ed.). Silver Spring, MD: Author. (Measurement criteria for these standards are listed in their publication.)

세 개의 기관은 미국 교육부로부터 간호 프로그램 인증을 위해 인가를 받았으며, 일부 간호 프로그램은 둘 이상의 조직에서 인증한 경우이다.

(1) 간호교육 인증위원회

간호교육 인증위원회(Commission for Nursing Education Accreditation, CNEA)는 국제간호연맹의 자회사로 미국 최초의 전국 간호단체이다. 국제간호연맹(NLN)은 잘 준비된 다양한 간호인력을 양성하는 것을 목표로 하며, 간호교육을 지원한다(NLN, 2013). 국제간호연맹의 구성원은 간호사, 보건인력, 일반인 그리고 간호교육 및 서비스와 관련된 기관들을 포함하며 지역사회뿐만 아니라 간호 이외의 개인 및 단체와 함께 일한다. 간호교육인증위원회는 실무 간호 프로그램을 승인하고, 학위, 학사 그리고 대학 수준의 간호프로그램과 간호 분야의 석사 및 박사 과정을 연계한다.

(2) 대학 간호교육위원회

대학 간호교육위원회(Commission on Collegiate Nursing Education, CCNE)는 미국간호대학협회(AACN)에 의해 설립되었고 간호학에서의 학사, 석사 및 박사 교육의 필수 구성 요소들을 규정하고 발표한다. 대학 간호교육위원회의 인증은 국가에서 인정하는 표준을 사용해 간호 프로그램의 완전성을 평가하며, 간호교육 프로그램의 지속적인 개선 및 전문적인 실무 육성을 도모한다.

(3) 간호학 교육위원회

간호학 교육위원회(Accreditation Commission for Education in Nursing, ACEN)는 간호 프로그램에 대한 인증 서비스를 제공하는 세 번째 기관으로 간호교육인증위원회와 마찬가지로 모든 교육 수준에서 간호 프로그램을 승인한다.

4) 간호 조직

간호전문직은 발전하고 향상되고 있으며, 전문직으로 통합된 조직이 증가하고 있다. 협회의 수는 지역, 주, 국가 단위로 계속해서 증가하고 있고, 간호 조직은 특수성과 관련되거나 모든 간호 영역을 포함하기도 한다. 학생 간호사를 포함하는 미국간호협회(ANA), 국제간호연맹(NLN), 국제 시그마 데타 타우(STTI), 간호학생협회(NSNA) 등이 있다.

(1) 미국간호협회

미국에 있는 간호전문단체인 미국간호협회(American Nurses Association, ANA)는 간호사 면허를 지닌 간호 전문가를 회원으로 하며, 간호사를 위한 실무표준(ANA, 2015)을 설정하기 때문에 중요한 역할을 하고 있다. 간호 전문직의 기능, 활동, 목표를 의사결정하는 단체이며 대한 간호협회가 이에 상응하는 전문가 단체이다.

(2) 국제 시그마 데타 타우

1992년 미국 인디애나 주 인디애나 폴리스에서 창립된 국제 시그마 데타 타우(Sigma Theta Tau International, Honor Society of Nursing)는 '사랑,' '용기', '영예'를 의미하는 그리스어 Storg, Tharsos, Tim에서 명명하였다. 국제 시그마 데타 타우는 실무, 교육, 연구 분야에서 모든 사람들의 건강을 향상시키기 위해 리더십과 장학금을 제공하고 있다. 회원은 장학금을 통해 우수한 학생을 초청하고 리더십에 우수한 자질이 있는 지역사회 간호사를 포함하고 있다. 우리나라에도 시그마 데타 타우 조직이 있다.

(3) 미국 간호학생협회

1953년에 창립된 미국간호학생협회(National Student Nurses Association, NSNA)는 미국에 있는 간호학생을 위한 단체 조직이며, 건강관리의 높은 질을 제공하기 위해 간호교육에 기여하는 것이 목표이다. 기본적으로 현재 전문적인 흥미와 관심을 대표하는 프로그램을 제공하고, 개인의 발전을 돕고, 전문직 역할인 건강관리에 책임을 다하는 세부 목표가 있다.

비판적 사고 적용하기

당신은 간호전문기관에 가입하는 것을 고려하고 있지만, 어떤 방향으로 선택할지 확신하지 못하는 상태이다. 조직에 참여하면 어떤 이점이 있는가? 이용 가능한 많은 단체 중에서 어디에 가입할지를 어떻게 결정할 것인가? 결정을 내릴 때 고려해야 할 사항은 무엇인가? 결정하는 데 도움이 될 수 있는 자원은 무엇인가?

정답은 부록 B를 참고하세요.

5. 간호 책임

역사적으로 간호사의 임무는 간호를 제공하고 아픈 사람들을 위로하는 것이며, 오늘날 간호의 기능은 기술 및 지식의 발전, 건강증진, 예방으로 확대되고 있다. 간호기능은 간호사가 독립적이거나 협력하는 활동을 포함한다. 예를 들어, 간호사는 대상자의 체위를 2시간마다 변경하는데, 간호사 처방에 따른 중재로 이런 활동을 할 수 있다. 반면, 의사는 위임하여 체위변경을 처방하고 중재하는데, 간호사는 자신의 판단을 사용하고 협동적인 문제를 강조한다. 의사가 투약을 처방하지만 적절한 투약 경로를 간호 판단에 의존하기도 한다. 간호사는 철저하게 약물을 이해하여 부작용을 관찰하고 약물에 대해 대상자에게 교육해야 한다. 간호사에 의한 처방과 의사 처방 중재는 11~16장에서 다룬다.

전문직은 자기주장, 과학적 지식 기반, 인간미, 예술성, 안전한 판단을 내릴 능력, 건강관리 요구에 대해 대상자와 서면이나 구두로 의사소통하는 능력, 건강관리팀의 다른 팀원과 협조능력 등 많은 자질이 요구된다. 간호전문직은 자율적이며 돌봄제공자, 대상자 옹호자, 교육가, 의사결정자, 행정가, 건강관리 욕구에 대한 조정자, 의사소통자로서 책임을 담당한다.

1) 돌봄제공자

간호사는 돌봄제공자(caregiver)로서 대상자의 건강을 증진, 회복, 유지, 안녕상태를 도울 책임이 있다. 간호사는 각 대상자를 유일무이한 인간으로 바라보고, 간호과정에서 전체 인간으로 고려한다. 또한 신체적 문제뿐 아니라 영적 · 감정적 · 사회적 욕구를 강조하여 간호에 우선순위를 정해야 하고, 가장 적절한 시기에 비용–효과 측면에서 가능한 한 모든 욕구를 충족할 수 있도록 대상자를 보조한다.

2) 대상자 옹호자

간호사는 많은 상황에서 대상자의 욕구와 관심에 대한 의사소통을 통해 대상자가 처치를 이해하도록 함으로써 대변자(옹호자)로서 활동한다. 간호사는 건강 회복을 촉진하는 안전한 환경을 증진시켜야 하고 대상자의 건강문제(잠재적 문제와 함께)를 철저하게 이해할 책임이 있으며, 지속적으로 대상자를 보호하고 법적 권리 주장을 위해 도울 책임이 있다.

3) 교육가

건강증진과 질병 예방에 대한 관심이 증가하고 있으며, 건강관리전달체계에 초점을 맞추기 위해 질병, 예방, 영양, 건강행위 등에 대한 교육은 필수적이다. 간호사는 처치와 절차에 대해 설명할 책임이 있고, 대상자의 질문에 대답해야 하며, 건강에 대한 대상자의 발전을 평가해야 한다.

4) 의사결정자

간호사는 건강의 증진, 회복, 유지에 있어 계속적으로 장애나 어려움을 확인한다. 문제해결은 좋은 판단을 내리고 결정하는 능력을 말하며, 간호사는 대상자 간호에 가장 좋은 접근법을 선택해야 한다. 대상자의 의사결정 참여 및 간호제공 시 효과적이고 안전한 판단을 사용하도록 도와야 한다. 건강관리팀의 다른 구성원을 포함시킬 책임이 있으며, 의사결정에 가족이 적절한 선택을 하도록 해야 한다(그림 1–3).

5) 행정가와 조정자

건강의 증진, 회복, 유지는 다양한 건강관리전문가의 서비스를 조정하는 것으로 시간을 관리하고, 대상자를 포함하는 모든 활동이나 처치를 조정해야 한다. 행정가와 조정자의 목표는 대상자가 이익을 얻을 수 있는 방법으로 대상자 간호를 효과적으로 완수하는 것이다.

6) 의사소통자

다른 역할의 핵심에 해당하는 것으로 간호사는 대상자와 함께 가장 많은 시간을 보내는 건강관리전문가이기에 문제나 간호 계획 개선을 관찰, 의사소통, 확인할 가장 좋은 기회를 가진다. 발견한 내용을 구두나 서면으로 건강관리팀과 의사소통할 책임이 있으며, 대상자가 건강관리 욕구를 충족시키도록 대상자를 돕는 데, 이러한 의사소통은 매우 중요하다. 간호사는 지식을 분명하게 표현해야 하며 서면이나 구두로

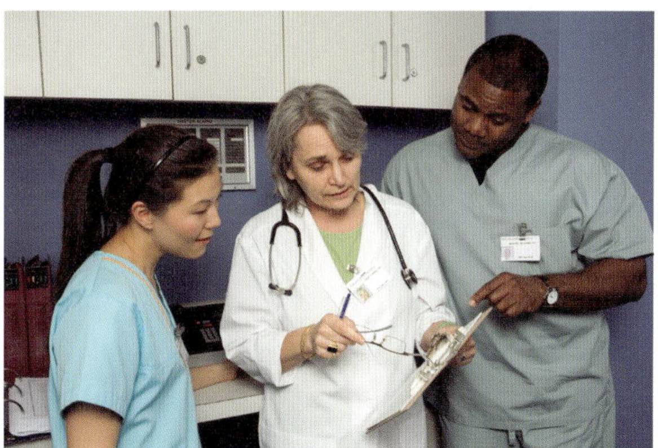

그림 1–3 간호사는 의사결정 과정에 건강관리팀의 다른 구성원들을 포함시킬 책임이 있다.

표현할 능력이 있어야 한다.

6. 간호 역량

간호사를 위한 질과 안전 교육(QSEN, 2014)은 주요 역량을 대상자 중심 간호, 팀워크와 협력, 근거기반실무, 질 개선, 안전, 정보로 규명하며 과거에 정의했던 책임감을 지지하고 있다. 대상자에 초점을 두는 간호 제공은 대상자의 안전과 옹호자의 균형을 함께 유지할 필요가 있으며, 효과적인 관리와 간호 조정은 팀워크와 협력을 요구한다. 근거기반실무는 안전하고 효과적인 간호를 가져오고, 계속해서 질 간호를 평가하고 개선해야 하며, 정보의 역량을 통해 간호 제공, 기록, 평가에 최신의 기술을 사용할 수 있다. 이러한 역량을 갖춘 간호사는 근무하는 현장에서 대상자의 질과 안전을 개선할 수 있다.

7. 간호이론

이론적 기틀은 개인, 집단, 상황, 사건에 대한 생각을 말하며, 기틀은 일련의 개념과 개념을 통합하는 제의로 인간, 환경, 건강, 간호는 간호실무의 네 가지 중심 개념이다(Parker & Smith, 2010).

넓은 의미에서 인간에 대한 개념은 모든 인간을 말하며, 인간은 간호를 받는 수용자이고 개인, 가족, 지역사회, 집단을 포함한다. 환경은 개인에게 내·외부적으로 영향을 미치는 요소로, 주위의 일상적인 환경은 물론 간호가 제공되는 모든 환경을 의미한다. 건강은 일반적으로 인간의 안녕상태를 강조한다. 모든 간호이론의 중심은 간호의 개념으로 간호에 대한 정의는 무엇인지, 간호사는 무엇을 하는지, 간호사는 대상자와 어떻게 상호작용하는지를 설명하는 것이다. 대부분의 간호이론은 각각의 네 가지 중심개념을 함축적으로 명쾌하게 강조하고, 제의는 네 가지 개념의 관계를 보여준다. 개념적 기틀의 개념과 명제는 매우 추상적이고 일반적이다.

간호이론은 간호지식을 위한 기초와 간호실무의 방향성을 제공하며, 이론은 개념적 틀을 넘는 단계로 개념과 중요한 관계를 연결하는 방식이다. 이론의 개념과 명제는 개념적 틀보다 훨씬 구체적이다.

간호이론은 간호 연구를 발전시키고 미래의 방향성을 제시해야 한다. 표 1-3은 중요한 간호이론가와 각 이론에 맞는 중심 목적과 네 가지 주요 개념의 정의를 나열하고 있다.

8. 간호에서 사용되는 타 학문의 이론

1) 일반 체계(시스템) 이론

일반 체계 이론(general systems theory)이나 체계 틀은 환경 내 개인을 연구하는 접근법을 제공하며 많은 학문에서 사용된다. 일반 체계 이론은 목적, 내용, 과정, '전체'를 나누고 부분을 분석하는 것을 말하며, 전체와 부분 간의 관계가 작동하는 방식을 조사한다.

일반 체계 이론 가설은 다음과 같다(Von Bertalanffy, 1969, 1976).

- 모든 체계는 목적 지향적이어야 한다.
- 한 체계는 부분의 합계 이상이다.
- 한 체계는 변화하며, 부분 안에서의 변화는 전체에 영향을 미친다.
- 경계는 함축적이고, 인간 체계는 개방적이며 역동적이다.

대상자 간호에 적용된 체계 이론은 Roy(1970)의 적응모델, Neuman(1972)의 건강관리 체계 모델, Johnson(1980)의 행동모델, Parse(1981)의 간호를 위한 이론 등이다.

2) 인간욕구 이론: Maslow의 인간욕구 계층 이론

인간의 욕구는 건강 유지를 위해 필요한 생리적·심리적 요소이며, 인간의 욕구에 초점을 둔 가장 두드러진 이론가는 Maslow이다. Maslow의 인간욕구 계층 이론(1970)은 모든 인간은 본능적 욕구를 지니고 출생하며, 이런 욕구는 5가지로 분류된다. 육체적 생존을 위한 필수적인 욕구에서 개인의 잠재력을 최대한으로 발전시키는 욕구까지 배열하는 피라미드 모양의 구조이다(그림 1-4). 피라미드의 바닥부터 꼭대기까지 고차원 욕구를 강조하기 전에 충족되어야 할 저차원의 욕구로 구성되며, 개인은 동시에 5가지 인간의 욕구에 의해 동기가 부여되지는 않는다. 특정한 시간에 개인의 상황과 관련된 카테고리가 일차적 동기요인이 되며, 욕구의 충족은 주어진 욕구로 돌아가며 발전을 넘어서서 계속적으로 해결되는 역동적 과정이다.

인간의 욕구는 동기를 부여하는 힘이며, 문화, 사회경제적 요소, 개인의 가치, 건강 등은 이런 욕구를 강화하거나 표현하는 방식에 영향을 미친다. 모든 인간은 욕구 충족을 위해 행동을 개발하며 욕구 충족이 지연되거나 각 욕구의 동기

표 1-3 주요 간호이론

이론가	목적	구성요소
Florence Nightingale (1860). Notes on Nursing: What It Is, and What It Is Not	아픈 사람을 돌볼 책임으로 인해 간호사에 대해 생각하는 개인을 돕기 위함 아픈 사람의 기본적인 욕구와 좋은 건강관리의 기본 원칙을 강조함	인간: 질병을 다루는 회복 과정을 지닌 인간 환경: 생활과 개인의 발전에 영향을 미치는 외부적 조건. 환기, 온기, 냄새, 빛에 초점을 둔다. 건강: 좋은 상태의 회복 과정에 초점을 둔다. 간호: 목표는 좋은 건강관리를 위한 가장 좋은 조건에 인간을 두는 것이다.
Hildegard E. Peplau (1952). 간호에서의 상호대인관계	대상자와 간호사 간의 대인 간 상호작용을 개발하기 위함	인간: 욕구에 의해 발생한 긴장을 줄이려는 유기체 환경: 함축적 정의; 상호대인관계 과정은 항상 포함되며, 대상자의 문화와 그 외의 것을 강조하며 정신역동적 환경은 주목을 받는다. 건강: 개성의 움직임을 앞으로 강조하는 것으로 창조적 · 구조적 · 생산적 · 개인적 · 지역사회생활의 방향으로 계속 진행 중인 인간 과정 간호: 다른 인간 과정과 협조적으로 기능하는 상호대인 간 치료 과정으로 인간 과정은 지역사회에서 개인을 위해 건강이 가능하도록 만든다.
Virginia Henderson (1955). 간호의 속성	가능한 빠르게 독립성을 얻는 대상자를 돕기 위함	인간: 건강과 독립심 혹은 평화로운 죽음을 맞이할 도움을 요구하는 인간. 마음과 몸이 분리되지 않는다. 환경: 모든 외부적 조건과 영향력은 생활과 발전에 영향을 미친다. 건강: 독립심과 동일시된다. 도움 없이 간호의 14개 요소를 수행할 대상자의 능력; 호흡, 식사, 마시기, 안위 유지, 수면, 휴식, 옷 입기, 체온유지, 안전 보장, 의사소통, 경배, 일하기, 레크리에이션, 계속적인 발전 간호: 생활 활동 안에 인간을 지지하고 돕는다.
Martha E. Rogers (1970). 간호의 이론적 기반	최대수준의 안녕상태에 이르기 위해 대상자를 돕기 위함	인간: 일원화된 사람, 4가지 차원의 에너지 영역 환경: 모든 것이 외부에 주어진 인간 영역에 있다는 것을 포함한다. 인간은 문제와 에너지를 교환한다. 건강:구체적으로 언급되지는 않았으나. 인간과 환경 간 상호작용으로부터 나타나고, 나아가 인간의 잠재력을 극대화한다. 간호: 과학과 예술 모두의 학습된 전문직이다. 간호전문직 실무는 창조적이고 상상력이 풍부하며 사람을 섬기기 위해 존재한다.
Dorothea E. Orem (1971). 간호: 실무개념	간호를 제공하고 대상자가 자가 관리를 이루도록 돕기 위함	인간: 자기관리의 능력이 있는 생물학적 · 정신적 · 사회적 존재. 인간 기능에서 신체적 · 정신적 · 상호 대인 간 · 사회적 측면을 포함한다. 환경: 내부적 · 외부적 자극. 자기관리의 필수조건은 인간과 환경에서 비롯된다. 건강: 인간 존재의 통합성 혹은 전체성 상태로 신체적 · 정신적 · 사회적 안녕상태를 포함한다. 간호: 다른 인간 존재를 돕기 위한 한 인간의 창조적 노력. 3가지 간호체계로 구성; 전체적인 보상, 부분적 보상, 지지적 · 교육적 보상
Betty Neuman(1972). 뉴만의 체계 모델: 간호교육과 실무에 적용	건강유지와 발전에 대한 스트레스 효과와 이에 대한 반응을 강조하기 위함	인간: 생리적 · 정신적 · 사회문화적 · 환경적 변수로 구성된 대상자 체계 환경: 언제나 인간을 둘러싸고 있는 내부적 · 외부적 힘 건강: 모든 부분과 하위 부분이 전체 인간과 조화를 이룬다면 건강이나 안녕상태가 존재한다. 간호: 스트레스원에 대한 개인의 반응에 영향을 미치는 모든 변수와 함께 고려하는 유일한 전문직
Sister Callista Roy (1970)	대상자에게 놓인 요구의 종류와 요구에 대한 대상자의 적응을 확인하기 위함	인간: 생물학적 · 정신적 · 사회적 존재이며 간호의 수용자 환경: 유기체나 유기체 그룹의 발전에 영향을 미치는 모든 조건, 상황, 영향 건강: 개인은 변화하는 환경 안에서 적응 가능한 문제를 만난다. 간호: 분석 과정을 규정하고 질병이 있는 사람의 간호와 관련된 행동을 규정하는 이론적 지식체계
Jean Watson(1979). 간호: 간호의 철학과 과학	인간적 관점과 과학적 지식으로부터 나온 치유 가능한 요소에 초점을 두기 위함	인간: 돌봄, 존경, 양육, 이해, 도움을 받을 가치 있는 존재; 완전하게 기능적으로 통합된 자아 환경: 사회적 환경, 돌봄, 돌봄의 문화는 건강에 영향을 미친다. 건강: 신체적 · 정신적 · 사회적 안녕상태 간호: 사람과 인간 건강에 대한 인간 과학; 질병 경험은 전문적 · 개인적 · 과학적 · 심미적 · 윤리적 인간 간호과정에 의해 중재된다.

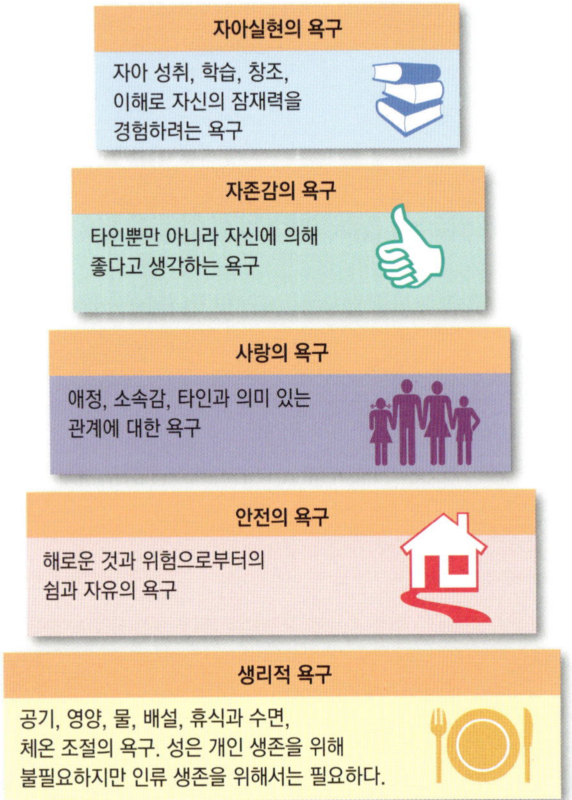

그림 1-4 인간의 욕구에 대한 Maslow의 계층 피라미드. Maslow에 의하면 영양, 물과 같은 기본 생리적 욕구는 인간이 높은 수준의 욕구로 움직이기 전에 충족되어야 한다. 간호는 사람이 스스로 충족할 수 없는 욕구를 충족하도록 돕는 것이다.

적 강화에 의존하면서 욕구를 만족시키는 특정한 행동을 수정하는 것을 배울 수 있다. 욕구가 충족되지 않으면 신체적 질병, 정신적 불균형, 죽음 등이 일어날 수 있다.

(1) 생리적 욕구

기본적 동기요인으로 Maslow 피라미드의 기본욕구이며 산소, 음식, 물, 배설, 활동, 휴식, 체온 유지, 성 생활 등이다. 간호사는 대상자가 생리적 욕구를 충족할 능력이 있는지 사정하여 대상자가 이런 욕구를 충족할 필요가 있는지 간호 중재의 정도와 본질을 규명한다.

(2) 안전의 욕구

기본 생리적 욕구가 충족된 후, 안전의 욕구를 강조한다. 두려움과 불안으로부터의 자유와 안전에 대한 인간의 욕구는 안위와 보호가 부족한 결과이고 안전은 지배적인 동기요인이 된다. 예를 들어 전쟁이 일어난 나라인 경우, 생리적 욕구뿐만 아니라 최소한의 안전 또한 충족되어야 한다. 홍수, 토네이도 같은 자연재해도 마찬가지이며 개인, 가족, 사회적인 붕괴를 일으킨 사건은 혼란(카오스)상태를 초래할 수 있다. Maslow(1970)에 의하면, 안전의 중요한 측면은 예측 가능성과 일상의 욕구이다(23장 참조). 미국국립의학연구소(Institute of Medicine, 2011)와 의료평가기구(The Joint Commission)는 안전에 초점을 둔 조직으로 특히 투약 오류, 대상자 낙상, 피부 붕괴를 중점으로 다룬다.

(3) 사랑의 욕구

사랑의 욕구는 Maslow 피라미드에서 안전감이 이루어진 다음 단계를 말하며, 소속된 감정을 느끼며 외로움과 분리된 느낌을 피하기 위해 사랑의 감정이 필요하게 된다. 충족되기 위해서는 사랑을 주고 받아야만 한다.

(4) 자존감의 욕구

Maslow(1970)에 의하면 존중에는 두 종류가 있는데, 타인으로부터 나오는 존중(esteem)과 자아존중감(self-esteem)이다. 타인이 대상자를 잘 생각하고 존경하는 것을 알아야 하고, 자존감(자아존중감)은 본인 스스로를 적절하고 가치 있게 여기는 개인의 감정으로, 진실하기 위해서는 자신의 강점과 약점에 대한 평가가 현실적이어야 한다. 존중이 충족되지 않으면 개인은 자아 의심에 의한 삶에 직면하여 무기력과 가치 없는 감정을 느끼게 된다. 타인이 가치 있게 느끼는 것과 개인이 스스로 가치 있다고 여기는 것이 다른 경우, 이러한 평가는 문화 · 사회 · 정신적 변수에 의해 영향을 받는다(4장 참조).

(5) 자아실현의 욕구

Maslow(1970)에 의하면, 개인의 능력과 자질의 잠재력을 최대한으로 완전하게 실현하려는 욕구로 이 과정은 끝이 없다고 한다. 자아실현에 영향을 미친 삶을 경험해도 변화할 능력을 가지며, 또한 인간이 이 욕구를 추구하려고 할 때 정신적 건강의 최적 상태에 도달할 능력을 지닌다.

(6) 인간의 욕구에 대한 간호이론가의 지각

시간이 흐름에 따라 간호이론은 인간욕구 이론을 적용하여 왔으며, 간호사는 대상자 욕구를 확인하고 간호계획과 수행에 기본적으로 이론을 사용하고 있다. 인간욕구 이론은 간호 모델의 개발과 전인 간호의 틀을 제공하고 있다.

3) 이론의 변화

인간은 성장하고 삶을 통해 변화하는데, 이러한 성장과 변화는 인간의 기본 욕구에 대한 역동적인 본질이며 변화는 매일 일어난다. 변화에 대한 반응은 자존감, 안전과 안위라는 인간의 기본 욕구에 근거한다.

변화는 수정이나 변화(alteration)를 포함하며 계획되거나 계획되지 않기도 하며 다양한 변화 이론이 존재한다. Kurt Lewin(1962)은 변화에 대한 전통 이론을 개발하였는데, 6가지 구성요소는 다음과 같다.

1. 변화가 필요한 영역에 대한 인식
2. 상황 유지를 위해 힘이 존재하고 힘이 변화하기 위해 작동하는 것을 결정하는 상황에 대한 분석
3. 변화가 일어나는 방법에 대한 확인
4. 변화에 영향을 미치는 단체나 풍습에 대한 인식
5. 참고 집단이 변화를 가져오기 위해 사용하는 방법에 대한 확인
6. 변화에 대한 실제적 과정

Lewin(1962)은 해동(unfreezing), 움직임(movement), 재동결(refreezing)의 3가지 용어로 변화를 설명하며, 해동은 변화에 대한 필요성을 인식하고 과거 이전에 행해진 행동 양상의 소멸을 말한다.

움직임은 새롭고 더 건강한 양상으로의 행동 이동을 말하며, 변화에 대한 시도를 표시한다. 재동결은 새로운 행동 양상이 오랜 기간에 걸쳐 굳어지는 것을 말한다.

건강관리전달체계와 간호전문직 실무는 계속적으로 발전하기에, 간호사는 변화에 대한 역동적 본질을 인식하고 적응을 위해 개인과 단체를 도와야 한다. 인간의 기본 욕구에 대한 변화가 미치는 영향은 지속적이며, 간호를 조직하는 이러한 틀을 사용하는 것을 인식해야 한다.

9. 간호 틀로서 기능적 건강양상

간호사는 전체 개인과 각 개인의 삶에 대한 측면에서 신체, 정신, 상호 대인관계, 영적인 면을 다룬다. 전체 개인의 개념은 간호전문직에 대한 전인적 접근을 강조하는 것으로 개인의 가족과 지역사회를 고려하며, 건강관리전달을 위해 중요한 지역사회의 위치를 고려한다.

간호 교수와 임상가는 의학적 영역보다는 간호 영역에 초점을 두는 방식에서 정보를 조직하는 데 힘겨운 싸움을 벌이고 있으며, 전인적 방법은 간호 정보를 조직하는 Gordon (2002)의 기능적 건강양상 개념이다. 개인, 가족, 지역사회, 집단에 대한 인간의 욕구를 묘사하며 시간에 따라 발생하는 행동에 초점을 두는 양상은 삶의 작은 부분보다는 대상자의 전체 측면을 나타낸다. 기능적 건강 양상은 욕구 충족을 위해 사람들이 노력할 때 발달하는 인간의 기본 욕구를 말하며 서로 밀접한 관계가 있기에 독특하다. 하나의 양상은 다른 양상에 해답을 제공한다. 양상은 분야로 분류하여 연구할 수 없다.

Gordon의 양상은 인간욕구 철학 및 일반 체계 이론과 일치하며, 전인적 간호 사정을 위한 틀을 제공한다(그림 1-5). 고든은 대상자 욕구에 대한 포괄적인 논의를 제공하고 Maslow의 계층 이론은 욕구를 강조하는 순서를 결정하는 합리성을 제공하며, 체계 이론은 관계, 목적, 원인, 임무에 대한 분석을 요구한다.

1) 건강지각과 건강관리

Gordon(2002)이 강조한 11개 양상의 첫 번째에 해당하며 건강 가치, 신념, 건강욕구를 충족할 수 있는 지역사회 자원에 초점을 둔다. 건강증진이 일차 간호 기능이지만, 실제로 대상자는 자신의 건강을 관리하는 인식에 기반을 둔다. 이런 양상에서 인간욕구 충족이 성공하기 위해서는 문화 · 사회적 신념, 개인의 기대, 자신의 건강에 많이 의존한다. 대상자의 가족구성원이 단체를 위한 건강결정을 내리기 때문에 이런 기능 안에서 중요한 부분을 차지한다.

2) 활동과 운동

인간의 욕구를 충족할 에너지는 활동과 운동 양상에서 찾을 수 있으며, 기본 생리적 욕구를 충족하기 위한 자가관리 활동에 참여할 능력을 평가해야 하고, 안전한 환경이 가능하도록 에너지를 얼마나 이용할 수 있는지 결정하는 것도 포함된다. 예를 들어, 혼자 살고 있는 노인 대상자에게 필요한 에너지 요구량은 가족과 함께 사는 젊은 성인 대상자와는 많은 차이가 있다. 간호사는 대상자가 사람, 가족, 지역사회에 대한 중요성을 알아야 하기 때문에 건강지각과 건강관리에 대한 활동-운동의 관계는 근거가 된다. 구성원이 운동이나 활동에 참여하도록 지역사회가 적절한 운송수단을 배치하지 못하는 경우, 인간 동료애와 영양 문제 같은 다른 욕구에 영향을 미칠 수 있다.

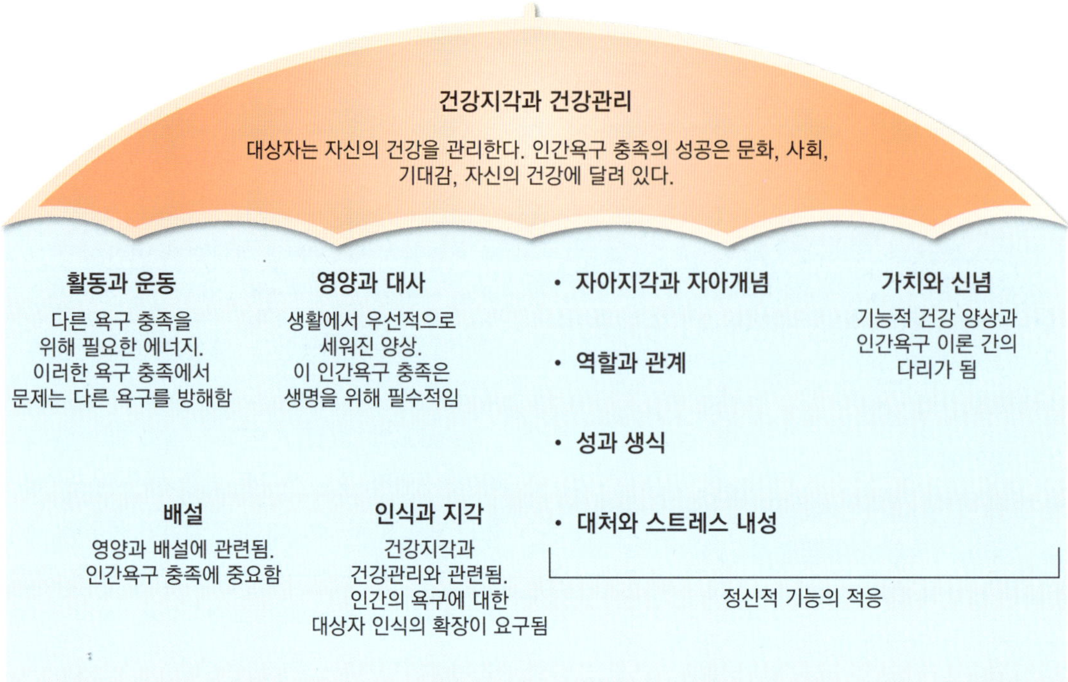

그림 1-5 기능적 건강 양상, 인간욕구 이론, 간호이론의 전달 간의 관계. 첫 기능인 건강지각과 건강관리는 10가지 양상을 나타내는 우산으로 만들어진다.

3) 영양과 대사

영양과 대사에 대한 인간의 욕구가 충족되지 않으면 삶을 지속할 수 없고, 사람들은 이 욕구 충족을 위한 양상을 초기에 수립하며, 가족 내에서 이러한 행위를 배운다. 이 양상은 단순히 먹는 것만을 다루지 않으며 음식에 대한 지식, 음식 준비, 재정 자원과 한계, 문화의 이상과 신념을 포함한다. 지역사회는 제공할 수 있는 자원이 있기 때문에 중요하다.

4) 배설

영양과 대사와 배설은 밀접한 관계가 있으며, 동시에 사정되기도 한다. 대상자의 욕구를 이해하는 것은 중요하며, 배설의 문제는 역할, 관계, 자아인식, 자아개념과 같은 양상의 쟁점이 된다.

5) 수면과 휴식

인간의 일차적 욕구인 수면과 휴식은 출생 시 발달하기 시작하여 삶을 통해서 변화한다. 신생아의 경우, 거의 대부분의 시간은 수면을 취하고, 이를 통해 부모는 영아가 수면을 취하는 방법과 취침 시간의 양상을 알 수 있다. 개인의 환경은 이 욕구를 돕거나 방해할 수 있다.

6) 인지와 지각

인지와 지각 양상은 인간욕구에 대한 대상자의 인식 정도를 조사하는 것이며, 건강지각과 건강관리의 첫 양상과 관련이 있다. 이 양상을 평가할 때 생애주기를 고려해야 한다.

7) 다른 양상

자아지각과 자아개념, 성과 생식, 역할과 관계, 대처와 스트레스 내성, 가치와 신념 등의 양상은 직접적으로 정신적 기능이 적응하는 개인의 수준과 관련된 복잡한 욕구이다. 대상자의 상호 대인관계 기능을 사정하여 자아, 가정, 중요한 사람, 지역사회 등 관련 있는 대상자를 바라보는 것을 의미한다. 가치와 신념은 기능적 건강양상과 인간의 욕구, 다른 이론을 연결하는 다리를 제공하며 지역사회구성원으로서, 가족과의 관계 안에서, 대상자의 삶 안의 동기요인이 되는 각 인간의 욕구를 알면 대상자의 가치와 신념을 이해할 수 있다.

10. 간호의 쟁점과 동향

지난 50년 동안 간호는 실무 영역에서 역동적인 변화를 경험하였고, 관찰하였다. 처방된 약을 제공하는 것에서 건강관리팀을 위한 임상 정보를 조정하는 것으로 변화하며, 가장 가능한 간호 계획을 세우도록 한다. 많은 경우에 간호사는 대상자를 신체적으로 사정하고 다양한 팀 구성원(의사, 물리치료사, 사회사업가, 약사 등)과 상의하며, 간호계획을 세우고, 대상자와 함께 계획을 수행하는 건강관리전문가이다.

건강관리 산업에서의 많은 변화는 간호실무 영역을 확장시키고 있으며, 건강관리 환경이 병원과 기관에 기초한 환경에서 지역사회 기반으로 옮겨지고 있다. 지역사회 기반은 3장에서 자세하게 다루고 있으며, '소비자 지상주의' 혹은 건강관리 결정, 쟁점, 선택에 활발하게 참여하기 위한 대중의 소망과 관련되어 있다. 기술의 발전은 건강관리에 대한 대중의 지식을 증가시키고, 건강관리가 사람을 위해 시행될 가능성을 확장시키고 있다. 이런 쟁점과 관련되어 건강관리 비용과 모든 사람이 필요로 하는 건강관리 자원의 사정에 관심을 둔다.

1) 오늘날 건강관리 환경의 영향

오늘날 건강관리를 추구하는 사람은 제공되는 환경이 엄청나게 많다는 사실에 직면하며, 보통 사람은 자신을 도울 대변자가 필요하다는 사실을 제안한다. 건강증진과 질병 예방에 초점을 두거나 재활, 지지적 간호, 진단과 처치에 중점을 두는 다양한 서비스가 있다. 최근에 건강관리를 제공하는 다양한 기관이 급증하여, 이를 분류하기 쉽지 않다.

병원과 의학센터는 가장 큰 조직의 건강관리기관으로 비용상승 때문에 시술과 처치를 통원센터에 기반을 둔 외래에서 수행하고 있다. 대상자는 통원시설에 방문하여 낮 동안 처치를 받는다. 중요한 간호는 가족과 대상자의 철저한 교육이며, 교육과 센터 관리에 중점을 두게 된 간호사의 역할이 다양해졌다.

지역사회 건강관리기관은 이웃이나 지역사회에 간호를 제공하는 것으로 데이케어 센터, 통원센터와 같은 많은 기관이 지역사회에 기반을 두고 있다. 입원기간이 더 짧아져 지역사회에서 더 많이 확장되어 제공하고 있다(그림 1-6).

2) 기술의 발전

기술의 발전은 건강관리를 급격하게 변화시키고 있으며 병원 대상자의 관심을 변화하게 한다. 아직도 침습적 진단 도구가 치료에 많은 도움을 주지만, 초기 선택이 줄어들고 있으며, 암을 지닌 사람은 악성세포를 파괴하는 화학요법을 고

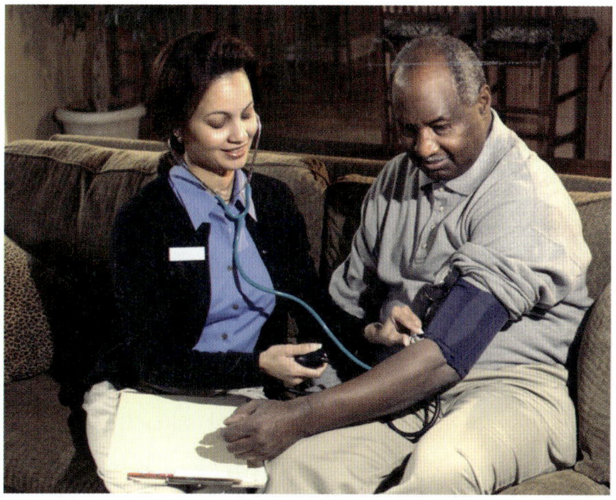

그림 1-6 지역사회 기반의 건강관리서비스는 입원기간의 축소, 소비자 중심시대, 기술의 발전으로 인해 확장되고 있다. 가정간호사는 대상자의 가정에서 편안하게 간호를 제공한다.

용량으로 투여받기도 하므로 손상된 면역체계는 다른 사람으로부터 골수이식 같은 장기이식을 받아야 할 수도 있다. 미숙아는 하이테크 컴퓨터 모니터 시스템의 사용과 중환자 중재로 생존이 늘어나고 있다(그림 1-7). 간호사는 최신의 연구, 과학, 기술을 대상자 간호에 접목하고 있다.

과거에 치료가 불가능했던 질병이 지금은 치료가 가능하여 생물학적 기능이 중단된 후에도 기계적으로 오랫동안 생명을 유지하기도 한다. 지난 30년 전 들어보지도 못했던 심장, 폐, 간 이식이 보편화되고 있으나, 새로운 기술은 비용이 많이 들며, 일부 기술의 발전은 많은 궁금증을 불러일으키기도 한다. 예를 들어, 비싼 장기이식을 보험이 감당할 수 있는지, 생명보조 장치로부터 제거하는 시점을 어떻게 결정할 것인지, 장기를 주게 되는 경우 누구에게 줄 것이며 누가 결정할 것인지 등이다.

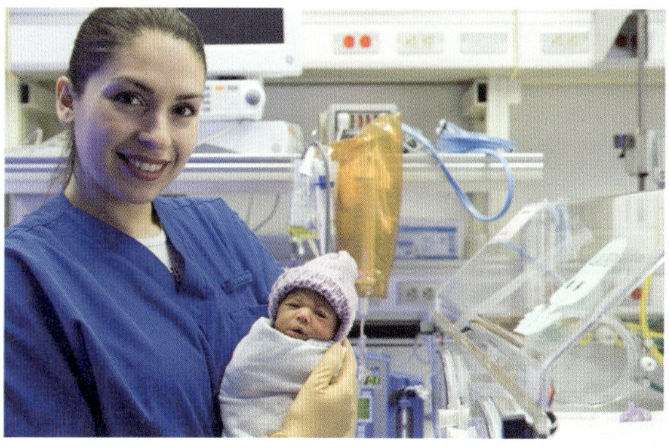

그림 1-7 오늘날 간호사는 계속되는 기술 발전으로 인해 새로운 기회와 도전에 직면해 있다.

3) 건강관리 접근과 재정 자원

역사적으로 가난한 사람은 삶의 질이 낮은 상태로 충분한 건강관리 없이 만족하며 살아야 했다. 오늘날은 건강관리가 모든 사람의 권리로써 건강관리에 대한 균등한 접근에 대한 관점이 지배적이다. 이런 경우 누가 비용을 지불해야 하는지가 논쟁이 되며, 미국의 경우 건강관리 비용은 계속적인 관심사가 되고 있다. 정부와 건강관리 산업은 어느 정도 비용을 상쇄할 몇 가지 수치를 받아들였다. 또한 이용 가능한 자원이 줄어들면 건강관리 비율을 감소시켜야 하는지가 쟁점이 되고(그림 1-8), 질적인 측면과 양적인 측면 모두에서 논쟁이 되고 있다.

건강관리서비스 접근은 건강관리제공자로부터 간호를 찾고 받을 수 있는 능력을 말하며, 접근성은 오랫동안 공공의 건강쟁점으로, 더 많은 사람들이 예전보다 건강관리체계에 포함되어도 미국의 일부 지역은 적절한 건강관리 자원이 부족한 현실이다. 접근성이 개인의 수입, 인종, 지역적 위치에 따라 다르다는 연구가 있다. 지방의 먼 지역은 도시 중심에서 이용 가능한 기술과 특수한 수준의 지지를 받을 수 없다. 접근성의 쟁점을 해결할 많은 계획을 시도하고 있으며 계속적인 관심이 필요하다.

4) 오늘날의 간호사

50년 전, 대부분 간호사는 고등학교 졸업 후 병원 기반의 프로그램에 입학한 젊은 여성이었다. 간호교육은 엄격한 학문적 프로그램으로, 임상분야는 학교와 제휴된 병원에서 강제로 근무하는 형태였다. 간호실습생은 규정된 복장과 통행금지 시간이 적용되었고, 교육 기간 동안 결혼할 수 없으며, 모든 프로그램 기간 동안 감시를 받아야 했다.

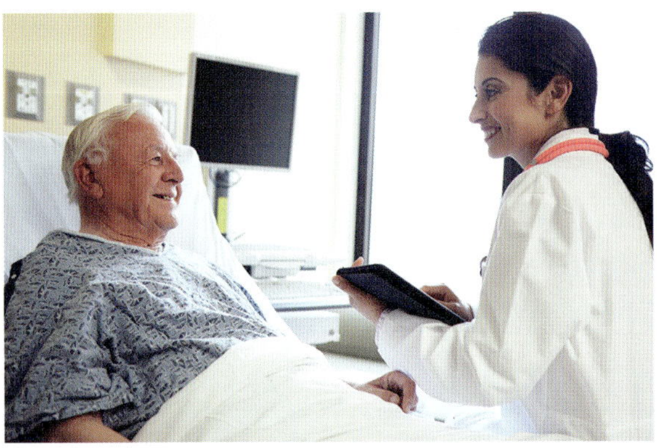

그림 1-8 대상자 요구와 성과에 대한 기록으로 간호사는 대상자에게 안전한 건강관리서비스와 필요한 자원을 제공한다.

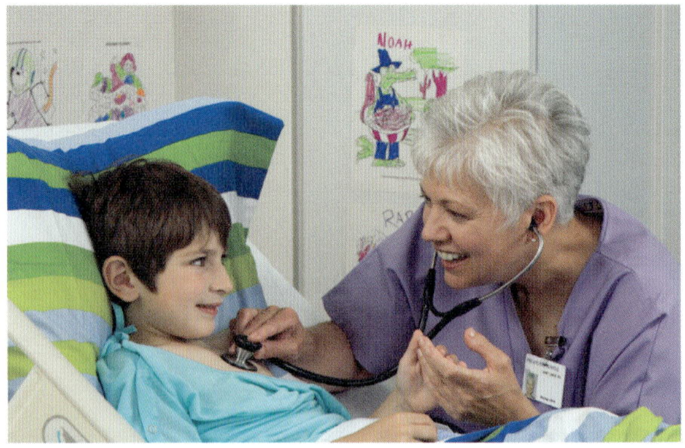

그림 1-9 많은 사람이 두 번째 직업으로 간호를 생각한다.

오늘날 학생은 다양한 인구집단을 반영하고 있으며, 여전히 고등학교 졸업 후 간호대학에 입학하지만 일부는 경력으로서 간호를 선택하기 전에 다른 길을 찾기도 한다. 결과적으로 간호실습생은 성인의 삶에 대한 책임감을 가지고 성인 학습자의 요구에 맞는 방법을 발견해야 하며 가족, 재정, 경력 개발에 균형을 지녀야 한다(그림 1-9).

11. 미래의 간호실무 방향

간호전문직은 사회 가치를 반영하며 변화하고 있다. 오늘날 전문직에 영향을 미치는 쟁점은 건강관리 비용, 과학적 기술의 발전, 사회적 쟁점 등이다. 간호실무에서 현재 동향은 간호센터의 개발, 건강증진 프로그램, 노인간호, 출산센터, 가정과 지역사회 건강관리 등이다. 간호실무가 변화함에 따라 실무자의 준비가 요구된다.

자원의 한계로 비용은 강제적이며, 대상자는 급성 질환의 경우 건강관리체계에 입원하여 과거보다 더 빨리 퇴원하고, 퇴원 전 양질의 포괄적인 간호를 보장하는 요구가 간호사에게 증가하고 있다. 건강전달체계는 질병 예방, 영향, 건강한 생활 양상과 같은 부분을 강조하는 것으로 늘어나야 한다. 과학과 기술은 간호전문직에 계속해서 영향을 미치고 있다. 과거에 간호사는 경험, 관찰, 전통에 의존하여 의사결정을 했으나, 현재 전문직은 연구와 실무를 기반으로 한 발전을 통한 과학적 지식체를 정의하고 있다. 현대 간호사는 더 기술적이고 논란이 되는 건강전달체계에서 근무하며 높은 기술 수준을 요구받고 있다. 새로운 윤리적 딜레마와 질문이 건강관리를 제공하는 과정에서 일어나게 되며, 사회적 쟁점과 관심은 건강관리 제공과 밀접하게 연결되어 있다. 과거와 같은 쟁점이 오늘날 간호실무에도 영향을 미치고 있으며, 미래에도 일어나게 될 것이다. 간호전문직은 사회의 건강관리 요구를 충족할 시도를 하며 역동적으로 남아야 한다.

주요개념

- 비판적 사고는 간호에서 핵심 기술이며, 간호의 개념을 발전시킬 수 있는 도구이다.
- 간호 역사는 전문직의 교육적 요구, 역할, 실무 환경으로 전개되고 있다.
- 간호에서 교육적 준비와 경력 기회는 다양하다. 수료, 준학사 학위, 학사 과정, 석사 과정, 박사 과정 등이다.
- 간호사는 돌봄제공자, 대상자, 옹호자, 교육가, 의사결정자, 행정가 및 조정자, 의사소통자로서 기능한다.
- 미국간호협회의 실무표준은 미국에서 간호실무를 안내하고 지시한다. 자료수집, 간호진단, 간호계획과 수행, 대상자 간호의 성과 및 평가를 포함하는 간호 책임성을 고안하고 있다.
- 간호이론은 개념 간 간호를 설명할 중요한 관계에 대한 정의를 사용한다. 인간, 환경, 건강, 간호는 모든 간호이론의 4가지 주요 개념이다.
- 일반 체계 이론은 체계에 대한 부분을 분석하며 부분 간의 관계, 목적, 이유, 임무를 분석한다.
- Maslow의 인간욕구 이론은 생리적, 안전, 사랑, 자존감, 자아실현의 욕구를 계층으로 설명한다.
- 변화 이론은 성장의 역동적 속성과 간호실무의 지속적인 재평가에 대한 필요성을 인식한다.
- 기능적 건강 양상의 사용은 간호에 전인적 접근을 하도록 하며, 양상은 대상자, 가족, 지역사회에 대한 인간의 욕구를 설명하고 있다. 기능적 건강 양상은 다른 간호와 비간호이론에 의해서 양상 설계와 서술로 대상자 욕구에 대한 포괄적인 논의를 제공한다.
- 기술과 과학의 발전으로 건강관리를 요구하는 대상은 손상과 질병의 중증도와 관련하여 더욱 복잡해져 보다 비판적인 평가와 중재 및 높은 간호 수준을 요구한다.

REFERENCES

American Association of Colleges of Nursing. (2014). *DNP talking points*. Retrieved from http://www.aacn.nche.edu/dnp/about/talking-points

American Nurses Association. (2015). Nursing: *Scope and standards of practice* (3rd ed.). Silver Spring, MD: Author.

American Nurses Credentialing Center. (2014). *About ANCC*. Retrieved from http://www.nursecredentialing.org/FunctionalCategory/AboutANCC

Benner, P. (1984). *From novice to expert: Excellence and power in clinical nursing practice*. San Francisco, CA: Addison-Wesley.

Gordon, M. (2002). *Nursing diagnosis, process and application* (10th ed.). St. Louis, MO: Elsevier.

Health Resources and Services Administration. (2008). *Registered nurse population: Findings from the 2008 National Sample Survey of registered nurses*. Washington, DC: Department of Health and Human Services. Retrieved from http://bhpr.hrsa.gov/healthworkforce/rnsurveys/rnsurveyfinal.pdf

Henderson, V. (1955). *The nature of nursing*. New York: Macmillan.

Institute of Medicine. (2011). *The future of nursing: Leading change, advancing health*. Washington, DC: National Academies Press.

Johnson, D. E. (1980). The behavioral system model for nursing. In J. P. Riehl & C. Roy (Eds.), *Conceptual models for nursing practice* (3rd ed.). New York, NY: Appleton-Century-Crofts.

Lewin, K. (1962). Quasi-stationary social equilibria and the problem of permanent changes. In G. W. Bennis, K. D. Bennee, & R. Chin (Eds.), *The planning of change*. New York, NY: Holt, Rinehart, & Winston.

Maslow, A. H. (1970). *Motivation and personality* (2nd ed.). New York, NY: Harper & Row.

National League for Nursing. (2013). *Mission/goals/core values*. Retrieved from http://www.nln.org/aboutnln/ourmission.htm

Neuman, B. (1972). *The Neuman systems model: Application to nursing education and practice*. New York, NY: Appleton-Century-Crofts.

Nightingale, F. (1860). *Notes on nursing: What it is, and what it is not*. New York, NY: D. Appleton (First American Edition). Retrieved from http://digital.library.upenn.edu/women/nightingale/nursing/nursing.html

Nightingale, F. N. (1992). *Notes on nursing: What it is and what it is not*.Philadelphia, PA: J. B. Lippincott. (Original work published 1859.)

Orem, D. E. (1971). *Nursing: Concepts of practice* (3rd ed.). New York, NY:McGraw-Hill.

Parker, M. E., & Smith, M. C. (2010). *Nursing theories and nursing practice* (3rd ed.). Philadelphia, PA: F. A. Davis.

Parse, R. R. (1981). *Man-living-health: Theory of nursing*. New York, NY:John Wiley & Sons.

Peplau, H. E. (1952). *Interpersonal relations in nursing*. New York, NY: Putnam.

Quality and Safety Education for Nurses. (2014). *Quality and safety competencies*. Retrieved from http://qsen.org/competencies/pre-licensure-ksas/

Rogers, M. E. (1970). *Theoretical basis of nursing*. Philadelphia, PA: F. A. Davis.

Roy, C. (1970). Adaptation: A conceptual framework for nursing. *Nursing Outlook*, 18, 42-45.

Von Bertalanffy, L. (1969). *General system theory*. New York, NY: George Braziller.

Von Bertalanffy, L. (1976). *Perspectives on general system theory: Scientificphilosophical studies*. New York, NY: George Braziller.

Watson, J. (1979). The nature and development of conceptual frameworks. In F. S. Donws, & J. W. Fleming (Eds.), *Issues in nursing research*. New York, NY: Appleton-Century-Crofts.

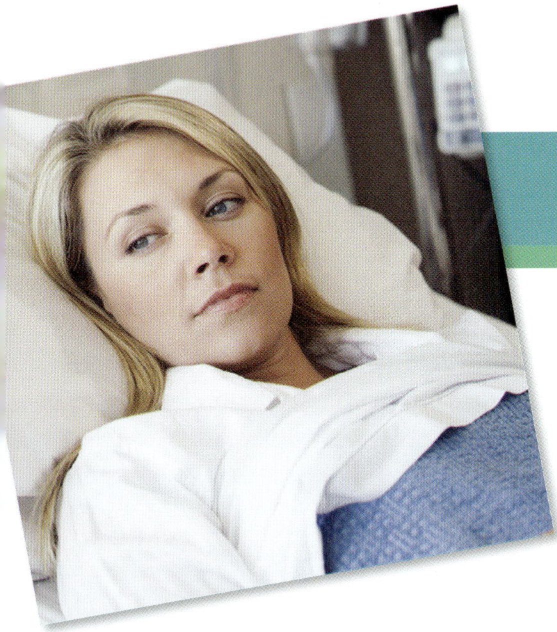

CHAPTER 2

건강, 안녕, 보완대체의학

Health, Wellness, and Integrative Healthcare

B. Jane Cornman and Mary Ann Osborne

주요용어

건강 health
건강증진 health promotion
고도의 안녕 high-level wellness
기 qi
대증요법 allopathic medicine
명상 meditation
묵상적 명상 reflective meditation
보완대체의학 complementary and alternative medicine
수용적 명상 receptive meditation
약초 botanicals
양 yang
음 yin
의원병 iatrogenic illness
자기돌봄 결핍 self-care deficit
자기인식 self-awareness
전인적 건강관리 holistic healthcare
전인적 중재 holistic intervention
전통적 중의학 traditional Chinese medicine
정신 · 신체적 psychosomatic
질병 disease
질환 illness
집중적 명상 concentrative meditation
총체성 holism
치료적 접촉 therapeutic touch
침술 acupuncture
통합의학 integrative medicine
통합적 건강관리 integrative healthcare
표현적 명상 expressive meditation
항상성 homeostasis
허브 herbs
환경 environments

비판적 사고를 위한 사례

25세 임 양은 어제 스키를 타다가 사고를 당해 왼쪽 대퇴골에 복합골절을 입었다. 이 때문에 예상치 못한 수술을 하게 되어 난생 처음으로 입원하게 되었다. 임 양은 담당의가 아침에 회진할 때 자신을 304호에 있는 왼쪽 대퇴골 복합골절 수술 대상자라고 말하는 것을 우연히 들었다. 병원 침상에 누워 있다는 것과 우연히 듣게 된 소리에 임 양은 잠시 자신이 단순히 물체나 어린아이 같다는 생각이 들었고, 어느 누구도 수술이 임 양에게 미치는 영향에 대해서는 관심이 없는 것처럼 느껴졌다. 임 양은 불과 조금 전만 해도 자신이 건강한 것을 당연하게 생각해 왔는데, 지금은 아픈 자신이 무능력한 것처럼 느껴졌다.

이 장을 학습한 후, 위의 사례를 읽고 다음의 내용에 대하여 비판적 사고를 적용하여 복습한다.

1. 전통적인 건강관리의 모델을 검토한다.
2. 통합적 건강관리의 개념을 열거한다. 통합적 또는 전인적 방법으로 간호를 제공하는 데 필요한 것을 열거한다.
3. 대상자의 신체적 · 정서적 · 영적 간호에 대해 숙고한다.
4. 현재 또는 미래의 간호현장에 통합된 견해로 간호를 제공할 수 있는 기회에 대하여 검토한다. 의학적 · 법적 관점에서 보완대체의학 등 여러 선택 가능한 다른 요법들에 대해 대상자에게 정보를 제공할 수 있을지 검토한다.

학습목표

1. 안녕, 총체성, 건강증진, 질병예방의 단계를 정의한다.
2. 건강과 관련된 다양한 모델을 비교하고 차이를 파악한다.
3. 마음, 몸, 정신, 증상 사이의 관계를 확인한다.
4. 대증요법, 보완대체의학, 통합적 건강관리의 차이점을 설명한다.
5. 간호에서 전인적 건강관리의 역할에 대해 설명한다.
6. 일반적으로 사용하고 있는 전인적 중재에 대한 예를 제시한다.
7. 대상자의 간호나 간호사 자신에게 안녕, 건강, 통합적 건강관리를 적용하는 방법에 대해 심사숙고한다.

1. 건강과 안녕

1948년 이래, 세계보건기구(WHO)는 '건강(health)이란 단순히 질병이나 허약함이 없는 상태가 아니라 신체적 · 정신적 · 사회적으로 완전히 안녕한 상태'라고 정의하고(WHO, 1948), 이를 지속적으로 알려왔다. 이는 단지 질병의 증상이 없는 것을 건강하다고 여긴 전통적인 서구적 시각과는 완전히 다른 정의이다.

WHO의 건강에 대한 정의는 건강과 안녕상태에 대한 핵심으로서 신체적 · 심리적 · 사회적으로 기능하는 개인의 모든 영역을 고려하고 있다. 21세기에 와서 가장 주목할 만한 변화는 세계적 해결책이 필요해진 건강의 개념이다. 인터넷을 통해 전 세계로 전송되는 TV방송 범위, 경제의 글로벌화 같은 우리 세계의 축소를 감안할 때 사람들을 위한 모든 건강이 연결되어야 한다는 인식이 제기되어 왔다. 우리는 자신의 경험과 대상자의 개인 건강도 고려하지만 가족 건강, 학교 건강, 도시 건강은 물론 사회, 가족을 포함한 건강한 환경, 심지어 우리에게 필요한 공기와 물 등 더 넓은 맥락에서도 고려해야 한다.

2. 건강모델

건강의 개념에 대한 모델은 매우 다양하다. 어떤 모델은 질병의 유무에 기반을 두는 좁은 견해를 가지고 있는 반면, 또 다른 모델은 건강신념, 안녕 및 총체성 개념에 기반을 두고 있다.

3. 임상모델

임상모델에 의하면 건강이란 질병의 증상과 징후가 없거나 손상이 없는 것이며 건강의 반대는 질병이다. 임상모델에서 Dunn(1961)은 건강을 '질환이 없는 상대적으로 수동적이며, 비교적 항상성이 유지되는 상태'로 정의하였다. 그러므로 질환은 개인에게 발생하는 것이다. 많은 건강관리제공자는 질병의 증상과 징후를 경감시키는 데 초점을 맞추며 증상과 징후가 없어지면 건강하다고 정의한다.

임상모델에서는 대상자를 계속 질병의 고위험군으로 만드는 대상자의 건강신념이나 생활양식을 고려하지 않는다. 그러나 이제 눈에 보이는 증상과 징후를 경감시키는 것은 건강에 영향을 미치는 개인의 삶에서 더 이상 중요한 문제가 아니다. 예를 들어 흡연과 좌식생활을 유지한다면, 현재에는 증상과 징후가 없다 하더라도 언젠가는 이러한 생활양식과 관련된 증상과 징후를 유발하게 된다.

4. 건강신념모델

건강신념모델(그림 2-1)에서 개인의 신념과 행위는 서로 연관되어 있으며(Rosenstock, 1974), 신념에 영향을 미치는 요인은 다음과 같다.

- 지각된 유익성
- 지각된 장애성
- 행동의 계기
- 정의
- 위험 또는 심각성을 감소시키는 행동의 효과에 대한 신념
- 행동을 하는데 드는 물질적 · 심리적 비용에 대한 신념

'변화를 위한 준비단계'를 활성화하는 요인들은 다음과 같다.

- 건강 및 질병과 관련된 기대(예: 민감성에 대한 신념, 자기효능감, 상태의 심각성)
- 건강과 질병에 대한 이전 경험
- 변화를 위한 개인의 준비단계를 활성화하는 요인
- 사회문화적 배경
- 연령과 발달상태

건강신념모델에 따르면, 매년 같은 시기에 감기에 걸린다고 생각하면 정말로 감기에 걸릴 수 있다. 반대로 건강에 대한 긍정적인 기대는 질병의 발생을 방지한다. 질병에 대한 이전 경험은 앞으로 발생할 질병에 대한 반응에 많은 영향을 미친다. 예를 들어, 이전 통증 경험은 미래의 통증 경험을 결정한다.

동료의 영향, 개인적 특성, 민족성, 사회문화적 요인이 질병에 대한 개인의 반응에 영향을 미칠 수 있다. 대상자는 아프더라도 자신의 경험이 동료 또는 사회문화적 배경이 비슷한 집단의 경험과 유사하다면 자신의 건강이 나쁘다고 생각하지 않을 수 있다. 집단의 가치는 개개인의 건강신념에 영향을 미친다.

연령과 발달 단계는 건강신념모델에서 중요한 영향요인이다. 예를 들어, 노인의 경우 '나쁜 건강'을 인지하는 감수성이 높기 때문에 특정 질병이나 장애에 대해 젊은 사람보다 잘 견딜 수 있다. 신생아와 영유아는 건강과 질병을 구분할 수 없는데, 아직 이를 비교할 만한 의식적인 기억력이 발달

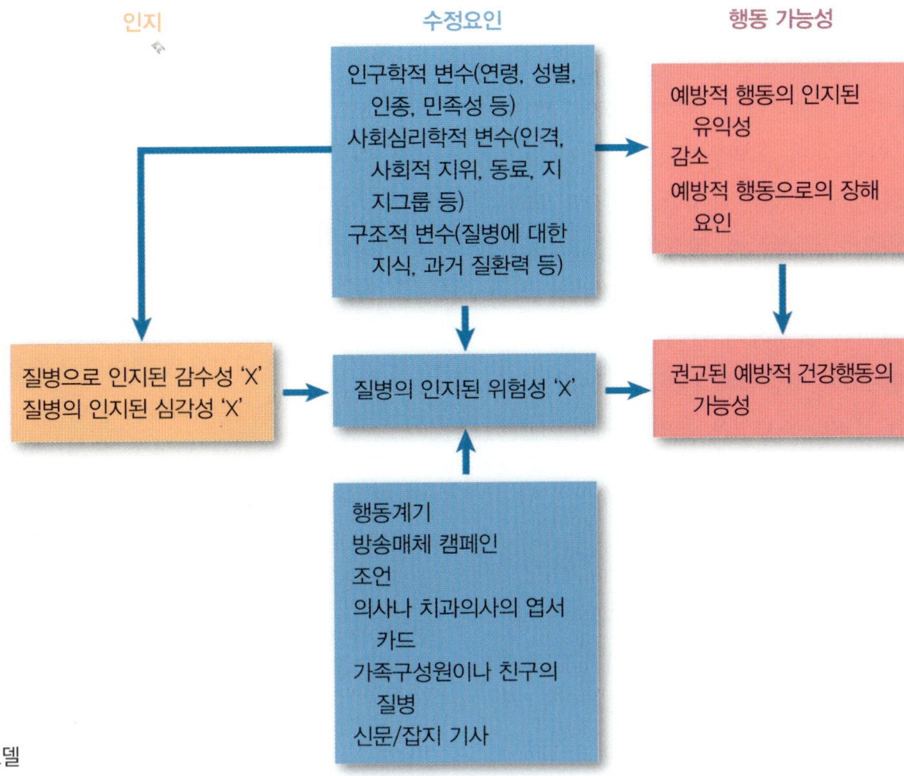

그림 2-1 건강신념모델

하지 않았기 때문이다.

건강신념모델은 개인이 자신의 건강상태를 인지하는 방식과 건강, 질병, 치료에 관한 개인 반응의 관련성에 대한 통찰력을 제공한다.

1) 고도의 안녕모델

Dunn(1961)은 건강을 개인이 기능할 수 있는 높은 잠재력을 향해 나아가는 지속적인 과정으로 재정의하면서 고도의 안녕이라는 용어를 제시하였다. 높은 잠재력을 향해 나아가는 지속적인 과정에는 개인과 가족 및 사회가 포함된다. Dunn은 고도의 안녕을 '좋은 건강상태에 있다는 것에 만족감을 가지고, 가끔 세상은 멋진 곳이라고 생각하며 자신의 손가락 끝이 화끈 달아오를 정도의 에너지를 가지고 있다고 느끼는 개인의 기대'로 기술하였다.

Ardell(2007)은 고도의 안녕을 달성하기 위해서는 먼저 개인의 삶의 질을 높이는 책임감 있는 선택이 필요하다고 보았다. 고도의 안녕은 대상자가 삶의 만족을 위한 건강한 삶의 양식을 선택하는 자기 결정으로부터 시작된다. 개인의 생활방식은 신념과 욕구와 가치가 포함된 역동적인 과정이다. 인생의 선택은 자아책임감, 영양에 대한 인식, 스트레스 관리, 신체적 강건함, 영적 성장 및 환경적 감수성과 같은 방법을 사용하면서 고도의 안녕을 향해 나아갈 수 있다.

건강-질병의 연속선(Travis & Ryan, 1988)을 통해 안녕에 대한 고도의 안녕과 전통적인 의학의 견해를 비교해 볼 수 있다. 건강-질병의 연속선의 중간 지점은 질병의 증상이나 징후가 없는 것을 의미한다. 개인이 건강-질병의 연속선의 왼쪽으로 옮겨가게 되면 건강이 나빠지는 것을 의미한다. 안녕의 목표를 가진 개인은 단지 질병이 없는 중간 지점을 지나 고도의 안녕 상태인 오른쪽으로 가기를 원한다. 이러한 개인은 자신의 현재 상태를 평가하고 가능한 대안을 배우며 고도의 안녕을 얻을 수 있는 대안을 선택하고 수행함으로써 자아실현을 이루어나간다.

2) 전인적 건강모델

총체성은 역사적으로 인문학, 서구의 전통적인 정치, 주요 종교의 중요한 주제가 되어 왔다. 총체성은 환경 안에서 개인의 마음, 몸, 정신의 상호작용을 인정하고 존중한다(그림 2-2).

총체성은 전체(whole)라는 그리스어 holo에서 유래했고, 남아프리카의 철학자(Jan Christian Smut, 1926)가 『총체성과 진보(Holism and Evolution)』라는 저서에서 처음으로 인용하였다. Smuts는 현대 과학의 원자론적인 접근방법에 대한 교정수단으로 총체성을 바라보았다. 원자론적인 접근방법은 개인을 이해하기 위해 개인을 부분적으로 분리하여 검사하는 것이다. 이 장의 시작 부분에 제시한 사례에서 회진 시 의사는 수술에만 집중하고, 대상자 인생의 다른 측면을 무시하는 원자론적인 접근방법을 취한 것이다.

총체성(holism)은 개인을 환경에서 떨어진 하나의 부분으로 분리하여 검사하면 그 개인에 대해 완벽하게 이해할 수 없다는 신념을 기본으로 한다. 총체성은 개인을 변화무쌍한 에너지 체계로 간주한다. 그림 2-2에 제시한 것처럼 유기체와 시스템은 각 부분의 합이 아니며 합보다 크다.

총체성은 처음부터 간호의 핵심 구성요소였다. 1860년에 쓰인 플로렌스 나이팅게일의 원본 『간호노트(Notes on Nursing)』가 1969년 미국에서 처음으로 출판되면서 간호가 전문직으로의 형태를 갖추었다. 나이팅게일은 간호사의 역할이란, 대상자의 특성에 따라 자가치유될 수 있는 최적의 상태에 도달하도록 대상자를 지지하는 것이라고 하였다. 최근의 건강관리체계에서, 간호사는 대상자의 자가치유를 돕기 위해 다양한 전통과 문화에서 유래한 많은 생각과 관습을 통합시키고 있다. 이 통합적 건강관리모델의 발전을 이해하기 위해서, 간호사는 이 모델에서 사용하는 용어, 변화 동기, 실무를 위한 의미를 파악하고 있어야 한다.

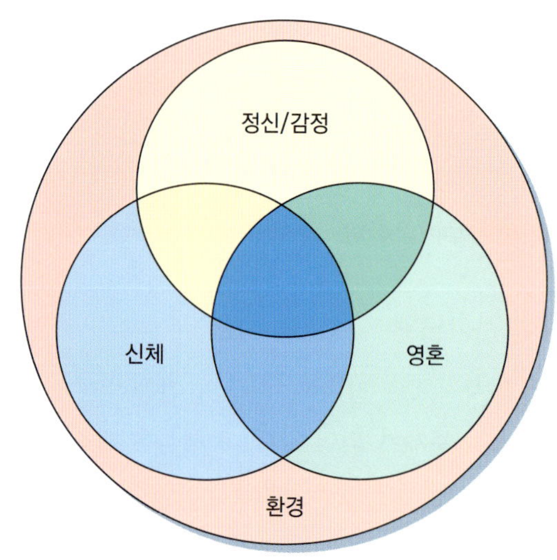

그림 2-2 총체성을 나타내는 그림. 전체는 부분의 합보다 크다.

5. 안녕 건강관리

수동적 수신자보다 적극적인 참여자가 되기 위한 정보를 선택하면 자기개념의 혜택을 누릴 수 있다. 개인이 유용한 자기인식을 획득함으로써, 개인적 권한의 척도가 발생할 수 있다. 자기개념의 변화는 믿음체계의 근본적인 변화를 촉진할 수 있다. 총체론적 건강관리전문가는 그 사람의 생활방식을 검토하거나 고도의 안녕을 향해 이동하는 것을 숙고하게 하여 대상자를 장려함으로써 변화가 시작될 수 있도록 이 같은 결정을 촉진할 수 있는 역할을 한다.

예를 들어, 긴장성 두통을 줄이기 위해 바이오피드백의 사용법을 배우려는 사람들은 먼저 자신의 긴장성 신호와 조절에 관한 데이터를 수집해야 한다. 이완기법을 시작하는 초기 단계에서는 긴장성 축적의 경고인 신체의 증상과 신호를 인식해야 한다. 스트레스 반응이 실행되는 상황을 인식함으로써 대상자 스스로 그 상황을 변경하거나, 상황이 발생하기 전에 스트레스 반응을 예방하기 위한 상황의 관점을 변경할 수 있는 방법을 배울 수 있다.

1) 자기책임감

안녕과 관련된 생활방식의 첫 번째 영역은 자기책임감(self-responsibility)이다(Ardell, 2007). 미국의 'Healthy People 2020'에 따르면(U.S. Department of Health and Human Services, 2010), 개개인이 일상생활에서 수행하는 많은 역할들이 건강을 증진시키고 질병을 예방하는 수많은 기회를 제공한다. 이러한 기회에는 개인의 건강습관에 대한 책임이 뒤따른다. 대상자는 정보를 듣고 선택하기 위해서 첫 번째로 자신에 대해 인식해야 한다. 자기인식(self-awareness)은 자신의 강점과 제한점을 인식하면서 자신을 알고 스스로를 돌보는 것을 의미한다. 전인적인 건강관리 업무는 개인이 자신의 현재 상태를 확인하고 확인된 상태에 따라 필요한 서비스의 우선순위를 결정할 수 있도록 신체적 · 심리적 · 사회적 · 영적인 모든 측면에서 자기인식이 이루어질 수 있도록 돕는 것이다. 자신에 대해서 아는 것이 자신을 돌보는 첫 단계이다.

2) 자기가치

자아존중감과 자기가치(self-worth)는 자기 자신을 돌보는 과정에서 발전한다. 전인적인 간호실무의 표준은 "치유에 적극적인 파트너로서 사람들이 자신의 삶, 건강 그리고 안녕을 위한 일부를 제어할 때, 권한을 부여받는다."라고 단언하고 있다(Mariano, 2013, p. 59). 자기돌봄에 참여하는 것은 대상자에게 독립심과 스스로를 통제할 수 있다는 느낌을 증가시킨다. 능동적인 개체로서 자기 자신을 바라보는 방식으로 자신에 대한 개념이 변화하면 고도의 안녕을 추구할 수 있다. 능동적인 건강관리자로서 자신을 바라보는 자아에 대한 개념은 안녕과 질병의 연속선을 따라 확장되며 모든 성장발달 단계에 있는 개인에게 적용된다.

3) 질병, 질환, 자기돌봄 결핍의 의미

(1) 질병

건강은 조화를 이룬 상태이며, 질병(disease)은 마음 · 몸 · 정서 · 정신의 부조화가 나타난 상태이다. 전통의학에서는 질병을 의학치료의 실패 또는 개인의 실패로 여기기도 한다. 심지어 주호소 같은 언어도 부정적인 메시지를 전달한다는 것이다. 학생이 보건교사를 만나러 갔을 때 보건교사는 학생에게 "무엇이 잘못되어서 왔니?"라고 묻기도 한다.

질병 과정과 증상의 발현은 대상자가 이 경험을 자신의 생활과 어떻게 연결하는가에 달려 있다. 보건교사는 학생에게 "오늘 어떤 일이 있었니?"라고 물을 수도 있다. 질병은 개인의 가치나 성장에 대한 경험을 바탕으로 변화할 수 있다.

(2) 질환

질환(illness)은 몸 · 마음 · 정서 · 정신의 상호작용이 조화를 이루지 못하기 때문에 발생한다. 17세기 프랑스 생리학자 Bernard는 유기체가 균형을 유지하려고 하는 항상성(homeostasis)의 개념을 정립하였다. 인간의 몸은 자가-조절기전을 이용하여 건강 혹은 평형을 유지하기 위해 노력함으로써 외부 환경에서의 끊임없는 공격에 반응한다. 질환은 내적 환경과 외적 환경의 관계를 조정하려는 개인의 자연적인 능력이 한계를 넘었다는 것을 신체가 알리는 방법이다. 질환은 부조화가 발생한 영역을 확인하여 본래의 조화 상태로 돌아갈 수 있는 가장 좋은 방법을 결정하면서 부조화의 의미를 알고 치유하기 위한 기회가 될 수 있다.

질환은 개인의 중요한 요구가 충족되지 않았다는 신호가 될 수도 있다. 즉, 활동과 휴식 사이의 균형, 자신을 돌보는 것과 다른 개인을 돌보는 것이 균형을 이루고 있는지를 관찰할 수 있게 한다.

(3) 자기돌봄 결핍

자기돌봄 결핍은 일상생활활동을 완료하거나 수행하기 위한 능력이 손상된 것으로(Carpenito-Moyet, 2012), 대상자나 가족, 친구, 간호사는 치료에 대해 걱정할 수 있다.

자기돌봄 결핍에 대한 치료적 중재는 기여요인에 직결된다. 잠재적인 자기돌봄 결핍에 대한 중재는 위험요인을 줄임으로써 바로 예방으로 이어진다. 대상자의 독립과 자율성을 최적화하는 데 유용한 자원을 확인할 수 있다. 질병 성향은 장애 성향을 초래하는 반면, 건강에 주력하는 것은 능력 성향으로 이어진다(Schell, Gillen, & Scaffa, 2014). 자체 보고된 '건강-의식' 또는 '건강-활동' 성향과 건강정보-추구행위에 관여하는 것 사이에 긍정적 연관성이 보고되었다(Weaver, May, Hopkins, Eroglu, & Bernhardt, 2010).

따라서 대체된 기능이 있는 사람은 반드시 사용하지는 않지만 가능한 사람이 되는 방향으로 힘을 적응시킬 수 있어야 한다. 이러한 변환은 자신의 잠재력을 질병으로 제한하지 않았던 헬렌 켈러(Helen Keller), 프랭클린 루즈벨트(Franklin D. Roosevelt) 등 유명한 인물의 삶을 통해 분명히 알 수 있다.

6. 안녕과 간호

간호이론가들은 예전부터 자기돌봄과 안녕을 증진시키기 위한 중재에 초점을 맞추어왔다. Dorothea Orem의 이론에서는 자기책임감의 중요성을 강조하면서 개인이 삶, 건강, 안녕을 유지할 수 있도록 하는 자기돌봄에 초점을 두었다(Sparks & Taylor, 2014). Martha Rogers(1990)에 의하면, 간호의 중요한 목적은 개인이 건강잠재력을 최대한 발휘할 수 있도록 돕는 것이다. 가능한 한 고도의 안녕을 달성하고 질병을 예방하기 위해 간호사는 대상자에게 위험을 최소화하고 힘을 북돋아줄 수 있는 접근방법을 사용할 수 있다.

1) 질병 예방

질병을 예방하는 것은 질병의 발견이나 예방에 초점을 둔 안녕의 한 측면이다. 1차 예방은 질병 예방을 목표로 개인과 집단의 건강에 초점을 둔다. 1차 예방의 대표적인 예를 보면,

예방접종, 아동과 부모의 영양교육과 같은 교육 프로그램이 있으며, 이는 지역사회의 건강과 전반적인 안녕을 증진시킨다.

2차 예방은 질병의 고위험군을 대상으로 선별하거나 질병을 가진 사람을 조기진단하여 적절한 치료를 받을 수 있도록 하는 것이다. 자궁암 조기발견을 위해 매년 파파니콜로 펴바른표본(Pap smear, 팝스미어)과 같은 자궁암검사를 받는 것이 2차 예방의 한 예이다.

3차 예방은 만성질환이나 장애와 관련이 있다. 3차 예방의 목적은 합병증을 최소화하고, 대상자의 기능을 최대화하는 것이다. 재활이나 장기적 건강관리가 3차 예방에 속한다.

기억해야 하는 개념

간호사는 1차 예방과 2차 예방을 혼동하지 않도록 주의한다. 1차 예방은 질병의 발병 가능성을 줄이기 위한 사전 개입이다. 2차 예방은 건강문제 발병 위험이 있는 사람이나 의식하지 못한 건강 문제를 가진 대상자들을 선별하는 것이다. 콜레스테롤 검사의 예를 통해 차이점을 살펴보면, 고콜레스테롤혈증의 결과를 대상자들에게 교육하고 혈중 콜레스테롤을 줄이기 위한 전략을 제시하는 것은 1차 예방이 된다. 개인의 콜레스테롤 수치를 측정하거나 이 건강 문제가 발생할 수 있는 고위험군을 선별하는 것은 2차 예방이라 할 수 있다.

2) 건강증진

건강증진(health promotion)은 질병을 예방하고 고도의 안녕을 성취하기 위한 생활양식의 선택에 초점을 맞춘다(Fitzpatrick, 2007). 대부분의 예방을 위한 방법은 건강을 보호하거나(예: 카시트) 현재의 건강을 유지하는 것(예: 정기적으로 구강검진을 받는 것)을 의미한다. Pender, Muradaugh와 Parson(2010)의 건강증진 모델은 개인과 자신의 건강에 영향을 미치는 환경과의 상호작용에 관여하는 여러 요인을 제시한다. 신체, 마음, 영적 · 문화적 신념, 관습과 건강에 대한 태도 등을 고려한다. 영적인 변수에 대한 기준 측정은 문화적인 신념, 관습과 건강에 대한 태도를 측정하는 것이다. 물리적인 요인으로는 현재의 영양상태, 휴식과 수면, 배설, 운동과 위생 상태를 파악하고 심리 · 사회적 요인으로는 대처, 상호작용, 자아개념, 인간관계, 문화적인 관습, 여가활동이 있다. 영적 사정에는 신념과 가치가 포함된다. 건강증진모델에서 건강사정의 바람직한 결과는 건강자산의 확인, 건강과 관련된 생활양식의 강점 확인, 건강과 관련된 신념의 핵심 결정, 바람직하지 못한 건강신념과 건강행동의 확인, 대상자가 삶의 질을 향상시키기 위해 어떻게 변화하기를 원하는지를 결정하는 것이다(Pender et al., 2010).

3) 건강간호사와 웰니스 코치

재정적으로 지속성이 부족하고 효율적이지 않은 미국의 건강관리체계를 고려할 때, 특히 만성질환이 성행하는 국면에서 간호사의 새로운 역할이 대두되었다.

2010년 세계경제포럼(World Economic Forum, WEF)에서는 8가지 건강 행위들이 가장 많은 비용이 필요한 15가지 만성질환에 주된 기여를 하고 있는 것으로 발표하였다. 8가지 건강 행위는 다음을 포함한다; 흡연, 신체 활동 불능, 식이 불량, 알코올 섭취 수준, 부족한 표준간호 이행, 스트레스 관리 부족, 수면 부족 그리고 건강 검진 부족

통합건강과 웰니스 코칭은 대상자 자신의 건강 목표를 확인하고 이를 달성하는 가장 좋은 방법을 찾도록 돕기 위한 전문적인 건강간호사와 대상자 · 치료 파트너 상호 간의 협력 파트너십이다. 건강-질병 연속체에 걸친 예방, 건강한 생활 양식 그리고 통합 치료는 최적의 정신 · 신체 · 영적 건강을 지원하기 위한 개인 · 그룹 지도로 이루어진다.

코칭 관계의 기본 측면은 효과적인 파트너십을 구축하는 것, 대상자의 현재 변화 준비 단계를 파악하는 것 그리고 대상자의 SMART 목표 선별을 촉진하는 것이 포함된다. 웰니스 계획 발전은 대상자의 가능한 한 최고의 삶을 위한 비전과 건강한 변화를 달성하려는 동기부여와 동시에 대상자의 비전과 건강한 변화를 위한 동기부여를 지원하는 것으로부터 그 촉진을 끌어낼 수 있다(Arloski, 2014).

건강 코칭은 다양한 방법으로 다양한 환경에서 찾을 수 있다(May & Russel, 2013). 대상자가 일차 진료 환경에서 개인 또는 진단 그룹으로 선별되는지 또는 직원 복지 프로그램의 일부로 선별되는지 여부와 관계없이 코치는 개인, 온라인 또는 전화 방식으로 일대일 또는 그룹 단위로도 작업할 수 있다.

4) 스트레스의 영향

건강관리전문가들은 생활사건과 관련된 스트레스가 언제, 어떻게 질병을 유발하는지를 알고 있다. 심지어 긍정적인 변화도 스트레스를 유발한다. 배우자의 사망이나 점차적으로 악화되는 질병을 진단받는 것과 같은 심리 · 사회적인 스트레스는 면역체계에 해로운 영향을 미치는 절망, 분노, 우울 등을 유발할 수 있다. 인생에서 적응이 필요한 사건들은 질병 발생과 관련된다. 우리나라 주요 사망원인 중 하나인 심장질환이나 암에 걸려 있다는 것은 호르몬의 전달경로를 통

해 중재하는 교감신경계의 활동상태를 연장시킨다. 이것들은 지연된 스트레스 반응에 대한 신체의 반응이다.

건강관리전문가들은 건강에 미치는 스트레스의 영향을 알기 때문에 스트레스를 인식하여 감소시키는 기술을 교육한다. 스트레스에 관한 구체적인 내용은 마음과 몸의 중재 부분을 참고한다.

5) 생활양식의 수정

안녕에 초점을 맞추고 있는 간호사는 스트레스를 완화하고, 질병에 걸리지 않도록 상태를 증진시키는 생활양식의 수정을 지지한다. 이는 긴장을 덜 하게 하는 것이 아니라 오히려 개인의 에너지 수준을 증가시킨다. 운동, 영양, 인지구조 조정뿐만 아니라 명상, 요가, 다른 이완법 같은 영적 요소와 다른 접근방법 등의 자기돌봄 방법을 대상자에게 가르치기 위해 여러 프로그램이 개발되었다. 질병치료에서 안녕 간호와 예방까지 패러다임이 변하였기 때문에, 마음과 몸의 중재를 포함한 생활양식 수정 프로그램의 일부를 보험회사에서 보상해 주고 있다. 대표적인 예로 정신 · 신체의학학회에서 시행하고 있는 Benson과 Stuart의 의학증상 감소 프로그램, Kabat-Zinn의 스트레스 감소와 이완 프로그램, Ornish의 심장질환을 감소시키기 위한 프로그램 등이 있다. 점차 확대되고 있는 경향을 보이는 이런 프로그램들은 변화를 위한 대상자의 의지와 관련된 것이다(Box 2-1).

대상자가 행동을 변화시키고 생을 조금 더 확고히 유지할 수 있게 해 주는 선택을 할 수 있도록 돕기 위해서 변화 과정에 대한 지식이 필요하다. Prochaska, Diclemente와 Norcross(1992)는 대상자가 안녕과 관련된 효율적인 행동을 수행하기 위해서는 6단계 변화 과정이 있어야 한다고 제시하였다. 이 단계는 건강과 관련된 변화를 특정시하는 데 사용된다(Lam, Wiley, Siu, & Emmett, 2010). 대상자와 건강관리전문가 모두 대상자가 어느 변화 단계에 있는지를 확인할 수 있도록 변화 단계에 따른 행동의 특성을 다음과 같이 제시하였다.

1. 계획 전 단계: 부정/사기 저하
2. 계획 단계: 곤경/핑계
3. 준비 단계: 계획, 대중에게로 나아가는 것. 친구들과 가족에게 변화하기를 원한다고 말하는 것
4. 실행 단계: 행동 개선의 시작
5. 지속 단계: 퇴보를 방지하기 위한 부단한 노력, 개선된 행위를 지속하려는 노력

Box 2-1 생활양식 수정 프로그램

- 심신 의학을 위한 벤슨-헨리연구소(www.massageneral.org/bhi/)
- 심신 의학을 위한 센터(www.cmbm.org)
- 약, 건강관리, 사회성의 의식변화를 위한 센터(www.umassmed.edu/cfm/index.aspx)
- 예방의학 연구소(www.pmri.org/dean_ornish.html)

6. 종결: 완전히 자신감을 가짐, 변화 과정을 끝맺음

변화 과정의 마지막 단계를 잘못 명명했다고 주장하는 사람도 있는데, 변화의 과정이 비선형이라는 것을 알게 된다면 마지막 단계는 실제로 '영원한 지속 단계'가 될 수 있다.

개인은 어느 변화 단계에서도 퇴행할 수 있다. Prochaska 등은 각 단계는 나선형이기 때문에 대부분의 변화에 성공한 사람도 진정한 변화를 성취하기 전 변화의 각 단계에서 3~4회 진전과 퇴행을 반복했다는 것을 대상자가 알아야 한다고 제시하였다.

7. 전인적 건강관리와 간호

오랫동안 건강관리에 있어 몸과 마음은 서로 떨어져 있는 독립된 실체로 생각되었으며, 정신 · 신체적(psychosomatic)이라고 이름 붙은 질병은 정신과 의사가 치료해야 하는 정신건강문제로 생각해 왔다. 일반적인 접근은 사람 전체보다 부분을 더 중요하게 보는 뉴톤 학파의 모델에 근거한 원자론적인 접근이었다.

Lowenberg(1992)의 '전인적 실무'에 대한 역사적 기원을 살펴보면, Lowenberg는 1960년대 사회적으로 영향력이 있었던 페미니즘, 기성사회의 가치관을 타파하려는 반문화주의, 환경결정론, 시민권 등과 실무를 관련지어 설명하고 있다. 이런 운동들은 1970년대 건강관리의 위기와 일치했다. 자원은 한정되고 비용은 엄청나게 증가한 건강관리체계는 대중의 불만족이 확산되는 상황에 직면하였다. 또한 대상자는 건강관리제공자의 파트너로서 자신의 치료에 능동적으로 참여하기를 원했다.

전인적 모델에서는 인간의 마음, 몸, 정신을 존중한다. 때문에 개개인을 지역사회와 가족 내에서 생물-정신-사회-영적인 존재로 인식하였고, 건강과 안녕이 가치 있는 목표가 되었다. 오늘날 전체론적 운동은 비용 상승이 계속되는 동안

개인관계 결여에 대한 간호로 이어지고, 기술은 대상자와 건강관리제공자 사이의 장벽을 배치한 것처럼 투쟁하기를 지속하고 있다(Weil, 2009).

건강과 안녕은 전인적 모델에서 중요한 목표가 되었다. 건강은 사람이 지속적으로 내부 및 외부 환경의 변화에 적응하는 역동적인 상태이다. 각 사람마다 개인의 기대, 가치를 반영하여 건강을 정의한다. 건강의 개념에 대한 개인의 다양성과 전인적 모델이 이러한 관점을 수용할 수 있어야 한다. 예를 들면, 사람은 호흡기 감염을 경험할 때도 스스로를 건강한 것처럼 볼 수도 있다. 이동성에 일시적인 장애가 있는 사람은 스스로 '건강하지 않은'이라고 생각할 수도 있는 반면, 영구적인 장애가 있는 사람은 '정상적인' 상태의 조건처럼 생각할 수도, 건강을 다르게 정의할 수도 있다.

또한 안녕의 개념은 개인의 다양성을 감안해야 한다. 안녕을 신체적 · 정신적 · 사회적 · 영적인 삶의 측면 사이에 있는 역동적 균형으로 생각할 수도 있다. 건강과 마찬가지로, 각 사람마다 개인의 기대와 관련하여 안녕을 정의한다. 안녕행동은 건강한 기능을 촉진하고 질병을 예방할 수 있다. 안녕행동의 예로 스트레스 관리, 영양의 인식, 신체단련 등을 들 수 있다. 9장에서 안녕행동에 대해 상세히 설명하고 있다.

전인적 건강관리는 인본주의, 선택, 자기돌봄활동 및 건강관리제공자와 대상자 사이의 동료적 관계를 강조하고 몸, 정신, 정서, 영적으로 상호연관되어 있는 요구에 초점을 두고 있다. 전인적 건강관리제공자는 마음이나 정서가 질병을 유발하는 원인일 뿐만 아니라 몸과 마음이 서로 각각 분리될 수 없고, 직접적이고, 친밀하게 서로 작용하고 있다는 의미로 정신신체라는 용어를 사용한다. 따라서 전인적 건강관리제공자는 마음, 몸, 정신이 상호영향을 미치는 과정을 인정한다.

간호는 발전하는 기술공학, 비용 억제, 소비자 요구에 대응함과 동시에 간호의 역사적 기원으로 되돌아가고 있다. 간호사는 삶과 죽음의 의미와 목적에 가치를 둔 간호의 정신을 잃지 않으면서 인본주의적 견해를 유지해야 한다는 어려움을 안고 있다.

많은 간호사는 Dossey(2013)가 설명하고 있는 '수행(doing)'과 '존재(being)'라는 치료의 보완적 특성을 인식한다. 약을 주는 것, 옷을 갈아입히는 것, 식이를 바꾸는 것과 같은 '수행'의 치료는 측정할 수 있고, 결과에는 선형적인 관계가 있다. '존재'의 치료는 개인에 있어서는 의식에 대한 것이고, 사람과 사람을 연결해 주는 가교가 되는 것이기 때문에 측정하기 어려운 것으로 인식되고 있다. '존재' 치료의 예로 명상, 상상, 기도 등이 있다.

전인적 견해를 가진 간호사는 자신과 미래 세대를 위해 가장 건강한 환경을 제공해야 하는 자신의 임무를 알고 있다. 1980년에 형성된 미국 전인 간호사협회(American Holistic Nurses Association, AHNA)는 전인적 간호실무의 표준을 제정했다. '전인적 간호실무를 위해 간호사는 자기돌봄, 자기책임감, 영성, 자신의 삶에 대해 성찰해야 한다.'(Mariano, 2009, p.60). 이 전인적 간호실무의 표준은 전 세계 간호사에게도 적용된다. 미국 전인 간호사인증협회를 통해 전인적 간호사 자격증을 취득할 수 있다. 더 자세한 정보는 웹사이트(http://ahna.org)에서 이용 가능하다.

8. 보완대체의학과 통합적 건강관리

본래 국립보완대체의학연구센터(National Center for Complementary and Alternative Medicine, NCCAM; http://nccam.nih.gov)의 대체의학 부서는 의료의 선택, 연구자금의 필요성, 연구결과의 출판물에 대한 대중의 요구에 대한 결과로 설립되었다. 보완대체의학(CAM) 연구와 교육연방기금은 1992년 200만 달러에서 2015년 12억 8,800만 달러로 증가했다. NCCAM은 대체의학요법을 기존 의학 대신 사용하던 반면, 보완요법은 기존 서양의학에 추가하여 사용할 수 있는 전체 의학의 시스템과 치료법으로 설명한다(Barnes, Bloom, & Nahin, 2008).

전인적 건강관리제공자는 서양 전통의학이 이루어온 성과가 계속되기를 원하고, 항생제나 수술 같은 서양 전통의학이 이루어온 괄목할 만한 성과에 대해서도 알고 있다. 그러나 전인적 건강관리제공자는 의사가 진단한 질병에 대한 치료 결과의 위험과 처방된 약물의 오용, 남용, 부작용 등에 대해 특히 염려하고 있다. 그래서 현대 서양의학의 성과와 보완대체의학의 여러 가지 요법을 결합하기 위해 노력한다. 보완대체의학은 1996년 도입되었고, 일반적으로 기존의 의학 분야가 아닌 다양한 의료 및 건강관리시스템, 실무 및 결과물의 집합을 의미하고 있다.

1) 보완대체의학의 소비자 이용

Eisenberg 등(1993)의 조사연구에서 미국 성인의 34%가 보완대체의학을 이용한다고 보고하였다. 2007년에는 아동 및 청소년의 11.8%와 성인의 38.3%로 추정되었다(Nahin,

비판적 사고 적용하기

정 간호사는 심 씨 부인이 유방암이라는 진단과 함께 화학요법, 수술로 고통을 받고 있어 도움이 필요하다는 이야기를 들었다. 심 씨 부인은 이런 모든 치료들을 받아야 할 필요가 있는지, 자연요법을 받을 것인지, 서양 전통의학의 대증요법과 보완대체의학요법을 함께 받을 것인지에 대해 생각하게 되었다. 심 씨 부인이 정 간호사와 이 문제에 대해 상담하고자 한다.

심 씨 부인으로부터 수집해야 하는 중요한 정보는 무엇인가? 심 씨 부인에게 도움이 되는 정보는 무엇이라고 생각하는가? 심 씨 부인이 정 간호사 외에 상의할 수 있는 사람은 누구인가? 심 씨 부인과 정 간호사의 관계에서 가장 중요한 것은 무엇인가?

정답은 부록 B를 참고하세요.

Barnes, & Cohen, 2009). 2007년 국민통계조사는 보완대체의학의 사용 확산을 전국적으로 조사한 가장 최근의 설문조사이다. 이 설문조사를 보면 성인들이 보완대체의학에 339억 달러를 지출하며, 그중 2/3인 220억 달러를 자기돌봄 상품에 지출한다는 것을 알 수 있다(Nahin et al., 2009; NCCAM Strategic Plan 2011~2015).

연구에 따르면 여성이 남성보다 미국 및 기타 국가에서 보완대체의학요법을 사용할 가능성이 높다고 한다. Upchurch, Dye, Chyu, Gold와 Greendale(2010)이 국민건강면접조사(National Health Interview Survey, NHIS) 데이터를 사용한 연구를 보면, 중년기 여성(40~59세)이 보완대체의학을 가장 많이 사용하고 있음을 알 수 있다. 가장 많이 사용하는 상위 다섯 가지는 허브 및 천연 제품, 마사지, 휴식, 요가, 척추치료이다. 2013년 연구(Goertz 등)에 따르면 군 구성원은 민간인보다 CAM을 더 많이 사용하는 것으로 나타났다. 스트레스감소요법은 민간인 조사 응답자보다 군 응답자에서 더 자주(2~7.5배 높음) 사용하였다.

Weeks(2014)에 따르면, '오바마 케어(Obamacare)라고도 하는 2010 환자 보호 및 저렴한 의료법(ACA)은 통합 건강 개념과 실무자에게 전례 없는 포용을 가져 왔다. 2014년 현재 이 법은 공식적으로 토지법이다.' ACA 내의 모든 계획은 "제공 단체 또는 개인 건강 보험 적용 범위는 해당 주법에 따라 해당 공급자의 라이센스 또는 인증 범위 내에서 활동하는 의료 제공자에 대한 계획 또는 적용 범위 내 참여와 관련하여 차별하지 않아야 한다."는 것이다(환자 보호 및 부담적정보험법[HR3590]). ACA 2010에서 승인한 PCORI(대상자 중심 결과 연구소)는 '대상자, 간병인 및 임상의에게 보다 나은 의료 결정을 내릴 수 있는 정보를 제공하는 것을 목표로 하는 연구에 자금을 지원하는 비영리 조직'이다(PCORI, 2010). PCORI는 전형적인 대상자와 치료 제공 환경에서 수행된 비교 효과 연구에 중점을 두어 기존의 접근법과 보완적인 접근법을 비교하는 연구에 자금을 지원할 수 있다.

보완대체의학에 대한 이용, 교육, 연구가 증가함에 따라 보완대체의학의 방법을 기술하는 용어 또한 발전 · 변화 · 확장하고 있다.

2) 통합의학의 발달

많은 사람들이 보완대체의학과 통합의학을 동의어로 사용하지만, 두 용어 사이에는 차이점이 있다. 비록 국립보완대체의학센터(NCCAM) 분류체계에서 열거한 모든 치료방법의 철학과 개념적 기초가 전인적이라 하더라도 보완대체의학은 구체적인 지침, 접근방법, 기초를 갖춘 다양한 개별 치료방법으로 구성되어 있다. IHC는 allopathic plus CAM(동종요법 플러스 CAM)보다 크며, 대상자와의 파트너십을 맺고 건강 증진 및 질병 예방에 중점을 두는 것뿐만 아니라 생활양식, 신체, 정신 및 영성의 모든 영역을 포함한다(http://integrativemedicine.arizona.edu/about/definition.html).

1994년 Andrew Weil 박사와 지도자들은 통합의학에 대한 첫 번째 전국 협력훈련 프로그램을 시작하였는데, 이 프로그램을 통합의학 프로그램(Program in Integrative Medicine)이라 불렀다(Weil, 1994). 이 프로그램은 최근 20주년을 맞아, 통합가정의학, 종양학, 소아과학 그리고 간호사 및 기타 건강 전문가를 위한 통합건강 및 생활양식 프로그램에 거주 프로그램을 포함하도록 성장했다(ACIM, 2014). 통합의학에 대한 공식적인 정의는 많지만, 통합의학 프로그램(PIM)에서 사용한 정의는 다음과 같다.

> 통합의학은 모든 생활양식을 포함하여 인간의 전체적인 부분(몸, 마음, 정신)을 고려한 치유에 초점을 맞추고 있다. 서양 전통의학뿐만 아니라 보완대체의학의 치료적 관계를 강조하고 모든 적절한 치료방법을 활용한다(Lemly, 2014, pp. 2~14).

이 정의와 함께 통합의학의 기본적인 목표는 다음과 같다.

- 대상자와 건강관리제공자 간에 파트너 관계를 수립한다.
- 신체의 본래 치유능력을 촉진한다.
- 서양 전통의학을 배제한 채 보완대체의학을 받아들이게 되는 등의 판단력이 결여된 행동은 하지 않는다.
- 가능한 한 자연스럽고 덜 침습적인 효과적 중재가 사용되어야 한다.

- 훌륭한 의학은 훌륭한 과학과 새로운 패러다임에 개방적이어야 한다는 점을 인식한다.
- 질병을 치료하는 것뿐만 아니라 건강증진과 질병예방에 초점을 맞춘다.
- IM실무자는 그 원칙을 잘 보여야 하며, 자기탐구와 자기계발을 위해 노력해야 한다.

사실 '통합적'이라는 단어는 건강관리모델의 발전을 의미한다. Gillette에서 개최된 간호지도자 회의에서 간호지도자들은 실무를 의학으로 엄격하게 명명하기보다는 여러 학문 분야에서의 현실과 광범위한 간호 측면의 발전적 수용을 더 명확하게 반영하는 통합건강관리라는 용어를 제안하였다(Kreitzer & Disch, 2003). 이는 서양 전통의학의 건강관리제공자가 보완대체의학의 실무에 대해 알고, 대상자가 보완대체의학의 치료를 이용하는 것을 결정할 때에 파트너로서 보완대체의학의 건강관리제공자와 의사소통하는 것을 배우고, 건강을 증진시키는 데 초점을 두며, 건강에 대한 역할 모델로서 노력하고 있음을 보여준 것이다. 통합건강관리를 지지하는 근거는 증가하고 있으며, 많은 교육기관이 통합건강관리에 대해 교육하기 위해 노력하고 있다(Booth-Laforce et al., 2010).

보완대체의학과 통합건강관리의 또 다른 중요한 차이점은 간호원칙의 통합이다. 통합건강관리는 통합적인 건강관리의 기초 안에서 간호원칙들을 통합하며, 치료적 관계에 의존하고, 치료와 회복에 초점을 맞추며, 모든 생활양식이 포함된 전체적 인간(몸, 마음, 정신)을 고려하는 원칙으로 간호와 연결된다. 반면 보완대체의학은 다양한 개별적인 치료들로 구성되며, 이런 다양한 치료들이 적절하고 안전할 때에는 간호실무에 쉽게 통합된다.

Jean Watson(2012)에 따르면, 통합 · 확장된 시각을 가진 간호를 초월하여 부상하는 모델이 있다. 이 새로운 모델은 정통 있는 존재(authentic presence)가 필요하고, 질병과 병리에만 초점을 두지 않으며 치유와 전체에 중심을 둘 수 있다. 새로운 패러다임은 치료의 모든 차원을 통합하기 위해 제안된 통합적 건강관리라고 부른다.

통합 간호의 이론은 Babara Dossey가 개발하였다. Dossey(2013)에 따르면, 통합 간호는 종합적이면서 통합적인 세계관 및 전인적인 간호실무를 포함하면서 초월한 전체론적 이론과 다른 패러다임을 더한 과정이다. 이 과정은 네 개의 관점인 (1) 개인의 내부(개인적 · 의도적), (2) 개인의 외부(생리적 · 행동적), (3) 집단의 내부(공유적 · 문화적), (4) 집단의 외부(체계적 · 구조적)의 간호에 대한 견해를 간호사에게 장려한다.

통합적 간호는 치료 접근보다는 철학적이며, 그들 자신의 개인적 자기돌봄을 반영하는 도전적인 건강관리제공자가 포함된 치유의 모든 측면을 포함하고 있다. 이는 인간 경험의 복잡하고 다차원적인 측면을 장려하는 모델이다. Dossey(2013)에 따르면, 통합적 인식과 세계관은 전체와 치유에 대해 스스로 더 자각하게 해 주며, 자신과 다른 사람들이 발견한 놀라운 단계와 삶의 여정의 신비를 더 완전하게 열기 위해 우리의 개인적이고 직업적인 능력을 강화시킨다.

3) 보완대체의학의 연속성과 간호의 관계

대상자가 보완대체의학을 이용하려고 한다면, 간호사는 이에 대해 적절히 반응해야 할 책임이 있다. 모든 간호사가 보완대체의학의 건강관리제공자가 되어야 하는 것은 아니다. 그러나 간호사는 보완대체의학과 관련하여 다음과 같은 것을 수행해야 할 책임이 있다.

- 대상자와 처음 면담할 때, 간호사는 대상자의 보완대체의학 이용에 대한 기초사정을 실시한다. 간호사는 치료요법뿐만 아니라 비타민과 보약의 복용에 대해서도 물어본다.
- 대상자의 최근 약물복용에 대해 사정할 때, 비타민, 보약, 허브티의 복용 여부와 복용 용량에 대해 질문한다. 식약청(FDA)에서 비타민, 보약, 허브티의 복용 용량에 대해 통제하고 있지 않기 때문에 많은 대상자가 허브를 위험 용량까지 섭취하고 있다. 게다가 몇몇 대상자는 허브는 '자연적인 것'이어서 전혀 해롭지 않다고 잘못 알고 있다. 그러나 일부 허브는 심박동수와 혈압, 간기능에 영향을 미쳐 대상자에게 위험할 수 있다. 음식, 허브 그리고 다른 약물과 상호작용하는 많은 약보다 모든 허브가 보다 안전하고 느리게 작용하는 점에 유의해야 한다. 이 주제를 논의할 때 대상자들이 놀라게 되거나 감정이 상하지 않도록 이 세 가지의 결합이 어떻게 작용하는지를 아는 것이 중요하다.
- 최근의 식생활습관과 선호하는 음식을 파악하면서, 간호사는 대상자가 채식주의자인지 아니면 자연식주의자인지를 물어보고 다른 특별한 식이계획(예: 황제다이어트)을 따르고 있는지 물어본다.
- 대상자의 상태는 현재까지 어떻게 처치되어 왔는지를 질

Box 2-2

보완대체의학을 위한 탐구

박 간호사는 대상자가 많은 소화기내과 외래에서 근무하고 있다. 박 간호사는 의뢰받은 대상자를 진찰하고 의뢰 당일 필요한 검사를 실시하고 있는 내과 과장과 일하고 있다. 일주일에 한 번 의사의 내시경검사를 돕는 박 간호사는 자신의 다양한 업무를 좋아하였다. 박 간호사는 내시경검사를 도와주면서 결장의 해부학적 구조를 눈으로 확인할 수 있었으며 결장에 영향을 미치는 질병 과정의 특성에 대해 잘 이해할 수 있게 되었다.

박 간호사는 현재의 업무를 2년 동안 해왔으며 새로운 업무가 맡겨져도 잘할 수 있다고 생각해왔다. 지난 주, 박 간호사는 내과 과장과 만나 자신이 소화기계 문제가 있는 대상자에게 보완대체의학에 대한 교육을 실시하는 새로운 프로젝트를 제안하였다. 박 간호사는 대상자가 보완대체의학의 효과에 대해 궁금해하면서 진료를 받고 있다는 것을 알게 되었기 때문이다. 지금까지도 외래에서는 보완대체의학 치료에 대한 공식적인 대상자 교육이 없었고, 의사와 간호사가 이 분야의 치료에 대해 검토할 수 있는 공인된 절차도 없었다.

내과 과장은 박 간호사의 제안을 받아들여 이 교육 프로젝트를 수행하는 책임을 박 간호사에게 맡겼다. 이것은 박 간호사에게 커다란 과제였지만 보완대체의학의 치료에 대한 표준화된 교육 프로그램의 효과와 교육 프로그램을 통해 대상자의 건강관리를 할 수 있다는 기대에 한껏 부풀어 있었다. 내과 과장은 박 간호사에게 보완대체의학의 치료 중에서 활용할 수 있는 근거가 있고 연구결과가 보고된 치료 하나를 선택하여 교육을 시작하자고 제안하였다. 박 간호사는 대상자에게서 들은 주제뿐만 아니라, 결장암을 예방하기 위해 항산화제를 사용했다는 것과 같은 다양한 사례에 대한 뉴스기사에 대해서도 조사하기로 결정했다.

박 간호사는 코크란 데이터베이스(Cocharne Database)에서 검색을 시작했다. 박 간호사는 이 데이터베이스를 계속 사용해왔고, 이것이 특정한 주제에 관련된 최신의 문헌을 검색하는 데 이용할 수 있는 훌륭한 자료원이라는 것을 알고 있다. 박 간호사는 여러 주제 중에서 위암대상자에 대해 항산화제를 투여한 군과 위약과 아무런 중재를 하지 않은 군을 비교하는 무작위 임상시험 연구결과들과 관련된 논문을 찾았다. 측정 변수들은 위암의 발생률, 사망률, 부작용의 발생률이었다. 그 논문에서 베타-카로틴, 비타민 A, 비타민 C, 비타민 E, 셀레늄을 평가하는 14개의 임상시험 연구결과들을 분석했으나, 항산화제가 위장관계 암을 예방할 수 있다는 근거는 찾지 못했고 항산화제는 총 사망률을 증가시키는 것처럼 나타났다. 연구결과를 기반으로 저자는 셀레늄이 잠재적으로 암을 예방하는 효과가 있음을 언급하면서, 그 분야에서의 추후 연구를 제안하였다.

박 간호사는 이 논문을 그의 프로젝트를 위한 시작점으로 사용했다. 박 간호사는 몇 개의 연구논문을 더 검색해 볼 계획에 있다. 코크란 데이터베이스는 박 간호사의 새로운 프로젝트에 있어서 하나의 가치 있는 자료원임에 틀림없다.

출처: Montero, D., Walther, G., Sthouwer, C. D. A., Houben, A. J. M., Beckman, J. A., & Vinet, A. (2014). Effective antioxidant vitamin supplementation on endothelial function in Type 2 Diabetes Mellitus: A systematic review and meta-analysis of randomized controlled trials. *Obesity Reviews, 15*(2), 107-116.

문할 때에 간호사는 의사가 처방한 치료 외에 보완대체의학의 치료나 치유요법을 받아본 적이 있었는지 묻는다. 이런 치료나 치유요법에는 '치유자'에게 자문을 구하는 것, 자연요법, 아유르베다, 카이로프랙틱과 같은 보완대체의학의 제공자로부터 받는 치료 혹은 요가나 명상 같은 스트레스 관리, 자기돌봄 실제에의 참여 등 문화적으로 다양한 실례들이 있다.

이런 정보를 정확하게 수집하는 데에는 열린 마음과 태도가 중요하다. 노인을 대상으로 보완대체의학의 이용을 조사한 연구에서, 대상자의 70%가 의사에게 보완대체의학을 이용한다고 말하지 않는 것으로 나타났다(Crute, 2008). 또한 의사에게 말하지 않는 이유는 전통 서양의학의 건강관리제공자가 보완대체의학에 대한 지식을 가지고 있는지에 대한 믿음이 없기 때문이며, 자신의 치료에 통합시키는 방법을 잘 모르고 있을 거라 생각하기 때문이라고 하였다. 이 연구결과는 간호사가 대상자의 신뢰를 얻기 위해서 어떻게 의사소통해야 하는지에 대한 중요한 근거를 제시한다.

보완대체의학의 기초 단계를 넘어서 더 알고자 하는 간호사는 보완대체의학 관련 문헌들과 친숙해져야 한다. 이는 우선 정보제공처에 대한 지식을 쌓는 것이다. 예를 들면, 간호사가 대상자의 다양한 정형외과적 문제 또는 통증 때문에 침을 맞는 것에 대해 확신할 수 없다면 국립보완대체의학센터의 침 연구에 관한 유용한 정보를 얻을 수 있는 정보제공처(http://nccam.nih.gov/health/acupuncture)를 알고 있는 것이 좋다. 다른 약물, 마취, 다양한 진단의학검사 결과(예: 응고시간)에 영향을 미칠 수 있는 허브와 보약에 대한 정보를 수집한다면 대상자의 심각한 합병증을 줄일 수 있다(Arvidsdotter & Marklund, 2013; Arvidsdotter, Marklund, & Taft, 2014). 간호사는 특이한 양상에 대해 대상자에게 교육하기 위하여 보완대체의학 관련 문헌을 고찰하도록 한다.

그 다음 단계는 보완대체의학의 건강관리제공자에게 대상자에 대해 활발히 의뢰하는 것이다. 간호사가 잘 알려져 있는 보완대체의학을 이용한 치료에 대해 알고 있다면, 대상자가 이용할 수 있는 건강관리체계에 대해 잘 이해할 수 있도록 도울 수 있다.

4) 흔히 알려져 있는 보완대체의학 치료

국립보완대체의학센터가 제시하는 보완대체의학 실무의 다섯 가지 주요영역은 다음과 같다.

- 대체의학체계
- 정신-신체 중재
- 생물학에 근거한 치료
- 수기와 신체에 근거한 방법
- 에너지 치료

Koithan(2014)은 발전된 실무 간호사가 수년 동안 국립보완대체의학연구센터에서 보완대체의학 실무라고 최근 확인한 치료적 전략을 사용해왔다는 것을 사실로 상정했다. 1970년대와 1980년대의 간호연구는 심신중재(가이드 이미지, 통증에 대한 호흡 및 이완 기술, 불안, 우울감)의 효과를 조사했다. 같은 시대의 간호 교과서는 독립적인 간호중재로서 활력 넘치고(치료적/치유 터치) 조작 가능하며, 신체기반의 요법(마사지)을 확인하고 있다. 보완대체의학요법의 예는 Box 2-3에 열거하였다. 이중 가장 흔히 사용하는 다섯가지(심신중재, 명상, 전통적 중국의학, 약초, 치료적 접촉)에 대해 좀 더 깊이 논의하였다.

(1) 심신중재

현재 문화는 새로운 유행병인 '슈퍼 스트레스'로 진단받았다(Lee, 2010). 일차 의료제공자에 대한 모든 방문 중 60~90%는 스트레스와 관련이 있다. 이 스트레스 전염병에 대한 응답으로 개발된 일차적 생활양식 수정 프로그램은 강력한 효과/반응을 인식하고 있고, 자기돌봄에 대한 대상자의 심신중재를 가르침으로써 환기시켜줄 수 있다. 이러한 대상자와 연관이 있는 다양한 상태 중 몇몇 예를 들면 고혈압, 당뇨, 위장관장애, 암, 만성적 통증, 외상 후 스트레스 장애, 불면증, 불안, 우울 등이 있다.

최면, 명상, 바이오피드백, 형상, 진보적 근육이완, 요가 그리고 태극권 같은 심신중재는 심장혈관기능과 포도당 허용오차뿐만 아니라 면역 및 염증 반응과 같은 물리적 매개변수 범위에 미치는 영향을 입증했다(Taylor et al., 2010). 이러한 중재는 '마음 · 머리와 몸 사이의 소통라인'을 제공한다(p. 31). 이러한 치료는 효과적이고 효율적이며, 다른 치료의 효과를 높이기 위해 일차 또는 부속치료로 사용할 수 있다(Guarneri, Horrigan, & Perhura, 2010).

(2) 명상

개인의 깊은 생각과 성찰은 자신의 삶을 통합시킬 수 있는 중요 근간이 되고 강력한 자기돌봄활동 중의 하나로 볼 수 있으며, 산란한 마음을 조용히 안정시키고, 내적 세계와 외적 세계의 깊은 이해를 도모하는 것이다. 명상은 마음을 조절하고 훈련시킬 수 있는 방법으로 매일의 삶을 효율적으로 이끌어준다. 또한 불안을 감소시키고 스트레스를 다루는 데 도움을 준다. 그로 인해 명상을 하는 사람은 삶의 변화에 적응할 수 있는 능력이 향상됨을 발견하

Box 2-3 보완대체의학요법의 영역

1. **대체의학체계(alternative medical systems):** 완성된 이론체계와 실무는 독립적인 생물의학적 접근을 발전시킨다.
   예: 동양의학(침술을 포함해서 약초의학, 동양 마사지 및 기공과 같은 요법). 아유르베다 의학(식이, 운동, 명상, 허브와 같은 요법), 그 밖에 다른 의학체계들은 미국 원주민, 토착민, 아프리카인, 중동인, 티베트인, 중남미 문화에서 발전하였다. 예로, 동종요법과 자연요법 약물이 이에 속한다.
2. **정신-신체 중재(mind-body interventions):** 이러한 중재들은 마음과 몸의 친밀한 관계에 대해 긍정적인 영향을 촉진시키는 다양한 기술을 사용한다.
   예: 명상*, 최면 요법, 춤, 음악*, 미술치료법, 기도*, 심상요법*
3. **생물학에 근거한 치료(biologically based therapies):** 자연과 생물학상의 근거를 둔 수행이나 생산품, 중재요법을 말한다.
   예: 허브 사용*, Atkins, Ormish, Pritikin, Weil 박사들이 사용한 특별 식이요법*, 분자 성분 영양 조절 요법, 복숭아씨 추출물, 상어연골, 벌의 꽃가루를 이용한 생물학적 치료법 등
4. **수기와 신체에 근거한 방법(manipulative and body-based methods):** 수기 혹은 신체의 움직임을 포함한 요법이다.
   예: 척추교정치료, 안마술, 마사지
5. **에너지 치료(energy therapies):** 몸 주변 또는 그 내부에서 나오는 에너지에 초점을 둔 방법이다.
   예: 기공*, 치료적 접촉, 영기요법, 자석의 사용

*일반적으로 간호에서 보완요법으로 사용한다.
출처: NCCAM Report, 2008. Retrieved July, 10, 2011, from http://nccam.nih.gov/news/2008/nhsr12.pdf

게 되고 질병에 잘 걸리지 않을 수 있다. Box 2-4에서 명상을 위한 일반적인 지침을 제시하고 있다.

명상은 간단하지만 매우 효과적인 요법이다. 명상은 이전에 언급한 삶의 양식 조정 프로그램의 기초로 볼 수 있다. Joel과 Michelle Levey(2014)에 의하면, (1) 명상의 목표는 정신적 풍요로움의 의식적인 수양으로 이해와 힘, 사랑, (2) 의도적인 변모를 강화시키는 반면, 이런 풍요로움을 차단시키는 마음들은 약화시키는 것이다.

많은 종류의 명상은 집중적 · 수용적 · 묵상적 · 표현적인 범주로 나뉘지만 서로 배타적이지는 않다. 예를 들면, 요가는 집중할 수 있는 명상에 속한다고 본다. 모든 종류의 명상에 있어서 중요한 요소는 대상자가 그들 마음에 집중할 수 있는 시간을 갖고 삶의 매 순간이 충만해질 수 있도록 발전시키는 것이다.

Box 2-4 명상을 위한 일반적 지침

- 명상을 위한 적절한 장소를 정한다. 명상을 통한 양성에 도움을 줄 수 있는 공간을 선택한다. 당신을 평화로운 상태로 이끌어주는 어떤 물건이나 그림을 놓을 수도 있다. 특정한 장소를 선택하는 이유는 당신이 매번 그 장소를 찾았을 때 집중할 수 있는 상태로 돌아갈 수 있기 때문이다.
- 조용한 장소를 선택한다는 것은 마음을 산란시킬 수 있는 무선 호출기, 전화기, 많은 기술적인 방해물 등으로부터 차단됨을 의미한다.
- 척추를 똑바로 펴고 몸의 긴장을 푼다. 누우면 잠이 들 수 있기 때문에 똑바로 앉는 것을 권한다.
- 매일 아침이나 저녁 때, 20분 수행하는 것을 권한다. 처음에는 5~10분 정도 수행하다가 점차 익숙해지면서 좀 더 오랜 시간 동안 수행할 수 있게 된다.
- 계획을 세우면 전념하게 된다. 예를 들면, 당신의 하루 계획표에 명상을 위한 시간을 표시하고 아침 알람을 좀 더 일찍 맞춰 놓거나 잠드는 시간을 조정해서 규칙적으로 명상을 할 수 있다. 결국 명상은 자기를 강화시키게 된다.
- 산만한 마음을 가라앉히고 초점을 맞춰 집중한다. 초점을 맞추기 위한 가장 쉬운 방법은 호흡이다.
  - 조용히 숨을 들이 마시면서 1에서 4까지 세고, 내쉬면서 4에서 1까지 센다.
  - 의식적으로 '복식 호흡'을 하는데, 이것은 숨을 들이 마실 때 눈에 보이게 복부를 확장시키고 내쉴 때 복부의 공기를 빼는 것이다. 대부분 호흡할 때, 윗가슴을 이용해서 매우 얕은 호흡을 한다. 만약 잡념이 들어 방해된다면, 마치 작고 하얀 푹신한 구름이 당신 마음의 맑고 파란 하늘을 가로지르는 것을 보는 것처럼 "생각하고, 생각한다."

① 집중적 명상

집중적 명상(concentrative meditation)은 대부분의 사람들에게 잘 알려져 있다. 이는 특별한 대상에 대해 집중하는 데 대상은 내적인 것, 예를 들면, 기도, 성가, 반복적인 단어나 구절 혹은 영상이나 심상 등이 있고, 외적인 대상으로는 음악 혹은 초의 불꽃 등과 같은 것이 있다(그림 2-3).

② 수용적 명상

수용적 명상(receptive meditation)은 몸과 마음 간의 깊은 상호연결에 초점을 맞춘다. 비파사나(Vipassana)와 주의를 기울이는 명상은 이 범주에 속한다. 주의를 기울인다는 것은 현재의 이 순간을 인식하는 것으로, 무비판적이면서 오감을 동원하여 그 순간에 완전히 열려 있는 것이다(Sharma & Rush, 2014).

③ 묵상적 명상

묵상적 명상(reflective meditation)에서는 철학, 영성적인 측면과 관련된 의미 있는 개념과 질문 등으로부터 통찰력을 얻기 위해 묵상을 위한 제목, 질문, 주제 등을 선택하고 자신의 의문에 초점을 맞춘다. 즉, 자신이 관심의 대상으로 돌아오는 것이다.

④ 표현적 명상

표현적 명상(expressive meditation)은 보통 빙빙 돌거나 흔들고 춤을 추는 것과 같이 함께 표현하거나 움직이는 것이다.

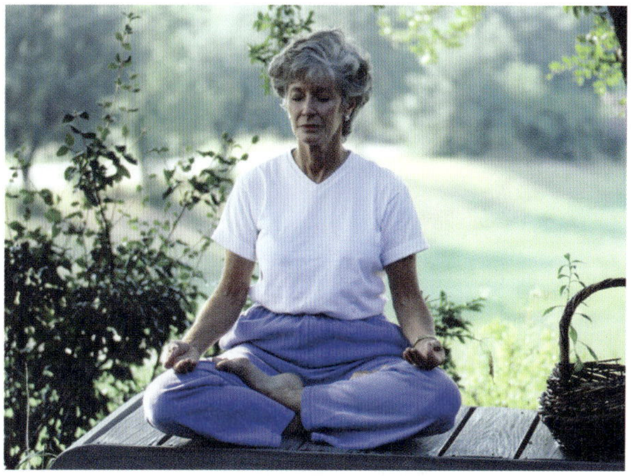

그림 2-3 집중적 명상. 주의를 집중하고 정신을 가다듬으면 명확한 인식이 가능하다.

(3) 전통적 중국의학

전통적 중국의학(traditional Chinese medicine, TCM)은 완전한 치유체계이며 침술, 마사지, 약초치료, 영양, 뜸, 기공과 같은 움직임 및 명상으로 이루어져 있다. 전통적 중국의학의 중심에는 생명유지에 필요한 에너지 원천 혹은 '기'라고 하는 생명력의 개념이 있다. '기(qi)'가 영어로 잘 번역되지 않는 이유는 거대한 전체의 아주 작은 부분을 반영하기 때문이다. 여기에는 자연의 모든 힘(영혼, 에너지)과 삶 자체가 포함된다. 그러므로 아마도 서양인들은 전통적 중국의학에 대해 완전히 이해하기 어려울 수 있다(Gao, 2013).

전통적 중국의학은 4,000년 전 도교 철학자들로부터 발달하였다. 전통적 대증요법으로 치료된 신체는 단지 전통적 중국의학 치료의 일부분일 뿐이다. 이 치료에 따르면, 인간은 신체적인 존재일 뿐만 아니라, 자연의 에너지 동력의 한 부분이라고 설명한다. 생각과 감정은 신체적 건강의 주요 요인이다. 그러므로 전통적 중국의학에서는 자연의 기본법칙에 따른 균형에서 얼마나 벗어나는지 그 다양한 정도에 따라 질병이 나타날 수 있다고 본다. 즉, 균형과 조화가 건강에서 가장 중요한 역할을 한다(Gao, 2013).

음(yin)과 양(yang)은 기의 상호통일과 상호대립이라는 상반된 양면을 내포하고 있다. 음과 양은 전통적 중국의학의 중요한 철학적 개념이지만, 단순한 것은 아니다. 둘 다 기의 힘이지만 각각 독특한 특징을 가진다. 양은 하늘의 힘을 상징하는데, 활동적이고 역동적이며 남자의 힘을 대표하는 것으로 여긴다. 음은 땅의 기를 나타내며, 기초적이고 여성적인 것으로 여긴다. 어느 쪽도 다른 힘에 비해 우월하지 않으며, 어느 쪽도 홀로 존재할 수 없다. 각각은 항상 다른 역동적인 힘을 일정 부분 포함해야 한다.

전통적 중국의학을 통한 진단을 할 때 양과 음을 정확히 이해해야 하며, 이것에는 8원칙과 5요소와 같은 두 종류의 진단적 모델이 있다. 각각의 모델은 완전한 체계지만 서로 다른 것을 보완할 만큼 융통성이 있다. 8원칙 모델에는 양극의 4쌍이 있다. 즉, '내부/외부', '열/냉', '결핍/초과' 및 '음/양'이다. 5요소(오행) 모델에서는 모든 사물이 에너지 특성으로 구성되는데, '목(木), 화(火), 토(土), 금(金), 수(水)'이다. 각 요소는 상징적이고 각 요소와 관련된 특성을 나타낸다. 예를 들면, 봄에는 나무가 자라거나 그 수가 늘어남으로써, 목(木)의 기가 이러한 특성을 나타낸다(Gao, 2013).

경락은 에너지나 기가 몸을 통해 흐르는 경로이다. 경락체계는 몸의 모든 부문을 통합하고, 몸의 균형을 유지하기 위해 필수적이다. 크고 작은 많은 경락들은 각각의 다섯 음과 여섯 양의 기관(육부)의 관할에 따라 전신에 분포한다. 덧붙여 말하면, 전통적 중국의학에서는 심낭을 분리된 기관으로 생각한다. 기관의 경락체계는 실제 생물의 의학적 기관체계와 직접적으로 관련되어 있지 않기 때문에 서양인들이 개념화하기에는 어려울 수 있는 부분이다.

침술은 전통적 중국의학의 한 구성요소이고, 미국에서 유행하기 시작했다. 침술의 기본원칙은 경락을 자극하기 위해 신체의 여러 부위에 매우 가는 바늘을 삽입하여, 체계 내의 조화를 증진시키는 것이다. 이 치료에 따르면, 바늘은 경락을 자극해서 기의 흐름을 증가시키거나 감소시킨다. 쑥을 사용하여 피부의 한 점에 열을 가하는 뜸은 위와 같은 이론에서 행한다고 본다(Gao, 2013).

침술은 미국에서 국적(한국인, 일본인, 프랑스인, 베트남인, 영국인, 미국인)에 따라 몇 가지 다른 형태로 이용할 수 있다. 그러나 이들 또한 에너지 부조화를 교정한다는 이론에 기초한다.

부조화를 교정하거나 예방하기 위해 침술을 사용할 수도 있다. 침술을 처음 이용하는 대부분의 서양인 대상자는 통증을 감소시키거나 특정 질병을 치료하기 위해 침술을 이용한다. 코크란 리뷰(Cochrane review)는 침술이 편두통 예방에 효과적이라고 결정했다(Linde, et al., 2013). 침술에 대한 연구에서는 침술이 안전하고 효과적이며 무릎 관절염, 요통, 만성적인 목 통증, 두통이 있는 일차의료에서 특히 유용함을 밝혔다(Mao & Kapur, 2010). 수술 후 통증에 대한 침술의 무작위 통제 임상실험을 체계적으로 검토한 결과, 침술은 통증강도를 줄이고 opioid 부작용을 감소시키는 데 분명히 가치가 있다는 것이 나타났다(Edwards et al., 2013; Sun, Gan, Dubose, & Habib, 2008). 미국 통증학회의 의사들과 미국의 대학은 현재 치료 선택사항으로서 침술이 포함된 영구적인 허리통증을 위한 새로운 임상치료 가이드라인을 발표했다(Hutchinson, Ball, Andrews, & Jones, 2012; Strauss, 2008).

대부분의 주(state)에서는 공인된 교육 과정을 이수한 침술사(practitioners of acupuncture)나 전통적 중의학 졸업자들이 국가인증시험을 통과하고 그 주의지침을 충족시킬 것을 요구하고 있다. 그렇지만 중국과 같은 다른 나라에서 훈련을 받았거나 도제제도와 같은 프리셉터십(preceptorship)을 이수한 사람들도 면허를 받을 수 있도록 되어 있다.

(4) 건강보조식품과 약초

약초는 허브와 의미가 혼용되어 사용될 수 있으며, 약효가 있는 식물 종류를 말한다. 우리는 수천 년 동안 약초를 사용해왔다. 서양 대증의학의 초점이 자기돌봄으로 바뀌고, 많은 사람들이 젊음과 건강을 유지하기 위한 방법을 찾게 되면서, 약초(허브)의 사용이 급격히 늘어나고 있다. 따라서 간호사에게는 약초(허브)에 대한 지식과 더불어 안전하고 효과적인 사용을 위한 지식 요구가 대두하였다(표 2-1). 식물성 및 식이보조제 시장이 급증하고 있다. 건강보조식품 및 교육법령(Dietary Supplement Health Education Act, DSHEA)이 통과된 이래 약 4,000개 제품에서 29,000개 이상의 제품으로 판매가 증가하고 있는 추세이다(Tsouronunis & Bent, 2010, p. 147~149). 이러한 증가로 인해 간호사가 식물 및 보충제에 대한 높은 지식을 갖는 것이 매우 중요하다. 평판이 좋은 과정은 대학 또는 미국 식물협의회를 통해 제공된다.

① 역사

1897년, 아스피린은 첫 번째 합성 약물로 Friedrich Bayer가 개발하였다. 이전에 약초, 천연제품은 의약 목적을 위해 사용해왔고, 현대적 제약 제품의 기반이었다. 약초자원은 암 치료에 대한 주요 자원이다. 그러나 시장은 선택의 폭이 넓기 때문에, 간호사는 많은 제품이 원재료 계획서 작성과 거의 동일하지 않고, 잘못된 정보가 인터넷을 통해 널리 퍼져 있음을 알고 있어야 한다.

오늘날 세계보건기구(WHO)는 세계 인구의 80%가 약초를 복용하고 있다고 추정한다. 이는 많은 나라에서 기존의 약사나 의사가 부족하기 때문이다(WHO, 2010). 미국에서는 비타민, 미네랄이 첨부되지 않은 천연 제품의 구입이 2007년 보완대체의학 구매의 44%를 차지한다고 추정한다(Dossett et al., 2014).

표 2-1 정신건강을 위해 사용하는 약초(허브), 미네랄, 비타민

구분	효과	기전과 주의사항	용량
캘리포니아 양귀비 (노란 오렌지색) (california poppy, yellow and orange)	통증완화 진정효과 경증 불안 경감	양귀비는 코데인, 모르핀과 유사한 식물염기를 포함 MAOIs(monamine oxidase inhi-bitros)와 같이 사용하지 않음	1티스푼/컵, 하루에 2~3회
은행(ginkgo biloba)	노화 감소 노인의 기억력 감퇴 감소 말초순환 증진	혈액 순환을 돕고 항산화제 역할 과일과 씨는 먹지 않음 파파베린(아편)의 효과 증진 부작용: 위장관의 불편, 두통, 알레르기 반응 아스피린과 함께 복용 시 주의	60mg, 하루 두 번 알츠하이머: 240mg을 하루에 2~3회로 나누어서 복용
인삼(ginseng)	피로와 스트레스 감소 특히 노인의 심신기능 증진 금연에 도움	뿌리 사용 혈압, 혈당수치가 올라갈 수 있고 에스트로겐 의존성 암의 성장을 촉진할 수 있음	미국인: 0.03% ginsenoside, 1~2g의 신선한 뿌리 아시아인: 1.5% 인삼, 1~2g의 신선한 뿌리 매일 200~600mg 액상 추출물
머위(butterbur)	편두통 및 알레르기성 비염 치료	가공되지 않은 머위는 간 손상을 유발하는 pyrrolizidine alkaloids(PAs)가 포함되어 있다. PA—free는 최대 12~16주 동안 어린이와 청소년에게 안전한 것으로 간주됨	식사와 함께 하루 두 번 50~100mg 복용량은 제품마다 다름
홉 열매(hops)	진정효과 불안 감소	차, 추출물, 캡슐의 형태 주성분은 비늘에 있는 가느다란 털과 콘 모양의 열매	1티스푼/컵, 하루에 2~3회, 또는 30~40방울

표 2-1 정신건강을 위해 사용하는 약초(허브), 미네랄, 비타민(계속)

구분	효과	기전과 주의사항	용량
카바카바(kava kava)	스트레스와 불안 감소 불면증 감소	후추나무과의 뿌리에서 추출 편도선 진정효과 정신안정제, 진정제, 술과 함께 사용하지 않음 과용량은 취하게 하는 효과 증대 장기복용하면 피부가 건조해지고 거칠게 변함 최근 조사는 카바카바가 간염, 간경변, 간부전을 포함한 최소 25가지 간독성을 나타낸다고 보고함; 간질대상자나 간에 문제가 있는 사람들은 카바카바 사용 전에 상담 후 복용 독성은 추출되는 동안 사용된 아세톤과 관련됨	4~12주 동안 2~4g을 다려서 하루 3회 1티스푼에 카바 lactones 70~85mg
시계풀(passion flower)	경한 최면 효과 불면증 감소 신경질, 불안, 흥분 감소	중추신경계를 억압시켜 약한 진정 효과	2~5g의 마른 약초를 우려낸 물을 하루 3회
로즈마리와 그 밖의 박하(rosemary and other miints)	신경자극 정상화 항산화제 작용 두통 완화 기억력 증진과 치매 예방	시냅스에 오래 머무는 아세틸콜린에 대해 아세틸콜린 대사효소의 작용을 느리게 하거나 억제함 항산화제는 carnosic acid 성분으로 여름에 최고로 많고, 성장 중인 어린잎에 많지만 오래된 잎과 줄기에는 거의 없음 외용약으로 에센셜 오일의 형태(아로마 치료 참조)	냄새를 맡음(1:5), 2~4mL 하루 3회
성 요한 풀(St. John's wort)	중증 우울증, 흥미 상실, 거식증, 피로, 만성 피로, 면역 기능장애증후군, 불안 치료	잎이나 꽃잎이 사용됨; 히페리신이 주성분 HIV 약을 방해함 빛에 대한 민감성을 초래함 다른 약과 함께 사용하면 위험; 정신과 약물과 함께 사용하지 않음(SSRIs, tricyclics, MAOIs) 항우울제와 비교했을 때 부작용이 덜함 항히스타민, 경구용 피임약, 항간질제, 칼슘 채널 차단제, 사이클로스 포린계, 마크로라이드계 및 몇몇 항진균제의 작용을 떨어뜨릴 수 있음	4~7주 동안 300~500mg을 하루 세 번 음식과 함께 복용 캡슐당 0.5mg 히페리신 함유
SAMe (S-adenosylmethionine)	중증 우울증과 관절을 치료하고 간을 보호, fibromylgia 경감	SAMe는 자연적으로 세로토닌과 도파민의 작용을 조절하는 화합물 이탈리아, 독일, 스페인, 러시아에서는 처방약물로 승인함 효과는 10일 만에 나타나고 처방약보다 효과가 빠름 코팅 알약(96% 순도) 조증과 우울증장애 시 사용하지 않음 반드시 매일 엽산 800mg, 비타민 B_{12} 1,000mg 복용; 비타민 수치가 낮으면 약초의 효과가 떨어짐	200~800mg 혹은 1,600mg을 하루 2회, 아침 · 점심 식사 1시간 전에 관절염인 경우: 하루 400~800mg 섬유근육통인 경우: 하루 800mg
쥐오줌풀(valerian)	불안과 불면증 완화	차(2~3g의 마른 뿌리를 하루에 여러 회), 캡슐 형태 허브는 중독성이 없음 정신안정제, 진정제, 술과 함께 복용하지 않음 부작용; 흐릿한 시야, 흥분성, 만약 2주 이상 또는 과용량을 복용하면 심박동의 변화를 초래함	300~400mg을 하루 1~2회
5-HTP (5-Hydroxytryptopan)	리튬과 관련된 조증/우울증 장애 치료 우울증 경감 불면증 완화	야고에 포함된 아미노산은 세로토닌의 전구물 Griffonia simplcifolia 씨로부터 추출함	조증 · 우울증 장애: 200mg 우울증: 150~300mg 불면증: 200~600mg

② 안전

대상자가 처방된 약을 여러 개 복용할 때, 반드시 주의를 기울여야 하는 것처럼 처방된 약이나 비처방 약물과 함께 보완적으로 약초(허브)를 복용할 때에도 주의를 기울여야 한다. 간호사정 시에는 대상자의 식이섭취와 약초(허브) 또는 차의 사용을 평가해야 한다. 약초(허브)와 약물 간의 상호작용에 대한 연구가 많지 않기 때문에, 의심되는 상호작용들은 보통 사례 보고서나 동물실험, 약초(허브)의 약학적 연구로 평가한다(Braun, 2007). 그러나 약초(허브)는 부작용을 거의 일으키지 않으며, 일반적으로 약물보다 안전하다(Braun & Cohen, 2007).

간호사는 대상자의 약초(허브) 사용, 비타민, 보충제, 차의 사용에 대해 각각 사정하고, 이들이 왜 건강보조식품을 복용하고자 하는지에 대해 의견을 나누어야 한다. 간호사는 금기와 부작용에 대해 잘 알아야 하고, 좋은 자원들을 계속 이용할 수 있도록 해야 한다. 편견 없는 태도는 개방된 토론과 정보를 공유하는 분위기를 촉진시킨다.

③ 표준화와 관련된 쟁점

약초(허브) 제조업자들에 의한 표준화 시도는 1개 단위당 생산품의 용량을 일정하게 만들기 위한 것이다. 일반적으로 하나 이상의 구성물로 구성되며, 이것들에 의해 치료적 활동이 이루어진다고 생각한다. 예를 들면, 성 요한 풀(St. John's wort)은 히페리신(hypericin)으로 표준화한다. 그러나 비록 표준화가 유용하다고 하지만, 약초(허브)의 모든 구성물에 대해 혹은 필요한 양에 대해 잘 알려져 있지 않기 때문에 제한점이 있다(Ribnicky, Pouley, Schmidt, Cefalu, & Raskin, 2008).

④ 규제와 관련된 쟁점

1994년, 미국은 건강보조식품 및 교육법령(U.S Dietary Supplement Health and Education Act, DSHEA)에 품질, 라벨, 포장 및 마케팅에 관련된 새로운 세부지침을 지정했다. 허브 생산품들은 치료나 예방을 할 수 있다고 알리지는 못하나 '구조와 기능' 면에서의 광고는 가능하다. 예를 들면, 성 요한 풀(St. John's wort)의 상표에는 '자연산 항우울제'라고 쓸 수는 없지만 '기분을 좋게 만든다'라고는 쓸 수 있다.

품질관리는 또 다른 중요한 쟁점으로서 허브 제품의 이용을 평가할 때 고려한다. 소비자들은 상표에 표시된 제품의 성분과 양, 순도 유지에 대해 안심하고 사용한다. 대상자는 성분표시를 보고 미국 약전(U.S. Pharmacopoeia, USP)과 미국 공중위생단체(National Sanitation Foundation, NSF)의 품질표, 품질관리(Good Manufacturing Practices, GMP) 또는 소비자실험실(Consummer Labs)의 시험이나 임상시험을 통과한 회사의 제품을 구매할 수 있다.

⑤ 자격과 관련된 문제

최근 미국허브조합(American Herbalists Guild, AMG)은 약초(허브) 의학 분야에서 유일하게 전문적 약초(허브) 실무자들을 위한 회원단체이다. 약초(허브) 실무자들을 위해 통용되는 면허가 없지만 표준화된 교육사항, 국가시험 및 가능한 면허 범위 제정 등을 위한 작업이 진행 중이다. 현재 활동 중인 자연요법 치료사와 침술사는 면허증을 가지고 약초(허브) 요법을 실시하고 있다.

(5) 치료적 접촉

많은 간호사와 각각의 건강전문가가 사용하는 치료방법인 치료적 접촉은 Dora Kunz와 뉴욕대학의 간호학과 명예교수인 Dolores Krieger가 30년 전에 발전시켰다(Krieger, 1993; Wager, 1996). 치료적 접촉의 정의는 '수행자가 손을 사용하여 치유를 촉진하는 동안 의식적으로 에너지 교환을 유도하는 과정'이다(Therapeutic Touch International Association, 2014). 때로는 용어에 포함된 의미로 인해 혼동이 있을 수 있는데, 그 이유는 수행자가 치유효과를 위해 신체적인 접촉을 하지 않는 경우도 있기 때문이다. 이 시술은 항상 수행자의 에너지 장에 접촉한다. 치료적 접촉 이론에 관해 검토해 보는 것은 이런 치료방법의 근간을 이루는 전제에 대해 이해하는 데 도움이 된다.

Rogers(1990)의 고유한 인간과학(unitary human beings)과 Kunz와 Peper(1995)의 인간 에너지 장 모델에서 에너지 장은 모든 존재물과 그를 둘러싼 환경의 기본단위이다. 이런 관점은 많은 동양적 철학과 일치하는 것으로, 우주는 하나의 통일된 근원에서 나오는 에너지의 상호작용체계로 이루어져 있다는 것을 강조한다. 인간은 그들을 둘러싸고 있는 에너지 환경과 작용할 때, 개방되고 일정한 흐름을 가진 복잡한 에너지 체계가 발생한다. 이러한 관점에서 보면, 인간의 본질은 육체로 끝나는 것이 아닌, 단순한 육체적인 경계선을 뛰어 넘어 확장된다는 것이다. 사고 및 감정과 더불어 신체적 건강은 각 개인의 에너지 장에서 영향을 받는다. 이러한 에너지 상호작용체계 때문에 사람들은 서로에게 영향을 미칠 수 있고 다른 에너지 장에서도 영향을 받는다. 따라서 치료적 접촉 수행자는 간호사와 대상자를 포함해서 모든 에너지 체계의 상호연결을 인식하며, 질서 있고 완전한 우주 에너지를 받아들인다(Kunz, 1995; Quinn, 2009).

사람이 건강하면, 삶의 에너지는 균형이 잡히고 조화로운 방법으로 흐른다(Kunz, 1995). 질병은 에너지의 균형이 깨졌다는 것, 즉 개인의 양식과 유기체의 조직이 붕괴된 것을 의미한다. 그러나 유기체의 조직은 균형, 질서, 치유를 향한 내적 흐름이 있다. 치료적 접촉 수행자는 인간의 에너지 장 안에서 균형이 깨진 부분을 발견하기 위해 시도한다. 수행자는 초점 지점으로서 그들의 손을 사용하여 에너지 장이 조화로운 방향으로 자연스럽게 움직일 수 있게 한다(Monzillo & Gronowicz, 2011). Box 2-5는 치료적 접촉 단계에 대한 개요, 그 사용에 대한 적용 그리고 잠재적인 성과를 제공한다. 숙련된 치료적 접촉 전문가의 훈련 및 실무는 중요한 구성요소이다.

① 법적 문제와 보완대체의학

이전에 설명한 바와 같이, 간호사는 간호실무에 통합적 보완대체의학 방식이 합쳐지면서 실무를 둘러싼 법적 문제를 고려해야 한다. 문제는 보완대체의학 방식이 국가의 간호사 실무행위에 맞는지의 여부를 조사하는 것이다. 간호사는 이를 다른 실무 행위에 적용할 수 있고, 개별적 면허를 요구하는 방식(예: 마사지)을 잘 알고 있어야 한다(Radzyminski, 2007). 현재 공식적으로 미국 내 25개 주 안에서는 간호업무에 몇몇 보완대체의학을 포함시키고 있다(Sparber, 2001). 따라서 간호사는 자신이 속한 지역에서의 간호업무 실천 및 정책과 지침에 대해 잘 알고 있어야 한다. 머지않아 간호사를 비롯한 건강관리제공자가 보완대체의학과 IHC 관련 업무에 대한 지식이 없을 경우, 법적 책임을 지게 될 것으로 보인다(D. Bass, personal communication, April 2002; Cohen, 1998).

건강, 안녕 그리고 IHC의 개념은 간호 모델의 한 부분이 되어 왔다. 미국 건강관리시스템이 변경사항을 서서히 적용하는 동안, 현재 보건의료개혁의 논의는 모델링과 전인적, 돌봄, 통합적인 간호를 제공하는 방법을 안내해주는 간호 기회를 제공하고 있다.

Box 2-5 치료적 접촉 단계

집중
첫 번째 단계: 시술자는 시술자 본인의 주의를 집중하여 조용하고 아주 평화로운 내면의 의식상태를 유지한다.

사정
두 번째 단계: 집중하는 동안, 시술자는 대상자의 신체에서 2~6인치 간격을 두고 손을 이동하면서 대상자의 에너지 영역에 대한 모든 정보를 수집한다.

치료
세 번째 단계: 사정 정보를 사용하여 목표 및 에너지를 직접 조정하거나 균형을 복원한다.

치료적 접촉의 적응증
이완 촉진
통증 인식의 변화
불안 감소
치유 촉진
죽음에 대한 편안함 촉진

잠재적 성과
호흡수 감소
얼굴 홍조
사지 체온 증가
통증 경감
이완
불안 감소

주요개념

- 간호사는 다양한 전통과 문화에서 유래한 광범위한 아이디어와 관련된 실무를 통합하여 대상자의 자가치유를 지지한다.
- 질병으로서가 아닌 전인적인 존재로서 다루어지길 바라는 대상자는 전통적 서양의학을 거부하고 전인적 건강관리를 추구한다.
- 간호는 전통적으로 전인 간호를 해왔다.
- 보완대체의학(CAM)은 1996년 처음 도입되었고, 소비자 동향은 점점 더 통합적 모델의 건강관리를 요구하는 방향으로 움직이고 있다.
- 통합적 의학(IM)은 인간 전체를 고려하여 전통의학과 보완대체의학의 적절한 치료 관계 및 사용을 강조한다.
- 전통적 중국의학(TCM)은 침술, 마사지, 약초(허브) 치료, 기공, 명상 등을 포함하는 완전한 치유체계이다.

- 허브와 약초는 모든 문화권에서 수천 년 동안 함께 사용되어 왔다.
- 치료적 접촉(TT)은 대상자의 에너지 장과 접촉함을 뜻한다.
- 보완대체의학은 전통적인 의학과 간호요법을 보다 지속적으로 통합해 나갈 것이다.

REFERENCES

Ardell, D. B. (2007). *Aging beyond belief: 69 Tips for REAL wellness.* Duluth,MN: Whole Person Associates.

Arloski, M. (2014). *Wellness coaching for lasting lifestyle change* (2nd ed.). Duluth, MN: Whole Person Associates, Inc.

Arvidsdotter, T., Marklund, B., & Taft, C. (2014). Six month effects of integrative treatment, therapeutic acupuncture and conventional treatment in alleviating psychological distress in primary care patients—follow up from an open, pragmatic randomized controlled trial. *BMC Complement and Alternative Medicine, 14*:210.

Barnes, P. M., Bloom, B., & Nahin, R. (2008). *Complementary and alternative medicine use among adults and children: United States, 2007 (National Health Statistics Rep. No. 12).* Hyattsville, MD: National Center for Health Statistics.

Booth-Laforce, C., Scott, C. S., Heitkemper, M. M., Cornman, J., Lan, M., Bond, E. F., et al. (2010). Complementary and alternative medicine (CAM) attitudes and competencies of nursing students and faculty: Results of integrating CAM into the nursing curriculum. *Journal of Professional Nursing, 26*(5), 293–300.

California Board of Nursing. (2014). *Complementary and alternative therapies in registered nursing practice.* Retrieved December 4, 2014, from http://www.rn.ca.gov/pdfs/regulations/npr-b-28.pdf

Carpenito-Moyet, L. J. (2012). *Handbook of nursing diagnosis* (13th ed.) Philadelphia, PA: Lippincott Williams & Wilkins.

Crute, S. (2008). The best medicine. *AARP Magazine*, March/April, 58–64.

Dossett, M. L., Davis, R. B., Lembo, A. L., Yeh, G. Y. (2014). Complementary and alternative medicine use by US adults with gastrointestinal conditions: Results from the 2012 National Health Interview Survey. *The American Journal of Gastroenterology.* DOI:10.1038/ajg.2014.108

Dossey, B. M. (2013). A theory of integral nursing. In B. M. Dossey, & L. Keegan (Eds.), *Holistic nursing: A handbook for practice* (6th ed.). Burlington, MA: Jones & Bartlett Publishing.

Dunn, H. L. (1961). *High-level wellness.* Arlington, VA: R. W. Beatty.

Edwards, E., Belard, J. L., Glowa, J., Khalsa, P., Weber, W., Huntley, K.(2013). DoD-NCCAM/NIH workshop on acupuncture for treatment of acute pain. *Journal of Alternative and Complementary Medicine, 19*(3): 266–279. DOI: 10.1089/acm.2012.9229.dod. Epub 2012 Sep 28.

Fitzpatrick, J. J. (2007). Research on health promotion. *Applied Nursing Research, 20*(2), 55.

Gao, D. (2013). *Traditional Chinese medicine: The complete guide to acupressure, acupuncture, Chinese herbal medicine, food cures and Qi Gong.* London: Carlton Books.

Garcia, M. K., McQuade, J., Haddad, R., Patel, S., Lee, R., Yang, P., et al. (2013). Systematic review of acupuncture in cancer care: A synthesis of the evidence. *Journal of Clinical Oncology, 31*(7):952–960.

Guarneri, E., Horrigan, B. J., & Perhura, C. M. (2010). The efficacy and coast effectiveness of Integrative Medicine: A review of the medical and corporate literature. *Explore, 6*(5):308–312.

Hutchinson, A. J., Ball, S., Andrews, J. C., & Jones, G. G. (2012). The effectiveness of acupuncture in treating chronic non-specific low back pain: A systematic review of the literature *Journal of Orthopedic Surgical Research, 7*:36. DOI: 10.1186/1749-799X-7-36

Koithan, M. (2014). Concepts and principles of integrative nursing. In M. J. Kreitzer, & M. Koithan (Eds.), *Integrative Nursing* (1st ed.). New York: Oxford University Press.

Krieger, D. (1993). *Accepting your power to heal: The personal practice of therapeutic touch.* Santa Fe, NM: Bear & Co. Publishing.

Kunz, D. (Ed.) (1995). *Spiritual healing.* Wheaton, IL: Theosophical Publishing House.

Lam, C. S., Wiley, A. H., Siu, A., & Emmett J. (2010). Assessing readiness to work from a stages of change perspective: Implications for return to work. *Work, 37*(3), 321–329.

Lee, R. (2010). The new pandemic: SuperStress. *Explore, 6*(1), 7–10.

Lemly, B. (2014). *Balanced Living.Weil.com News.* Retrieved December 4, 2014, from http://www.drweil.com/drw/u/ART02054/Andrew-Weil-Integrative-Medicine.html

Levey, J., & Levey, M. (2014). *Living in balance: A mindful guide for thriving in a complex world.* Studio City, CA: Divine Arts.

Mao, J. J., & Kapur, R. (2010). Acupuncture in primary care. *Primary Care, 37*(1), 105–117.

Mariano, C. (2013). Holistic nursing: Scope and standards of practice. In B.M. Dossey & L. Keegan (Eds.), *Holistic nursing: A handbook for practice* (pp. 47–74). Sudbury, MA: Jones & Bartlett.

May, C. S., & Russell, C. S. (2013). Health coaching: Adding value in healthcare reform. *Global Advances in Health and Medicine, 2*(3), 92–94.

Montero, D., Walther, G., Stehouwer, C. D., Houben, A. J., Beckman, J. A., & Vinet, A. (2014). Effect of antioxidant vitamin supplementation on endothelial function in type 2 diabetes mellitus: A systematic review and metaanalysis of randomized controlled trials. *Obesity Reviews, 15*(2), 107-116.

Monzillo, E., & Gronowicz, G. (2011). New insights on therapeutic touch: A discussion of experimental methodology and design that resulted in significant effects on normal human cells and osteosarcoma. *Explore: The Journal of Science and Healing, 7*(1), 44–51.

National Cancer Institute. (2012). *Theory at a glance: A guide for health promotion practice.* US Department of Health and Human Services, Public Health Service, National Institutes of Health, National Cancer Institute. NCCAM (2013). Retrieved August 15, 2014, from http:/nccam.nih.gov/sites/nccam.nih.gov/about/nccam/2013febmin.pdf

National Center for Complementary and Integrative Health (NCCIH) (2014). https://nccih.nih.gov/news/press/12172014 (accessed June 19, 2015).

Nightingale, F. (1969). *Notes on nursing: What it is and what it is not.* New York, NY: Dover Publications. (Unabridged republication of the first American edition, as published in 1860 by D. Appleton & Company.)

Patient Centered Outcomes Research Institute. (2010). Retrieved August 15, 2014, from http://www.pcori.org/assets/{CORI-Authorizing-Legislation-032310.pdf

Pender, N. J., Murdaugh, C. L., & Parsons, M. A. (2010). *Health promotion in nursing practice* (6th ed.). Upper Saddle River, NJ: Prentice Hall.

Quinn, J. (2009). Transpersonal human caring and healing. In B. M. Dossey & L. Keegan (Eds.), *Holistic nursing* (5th ed., pp. 91–99). Sudbury, MA: Jones & Bartlett.

Radzyminski, S. (2007). Legal parameters of alternative-complementary modalities in nursing practice. *Nursing Clinics of North America, 42*(2), 189–212.

Rogers, M. (1990). *An introduction to the theoretical basis of nursing*. Philadelphia, PA: F. A. Davis.

Rosenstock, I. (1974). Historical origin of the health belief model. *Health Education Monographs, 2*, 334.

Schell, B., Gillen, G., & Scaffa, M. (2014). *Willard and Spackman's occupational therapy*. Philadelphia, PA: Lippincott Williams & Wilkins.

Sharma, M., & Rush, S. E. (2014). Mindfulness-based stress reduction as a stress management intervention for healthy individuals: A systemized review. *Journal of Evidenced Based Complementary and Alternative Medicine, 19*(4), 271-286. DOI: 2156587214543143

Smuts, J. C. (1926). *Holism and evolution*. New York, NY: Macmillan. Sparks, S. M. & Taylor, C. M. (2014). *Nursing diagnosis reference manual* (9thed.). Philadelphia, PA: Lippincott Williams & Wilkins.

Strauss, S. E. (2008). *NCCAM Strategic Plan, 2005–2009. A message from the director*. Retrieved December 4, 2014, from http://nccam.nih.gov/about/ATAGLANCE

Sun, Y., Gan, T. J., Dubose, J. W., & Habib, A. S. (2008). Acupuncture and related techniques for postoperative pain: A systematic review of randomized controlled trials. *British Journal of Anaesthesia, 101*(2), 151–160.

Taylor, A. G., Goehler, L. E., Galper, D. I., Innes, K. E., & Bourguignon, C. (2010). Top-down and bottom-up mechanisms in mind-body medicine: Development of an integrative framework for psychophysiological research. *Explore, 6*(1), 29–41.

Therapeutic Touch International Association. (2014). Retrieved August 10, 2014, from http://therapeutic-touch.org

Travis, J. W., & Ryan, R. S. (1988). *Wellness workbook*. Berkeley, CA: Ten Speed Press.

Tsouronunis, C., & Bent, S. (2010). Why change is needed in research examining dietary supplements. *Clinical Pharmacology and Therapeutics, 87*(2), 14709.

Upchurch, D. M., Dye, C. E., Chyu, E., Gold, E. B., & Greendale, G. E.(2010). Demographic, behavioral, and health correlates of complementary and alternative medicine and prayer use among midlife women: 2002. *Journal of Women's Health, 19*(1), 23–30.

US Department of Health and Human Services, Public Health Service.(2010). *Healthy people 2020*. Washington, DC: U.S. Government Printing Office.

Wager, S. (1996). *A doctor's guide to therapeutic touch*. New York, NY: Berkeley Publishing Group.

Weaver, J. B., May, D., Hopkins, G. L., Eroglu, D. & Bernhardt, J. M (2010). Health information: Seeking behaviors, health indicators, and health risks. *American Journal of Public Health, 100*(8), 1520–1525.

Weeks, J. (2014). *Integrative medicine, complementary and alternative medicine and health round-up #81*. Retrieved August 14, 2014, from http://theintegratorblog. com/index.php?option=view&id=Itemid=93

Weil, A. (1994). *Healthy aging*. Retrieved December 4, 2014, from http://www.drweil.com/drw/u/ART02011/healthy-aging

Weil, A. (2009). *Why our health matters. A vision of medicine that can transform our future*. New York, NY: Hudson Street Press.

World Health Organization. (1948). *Preamble to the Constitution of the World Health Organization as adopted by the International Health Conference*, New York, NY, June 19–22, 1946. Retrieved December 4, 2014, from www. who.int/about/definition/en/print.html

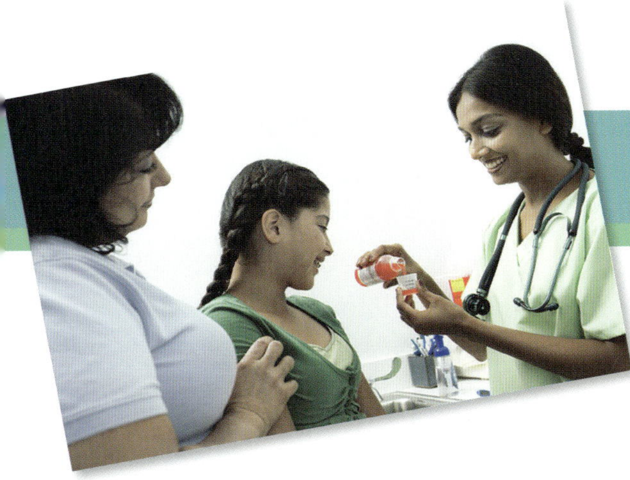

CHAPTER 3

지역사회와 가정에서의 건강관리

Healthcare in the Community and Home

Lauren Valk Lawson

비판적 사고를 위한 사례

박 간호사는 4,300명 정도의 주민에게 서비스를 제공하는 건강관리 클리닉에서 근무하고 있다. 박 간호사는 해당 지역사회 대상자들에게 당뇨병 발생의 심각성이 증가하고 있음을 파악했다. 박 간호사는 당뇨를 앓고 있는 대상자가 정해진 시간에 당뇨클리닉을 정기적으로 방문하지 못하는 이유가 전화가 없어서 사전 연락이 되지 않았기 때문이라 생각했으나, 대상자는 클리닉까지 오기가 먼데다 이용할 만한 교통수단이 부족하고, 또 방문할 때 자신이 존중받는다는 느낌을 가지지 못했기 때문이라고 했다. 또 어떤 노부모나 증조부모는 아동을 돌보는 책임을 담당하고 있기 때문에 집을 떠날 수가 없다고 하였다. 가까운 병원과 투석기관은 건광관리 클리닉에서 160km나 떨어진 곳에 있다. 박 간호사는 지역적으로 유효한 자원을 가지고 자신이 돌보는 사람들의 건강요구를 좀 더 효과적으로 충족할 수 있는 계획을 세우기로 하고, 지역사회보건 간호사와 상의하기로 결정했다.

이 장을 학습한 후, 위의 사례를 읽고 다음의 내용에 대하여 비판적 사고를 적용하여 복습한다.

1. 지역사회기반 간호실무에서 효과적으로 기능하는 업무 기술과 지식을 기술한다.
2. 최신 건강관리체계에서 간호의 연속성과 퇴원계획의 중요성을 설명한다.
3. 지역사회의 다양한 분야의 건강관리전문가들과 어떻게 함께 일할 것인지에 대해 제안한다.
4. 변화하고 있는 건강관리체계 내에서 간호전문직을 위한 기회를 예측한다.
5. 미래의 병원에서는 무슨 일이 일어날 것인지 추정한다.

주요용어

가정간호 home healthcare
간호의 연속성 continuity of care
건강 결정인자 health determinants
건강관리 수준 levels of healthcare
건강한 지역사회/건강한 도시 healthy communities/healthy cities
대상자 교육 patient education
미학/영적 aesthetics/spirituality
사례관리 case management
옹호 advocacy
조정 coordination
지역사회기반 간호 community-based nursing care
지역사회기반 간호를 위한 간호역량 nursing competencies for community-based care
지역사회기반 건강관리 community-based healthcare
지역사회자원 community resources
촉진자 facilitator
퇴원계획 discharge planning
호스피스 hospice

학습목표

1. 지역사회기반 건강관리(community-based healthcare)가 의미하는 바를 논의한다.
2. 건강관리 수준 3가지와 각 수준에서의 서비스를 파악한다.
3. 지역사회기반 건강관리를 위한 다양한 현장의 역할을 파악한다.
4. 사회적 · 전문적 · 재정적인 고려가 지역사회기반 건강관리의 발전에 어떠한 영향을 미치는지 설명한다.
5. 모든 현장과 상황에서 간호의 초점을 확인한다.
6. 지역사회기반 간호실무의 전통적 형태와 최근 형태에 대해 논의한다.
7. 간호의 연속성과 퇴원계획의 중요성에 대해 파악한다.
8. 체계적 관점에서 가정에서 필요한 건강관리에 대해 기술한다.
9. 집 안에서 건강관리를 하는 대상자의 능력에 영향을 미치는 요인을 확인한다.
10. 가정간호사에 의한 주요 요구 평가에 대해 설명한다.
11. 가정간호에서의 간호 규칙과 책임을 기술한다.
12. 가정간호서비스를 받는 대상자 간호에서 지역사회자원의 중요성을 확인한다.

건강관리체계는 지난 20여년 동안 격동의 변화와 어려운 고비를 겪었다(Hakesley-Brown & Malone, 2007). 중요한 문제는 모든 사람을 위해 긍정적인 건강결과를 얻을 수 있고 접근이 용이하며 비용효과적인 양질의 건강관리를 어떻게 제공하느냐 하는 것이다. 이러한 위기를 기회로 만들기 위해 건강관리정책가들은 이를 해결하고자 노력하고 있으며, 건강관리전문가들은 건강제공자와 소비자의 불만을 감소시키기 위한 창의적 방법을 찾고 있다. 의료서비스는 더 적합한 건강관리를 제공하고 경쟁력 있는 보험계획을 세우며, 보다 큰 책임을 제공하고 차별을 종식하며, 예산과 경제를 더 안정시키기 위해 노력하고 있다(White House, 2014). 한 가지 예로, 2010년 통과된 환자 보호 및 부담적정보험법(Patient Protection and Affordable Health Care Act, PPACA)을 통해 미국은 다양한 구성요소를 단계적으로 도입하고자 하였다(Box 3-1).

건강관리에 대한 대부분의 국가적인 법적 논의에는 1차 건강관리 조치와 건강증진/질병예방 두 가지의 주요 전략이 포함되어 있다. 세계보건기구(WHO, 2007)는 1차적 건강관리의 정의에 보편성(universality), 본질(essentiality), 지역사회 역량강화(community empowerment), 지역사회 참여(community participation), 지역사회 개발(community development) 등의 구성요소를 포함시켰는데, 병원에 머무르는 시간이 점점 더 짧아짐에 따라 지역사회에서 제공하는 간호가 다양한 환경으로 확대되었기 때문이다. 지역사회기반 간호는 간호의 초점이 일차 건강관리, 건강증진, 질병예방으로 바뀌고 있기 때문에 기관기반의 간호보다 더 중요시되고 있다.

대상자를 지지하기 위해 지역사회자원을 이용하고, 가정환경에서 대상자의 건강관리 요구를 관리하기 위해서 간호사는 사람들과 협력하는 것이 중요하다. 가정간호에서는 대상자뿐만 아니라 가족구성원, 친구 및 지지자원까지 건강관리 요구를 관리한다. 최적의 건강을 유지하거나 재획득하고, 자신이 할 수 있는 만큼 기능하며, 가정환경에서 남아 있는 것이 목표가 된다. 그러므로 성공적인 간호관리를 위해서는 대상자의 가족과 지역사회 맥락에서의 간호사와 대상자 간 관계의 질이 중요하다. 대상자와의 파트너십 관계는 간호사로 하여금 대상자가 건강과 자기돌봄을 할 수 있는 능력을 성취하도록 돕는다.

사람들은 세계에 관하여 각자의 인식과 독립성을 유지하려는 능력을 가지고 있다. 독립성은 가족과 지역사회 내 가정에서 스스로를 간호하고 관리할 수 있는 능력과 연결된다. 여기에는 기본적 요구를 충족하고, 자기돌봄 및 사회에서 독자적으로 작용하기 위해 필요한 여러 복잡한 활동을 관리하는 능력이 필요하다.

대상자가 이동하거나 어떤 환경에서 다른 환경으로 이동할 때, 간호사는 대상자의 일상생활활동(ADLs) 수행 능력을 반드시 고려해야 한다. 또한 대상자가 안전하게 독립심을 유지할 수 있도록 개인의 능력을 최대화할 수 있는 간호계획 수립을 위해서는 대상자의 집, 가족, 지역사회 등의 생활환경에 관한 이해가 중요하다.

1. 건강관리 수준

미국 간호보건복지부는 인구건강관리 요구에 대한 현 간호실습 및 교육을 분석했다. 건강관리 수준은 1차, 2차, 3차로

Box 3-1 건강보험료 적정부담을 위한 법률의 주요 조항

- 모든 미국의 국민은 세금납부건강관리를 받아야 하며, 보험가입을 하지 않는 사람들은 세금을 납부하도록 한다.
- 개인이 건강관리를 보장받을 수 있도록 주 단위의 의료 교류를 창출한다.
- 50명 이상의 직원을 고용한 고용주는 의료보험 혜택을 제공한다.
- 연방수준 소득분위 133%까지의 개인을 대상으로 메디케이드를 확대한다.
- 26세 이하의 아동청소년을 위한 보험을 적용한다.
- 연간 및 일생 동안 금액 제한을 금지한다.
- 기존의 건강 상태를 기반으로 한 어린이의 보험 적용 제외를 금지한다.
- 성과 측정 기준에 따라 의료기관에 금액을 지불하는 메디케어 내에서 가치기반구매 프로그램을 구축한다.
- 미국 예방서비스 태스크 포스(United States Preventive Services Task Force)에서 권장하는 예방 서비스에 대한 공동 지불금을 면제한다.
- 임산부를 위한 금연 서비스의 메디케이드를 보장한다.
- 메디케어 파트 D에서 처방되는 약에 대한 보장 범위의 격차를 줄인다.
- 1차 진료 의사의 훈련과 직책을 확대한다.
- 1차 진료 및 서비스가 부족한 지역의 의료 전문가를 위한 지원 및 교육을 강화한다.

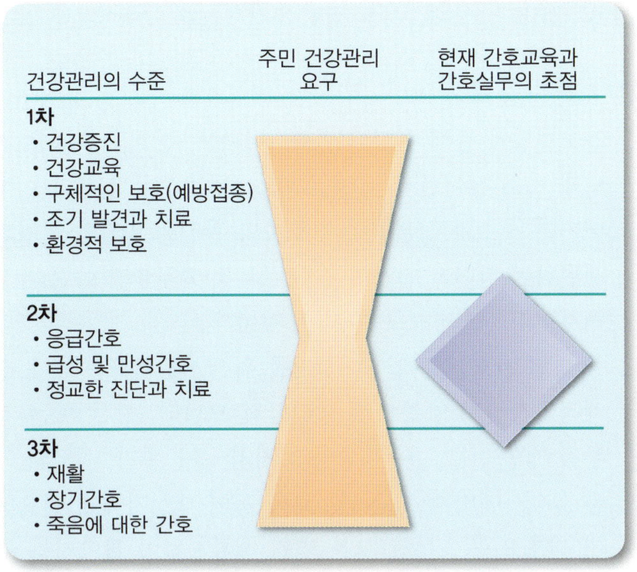

그림 3-1 건강관리 요구의 수준. 주민에게 필요한 요구는 1차 수준과 3차 수준에 밀집되어 있고, 간호실무와 교육은 2차 수준에 집중되어 있다(developed by the Nursing Practice Branch, Department of Health and Human Sevices).

분류한다(그림 3-1). 대부분의 자원, 서비스, 간호실무, 간호교육은 2차 건강관리 범주에 속하며 응급간호, 급성간호, 중환자간호 및 진단과 치료 등이 있다. 그러나 대상자의 요구는 주로 1차 건강관리(건강증진, 교육, 보호, 선별검사)와 3차 건강관리(재활, 장기간호, 지지 서비스, 호스피스 간호)의 범주에 집중된다.

1) 지역사회기반 건강관리의 경향과 건강 결정인자

사람들은 '삶의 질'을 건강한 지역사회와 동일한 것으로 생각한다. Health People 2020의 목표를 달성하기 위해서는 다양한 건강 결정인자를 고려한 모델이 필요하다는 인식이 증가하고 있다. 임상간호는 일반적으로 진단 및 치료에 중점을 두었다. 개인 행동, 사회적 요인 및 기타 결정요인과 관련된 건강 이해는 전체론적 맥락을 제공한다. 예를 들어, 개인의 영양요구를 이해하기 위해 신선한 과일과 채소가 있는 식료품점의 접근성을 알아야 한다(U.S. Department of Health and Human Services, 2014). 건강 이니셔티브는 커뮤니티에 기반을 두고 커뮤니티 협업을 통합하는 경우 사회적 · 경제적 · 정치적 · 교육적 건강 결정요인에 더 효과적으로 영향을 줄 수 있다.

2) 지역사회기반 건강관리

지역사회기반 건강관리(community-based healthcare)는 지역사회와의 파트너십에서 개발된 건강관리서비스의 설계, 수행, 평가이다. '지역사회'란 작업장, 학교 지역, 관리의료(managed care) 보험제공자의 입회자, 지리학적으로 정의된 지역 또는 범주화된 요구, 의학적 요구에 의해 파악된 집단 또는 장소가 될 수도 있다. 지역사회기반 건강관리는 사람들이 살고 있으며, 일하고, 즐기고, 학교나 교회에 가는 기존 지역사회 맥락, 즉 지역사회의 독특한 요구와 강점 내에서 개발되는 것이다. 이들 지역사회기반 간호에서는 치료 대상자 간의 파트너십이 중요한데, 파트너십은 기여(contributions), 참여(participation), 공통적 관심에 대한 헌신(commitment to common interests), 친밀한 연관성(close association)에서 공평한 것으로 가정된다. 특히 존중(respect), 인정(appreciation), 협동(cooperation)은 성공적인 파트너십의 특징이다.

1차 간호제공자, 병원, 은퇴공동체(retirement communities), 약국, 재활센터 그리고 지리적으로 큰 지역에서는 다른 유형의 제공자가 공식적으로 포함된다. 예를 들어, ACA는 책임관리조직(accountable care organizations, ACO)의 설립을 위해 제공되었다. 이러한 ACO는 지정된 대상자에게 효율적이고 양질의 치료를 제공하기 위해 협력하는 병원과 서비스 제공자 네트워크로 구성된다. 이러한 서비스의 핵심은 ACO가 만성질환을 적절히 관리하고 값 비싼 병원 재입원을 예방해야 한다는 것을 전제한다(National Council of State Boards of Nursing, 2014).

건강관리개혁을 위한 간호의제(ANA, 2008)란 어떻게, 어디에, 누가 건강관리를 전달할 것인지에 대한 간호계의 입장을 미리 정한 것으로, 대상자의 건강관리 접근을 촉진하며, 대상자는 자신의 간호에 영향을 미치는 결정에 대한 정보를 더 얻게 될 것이다. 건강관리서비스는 근무지나 학교기반 진료소 등 어느 곳이든 전해질 것이다. 병원이나 다른 기관도 건강관리체계의 중요한 요소로 남게 되겠지만, 더 이상 주요 초점이나 우세한 영향을 끼치지는 않을 것이며 소비자의 위치가 좀 더 우세해질 것이다. ACA는 건강증진에 중점을 두고, 개인이 필요로 하는 곳에서 제공하며, 질병관리보다는 건강에 중점을 둔 간호의 비전을 향한 진전을 이루고 있지만, ACA의 영향이 알려지면서 아직 해야 할 일이 많이 남아 있다.

3) 지역사회기반 간호

지역사회기반 간호(community-based nursing)는 지역사회 내의 특정 집단이나 인구에게 수행하는 간호로 정의할 수 있다. 지역사회기반 간호의 예로 학교, 가정에서의 건강관리 클리닉을 들 수 있다. 지역사회기반 간호는 일반적으로 2차 · 3차 간호이며, 지역주민에게 나타나는 급성 · 만성 건강문제를 해결한다. 사례관리는 간호조정, 건강교육, 옹호와 같은 기술과 함께 지역사회기반 간호의 중요한 도구이다(Stanhope & Lancaster, 2012). 지역사회기반 간호는 대상자와 함께하는 파트너십 관계 내에서 간호사에게 간호과정 및 간호지식을 적용해 볼 수 있도록 하는 특별한 기회이다.

지역사회에서 근무하는 간호사가 해야 하는 역할은 지역사회기반 간호, 지역사회건강 간호, 공중보건 간호의 세 가지로 정의한다. 건강관리가 개혁되면서 지역사회에서 더 많은 간호제공이 3차 간호로 이동했기 때문에 이같은 역할들은 중복되고 차이점으로 인해 혼란스러울 수 있다. 지역사회 안에서 기능하는 세 가지 전문성의 주된 차이는 관계이다. 지역사회기반 간호는 개인의 지역사회 맥락 속에서 개인에게 급성이나 만성 간호서비스를 제공한다. 지역사회건강 간호는 개인, 가족, 지역사회 내 위험인자로 확인된 그룹에게 서비스를 제공하며, 지역사회건강 간호사의 서비스는 건강증진과 예방에 초점을 두고 있다. 지역사회 내 공중보건 간호는 대상자의 1차적인 예방실무에 초점을 둔다(Stanhope & Lancaster, 2012; ANA, 2013, 2014). 표 3-1을 보면 천식 진단에 대한 실무영역이 각각 다름을 알 수 있다. 지역사회기반, 지역사회건강, 공중보건 간호 사이에서의 간호영역이 지역사회 간호가 제공하는 기회와 다양성을 보여주고 있다.

(1) 간호의 초점

간호현장과 중재 유형이 변화하더라도, 간호의 초점은 개인의 총체적(전인적) 간호로 항상 동일하다. 실무가 이루어지는 장소와 상관없이 간호사의 관심은 인간의 환경과 관련하여 전인적 인간의 건강(생리적 요구뿐만 아니라 심리사회적 · 영적 요구)에 대한 것이다.

병원 간호실무에서 대상자를 위한 1차 목표는 대개 신체적 · 정신적 안정으로 생리학적 모니터, 모든 또는 부분적 개인 간호, 운동, 영양적 지지, 통증관리, 치료와 약물 투여, 예비지도, 상담, 교육 등이 대상자에게 필요하며 간호요구는 복잡하다. 병원 체류시간이 짧아지는 경향이 있기 때문에 퇴원 후에도 상담과 교육이 이루어질 수 있다.

병원 밖 환경에서는 간호사 활동이 달라진다. 만약 간호가 개인을 대상으로 한다면, 가정간호에서의 생리적 위기는 해소될 수 있겠으나, 돌봄에 대한 필요는 그대로 남을 것이다. 따라서 가족 및 중요한 타인의 참여에 대한 사정은 필수적이다. 계획과 중재는 치료에서 나타날 수 있는 부작용이나 합병증을 계속 모니터링하면서 가능한 한 기능을 최대화하고 대상자의 건강을 회복시키는 데 도움이 되는 개인, 가족, 지역사회 자원을 이용하는 것에 초점을 둔다.

만약 공중보건 간호사가 역학과 통계 자료에 의해 결정된 한 집단을 대상으로 한다면, 이 집단의 요구에 따라 우선순위를 설정한다. 예를 들어, 직장의 건강관리서비스

표 3-1 지역사회에서 확인할 수 있는 현재 건강문제

지역사회기반 간호사	지역사회 건강클리닉의 지역사회기반 간호사는 클리닉에서 천식진단을 받은 어린이들을 연령별로 확인한다. 지역사회기반 간호사는 가족과 함께 약물을 검토하며, 대상자와 가족이 치료가 필요한 증상과 징후에 대해 알고 있도록 대비하고 클리닉 사례관리 보고에 참여한다.
지역사회건강 간호사 (보건담당 간호사)	보건담당 간호사는 가정방문을 통해 가족과 함께 추후관리를 제공한다. 보건담당 간호사는 보험과 같은 건강관리 접근을 제지하는 요인을 사정하고, 예방법을 교육하며, 필요한 다른 자원(예: 환경평가를 위한)을 의뢰한다. 가정방문을 통해 얻은 정보를 기반으로 천식이 있는 아동의 부모를 위한 지지그룹 등과 같은 다른 자원을 개발하거나, 일상적인 가정 알레르기원을 감소시키기 위한 방법을 알려주는 자료를 만들어 제공한다.
공중보건 간호사	공중보건 간호사는 천식으로 응급실을 방문하는 대상자에 대한 통계를 모니터한다. 이와 같은 정보를 통해 공중보건 간호사는 천식으로 이차적 합병증이 나타나 병원에 입원하는 아동 중 건강보험이 부적절한 경우가 많다는 것을 확인하게 된다. 차후 중재는 천식예방 프로그램을 운영하는 초등학교와 연결된 프로그램을 개발하거나 위험아동을 대상으로 저렴한 비용의 건강관리를 이용하도록 지지하는 공중보건 간호일 것이다.

(이 지역의 초등학교에서 아동이 천식질환과 관련된 질환으로 응급실에 입원하는 일이 증가하고 있다.)

는 관련된 산업에 따라 개별화된다(공장 근로자 대 사무직 근로자).

(2) 지역사회기반 간호실무의 변천

많은 주 보건국은 모아(母兒) 서비스, 감염성 질환, 1차 간호를 위해 클리닉을 방문하는 대상자와의 접촉에 초점을 둔다. 또 다른 지역사회기반 간호실무의 현장은 학교(학교보건), 직장(산업보건 간호), 가정(호스피스와 가정간호) 등이다. 보건교사는 학교에 다니는 어린이들의 건강에 초점을 두고 건강 선별검사, 교육, 상담, 위기중재, 응급치료, 만성 간호관리를 수행한다. 산업보건 간호사는 근로자 집단에 초점을 두고, 안전하고 건강한 작업환경을 목표로 근로자들의 건강증진, 보호, 회복을 강조한다. 호스피스 간호사는 임종에 초점을 맞추고 다학제적 팀 내에서의 완화간호와 가족 지지를 담당한다.

현재 가정간호에서의 간호초점은 복잡한 만성 건강상황(예: 다양한 약물, 대상자 혼돈, 사회적 지지 취약)이나 급성 간호상황(예: 태아 모니터링이나 가정에서의 정맥용 항생제 요법)으로 나누어진다(그림 3-2). 이러한 초점은 대개 건강관리체계에 포함되는 간호에 의해 결정되며, 모든 대상자의 요구를 충족시키지는 못할 수도 있다.

지역사회현장에서 일을 하는 많은 간호사는 가정방문을 통해 가정에서 서비스를 제공한다. 가정방문을 하면 다른 방법으로는 얻을 수 없는 정보를 수집할 수 있다. 가정방문을 하는 동안 관찰을 통해 수집한 정보의 예로는 안전한 수면 환경과 가정 내 위험요인 등이 있다. 간호사는 환경 내에서 총체적 인간에 초점을 맞춤으로써 가정환경 밖에서는 확인할 수 없는 적절한 중재를 확인할 수 있다.

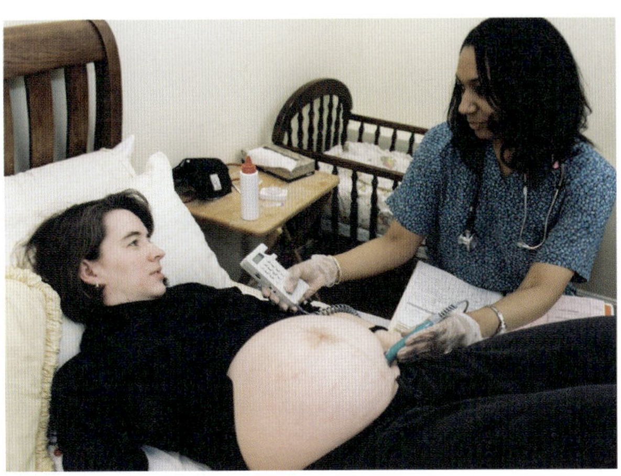

그림 3-2 가정간호사는 복합적 만성적인 건강상태나 급성 간호요구가 있는 대상자에게 총체적(전인적) 관리를 제공하고 있다.

2. 가정간호

가정간호(home healthcare)는 건강에 대한 주제와 관련된 서비스 영역으로 특징지어진다. 대상은 병원에서 회복된 사람, 장애를 가지고 있는 사람, 만성적이거나 가망이 없는 사람이며 대상자가 기능을 유지하거나 일상생활활동을 수행하게 할 수 있는 다양한 서비스가 필요하다. 가정간호 서비스에는 물리치료사, 작업요법치료사, 언어치료사와 사회사업가가 포함될 수 있으며, 가정건강 조력자 등의 다양한 전문분야의 팀도 참여할 수 있다. 가정간호는 급성·만성 질환자, 가정 내 모든 연령의 건강한 대상자에게 간호를 제공한다. 또한 건강증진 및 개인 또는 가족의 건강상태에 영향을 미치는 환경적·심리적·경제적·문화적·개인적 건강요인에 초점을 맞춘 지역사회건강 원칙들을 통합한다.

1) 가정간호에 영향을 미치는 경향

건강관리시스템 변화의 한 양상은 가정간호 역할의 중요성이 커졌다는 것이다. 이러한 성장의 주요 원인은 병원에서 가정으로 사람들을 조기 퇴원시키고 대상자와 그 가족의 가정 기반 서비스에 대한 수요가 증가하고 있기 때문이다. 이 추세는 ACA에서 커뮤니티 및 가정기반 서비스에 대한 지불을 확대하여 더욱 증가되었다(Harrington, Ng, La Plante, & Kaye, 2012).

2) 건강관리 현장으로서의 가정

개인의 환경에는 자신의 육체적·심리적·사회적 환경이 모두 포함되며, 이러한 환경의 가장 중요한 측면은 개인이 외부세계로부터의 지원, 친밀감, 휴식, 보호를 받을 수 있어야 하는데, 많은 사람들은 이러한 장소를 '가정'이라 부르며, 자신만의 집에 사는 것은 자기 자신을 관리하고 치료하는 능력과 밀접한 관련이 있다.

최선의 가정관리는 개인이 독자적으로 성장-진보하는 환경을 유지할 때 발생한다(그림 3-3). 가정은 편안하고 안전하며, 개인이 자기돌봄과 위생을 수행하고, 타인과 상호작용하며, 재정적 책임이 있고, 만족과 보람을 위한 활동을 하게 된다. 부족한 면이 있는 대상자라도 가정의 풍부한 자원과 타인의 도움을 받아 상황에 적응할 수 있다.

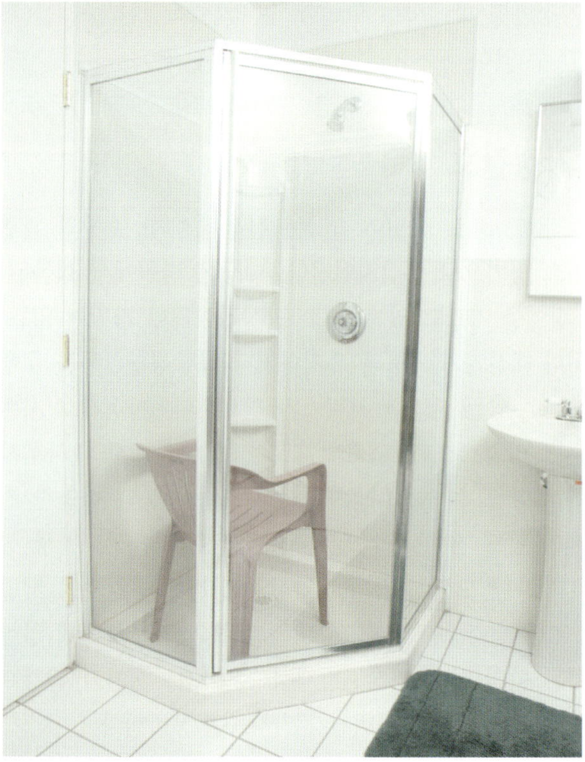

그림 3-3 난간과 같은 안전구조물과 침상 내 변기와 같은 유용한 보조기구는 대상자의 독립적인 건강관리에 도움이 된다.

3) 가정간호와 급성기 간호

가정간호와 급성기 간호 간의 본질적 차이는 대상자의 집에서 가정전문 간호사는 '손님'이라는 것이다. 가정에서는 대상자와 가족이 다른 환경을 제공하는 공급자가 될 수 있도록 힘과 제어력을 유지해야 한다. 가정전문 간호사는 보통 치료팀을 구성하여 일을 하며, 보통 관심 있는 건강분야가 다양한 여러 연령대의 대상자를 담당하기 때문에 유용한 다방면의 배경지식과 관점을 가지고 있다. 건강관리를 담당하는 많은 가정전문 간호사는 대상자가 가능한 한 최대한의 독립성을 유지하는 데 도움이 되는 적절한 교육을 해 주기 위하여 광범위한 사정기술과 배경지식이 필요하다. 가정간호에서 독립적 역할이 증가했기 때문에 간호사는 가정에서 간호를 지지할 수 있는 기관과 지역사회의 자원에 대해 알아야 하고, 그 규칙과 기본적인 지식을 갖추어야 한다. 가정전문 간호사는 가족이나 친구들과 같이 부양과 교육을 맡은 전문적이지 않은 돌봄 제공자들과 긴밀히 협력해야 한다.

4) 가족과 지역사회의 역할: 체계적 관점

대상자의 건강관리요구를 위한 가정관리는 보통 가족과 친구들, 지역사회의 맥락 안에서 발생하게 된다. 개인과 가족, 지역사회는 지속적으로 상호작용하고, 정보와 에너지를 주고받으면서 다른 사람에게 영향을 끼쳐야 한다는 것이 체계적 관점이다. 이 상호작용과 영향은 육체적 · 정신적 · 행동적 · 경제적 · 정치적인 모든 환경에서 나타난다. 개인은 자신이 살아가는 모든 것 안에서 가족과 지역사회에 영향을 미친다. 예를 들어, 만약 한 사람이 전염병에 걸렸다면 이 병은 가족과 친구 그리고 이웃에게까지 전염될 수 있으며, 지역의 건강 관련 부서와 같은 지역사회 자원이 개인과 가족에게 서비스를 제공할 수 있다.

5) 가정간호 운영에 영향을 미치는 요인

직무상의 능력이 감소하고 가족과 사회의 지지가 부족한 상황, 지역사회 자원의 부족은 독립적인 건강관리 요구를 관리하는 능력의 변화를 가져올 수 있다. 육체적인 결손이나 만성 퇴행성 질환은 대상자의 일상생활활동(ADL) 능력을 감소시키므로 대상자가 독립성을 유지하기 힘들 수 있다. 만성 퇴행성 질환이나 기능제한 같은 의학진단, 기능에 대한 의학적 예후, 복잡한 치료적 식이요법이나 치료 등이 요인이 된다(Carpenito-Moyet, 2013). 또한 사회적 지지 결손과 지역사회 자원은 모든 독립적 일상생활활동 수행을 위한 가족의 능력을 보완해 줄 수 있다. BRASS(Blaylock Risk Assessment Screening Score)는 퇴원 시 도움이 필요한 대상자를 선별하는 데 도움이 된다. 또한 근거기반 검진도구를 통해 입원 연장 기간을 예측할 수 있다(Cunic, Lacombe, Mohajer, Grant, & Wood, 2014).

(1) 기능적 능력

① 발달 단계

대상자는 발달 단계별로 특별한 건강관리가 필요하다. 대상자의 육체적인 관리와 간호뿐만 아니라 발달적인 요구사항에 대한 대응이 필요하다. 만약 간호사가 육체적 및 발달 단계에 요구가 있는 대상자를 만난다면 다양한 발달 수준에 있어 여러 어려운 문제가 있음을 이해하는 것이 중요하다.

고위험 영아는 호흡을 모니터하기 위한 장비 또는 환기를 돕는 장비가 필요하지만, 부모는 이러한 장비를 두려워할 수도 있다. 그러나 영아는 부모의 친밀감과 유대감이 아직 필요하므로 유아의 육체적 · 감정적인 건강과 부모자식 간의 유대감을 강화하기 위해 부모와의 만남을 지원해야 한다. 급성 · 만성에 대한 가정관리가 필요한 학령기 아동은 일반적인 사회화, 또래 관계, 지속적인 교육을 위해 지지가 필요하다. 가정간호가 즉각적으로 대처할 수 있는 요구는 아동의 전체 요구의 한 부분에 불과하다.

장기간 가정관리가 필요한 청소년기에서는 지지요구의 독특한 조합이 필요하다. 가정관리에 필수적인 육체적 요구에 더하여, 청소년은 독립성에 관계된 이슈로 고심하고, 활동에 참가하지 못하는 동안에도 또래관계를 지속하고, 교육적 요구사항을 유지하려고 한다. 가정전문 간호사는 돌봄 요구를 조정하며, 대상자가 고민하는 문제에 대해서 가족, 교사, 학우 및 친구가 이해하도록 장려하며, 청소년의 요구를 지지한다.

생의 말기 대상자는 건강요구를 충족시키는 것 이상의 지원이 요구된다. 삶의 회고를 마치고, 죽어가는 과정에서 무엇을 기대해야 하는지에 대해 가족 및 친구들을 위한 교육을 장려하고, 장례식을 돕는 것은 가정전문 간호사 역할의 일부일 수 있다.

② 건강증진과 안전 결손

사고 가능성, 건강유지의 변화, 자기돌봄 절차에 대한 지식 부족은 가정관리에서 중요한 고려사항이다. 사고 가능성은 인간의 안전성을 위협하는 위험요인으로, 예를 들어 난간이 없는 계단 위에 있는 아이는 떨어질 수 있거나 다칠 수 있다. 건강신념에 따른 건강관리의 변화, 재정상황의 변화, 감독 부족은 개인이 가정에서 거주할 수 있는 능력을 손상시킬 수 있다. 만약 대상자가 꼭 필요한 식이요법이나 치료에 대해 배울 수 없다면, 가정 내 건강증진능력이 감소한다. 기능적인 능력이 감소된 혼자 사는 사람에게는 다음과 같은 사항이 나타날 수 있다.

- 자기돌봄능력이 감소하거나 가족구성원 간호를 위한 능력 감소
- 안전하고 깨끗한 삶의 공간 유지 감소
- 경제적인 의무 유지 감소
- 인지기능 감소 및 자극적인 환경에 대해 적절하게 대응할 수 있는 능력 감소

③ 인지 및 감각장애

시각장애인이 되었거나 감각을 상실했을 경우, 독립적으로 관리하는 능력이 감소할 수 있다. 시각 능력을 상실하게 되면 독립적인 기능 수행이 감소하거나 위험요인이 증가할 수 있으며, 심한 통증은 인간의 기능과 활동능력을 감소시킨다. 사고 과정의 변화는 단순한 치료반응이 아닐 경우 가정관리 능력에 상당한 영향을 미칠 수 있고, 대상자의 기능적 수행능력에 영향을 강하게 미치는 혼돈과 기억의 상실이 발생하는 치매는 공격적인 성향을 띠게 된다. 혼돈이 심한 대상자의 경우 독립적인 생활이 불가능하고 가족으로부터의 안전한 삶이 유지될 수 없다. 정신분열과 같은 정신병이나 중독성 물질 남용자의 경우, 가정관리 능력이 감소하거나 가정이나 사회로부터의 지지가 사라질 수도 있다.

④ 기동성 장애

많은 의학적인 문제(관절염, 신경학적 손상, 골절, 호흡기 질환, 동맥경화증, 암)는 대상자의 기동성이나 자기돌봄 능력을 감소시키고, 약간의 기동성 장애가 있으면 집안일이 어려울 수 있으며, 기동성에 제한이 있어 집에 불이 나거나 급한 경우 대상자가 집에서 안전하게 대피할 수 없게 된다. 몸을 단장하는 일과 화장실 가는 것 그리고 개인적인 위생에 관한 능력이 제한되면 인간의 독립적인 생활능력이 감소할 수 있다. 또한 가정위생과 청결을 유지하는 능력이 손상되면 건강상태와 안전에 대한 위험이 발생할 수 있다.

⑤ 배변장애

장이나 방광의 기능에 문제가 생기면, 가정생활의 독립적인 관리능력에 영향을 미칠 수 있다. 뇌졸중이나 신경학적 문제, 인지기능 감소 후에 나타나는 기동성의 문제와 같은 기능 상실은 이와 같은 감소를 발생시킬 수 있다.

⑥ 영양장애

적절한 영양분 공급이 이루어지지 않으면 대상자의 독립적인 관리능력이 감소한다. 식품 구입, 요리, 청소에는 에너지가 필요하다. 특히 혼자 살거나 특수한 식이요법이 필요한 경우, 우울증은 적절하게 먹고자 하는 욕구를 감소시킨다. 경제적인 결핍은 적절한 영양공급을 방해할 수도 있다. 씹거나 삼키는 데 영향을 미치는 육체적인 변화는 자기돌봄 능력을 감소시킨다.

6) 가족과 사회적 지지

가족과 사회적 지지를 통해 기능적 결핍을 보상할 수 있으므로 가족구성원과 친구들의 관심이나 도움을 받는 것은 중요

하다. 가족과 친구의 대처 능력과 예비력, 돌봄제공자로서의 능력과 헌신, 개인적 건강은 지지를 제공하는 데 중요한 요인이다. 성인은 그들의 가정과 가족을 위해서 에너지가 필요할 수 있으나, 바쁜 일과로 인해 많은 사람들이나 특별한 요구가 있는 사람을 만날 시간이 부족할 수도 있다. 건강 기능에 결함이 있는 가족구성원은 자신이 환자라는 표시를 내지 않으려고 하거나 가정에서 스스로 생활할 수 있는 것처럼 보이려 할 수 있다. 대상자를 24시간 계속적으로 돌봐주어야 하는 책임이 있는 사람들은 스트레스를 받고 대처능력이 감소할 수 있으며 기능적 능력이 변하고, 경제적인 손실도 입는다. 신체적 또는 언어적 학대는 가족에게 심각한 스트레스를 나타낼 수 있다. '베이비 붐 세대'(보통 1946년에서 1964년 사이에 출생한 것으로 분류됨)로 분류된 개인은 여전히 자녀를 키우면서 고령 부모를 돌보는 경우가 많다. 이로 인해 이 집단을 '샌드위치 세대'라고 불렀다. 왜냐하면 이들은 돌봄이 필요한 노인과 젊은 가족구성원의 요구를 충족시켜야 하기 때문이다.

가족, 사회, 지역사회의 자원이 감소된 사람들과 내부의 자원이 감소한 경우에는 다음 내용의 가정관리 감소 또는 손실이 나타날 수 있다.

- 능력의 감소 또는 돌봄제공자의 이용 가능성 상실, 자기돌봄 활동 수행능력 감소
- 경제적인 책임에 대한 지원 감소
- 이용 가능한 자원 접근 불가능
- 지역사회자원이나 대상자의 요구에 대한 특별한 서비스의 이용 불가능

(1) 지역사회자원

지역사회와 서비스의 결핍(대상자의 건강에 도움을 주고 서비스를 제공하는 지역사회기관의 부족)은 가정에서 건강을 관리하는 대상자의 능력에 영향을 미친다. 약간의 만성적인 정신질환이 있고, 발달장애가 있는 사람은 지역사회의 도움 없이 위생적인 생활을 유지하거나 재정 관리를 할 수 없다. 대상자의 환경상태는 안정될 수 있지만, 가족이나 전문직의 관리감독이 없을 경우에는, 노숙자가 되거나 가족에게 쫓겨날 수도 있다.

질병이 있거나 비위생적인 생활환경은 가정관리 손상의 징조이며, 비위생적인 환경, 설치류, 기생충 혹은 환경적 위험은 일반적으로 병든 환경에서 비롯된다. 음식을 조리하기 위해 흐르는 물, 전기, 적당한 저장 공간의 부족 또한 열악한 생활여건 중 하나이다. 많은 웹사이트에서 목표와 얻을 수 있는 지역사회 자원을 알려주고 있다(표 3-2).

3. 지역사회기반 건강관리의 쟁점

1) 서비스의 단절

지식의 폭발적인 성장은 건강관리체계를 통한 전문화를 이끌었으나, 이러한 전문화의 비용은 돌봄을 단절시킨다. 예를

표 3-2 지역사회기반 활동을 위한 웹사이트

웹사이트 주소	웹사이트 이름
http://www.ncl.org	국가 시민 리그, 건강한 지역사회 프로그램(National Civic League, Healthy Communities program)
http://www.healthycommunities.org	더 건강한 도시와 공동체를 위한 연합(Coalition for Healthier Cities and Communities)
http://www.hmhb.org	건강한 엄마와 아기를 위한 연합(National Healthy Mothers, Healthy Babies Coalition)
http://www.sustainable.org	지속가능한 커뮤니티 온라인(Sustainable Communities Online)
http://www.paho.org	범 아메리카 건강기구(Pan American Health Organization)
http://www.globalhealthaction.org	글로벌 건강 행동(Global Health Action)
http://www.nursemanifest.com/manifesto.htm	NurseManifest: 양심과 행동에의 부름(NurseManifest: A Call to Conscience and Action)
http://www.compact.org	학생들과 지역사회 파트너십 노력성과를 지원하는 캠퍼스 연합(Coalition of campuses to support students and faulty in community partnership efforts)
http://www.faithbasedcommunityinit- iatives.org	백악관 믿음 및 지역사회기반 이니셔티브(White House Office of Faith and Community-Based initiatives)

들어 당뇨병이 있는 외과적 대상자는 외과 의사나 내분비 의사, 내과 의사에게 치료를 받는다. 동일한 대상자가 외과적 수술을 받는 동안 심장에 문제가 생긴다면, 심장 담당의사 또한 호출되며, 대상자는 수술을 받느라 시간을 보내고, 회복실, 중환자실 또는 심장혈관병동(coronary care unit), 중환자실에서 일반병동으로 옮겨가는 중간 과정의 병동, 내과 또는 외과 병동에서 시간을 보낼 것이다. 퇴원 후에 일어나는 이러한 단절은 각각의 다른 전문가들이 상이한 약물을 처방하고, 추후 방문을 요구할 때 계속된다. 이로 인해 대상자와 가족은 당황하고 혼란스러울 수 있으며, 대상자의 건강문제를 심각하게 만들 수도 있다.

대상자가 하나의 돌봄체계에서 다른 체계로 넘어가거나 문제가 너무 복잡해서 정부기관 또는 프로그램이 지역사회의 요구를 다루지 못할 때 발생할 수 있는 단절도 역시 동일하게 중요하다. 예를 들어 가정폭력, 법 집행전문가(professionals in law enforcement), 사법체계, 사회적 서비스, 건강서비스와 같은 지역사회 쟁점을 다루기 위해서는 함께 일하는 것이 중요하다. 체계적 파트너십 구축과 서비스 및 의사소통의 협력 없이는 개인, 가족, 지역사회가 계속 고통을 받고, 문제는 계속 해결되지 않은 채 지나간다. 단편화된 서비스는 열악한 의료성과 뿐 아니라 수십억의 과도한 의료비용을 초래한다(Center for Health Research &Transformation, 2014).

2) 보완대체 건강관리서비스

보완대체 건강관리서비스는 서양의학 외의 치료로 구성된 방법으로, 침술, 지압, 치료적 접촉(touch), 약초 및 허브 치료, 최면, 심상요법, 동종요법(homeopathy), 카이로프랙틱(chiropractic) 등이 있다. 국립보건원의 한 부분인 대체의학 사무실은 이러한 치료요법이 대상자의 결과에 미치는 영향들을 조사하고 있다. 이러한 실무의 증가하는 영향과 중요성을 반영하여 사무실은 최근에 국립보건원 '센터'로 업데이트 되면서 차후에 국립보완대체의학연구소로 이름을 바꾸었다(NCCAM; http://nccam.hih.gov).

3) 자기돌봄

자기돌봄은 몇몇 경향에 의해 증명된 개념으로 간호 분야에서 소중한 가치이며 지식기반이다. 소비자들은 더 이상 자신의 건강에 대해 수동적이지 않으며, 안녕과 생활양식, 태도, 행위와의 관계를 이해한다. 많은 건강관리제공자와 서비스는 값비싼 의료비 지출을 줄이기 위한 방법으로 자기돌봄을 증진시키고 있으며, 자기돌봄은 지방 거주자 등 어떠한 대상자에게도 매우 중요한 것으로 밝혀졌다. 간호사는 개인, 가족, 지역사회, 기관으로 하여금 내재하는 강점과 능력 그리고 자기돌봄의 능력 위에 자기돌봄을 구축할 수 있도록 격려하는 유일한 위치에 있다.

4) 퇴원 계획

간호의 연속성(continuity of care)은 어떤 현장으로 옮기는지에 상관없이 중단이 없는 상태로 건강서비스를 제공하는 것이며, 건강관리 연속선상에서의 관심의 대상으로, 지역사회기반 간호의 모든 모델이 간호의 연속성을 다루고 있다. 기관의 구조는 하나의 건강관리 환경에서 다음 환경으로 그리고 건강전문가들과 지역사회체계들 간에 간호의 연속성을 유지할 수 있도록 이루어져 있어야 한다.

저렴한 의료법(ACA)의 일환으로, 병원은 퇴원 후 30일 이내에 특정 진단을 받은 대상자의 재입원에 대한 처벌을 받을 수 있다. 대상자의 성과를 개선하고 처벌을 피하기 위해 병원에서 가정으로의 서비스 지속성을 개선하고 재입원을 줄이기 위한 치료 전환이 시행되고 있다(Center for Health Research & Transformation, 2014). 전환 치료가 성공하려면, 대상자의 일차 진료 서비스와 가정간호가 포함된 공동 퇴원 계획이 필수적이다.

퇴원계획(discharge planning)은 대상자가 현 건강관리시설 내에서나 시설 외에서, 간호의 한 수준으로부터 또 다른 수준으로 옮겨가도록 준비시키는 것이다. 전통적으로 이러한 과정은 병원에서 집으로 퇴원하는 것으로 볼 수 있었으나, 현 건강관리체계에서의 퇴원계획은 외과 외래센터, 재활병동, 약물치료센터, 분만센터 등을 포함한 모든 환경에서 일어난다. 퇴원은 또한 시설 내에서 대상자가 다른 단위로 이동할 때(예: 뇌졸중 대상자가 내외과 병동에서 재활병동으로 옮기는 것)에도 나타날 수 있다. 다양한 대상자들이 더 이상 서비스를 필요로 하지 않을 때, 가정간호는 중요하게 된다.

협력적 기능으로서 퇴원계획은 대상자 및 가족과 함께 수행된다. 퇴원계획을 하는 사람은 변화(transition)를 조정하는 책임이 있고, 퇴원하는 기관과 지역사회 간의 연계를 책임지는 건강서비스 또는 사회적 서비스 전문가이다. 퇴원계획자가 대상자를 돌보는 간호사일 경우도 있다. 퇴원계획자는 좀 더 복잡한 요구를 돕기 위해서 건강관리팀, 대상자, 가족과 협력해서 일을 하는 간호사나 사회사업가에 의해 전문화된 역할을 할 수 있다. 퇴원계획이 모든 문제를 해결할 수 있는 것은 아니지만, 재입원을 감소시킬 수 있고, 간호의 지속성을 통해 건강상태의 효과를 지속시키며, 대상자와 가족의 건강관리체계에 대한 만족을 증진시킬 수 있다.

(1) 대상자를 위한 퇴원계획의 구성요소

① 목표 설정

간호사는 교육, 옹호, 사례관리의 영역에서 대상자 및 가족과 돌봄제공자와 협력하여 목표설정을 해야 한다. 확인된 각각의 건강목표에 대한 결과는 현실적이고, 명확하고, 측정가능하며, 시간 지향적 용어로 진술되어야 한다. 목표설정에 있어서 고려해야 할 요인은 다음을 포함한다.

- 목표를 달성하거나 유지할 수 있는 대상자의 기능 수준과 독립성 수준
- 가족/돌봄제공자 참여 정도
- 지역사회의 이용가능성과 이러한 자원을 이용하려는 대상자와 가족/돌봄제공자의 동기부여

목표의 한 예로, '대상자 김 씨는 병원에서 퇴원한 지 7일 이내에 집에서 보행기를 가지고 15~20발자국을 걸을 수 있을 것이다.' 등이다.

변이(변화). 사람들이 과도기에 있을 때는 그들 자신에 대한 그들의 추정이 변하며, 그들이 받아들일 수 있는 새로운 추정을 개발하게 된다. 변이(transition)와 관련된 사항은 특히 병원에서 집, 또는 집에서 장기 간호시설로 장소를 이동할 때 뚜렷해진다. 신체적 이동은 대상자에게서 일어나는 한 유형의 변화일 뿐이며, 이와 관련된 또 다른 변화는 자기개념, 역할수행, 이동성, 자기돌봄, 가족구성원과의 의사소통을 포함할 수 있다. 예를 들어, 말기 암에 걸린 어머니는 자녀를 돌보던 역할에서 돌봄 수혜자의 역할로 바뀌는 역할 변화를 경험할 수 있는 것이다.

간호의 연속성. 간호의 연속성은 이상적인 것이면서 필수적인 것으로, 대상자가 어떤 곳으로 이동하는가와 상관없이 지속적으로 건강서비스를 제공하는 것을 말한다. 대상자의 관점에서 볼 때 이것은 병원에서 퇴원한 지 24시간 내에 가정간호사가 방문하거나 대상자의 약물요구에 대하여 병원이 지역 약국과 연결시켜 주는 것이다. 건강서비스가 중단되면 대상자는 문제가 재발하고 추가적인 건강관리나 입원이 필요할 수 있으므로, 간호의 연속성은 대상자의 건강상태를 유지시켜 주고, 건강관리비용을 감소시키도록 돕는다.

기관의 정책과 재정적 현실은 연속성과는 반대로 작용할 수 있으며, 대상자의 요구에 대해서 건강전문가들 간의 의사소통이 일어나지 않을 수도 있다. 입원 시에 퇴원계획을 시작하는 것은 조기에 요구를 파악함으로써 간호의 연속성을 확실히 하도록 도와줄 수 있으며, 퇴원계획의 일환으로 편의를 위해 지역사회서비스와 기관에 의뢰를 할 수도 있다.

간호사를 위한 퇴원계획의 구성요소. 간호사는 대상자가 퇴원을 준비하고 가족 또는 돌봄 제공자가 퇴원에 필수적인 정보와 도움을 받을 수 있도록 확실하게 보장해줄 책임이 있으며, 안전은 대상자가 집으로 돌아가기 위한 계획에서 중요한 부분이 된다. 간호사를 위한 퇴원계획의 주요 구성요소는 협력, 촉진, 타협이다.

협력. 협력(collaboration)은 서비스를 조화롭게 제공하기 위해 짜 맞추는 행위로, 직접적인 활동이다. 조정의 결과는 단일화된 목적을 가지고 팀이 함께 일하는 것이다(그림 3-4). 포괄수가제(diagnosis-related groups, DRG)에 근거한 지불은 병원 체류시간을 좀 더 단축시켰고, 그 결과 간호사는 퇴원 후에 대상자의 요구를 위해 건강 서비스와 사회적 서비스를 조정해야 한다. 서비스를 조정하는 한 가지 방법은 퇴원 전에 팀 집담회와 가족 집담회를 여는 것이다. 그렇지 않으면, 대상자 문제는 불필요하게 복잡해질 수 있다. 팀 집담회에서는 대상자의 간호를 개별화하는 데 초점을 두고 논의해야 한다. 예를 들어, 간호사는 대상자의 가정환경이나 다른 상황들에 관한 특별

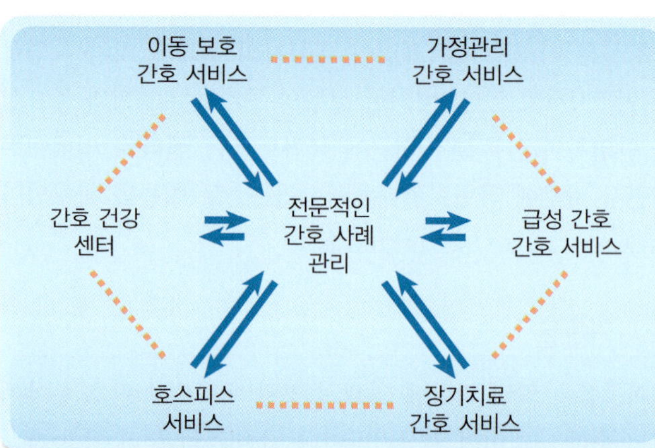

그림 3-4 건강관리팀 구성원 간의 조정은 대상자의 퇴원계획의 성공 여부에 중요하다.

한 고려사항을 팀이 알도록 해 주어야 한다. 가족 집담회에서는 전문가와 가족이 대상자와 관련된 가족 문제를 논의하기 위해 모인다. 예를 들어 돌봄, 요구된 간호에 대한 이해, 또는 기타 다른 문제들을 도울 수 있도록 가족구성원의 이용가능성을 논의한다. 두 집담회 모두 간호를 계획하고 목표를 설정할 수 있는 기회를 제공한다. 만약 대상자가 가정에서 특수장비(예: 산소기, 보행보조기구)를 필요로 한다면, 간호사는 적절한 처방이나 권한을 보장하거나, 판매상을 연결시켜 주거나, 전달이 이루어지도록 해야 할 책임이 있다.

촉진. 촉진(facilitation)은 무엇인가를 좀 더 쉽고 부드럽게 만드는 것이며, 문제와 장애물을 제거하는 것을 의미한다. 대상자의 변이를 촉진시키기 위해서 퇴원계획자들은 요구를 예측하고, 앞서서 계획해야 한다. 예를 들어 대상자는 병원에서 집으로 퇴원할 때 교통수단에 대해 혼자 계획하고 집에 가는 것에 대해 힘들어 할 수 있는데, 간호사는 교통수단을 예측하고 계획함으로써 대상자의 불안을 감소시킬 수 있다. 퇴원요구의 예측은 입원할 때부터 시작하여 대상자가 병원에 있는 동안 계속된다. 간호사는 다른 환경, 대상자의 요구, 이용가능한 자원을 고려해야 한다.

타협. 타협(negotiation)은 대상자, 간호사, 가족이 목표를 결정해 가는 과정으로 대상자, 가족, 건강관리 전문가가 목표 성취 시도를 방해한다면 가장 잘 기술된 간호 계획일지라도 비운을 맞게 된다. 타협은 공식적이거나 비공식적일 수 있으며, 대상자 및 가족이 현실적인 간호계획에 대한 그들의 관점에 대하여 열망, 가치, 느낌을 분명하게 표현하는 것을 도울 수 있도록 대화를 해야 한다. 예를 들어 호흡기에 의존하고 있는 영아가 있는 젊은 엄마에 대한 가정간호의 우선순위는 간호사의 우선순위와 다를 수 있다. 목표와 목적의 우선순위에 대한 엄마와의 타협은 2가지 효과가 있다. 엄마는 목표를 이루기 위해 간호사에게 좀 더 의지하며 영아를 돌보려 할 것이고, 자신이 상황을 좀 더 많이 조절한다고 느낄 것이다.

때때로 명료화가 우선순위가 되므로, 계약 등과 같이 좀 더 많은 형식적 과정이 필수적일 때가 있다. 계약서는 간호사와 대상자 간에 각각의 사람들이 맡은 역할과 책임을 기술한 서면동의이다. 이 밖에도 간호에 대한 계약은 간호사, 대상자, 가족구성원의 기대를 분명히 해준다. 또한 이는 문제가 발생될 모든 부분에 대한 구체적인 준거틀을 제공한다.

계약(contracts)은 대상자와 가족이 느낄 수 있는 무력감, 스트레스, 약화(disempowerment)를 줄일 수 있도록 도와준다. 계약을 통해 조절감과 역량 강화가 달성되어 대상자의 내적 자원, 특히 동기와 소명을 강화시킨다. 간호사와 대상자 또는 돌봄제공자는 누가 무엇에 대해 책임이 있는지 논의하고, 모든 참여자들은 만장일치에 이른다. 책임에 대한 만장일치는 서면으로 작성하고, 모든 참여자가 누가 어떤 책임을 담당하는지 명확하게 볼 수 있도록 각자 복사본을 한 장씩 갖게 된다.

② 퇴원계획의 수준

퇴원계획은 대상자의 요구와 퇴원 후 대상자를 돕기 위해 요구되는 간호중재에 따라 다양하다. 모든 대상자 목표와 간호중재는 건강과 질병에 대한 인간반응이 일어나는 관점에서 개발되어야 한다. 퇴원계획은 다양하게 요구되는데, 예를 들어 아이가 편도선 절제술 후 통원수술센터에서 퇴원하거나, 성인 여성의 경우 암 진단을 배제하기 위해 임상적 추가 진단 검사가 남아 있고, 젊은 여성은 오래된 물질 남용 이력이 있는 경우 약물재활센터에서 퇴원하게 된다. 요구되는 건강관리의 복잡성과 대상자 변이의 복잡성에 따라 퇴원계획의 수준은 증가한다. 퇴원계획의 3가지 수준은 표 3-3을 참조한다.

기본적인 퇴원계획. 가장 흔하고 간단한 퇴원계획은 자기돌봄에 대하여 대상자를 교육하는 것이다. 대상자 교육은 약물, 치료, 지역사회 자원, 에너지 보존기술에 대한 지시 등으로 이루어지고, 대상자의 집에서 발생할 수 있는 문제를 예측해야 한다. 예를 들어, 3명의 자녀가 있는 집으로 호흡 모니터를 달고 있는 신생아가 퇴원을 할 때 간호사는 부모에게 다른 자녀들이 실수로 모니터의 숫자를 바꿔 놓지 않도록 자주 점검할 것을 교육해야 한다.

표 3-3 퇴원계획의 수준

퇴원계획의 수준	간호중재	포함되는 사람
기본적 · 보편적	자기돌봄과 질병교육	간호사, 대상자, 돌봄제공자
간단한 의뢰	지역사회자원으로 의뢰	간호사, 대상자, 돌봄제공자
복잡한 의뢰	퇴원계획자에게 의뢰	간호사, 퇴원계획자, 가족

간단한 의뢰. 두 번째 유형의 퇴원계획은 지역사회자원으로 대상자를 의뢰하는 것이다(예: 흡연자를 금연클리닉으로, 고위험이 있는 엄마를 지역 건강부서로, 돌봄제공자를 위탁서비스로). 의뢰는 의뢰를 하는 전문가의 영역 밖 서비스에 대해 요청하는 것이다. 간호사는 퇴원계획자로서 활동하고 지역사회자원과 그 자원에 이를 수 있는 대상자, 양쪽 모두의 능력을 알아야 한다. 지역사회자원에 대한 지식은 지역사회자원과 개인의 지식에 근거한다.

복잡한 의뢰. 세 번째, 가장 복잡한 유형의 퇴원계획은 퇴원계획자(discharge planner)에게 대상자를 의뢰하는 것이다. 간호사는 대상자의 상황이 복잡하기 때문에 퇴원계획자를 참여시킬 것인지 선택해야 하고, 계획수립과 적합한 지역사회자원에 의뢰하는 것이 너무 시간 소비적이거나 간호사의 지식수준 또는 능력을 넘어서는 것일 수 있다. 이러한 유형의 퇴원계획은 특히 고위험 대상자에게 적합하다.

이러한 퇴원계획의 수준은 다학제적인 협력과 조정이 포함된다. 퇴원계획자는 하나의 환경에서 다른 환경으로 대상자를 옮기는 데 필수적인 활동을 조정할 책임이 있다. 그러나 대상자를 퇴원계획자에게 의뢰하는 것은 간호사의 절대적인 책임은 아니다. 간호사는 퇴원계획자가 수행을 했는지 확인하기 위해서 추후 점검을 해야 하며, 대상자가 퇴원계획에 만족해하는지 알기 위해 평가해야 한다. 간호사는 계획을 강화할 필요가 있다.

퇴원계획자에게 의뢰하는 것은 숙련된 간호시설이나 장기 간호시설로 대상자를 적절하게 배치하기 위해 필요하다. 퇴원계획자 역시 대상자가 집으로 퇴원할 때 필요한 서비스를 조정하고 수행할 수 있다(예: 방문 간호사). 표 3-4는 퇴원계획 동안 의뢰 시에 이용할 수 있는 건강관리제공자의 목록을 제공한다.

(2) 가정간호에 대한 표준 간호의 실무

미국 간호협회(2014)는 가정간호 실무의 표준을 간호의 기준(간호과정의 단계 수행)과 Box 3-2에서 확인할 수 있는 전문직 수행의 기준을 두 부분으로 기술하였다. 이러한 기준은 가정 환경 안에서 건강욕구를 확인하는 대상

비판적 사고 적용하기

김 씨는 폐렴으로 3일간 입원하였다. 그녀는 회복 중이지만 여전히 산소포화도 유지를 위해 비강캐뉼라를 통한 산소의 적용이 필요하다. 김 씨는 입원 전에는 자택에서 독립적으로 생활하였으며, 교회를 통한 강력한 지지적인 네트워크를 가지고 있었으며, 딸과 사위가 모두 주당 40시간에서 50시간의 근무를 하고 있지만, 근처에 거주하고 있다. 김 씨의 집에는 계단이 없으며 이전에 화장실 손잡이를 설치하였다고 한다. 김 씨는 명료한 의식과 지각력을 갖고 있지만, 때로는 잊기도 한다. 그녀는 물리치료도 성실히 받고 있다. 하지만 그녀는 재정적인 자원의 제한이 있고 처방된 약에 대한 약제비에 대해서도 걱정하고 있다.

퇴원계획을 위해 병원에서 이용할 수 있는 자원은 무엇인가? 지역사회에서 사용할 수 있는 자원은 무엇인가? 김 씨는 이 상황에서 어떤 긍정적인 장점이 있는가? 그녀의 배경에서 어떤 요소가 걱정되는가? 김 씨의 퇴원계획은 무엇인가?

정답은 부록 B를 참고하세요.

표 3-4 퇴원의뢰 시에 이용되는 건강관리제공자

건강관리제공자	역할
가정전문 간호사(home health nurse)	대상자를 사정한다. 직접 간호를 제공하고 대상자를 교육하고, 지지하며 서비스를 조정하고 결과를 평가한다.
가정간호 도우미(home health aide)	위생간호를 하고, 요리와 감독을 하며, 우호적인 관계를 제공한다.
사회사업가(social worker)	지역사회 자원이나 재정적 자원을 찾고 연계시키는 것을 돕는다. 상담과 지지를 제공한다.
물리치료사(physical therapist)	움직임의 회복을 돕고, 근육을 강화시키고, 새 장비를 가지고 보행하는 것을 돕는다.
작업치료사(occupational therapist)	새로운 작업기술과 일상생활활동을 수행할 수 있는 더 나은 방법을 교육함으로써 대상자가 제한적인 것에 적응할 수 있도록 돕는다.
영양사(nutritionist)	식이계획과 영양제한에 대해 대상자를 교육한다.
언어치료사(speech therapist)	의사소통을 좀 더 잘할 수 있도록 대상자를 돕고 연하문제가 있는 대상자를 위해 일한다.
호흡치료사(respiratory therapist)	사정, 산소투여, 가정용 호흡기 간호를 포함한 호흡기 문제를 가진 대상자를 위해 추후 가정방문을 한다.

Box 3-2 개정 간호 표준과 전문직 수행

간호 표준

표준 1 - 사정
가정전문 간호사는 대상자의 건강 정보를 수집한다.

표준 2 - 진단
가정전문 간호사는 결정된 진단에서 사정자료를 분석한다.

표준 3 - 성과확인
가정전문 간호사는 대상자와 대상자의 환경에서 만들어지는 예상된 성과를 확인한다.

표준 4 - 계획
가정전문 간호사는 기대된 결과를 얻기 위해 중재를 정하는 간호계획을 개발한다.

표준 5 - 수행
가정전문 간호사는 간호계획에서 확인된 중재를 수행한다.

표준 6 - 평가
가정전문 간호사는 성과를 얻기 위한 대상자의 과정을 평가한다.

전문직 실무 표준

표준 7 - 윤리
가정전문 간호사는 윤리적으로 수행한다.

표준 8 - 교육
가정전문 간호사는 현재 간호실무를 반영하는 지식과 능력을 습득한다.

표준 9 - 근거기반실무 및 연구
가정전문 간호사는 근거 및 연구 결과를 실무에 통합한다.

표준 10 - 실무의 질
가정전문 간호사는 양질의 간호 실무에 기여한다.

표준 11 - 의사소통
가정전문 간호사는 모든 실무 영역에서 다양한 방법으로 효과적인 의사소통을 한다.

표준 12 - 리더십
가정전문 간호사는 전문적 실무 환경과 직업에서 리더십을 보여준다.

표준 13 - 협업
가정전문 간호사는 간호실무에서 대상자, 가족, 간병인, 전문가 건강관리 팀 및 타인들과 협력한다.

표준 14 - 전문 실무 평가
가정전문 간호사는 전문 실무표준 및 지침, 관련 법령, 규칙 및 규정과 관련하여 자신의 간호실무를 평가한다.

표준 15 - 자원 활용
가정전문 간호사는 적절한 자원을 사용하여 안전하고 효과적이며 재정적으로 책임을 다 할 수 있는 간호 서비스를 계획하고 제공한다.

표준 16 - 환경 건강
가정전문 간호사는 환경적으로 안전하고 건강한 방식으로 실무를 수행한다.

출처: American Nurses Association. (2014). *Home health nursing: Scope and standards of practice* (2nd ed.). Silver Spring, MD: NursesBooks.org

자와 가족과의 상호협동적인 역할을 담당하는 가정간호사의 지침이 될 수 있다.

(3) 가정간호방문의 단계

Stanhope와 Lancaster(2012)는 가정 방문의 다섯 단계를 제안하였다. 첫째, '개시 단계'로서 소개받은 곳과 방문의 목적, 가족 간의 첫 번째 방문을 명확히 하는 것을 포함한다. '방문 전 단계'는 방문의 목적을 가족에게 이해시키는 것으로, 방문 계획, 기록과 정보의 재검토를 포함한다. '가정에서의 단계'는 전문적 치료 관계를 갖추고 치료 과정을 이행하는 것을 말하며, 사회적 반응은 이러한 가정 방문의 단계 정립에 도움을 준다. 가정 방문의 '종료 단계'는 간호사와 가족이 방문의 성과를 요약하고 미래의 방문 계획을 만드는 것이다. 마지막으로 '추후 방문 단계'는 조사결과 기록과 다음 방문을 위한 필수 활동 계획을 수행하는 것을 포함하는 것이다.

(4) 간호사정

사정은 기능적 능력, 강도 그리고 대상자, 가족, 가정, 사회의 자산 모두를 포함해야 한다. 간호사는 사람들이 어떻게 집을 관리하는지, 집은 나에게 어떤 의미인지, 가족과 지역사회 지원을 이용할 수 있는지를 평가할 수 있는 주관적 정보를 수집한다. 간호사는 대상자가 집에서 어떻게 관리하는지 이해하기 위하여 대상자의 신념과 문화, 능력, 재능, 관심, 부족함, 한계 그리고 그들이 원하는 것을 조사해야 한다. Box 3-3은 이러한 정보를 이끌어내기 위한 핵심 질문을 제공한다.

① 개인 사정

대상자 인터뷰는 집에서의 관리 능력, 능력을 감소시키는 위험요인, 어떠한 행동적 문제의 동일시에 관한 가치 있는 정보를 제공한다. 사정은 대상자에게 목욕, 의상, 몸치장, 식사와 같은 자기돌봄 관리 능력을 질문하는 것에서부터 시작한다. 집안일을 독자적으로 하는지, 타인의 도움을 바탕으로 수행하는지에 대한 대상자의 능력을 상세히 설명하게 한다. 대상자는 어떻게 자신이 집에서 기능적 한계를 처리하고 관리가 만족스러웠는지를 설명하게

Box 3-3 가정간호를 사정하기 위한 중요한 질문

대상자

- 스스로에 대한 목표는 무엇인가?
- 그 목표들을 이루기 위해 어떠한 도움이 필요한가?
- 하루를 기준으로 한다면, 어떻게 집에서 돌봐줄 것인가?
- 집에서 어떤 방법으로 치료를 받을 것인가?
- 집에서 어떤 약을 복용할 것인가?
- 자신과 자신의 집을 제외하고 다른 부분에 대한 변화를 원하는 것은 없는가?
- 이 변화를 위해 원하는 것은 무엇인가?
- 집에 있을 때 가지고 있는 문제점은 무엇인가?
- 집에 머무르는 것에 대한 문제는 무엇이 있는가?
- 과거에는 문제에 대해 어떻게 대처하였는가?

가족과 사회적 지원

- 과거에 도움이나 지원에 대한 필요성을 느낀 적이 있는가?
- 자신의 친구나 친지들을 얼마나 믿고 의지할 수 있는가?
- 현재 어떤 도움과 지원이 필요한가?
- 집에서 어떤 도움을 받고 싶은가?
- 친구나 친척들이 자신의 건강 문제에 대해 얼마나 이해해 줄 수 있다고 생각하는가?
- 자신의 건강에 대한 문제점에 대해 지금 나처럼 말할 수 있는 사람이 있는가?
- 자신의 집에 머무르면서 배우자나 친구들의 도움을 받는 것에 대해 어떻게 생각하는가?

된다. 보행기, 산소 장비 혹은 병원 침대와 같은 보조기구를 대상자가 필요로 하는지 결정하고, 투약, 치료 그리고 대상자의 자기돌봄 능력을 평가한다(그림 3-5).

② 가족 사정

가족을 사정하는 것은 한 사람이 집에서 어떻게 제 기능을 잘 발휘하는가를 뒷받침하며, 폭넓은 범위에 화제를 담아 질문 형식으로 이루어진다. 사정의 가장 중요한 요인은 간호를 제공하는 가족구성원의 능력 내에서 가정간호의 내구성과 장애물이다.

가족의 지원에 대한 사정은 가족 관련성이 감소되는 특징이나 혹은 대상자에 대한 지원의 특징에 초점을 맞춘다. 대상자와 가족의 관련성을 평가하기 위해서는 가족구성원이 얼마나 많이 헌신할 수 있는가에 대한 의지와 능력을 직접적으로 질문해야 한다. 가족 방문의 흔적을 관찰하고, 카드나 선물 같이 가족이 관심을 보인 증거를 찾아본다. 가족 내 의사소통 유형과 역동 관계를 관찰하고, 가족구성원이 한 구성원의 질병에 대해 어떠한 반응을 보

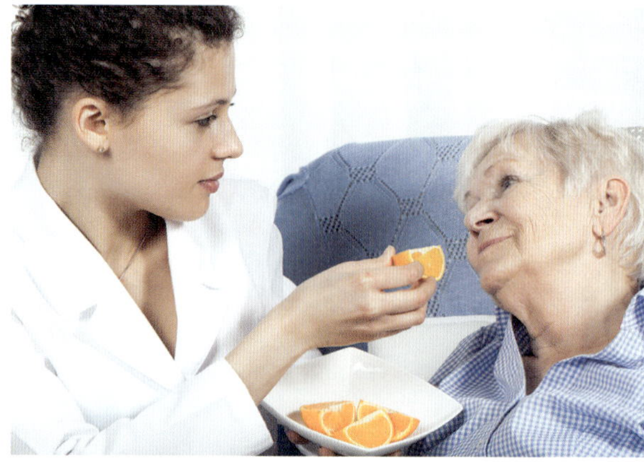

그림 3-5 식사보조는 사정을 위한 기회가 된다.

이는지 살핀다. 질병에 대한 예후와 심각성은 가족과의 상호작용에 영향을 미치고, 그 결과 대상자와의 관련성에 영향을 미친다. 만성적 질병은 대상자에 대한 거부감을 발생시키고 가족 결속력을 약화시킬 수 있다.

대상자 수행이나 다른 치료적 처치를 돕거나, 수행할 수 있는 돌봄제공자의 능력, 수행 의지를 사정한다. 돌봄제공은 목욕, 드레싱, 화장실 사용, 이동, 음식공급, 집안일, 쇼핑, 식사준비, 재정관리, 교통 수단 제공 등으로 구성된다. 따라서 이러한 활동을 수행하는 돌봄제공자의 능력과 의지, 돌봄제공 혹은 책임의 과중을 감당할 수 있는 정서적 · 육체적 능력에 대한 부분도 사정해야 한다. 상처 부위 드레싱 교환, 항문 치료, 가정에서의 주사 그리고 물리 치료는 필요 이상의 시간과 노력을 요구한다(21, 30장 참조).

③ 위험사정

현재 가정 건강관리서비스에서 대부분 상환 지불되는 부분은 급성 질환이나 전문적 치료가 요구되는 만성적 질환의 악화이다. 가정간호의 기본이 단일 요소만인 경우는 드물다. 기능적 장애와 이용할 수 있는 내 · 외부의 지원과의 관계가 집에서의 관리 능력 약화(기능적 장애가 심해질수록 위험도는 더 증가한다거나, 지원이 더 약화될수록 위험이 더 증가되는 것)를 결정짓는다. 일반적 위험요인은 다음 가정간호 시의 사항과 관련이 있다.

- 복합적이거나 치명적인 질환
- 사회적 · 정신적 · 물리적 기능의 한계
- 6개월 동안 반복된 병원 입원
- 80세 이상, 특히 여성

- 장애를 갖고 있는 70세 이상 노인
- 사회적 · 가족적 차원의 지원이 부족하고 집에서 혼자 생활함
- 복잡한 의학 치료법과 다양한 약물

현재 이러한 위험요인은 직접적으로 문제점에 대해 지적해 주지는 않지만, 중요한 것은 각각의 대상자를 위해 결정해야 한다는 것이다. 전체 사정을 하는 동안, 같은 질문을 계속 반복하거나 일관성이 없는 모호한 대답을 하는 경우, 인지 장애의 단서임을 인식하도록 한다. 인지 장애가 있는 사람은 종종 집에서 관리가 불가능하지만, 자신의 한계에 대해서 드물게 확인할 수 있다.

지역사회 결함 또한 집에서의 관리 능력을 감소시킬 수 있다. 그 범위는 다음과 같은 상황에서 더 커지게 된다.

- 불안전한 이웃
- 장애에 대한 집 구조의 부적절
- 상대하기 어려운 대상자 수용에 대한 기관의 거부
- 부적절한 건강서비스
- 자원봉사 프로그램의 부족
- 서비스를 받기 위한 긴 대기자 명단(특히, 요양시설)
- 저소득층 주택의 부족

이러한 기능장애의 양상은 대상자나 가족이 집에서 업무를 수행하고 관리할 능력이 없다고 표현할 때 확인할 수 있다. 사람들은 자기관리를 하지 못하고 위생적인 처리를 못할 때, 다른 사람들과의 상호작용을 하지 못했을 때, 즐거움과 가치 감각을 얻었으나 즐기지 못할 때에 결함을 가지게 된다.

④ 가정환경 상태 사정

이 문제는 대상자와 가족들에 대한 사정을 할 때 동시에 이루어짐에도 불구하고, 대상자가 살고 있는 곳은 다른 차원의 문제로 분리되어 평가할 정도로 중요하다. 집에 대한 포괄적인 사정은 안전, 위생 시설, 기동성, 온도, 개인 공간까지 포함하고 있다. Box 3-4에서 가정환경 상태에 대한 사정을 나타냈다(23장 참조). 대상자를 퇴원시켜 가정으로 돌려 보내기 전에 안전한 환경을 조성해야 한다.

- 가정환경의 변화가 실행 가능한 것인지 결정하기 위해 집이 자신의 것인지 임대하고 있는 것인지를 알아야 한다.
- 흡연이나 화재 경보, 충분한 조명, 마루 및 문지방의 적합한 안정성을 찾는다.
- 집이 깨끗하고 곤충이나 설치류의 감염에 대해 안전한지 확인한다.
- 하수구와 쓰레기 처리 서비스에 대해 물어본다.
- 물의 출처와 수도관의 상태를 점검한다.
- 물이 잘 나오는지 또는 전기시설 준비를 포함한, 적절하고 안전한 요리와 음식 저장고 장비 등을 사정한다. 시골과 도시가 다른 유형의 공중위생기준이 있다 하더라도 공중위생은 질병의 근원이 되어서는 안 된다.
- 집의 구석까지 쉽게 접근할 수 있는지 사정한다.
- 난간이나 계단, 휠체어가 지나다니는 넓은 문, 마루, 심지어 바닥까지도 쉽게 이동할 수 있는지 살펴보아야 한다.
- 난방과 냉방시스템이 적절한지 살펴본다. 적절하지 않은 온도 변화는 저체온증이나 고체온증을 유발할 수 있다.

집의 개인적인 부분을 간과해서는 안 된다. 집에 관련된 물건, 그림, 기억의 존재는 자신의 형상을 반영하며, 정원, 재봉틀 혹은 일터는 사람의 가치와 직업에 대한 부가적인 정보를 제공한다. 어떤 사람은 건강의 변화에 직면하여 이런 자아 실현의 행동을 계속할 수 없을 가능성도 있다. 대상자의 과거에 대해 아는 것은 간호사가 조금 더 그 대상자에 대해 이해하는 데 도움이 되며, 삶의 방식이 현재의 건강 상황을 어떻게 변화시켰는지 알려준다.

Box 3-4 가정환경 상태에 대한 사정

대상자로부터
- 소유권: 호텔, 아파트, 집의 소유; 혼자 혹은 누군가와 함께
- 접근: 1층 집, 계단
- 컨디션
- 유용성: 난방, 물, 전화, 전기
- 위생: 집을 관리하는 습관
- 공중위생: 설치류, 하수구, 감염
- 안전: 난관

방문자로부터
- 이웃: 범죄 가능성, 근처의 환경적인 위험요인
- 접근: 1층, 계단이나 보도(步道) 상태, 대중교통의 근접
- 유용성: 서비스의 이용 가능한 유용성의 종류, 음식정리
- 공중위생: 냄새, 시설의 청결함, 음식 저장소의 타당성
- 위생: 해충 또는 설치류의 유무 또는 증거
- 안전: 짧은 전기 코드, 난간, 화재경보기, 안전한 깔개
- 전화기: 휴대폰, 접근성, 자동 응답

예를 들면, 정원 가꾸기를 좋아하는 80세의 활동적인 노인은 심한 골반골절이 올 수 있지만, 텔레비전을 보는 것을 즐기고 낱말 맞추기를 좋아하는 앉아 있는 노인은 같은 상황에서 더 적은 위험에 노출된다는 것을 알 수 있다.

간호사는 가정환경 상태에 기초한 가정의 변화를 충고해야 하는데, 보통 램프나 난간 장치를 하는 것, 병원 침대를 위한 공간을 만들기 위해 가구를 이동하는 것, 산소탱크나 흡인식 기계 장치를 하는 것 등 물리적 변화가 포함된다. 만약 심각한 장애 상태의 대상자가 집으로 돌아가길 기대한다면, 가정 방문자는 짐을 옮기기 전에 완벽하게 만들어 놓아야 한다.

⑤ 지역사회자원 사정

지역사회자원 사정의 목적은 사람이 집에서 사용할 수 있고 필요한 자원을 알아내는 것이다. 포괄적인 지역사회자원 사정은 손상을 진단해내는 것이 아니라, 친밀한 지역사회자원(community resources)을 간호사가 좀 더 현실적 · 개별적으로 대상자에 대한 간호의 계획을 세워 발전시키는 것이다. 간호사는 지역사회의 경제적 안정, 대상자의 이웃, 지역사회에서 사용 가능한 사회적이고 건강적인 자원, 지역사회의 문화적 규범에 대한 정보를 사정해야 한다. 대상자가 묘사하는 것에 대해 객관적으로 확인하는 한 방법으로는 서비스 규범에 기록되어 있는 현존하는 서비스들이다. 간호사는 사용 가능한 응급간호와 장비를 빌려주는 가게, 가사나 집안일을 담당하거나 집에까지 배달해 주는 음식 그리고 방문 간호서비스에 대해 익숙해야 하며, 복지와 의료보험을 담당하는 사무실이 어디에 있는지 알아야 한다.

(5) 간호관리와 가정간호의 책임

간호관리가 준비된 모든 임상에서의 간호책임일지라도, 가정간호는 광범위한 건강관리 시스템을 포함한 모범적인 환경을 제공한다. 자기돌봄에 대한 자기결정의 역동적인 Rice(2006) 모델에서, 가정전문 간호사는 교육, 옹호, 친교, 사례관리를 통해 대상자 · 돌봄제공자의 촉진자로서 활동한다고 제시하고 있다.

① 대상자 교육

대상자 교육은 상호작용으로, 건강과 자기돌봄의 책임을 지는 것을 대상자의 목표로 정하고 나아가는 간호사와 대상자의 협조적인 과정이다(그림 3-6). 교육 과정은 몇 가지 단계를 포함한다. 첫 번째는 간호사의 사정이며, 준비되어 있는 대상자와 간호사로부터의 학습이 먼저 필요한 가족들에게서 정보를 모으고, 교육적 요구에 대해 간호진단을 내릴 자료를 해석한다.

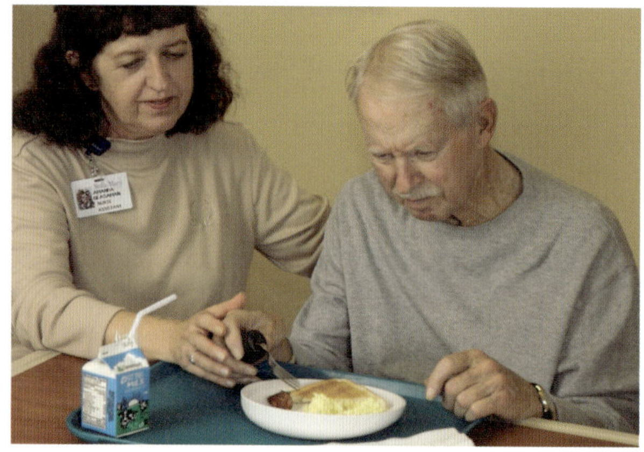

그림 3-6 대상자 교육은 가정건강관리의 중요한 부분이다.

두 번째, 간호사는 대상자, 가족들과 함께 배워야 할 목표와 예상되는 문제점을 협상한다. 잘 작성된 행동 목표는 측정할 수 있고, 사정 자료와 관련되며, 협력적으로 개발된 것으로, 학습자 중심으로 특징 지어진다. 목표는 수행, 조건, 기준의 구성요소를 포함하며, 인지적(지식에 기초한), 감정적(가치와 느낌), 정신운동성(운동기술)으로 분류될 수 있다(Smith & Mauer, 2000; Stanhope & Lancaster, 2012)(14장 참조).

세 번째, 간호사, 대상자, 가족은 교육 계획을 개발하고 실행해야 한다. 교육 계획은 목적, 결과, 개요의 항목, 교육의 형식(예: 대상자와 가족이 그룹을 지어 토론하기), 교육의 도구(유인물, 비디오, 시범, 역할극) 그리고 상호 간의 교육과 학습의 교류로 결과적 목적을 발전시키는 것이 포함된다.

마지막으로, 간호사는 대상자의 교육을 평가한다. 평가는 가정방문 동안에 계속적으로 이루어져야 한다. 평가에서 간호사는 목적이 달성되었는지 측정하고, 학습의 장애요인과 촉진요인에 대해 대상자와 가족의 결과를 요약하고, 구조적인 피드백을 주고 받으며, 계속적으로 대상자 가족의 학습을 강화시키는 것을 포함한다.

가정에서 필요한 건강 간호를 관리하는 교육의 일반적인 영역에서는 변경된 건강상태의 구체적인 진단(징후, 증상, 식이, 휴식, 활동성, 정신적인 면, 발달적 과업, 역할전이, 투약, 장비, 기술적 절차), 대처 방법이나 건강

윤리적 · 법적 쟁점

가정간호에서의 돌봄제공자의 포함

황 간호사는 심장질환을 앓고 있으며, 원인을 알 수 없이 종종 쓰러지는 82세 정 씨의 간호를 담당하게 되었다. 대상자의 건강상태는 부인과 관련되어 악화되곤 한다. 정 씨는 부인이 도움을 청하기 위해 딸을 부르는 것을 원하지 않는데, 부인은 정 씨의 건강상태 악화와 돌보는 데 겪는 어려움 때문에 딸(근처에 살고 있는 외동딸)을 자주 부르곤 한다. 딸은 유일하게 가족을 돌보고 일하는데, 자신에 대한 부모님의 의존이 늘어감에 따라 큰 부담감을 느낀다. 딸이 간호사에게 자신 가족의 간호에 대한 '어떤 결정'을 내려달라고 부탁한다.

비판적 사고를 위한 과제

- 이 상황에서 황 간호사는 어떤 행동을 하겠는가? 만약 황 간호사가 정 씨 부부의 딸이라면, 정 씨라면, 정 씨 부인이라면 어떤 생각을 갖겠는가?
- 정 씨 가족이 상황에 대해 걱정하는 것을 확인하고, 황 간호사의 적절한 역할에 대해 확인한다.
- 법적 · 도덕적 결정을 내리는 데 어떤 사람에게 권위가 있는지 확인한다.
- 정 씨 가족의 가정 딜레마를 도와줄 수 있는 접근법에 대해 조사한다.
- 대상자의 권리와 가족관계에 대해 알아보고, 간호사로서 윤리적으로 적절한 행동에 관하여 설명한다.

문제와 관련된 제한과 제약에 대한 적응, 대상자와 가족에게 지원해주는 지역사회의 자원, 가정간호에 대한 지불에 관한 자료가 포함된다. 가정전문 간호사는 대상자와 가족의 교육에 필요한 방대한 정보에 도전을 받게 된다.

② 옹호

미국간호협회(ANA, 2010)는 옹호(advocacy)란 '건강과 능력을 보호, 증진, 최적화하는 것으로 질병과 손상의 예방, 진단과 치료에 대한 인간의 반응인 고통의 완화이며, 개인, 가족, 지역사회, 집단 간호에서 대변(옹호)하는 것'으로 정의했다. 대상자 옹호 모델은 간호사가 대상자의 자율성과 자아실현을 증진시키는 데 책임진다는 것을 말하며, 간호사는 대상자와 돌봄제공자가 함께 결정을 내리고, 가능한 한 가장 좋은 건강결과와 적절한 건강서비스에 다가가기 위하여 대상자를 도와주는 역할을 한다. 옹호는 대상자, 가족과 함께 관계를 계속해서 돌보는 데서 발전하게 된다. 옹호 과정의 세 단계에서 첫 번째 단계는 간호사가 인격적인 가치와 믿음을 조사하고, 그후 정보를 제공하는 과정에서 시작한다(Stanhope & Lancaster, 2012). 정보를 제공하는 것은 간호사가 대상자와 가족들에게 그들의 선택에 대한 본질, 내용, 결과에 관하여 약속한다는 것이다. 정보를 아는 것은 단지 정보의 교환을 의미하는 것이 아니라 대상자의 가치와 이해에 대한 정보를 바라보는 것이다. 두 번째 단계는 지지하는 단계로, 대상자의 선택에 따라 행동하고 선택에 대한 권리와 대상자와 가족들이 다른 제공자들과 수단에 대해 소통하고 접근할 수 있도록 간호사가 지지해야 한다. 세 번째 단계는 단언하는 것이다. 간호사는 대상자와 가족의 가치와 목표를 고려한 일관된 선택에 대해 입증해야 한다. 가정간호사는 대상자가 필요로 하는 것과 그들의 가족이 역동적이고 변경할 수도 있다는 것을 인식하고 있어야 하며, 선택에 대한 계속적인 평가는 자신의 결정을 발전시키는 데 필요하다.

대상자의 독립적인 기능에 관한 다른 단계에서 간호사의 옹호적인 역할을 바꿀 수 있다. 대상자와 가족에게 그들의 선택에 대해 우선순위를 매기거나 명백하게 도와주는 일을 포함하여 간호사의 옹호적인 활동의 범위는 가정에서 최적의 기능을 증진시키거나 다른 가족구성원, 친구들 혹은 전문 서비스를 제공하는 사람들과 의사소통하는 것이 될 수 있다.

③ 총체적(전인적) 간호

대상자(돌봄제공자)에 대한 전인론의 속성을 인식하기 위해서는 간호관리의 측면인 Rice(2001)가 용어로 정의한 미적 · 영적(aesthetics · spirituality)인 간호의 촉진자로서의 역할이 중요하다. 간호사는 다음을 위해 가족과 함께 일한다.

- 예술을 통하여 건강을 아는 것
- 대체적이고 상호보완적인 치료법을 탐구하는 것
- 스스로 자기인식, 믿음, 소망, 사랑을 경험하는 것

간호관리가 균형을 이루기 위해서는 간호사의 몸, 마음, 영혼을 포함한 전인적인 전략을 가진 접근이 필요하다. 본성에 대한 교감은 커다란 의미의 영역 안에서 대상자와 돌봄제공자 내에 있는 욕구가 충족되도록 촉진하며, 보다 큰 자가인식, 자기존경, 자가치료, 자가관리 과정을 유도할 수 있다. 이러한 유형의 관계는 미적인 표현(그림, 이야기, 음악, 시)을 통해 표현되며 대체적이고 상호보완적인 건강양식을 사용함으로써 촉진된다.

④ 간호 · 사례관리

사례관리라는 용어는 다수의 정의를 포함한다(Stanhope &

Lancaster, 2012). 사례관리의 초점은 단지 건강과 관련된 문제가 아닌 총체적인 면에 맞추어져야 한다. 전인적인 접근을 제시하고 광범위한 기술과 지식을 가진 의사의 사례관리를 필요로 한다. 사례관리자는 "간호 숙련가이지만, 상담기술, 지역사회 자원에 대한 지식, 직업상의 전문적 기술, 정신적인 건강의 전문적 기술, 다문화성 문제에 대한 민감성, 근거 기반실무에 관한 숙달성, 문제를 푸는 정교하고 높은 능력을 가지고 있어야 한다." 사례관리의 과정 구성은 다음과 같다.

- 사정
- 계획
- 조정
- 의뢰
- 의학적 과정 모니터링
- 서류정리와 서류작업 완성
- 성과와 계획의 효과에 대한 모니터링
- 사례의 종결 결정
- 종결된 사례를 이동

이러한 과정은 연속적으로 일어나지 않을 수 있고, 동시에 발생하는 것처럼 보일 수도 있다.

대상자와 가족의 건강 관련 시스템에 접근하고 있는 가정전문 간호사에게 이러한 기술은 대상자의 건강과 기능증진을 위해 필수적이다. 따라서 간호관리는 사례관리와 통합적으로 관련되어 있으며, 복잡한 기술의 배열은 간호과정과 연결시킬 수 있다(Stanhope & Lancaster, 2012; 2장 참조).

대상자와 가족의 간호요구 조정(coordination)은 안전한 환경을 제공하여 대상자의 능력을 최대화하는 것으로, 여기서 환경은 종종 대상자의 집을 뜻한다. 간호사는 대상자 간호에 있어 계획, 수행, 평가를 하는데, 의사, 사회사업가, 물리치료사, 작업치료사, 언어치료사, 가정 건강 보조인력을 포함하여 많은 건강관리 전문가와 협력하며 일을 하게 된다. 간호사는 많은 환경에서 협력하고 조정하며, 간호를 제공하고 평가하는 자신의 능력을 지역사회에 기반한 간호의 이해를 통해 간호와 통합한다.

만약 대상자에게 특별한 기구가 필요하다면, 가정간호사는 그 기구를 구할 수 있는 방법에 대해 알아야 하며, 필요에 따라 대상자에게 청구하게 된다. 또한 해당 기구가 대상자의 가정에 있는 경우라면 간호사는 사용법에 대해 알아야 하며, 고장이 나거나 기능 불능일 때 어떻게 다루어야 하는지 그리고 대상자와 가족이 기능을 사용하는 방법을 학습할 수 있도록 도와주어야 한다.

조정 역할 중에서 가정전문 간호사는 제3의 지불자나 사례 시스템의 관리를 맡고 있는 사례관리자와 함께 일할 수도 있다. 두 사람 모두 대상자를 위한 간호를 제공하지만 약간 다른 면에 관련되어 있는데, 사례관리자는 보험회사의 재정상 책임의 한계에 관해 배상할 수 있는 부분에 좀 더 관심을 갖는 반면, 가정전문 간호사는 대상자의 간호 요구인 객관적 문서에 초점을 두게 되는데, 객관적 문서는 건강관리제공자를 설득시키며 건강관리서비스를 계속하도록 보험사에게 요구하게 된다. 이러한 기능은 가정전문간호사가 대상자를 옹호하는 역할 중 하나이다.

⑤ 지역사회 자원 활용

앞서 언급했듯이, 가정전문 간호사는 대상자가 필요로 하는 기술을 획득하기 위한 접근과 조정이 필요하다. 이러한 행동은 지방 약국에서 처방전을 얻는 것만큼 쉽거나 배상받는 절차만큼 복잡하고 공급처로부터 내구성 있는 의학 관련 큰 장비를 옮기는 것만큼이나 복잡한 것일 수 있다.

오늘날 건강관리 환경에서, 가정서비스 지원 자금의 변화는 가정서비스 이용가능성에 영향을 미치고 있다. 가정전문 간호사는 개별적이며, 가족들의 요구에 부응하는 창조적인 계획을 하는 것에 도전을 받고 있다. 결과적으로 가정전문 간호사는 가정에서 개인적으로나 가족적으로 보조해 줄 사회공동체의 자원에 대해 인지하고 있어야 한다.

기관은 무료 혹은 일부 지원으로 서비스를 제공할 수 있다. 사회 공동체 서비스와 프로그램 중에 많은 종류의 협력된 기금이 있으며, 교회와 사회봉사 기관 또한 개인과 가족에 대한 직접적인 서비스를 제공할 수도 있다. 간호사는 '노후의', '노령', '시니어(senior)'라는 표제를 내건 기관과 연락해 보아야 한다. 지역노인센터는 정보의 자원이 될 수 있다. 종종 노인, 저소득층 가족, 선택된 인종과 같은 특별한 그룹들에 대한 많은 서비스를 제공하고 조직하는 사회의 기관이 있다. 지방정부기관 또한 정보에 자원이 있다. 어떤 기관은 무료전화 서비스를 하고 있으며, 조직 또한 건강 문제 정보 제공에 초점을 맞춘다. 예를 들면 심장, 당뇨, 알츠하이머 관련 기관은 자조집단을 지원하고 자료를 인쇄하며 다른 정보를 제공하기도 한다. 전문가 동료들은 빈번히 훌륭한 자원이 될 수 있다. 기술의 사용 증가로 인해 대상자와 가족이 온라인 자원에 접근하는 것은 더 용이해졌다.

4. 호스피스

호스피스(hospices)는 공공기관이나 사립기관에서 운영된다. 병에 걸려 임종을 앞두고 있는 대상자의 마지막을 계획하며, 대상자 가족에게 지지가 되는 통증완화의 서비스를 제공한다. 우리 각자는 존엄성을 가지고 고통 없이 죽을 수 있는 권리가 있으며, 친구와 가족은 필요한 지지를 받을 수 있는 호스피스 간호에 초점을 둔다(Matzo & Sherman, 2014). 이러한 서비스를 받는 많은 대상자는 대부분 암, 에이즈, 다발성 경화증, 울혈성 심부전, 말기 심부전을 가지고 있다. 간호사는 호스피스 간호에서 중요한 역할을 하며, 대부분 내과의사, 치료사, 숙달된 자원봉사자, 성직자와 함께 팀으로 접근한다. 간호사는 통증을 관리하고, 증상을 처치하며, 임종할 때까지 대상자가 삶을 살도록 돕는다. 또한 간호사는 가족들과 함께 사별을 돕고 자신들의 삶을 다시 계획하도록 돕는다. 호스피스는 처음에 가정에서 제공되었지만, 최근에는 병원과 지역사회를 기반으로 통합되어 발전된 호스피스 프로그램으로 제공된다.

주요개념

- 가정간호의 목적은 사람들이 최적의 건강을 되찾거나 지속하도록 도와주고 가정환경의 한계 내에서 기능을 찾는 것이다.
- 건강관리 요구에 대한 가정간호는 대부분 가족, 친구 및 지역사회 내에서 발생한다.
- 독립성을 필요로 하는 건강관리의 변화된 능력은 기능적인 능력의 감소, 가족이나 사회의 부족한 지원, 공동체 자원이 충분치 못한 것으로부터 발생할 수 있다.
- Rice의 가정관리모델의 구성요소는 대상자와 가족의 동기적 요인을 포함하고, 교육자, 옹호자, 미적 · 영적의 대화자, 사례관리자와 같은 촉진자로서의 간호사 역할을 포함한다.
- 오늘날 건강관리산업의 주요 쟁점은 모든 사람에게 긍정적인 건강 성과를 유도하고, 접근이 용이하도록 비용면에서 효과적인 양질의 건강관리를 어떻게 전달하는가 하는 것이다.
- 건강관리의 수준은 1차, 2차, 3차로 범주화된다. 대부분 현재 자원과 서비스는 2차 건강관리에 있으나, 주민들은 1차와 3차 건강관리 범주에 해당하는 것도 필요로 한다.
- 병원 내에서만 안전한 것으로 고려되었던 간호도 이제는 지역사회기반의 환경에서 흔히 이루어진다.
- 모든 지역사회기반 프로그램의 공통점은 기관의 권위와 정책에 대한 신뢰성은 줄어들면서 개인의 권위와 책임 및 의무에 대한 요구가 더 커질 것이라는 점이다. 동시에 간호사는 다학제 간 팀의 구성원으로서 효과적으로 협력할 필요가 더 커지고 있다.
- 간호의 장소와 상황은 변할지라도, 초점은 항상 대상자의 환경과 관련하여 전인적 인간의 건강에 대한 간호사의 관심이다.
- 지역사회 간호센터는 특정 인구에게 1차 건강관리를 전달한다. 간호사에 의해 관리되고, 인력이 충원되며, 필요시 의사를 지원하고 상담을 한다.
- 기관의 구조는 하나의 건강관리환경에서 또 다른 환경으로 그리고 건강관리전문가들 간에서 간호의 연속성을 유지해야 한다.

REFERENCES

American Nurses Association. (2008). *ANA Health Systems Reform Agenda.* Silver Springs, MD: ANA. Retrieved from http://www.nursingworld.org/content/healthcareandpolicyissues/agenda/anashealthsystemreformagenda.pdf

American Nurses Association. (2010). *Nursing's Social Policy Statement*(2nd ed.). Silver Spring, MD: NursesBooks.org.

American Nurses Association. (2013). *Public Health Nursing: Scope and Standards of Practice.* (2nd ed.). Silver Springs, MD: ANA. NursesBooks.org

American Nurses Association. (2014). *Home Health Nursing: Scope and Standards of Practice.* (2nd ed.). Silver Springs, MD: ANA. NursesBooks.org

Carpenito-Moyet, L. J. (2013). *Nursing diagnosis: Application to clinical practice*(14th ed.). Philadelphia, PA: Lippincott Williams & Wilkins.

Center for Healthcare Research & Transformation. (2014). Care transitions: Best practices and evidence-based programs. *Home Health Nurse, 32*(5), 309–316

Centers for Disease Control and Prevention. (2013). *The medically uninsured.* Retrieved from http://www.cdc.gov/healthcommunication/toolstemplates/entertainmented/tips/medicallyuninsured.html

Cunic, D., Lacombe, S., Mohajer, K., Grant, H., & Wood, G. (2014). Can the Blaylock Risk Assessment Screening Score (BRASS) predict length of hospital stay and need for comprehensive discharge planning for patients following hip and knee replacement surgery? Predicting arthroplasty planning and stay using the BRASS. *Canadian Journal of Surgery, 57*(6), 391–397.

Harrington, C., Ng, T., La Plante, M., & Kaye, H. S. (2012). Medicare homeand community-based services: Impact of the Affordable Care Act. *Journal of Aging & Social Policy, 24,* 169–187.

Institute of Medicine. (2012). *Primary care and public health: Exploring integration to improve population health.* Retrieved from http://www.iom.edu/~/media/Files/Report%20Files/2012/Primary-Care-and-Public-Health/Primary%20Care%20and%20Public%20Health_Revised%20RB_FINAL.pdf

Marrelli, T. M. (2012). *Handbook of home health standards and documentationguidelines for reimbursement.* St. Louis, MO: Mosby.

Matzo, M., & Sherman, D. W. (2014). *Palliative care in nursing: Quality care to the end of life* (4th ed.). New York, NY: Springer.

National Council of State Boards of Nursing. (2014). Implications of the Affordable Care Act on nursing regulation and practice. *Journal of Nursing Regulation, 5*(1), 26–34.

Rice, R. (2006). *Home health nursing practice*: Concepts and application(4th ed.). St. Louis, MO: Mosby–Year Book.

Stanhope, M., & Lancaster, J. (2012). *Community and public health nursing*(8th ed.). St. Louis, MO: Mosby.

U.S. Department of Health and Human Services. (2014). *Office of Disease Prevention and Health Promotion. Healthy People 2020.* Washington, DC, Available at www.healthypeople.gov/2020/default.aspx

Vincent, D., & Reed, P. G. (2014). Affordable Care Act: Overview and implications for advancing nursing. *Nursing Science Quarterly, 27*(3),254–259.

White House. (2014). *Health reform.* Retrieved rom http://www.whitehouse.gov/healthreform/healthcare–overview

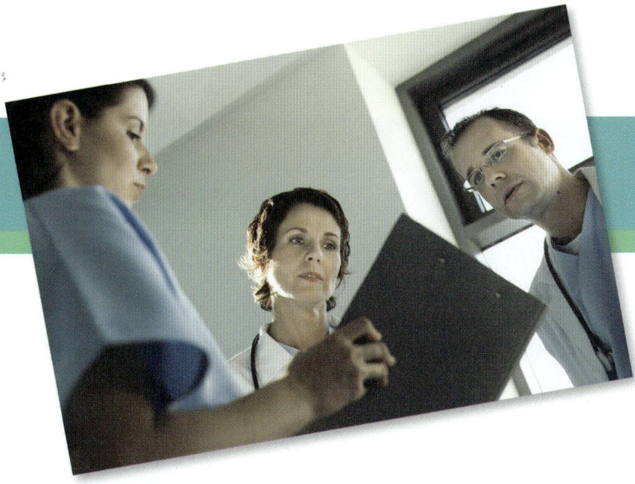

CHAPTER 4

의료의 질과 대상자 안전에 있어 간호사의 역할

The Nurse's Role in Healthcare Quality and Patient Safety

Christine M. Henshaw

비판적 사고를 위한 사례

아침 회의에서 수간호사는 모든 간호사에게 간호서비스 만족도를 민감하게 반영하는 질 평가 지표(nurse-sensitive quality indicators)에 주의를 기울여 줄 것을 요청한다. 대상자당 일별 낙상률이 감소하고 있으며, 병동에서는 낙상률을 0으로 낮추는 데 초점을 맞추고 있다. 그동안 병원 내(hospital-acquired) 욕창 발생률은 조금 상승했는데, 욕창예방을 위한 일련의 간호행위, 즉 욕창예방 케어번들(ulcer prevention bundle) 지침대로 부지런히 욕창예방 간호를 하도록 간호사들에게 장려하고 있다. 수간호사는 긍정적인 대상자 결과를 얻고 대상자를 안전하게 보호하는 데 있어 간호사가 중요한 역할을 한다는 것을 간호사들에게 상기시킨다. 병원은 간호서비스의 질과 안전 목표가 충족되면 의료보험인 메디케어 및 메디케이드 서비스센터(Centers for Medicare and Medicaid Services, CMS)로부터 환급을 받을 수 있다.

이 장을 학습한 후, 위의 사례를 읽고 다음의 내용에 대하여 비판적 사고를 적용하여 복습한다.

1. 대상자간호에서 적절한 수의 '결함'은 무엇인가?
2. 대상자의 안전을 지키는 것은 누구의 책임인가?
3. 간호의 질 향상 및 안전을 강조하는 것은 잠재적인 비용절감과 어떻게 상충하는가?

주요용어

간호사를 위한 질 및 안전 교육 Quality and Safety Education for Nurses
공정문화의 질 just culture quality
근본 원인 분석 root cause analysis
메디케어 및 메디케이드 서비스센터 Centers for Medicare and Medicaid Services
미국건강증진연구소 Institute for Healthcare Improvement
미국의학연구소 Institute of Medicine
사고보고서 incident report
안전 safety
안전 과학 safety science
일련의 간호행위(번들) bundle
적신호 사건 sentinel event

학습목표

1. 안전 과학의 요소를 설명한다.
2. 간호사가 주요 책임을 지는 대상자간호의 측면에 대해 논의한다.
3. 질적 간호와 대상자 안전을 측정하는 기관을 확인한다.
4. 대상자 및 의료진의 안전 문제에 초점을 맞춘 국가기관을 확인한다.
5. 간호의 질과 안전이 병원 환급 관행에 어떻게 영향을 미치는지에 대해 설명한다.

간호의 질과 안전의 개념은 밀접하게 상호 연관되어 있다. 질이란 어떤 것의 우수성이나 우월성을 의미한다. 통상적으로 열악한 질적 수준에서 높은 질적 수준으로 이어지는 연속선상에 있는 것으로 본다. 안전은 대상자에게 부정적인 결과를 회피하거나 예방하는 것을 의미한다. 질적 의료서비스는 안전해야 한다. 안전하지 않은 간호는 질적 의료가 아니며, 간호의 질은 단순한 안전 그 이상이다. 미국의학연구소 질적 보건의료 위원회(Institute of Medicine, Committee on Quality of Health Care in America, 2001)에서는 21세기 의료의 6가지 목표를 밝히고 있다. 즉, 모든 의료는 안전하며 효과적이고 대상자 중심적이며, 시기적절하고 효율적이며 공평해야 한다. 종합해 보면, 이러한 특성으로 질적 의료서비스를 정의할 수 있다.

이 장에서는 안전한 의료와 질적 의료에 대한 개념을 탐색할 것이다. 초점은 주로 병원 및 기타 의료기관에 대해 그리고 간호사의 개인 안전에 맞출 것이다. 의료기관 이외의 개인에 대한 안전 위험과 특별히 관련된 추가 안전 개념은 23장에서 설명할 것이다.

표 4-1 병원 내 사망의 주요 원인(미국, 2011년)

사망 원인	사망자 수
심장질환(heart disease)	596,339
암(cancer)	575,313
예방 가능한 의료과오(preventable medical errors)	400,000 ←
만성 하부기도질환(chronic lower respiratory diseases)	143,382
뇌혈관질환(cerebrovascular diseases)	128,931
사고(비의도적 상해)[accidents(unintentional injuries)]	122,777
알츠하이머 질환(alzheimer disease)	84,691
당뇨병(diabetes)	73,282
독감 및 폐렴(influenza and pneumonia)	53,667
신염 및 신증후군(nephritis, nephrotic syndrome, and nephrosis)	45,731
의도적 자해[intentional self-harm(suicide)]	38,285

출처: Hoyert, D., & Xu, J.(2012). Deaths: Preliminary data for 2011. *National Vital Statistics Report, 61*(6), 1~51. Retrieved from http://www.cdc.gov/nchs/data/nvsr/nvsr61/nvsr61_06.pdf

1. 의료 안전 위기

연구에 따르면 예방 가능한 의료과오로 인해 미국 병원에서 해마다 40만 명이 사망하는데(James, 2013), 의료과오는 심장병 및 암에 이어 3번째 주요 사망 원인이다(Hoyert & Xu, 2012)(표 4-1).

모든 의료기관에서 대상자를 안전하게 지키는 것은 간호사의 일차적 역할로써, 의료 인력의 대부분을 차지하는 간호사는 대상자 안전에 직접적인 역할을 한다. 대상자의 사정 및 모니터링은 '감시(surveillance)'라고 하며, 대상자를 위해로부터 보호하기 위한 초석이다. 정기적인 사정과 대상자의 상태 변화에 대한 조기발견은 부정적인 결과를 예방하는 데 중요하다. 안전은 개인, 지역공동체, 국가적 및 세계적 관심사이다. 의료분야에서 병원 및 의료기관의 안전 범위는 담당 대상자의 신체안전을 책임지는 단 한 명의 간호사에게만 국한되어 있다라는 개념에서 이제는 많은 전문가들이 책임을 나눠가지는 훨씬 더 큰 개념이라는 사실을 깨닫는 것으로 변화하였다. 안전 과학(safety science)은 안전의 본질, 오류의 원인, 대상자를 안전하게 하는 시스템을 검토한다.

2. 안전문화 조성

의료 조직은 모든 구성원이 대상자와 의료진의 안전에 기여하는 안전문화를 만들기 위해 노력하고 있다. 과거에는 오류를 발생시킨 의료진은 징계를 받거나 해고되었고, 이러한 환경에서 의료진은 처벌을 피하기 위해 오류를 숨겨야 한다고 느낄 수 있었고 시스템 결핍으로 인한 오류조차도 보고되지 않거나 과소 보고될 수 있었다. 강력한 안전문화를 갖춘 조직에서는 의료진이 조직의 리더에게 시스템 문제를 알리기 위해 오류 및 일촉즉발의 상황(near misses)을 보고할 권한을 부여받았다. 일촉즉발의 상황은 상황이 수정되지 않은 경우, 오류가 발생할 가능성이 있는 사건을 말한다.

오류 분류법(taxonomy)을 사용하여 오류의 근본적인 원인을 이해하면 오류를 공개적으로 논의하고 해결할 수 있는 문화를 창출하는 데 도움이 된다. 오류는 실제적이거나 잠정적으로 분류될 수 있다. 실제적 오류(active errors)는 일선 직원의 행동으로 야기되는 오류이며, 대개 즉각적인 결과를 초래한다. 잠재적 오류(latent errors)는 장비 설계 문제, 유지 관리 불량 또는 조직 구조의 열악함 등으로 인해 발생할 수 있다(Kohn, Corrigan, & Donaldson, 1999). 예를 들어,

잘못된 약물 투여는 실제적 오류로 간주될 수 있다. 그러나 오류의 근본 원인 분석(root cause analysis, RCA)에 의하면, 상황에 맞는 올바른 약물은 잘못 투여된 약물과 이름이 비슷하고 유사한 약병에 들어 있었다는 것이 밝혀졌다. 이런 사실을 깨달으면, 오류가 잠재적이었다는 결론을 내릴 수 있다. 오류의 실제적 측면에 초점을 맞추면 잘못된 약물을 투여한 의료진은 징계를 받을 수 있다. 그러나 오류의 잠재성에 초점을 맞추어 약물 이름을 변경하거나 크기와 표지가 다른 약병에 보관하거나 약의 포장을 변경하면, 이후에는 이와 같은 종류의 오류 발생을 방지할 수 있다.

RCA는 사건의 근본 원인을 판별하는 데 사용되는 과정이다. RCA에서 사용되는 한 가지 도구는 "왜?"를 5번 묻는 것이다. 예를 들어, 수술 전에 처방 난 약물을 아직 투여받지 못한 대상자를 생각해 보자. 그림 4-1에는 문제의 근본 원인을 알 수 있는 일련의 "왜?"라는 질문과 이에 가능한 답을 나열하고 있다. 각각의 대답은 다음에 할 질문을 제시한다. 이것을 "왜를 5번 묻는 것"으로 부르기도 하지만, 근본 원인이 확인될 때까지 "왜"라는 질문을 하게 된다. 5번 질문을 하겠다고 제안하면 단순히 한두 차례의 질문을 마친 후에 그만두지 않도록 권유한다. 또한 오류를 범한 사람에 대해 질문은 하지 않아도 되지만, 정보를 얻기 위해 인터뷰를 해야 한다. 이는 인터뷰 관리자를 통해 프로세스를 검토하거나 비슷한 위치에 있는 다른 직원에게 질문하는 '시스템'이다.

오류는 전적으로 실제적이거나 잠재적인 경우가 거의 없다는 점에 유의하는 것이 중요하다. 오류를 저지른 사람을 비난함으로써 오류의 활동적 양상을 지나치게 강조하는 것은 잠재적 요소가 그대로 남기 때문에 문제를 거의 해결하지 못한다. 시스템 문제가 해결되지 않으면 오류가 다시 발생할 확률이 높다. 오류의 잠재적 양상을 지나치게 강조하다 보면 개인의 책임이 면제될 수도 있다.

공정문화(just culture)는 오류의 양상을 검사하여 오류를 범한 사람에 대한 적절한 반응을 결정하는 데 도움이 되는 오류 평가 방법이다. 오류를 평가할 때, 오류가 사람의 실수인지, 위험 행동인지 또는 분별 없는 행동인지에 대하여 주의해야 한다(Marx, 2012).

의료인은 인간으로서 오류를 범할 수 있다. 한 번의 투약

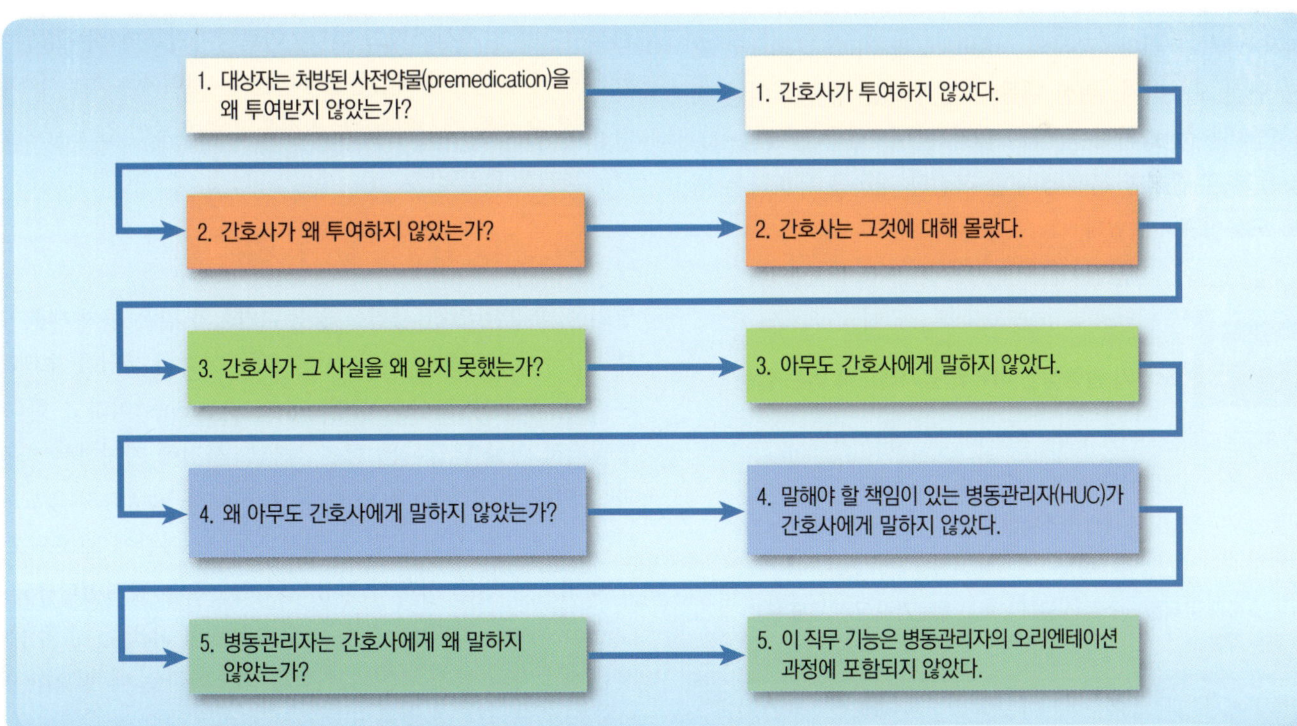

그림 4-1 근본 원인 분석: "왜?"라고 5번 질문한다. 근본 원인이 확인될 때까지 "왜?"라는 질문을 해야 한다. 이 경우 근본 원인이 특정 병동관리자(HUC) 오리엔테이션 부족 또는 일반적으로 오리엔테이션 시스템의 결함에 있었다. 추가 조사를 통해 HUC에 의존하여 메시지를 중계하는 것이 간호사에게 있어 가장 신뢰할 수 있거나 효과적인 보고 시스템이 아닌 것으로 밝혀졌다. 따라서 다른 시스템을 사용하거나 개발해야 한다.

오류는 일반적으로 복잡한 의료 환경에서 발생할 수 있는 인적 오류이다. 인간적인 실수를 하는 간호사는 위로를 받아야 하며, 아마도 실무를 검토하여 그로부터 무엇을 배울 수 있는지를 확인해야 할 것이다. 인간적 실수 양상은 추가 평가가 필요하다.

위험 행동은 간호사가 행동의 위험한 본질을 인식하지 못하거나 인정하려고 하지 않을 때 발생할 수 있다. 예를 들어, 투약하였다고 미리 기록해둔 간호사는 기록을 시기적절하게 하려고 그렇게 했을 수도 있지만, 약물이 실제로 투여되지 않는다면 오류를 초래할 수 있다. 기록은 이를 반영하여 저절로 변경되지 않기 때문이다. 간호사 교육 시에는 안전실무에 대한 교육 및 승인된 표준을 따르지 않으면 어떤 결과가 초래되는지에 대한 내용을 포함해야 한다. 행동을 바꾸지 않는 간호사는 징계를 받을 수 있다.

의도적으로 하는 분별없는 무모한 행동(reckless behavior)은 의료현장에서는 거의 발생하지 않는다. 대부분의 의료진은 대상자에게 최선을 다 하고 싶어한다. 오류를 숨기기 위해 기록을 위조하는 것과 간호사가 본인의 담당 대상자가 아니라고 해서 다른 대상자를 돕지 않는 것은 대상자를 실질적인 위험에 빠뜨리는 무모한 행동의 예이다. 무모한 행동은 징계의 근거가 된다. 각각의 상황에서 몇 가지 질문으로 오류가 인적 오류인지, 위험 행동 또는 무모한 행동에 의한 것인지의 여부를 평가하는 데 도움이 될 수 있다(Box 4-1). 이것은 추후 발생한 문제에 대한 적절한 대응을 유도하는 데에도 도움이 될 수 있다.

Box 4-1

오류가 발생하는 이유를 평가하도록 돕는 질문

- 이것은 일회성 사건인가 혹은 경향성이 있는 행동인가?
- 대상자가 위해를 입을 위험이 낮은가 혹은 높은가?
- 간호사는 작업을 올바르게 수행할 수 있는 지식과 기술이 있는가?
- 이와 유사한 상황에서 정책과 표준을 시행한 적이 있는가?
- 간호사가 문제를 스스로 식별하여 보고 했는가 혹은 오류를 은폐했는가?

출처: North Carolina Board of Nursing.(2011). Complaint Evaluation Tool. Retrieved from http://www.ncbon.com/myfiles/downloads/ce-tool.pdf

3. 의료 안전 규정 및 지침

국가 보건의료 전문직 단체는 안전 지침을 검토하고 개선하며, 대상자와 직원을 보호하기 위해 의료전문가가 수립한 전략을 개발한다. 미국 노동부의 직업안전위생관리국(Occupational Safety and Health Administration, OSHA)에서는 공기의 질, 작업능률(작업 중 신체의 자세), 사용한 후 다시 뚜껑을 덮지 않은 주삿바늘이 의료인의 피부를 관통하여 발생하는 감염의 전파예방, 독성물질에 대한 노출예방과 같은 물리적 작업 환경에서의 안전을 위한 규정을 제시한다.

1) 대상자 안전 목표

의료시설에서는 위해를 최소화하기 위해 대상자간호 및 표준작업을 위한 술기 및 정책을 개발한다. 의료평가기구(The Joint Commission, 2015)에서는 의료시설이 준수해야 할 연간 대상자 안전 목표를 발표하고 있다. 이들은 웹사이트 www.jointcommission.org에 업데이트되고 목록이 나열되어 있다. 2015년도 병원 목표는 표 4-2에 요약되어 있다. 병원에서는 대상자와 직원의 안전을 증진하기 위해 이러한 조치를 지속적으로 검토한다. 또한 연례 목표를 이러한 안전 권장사항에 일치시키기도 한다. 의료평가기구에서는 병원이 안전 문제와 관련된 사람들을 처벌하는 것이 아니라, 시스템의 안전 요소를 개선하는 데 초점을 맞춤으로써 안전 문화를 육성하도록 권장한다.

2) 적신호 사건 보고

병원은 중대한 안전 사건을 공동위원회와 같은 규제기관 및 보건당국에 보고해야 한다. 사망 또는 심각한 부상을 초래하는 안전 오류를 적신호 사건(sentinel events)이라고 한다. 병원에서 이를 담당하는 팀은 적신호 사건에 기여하는 환경과 요인을 분석하고 그 안전 문제가 다시 발생하지 않도록 하는 해결책을 개발한다. 해결책은 규제 기관에 보고되고, 규제 당국은 변경 사항이 적용되고 있는지를 감시한다(Joint Commission, 2014b). 대상자의 손상위험 요소를 사정하는 것은 대상자의 안전 측면과 위험을 최소화하는 데 필요한 예방책을 식별하는 데 도움이 되어야 한다.

표 4-2 의료평가기구(The Joint Commission, 2015)의 병원의 국가 대상자 안전 목표

목표	설명	합리적 근거
대상자 확인의 정확성을 향상시킨다.	간호, 치료 및 서비스를 제공할 때 적어도 2가지 환자 식별자를 사용한다. 대상자의 오인과 관련된 수혈(transfusion)오류를 제거한다.	진단 및 치료의 거의 모든 단계에서 실제로 대상자가 바뀌는 오류가 발생한다. 목표는 개인을 확실하게 식별하고, 서비스 · 치료를 해당 개인과 일치시키는 것이다. 식별자는 대상자의 이름, 할당된 식별번호, 전화번호 또는 개인 식별자 등이다.
간호제공자 간 의사소통의 효율성을 향상시킨다.	검사 및 진단 술기의 중요 결과를 적절한 시기에 보고한다.	정상 범위를 벗어나는 중대한 결과는 생명을 위협하는 상황을 나타낼 수 있다.
약물사용의 안전을 향상시킨다.	수술 전후 및 시술 시 멸균영역의 모든 약물, 약물용기 및 용액에 표지를 붙이고 제거한다. 항응고제 사용과 관련하여 대상자에게 위해를 줄 가능성을 줄인다. 정확한 대상자 약물정보를 유지하고 전달한다.	표시가 없는 용기에 담긴 약물이나 용액은 확인할 수 없다. 항응고 요법은 여러 조건에 대한 치료적 요법으로 사용될 수 있다. 항응고 약물은 다른 약물보다 모니터링 및 투여상의 오류로 인해 더 쉽게 대상자에게 위해를 입힐 수 있음을 아는 것이 중요하다. 일치하지 않은 약물은 대상자 결과에 영향을 미칠 수 있다. 약물 조정은 일치하지 않은 약물을 확인하고 해결하기 위한 것이다.
임상 경고 시스템과 연관하여 위해를 감소시킨다.	임상 경고 시스템의 안전을 증진시킨다.	임상 경고 시스템은 간호제공자에게 잠재적 대상자 문제를 알리려는 것이지만, 제대로 작동되지 않으면 환자의 안전을 위협할 수 있다.
의료관련감염(healthcare-associated infections, HAIs)의 위험을 감소시킨다.	질병관리본부(CDC) 및 세계보건기구(WHO)의 손 위생 지침을 준수한다. 급성기 치료 병원에서 다약제 내성 병원체로 인한 HAI를 예방하기 위해 근거기반실무(EBPs)를 시행한다. 중심 정맥선 관련 혈류감염을 예방하기 위해 근거기반실무를 시행한다. 수술부위감염을 예방하기 위해 근거기반실무를 시행한다. 유치카테터요로감염(CAUTI)을 예방하기 위해 근거기반실무를 시행한다.	질병관리본부에 따르면 매년 수백만 명의 사람들이 의료기관에서 간호, 치료 및 서비스를 받는 동안 감염된다고 보고하였다. 의료관련감염을 해결하는 가장 중요한 방법 중 하나는 의료진의 손 위생을 개선하는 것이다. 대상자는 계속 놀라운 속도로 의료관련감염을 습득한다. 예방 및 통제 전략은 위험사정에 근거하여 각 병원의 특정 요구에 맞춰야 한다.
병원은 대상자 집단에 내재된 안전위험을 확인한다.	대상자의 자살위험을 확인한다.	직원이 24시간 대기하고 있는 동안 대상자의 자살은 빈번히 보고되는 유형의 적신호 사건(sentinel event)이다.

CDC: Centers for Disease Control and Prevention; EBP: evidence-based practices.
출처: The Joint Commission.(2015). *National patient safety goals*. Retrieved from http://www.jointcommission.org/standards_information/npsgs.aspx

4. 간호사를 위한 질 향상 및 안전교육

간호사를 위한 질 향상 및 안전교육(Quality and Safety Education for Nurses, QSEN) 프로젝트는 미래의 간호사에게 필요한 지식, 기술 및 태도를 위한 기틀(framework)을 제공하도록 설계되었다.

간호사를 위한 질 향상 및 안전교육은 미국의학연구소(Institute of Medicine, IOM)에서 제시한 역량을 사용하여 실무에 진입하는 데 필수적인 간호의 질 및 안전 역량을 정의하고 있다(QSEN Institute, 2014). 6가지 역량은 다음과 같다.

- 대상자 중심 간호(patient-centered care)
- 팀워크 및 협업(teamwork and collaboration)
- 근거기반실무(evidence-based practice, EBP)

- 질 향상(quality improvement, QI)
- 안전(safety)
- 정보학(informatics)

각 역량 내에서 간호사를 위한 질 향상 및 안전교육은 해당 역량을 달성하는 데 필요한 지식, 기술 및 태도를 정의하였다. 각 역량은 면허를 취득하기 전 수준에서 대학원 교육 수준 중 평균 정도이다. 표 4-3에는 각 역량과 정의를 제시하였다. 이 장에서는 안전 역량에 대해 설명하며, 다른 역량에 대해서는 해당되는 장을 참조하도록 한다.

안전은 간호 교육과정에 있어 첫 학기에서 마지막 학기까지 내내 중요한 구성요소이다. 안전 점검, 스마트 펌프 및

표 4-3 간호사를 위한 질 향상 및 안전교육의 역량과 정의

역량	정의
대상자 중심 간호	대상자나 그 가족의 선호도, 가치, 요구를 존중하며, 이에 근거하여 대상자에게 의사결정의 자료들을 제공하고, 완전한 협력자로서 온정적이고 조화로운 간호를 인지한다.
팀워크 및 협업	간호 및 전문직 팀 내에서 효과적으로 기능하면서 개방된 의사소통, 건강관리전문가로 구성된 팀 안에서 효과적으로 기능하고, 열린 의사소통을 하며, 상호존중 및 의사결정의 공유를 통해 질적 대상자간호를 제공한다.
근거기반실무	최신의 연구기반 근거를 갖춘 임상 전문 지식과 대상자와 가족의 선호도와 가치를 통합하여 최적의 의료서비스가 전달되도록 한다.
질 향상	간호과정의 성과를 관리 감독할 수 있는 각종 자료를 사용하며, 건강관리체계의 질과 안전을 지속적으로 향상시키기 위하여 개선방안을 기획하고 검증한다.
안전	효율적인 시스템과 개별 수행을 통해 대상자 및 의료제공자에게 발생할 수 있는 위해의 위험을 최소화한다.
정보학	정보와 기술을 사용하여 의사소통, 지식관리, 예상되는 오류의 약화(예방) 및 의사결정을 지원한다.

출처: *Nursing Outlook*, Volume 55, Issue 3, May-June 2007, Pages 122-131, Special Issue: Quality and Safety Education. Reprinted with permission from Elsevier.

표 4-4 간호사를 위한 질 향상 및 안전교육의 안전 역량

지식	기술	태도
인적 요소 및 기타 기본적인 안전 설계 원칙뿐만 아니라 일반적으로 사용되는 안전하지 않은 실무를 조사한다(예: 회피 방법, 위험한 약어). 선택된 안전 강화 기술의 이점과 한계를 설명한다(예: 바코드, 공급자 주문 전산 입력, 약물 펌프 및 자동 경계 · 경보). 기억 의존도를 줄이기 위한 효과적 전략에 대해 토론한다.	안전과 질 높은 의료서비스를 지원하는 기술 및 표준 실무를 효과적으로 사용하는 방법을 보여준다. 자기 자신이나 타인에게 해를 입힐 위험을 줄이기 위한 전략의 효과적인 사용을 보여준다. 적절한 전략을 사용하여 기억 의존도를 낮춘다(예: 강제 기능, 체크리스트).	표준화 · 신뢰성이 안전에 미치는 기여도를 평가한다. 인간이 수행하는 실무의 인지적 한계 및 신체적 한계를 분명히 인식한다.
간호 시 오류와 위험의 일반적인 범주를 기술한다. 안전 문화를 창출하는 요인을 기술한다(예: 개방된 의사소통 전략, 기관의 오류보고 시스템).	대상자, 가족 및 의료팀과 위험 및 오류와 관련된 관찰 또는 우려에 대해 의사소통한다. 일촉즉발의 상황(near miss)과 오류보고는 기관 오류보고 시스템을 사용한다.	오류를 방지하는 데 있어서 자신의 역할을 평가한다.
오류의 원인과 책임 및 의무의 할당을 이해하는 데 사용된 과정을 설명한다[예: RCA 및 오류유형 영향분석(failure mode effects analysis, FMEA)].	오류 분석 및 시스템 개선 설계에 적절하게 참여한다. 실수나 일촉즉발의 상황이 발생했을 때, 비난보다는 RCA를 시도한다.	대상자, 가족 및 의료팀의 타 구성원에 의한 경계와 감시(자신의 간호활동 수행 포함)를 평가한다.
국가의 대상자 안전자원, 안건 및 규정에 대한 잠재적이고 실제적인 영향을 논의한다.	국가의 대상자 안전자원을 사용하여 자신의 전문성을 개발하고 의료환경의 안전에 중점을 둔다.	국가적 안전 캠페인과 지역적 실무수행 및 실무환경 간의 관계를 평가한다.

출처: *Nursing Outlook*, Volume 55, Issue 3, May-June 2007, Pages 122-131, Special Issue: Quality and Safety Education. Reprinted with permission from Elsevier.

근거기반 실습을 비롯하여 임상상황의 광범위한 실무영역에서 볼 수 있다. 처음에는 안전에 관련된 지식과 기술을 습득하게 된다. 여기에는 SBAR[상황(situation), 배경(background), 사정(assessment), 권고사항(recommendation)] 도구와 같은 의사소통 기술의 사용을 포함하여, 경계 및 경고의 실습과 함께 임상현장 실무에 국가표준을 통합하는 것이 포함된다. 교육이 끝나면 임상환경에서 안전 실무의 중요성과 오류 예방에 대한 자신의 역할을 중요하게 생각하게 될 것이다. 표 4-4에는 안전에 관한 학습과 관련된 QSEN의 지식, 기술 및 태도에 관한 내용이 포함되어 있다.

5. 의료 안전 문제

다양한 문제로 인해 의료 환경에서 안전 결함의 가능성이 야기되고 있다. 장비의 문제, 절차상의 오류 및 대상자의 손상 등은 대상자에게 부정적인 결과를 초래할 수 있다. 장비 문제를 예로 들면, 잠금장치로 바퀴를 고정하지 않은 채 휠체어에 대상자가 앉으려고 할 때 낙상이 발생할 수 있으며, 가열 패드 장치가 고장 나면 화재를 일으킬 수 있다. 또한 결함이 있거나 접지되지 않은 전기 장비를 사용하면 감전 위험이 높아진다. 대상자간호 영역에서 산소를 자주 사용하면 화재의 위험이 증가한다. 따라서 흡연은 금지되어 있으며 의료 환경에서는 안전과 건강을 증진시키기 위해 반드시 금연해야 한다. 약물을 투여하기 전에 대상자 확인 팔찌를 점검하지 않거나, 정맥주사 주입 속도를 모니터링하지 않는 것과 같은 절차상의 오류는 대상자를 해칠 수 있다. 투약, 실명 또는 청력 상실로 인해 대상자가 낙상이나 화상을 입을 수 있다. 또한 언어나 다른 의사소통 장벽과 혼돈 등으로 인해 대상자의 움직임이 감소할 수 있다.

병원에서 사고나 상해가 발생하면 기관마다 이름이 다를 수 있는 다양한 보고서를 제출해야 한다(예: 사고 보고서, 서비스 질 보증 노트, 대상자 안전 알림). 이러한 서류는 기밀로 유지되고 대상자의 의료기록의 일부는 아니지만, 발생한 사건의 모든 측면을 완벽하게 설명한다. 특히, 보고서에는 사건, 대상자사정 및 대상자에게 제공된 중재를 포함해야 한다. 보고서는 유사한 오류를 방지하기 위한 시스템을 개선을 위한 내부 검토에 사용한다. 오류보고와 같은 내부 질 개선에 대한 문서는 일반적으로 직원이나 간호사에게 불리하게 사용될 수 없다.

비판적 사고 적용하기

당신의 절친한 직장동료가 자신이 했던 투약오류에 대하여 이야기하면서, 해당 사고에 관한 사건보고서(incident report)를 제출하지 않았음을 당신에게 털어놓았다. 당신은 동료에게 사건보고서를 제출하도록 격려했지만, 동료는 "대상자에게 아무 일도 일어나지 않았으며, 나는 그 실수로 곤경에 처하고 싶지 않다."라고 말한다. 당신은 동료 간호사가 항상 매우 신중한 편이며 과거에 실수를 한 적이 없다는 것을 알고 있다. 이 상황에서 당신이 우선적으로 취해야 할 조치는 무엇인가?

정답은 부록 B를 참고하세요.

1) 투약 안전

약물투여는 많은 의료 환경에서 간호사에게 공통된 활동이다. 안전한 투약을 위해 간호사는 항상 올바른 지식을 갖추어야 하며 세심하고, 신중해야 한다. 투약 오류에 영향을 미치는 몇 가지 요소가 있는데, 투약의 6가지 원칙(6 rights) 중 하나라도 따르지 않으면 오류가 발생할 수 있다(20장 참조). 그렇다면 원칙을 지키지 못하는 이유는 무엇인가? 간호사의 피로 누적, 의료진 부족 또는 비상사태와 같은 수많은 요인으로 인해 투약의 6가지 원칙을 준수하지 못할 수 있다. 투약오류의 주요 원인은 약물 투여과정 중에 발생하는 방해이다(Cloete, 2015). 많은 병원에서는 투약 준비 캐비닛 주변에 '방해금지' 영역을 설정하고 있다(그림 4-2). 일부 병

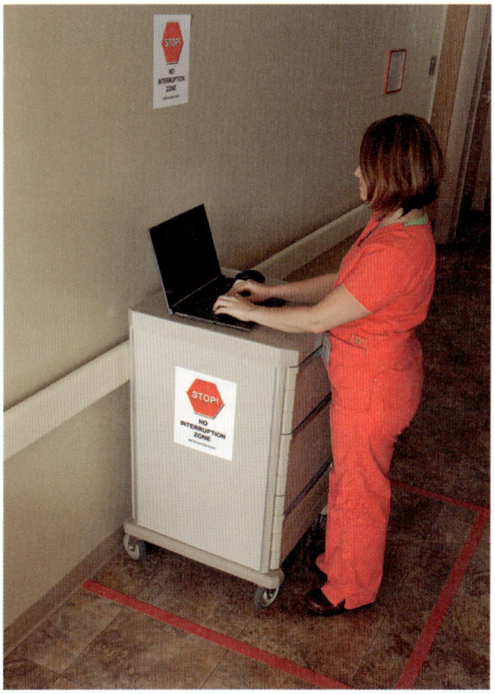

그림 4-2 '방해금지' 영역은 타직원에게 간호사가 지금 투약 중에 있으므로 이를 방해해서는 안 된다고 경고한다.

원에서는 약물 투여를 준비하고 있는 동안 방해를 받지 않기 위한 신호로서 간호사에게 특별한 조끼 또는 가운을 착용하도록 한다.

이름이 유사한 약물을 투여할 때에도 투약오류가 발생할 수 있다. 안전약물 실무연구소(Institute for Safe Medication Practices, ISMP)는 비슷한 이름의 약을 구별하기 위해 약물명 내에 대문자를 사용하는 시스템을 사용하도록 하였다. 이 시스템을 'Tall Man Letters'라고 한다(ISMP, 2011, 그림 4-3). 예를 들어, 도파민(dopamine)과 도부타민(dobutamine)은 비슷한 발음과 비슷한 글자를 갖고 있는 약물이다. 이 약물에 대한 FDA 승인 Tall Man Letters는 DOPamine과 DOBUTamine이다. 대문자를 사용함으로써 비슷한 이름을 갖는 약물이 서로 혼동될 수 있다는 사실에 대하여 주의하도록 환기시킨다. Tall Man Letter를 사용하는 약물목록은 http://www.ismp.org/tools/tallmanletters.pdf에서 확인할 수 있다.

바코드(bar code) 약물 관리는 투약오류를 줄이는 데 도움이 된다. 약물 및 대상자 손목 팔찌의 바코드 스캐닝은 대상자에게 투여되는 약물과 일치하여야 하므로 다른 대상자에게 투약하는 오류 및 잘못된 약물을 투여하는 오류를 줄일 수 있다(그림 4-4). 또한 바코드 스캐닝을 하면 투여 약물용량의 오류빈도도 줄일 수 있다. 예를 들어, 처방이 2개의 정제(tablet)인데 간호사가 1개만을 스캔한 경우, 컴퓨터 시스템에서 투여될 용량이 잘못되었다고 신호를 보낸다. 그러나 모든 시스템 및 절차와 마찬가지로, 오류 알림 메시지에도 불구하고 일반적으로 시스템을 회피하여 오류 알림을 무시하고 업무를 계속 할 수 있다. 이러한 식의 시스템 회피는 투약 오류를 예방하기 위해 설치된 안전 시스템을 우회하는 것으로써 바람직하지 않다. 투약 중에 오류 알림 메시지를 확인하면, 간호사는 반드시 시간을 들여 오류의 원인을 판별하고 원인을 수정해야 한다.

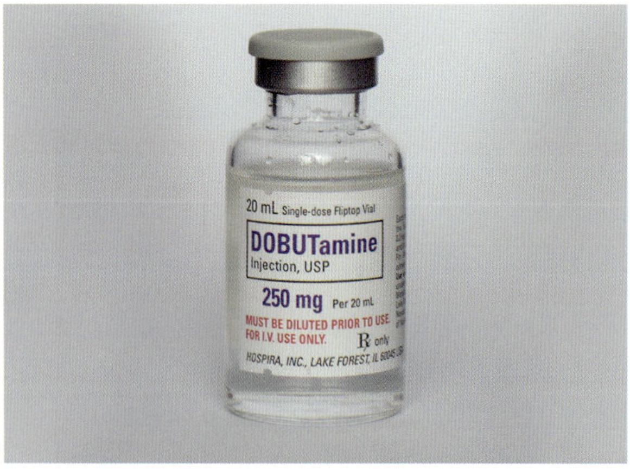

그림 4-3 ISMP의 Tall Man Letters 시스템은 유사한 이름의 약물을 구별하는데 도움이 된다.

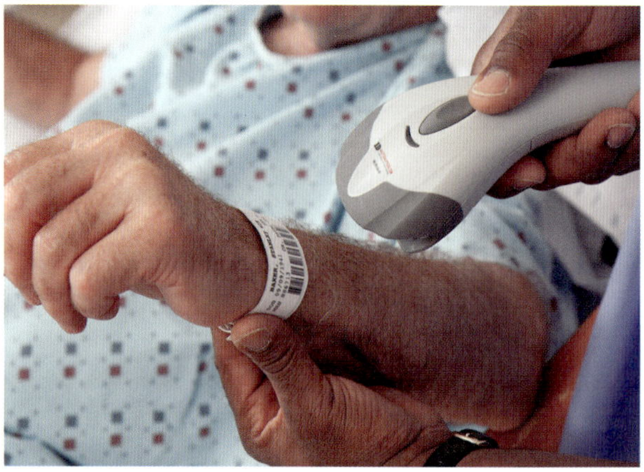

그림 4-4 대상자 손목 팔찌와 약물의 바코드 스캐닝은 투약오류를 줄이는 데 도움이 된다.

2) 의료종사자의 위험

의료진도 역시 모든 의료 환경에서 자신의 안전에 대한 위험을 인식하고 있어야 한다. 일반적인 위험으로는 바늘이나 메스와 같은 날카로운 것에 찔리거나 베여 혈액 매개 병원체(blood-borne pathogens)에 노출되거나, 대상자를 이동시키거나 무거운 물건을 들어 올리는 것에 의한 허리 부상, 항암제에 과다 노출되는 결과로 인해 잠재적으로 생식기계의 부정적인 결과가 초래되는 것 등을 포함한다. 최근 몇 년 동안 대상자와 방문객으로부터 받는 폭력과 폭행 위협이 의료인에게 심각한 위험으로 대두되었다. 안전 습관은 최적의 치료환경을 보장하고 의료진의 건강을 증진시킨다.

모든 위험한 노출 또는 조건에는 근로자를 보호하기 위한 중재가 필요하며, 예방 전략에 대한 훈련이 필수적이다. 바늘 없는 장치를 사용하면 바늘에 찔리는 것을 방지할 수 있고, 적절한 리프팅 장치를 사용하여 허리 부상을 예방할 수 있으며, 화학물질에의 노출을 예방하기 위해서는 개인용 보호장비 사용 및 특수 취급 절차가 필요하다. 의료 환경에서 폭력을 방지하기 위한 통제에는 경보장치 사용, 보안조치 강화, 조명 개선 및 인력 증가 등이 포함될 수 있다.

3) 환경 안전

간호는 근무지의 환경보건 및 안전과 관련된 중요한 문제에 점차적으로 직면하고 있다. 결과적으로 많은 병원기관이 쓰레기로 오염된 지역을 파악하고, 이전에는 쓰레기로 간주되었던 많은 물품을 회수하는 '친환경팀(green teams)'을 구성하고 있다. 예를 들어, 플라스틱이나 폴리비닐 제품으로부터 대상자에게 화학성분이 침출되지 않도록 하기 위해 수액 및 약물 전달 시스템에서 보통 사용되는 화학구성성분을 재검사하고 있다. 친환경팀의 역할은 대상자, 의료진 및 지역사회 건강 측면에서 점진적으로 더욱 중요해질 것이며, 폐기물 처리과정을 개편하게 될 것이다(Meija & Sattler, 2009).

6. 질 향상과 안전 개선 도구

대상자간호의 질 향상과 안전 개선을 도모하기 위해 의료에 몇 가지 도구가 사용된다. 일부는 의료분야에서 시작되었으며, 또 일부는 다른 산업에서 도입되었다. 이러한 도구 중 일부를 다음에 소개하고자 한다.

1) 질 향상과 안전 개선을 위한 일반 도구

전문직 간호사는 자신의 행동에 책임이 있으며, 안전한 근거기반 간호를 제공하기 위해 모든 노력을 기울여야 한다. 오류의 위험을 줄이고 질적 간호를 제공할 가능성을 높이기 위해 여러 시스템 도구를 사용할 수 있다. 오류를 줄이기 위한 일반 원칙의 몇 가지 예로는 과실방지(mistake-proofing), 체크리스트, 중복 또는 연속 검사 구축이 있다.

과실방지는 튜브의 연결부가 상호교환될 수 없도록 만드는 것이다. 예를 들어, 장관영양튜브(enteral feeding tube)는 물리적으로 정맥주사용 튜브와 연결될 수 없어야 한다. 대상자간호가 점점 더 복잡해짐에 따라 오류 가능성이 증가하므로, 간호사는 무엇이든 연결하기 전에 시간을 들여 환자에게 적용된 모든 라인을 점검해야 한다. 그러나 안전하지 않은 연결을 불가능하게 만드는 시스템을 통해, 오류 예방의 책임이 인간이기에 오류를 범할 수 있는 간호사에게서 잠재적으로 더 신뢰할 수 있는 과실방지 시스템으로 전가된다. 시스템적으로 튜브가 서로 연결되지 않으면 멸균되지 않은 장관급식용 수액을 정맥에 주입하는 실수를 하는 것은 불가능하다.

체크리스트(checklists)는 대상자를 안전하게 보호하고 질적 간호를 보장할 수 있는 기회를 제공한다. 의료계에서 체크리스트 사용의 초기 사례는 수술절차에 대한 보편적인 프로토콜(universal protocol)을 들 수 있다(The Joint Comission, 2014a). 이 표준 체크리스트에 의해 수술실과 시술 담당직원은 수술실에 있는 모든 사람이 대상자, 진행될 수술절차 및 수술부위를 확인할 수 있도록 하는 '타임아웃(time out)'을 완료한다. 보편적인 프로토콜('타임아웃'이라고도 함)에 대한 추가 정보는 22장에서 제공된다. 체크리스트 사용의 또 다른 예는 제공될 간호를 안내하는 것이다. 예를 들어, 모든 안전 포인트를 준수하는지 확인하기 위해 중심정맥 카테터(central venous catheter)를 삽입하는 과정에서도 체크리스트를 활용할 수 있다. 또한 당뇨병 환자가 퇴원할 때 체크리스트를 사용하여 필요한 모든 교육이 완료되었는지 확인할 수 있다. 체크리스트는 모든 필요한 간호가 완료되고 기록되었는지를 보장하기 위해 내부 질 향상 관리 문서(즉, '이는 대상자 기록의 일부가 아니다.')로 사용될 수 있다.

특정한 고위험 시술이나 사건에 대한 연속 또는 중복 검사에 필요한 안전을 추가한다. 예를 들어, 2명의 간호사(RN)가 대상자정보를 점검하고 혈액 제제가 올바른 것인지 중복 확인하며 대상자에게 안전한지를 보장하기 위해 투여될 예정인 혈액 제제에 관한 정보를 연속적으로 점검한다(그림 4-5). 의약품 중 일부는 투여 전에 2명의 간호사가 검사해야 하는 경우도 있다. 새로 처방된 약물은 여러 차례 연속 검사를 거치게 된다. 약물을 투여하기 전에 병동코디네이터, 간호사, 약국기사, 약사 등이 검사한다. '과다업무'를 피하는 것도 중요하지만 위험이 높거나 복잡한 상황에서는 안전을 확보하기 위해 시스템적인 이중검사가 필요할 수 있다.

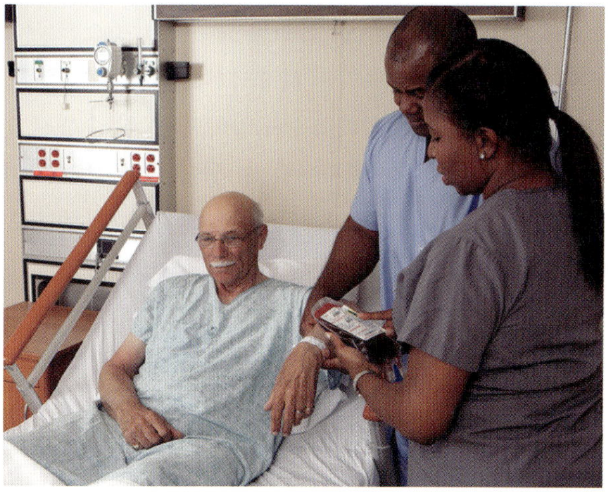

그림 4-5 수혈과 같은 위험도가 높은 업무 시에는 시술의 정확성과 안전성을 보장하기 위해 2명의 간호사가 필요하다.

2) 의사소통

인간은 하루 종일 서로 의사소통을 한다. 의료 환경에서 의사소통은 안전하고 질적인 간호를 보장하는 데 중요하다. 의사소통은 대상자와의 의사소통 및 의료진 간의 의사소통을 포함한다. 6장에서 의사소통의 기본원리를 설명하고 대상자와의 의사소통에 초점을 맞출 것이다.

의료분야에서의 의사소통은 지속적이고 필수적이므로 명확하고, 정확하며, 간결해야 한다. 불명확하거나, 부정확하거나, 시기가 적절하지 않은 의사소통은 질적 결함 및 오류를 유발한다. 의료오류의 약 66%가 의사소통이 제대로 되지 않은 것에 의하여 발생한다는 근거가 있다[Agency for Healthcare Research and Quality(AHRQ), 2014b]. 간호수행과 대상자 안전을 향상시키기 위한 팀 전략 및 도구(Team Strategies and Tools to Enhance Performance and Patient Safety, TeamSTEPPS)는 의사소통이 안 되는 것을 극복하고 대상자를 안전하게 지키기 위해 사용하는 도구로서 미국 국방부 및 AHRQ가 개발한 의사소통 시스템이다. TeamSTEPPS는 다양한 병원환경에서 사용할 수 있는 여러 가지 의사소통 기술의 근거기반 도구로, TeamSTEPPS 도구를 사용하면 팀워크, 팀 효율성 및 대상자 안전을 향상시키는 것으로 나타났다(AHRQ, 2014a).

가장 일반적으로 사용되는 TeamSTEPPS 도구는 SBAR인데, 이는 상황(situation), 배경(background), 사정(assessment), 권고사항(recommendation)을 의미한다. 이 도구는 다른 TeamSTEPPS 도구와 함께 16장에서 소개될 것이며, SBAR의 예는 이 책의 많은 임상 관련 장에 수록되어 있다.

이외에도 일반적으로 사용되는 TeamSTEPPS 도구로는 업무계획회의(huddles)와 업무보고(debriefs)가 있다. 업무계획회의는 해당 교대 주의 집중을 요구하는 중요한 문제를 강조하기 위하여 교대 초기에 시작되기도 한다. 또한 업무계획회의는 새로운 장비나 과정을 도입하거나, 잘 수행된 업무를 직원에게 알리는 데에 사용될 수 있다. 업무보고는 대개 비상사태와 같은 사건이 있은 후에 진행된다. 업무보고 중 논의되는 일반적인 문제는 잘된 것, 잘되지 않은 것, 다음에 다르게 수행되어야 하는 것 등이다. 업무보고에서 얻은 학습 내용은 다른 직원과 공유함으로써 업무 과정 및 절차를 개선할 수 있다.

3) 케어번들

연구에 따르면, 대상자간호 요소를 케어번들(care bundles, 일련의 간호행위)로 결합하고, 이러한 케어번들을 일관되게 수행하면 대상자의 위해를 감소시킬 수 있다는 것이 입증되었다. 미국건강증진연구소(Institute for Healthcare Improvement, IHI)에서 대상자를 안전하게 지키는 데 도움이 되는 몇 가지 케어번들을 개발했으며, 기타 전문 간호단체나 의료 단체와 같은 기관에서 실무 표준으로 사용되는 케어번들을 개발했다.

케어번들의 한 가지 예는 중심정맥 카테터 관련 혈액감염(central line-associated bloodstream infection, CLABSI)을 예방하기 위한 간호의 경우이다. 정맥에 IV 카테터가 삽입되어 있을 시, 특히 중심정맥 카테터가 삽입되어 있으면 감염위험이 높아진다. 중심정맥 카테터 케어번들의 요소는 CLABSI의 위험을 줄이도록 설계되었다. 케어번들의 5요소는 다음과 같다(IHI, 2012).

- 손 위생
- 정맥주사 삽입 시 최대멸균방어술(maximal barrier precaution) 적용(멸균 가운 및 장갑, 모자, 안면 보호대, 멸균 드레이프 사용)
- 정맥주사 삽입부위는 클로르헥시딘(chlorhexidine)으로 피부 준비
- 성인의 경우 대퇴정맥 부위를 피하며, 카테터 삽입을 위한 최적 부위 선택
- 정맥주사의 필요성을 매일 검토하여 더 이상 필요하지 않을 때 즉각 제거

케어번들은 기존의 다른 절차나 간호를 대체할 의도로 만들어지지 않은 짧고 집중적인 간호행위의 목록이다. 중심정맥 카테터 케어번들과 달리, 중심정맥 카테터 관리 및 이와 관련하여 매일 제공하는 간호에 대한 내용은 다른 간호표준, 일례로 질병관리본부(CDC, 2011)에서 제시한 간호표준에 설명되어 있다.

4) 질 향상 지표와 안전 결과의 측정

많은 저자들은 "측정을 하고 나면 완성된다."라고 말했다. 메디케어 및 메디케이드 서비스센터(Centers for Medicare and Medicaid Services, CMS)와 같은 의료비용을 지불하는 의료보험 조직이 의료 서비스 결과를 추적하기 시작했을 때

결과가 개선되는 것으로 나타났다. 예를 들어, CLABSI 비율을 추적하는 것은 CLABSI를 줄이는 것과 관련이 있다. 2003년 이래로 병원에서는 심근경색(myocardial infarction)으로 입원한 대상자가 퇴원할 때 아스피린을 처방했는지의 여부와 같은 다양한 과정의 조치들을 준수하고 있다고 자발적으로 보고했다. 그러나 이러한 과정의 측정으로 항상 대상자의 단기 결과나 장기 결과가 개선되는지의 여부는 알 수 없다. 최근에는 감염률, 병원 재입원율 및 사망률과 같은 결과 측정 방법이 보고과정에 추가되었다.

2010년에 통과된 환자 보호 및 부담적정보험법(Patient Protection and Affordable Care Act, PPACA)에 성과지불방식(value-based purchasing program, VBP)이 포함되었다. 이 성과지불방식을 통해 메디케어 및 메디케이드 서비스센터는 이러한 핵심 과정 및 결과 측정에 대한 국가 표준을 충족하지 못하는 병원에 대해 환급비 지급을 보류할 수 있으며, 표준 이상을 달성하는 병원은 추가 환급을 받을 수 있다.

또한 성과지불방식의 일부는 만족도 조사에 대한 대상자의 응답을 기반으로 한다. 병원의 경우, 이 설문조사는 의료진과 시스템에 대하여 병원 소비자가 하는 평가(Hospital Consumer Assessment of Healthcare Providers and Systems)이며, 일반적으로 HCAHPS라고 약자로 쓰고 H-CAPS라고 읽는다. HCAHPS 설문지는 의사와 간호사를 포함한 의료진과 대상자 간 의사소통의 효과, 통증 관리, 시설의 청결도, 그리고 밤에 얼마나 조용했는지에 대한 질문이 들어 있다. 이러한 대상자 만족도에 관한 질문은 제공된 간호의 질과 동일하지 않다는 우려가 있지만, 존중받으며 치료받지 못했다고 느끼거나 소음이나 통증으로 잠을 잘 수 없었다고 느끼는 환자가 최상의 질적 간호를 받지 못했다는 것은 자명하다.

이러한 핵심 측정 결과는 메디케어 및 메디케이드 서비스센터 및 합동위원회에 보고된다. 많은 측정 결과는 메디케어 및 메디케이드 서비스센터의 Hospital Compare 웹사이트에 게시된다(http://www.medicare.gov/hospitalcompare/search.html). 예를 들어, 이 사이트에서 의료소비자는 지역 병원 간의 감염률을 비교할 수 있다. 동일 웹사이트 내 다른 페이지에서는 장기요양 보호시설을 비교할 수 있다(http://www.medicare.gov/nursing-homecompare/search.html).

메디케어 및 메디케이드 서비스센터는 여러 사건 혹은 '불가사고(never events)'라고 하는 사건을 확인한다. 불가사고는 의료분야에서 결코 발생해서는 안 되는 사건이다. 불가사고는 낙상, 욕창 발생 및 원내감염과 같은 것을 포함한다. 대상자가 입원하는 동안 불가사고가 발생하면, 해당 사건과 관련된 진료비용은 메디케어 및 메디케이드 서비스센터가 지불하지 않고 병원에서 부담해야 한다. 메디케어 및 메디케이드 서비스센터가 이 규정을 시행한 후, 민간 보험회사에서도 이를 신속히 준수하였다. 진료 표준을 만드는 것 외에도, 병원에 환급을 해 주지 않음으로써 병원에 입원하는 동안 대상자가 이러한 불가사고를 경험하지 않도록 보장하기 위한 강력한 재정적인 동기를 제공한 것이다.

주요개념

- 대상자의 안전은 간호사를 포함한 모든 의료진의 책임이다.
- 안전 간호가 질적 간호에 기여하는 반면, 질적 간호는 안전 그 이상이다.
- 효과적인 의사소통은 안전과 질적 간호에 필수적이다.
- 근거기반 의사소통 전략을 사용하면, 팀워크와 대상자간호를 향상시킨다.
- 근거기반 케어번들을 사용하면 대상자의 결과가 개선된다.
- 의료진은 '불가사고'를 예방하도록 노력해야 한다.
- 병원에 지급되는 진료비용 환급은 성과에 따라 달라진다.

REFERENCES

Agency for Healthcare Research and Quality. (2014a). *TeamSTEPPS fundamentals course: Module 3, Communication, Classroom Slides*. Retrieved from http://www.jointcommission.org/standards_information/up.aspx

Agency for Healthcare Research and Quality. (2014b). *TeamSTEPPS fundamentals course: Module 1, Introduction*. Retrieved from http://www.ahrq.gov/professionals/education/curriculum-tools/teamstepps/instructor/fundamentals/module1/m1evidencebase.html

Centers for Disease Control and Prevention, Healthcare Infection Control Practices Advisory Committee. (2011). *Guidelines for the prevention of intravascular catheter-related infections, 2011*. Retrieved from http://www.cdc.gov/hicpac/pdf/guidelines/bsi-guidelines-2011.pdf

Cloete, L. (2015). Reducing medication errors in nursing practice. *Nursing Standard, 29*(20). doi: 10.7748/ns.29.20.50.e9507

Hoyert, D., & Xu, J. (2012). Deaths: Preliminary data for 2011. *National Vital Statistics Report, 61*(6), 1–51. Retrieved from http://www.cdc.gov/nchs/data/nvsr/nvsr61/nvsr61_06.pdf

Institute for Healthcare Improvement. (2012). *How-to guide: Prevent central line-associated bloodstream infection (CLABSI)*. Cambridge, MA: Author. Retrieved from http://www.ihi.org/resources/Pages/Tools/HowtoGuidePreventCentralLineAssociatedBloodstreamInfection.aspx

Institute of Medicine, Committee on Quality of Health Care in America. (2001). *Crossing the quality chasm: A new health system for the 21st century*. Washington, DC: National Academies Press.

Institute of Safe Medication Practices. (2011). FDA and ISMP lists of lookalike drug names with recommended tall man letters. Retrieved from http://www.ismp.org/tools/tallmanletters.pdf

James, J. (2013). A new, evidence-based estimate of patient harms associate with hospital care. *Journal of Patient Safety, 9*(3), 122–128. doi: 10.1097/PTS.9b913e3182948a69

Joint Commission. (2014a). *Facts about the Universal Protocol*. Retrieved from http://www.jointcommission.org/standards_information/up.aspx

Joint Commission. (2014b). *Sentinel events: Statistics*. Retrieved from http://www.jointcommission.org/Sentinel_Event_Policy_and_Procedures/

Joint Commission. (2015). *National patient safety goals*. Retrieved from http://www.jointcommission.org/standards_information/npsgs.aspx

Kohn, L., Corrigan, J., & Donaldson, M. (Eds.); Institute of Medicine, Committee on Quality of Health Care in America. (1999). *To err is human: Building as safer health care system*. Washington, DC: National Academies Press.

Marx, D. (2012). *Just culture algorithm v3.2 for employers*. Plano, TX: Outcome Engenuity (http://www.justculture.org)

Mejia, E. A., & Sattler, B. (2009). Starting a health care system green team. *Association of Operating Room Nurses Journal, 90*(1), 33–40.

Occupational Safety & Health Administration. (n.d.). *About OSHA*. Retrieved from www.osha.gov

QSEN Institute. (2014). *QSEN*. Retrieved from http://qsen.org/competencies/pre-licensure-ksas/

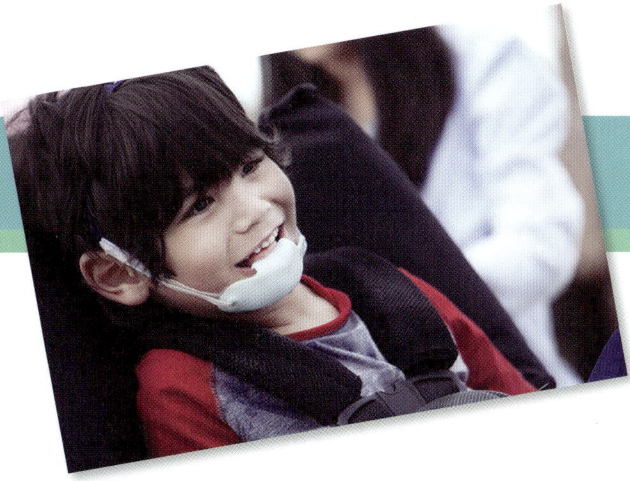

CHAPTER 5

문화와 다양성

Culture and Diversity

Janet Lenart

비판적 사고를 위한 사례

6세인 정우를 돌보는 간호사는 재활기관에서 일하고 있다. 정우는 3세 때 교통사고로 4번 경추가 손상되었다. 정우는 의식이 명료하지만 목 아래로는 움직일 수 없어 전적인 간호가 필요하다. 정우의 부모는 조선족으로, 정우가 앞으로는 집에서 간호를 받을 수 있을 것이라고 믿고 있다. 하지만 재활기관에서는 정우를 또 다른 장기요양시설로 보내기를 원하고 있다. 이와 같이 의견이 다를 때는 어떻게 해결해야 할 것인가?

이 장을 학습한 후, 위의 사례를 읽고 다음의 내용에 대하여 비판적 사고를 적용하여 복습한다.

1. 정우의 부모가 집에서 정우를 간호하는 경우, 부딪힐 수 있는 주요 문제를 열거하고, 가족의 신념이 정우의 간호에 어떤 영향을 미칠 것인지를 생각한다.
2. 자신의 문화적 배경을 고려하면서 정우의 부모라면 어떻게 할 것인지를 분석하고, 이 상황에서 어떻게 반응할 것인지를 표현한다.
3. 위 사례를 읽고 이 장을 학습한 후, 자신의 문화적 배경이 자신의 사고에 어떻게 영향을 미쳤는지를 분석한다.

주요용어

건강 불평등 health equity
건강 형평성 health disparity
관습 rituals
고정관념 stereotype
내재적 편견 implicit bias
문화 culture
문화적 다양성 cultural diversity
문화적 상대성 cultural relativity
문화적 역량 간호 culturally competent nursing
문화충격 culture shock
민족 또는 민족정체성 ethnicity or ethnic identity
민족중심주의 ethnocentrism
소수민족 minority
인종 race
인종주의 racism
주요 정보제공자 key informants
하위문화 subculture
횡문화 간호 transcultural nursing

학습목표

1. 문화의 특성에 대해 논의한다.
2. 문화와 관련된 개념을 정의한다.
3. 문화적 맥락에서 대상자의 반응을 바라봄으로써 인간에 대한 이해를 도모한다.
4. 고정관념적 사고와 민족중심적 가정을 반영하는 자신과 타인의 행동양식을 표현한다.
5. 다양한 문화의 사람들과 효과적으로 의사소통한다.
6. 간호사 자신의 문화와 그것이 자신의 간호실무에 미치는 영향에 대한 증진된 자각을 보여준다.
7. 민족에 근거한 면담을 수행한다.

간호는 인간의 실제적 또는 잠재적 건강문제에 대한 반응에 관여해왔다[American Nurses Association(ANA), 2010]. 앞의 사례에서는 그러한 반응이 대상자, 가족, 건강관리전문가 등의 문화에 의해 대상자가 어떠한 영향을 받는지를 생각해 볼 수 있다. 문화와 민족에 대한 이해는 다음 사항을 실행함으로써 간호의 질을 향상시키는 데 도움을 준다.

- 간호사는 다양성을 증가시키기 위해 효과적으로 의사소통을 한다.
- 간호사는 대상자의 통합에 더 정확하게 참여하도록 사회적 · 문화적 상황을 고려한다.
- 간호사는 의도적이지 않더라도 자신의 문화적 편견을 대상자와 동료에게 강요하지 않도록 한다.

이 장의 첫 부분에서는 문화의 특성, 민족 또는 민족정체성, 소수문화, 민족중심주의, 인종, 인종주의, 관습, 하위문화, 고정관념 등과 같은 관련 개념과 문화의 이론적 해석을 다루었다. 이 장의 두 번째 부분에서는 문화 및 민족과 간호의 관계를 논의했으며, 간호사정과 중재를 강조하고 있다.

1. 문화의 정의

문화라는 인류학적 개념은 비교적 최신의 것으로, 간호학에서 문화의 개념과 이를 연구하는 방법은 인류학에서 도입되었고, 이 개념은 1871년(Tylor, 1871)에 처음으로 정의되었다. 그 이후 문화와 관련된 많은 학파가 생겨나기 시작했다. 인류학자들은 '문화는 대부분 의식하지 않은 상태에서 개인의 의식 속에 있는 깊고 지속적인 방식으로 행위를 통제한다'(Hall, 1959)라고 정의하였다. 이 장에서 사용한 문화의 정의는 다음과 같다.

> 문화(culture)는 개인이 속한 지역사회가 수용한 명백한 믿음, 태도, 가치, 관습, 규율, 터부, 예술 및 생활방식 등이 함축된 시간을 두고 얻어진 하나의 학습되고 양식화된 행위적 반응이다. 문화는 가족과 사회조직 내에서 먼저 학습되고 전달되며, 그 그룹의 다수가 공유한다. 또한 개별화된 세계관이 포함되어 있으며, 의사결정을 유도하고, 자기가치인 자기존중감을 만들어낸다(Giger, 2013, p. 2).

문화적 특성은 개인보다 집단적인 속성임을 유의해야 한다. 같은 그룹 내에도 갈등을 유발할 정도로 다른 문화적 믿음과 행위에 유착되어 있는 개인 구성원이 있을 수 있다. 고정관념은 한 집단의 사람에게 내재된 문화에 대한 개념이 그 집단의 모든 사람에게 일률적으로 적용되어 문화적 다양성을 무시할 때 발생한다. 예를 들어, 건강 불평등 관련 연구에서는 소수 민족의 사람들이 비히스패닉 백인에 비해 암에 걸릴 확률이 있다는 것을 보여 주었다. 하지만 이것이 그중 모든 개인들에게 사실이라고 가정하는 것은 실수일 것이다(Ramirez, Rutten, Oh, Vengoechea, Moser et al., 2013).

문화는 언어, 행동 그리고 상징을 통해 전달된다. 대부분의 존재는 상징적인 의미가 있을 수 있다. 예를 들어, 색깔은 보편적으로 의미를 지니고 있지만, 그 의미는 문화에 따라 또 그 전후관계에 따라 변화한다. 검은색은 서양인 사이에서 죽음과 애도를 나타내지만, 중국에서는 흰색이 그러한 의미를 지닌다. 서양은 색깔을 성(분홍색과 파란색)과 움직임(빨간색과 녹색)으로 코드화하지만 시대 또는 사회적 상황에 따라 그렇지 않을 수도 있다. 즉, 태국은 성과 태도가 아닌 시대 또는 사회적 상태를 색으로 구분한다. 그들은 그 주의 행운의 날을 특별한 색으로 나타내고, 왕족은 파란색, 왕과 수도사는 황금색으로 표시한다. 기독교인의 경우 성직자는 검은색과 흰색의 옷을 입는 반면, 대승불교도의 경우 수도승은 회색의 옷을 입는다. 미엔족*의 무당이 빨간 옷을 입는다. 전통적으로 병원 간호사의 흰색 유니폼은 간호의 청결과 깨끗함을 상징하며, 의사의 검은색 바지 또는 흰색의 상의와 재킷은 권위를 상징한다.

National Center for Cultural Competence(2014a)에 따르면

> 문화는 특정 그룹이 그들의 행위를 생성하고 세상에 대한 그들의 경험을 해석하는 데 사용하는 학습되고 공유된 지식이다. 이는 사람들이 어떻게 상호작용하며, 세상에 관해 그들이 무엇을 '아는지' 그리고 그들이 자신을 발견하는 사회적 · 물질적 환경에 어떻게 대응할지 등 현실에 대한 반응을 만들어낸다. 이는 그들의 종교, 도덕, 관습, 기술 및 생존전략에 반영되고 일, 부모, 사랑, 결혼 및 건강, 정신건강, 안녕, 질환, 장애, 죽음을 이해하는 데 영향을 미친다.

예를 들어, 대부분의 서구사회에서는 공공장소에서 침을 뱉는 행위를 더럽고 공격적인 일로 여길 수 있지만, 이와는 대조적으로 이슬람교 사회에서는 의식이 진행되어 목욕을 할 때 침을 뱉는 일이 청결한 종교적 행동으로서 이해될 수

* 미엔족(Mien)은 라오스의 낮은 산지와 주변국에 살며 농업으로 자급자족하고 반유목민 생활을 하는 사람들이다. 이들 중 어떤 이들은 1960년과 1970년에 월남전에서 공산당에 대항하여 미중앙정보국과 함께 싸웠다. 1975년, 공산당이 라오스 정부를 탈취할 때까지 미엔족의 많은 사람들은 피난민으로 피난살이를 했고, 일부는 미국에 정착하여 살고 있다.

있다. 특히 이성 앞에서 침을 뱉는 행위는 친밀성과 관련되어 강력한 문화적 관습에 위반하기 때문에 서구사회에서는 매우 당황스럽고 불쾌한 것으로 받아들여진다. 신체검사를 받기 위해 신체를 노출하는 것은 간호사나 의사에 의해 일반적으로 받아들여지는 프로토콜이다. 이와 같은 동일한 행동에 대한 서로 다른 해석은 문화가 하나의 사회 안에서 배우고 훈련되는 것임을 나타낸다. 문화는 한 집단의 구성원이 공유하고 만들어내는 '일반적인 상식'을 축적하는 것이다. 이는 세대를 통하여 후세에 전달하는 삶의 공통적인 문제를 해결하기 위한 해답을 제공한다(Gary & Thomas, 2006).

문화는 역동적이고 시간이 지나면서 변화한다. 서양에서는 침을 뱉는 행위를 몇 세기 동안 비난하지 않았다. 그러나 공중보건학이 박테리아가 질병을 유발하고 객담이 박테리아를 운반한다는 사실을 밝혔을 때 침을 뱉는 것은 불쾌한 행위 중 하나가 되었다. 침을 뱉는 것에 대한 서양인의 사고방식에 반전이 시작되었던 것은 19세기 말 결핵이 광범위하게 유행하고 있던 때였다. 이 예는 문화가 사람들에 의해 창조된다는 것을 보여 주는 것으로, 무의식적으로 새로운 지식, 상황, 도전이나 위협에 대처하려고 할 때 낡고 오래된 상식이 효력이 없어질 수도 있다.

간호사는 문화의 영향을 받는 대상자의 반응을 사정하고 관찰할 의무가 있기 때문에 문화가 행동에 어떻게 영향을 미치고, 도움을 주는지를 이해할 필요가 있다(Douglas, Pacquiao, Callister, Hattar-Pollara, Lauderdate et al., 2014). 문화는 간호지식에 있어 필수적인 구성 요소이다. 문화적 간호는 문화를 고려하는 대상자 중심의 근거 중심적 간호 행위를 말한다(Giger, 2013, p. 5). 문화는 같은 문화를 공유하는 사람 사이에서는 매우 효과적으로 의사소통되지만, 서로 다른 문화를 가지며 이를 이해하지 못하는 사람 사이에서는 심각하게 왜곡될 수 있다. 문화는 비슷한 문화의 사람들이 그들이 표현하는 특정한 전후관계의 부분으로서 서로의 의미를 이해할 수 있게 한다. 다른 사람의 비언어적 행위를 거의 정확히 '파악하게' 하고 단어, 상징, 침묵을 통해 의사소통한다(Hall, 1959).

사회적 상호작용 의미 중 최소한 2/3가 비언어적 의사소통인 몸짓이나 발성(예: 한숨, 기침, 웃음, 툴툴거리는 것, 휘파람), 공간과 거리이다. 즉, 간호사와 대상자가 똑같은 언어를 사용하더라도 각각의 문화를 이해하지 못한다면, 메시지 또는 정보의 2/3를 잘못 이해할 수도 있다(Douglas et al., 2014).

1) 문화의 특성

문화의 특성은 Box 5-1에 요약하였다.

(1) 문화는 학습된다

문화는 그룹 간의 지속적인 접촉과 그룹 내의 반복되는 관찰과 참여를 통해 학습된다(그림 5-1). 문화를 익히는 데는 시간이 걸린다. 어떤 배움은 의도적이고, 어떤 것은 무의식적으로 흡수된다. 어떤 사람이 배운 문화가 다른 사람의 문화와 다를 때, 매우 혼란스러워지거나 스트레스를 받을 수 있다. 이해가 되지 않는 문화의 갑작스러운 경험을 문화충격이라고 한다(Oberg, 1954). 문화충격은 해결을 위한 일련의 인지할 수 있는 단계(허니문, 각성, 결

Box 5-1 문화의 특성

문화는 …이다.

- 타고나는 것이 아니라 다른 사람들로부터 배우는 것이다.
- 시간을 두고 배우는 것이다.
- 시간을 두고 서로 의사소통하는 사람들에 의해 공유되는 것이다.
- 그 구성원에 따라 다르게 공유되는 것이다: 어떤 사람은 다른 사람보다 더 많이 사용하고 배우며, 어떤 사람은 다른 사람보다 다른 문화에 더 많이 접근하고 행동한다.
- 역동적이다: 문화는 항상 다양하게 변화한다.
- 다양하다: 문화는 아이디어와 선택을 증가시킨다.
- 그 문화 구성원의 관점에서 합리적이다: 그 문화만의 양식이 된다.
- 함축적이다: 문화는 관습이며 익숙해진 가설이다.
- 그 구성원조차 쉽게 설명하지 못한다.
- 안정화된다: 문화는 인간의 반응을 일반적으로 예측 가능하게 한다.
- 자기 민족중심적이다: 문화는 옳은 표준으로서 자신들의 문화를 사용한다.
- 사회생태적 전후관계와 연계된다.
- 침투성이 있으며 전체적이다.
- 의식적이다.
- 많은 수준의 양식에서 인지할 수 있다.

문화는 …이 아니다.

- 개인적인 수준에서 예측할 수 있는 것이 아니다.
- 외부 사람에게 반드시 논리적이거나 합리적일 필요가 있는 것이 아니다.
- 하나의 특성묶음이 아니다.

문화는 …하는 기능을 한다.

- 행동을 위한 청사진을 제공하여 행위를 안내하는 기능을 한다.
- 경험을 해석하거나 의미를 부여하는 기능을 한다.
- 다른 모르는 것을 설명하는 기능을 한다: 왜 우리는 태어났는가; 왜 우리는 우리 가족 안에서 태어났는가; 왜 우리는 고통을 경험하고, 꿈을 꾸고, 죽고, 다른 사람과 다른 경험을 하는가.

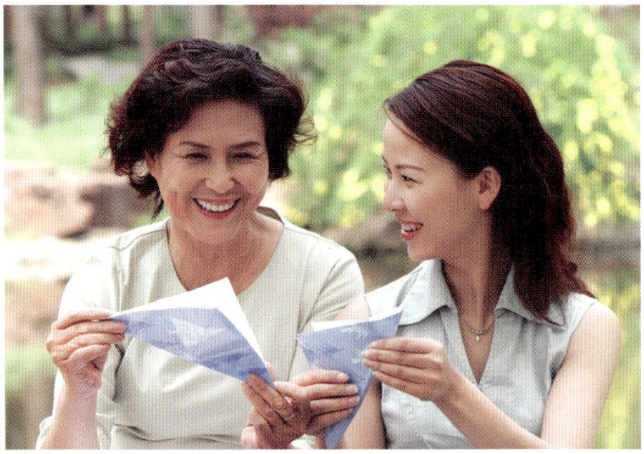

그림 5-1 예술작업은 하나의 문화형태로서 다음 세대에 전해진다.

심 시작, 효과적인 기능)를 거쳐 정상적으로 진행되는 스트레스 증상이다. 문화충격은 그들의 일상에 영향을 미치는 새로운 환경의 사람, 행동, 행사를 관찰하여 참여할 수 있도록 하고, 새로운 상황에 대한 시간과 기회를 줌으로써 해결할 수 있다.

또한, 친숙하지 않은 문화에서 일하는 간호사들은 문화충격을 경험할 수도 있다. 그것은 자신의 문화를 성찰하고 그들의 문화적 역량을 증가시키는 자극을 줄 수 있다. 이와 같은 자기성찰을 통해 간호사는 자신의 문화와 새로운 문화의 강점과 약점을 더 잘 인식하여 효과적 기능으로 불리는 문화충격의 마지막 단계에 도달할 수도 있다(Ecenes, 2012).

(2) 문화는 구성원에 따라 다르게 공유된다

같은 문화에 속한 구성원일지라도 모두가 비슷하게 행동하고 생각하지는 않는다. 문화는 그 문화의 구성원에 따라 다르게 공유된다. 문화적 규범을 안다고 해서 어떤 사람의 반응을 예측할 수 있는 것은 아니다. 현대 사회에서 사람들은 하나의 하위 문화적 집단이 아닌 복잡하고 다양한 관계의 집단에게 영향을 받기 때문에 문화적 규범을 일반화한다는 것은 타당하지 않다. 문화적 규범의 예외는 항상 존재한다. 예를 들어, 대다수 미국인은 관대하고 이타적이고 다른 사람을 존경하는 것을 스스로 자랑스러워한다. 그러나 이런 이타주의를 항상 반영하고 있는 것은 아니다. 이는 혼자 노숙하거나, 아동을 키우면서도 노숙하는 사람이 수백만 명에 이르고, 기본적인 건강관리조차 받지 못하는 사람들이 있다는 것을 통해 설명할 수 있다. 미국인들은 또한 자신을 친절하다고 생각하며, 미소 짓거나 인사를 하지 않는 미국인들을 문화적 규범에 근거하여 냉혹하게 평가하기도 한다.

다른 사람보다 그들 문화의 어떤 측면을 더 잘 아는 사람을 주요 정보제공자(key informant)라고 부른다. 일반적으로 주요 정보제공자는 문화적 지식이 매우 풍부하고, 문화를 반영해서 이야기하며, 그들의 문화를 의식적으로 토론할 수가 있다. 예를 들어, 간호사는 병원문화에 대하여 훌륭한 주요 정보제공자가 된다(Kennedy, Groom, Evants, & Fasano, 2010).

(3) 문화는 역동적이다

문화는 역동적이다. 문화는 사람이 새로운 신념이나 생각과 접촉할 때에 변화한다. 문화변이(culture change)라고 부르는 이 역동은 교통과 통신의 발전으로 다른 사람들 간의 거리가 크게 단축되었기 때문에 그 전보다 훨씬 더 빨라졌다. 개발도상국에서 북아메리카로 이주한 이민자나 망명자들은 그들의 문화를 빠르게 바꾸어간다. 의식적으로든 아니든, 새로운 행위나 위치 또는 일을 찾고, 더 편한 삶을 만들겠다는 새로운 신념으로 그들 본래의 문화에 다른 것을 융합함으로써 그들의 문화는 변화한다. 이와 같이 망명자, 이민자, 외국 사업자 그리고 외국 방송매체에서 도입된 문화적 사고는 북아메리카 사회를 바꾸었다. 예를 들면 건강관리에 중국 침술의 수요와 사용이 증가하고 있으며, 특정 민족의 음식, 옷, 음악 등이 유행하기도 한다.

(4) 문화는 다양하다

한 집단의 문화적 다양성(cultural diversity)은 불안이나 갈등과 마찬가지로 복지와 성취를 위한 잠재력과 사회 인력자원의 특성 및 복잡성에 더하여 사람들이 나타내는 행위의 아이디어와 선택의 중복성을 증가시킨다. 다양성은 집단 내와 집단 사이 모두에서 발생한다. 미국에서 등록된 260만 명의 간호사 중 약 5.6%는 해외에서 교육을 받은 간호사이다(Sherwood & Shaffer, 2014). 몇몇 외국인 간호사의 증가는 단순히 간호인력 부족에 대한 대응책 때문만은 아니다. 2000~2010년 사이에 9백만 명 정도의 외국인이 증가하였으며, 이는 2010년까지 전체 인구의 12.9%가 외국 태생이라는 점을 반영하는 것이다(U.S. Census Bureau, 2014a). 문화적으로 동일한 그룹(남성 지배적인 계층적 건강관리체계 안에서 일하는 여성) 내에서 문화적 다원주의의 급속한 증가 때문에 간호 분야 내에서 인종차별은 지금까지 만연하였다(Hall & Fields, 2013). 예를 들어, 히스패닉계 간호사들은 가치가 적거나 하찮은 일을 부여받거나, 그들의 간호를 거부하는 대상자들에게 자신의 능력을 입증하기 위해 직장 내 편견에 맞서곤 한다(Moceri, 2014).

다양한 문화적 관점을 위해 동등한 기회가 존재할 때에만 사회가 다양성으로부터 이득을 얻는다는 점을 이해하는 것은 중요하다. 지배적인 문화가 다른 문화의 다양성 표현을 억누른다면, 개인의 모든 삶의 영역에 불공평이 발생할 수 있다. 이러한 상황은 심한 스트레스가 될 수 있고, 노예제와 아메리카 원주민에 대한 역사적 대우처럼, 부정적 영향을 지속시킬 수 있다(Palacios & Portillo, 2009). 한 사회에서 힘의 차이는 삶의 많은 영역의 불평등과 건강결과의 불균형을 초래한다(Braveman, Kumanyika, Fielding, Laveist, Borrell, et al., 2011). 현대 사회에서 우리는 인종, 민족성, 교육적 수준에 근거하는 불평등을 줄이기 위한 도전에 직면해 있다. 만약 우리가 이러한 도전에 실패한다면 '나'와 같지 않은 것으로 지각되는 사람에 대한 낙인과 역량약화, 불신, 혐오, 잘못된 의사소통, 압박 등이 나타날 것을 예상할 수 있다(U.S. Department of Health and Human Services, National Partnership for Action, 2014c).

(5) 문화는 그 구성원의 관점에서 합리적이다

문화의 구성원들은 내적 모순(가족을 가치 있게 보지만 사회적 · 건강문제 측면에서 배우자의 학대를 무시하는 경우)을 가지고 있고, 제3자에게 비논리적이고 비생산적이며 또는 무감각한 것처럼 보임에도 불구하고 그들의 문화가 합리적이라고 생각한다. 다른 문화의 사람과 결혼한 배우자나 정착난민자, 전문 건강관리를 위해 다른 나라에서 온 대상자나 어떤 이유에서든지 다른 문화에서 빠르게 이동한 사람은 그들 본래의 문화규범에 따라 행동하는 경향이 있다. 그 규범이 다른 새로운 환경 안에서 문화적으로 부합하지 않을 때 그들은 스트레스를 받고 문화적 충격의 위험에 놓이게 된다. 문화적으로 많은 정보를 지닌 간호사가 이 스트레스를 줄여줄 수 있는 방법은 이 장의 후반부에서 논의하고자 한다.

(6) 문화는 그 구성원이 쉽게 표현하지 못한다

대다수의 문화는 함축적이며, 관습과 관습화된 가정의 조합이다. 관습은 일상적인 삶의 반영이 없이도 실행되므로 그 구성원이 쉽게 설명하지 못한다. 그러므로 대상자에게 그들의 문화적 믿음에 관한 질문을 하기 전에 (예를 들어, "출산 전 관리에 대해 어떻게 생각하십니까?"라고 묻는다면) 대상자의 문화적 집단에 관한 글을 읽거나 주요 정보제공자와 이야기하는 것이 도움이 된다. 그리고 "몇몇 여성이 출산 후 10일간 휴식해야 한다고 생각하고 있습니다. 출산에 따른 당신의 기대는 무엇입니까?"와 같은 구체적인 질문을 할 수 있다. 암묵적인 문화를 보여주는 문화적 모델은 다른 자원에서 설명된다(Sager, 2011).

내재적 편견은 암묵적인 문화적 관점의 연장선이다. Blair, Havranek, Price, Hanratty와 Fairclough 등(2013, p. 92)에 따르면, 편견이란 한 그룹과 그 그룹의 구성원들에 대한 부정적인 평가이다. 암묵적 편견은 빈번하고 오래 지속되며, 무의식적인 수준에서 기능하고, 어떤 상황에 대한 견해, 행동 및 회상에 영향을 미친다. Benner 등(2013)은 1차 건강관리제공자가 백인에 비해 라틴 아메리카계 미국인과 아프리카계 미국인에 대해 강한 암묵적 편견을 보여주었다는 사실을 발견했다. 이와 같은 암묵적 편견은 간호사들이 과체중인 그룹과 같은 많은 그룹을 간호할 때 부정적인 영향을 미칠 수 있다. Waller, Lampman과 Lupper-Johnson(2012)은 통계적으로 간호학생들의 대부분이 비만인 사람들에 대한 암묵적 편견을 보여주었다는 것을 발견했다.

문화는 관습화된 가정 또는 사람이 성장하거나 다른 다양한 하위문화에 참여할 때 사회화를 통해 배우는 대처와 믿음의 방법이다. 문화적 관습은 이점이 있다. 문화는 사람이 거의 생각 없이 일상적 일에 반응하도록 환경적 자극에 대한 반응을 감소시킨다. 또한 이는 전문분야의 핵심요소가 된다. Benner, Sutphen, Leonard와 Day(2010)는 빠르게 많은 자극을 감당할 수 있는지 검사하고 사정하며 우선사항을 정할 수 있고, 비상 시 간단한 처방에 적절하고 효과적으로 반응할 수 있는지에 기초하여 전문 간호사와 신규 간호사를 구분하였다. 문화가 공동체 내에서 다른 사람과 공유되는 정도에 따라 문화적 관습은 사회를 친숙하고 안정적이며 예측 가능하게 만든다. 예측 가능한 환경과 사회를 논리적으로 인지할 수 있는 능력은 인간의 필수요건이다. 그러나 가정(assumptions)은 무의식적인 고정관념과 민족중심주의를 야기할 수 있다.

(7) 문화는 민족중심적이다

사람은 문화의 많은 측면을 권위 있는 인물(예: 부모님, 성직자, 건강관리제공자, 유명인)에게 배우기 때문에 문화적 신념을 일반적으로 진실이라고 받아들인다. 민족중심주의는 자신의 문화를 다른 문화의 사람을 바라보는 단 하나의 옳은 기준으로 여긴다. 그것은 자신의 신념과 다름으로 인한 두려움이기도 하고, 자신의 견해와는 다른 사람과 실제에 대해 결과적으로 무시하는 것을 의미한다. 문화적 관습은 사람들이 그들의 수많은 문화적 가정을 인지하지 못하게 만들기 때문에, 사람은 자신의 문화적 편견을 항상 인지하지는 못한다. 예를 들어, 일부 백인은 흑인이 백인 우월성을 비난하는 것을 수용하기 힘들어한다. 어떤 남자는 여성이 극단적 여성 배타주의를 비난하는 것을 이해할 수 없다. 또한 일부 건강관리제공자는 대상자에게 어떤 도움이 필요한지 대상자보다 더 잘 안다고 가정한다. 간호에서 민족중심주의에 대한 일부 사고방식은 개인, 집단 혹은 기관의 문화적 무지 혹은 소수자와 문화적으로 비난받는 그룹에 효과적으로 다가갈 능력이 부족함을 반영할 수 있다(Capell, 2008). Sutherland(2002)는 민족중심주의 개념에 대한 내용분석을 시행한 후, 다음의 조작적 정의(operational definition)를 제안하였다.

민족중심주의는 개성, 유전, 가족관계 그리고 미디어에 영향을 받아온 개인적인 시각을 통해 세계를 바라보는 방법이다. 민족중심주의 중 가장 가벼운 형태는 문화적 차이를 무시하는 것으로 나타난다. 심각한 형태는 자신의 문화가 다른 문화 위에 있다는 권위주의적인 우월감이다 (p. 280).

건강관리제공자들이 민족중심주의를 없애기 위한 효과적인 접근법은 대상 집단이 건강서비스와 자원 계획에 주도적으로 나서도록 하는 것이다. 그 한 예로, 미국 인디언과 알래스카 원주민들에게 암 관련 정보를 가르치고 배우기 위한 가치모델(Model of Values)을 들 수 있는데, 이 모델에서는 대상자가 성스러워하는 상징이 사용되고 세대를 거쳐 연결하는 것, 스토리텔링, 경험에 의한 학습과 같은 다른 가치들이 포함된다(Vogel, Cowens-Alvarado, Eschiti, Samos, Wiener et al., 2013).

(8) 문화는 상대적이다

색깔에 대한 의미의 문화별 다양성에 대한 앞에서의 예는 똑같이 주어진 상황이라도 문화가 다르게 연관됨을 이해하는 문화적 상대성의 원리를 설명해 준다. 예를 들어 악수를 생각해 보자. 서양에서는 악수하는 것이 동의와 신뢰의 행동으로 긍정적인 사회적 행위로 생각한다. 그러나 일부 동양인은 더러운 손을 접촉하는 행동이라고 생각하기 때문에 악수하는 것을 피한다. 이처럼 문화적 해석이 다른 것은 악수 그 자체는 의미가 없기 때문이다. 서양인이 악수를 할 때에는 어떤 하나의 의미가 있다. 하지만 동양인이 악수를 할 때는 서양인과 다른 의미가 있다. 극단적으로 문화적 상대성의 원칙은 절대적인 것은 없고, 스스로 의미를 갖는 것도 없으며, 어떤 행동 또는 상징의 의미나 중요성은 단지 집단에 의해 창조되고 정리되는 것이라고 가정한다. 이론가들은 이러한 극단적 입장은 도덕적 연관성이 없기 때문에 지지될 수 없다고 주장해왔다. 대부분의 간호사는 단지 도덕적 기준을 유지할 수 있을 정도로만(그러나 논의할 수 있고 변경될 수 있는) 문화적 상대성의 원리를 받아들인다. 예를 들면, 간호실무에서는 폭행당한 여성을 포함해서 소수민족이 이것이 문화적으로 적절한 행위였다고 방어할지라도 가정폭력을 용서하지 않는다. 또 다른 예는 여성 생식기를 절단한 것인데, 이는 일부 국가에서는 문화·종교적 전통으로 받아들일지라도, 대부분의 나라에서는 아동 학대로 간주하고 있다(Goldenstein, 2014). 간호사는 "윤리적 행위와 문화적 통합 사이의 경계는 어디인가?"라는 질문을 유발하는 대상자 돌봄 상황과 자주 마주하게 된다. 이러한 질문과 연결된 문제는 최선의 의사결정을 하기 위하여 직원이자 대상자와의 토론이 필요하다. 최선의 의사결정을 하기 위하여 의료실무에서 광범위하게 사용되는 윤리적 원칙은 개인, 가족, 지역사회에 대한 존중, 위해나 위험보다는 이득이 많아야 하는 원칙, 공정성이다. 간호사 윤리강령(American Nurses Association, 2014)은 윤리적 딜레마에 직면한 간호사들의 의사결정을 안내하고 있다.

(9) 문화는 침투적이며 전체론적이다

문화는 행위, 사건을 전체적으로 해석하는 하나의 학습된 체계적인 방법이다. 문화의 본질은 전인적이고 개인적이며 간호와 융화시킬 수 있다. 문화적·간호적 접근은 개인이나 집단의 총체적인 맥락에서 직접적 관심과 총체적

인간으로서 개인을 바라본다(Leininger, 1970). 문화는 광범위한 행동과 사건의 다양성과 독특하게 연관되어 있다. 예를 들어, 서양의 간호사에게는 부검에 대한 의학적 믿음(사망원인은 내부 장기나 조직을 검사함으로써 밝힐 수 있고, 한 개인의 사망에 대한 유기적 원인으로부터 얻은 학습이 다른 다수의 죽음을 연기하거나 막을 수 있음), 육체와 영혼의 분리에 대한 믿음, 육체는 결국 먼지 혹은 일반적인 유기물질로 분해된다는 유대 기독교 믿음과 연결된다. 다른 문화에서는 부검을 다른 믿음체계와 실제에 연결시킬 수도 있다. 예를 들어, 기독교로 개종하지 않은 흐몽족*은 부검을 그들의 최근 경험인 라오스에서의 민족학살과 연관시키고 환생, 다중 영혼, 육체와 영혼의 분리불가에 대한 그들의 믿음과 연결시키는 경향이 있다. 그들은 부검을 사후에 죽은 이의 육체와 영혼이 결합되는 것을 방지함으로써 육체와 영혼이 함께 존재하려는 것을 막는다고 해석한다. 그러므로 죽은 이의 부활이 불가능해지고 정죄의 고통 속에서 영원토록 몸부림치게 만든다고 해석한다.

(10) 문화는 관습에서 관찰 가능하다

관습(rituals)은 병원이나 진료소, 집, 학교, 직장 내 문화에 대한 공통적이고 관찰 가능한 표현이다. 대상자와 가족은 특히 아플 때나 입원기간 동안 친근한 관습을 중요하게 실행한다. 스트레스를 받거나 불확실한 때에 관습의 관찰은 절제, 능력, 익숙함을 회복시켜주고 간호에 필요한 조정을 가능하게 한다.

일반적으로 대다수의 사람은 추수감사절의 저녁식사, 결혼식, 장례식 및 퍼레이드 같은 행사를 관습으로 생각하지만 보고하기, 손 씻기, 가운을 입는 것, 간호회진, 연례 전문적 모임과 같은 간호 관습도 있다. 직업적 관습에 대한 간호사의 관찰은 실무를 표준화시키고 효율성을 보장한다. 그러나 대상자와 간호사 간의 오해는 간호사의 관습이 대상자의 관습과 맞지 않을 때 의도치 않게 나타날 수 있다. 예를 들어, 흔히 동남아시아에서 열에 대한 민간요법은 옷이나 담요로 몸을 잘 싸서 따뜻하게 유지하는 것이다. 이런 관습은 서구 간호사의 발열 대상자에 대한 간호의 관습 혹은 절차(몸을 따뜻하게 하기 보다는 차게 하는)와 상충된다. 22개 연구의 민족학적 연구에 대한 메타분석에서 Higginbottom, Ha.ic, Yohani와 Paton(2014)은 입원한 임산부를 진료하는 동안 수많은 장벽이 대상자의 문화적 전통과 관습을 무시하게 했음을 발견했다.

* 흐몽족(Hmong)은 베트남 전쟁의 난민으로 서부지역에 정착했으며 이들 중 많은 사람들이 라오스에서 미국중앙정보부의 활동을 도왔다. 미국에 사는 흐몽족과 간호제공자와 시설 사이에 문화적 불일치에 대한 민감한 사안들은 Fadiman(1997)을 참조한다.

(11) 문화는 여러 수준에서 인지된다

문화의 수준을 확인할 수 있는 가장 쉬운 방법은 예술작품, 드라마, 도구, 옷, 음식, 건물, 관습에 사용하는 것을 확인하는 것이다(그림 5-2). 가치와 신념은 인지하기가 더 어려우므로 물질적인 것에 대한 질문으로 접근할 수 있다. 예를 들어, 도덕적인 판단을 배제하고 대상자의 팔에 있는 문신을 보면 대상자의 종교적인 배경(콥트 교회 출신), 마법에 대한 믿음(태국) 혹은 직업적인 이력(선원)에 대한 정보를 얻을 수 있다. 대상자의 문화에 관한 학습을 돕는 면담지침이 있지만, 개인의 가치나 믿음에 대한 이해는 관찰과 행동양상에 대한 조심스러운 질문이 동반된 오랜 기간의 접촉이 필요하다(자세한 내용은 '대상자의 관점에 기초한 간호사정' 부분 참조).

2) 문화와 관련된 개념

(1) 민족성 혹은 민족정체성

민족성 혹은 민족정체성은 자의식, 공유된 문화의 개념과 유산 그리고 더 큰 사회 안에서의 현 위치를 기반으로 한 정체성의 과거 지향적 형태를 나타낸다. 예를 들어, 북미 백인은 일반적으로 유럽인의 유산과 종교적 자유를 실행하기 위해 이주해서 스스로 정부를 세우고, 미개척지를

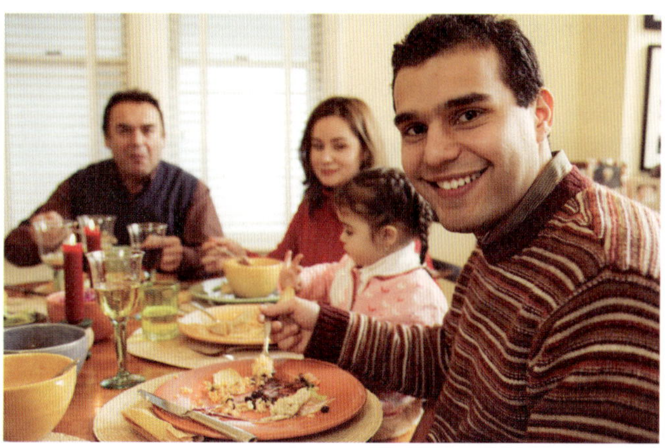

그림 5-2 전통명절 음식에는 문화가 반영된다.

개발한 것과 관련된 민족정체성에 배경을 두고 있다. 북미의 아프리카 미국인의 민족성은 보통 아프리카 사람의 유산과 연결되고 아프리카에서 자신의 의지와 반대로 백인이 주도권을 잡고 있던 땅에서 노예로 끌려온 역사와도 연결된다. 그러나 인종 꼬리표의 의미는 누가 사용하는가에 따라 변화한다. 예를 들어, 캐리비안에서 미국까지 자발적으로 이주한 아프리카인과 흑인 및 그들의 선조가 노예가 아니었던 사람은 그들 스스로 아프리카 미국인이라는 정체성을 지니지만, 노예의 후손은 그들을 같은 인종에 속한 것으로 보지 않는다.

민족정체성의 차이는 한 번에 그들 모두가 자유롭게 국경을 넘나들었음에도 불구하고, 미국의 원주민과 캐나다의 처음 국가를 건설한 민족 사이에서 두드러졌다. 캐나다에서 원주민이란 용어는 First Nations(캐나다 원주민으로 이뉴이트와 메티스는 포함하지 않음), 이뉴이트족 혹은 메티스족을 나타낸다.

문화와 민족정체성을 구별하는 것은 사회 정체성의 상징적 요소를 선택하는 자의식이다. 상황에 따라서는 한 민족이 그들의 방식으로 그들만의 고유언어를 사용할 수 있다. 또 다른 상황에서는 다른 민족과 다른 지표, 즉 옷을 입는 방식 혹은 종교를 제시할 수 있다.

민족성은 사람들이 다른 사람을 정의하고 다른 사람에 의해 정의되는 것들의 총합이다. 그것은 일반적으로 민족의 기원, 역사, 후손의 특정 문화에 대한 특성이다. 그러한 선택은 민족이나 그들이 예속된 더 큰 사회에 의해 이루어질 수도 있다.

민족성은 역동적이며, 문화 역시 그러하다. 다문화 사회에서 민족성의 기준은 부모와 아이들이 입양이나 결혼을 통해 다른 민족을 대표하기 때문에 흐려질 수 있다.

(2) 소수민족

소수민족이란 용어는 하나의 사회 내에서 다수와 다른 민족, 인종, 국가, 종교, 성, 정치, 언어 혹은 기타 특성을 갖는 그룹을 일컫는다. 소수그룹이 되는 것은 불이익을 받거나 사회적으로 힘이 없을 수 있다.

불이익을 받고 힘이 없다는 소수민족의 개념은 건강 불평등을 이해하고 이를 해결하는 핵심이 된다. 건강 불평등을 종식시키기 위한 National Partnership for Action to End Health Disparities(2014)에 따르면,

> 건강 불평등은 사회적 또는 경제적 불리함과 밀접하게 관련된 특정한 건강 차이의 유형이다. 건강 불평등은 인종 또는 민족; 종교; 사회경제적 상태; 성별; 나이; 정신적 건강; 인지, 감각 및 신체 장애; 성적 성향; 지리적 위치; 차별 또는 배제와 관련된 다른 특성을 가지고 있으면서 건강, 깨끗한 환경, 사회에 체계적 경험을 가지고 있는 그룹에게 부정적 영향을 미친다. 간호사는 건강형평성을 달성하기 위하여 National Partnership for Action에서 제시하였듯이 "모든 사람에 대한 최고 수준의 건강으로 정의된 건강 형평성을 달성하기 위해 지역사회 및 국가 차원에서 행동해야 할 책임이 있다."를 근거로 피할 수 있는 불평등, 역사적 및 현대적 불의와 건강 및 의료 불평등의 해소를 다루기 위하여 집중적이고 지속적인 사회적 노력으로 모두를 평등하게 평가해야 한다.

대다수라는 용어는 현재 비히스패닉계 백인으로 미국 인구의 50% 이상을 대표하는 민족 집단을 말한다. 2043년까지 단일 집단이 미국 인구의 50% 이상을 차지할 수 없으므로 통계의 측면에서 소수 집단과 다수 집단이라는 용어는 큰 의미가 없다.

(3) 인종

비록 인종과 민족집단이라는 용어가 같은 사람들을 언급하더라도, 인종은 분리된 사회적 지위의 표상으로서 생물학적 특성이며, 민족집단은 문화적 정체성 표상으로서의 사회적 특성(언어, 종교, 원초 믿음의 공유와 같은)이다. 인종 간에 참(true) 또는 생리학적 경계는 없다. 왜냐하면 인종 간 결혼이 단일 인종의 유전 이상으로 수없이 다양한 변화를 만들어왔기 때문이다. 사실 그룹들 간보다는 그룹 내의 이러한 '인종' 특성에 다양성이 더 많다. 인종은 하나의 사회구조이며 사회가 만들어낸 범주이다. 범주는 신체적 외형 또는 출신지에 기초를 두지만, 우리는 이제 이 사회적 구성을 위한 생물학적 기초가 없다는 것을 알고 있다(Hall & Fields, 2013). 인종 또는 민족성은 생물학적 또는 유전적 방법으로 정의될 수 없다. 더 이상 인종을 정의할 수 없으므로 미국 인구통계국(U.S. Census Bureau)에서는 표준화된 기준을 사용하지 않고 각 개인에게 자신의 인종 또는 인종적 혼합 특성을 확인한다. 미국 인구통계국(2014b)에 따라 히스패닉 또는 비히스패닉과 같이 하나 이상의 인종으로 스스로를 식별할 수 있다.

(4) 인종차별주의

수 세기 동안 유럽의 팽창은 아메리카 원주민, 아프리카계 미국인, 아시아인 및 멕시코인을 비롯한 여러 유색 인종들의 희생으로 일어났다. 결과적으로 피부색은 문화적 차이와 사회적인 지위 또는 힘의 상징이 되었다. 인종차별주의는 사회적 가치의 첫 번째 표시자로 피부색을 사용한다. 유럽계 미국인 사회에서 인종차별주의는 그들의 가치를 최소화하여 백인의 우위를 발전시키며 나머지를 불리하게 만들어 검은 피부의 사람을 열등하다고 정의한다. 인종차별주의는 법을 만드는 데 사용되기도 한다. 이는 피부색이 다른 사람에 대한 압박과 착취를 지속시키는 데 사용하기 위한 엘리트의 이데올로기일 수도 있으며 피부색으로 다른 사람을 고정화시키는 부정적인 믿음 또는 행동일 수도 있다. 인종차별주의는 건강 결과와 건강관리서비스의 불균형에 영향을 미친다(Nadimpalli & Hutchinson, 2012).

미국에서 수행된 연구에서 인종차별주의의 가장 부정적 예는 아마 Tuskegee project일 것이다. 연구자들은 병의 자연적 과정을 연구하기 위해 의도적으로 흑인 죄수들을 매독에 걸리게 하고 치료를 하지 않았다. 즉, 이들 연구자는 의학적 지식을 얻기 위하여 의도적으로 낙인 찍힌 집단의 연구 대상자들에게 10년간 고통을 주고 그들을 사망하게 만들었다. Tuskegee project에 참여했던 연구자들은 특정 인간의 삶, 즉 백인 연구자에 대항할 힘이 없는 흑인 죄수의 삶보다는 의학적 지식을 더 중요하게 여긴 것이다. Tuskegee project의 잔악한 행위는 오늘날 건강관리서비스와 연구에 대한 불신을 만들었다(Hodge, 2012).

제도화된 인종차별주의는 인종과 민족주의에 기초한 건강 불평등에 영향을 미쳤다. Williams(2012)에 따르면, 조직 구조, 정책 및 관행은 그것들을 공평하게 하려는 최선의 의도임에도 불구하고 차별적일 수 있다고 한다. 그는 암, 고혈압, 높은 체질량 지수, 흡연 및 정신 건강 장애에 대한 낮은 검사율을 비롯하여 수많은 나쁜 건강 결과와 관련된 인종 또는 민족 차별을 규명하는 내용의 연구를 하였다.

(5) 하위문화

하위문화는 "다른 사람들과 구분할 수 있을 만큼 충분한 행동의 특징적 패턴을 보여 주는 인종, 지역, 경제, 사회 집단"이다(Merriam-Webster Dictionary Online, 2014). 따라서 하위문화는 어떤 공통의 관심 또는 정체성에 기초한 것일 수 있다. 예를 들면 성적 성향, 성, 나이, 취미, 직업 등이 있다. 하위문화가 갖는 정체성은 원래 문화나 역사적 문화가 지닌 정체성보다 더 강하고 더 의미 있을 수 있다.

간호는 양육자와 돌봄제공자의 가치 있는 역할을 집약한 서구사회, 특히 서구의료계의 중간층 하위문화로 여겨진다. RN 인력 구성은 일반 인구의 구성과는 달리 90%가 여성이고, 83%는 비히스패닉계 백인으로 분류된다(Hart & Mareno, 2013). 간호사는 중요한 집단의 많은 가치를 간호에 반영한다.

- 간호사는 일반적으로 독립된 하나의 보상으로써 일을 바라보며, 직업윤리에 충실하다.
- 간호사는 미래를 위한 계획을 수립하는 데에 시간과 재능을 사용한다.
- 간호사는 시간 사용에 예민하고 민감하다.

또한 간호사는 다음과 같은 다양한 방법에 따라 하나의 하부그룹으로 인식될 수 있다.

- 대상자와 일반 대중을 대하는 법률적으로 인정된 권위적인 자세
- 복장 매너
- 언어('간호사 언어'는 자신의 하위문화적 전문용어뿐 아니라 건강관리전문가가 사용하는 특정 문자어의 광범위한 어휘를 포함)
- 간호사로서 사회화된 관습과 관습화된 행위

자신의 하위문화적 가치와 행위를 인식하는 간호사는 자신의 문화적 구조가 다른 문화의 사람들에게는 어떤 거리감을 주고, 고립시키며, 위협하는지를 알 수 있다.

민족정체성과 같은 하위정체성은 사회적 지지의 근원이 되기도 하고, 오명과 착취를 위한 목표물이 될 수도 있다. 예를 들어, 1960년대 Oscar Lewis(1966)의 작업은 빈곤이 하나의 하위문화라는 잘못된 개념을 퍼트렸다. 그는 가족의 분열이 빈곤을 만든다고 생각했다. 문화가 빈곤의 원인이 된다는 이론은 가난해진 것 때문에 가난한 사람을 책망하며, 만약 운명론자가 아니었고 자수성가하도록 끌어주었다면 가난하지 않았을 것임을 의미한다. 비판가들은 사회적 메커니즘(예: 일하는 부모가 아이를 돌볼 수 있는 충분한 시간의 부족, 도시 학교의 혼잡, 부자

가 이용하는 건강관리시설 부족)이 사람들을 빈곤하게 한다고 보여줌으로써 이 이론을 반박하였다(Juon et al., 2014). 이를 바탕으로 실직 및 적은 임금과 같은 빈곤문화의 특성은 문화가 아니라 빈곤의 특성이라는 것이 밝혀졌다. 전문가들은 더 이상 빈곤 하부문화에 대한 개념에 논쟁하지 않는다.

레즈비언, 게이, 양성애자, 트렌스젠더 집단(lesbian, gay, bisexual, and transgender, LGBT)은 사회적 지지가 강할 수도 있고, 그 집단 밖의 사람들에 의해 낙인과 차별로써 악용되는 집단의 한 예이다. 건강관리 전문가에 의한 차별적인 행동은 LGBT 사람들의 약 50%가 경험한다(Kane-Lee & Bayer, 2012). 이와 같은 그룹의 건강관리서비스를 개선시키기 위하여 Healthy People 2020의 목표와 권고사항이 많은 역할을 하고 있다(LGBT, 2014).

(6) 고정관념

문화, 인종 또는 민족적 표상 때문에 특정한 범주로 내정하는 것은 고정관념적 사고이다. 고정관념은 사람에 관한 선입견이고 입증되지 않은 믿음이다. 일반적으로 대중매체, 특유의 표현, 민간신화에서 반복되는 성격이나 행동으로 과장되게 묘사된다. 고정관념은 품위를 떨어뜨리거나('복지를 누리는 사람은 게으르고, 보급받는 물품으로만 생계를 이어간다') 이상주의를 가질지도 모른다('의사는 걸어 다니는 신이다.'). 고정관념은 듣는 사람을 속이고 사람의 개성을 부정한다.

간호에 고정관념이 있으면 부정확한 사정을 초래하며, 결과적으로는 부적합하고 잠재적으로 해로우며 비도덕적인 중재 또는 비활동을 초래한다. 예를 들면, 간호사가 '아시아인은 금욕주의자이다.'라는 고정관념에 따라 행동한다면 통증과 이를 완화시킬 대안을 찾는 사정에 실패할 수 있다. 따라서 고정관념은 무의식적 행위로 표현되어 품위를 떨어뜨릴 수 있으므로 간호사가 자신의 고정관념을 확인하는 것은 필수적이다(Hall & Fields, 2013).

2. 간호에서의 문화개념

문화는 모든 학습된 인간반응을 만들어내지만 결정하지는 않는다. 문화는 같은 단체, 사회 혹은 인구 수준에서 가장 확실한데, 이 수준에서 개인적인 다양성은 덜 명확해지고, 유사한 문화행위 양식은 명확해지기 때문이다. 문화를 관찰할 수 있는 방법은 다양하며, 예를 들어 관습화된 집단행위(개인위생, 질병의 예방, 성관계, 고통의 표현 혹은 임신, 출생, 성년, 질병, 결혼, 죽음 등과 같은 중요한 삶의 일과 관련된 관습)와 서적(고전적인 문헌, 노래, 매체, 공적 기록), 건축물(보호시설, 병원, 궁전, 감옥, 학교, 사원의 사용과 배치) 등이 있다.

비록 개인이 그들의 문화에 영향을 미치고 기여하더라도, 같은 문화를 똑같이 공유하지는 않는다(Douglas et al., 2014). 예를 들면, 많은 관객을 동원하는 스포츠는 미국 생활의 문화적 특성이지만, 많은 미국 사람들은 여전히 문화적으로 자신을 미국인이라고 생각하면서 그들에게 별로 주의를 기울이지 않는다. 이와 같이 북미 쪽에서 여전히 간호는 여성의 일이라는 공공의 이미지 때문에 일부 대상자는 남자 간호사에게 간호를 받을 때 당황하기도 한다.

1) 문화적 역량 간호

대상자는 개별화되고 문화적으로 수용 가능한 치료와 간호를 받을 권리가 있다. 간호의 초점은 실제적 또는 위협하는 건강문제에 대한 인간의 반응이기 때문에 간호사는 대상자, 가족 또는 지역사회의 건강, 질병, 상해에 대한 반응뿐만 아니라 자신의 반응에 대한 문화적 영향을 고려하여 치료의 질과 안전을 증대시킨다. 질과 안전을 보장하는 간호는 문화적 역량 간호와 깊은 관련이 있다(American Association of Colleges in Nursing, 2014). 문화적 능력은 '다양한 집단에 양질의 보살핌을 제공하는 데 필요한 지식, 태도, 기술'이다(American Association of Colleges of Nursing, 2014, p. 1). 문화적 역량은 간호 지식과 실천 기반의 필수적인 구성 요소이며, 평생의 학습과정과 건강평등에 대한 헌신을 통해 지속적으로 개선되고 있다. 문화적 간호는 대상자 중심의 근거기반 간호실무를 말하며, 문화를 고려하는 것이다(Giger, 2013, p. 5).

문화적 역량 간호에 대한 실무표준은 건강 불균형을 줄이기 위한 목적으로 사회정의와 건강평등의 원칙에 의해 추진되고 있다(Douglas et al., 2014). 간호실무에 대한 필수 지침인 ANA의 간호실무와 교육의 범위와 기준(White & O'Sullivan, 2012)에서는 간호실무와 교육, 연구, 정책 면에서 문화의 중요성을 강조하고 있다.

간호사는 가치, 믿음, 영적·건강 행위, 선호도, 발달수준, 대처 유형, 문화와 환경 그리고 가용한 기술을 포함한 대상

> 자의 특성 또는 상황을 고려하여 대상자와 가족 그리고 다른 사람과 함께하는 개별화된 계획을 개발한다(American Nurses Association, 2010, p. 31).

> 간호사는 대상자의 가치, 믿음, 건강적 실행, 발달수준, 학습욕구, 학습 준비와 능력, 언어선호도, 영성, 문화, 사회경제적 상태에서 그 상황에 적합한 건강증진 및 건강교육 방법을 사용한다(American Nurses Association, 2010, p. 36).

다른 표준과 자원에는 National Standards for Culturally and Linguistically Appropriate Services가 포함되고(U.S. Department of Health and Human Services, Office of Minority Health, 2014a), 돌봄의 초석이 되는 문화적 역량 간호(U.S. Department of Health and Human Services, Office of Minority Health, 2014b)와 바칼로레아(Baccalaureate) 간호교육에서 문화역량을 포함한다(American Association of Colleges in Nursing, 2014).

문화적 역량 간호의 강조점은 간호사가 대상자의 문화를 이해해야 할 필요성에 중심을 두고 있다. 하지만 이는 단지 치료적 상호작용 과정의 한 부분이다. 다른 부분은 간호사가 자신의 문화와 편견 그리고 의료 시스템의 문화에 대해 인식하는 것이다. 미국의 374명의 간호사들을 대상으로 한 연구에서 편견은 문화적 역량 간호에 대한 3대 장벽 중 하나였다(Hart & Mareno, 2013). 비판적 사고를 하고, 동료들의 피드백을 들으며, 자기평가를 하는 것은 자신의 문화, 편견, 관점을 탐구하는 방법이다. 모든 문화는 눈으로 보이는 것이 아니기 때문에, 그것을 탐험하기 위한 구체적인 노력이 필요하다(National Center for Cultural Competence, 2014b).

문화적으로 세심한 간호사는 각 대상자가 의학적으로 안전하면서 가장 편안함을 느낄 정도로 대상자의 문화적 특성을 존중하는 돌봄을 수행한다. 문화적 사정은 대상자의 문화와 간호사의 문화 그리고 건강 간호환경 사이의 모순 영역을 확인할 수 있다. 이 모순 영역은 간호에 대한 대상자의 기대를 사정하고 대상자에 대한 간호와 의학적 기대를 명확히 할 필요성을 의미하는 것이다. 이 명확화는 훈련된 해석자의 보조가 필요할 수 있다.

문화적으로 널리 알려진 사례관리는 병원이나 건강관리 기관의 하위문화에 있는 자신을 갑자기 발견한 대상자의 문화충격을 최소화한다. 이는 또한 대상자의 역량을 강화시켜서 자기돌봄에 대한 학습을 증진시킨다.

후천성 면역결핍증(AIDS)의 유행과 조기 퇴원 같은 최근의 사회적 변화에 따라 간호사는 문화적으로 더 민감해져야 할 필요가 있다. 인간면역결핍바이러스(HIV) 감염과 AIDS의 낙인과 감정적 반응을 다루기 위해 간호사는 질병이 대상의 지지체계에 어떤 의미를 주고 있는지를 알아내는 기술이 필요하다. 간호의 장소가 병원에서 대상자의 일상환경(가정, 직장, 학교, 재활시설)으로 이동하면, 대상자-간호사 간의 힘의 균형이 대상자 쪽으로 변화한다. 다시 말해, 병원환경에서 대상자는 간호사 영역 내로 들어온 고객 또는 방문객이지만 병원 밖에서는 간호사가 대상자의 고객이 된다. 이렇게 되면 대상자는 그들의 문화적 전통으로 더 잘 지지되며, 이에 간호사는 문화적으로 세심하게 사정하고 돌보는 기술이 필요해진다.

윤리적 · 법적 쟁점

편견에 의한 치료거부

임상에서 일하고 있는 김 간호사는 대기실에 누가 왔는지에 대해 우연히 들었다. 대상자는 기침을 하고, 얼굴이 붉다.

"그 사람이 또 왔어요. 이제 임상적으로 아주 위급한 상태를 넘어섰고, 우리는 이미 시간을 많이 썼어요. 나는 저 사람이 불법입국자라는 것을 확신해요."

"나는 내 세금을 시민권자가 아닌 사람에게 쓰는 것은 옳지 않다고 생각해요."

"저 사람에게 앞으로는 예약을 해 줄 수 없다고 말해 줍시다."

비판적 사고를 위한 과제

이 상호작용에 대해 당신이 가지고 있는 감정을 생각해 본다.

- 이 상황에서 개인적인 가치와 믿음을 확인한다.
- 이 상황에서 자신이 반응할 수 있는 방법에 대해 생각해 본다.
- 행동의 변화를 일으키고 대상자 간호의 질을 향상시킬 수 있는 가능한 접근법을 확인한다.

2) 건강행위와 전통

간호사가 간호사정을 계획할 때 대상자의 인종 집단에 대한 정보를 찾는 것을 포함하여 대상자의 건강과 관련된 행위와 문화적 전통에 대해 배우는 것은 중요하다. 발견된 정보가 대상자의 행위나 전통을 나타내는 것이 아닐 수도 있지만, 이는 사정을 용이하게 할 수 있다. 예를 들어, "당신 나라의 일부 사람들이 저녁 식사로 쌀과 콩을 자주 먹는다는 것을 이해합니다. 그것은 당신 나라의 습관입니까?"와 같은 질문을 간호사가 할 수도 있다. 간호사가 대상자로부터 배우는 것은 필수적이다. www.ethnomed.org와 같은 근거기반 자료는 아동의 성장, 영양, 개인적 돌봄 전통, 모유수유, 시간과 공간의 개념, 의사결정, 삶의 마지막 같은 문제와 관련된 문화적 정보를 제공한다. 개인에게 문화 관련 정보를 적용할 때는 주의를 기울여야 하지만, 인구학적 배경 정보가 간호사정 및 중재를 개선할 수도 있다(Giger, 2013).

3) 대상자의 관점에 기초한 간호사정

정확한 간호사정을 위해서는 민족중심주의적 경향을 최소화하고, 문화적 민감도를 최대로 키워야 한다. 문화적 사정은 동일인물과 유사한 배경을 가진 사람들이 오랜 시간 지녀온 행위양식을 확인하는 것이다. 또한 간호과정을 수행하는 데 있어 문화를 '위치'시키는 기본적 방법이다.

주관적 자료는 대상자의 자신에 대한 관점, 건강, 일상의 양식, 요구, 사용할 수 있거나 없는 자원 가치와 목표를 나타낸다. 주관적인 자료범위 안에서 면담을 받는 자는 스스로에 대해 전문가이다. 관심을 두어야 할 것은 대상자의 생활, 경험, 반응, 자원 그리고 대상자가 바라본 세계이다. 간호 영역 내에서 주관적 자료를 모으며 기록하는 것이 중요하다.

대상자의 관점을 이해하는 방법으로는 몇 가지가 있다. 일반적으로 여러 방법을 결합하는 것이 한 가지 방법에만 의존하여 다가가는 것보다 더욱 완전하고 정확한 결과를 얻을 수 있다. 가장 효과적인 방법은 민족적인 다양한 면담, 정보제공자의 활용, 장기간 관찰 등의 개방형 면담이다.

(1) 개방형 면담

효과적인 의사소통에 기반을 둔 간호제공자－대상자의 긍정적 관계는 암 환자의 생존율 및 삶의 질 향상과 관련이 있다(Mead, Doorenbos, Javid, Haozous, Arviso Alvord, et al., 2013). 개방형 면담에서는 가능한 한 면담자의 설명에 영향을 받지 않고 대상자로부터 응답을 유도하는 다양한 기술이 사용된다. 개방형 질문은 대상자가 대답하기 위해 자신의 표현을 사용해야 한다. 침묵은 이야기할 것을 더 생각해내고 응답하는 시간을 주기 때문에 유용하다. "~에 대해 더 말해주실 수 있겠어요?" 같은 질문은 대상자가 관심의 초점을 간호사에게 상세히 설명하도록 도와준다.

① 민족적 면담

민족적 면담은 대상자의 개념과 이해를 이끌어낼 수 있는 방법이다. 간호사가 질문을 하고 대상자는 응답을 하며, 대상자의 답변을 명확히 하기 위해 반복해서 질문한다. 고도로 숙련된 간호사는 응답자가 면담하고 있다는 기분이 들지 않도록 매우 다정한 대화의 형식으로 민족적인 면담을 진행한다. 간호사는 현재의 주제에 대해 관심을 표현하고, 대상자가 사용한 단어를 섞어 사용하며, 가정의 예를 사용하여 대상자와의 면담을 유도한다. 대상자가 사용한 단어의 뜻을 명확히 하기 위해 대상자에게 단어의 뜻을 질문하면 대상자의 개인적인 의미가 드러난다. 간호사는 대상자가 면담을 주도하는 것에 따르고 격려해야 한다(Kwan-Gett, 2014).

민족적인 면담에는 3가지 부분이 있다.

1. 일반적으로 질문은 "어제 만난 이후로 기분이 어떠셨나요?" 또는 "저는 당신의 가족에 대해 알고 싶어요."와 같이 개방형으로 시작한다.
2. 간호사는 대상자의 반응에서 몇 가지 핵심용어를 선택하고, 이를 명확히 하기 위해 다시 묻는다. 예를 들면, "목이 뜨겁다고 느끼셨다고요? 저는 말씀하신 의미를 정확히 모르겠어요. 좀 더 자세히 말씀해 주시겠어요?" 또는 "그 말씀은 아버지가 부재중이시라는 의미인가요?" 간호사는 대상자가 사용한 단어나 문장을 정확하게 옮겨 적는다. 용어는 대상자가 무엇을 중요하게 생각하는지에 대한 단서이므로, 간호사는 대상자가 더 자세히 말하도록 유도한다.
3. 민족적인 면담의 마지막 부분은 문서화이다. 논의한 문제에 관한 대상자의 관점에 대한 정보는 면담 후에 가능한 한 신속히 기록함으로써 정보를 정확하고 완벽하게 유지할 수 있을 것이다.

② 설명적 모델

설명적 모델은 민족적 면담과 유사하다. 대상자가 그 자신의 다문화 정체성에 대해 전문가라고 한다면, 간호사는 대상자의 건강에 관한 믿음 혹은 그의 상태에 대한 설명을 이해하기 위한 의문을 가지게 된다(Kleinman & Ben-

> **비판적 사고 적용하기**
>
> 최근 아프가니스탄 피난민인 R 여사가 무계획적으로 천식약을 복용하고 있는 것을 알았다. 통역자를 통해 R 여사 및 그 남편과의 면담에서 약품이 귀한 난민캠프에서의 그들의 경험을 들었다. 간호사는 이야기를 들으며 그들의 불편을 기록하였고, 부부는 천식에 도움이 될 것이라고 생각한 상표 없는 액체가 든 병을 보여주었다. 이 만남에 내포된 문화적 문제를 어떻게 이해해야 할 것인가? 면담을 어떻게 할 것이며, 어떤 면담방법이 도움이 될 것인가?
>
> 정답은 부록 B를 참고하세요.

son, 2006). 간호사는 대상자의 질병 모델을 반드시 이해해야 한다. 예를 들면, 미국 사람 대부분은 정신질환이 자기신뢰와 독립의 문화적 가치에서 영향을 받는다고 본다. 따라서 우울, 불안, 슬픔, 스트레스를 중재가 필요한 상태로 보지만, 다른 문화에서는 이들을 생활의 일부로 생각하여 정신질환으로 보지 않는다(Gholizadeh, Davidson, Heydari & Salamonson, 2014).

(2) 주요 정보제공자 기법

주요 정보제공자 기법은 면담자가 알기를 원하는 문화에 대하여 전문적 지식이 있거나 원주민인 사람을 찾아내고 장소를 정하여 면담하는 방법이다. 이때 정보제공자는 자발적으로 참여하는 것과 면담자와 융화하는 것이 중요하다. 대상자에 관한 최상의 주요 정보제공자는 대상자 자신이지만, 의학적 또는 문화적으로 위험에 처해 있는 대상자(예: 문화 내에서 최적으로 기능할 수 없는 사람)는 이러한 역할을 담당할 수 없다. 직접적 · 규칙적으로 장소를 초월한 만남을 통해(병원, 진료소, 가정, 학교, 일터에서) 대상자의 행위, 사회적 지지체계 그리고 환경적 제한과 자원 등을 관찰할 수 있다. 그러나 무엇을 관찰하고 있는지와 문화의 의미에 대한 이해가 없다면, 간호사의 관찰은 별로 가치가 없다.

병원 또는 의학적 상황에서 영어로 의사소통하기 힘든 대부분의 대상자에게 가장 유용한 주요 정보제공자는 2개 국어 가능자, 두 문화 속에서 자란 사람, 훈련된 통역자 또는 가족과 친구이다. 건강에 있어서 주요 정보제공자를 포함하여 종교인의 역할은 중요하다. 왜냐하면 사람들은 일반적으로 자신의 문화유산이나 종교적 신념에 따라 삶과 죽음, 건강과 질병의 문제를 해석하기 때문이다.

4) 대상자와 간호사 사이의 언어적 차이

대상자 반응 뒤에 숨은 의미를 찾기 위한 세심한 조사는 간호사가 계획을 세우고, 개별화된 대상자 돌봄과 안전을 제공할 수 있게 한다. 간호사와 대상자의 언어 차이는 그들의 문화적 차이와 혼합되어 간호사가 대상자의 관점을 이해하지 못하게 만든다(U.S. Department of Health and Human Services, Office of Minority Health, 2014a). 대상자가 간호사와 동일한 언어로 말을 하지 않거나 매우 제한된 수준으로 말할 때, 간호사는 대상자의 관심 내에서 최선의 결정을 하고 행동하지만, 실제로는 대상자가 관심 있어 하고, 믿고 있는 것을 알지 못한다. 예를 들면, 소수민족의 대상자가 말이 없거나 오직 긍정의 반응으로 경계할 때, 건강관리제공자는 대상자가 영어를 이해하지 못한다고 결론짓는다. 당장 통역자가 없다면 건강관리제공자는 의학적 의사결정을 위해 필요한 주관적인 자료가 없더라도 일반적으로 그들이 생각하기에 대상자에게 가장 좋고, 필요한 것을 할 것이다. 그 결과는 대상자의 복지와 지역사회와의 신뢰 면에서 부정적일 수도 있다.

예를 들면, 영어능력이 부족한 비서양인인 한 대상자는 3차 진료병원에서 외과 수술을 받고 합병증 없이 중환자실(ICU)에서 회복되었다. 그러나 일반 병실로 이동한 후 그의 태도는 변하였으며, 불안하고 편집증적인 행동을 나타냈다. 정신과 상담의 통역자가 문제를 해결하기 위해 갔을 때, 그들은 대상자의 관점에 접근을 시도하는 첫 번째 건강관리제공자가 되었다. 그들은 대상자를 중환자실에서 일반병실로 이동하는 것이 대상자 회복에 전혀 좋은 영향을 끼치지 않았다는 것을 알게 되었다. 사실 그는 병동이동을 병원이 그가 너무 아파서 더 이상 오랫동안 치료할 가치가 없어 그를 포기한 것이라고 생각했다. 그의 입장에서 보면, 그는 우수한 치료와 좋은 기술적 보조의 분위기에서 기술적 보조자가 없는 곳으로 옮겨졌다는 것이다. 보건의료팀은 대상자의 의사를 타진하지 않은 채 전실을 이행하였기 때문에 전통적 민족중심주의라고 볼 수 있다.

앞의 예에서 대상자의 혼동, 두려움, 고독은 모두 예방할 수 있는 것이다. 이를 의원성(즉, 입원으로 생긴)으로 생각할 수 있다. 이런 경우는 그가 다른 병동으로 이동하기 전에 그를 위한 이동계획을 대상자에게 설명하기 위한 통역사가 필요했기 때문에 건강관리체계에서 대상자에 대한 무관심으로 결론을 내릴 수 있다. '그 지역사회의 주언어를 말하지 못하고 이해하지 못하는 대상자'를 위해 병원은 훈련된 언어통역자를 제공할 책임이 있다(The Joint Commission, 2014). 더 나아가 의료보험 혹은 의료보조금을 받은 병원은 인종, 피부색, 국적에 기반한 이익을 구별하고 거부하는 것으로부터 연방기금 수령인을 보호하는 시민권리헌장(Civil Rights Act) 제6조에 따라야 한다. 외국어를 사용하거나 수화를 사용하는 청각장애인을 위해 훈련된 통역자를 제공하지 않은 병원은 법을 위배한 것이다. 따라서 언어 차이나 청각 및 언어 장애로 대상자와 의사소통하려는 노력에 좌절감을 느끼고 적절한 치료의 질을 제공할 수 없는 간호사는 훈련된 통역자를 제공하도록 강제할 수 있는 법적 자원을 가지고 있는 것이다(U.S. Department of Health and Human Services, Office of Minority Health, 2014a).

대상자의 가족이나 친구 중 2개 국어를 하는 사람은 행위의 통역이 언어의 통역을 뛰어 넘기 때문에 이들보다 잘 훈련된 통역자가 더 적합하다. 많은 의학적 단어와 전문용어는 다른 언어로 번역하기가 어렵다. 예를 들면, "lab tech가 잘못된 번호를 눌렀다"의 문장은 전화가 없거나 과학적 기술이 없는 문화의 언어로 번역할 수 없다. 더 나아가, 대상자의 상황이 악화될 경우, 대상자와 가까운 누군가에게 정신적인 책임의 짐을 지울 수 있게 된다.

예를 들면, 베트남인 여성이 암으로 입원했다. 그녀의 20세 된 딸도 백혈병으로 입원해 있다. 그녀의 남편(아버지)은 영어를 거의 할 수 없었다. 병원 직원은 12세 된 딸(동생)의 통역에 의존했다. 처음에는 백혈병을 앓고 있던 큰딸이 사망했고, 그 다음에 엄마가 사망했다. 12세 된 딸은 통역자로서의 역할 때문에 그들의 치료와 죽음에 관련된 경험으로 고통을 받았고, 그로 인해 입원을 해야 할 정도의 급성 정신장애를 겪었다. 전문통역자의 활용이 이와 같은 비극적인 결과를 막을 수 있을 것이다.

24시간 전화서비스를 제공하는 여러 기관이 있으므로 언제나 통역사를 이용할 수 있다(U.S. Department of Health and Human Services, Office of Minority Health, 2014a). 건강관리기관과 접촉 시 처음에 통역자가 필요한지를 확인해야 한다. 대상자를 위해 계획을 세우거나 절차가 변경될 때에는 언제든 그리고 필요할 때마다 통역자를 제공해야 한다. 통역자는 입원 시는 물론이고 치료 동의, 치료 중 퇴원계획 수립 그리고 대상자 교육 등에 관여하게 된다. Box 5-2는 통역자를 통한 의사소통의 초점에 대한 내용이다.

Box 5-2 통역자를 통한 의사소통

간호사는 통역자와 함께 대상자를 만나기 전에 먼저 통역자와 만난다. 통역자에게 대상자로부터 무슨 정보를 원하는지와 전달을 원하는 메시지가 무엇인지 이야기한다. 또한 대상자와 어떻게 의사소통 하는지에 대한 생각을 논의하고, 통역자가 대상자와 상호이해하는 데 성공하도록 돕는 요청한다.

- 통역자보다 대상자에게 말하도록 한다; 이것은 간호사가 대상자의 비언어적인 것을 읽을 수 있게 한다.
- 통역자와 대상자 사이의 언어적 · 비언어적인 것의 상호작용을 관찰한다; 대상자의 비언어적인 것을 읽는다.
- 천천히 말한다.
- 간단한 문장을 사용한다.
- 만약 간호사가 받은 답변이 부적절하거나 다른 증거와 일치하지 않는다면, 다른 단어로 질문을 고쳐하거나 간접적으로 묻는다.
- 은유적 표현은 피한다(예: 기가 죽었는가? 매우 드물게 따끔거리는가?); 이와 같은 표현은 통역자가 번역하는 데 어려움이 있다.
- 통역자가 영어보다는 다른 언어로 더 오래 말하거나 설명하기를 기대한다; 이것은 개념이 다른 언어나 문화와 동등하지 않은 의학적인 것일 때, 그리고 주제가 다른 문화의 금기이거나 당황스러운 사건일 경우에 특히 그렇다.
- 민감한 주제를 끄집어내는 방법이 확실하지 않을 때, 통역자에게 조언을 요청한다; 대상자가 속한 문화의 주요 정보제공자로서 통역자를 활용한다.
- 같은 통역자가 일관되게 일하도록 노력한다; 연습을 통해 간호사와 통역자는 서로 더 나은 의사소통을 배울 수 있다.
- 전문 직업적인 동료로 통역자와 관계한다; 간호사의 간호는 통역자의 기술에 달려 있다.

5) 대상자 교육의 효율성 증진

문화적으로 민감한 간호사는 자신의 것보다는 오히려 하위문화나 민족집단 출신 대상자의 특별한 행위의 양식을 찾는다. 문화적 상호성 원리에 대한 이해는 행위, 특히 같은 문화나 민족적 그룹의 다른 사람이 반복하는 행위에 대한 근본적인 설명을 할 수 있다. 동남아시아의 시골 산간지역에서 온 난민자가 처음 미국에 도착했을 때, 건강관리와 사회복지제공자는 그들에 대한 비하와 부정적인 이야기를 경험했다. 이야기들을 분석하여 유사한 이야기를 묶었더니, 이는 미국 서부의 방법과 친숙하지 않은 것이었다. 문화적으로 민감한 간호사는 친숙하지 않은 부분을 부족한 의사소통의 문제로 해석하고, 이를 건강교육을 위한 시작점으로 삼아야 한다. 다음은 위에 설명한 예시에 관한 몇 가지 흔한 문제이다.

- 피임약을 복용해왔던 부인이 피임약 복용을 잊어버렸을 때, 다음날 두 알을 먹거나 남편에게 여분의 약을 주었다.
- 영어를 못하는 난민자 가족의 신생아가 탈수로 응급실에 자주 오게 된다.
- 신생아가 있는 난민자 가족은 대부분 더운 여름 동안 집을 덥게 하고, 열이 있는 신생아와 유아를 여러 겹의 옷으로 싸맨다.

민족적 면담을 사용하여, 대상자의 가정을 관찰하고, 주요 정보제공자와 논의한 결과, 간호사는 난민의 행위에 대한 다음과 같은 근거를 발견하였다.

- 피임약 복용을 잊은 여성은 잊은 것을 보상하기 위해 노력한다. 그들은 약이 작용하는 원리를 모르기 때문에 간

과한 것을 극복하기 위해 적당한 방법을 시도했다. 또한 권위 있는 집단이 무례하다고 생각하거나 불쾌해 할 수 있으므로 질문을 하지 않는 문화가 전해 내려왔다.

- 탈수된 아기의 엄마는 산부인과에서 받은 지시에 따른다. 병원 간호사는 아기의 엄마가 과업을 잘 학습했음을 확인했다. 문제는 그들이 가르친 방법이 병원에서 무료로 준 샘플용에만 해당된다는 것이었다. 샘플을 다 쓰고 나면, 이들은 여성, 유아 아동 프로그램(Women, Infants, and Children, WIC)의 처방을 사용하기 시작했다. WIC에서 제공하는 분유는 건조한 분말이었다. 엄마는 분유통 표지의 영어를 읽을 수 없기 때문에, 건조한 분말을 섞는 방법을 추측했다. 이러한 많은 잘못된 추측은 아기에게 탈수가 발생한 원인이 되었다.
- 집에 난방을 켜고, 열 있는 아동에게 옷을 두껍게 껴입히는 것은 동남아시아에 널리 퍼진 생리학 이론에 대한 그들의 믿음이 표출된 것이다(Muecke, 1976). 이론에 따르면, 피는 뜨겁고 여성은 분만 동안 피를 흘리기 때문에 열을 상실하므로 질병을 예방하기 위해 그들의 신체는 손실된 열을 다시 얻도록 따뜻하게 유지해야 한다. 이와 유사하게 어른보다 열이 높은 경향이 있는 아동은 열이 높을 때 열기를 잃는다고 생각한다. 아동을 따뜻하게 입히는 것은 몸에서 방출되는 열을 막는 것이라고 본다.

문화에 민감한 간호사정은 간호진단과 대상자 교육을 위한 매우 타당한 정보를 제공하며, 문화적 간호사정을 바탕으로 한 건강교육은 간호사와 건강관리기관에 대한 대상자 및 대상자가 속한 지역사회의 신뢰를 증진시킨다.

치료적 대화: 문화

편례

이 장의 처음에 묘사되었던 상황에 처한 대상자인 정우는 퇴원을 준비하고 있다. 정우의 다음 간호 단계를 위한 계획을 세워야 한다. 병원의 퇴원계획자는 조선족인 부모와 함께 앞으로의 정우를 간호하는 것에 관해 논의하는 데 있어 어려움을 느끼고 있다. 이 퇴원계획자는 간호사가 그들과 대화하도록 요청하였다.

비효율적 대화

간호사 안녕하세요? 아침에 와주셔서 고맙습니다. 저는 정우가 다음 달에 퇴원한 후에 어디에 있을지에 대해 이야기하고 싶습니다. 저는 정우를 집에서 돌보기를 원하신다는 것을 알고 있습니다. 그러시죠?

정우 아버지 네. (정우 아버지는 안쓰러워 보였고, 정우 어머니는 이를 악물고 위를 똑바로 보고 있었다.)

간호사 정말 그것이 좋은 방법이라고 생각하세요? 정우는 혼자서 먹지도 못하고, 일어서는 운동도 할 필요가 있고, 자세를 자주 변경시켜주어 피부건강을 유지해야 합니다. 합병증이 언제라도 일어날 수 있습니다. 그렇게 보살필 수 있을 거라 생각하세요?

정우 아버지 네. (정우 어머니는 조용히 울고 있고, 정우 아버지 역시 울려고 하는 것처럼 보였다.)

간호사 (화가 난 행동을 보이지 않으려고 노력하며) 좋습니다. 그렇게 결정하신다면, 기꺼이 그렇게 하도록 하지요. 그를 어떻게 간호해야 하는지 배우러 언제쯤 오시겠습니까? 저희가 1주 정도 교육을 하고 나서, 정우를 집으로 보내기 전에 2주 정도 실습하면 된다고 생각합니다. (정우 부모는 심호흡을 하고 들어와서 정우의 간호를 배운다.)

효율적 대화

간호사 안녕하세요, 정우 부모님. 오늘 이렇게 찾아주신 것에 대해 감사드립니다. 정우가 이곳에서 퇴원하고 난 후 다음 달 이후 어디에서 정우를 돌볼 것인지 결정하는 데 어려움이 있으신 것 같습니다. 장소의 문제에 대해 어떻게 생각하고 계신지 말씀해 주시겠어요?

정우 아버지 저희는 정우를 다른 병원으로 데리고 갈 수가 없습니다. (정우 아버지는 무릎 위에 놓은 손을 쳐다보고 있다. 정우 어머니는 위를 쳐다보고 있으며 이를 꽉 물고 있다.)

간호사 그 결정이 매우 힘들어 보이세요. 제게 좀 더 솔직하게 말씀해 주시겠어요? (편안한 태도로 더 많은 정보를 찾고 있다.)

정우 아버지 저의 결정이 아닙니다. 문제는 우리가 무엇을 생각하느냐가 아닙니다. (정우 아버지는 수치스러워하고 있고 정우 어머니의 눈에는 눈물이 글썽인다.)

간호사 (놀란 것처럼 보이지 않으려고 노력하며) 이해할 수가 없군요. 저에게 좀 더 자세히 설명해 주시겠어요?

정우 어머니 (간간이 숨을 멈추며) 우리는 당신이 우리를 나쁜 부모라고 생각하기를 원하지 않아요. 우리는 정우가 다른 병원에 가야 한다고 생각해요. 정우는 더 많은 돌봄이 필요하고, 우리는 어떻게 해야 할지 잘 모르고……. (운다.)

정우 아버지 그것은 저희 아버지가 우리 가족을 책임지고 있고, 모든 결정을 내리기 때문입니다. 특히 정우의 경우는 제가 운전을 했고 저희 아버지는 제가 잘못했다고 생각하시기에 제대로 결정을 내릴 수

치료적 대화: 문화(계속)

없다고 생각하십니다. 그래서 정우를 집에서 돌봐야 한다고 말씀하십니다. (안쓰러워 보인다.)

간호사 (판단을 미루며) 저에게 이야기해 주신 것에 대해 감사드립니다. 조금 더 이해하게 되었습니다. 저는 저희가 이것을 어떻게 처리해야 할 것인지에 대한 의견이 있으나, 정우 할아버지가 어떻게 받아들이실지 저에게 말해 주세요. (부모의 감정과 문화적 전통을 고려하고 있음을 보여준다.) 저희는 정우를 위한 특별한 팀인 의사와 저 그리고 기타 사람들의 모임에 참여하도록 제안하고, 우리가 이를 위해 무엇을 하는지 보여드리겠습니다. 아마도 그러면 저희는 정우가 있어야 할 장소에 대한 정우 할아버지의 조언을 요청할 수 있을 것입니다. 어떻게 생각하세요? (정우 부모는 같이 이에 대해 이야기하였고, 정우 할아버지를 논의에 포함시키기로 결정하였다. 그들은 그것이 좋은 방법이라고 생각했다. 그들은 희망을 가진 것처럼 보였다.)

비판적 사고를 위한 과제

- 논의를 시작했을 때 각 간호사가 쓰는 목소리 톤을 묘사한다.
- 이 각각의 예에서 누가 가장 이야기를 잘 했는지 결정한다.
- 간호사가 조선족 문화에 대해 알고 있다면, 어떻게 알게 되었는지 설명한다.
- 첫 번째 간호사가 이 특정한 가족에게 어떠한 방법으로 어떠한 결정을 내렸는지 확인한다.
- 다양한 조선족 문화의 가족구성에 대해 배울 수 있는 곳을 제안한다.

주요개념

- 문화는 의식적으로든 무의식적으로든 그 문화에 속한 구성원이 절대적인 진실로 믿고 있는 믿음체계로 정의된다. 이 믿음체계는 일상행위를 유도하고, 이를 정규적인 것으로 만든다. 삶과 질병, 죽음에 대한 대답하기 어려운 질문의 답을 제공한다. 그리고 현실을 의미 있게 만든다. 문화는 그 구성원들에게 똑같이 공유되지는 않기 때문에, 개인보다는 그룹과 사회에서 더욱 분명하게 나타난다.
- 문화는 같은 문화의 구성원들과 공유하는 사람으로 하여금 합리적으로 행동하게 할 수 있다.
- 문화는 간호지식 기초의 통합적 요소이다.
- 정확한 간호사정을 위해서는 간호사가 자신의 민족적 경향을 최소화하고, 문화적 민감성을 최대화해야 한다.
- 대상자의 관점을 고려한 사정은 대상자에게 정확한 진단과 중재를 만들어낸다.
- 대상자의 관점을 확인하는 방법으로는 민족적 면담의 한 형태인 개방형 면담이 있다; 주요 정보제공자의 사용; 오랜 시간 관찰; 대상자의 언어 사용 등.

REFERENCES

American Association of Colleges in Nursing. (2014). *Cultural Competency in Baccalaureate Nursing Education.* Retrieved May 30, 2014, from http://www.aacn.nche.edu/education-resources/cultural-competency

American Nurses Association. (2010). *Scope and standards of practice.* Washington, DC: American Nurses Association

American Nurses Association. (2014). *ANA nursing code of ethics.* Retrieved June 1, 2014, from http://www.nursingworld.org/mobile/code-of-ethics

Benner, P., Sutphen, M., Leonard, V., & Day, L. (2010). *Educating nurses: A call for radical transformation.* San Francisco, CA: Jossey-Bass.

Blair, I. V., Havranek, E. P., Price, D. W., Hanratty, R., Fairclough, D. L., Farley, T., et al. (2013). Assessment of biases against Latinos and African Americans among Primary Care Providers and community members. *American Journal of Public Health, 103*(1), 92–98.

Braveman, P. A., Kumanyika, S., Fielding, J., Laveist, T., Borrell, L. N., Manderscheid, R., et al. (2011). Health disparities and health equity: The issue is justice. *American Journal of Public Health, 101*(Suppl 1), S149–S155. doi: 10.2105/AJPH.2010.300062

Capell, J., Dean, E., & Veenstra, G. (2008). The relationship between cultural competence and ethnocentrism of health care professionals. *Journal of Transcultural Nursing, 19,* 121–125.

Douglas, M. K., Rosenkoetter, M., Pacquiao, D. F., Callister, L. C., Hattar-Pollara, M., Lauderdate, J, Milstead, J., et al. (2014). Guidelines for implementing culturally competent nursing care. *Journal of Transcultural Nursing, 25*, 109–121. doi: 10.1177/1043659614520998

Egenes, K. J. (2012). Health care delivery through a different lens: The lived experience of culture shock while participating in an international educational program. *Nurse Education Today, 32*(7), 760–764.

Fadiman, A. (1997). *The spirit catches you and you fall down*. New York: The Noonday Press.

Gholizadeh, L., Davidson, P. M., Heydari, M., & Salamonson, Y. (2014). Heart disease and depression: Is culture a factor? *Journal of Transcultural Nursing, 25*(3):290–295. doi: 10.1177/1043659614523453

Giger, J. (2013). *Transcultural nursing: Assessment and intervention* (6th ed.). St. Louis, MO: Elsevier/Mosby, Inc.

Goldenstein, R. A. (2014). Female genital cutting: Nursing implications. *Journal of Transcultural Nursing, 25*, 95–101. doi: 10.1177/1043659613493441

Gray, D. P., & Thomas, D. J. (2006). Critical reflections on culture in nursing. *Journal of Cultural Diversity, 13*(2), 76–82.

Hall, E. T. (1959). *The silent language* (p. 35). Greenwich, CT: Fawcett Premier.

Hall, J. M., & Fields, B. (2013). Continuing the conversation in nursing on race and racism. *Nursing Outlook, 61*(3), 164–173. http://dx.doi.org/10.1016/j.outlook.2012.11.006

Hart, P. L., & Mareno, N. (2013). Cultural challenges and barriers through the voices of nurses. *Journal of Clinical Nursing, 23*(15-16):2223–2232. doi: http://dx.doi.org/10.1111/jocn.12500

Higginbottom, G. M. A., Hadziabdic, E., Yohani, S., & Paton, P. (2014). Immigrant women's experience of maternity services in Canada: A metaethnography. *Midwifery, 30*(5), 544–559.

Hodge, F. (2012). No meaningful apology for American Indian Unethical Research Abuses. *Ethics & Behavior, 22*(6), 431–444. doi: 10.1080/10508422.2012.730788

Juon, H. S., Evans-Polce, R. J., & Ensminger, M. (2014). Early life conditions of overall and cause-specific mortality among inner-city African Americans. *American Journal of Public Health, 04*(3), 548–554. doi: 10.2105/AJPH.2013.301228

Kane-Lee, E., & Bayer, C. R. (2012). Meeting the needs of LGBT patients and families. *Nursing Management, 43*(2), 42–46. doi: 10.1097/01.NUMA.0000410866.26051.ff

Kennedy, A., Groom, H., Evans, V., & Fasano, N. (2010). A qualitative analysis of immunization programs with sustained high coverage, 2000–2005. *Journal of Public Health Management and Practice, 16*(1), E9–E17.

Kleinman, A., & Benson, P. (2006). Anthropology in the clinic: The problem of cultural competency and how to fix it. *PLoS Medicine, 3*(10), 1673–1676.

Kwan-Gett, T. (2014). *Collecting ethnographic data: The ethnographic interview*. Retrieved May 30, 2014, from http://ethnomed.org/about/contribute/collecting-ethnographic-data-the-ethnographic-interview/?searchterm=ethnographic%20interview

Leininger, M. (1970). *Nursing and anthropology: Two worlds to blend*. New York: John Wiley & Sons.

Lesbian, Gay, Bisexual and Transgender Health. (2014). Retrieved June 1,2014, from http://www.healthypeople.gov/2020/topicsobjectives2020/overview.aspx?topicid=25

Lewis, O. (1966). The culture of poverty. *Scientific American, 215*(4), 19–25.

Mead, E. L., Doorenbos, A. Z., Javid, S. H., Haozous, E. A., Arviso Alvord, L., Flum, D. R., et al. (2013). Shared decision-making for cancer care among racial and ethnic minorities: A systematic review. *American Journal of Public Health, 103*, e15–e29. doi: 10.2105/AJPH.2013.301631

Merriam-Webster Dictionary Online. (2014). Subculture. Retrieved May 30, 2014, from http://www.merriam-webster.com/dictionary/subculture

Moceri, J. T. (2014). Hispanic nurses' experiences of bias in the Workplace. *Journal of Transcultural Nursing, 25*, 15–22. doi: 10.1177/1043659613504109

Muecke, M. A. (1976). Health care systems as socializing agents: Childbearing the North Thai and Western ways. *Social Science and Medicine, 10*, 377–383.

Nadimpalli, S. B., & Hutchinson, M. (2012). An integrative review of relationships between discrimination and Asian American Health. *Journal of Nursing Scholarship, 44*(2), 127–135. doi: 10.1111/j.1547-5069.2012.01448.x

National Center for Cultural Competence. (2014a). *Cultural awareness*: What is culture? Retrieved May 27, 2014, from www.nccccurricula.info/awareness/C4.html

National Center for Cultural Competence. (2014b). *Self-assessments*. Retrieved May 27, 2014, from http://nccc.georgetown.edu/resources/assessments.html

National Partnership for Action to End Health Disparities. (2014). *Health equity & disparities. Retrieved May 27*, 2014, from http://minorityhealth.hhs.gov/npa/templates/browse.aspx?lvl=1&lvlid=34

Oberg, K. (1954). Culture shock. Indianapolis, IN: Bobbs-Merrill.

Palacios, J. F., & Portillo, C. J. (2009). Understanding native women's health: Historical legacies. *Journal of Transcultural Nursing, 20*, 15–27.

Ramírez, A. S., Rutten, L. J., Oh, A., Vengoechea, B. L., Moser, R. P., Vanderpool, R. C., et al. (2013). Perceptions of cancer controllability and cancer risk knowledge: The moderating role of race, ethnicity, and acculturation. *Journal of Cancer Education, 28*(2), 254–261. doi: 10.1007/s13187-013-0450-8

Sager, P. L. (2011). *Transcultural nursing theory and models: Application in nursing education, practice and administration*. New York: Springer Publishing Company, LLC.

Sherwood, G. D., & Shaffer, F. A. (2014). The role of internationally educated nurses in a quality, safe workforce. *Nursing Outlook, 62*(1), 46–52. http://dx.doi.org/10.1016/j.outlook.2013.11.001

Sutherland, L. L. (2002). Ethnocentrism in a pluralistic society: A concept analysis. *Journal of Transcultural Nursing, 13*(4), 274–281.

The Joint Commission. (2014). *Advancing effective communication, cultural competence, and patient- and family-centered care*. Retrieved June 1, 2014, from http://www.jointcommission.org/Advancing_Effective_Communication//

U.S. Census Bureau. (2014a). *America's foreign born in the last 50 years*. Retrieved May 27, 2014, from http://www.census.gov/how/infographics/foreign_born.html

U.S. Census Bureau. (2014b). *U.S. Census Bureau Projections Show a Slower Growing, Older, More Diverse Nation a Half Century from Now*. Retrieved June 1, 2014, from http://www.census.gov/newsroom/releases/archives/population/cb12-243.html

U.S. Department of Health and Human Services, Office of Minority Health. (2014a). *The National Standards for Culturally and Linguistically Appropriate Services in Health and Health Care.* Retrieved from https://www.thinkculturalhealth.hhs.gov/Content/clas.asp#clas_standards

U.S. Department of Health and Human Services, Office of Minority Health.(2014b). *Culturally competent nursing care: A cornerstone of caring.* Retrieved from https://ccnm.thinkculturalhealth.hhs.gov/default.asp

U.S. Department of Health and Human Services, National Partnership for Action. (2014c). *National Partnership for Action to End Health Disparities: Toolkit for Community Action.* Retrieved from http://www.minorityhealth.hhs.gov/npa/files/Plans/Toolkit/NPA_Toolkit.pdf

Vogel, O., Cowens-Alvarado, R., Eschiti, V., Samos, M., Wiener, D., Ohlander, K., et al. (2013). Circle of life cancer education: Giving voice to American Indian and Alaska Native communities. *Journal of Cancer Education: The Official Journal of the American Association for Cancer Education, 28*(3), 565–572.

Waller, T., Lampman, C., & Lupfer-Johnson, G. (2012). Assessing bias against overweight individuals among nursing and psychology students: An implicit association test. *Journal of Clinical Nursing, 21*(23/24), 3504–3512. doi: 10.1111/j.1365-2702.2012.04226.x

White, K. M., & O'Sullivan, A. (Eds.) (2012). *The essential guide to nursing practice: Applying ANA's scope and standards in practice and education.* Washington, DC: American Nurses Association.

Williams, D. R. (2012). Miles to go before we sleep: Racial inequities in health. *Journal of Health and Social Behavior, 53*(3):279 - 295. doi: 10.1177/0022146512455804

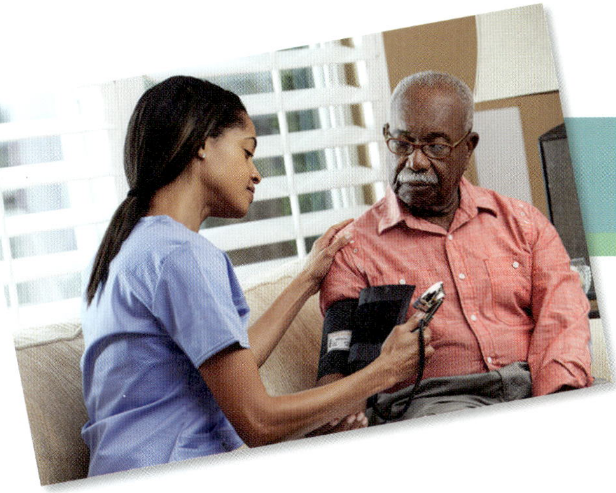

CHAPTER 6

간호사-대상자 관계에서의 의사소통

Communication in the Nurse-Patient Relationship

Beth Keyte

비판적 사고를 위한 사례

김 간호사는 김 씨의 집을 방문하여 대상자의 최근 병력과 회복기에 발생했던 문제에 관하여 논의하기 시작했다. 대상자의 안전과 문제발생 예방에 관심을 가진 간호사는 김 씨에게 왜 문제가 발생했는지 물었을 때, 자세가 변하는 것을 알았다. 김 씨는 자세가 굳고 표정은 신중하고 단호해졌다. 김 씨는 단순히 "균형을 잃고 넘어졌을 뿐이에요."라고 짧게 말했다. 김씨는 자신이 은행가였다는 경력을 간호사에게 상기시키고는 했다. 계속해서 "나는 여전히 가족과 친구들에게 자문을 해 주며, 매우 능력 있어요."라고 말한다. 또한 병원에서 사용했던 침대의 지지대와 작은 경보 알람이 필요하지 않다고 한다. "관심을 가져줘서 고맙지만, 내가 어떻게 조심해야 하는지, 스스로를 어떻게 보호해야 하는지 알고 있어요." 김 간호사는 자신이 심각한 문제라고 생각한 이 논의에 김 씨는 관심이 없다는 것을 느꼈다.

이 장을 학습한 후, 위의 사례를 읽고 다음의 내용에 대하여 비판적 사고를 적용하여 복습한다.

1. 간호사의 질문에 대해 무엇이 대상자의 반응을 촉발하는지를 분석하고, 메시지 전달자로서의 간호사가 대상자의 응답에 어떻게 기여할 수 있는지를 확인한다.
2. 대상자가 상호작용으로부터 인지할 수 있는 위협에 대해 요약한다.
3. 위의 사례에서 언어적 · 비언어적 의사소통 사이에 어떤 부조화가 있는지 평가한다.
4. 위의 사례에서 나타난 반응에 기초하여 발생할 수 있는 의사소통의 장애물을 확인한다.
5. 의사소통을 개선하고 간호계획을 성취하기 위한 대안을 수립한다.

주요용어

공감 empathy
기밀유지 집단 circle of confidentiality
동정심의 피로 compassion fatigue
반영 reflection
부호화 encoding
비언어적 의사소통 nonverbal communication
서면 의사소통 written communication
언어적 의사소통 verbal communication
옹호 advocacy
의사소통 통로 communication channel
인지적 재구조화 cognitive reframing
자기인식 self-awareness
재진술 restatement
초의사소통 metacommunication
치료적 의사소통 therapeutic communication
피드백 feedback
해독 decode

학습목표

1. 네 가지 주요 의사소통 유형에 대해 규명한다.
2. 의사소통 과정의 요소와 간호와의 관련성에 대하여 토론한다.
3. 언어와 경험이 의사소통 과정에 어떻게 영향을 미치는지를 분석한다.
4. 치료적인 간호인-대상자 관계에서 자기인식의 중요성을 설명한다.
5. 의사소통에 영향을 미치는 두 가지 특별한 상황을 기술한다.
6. 간호사와 대상자 관계의 특성을 설명한다.
7. 전문적 관계와 사회적 관계를 구별한다.
8. 비공식적인 간호사-대상자 계약의 요소를 명명한다.
9. 치료적 의사소통의 세 가지 주요 요인에 대해 논의한다.
10. 두 가지 전문적인 자기돌봄 안전망을 명명한다.
11. 대상자와 의사소통할 때 검토할 주요 사정 분야를 확인한다.
12. 각 유형의 치료적 의사소통기술의 예를 제시한다.
13. 세 가지 주요 비치료적 반응을 확인하고, 각각의 반응이 어떻게 치료적 의사소통을 방해하는지 설명한다.
14. 의사소통에 영향을 미치는 두 가지 특별한 상황을 기술한다.

간호는 예술이며 과학이다. 간호사는 건강 결과에 좋은 영향을 미치기 위해 다양한 전문적인 훈련과 경험을 통해서 얻은 과학적 지식을 예술적으로 제공한다. 그 예술적 기술은 대상자의 도움과 지지 욕구를 효과적으로 이해하고 반응하는 간호사의 능력에 달려 있다. 이를 위해 간호사는 의사소통 도구를 이용한다. 이 장은 건강, 치료, 회복에 영향을 미치며 간호사와 대상자 상호작용의 기본인 의사소통의 개념과 원리를 탐구한다.

간호사는 교육자, 대상자에 대한 옹호자, 행정가, 연구자 등 많은 역할을 한다. 그러나 그들의 기본 역할은 건강을 증진시키고, 질병을 예방하며, 건강을 회복시키고, 통증을 완화하는 것이다(International Council of Nurses, 2014). 건강관리 재구성과 기술적 발달로 간호의 수요가 급격하게 변화하여 '간호사가 모든 역할을 다 할 수 있다.'는 믿음은 간호사의 전문직에 대한 정체성, 자주성, 전체론적 방법으로 실행하는 능력을 더욱 확고하게 해 준다. 간호사와 대상자의 관계는 모든 간호수행의 초석이 되며, 특정한 상황에서 발생하는 개인 간 혹은 개인과 개인 간의 의사소통을 바탕으로 형성된다. 간호사와 대상자 간의 효과적인 의사소통은 학습된 기술로서 자연적인 것은 아니다. 이러한 관계는 식료품 상점에서 점원에게 도움을 받거나, 친구들 사이에서 도움을 주고받는 것과는 다르게 대상자에게 도움을 주는 방법이다. 예를 들어, 상점 점원이 상품에 대한 질문에 적절히 대답을 하면, 소비자는 만족스러울 것이다. 자신의 문제를 공유하는 두 명의 친구 사이의 대화에서 친구들은 안도감과 동의를 느낄 것이다. 하지만 간호사와 대상자 간의 의사소통에 이러한 예의 요소가 들어 있더라도 현실적으로 많은 차이를 보일 수 있다.

간호사와 대상자 간의 관계에서 대상자의 경험, 문제, 논쟁거리는 의사소통의 주요 주제이다. 의사소통의 목표는 대상자의 건강상태와 안녕에 연관된 대처기술을 개선하고, 이해를 높이기 위한 쪽으로 나아간다. 따라서 치료적 의사소통은 대상자의 관심과 대상자에게 집중된 상호작용을 촉진한다. 대상자는 자신의 상황, 목표, 처치, 치료와 연관된 느낌, 문제점을 통해서 표현하고 행동한다.

치료적 의사소통에는 어떤 과정이 있고 간호실무에 어떻게 적용하는가? 의사소통 과정 중에 일어나는 일들은 다음과 같다.

- 간호사와 대상자는 대상자의 건강욕구에 집중된 문제를 함께 해결한다.
- 대상자는 보살핌을 느끼고 이해한다.
- 가족이나 다른 중요한 사람이 돌봄에 참여한다.
- 건강교육을 실시한다.
- 건강증진과 예방적 관리를 제공한다.

정신의학 간호사이자 간호이론가인 Hildegard Peplau (1997)는 대상자의 건강과 안녕을 위한 핵심은 간호사의 대인적 능력이라고 강조했다. 더 넓은 범위에서 효율적인 의사소통은 숙달된 사정을 바탕으로 대상자의 특성에 맞는 개별간호를 제공할 수 있기 때문에 대상자의 자기돌봄행위를 증진시킨다(Myers, 2010). 즉, 의사소통은 모든 간호의 중심에 있다.

치료적 의사소통을 이해하기 위해서, 간호사는 반드시 언어, 경험, 반영의 중요한 역할이 포함된 의사소통 과정을 이해하고 있어야 한다. 간호사와 대상자 관계에 대한 지식과 계약 환경, 옹호, 기밀유지, 의사소통과 관련된 발전적 주제와 마찬가지로 의사소통의 특정한 요소와 기법 또한 중요하다.

1. 의사소통의 과정

의사소통에 관한 정의는 여러 가지가 있는데, 의사소통을 하는 것은 정보를 제공하고, 생각을 교환하며, 이해하는 방법으로 스스로를 표현하는 것이다. 의사소통은 메시지 전달과 수신, 수신자와 발신자 간의 연결을 형성하는 하나의 시스템으로 정의할 수 있다(그림 6-1). 다시 말해, 정보를 주고받는 과정이며, 상호작용이나 거래의 한 형태이다.

의사소통은 지속적인 인간관계 기능으로 호흡기계나 순환기계의 기능과 매우 유사하며, 그 과정이 항상 지속된다. 여러 가지 면에서 '사람은 의사소통을 하지 않을 수 없다'라는 것은 사실이다. 예를 들어, 개인이 정보를 공유하지 않기로 했을 때 혹은 한 개인이 마음이 상했거나 화가 난 이유로 다른 사람과 말하기를 그쳤을 때에도, 의사소통은 아직 일어나고 있는 것이다.

의사소통은 인간의 삶에서 기본적이고 필수적인 것이다. 인간은 의사소통을 통해 자신의 환경과 서로 관계를 맺는다. 의사소통 없이 사람은 학습을 할 수도, 그들의 삶을 영위할 수도, 가족, 조직, 공동체 내에서 협조적으로 일할 수도 없을 것이다. 의사소통은 인간의 감정과 지성의 기본으로 의사소통이 없다면 인류는 생존할 수 없을 것이다.

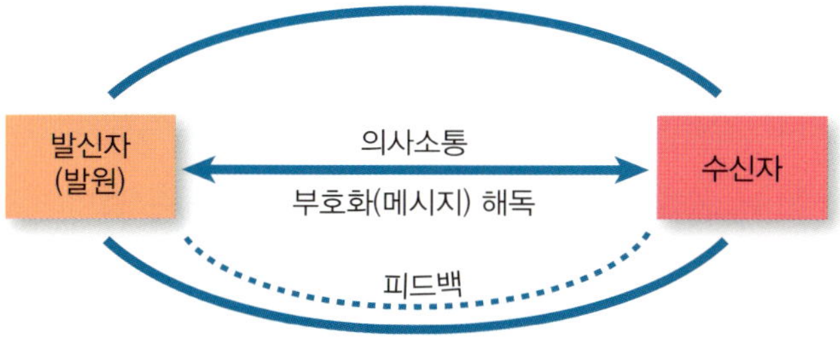

그림 6-1 의사소통은 정보를 주고받는 과정이다. 이 과정은 연속적이고 지속적으로 변화하는 상호작용의 형태이다.

1) 의사소통의 유형

사람들은 다양한 방법으로 의사소통을 한다. 의사소통의 유형에는 서면, 언어, 비언어 그리고 초의사소통이 있다. 간호사의 행동과 몸짓에 담긴 정보는 사회적 · 문화적 · 정치적 의미를 지닌 힘, 권위, 지식을 전달한다. 의사소통의 형식은 전문분야별로 다를 수 있다. 예를 들면, 역사적으로 간호사는 상세화하도록 훈련받은 반면, 의사는 간략화하도록 훈련받아 왔다. 이러한 차이는 전문분야 간 의사소통의 유지에 어려움을 유발하여 대상자의 간호에 좋지 못한 영향을 미칠 수 있다(Pope, Redzen, & Spross, 2008). 매일 간호사는 대상자 치료에 관한 정보를 다른 건강전문가에게 전달하는 책임을 다하고 있으며, 이런 의사결정 과정에서 발생한 문제는 대상자의 안전을 위태롭게할 수 있다(Mascioli, Laskowski-Jones, Urban, & Moran, 2009). 간호사는 치료적 관계를 위한 기초를 다지기 위해, 대상자의 간호성과를 향상시키는 행위에 영향을 미칠 수 있는 의사소통기술을 사용해야 한다(Stuart, 2012). 그러므로 간호사는 모든 유형의 의사소통 기술을 발전시키는 것을 중요하게 여겨야 한다. Box 6-1에 다양한 의사소통 유형의 몇 가지 예를 열거하였다.

(1) 서면 의사소통

서면 의사소통(written communication)은 문서를 이용하여 다른 사람에게 정보를 전달하는 것이다. 작성자는 독자가 알기 쉽고, 이해하기 쉬운 단어를 선택하여 문서를 구성한다. 서면 의사소통은 대상자의 치료와 간호에 대한 정보를 제공하기 때문에 간호수행의 중요한 요소이다. 서면 의사소통과 다학제 간 의사소통에 관한 더 많은 정보는 16장에서 다루고 있다.

(2) 언어적 의사소통

언어적 의사소통(verbal communication)은 말을 통한 전달을 의미한다. 이는 언어의 요소를 사용하는 교환이다. 서면 의사소통과 언어적 의사소통의 중요성은 과소평가될 수 없다. 간호에서 전문용어와 언어의 특정한 사용은 사람들의 경험의 실재와 인식을 나타내기 때문에 특히 영향력이 있다. 대상자가 건강증진을 위한 행위변화를 일으키도록 동기를 부여하는 것은 간호사의 중요한 역할이다. 교육, 설득 또는 강제라는 단어는 성공률이 매우 높은 보조전략이다. 격려하거나 지지해 주고, 언어적 의사소통으로 전략을 변경하며, 적시에 피드백을 주어 대상자 스스로 힘을 기르고 자원을 모아 목표를 위해 나아가도록 해야 한다(Hayes & Kalmakis, 2007; Colineau & Paris, 2011).

(3) 비언어적 의사소통

비언어적 의사소통(nonverbal communication) 또한 다른 의사소통만큼 중요하다. 사람은 몸짓, 표정, 자세, 공간, 외모, 행동, 신체 움직임, 목소리의 높낮이나 크기, 말의 속도로 의사소통한다. 침묵도 비언어적 의사소통의 한 형태이다. 아픈 대상자는 정보를 처리하고 반응을 하기 위한 시간이 평균보다 더 오래 필요할 수도 있다. 간호사가 눈을 마주치거나 고개를 끄덕이는 것과 같은 비언어적인 방법으로 침묵할 때, 대상자는 간호사가 주의를 기울이고 있다는 것을 확신할 수 있다.

(4) 초의사소통

초의사소통(metacommunication)은 말이 아니라 시선 · 동작 · 몸짓 · 태도 등에 의한 의사소통을 의미한다. 이 의사소통 유형은 일반적 의사소통과는 다른 부분이다. 이는

Box 6-1 의사소통 유형의 예

서면 · 언어적	비언어적
서면	촉감
구두	눈맞춤
텔레비전과 라디오	얼굴 표정
영화	신체 자세(포즈)
잡지	몸짓
책	신체적 외모
컴퓨터	목소리 높낮이
포스터	말하는 속도
팸플릿	청결함
서면 또는 SBAR를 이용한 인수인계	움직임

언어 또는 비언어일 수도 있고, 의사소통 과정 중에 계속해서 사용할 수 있는 정보이며, 메시지를 해석하는 방법에 대한 실마리와 맥락을 알려준다(Kelman & Branco, 2009). 초의사소통은 의사소통자의 역할, 비언어적 메시지, 의사소통의 전후관계에서 발생하는 문제점을 해석할 수 있게 도와주는 의사소통 방법이다.

기억해야 하는 개념

간호기록은 비언어적 의사소통의 한 예이다. 문서와 글쓰기가 들을 수 없는 것은 사실이지만, 이들은 글자와 숫자를 통해 메시지를 전달하는 수단으로 사용하기 때문에 의사소통의 형태로 간주한다.

(5) 의사소통 유형 간의 관계

각 의사소통 유형(서면, 언어, 비언어 그리고 초의사소통) 사이의 관계는 중요하다. 이러한 유형이 서로 조화로운가 또는 그렇지 않은가에 따라 의사소통의 복잡성이 달라진다. 다음의 두 가지 예로 이 개념을 설명할 수 있다.

① 조화로운 관계

간호사는 간호해야 할 대상자를 처음 만나게 된다. 간호사는 각 대상자에게 자신의 역할을 설명하고, 대상자의 간호돌봄 욕구에 대해 상의하고, 그 과정에서 행해질 돌봄 업무를 대상자와 함께 계획한다. 간호사는 전문적인 태도를 보여야 하고, 병원의 신분증을 착용해야 한다. 또한 적절한 목소리로 말하고, 대상자가 말하는 것을 신중히 경청해야 한다.

이 예에서, 각 의사소통 유형은 조화로운 메시지를 전달한다. 그 메시지는 "저는 귀하의 담당 간호사입니다. 우리는 여러분의 간호욕구를 충족시키기 위해 함께 일하게 될 것입니다. 저는 귀하를 존중합니다." 등이다. 이 말에는 언어적 의사소통, 비언어적 의사소통, 초의사소통 간에 '적절한 조화'가 있다.

② 부조화적인 관계

당뇨교육을 함께 해온 대상자와 간호사가 있다. 교육이 끝난 후 대상자가 간호사에게 말한다. "네, 저는 당뇨식이를 이해하고 있고, 인슐린을 어떻게 섭취해야 하는지 압니다." 표면적으로 이 말은 당뇨병을 성공적으로 관리하기 위한 돌봄의 필요요소를 대상자가 이해하고 있다는 것을 가리키는 직접적인 의사소통으로 보인다. 그러나 만일 신경질 난 표정과 거친 말투로 말한다면, 메시지의 비언어적·초의사소통 측면이 언어적 메시지와 '일치'하지 않으므로 이 의사소통은 부조화를 이룬 것이다. 이 예에서의 초의사소통은 아마도 다음과 같이 전달될 것이다. "나는 내 삶을 어떻게 영위해 나가야 하는지 듣는 것이 지겹다. 나는 만성적인 병으로 화가 나 있다." 만일 대상자가 사탕을 먹고 있는 것을 본다면, 이러한 비언어적 의사소통은 대상자가 아직 자신의 상태를 완전히 이해하지 못했다는 의미를 전달하는 것이다. 이 예를 보면, 간호사는 대상자와의 경험을 통해 의사소통 유형의 부조화를 인식할 수 있게 된다.

2) 의사소통 과정의 요소

그림 6-1에서처럼, 의사소통은 지속적·역동적이며 진행 중이고, 계속 변화하는 작용이다. 비록 의사소통을 구성성분으로 나누는 것이 다소 인공적이더라도 유용할 수 있다. 과정의 각 요소를 알면, 문제가 과정의 어디에서 발생했는가를 확인하는 데 도움이 될 수 있다. 여기서 설명한 모델의 요소는 의사소통 이론가인 David Berlo의 고전적 업적(classic work, 1960)에 근거한다.

모든 의사소통은 발신자(의사소통의 목적을 가진 사람이나 모임)가 있다. 발신자의 목적은 부호로 전환되어야 한다. 이는 몸짓, 표정 혹은 신체 단서와 같은 언어적·비언어적 신호를 통해 이루어진다. 부호로 전환된 목적을 얻는 과정을 부호화라고 하고, 부호화의 결과는 메시지이다.

의사소통 과정의 또 다른 요소는 메시지의 매개체 또는 운반자인 의사소통 경로이다. 예를 들어 텔레비전은 경로이고, 목소리나 문서화된 글도 하나의 경로이며, 접촉도 하나의 경로일 수 있다.

만일 의사소통 과정이 이 요소에서 멈추었다면, 경로의 끝에 틀림없이 또 다른 누군가(수신자)가 있어야 하기 때문에 의사소통은 일어나지 않는다. 수신자는 의사소통의 대상이며, 메시지를 해독 또는 이해할 수 있어야 한다. 메시지가 한번 해독되고 수신되면 피드백이 발생한다. 피드백은 발신자, 수신자의 더 나은 메시지를 생산하기 위한 작용을 의미한다.

의사소통 과정의 요소를 이해하면 대상자와의 의사소통에 유용하다. 왜냐하면 의사소통에서의 특정한 어려움에는 하나 또는 그 이상의 요소가 있을 수 있기 때문이다. 대표적인 예는 간호사와 다른 언어를 사용하는 대상자이다. 이 경우에 간호사는 의사소통 경로에 주의할 필요가 있다. 메시지를 전달하고 간호사의 말을 이해시키기 위해 통역자가 필요할 수 있다. 또는 메시지를 전달하기 위해 그림을 사용할 수도 있다.

부호화하는 과정에서 문제가 발생할 수도 있다. 예를 들어, 생각이 무질서한 대상자 또는 특정한 뇌손상을 입은 대상자를 들 수 있다. 대상자는 의사소통을 하려고 하지만, 부호화 과정에서의 장애가 결과를 혼동시킨다. 생각이 혼란스러워서 겁을 먹은 대상자는 "FBI가 나를 추적하고 있다."라고 말할 수도 있다. 이때 그가 진짜로 의미하는 것은 "나는 매우 두렵고, 통제되지 않는다."이다. 발작을 일으킨 대상자는 간호사에게 직접적인 의사소통을 할 수는 있겠지만, 뇌손상 때문에 돌아온 메시지를 부호화할 수도 없다.

간호사-대상자의 만남에서 대상자로 인한 문제가 발생할 수 있다. 소수이지만 이질적인 대상자는 간호사와의 신뢰를 허물고 간호사의 권위에 도전하거나, 권위를 실추시킨다. 이 장의 목표는 의사소통하기 어려운 대상자를 돌볼 간호사를 준비시키는 데 있다. 어떤 간호사는 대상자를 불공평하게 구분 짓는다고 느끼거나 의사소통하기 어려운 대상자라는 용어의 사용에 대해 반대할 수도 있다.

이 용어를 바라보는 또 다른 관점은 '어려운 행동' 또는 '도전적인 대상자'라고 하는 것이다. 대상자가 다음과 같은 행위를 보인다면 생산적 상호작용은 더 어려워진다(Hull & Broquet, 2007; Forrest, 2012).

- 방어적, 격분, 놀람 또는 저항적 행위
- 충동적, 속이는 행위
- 명확하지 않거나 과장하는 행위
- 슬픔
- 건강관리제공자를 자주 방문

이러한 행위에는 반영적 대화, 진실한 사과, 대상자의 기대를 이해하기 위한 경청, 감성적 경험의 확인, 동정에 대한 표현의 공유 등과 같은 중요 의사소통기술을 적용할 수 있다.

또한 어려운 행동은 건강관리제공자 혹은 상황적 요인 때문일 수 있다. 어려운 대상자 만남을 관리하기 위한 Hul과 Broquet(2007)와 Forrest(2012)의 전략 검토에서는 분노와 방어, 지침과 시간의 부족, 개인적 믿음에 대한 지나친 강조, 건강관리제공자의 감성이 대상자와의 만남에서 까다로운 문제를 일으키는 요인이라고 하였다. 또한 언어, 문맹과 관련된 문제, 휴게실 안의 사람들로 인한 소음, 좋지 않은 소식 전하기, 의사소통을 방해하는 환경인자(잡음, 혼란, 프라이버시 부족) 등도 나쁜 영향을 미친다. 자신뿐만 아니라 환경의 문제점을 제거하기 위해 시간을 할애한다면 의사소통에 대한 어려움을 감소시킬 수 있다.

그 문제를 바라보는 두 번째 방법은 '어려운 만남'의 렌즈를 통하는 것이다. Macdonald(2007)와 Zolnierek(2014)는 간호사-대상자 만남에서 어려움의 원인을 조사하여 어려움을 줄일 수 있는 여섯 가지 핵심 요소로 대상자 알기, 가족 알기, 근무 중 다른 직원과의 협력관계, 준비물과 장비의 가용성, 치료장소 변경(대상자의 치료환경의 변화, 빠른 퇴원과 관련된 신속히 충족시켜야 할 의료적 욕구에 중점을 둘 수 있음)을 발표하였다. 이들 각각의 요소는 그 중심에 의사소통이 있다. 대상자, 그 가족, 직원과의 관계를 설정하는 데 시간을 할애한다면 이와 같은 어려움을 대부분 예방할 수 있다.

3) 언어와 경험의 중요성

언어, 문화, 경험은 의사소통 과정에서 매우 중요하다. 언어는 한 사람의 세계관과 인생관을 의사소통하고 개발하는 데 사용된다. 따라서 언어와 경험은 밀접하게 연관되어 있다. Bandler와 Grinder(1975)는 신경언어학 프로그램 작업에서 개인의 세계관은 몇 종류의 필터를 통해 개발된다고 하였다.

첫 번째 필터는 시각, 청각, 촉각, 미각, 후각의 신경학적 수용체계로 구성된다. 이러한 수용체계를 통해 처리되는 자극은 사람이 바깥 세계를 경험할 수 있게 해 준다. 이러한 경험은 언어를 통해서 다른 사람의 경험과 비교될 수 있다. 감각지각의 변화는 개인의 세계관을 변화시킬 수 있다. 예를 들어, 개인의 청각이나 시각이 바뀌면 살아가는 경험이 달라질 수 있다.

두 번째 필터는 개인이 사회화되는 특별한 언어체계이다. 이전의 논의처럼 단어와 문장은 사물과 사건에 의미를 부여한다. 언어는 세계를 개념화하도록 해 준다. 예를 들어, 모든 가능한 시각적 색상 차이에 대해 단어 3개만 알고 있는 사람은 더 많은 언어를 선택하여 사용하는 사람과는 다르게 개념화한다. 어휘력이 한정된 사람은 어휘력이 풍부하고 다양한 사람보다 경험을 설명하기가 더 어려울 수 있다. 언어기술의 제한은 삶에서 개인의 선택을 제한할 수도 있다.

세 번째 필터는 개인의 독특한 이력이다. 개인 이력에는 문화적 배경, 가족관계, 형제 서열에서의 위치, 양육을 받은 유형, 유전적 구성과 같은 모든 요소가 포함된다.

간호사와 대상자는 각자의 배경을 의사소통에 반영하는데, 배경의 어떤 면은 공유되고 어떤 면은 공유되지 않는다. 예를 들어, 간호사와 대상자 사이에서 발생하는 상황에 사용하는 '간호사'에 대한 이미지를 고려해 보자. 몇몇 대상자는 여성의 행위와 역할에 대한 고정관념에 사로잡혀, 간호사를 여성 전문인으로 볼 수도 있다. 그러나 어떤 사회는 여성은 남자의 부차적인 존재이고, 여성의 일은 가치가 없다고 정의한다. 때때로 간호지식, 의사결정력, 간호기술의 '돌봄' 이미지가 가려지기도 한다. 간호사의 신체적 외모와 의상은 간호사의 사회적 관점뿐만 아니라 간호사 자신의 관점을 반영한다. 첫 인상으로 만들어진 이미지는 대상자에게 강하게 남게 된다. 복장은 그 이미지로서 의사소통에 사용되고, 뒤이은 의사소통의 관계와 본질에 영향을 미친다(Clavell, Goodwin, & Tivas, 2013).

간호사와 대상자 간의 상호작용은 의사소통이 공통의 이해를 목표로 하였을 때 유용하다. 의사소통을 효과적으로 하기 위해서 간호사는 대상자의 배경을 이해하고, 인정해야 하며, 동시에 대상자의 다른 견해를 인지해야 한다.

임상환경에서 대상자와 간호사의 정보교환 성공 정도는 서로의 현실이 화합할 수 있는 수준에 달려 있다. 일반적으로 간호직무환경에서는 전문용어를 사용하므로 의사소통의 장벽이 있을 수 있다. 연구에 따르면, 대상자는 전문용어를 이해하지 못했을 때 두려움을 느끼고, 자기 자신의 이익을 위한 질문을 잘 하지 못하는 것으로 나타났다. 또 다른 장애로는 다른 사람 앞에서 대상자에 대해 이야기하는 것, 대상자에 대한 정보를 제공하지 않는 것, 너무 바빠서 대상자와 시간을 보내지 못하는 것 등이 있다.

특히 전문가와 그 종사자가 포함된 관계에서는 고정관념이 보편적이다. 고정관념은 전문가와 대상자 관점에 모두 존재한다. 민족성, 성적 성향, 사회계급, 나이, 정신적 혹은 의학적 진단에 관한 고정관념이 그 예이다. 간호사와 대상자 간의 치료적 관계가 방해받는 것을 예방하기 위해 개인의 선입견을 조사하는 것이 중요하다.

비판적 사고 적용하기

김 간호사는 76세인 박 씨가 입원한 재활병동에서 근무하고 있다. 김 간호사는 박 씨가 뇌졸중과 실어증이 있다고 들었다. 그는 비언어적인 몸짓으로 생각하고 응답할 수 있지만, 아직 구두로 의사소통은 하지 못한다. 김 간호사는 효과적인 의사소통 방법에 대해 생각함으로써 그의 간호를 계획한다. 박 씨와 함께 효과적인 의사소통 시스템을 구축하는 것은 좋은 간호를 제공하는 데 있어 핵심적이다. 김 간호사는 박 씨에게 접근하는 최선의 방법을 어떻게 평가할 것인가? 또한 김 간호사는 자신이 효과적인지 판단하기 위해 어떤 지표를 사용할 수 있는가? 언어 치료를 위해 어떻게 협력할 것인가?

정답은 부록 B를 참고하세요.

2. 간호사-대상자 관계: 돕는 관계

간호사–대상자 관계는 사회적 또는 친밀 관계와 다르다. 표 6–1에 사회적 관계와 간호사–대상자 간의 관계를 비교하였다. 간호사–대상자의 관계 내에서 간호사는 전문가 역할과 조력자 역할을 한다. 대상자는 도움을 원한다. 대상자에 초점을 둔 간호사와 대상자의 관계는 목표지향적이며 특정 요소를 정의한다. 또한 전문적인 관계에서 간호사는 자신의 역할, 의사소통기술, 개인력, 가치가 어떻게 상호작용에 영향을 미치는지 평가함으로써 공감과 동정의 차이를 이해하는

표 6-1 전문적 관계와 사회적 관계의 비교

	간호사-대상자	사회
주요 초점	대상자	참여자 모두
목표	대상자의 욕구를 충족하는 것. 대상자의 감정과 관심을 확인하도록 도움: 문제를 해결하고, 대처하여 건강관리 상황관계를 수용	개인의 요구를 발견하는 것, 서로의 교제와 즐거움 및 상호작용, 친밀과 책임을 유도
변수, 요인	일차적인 건강관리 상황에 의해 초래된 욕구로 제한 대상자의 이득에 적합한 것만을 간호사 스스로 드러냄 목표에 도달하고 더 이상 서비스가 필요치 않을 때 관계 종결	일생의 사건과 활동 또는 다른 자신의 국면을 공유, 관계를 장기간으로 이끌고 표면상으로 유지, 관계는 자신의 욕구가 더 이상 충족되지 않을 때 종결
자가사정	간호사는 자신의 역할, 의사소통 기술, 가치 등을 평가하고 이것이 전문적인 관계에 어떤 영향을 주는가를 평가	개개인은 기쁨, 애정, 공유, 사랑, 친밀에 대한 개인의 요구가 그 관계에서 충족되었는지를 평가

데 도움이 된다(표 6-1). 동정은 사회적 관계나 친밀한 관계에서 흔한 반면에, 공감은 치료적이고 전문적인 것이다. 동정적 상호작용에서는 상대방에게 미안함을 느끼는 경향이 있지만, 공감적 상호작용에서 간호사는 대상자가 어떻게 느끼고 있는지를 인식하고 대상자를 가장 잘 지원할 수 있는 방법을 찾는다.

1) 단계

간호사-대상자의 관계는 오리엔테이션(orientation), 활동(working), 종결(termination)의 세 단계로 나눌 수 있다. 오리엔테이션 단계는 서로의 역할과 책임에 대한 간호사와 대상자 사이의 동의와 안내로 구성된다. 초기에 간호사가 공유하는 첫 순간이 중요하다. 첫 만남 동안 각자가 보고, 듣고, 만지고, 냄새 맡는 것이 어떻게 다음 상호작용에 영향을 미칠지에 대한 정도를 결정한다. 정신의학적 환경에서 관계의 오리엔테이션 단계는 치료작업의 첫 번째 단계에서 나타난다. 이 단계의 목표는 대상자 문제의 현실적인 이해와 실행계획을 협의할 수 있도록 믿음과 소통을 확립하는 것이다. 간호사와 대상자가 서로에 대해 알게 됨으로써 낯선 사람과의 만남으로 인한 불안이 진정되고, 신뢰가 증가하며, 포괄적인 사정방법을 준비할 수 있다.

점차 짧은 시간 내에 건강관리를 제공하기 때문에 간호사는 대상자와의 상호작용을 위해 집중하고, 질을 높여야 한다. 더욱이 전문간호사는 감독자와 대표자의 역할을 하기도 하므로, 간호돌봄을 제공하고 간호보조인력이 효과적인 의사소통을 하고 있는지를 항상 확인해야 한다. 이를 위해서는 숙련된 간호사가 명료하고, 간결한 의사소통을 하는 숙달된 조직이 필요하다.

활동 단계에서 간호사와 대상자는 후속 상호작용에서 실행하고 평가할 해결방안을 개발하고 모색한다. 간호사는 대상자의 신체적·감성적 건강의료 욕구를 간호하는 동안, 지지자와 코치로서 기능한다.

종결은 관계의 종료를 의미한다. 간호사와 대상자는 대상자가 신체적·감성적 반응을 어떻게 다루는지에 대해서와 건강관리에 대해 검토한다. 퇴원계획은 종결 과정의 중요한 요소이다. 종결은 다양한 형태를 띨 수 있다. 예를 들어, 간호사와 대상자의 관계는 간호사가 재배치되거나, 대상자가 퇴원할 때 종결된다. 종결은 매우 분명해야 하는데, 전문적 책임을 넘어서 계속되는 접촉은 때때로 타당하지 않고, 전문적이고 윤리적인 행위를 범할 수도 있다.

모든 단계에서, 간호사는 다음 만남에서의 간호를 극대화하기 위해 대상자에게 피드백을 받아야 한다. 이는 대상자에게 간단한 질문을 하여 얻을 수 있다. 즉, "이것이 귀하에게 얼마나 도움이 되었나요?" 또는 "효과적인 것과 그렇지 않았던 것은 무엇인가요?" 등이다.

2) 계약 환경

일반적으로 간호사-대상자의 관계는 비공식적인 계약 모델에 근거한다. 계약상의 관계에서 대상자는 중요한 결정에 대한 통제권(자신의 신체에 영향을 미치는)을 가진 것으로 보인다. 대상자는 결정을 하는 데 있어 필수적인 정보를 받고 수락, 거부, 치료의 종결을 위한 선택을 한다. 치료의 목표와 치료의 국면, 필요한 적응은 대상자와 논의한다. 간호사는 대상자 또는 대상자를 대변하는 대상자 가족과의 상담 없이 주요 행동을 하지 않는다. 간호사는 자신의 역할, 대상자의 상태와 치료, 대상자와의 간호 돌봄을 논의하고 간호와 건강관리에 대한 결정을 협의한다.

간호사와 대상자 사이의 계약적 관계는 언어적으로 양측이 받아들인 비공식적인 것이다. Box 6-2에 간호사와 대상자 사이의 비공식적 계약의 요소를 요약하였다. 정신 간호실무 영역에서 계약은 더 공식적이고 서면화되기도 한다. 계약은 대상자로 하여금 자신의 행위를 더 잘 통찰하고 통제하도록 돕는 치료적 도구로 사용된다.

간호사가 대상자와 비공식적인 계약을 확립하는 일반적인 방법은 그들이 어떻게 함께 일해야 하는지에 대한 언어적 합의를 하는 것이다. 간호사는 대상자에게 다음과 같이 다가갈 수 있다.

"저는 귀하께서 여기에 계시는 동안 귀하를 간호할 간호사이고, 귀하의 간호계획에 대한 책임을 지고 있습니다. 저

Box 6-2 간호사와 대상자 간 비공식적 계약의 요소

- 간호사와 대상자는 서로의 이름을 안다.
- 책임과 역할이 분명하다.
- 전문적 관계의 변수가 명백하다.
- 서로의 기대에 대해 동의한다.
- 비밀이 존중된다.

는 이번 주에 매일 근무할 것이며, 주말과 밤에는 근무하지 않을 것입니다. 다른 간호사가 우리가 결정한 계획에 따라 귀하를 간호할 것입니다. 궁금하신 점이 있습니까?"

가치와 권리는 비공식적인 계약관계의 중요한 이점이다. 간호사는 대상자의 권리를 존중하는 반면, 자신의 권리를 지킨다. 예를 들어, 낙태에 반대하는 간호사와 낙태를 고려 중인 대상자를 생각해 보자. 간호사는 정보를 제공하기 위해 대상자와 계약할 수 있으나, 절차에는 참여할 필요가 없다. 간호사는 반드시 대상자의 권리를 존중해야 한다. 합법적인 절차의 낙태라면 간호사는 대상자가 선택하는 것을 제약할 수 없다. 더욱이 간호사는 대상자가 올바른 결정을 할 수 있도록 대상자에게 정보를 제공할 책임이 있다. 그러나 이것이 합법적인 낙태를 반대하고 낙태가 수행되는 기관에서 일하지 않는 것을 선택할 수 있는 간호사의 개인적 권리를 부정하는 것은 아니다.

3) 옹호

옹호 혹은 대상자편에 서는 것은 대상자와의 의사소통의 기본이다. 옹호는 치료의 선택과 간호돌봄을 스스로 결정하는 데 필요한 정보를 얻을 대상자의 권리를 지지한다. 대상자는 그들의 삶에 필요한 조정을 하기 위해서 질병의 과정과 건강 상태에 관련된 정보가 필요하다. 정보를 공유하는 것은 치료적 의사소통의 통합적 측면이며, 불안을 경감시켜준다.

대상자의 건강관리에 관한 결정을 내리기 위해 대상자를 참여시키는 것이 가치가 있다고 생각하여 협력적 관계에 참여시킬 때는 신중한 주의가 필요하다(Johns, 2013). 이러한 유형의 간호사-대상자의 파트너십은 관심사항, 의문사항 그리고 대상자 관점을 검토할 적절한 시간을 가지지 않고는 생길 수 없다. 일단 대상자 참여에 대한 주의가 우선되고 나면, 구두로 개인치료와 처치에 관한 유용한 정보를 의사소통하는 것이 대상자에 대한 효과적 확인과 중요 문제점의 해결에 도움이 된다(Johns, 2013).

증가하는 소비자 운동과 건강유지단체의 상호작용은 간호지지와 의사소통에 영향을 미친다. 간호사는 대상자가 건강과 건강관리에 대해 스스로 결정하는 데 필요하고 원하는 지식에 초점을 두고 대상자를 옹호한다. 대상자를 옹호하는 것은 전문가가 대상자에 관한 결정을 할 것이라고 가정한 권위주의적인 접근법을 피하는 것이다. 죄의식이나 비난의 유도 또한 피해야 한다.

죄의식 유발의 한 예로서 엄마가 자녀에게 "나는 특별히 너희를 위해 저녁을 준비했어. 그런데 지금 너희는 그것을 먹지 않는구나."라고 말하는 것이다. 근본적인 의미는 "네가 저녁을 먹지 않아서, 난 상처를 받았고, 넌 이기적이야."일 것이다. 육아 상태 혹은 간호사와 대상자 관계에서 사용되었건 간에, 죄의식을 유발하는 것은 부당하고 조작적인 것이다. 표 6-2는 권위주의적, 죄의식 유발 접근법을 옹호적 접근법과 비교하였다.

대상자 옹호는 의사의 관점과 상충할 수 있다. 대상자에게 최선인 이익을 지키기 위해 간호사는 의사와 협력하여 일하는 관계를 개발해야 한다. 대상자가 자신의 관점과 걱정을 의사에게 표현하도록 돕는 것이 하나의 적극적 접근법이다.

예를 들어 대상자가 자신의 상태에 대한 정보를 충분히 얻지 못했다고 간호사에게 솔직하게 털어놓을 수 있다. 대상자는 의사가 자신에게 충분한 시간을 할애하지 않았고 치료에 대한 결정에 소외감을 느낀다고 불평한다. 만일 간호사가 의사와의 대화 없이 대상자에게 정보를 제공한다면, 의사에게 더 많은 정보를 얻고 싶다는 대상자의 지각 때문에 의사와 대상자 사이의 관계에 간호사가 개입하는 것이 된다.

표 6-2 권위주의적, 죄의식 유발 접근법과 옹호적 접근법의 비교

임상적 예: 수술이 추천되었지만, 대상자는 수술에 대해 주저하고 있다.

	권위주의적	죄의식 유발	옹호적
접근법	선택권이 없음	선택은 행동의 결과에 근거함	선택은 대안의 조사와 정보에 근거함
응답	"수술은 유일한 선택입니다. 당신은 이 수술이 필요해요."	"만일 당신이 수술을 받지 않는다면 당신은 손자를 보지 못할 것입니다. 당신의 가족은 당신이 필요해요"	"수술은 당신의 선택이고, 당신의 몸입니다. 이 상황에 대한 당신의 이해는 무엇입니까?"
근본적 의미	전문가가 최고이며, 전문가가 당신을 위해 결정을 내려야 한다.	전문가의 추천을 받아들이지 않는다면, 당신과 다른 사람이 상처받을 것이다.	전문가가 당신의 건강과 안녕에 대한 선택을 돕기 위해 여기에 있는 것이다.

이러한 경우에는 몇 가지 대안이 적절하다. 간호사는 대상자와 문제점을 토의하고, 의사에게 질문할 목록을 작성함으로써 대상자가 자신을 주장하도록 돕는다. 대상자의 허락을 통해 간호사는 의사를 만나서 대상자의 인식을 의사에게 알린다. 이러한 행동을 통해 간호사는 의사와 대상자의 관계를 방해하지 않고 대상자를 대리하며, 진실된 옹호를 실행한다.

그러나 옹호자 역할로서 간호사가 대상자의 제한적 환경에 들어갈 필요가 있을 수도 있다. 이러한 조건은 의사결정을 하도록 정보를 설명하였음에도 대상자의 바람이 그들 개인의 안전에 위협적이거나 심각한 손상이 나타날 수 있을 때 존재한다. 예를 들면, 간호사가 낙상 위험 때문에 계단 내려가는 것을 금지하거나 적절한 시기 이전의 모르핀 주사 처방을 거부하는 것이다.

4) 기밀유지 집단

모든 대상자는 사생활을 보장받을 권리가 있다. 그러나 합법적인 제약에 따라 어느 대상자의 정보는 보호에 참여하는 또 다른 전문가와 공유해야 한다. 이는 하나의 기밀유지 집단이라 생각할 수 있는데, 대상자에 책임이 있는 간호조직 내의 모든 사람이 포함된다. 보통 대상자가 거부하지 않으면 그 가족도 포함된다.

대상자에게 그가 팀의 일원이라는 것을 명백히 하는 것이 중요하다. 예를 들어, 심각한 예후가 예상되는 대상자를 보살피는 간호사를 고려해 보자. 대상자가 간호사에게 "만일 내가 당신에게 무언가를 말하면, 절대적 신임으로 약속을 지켜줄 수 있습니까? 내 가족을 포함한 누구에게도 말해선 안 됩니다."라고 말하면 간호사는 동의한다. 그리고 대상자는 자신이 자살을 계획하고 있으며, 장전된 총이 집에 준비되어 있다고 말한다. 이런 경우, 간호사는 기밀유지 집단의 개념을 고수하기가 어렵다. 적절한 응답은 간호사는 건강보호팀의 구성원이며, 임상적으로 관련된 정보는 팀과 함께 공유해야 한다는 것을 대상자에게 말해야 한다. 이 상황은 대상자와 간호사 모두를 보호하고, 대상자 기밀유지의 한계를 명백히 정의해 주는 예이다.

간호 단위 밖에서의 정보전달은 잘 드러나지 않기 때문에 신중하게 고려해야 한다. 전자기록이 활용되고 있는 오늘날에는 건강정보를 즉시 사용할 수 있다. 이 때문에 이메일 사용, 휴대전화, 기타 통신기술 사용은 대상자의 기밀유지권리를 보장하기 위해 주의 깊게 보호될 필요가 있다. 예를 들어, 대상자는 그들의 질병에 대한 특성과 입원에 관해 다른 사람이 알게 되는 것을 원하지 않을 것이다. 특히 후천적 면역결핍증후군(AIDS), 약물중독, 정신병 등의 증상과 관련된 경우는 더 그러하다. 점심을 먹거나 집에서 이야기를 하는 것과 같은 현재의 상황에서도 대상자 기밀유지를 고려해야 한다. 미국의료정보보호법(Health Insurance Portability and Accountability Act, HIPAA)의 위반을 피하는 방법을 자세히 이해하려면 7장을 참조한다.

> **윤리적 · 법적 쟁점**
>
> **대상자의 기밀유지에 대하여**
>
> 간호학과 학생인 당신은 교실에 있다. 당신은 학우가 그들의 대상자의 이름을 말하며, 대상자와 관련된 정보(대상자와 그들의 의학기록에서 얻은)를 듣고 웃고 있는 것을 보게 되었다.
>
> **비판적 사고를 위한 과제**
>
> - 이 상황에서의 당신의 감정을 반영하고, 감정을 확인한다.
> - 윤리적으로 적절하지 못한 행동에 대해 확인한다.
> - 7장의 대상자의 권리 부분을 참조하고, 이 상황이 이 계약의 위반을 설명하는 것인지 아닌지에 대해 생각해 본다.
> - 학우와의 관계를 유지하면서 학우의 행동을 변화시킬 수 있는 적당한 접근법을 확인한다.

3. 치료적 의사소통의 요소

무엇이 치료적 의사소통을 만들어내며, 다른 형태의 의사소통과 어떤 점이 다른가? Carl Rogers(1961)는 치료적 의사소통의 과정을 연구하였고, 대상자가 사용하는 의사소통기술로 사람을 구별할 수 있다고 믿었다. 그의 연구에 따르면, 치료적이고 '도움이 되는' 사람의 특징은 공감, 긍정적인 자세, 스스로에 대한 안정감이 핵심요소이다.

1) 공감

공감은 다른 사람의 관점에서 사물을 바라보는 능력, 다른 사람의 입장이 되어보는 것 그리고 언어적 · 비언어적 의사소통을 통한 이해의 핵심을 공유할 수 있는 능력을 말한다(Shives, 2012; Varcarolis & Halter, 2014). Varcarolis와 Halter(2014)는 치료적 의사소통을 통해 대상자를 돕기 위한 객관성 유지의 중요성을 지적했다. 공감 유지를 위해 간호사는 대상자에게 집중하지 못하게 하는 개인적 감정과 경험을 허용치 않으면서 대상자의 욕구와 관심사항을 우선시해야 한다(그림 6-2). 이는 반영적 또는 적극적 경청의 과정을 통해서 이루어진다(다음의 논의 참조).

공감은 하나의 복잡한 과정이다. 간호사는 반드시

- 대상자의 관점을 정확히 지각하기 위해 충분한 지식과 경험을 쌓아야 한다.
- 대상자가 상황을 다르게 느낀다면, 위협을 느끼지 않도록 충분한 안정감을 가질 수 있도록 도와야 한다.
- 객관성을 유지하기 위해 다른 사람들도 좋아할 만한 상황을 상상할 수 있을 만큼의 편안함을 느껴야 한다.
- 대상자의 느낌, 생각 및 경험을 정확히 지각하고 있음을 대상자에게 전달해야 한다.

공감은 치료적 관계의 중요한 구성요소이다. 하지만 임상적 상황마다 공감의 (위에 설명한) 전체 과정을 반드시 사용할 필요는 없다. 접촉, 친절함, 상냥함, 정보공유와 같은 단순한 행동 또한 공감을 의미한다. 앞서 이 장과 표 6-1에서 논의한 바와 같이, 간호사는 공감과 동정을 혼동하지 않도록 주의해야 한다. 사회적인 관계는 동정적인 상호작용에 의해 특징이 지어지는 반면, 전문적인 관계는 대상자를 위한 간호사의 공감이 기반이 된다. 따라서 동정은 간호사가 대상자에 대한 경계를 넘는 의미일 수 있으므로, 대상자와의 전문적인 관계에는 적합하지 않다.

2) 긍정적으로 대하기

긍정적으로 대하는 것은 따뜻함, 보살핌, 관심, 사람에 대한 존경, 무조건적 또는 무판단적으로 사람을 바라보는 것이다 (그림 6-3). 사람을 존중하는 것은 그의 행동에 의존하지 않고, 대신 그 존재 자체만으로 매우 가치 있게 여기는 것이다.

이것이 어떻게 작용할 수 있는가? 예를 들어, 간호사가 과거 끔찍한 죄를 저질렀던 사람을 간호하고 있다면 어떻게 되는가? 긍정적으로 대한다는 것은 그 간호사가 범죄자가 저질렀던 일들을 용서한다는 뜻으로 여겨야 하는가?

긍정적으로 대하는 것은 간호사가 사람의 모든 행동 측면을 받아들이라는 의미가 아니다. 간호사는 사회적으로 부적절하거나 남용되는 행위를 장려하거나 용납하지 않는다. 하지만 간호사는 사람과 그 행위를 구별해야 한다. 그 바탕에 깔린 가정은 사람은 가치와 존엄을 지니고 있다는 것이다.

또한 긍정적으로 대하는 것은 전문가가 불필요한 대상자 분류를 피해야 한다는 것을 뜻한다. 질병에 대한 전문적인 건강관리에 중점을 두면 대상자를 하나의 객체로 대하려는 경향이 생기게 된다(예: 하나의 당뇨병 대상자, 절단 수술을 받은 사람, 알코올 중독자). 그 결과, 대상자는 결함이 있는 사람으로 보이게 된다. 또한 질병을 가지고 있는 사람으로 보기보다는 질병을 기준으로 대상자를 바라봄은 그 분류 뒤에 있는 사람을 바라보는 데 장애가 될 수 있다. 이 관점은 대화 과정 속에서 겪게 되는 경향이 있다. 사람을 무시하는 것은 건강과 질병에 대한 대상자의 반응을 이해하지 못하게 방해하고, 대상자가 능력과 가능성을 발휘하는 것 또한 어렵게 만든다.

3) 자기인식과 자아반영

간호사가 치료적 의사소통을 할 수 있기 이전에, 자신의 개

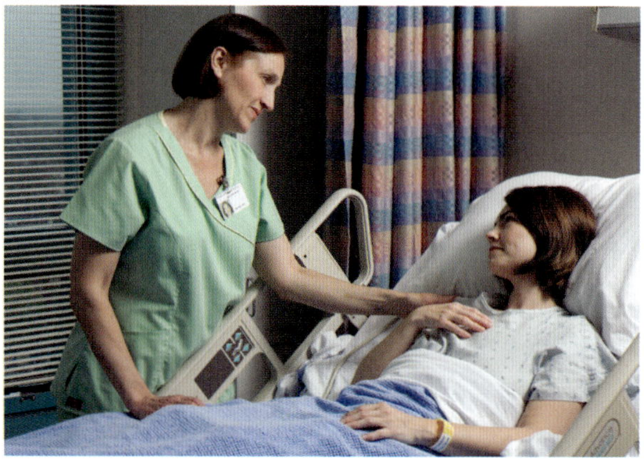

그림 6-2 공감은 다른 사람의 감정을 확인하고 그 감정에 들어 있는 의미를 해석하는 능력이다.

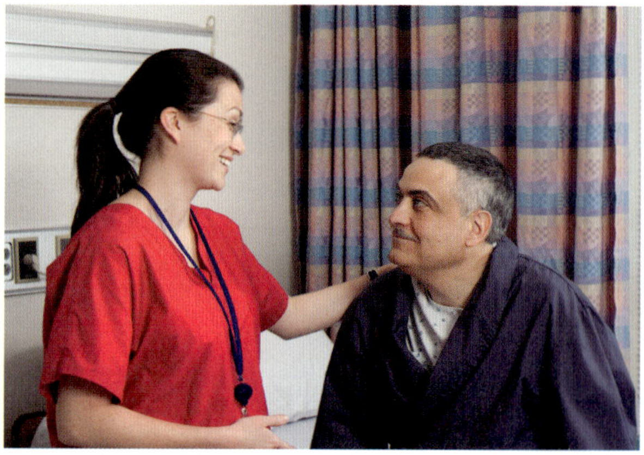

그림 6-3 긍정적으로 대하기를 보여주는 간호사는 대상자를 무판단적으로 바라본다.

성, 가치, 문화적 배경, 의사소통의 형태를 인지하는 것과 같은 편안한 자기인식이 필요하다. 사람의 자존감은 성격 특성이 모여 만들어진다. 예를 들어, 어떤 간호사는 전문가이자 부모, 형제가 되고 과체중, 큰 키 혹은 육상을 잘할 수도 있다. 간호사가 이러한 특성을 경험하는 방법은 간호사가 다른 사람을 바라보는 방법에 영향을 미친다.

자기 자신에 대한 편안감을 느끼는 간호사는 자신의 강점과 약점을 평가할 수 있다. 예를 들어, 간호사는 "나는 재활 대상자와 일할 때보다 수술 후 대상자와 일할 때 더 잘 할 수 있는데, 그 이유는 일이 좀 더 빠르게 진행되는 것을 선호하기 때문이다."라고 말할 수 있다. 또 다른 간호사는 대인관계 목표 보상의 일을 찾고 있기 때문에 정신질환 대상자와 일하는 것을 즐긴다.

또한 스스로에 대한 평가는 전문가로서 자신의 행동에 책임을 지는 것을 뜻한다. 예를 들어, 간호사는 "나는 조금 더 따뜻하게 대했어야 했다." 또는 "나는 계획단계에서 가족들까지도 포함시켰어야 했는데 그렇게 하지 못했다."라고 생각할지도 모른다. 이러한 과정을 통하여, 간호사는 전문가적인 능력을 키우게 된다.

자기 자신에 대한 편안감이 있는 사람은 경험을 잘 받아들이고 자신의 느낌과 태도를 잘 인지한다. 이는 스스로 삶에 대해 더 유연한 관점을 지닐 수 있도록 해 준다. 예를 들어, 간호사는 모든 대상자의 수술절차가 비슷하다고 해서 같은 반응을 보이지 않으며, 모든 사람이 그 문화의 고정관념에 맞춰지지 않는다는 것을 알게 될 것이다. 간호사와 대상자의 차이는 위협 혹은 '나쁨'보다는 흥미 또는 도전에서 나타날 수 있다.

자기 자신에 대한 편안함을 가지고 있는 전문가는 다른 사람과 다른 부분이 있어도 서로 연결되어 있다는 느낌을 가지고 있다. 이러한 부분은 치료의 중요한 측면이다. 간호사는 대상자와 과대 동질화되기 쉬우므로, 대인관계의 경계선을 명확하게 유지할 필요가 있다. 대상자의 고통에 너무 빠져든 간호사는 신체적·정신적으로 지치기 쉬우며, 치료의 객관성이 결여되기 쉽다. 또한 대상자가 자신에게 지나치게 의존한다는 점에서 만족을 느끼는 간호사는 대상자와 자신을 분리해야 할 필요가 있다. 간호사는 적절한 지원과 간호를 해 주어야 하지만, 대상자가 건강과 삶에서 하는 선택에 대해서도 자신감을 가져야 한다.

자기인식은 대상자와 치료적이고 효과적으로 의사소통을 하는 가장 중요한 단계 중 하나이다. 간호사들은 자기에 대한 이해 없이는 다른 사람들을 진정으로 이해하고 도와 줄 수 없다. 간호사는 자기인식을 통해 다른 사람의 경험을 더 잘 이해하고 좋은 관계를 맺을 수 있다. Peplau(1997)에 따르면, 간호사는 대상자의 성장을 촉진하기 위해 자신을 이해해야 한다. 자기인식은 간호사가 자신이 가치 있다고 생각하는 대상자만 선택하는 것을 피할 수 있도록 한다.

Caldwell과 Grobbel(2013)은 문헌검찰을 통해 자신의 행위에 대한 자아반영은 필수적이라는 것을 알았다. 자아반영이 효과를 발휘하려면 열린 마음, 용기, 비판을 수용하고 행동하려는 의지가 있어야 한다(Bulman, Lathlean, & Gobbi, 2012). 그들의 연구에 참여한 학생들은 자아반영이 사고와 행동을 변화시킴으로써 자신의 행위를 변화시키고 개선하는 데 책임이 있었다고 보고했다. 자아반성은 개발되어야 할 기술이다. 학생들은 이 과정에 참여하는 것만으로도 이 기술을 익히는 데 자신감을 갖게 되었다. 자아반영의 과정은 간호사가 필요로 하는 변화를 만드는 데 도움을 줄 뿐만 아니라, 자신이 성취한 것에 대해 반성하고 좋은 행위를 격려하도록 해 준다.

(1) 조하리의 창

자기인식을 개발하는 데 도움을 주는 유용한 도구 중 하나는 조하리의 창(The Johari Window)으로, 그림 6-4에 나타나 있다(Luft, 1970). 조하리의 창은 사람과의 관계에서 타인에게 투영되는 자신의 모습이다. Videbeck(2014)은 우리가 우리의 가치, 힘, 행동, 성취, 욕구, 의도, 생

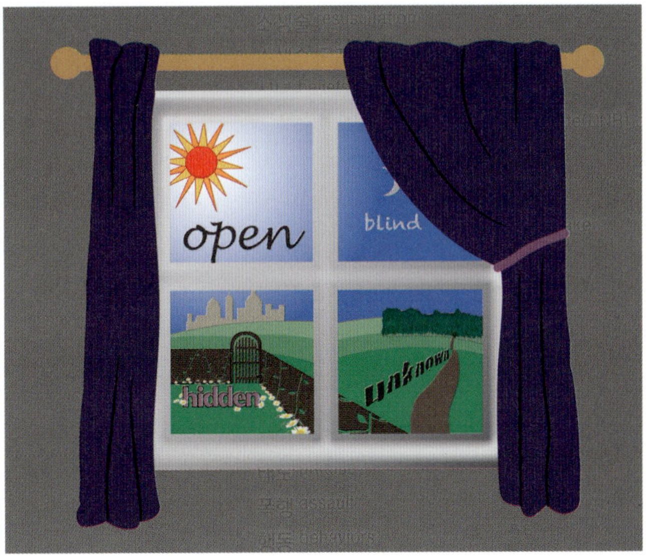

그림 6-4 조하리의 창(Melinda Keyte.)

각, 감정을 신중하게 고려하도록 권유한다. Videbeck에 따르면, 우리는 우리가 다른 사람들보다 정기적으로 어떤 자질이나 가치를 선택하는지를 이해할 때 더 독립적이고 효과적이라는 것을 알고 있다. 우리 자신과 다른 사람들에게서 가장 가치 있는 자질에 대해 생각해 볼 시간을 가짐으로써 삶에 미치는 영향을 깨닫고 인식할 수 있다.

조하리의 창은 4가지 영역에서 한 사람의 "word portrait"를 만드는 데 사용할 수 있다. 네 영역은 각각 공개적 영역, 맹목의 영역, 숨겨진 영역, 미지의 영역으로 나뉜다. 이를 사용하는 첫 번째 단계는 나는 다른 사람에게 나에 관한 이야기를 잘 하는가? 나는 다른 사람에게 나의 모습을 잘 나타내 보이는가? 나는 다른 사람에게 나의 속마음을 잘 내보이는가? 등의 물음에 자신의 개인적 자질과 가치를 확인하고 나열하는 것이다(Box 6-3). 자신의 개인적 자질과 가치를 확인한 다음, 다른 사람이 나에 대해 어떤 생각을 가지고 있는지 알려고 노력하는가? 나는 다른 사람이 나에 관해서 하는 말에 귀를 기울이는가? 다른 사람이 나를 어떻게 평가하고 있는지 잘 알고 있는가? 등의 물음에 가장 영향력이 큰 사람부터 가장 약한 사람까지 자신에게 영향을 미친다고 생각되는 순서대로 배치한다. 4가지 유형은 다음과 같다.

첫 번째, 공개적 영역(open area)은 나도 알고 있고 다른 사람에게도 알려져 있는 나에 관한 정보를 의미한다. 즉, '열린 창'으로, 자신도 다른 사람도 아는 자아를 말한다. 창이 투명하게 다 보여 상대방과의 소통이 원활할 수 밖에 없다.

두 번째는 맹목의 영역(blind area)으로 나는 모르지만 다른 사람은 알고 있는 나의 정보를 뜻한다. 사람은 이상한 행동습관, 특이한 말버릇, 독특한 성격과 같이 "남들은 알고 있지만, 자신은 모르는 자신의 모습"이 있는데, 이를 맹목의 영역이라고 한다. 우리는 다른 사람들에게 피드백을 요청함으로써 이 분야에 대해 배울 수 있다. 다른 사람들에 의해 확인되는 긍정적인 특성과 부정적인 특성에 모두 개방적인 것이 중요하다. 다른 사람들이 우리를 보는 방식이 개방적으로 변하는 것은 개인의 성장을 증진시킬 수 있다. 자신이 느끼지 못하는 가려진 것들을 상대방으로 하여금 볼 수 있도록 도움을 받을 수 있다.

세 번째는 숨겨진 영역(hidden area)으로 나는 알고 있지만 다른 사람에게는 알려지지 않은 정보를 의미한다. 달리 말하면, 나의 약점이나 비밀처럼 다른 사람에게 숨기는 나의 부분을 뜻한다. 이것은 우리가 다른 사람들과 공유하는 것을 편안하게 느끼지 않는 특징을 보인다.

네 번째는 미지의 영역(unknown area)으로 나도 모르고 다른 사람도 알지 못하는 나의 부분을 의미한다. 심층적이고 무의식적인 정신세계처럼 우리 자신에게 알려져 있지 않은 부분이 미지의 영역에 해당한다. 그러나 자신의 행동과 정신세계에 대한 지속적인 관심과 관찰을 통해 이러한 부분은 자신에게 의식될 수 있다.

자아반영과 개인의 성장 과정에서 자질의 위치가 한 곳에서 다른 곳으로 이동할 것이다. 우리가 자기인식을 발전시킴에 따라 첫 번째 영역은 확대될 것이며, 네 번째 영역은 크기가 감소할 것이다. 이러한 성장과 변화의 과정은 간호사가 더 많은 대인관계 친밀감을 경험할 수 있도록 해 줄 것이다.

Box 6-3 개인적 자질 및 가치관의 기술어

- 내성적, 외향적, 분위기 있는
- 자신감, 경쟁력, 자기인식, 겸손, 자부심, 안심, 편안함, 동의 구하기, 공정한
- 낙관적, 비관적, 명랑한, 행복한, 어리석음, 진지한
- 이상주의적, 실용주의적, 논리적인, 감성적인
- 믿을 수 있는, 체계적인, 가능한, 신뢰할 수 있는, 정직한, 자발적인, 독립적인, 의존적인, 집중된, 철저한, 충성스러운
- 돌봄, 사랑, 수용, 친절, 감상적, 민감한, 낭만적인, 감각적인, 공감적인, 동정적인, 따뜻한, 기부, 도움, 영적, 목적적
- 유연한, 적응력 있는, 견고한, 명확한, 추상적인
- 차분한, 참을성 있는, 긴장한, 이완된, 긴장된
- 관찰력 있는, 사색적인, 호기심 많은, 과제 지향적인
- 대담한, 강력한, 수줍어하는, 용감한, 위험을 무릅쓰는
- 공격적인, 자기 주장적인, 수동적인
- 똑똑한, 기발한, 아는 것이 많은, 독창적인, 영리한, 현명한, 이론적, 분석적, 발명적, 창의적
- 어른스러운, 위엄 있는, 복잡한
- 활기찬, 호응하는, 마음이 맞는, 근면한, 놀기 좋아하는, 멋진, 인기있는, 생산적인, 바쁜, 지겨운
- 건강한, 적합한, 매력적인, 단정한, 든든한, 재정적 보장

4) 분노한 대상자

입원 대상자를 화나게 하거나 통증을 유발하는 원인은 여러 가지이다. 분노한 대상자를 사정할 때, 어느 정도 광범위한 범주를 고려하는 것이 도움이 되며 각 유형마다 다른 반응이 필요하다(Forrest, 2012).

- 특정한 것으로 인해 놀라거나 당황한 대상자
- 인지적으로 온전치 못한 만성적 분노 또는 분노를 잘 내는 대상자
- 정신착란, 흥분된 대상자; 특정 사안이 분노를 일으키기는 하지만, 두려움과 분노는 대부분의 정신착란 유형에서 나타나는 증상임
- 중독 대상자, 알코올 대상자, 마약 중단 대상자
- 주요 정신질환 대상자(예: 양극성 장애, 조현병, 알츠하이머 질환, 반사회적 인격장애)

치료계획은 대상자가 분노한 원인에 따라 달라진다. 대부분의 분노 표현은 고통에 대한 정당하고 정직한 표출이기 때문에 대상자의 말을 경청하는 것이 사정과 치료적 중재의 도구가 될 수 있다.

분노가 폭력으로 격화되는 시기를 안다는 것은 간호사의 감정적 반응을 확인할 수 있는 중요한 부분이다. 간호사는 자신의 '핵심' 감정에 귀를 기울여야 하며, 자신의 두려움에 유의해야 한다. 분노와 두려움에는 동일한 신경화학물질이 분비되기 때문에 동전의 양면으로 간주되기도 한다. 이는 상황에 대한 개인의 통찰력으로 구분된다.

5) 전문적인 자기돌봄 안전망

간호는 매우 감정적인 일을 다루기 때문에 위험에서 벗어나기 어렵다. 사람이 질병, 고뇌와 고통을 느끼는 주위환경은 간호사의 자존감, 안전, 세상에 대한 의미를 자극하고 힘들게 할 수 있다. 대상자의 폭력, 남용, 무시, 절망, 외로움은 흔한 일이다. 감성적 경청자로서의 간호사는 대상자의 정신적 충격을 2차적으로 경험할 수도 있다. 스트레스와 소진을 초래하는 이 현상은 동정심의 피로(compassion fatigue)라고 알려져 있고, 간호사가 스스로를 돌볼 수 없는 대상자와 대상자의 가족 또는 중요한 다른 사람을 지속적으로 간호할 때 나타난다(Shives, 2012). 장기간 스트레스를 받으며 살아온 간호사들은 스트레스를 받고 있다는 사실조차 인식하지 못할 수도 있다. 일부 간호사는 냉담해지거나, 대상자와 거리를 두거나, 단절해서 감성적으로 대항한다. 또 다른 경우에는 대상자와 지나치게 관련되고 대상자가 자신의 요구를 충족하도록 하여 대상자와의 경계 위반에 빠지기 쉽다. 동정이 심한 경우, 이에 피로한 간호사들은 우울증, 불안감, 약물남용(자가투여를 위한 대상자의 약물을 전환하는 것을 포함) 또는 자살충동으로 이어질 수도 있다.

업무 스트레스를 감소시키기 위해 만들어진 전략은 여러 가지가 있다. 이 장을 통해 기술한 바와 같이 자기인식이 해답이다. 개인의 느낌과 반응에 대하여 일기를 쓰는 것은 간호사가 어떤 감정을 받아들일 수 있는지, 없는지 또는 고려해야 할지 등의 대인관계 업무를 통해 결정하는 능력을 발달시켜 준다. Videbeck(2014)은 저널 작성으로 약점을 개발하고 강점에 도움이 되는 주제의 책을 읽을 것을 권장한다. 또한 생각, 느낌, 반응에 대한 반영은 간호사에게 대안적 행동과 생각을 분석하고 고려하는 기회가 된다. 사건에 대한 인식은 개인마다 크게 다를 수 있다. 어떤 사람이 한 사건을 엄청난 문제로 볼 수도 있지만, 다른 사람은 같은 사건을 흥미진진한 도전으로 볼 수도 있다. 인생에는 통제할 수 없는 많은 사건들이 있지만, 우리가 사건에 대응하는 것을 선택하는 방법은 우리가 통제하는 것을 배울 수 있는 한 방법이다. 스트레스를 받는 상황에 대한 생각을 더 도움이 되는 방향으로 인지적 재구성을 하고, 자신이 통제할 수 있는 것과 통제할 수 없는 것을 배우는 간호사는 동정심 피로로 고통 받을 확률이 적다. 또한 그들은 스트레스에 대처하는 더 탄력적이고 회복력 있는 방법을 보여준다. 인지적 재구조화는 어떤 사건에 대한 인식을 변화시키거나 재구성하도록 도와주고 사건에 대한 비극적인 사고를 극복하도록 도와주는 대처 기술이다. 예를 들어, 다가오는 시험에 대해 걱정하는 학생은 인지적 재구조화를 사용하고, 그들의 사고에 대해 생각함(메타인식)으로써 그들의 걱정을 중단시킬 수 있다. 이 시험에 떨어지면 어쩌지?라는 생각은 "수업 시간에 노트를 공부하고, 그 책을 읽어 본 적이 있어. 나는 내가 이해하지 못하는 어떤 것에 대해서도 질문할 것이고, 나는 시험 공부를 할 거야."라고 도움이 되는 생각으로 바꾸거나 재구조화할 수 있다. 원래 질문인 "이 시험에 떨어지면 어떡하지?"를 재구조화하면 부풀어난 문제로부터 오는 불안감, 무력감, 체념의 느낌을 덜 수 있다. 위의 예에서 발생할 수 있는 순환적 사고 또한 없어질 수 있다. "이 시험에 떨어지면 어떡하지? 이 시험에 떨어지면 간호학과를 졸업하지 못할 거야. 이 과목에 합격하지 못하면 간호사가 되겠다는 목표를 이루지 못할 거야. 나는 불안해 할 때 끔찍한 기분이 들고, 기분이 좋지 않기 때문에 불안은 끔찍해."는 순환적 사고의 예이다. 인지 재구조화는 이와 같이 우리가 문제해결에 다시 집중할 수 있게 해 준다.

간호사들이 직장에서 이야기하는 긍정적인 자기대화(positive self-talk)는 자기관리와 회복력을 기르는 또 다른 중요한 단계이다(Laskowski-Jones, 2011). 직장의 문화는 간호

사의 스트레스를 가중시킬 수 있다. 부정적인 생각에 초점을 맞추기보다는 우리의 기여와 문제해결에 초점을 맞추는 것이 자기효능감을 강화하고, 회복력을 기르고, 대상자의 긍정적인 결과를 증가시키고, 간호사의 직무 만족도를 높일 수 있다.

건강한 생활 방식을 선택하는 것 또한 회복력을 증가시킨다. 적절한 수면, 휴식 및 책임에서 벗어나는 것은 근무 시간의 활력을 회복시켜 준다. 영양가 있는 음식을 먹고, 시간을 내어 식사를 챙겨먹는 일 또한 일상적인 체력을 회복시킨다. 운동을 하고 노는 것은 정신적 · 육체적 인내력을 기른다. 친구들과의 만족스러운 관계를 구축하고, 새로운 지식에 대한 개방적인 태도를 기르고, 배움에 대한 애정과 유머 감각을 통해 자기 계발과 회복력이 촉진된다. 정기적으로 언급되는 자가관리 계획은 우리가 목표를 달성하는 데 도움을 줄 수 있다. 스트레스 감소 자가관리 기술의 개발은 스트레스 반응에 대처하고 스트레스 호르몬 수치를 낮출 수 있다. 만약 이 호르몬들을 억제하지 않고 내버려둔다면, 이 호르몬들은 대사증후군과 같은 건강에 부정적인 영향을 일으킬 수 있다. 심호흡, 이미지 심상요법, 점진적 이완요법, 명상, 마사지와 같은 기술은 스트레스 완화 기술의 좋은 예이다. 41장은 스트레스를 줄이는 자가관리 기술에 대해 좀 더 구체적으로 설명하고 있다. 자가관리에 대해 대상자를 가르치는 법을 배워 보기 바란다.

다른 전략은 임상적 감독으로서, 간호사가 대인관계와 관련된 어려움을 조사하고, 진행하며 배울 수 있는 메커니즘이다. 임상에서의 감독이란, 전문가 혹은 동료를 지도하여 임상실무에 대한 심층적 반영을 가능하게 하기 위한 정규 보호 시간으로 정의된다. 목표는 임상환경에서 개인의 노력을 명확하게 확대 혹은 확인함으로써 간호사의 효율성을 향상시키는 것이다. 임상감독은 직업만족도를 증가시킬 수 있고, 대상자 간호를 증진시킨다. 비록 일대일 또는 그룹관리, 구조화된 프로그램 등 많은 모델이 있지만, 구조화된 프로그램이 간호사에게 항상 적용 가능한 것은 아니다. 이러한 이유로 간호분야에서 반영에 대한 대안적 기회를 주도해야 한다. 예를 들어, 대상자와의 관계에 대해 동료들로부터 피드백을 요청하고 듣는 것과 같은 것이다. 인턴십과 프리셉터십을 고려하는 것도 그 기회를 제공할 수 있다.

Laskowski-Jones(2011)는 팀워크, 상호 신뢰, 배려, 수평적 폭력에 대한 민감성으로 직장 내에서 서로에 대한 지지를 이끌어 내는 일을 해 낼 수 있다고 말한다.

4. 의사소통과 간호과정

간호사-대상자의 관계와 치료적 의사소통은 간호과정을 이행하는 데 쓰이는 도구이다. 간호과정 또한 간호사와 대상자 사이에서 발생하는 의사소통에 적용할 수 있다. 간호사는 대상자의 의사소통을 사정하며, 간호중재 시 대상자 발달 단계에 적합한 치료적 의사소통 기법을 사용한다.

1) 간호사정

(1) 간호사-대상자 관계

치료적 의사소통은 간호사와 대상자의 관계 속에서 발생하기 때문에 관계의 목표를 결정해야 한다. 이러한 목표는 대상자의 욕구, 간호실무분야, 각각의 특징적인 임상 상황에서의 역할에 따라 변한다. 다음의 두 가지 예를 고려해 보자.

어떤 간호사가 평균 입원기간이 2일뿐인 산후병동에서 일하게 됐다. 한 간호사는 교대마다 평균 8명의 대상자를 돌본다. 간호사가 주로 하는 역할은 산모의 신체적 욕구를 돌보고 산모와 영아관계를 촉진하도록 도와주고 영아에 대한 돌봄과 적응을 위해 가족을 돕는 데 필요한 교육을 사정하고 시행하는 것이다. 이 상황에서 간호사와 대상자의 관계는 단기간 집중적이게 된다. 간호사는 상담자와 건강교육자로 일하는 대신, 약간의 직접적인 신체적 돌봄을 제공한다. 간호사-대상자 관계의 각 단계는 빠르게 진행된다.

이와 대조적으로, 또 다른 간호사는 호스피스 기관에 근무하며 대상자 가정에서 회복 불가능한 대상자에게 간호를 제공하는 호스피스 프로그램에 투입된다. 간호사는 일주일에 3번, 2시간씩 대상자 및 그 가족을 방문한다. 간호사의 역할은 직접적인 신체적 돌봄을 제공하고, 대상자와 가족을 지지해 주며 가족에게 대상자를 어떻게 돌보아야 하는가를 가르치는 것이다. 이 관계는 진지하고 부담이 크다. 오리엔테이션 단계 중에 간호사는 대상자와 가족의 관계를 정립하고 대상자와 가족이 어떻게 같이 일하고 대화할 수 있을지를 의논한 후 구두계약을 한다. 이 상황에서 간호사는 직접적으로 돌봄제공자, 교육자, 치료적 상담자로서 일하게 된다.

첫 단계의 관계에서 이 장의 앞에서 설명한 이론적 기초를 사용하여 간호사는 대상자의 의사소통을 사정한다. 몇 가지 의사소통에 대한 핵심사정은 다음 사항을 포함한다.

- 의사소통에 영향을 미치는 대상자의 장애는 무엇인가? 의사소통을 저해할 수 있는 기능의 상실이나 감각적 손상을 가지고 있는가?
- 언어적 · 비언어적 의사소통에 대한 어떤 메시지 변수가 대상자의 의사소통에 영향을 미치는가? 얼굴과 표정, 몸짓, 신체 움직임, 목소리 톤, 감정, 자세, 눈맞춤, 목소리의 성량, 질, 소리의 높고 낮음과 같은 비언어적 변수들은 어떻게 영향을 미치는가?
- 대상자가 사용하는 의사소통기술은 무엇인가? 여기에는 개방성, 명료화 사용, 피드백 요청, 침묵의 허용, 대립의 수용 등이 포함될 수 있다.
- 실무환경(입원 대상자 vs. 지역사회 대상자)은 대상자 의사소통에 어떻게 영향을 미치는가?
- 대상자의 의사소통을 돕기 위해 어떤 매체(게시판, 사진, 청각적 또는 시각적 지원)가 필요한가? 그렇다면 어떤 것이 있으며 의사소통에 어떤 영향을 미치는가?
- 간호사가 메시지를 보낼 때 대상자는 그에 대해 어떻게 피드백을 보내는가? 피드백이 긍정적, 부정적, 목표 지향적, 체계적이고 적절한가?
- 환경은 어떻게 대상자의 의사소통에 영향을 미치는가? 대상자의 의사소통에 집중하고 참여할 수 있는 능력, 편안함에 영향을 미치는 온도, 조명, 소음 레벨, 실내의 물리적 공간 배치와 같은 외부 영향이 있는가? 의사소통에 영향을 미칠 수 있는 대상자의 믿음, 경험, 사고, 태도는 무엇인가?
- 문화는 어떻게 대상자의 의사소통에 영향을 미치는가? 어떤 건강관리, 종교적 믿음, 언어 장벽, 선호도가 대상자의 의사소통에 영향을 미치는가?
- 대상자의 의사소통에 존재하는 감정과 주제는 무엇인가? 대상자가 보여주는 두려움, 자신감, 불안, 분노, 슬픔, 죄책감과 같은 감정은 무엇인가? 대상자가 중점적으로 다루는 주제와 관심사는 무엇인가?
- 대상자의 언어 및 비언어 의사소통은 조화가 되는가?

(2) 환경

대화가 발생하는 장소의 환경을 사정하는 것 또한 중요하다. 외부 환경은 의사소통에 도움이 된다. 예를 들어, 간호사와 대상자는 상호관계에서 어떤 자세를 취하고 있는가? 그들은 얼마나 떨어져 있는가?이다.

소음과 사생활 보장 또한 중요한 고려사항이다. 전화 · 텔레비전 · 라디오 · 환풍기, 심전도 모니터, 흡입기구 등은 정신을 혼란시킬 수 있다. 다른 대상자와 간호사의 존재도 편안한 의사소통을 방해할 수 있다.

대상자의 내부 환경은 대상자가 속한 문화적 배경, 믿음, 경험으로 이루어져 있고, 이 또한 간호사와 대상자의 대화에 영향을 미칠 수 있다. 예를 들어, 대상자의 종교적 믿음이 그의 모든 생활과 의사결정에 많은 영향을 미치는가? 그렇다면 종교적 믿음은 대화에 영향을 미칠 것이고, 특히 간호사의 믿음체계가 대상자와 다를 때 더욱 그러하다. 언어와 문화적 실행 또한 사정해야 한다.

(3) 다른 요소

Shives(2012)는 대인 간 지각, 자세, 과거 경험, 논제에 대한 지식 및 다른 사람과 관계를 맺는 능력 등 간호사와 대상자 간의 의사소통에 영향을 미치는 부가적 요인을 강조했다. Shives가 간호사의 의사소통능력에 대한 관점에서 이들 요인에 초점을 두고는 있지만, 대상자의 관점에서 이들 각각의 의미를 고려하는 것 또한 밝히고 있다. 집단생활에서의 지각은 사람이 감성, 감각, 지각을 통해 정보를 받아들이고 다른 사람의 느낌이나 생각을 이용할 수 있게 해 준다. 건강문제에 관한 대상자의 지각에 대한 이해를 조사하면 중요한 정보를 알아낼 수 있다. 과거 생활경험으로 형성된 사고방식은 간호사의 보살핌에 반응하는 대상자의 수용 및 마음을 여는 대상자의 능력에 매우 큰 변화를 일으킨다. 건강조건에 대한 지식은 대상자의 치료관리를 효과적으로 조절하는 능력과 건강관리제공자와 협동적으로 일하는 대상자의 능력에 영향을 직접 미친다. 대상자가 불확실한지, 임시적인지, 교육을 받았는지, 탐구적인지에 따라 간호사가 대상자와 만들 수 있는 진전은 큰 차이가 있다. 결국, 대상자의 타인과의 관계설정 능력(내성적인가, 외향적인가, 조심성 있고 사려 깊은가, 또는 무례하고 충동적인가)은 의사소통에 영향을 미친다.

대상자가 지닌 이러한 요소들은 간호사와도 관계가 있다. 대상자에게 전적인 설명을 할 수 있고 간호사의 능력 측면에서 이들 요인은 각각 어떤 차이를 만드는가? 이 동일한 요인이 대상자의 욕구를 충족시키는 간호사의 능력에 어떻게 영향을 미치는지를 마음속으로 검토하는 시간을 가져본다. 목소리 성량, 목소리 톤, 몸짓, 표정, 언어적 영향 등을 고려해 보고 불안이 이러한 요소에 어떤 영향을 미치는지 생각해 보자. 의사소통은 양방향으로 이루어진다. 대상자의 의사소통과 간호사의 의사소통을 평가하는 데 시간을 들이는 것은 가치 있는 일이다. 의사소통은 치료에 필수적으로 동반되고, 이 동반관계를 성공시키기 위한 어떤 것도 훌륭한 투자가 된다.

2) 간호수행

일단 의사소통을 사정했다면, 간호사는 치료적 중재로서 의사소통을 얼마나 유용하게 사용하는가? 표 6-3은 치료적 의사소통을 촉진하는 특정한 기법을 요약해 놓은 것이다. 이

표 6-3 치료적 의사소통 기법

기법	정의	치료적 의사소통의 예
자기제공	대상자의 의견에 경청할 수 있도록 준비한다.	성인 대상: "저도 잠시 동안 당신과 함께 걸을게요." 청소년 대상: "우리 여기에 함께 앉을까? 나는 네가 마음속에 어떤 생각을 가지고 있는지에 관심이 있어." 아동 대상: "나는 지금 너와 놀 시간이 있어. 너 자신에 대해서 무엇을 말해 주고 싶니?"
개방적인 질문	대상자가 관심을 표출할 수 있도록 중립적인 질문을 한다.	성인 대상: "당신이 관심 있어 하는 문제들에 대해 듣고 싶습니다." 청소년 대상: "그것에 대해 어떻게 생각하니?" 아동 대상: "오늘 무슨 얘기를 하고 싶니?"
개방적인 의견	대상자의 사정과 관찰에 기초한 일반적인 자료를 사용한다.	성인 대상: "어디서부터 시작하고 싶으세요?" 청소년 대상: "너가 몇 가지 중요한 변화를 겪고 있다는 것을 알고 있어" 아동 대상: "너 오늘 기분이 좀 나아진 것 같아."
재진술	대화의 주 내용을 대상자에게 반복한다.	**성인과의 대화** 성인: "밤새 깨어 있었어요." 간호사: "어젯밤에 잠을 잘 못 잤군요." **청소년과의 대화** 청소년: "저는 계속해서 다른 것들에 대해 생각이 나서 숙제를 끝낼 수가 없었어요." 간호사: "집중하는 데 어려움이 있었구나." **아동과의 대화** 아동: 울면서 "배가 아파서 음식을 토했어요." 간호사: "지금 기분이 안 좋고 화가 나있구나."
반영	대화에 포함되어 있는 주요 감정적 주제를 확인하고 이들을 대상자에게 되물어본다.	**성인과의 대화** 성인: "이 문제에 대해 내가 뭘 해야 한다고 생각해요?" 간호사: "당신은 어떻게 해야 한다고 생각해요?" **청소년과의 대화** 청소년: "오빠는 계속 말썽을 부립니다. 우리 부모님은 내가 똑같은 일을 할 거라고 생각하세요." 간호사: "오빠나 부모님에게 화가 났니?" **아동과의 대화** 아동: "이건 맛이 역겨워요!" 간호사: "약 맛이 마음에 안 드니?"
집중	대화에 포함되어 있는 주요 감정적 주제를 가지고 대상자가 핵심관심에 집중하도록 목표지향적 질문을 한다.	**성인과의 대화** 성인: "나는 세 자녀가 있어요. 내 여자친구가 낳은 한 명과 아내가 낳은 두 명이요." 간호사: "아이들에 대해 좀 더 말씀해 주시겠어요?" **청소년과의 대화** 청소년: "모든 것이 잘못되어가고 있어요!" 간호사: "무슨 말인지 예를 들어 말해 볼래?" **아동과의 대화** 아동: "우리 집에 있는 모든 사람이 미워요." 간호사: "메리에 대해서 먼저 말해 봐."

표 6-3 치료적 의사소통 기법(계속)

기법	정의	치료적 의사소통의 예
노력 장려하기	토론 중에 문제와 관심을 좀 더 완벽히 서술하도록 대상자를 도와준다.	**성인과의 대화** 성인: "저는 해고당할 거예요. 우리 사장이 정말 싫어요!" 간호사: "당신 상사에 대해 저에게 좀 더 말해 주실 수 있을까요?" **청소년과의 대화** 청소년: "저는 더 이상 참을 수 없어요!" 간호사: "너를 화나게 하는 것에 대해 말해 봐." **아동과의 대화** 아동: "지하실에 크로치터가 있었어요." 간호사: "크로치터? 그것에 대해 말해 볼래?"
명료화	명확하지 않은 생각 또는 견해에 빠져드는 대상자를 돕는다.	**성인과의 대화** 성인: "내 아들은 그의 아내가 그들을 망치고 있다는 것을 모르고 있어요!" 간호사: "무슨 말씀이신지 잘 모르겠는데요. 좀 더 자세히 말씀해 주세요." **청소년과의 대화** 청소년: "우리는 모퉁이에 서 있었어요. 겨드랑이였어요!" 간호사: "무슨 말인지 이해할 수가 없구나. 겨드랑이라고?" **아동과의 대화** 아동: "나는 윙윙거려요" 간호사: "너는 윙윙거린다고 했어. 무슨 뜻인지 말해 봐."
정보제공	대상자의 건강관리나 복지에 대한 관련 정보를 공유한다.	성인 대상: "제가 여기 온 목적은…." 청소년 대상: "많은 사람들이 약을 먹는 것을 기억하는 데 어려움을 겪고 있어. 우리는 네가 약을 먹는 것을 기억하기 위한 몇 가지 방법에 대해 이야기할게." 아동 대상: "내 이름은… 하루 종일 너가 괜찮은지 확인할 거야."
대안 찾기	대상자가 선택안을 보고 스스로의 복지와 건강관리에 관련된 의사결정 과정에 참여하도록 도와준다.	성인 대상: "아마 우리는 당신의 분노에 대해 이야기할 수 있고, 무엇이 당신을 화나게 하는지 알아낼 수 있을 거예요." 청소년 대상: "이런 상황이 다시 발생한다면, 어떤 대안을 가지고 있니?" 아동 대상: "다음번에 너가 슬플 때 다르게 하기 위해서 무엇이 필요할까?"
침묵	대상자와 간호사가 무엇이 발생했는지에 대해 생각할 시간을 주는 침묵을 허용한다.	성인 대상: "천천히 대답하세요. 저는 시간이 있고, 이 문제에 대한 당신의 생각과 감정에 관심이 있습니다." 청소년 대상: "나는 네가 말하는 것을 들었어[여기에 적절한 정보 삽입]…. 네가 했던 말에 대해 생각하고 있어." 아동 대상: 말하지 않는다; 눈을 잘 맞추고 조용히, 주의 깊게 앉아서 침묵을 지킨다.
요약	무엇을 말했는지를 요약하여 대화의 중점 내용을 강조해 준다.	성인 대상: "오늘 우리는 퇴원 후 계획에 대해 이야기했습니다. 그 내용은 이렇습니다[여기에 적절한 정보 삽입]." 청소년 대상: "오늘 우리가 이야기한 것을 다시 한 번 살펴보자." 아동 대상: "오늘 우리는 화가 나면 어떻게 해야 할지 얘기했어. 세 가지를 선택해서 말해 보겠니?"

장에서 강조한 치료적 의사소통 기법은 치료적 관계를 형성하는 기초가 된다. 더 발전된 기술은 보통 정신간호분야에서 연구되고 있다.

(1) 대상자가 시작하도록 도와주기

간호사는 일반적으로 대상자에게 중요할 수 있는 비공식적 치료 관계와 관련되어 있다. 응급간호 환경에서 간호사는 신체적 돌봄과 대상자의 관심에 대한 논의를 함께하기도 한다. 간호사는 대상자가 앉아서 관심사항을 표현하도록 권할 수 있다. 대상자는 바쁘거나 급해 보이는 사람에게 자기 자신을 표현하는 것을 꺼릴 수 있다. 침대 주위에 커튼을 쳐서 공간을 분리하고 간호사를 향하도록 하여 대상자의 주의를 집중시킨다. 대상자에게 성이나 이름 중 자신을 어떻게 불러주는 것이 좋을지 물어본다. 대부분의 성인은 이름으로 자신을 부르는 것을 거슬려하거나 무례하다고 여길 수 있다. 흥미를 유발하고 경청할 준비를 한다. 간호사는 대상자를 향해 눈을 맞추며 매우 편안하게 열린 자세를 보여주어야 한다. Box 6-4에 의사소통을 촉진하기 위한 일반적 지침을 열거하였다.

① 개방적인 질문

개방적인 질문은 '네', '아니오'와 같은 대답 이상의 것을 이끌어내는 질문을 말한다. 이러한 질문은 어떻게, 무엇을, 어디서, 언제 등과 같은 것이다. 적절한 질문의 예로, "지금 어떠세요?", "무엇을 느끼셨나요?" 등이 있다.

② 개방적인 의견

대상자가 시작할 수 있도록 도와주는 다른 방법으로 대상자에 대한 관찰과 사정에 기초한 개방적인 의견이 있다. 예를 들어, "그동안 많이 힘드셨겠네요.", "○○○님께서 중요한 변화를 겪고 계시는군요." 또는 "기분이 좋아보이시네요."와 같은 사정에 기초한 진술은 대상자에게 반응할 수 있는 기회를 제공한다.

이들 질문과 진술들은 중립적이고 일시적이어야 하며 심문하거나 검사하는 것은 안 된다. 신문 기자나 학교 교사가 질문할 때 주로 사용하는 '왜'라는 단어는 주제 넘게 참견하는 느낌이 강하므로 보통 치료관계에서는 사용하지 않는다. 예를 들어, 대상자에게 그들이 왜 화가 나 있는지를 묻는 것은 무슨 일이 있는지 혹은 단지 대상자가 화나 보인다고 하는 말보다 더 위협적일 수 있다.

③ 적극적 경청

경청은 대상자가 인지하고, 생각하고, 느끼는 것을 이해하는 데 중요한 요소이다(Stuart, 2012). 적극적 경청은 대상자와 대상자의 메시지 내용에 집중하는 능력을 말하며, 대상자가 표현하는 정확한 상황을 다시 대상자에게 전달한다(그림 6-5). 대상자의 말을 적극적으로 듣는 대신, 다음에 무엇을 말할지 생각하는 것은 학생들에게 일어나는 흔한 실수이다. 대상자가 말하는 것에 집중하고 필요한 경우 비언어적인 눈 맞춤과 고개 끄덕이는 것을 사용하여 대상자에게 가장 도움이 될 수 있는 말을 생각해 보아야 한다. "나는 당신이 방금 말한 것에 대해 생각하고 있다."라고 말하고, 필요하다면 잠시 멈출 수도 있다. 관계초기 간호사의 잠재적인 불안감이 대상자와의 관계를 형성하는 데 방해가 되지 않도록 노력한다.

또한 적극적 경청은 대상자가 보낸 메시지의 느낌과 내용을 지속적으로 해석하게 한다. 메시지는 생각, 단어, 의견 및 아이디어로 이루어져 있다. 느낄 수 있는 부분은 대상자의 감정으로 간주된다. 감정은 언어를 통해 서술되지만 보통 표정, 자세, 웃음, 울음과 같은 비언어적 수단

Box 6-4 의사소통 촉진을 위한 지침

- 보통의 음조로 말한다.
- 목소리를 올리거나 소리치지 않는다.
- 목소리를 높이는 것이 이해를 증진시키는 것이 아니라는 것을 깨닫는다.
- 대상자에게 성인 수준으로 말한다.
- 손상된 대화가 손상된 이해력을 지칭하는 것은 아니라는 것을 기억한다.
- 한 번에 한 가지 이상의 대화를 피한다.
- 간단히 대답할 수 있는 단순한 질문을 한다.
- 분위기를 조용히 하고 진정시킨다.
- 환경적 소음을 제거하거나 줄인다.
- 간호사가 말하기 전에 대상자가 간호사에게 집중하도록 만든다.
- 대화를 하면서 눈을 마주치는 것을 유지한다.
- 대상자가 간호사를 이해할 수 있다고 가정한다. 그들의 사례나 다른 적절하지 않은 주제를 그들 앞에서 논의하지 않는다.
- 대상자를 밀어붙이지 않는다. 반응하기에 적절한 시간을 준다.
- 실수를 정정하려 하지 않는다.
- 자신이 이해하지 못했다면, 대상자에게 다시 한 번 반복해 줄 것을 요청한다.
- 대상자가 말하려 시도하는 것에 대해서 칭찬해 준다.

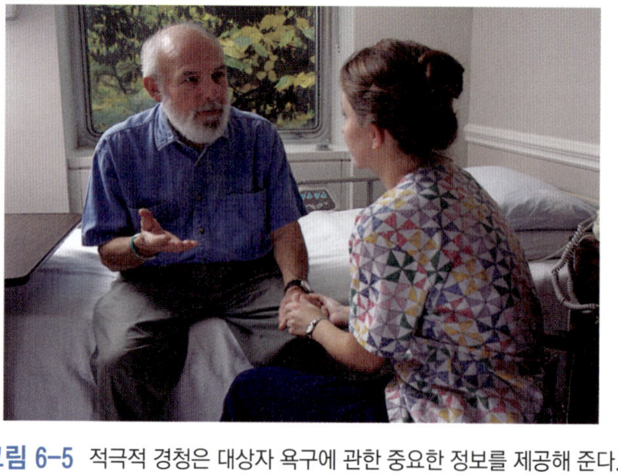

그림 6-5 적극적 경청은 대상자 욕구에 관한 중요한 정보를 제공해 준다.

을 통해 더 정확하게 나타난다. 이 메시지 사이에서 적합하거나 적합하지 않은 것을 기록하면, 대상자가 논의 중인 사안을 어떻게 경험하고 있는지를 이해하는 데 도움이 된다.

또한 대상자가 보낸 메시지 뒤에 감춰진 것을 관찰해야 한다. 예를 들어, 대상자는 간호사를 향해 공격과 거부, 무력감의 태도를 전달하고 있는가?이다.

대화를 해독하는 동안 2가지 중요한 기법인 재진술과 반영을 사용하여 적극적으로 경청한다. 이 핵심기술은 대상자의 말을 경청하고 있음과 이해하고 있음을 느낄 수 있게 해 준다.

④ 재진술과 반영

재진술에서는 대화의 내용 부분을 주로 지칭한다. 대상자로부터 주의 깊게 듣고 난 후에 대상자에게 다시 메시지의 내용에 대하여 반복해 말함으로써 대상자가 같이 이해하는 것을 확인해야 한다. 내용을 다시 반복하는 것은 대상자가 자신의 이야기를 다시 들을 수 있고, 자신의 대화에 대해 이해할 수 있는 기회가 된다.

반영은 의사소통에 포함된 주요 감정적 주제를 확인하고 이를 대상자에게 돌려보내는 것을 의미한다. 목적은 듣고 있다는 느낌을 확인하는 것이다. 대상자가 전하는 잠재적인 느낌을 들어보자. 그리고 열린 마음을 가지고 중립적으로 이해하며 반복해 준다. 이러한 기법으로 대상자는 자신이 경험하고 있는 느낌에 대해 좀 더 정확하게 이해할 수 있다.

이 두 가지 기법은 대상자의 진술을 정확히 반복하는 것을 뜻하지는 않는다. 오히려 간호사는 내용과 감정을 집어내어 그것을 다시 말하여 되돌려주는 것이다. 다음의 예는 이러한 기법이 어떻게 정형화되지 않은 치료관계에 사용되는가를 보여준다.

대상자: 난 잠을 잘 수가 없어요. 여긴 너무 덥고 소음이 나를 괴롭혀요.

간호사: 여기가 불편하기 때문에 잠을 잘 수 없는 거군요. (다시 말함)

대상자: 바로 그거예요. 전 하루 종일 아침에 있을 수술에 대한 생각을 떨칠 수가 없어요. (흥분한 목소리, 걱정되어 보임)

간호사: 수술에 대한 생각이 잠들지 못하게 만들었군요. (반영)

대상자: 네, 전 정말로 무서워요.

이 상황에서, 간호사는 주의 깊게 경청하여 진실은 환경이 아니라 수술에 대한 불안감이 대상자를 잠들지 못하게 하는 것이라는 점을 알았다. 들은 바를 신중하게 대상자에게 다시 전달해 줌으로써 간호사는 임박한 수술에 대한 근심과 오해를 풀어주는 기회를 열어두게 된다.

(2) 탐색

탐색은 직접적인 충고를 해 주지 않는 치료적인 의사소통 방법이다. 대신 간호사는 대상자가 감정을 표출하도록 도와주고, 상황을 조사하여 문제를 해결하며, 대상자가 그 문제에 대해 어떻게 느끼는지 그리고 어떤 대안이 있을 수 있는지를 돕는다.

① 집중

집중은 대상자가 좀 더 주제에 관해 이야기하고 목표지향적인 질문을 할 수 있도록 도와주는 것이다. 질문은 여전히 개방적이어야 하며 대상자의 주된 관심을 향해 있어야 한다. 집중의 예는 이와 같다. “우리는 ○○○님 유방절제술에 대해 사람들이 어떻게 반응할지에 대하여 이야기했었어요. 좀 더 하실 말씀은 없으신가요?”

집중된 질문을 하는 것은 대상자의 주된 걱정에 대한 논의에 도움이 된다. 이 방법은 대화의 중심이 주제에서 벗어나거나 일반화되는 것을 방지하고 간호사가 대상자의 문제를 해결하기 위해 머물러줄 것이라는 메시지를 전달한다.

때로는 대상자가 중요한 것을 표현하도록 돕는 것이 두려울 수도 있다. 간호사는 병들고 임종이 가까운 대상자를 돌볼 때 다양한 고통에 직면하게 된다. 치료적으로 대하기 위해서, 인생에 대한 성숙하고 균형 잡힌 시각은 시간과 경험을 필요로 하는 중요한 일이다.

② 격려

격려는 대상자의 걱정이나 문제를 토의하는 것을 좀 더 돕기 위해 사용하는 기법이다. 머리를 끄덕이는 것은 주의 깊은 태도로서, 대상자의 말에 “계속하세요.” 또는 “알겠어요.”와 같은 응답을 함으로써 대상자가 자신에 대해 조금 더 많이 표현할 수 있도록 장려한다. 격려는 대상자의 감정적 상태, 대처하는 능력, 상황을 보는 관점에 대한 추가적인 정보를 제공한다.

③ 명료화

명료화란 불명확한 생각 또는 아이디어에 빠져드는 대상자를 돕는 것이다. 또한 사건을 시간대별로 정리해서 내용을 명확하게 하는 데 사용할 수 있다. 예를 들어, "말씀하신 것이 의미하는 바를 이해할 수 없군요.", "또 무슨 일이 있었나요?" 및 "그 이후 무슨 일이 있었나요?" 등이 있다. 이러한 질문은 대상자가 생각을 정리하고 사건의 전후관계를 고려하며 사안을 좀 더 관리 가능한 관점으로 바라보도록 대상자를 돕는다. 논의되는 문제 또는 사건을 명확히 함으로써 대상자는 자신의 상황에 대해 새로운 통찰을 얻게 된다.

④ 정보 제공

정보를 제공하는 것은 대상자의 상태에 대해 최근까지 알고 있는 것에 기초하여 대상자의 건강과 안녕에 관한 정보를 적시에 적절한 방법으로 공유하는 것이다. 정보를 제공하는 것은 대상자의 질병, 치료, 회복에 관하여 알고 있는 것을 공유한다는 의미이다. 이는 또한 잘못된 정보를 수정하는 것을 의미할 수도 있다.

예를 들어, 젊은 여성이 성폭행을 당한 후 응급실에 호송되어 왔다. 응급치료가 완전히 끝난 후에 경찰이 보고문을 작성하고 대상자의 가족에게 알리고, 간호사는 대상자가 가족이 오는 것을 기다릴 동안 잠시 앉아서 이야기를 나눈다. 대상자는 "난 좀 더 조심스러웠어야 했어요. 난 짧은 치마를 입고 있었어요. 아마 그게 성폭행의 원인이 됐나 봐요."라고 말한다. 간호사는 기본적으로 대상자가 강간의 피해자라는 것을 인지해야 하고, 간호사는 적절한 중재로서 "사람들은 성폭행을 당했을 때, 대부분 자기 자신에게서 원인을 찾으려고 해요. 그러나 성폭행은 당신의 잘못이 아닙니다. 당신은 이 상황에서 피해자입니다."라고 말해 주어야 한다. 이 정보는 강간 피해자가 공통적으로 성폭행을 유발한 것이 자기 자신이라고 하는 데에서 보이는 정보를 기초로 한 자료이다. 또한 정보를 제공할 때, 간호사는 지역사회에 있는 성폭행상담센터를 알아봐 주어야 한다.

정보제공은 건강교육에 공통적으로 쓰이는 기술이며, 신체적 돌봄을 제공하는 중에 행해진다. 정보는 제안이나 충고와는 구별해야 한다. "왜 ~하지 않지요?" 또는 "~해야 한다."와 같은 언급이 충고를 하는 전형적인 방법이다. 이러한 충고는 간호사에 대한 대상자의 의존을 강화시킨다. 더 유용한 전략은 대상자가 의사결정을 하는 데에 필요한 정보를 제공하는 것이다.

⑤ 대안 찾기

대안을 찾는 것은 대상자가 숙고하는 사항에 대한 선택안을 탐색하는 것을 뜻한다. 선택안이 많을수록, 대상자가 인식하여 선택할 수 있는 폭이 넓어진다(그림 6-5). 간호사는 대안을 항상 설명할 필요는 없으며, 대신 대상자에게 적용할 수 있다. 다음에 사용되는 질문의 예를 살펴보자.

- 이 문제를 어떻게 다룰지 생각해 보셨나요?
- 대안적 과정의 행동에 대해 생각해 봤나요?
- 당신이 할 수 있는 다른 것이 무엇인가요?
- 이 상황에 있는 누군가를 만난다면, 당신은 상대방에게 뭐라고 충고해 줄 수 있나요?
- 우리가 논의했던 대안의 이점(혹은 단점)은 무엇인가요?

대안은 대상자가 현재 상황에 대해 명확하게 이해하기 전에 너무 빨리 논의해서는 안 된다. 대상자는 스스로가 상황을 다룰 수 있는 방법을 모색하기 전에 비통이나 분노와 같은 감정을 먼저 표출할 수 있다.

⑥ 침묵의 사용

또 다른 유용한 치료적 기법은 간호사와 대상자가 발생했던 일에 대해서 곰곰이 생각할 수 있도록 대화 중의 정지 또는 침묵을 사용하는 것이다. 조용하고 주의 깊게 기다리면서 간호사는 대상자가 대화를 다시 시작하고, 지속하도록 장려한다. 가끔씩 침묵은 활동적인 형태의 대화를 사용해왔던 간호사에게는 어려운 일이다. 하지만 침묵의 적절한 때를 인식하는 것이 중요하다.

⑦ 요약

요약은 이야기한 바를 함축해서 대화의 중요한 초점에 집중하는 것으로, 치료적 대화를 끝맺음할 때 유용하다. 요약은 간호사와 대상자 둘 다 대화의 주된 주제나 종결의 느낌을 검토할 수 있도록 도와준다. 또한 간호사와 대상자가 차후에 고려하거나 논의해야 할 것이 무엇인지에 대해 생각할 수 있게 해 준다. 대상자가 스스로 이해하는 방향으로 진척시키거나 문제를 해결하는 것을 강조한다. 요약이 포함된 예를 보자. "오늘 ○○○님은 ~에 대해 생각하는 것처럼 보여요.", "우리가 오늘 말했던 주제에 대하여 같이 검토해봐요."라고 말할 수 있다.

(3) 의사소통기술의 개발

임상적 상황에서 대상자와 간호사의 의사소통은 대상자의 욕구에 의한 것으로 개인적 또는 사회적 관심에서 나오는 것이 아니다. 간호사가 전문적인 접근을 하고 대상자중심적일 때 대상자의 건강과 안녕에 초점이 유지된다.

시간과 경험은 치료적 의사소통 사용에 필요한 기술이다. 이 기술을 발달시키는 방법은 대상자의 허락을 받은 후에 치료적 대화를 기록하거나 기억한 대화를 재구성하여 그 사람의 상호작용을 연구하는 것이다. 대화를 정확히 기록하여 대화에 사용된 기법, 타이밍과 적절성 그리고 대상자가 간호사에게 어떻게 반응했는지를 검토하고 분석한다. 간호사의 독자적인 생각과 느낌 또한 대상자의 반응에 어떻게 영향을 미치는지 보기 위해 기록해야 한다. 의사소통기술을 강화하기 위한 과정 기록법의 예는 표 6-4를 참조한다.

표 6-4 의사소통기술을 강화하기 위한 과정 기록법

과정 기록의 목적은 유용한 기술과 영역을 향상시킬 수 있도록 간호사가 대상자의 언어적 · 비언어적 의사소통 분석하는 것을 돕는 것이다.

다음의 상황을 생각해 보자: 이 대상자는 교통사고로 얼굴과 상반신에 화상을 입은 35세 남자이다. 그는 이틀 전에 화상을 치료하기 위해 이송되었다.

언어적 · 비언어적 상호작용	분석
비효과적 대화	
간호사: 오늘 어떤가요? (문 옆에 서서)	개방적 질문은 대답을 유도한다. 그러나 비언어적인 의사소통(즉, 문 가까이 서 있는 것)은 간호사가 바쁘고 계속 움직일 필요가 있다는 것을 나타낸다.
대상자: 이틀 동안 괴로웠어요.	대상자는 일반적인 진술을 한다.
간호사: 진통제가 필요한가요?	간호사는 대상자가 신체적인 불편을 언급하고 있다고 가정한다. 간호사의 질문은 초점이 좁게 맞추어져 있었고, 대상자의 응답에 대한 선택을 제한하였다.
대상자: 아뇨, 지금 괜찮아요. (바닥을 내려다본다.)	
간호사: 좋아요. 또 다른 필요한 게 있으면 말해 주세요.	간호사는 대상자의 고통에 대한 다른 이유를 시정하지 못하고 상호작용을 끝낸다.
대상자: 네, 고마워요.	대상자는 그를 진정으로 괴롭히는 것에 대한 논의에 참여하는 기분을 느끼지 못한다.
효과적 대화	
간호사: 어제 대상자분이 떠날 때 어떤 것도 잘해 주지 못했어요. 오늘은 어떤가요? (대상자와 얼굴을 마주하고 앉아서)	처음 말은 간호사가 전날 일을 기억한다는 것을 입증한다. 관계의 작용단계임을 나타낸다. 개방형의 질문은 대상자가 시작하는 것을 돕는다. 간호사는 자신을 보인다.
대상자: 이틀 동안 괴로웠어요.	대상자는 일반적인 진술을 한다.
[침묵]	간호사는 대상자가 생각할 수 있도록 침묵한다.
대상자: 내 모습이 예전과 같지 않다는 걸 인식했어요.	대상자는 생각한 것을 명백히 말하기 시작한다.
간호사: 그리고요? (집중한다.)	면밀한 마무리를 격려한다.
대상자: 그게 힘들어요. (눈물을 흘린다.)	대상자는 비언어적인 감정을 보인다.
간호사: (부드럽게) 그건 화상의 후유증에 있어 좋지 않아요.	반응한다. 간호사는 대상자의 감정을 스스로 느낄 수 있도록 반응해 준다.
대상자: 울지 않을게요. (당황함을 보인다.)	간호사는 대상자의 과거 개인적인 경험으로 인해 남자는 울면 안 된다는 생각을 갖게 되었음을 사정한다.
간호사: 남자는 어려운 일을 해낼 때 울어선 안 된다고 생각하나요?	초의사소통(우는 것에 당황하는)의 반응을 보인다. 간호사는 대상자에게 그의 감정을 느낀다는 것을 보여준다.
대상자: (약간 웃으며) 나는 내가 울어도 된다고 생각합니다. 내 상황은 쉽지 않으니까요.	대상자는 그의 감정과 초의사소통에 대한 이해를 얻는다.
[침묵]	
대상자: (슬퍼 보인다. 생각에 잠겨 있다.)	
간호사: 대상자분이 경험하고 있는 것은 대상자분과 유사한 상황을 겪고 있는 사람들 모두에게서 공통적인 슬픈 과정입니다. 대상자분은 이전 모습의 일부를 잃어버릴 수 있고, 아픔을 경험할 수 있습니다.	정보를 준다. 화상 대상자의 재활을 겪어보았고 잘 알고 있는 간호사는 이 정보를 적시에 공유한다. 간호사는 대상자의 문제에 쉬운 해결책은 없다는 것을 인식하고, 지지를 제공한다.

Table developed by Laina Gerace, PhD, RN, associate professor, University of Illinois at Chicago, College of Nursing.

(4) 비치료적 반응

비치료적 반응은 치료적 의사소통을 막거나 방해한다. 이러한 반응은 사회상황 속에서 사람이 보일 수 있는 조금 더 자연스러운 반응이기도 하다. 비치료적 반응은 간호사가 대상자를 간호하는 치료적 전문가로서 역할하는 것을 방해할 수 있다.

간호사는 치료적 상황 밖에서 자신의 욕구를 충족해야 한다. 예를 들어 어떤 간호사는 대상자를 지나치게 감싸 안으려고 하는데, 이는 대상자의 욕구를 사회적으로 발달시키지 않아서이다. 다른 간호사는 대상자가 감정을 표출하는 것이 익숙하지 않을 수 있는데, 이는 자신이 감정을 표현해 본 적이 없어서이다. 스스로의 강점과 약점을 결정하기 위해 자가평가에 참여하도록 해야 한다.

경험이 부족한 건강관리요원은 심각한 문제를 쉽게 해결할 수 있다고 믿는 경향이 있다. 텔레비전에서는 긴박한 문제가 30분 안에 풀리지만, 실제 현실에서는 항상 그렇지만은 않다. 빠른 해결과 부적절한 쾌활함의 표출은 치료적 과정을 방해한다. 일부 사람은 말기 질환을 앓고 있고, 어떤 대상자는 간단한 답이나 빠른 답이 존재하지 않는 상황에 적응해야 한다. 간호사는 그들을 도울 수 있지만 항상 완벽한 해답을 제공할 수는 없다는 것을 경험을 통해 배우게 된다. 대상자가 스스로의 어려움과 싸우는 동안 충분한 간호를 제공하고 지지적인 자세를 유지해야 한다.

① 구제하는 느낌

구제하는 듯한 감정은 간호사가 대상자의 안녕에 필수적이라고 느낄 때 나타난다. 간호사는 자신이 대상자를 도울 특별한 능력이 있으며, 간호사에 대한 대상자의 기대가 높다고 생각한다.

대상자를 구제하는 느낌은 도움을 주는 자신의 능력에 대한 자신감이 치료의 일부가 되기 때문이다. 그러나 강한 구제의 느낌은 치료적 과정을 방해하기도 한다. 간호사는 자신만이 대상자의 욕구를 채워줄 수 있다고 믿고 있기에 스스로를 건강관리팀에서 멀어지게 한다. 간호사는 또한 대상자의 기대 수준을 너무 높일 수 있다. 이러한 기대가 충족되지 않았을 때, 대상자는 실망하게 된다.

② 거짓 안도감

거짓 안도감은 실제 상황에 기초하지 않은 안도감을 주는 것을 의미하며, 대상자의 상황을 축소하는 방법 중 하나이다. 예를 들어, "걱정 마, 모든 게 다 잘 될 거야."라고 말하는 것은 대상자의 걱정을 축소시킨다. 다른 형태의 거짓 안도감은 대상자에게 자신의 문제를 고민하지 말라고 말해 주고, 주사가 아프지 않을 것이라고 말하는 것이다. 거짓 안도감은 대상자의 신뢰를 깨뜨린다. 만약 간호사가 대상자에게 걱정하지 말라고 말하지만, 대상자는 사실 걱정하고 있거나 또는 어떤 것이 아프지 않다고 말했는데 아프다면 간호사에게 어떻게 신뢰감을 보이겠는가? 대신에 필요한 정보를 주고 사실에 기초한 안도감을 준다.

참된 안도감은 사실에 기초해야 한다. 예를 들어, "이 수술은 아무것도 아닙니다. 우린 항상 수술을 합니다."라고 말하는 것보다 수술 후 통증이 있을 것이고, 어떻게 하면 통증이 잘 조절되는지에 관해 대상자에게 알려줌으로써 더 많은 안도감을 줄 수 있다.

③ 충고

충고하는 것은 또 다른 보편적인 비치료적 반응이다. 충고를 하는 것은 오로지 간호사의 경험과 의견에 달려 있다. "저는 ○○○님이 ~해야 한다고 생각해요.", "왜 ~하지 않으셨지요?", "그와 같은 일이 제게도 일어났었지요. 그래서 저는 …." 등과 같은 충고는 대상자의 책임감과 선택권을 축소시킬 수 있고 조절하는 경향이 있다. 대상자는 비록 충고가 그들에게 잘 맞지 않는다 해도 간호사가 말한 것을 해야 한다고 믿게 될 것이다.

충고는 제안하는 것과는 다르며 대상자의 생각에 대한 대안적 아이디어이다. 제안도 조심스럽게만 하면 대상자의 선택안을 넓혀줄 수 있다. 그러나 대상자가 스스로 생각해내는 것이 더 좋다. 제안해 주는 유용한 방법은 "나는 당신의 대안적 행동 과정에 대한 생각이 궁금하다."와 같이 일시적으로 틀을 만드는 것이다.

④ 주제 바꾸기

주제를 바꾸는 것은 대개 간호사 측의 불안을 나타내는 비치료적인 반응으로, 대상자의 고민, 슬픔, 어려움에 대해 듣는 것을 저항하는 방법이다. 주제를 바꾸는 것은 대상자의 기분을 북돋거나 대상자의 고통스러운 생각을 다른 데로 돌리려는 시도가 될 수 있다. 그러나 주제를 바꾸는 것은 대상자의 이야기를 듣는 것을 피하는 방법이 될 수 있다. 그 대상자는 자신의 감정이 무시되고 있다는 느낌을 가질 수도 있다.

⑤ 도덕적이 되는 것

도덕적이 되는 것은 좋고 나쁨이나, 옳고 그름의 상황을 보여주는 것을 의미한다. 이러한 태도는 판단적 접근이다. 간호사는 "해야만 한다."라는 단어를 사용하는 방법을 알아야 한다. 대상자에게 "해야만 한다."라고 말하는 것은 어떤 일을 할 때 '옳음'에 대해 미리 생각한다는 것을 의미한다. 예를 들어, "나는 어머니가 아기를 지켜야 한다고 생각한다."라고 미혼모에게 말하는 것은 도덕적인 것이다. 이 중요한 결정에 영향을 미치는 요소는 많다. 한 사람을 위한 일이 다른 사람에게는 위하는 일이 아닐 수도 있다.

도덕적이 되는 다른 방법은 대상자의 좋고 나쁜 행동을 판단함으로써 인정이나 불인정을 주는 것이다. 모든 사람은 도덕적인 태도를 가지고 있다. 그리고 도덕적인 것은 인간의 일부분이다. 간호사는 자신의 가치에 대한 권리를 가지고 있다. 그러나 치료의 상황에서는 그것을 초월해야 하고, 대상자에게 더 객관적인 모습을 보여야 한다. 간호사는 대상자의 행동에 동의하지 않을 수도 있지만, 대상자 개개인의 가치와 중요성에 대해 의사소통할 수 있어야 한다.

⑥ 비전문적인 관계

비전문적인 참여는 간호사가 치료적인 관계의 경계 밖으로 나가거나 대상자와의 사회적 · 경제적 · 개인적인 관계를 가질 때 발생한다(Stuart, 2009). 적당한 때일지라도 (예: 날씨나 주요 뉴스에 대해 얘기할 때), 너무 사회적이면 비전문적인 관계가 된다. 대상자와 자신에 대한 이야기, 목표, 문제에 대한 이야기를 너무 많이 하는 간호사는 비전문적이 된다. 전문적인 관계의 목적은 대상자의 욕구를 충족하기 위한 것이지 간호사의 욕구가 아니다. 간호사는 분별력 있게, 전문적인 관계의 상황 내에서 개인적인 정보를 밝히는 자신 드러내기를 해야 한다. 자신 드러내기는 대상자를 위해서만 사용하고 간략해야 한다.

성적 경계의 침해는 비전문적인 관계의 또 다른 예이다. 성적 경계 위반은 간호사가 대상자에 대해 낭만적인 표현이나 성적인 감정을 표현할 때 발생한다(Stuart, 2012). 어떤 종류의 성적 접촉도 치료적인 간호사-대상자 관계에서 용납되지 않는다. 비록 대상자가 간호사에 대해 성적으로 행동하더라도 간호사는 전문적인 경계를 정의하고 유지할 책임이 있다.

비치료적인 관계는 간호사와 대상자 모두에게 위험하다. 대상자는 전문적인 서비스가 필요하므로 간호를 받고 있고, 전문적인 것은 간호의 책임 내에 있다는 믿음을 느끼기를 원한다. 간호사는 치료적인 결정을 할 때, 객관성을 유지하는 전문적인 태도를 가져야 한다. 대상자와 친구가 되는 것은 전문적인 역할을 포기하는 것이다.

(5) 특별한 상황

모든 의사소통기술이 모든 대상자에게 효과적인 것은 아니다. 어떤 상황은 대상자의 발전 단계나 환경에 따라 특별한 의사소통기술 또는 변형기술이 필요하다.

① 아동과 청소년

아동과 청소년은 효과적인 의사소통에 독특한 문제를 유발한다. 이 나이대의 대상자는 정확한 의사소통을 더 어렵게 만드는 많은 변화를 겪고 있다.

아동은 몸짓, 목소리 톤, 시선접촉과 같은 비언어적인 의사소통으로 반응한다. 눈높이를 맞추고 아동과 이야기하는 것은 위협을 최소화하는 데 도움이 된다(그림 6-6). 온화하고 부드럽게, 많은 몸짓의 사용과 함께 말하면 신뢰를 키울 수 있다.

아동이 언어를 처음 배울 때, 그들이 의미하는 것을 이해하기 어려울 수 있다. 단어를 조합하는 방법이 항상 의도하는 정확한 의미를 수반하지는 않는다. 아동이 메시지를 이해할 수 있을 때까지 재진술과 명료화를 사용하는 것이 확실한 방법이다. 다음의 예를 생각해 보자.

아동: 아기 양말.

간호사: 작은 양말 갖고 있어요?

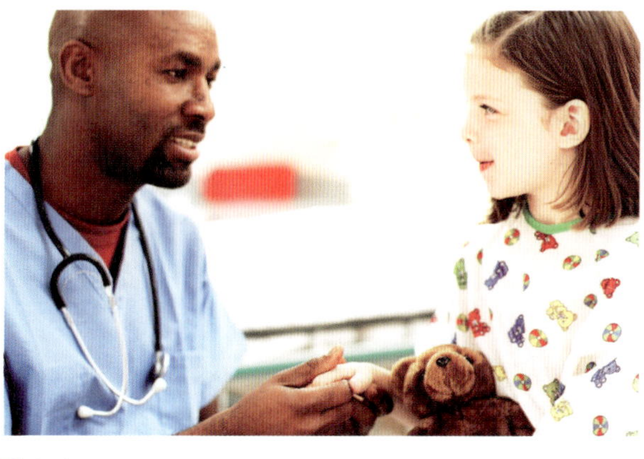

그림 6-6 눈높이를 맞춘 의사소통은 아동을 포함한 대상자 모두에게 중요하다.

아동: (반응이 없다.)
간호사: 양말 갖고 있어요?
아동: ('부정'을 나타내며 고개를 흔든다.)
간호사: 양말을 원하나요?
아동: ('긍정'을 나타내며 웃으면서 고개를 끄덕인다.)

어린 아동은 단순화된 말에 더 집중한다. 그러므로 아동이 이해할 수 있는 언어를 사용해야 한다. 반응이 없는 아동에게 이야기할 때는 반복적으로 표현해야 한다. 예를 들면, 다음과 같다.

간호사: 지금은 저녁 먹을 시간이에요.
아동: (반응이 없다.)
간호사: 지금은 먹는 시간이에요.
아동: (간호사의 손을 잡고 식사장소로 간다.)

아동의 입원 스트레스를 줄이기 위해 놀이를 사용한다. 예를 들어, 아동이 의사와 간호사 인형을 가지고 놀게 함으로써 두려움에서 벗어나도록 돕는다. 아동이 이러한 놀이에 참여함으로써 그 상황을 지배하는 느낌을 발전시킬 수 있다. 어린 아동을 돌보는 많은 병원은 대상자가 자신의 질병과 치료를 다루도록 돕기 위해 구조화된 놀이를 제공한다. 놀이를 관찰함으로써, 간호사는 아동의 관심을 확인할 수 있다.

이 나이대에 신체적인 문제로 인한 입원은 불안감을 유발한다. 아동과 청소년은 그들의 신체에 당황할 수 있고, 어른의 통제에 상처받기 쉽다. 그러므로 사적인 공간에 신중해야 하고, 너무 파고들어서는 안 된다. 신중하게 접촉해야 하고, 조심성을 유지해야 한다. 청소년은 특히 건강전문가와의 대화상황에서 사생활보호의 욕구와 조심성을 의식하고 있다.

거짓 안도감을 주는 일 없이 솔직한 방법으로 과정과 치료에 대한 정보를 제공해야 한다. 예를 들어, 절차가 고통스럽다면 있는 그대로 정보를 공유하는 것이 최선이다.

아동 및 청소년과 효과적으로 일하기 위해서는 농담을 주고받는 감각이 있어야 한다. 비록 어른과의 관계보다 덜 공식적으로 다가가야 하더라도, 다소 전문적인 거리를 여전히 유지해야 한다. 한계를 설정하는 것이 아동, 청소년과 효과적으로 일하는 데 중요한 요소가 되며, 한계를 설정하기 위해서 간호사는 어린 대상자에게 권위 있게 보여야 한다. 권위적이란 것은 책임짐을 의미하지만 강화활동에의 참여를 이끌어내는 합리적이고 치밀하게 설정된 행위한계 내에서 자유를 허용함을 의미한다. 이는 다른 사람 위에 권력을 휘두르는 의미의 권위주의자가 되는 것과는 다르다.

② 성인과 노인

발달 단계에 따라 의사소통 전략을 구체화하는 것은 어려운 일이며, 특히 성인기에서 더 그러하다. 성인기는 발달의 진행기간이다. 사람이 성장하고 나이 들어감에 따라 그들은 많은 변화를 끊임없이 수용해야 한다. 그러나 어떤 다른 발달 단계보다 성인기에 대해서 알려진 것이 적은 편이다.

입원은 성인들이 삶의 과정, 목표 그리고 삶의 의미까지도 의문을 가지게 하는 변환기가 될 수 있다. 질병이 그들의 책임감을 저해할 때, 약한 감정이 그들을 힘들게 할 수도 있다. 적극적으로 삶을 성취하던 성인은 갑자기 간호사의 도움을 받는 것이 어려울 수 있다. 이와 같이 성인은 때때로 관리하기 어려운 방법으로 행동한다.

간호사는 또한 다양한 성인 대상자와의 관계에서 어떤 감정영역을 경험하게 된다. 예를 들어, 나이 많은 남자 대상자가 간호사의 할아버지를 연상하게 할 수도 있다. 그러면 간호사는 마치 할아버지를 대하듯이 대상자 관계를 형성할 수도 있고 혹은 그를 무력하고 어떤 결정도 내릴 수 없는 대상자로 대할 수도 있다. 대상자가 의사이거나 부유하거나 유명인이라면, 간호사 측에서 어려워하는 감정이 생겨날 것이다. 성인과 치료적으로 의사소통할 때에는 복잡한 상황이 무수히 발생한다. 이럴 때는 감정을 인식하고 전문가와 이를 공유하는 것이 중요하다. 왜냐하면 이 감정들은 의사소통이 발생하는 방법에 영향을 미치기 때문이다.

노인에게 있어서 일반적인 노화와 관계된 변화는 의사소통 기술에 어려움을 유발할 수 있다. 청력과 시력의 노화와 관계된 변화는 장애를 유발할 수 있고, 효과적인 의사소통에 추가적인 장애가 되기도 한다. 어떤 노인에게는 청력 감소와 손상된 시력이 편안하게 의사소통에 참여할 수 있는 능력을 감소시킨다. 이러한 대상자는 이들 변화에 대한 보상을 돕는 추가적인 의사소통기술이 필요해질 수도 있다.

성인과의 의사소통 전략은 이 장에서 논의된 모든 개념을 바탕으로 하여 만든다. 계약적인 접근은 대상자와 의사소통이 발생할 수 있는 방법을 설정하는 기회가 된다. 예를 들면, 처음에 성인을 이름으로 부를지 또는 성으로 부를지 의논해야 한다. 모든 인간은 그들의 직업, 사회적 지위, 수입, 삶의 위치와 상관없이 상처받기 쉽고 불안과 걱정으로 고통받는다는 사실을 기억해야 한다. 치료적인 의사소통기술의 사용은 성인과의 대화와 문제해결을 용이하게 할 것이다.

③ 타 문화 간의 의사소통

간호사는 다양한 문화와 인종에 따른 대상자와의 의사소통을 준비해야 한다. 간호사가 그 지역사회에 사는 인종을 알고, 건강관리와 연관된 그들만의 일반적인 믿음과 관습에 친숙해지는 것은 도움이 된다. 그러나 다양한 인종의 지역사회인 도심에서는 비현실적일 수 있다. 다행히도 의료전문가가 문화적 역량간호를 제공하는 데 도움이 되는 수많은 책, 잡지 그리고 웹사이트에 실린 자료를 가지고 있다.

언어능력이 제한된 대상자와 일을 할 경우, 대상자가 언어장벽은 있지만 청력 문제(청력에 문제가 없는 경우를 말함)가 있는 것은 아니라는 점을 기억하는 것이 중요하다. 일반적인 목소리 톤으로 분명하고 뚜렷하게 말한다. 적절한 때에 말하고 손짓, 사진, 실물 설명을 사용한다. 신중한 노력을 기울였음에도 해석이 잘못될 수도 있는데, 이를 방지하기 위해 특히 주의를 더 기울여야 한다. 가능한 한 언제나 언어통역자가 있어야 한다. 능력이 뛰어난 통역자는 대상자의 건강관리 욕구에 내재된 언어와 관련한 문화적인 의미와 뉘앙스에 대한 통찰력을 제공할 수 있다. 그러나 가족, 특히 아이를 통역자로 활용해서는 안 된다. Box 6-5는 건강관리 환경에서 통역자를 거치는 의사소통을 위한 지침을 요약하였다.

간호사는 또한 비언어적인 의사소통에서의 문화 차이를 인식해야 한다. 예를 들어, 어떤 문화에서 시선을 똑바로 마주하는 것은 무례하고 위협적인 행동으로 간주된다. 어떤 문화에서는 대상자의 머리를 만지는 것은 치료적으로 필요할 때를 제외하고는 금지된다. 이성의 사람을 만지는 것도 마찬가지이다. 또한 문화의 규범은 어느 가족구성원이 배치되어야 하는지, 누가 의사결정을 내릴 수 있는지를 규정하기도 한다. 간호사가 함께 일할 모든 대상자의 문화적인 신념과 관습을 아는 것을 기대하는 건 비현실적이다. 그러나 배움에 대한 민감성과 자발적인 마음은 다양한 문화적 배경에서 효과적으로 의사소통할 수 있는 간호사의 능력을 강화시킨다.

Box 6-5 통역자를 거치는 의사소통을 위한 지침

- 대상자와 만나기 전에 통역자와 만나는 시간을 가진다.
- 충분한 시간을 준다: 같은 언어를 쓸 때보다 통역자와의 작업에는 시간이 2배 정도 더 걸린다.
- 대상자에게 직접 이야기한다.
- 짧은 문장으로 말하고 통역자가 통역하도록 한다.
- 직접 질문대안을 개발한다.
- 애매한 언어, 추상적인 것 그리고 기술적인 전문용어는 피한다.
- 천천히 분명하게 말한다. 필요에 따라 반복한다.
- 언어적인 메시지와 함께 해석이 필요한 비언어적 메시지를 알아 놓는다.
- 가족구성원을 통역자로 이용하는 것은 가급적 피한다.

출처: Hadziabdic, E., & Hjelm, K. (2013). Working with interpreters: practical advice for use of an interpreter in healthcare. *International Journal of Evidence Based Healthcare, 11*(1), 69-76. doi: 10.1111/1744-1609.12005

④ 중환자실 대상자

중환자실은 심각하게 아픈 대상자의 생활에 도움을 주기 위해 고안된 환경이다. 친숙하지 않은 소리와 잡음, 인공적인 조명 그리고 막연한 느낌의 색상은 중환자실의 특성이다. 중환자실은 대상자를 긴장시킨다. 대상자는 진단과 부상 정도를 두려워하여 의사소통을 하지 못할 수 있다. 질병의 심각성을 대상자가 알지 못하거나 이해하지 못하고, 벌어지는 사건의 통제가 결핍되는 것을 느끼고, 치료 이유를 알지 못하고, 여러 다른 제공자로부터 돌봄을 받거나, 날짜 · 시간 감각을 포함하여 외부와의 접촉이 손실되면 의사소통을 더 방해하게 된다.

중환자실의 고도화된 장비 및 기술로 대상자의 회복은 촉진될 수 있으나, 결과적으로 대상자와의 의사소통이 최소화될 수 있다. 간호사는 이 위협적인 상황에 있는 대상자는 어느 때보다도 의사소통이 더 중요한 사람임을 끊임없이 인식해야 한다. 대상자가 의식 수준의 감소, 삽관 또는 다른 이유 때문에 대답할 수 없더라도 대상자가 들을 수 있다고 가정해야 한다. 일반적인 대상자에게 하는 것처럼 하고 있는 것이 무엇인지에 대해 대상자에게 이야기한다. 비언어적인 의사소통(예: 접촉, 표정)은 특히 중환자실 대상자에게는 의미가 있다.

날짜와 시간을 알 수 있도록 시계와 달력을 대상자가 잘 볼 수 있는 곳에 놓는다. 손을 사용할 수 있지만 말을 할 수 없는 대상자를 위해서, 메모장이나 보드판을 의사소통에 사용한다. 또한 대상자가 필요한 것을 말하는 걸 돕기 위해 손이 쉽게 닿는 곳에 벨을 설치한다.

대상자가 일단 안정되면 질병과 다양한 치료의 이유를 이해할 수 있도록 분명하고, 직접적이며, 단순한 설명을 제공한다. 대상자가 할 수 있다면, 대상자의 지각과 이해를 논의하는 것이 대상자의 통제능력을 강화시키고 스트레스를 감소시킬 것이다.

주요개념

- 간호사–대상자 관계에서 대상자와 대상자의 경험에 초점을 둔 효과적인 의사소통은 건강상태를 향상시키고 안녕을 제공한다.
- 의사소통이란 수신자와 발신자 사이의 연결을 형성하여 메시지를 주고받는 시스템이다.
- 언어적인 의사소통은 언어를 말하고, 비언어적인 의사소통은 손짓, 표정, 몸짓, 목소리 톤, 말의 속도, 차림새 등을 말한다.
- 의사소통의 요소는 발신자, 메시지, 수신자이다; 그 과정은 부호화, 해독, 피드백으로 이루어진다.
- 간호사–대상자 관계는 대상자에게 초점을 두며, 정의된 요소를 이용한 목적 지향적이다.
- 간호사–대상자 관계는 오리엔테이션, 활동, 종결의 세 단계를 거친다.
- 공감, 긍정적으로 대하기, 자기인식과 자기반영은 간호사–대상자 관계의 핵심요소이다.
- 자기인식과 자기반영적인 실무는 치료적 의사소통 기술에 대한 전문 지식을 키우는 데 필수적인 요소이다.
- 간호사–대상자 관계와 치료적 의사소통은 간호과정 수행에 사용되는 도구이다.
- 치료적인 응답의 숙련된 사용은 정확한 사정과 중재의 필수 요건이다.
- 구제하는 느낌, 거짓 안도감, 충고, 주제 바꾸기, 도덕적이 되는 것, 그리고 비전문적인 관계와 같은 비치료적인 반응은 의사소통을 방해한다.
- 의사소통기술은 아동, 청소년, 노인, 외국인, 중환자실에 입원한 대상자를 다룰 때 적절히 변화시킬 필요가 있다.

REFERENCES

Bandler, R., & Grinder, J. (1975). *The structure of magic: A book about language and therapy.* Palo Alto, CA: Science & Behavior Books.

Berlo, D. K. (1960). *The process of communication: An introduction to therapy and practice.* New York: Holt, Rinehart, & Winston.

Bulman, C., Lathlean, J., & Gobbi, M. (2013). The process of teaching and learning about reflection: research insights from professional nurse education. Studies in Higher Education http://www.tandfonline.com/doi/abs/10.1080/03075079.2013.777413

Caldwell, L., Grobbel, C. (2013). The importance of reflective practice in nursing. *International Journal of Caring Sciences, 6*(3).

Colineau, N., & Paris, C. (2011). Motivating reflection about health within the family: The use of setting and tailored feedback. User Modeling and *User–Adapted Interaction, 21*(4–5), 341–376. doi: http://dx.doi.org/10.1007/s11257-010-9089-x

Forrest, C. (2012). Working with 'difficult' patients. Primary Health Care, 22(8), 20–22. Retrieved from http://search.proquest.com/docview/1114855076?accountid=458

Hayes, E., & Kalmakis, K. A. (2007). From the sidelines: Coaching as a nurse practitioner strategy for improving health outcomes. *Journal of the American Academy of Nurse Practitioners, 19,* 555–562.

Hull, S. K., & Broquet, K. (2007). How to manage difficult patient encounters. *Family Practice Management, 14*(6), 30–34.

International Council of Nurses. (2014). ICNP Translations, Geneva, Switzerland. Retrieved August 15, 2014, from www.icn.ch/pillarsprograms/icnpr-translati

Johns, C. (2013). *Becoming a reflective practitioner* (4th ed.). West Sussex, UK: JohnWiley & Sons Ltd.

Kelman, C. A., & Branco, A. U. (2009). (Meta)communication strategies in inclusive classes for deaf students. *American Annals of the Deaf, 154*(4), 371–381.

Luft, J. (1970). *Group processed: An introduction in group dynamics.* Palo Alto, CA: National Press Books.

Macdonald, M. (2007). Origins of difficulty in the nurse-patient encounter. *Nurse Ethics, 14*(4), 510–521.

Mascioli, S., Laskowski-Jones, L., Urban, S., & Moran, S. (2009). *Improving handoff communication. Nursing, 39*(2), 52–55.

Myers, R. E. (2010). Promoting healthy behaviors: How do we get the message across? *International Journal of Nursing Studies, 47*(4), 500–512.

Peplau, H. E. (1997). *Interpersonal relations in nursing.* New York: G. P. Putnam's Sons.

Pope, B. B., Rodzen, L., & Spross, G. (2008). Raising the SBAR: How better communication improves patient outcomes. *Nursing, 38*(3), 41–43.

Rogers, C. (1961). *On becoming a person.* Boston, MA: Houghton Mifflin.

Shives, L. R. (2012). *Basic concepts of mental health nursing* (8th ed.). Philadelphia, PA: Lippincott Williams & Wilkins.

Stuart, G. (2012). Therapeutic nurse–patient relationship. In G. Stuart (Ed.), Principles and practice of psychiatric nursing (10th ed.). St. Louis, MO: Elsevier Mosby.

Varcarolis, E. M., & Halter, M. J. (2014). *Varcarolis' foundations of psychiatric mental health nursing: A clinical approach* (7th ed.). St. Louis, MO: Saunders.

Videbeck, S. (2014). *Psychiatric mental health nursing* (6th ed.). Philadelphia, PA: Lippincott, Williams & Wilkins.

Zolnierek, C. D. (2014). An Integrative Review of Knowing the Patient. *Journal of Nursing Scholarship, 46*(1), 3–10.

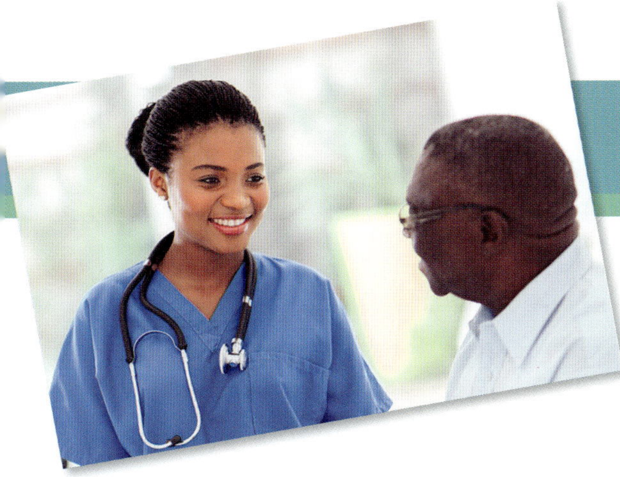

CHAPTER 7

가치 · 윤리적 · 법적 문제

Values, Ethical, and Legal Issues

Doris M. Boutain

비판적 사고를 위한 사례

김 간호사는 가정전문간호사이다. 만성폐쇄성폐질환자인 59세의 정 씨는 혼자 살지만 가까이 사는 두 명의 성인 자녀가 교대로 병원에 데리고 간다. 최근 방문에서 정 씨는 허약하고 지쳐 보였다. 숨이 가빠 힘들어 했고, 지난 한 달 동안 5kg 가까이 체중이 감소하여 입원해야 할 정도였다. 정 씨의 딸은 아버지의 호흡기 상태가 악화되어 치료가 더 필요한 것에 대해 걱정하고 있었다. 김 간호사는 이러한 질병을 가진 대상자는 시간이 경과함에 따라 점차 상태가 나빠진다는 것과 스스로 호흡할 수 없게 되면 인공호흡기를 사용해야 한다는 것을 알고 있다.

이 장을 학습한 후, 위의 사례를 읽고 다음의 내용에 대하여 비판적 사고를 적용하여 복습한다.

1. 대상자와 가족의 가치와 이해, 대상자의 건강에 대한 기대, 간호사로서 전문적인 가치, 대상자에 대한 법적 의무에 관한 정보수집을 위해 계획을 수립한다.
2. 수집된 정보에 기초하여 개인 및 전문직으로 인해 발생할 수 있는 가치 갈등을 확인한다.
3. 건강 및 건강관리 가능성에 대한 현실성 있는 계획으로 대상자와 가족의 가치체계와 간호사로서의 법적 책임 안에서 대상자와 가족을 도울 적절한 전략에 대해 설명한다.
4. 간호사 역할에서 발생할 수 있는 가치 갈등, 윤리 갈등, 법적 갈등에 대해 서술한다.

학습목표

1. 가치, 개인적 가치, 전문직 가치를 정의한다.
2. 가치와 관련하여 행동 방식을 설명한다.
3. 가치 확인 시 문화적 및 발달적 측면을 적용한다.
4. 간호 상황에서 가치 갈등과 해결책을 조사한다.
5. 법과 제도정책을 전문적인 가치와 차별화한다.
6. 미국간호협회(ANA)가 제시한 8가지 건강관리 윤리 원칙에 대해 논의한다.
7. 윤리 딜레마를 해결하는 체계적 접근법을 기술한다.
8. 면허, 간호 표준, 범죄, 불법행위를 구별한다.
9. 과실의 4가지 요소를 정의한다.
10. 간호사를 위한 법적 보호를 설명하고 취할 법안을 인용한다.

주요용어

가치 values
가치체계 values system
간호 표준 standards of care
건강관리에 대한 영속적 대리 위임권 durable power of attorney for healthcare
고용주 책임 respondeat superior
공동체적 소생술금지지시 community-based no code order
과실 negligence
과실 추론법칙 res ipsa loquitur
구타 battery
기밀유지 confidentiality
뇌사 brain death
대리인 지침 proxy directive
말기 통증치료 terminal sedation
명예훼손(구두로 인한) slander
명예훼손(서면을 통한) libel
문화적 가치 지향 cultural value orientation
민법 civil law
배임행위 malpractice
범죄 crime
법률 laws
불법행위 tort
사생활 privacy
사전의사결정서 advance directives
생전 유언장 living will
선행 beneficence
성실 fidelity
세계관 world view
소생술 resuscitation
소생술 금지 지시 no code order
신념 beliefs
심폐소생술 거부 지시 do not resuscitate(DNR) order
악행금지 nonmaleficence
윤리 ethics
의사결정 대리인 surrogate decision maker
자살 보조 assisted suicide
자율성 autonomy
적극적 안락사 active euthanasia
정의 justice
진실성 veracity
책임 liability
태도 attitude
폭행 assault
행동 behaviors
행위능력 capacity
형법 criminal law

간호사는 건강관리 및 교육 조정법(Health Care and Education Reconciliation Act of 2010)의 통과와 2012년 책임관리조직(accountable care organizations, ACO)의 발전으로, 역사상 중추적인 위치에 있다(DeCamp et al., 2014). 중요한 변화는 한 세대에서 가장 포괄적인 의료서비스 제공 개혁이다. 건강관리전달체계의 변화에 따라 대상자 간호관리에 대한 의사결정에 간호사의 참여가 증가하고 있다. 이에 모든 간호사들은 윤리적 리더십뿐만 아니라, 다학제 간 사고를 체계적으로 하고 돌봄에 있어 협력해야 한다(Gallagher & Tschudin, 2010).

신규간호사는 대상자에게 전문적이고 윤리적인 치료를 제공하기 위해 옳고 그른 것에 대한 개인적인 관점에 도전하는 상황에 직면하게 된다. 간호사는 건강관리가 어떻게 조직되고 대상자가 어떻게 치료를 받는지에 관한 의사결정을 포함하여, 현재뿐만 아니라 미래에도 어려운 상황을 자주 만나게 될 것이다. 그러한 상황에서 간호사는 도덕적인 용기를 발휘해야 한다.

도덕적 용기(moral courage)는 두려움을 극복하고 대상자의 권리를 보호하는 행동이다(Whittington & Mack, 2010). 도덕적 용기는 간호사가 윤리적 · 법적 대상자 치료를 제공할 수 있도록 도와준다. 치료에 대한 의사결정에 윤리적 사고를 적용하여 윤리적 간호를 발전시킬 수 있다.

간호실무법은 간호 표준과 간호사 실무법을 적용한 것으로 간호사는 임상실무에서의 윤리적인 문제와 법적인 책무를 파악하고, 해결을 위해 지식과 기술을 이용함으로써 개인과 전문직의 성취를 이루게 된다. 이 장에서는 간호사에게 가치, 윤리, 법적 쟁점에 대한 논의가 필요한 중대한 고려사항에 대해 강조하고 있다.

1. 가치

내재적이고 명시적인 가치는 인생에서 상당한 시간을 견딜수 있는 의사결정을 위한 정신지도(mental maps)이다(Hofstede, 2001). 가치는 옳고 그른 것을 결정하는 데 사용되는 생각으로, 중요하거나 삶에서 중요한 것이 무엇인지를 안내한다. '진실'와 '정직'이라는 단어를 생각해 보자. 이 단어들은 종종 가치로 생각되기는 하지만, 모든 사람들이 그들의 행동을 인도하는 방식으로 그들과 같은 단어를 정의하거나 의미를 부여하지는 않는다. 단어의 가치 정도는 누군가가 의사 결정과 삶의 선택에 그것을 사용하는 정도에 달려 있다.

가치는 가치체계 내에 포함되며, 가치체계는 학습된 일련의 원칙과 규칙이다(Hofstede, 2001). 대안과 의사결정 사이에서 선택할 때 사람들이 가치로서 중요한 것을 결정하도록 돕는다.

간호사가 직면한 상황은 다음과 같다:

특정 암의 초기 단계를 보여 진단적 검사를 받고 있는 대상자에게 의사는 이 암은 전형적으로 빠르게 진행되지만 방사선 요법과 수술로 적극적인 치료를 받으면 좋은 예후를 보인다고 설명한다. 며칠 후, 대상자는 의사의 추천을 따르기 전에 몇 개월간 한방 및 다른 자연 치료법으로 자가치료를 하고 싶다는 의향을 간호사에게 말한다.

대상자와 같은 가치체계를 공유하지 않는 간호사는 대상자의 결정에 어떻게 반응해야 할지 확신을 가지지 못하기에, 자신의 가치체계와 대상자의 가치체계를 이해해야 한다. 간호사의 가치는 돌봄, 조화, 임무, 책임감 등이며, 간호사가 대상자의 가족이나 다른 건강관리구성원의 가치체계가 서로 다른 것을 안다면 상황은 더 복잡해질 것이다.

태도, 신념, 행동은 종종 가치와 연결되어 있으나 가치와 동일하지는 않으며(Hofstede, 2001), 대상이나 상황을 향한 개인의 기질(성향)인 태도는 정신적 · 감정적 사고방식으로, 긍정적이거나 부정적일 수 있다. 신념은 개인이 진실로써 받아들이는 생각으로 결정, 견해, 신조와 같은 것으로 표현할 수 있다. 행동은 지각되거나 알게 된 행위로 간호사의 행동은 우선순위를 정하는 가치지표가 된다(Hofstede, 2001). 간호사가 자신의 행동을 돌아보는 시간을 가지면, 그 행동은 자신의 가치와 가치체계를 선명하게 하여 분명히 표현할 수 있다.

2. 학습과 의사소통의 가치

가치는 타인과 상호작용할 때 발생하는 행동을 통해서 의사소통되고, 가족, 학교, 종교 상호작용과 같은 사회적 체계 안에서 성문화된다. 이런 사회적 체계는 문화적으로 사람들이 자신의 생애주기를 거쳐 발달시킬 수 있다.

가치가 채택, 적응, 묵살되는 방법은 개인의 나이와 발달단계에 의해 영향을 받으며, 대부분 사람들의 가치는 사회적 체계 안에서 다양한 삶의 경험에 의해 변화하거나 더 개선된다. 표 7-1은 생애주기에 따른 핵심 가치를 설명하고 있으며, Erikson(1982)과 Hall의 발달이론을 조합하고 있다(1982).

표 7-1 생애주기에 따른 핵심 가치

발달단계	Erikson의 가치	Hall의 의식 단계와 관련 가치
영아기	희망	**I 단계** 안위
유아기	의지	생존 의심
학령전기	목적	경외
학령기	역량	**II 단계** 소속감 일
청소년	충성심	자기역량 자기가치
청년기	사랑	**III 단계** 독립심 봉사/직업
중년기	돌봄	창조 자아
노년기	지혜	**IV 단계** 조화 상호의존성 친밀함 심미학

출처: Erikson, E. (1982). *The life cycle completed*. New York, NY: W. W. Norton & Co.; Hall, B. (1980). *The personal discernment inventory*. New York, NY: Paulist Press.

1) 사회화 영향

(1) 가족 상호작용

아동은 여러 방식으로 문화가치를 배우고, 부모와 가족 등의 돌봄제공자가 문화가치의 첫 교사가 되며(Hofstede, 2001), 교사는 행동을 보상 및 처벌하고 사고와 지각에 영향을 미치는 언어를 사용한다. 영아는 가장 기본 수준에서 신뢰와 자율성을 수립하여 가치체계를 배우기 시작하며, 도덕적 발달과 인지능력은 생애주기와 밀접하게 관련된다. 사회적 가치와 가족이 우선시하는 가치에 의해 영향을 받음으로써 부모는 자녀에게 문화 가치를 가르친다.

돌봄제공자는 그들이 배운 세계관의 영향을 받고 사회화된다. 세계관은 사람이 삶을 바라보는 가정(assumptions)들의 집합체 또는 명확한 틀이라 볼 수 있다. 그것은 독일 철학에서 기원한 사상이며 행동의 지침으로 가치를 결정한다. 예를 들어, 문화 세계관은 사람들이 존재하는 방식과 살아가는 방식을 설명하는 이야기로 문구로 쉽게 표현될 수 있는데, 'American dream'은 개인주의, 평등, 자유, 개인 사생활, 변화, 진보, 성공 등 물질주의와 같은 전체 가치 범위를 포괄한다. 발생할 수 있는 행동에는 (개인주의와 사생활의 가치 때문에) 가족구성원과 별개로 생활하고, (자유 또는 변화의 가치 때문에) 공개적으로 일부 주제에 대해 말하기 등이 포함된다.

아동은 초기에 문화적 세계관과 가치 지향을 배운다(Hofstede, 2001). 가치가 생애주기를 거쳐 표현되는 방식에 대해 가치 발달 이론과 관련된 많은 책들이 일반적인 이야기를 하고 있지만, 이 장에서는 차이점보다는 공통의 원칙을 설명한다. 유아의 경우, 가치 개발은 보상, 처벌 또는 중립성을 이끌어내는 행동을 식별함에 따라 시작된다. 학령전기 아동은 부모와 다른 성인에 의해 부과된 규칙을 배우고, 학령전기의 후기 단계에서는 자신의 이기심과 의지가 그렇게 하는 능력을 제한할지라도 공정심과 협동을 인식한다. 아동은 상황이 불공평해 보이지만 또래에게 동일한 공평함을 보여줄 만큼 성숙하지 못한 것을 걱정한다.

(2) 학교 상호작용

학교에서의 상호작용은 동료와 성인 감독자의 행동 및 매일의 규범 절차를 통해 문화적 가치를 가르치고, 낮 병원에서 대학과 같은 높은 교육기관까지 모두 포함된다. 학교는 동료 가치 공유와 상호작용을 위해 중심적인 기회를 제공하게 된다.

또래 집단 관계로부터 발달하는 태도, 신념, 행동은 강력하며(그림 7-1), 또래 집단은 흥미, 욕구, 문제에 의해 스스로를 정의하고, 이런 유사한 흥미와 관계에서 집단은 가치를 명료화한다.

교사 및 개인가정교사와 같은 성인 감독자는 아동이 학습에 대한 가치와 사회적 규범을 배우도록 돕고, 학생은 근면하며 사회적 규범의 필요성을 인식하고, 어린 학생은 분명하게 이분법 방식으로(예: 옳고 그름) 바라보면서 규범을 엄격하게 이해하고 적용한다. 청소년 초기에 접어들면서 더 유동적이며, 훈육은 사회적 경험보다 중요하지 않게 되는 위험이 있다.

청소년에게 또래 정체성의 영향은 설득력이 매우 크고 학교의 상호작용을 통해 발생한다. 반항이 이 시기 발달

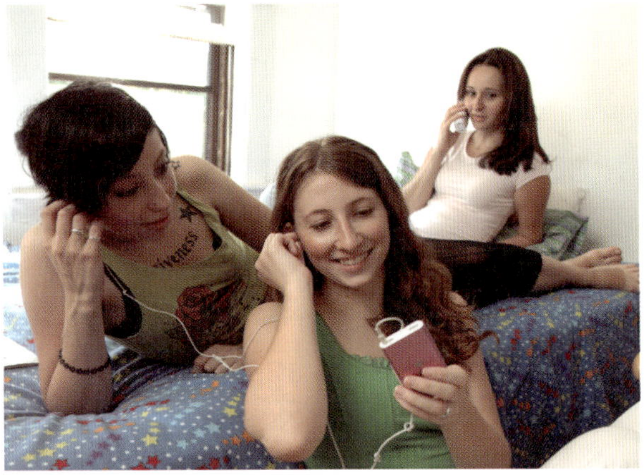

그림 7-1 동료 관계는 개인의 가치에 중요한 영향을 미친다.

특징이지만, 청소년은 법과 질서를 지향하고 높은 수준의 도덕적 판단을 하며, 도덕은 양심의 원칙으로부터 나오고 규칙은 협력적 동의로 수정될 수 있음을 이해한다. 청소년 후기에는 개인적인 원칙에 의해 또래의 강한 영향력으로부터 멀어지기 시작하고 또래 집단 가치의 중요성이 감소한다.

청소년과 청년기 동안, 다양한 가치를 만나며 많은 차이점을 인식한다. 가치가 더 분명하게 되는 과정은 자의식 발견(self-conscious discovery) 과정이 될 수 있으며, 삶에서 발생하여 다루게 되는 생활문제가 될 수 있다. 청소년과 청년들은 그들의 추론을 시험하고 결정에 가치를 부여하기 시작한다.

(3) 종교와 상호작용

종교기관은 믿음이 전통에 뿌리 깊게 내려 소속감과 공동체를 만들고, 사람의 가치를 형성하며, 다양한 활동으로 가치를 성문화하고 의식화한다. 종교와 믿음에 기반한 가치체계는 종종 건강에 대한 개인의 의사결정을 견고히 하며 가치 갈등은 수술이나 생애 말기 간호가 필요할 경우 두드러지게 나타난다.

(4) 직장과 서비스 상호작용

성인은 직장에서 경력을 쌓고 가족을 성장시킬 때 친밀감과 생식성에 초점을 두게 된다. 직장에서 기관의 가치는 직장이 운영 및 관리하는 방식으로 설명되며, 일차적으로 도덕적 관심은 고용인, 가족, 성인 사회단체의 기대를 충족하는 방향으로 유도된다. 성인이 어린 시절 배우고 성장한 가치는 삶에 대한 원칙으로 안내할 때 받아들여져 진화한다.

나이가 들어감에 따라 공식 직업에서 은퇴를 하지만, 자원봉사나 멘토링을 할 기회를 통해 비공식적 서비스가 발생한다. 노인은 개인의 통합과 지혜에 초점을 두며 인생을 통해 축적된 가치는 확고하게 몸에 배지만, 자신의 가치와 다를지라도 타인의 가치를 수용하기도 한다.

3. 가치 명료화

가치 명료화는 여러 의사결정 상황에서 개인의 가치와 순위를 인식함으로써 제공자 또는 대상자가 중요한 것을 이해하는 데 도움이 되는 접근 방법이다(Pignone et al., 2012). 일반적인 방법 중 일부는 장단점리스트 접근법, 등급 및 순위 접근법, 점수화(예: 0=전혀 중요하지 않음, 5=매우 중요함)를 사용하는 접근법, 가치 확인 접근법이 있다(Pignone et al., 2012). 이러한 방법은 가치를 평가하지는 않지만 특정 결정을 해야 할 때 개인의 가치를 식별하도록 돕는다. 사람들은 다음과 같은 여러 방식으로 가치를 명료화할 수 있다.

- 과거의 상황과 결정을 조사
- 현재 선택 상황과 향후 결정사항 반영
- 24시간 활동을 나열하며 시간을 사용하는 방식을 탐구

가치의 조사방법이 무엇이든지 분명한 것은 다음의 과정을 따른다. 참여하는 사람들은 공개적으로 가치를 확인하고 공유하는 것을 편안하게 느껴야 한다. 그 사람은 다른 사람들에게 동의하거나 동의할 필요가 없는 자유를 가져야 한다. 또한 시간을 식별할 수 있도록, 깊이 새겨진 가치로 질문을 반영할 수 있는 시간 또한 중요하다.

4. 가치 탐구

가치 탐구는 사회적 쟁점과 인간 선택을 동기화하는 가치를 조사하는 한 방법이다. 사례 연구 발생 정도는 가치 연구 과정을 촉진하는 방법을 제공한다. 가치 이해의 관점을 사용하며, 간호사가 자신의 관점에 의존하여 다른 방식을 볼 수 있도록 한다. 예를 들어, 간호사가 갈등이 있고, 그에 기저하는 가치를 알고자 한다면 다음과 같은 질문을 할 수 있다.

- 대상자, 간호사, 가족의 관점에서 사실은 무엇인가?
- 각각의 사실에 대한 관점 안에서 어떤 가치가 표현되었는가?

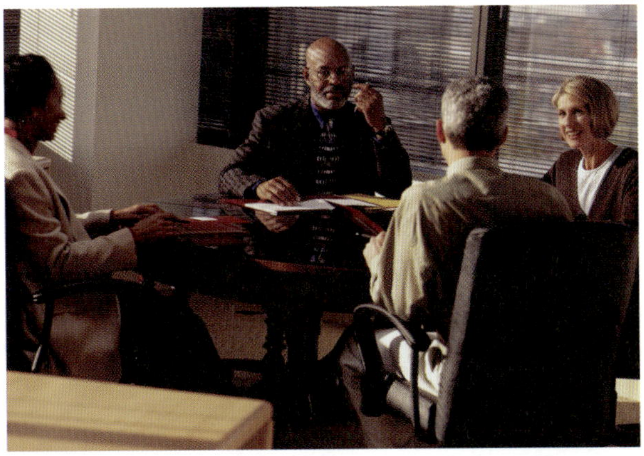

그림 7-2 가치 탐구는 집단토론을 통해 인간의 선택에 동기를 부여하는 사회문제와 가치를 논의한다.

- 사실을 확인하도록 돕는 문화적 세계관과 지향적 체계는 무엇인가?
- 대상자, 간호, 가족의 관점에서 가능한 해결책은 무엇인가?
- 각각 가능한 해결책의 장점과 단점은 무엇인가?

가치 명료화는 개인이나 집단의 경험이 될 수 있으나, 가치 탐구는 더 포괄적인 집단 논의에 적합하다(그림 7-2). 집단 논의 과정을 통해 다른 가치 관점에 기초하여 가치의 이해가 증가하고, 간호사로 하여금 자신의 위치를 분명히 하도록 한다.

5. 가치 갈등

언제든지 인간 상호작용이 있을 때, 가치 갈등은 발생하며, 간호사가 자신의 가치와 타인의 가치를 인식한다면 해결될 수 있고, 가치 명료화와 가치 연구 활동을 사용하여 갈등해결을 수반할 수 있다.

1) 가족 갈등

가족구성원 간의 가치 갈등은 발달 단계, 경험, 개인의 가치 선호도 안에서의 차이로 인해 발생한다. 예를 들면, 동반자가 건강검진을 원하지 않는 경우로 한 사람은 '간호를 거부한다'고 말하는 반면, 다른 사람은 '자신의 권리를 옹호한다'고 할 수 있는데, 모두 가치 판단을 내포하고 있다. 개인이 이전의 생활에서 건강관리시스템을 어떻게 경험하였는지에 따라, 건강관리를 원하지 않는 사람은 정기적인 예방차원의 건강관리 가치보다 자기통제, 독립심, 운명, 더 위협받지 않는 가치를 선택할 수 있다. 이전 가치들은 안정, 안전, 보호와 같은 다른 이들의 가치와 대립된다고 볼 수 있다.

간호사의 역할은 건강검진에 대한 논쟁을 하기보다는 건강력과 욕구를 조사하여 대상자를 돕는 것이 필요하다. 간호사의 역할은 개인의 건강력을 동반자가 조사하고, 건강검진에 대한 논쟁을 계속하기보다 필요를 찾도록 도울 수 있다.

이상적으로 간호사는 파트너가 달성 가능한 개인 건강목표를 설정하는 데 있어 도움을 주고, 가치 갈등이 건강검진에 대한 대화에 어떤 영향을 미치는지 공유할 수 있다.

2) 건강관리 갈등

대상자와 건강관리제공자 간의 갈등 측면은 지식의 차이, 발달적 차이 또는 문화적 가치체계의 차이이다. 조모가 사망한 가족의 사례를 살펴보면, 부모는 아동이 죽음을 이해하지 못하고 받아들이기 어려울 수 있다고 믿기 때문에 아동이 호스피스 방에 들어가지 말도록 언급한다. 죽음이 생존자에게 치명적인 사건이고 아동을 위한 부모의 보호를 아동의 감정을 보호하는 것으로 인식하기 때문에, 간호사는 아동의 슬픔과 상실의 욕구(40장 참조)를 사정하는 방법을 탐구해야 한다.

윤리적 · 법적 쟁점

간호, 주택, 건강

가정간호사로 일하는 임 간호사는 74세 윤 씨 부인의 집을 방문하고 있다. 윤 씨 부인은 과부로, 생존하는 친척이 없고 노인이 모여 사는 지역의 황폐한 집에 살고 있다. 집 안은 악취가 심하고 부엌과 냉장고에는 상한 음식이 있으며, 집 안 곳곳은 더럽거나 먼지가 많고, 바퀴벌레가 다니기도 한다. 침실은 오랫동안 청소하지 않은 모습이고, 화장실 변기는 최근에 작동하지 않기 시작했다. 윤 씨 부인은 오랫동안 목욕하지 못하였으며, 감지 않은 머리와 옷들은 더러웠다. 임 간호사는 윤 씨 부인의 상황에 대해 대화하며 집안일을 도울 기관과 접촉하고, 윤 씨 부인의 더 나은 상황을 위해 도우미와 접촉한다. 윤 씨 부인은 자신의 생활방식에 편안해하고 누군가의 도움을 원하지 않을 것이 분명하며 임 간호사가 단지 다리에 있는 궤양 부위를 소독하는 것만 도와주고 자신을 그냥 홀로 놔두기를 원한다. 임 간호사에게 이 집의 주인은 자신이고 남편 옆에 묻힐 때까지 현재 집을 떠날 계획이 없다고 말한다.

비판적 사고를 위한 과제

- 이러한 상황에 대한 임 간호사의 감정에 대해 생각하고 설명한다.
- 각 느낌에 대하여 그 근거가 되는 가치를 기술한다.
- 윤 씨 부인이 가지고 있다고 생각하는 가치를 기술한다.
- 당신과 윤 씨 부인 간에 어떤 가치가 비슷하고, 어떤 가치가 다른지 설명한다.
- 윤 씨 부인이 선택할 권리를 인식하고, 윤리적으로 적합한 행동에 대해 정의한다.

아동의 나이에 따라 장례에 참여하는 것보다는 다른 가능성(스토리텔링, 그림 그리기, 할머니를 포함하는 인형집 놀이 등)을 제시할 수 있다(Dunlop, 2008).

3) 건강관리체계에서 가치 갈등의 해결

가치 갈등의 해결에 대한 3가지 주요 쟁점은 갈등 인식, 해결의 의미, 해결 과정의 기본 가치이다. 가치 갈등에 직면하는 간호사는 갈등에 대한 자신의 가치를 조사해야 한다(가치 명료화 부분 참조). 대상자가 갈등을 지각하는 방식, 해결을 정의하는 방식, 어떤 가치가 해결 과정 기저에 있는지 연구하는 것은 중요하며 간호사는 안전, 즉 윤리적 간호를 제공하는 맥락에서 대상자의 가치체계를 지지하도록 한다.

갈등을 부정적으로 보는 간호사는 자기역량, 의무, 성공, 권위, 존중의 가치가 확실하지 않다. 두려움(위협)을 느낄 수 있으나, 갈등을 긍정적으로 바라보는 간호사는 존경, 의사소통, 간호, 균형감, 조화, 봉사, 향상된 창조성의 가치를 발견한다. 갈등의 이런 두 관점은 간호사의 인생경험과 가치 발달의 수준에 기반하므로, 간호사의 첫 번째 목표는 대상자의 관점에서 대상자 관련 문제와 가치를 탐색하고 정의할 수 있도록 돕는 것이다. 이러한 명료화 혹은 설명이 해결책이 될 수 있으며 해결 과정의 첫 단계가 될 수 있다.

기관의 정책(institutional policies)은 건강관리기관이 전문적 업무를 통제하기 위해 마련한 지침을 말한다. 간호사를 채용하고 있는 병원, 요양원, 다른 여러 기관은 낙태와 심폐소생술 거부 지시[Do-Not-Resuscitate(DNR) orders] 같은 문제와 관련한 정책이 있을 수 있다. 기관의 정책은 법적인 지침이나 전문적 표준에 맞추어 만들어지며, 기관의 종교적인 입장을 반영하기도 한다. 예를 들면, 어떤 상황에서는 인공적으로 영양분과 수분을 공급하는 의료행위를 중단하는 일이 법적으로 허용된다고 하더라도, 몇몇 요양원에서는 종교적인 가르침 때문에 용납되지 않는다. 간호사는 기관의 정책을 유념해야 하지만, 이러한 정책은 전문적 가치와 동일한 것은 아니다. 어떤 경우에는 기관의 정책이 전문직 윤리를 확실히 반영하도록 간호사가 적극적인 자세로 임해야 한다.

6. 윤리

윤리와 관련된 몇 가지 주요용어를 구별하는 것은 중요하다. 윤리는 도덕에 중점을 둔 철학의 한 분야이다. 도덕성은 나쁘거나 잘못된 것이라 생각되는 것과 비교하여 좋거나 바른 것으로 보이는 의도와 행동에 초점을 두고 있다(Hunt & Carnevale, 2011). 도덕은 옳고 그름에 관한 신념의 집합으로, 사람은 주어진 상황에서 바르거나 허용되는 행동을 결정한다. 도덕에 대한 현대적인 접근은 개인, 가족 또는 지역사회 구성원으로서 사람들에게 가장 중요한 것에 초점을 두며 문화적 의미, 사회적 경험, 내적 감정을 이해하는 데 중점을 두고 있다(Hunt & Carnevale, 2011).

개인의 가치관(personal values)이란, 한 개인이 중요하다고 강하게 느끼는 생각 혹은 신념으로, 이미 설명된 사회체계와 함께 상호작용을 통해 학습된다. 인생의 선택과 건강관리의 결정은 무엇을 도덕적으로 옳다고 혹은 그르다고 믿는지, 그리고 무엇을 중요한 가치라고 여기는지에 따라 달라진다. 전문직 윤리(professional ethics)는 모든 상황에서 지켜져야 할 행위와 보편적으로 적용이 가능한 표준을 가진 단체에 의해 지지되는 가치관을 말하며, 전문직 윤리실무에서 간호사는 개인의 가치가 대상자 처치에 편견을 두지 않도록 해야 한다. 예를 들어, 가족관계에서 솔직한 것을 가치 있게 생각하더라도, 간호사는 간호사로서 대상자 비밀유지에 대한 전문직의 윤리 의무를 준수해야 한다.

절대적인 지침이 없더라도(Fairchild, 2010) 전문적인 가치는 국내 및 국제간호조직을 통해 전문적인 지침을 제시한다. 미국간호협회(ANA, 2015)가 제시하는 간호사 윤리 지침(Code of Nurses)은 간호실무에서 모든 간호사의 행동 지침 및 책임감을 설명하는 전문 지침이다(Box 7-1). 간호사는 윤리실무의 표준에 대한 지식과 표준을 준수할 책임이 있으며, 다른 간호사도 반드시 준수하도록 해야 한다. 법 안에서 각 항목이 어떻게 간호실무에 적용되는지 설명하는 해석적 진술이 개발되어, 완전한 문서가 미국간호협회(American Nurses Association, ANA)에 보관되어 있다. 국제간호협회(International Council of Nurses, ICN) 또한 간호실무의 기본적인 교의를 반영하는 윤리법을 발간했다(Box 7-2). 이는 여러 국가에서 전문적으로 중요하다고 간주되는 간호사의 윤리적 원칙을 나타낸다.

1) 건강관리 윤리의 원리

원리란 문제를 이해하고 해결해 나가는 데 있어 출발점 역할을 하는 기본적인 생각이다(Jonsen, 1994). 건강관리 윤리는 전문가가 책임을 완수하고 건강서비스를 대상자에게

Box 7-1 간호사를 위한 전문적 윤리 지침

미국간호협회 간호사 지침

미국간호협회(ANA)는 1950년에 "전문직 간호사를 위한 지침"을 도입하여, 2001년에 윤리 지침의 최신판을 공식적으로 채택했다. 지침에는 아홉 가지 윤리적 의무와 설명으로 이루어져 있다.

1. 간호사는 모든 전문직 관계에서 사회적 또는 경제적 지위, 개인적 성향, 건강문제의 속성에 따라 제한을 받지 않으며, 각 개인에게 내재되어 있는 존엄성, 가치, 독특함에 대한 연민과 존중을 갖고 실무에 임한다.
2. 개인이나 가족 또는 집단이든 지역사회이든, 간호사는 대상자에게 일차적으로 헌신한다.
3. 간호사는 대상자의 건강, 안전, 권리를 증진하고 대변하고 보호하기 위해 노력한다.
4. 간호사는 개별적 간호실무에 대한 의무와 책임을 갖고, 최적의 대상자 간호를 제공하는 간호사의 의무와 일치하도록 업무의 적절한 위임을 결정한다.
5. 간호사는 다른 사람에게만이 아니라 스스로에게도, 온전함과 안전을 보전하고, 역량을 유지하며, 개인적 · 전문적 성장을 지속할 의무가 있다.
6. 간호사는 개별적이고 연합적인 행위를 통하여, 질적인 건강관리를 제공하도록 장려하면서도 전문적인 가치관과 일치하는 건강관리 환경과 취업 조건을 성립 · 유지 · 개선하는 데 참여한다.
7. 간호사는 실무행위, 교육, 행정 및 지식의 발달에 기여함으로써 전문직 향상에 참여한다.
8. 간호사는 건강요구를 충족하기 위한 지역사회, 국가 및 국제적 노력을 증진하는 데 있어 다른 건강전문직 및 대중과 함께 협력한다.
9. 협회와 그 구성원으로 대표되는 간호전문직은 간호가치를 표명하고, 전문직의 통합성과 그 실무를 유지하고, 사회적 정책을 구축할 책임이 있다.

출처: American Nurses Association. (2015). *Code of Ethics with Interpretative Statements*. Retrieved April 27, 2015, from http://www.nursingworld.org/MainMenuCategories/EthicsStandards/CodeofEthicsforNurses/Code-of-Ethics-For-Nurses.html

제공하는 방식과 관련이 있다. 모든 상황에서 중요하게 지켜야 하는 건강관리 윤리의 주요 원리로는 인간존중, 선행, 악행금지, 정의 등이 있다. 이 원리는 건강관리를 제공자와 대상자 간의 관계를 지배하는 규칙에 대한 기저로서의 역할을 한다.

(1) 원리의 정의

① 인간 존중

인간 존중이란, 개인이 자치 단체로 여겨지며 제한된 자치권을 가진 사람들이 보호 받았다는 의미이다(Beauchamp & Childress, 2012). 자율성은 대상자가 자신의 의사결정을 내리도록 상태를 창조하는 것을 말하는데(Erlen, 2010), 미국의 건강관리체계에서 대상자는 자신과 자신의 신체에 어떤 일이 일어날지에 대한 의사결정을 할 권리가 있다는 것이다. 동의서는 건강관리 의사결정을 위한 대상자 권리를 보호하는 것으로 8장에서 동의서의 예를 설명하고 있다.

동의서는 대상자의 선호도에 기초하므로 건강관리제공자는 문화의 다양성을 존중하면서 대상자의 자율성을 지지해야 한다(Hoye & Severinsson, 2010). 예를 들어, 어떤 문화에서는 대상자에게 대상자의 위중함이나 말기적 질병상태에 대한 정보를 제공하지 않는 것을 선호하는데, 건강관리팀은 치료 결정에 누구를 참여시키길 원하는지, 나쁜 소식을 누구에게 전해야 하는지를(예: 대상자 단독, 대상자와 지정한 가족, 지정한 가족만) 대상자와 개방적으로 논의하도록 노력해야 한다. 이상적으로 이런 논의는 전문적인 관계를 맺는 초기에 이루어지며 중요한 시점마다 다시 거론된다. 나바호족과 같은 문화에서는 나쁜 일에 대해 말하는 것이 재앙을 불러온다고 믿기 때문에 동의서에 대해 설명하며 가능한 위험에 대해 얘기하는 것조차도 악의가 있는 것이라고 본다. 이 상황에서는 가상의 제3자를 활용해서 위험이나 부작용에 대해 설명하는 것이 적절하다(Carrese & Rhodes, 2000). 문화적 또는 영적인 전문가에게 의뢰하면, 건강관리제공자가 민감하고 존중하며 행동하는 데 도움이 된다.

건강관리에 대한 결정을 할 수 있는 능력(정신적 · 신체적 능력)을 가진 성인은 치료에 동의하거나 거부할 수 있는 권리가 있다. 건강관리제공자가 대상자의 결정에 동의하지 않는다 하더라도 대상자의 희망사항을 존중해야 한다(Beauchamp & Childress, 2012). 영아, 아동, 중증 정신장애자 혹은 무능력자, 지속적인 식물인간 상태나 무의식 상태에 있는 사람은 자신의 건강관리에 대한 의사결정 과정에 참여할 능력이 없다. 이러한 대상자를 위해서는 그들을 대신할 의사결정 대리인(surrogate decision maker)이 지정되어야 한다. 대상자는 건강관리의 의사결정 과정에 구두로 참여하고, 문서화된 사전의사결정서(advance directives)를 통해 건강관리제공자에게 그들이 원하는 바를 전달한다(그림 7-3). 이 의사결정서에는 대상자가 병의 말기 상태가 되었을 때 혹은 의사결정을 내리거나 그 내용을 전달하는 것이 가능하지 않은 상해나 질병을 얻었을 때에 어떤 치료 과정을 원하는지 혹은 원

Box 7-2

국제간호협회 간호사 윤리지침

국제간호협회(ICN)는 1953년에 간호사 윤리지침을 채택했다. 국제간호협회는 여러 차례에 걸쳐 이를 개정하고 주창하였는데, 최근 개정판은 2012년에 완성됐다(http://www.icn.ch/images/stories/documents/about/icncode_english.pdf 참조).

서문

- 간호사는 네 가지 기본적 책무가 있다: 건강증진, 질병 예방, 건강 회복, 고통 경감. 간호에 대한 요구는 보편적인 것이다.
- 간호에는 문화적 권리, 삶과 선택에 대한 권리, 존엄성에 대한 권리, 존중감을 갖고 치료 받을 권리를 포함하는 인권(human rights)에 대한 존중이 내재되어 있다. 간호는 나이, 피부색, 종교 교파, 문화, 장애나 질병, 성별, 성적 지향, 국적, 정치 사상, 인종이나 사회적 지위에 따라 제한되지 않는다.
- 간호사는 개인, 가족, 지역사회에 건강서비스를 제공하고, 관련된 집단과 함께 건강서비스를 조정한다.
- 국제간호협회의 간호사 윤리지침은 윤리적 수행의 표준을 이루는 네 가지 주요 구성요소로 되어 있다.

윤리지침의 구성요소

1. 간호사와 대상자

- 간호사의 1차적 전문직 책임은 간호가 필요한 사람을 대상으로 한다.
- 간호를 제공할 때, 간호사는 개인과 가족, 지역사회의 인권, 가치관, 관습과 영적 신념이 존중될 수 있는 환경을 도모해야 한다.
- 간호사는 간호 및 관련된 치료에 대한 동의를 하는 데 바탕이 될 충분한 정보를 대상자가 확실하게 받을 수 있도록 한다.
- 간호사는 대상자의 정보기밀을 유지하며, 이 정보를 공유하는 일은 분별하여 판단한다.
- 간호사는 대중, 특히 취약한 집단의 건강 및 사회적 요구를 충족할 행동을 개시하고 지지할 의무를 사회집단과 함께 공유한다.
- 간호사는 자원배분, 건강관리 및 기타 사회 및 경제 서비스에 대한 형평성 및 사회적 정의를 지지한다.
- 간호사는 존중, 민감성, 동정심, 신뢰 및 청렴성과 같은 전문적인 가치를 보여준다.

2. 간호사와 실무

- 간호사는 지속적인 학습을 통해 간호실무와 역량을 유지하는 것에 대한 개인적 의무와 책임이 있다.
- 간호사는 간호를 제공하는 능력에 지장을 주지 않을 수준의 개인 건강을 유지한다.
- 간호사는 책임을 받아들이거나 위임할 때 개인적 역량을 고려하는 판단을 이용한다.
- 간호사는 전문직에 쉽게 영향을 미치고 대중의 신뢰를 강화하는 개인적 품행 표준을 항상 유지한다.
- 간호사는 간호를 제공하는 데 있어 기술과 과학적 진보의 이용이 대상자의 안전, 존엄성 및 권리와 양립 가능하다는 것을 확실히 한다.
- 간호사는 윤리적 행동과 열린 대화를 장려하는 실천 문화를 육성하고 유지하기 위해 노력한다.

3. 간호사와 전문직

- 간호사는 임상의 간호실무, 행정, 연구, 교육의 수용 가능한 표준을 결정하고 수행하는 데 있어서 중요한 역할을 책임진다.
- 간호사는 근거기반실무(evidence-based practice)를 지원하는 연구기반전문지식(research-based professional knowledge)의 핵심을 적극적으로 개발한다.
- 간호사는 전문적인 가치와 핵심을 개발하고 유지하는 데 적극적이다.
- 전문직 조직을 통해 활동하는 간호사는 능동적 실무환경을 조성하고 간호의 안전하고 공정한 사회 및 경제 근무 조건을 유지하는 데 참여한다.
- 간호사는 자연환경을 유지하고 보호하기 위해 노력하며 건강에 미치는 영향을 알고 있다.
- 간호사는 윤리적인 조직 환경에 기여하고 비윤리적 관행과 환경에 도전한다.

4. 간호사와 동료

- 간호사는 간호와 다른 분야의 동료와 협력적인 관계를 유지한다.
- 간호사는 동료나 다른 사람으로 인해 대상자에 대한 간호가 위협을 받을 때에 대상자, 가족, 지역사회를 지키기 위한 적절한 행동을 취한다.
- 간호사는 동료가 윤리적 행동을 하도록 지원하고 안내하기 위해 적절한 조치를 취한다.

출처: International Council of Nurses. (2012). International Council of Nurses Code of Ethics for Nurses. Geneva, Switzerland. Retrieved October 25, 2014, from http://www.icn.ch/images/stories/documents/about/icncode_english.pdf

치 않는지에 대해서 명시하고, 누군가 그들의 의사결정 대리인의 역할을 해 주길 바라는지에 대해 명시한다. 생전 유언장(living will)은 대상자가 말기 상태 혹은 사망 시까지 무의식인 상태로 자신의 생각을 말할 수 없게 될 때, 어떤 형태의 의료적 치료를 받고 싶은지 또는 받고 싶지 않은지에 대한 것을 명시하는 사전의사결정서이다. 생전 유언장에는 주로 심폐소생술, 약물, 수혈, 위관영양공급, 인공호흡기에 대한 지침이 포함된다. 두 번째 형태의 사전의사결정서로는 건강관리에 대한 변호사의 영속적 대리 위임권이라 하는 대리인 지침(proxy directive)이 있다. 이 사전의사결정서로 대상자가 무력해지거나 독립적으로 의사결정을 할 수 없을 때 다른 사람이 의사결정을 할 수 있도록 다른 이를 지정할 수 있다. 이때 의사결정 대리인은 대상자의 입장을 대변하여 행동한다.

간호사는 종종 대상자가 생각하고 있는 바에 대한 변화를 가장 먼저 알게 되는데, 대상자가 원하는 바를 문서에 기록하고 대상자의 의료진과 관련 전문가에게 알림으로써 치료계획에 이러한 변화가 반영되도록 한다.

Box 7-3 대한간호협회 간호사 지침

I. 간호사와 대상자

1. 평등한 간호제공
   간호사는 대상자의 국적, 인종, 종교, 사상, 연령, 성별, 사회적 질병과 장애의 종류를 불문하고 차별 없는 간호를 제공한다.
2. 개별적 요구 존중
   간호사는 대상자 개개인의 요구를 존중하며, 각 상황에 맞는 간호를 제공한다.
3. 비밀유지
   간호사는 대상자의 사생활을 존중하고, 간호에 필요한 정보공유만을 원칙으로 하며, 대상자 개인의 비밀을 공개하지 않는다.
4. 알 권리 및 자율성 존중
   간호사는 대상자가 정확한 정보 제공과 설명에 의한 의사결정을 돕고 대상자가 간호행위를 선택 · 거부할 권리가 있음을 존중한다.
5. 대상자 참여 존중
   간호사는 대상자를 간호의 동반자로 인정하고 간호의 전 과정에 그들을 참여시킨다.
6. 취약계층 보호
   간호사는 노인, 여성, 아동, 장애인 등 취약계층 대상자를 옹호하고 돌본다.
7. 건강 환경 구현
   간호사는 대상자를 환경오염, 빈곤, 재해로부터 보호하고, 건강한 환경을 유지함을 사회적 책무로 수용한다.

II. 전문가로서의 간호사 의무

8. 책무
   간호사는 모든 업무를 대한 간호협회 업무 표준에 따라 수행하고 간호활동에 대한 판단과 행위에 책임을 진다.
9. 교육과 연구
   간호사는 간호의 질을 향상시키기 위해 교육과 연구활동에 적극적 · 능동적으로 참여한다.
10. 전문적 활동
    간호사는 전문가로서의 활동을 통해 간호정책과 제도의 발전 및 확립에 참여한다.
11. 윤리적 간호제공
    간호사는 윤리적으로 온당하지 못한 의료 및 간호행위에 참여하지 않는다.
12. 건강 및 품위 유지
    간호사는 자신의 건강을 보호하고 품위유지를 위해 노력한다.

III. 간호사와 협력자

13. 협력
    간호사는 대상자의 간호와 관련된 사람들의 고유한 역할을 존중하며 그들과 협력한다.
14. 대상자 보호
    간호사는 협력자에 의해 대상자의 건강과 안전에 위협이 예상될 때 적절한 조치를 취한다.
15. 생명과학 기술과 존엄성 보호
    간호사는 협력자가 생명과학기술과 관련된 부적절한 시술을 시행하고자 할 때에 대상자의 안전과 존엄성 보호를 최우선으로 한다.

출처: 대한간호협회. http://www.koreanurse.or.kr/about_KNA/ethics.php?mn=3#s2

② 선행과 악행금지

선행이란 선함을 행하거나 도모하는 것을 말하며 모든 건강관리 행위의 기본으로 간호사, 의사 및 모든 건강관리 실무자는 대상자의 관심을 증진하고 최적의 결과를 성취하려고 노력함으로써 선행을 하게 된다(Beauchamp & Childress, 2012). 간호사는 대상자를 위해서 대상자가 좋아하는 일을 할 때 선행을 하게 된다. 예를 들어, 간호사는 대상자가 요구한 진통제를 투여하고, 상처 회복증진을 위해 드레싱 교환을 하며, 불안해하거나 우울해하는 대상자에게 정서적 지지를 제공하는 선행을 행하는 것이다.

악행금지는 해를 끼치지 않으며, 이를 제거하고 또한 예방하는 것을 말한다. 모든 건강관리전문가에게 강하게 요구되는 의무이다. 고통이 더해지는 것을 예방하기 위해 투약을 하거나, 약물중독 문제가 있는 실무자로부터 대상자를 보호하거나, 아동학대가 의심될 때 추가적인 희생을 방지하려고 보고하는 것 등과 같은 행위에서 악행금지의 원리를 볼 수 있다.

선행을 하고 해를 막는 일은 상당히 쉬워 보이지만, 대부분의 경우에는 복잡하다. 예를 들면, 골수이식은 생명을 구하기도 하지만, 그 시술을 거치는 대상자는 원하는 결과를 얻기 위해 상당한 통증과 고통을 겪게 된다. 또한 동료가 약물중독으로 치료적 도움을 받게 되는 동안, 일시적으로 직장을 그만두게 되는 결과를 가져올 수도 있다.

간호사는 종종 대상자가 고심하는 문제를 인식하는 최초반응자로써 대상자의 치료방향에 대한 의사를 문서화하고 관련 전문가에게 알리며, 이러한 계획을 반영하여 진료 계획을 변경해야 한다.

DECLARATION

I, Mildred Jones, being of sound mind, willfully and voluntarily make this declaration to be followed if I become incompetent. This declaration reflects my firm and settled commitment to refuse life-sustaining treatment under the circumstances indicated below.

I direct my attending physician to withhold or withdraw life-sustaining treatment that serves only to prolong the process of my dying, if I should be in a terminal condition or in a state of permanent unconsciousness.

I direct that treatment be limited to measures to keep me comfortable and to relieve pain, including any pain that might occur by withholding or withdrawing life-sustaining treatment.

In addition, if I am in the condition described above, I feel especially strongly about the following forms of treatment. **I realize that if I do not specifically indicate my preference regarding any of the forms of treatment listed above, I may receive that form of treatment.**

• Cardiac resuscitation:	I do want (x)	I do not want ( )
• Mechanical respiration:	I do want ( )	I do not want (x)
• Tube feeding or any other artificial or invasive form of nutrition (food)	I do want ( )	I do not want (x)
• Any artificial or invasive form of hydration (water):	I do want ( )	I do not want (x)
• Blood or blood products:	I do want ( )	I do not want (x)
• Any invasive diagnostic tests:	I do want ( )	I do not want (x)
• Any form of surgery:	I do want ( )	I do not want (x)
• Kidney dialysis:	I do want ( )	I do not want (x)
• Antibiotics:	I do want (x)	I do not want ( )

Other instructions:

I (x) do (   ) do not want to designate another person as my surrogate to make medical treatment decisions for me if I should be incompetent and in a terminal condition or in a state of permanent unconsciousness.

Name and address of surrogate (if applicable):

Jonathan Jones
423 Main Street
Crossroads SC

Name and address of substitute surrogate (if surrogate designated above is unable to serve):

Trudy Conover
619 Wyoming Drive
Crossroads SC

I made this declaration on the 21 day of 10/95 (month, year).

Declarant's signature: Mildred Jones Declarant's address: 423 Main Street, Crossroads SC

The declarant, or the person on behalf of and at the direction of the declarant, knowingly and voluntarily signed this writing by signature or mark in my presence.

1. Witness's signature: Mary Martin Witness's address: 818 Hill Drive, Bayside GA
2. Witness's signature: Rosa Diaz Witness's address: 1043 River Road, Summit SC

그림 7-3 사전의사결정서의 예

③ 정의

정의는 사회나 집단 전체에 걸쳐 자원을 분배하는 결정에 대한 근간이 된다. 대상자 개인 수준에서 간호사는 존엄성과 존경을 가지고 모든 사람을 대하도록 해야 하며 비슷한 간호를 제공해야 한다.

간호사는 의도적이거나 의도하지 않은 편견으로 대상자 간호에 대한 관심과 시간을 줄일 수 있다. 다음의 예를 살펴보자. 간호사가 동성 결혼을 한 대상자에게 필요한 약을 제공할 때 종종 방 안으로 빨리 들어가 대상자와 눈을 마주 치지 않고 약물을 제공하며 즉시 나온다. 퇴원 시, 대상자는 간호사가 느끼는 불편함 때문에 향후 가정에서 이루어지는 치료에 대해 아무런 질문도 하지 않았다.

이러한 예에서 대상자와 그의 가족은 완전한 간호를 받지 못하지만, 약물 치료에 대한 의무적인 보살핌은 받게 된다. 진료 서비스(예: 짧은 진료시간, 눈맞춤 없음 등)의 조건은 부당한 서비스 제공을 촉진한다.

간호사는 임상실무에서 정의와 관련된 문제에 자주 직면한다. 간호사는 직접적으로 대상자 치료를 효과적으로 제공할 수 있도록 의료 시스템 및 정책(Kagan, Smith, & Chinn, 2014)에서의 지지자 역할을 수행해야 한다. 미국에서는 건강관리의 성과, 건강관리에 대한 이용 가능 정도나 건강관리를 경험하는 문제와 관련해서, 평균 이상의 수입을 가진 성인과 그 이하의 수입을 가진 성인 사이의 불균형이 심각하다. 이러한 차이는 보험의 보상범위, 인구통계학적 요인을 통제하고 난 뒤에도 여전히 존재한다(Schoen & Doty, 2004). 이에 간호사는 제도적 정책이나 절차가 간호의 질, 기간 또는 적합성에 어떻게 영향을 미칠 수 있는지에 대한 이해가 필요하다. 건강정책과 입법행위는 건강관리 접근성이 사회적 약자 집단(적은 자원과 기금)에 영향을 미치기 때문에 간호사는 건강정책과 입법행위를 이해해야 한다. 이러한 상황에서는 간호사가 정부나 지역사회의 보조에 어떤 것이 있는지 알아보는 것이 유용하다. 간호사는 건강관리 차등의 경감을 지원하는 정책적인 면에 대해서도 알아봐야 하며, 실제 대상자에게 정부 및 지역사회 자원을 파악하여 도움을 줄 수 있도록 해야 한다. 또한 취약계층 대상자에게도 의료적으로 공평한 혜택을 주도록 정책 차원에서 노력해야 한다. 대부분의 사람들은 지불 능력이나 사회적 지위, 인종 혹은 성별에 따라서가 아닌, 의학적 필요에 따라 치료를 제공하는 것이 정의로운 건강관리체계라고 본다(Beauchamp & Childress, 2012).

2) 권리와 전문가-대상자 관계의 윤리적 법칙

미국병원협회(American Hospital Association, AHA)는 입원하는 동안 6가지 대상자와 가족의 권리를 책자로 제작했다(Box 7-4). 이 권리에 추가하여, 대상자와 가족에 대한 건강관리 전문가 행동을 지침하는 윤리적 가치관이 있다. 여기에는 진실성(veracity), 성실(fidelity), 사생활(privacy), 기밀유지(confidentiality) 등이 해당한다(Beauchamp & Childress, 2012). 어떤 상황은 이 법칙에서 제외되기도 하지만, 대부분의 간호사는 이러한 책임에 충실할 필요가 있다.

(1) 진실성

진실성(veracity)은 진실을 말하는 것으로, 건강관리전문가는 대상자에게 솔직해야 할 의무가 있다. 정확하고 치우치지 않은 이해 가능한 정보를 대상자가 받지 않는다면 자기결정에 대한 권리의 의미가 없어진다(Beauchamp &

Box 7-4

대상자 간호 협력
(이전에는 대상자 권리 장전으로 불림)

미국병원협회(AHA)는 대상자가 그들의 권리 및 책임과 관련해서 입원기간 동안 어떤 것을 기대할 수 있어야 하는지 알려주는 간단하고 솔직한 내용의 책자로 대상자 권리 선언을 최근에 교체했다. 이 책자는 미국병원협회 웹사이트로부터 8개 언어로 구할 수 있다. 새로운 책자는 대상자와 그 가족이 입원기간 동안 그들의 치료에서 예상할 수 있는 기본적 내용으로 설명된 6가지 영역을 다루고 있다.

입원기간 동안 기대할 내용

1. 고품질의 병원 치료/간호(care)
2. 깨끗하고 안전한 환경
3. 치료에 참여하기
   - 의학적 상태에 대해 상의하고, 의학적으로 적절한 치료를 선택하는 것과 관련된 정보에 대해 의논하기
   - 치료계획 의논하기
   - 대상자로부터 정보 얻기
   - 건강관리 목표와 가치 이해하기
   - 의사결정을 할 수 없을 때 누가 해야 하는지 알기
4. 대상자의 사생활보호
5. 퇴원을 대비해 대상자와 대상자 가족 준비시키기
6. 입원계산서와 보험 청구 신청에 대한 도움

출처: American Hospital Association. *The patient care partnership: Understanding expectations, rights and responsibilities*. Retrieved October 25, 2014, from http://www.aha.org/advocacy-issues/communicatingpts/pt-care-partnership.shtml

Childress, 2012).

일반적으로 북아메리카에서는, 특히 대상자에게 진단, 예후 및 치료조건 등에 대해 말해 주는 데 있어서 진실을 알리는 것(truth telling)이 일반적으로 인정된 건강관리 행위가 되었다. 그럼에도 불구하고 솔직함과 관련된 몇 가지 문제는 여전히 난제로 남아 있다. 우선, 솔직함에 대한 선호도는 문화에 따라 상당히 다른데, 암 진단을 알리는 것과 같은 예민한 문제와 관련해서는 특히 그렇다(Finset, Heyn, & Ruland, 2013). 두 번째로, 특정한 영역도 솔직함에 대한 과제를 제시하는데, 예를 들면, 치매 진단을 알리는 것(Mitchell, McCollum, & Monaghan, 2013)과 대상자에 대한 실수(Jeffs et al., 2011) 등이다. 마지막으로, 솔직하게 의사소통하면서도 동시에 동정적이려면, 모든 제공자들에게 특정한 의사소통기술과 기법이 요구된다(Reinke, Shannon, Engleberg, Young, & Curtis, 2010).

대상자와 가족은 간호사에게 질문을 하고 자주 걱정을 토로한다. 간호사는 대상자, 가족, 의료진이 서로 의논할 수 있도록 주선하고, 이러한 어려운 대화에 대한 정서적 지지를 제공함으로써 대상자와 가족이 정보를 얻도록 돕고, 그들의 상황에 어떤 정보가 적용되는지 이해하도록 돕는다(Mitchell, McCollum, & Monaghan, 2013).

(2) 성실

성실(fidelity)이란, 자신의 책무나 약속을 충실히 이행하는 것을 의미하며, 대상자에 대한 간호사의 책무는 안전한 간호를 제공하고 간호실무에 있어서 역량을 유지하는 것이다. 또한 성실이란 대상자와 간호사 사이에 존재하는 사회적인 계약으로도 여길 수 있다. 말하자면 간호사의 나이, 인종적·종교적 배경, 개인 가치관과 상관없이 대상자가 기대할 수 있는 권리이다.

어떤 경우에는 간호사가 공공연한 방법으로 약속하기도 한다. 예를 들면, 정신과 주간 치료 프로그램에서는 대상자와 치료팀 간에 상세한 대상자 관리 계약서를 만들기도 한다. 위기가 있을 때 대상자에게 의지가 되겠다고 어느 간호사가 동의했다면 이 약속을 지켜야 한다. 만일에 이 간호사가 여의치 않다면 이 사실을 대상자와 의논하고 필요할 때 대체인을 주선하는 것이 윤리적인 행동이다. 대상자와 약속을 하는 것은 충분한 판단력이 필요하다. 대상자의 요구에 응하는 것은 중요한 일이지만, 간호사는 이 약속을 지켜낼 수 있는지 평가해야 한다. 예는 다음과 같다.

김 간호사는 알코올중독 대상자를 간호하게 되었다. 대상자는 어떤 상황에서도 가죽 억제대를 사용하지 않기를 원하고, 대상자를 안정시키려는 시도 중에 김 간호사는 이 요구에 동의했다. 수술이 끝나고 난 뒤, 대상자는 동요하고, 헛소리를 했지만 호전적이 되었다. 대상자의 안전을 위해 담당의는 억제대 사용을 지시하였지만, 김 간호사는 대상자에게 한 약속 때문에 억제대 사용을 반대하였다.

이 약속은 안전하지 못하고, 이러한 경우의 윤리적인 행위는 대상자의 우려와 어떤 상황에서 억제대가 사용될지에 대한 설명을 통합 조정하는 것이다. 특히 대상자가 불안정한 상태인 경우, 간호사는 특별한 주의를 기울여야 한다.

(3) 사생활

사생활(privacy)은 적절하게 대상자 정보를 사용하는 것으로, 사생활의 결여는 타인이 한 사람에 대해 부적절하게 접근할 때 나타난다. 간호사는 의무기록에 기입된 정보와 간호를 통해 혹은 친구 및 가족과 상호작용을 통해 공유하거나 관찰된 정보 또한 대상자의 신체에 접하면서 공유하고 관찰된 정보에 접근할 수 있다. 간호사는 대상자의 신체를 적절히 덮어주고, 의학적으로 상관없는 신체 특징(문신, 피어싱, 성형수술)에 대해 말하지 않으며, 좋은 간호를 제공하는 데 필요하지 않은 이상 대상자의 세세한 내용에 관한 이야기를 나누지 않음으로써 대상자의 사생활을 보호한다.

대상자는 자신이 근무하는 병원에서 수술을 받았다. 동료는 병실에 있는 대상자를 발견하고 간호사에게 대상자에 대한 정보를 요청해 안부카드를 보냈다. 간호사는 대상자 진료기록을 확인하며 동료에게 대상자에 대해 이야기했다.

이 간호사의 동료는 불필요하게 의무기록에 접근함으로써 이 대상자의 사생활을 침해한 것이다. 비록 간호사에게 의무기록에 접근할 수 있는 권한이 있다고 해도 이런 접근은 대상자 간호와 관련된 이유에만 국한된다. 간호사는 대상자 정보에 접근하거나 요구할 때 사생활을 존중하는 문화를 만들어야 한다.

(4) 기밀유지

기밀유지(confidentiality)의 원리는 대상자에 대한 정보가 사적으로 유지되는 것이다. 기밀유지는 전문인으로서의 의무이자 법적인 의무이다. 대상자의 기록에 기록되어 있는 것은 대상자에게 간호를 제공하는 사람들만 접근이 가능한 것이다. 어떤 정보를 공유할 수 있는지, 누구와 어떤 목적으로 공유할지를 명시한 정보 방출에 대한 동의서에 대상자가 날인하지 않은 이상, 어느 누구도 그 정보에 대한 권리는 없다. 임상상황 밖에서 대상자에 대해 상의하거나, 대상자에 대한 이야기를 친구나 가족에게 말하거나 심지어는 다른 동료들과 엘리베이터에서 대상자에 대해 얘기하는 것조차도 대상자의 기밀보호를 어기는 것으로 하지 말아야 할 일이다(Ulrich et al., 2010).

예를 들면, 박 씨는 거의 한 달째 입원 중으로 50년 동안의 흡연력으로 인한 폐기능 저하로 합병증이 생겼다. 박 씨는 중환자실에서 옮겨진 후에 담배를 피울 수 있게 병원 내 흡연실로 데려가 줄 것을 요구했다. 박 씨는 가족들에게 자신이 담배를 피우기 시작했다는 것을 알리지 말아달라고 간호사에게 말했다.

이 상황에서 간호사는 대상자의 기밀을 보호하고 대상자의 흡연문제에 대해 가족에게 알리지 않을 의무가 있다. 간호사가 취할 수 있는 한 가지 접근법은 담배를 끊는 데 도움이 되는 자원에 대해, 계속 담배를 피우려는 이유에 대해, 또 그의 결정을 가족과 논의하는 방법에 대해 박 씨와 이야기를 나누는 것이다. 가족이 직접적으로 물어보더라도 간호사는 대상자의 허락 없이 대상자의 정보를 밝히지 않는, 대상자 기밀보호임을 설명해야 한다. 간호사는 이 상황에서 기밀유지를 깨야 하는 유혹을 받지만, 감독자 및 윤리 상담가에게 자문을 구해 기밀유지 위반이 법적 · 윤리적으로 정당한지 확인해야 한다. 정보를 밝힘으로써 얻게 될 이득이 기밀유지 위반으로 초래될 해악보다 중요한 경우에는 정보를 나눌 수 있다(McMullen, Howie, Howie, & Philipsen, 2013).

3) 윤리적 난제 해결

건강관리의 윤리적 난제는 전문적 행위 및 대상자 관리 결정과 관련된 쟁점을 수반한다. 이러한 문제는 건강관리팀의 구성원들 사이에서, 제공자와 대상자 및 가족 사이에서, 제공자, 간호사, 건강관리 조직 내에서 불편함과 갈등을 초래할 수 있다.

딜레마(dilemma)는 다음과 같은 상황이다.

- 둘 이상의 선택이 가능하다.
- 어떤 선택이 최선인지 결정하는 것이 어렵다.
- 가능한 대안이 관련된 모든 사람들의 요구를 해결하지 못한다.
- 딜레마 상황에서의 각 대안은 좋은 점과 좋지 않은 점이 동시에 존재할 수 있다.

(1) 전략

윤리적 딜레마를 예방하고 해결하기 위해서는 몇 가지 전략을 사용할 수 있다(Wocial, Bledsoe, Helft, & Everett, 2010).

① 감정 확인

확인은 감정이 믿을 만한 것인지 인정하고 구분하는 한 방법이다. 어떤 사람의 감정을 확인하고 나면, 그 사람은 자신이 받아들여졌다는 느낌을 갖는다. 수용감은 잘 조정된 건강관리를 위해 필요한 의사소통을 증진한다. 윤리적 딜레마를 수반하는 상황에서는 갈등이 분출될 수 있기 때문에 오해를 해명하고, 확인하며, 공감대를 만들고, 협동하는 것과 같은 갈등 해소 전략 또한 윤리적 난제 해결에 기여한다.

② 사례분석 시행

이미 제시한 가치 연구방법에 따라 사례를 분석한다. 모델을 사용하는 것은 어려운 결정의 기저에 있는 가치를 고려하도록 자극한다. 사례분석은 그 사례에 직접적으로

비판적 사고 적용하기

67세 김 씨는 만성폐쇄성폐질환(COPD)으로 인한 장애로 가정간호를 받고 있다. 그는 장애가 있고, 밤이나 낮이나 필요할 때마다 저유량 산소요법을 시행한다. 최 간호사가 김 씨 집에 방문했을 때, 그는 담배를 피우고 있었다. 흡연에 대해 물으면 김 씨는 산소가 없을 때만 담배를 피운다고 말한다. 김 씨는 최 간호사에게 그의 의사나 그의 딸에게 말하지 말라고 부탁한다. 최 간호사는 만성폐쇄성폐질환 진단과 관련해서는 금연해야 된다는 것을 알고 있다. 김 씨는 최 간호사에게 보호자에게 중요한 임상 정보를 공유하지 않도록 요구하고 있다.

최 간호사는 어떻게 할 것인가? 어떤 부분을 고려해야 할 것인가? 최 간호사의 관심사를 공유함으로써 비밀유지에 위배되는가? 어떠한 윤리적 원칙과 관련이 있는가? 최 간호사의 책임은 전적으로 김 씨에게 있는가?

정답은 부록 B를 참고하세요.

관련된 사람들이 행할 수 있다.

예를 들면, 사례에 관련된 사람은 대상자와 가족에 대한 서로 다른 역할을 충족하고, 사례분석과 관리에 대해 다른 정보를 제공한다. 의사는 대상자의 의학적 상태와 예후에 대한 사실을 제공하고, 간호사는 질병과 치료에 대한 대상자의 반응을 묘사하며, 물리치료사는 신체적 능력이 삶의 질에 어떤 영향을 미칠지에 대해 말해 준다. 사회사업가는 지역사회의 자원에 대한 정보를 제공하고, 가족과 친지는 대상자의 이전 건강관리 선호도와 가치에 대한 정보를 제공한다. 윤리위원회나 윤리자문 서비스 일원의 도움이 필요할 수도 있다. 사례에 관한 모든 정보를 축적하면 문제가 명확해지고 해결점을 따져보게 된다.

③ 성과 확인

성과에 따라 간호를 계획하는 것은 치료계획에 대한 집중과 일관성을 제공한다. 많은 경우 관련된 각각의 집단이 치료목표에 대해 서로 다른 생각을 유지함으로써 윤리적인 갈등이 발생한다. 그러나 모든 영역에 대한 정보를 검토하고 나면 현실적인 성과를 도출할 수 있다.

④ 단기 및 장기 목표 확인

말기 대상자의 간호와 치료에는 다음과 같은 목표가 있다. 예를 들어 통증완화 계획하기, 호스피스 간호 시작하기, 의사결정 대리인 위임하기, 심장마비 시 대상자를 소생시킬 것인지와 아닌지를 결정하기 등이다. 이러한 각각의 고려사항에 무엇을 할 것인지를 분명히 하면 대상자의 안녕감이 증진된다.

⑤ 책임을 분명히 한다

계획의 한 부분이라고 할 수 있는 행위를 수행하는 데에는 여러 사람에게 책임이 부여된다. 예를 들면 의사결정 능력이 없는 대상자가 사전유언장을 완성했다는 정보를 치료팀이 알았다면, 간호사나 사회사업가가 가족과 연락하여 대상자가 원하는 바를 검토하고 참작할 수 있도록 서류의 사본을 가져오도록 요구할 수 있다. 만일, 의학적 상태로 봐서 치료에 대해 반응할지에 대한 의문이 남아있다면 의사는 추가적인 검사를 시행하든지 아니면 타과 의뢰를 요구할 수 있다. 대상자 선호에 대한 것이 불분명하다면, 대상자가 치료를 통해 무엇을 바라는지를 사정하기 위해 심리사회 임상전문간호사(psychosocial clinical nurse specialist)가 지정될 수도 있다. 의학적으로 충실한 관리를 막는 결정이 내려지는 경우에는 의사가 이 내용에 대해 가족과 의사소통할 책임이 있다.

⑥ 수행

계획이 수립되고 난 후에 참여자는 전문가의 성실을 바탕으로 계획을 수행함으로써 윤리적으로 그들의 책임감과 전문직의 책임감을 유지해야 한다. 수행에 실패하면, 간호사와 대상자 사이의 묵시적인 계약이 파기되고, 대상자의 건강과 안전, 안녕감을 위험에 빠뜨릴 가능성도 있다. 이는 또한 대중이 간호사에게 가지는 신뢰를 해칠 뿐만 아니라, 간호전문직과 건강관리체계의 통합성을 약화시킬 수 있다.

⑦ 반응 해소

건강관리 결정은 복잡하고 극단적인 결과를 가져올 수 있다. 윤리적 딜레마는 관련된 사람의 감정적 반응에 따라 상황을 더욱 난처하게 만들 수 있다. 특정 중요 사건에 대한 감정을 다루는 것은 미래에 유사한 상황이 닥쳤을 때 남겨져 있던 감정이 개인의 업무능력을 방해하는 것을 방지하고, 경험을 통해 배우는 중요한 단계이다. 팀 내에서나 동료 또는 상관과 함께 감정과 반응에 대한 얘기를 나누는 것이 해소를 위한 중요한 단계이다. 이런 의논은 같은 문제의 반복을 예방하는 쪽으로 미래 대상자에 대한 간호를 계획할 수 있게 한다.

(2) 윤리위원회

의료평가기구(The Joint Commission)에서 요구한 조직 윤리위원회는 실무에서의 윤리적인 문제를 다루는 데 중요한 수단이다. 미국병원협회(AHA)는 윤리적인 쟁점을 확인하고 강조하기 위한 다학제 간 매체로 이런 위원회의 발족을 권장하고 있다. 이 위원회의 일차적인 세 가지 기능은 정책개발, 교육, 자문이다(Elliott & Hunter, 2008). 교육과 자문 기능으로써 정규적인 사례 고찰은 직원이 실무에서의 윤리적 함의를 깨닫고, 해결을 위한 전략을 개발하는 데 도움을 줌으로써 윤리적 실행을 증진할 수 있다(Elliott & Hunter, 2008).

7. 간호와 법

간호사는 간호실무를 위해서 법에 대해 이전보다 더 많이 알고 있어야 한다. 법은 시민의 권리를 보호하기 위하여 입법부를 통해 정부가 확립하고, 법원에 의해 해석되는, 인간 행동에 대한 규칙이나 규준이다. 전문직의 법적 책임 사례가 간호사를 포함하여 모든 건강관리제공자와 직면하도록 하며, 사례 결과는 건강관리가 전달되는 방식에 영향을 미치고 있다. 또한 대상자 간호사, 의사, 가족 사이에서 개인적으로 사용되는 치료에 대한 동의나 거부와 같은 쟁점은 오늘날 입법과 법원의 대상이 되고 있다. 간호사는 실무의 특정영역을 통제하는 법적 안내지침에 대해 알아야 하고, 미신이 아주 많다는 것도 인식해야 한다(Ganzini, Volicer, Nelson, Fox, & Derse, 2004).

1) 법의 근원

미국의 대부분의 법은 영국의 관습법 체계 안에 기초를 두고 있으며, 법의 일차적 근원은 입법 법령, 헌법, 관습법이다(그림 7-4).

헌법은 정의체계를 유지하는 기본을 이루는 근본이고, 입법 법령은 입법기관에서 제정된 법령이며 미국의 경우 간호실무법과 성인 및 아동학대 법령이 좋은 예이다. 관습법은 법원의 결정에서 발전되는 것으로 법령이나 헌법에 의해 지지되지 않을 수 있다.

사회의 가치가 변화함에 따라 법도 일반적으로 현재 사고와 사회적 가치에 응하면서 발전하게 된다. 사회적 및 대상자 가치는 법에 의해 확정될 수 있는 것이 아니기에 법은 단독으로 어려운 건강관리 딜레마에 대한 특별한 해답을 제공하지는 않는다. 간호사는 현재의 법과 대상자 간호를 통제하는 윤리적 지침을 이해할 책임이 있다.

2) 법의 종류

법은 민법과 형법으로 구분되며(그림 7-5), 민법은 개인법으로서 사적인 개인 간에 관례를 다루는 법 체계이고, 계약법과 불법행위법으로 나눌 수 있다. 형법은 공법(일반법)으로 공공의 안전과 복지를 다룬다. 흉악범죄(중범죄)와 경범죄로 나누고 살인, 고의적이 아닌 살인, 절도 등이 속한다.

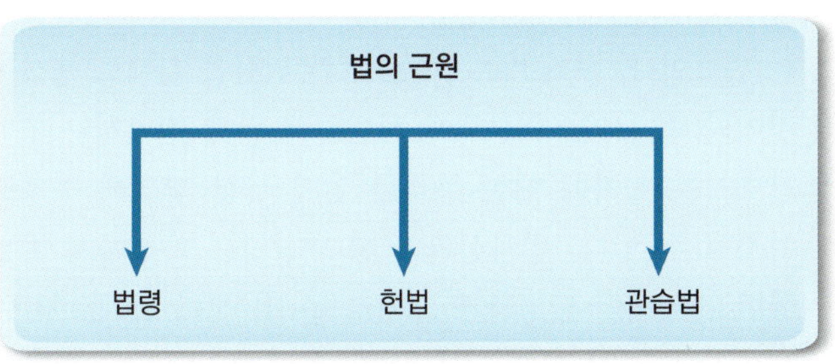

그림 7-4 법의 근원

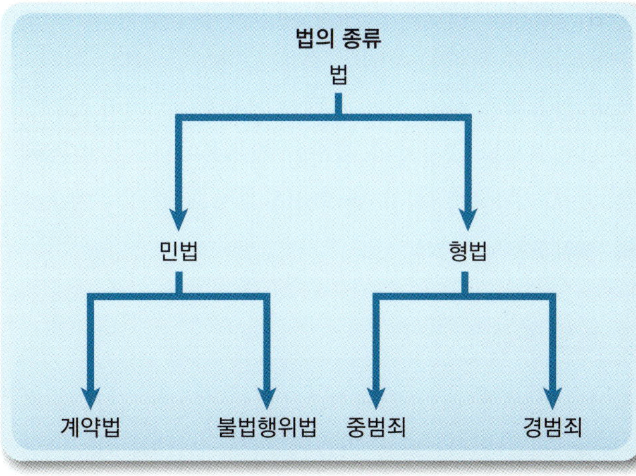

그림 7-5 법의 종류

3) 간호 면허제도

간호 면허제도는 간호사로서 실무를 수행할 법적 능력을 부여하는 제도로 면허제도는 의무적인 것이다(즉, 간호를 행하기 위해서는 간호사 면허를 취득해야 한다). 한국의 경우 간호법은 제정되지 않았지만, 미국의 경우 각각의 주와 지방, 그리고 지역에는 간호법(Nurse Practice Act)이 있다. 일반적으로 간호법은 간호를 정의하고, 실무의 범위와 기대되는 행위를 다루며, 전문직이 어떻게 운용될지 나타내고, 간호교육에 대한 기준을 제공한다. 단, 앓고 있는 친지나 가족을 위해 무보수로 간호를 제공하는 데 대한 예외조항은 모든 주에 있다. 대부분 모든 주와 지방에서 처방 권한이 있는 상급 전문간호사(advanced registered nurse practitioners)를 인정하고 있다.

면허에 대한 의무는 몇 가지 영역에서 나타난다. 간호표준에 미치지 못하는 간호를 제공하면 배임행위에 대해 간호이사회가 책임을 져야 하는 결과를 초래한다. 덧붙여, 간호이사회는 실무행위가 질적 기준을 충족한다고 해도 간호사가 그들의 면허영역을 벗어난 활동을 하는 것을 우려한다. 예를 들어, 전문간호사 자격증이 없는 간호사가 상처를 봉합하거나 약물을 처방한다면, 간호법에 따른 간호사의 영역을 벗어난 행위에 대해 책임을 져야 할 것이다. 약물 빼돌리기나 약물남용에서는 몇 가지 면허 관련 조치가 필요하지만, 많은 주에서 징계보다는 치료와 재활을 장려하는 대안적 프로그램을 제공하고 있다.

유감스럽게도 대상자 학대와 대상자와의 성적 접촉 부분은 면허취소와 관련한 책임이 점차 증가하고 있다. 현재, 대상자와 성관계를 하는 것은 절대로 용인될 수 없다. 특히 정신과 간호에서는 대상자와 성적인 접촉을 갖는 것이 징계기준을 어기는 일이다. 다른 법령이나 규정을 어기는 경우에도 면허가 취소될 수 있다.

4) 간호의 표준

수행이나 실무에 대한 기대수준으로 구성되는 간호의 표준은 지침, 재가(인가) 또는 관습에 의해 수립되는데, 배임행위나 면허 사건에 있어 중요하다. 각 간호실무 행위는 간호가 충족해야 할 표준에 대한 일련의 지침을 제공한다. 얼마나 특정적으로 실무에 적용되는가는 지침마다 차이가 있다. 미국간호협회와 다른 단체는 국가수준에서 간호표준을 정의하고 있으며, 의료평가기구는 건강관리 시설을 인가하고, 기록과 같은 간호의 몇 가지 측면에 대한 간호표준을 정하고 있다.

협회나 기관도 간호의 표준을 정의하는 고유의 정책과 절차를 갖고 있다. 표준화된 간호계획이나 절차도 특정한 대상자 집단에게 기대되는 간호를 반영한다. 각 간호사에 의해 제공된 간호행위는 비슷한 수준의 전문기술이나 경험을 가진 간호사에게서 기대되는 행동과 대조하여 평가하게 된다. 표준을 제정하는 데 관여하는 간호사는 표준이 동원 가능한 자원의 관점에서 현실적이라는 것을 분명히 해야 한다. 기관이 정하는 표준은 기술 변화를 반영하기 위해 때때로 업데이트해야 하고, 간호사는 이 표준에 스스로 익숙해져야 하며, 표준을 따르기 어려운 상황에서는 그 이유를 증명해야 한다.

5) 불법행위와 범죄

불법행위와 범죄는 사람이나 재산에 대해 저질러진 법적으로 부당한 행위를 말한다. 불법행위(tort)는 민사 법정에서 소송으로 다루고, 범죄(crime)는 국가에서 처벌하는 법 위반이다. 범죄와 불법행위의 유형과 그 차이점을 Box 7-5에 정리하였다.

불법행위는 법이 해결책을 제공하기 위한 사적인 잘못으로, 원고(보통은 대상자 혹은 법적 대리인)는 피고(병원, 간호사, 의사, 물리치료사 등)를 소송하게 되며, 불법행위 소송은 손해액을 배상토록 하는 것이다. 불법행위 소송에서 승소하면 피해자에게는 금전적 배상이 이루어진다. 불법행위는 고의 또는 과실로 인한 것이다.

범죄는 어떤 것이라도 국가에서 처벌하는 부당한 행위이며, 나쁜 의도와 범죄행위라는 두 가지 요소가 필요하다. 하지만 의도가 분명하지 않은 경우에도 범죄가 성립될 수 있다(예: 무모한 운전). 범죄는 사법제도 체제 안에서 기소되며, 중범죄(예: 강간, 살인)나 경범죄로 나뉜다.

Box 7-5 범죄와 불법행위의 차이점

범죄(crime)
- 범죄자를 벌하기 위한 징역, 벌금형 또는 단기 구류

중죄(felony)
- 계획적 살인(일급 살인)
- 충동적 혹은 과실치사(이급 살인; 살인); 고의적이 아닌 살인, 강간, 방화, 반역, 납치, 절도, 뇌물, 아동학대, 마약 밀매, 사기, 테러

경범죄(misdemeanor)
- 1년 이하의 징역 또는 1,000달러 미만의 벌금형에 해당하는 범죄
- 중죄에 이르지 않음

불법행위(torts)
- 원고에 대한 배상을 판정하기 위한 민사 재판

고의(intentional)
- 폭행과 구타
- 명예훼손
- 사기
- 사생활 침해
- 불법 감금

과실(unintentional)
- 과실 – 실수 또는 분별 있게 행동하지 않음
- 배임행위 – 전문직 실무에서의 과실(상태의 중요한 변화에 대한 사정 불이행, 대상자 치료에 있어 적절한 행동을 하지 않음, 거즈 숫자 잘못 세기, 화상 입히기, 무균법 이용 불이행, 낙상, 의학적 과오, 혈액 제재 수혈사고)

(1) 고의적 불법행위

① 폭행과 구타

폭행(assault)은 다른 사람의 동의 없이 신체에 접촉하려는 위협이다. 구타(battery)는 그런 위협을 실제로 행하는 것이다(즉, 사람의 신체에 적법하지 않게 접촉하는 것). 간호사는 절차에 대한 동의를 얻지 못할 경우에 구타로 기소될 수 있다. 방사선과의 한 대상자는 특정하게 거부했던 진정제를 간호사가 고의로 준 뒤 심한 알레르기 반응을 겪자, 간호사를 구타로 기소했다(Duncan v. Scottsdale Medical Imaging, Ltd., 2003). 직원이나 타인에 의한 성폭행은 간호사뿐만 아니라, 해당 기관도 부분적으로 책임을 질 수도 있다(Duggan v. Board of Registration in Nursing, 2010).

기억해야 하는 개념

법에 따르면, 폭행은 다른 사람의 동의 없이 신체에 접촉을 취하는 위협으로 정의된다. 구타는 타인의 신체에 접촉함으로써 위협을 실제로 행하는 것이다.

② 명예훼손

명예훼손(defamation of character)이란 문서에 의한 방법(libel)이나 구두에 의한 방법(slander)을 통해 한 개인의 평판에 해를 입히게 되는 잘못된 의사소통을 말한다. 간호사는 간호실무의 한 부분으로서, 그리고 법에서 허락한 한도 내에서만 대상자에 관해 말하는 것이 허락된다. 예를 들면, 잘못된 AIDS 진단을 발설하면 명예훼손이 성립한다.

③ 사기

사기(fraud)는 고의로 자신에 대해 또는 어떤 행동에 대해 허위진술을 하는 것으로, 사람이나 재산에 대한 상해를 일으킬 수 있는 것이다. 간호사가 자신의 자격에 대해 허위진술하거나 제공하지 않은 간호에 대해 허위로 청구하는 것은 사기를 저지르는 것이 될 수 있다.

④ 사생활 침해

간호사는 대상자에 대한 논의를 적절한 사람에게만 제한해야 할 의무가 있다. 간호사가 기밀한 정보를 부적절한 제삼자에게 폭로하면, 그 정보가 아무리 사실이라 하더라도 사생활 침해에 대한 책임을 져야 한다. 간호사는 대상자에 대해 토의하는 것이 치료와 간호에 필요할 때에만, 또는 대상자가 발설에 대해 동의할 때에만 대상자에 대해 의논해야 한다. 병원과 다른 기관도 의학기록과 건강관리 정보를 다루는 것에 대해 엄격하게 규정하는 정책을 개발하고 있다. 간호사는 기관의 정책을 세심히 검토하고 따라야 한다.

⑤ 불법 감금

동의 없이 사람의 활동을 방해하거나 부당하게 억류하는 것을 불법 감금(false imprisonment)이라고 한다. 간호사는 보통 의사의 처방이 있고, 기관의 정책에 부합할 때에만 억제대를 사용해야 한다. 대상자가 정신적으로 명료하고, 지남력이 있고, 의사결정에 참여할 능력이 있다고 간주된다면 대상자를 자신의 의지에 반해서 건강관리시설에 강제적으로 머물게 할 수 없다. 대상자가 시설에 있기를 거부하면, 기관은 대상자로 하여금 의학적 승인 없이 대상자가 나간다는 것을 진술하는 서류에 날인하도록 요구한다. 정신적으로 장애가 있는 사람은 자신이나 남에게 위험할 경우에 강제수용할 수 있다.

(2) 과실로 인한 불법행위

① 과실

과실(negligence)은 부작위(omission; 합리적으로 분별 있는 사람이라면 행할 무언가를 게을리하는 것)나 작위(commission; 합리적으로 분별 있는 사람이라면 하지 않을 무언가를 행하는 것)의 행위이다. 배임행위(malpractice)는 전문직 부분에서의 과실을 말한다. 상해 의도는 배임행위의 요소가 아니다. 간호 배임행위를 입증하기 위해서는 간호의 표준으로부터 일탈이 일어나 대상자에게 상해를 일으킬 수 있다는 것을 변호사가 증명해야 한다. 일반적으로 배임행위 사건에서는 전문가의 증언을 통해 간호표준의 위반에 대한 입증 또는 반증이 이루어진다. 특정 사건에는 실무표준이 관계가 있으므로 해당 간호분야의 간호전문가가 표준에 대해 증언하도록 소환될 것이다.

배임행위를 입증하기 위해서는 다음과 같은 네 가지 요소가 필요하다.

- 원고에 대한 의무
- 간호의 표준을 충족시키지 못함(직무태만, 부작위 행위)
- 인과관계(직무태만으로 당연하고 연속적인 결과에 대해 상해를 일으킴)
- 상해(대상자에게 신체적 · 감정적 · 재정적 또는 다른 상해를 줌)

의무. 의무(duty)는 원고(소송한 사람)와 피고(소송을 당한 사람) 사이의 관계를 나타낸다. 간호사는 대상자를 돌볼 의무가 있다. 배임행위 소송에서는 의무의 존재 여부가 문제인 경우는 드물다.

병원은 응급실로 내원하는 대상자를 치료할 법적인 의무가 있으며, 병원에 고용된 간호사는 입원한 대상자를 처치할 의무가 있다. 어떤 경우 병원비를 낼 수 없는 대상자는 응급실에서의 처치를 거부하기도 한다. 대상자에 대한 간호를 거부하는 간호사는 거부로 발생하는 결과가 손상을 일으키면 이에 대해 책임을 져야 하고, 미국은 이런 거부를 시행하는 병원에 벌금을 부과하기도 한다.

직무태만(의무불이행). 의무불이행은 실무표준을 따르는 데 실패하여 분별 있는 사람이라면 예견했을 위험을 개인에게 초래하는 것을 말한다. 간호사를 고용한 기관이나 관련된 전문직 조직이 공표한 표준을 따르지 못했을 때 의무불이행의 책임을 묻는다. 간호사는 정당한 간호의 표준을 행하지 못했을 때 의무불이행으로 기소될 수 있다. 대상자의 상태와 행동을 관찰하고 감시하는 데 실패하면 간호표준을 위반한 것이다(Weld & Garmon Bibb, 2009). 적절한 간호사정이나 간호진단을 내리는 데 실패하는 것도 간호표준불이행이다. 간호사가 대상자 간호에 있어 더 많은 책임을 맡으면서 독립적인 대상자 진단과 간호사가 산출한 판단의 양도 분명히 커질 것이다. 대상자에게 연관된 의미 있는 정보에 대해서 의사나 다른 건강관리제공자와의 의사소통에 실패하는 것도 의무불이행이다(Sewell v. King County Hospital District, 2004). 의사의 처방을 시행하지 않는 것이 대상자에게 명백한 위험을 제기한다고 알고 있는 이상, 의사의 처방을 따르지 않는 것도 의무불이행이다. 이러한 경우, 간호사가 처방을 분명히 할 의무가 있고, 또는 다른 사람에게 조정해 줄 것을 요구하는 독립적 판단을 할 의무가 있다. 법이 점차적으로 특정 표준을 정하고 있는데, 심지어 급성의 간호환경에서의 간호사 면허 종류를 법령으로 정하고 있다(Buerhaus, Donelan, DesRoches, & Hess, 2009).

근인. 법정에서 과실을 찾기 위해서는 인과관계를 증명해야 한다. 간호사의 부주의가 상해를 초래하지는 않을 수도 있고, 또는 상해의 주원인으로서 간호사의 부주의 없이도 상해가 일어날 수 있다. 예를 들면, 간호사가 수술 후에 방광 천공의 징후를 전달하는 데 소홀히 했다고 주장할 수도 있는데, 인과관계의 증거가 없기 때문에 책임을 물을 수는 없다(Sewell v. King County Hospital District No. 2, 2004). 과실이 원고에게 상해를 일으키지 않는다면, 비록 간호사가 태만했다고 하더라도 간호사나 병원은 대상자에 대한 손해에 책임이 없을 수 있다.

법정에서는 하나의 원인을 주인(proximate)으로 고려할지를 결정하는 데 흔히 예견 가능성을 기준으로 삼는다. 간호의 표준을 따르지 않아 나타나는 상해를 예견했을 수 있었는지의 여부에 대해 심문을 집중한다(Weld & Garman Bibb, 2009). 더 일반적으로는 원고가 의무불이행과 손해 사이의 근인(proximate cause)을 입증한다. 대상자의 상해가 누군가의 과실에 의한 것임이 분명하지만 누구의 잘못인지 입증하는 것이 불가능할 때에는 과실 추론법칙(res ipsa loquitur; the thing speaks for itself)이라는 원칙을 인용할 수 있다. 대상자에게 남아 있는 외과용 거즈나 기구들은 전형적인 과실 추론법칙 사례이다. 이때에는 세 가지 요소를 입증해야 한다(Powell v. Methodist Healthcare, 2004).

- 피고나 피고들(간호사, 의사 또는 병원)은 상해를 일으킨 수단이나 사람에 대한 통제력을 갖고 있어야 한다.
- 상해는 과실이 없는 상태에서는 정상적으로 일어나지 않을 상해여야 한다.
- 원고(대상자)가 자발적으로 상해를 만들지 않았다.

배상액. 원고가 배임행위 소송에서 이기려면, 원고는 손해를 입었어야 한다. 이 소송의 목적은 손해에 대한 보상을 받는 것이다. 일반적 배상에는 통증, 고통, 외형 손상, 장애 등이 포함된다. 특수 배상은 의료비용이나 임금 손실과 같은 상해와 관련한 손실 및 비용이 해당된다. 간호사건에서는 징벌적 손해배상(punitive damages)이 드물지만, 분별 없고 냉담하며 악의적인 행위에 대해서는 부과하기도 한다(Weld & Garman Bibb, 2009).

② 간호 배임행위의 경향

과거에는 돈이 제일 많거나, 보험이 많은 사람, 기관에 대해 소송을 제기하는 것이 더 좋다고 생각했기 때문에 일반적으로 배임행위 소송에서는 간호사가 등장하지 않았다. 하지만 오늘날에는 보험의 이용 가능성과 간호사의 자율성이 커짐에 따라 배임행위 소송에 지명되는 경우가 증가하고 있다. 대상자는 투약 오류, 낙상, 잔류 거즈 등의 이유로 흔히 간호사를 고소한다. Bailey v. Cooper Green Hospital(2000)에서는 복부수술 후에 대상자가 통증이 있다고 호소하여 확인해 보니, 이물질이 남아 있었다. 그 대상자는 수술실 간호사를 상대로 소송을 제기하여 7만 8천 달러를 받았다.

지난 몇십 년 동안에 의료관리는 질병 과정에 대한 지식 및 질병의 진단과 치료에 대한 기술에 있어 극적인 발전을 이뤄왔다. 이렇게 건강관리를 전달하는 복합적이고 진보된 방법의 결과로 인해 배임행위 소송 건수는 증가했다. 그 결과, 간호사에게는 더 높은 수준의 간호표준과 그에 상응하게 증가된 책임이 주어졌다.

간호사는 전문적 기능을 위임하는 데 있어 어려움을 경험할 수 있다. Singleton v. AAA Home Health, Inc.(2000)에서는 간호사가 자격이 없는 보조원에게 직접적인 감독도 하지 않고 상처 간호를 맡기자 가정 간호를 받고 있던 대상자가 기관을 기소했다. 엉덩이 환부에 원래 있던 심부의 습포는 남아 있고, 외부의 드레싱만 교환된 것이다. 법원은 상처가 아무는 데 일 년 이상이 소요된 데 대해 10만 달러 이상을 배상하라고 판정했다.

기술적 업무를 정확히 수행하려고 서두르는 간호사는 대상자의 말을 제대로 경청하는 것을 잊을 수 있다. 어떤 경우 화학요법을 시행하는 간호사가 주입 시 타는 듯한 느낌에 대한 대상자의 말을 정확히 듣지 않아 대상자의 지속되는 문제에 대해 의사에게 전달하지 않았다. 법원은 수 차례의 수술과 피부이식에 대해 50만 달러를 배상하도록 하였다(Iacano v. St. Peter's Medical Center, 2000).

(3) 배상책임

배상책임(liability)은 배상액을 지불할 법적인 책무를 의미한다. 과실의 4가지 요소가 입증되면[즉, 간호사의 대상자에 대한 의무불이행이 대상자 상해에 대한 근인(proximate cause)이었을 때], 간호사에게 책임이 있다고 할 수 있다. 병원, 클리닉 또는 지역사회 간호 공급기관이 고용주 책임(respondeat superior)의 원리에 입각해서 간호사의 과실에 대해 책임을 질 수 있다. 대리배상책임 개념 혹은 고용 측면에서 고용주에게 책임을 물을 수 있다는 이 개념은 간호사가 고용된 범위 내에서 행동할 때에는 언제나 적용할 수 있다. 드물게 과실행위가 발생했을 때 간호사가 고용범위 내에 있지 않았다고 고용주가 증명하려 할 수도 있다. 이러한 이유로 인해 개인배상보험을 권하는 것이다. 고용주의 통제하에서 일을 하면, 간호사는 일반적으로 대리배상책임(vicarious liability)에 의해 보호받을 수 있다. 이 사실은 고용주와 간호사 둘 다에게 책임이 있음을 의미함을 기억해야 한다. 고용주는 간호사가 책임을 면하게 할 수는 없다. 배상책임에 대한 일반 영역은 표 7-2에 정리하였다.

6) 간호실무에 있어 법적으로 민감한 영역

간호실무에 법적으로 민감한 영역은 다음과 같다.

- **향상된 의료 서비스 및 기술 사용에 대한 지불.** 일부 의료 소비자는 현재 확장된 서비스에 대해 연회비를 지불해야 하며, 현재 기술이 관련되어 있는 경우가 많다. 예를 들어 이러한 확장된 서비스에는 때로 모바일 장치를 통한 의료 기록, 제공자와의 전자 통신 및 전자 방문(Abner, 2014)이 포함된다. 이러한 요금으로 인해 지불능력이 없거나 서비스 혜택을 받을 수 있는 기술이 없는 자로 이중의료 시스템이 구축될 수 있다.
- **온라인 커뮤니케이션 기술의 사용.** 간호사가 소셜 미디어를 사용함에 따라 윤리적 쟁점들이 증가할 것이다. 많은 간호사들이 소셜 네트워킹 사이트를 사용하여 가족, 친구들과 정보를 공유한다. 동시에 일과 관련된 사진 및 게시물들은 개인적 가치와 직업적 가치관 사이에서 모호함을 보여준다. 영국과 이탈리아에서 124명의 간호사 소셜미디어 페이지를 평가한 결과, 어떤 경우에는 약물이나 주사를 준비하거나, 대상자와 함께 있거나, 건강하지 못한 행동을 하는 간호사의 사진이 나타났다(Levati, 2014). 간호사는 온라인으로 간호사로 일하거나 자신을 소개하는 동안, 대상자의 사생활 및 윤리적 행위를 입증해야 한다.
- **규제 약물.** 미국에서는 1970년도에 포괄적인 약물남용 예방과 통제에 대한 법령을 통과시켰다. 대부분의 주에서는 상급 실무 면허에서 약물을 허락하지 않는 이상, 의사나 다른 공인된 공급자의 지휘 감독하에서만 간호사가 통제 약물(예: 마약계통 약물, 항우울제, 흥분제, 환각제)을 투

표 7-2 배상책임의 일반 영역

수준	건강관리제공자는 누구에게 책임이 있는가?	대상자 손상 필요 여부	성공적인 경우의 결과
배임행위 또는과실	대상자	예	건강관리제공자가 대상자에게 배상
행정/면허 관련	간호이사회	아니오	특정 상황에서 면허 취소 혹은 유지; 벌금
범죄	검사로 대표되는 국가	아니오	감옥 또는 벌금

여할 수 있다.

- **죽음과 임종.** 사망은 심장과 폐 기능의 불가역적 정지가 있거나 전체 뇌의 모든 기능을 불가역적으로 잃을 때 발생하며, 후자는 완전한 뇌사(whole brain death)라고도 한다. 심혈관계 사망을 인지하는 것은 간호사의 의무이다. 대부분의 주에서는 한 사람의 사망을 선언하는 법적인 책임이 의사에게 있다. 인공호흡기를 착용한 대상자의 뇌사를 진단하는 것은 특정한 검사와 진찰이 필요한 의학적 결정이다(John, Reyes, Thachil, Flaherty, & Emmett, 2007).
- **자살 보조.** 자살 보조(assisted suicide)란 사망을 초래하는 직접적인 행위를 제공하지는 않지만, 자신의 삶을 끝내는 방법을 대상자에게 제공하는 것을 말한다. 자살 보조를 요구하는 대상자에게 간호사가 어떤 간호를 제공하는지 아는 것은 중요하다.

  의사나 간호사로 인한 죽음(적극적 안락사)은 의도적으로 사람의 죽음을 앞당기는 행동으로 포타슘을 다량 주사하거나 인슐린을 과량 주사하는 것이 있다. 죽음을 앞당기지 않는 행동으로는 대상자나 대리인의 동의와 의사의 지시에 의해 인공호흡기를 하고 있던 대상자의 기도삽관을 제거하는 것이 있다.
- **말기 통증치료.** 말기 통증치료(terminal sedation)를 안락사로 보지는 않는다. 그보다는 죽어가는 대상자의 지속적이고 끊임없는 통증과 고통에 대해 드물게 이용되는 통증관리의 방법이라고 할 수 있다. 이러한 경우에는 진정 상태로 인해 초래된 부동(immobility) 때문에 죽음이 앞당겨지는 것 같다 하더라도, 약한 진정 상태(sedation)를 만드는 정도의 농도로 진통제를 제공하는 것은 법적으로나 윤리적으로 허용되는 것으로 본다. 말기 진통치료는 대상자가 편안하게, 존엄성을 갖고 죽는 것을 보장하는 마지막 수단의 하나라고 여긴다(Randall & Dowine, 2010).
- **사전 지시서.** 간호사는 생전 유언장(living will)의 집행이나 의사에 대한 지시서와 의사결정 대리인을 지정하는 대리인 지시서의 집행에 관한 법령에 익숙해야 한다.
- **소생술.** 간호사는 소생술(resuscitation)과 관련된 대상자의 'code status'에 대해 항상 알고 있어야 하고, 대상자 처방전의 code status를 확인하고 기관의 정책을 따라야 한다. 심폐정지가 있을 때 소생술을 제공하지 말라는 지시는 주로 소생술금지지시(no code order) 또는 심폐소생술 거부지시(DNR order)라고 한다. 최근에는 몇몇 전문가들이 '자연사 인정 지시'[Allow Natural Death(AND) orders]라는 새로운 명칭을 사용하여 어떤 행위를 행하지 않는가에 대한 것보다는, 어떤 것이 행해지는가에 초점을 맞추고 있다. 간호사가 'code'를 모르는 채로 심정지를 일으키고 있는 대상자를 보게 되면, 간호사는 'code status'를 확인할 때까지는 소생술을 실시해야 한다. 소생술금지지시가 있으면, 일단 시작했어도 소생술을 멈출 수 있다.

  급성 치료환경에 있지 않은 대상자도 심폐정지를 겪게 되는 경우에 소생술을 받지 않겠다고 말할 수 있다. 미국의 경우, 많은 주에서는 공동체적 소생술금지지시(community-based no code order)를 얻는 방법을 제공함으로써 이러한 요구에 대해 다루고 있다. 이 양식은 'EMS-No CPR orders', 'portable no code orders', 'community-based DNR order' 등의 다양한 이름을 가지고 있다. 여기에는 주치의나 전문간호사(nurse practitioner), 그리고 대상자나 법적 대리인의 날인이 필요하다. 이 지시는 사전 지시서와는 달리 건강관리제공자를 통해 얻어야 한다. 공동체적 소생술금지지시(community-based no code order)는 응급실 직원이 호출됐을 때 소생술을 시도하지 않는 채로 대상자와 가족에게 관리와 지지를 제공할 수 있게 해준다.
- **선한 사마리아인 법.** 응급상황에 처한 대상자를 돕고 적절한 간호를 제공한 건강관리전문가의 책임을 감면해 주는 법으로 응급상황에 처한 대상자를 도울 목적으로 행한 응급처치 등이 본의 아니게 재산상의 피해를 입혔거나 사망에 이르게 한 경우, 고의 또는 중대한 과실이 없는 한 형사상의 책임을 감면해 주는 법률상 면책을 말한다. 이러한 도움은 법적 문제보다는 윤리적 의무가 된다. 이는 간호사의 책임을 제한하지만, 심각한 과실에 대한 책임을 질 수 있다. 도움을 주는 간호사는 추가 지원을 받을 때까지 남아 있어야 하며, 요청이 없는 한 구조요원에게 치료를 양도해야 한다. 응급지원은 일반적으로 간호사 업무에 벗어나므로 고용주의 과실관련 의료보험 혜택이 제공되지 않는다. 이는 간호사가 보험에 가입해야 하는 또 다른 이유이기도 하다(표 7-3).

표 7-3 처벌 전 과실정책 질문

	질문내용
보상범위	이 보험의 적용범위는? 임상실무에서 내가 하고 있는 것을 포함하고 있는가?
보상제외	보험적용 범위에서 제외되는 것은?
정책 한도	정책 한도는 무엇인가?
정책적용 범위 유형	청구 또는 발생에 따라 제공되는 정책인가? 발생하는 것이 가장 좋다.
재정 안전성	정책이 다른 사람에 의해 사용되고 있는가? 정책을 승인하는 회사나 정책의 재무 안정성 등급은 어떠한가?

출처: Buppert, C. (2011). Three frequently asked questions about malpractice insurance. *The Journal of Nurse Practitioners, 7*(1), 16~17.

7) 법적으로 스스로를 보호하기

간호사는 여러 가지 방법으로 배임행위를 포함한 법적인 위험성을 최소화할 수 있다. 첫째, 간호사는 업무가 발전하는 추세에 따라야 한다. 평생교육은 일반적인 간호와 특수 간호에 대한 지식을 갖추는 데 절대적으로 필요하다. 또한 간호사는 간호를 관장하는 규정에 대해 잘 알고 있어야 한다.

(1) 전문직 실무

간호에 대한 정책, 절차, 프로토콜 또는 표준화된 간호계획을 개발하는 간호사는 그 내용이 자신의 실무와 시설에 대해 또는 양쪽 모두에 대해 현실적인 내용이 되도록 분명히 해야 한다. 이런 표준은 근거중심적이어야 하고, 이용 가능한 자원을 가진 실행 가능한 것이어야 하며, 이러한 지침을 따를 인력과 장비는 어느 때라도 동원 가능해야 한다. 다양한 업무환경에 적용할 표준을 개발하는 사람은 자원의 차이점을 염두에 두어야 하고 규모, 자산, 지리적 위치에 있어서 시설마다 다르다는 것을 기억해야 한다. 정책을 만드는 데 관여하는 사람은 간호의 요구에 맞추어 적시에 합리적으로 정책을 계속 갱신해야 할 필요가 있다. 새로운 지식을 적용해야 하고 정책, 절차, 규약을 준수해야 한다. 비현실적인 정책과 절차를 제기하면 제대로 수행되지 않으며, 배임행위 소송이 발생할 수 있게 된다.

대상자의 상태를 모니터하고 관찰하며, 기록해야 한다. 대상자가 병원에서 수술 후 회복 중인지 가정 간호를 받으며 만성질환에 대처하는 중인지, 또는 직접적인 관찰이 제한된 환경(예: 전화 초진 간호사)에 있는지와 상관없이 대상자에 대한 사정을 기록해야 한다. 대상자 상태의 유의한 변화는 적시에 의사나 다른 전문가에게 보고해야 한다. 의사에게 보고하는 것도 역시 기록한다. 의사가 추후에 사정이나 치료를 하지 않으면, 간호사가 의사의 관리에 대해 문제를 제기할 필요가 있다. 배임행위를 보고도 간호사가 의사에게 문제제기를 하지 않을 때에는 병원과 간호사가 책임을 질 수도 있다. Reinen v. Northern Arizona Orthopedics, LTD(2000)에서는 당뇨가 있는 대상자가 상처 수술 후에 상태가 나빠지던 중 간호사가 연속되는 지시를 따르지 않았다고 한다. 항소심에서는 비정상적인 검사 결과를 확인하고, 대상자의 위독한 상태를 치료하기 위해 간호사가 의사를 데려오지 않았다면 배임행위라 할 수 있다고 판결했는데, 간호사는 법관이 예상한대로 상관의 도움을 구하지 않았다.

(2) 전문직 책임보험

모든 의료 전문가들에 대한 의료보험 청구가 증가하고 있다. 간호사는 간호사와 관련된 어떤 행위에 대해 고소를 당할 수도 있고, 고용의 한계를 벗어나 고소될 수도 있으므로 간호사 개인 보험에 가입해야 한다. 간호대 학생이 적절한 감독하에 실습하는 것이라면, 학생 임상실습에 대한 보상보험이 된다. 간호배상책임보험에 대한 정보를 얻으려면, 주 정부의 장기요양기관협회 페이지를 방문하거나 인터넷을 검색한다. 보험 가입 전에 전문직 책임보험에 관한 몇 가지 질문이 있다(Buppert, 2011).

(3) 기록

기록(documentation)은 정확하고 완전해야 하며, 제공된 간호와 동시성이 있어야 한다. 사건이 일어나기 전에 미리 기록하는 것을 피해야 하는데, 이는 간호사가 법정 소송의 위험을 스스로 만드는 가장 쉬운 길이기 때문이다(Singh, 2010). 기록은 상례기록지(flow sheet), 체크리스트(check list) 또는 이야기 등의 형태에 정상 결과를 포함해야 한다. 기관의 정책이나 대상자의 상태에 따라 활력징후를 사정하고 기록하며, 위중한 상태일 때에는 정확한 시간과 내용을 기록에 적는다. 기록은 객관적이어야 하며, 의무기록에는 대상자, 제공자, 가족구성원에 대한 비판이나 부정적인 언급이 들어가서는 안 된다. 절대

치료적 대화: 윤리적 문제

사례

전이된 악성종양 때문에 복부에 대수술을 받은 이후로 무의식 상태인 김 부인은 중환자실에 3주째 입원해 있는 중이다. 그녀의 23세 딸인 이 양이 의사, 간호사와 의논하고 있다. 이 회의는 김 부인에 대한 계획과 그 근거에 대해 다시 설명하기 위한 것이다. 이 양은 어머니의 예후에 대해 혼란스러워 보인다.

비효율적 대화

의사 어머니의 정맥주사와 산소공급을 왜 줄이는지에 대해 다시 이야기를 해야 합니다.

이 양 어머니 상태가 좋아지고 있어서 줄이는 줄 알았어요! 뭣들을 하고 있는 건지 이해가 안 되네요. (울기 시작하고 화난 듯 보인다.)

손 간호사 이 양, 나는 이 양의 어머니가 전혀 좋아지고 있지 않고, 사실, 아마도 무의식 상태에서 전혀 벗어나지 못할 것이라는 걸 이미 알고 있다고 생각했어요. (부드럽지만 단호하게 말한다.)

이 양 아니요. 난 몰랐어요! 엄마는 아직도 젊고 여태껏 이렇게 아픈 적이 없었어요. 어떻게 죽어갈 수가 있죠? 살기 위해 필요한 것들을 당신들은 어떻게 빼앗아갈 수 있는 거죠?

손 간호사 이해하기 어렵다는 걸 알아요. 제 생각에는 목사님과 나머지 가족들에게 연락해서 이 문제에 대해 얘기하고 어떻게 할지 결정하는 게 좋을 것 같군요.

이 양 가족 변호사도 불러야겠어요. 여기 뭔가 이상한 일이 벌어지고 있어요! (전화가 있는 곳으로 성큼성큼 걸어가면서 운다.)

효율적 대화

의사 어머니의 정맥주사와 산소공급을 왜 줄이는지에 대해 다시 이야기를 해야 합니다.

이 양 어머니 상태가 좋아지고 있어서 줄이는 줄 알았어요! 뭣들을 하고 있는 건지 이해가 안 되네요. (울기 시작하고 화난 듯 보인다.)

의사 이 양, 난 정말 알고 있는 줄 알았어요. 이 문제로 당황하게 해서 미안해요.

김 간호사 이 양, 어머니를 뵈러 들어갔을 때 뭘 보았는지 말해 볼래요? (어떤 추정을 하기 전에 그녀의 견해를 사정한다.)

이 양 엄마가 조용히 쉬면서 자는 것처럼 누워 있는 걸 보았죠. (조용히 울면서 경직되게 얼굴을 찌푸리고 있다.)

김 간호사 우리는 지난 몇 주간 어머니의 변화를 알아챘어요. 이 양은 어떤가요? (그녀가 인식했는지 사정한다.)

이 양 글쎄요…. 엄마가 점점 창백해지고, 무언가를 해도 더 이상 움직이지 않는다는 걸 눈치챘어요. 그게 무슨 의미가 있다고 생각하는군요! (놀라고 동시에 화난 듯 보인다.)

김 간호사 네, 우린 어머니가 더 깊은 무의식으로 들어가고 있고 헤어나올 확률이 매우 낮다고 생각해요. (간호사와 의사는 무의식에 대해서, 무의식과 암의 관련성에 대해서 조금 더 설명한다.)

이 양 (머리를 손에 묻고 조용히 운다. 방은 조용하다. 고개를 든다.) 이럴 줄 알았어요. 의사가 전에 그런 이야기를 했었어요. 난 믿고 싶지 않았죠.

김 간호사 사랑하는 사람을 포기하는 게 힘들다는 걸 알아요. 우리가 여전히 어머니를 적극적으로 돌보고 있다는 걸 장담하지만, 회복을 바라기보다는 자연스럽고 편안한 임종을 맞는 것으로 목표가 바뀌었어요. 앞으로 며칠간 어떤 일들을 예상해야 하는지와 어머니를 돌보는 데 이 양이 어떻게 도울 수 있는지에 대해 조금 더 얘기하는 게 좋을 것 같군요. 괜찮겠어요?

이 양 네, 그게 좋겠어요. 하지만 내가 울더라도 괜찮으면 좋겠네요. 난 엄마가 좋아질 것이라고 생각했었거든요.

김 간호사 충분히 이해할 수 있어요. 우린 괜찮아요. (이 양과의 대화는 지속된다. 간호사와 의사는 목사, 아버지, 형제들의 지지를 제안한다. 다음날 모두 모여 가족회의를 하기로 한다.)

비판적 사고를 위한 과제

- 다음 두 대화의 주요 차이점은 무엇인가?
- 김 간호사가 김 씨 부인의 가족을 간호하는 데 윤리지침의 어떤 항목을 반영했는지 구분한다.
- 대상자를 위한 미국병원협회의 '입원기간 동안 기대할 내용'을 살펴본 후에, 어떤 주제가 특히 김 씨 부인 가족의 상황과 관련이 있는지 제시한다.
- 대상자가 누구인지 설명한다(김 씨 부인, 이 양, 또는 그 가족).

로 지우거나 수정액을 이용해서 이미 기입한 것을 없애서는 안 되는데, 실제로 원래 쓰여 있던 내용보다도 지우거나 감추려 한 문제가 더 해로운 것이라는 추정(presumption) 때문인 것이다. 실수가 있는 부분에 줄을 긋고 간호사의 이니셜을 기입하여 간호기록 실수를 교정한다. 낙상이나 투약사고와 같은 특정한 사건이 일어나면, 다음의 원칙에 따른다.

- 대상자와의 신뢰관계(rapport)를 유지한다. 스트레스와 불확실성을 겪고 있는 대상자와의 의사소통을 피하지 않는다. 가능하면 간단한 설명을 제공하되, 솔직하고 침착하게 다른 사람을 비난하지 않으면서 설명한다.
- 경과일지와 자신이 속한 기관의 적합한 양식에 사건을 기록한다. 사건보고서는 사건 주변의 정황들을 상기시키는 데 도움이 된다. 사건보고서는 지속적인 질적 향상을 도모하는 데 유익하다.

간호학생은 아직까지는 전문적인 훈련범위 내에서의 업무만 실시해야 한다. 간호사가 나타낼 수 있는 권한과 같은 수준의 권한으로 행위를 수행하며, 임상실습 지도자의 보호 아래, 간호학생도 할당된 업무를 수행할 수 있다. 간호학생도 자신의 배임행위나 과오에 대해 책임을 지며, 임상실습 지도자나 학교에도 역시 책임을 지울 수 있다.

주요개념

- 가치는 개인의 삶에 중요한 시간을 위해 인내하는 의사결정을 위한 표준이다.
- 간호사 혹은 임상가와 관련된 윤리를 이해하기 위해서 개인의 도덕성, 가치, 기관의 정책, 법적 책임 등과 전문직 윤리를 구별하는 것이 중요하다.
- 건강관리 윤리의 원칙에는 선행, 악행금지, 자율성, 정의가 포함된다.
- 전문가-대상자 관계에 대한 권리와 전문직 윤리의 법칙에는 진실성, 성실, 사생활보호, 비밀유지가 포함된다.
- 간호법은 간호의 표준에 대한 지침을 제공한다. 법령이나 규정에 명시되어 있는 간호행위의 현행 표준과 전문직 단체의 표준 및 현행 문헌을 따르는 것은 법적 문제의 위험을 최소화하는 데 도움을 준다.
- 배임행위의 4가지 요소는 의무, 의무불이행, 인과관계, 상해이다.
- 간호사는 법적 소송을 통해 업무와 관련한 심문을 받을 수 있으므로 전문직 책임보험에 들어 자신을 최대한 보호할 수 있도록 해야 한다.
- 분명하고 정확한 기록은 대상자에게 제공된 간호를 입증해 줄 것이다.

REFERENCES

Abner, C. (2014). Two classes of care: The ethical dilemma of providing access to electronic health data and resources. *Nurse Leader, 12*(4), 74–77.

American Nurses Association. (2015). *Code of ethics with interpretative statements.* Retrieved April 27, 2015, from http://www.nursingworld.org/MainMenuCategories/EthicsStandards/CodeofEthicsforNurses/Code-of-Ethics-For-Nurses.html

American Hospital Association. *The patient care partnership: Understanding expectations, rights and responsibilities.* Retrieved October 25, 2014, from http://www.aha.org/advocacy-issues/communicatingpts/pt-care-partnership.shtml

Beauchamp, T. L., & Childress, J. F. (2012). *Principles of biomedical ethics* (7th ed.). New York, NY: Oxford University Press.

Buerhaus, P. I., Donelan, K., DesRoches, C., & Hess, R. (2009). Registered nurses' perceptions of nursing staffing ratios and new hospital payment regulations. *Nursing Economics, 27*(6), 372–376.

Buppert, C. (2011). Three frequently asked questions about malpractice insurance. *The Journal of Nurse Practitioners, 7*(1), 16–17.

Carrese, J. A., & Rhodes, L. A. (2000). Bridging cultural differences in medical practice: The case of discussing negative information with Navajo patients. *Journal of General Internal Medicine, 15*(2), 92–96.

Council on Community Pediatrics and Committee on Native American Child Health. (2010). Policy statement—health equity and children's rights. *Pediatrics, 125*(4), 838–849. Epub 2010 Mar 29.

DeCamp, M., Farber, N., Torke, A., George, M., Berger, Z., Keirns, C., et al. (2014). Ethical challenges for accountable care organizations: A structured review. *Journal of General Internal Medicine, 29*(10), 1392–1399.

Dunlop, S. (2008). The dying child: Should we tell the truth? *Paediatric Nursing, 20*(6), 28–31.

Elliott, L., & Hunter, D. (2008). The experiences of ethics committee members: Contradictions between individuals and committees. *Journal of Medical Ethics, 34*(6), 489–494.

Erikson, E. (1982). *The life cycle completed.* New York, NY: W. W. Norton & Co.

Erlen, J. A. (2010). Informed consent: Revisiting the issues. *Orthopedic Nursing, 29*(4), 276–280.

Fairchild, R. M. (2010). Practical ethical theory for nurses responding to complexity in care. *Nursing Ethics, 17*(3), 353–362.

Finset, A., Heyn, L., & Ruland, C. (2013). Patterns in clinicians' responses to patient emotion in cancer care. *Patient Education & Counseling, 93*(1): 80–85.

Gallagher, A., & Tschudin, V. (2010). Educating for ethical leadership. Nurse Education Today, 30, 224–227.

Ganzini, L., Volicer, L., Nelson, W. A., Fox, E., & Derse, A. R. (2004). Ten myths about decision-making capacity. *Journal of the American Medical Directors Association, 5*(4), 263–267.

Hall, B., Kalven, J., Rosen, L., & Taylor, B. (1982). *Readings in value development.* Ramsey, NJ: Paulist Press.

Høye, S., & Severinsson, E. (2010). Professional and cultural conflicts for intensive care nurses. *Journal of Advanced Nursing, 66*(4), 858–867.

Hofstede, G. (2001). *Culture's consequences: Comparing values, behaviors, institutions, and organizations across nations.* Thousand Oaks, CA: Sage.

Hunt, M., & Carnevale, F. (2011). Moral experience: A framework for bioethics research. *Journal of Medical Ethics, 37,* 658–662.

International Council of Nurses. (2012). *International Council of Nurses Code of Ethics for Nurses.* Geneva, Switzerland:. Retrieved October 25, 2014, from http://www.icn.ch/images/stories/documents/about/icncode_english.pdf

Jeffs, L., Espin, S., Rorabeck, L., Shannon, S., Robins, L., Levinson, W., et al. (2011). Not overstepping professional boundaries: The challenging role of nurses in simulated error disclosures. *Journal of Nursing Care Quality, 26*(4), 320–327.

John, K., Reyes, B. J., Thachil, R., Flaherty, S., & Emmett, M. (2007). Brain death: A challenging diagnosis in trauma patients. *West Virginia Medical Journal, 103*(3), 13–16.

Kagan, P., Smith, M., & Chinn, P. (2014). *Philosophies and Practices of Emancipatory Nursing: Social Justice as Praxis.* New York, NY: Routledge.

Levati, S. (2014). Professional conduct among registered nurses in the use of online social networking sites. *Journal of Advanced Nursing,* 70(1), 2284–2292.

McMullen, P., Howie, B., Howie, W., & Philipsen, N. (2013). Caring for the dangerous patient: Legal and ethical considerations. *Journal for Nurse Practitioners, 9*(9), 568–575.

Mitchell, G., McCollum, P., & Monaghan, C. (2013). Disclosing a diagnosis of dementia: A background to the phenomenon. *Nursing Older People, 25*(10), 16–21.

Philipsen, N., Murray, T., Wood, C., Bell-Hawkins, A., & Setlow, P. (2013). Surrogate decision making: How to promote best outcomes in difficult times. *Journal for Nurse Practitioners, 9*(9), 581–587.

Pignone, M., Fagerlin, A., Abhyankar, P., Col, N., Feldman-Stewart, D., Gavaruzzi, T., et al. (2012). Clarifying and expressing values. In R. Volk & H. Llewellyn-Thomas (Eds.). *2012 Update of the International Patient Decision Aids Standards (IPDAS) Collaboration's Background Document.* Chapter D. Accessed 10/26/14 from http://ipdas.ohri.ca/resources.html

Randall, F., & Downie, R. (2010). Assisted suicide and voluntary euthanasia: Role contradictions for physicians. *Clinical Medicine, 10*(4), 323–325.

Reinke, L., Shannon, S., Engelberg, R., Young, J., and Curtis, J. (2010). Supporting hope and prognostic information: Nurses' perspectives on their role when patients have life-limiting prognosis. *Journal of Pain and Symptom Management, 39*(6), 982–992.

Rose, R. (2014). Five ways to avoid noncompliance with privacy laws. *Healthcare Financial Management, 68*(2), 40.

Schoen, C., & Doty, M. M. (2004). Inequities in access to medical care in five countries: Findings from the 2001 Commonwealth Fund International Health Policy Survey. *Health Policy, 67*(3), 309–322.

Singh, T. (2010). Avoid malpractice & protect your license: Never pre-chart! *Nevada RN Formation, 19*(2), 12.

Ulrich, C. M., Taylor, C., Soeken, K., O'Donnell, P., Farrar, A., Danis, M., et al. (2010). Everyday ethics: Ethical issues and stress in nursing practice. *Journal of Advanced Nursing, 66*(11), 2510–2519. Epub 2010 Aug 23.

Weld, K. K., & Garmon Bibb, S. C. (2009). Concept analysis: Malpractice and modern-day nursing practice. *Nursing Forum, 44*(1), 2–10.

Whittington, A., & Mack, E. (2010). Inspiring courage in girls: An evaluation of practices and outcomes. Journal of Experiential Education, 33(2), 166–180. DOI:10.5193/JEE33.2.166

Wocial, L. D., Bledsoe, P., Helft, P. R., & Everett, L. Q. (2010). Nurse ethicist: Innovative resource for nurses. *Journal of Professional Nursing, 26*(5), 287–292.

Legal Case References

Bailey v. Cooper Green Hospital et al., Ala. S. Ct., 2000 Ala. LEXIS 550 (2000).

Duggan v. Board of Registration in Nursing, 456 Mass. 666, N.E.2d, 2010 WL 1797114 (2010).

Duncan v. Scottsdale Medical Imaging, Ltd., 205 Ariz. 306; 70 P.3d 435; Ariz. LEXIS 82; 415 Ariz. Adv. Rep. (2003).

Iacano v. St. Peter's Medical Center, 760 A.2d 348 N.J. Super. Ct. App. Div. (2000).

Powell v. Methodist Healthcare–Jackson Hospitals, 876 So.2d 347; Miss. LEXIS 779 (2004).

Reinen v. Northern Arizona Orthopedics, LTD, 991 P.2d 242, 2000; Ariz. LEXIS 1 (2000).

Sewell v. King County Hospital District, No. 2, Wash. App. LEXIS 968 (2004).

Singleton v. AAA Home Health, Inc., 772 So.2d 346 La. App. (2000).

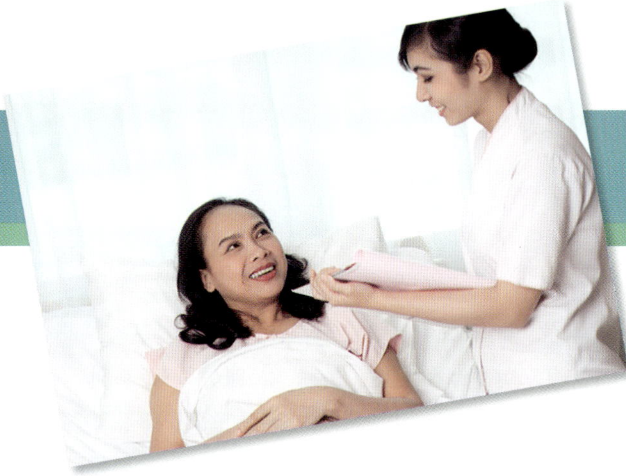

CHAPTER 8

간호연구와 근거기반간호

Nursing Research and Evidence-Based Care

Phyllis J. Eide and Ryan Townsend

주요용어

가설 hypothesis
간호연구 nursing research
관계망 networking
근거기반실무 evidence-based practice
기밀유지 confidentiality
독립변수 independent variable
메타분석 meta-analyses
문제진술 problem statement
문헌고찰 literature review
변수 variables
양적 연구 quantitative research
연구방법 methods
연구설계 research design
이론 theory
익명성 anonymity
전경질문 foreground questions
종속변수 dependent variable
질적 연구 qualitative research
체계적 고찰 systematic reviews
코크란 데이터베이스 Cochrane Database of Systematic Reviews

비판적 사고를 위한 사례

김 간호사는 종합병원 재활병동에서 근무하고 있다. 재진을 위해 대상자의 방에 들어갔을 때, 협력 대학의 간호학과 대학원생이라고 자신을 소개한 실험가운을 입은 학생과 대상자가 진지하게 대화하고 있는 것을 보았다. 대학원생은 석사학위 논문을 위한 연구수행을 하는 중이라고 이야기하였다. 그러나 이 대상자가 간호평가를 위한 연구에 참여하기로 협의한 적이 없으며, 김 간호사는 이 대학원생이 재활병동에서 자료수집을 해도 되는지 알지 못했다. 근무를 시작하면서 대상자 기록지를 검토했을 때 어떤 연구에 참여하겠다고 서명한 사전 동의서도 없었다. 대학원생은 대상자와 단지 면담만 하는 것이지, 어떤 치료를 한다던가 대상자에게 위해가 될 것은 없다고 한다. 그러므로 동의서를 받을 필요는 없다고 생각하고 있었다.

이 장을 학습한 후, 위의 사례를 읽고 다음의 내용에 대하여 비판적 사고를 적용하여 복습한다.

1. 연구 수행 중 대상자의 권리 보호에 대해 이해한 것을 토대로 대학원생의 행동에 대해 비판한다.
2. 연구 수행 중 대상자의 권리 보호에 대해 이해한 것을 토대로 대학원생을 지도하는 교수진의 행동에 대해 비판한다.
3. 대상자 권리에 대해 이해한 내용을 기초로, 대학원생의 대응에 대한 김 간호사의 반응을 묘사한다.
4. 이해한 내용을 명확히 하고 대학원생의 반응을 고려한 후, 앞으로 어떻게 대처할 것인지를 제시한다.

학습목표

1. 간호연구의 역사적 가치를 안다.
2. 근거기반 연구가 간호실무에 미치는 공헌에 대해 설명한다.
3. 근거기반 연구의 역할에 대해 논의한다.
4. 초보단계의 전문직 간호학생(beginning professional nursing student)을 위한 연구 과정을 검토한다.
5. 간호연구에 관련된 법적 · 윤리적 쟁점에 대해 요약한다.

생의학적 · 환경적 · 심리학적 · 사회적 연구는 현대 건강관리에 있어 획기적인 진보를 이루어냈다. 그러한 진보의 한 예가 정보와 기술(생명공학 포함)의 교차영역에 있으며, 건강에 영향을 미치고 있다. Christensen과 Petrie(2012)는 정신건강 분야의 발전을 가속화하는 핵심요소로써 웹 2.0의 정보에 대한 접근을 빠르게 확장할 수 있는 능력과 함께 이러한 기술의 교차영역임을 확인하였다.

연구를 수행하는 주요 이유 중 하나는 전문직 지식체계의 확장에 있다. 현재, 결과에 초점을 둔 연구나 근거기반 연구는 수혜자의 건강 성과 개선이라는 희망을 가지고 임상 전문의의 실무를 모델 삼아 이루어지고 있다. 이런 종류의 '전환(맞춤형)'(translational) 연구형태는 이론과 실무 간에 다리가 되며, 임상위주의 과정(bedside process)으로 인해 'bench-side(실험실의 의자에서 유래한)'로 불리기도 한다. 임상관찰이 실험실로 전해지면 다른 방식으로 진행되기도 한다(Memorial Sloan-Kettering Cancer Center, 2010).

이 책의 목적 중 하나는 일상적인 간호실무에서 연구의 중추적 역할을 강조하는 것이다. 이 책에서는 각 장마다 강조하는 'PICO'가 제시되어 있다. 각 장에서 중심 개념을 학습할 때, 연구정보를 읽고 깊이 생각하여 적용해 본다.

간호전문가가 연구에 근거한 치료 방법을 선택할 때, 간호실무와 대상자에게 나타난 성과는 향상된다. 검증되지 않은 치료로 대상자가 경험하는 성과를 개선하거나 변화할 수도 있으나, 똑같은 치료가 다음에도 비슷한 정도의 증상개선 효과를 보인다는 보장은 없다. 연구에 근거한 간호실무는 간호를 증진하기 위함이다.

간호과학은 다른 과학, 특히 생물심리사회학적(bio-psychosocial) 영역(예: 생리학, 약리학, 심리학과, 사회학 등)에 크게 기초하고 있다. 간호사는 임상실무에 적용할 지식을 확인하면서 '좋은' 연구와 '부족한' 연구를 구분할 수 있어야 한다. 그러기 위해서 간호사는 연구방법에 대한 실용적 지식이 필요하고, 연구를 적용하기 위해서는 먼저 논문 읽기 능력과 비판 능력이 있어야 한다. 이 장에서는 간호학생들이 연구 과정을 이해하고, 특히 간호실무에 연구를 적용할 수 있도록 돕는 것이 목표이다. 연구의 실무 적용은 모든 간호실무의 토대를 형성하고 간호사 경력을 유지하도록 하며 대상자에게 나타나는 성과를 증진한다.

1. 간호와 연구

이 장에서 연구란 연구 질문이나 가설을 검증하고 수집한 자료로부터 결론을 도출하기 위해 설계한 형식을 갖춘 체계적 조사 과정으로 정의한다. 형식을 갖춘 연구 과정과 간호교육의 통합 과정인 간호과정 양식 간에는 많은 유사점이 있다.

간호연구는 간호실무에서 겪는 문제 및 대상자 간호의 판단양식, 즉 지지와 안위, 손상예방, 회복 도모, 건강교육, 건강평가, 건강상태 조정(coordination) 등에 대한 체계적 탐구이다(Gortner, 1975; Polit & Beck, 2011; LoBiondo-Wood & Haber, 2013). 간호연구는 간호에 중점을 두며, 다른 학문에서 나타나는 행동과는 차별화되는 간호행위에 의해 진행된다(Neiswiadomy, 2010). 연구의 목적은 특정 문제("거주자들이 왜 운동시설을 사용하지 않는가?")나 상황을 이해하기 위한 것이다("어떤 경험이 있었는가?")(Richards, Morse, 2012). 임상 간호연구는 간호실무를 안내하도록 설계되었으며, 일반적으로 간호실무에서 발생하는 질문으로 시작한다(Polit & Beck, 2014; LoBiondo-Wood & Haber, 2013).

근거기반실무란, 병태생리학적 지식과 개인적 경험이 의사결정을 내리기에 필요하지만, 충분하지는 않다는 것을 기반으로 한 건강관리 접근법이다. 이는 최적의 근거(간호사 및 기타 의료전문가가 수행한 연구에서 얻은)를 바탕으로 연구결과를 활용한 의사결정을 강조한다(Polit & Beck, 2011). 근거기반실무의 개념은 지난 35년간 발전해 왔으며(Polit & Beck, 2011), 최근에는 많은 잡지의 연구논문과 교과서가 근거기반실무과정에 필요한 단계를 규명하는데 주력해왔다. 의학적인 의사결정은 가능한 한 경험이나 의견보다는 확실한 과학적 근거에 기초해야 하고, 개인적인 임상경험과 체계적 연구로부터 얻은 활용 가능한 외부 임상근거를 통합해야 한다(Leape, Berwick, & Bates, 2002; Cochrane Collaboration, 2015)(Box 8-1). 과학적 연구 결과의 활용을 근거기반간호라고 한다(LoBiondo-Wood & Haber, 2013; Cullum, Ciliska, Haynes, & Markes, 2008).

간호연구는 실무자가 진리 탐구에 흥미를 갖는 연구라는 점에서 다른 학문과의 차별성을 보인다. 대상자의 건강증진에 흥미가 있는 간호사는 근거기반실무의 기초를 형성하는 참된 증거를 개발하기 위해 설계된 체계적 조사에 참여한다(Polit & Beck, 2011). 연구를 기반으로 밝혀진 양상을 통해 앞으로의 간호성과를 예측할 수 있고, 건강관리 실무에서

Box 8-1 근거기반연구의 실무적용 사례: 체계적 검토에 대한 소개

건강관리전문가는 대상자 간호와 관련된 결정을 내릴 때 교육, 경험, 동료와의 상담, 최근 연구 등 여러 가지를 참조한다. 건강관리 영역의 모든 학문은 근거기반실무를 강조하고 있다.

근거기반의 임상실무는 대상자 간호에 대한 의사결정을 돕기 위해 임상의가 최근의 연구를 사용하는 건강관리 접근법으로, 개인의 임상경험과 체계적 검토를 거쳐 가장 이용 가능한 외부의 임상근거를 통합하는 것을 말한다.

간호사는 근거기반실무를 여러 가지 방식으로 이용할 수 있다. 예를 들면 유치 도뇨관 관리, 기관의 광범위한 정책에 대한 기술, 특정 병동의 간호사-대상자 비율을 결정하는 데에도 사용할 수 있다. 이 모든 경우에 있어 근거기반간호는 질문에 대답하기 위한 것이다. 연구에서는 어떻게 이 문제를 더 잘 처리할 수 있다고 제시하는가?

연구와 관련된 한 가지 문제는 어떤 한 주제에 대한 연구결과가 많지 않다는 것이다. 체계적 고찰(systematic reviews)은 특정 주제에 관한 연구문헌을 살펴볼 수 있는 방법이고, 관련연구를 규명하고, 선택하고, 비판적으로 평가하는 확실한 방법을 사용한다. 체계적 고찰을 포함한 범주를 사용함으로써 편견의 가능성을 최소화시켜준다. 메타분석(meta-analyses)은 질적 통계를 사용한 몇 편의 연구결과를 결합시켜주는 체계적 고찰이다.

체계적 고찰에 대한 데이터베이스를 이용함으로써 확인할 수 있다. 이러한 데이터베이스 중 하나가 코크란 데이터베이스(Cochrane Database of Systematic Reviews, CDSR)이다. 코크란 데이터베이스는 건강관리 중재의 효과에 관한 체계적 검토와 프로토콜을 소장하고 있는 전문 검색이 가능한 데이터베이스이다(고찰은 지금도 계속 진행되고 있다). 코크란 데이터베이스에서 이용 가능한 대부분의 검토는 무작위 대조시험(RCT)으로, 양질의 기준을 갖춘 체계적 고찰이다.

이 책은 간호의 임상 관련 영역을 취해 코크란 데이터베이스에서 이용 가능한 자료를 요약하여 제시하였다. 간호사가 데이터베이스 사용에 능숙해지고, 이것이 임상실무에서 중요하게 사용되고 있다는 것을 깨닫고 연구에 기초한 실무에 대한 눈을 뜨며, 임상간호에 실제 적용토록 하는 것이 집필의 목적이다.

필수요소 지식을 도출할 수 있다(Crockett, 2013). 전인적 간호를 하는 간호사는 주관적이며 객관적 형태의 지식(반영에 연결된 지식은 간호지식 전체를 구성한다) 모두를 포함하는 복잡한 지식을 소유해야만 한다(Mantzoukas & Jasper, 2008)(표 8-1).

연구는 임상실무 영역 모두에 영향을 미치며, 특히 간호 목적과 관련이 있다(그림 8-1). 미국간호협회(American Nurses Association, ANA)의 Research Agenda(2011)에서는 대상자 간호 질의 결과에 대한 옹호자로서, 근거기반실무 연구를 사용할 것을 요구한다. 미국간호협회에 의해 간호의 질관리와 관련된 영역으로 대상자 안전, 간호 효율성 개선, 인구 보건, 인구 수요 충족을 위한 노동력 혼합이 포함된다. 특수 부서에서 이루어지는 화상 간호관리(Murphy &

표 8-1 간호실무에서 사용되는 지식의 개념화

지식 유형	설명
기술된 원칙에 기반한 지식	초기 간호지식은 적절한 간호를 제공할 때 기술된 원칙에 의해 생겨남. 이 지식은 설명할 수 있는 능력이 부족하고 속성상 권위적임(예: 의사와 간호관리자 등)
이론적 지식의 발달	간호실무에 대해 양적이고 측정 가능한 정보를 제공하며 공식적 간호교육을 통해 습득된 지식임. Peplau, Orem, Roy와 같은 간호이론 개척자를 예로 들 수 있음
실무지식을 반영하는 발달	주관적이고 맥락에 기반한 지식
근거기반 지식의 발달	객관적이고 맥락없음에 기반한 지식

출처: Mantzoukas, S., & Jasper, M. (2008). Types of nursing knowledge used to guide care of hospitalized patients. *Journal of Advanced Nursing, 62*(3), 318~326.

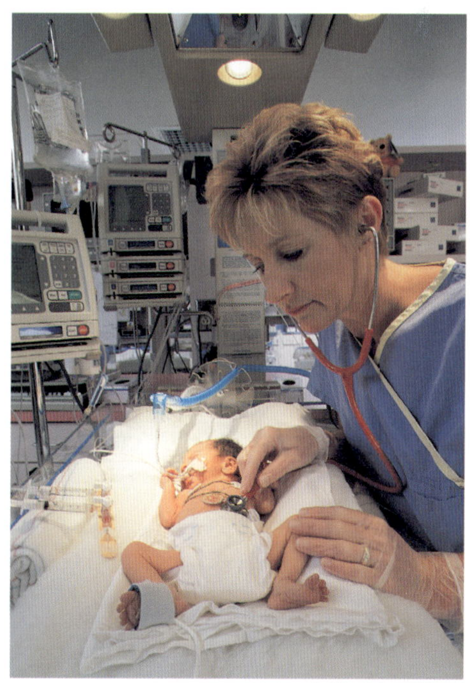

그림 8-1 임상연구는 간호실무를 정의하고, 간호표준을 세운다. 신생아 체온조절에 관한 연구결과는 신생아 동안 근거기반간호를 증진할 수 있다.

Amblum, 2014). 통증관리(Choi, Kim, Chung, Ahn, Yoo et al., 2014), 중환자를 위한 구강관리(Ganz, Ofra, Khalaila, Levy, Arad et al., 2013)는 간호사가 관심을 가질 수 있는 관련 연구이다. 노인대상자를 위해 일하는 간호사는 낙상 예방에 관한 논문(Lang, 2014) 또는 통증, 통증장애 및 우울증에 관한 심리치료의 효과를 검토하면 도움이 될 수 있다.

1980년대 질병관리본부(CDC)에서 수집한 홍역 대상자의 관찰 결과, 학령기 아동과 청소년에서의 홍역 발생이 기본 예방접종 투여 저조와 관련이 있다는 결론이 나왔다. 이로 인해 초등학교나 중학교에 입학하는 아동에게 MMR(melases, mumps, rubella virus vaccine live) 추가접종을 하도록 의무화되었기 때문에 이 연구는 지역사회 간호실무에 직접 영향을 미치게 되었다(CDC, 1999; Immunization of adolescents, 1996). 홍역과 관련된 치료법은 질병관리본부 사이트(http://www.cdc.gov/measles/)를 통해 알 수 있다.

전문가들은 연구를 주의 깊게 고찰하거나 전문가 혹은 패널을 통해 자신의 영역과 관련된 연구에 익숙해진다. 연구 초점은 전문 간호사가 자신의 전문직을 보는 관점에 따라 순수한 연구에서 성과 중심 연구로 바뀌고 있다.

간호사가 임상실무에서 마주치게 되는 많은 문제는 모든 연령대의 사람에게 영향을 미치지만, 일부 문제는 특정 연령 혹은 특정 대상자에게 한정되는 경우도 있다. 어떤 간호사는 에어로빅 운동이 건강한 노인에게 미치는 유익성에 관심이 있을 수 있고, 어떤 간호사는 관상동맥우회술을 받은 대상자의 체위가 산소포화도에 미치는 효과에 관심이 있을 수 있다. 또한 심장 관리는 연구와 실습을 모두 안내할 수 있는 Kolcaba's comfort theory를 적용한 것으로도 알 수 있다(Krinsky, Murillo, & Johnson, 2014).

기업 수준에서 의료 서비스 개선에 대한 노력은 카이저 퍼머넌트의 지역보건 사업에서 찾아볼 수 있다. 이 사업에 참여한 40개 이상 지역사회의 최종 목적은 신체활동 증가, 건강한 식단, 비만 감소 및 고혈압 관련 개선 같은 건강 결과 수준에 대한 개선이다. 이에 카이저 퍼머넌트는 "데이터를 단순히 증명할 뿐만 아니라 개선할 수 있는 데이터 사용"에 착수했다(Kaiser Permanente, 2014).

간호연구의 초점은 간호실무를 지도할 기본 지식을 생성하는 데 있다(LoBiondo-Wood & Haber, 2013). 인터넷을 널리 이용하게 되면서, 간호사도 건강관리에 관한 정보를 검색하고 발견하며, 적용하는 능력이 확산되었다. 전자저널을 통한 정보이용이 가능해지면서 깊이 있고 광범위한 정보의 활용이 가능해졌으며, 기초지식이 확산하고 사용하는 방식도 변화되고 있다.

간호 연구자들은 간호실무 연구 결과 외에도 간호지식의 전체적인 지식체를 확대하고 있다. 적절한 인력 배치 또는 간호 부족에 기여하는 핵심 요소와 같은 간호 인력 문제 관련 연구의 분석 시 경제적 이익을 산출할 수 있다(Auerbach et al., 2013). Medicaid에 대한 연구비용 및 간호 질에 대한 관련 연구는 잠재적인 경제적 이익을 포함하는 또 다른 조사 영역이며, 보건연구 질관리를 위한 보건관리정책 연구기관의 초점이다(Agency for Healthcare Research and Quality, 2014).

1) 과학적 과정과 간호연구

일반적으로 연구란 질문에 대한 타당한 답을 찾는 과정이다. 질문이 누구에 의해서, 왜 제기되었는지가 문제해결에 있어 중요하다. 과학적 방법, 문제해결방법, 간호과정은 모두 연구방법을 사용한다. 문제해결방법과 간호과정은 10장에서 비교하고 있으며, 이 장에서는 과학적 과정을 간호실무와 비교해 보고자 한다.

어느 학문분야에서든지 대답을 찾아내는 방법과 지식을 습득하는 방법으로는 관심 분야와 관련된 공식적·비공식적(형식적·비형식적) 수업, 임상경험, 동급생이나 전문가 집단과의 논의, 과학적 문제해결, 지속적인 보수교육, 연구논문 등이 모두 포함된다. 이런 지식추구 방법은 다음과 같은 공통적인 특성을 보인다.

- 알고 싶은 것이나 궁금한 것을 규명한다.
- 답을 추구하는 접근법을 결정한다.
- 계획을 세운다.
- 계획을 수행한다.
- 근거를 사정한다.

실무간호사를 위한 첫 번째 단계는 문제를 사정하는 것이고, 연구자에게 있어 첫 번째 단계는 일반적인 문제 영역을 인지하는 것이다. 실무간호사를 위한 다음 단계는 간호진단을 세우는 것이고, 연구 과정에서 두 번째 단계는 구체적인 문제를 정의하는 것이다. 임상 간호사는 계획과 중재대로 진행하며, 연구자는 가설을 세우고 실험적 또는 비실험적 접근을 통해 가설을 검증한 후 자료를 다룬다. 실무영역의 최종 단계에서는 임상의가 성과를 평가하고, 연구자는 수집된 자료를 분석하고 밝혀지지 않은 양상과 관련하여 결론을 발표한다.

간호사는 여러 가지 방식으로 연구에 참여할 수 있고, '연구 사용자(research users)'로서 연구를 이용할 수 있고, 임상에서 마주치는 질문에 답을 하기 위해 간호과정 틀을 사용할 수 있다. 이런 행동은 자신과 다른 사람의 간호수행을 증진할 수 있다. 예상되는 결과는 대상자 간호증진이다. 연구에 참여하는 다른 방법은 다른 사람의 연구에서 연구 대상자가 되거나 자료수집가가 되는 것이다. 또한 간호사는 '연구 개발자(research creators)'로서 연구방법에서 숙련된 다른 전문가의 지침에 따라 자신의 실무영역에서 능동적으로 연구설계 및 수행을 할 수 있다(LoBiondo-Wood & Haber, 2013).

2) 간호연구의 역사적 가치

간호전문직의 연구가치가 현저하게 증가하고 있다. 크림전쟁에서 병사의 간호 내용을 기록한 플로랑스 나이팅게일 이래로 간호연구는 전문직의 필수영역이 되었다. 나이팅게일이 시행했던 자세한 통계기록은 간호사와 사회과학자 모두에게 좋은 모델이 되었다(Nies & McEwen, 2014).

LoBiondo-Wood와 Haber(2005), Neiswiadomy(2008) 그리고 Polit와 Beck(2008)은 간호연구 발달의 주요 기틀이 된 몇 가지 역사적 사건을 규명했다. 1900년에서 1940년 사이에 간호연구는 간호사 교육내용, 교육방법, 평가방법을 주로 연구하였다. 제2차 세계대전과 전후에 군대와 도시 모두에서 간호사 요구도가 증가함에 따라 연구의 관심은 간호사의 수요와 공급으로 바뀌었다.

1950년대에는 간호학 석사학위 과정이 시작되었으며, 과학적 관심이 제기되면서 대부분의 석사 과정에는 간호연구 방법이 포함되었다. 정부의 보조기금이 증가하여 간호사가 연구를 지속하는 것이 가능해졌고, 간호연구에 대한 출판도 더 많아졌다. 학술지 「Nursing Research」는 간호사 개인이나 간호대학의 연구결과를 출판하기 시작했으며, 동시에 미국간호협회의 지원을 받아 간호사의 활동과 기능에 관한 5년 계획의 연구 프로젝트가 시작되었다.

1960년대에는 대학원 수업과 연구를 위한 연방정부의 지원이 확대되어, 많은 학사학위 간호사가 대학원 교육을 받을 수 있었다. 이 시절에는 간호학 박사 프로그램이 매우 적었기 때문에 인류학이나 심리학과 같은 연계 분야에서 간호사가 박사학위를 취득할 수 있도록, 연방정부의 지원을 받는 'Nurse Scientist Training Program'이 마련되었다(Adhdellah, 1969; Hutchinson, 2001; Murphy, 1981). Madeleine Leininger 박사도 그 시기에 인류학 박사학위를 받은 현존하는 간호계 학자의 대표적인 예이다(Cameron & Luna, 2005).

개념적 틀(연구 초기에 개발하고 상호 관련된 개념은 연구제안을 돕는다)의 개발과 간호실무에서 과학적 방법의 사용을 통해 간호가 전문직으로 강화되었다. 간호단체들은 연구조사를 위한 우선순위를 설정했으며, 이러한 연구의 노력은 간호의 질을 높이고, 간호의 특수성을 향상시키는 데 기여했다.

1970~1980년대에 석사학위(수준의) 간호를 기반으로 간호연구의 급속한 성장이 계속되었다. 1969년에 McGill 종합대학의 Moyra Allen 박사는 캐나다 간호연구학술지인 「Nursing Papers」(후에 「Canadian Journal of Nursing Research」로 바뀜)를 시작했다. 1970년대에는 간호연구 분야에 3편의 학술지 「Advances in Nursing Science」, 「Research in Nursing and Health」, 「Western Journal of Nursing Research」가 출간되었다. 1981년 미국간호협회의 간호연구위원회는 건강증진, 질병 예방, 비용-효과적인 건강관리, 고위험 대상자를 위한 간호중재 분야에서의 깊이 있는 연구를 권장하였다. 연구자는 또한 1960~1970년대에 나온 개념적 틀을 검증하였다.

1983년도 연구에서, 미국국립의학연구소(Institute of Medicine, IOM)는 간호연구를 위한 기금을 증가시키도록 연방정부에 요구한 결과, 미국국립보건원(National Institutes of Health, NIH) 산하에 국립간호연구소(National Center for Nursing Research, NINR)가 설립되었다. 설립 목적은 간호학의 과학적 조사방법을 확고하게 자리잡는 것이며, 대상자 간호훈련 및 연구를 지원하고, 건강증진과 질병예방을 증진하며, 급성 및 만성장애의 영향을 완화하는 것이다. 국립간호연구소는 간호연구를 계속해서 지원하였고, 간호학 세미나의 자원과 보급을 위한 방편이 되었다(NINR, 2006).

1980년대에는 간호연구의 우선순위를 세우기 시작했다 (Polit & Beck, 2008). 1985년 미국간호협회의 간호연구위원회(Cabinet on Nursing Research)는 간호연구를 위한 11가지 우선순위를 규정하였다(Box 8-2). 또한 간호실무와 관련된 연구를 위한 학술지 「Applied Nursing Research」도 창간하였다. 1970년대와 1980년대 개발된 다양한 간호이론은 이론을 기초로 근거기반의 총체적(전인적) 간호실무에

Box 8-2 간호연구의 11가지 우선순위

1. 모든 연령대, 사회적 · 문화적 특성이 다른 사람들의 건강, 안녕, 자기돌봄 능력을 증진한다.
2. 삶의 질을 저하하고, 생산력을 감소하는 행동적 · 환경적으로 유발된 건강문제를 최소화하거나 예방한다.
3. 급성이나 만성 건강문제를 겪는 개인과 가족의 적응능력에 관한 새로운 건강기술의 부정적 효과를 최소화한다.
4. 노인, 선천성 건강문제가 있는 아동, 다른 문화권에 있는 사람, 정신질환 대상자, 빈곤층 같이 특별히 취약한 집단의 간호요구를 효과적이고 수용 가능한 방식으로 충족하도록 한다.
5. 간호실무 현상을 분류한다.
6. 간호윤리에 따라 연구를 진행한다.
7. 간호성과를 측정할 수 있는 도구를 개발한다.
8. 가족과 삶의 방식과 관련된 인간의 총체적인 연구를 위한 통합적인 연구방법을 개발한다.
9. 확인된 인구집단의 간호요구를 충족할 때 간호사가 양질의 비용-효과적인 균형을 맞추기 위해서 건강관리전달과 건강관리체계의 도입을 위한 대안적 모델을 계획하고 평가한다.
10. 광범위한 지식과 다양한 내용의 기술을 필요로 하는 실무나 특수지식과 집중적인 기술을 요하는 실무를 위한 간호교육의 대안적 접근법의 효과성을 평가한다.
11. 국가 건강정책 개발에 간호전문가가 참여하도록 영향을 미치는 역사적이고 현대적인 요인을 규명하고 분석한다.

출처: American Nurses Association Cabinet on Nursing Research. (1985). *Directions for nursing research: Toward the twenty-first century*. Kansas City, MO: American Nurses Association, with permission.

필수적인 여러 종류의 근거를 비판하고 해석하는 다양한 시각을 제시하였다(Fawcett, Watson, Neuman, Walker, & Fitzpatrick, 2001).

간호연구자의 관심분야는 간호사의 지위, 건강관리 실무환경, 개인 등 다양하다. Polit와 Beck(2008)은 미래에 대한 방향으로 맞춤형 전환(변형) 연구, 건강관리 환경에서 지역연구의 확장, 다학제 간 협력의 강화와 연결하여 근거기반실무에 초점을 두어야 한다고 제시했다. 21세기 초에는 근거기반실무에 초점을 두고 발전하고 있으며, 간호실무에 영향을 미치는 연구 결과에 의존하고 있다(Polit & Beck, 2011). 간호실무와 관련된 근거기반 사례 보고서는 미국보건의료연구소(Agency for Healthcare Research and Quality, AHRQ)에 의해 관리되며, 웹사이트를 통해 확인할 수 있다(http://www.ahrq. gov/research/findings/evidence-based-reports/a-z/index.html). 맞춤형 전환 연구(translational research)는 이 장에서 더 깊이 다루게 될 것이다.

3) 간호연구의 특성

전통적으로 간호는 '부분'이 아닌 '총체'로서의 인간에 관심을 두어왔는데, 반대자와 지지자가 현존하고 있다. 간호사는 연구를 수행할 때, 사람에게 영향을 미치는 생리적 · 심리적 · 사회적 · 문화적 · 경제적 요소에 중점을 두는 경향으로, 상황을 간호학적 관점에서 보며, 관찰한 내용에 관한 질문을 하게 된다. Diers(1979)는 간호연구의 4가지 특성과 총체적(전인적) 관점을 유지하는 방법을 다음과 같이 기술하였다.

1. 간호연구는 대상자 간호를 증진하는 데 차이점을 만드는 변수에 초점을 두어야 한다.
2. 간호연구는 이론발달과 간호의 과학적 지식체를 형성하는 데 잠재적으로 기여한다.
3. 연구문제란 간호사가 연구하는 현상에 대한 접근과 통제를 하는 간호연구문제이다.
4. 연구에 관심 있는 간호사는 탐구심, 호기심, 의구심을 가져야 한다.

4) 간호연구 방법

연구에는 3가지 주요 방법이 있으며, 2가지 광범위한 접근방식은 양적연구와 질적연구이다. 세 번째 접근 방식인 혼합방법은 양적 · 질적 연구를 모두 사용하는 방법이다. 이는 연구 결과를 밝히기 위해 수집된 두 가지 데이터 형식을 통합하는 것으로, 이를 검토하여 결과가 더 복잡한 수준의 이해를 도출하는 것이다(Clark & Creswell, 2011).

양적 연구(quantitative research)는 다양한 통제상황에서 수적인 정보(data, 자료)를 체계적으로 수집한 것으로, 통계절차를 사용하여 정보를 분석하며 이론과 가설을 검증한다.

질적 연구(qualitative research)는 연구자가 연구를 위한 강제적 통제를 최소화하면서 더 주관적이고 서술적인 요소를 체계적으로 수집하고 분석하는 것이다(Polit & Beck, 2011). 질적 연구 중에는 현존하는 이론을 검증하기보다는 거대이론(grounded theory) 같이 사회변화를 탐색하고, 형성된 자료를 이용하여 중범위 이론을 개발하기도 한다(Richards & Morse, 2012). 양적 연구자는 연역적 · 논리적 추론과 인간 경험 중에 측정 가능한 속성을 사용하는 경향이 있는 반면, 질적 연구자는 인간경험에 대한 전인적 접근을 통해 역동적이고 개인적인 측면을 사용하는 편이다(표 8-2). 이 두 가지 연구방법 모두 장점과 단점이 있으므로 상황에 따라 적용한다.

표 8-2 양적 연구와 질적 연구의 비교

	양적 연구	질적 연구
초점	원인과 효과 관계를 밝히기 위해 적은 특정 개념에 초점을 둔다.	총체적(전인적)인 경향; 전체를 이해하려는 시도를 한다.
초기 개념	문헌에 존재하고 개발된 믿을만한 측정방법에 대해 잘 개발된 개념들로 시작한다.	자세히 기술하고 현상을 설명할 의도로 시작한다. 종종 이해가 거의 없는 측면이 있기 때문이다.
방법	연구 가설에 의해 시작된다. 자료수집을 위해 공인된 도구를 사용한다.	연구자가 도구를 만들어야 한다; 현실과 자연스런 환경에서 자료가 수집된다.
통제	결과를 해석할 수 있도록 혼란스런 주관적 특성은 통제되어야 한다.	연구자는 드물게 사람이나 환경을 통제하거나 조작한다.
객관성 대 주관성	객관성 가치와 개인신념을 지지하는 시도와 현상을 오염시키는 것을 피하기 위해 편차를 확인한다.	고정된 실체로서가 아니라 맥락에 존재하는 현실성을 본다. 이 현실성 구조는 가능하다. 현상을 이해하는 일차적 접근 방법으로써 주관적 상호작용을 고려한다.
분석	수많은 정보를 조직, 해석, 의사소통할 통계적 절차를 사용한다.	창조성과 직관을 사용하며, 연구자는 많은 자원으로부터 얻은 자료의 배열을 현상에 대한 전인적 이해에 함께 놓는다.

출처: Polit, D. F., & Beck, C. T. (2011). *Nursing research: Principles and Methods* (9th ed.). Philadelphia, PA: Wolters Kluwer/Lippincott Williams & Wilkins.

2. 연구 과정

연구 과정을 이해하는 것은 초보자나 간호학 연구 또는 근거기반연구 사용자에게 필수적인 요소이며, 간호사는 제시된 연구의 적합성을 판단하고, 결과물을 임상상황에 적용할 수 있다. 연구 과정은 간호전문직의 받침대를 형성하고 전문가 경력 내내 사용하게 된다. 이 장에 요약된 단계는 연구를 하는 모든 전문가에게 공통되는 것이다.

1) 문제영역 확인

제한된 실험으로 인해 검증되지 않은 이론, 개인의 실무경험, 과학적 문헌은 연구 아이디어 개발에 영향을 미친다. 임상실무는 연구 문제가 될 수 있는 관찰내용을 한데 묶어줄 수 있는 수많은 기회를 제공한다. 매일의 실무경험과 간호사를 혼란스럽게 하는 당혹감은 해결되어야 하는 질문을 만들어낸다. 간호사는 방법의 차이를 주목하고, 최신 절차를 수용하도록 하는 다른 요인을 조사한다.

근거기반실무에서 넓게 사용되는 PICO 모델은 좋은 임상적 전경질문(foreground question)을 하는 데 도움을 준다(Box 8-3). 전경질문은 한 대상자에 특이적이다. PICO는 연구자의 좁은 문헌고찰을 도와 필요한 정보를 발견하도록 도움을 주는 핵심 단어를 결정하도록 한다. 첫 단계는 주어진 대상자를 간호하는 데 관심을 두는 임상질문을 확인한다. 질문이 확인되면, 간호문헌고찰 안에서 질문에 해답을 지지하는 모든 관련된 근거를 확인해야 한다.

예를 들어, Federwisch, Ramos와 Adams(2014)는 약물과 관련된 오류를 줄이기 위해 약물관리 항공산업 규칙의 적용(이륙, 착륙 및 지상 이동 중 불필요한 대화와 활동을 금지)을 평가하였다. 분명하고 심각한 실수를 용납하지 않는 제로 관용정책과 연결되어 대상자 안전과 상환에 대한 간호의 관심은 이러한 연구를 자극할 수 있다(Sack, 2008).

근거기반연구란, "우리가 생각하고 느끼고 행동하는 방법이 일부 질병의 발생, 많은 질병의 경과, 대다수의 질병관리에 현저하게 영향을 미친다."는 것이다(Institute for the Future, 2000, p.194). 질문하고 조사할 기회를 잡는 것은 문제규명과 연구기반 실무로 이끄는 길이다. Schuster, Bornovalova와 Hunt(2012)는 감정과 행동을 조사할 때 우울증, 위험한 성적행동 그리고 HIV 발생 관련성을 발견했다.

간호사는 문제를 조사하기 위한 다른 방법을 설계하고 수행하는 데 함께 할 수 있고, 지속적으로 의문을 가지고 사건과 관찰내용을 연결하면 문제영역의 관련성을 규명할 수 있다.

2) 과학적 문헌고찰

문헌고찰(literature review)은 잠재적 연구와 관련되어 이미 출간된 자원을 선택하는 과정으로, 연구자들은 주제에 대해 이미 알려진 것을 확인하여 연구를 반복하는 수고를 덜 수

Box 8-3 PICO

P - 대상자에 대한 표준이나 문제와 상세한 묘사

I - 고려된 중재를 의미화한다.

C - 적절하다면 비교를 나타낸다(선택사항일 수 있다).

O - 관심의 성과 혹은 관련된 성과를 다시 나타낸다.

사례

72세 여성인 장 씨 부인은 무릎 골관절염으로 중증도 고혈압을 지니고 있다. 딸과 함께 병원의 임상병리검사실에 방문했으며, 딸은 골관절염 때문에 어머니에게 새로운 cyclooxygenase-2(COX-2) 억제제를 처방해 줄 것을 요청한다. 딸은 이 새로운 약물이 위장출혈을 덜 발생시킨다는 것을 들었다. 장씨 부인은 새로운 약물로 인해 매월 지불하는 약값의 비용이 더 증가할 것인지 걱정한다.

	대상자/문제(P)	중재(I)	중재 비교(C)	성과(O)
	72세 노인 여성으로 무릎 골관절염과 중증 고혈압이 있음	COX-2 억제제	다른 NSAIDs	위장관 출혈 감소
핵심단어/문구 (용어를 찾는다)	성인 골관절염 노인	COX-2	NSAIDs	골관절염 통증을 줄이는 데 더 효과적임
질문을 만든다	배경질문: 골관절염 대상자에게 투여되는 효과적인 통증 약물은 무엇인가? 전경질문: 무릎 골관절염이 있는 72세 노인 여성에게 다른 NSAIDs와 비교해서 COX-2 억제제를 위장관출혈 위험을 줄이기 위해 사용할 수 있는가?			

출처: Evidence Based Practice, University of Washington. (2014). *PICO*. Retrieved February 5, 2015 from http://libguides.hsl.washington.edu/content.php?pid=231619&sid=1931590; and Formulating answerable research questions. Retrieved June 17, 2014 from http://ktclearinghouse.ca/cebm/practise/formulate/

있다. 또한 주제영역에서 알려진 지식에 어떤 차이가 있는지를 묘사하고 새로운 연구방법을 제시할 수 있다. 이는 연구기반 또는 근거기반 자료일 수도 있고, 기타 기록(짧게 경험을 쓴 글, 연구문헌으로 인정되지 않으나 문제를 이해하는 데 많은 도움을 준다)일 수 있다. 이런 자료는 연구할 개념의 요약에 도움이 되거나 대체할 수 있다.

과학적 문헌은 연구 아이디어에 있어 귀중한 자원이 될 수 있다. 예를 들어, 「정신증(psychosis) 회복기에 있는 아동 가족의 경험에 관한 연구논문」(Tweedell, Forchuk, Jewell, & Steinnagel, 2004), 「감소된 체중을 유지하는 여성의 행동변화」(Berry, 2004), 「두부손상 대상자와 가족의 장기적 영향」(Kneafsey & Gawthorpe, 2004), 「10대 금연과 예방전략에 있어 학교 간호사의 역할 분석에 관한 연구」(Hamilton, O'Connell, & Cross, 2004)가 임상실무 영역에 유용하며 추후 연구분야를 제시할 수 있다.

검증되지 않은 이론은 간호연구를 위한 좋은 출발점이다. 고전적인 예로 Haase(1987)의 '용기' 이론을 이용한 중증 청소년 연구가 있다. 이 연구는 특정 인구집단에 대한 통찰력을 주며, 청소년 간호를 둘러싼 지식의 지속적인 개발을 위한 기초자료가 된다. 연구 인터뷰는 연구자에 의한 방해가 아주 적은 상태에서 참여자가 자신의 이야기를 하도록 하기 때문에, 연구자가 질병이나 특정질환에 대한 대상자의 반응을 이해하는 데 도움이 된다(Morse & Richards, 2006). Majumdar, Browne, Roberts와 Carpio(2004)의 문화적 민감성을 훈련 받은 간호사가 제공한 간호의 만족도 조사연구는 다른 간호사도 자신의 문화적 인지도를 증가시키도록 만든다는 결과를 보고했다.

과학문헌의 비판적 평가가 필요하며, 특히 문헌이 상반되거나 실무와 관련하여 일관성이 없을 때 간호사는 문제영역을 조사한다. 예를 들어, 심혈관 병동에서 근무하는 간호사는 심장 수술 후 통증관리 방법에 있어 2가지 다른 시술을 제시하는 2편의 연구논문을 읽는다. 간호사는 어느 방법이 더 타당한지 궁금해진다. 문헌이 상반된 결과를 보이므로 이 분야의 평가를 통해 답을 구할 수 있다.

문헌고찰은 체계적이어야 하며 소모적인 측면이 있으므로, 연구자는 이용 가능한 자원에 대해 비판적이며 의심을 품고 접근해야 한다. 연구는 방대한 문헌고찰을 통해 이전 연구결과에 기초해서 적절히 수행해야 하며, 연구자는 이전의 연구내용에 현재의 아이디어를 추가해야 한다. 연구를 위한 완벽한 고찰은 개념적 기틀 형성에 도움이 되고, 문제를 연구하는 방식(연구방법, methods)에 대한 단서를 제공하며, 도움이 되는 방법도 제시해 준다.

문헌검색은 매우 방대한 과정이므로, 특정 주제에 대해 타당한 기록을 확인하고, 발견하고, 조직하는 능력이 매우 중요하다. 그러기 위해서는 어느 도서관 자료를 이용할지를 알아야 한다. 단행본과 저널 목차, 보고서, 인터넷과 초록을 먼저 검색하며, 단행본은 주제의 개요를 다루거나, 특정 분야를 자세하게 다루지만, 발생시점은 과거로 시간이 지났고, 단행본과 저널의 참고문헌 목록이 매우 유용한 이유는 원저작물에 대한 자료를 알 수 있기 때문이다.

색인(index)은 건강과학 분야에 관한 방대한 양의 문헌검색을 위한 하나의 방안이다. Cumulative Index to Nursing and Allied Health Literature(CINAHL), Pubmed/Medline, Cochrane Library, Thomas Reuters Web of Science, Google Scholar 등이 유용하며, 이런 문헌은 일차적으로 대학교 도서관을 통한 온라인으로 이용이 가능하고, 문헌 복사도 가능하며, 자세한 내용은 도서관 사서에게 문의하면 된다.

간호연구를 위한 자원 중 인터넷은 지속적으로 성장하고 있으며, 상업기관, 교육기관, 국가기관으로 분류되는 전 세계적 디렉토리(directory)이다. 인터넷은 정보검색을 위한 정교한 도구를 통해 일반 대중과 간호학 및 건강관리전문가를 위한 연구를 검색하게 해 준다. 2014년 6월 기준 Google 검색어 '간호 사이트'는 1억 1,500만 건의 조회수를 기록하였다. 모든 자료를 다 신뢰할 수는 없기 때문에 연구자는 인터넷에서 검색한 내용을 평가하기 위해 비판적 사고기술을 적용할 필요가 있다. Box 8-4에는 대학생과 연구교수에게 웹사이트의 내용이 타당하고 정확하고 신뢰할 수 있는지 판단하는 방법에 대한 안내문을 제시해 놓았다. 연구자는 CINAHL과 같은 데이터베이스를 통해 특정정보를 찾기 위한 초점을 좁힐 수 있다.

3) 이론적 개념 틀

간호과학과 이론개발은 계속해서 개선되고 있다. 제1장에서 논의한 것처럼, 이론(theory)은 어떤 현상을 체계적으로 보여주거나 설명하려고 시도하는 명제나 상호 연관된 일련의 구조이다. 여러 간호이론가는 검증할 기회를 계속 제공하는 이론과 모델을 개발하고 있다. 모델과 이론은 계속 변화하는 속성이 있기 때문에 연구자는 실무에 적용하기 위해 이론으로부터 개념을 검증할 기회를 얻을 수 있다. 통원센터(ambulatory)에서 수술을 받은 대상자를 위해 오렘(Orem)의 자기돌봄 모델을 배우기 원하는 간호사가 있다고 하자. 간호사는 수술 전후의 자기돌봄 능력 또는 노숙자 아동의 자기돌봄에 영향을 미치는 요인을 조사하기 위해 연구설계를 한다.

간호모델이나 이론은 변수 간의 논리적 관계를 체계적으로 연구하고 규명하기 위한 지침이 되고, 각각의 간호모델은 연구자 개개인이 가진 인간행동에 대한 철학과 철학이 과학을 바라보는 방식이 어떻게 혼재되는지에 따라 달라진다.

이론적 개념 틀은 종종 건축물의 청사진과 비교되는데, 건축물에 대한 렌더링(3차원 전환 과정)은 정확한 시각적 모델은 아니지만, 사용자가 시각적인 현실감을 가질 수 있도록 해 준다. 이론적 개념 틀은 간호사가 깊이 있게 이론을 구성하고 타 학문과의 차별성을 갖도록 도와준다.

비판적 사고 적용하기

임상 강사에게 PICO 샘플을 작성해 달라는 요청을 받았다. 지역사회에서 이 간호사의 대상자인 박 씨 부인은 만성 변비를 경험했고, 지난번 방문했을 때, 박 씨 부인은 바이오 피드백(biofeedback)이 완하제 감량에 도움이 되는지 물었다. 다음 PICO 질문을 개발하여 검색전략을 설정하는 데 도움을 받을 수 있다.

- 박 씨 부인/문제: 만성 변비, 여성, 46세
- 개입: 바이오 피드백 프로그램
- 비교(있는 경우): 일정한 간격으로 변완화제 사용
- 결과: 박 씨 부인은 만족스러운 장 비우기를 달성할 것이다.

이제 검색을 시작할 준비가 되었다. 어떤 데이터베이스인지 확인하고, 검색은 어떻게 제한할 것인가? 조사한 후의 정보를 박 씨 부인은 어떻게 공유할 것인가?

정답은 부록 B를 참고하세요.

4) 문제진술 형성

문제진술(problem statement)은 연구 과정에서 주요 단계이며, 연구 프로젝트를 진행할 방향을 제시해 준다. 연구문헌의 일차 소비자인 간호학생은 연구가 문제를 논리적으로 확장시켰는지를 평가하는 위치에 있다. 때로 문제영역이 명확하게 진술되지 않으면, 독자가 연구방향을 확신할 수 없다. 문제진술은 명확하고 모호함 없이, 2~3가지 변수 간의 관계를 표현하고, 연구되어야 할 집단을 규명하고 실증적 실험을 격려해야 한다.

Box 8-4 웹사이트 평가를 위한 범주

권위성
- 저자가 명백하게 나와 있는가?
- 저자의 자격증이 제시되었는가?
- 기관과 제휴되어 있는가?
- 저자가 그 분야에서 명성이 있는가?
- 정보를 명확하게 하기 위해 저자와 쉽게 연락을 취할 수 있는가?
- 합리적 타당성을 검증할 수 있게 해 주는 요인에 대한 오프라인상의 버전이 있는가?
- 편집자 게시판(editorial board)이 있는가? 게시 전에 정보를 검토했는가?

정확성
- 정보가 정확한가?
- 문서의 정확도를 검증하기 위해 의뢰할 수 있는 자료목록을 제공하는가?
- 정보출처를 명확하게 잘 밝혔는가?
- 자료수집을 위한 연구방법을 설명하고 있는가?

객관성
- 사이트의 목적을 정확히 기술했는가?
- 정보가 편견 없이 제공되는가?
- 후원자를 명시했는가? 문서가 기관을 지원한 단체의 공식적인 지지를 해 주는 근거나 문장이 있는가?
- 기관과 저자의 제휴로 인한 편견이 나타나지 않았는가?

포괄성
- 이 문서의 대상은 누구인가?
- 기사의 목적은 무엇인가?(정보, 설득, 오락 등)
- 사이트가 의도된 대상자의 요구를 만족시키는가?
- 주제를 완전히 포함하고 있는가?
- 다른 형식에서는 이용 불가능한 추가적인 특성을 제공하는가?

현재성
- 최신 사이트인가?
- 사이트가 최근에 업데이트되었는가?
- 링크는 최신 버전인가?

설계
- 사이트가 명확하게 조직되었는가?
- 문서의 도메인(.com, .edu, .gov, .mil, .net, .org)은 무엇인가?
- 내부 검색엔진은 있는가?
- 사용자에게 편리하게 구성되어 있는가?
- 사이트 접속은 믿을만한가?
- 시각적 효과가 자료를 보강하는가?
- 텍스트만 제공하거나 nonframes view를 위한 선택기능이 있는가?
- 추가적인 view나 plug-in 프로그램 없이 접속이 가능한가?

출처: MedlinePlus. *MedlinePlus guide to healthy web surfing*. Retrieved June 12, 2014 from www.nlm.nih.gov/medlineplus/healthywebsurfing.html

문제진술은 연구 도입부에 소개되어야 하며, 잘 정리되고 구체적 관점을 반영해야만 연구할 모집단을 구체화할 수 있다. 연구자는 문제진술에 있어 누가 초점이 되는지 기술한다. 예를 들어, “아동기 때 학대받은 아버지와 학령기 아들의 의심스러운 손상에 의한 응급실 내원 기록 간에 관련이 있는가?”라는 문제진술에서는 연구집단이 아버지와 아들이다.

간호에 있어 직접적으로 근거기반연구이거나 추후 연구 발전의 기초가 되는 현안과 같이 중요한 간호 문제일 경우, 연구의 초점은 매우 중요하다. 간호실무, 교육, 행정에 적용 가능한 연구는 실무기반의 전문가에게 매우 유용하며, 연구 결과는 간호실무 또는 간호 프로토콜(protocol)에 변화를 줄 가능성이 있고 대상자, 동료 간호사, 학생에게 유용하다. 이론적으로 관련 있는 연구 또한 유용하다.

판단, 윤리, 도덕, 가치관에 관한 질문은 질문을 변화시키지 않으면 과학적인 연구를 통해 측정할 수 없다. 예를 들어, “암 말기라는 진단을 알리는 것과 스스로 알 때까지 기다리는 것 중 어느 것이 더 나을까?”라는 질문에 대답하기는 매우 어렵다. ‘더 나은 것’이란 무엇인가? 누구의 가치관을 고려한 것인가? 가치관에 관한 연구에는 정답이 없다. 만약 질문을 다르게 한다면, 임상 논문으로 연구할 수도 있다. 예를 들어, 각각의 방법이 얼마나 자주 사용되는지를 결정하는 것에 관심이 있는 간호사는 각 방법에 대한 태도를 조사할 수 있다.

5) 연구질문이나 가설 제안

문제진술에서 2가지 이상의 변수나 조작적 개념 간에 관계가 표현된다. 각각에 따라 다양한 요소인 변수는 연구의 초점이 될 수 있다. 예를 들어, 수술 후 대상자를 연구하는 연구자는 대상자의 호흡기능 성과와 관련해 수술 전 준비에 관심을 가질 수 있다. 변수는 각 연구마다 역할에 따라 독립변수, 종속변수가 된다.

독립변수는 종속변수의 효과에 관해 예측할 수 있다. 실험연구를 하는 경우 연구자는 독립변수를 조작할 수 있으며, 비실험연구에서 독립변수는 연구 전과 연구 중에 자연적으로 발생할 수 있다. 종속변수란 독립변수에 의해 수정되거나 영향을 받는 것 또는 독립변수에서 발생한 변화에 따라 나타나거나 예측할 수 있는 결과이다. 종속변수는 연구자가 이해하고 설명하는 관심이 있는 변수이다. 예를 들어, 심박출량 측정(종속변수)이 주사용액의 온도(독립변수)에 따라 다양하다는 문제를 연구하는 경우, 연구자는 측정방법에 따른 체온의 효과를 설명할 것이다(Polit & Beck, 2008).

연구문제를 평가할 때 마지막 고려사항은 측정 가능성이고, 문제는 질적이나 양적 방법으로 측정 가능해야 한다. 만약 질문이 독립변수와 종속변수 간에 관계가 있고 관계가 측정될 수 있다는 방식으로 제안된 문제가 있으면, 그 문제는 연구해야 한다.

6) 연구설계

연구설계는 자료수집과 분석을 위한 전반적인 계획으로 반드시 필요하다. 만약 설계가 연구 전 연구문제 수를 제한한다면 결과는 더 유용할 수 있다. 만약 도구가 연구에서 사용됐던 것이거나 개발될 필요가 있는 새로운 도구라면, 방법에 대해 상담(방법론자)하는 것은 초보 연구자의 도구 선택이나 개발에 도움이 되므로 신뢰도와 타당도 문제를 증진할 수 있다.

대부분 간호연구는 실험실 밖 상황에서 발생하므로, 연구자는 기관의 정책, 척도, 제한점을 고려해야 한다. 연구자는 또한 설비, 기구, 개인시간에 따른 비용도 고려해야 한다(그림 8-2). 때로 연구자는 비용이 이익(가치)을 초과하기 때문에 연구를 수행하지 못할 수 있다. 또한 인간을 대상자로 하는 연구는 수행 전에 임상시험심사위원회(Institutional Review Boards, IRB)의 승인이 필요하다. 연구 승인 과정에 하나 이상의 임상시험심사위원회가 관여하는 경우도 많다.

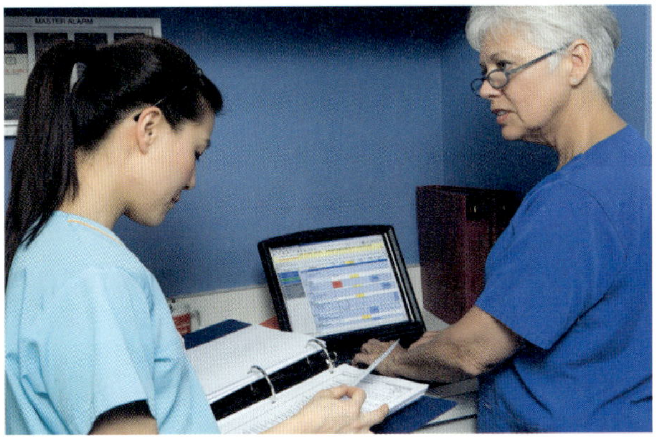

그림 8-2 간호연구는 개인의 시간이 많이 소모되는 일이므로, 연구의 가치가 연구비용보다 더 커야 한다.

7) 연구분석

자료는 최종 결과가 아니라 문제 해답의 통계 처리되지 않은 원본으로, 검토자는 이 자료를 다양한 종류의 분석과 해석을 통해 순서에 따라 계획된 방식으로 다루어야 하고, 연구자는 정보의 양상을 살펴보고, 양적 혹은 질적 분석을 통해 객관적으로 혹은 주관적으로 정보를 분석할 수 있다(표 8-2).

결과는 이치에 맞아야 하고, 자료와 일치해야 하는데, 이는 해석할 때 연구자가 책임져야 할 부분이다. 함의를 조사하여 "더 넓은 영역에서 이것이 어떻게 적용될 것인가?"도 질문해 본다. 연구자는 최초의 질문이나 문제진술로 돌아와서 분석결과를 가지고 대답할 수 있어야 한다. 중요하지 않은 결과를 산출하는 것 또한 연구자가 계속 중요한 요인을 찾기 위해 필요하다.

8) 결과의 발표

연구결과가 결정되면 결과물은 다른 간호사가 임상에 적용하거나 연구수행이 반복되지 않도록 발표를 해야 한다. 결론은 1편 이상의 연구논문과 결과가 유사해야 타당도가 높아지고 결과에 힘이 실린다.

결과물은 학술대회의 구두 발표나 포스터 발표 혹은 연구저널이나 임상저널을 통해 출판한다. 연구결과의 발표와 출판은 간호실무를 개선하는 데 관심이 있는 간호사가 연구결과를 시행하도록 하며, 간호사는 임상실무에 연구결과를 적용할 수 있다. 원 연구에 익숙한 간호사는 동일한 연구를 선택할 수 있지만, 연구대상자를 다르게 선정하거나 다른 임상분야의 대상자를 선정하도록 한다. 다른 사람은 동일한 연구를 확장할 수 있으며, 가치가 없거나 드문 치료나 임상처치를 더 이상 수행하지 않을 수 있다.

결과물 출판이나 발표를 할 경우에는 유사영역에 관심을 가진 다른 간호사를 만날 기회가 생긴다. 이러한 것을 관계망(networking)이라고 하는데, 지식을 확장하거나 출판하는 좋은 방법이며, 또한 다른 전문 간호사와의 만남의 기회도 생길 수 있다. 학술연구의 출판이나 광범위한 관계망을 형성하는 방법으로는 해마다 미국 서부 지역에서 돌아가며 열리는 'Western Institute of Nursing(WIN)'과 'Sigma Theta Tau International'의 학술대회가 있다. 이러한 모임에는 교육적 배경이 다양하고 경험이 많은 간호사가 참석한다.

9) 실무로의 전환

앞에서 언급했듯이 맞춤형 전환 연구는 연구와 실무 사이에서 교량 역할을 하며, 간호의 질이 증가하는 중재 및 대상자 결과를 개선하는 근거기반 프로토콜(protocol)과 중재를 위한 기초가 된다. 이런 유형의 연구가치에 대한 하나의 예로, Lin(2013)은 전환방법을 통해 실무기반 연구에서 얻은 지식을 중축하는 것이, 의료분야에서 중재를 실행하는 데 수십 년을 단축시키는 핵심적인 방법이라고 설명한다. Christian(2012)은 연구 결과가 임상적 우수 사례 가이드라인으로 번역되면서 간호 분야의 우수성이 창출된다고 지적했다. 근거기반실무는 전환 연구의 결과이다. 근거기반실무의 목적은 긍정적인 결과를 위해 사정과 과거력 조사, 논리적인 연구근거, 임상적 능숙함(proficiency), 대상자로부터 얻은 가치관이나 선호하는 간호에 대한 정보를 통해 최적의 질적이고 개별적인 간호를 제공하는 것이다(Melnyk & Fineout-Overholt, 2015). 예를 들면 건강검진을 통해 사랑하는 사람이 암 진단을 받게 된 경우, 가족들은 최적의 근거에 의한 임상결정에 따른 치료를 절실히 바란다. 이후에, 간호는 이 근거를 비판하고 대상자 간호에 있어 최적의 근거를 통합해야 한다.

비판 과정에 도움이 되는 근거 평가에 관한 내용으로 미국중환자간호사협회(American Association of Critical-Care Nurses, CAA)의 실천을 위한 최선의 근거를 채택하는 근거 모델(Peterson, Barnason, Donnelly, Hill, Miley et al., 2014)과 AORN의 근거 평가 모델(Spruce, Van Wicklin, Hicks, Conner, & Dunn, 2014)이 있다. 마지막 단계는 최적의 근거에서 수집한 자료에 기반하여 간호 결정을 평가하는 것이다(Melnyk & Fineout-Overholt, 2005). 근거기반실무 개념이 여전히 발전하고 있지만, 건강관리팀은 최적의 대상자 간호결과에 대한 목표를 가지고 대상자 간호에 있어 근거기반실무를 적용해야 한다(Steinberg & Luce, 2005).

3. 윤리적 · 법적 쟁점

연구 과정과 관련된 윤리적 · 법적 쟁점은 계속해서 제기되고 있다. 기본 쟁점은 '인간의 권리' 혹은 '대상자 권리'이다. 과거에는 참여자의 적절한 동의 없이 연구를 수행하였다. 모든 연구에서와 마찬가지로 간호에서도 윤리적 원리가 발전하였다. 미국 간호협회의 인간권리장전에서 1985년에 5가지 권리인 자기결정권, 사생활 보장 및 존엄성 유지, 익명성과 비밀 보장, 정당한 치료, 불편감과 해악으로부터의 보호를 제시하였다. 이는 연구에 참여하는 모든 사람들에게 적용되며 오늘날에도 기준이 되고 있다.

1) 기관생명윤리위원회

한국의 경우, 명칭은 기관생명윤리위원회(IRB)로 인간을 대상으로 하는 임상시험에서 피시험자의 권리와 안전을 보호하기 위해 의료기관 내에 독립적으로 설치한 상설위원회를 말한다. 식약청의 의약품 임상시험관리기준에 설치 근거를 두고 있으며, 경험과 자격을 갖춘 5인 이상의 위원으로 구성되며, 그중에서 두 명은 변호사나 종교인, 윤리학자 등 해당 시험기관과 관련이 없는 사람을 위원으로 두어야 한다(한국의 IRB에 관한 규정임).

간호연구자는 연구 시작 전에 적절한 기관생명윤리위원회의 승인을 받아야 한다. 지원 시에는 자료수집을 위한 적절한 계획, 자료 관리와 분석 시의 안전성, 동의서 양식을 제출해야 한다. 아동이나 인지기능손상 대상자처럼 취약집단

윤리적 · 법적 쟁점

인간 대상자에 관한 연구

29세 회계사인 김 씨는 3년 전 HIV 감염자로 진단받았다. 지난 수개월 동안 AIDS로 진전되었으며, 이와 관련된 암까지 발생하였다. 그는 AIDS 관련 암 치료 신약연구를 위한 프로그램에 참여하기 위해 입원하였다. 그의 배우자는 김 씨에게 약물치료가 '이중맹검(double blind)' 연구이므로 김 씨가 약물보다는 위약(placebo)을 투약받을 수도 있으므로 연구에서 빠지라고 이야기하고 있다. 반면에 연구팀은 김 씨에게 연구에 계속 참여하라고 격려하고 있다.

김 씨를 진찰하러 방에 들어갔을 때, 그는 혼란되고 격앙된 상태였다. "무엇을 해야 할지 모르겠어요. 이번 약물시험이 내가 살 수 있는 최선책일 수도 있지만, 한편으로는 내 배우자의 기분을 상하게 하고 싶지 않아요. 내게 위약 말고 시험약물이 투여될 수 있도록 도와줄 수 없나요?"

비판적 사고를 위한 과제

- 7장의 사전의사결정서와 이 장의 인간 대상자 보호에 관한 정보를 검토한다. 위의 사례에서 어떤 정보를 제공할 수 있는지 확인한다.
- 이 상황에 대한 자신의 감정을 되돌아보고, 감정을 확인한다.
- 담당 간호사로서의 역할과 연구 프로젝트를 수행하는 간호사로서의 역할을 분명히 한다.
- 이 상황에 대한 대응법에 대해 생각한다. 가능한 접근법을 확인한다.

을 대상으로 할 경우 위원회 전체 위원의 승인을 받아야 한다(Miser, 2005).

왜 기관생명윤리위원회가 필요한가? 제2차 세계대전 후 뉘른베르크(Nuremberg) 군사재판은 포로수용소에서 생체실험을 수행한 나치에게 유죄판결을 내렸다. 군사재판소는 피고가 실험을 거절할 방법이 없었기 때문에, 수용 가능한 실험 수행을 위해서는 윤리적 · 도덕적 · 법적 개념의 기초 원칙이 성문화되어야 한다고 하였다(Trials of War Criminals, 1949~1953). 뉘른베르크 재판에 관한 기사는 Box 8-5에 나와 있다.

2) 대상자 권리

1949년에 개발된 뉘른베르크 선언문은 연구 대상자의 권리에 대한 표명으로 시작한다. 자발적인 동의, 벌칙 없이 아무 때나 연구에서 빠질 권리, 신체적 · 정신적 고통, 손상, 장애 및 사망으로부터의 보호, 이익과 위험 간의 균형이 척도이다(Levine, 1981; McMahon & O'Carroll, 2000). 간호연구자는 인간 대상자에게 다음의 정보를 제공해야 한다(Commission on Nursing Research, 1981; Polit & Beck, 2011).

- 전문용어보다는 쉬운 언어로 연구에 관한 설명을 함
- 연구활동과 치료 활동 간 분명한 차이
- 어떤 형태의 자료가 수집되는지에 관한 묘사
- 시행될 연구의 절차와 그 목적
- 연구기금이나 보조금에 관한 정보와 연구가 학술위원회 부분인지 확인
- 참여자를 모집하는 방법에 관한 논의(참여자 기준)
- 잠재적 위험성과 이익에 관한 논의
- 연구에 참여한 대상자에게 시술과 같은 참여자를 위한 대안적 치료
- 보상(지급되는 봉급이나 상환이 있는지)
- 연구에 참여가 엄격하게 스스로 자원하는 것이며 자원이 아닌 경우 이익이나 불이익이 없다는 분명한 진술
- 언제라도 중단할 권리와 특정한 부분의 정보를 거부할 권리(동의 후에라도)
- 신체적 및 정신적 불편감, 사생활 침해, 존엄성 손상에 대한 구체적 설명
- 익명성 보장 및 기밀유지를 위한 방법
- 추가 언급, 불만이나 질문이 있을 때 참여자가 접촉할 수 있는 사람에 관한 정보 제공

이러한 조항은 현재 매우 당연한 것으로 생각되지만, 1974년 이전에 미국에서 수행된 몇몇 인간 대상 연구는 현재로서는 승인 불가능한 연구들이었다. 당시에 논란이 되었던 연구자의 판단은 동의서보다 더 중요했는데, 연구자가 대상자 안녕에 대해 관심이 있고, 대상자를 보호하기 원했다는 가정에 기반을 두는 지위에 있었다(Emanuel & Grady, 2007). 이러한 연구의 대상자는 불임시술, 안락사, 간암세포 주사, 매독치료 보류 같은 비윤리적 실험 시술을 받았다(Diers, 1979; LoBiondo-Wood & Haber, 2005). 연구 프로젝트의 특정 목적을 결정할 때 반드시 필요한 자율성, 이익, 정의의 윤리적 원리는 연구 참여자의 권리 유지를 위한 지침이 된다(Polit & Beck, 2011).

연구참여 대상자는 사생활이 보호되어야 한다. 사생활은 익명성과 기밀유지의 2가지 방식으로 보호되며, 익명성이란 연구자조차도 대상자의 제한된 정보 간의 연결고리를 알지

Box 8-5 실험 수행을 위한 윤리적 · 도덕적 · 법적 개념과 관련된 뉘른베르크 강령

- 인간 대상자의 자발적인 동의가 매우 중요하다.
- 계획적이고 꼭 필요한, 연구 외의 다른 방법으로는 조달할 수 없고, 사회이익을 위해 중요한 결과를 산출하기 위한 것이어야 한다.
- 실험은 질병이나 다른 문제에 따른 진행 과정에 대한 지식과 동물실험 결과에 기초해 설계해야 하며, 기대결과가 실험수행을 합리화시켜 주어야 한다.
- 실험은 불필요한 신체적 · 정신적 고통과 손상이 없어야 한다.
- 사망이나 장애가 발생할 것이라는 선행 근거가 있는 실험은 절대 수행해서는 안 된다.
- 감수해야 할 위험의 정도는 실험으로 해결할 수 있는 문제의 심각성을 초과해서는 안 된다.
- 대상자가 사망, 장애, 손상 당하지 않도록 보호할 수 있는 적절한 기관에서 실험준비가 진행되어야 한다.
- 실험은 과학적으로 자격을 갖춘 준비된 사람에 의해 수행되어야 한다.
- 인간 대상자는 실험에서 빠질 수 있는 자유가 있어야 한다.
- 실험을 지속할 경우 손상, 장애, 사망을 초래할 수 있다고 보이는 징후가 있으면 실험 중인 과학자는 실험을 종결해야 한다.

출처: Shuster, E. (1997). Fifty years later: The significance of the nuremberg code. *The New England Journal of Medicine, 337*, 1436~1440. DOI: 10.1056/NEJM199711133372006

못하도록 대상자를 보호하는 것이다. 기밀유지(confidentiality)는 대상자가 제공한 정보와 대상자의 신분이 노출되지 않고 공식 발표되지 않게 하는 것이다.

게다가 미국 정부는 1996년에 '미국의료정보보호법(Health Insurance Portability and Accountability Act, HIPAA)'을 입법화했다. 미국의료정보보호법에서 다루는 주요 정보규제는 사생활 보호이다. 이는 특정 건강관리 집단에 의한 건강정보보호(protected health information, PHI)를 골자로 하고 있다. 사생활법은 연구를 수행할 때, 건강정보 보호의 사용 및 접속을 위한 규칙을 제시한다(NIH, 2004). 간호연구자는 정부의 지침을 잘 이행하기 위해 사생활보호법과 미국의료정보보호법에 익숙해야 하며, 연구 시에는 정보공유에 대한 권위 있는 미국의료정보보호법 양식에 따른 임상시험심사위원회의 승인서를 갖추어야 한다.

비록 간호학생은 연구 대상자로 잠정적으로 선정된 사람으로부터 사전 동의서를 받을 기회가 매우 적겠지만, 자료수집에 참여하거나 연구를 위한 투약이나 치료를 제공할 수 있다. 간호사나 간호학생이 연구에서 수행하는 역할은 교수가 명확히 선을 그어주어야 한다. 교육기관에도 인간을 대상으로 한 교수와 학생의 프로젝트를 위한 임상시험심사위원회가 있을 것이다. 연구교수와 연구담당 학장에게 학교의 임상시험심사위원회의 운영방식에 대해 미리 확인하도록 한다.

4. 연구와 전문직 간호사

1) 간호참여의 수준

일부 간호사는 연구에 자신이 거의 공헌하지 못한다고 생각하지만, 실제로 간호사는 치료에 대한 대상자 반응을 관찰함으로써 매우 큰 공헌을 하고 있는 것이다. 한 병동에서 몇 년간 임상경험을 쌓은 간호사는 많은 의문을 가질 수 있다. 간호사는 능숙한 연구자와 연구를 시작할 수도 있고, 다른 사람의 연구에서 대상자 관리를 돕거나 자료수집에 많은 도움을 줄 수도 있다.

실무능력이 뛰어난 간호사의 교육 시에는 대개 임상 관련 연구를 강조한다. 실무에서 자신의 연구를 수행하거나 초보연구자의 연구 자문을 하거나 대상자가 좀 더 복합적인 상황일 경우 다른 건강관리전문가와 협동할 수도 있다. 예를 들어, 암 병동의 임상전문간호사는 치료와 관련된 통증이나 부

Box 8-6 간호사의 조사기능을 위한 지침

준학사학위: ADN(Associate Degree in Nursing)
- 간호연구의 가치에 대한 인식이나 연구 관련성에 대한 인식을 설명한다.
- 간호실무에서 문제 영역 확인을 돕는다.
- 구축된 기존 체제 내의 자료수집을 돕는다.

학사학위: BDN(Baccalaureate Degree in Nursing)
- 간호실무 적용을 위한 연구를 읽고 해석하고 평가한다.
- 조사할 필요가 있는 간호문제를 규명하고, 과학적인 연구수행에 참여한다.
- 실무 개선과 확장을 위한 자료수집 방법으로서 간호실무를 이용한다.
- 간호학과 다른 건강 관련 연구를 간호실무의 결과에 적용한다.
- 동료와 연구결과를 공유한다.

석사학위(Master' Degree in Nursing)
- 간호실무의 문제를 분석하고, 공식화하며, 과학적 지식과 방법을 문제해결에 사용한다.
- 임상서비스가 제공되는 방식에 관한 지식을 제공하고, 임상문제의 전문가를 제공함으로써 간호연구의 질과 임상과의 연계성을 증진시킨다.
- 조사 중인 다른 연구자와 협동하고, 대상자와 자료에 대한 간호접근을 증진시키며, 조사 활동을 지지해 주는 분위기를 형성하는 등의 활동을 통해 임상에서의 간호문제 연구를 촉진한다.
- 임상에서 간호실무의 질을 관찰할 목적으로 조사를 수행한다.
- 간호실무에 과학적 지식을 적용하도록 돕는다.

간호학 또는 관련 학문의 박사학위 (Doctoral Degree in Nursing or Related Discipline)

실무중심의 박사 과정 졸업생
- 실무증진을 위한 다른 지식의 자원과 과학적 지식의 통합을 위해 통솔력을 발휘한다.
- 대상자의 안녕에 간호활동이 기여하는지 평가하기 위한 조사를 수행한다.
- 임상에서 간호실무의 질을 관찰할 방법과 대상자의 안녕에 대한 간호활동의 기여를 평가하기 위한 방법을 개발한다.

연구중심의 박사 과정 졸업생
- 실증 연구와 분석 과정에 의해 간호와 관련된 현상을 이론적으로 설명한다.
- 간호와 관련된 현존하는 과학적 지식의 확장이나 수정방안을 위한 분석적이고 실증적 방법을 사용한다.
- 간호와 관련된 현상의 과학적 탐구방법을 개발한다.

출처: Commission on Nursing Research. (1981). *Guidelines for the investigative function of nurses*. Kansas City, MO: Author.

작용에 관해 정신과 의사와 공동연구를 할 수 있다.

미국간호협회의 'Commission on Nursing Education'은 간호사의 연구 기능에 관한 지침을 제시했다(Box 8-6). 이 지침은 교육 수준에 따라 간호사가 연구에 공헌하는 정도가 얼마나 달라지는지에 관한 정보를 제공한다.

2) 임상 간호실무

(1) 임상연구

간호사가 사용하는 문제해결방법은 실무 간호사(practicing nurses)가 임상문제를 연구주제로 변환할 수 있게 도와준다. 임상 간호사는 정기적으로 연구가 가능하다고 생각되는 문제를 제기한다. 간호사는 대상자와 매일의 상호작용을 통해 문제해결 기회를 얻을 수 있지만, 과학적인 측면에서 간호문제를 연구하지는 않는다.

연구결과로 얻은 대상자 간호는 간호사가 다양한 문제를 정의하고 해결책을 찾도록 도와준다. 연구에 흥미 있는 간호사는 우선순위를 정하고, 대상자에게 가장 효율적이고 시기 적절한 간호를 제공하는 것을 배우기 위해 관찰법, 동료와의 논의, 개인적인 임상 경험을 활용한다. 이런 방식으로 연구를 이용한 예로는 정신과 간호사가 약물치료의 최신지견을 인식하고 aripiprazole(양극성장애, 조현병에 사용하는 정신신경용제)을 사용하여 이 지식을 대상자 교육과 옹호에 활용한 사례이다(Berman et al., 2007).

간호연구자는 처음에는 간호학생처럼 자신의 기술을 개발하고, 이후 능숙한 전문의처럼 정련된 방법을 사용한다. 간호연구자는 연구영역을 넓히고, 상황에 영향을 미치는 다양한 조건(변수)을 밝히기 위해 노력한다. 예를 들어, 신생아실 간호사는 생리적 황달로 인해 광선요법을 받는 신생아의 체온조절에 관심을 가질 수 있다. 이 문제를 연구하는 연구자는 체내 열역학과 발달생리학의 관련 분야를 조사해야 한다. 또한 탐침의 위치를 조사하고, 부위를 선정하며, 간호기술 및 선행연구의 적절성을 조사한다.

간호연구자는 다른 전문가에게 자문을 구하거나, 구조적 양상을 고려해야 하며, 특정 영역에 익숙한 사람으로(통계학자 등) 연구팀을 구성하면 결과가 더 유용하고, 설계 및 통계분석에서 더 큰 효과를 볼 수 있다.

3) 다학제 간 임상연구

하나의 학문이 근거기반실무에 필요한 광범위한 영역의 근거를 전부 제공할 수는 없다. '미국의료연구 및 의료품질관리국'(Agency for Health Care Policy and Research, AHCPR)은 1989년 12월에 일반법(Public Law) 101~239조를 제정하였다(Omnibus Budget Reconciliation Act of 1989). 미국의료연구 및 의료품질관리국은 1999년 12월에 미국보건의료연구소(Agency for Healthcare Research and Quality, AHRQ)로 명칭을 바꾸고, 미국 국민을 위한 질, 안전, 효율성, 건강관리의 효과를 증진시키기 위해 연구를 지지하는 책임을 가지며 기능을 담당하고 있다. 미국보건의료연구소는 간호연구를 비롯해서 광범위한 연구 프로그램에는 건강관리 실무자와 대상자 및 기타 건강관리추구자(healthcare purchasers)에게 실무적이고, 과학적 근거를 갖춘 정보를 제공한다. 여러 학문에서의 연구결과는 임상지침이 되며, 실무자를 위한 치료지침, 대상자를 위한 교육지침이 된다.

미국보건의료연구소는 대상자 안전과 관련된 분야에서 의료비용 절감 및 사망률 감소를 추적하는 선도적인 역할을 하고 있다. 예를 들어, 2010년부터 2013년까지 미국보건의료연구소는 미국 병원에서 병원 인수 조건(hospital acquired conditions, HAC)을 줄이려는 노력으로 병원에서 사망자가 약 5만 명이 줄어들고 의료비 지출이 약 120억 달러 절감되었다고 밝혔다(AHRQ, 2014).

건강관리 비용을 평가하는 흥미로운 접근법은 Gawande(2011)가 논의하고 매사추세츠와 같은 주에 의해 매핑된 거주지와 이용률 간(Prevention and Wellness Advisory Board: An overview of health care costs for chronic conditions in Massachusetts, 2013)의 연관성으로 이런 상관관계 분석을 통해 응급실 및 입원 치료와 같은 값비싼 시설의 이용률을 줄이기 위한 서비스의 목표 구현이 가능하다. 지리학적 요인과 건강관리의 과학이 융합되면 만성 보건과 관련된 새로운 지식과 개입이 가능해진다.

4) 연구를 실무에 적용

자료수집이나 연구프로젝트 내 투약 및 치료 수행을 제외한 직접 연구에는 대개 간호학생과 신규 간호사는 포함되지 않는다. 심지어 연구에 있어 제한된 직접 참여라 하더라도 신규 간호사는 연구 소비자일 뿐이며, 임상현장에 적용 가능한 문헌을 읽거나 평가하고, 더 전문적인 실무가와 협력해서 임상실무에 연구결과를 사용한다. 그러므로 연구논문을 주의 깊게 읽고 분석하는 능력은 신규 간호사에게 매우 중요하다. Coughlin, Cronin과 Ryan(2007)은 양적 연구를 비판하는 다양한 기술을 포함한 체크리스트를 제시하고 있다.

신규 간호사는 기본 간호교육에서 교육과 학습 과정을 통해 근거기반 간호실무를 접할 수 있다. 학습자료의 분석은 결과의 오류나 잘못을 밝혀내기 위한 것이 아니다. 대상자나 대상집단을 직접 간호하는 실무 간호사가 이 지식을 어떻게 사용할 수 있는가 하는 관점에서 연구프로젝트를 객관적이고 주의 깊게 평가하는 의식적인 과정이다. '정답'이 항상 있는 것은 아니라는 것을 알고, 간호사는 끊임없이 배우고 연구와 새로운 근거를 통해 익힌 지식과 함께 매일 새로운 실무를 수용하기 위해 인식하는 것이 현명하다. 근거기반실무를 사용하기 위한 노력으로 모든 소비자를 위한 더 좋은 성과를 이끌어 낼 수 있다(Polit & Beck, 2011). 실무자는 간호실무를 위한 최적의 근거를 평가하고, 결합하고, 사용하기 위한 자원과 기술이 필요하다(Melnyk & Fineout-Overholt, 2015).

연구 프로젝트가 평가된 후에는 결과물을 임상실무에 사용할 수 있지만, 간호사는 단순히 결과물이 출판되었다는 이유만으로 임상실무에 적절한 것이라고 추정해서는 안 된다. 오히려 간호사는 연구결과를 임상실무에 직접 적용할 수 없다는 것을 고려해 연구결과를 임상에 적용하기 전에 어느 정도 비판의식(skepticism)을 가지고 출판된 연구결과를 고찰해야 한다.

연구결과를 임상실무에 적용하는 것은 유용하며, 간호사는 적절한 곳에 맞는 유용한 연구방법을 선택하기 위해서 연구와 적용 간의 차이를 좁힐 필요가 있다. 지역사회 간호와 가족중심 간호 이용의 증가는 간호연구의 새로운 영역이 되고 있다. 연구자와 실무자 간의 협동으로 근거기반실무가 확대할 것이다(Melnyk & Fineout-Overholt, 2015).

연구 결과를 임상실무에 적용하는데 관심을 확대하는 분야는 비교효과 연구(CER)이다. CER은 다른 중재의 효과를 비교하는 체계적인 연구설계이다. 연구 목적은 특정 상황에 있는 대상자에게 가장 적합한 중재를 찾는 것이다. CER은 이러한 특이성을 가진 결과를 제공하기 위해 매우 포괄적이고 다양해야 한다.

연구가 지속되는 동안에 계획된 프로그램의 평가와 수행은 간호사가 대상자 간호상황에 적합한 접근을 찾는 데 도움이 된다. 예를 들어, 「Focus on Critical Care」란 저널은 '연구 검토(research review)'란 칼럼을 통해 중환자실 간호사가 자신의 실무에 관련이 있는 연구를 적용하는 데 도움을 준다. 다른 저널에서도 비슷한 정보를 제공한다.

주요개념

- 간호사의 지식기반 확장은 간호연구의 중요한 목적이다.
- 간호연구는 임상실무의 문제점, 대상자 간호의 방법, 간호교육과 간호행정에 대한 체계적 탐구이다.
- 연구와 간호과정의 과학적 방법은 유사하다.
- 연구는 아이디어를 정립하고, 문헌을 고찰하고, 이론적 개념 틀을 발달시키고, 문제진술을 형성하고 연구를 진행하고 결과물을 발표하는 단계별 과정이다.
- 간호연구 결과는 발표를 통해 전문가가 결과물을 평가하고 적용할 수 있도록 해야 한다.
- 인간대상자의 권리, 익명성, 기밀유지를 포함한 법적 · 윤리적 고려사항이 연구의 중심이 되어야 한다.
- 실무 간호사는 연구의 기반이 될 수 있는 여러 가지 질문에 접할 수 있다.

REFERENCES

Abhdellah, F. (1969). The nature of nursing science. *Nursing Research, 18*(5), 390–392.

Agency for Health Care Research and Quality. (2014). The role of AHCPR Research. Retrieved June 9, 2014, from http://www.archives.gov/research/guide-fed-records/groups/510.html#510.1

Agency for Healthcare Research and Quality. (2013). Interim update on 2013 annual hospital-acquired condition rate and estimates of cost savings and deaths averted from 2010 to 2013. Retrieved June 17, 2015, from http://www.ahrq.gov/professionals/quality-patient-safety/pfp/interimhacrate2013.pdf

Agency for Healthcare Research and Quality. (2014). AHRQ Profile: Advancing excellence in health care. Retrieved June 17, 2015, from http://www.ahrq.gov/cpi/about/profile/index.html

American Nurses Association Cabinet on Nursing Research. (1985). *Directions for nursing research: Toward the twenty-first century.* Kansas City, MO: American Nurses Association

Auerbach, D. I., Staiger, D. O., Muench, U., & Buerhaus, P. I. (2013). The nursing workforce in an era of health care reform. *New England Journal of Medicine, 368*(16), 1470–1472.

Berman R. M., Marcus R. N., Swanink R., McQuade, R. D., Carson, W. H., Corey-Lisle, P. K., et al. (2007). The efficacy and safety of aripiprazole as adjunctive therapy in major depressive disorder: A multicenter, randomized, double-blind, placebo-controlled study. *Journal of Clinical Psychiatry, 68*(6), 843–853.

Cameron, C., & Luna, L. (2005). Leininger's transcultural nursing. In J. Fitzpatrick & A. Whall (Eds.), *Conceptual models of nursing: Analysis and application* (4th ed., pp. 177–193). Upper Saddle River, NJ: Pearson Prentice Hall.

Centers for Disease Control and Prevention. Epidemiology of measles–United States, 1998. (1999). *MMWR Morbidity and Mortality Weekly Report, 48*, 749–753.

Centers for Disease Control and Prevention. Measles (Rubeola). Retrieved February 5, 2015, from http://www.cdc.gov/measles

Choi, M., Kim, H., Chung, S., Ahn, M., Yoo, J., Park, O., et al. (2014). Evidencebased practice for pain management for cancer patients in an acute care setting. *International Journal of Nursing Practice, 20*, 60–69. DOI: 10.1111-ijn.12122

Christensen, H., & Petrie, K. (2012). Information technology as the key to accelerating advances in mental health care. *Australian & New Zealand Journal of Psychiatry, 47*(2), 114–116.

Christian, B. (2012). Translating research into everyday practice—The essential role of pediatric nurses. *Journal of Pediatric Nursing, 27*(2), 184–185.

Clark, V. L. P., & Creswell, J. W. (2011). *Designing and conducting mixed methods research*. (2nd. ed.). Thousand Oaks, CA: Sage.

The Cochrane Collaboration. (2015). Retrieved June 16, 2015, from http://www.cochrane.org

Commission on Nursing Research. (1981). *Guidelines for the investigative function of nurses*. Kansas City, MO: Author.

Coughlan, M., Cronin, P., & Ryan, F. (2007). Step-by-step guide to critiquing research. Part 1: quantitative research. *British journal of nursing, 16*(11), 658–663.

Crockett, D. (2013). Four essential lessons for adopting predictive analytics in health care. *Health Catalyst*. Retrieved June 9, 2014, from http://www.healthcatalyst.com/predictive-analytics-health-care-lessons

Diers, D. (1979). *Research in nursing practice*. Philadelphia, PA: J. B. Lippincott.

Douglas, M., Rosenkoetter, M., Pacquiano, D., Callister, L., Hattar-Pollara, M., Lauderdale, J., et al. (2014). Guidelines for implementing culturally competent nursing care. *Journal of Transcultural Nursing, 25*(2):109–121. DOI: 10.1177/1043659614520998. Retrieved June 6, 2014 from http://tcn.sagepub.com/content/early/2014/02/14/1043659614520998

Emanuel, E. J., & Grady, C. (2007). Four paradigms of clinical research and research oversight. *Cambridge quarterly of healthcare ethics, 16*(1), 82–96.

Fawcett, J., Watson, J., Neuman, B., Walker, P. H., & Fitzpatrick, J. J. (2001). On nursing theories and evidence. *Journal of Nursing Scholarship, 33*(2), 115–120.

Federwisch, M., Ramos, H., & Adams, S. (2014). The sterile cockpit: An effective approach to reducing medication errors? *American Journal of Nursing, 114*(2), 47–55.

Ganz, F., Ofra, R, Khalaila, R., Levy, H., Arad, D., Kolpak, O., et al. (2013). Translation of oral care practice guidelines into clinical practice by intensive care nurses. *Journal of Nursing Scholarship, 45*(4), 355–362.

Gawande, A. (2011). *The hot spotters*. The New Yorker. Retrieved June 17, 2015, from http://www.newyorker.com/magazine/2011/01/24/the-hot-spotters

Gortner, S. (1975). Research for a practice profession. *Nursing Research, 24*(6), 193–197.

Haase, J. (1987). The components of courage in chronically ill adolescents. *ANS—Advances in Nursing Science, 9*(2), 64–80.

Immunization of adolescents. Recommendations of the Advisory Committee on Immunization Practices, the American Academy of Pediatrics, the American Academy of Family Physicians, and the American Medical Association.(1996). *MMWR Recommendations and Reports, 45*(RR-13), 1–16.

Institute for the Future. (2003). *Health and health care 2010: The forecast, the challenge* (2nd ed.). Menlo Park, CA: Author.

Kaiser Permanente. (2014). Taking action: Community health initiatives. Retrieved June 9, 2014 from http://share.kaiserpermanente.org/article/evaluation-and-learning/

Krinsky, R., Murillo, I., & Johnson, J. (2014). A practical application of Katharine Kolcaba's comfort theory to cardiac patients. *Applied Nursing Research, 27*(2), 147–150.

Lang, C. (2014). Do sitters prevent falls? A review of the literature. *Journal of Gerontological Nursing, 40*(5), 24–33.

Leape, L., Berwick, D., & Bates, D. (2002). What practices will most improve safety? Evidence-based medicine meets patient safety. *Journal of the American Medical Association, 288*, 501–507.

Lewandowski, W., & Jacobson, A. (2013). Bridging the gap between mind and body: A biobehavioral model of the effects of guided imagery on pain, pain disability, and depression. *Pain Management Nursing, 14*(4), 368–378.

Lin, C. (2013). Why does translational research matter to cancer nursing researchers? *Cancer Nursing, 36*(4), 337–338.LoBiondo-Wood, G., & Haber, J. (2013). *Nursing research: Methods and critical appraisal for evidence- based practice* (8th ed.). St. Louis, MO: Mosby.

Majumdar, B., Browne, G., Roberts, J., & Carpio, B. (2004). Effects of cultural sensitivity training on health care provider attitudes and patient outcomes. Journal of Nursing Scholarship, 36(2), 161–166.

Mantzoukas, S., & Jasper, M. (2008). Types of nursing knowledge used to guide care of hospitalized patients. *Journal of Advanced Nursing, 62*(3), 318–326.

Melnyk, B. M., & Fineout-Overholt, E. (2015). *Evidence-based practice in nursing and healthcare* (3rd ed.). Philadelphia, PA: Lippincott Williams & Wilkins.

Memorial Sloan-Kettering Cancer Center. (2010). *Memorial Hospital Research*. Retrieved June 17, 2014, from http://www.mskcc.org/mskcc/html/65977.cfm

Miser, W. (2005). Educational research—to IRB or not to IRB? *Family Medicine, 37*(3), 168–173.

Murphy, F., & Amblum, J. (2014). Treatment of burn blisters: Debride or leave intact? *Emergency Nurse, 22*(2), 24–27.

Murphy, J. (1981). Doctoral education in, of, and for nursing: An historical analysis. *Nursing Outlook, 29*(11), 645–649.

National Archives. (2014). Records of the Agency for Health Care Policy and Research. Retrieved June 9, 2014, from http://www.archives.gov/research/guide-fed-records/groups/510.html#510.1

National Institutes of Health. (2014). Comparative effectiveness research (CER). Retrieved June 13, 2014, from http://www.nlm.nih.gov/hsrinfo/cer.html

National Institutes of Health. (2007). Protecting personal health information in research: Understanding the HIPAA Privacy Rule. Retrieved February 5, 2015, from http://privacyruleandresearch.nih.gov/

National Institute of Nursing Research. (2006). Mission & strategic plan. Retrieved February 5, 2015, from http://www.ninr.nih.gov/aboutninr/ninr-mission-and-strategic-plan#.VNJefPldVu4

Nies, M., & McEwen, M. (2014). *Community/Public health nursing: Promoting the health of populations* (6th ed.). Philadelphia, PA: Saunders.

Nieswiadomy, R. M. (2011). *Foundations in nursing research* (6th ed.). Upper Saddle River, NJ: Pearson Education.

Peterson, M., Barnason, S., Donnelly, B., Hill, K., Miley, H., Riggs, L., et al. (2014). Choosing the best evidence to guide clinical practice: Application of AACN levels of evidence. *Critical Care Nurse, 34*(2), 58–68.

Polit, D. F., & Beck, C. T. (2011). *Nursing research: Principle and methods* (9th ed.). Philadelphia, PA: Wolters Kluwer/Lippincott Williams & Wilkins.

Polit, D. F., & Beck, C. T. (2014). *Essentials of nursing research: Appraising evidence for nursing practice* (4th ed.). Philadelphia, PA: Lippincott Williams & Wilkins.

Richards, M., & Morse, J. (2012). *README FIRST for a user's guide to qualitative methods* (3rd ed.). Thousand Oaks, CA: Sage Publications.

Sack, K. (2008). Medicare won't pay for medical errors. *New York Times.* Retrieved June 17, 2014, from www.nonprofithealthcare.org/archives/Medicare_001.pdf

Schuster, R., Bornovalova, M. & Hunt, E. (2011). The influence of depression on the progression of HIV: Direct and indirect effects. *Behavior Modification, 36*(2), 123–145.

Shuster, E., (1997). Fifty years later: The significance of the nuremberg code. *The New England Journal of Medicine, 337,* 1436–1440. DOI: 10.1056/NEJM199711133372006

Spruce, L. Van Wicklin, S., Hicks, R., Conner, R., & Dunn, D. (2014). Introducing AORN's new model for evidence rating. *AORN Journal, 99*(2), 243–255. DOI: 10.1016/j.aorn.2013.11.014

Taylor, J., McDonald, S., & Tan, K. (2014). A survey of central venous catheter practices in Australian and New Zealand tertiary neonatal units. *Australian Critical Care, 27*(1), 36–42.

Trials of war criminals before the Nuremberg military tribunals under Control Council Law No. 10. (1949–1953). Washington, DC: U.S. Government Printing Office.

Vance, D., Talley, M., Azuero, A., Pearce, P., & Christian, B. (2013). Conducting an article critique for a quantitative research study: Perspectives for doctoral students and other novice readers. *Nursing: Research and Reviews, 3,* 67–75.

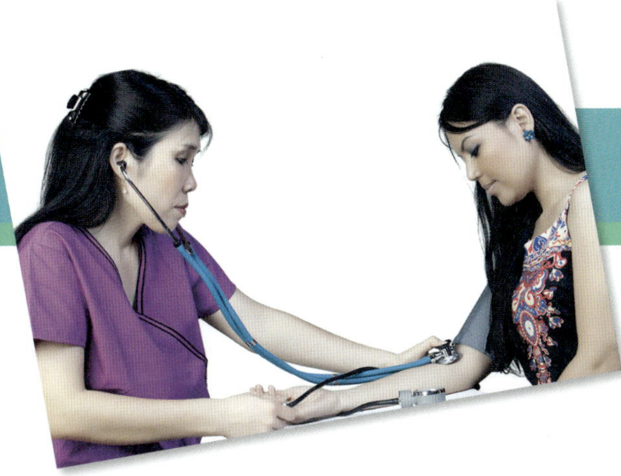

CHAPTER 9

대상자 교육과 건강증진

Patient Education and Health Promotion

Deborah D. Kelly

비판적 사고를 위한 사례

다문화 가정의 부인인 한 씨는 남편과 함께 혈압을 확인하기 위해 병원에 왔다. 김 간호사는 부부가 진료실에 들어왔을 때, 외국어로 빠르게 말하고 있는 남편의 목소리를 들었다. 한 씨 남편은 화난 것처럼 보였고, 한 씨는 응답하지 않았지만 기분이 좋지 않고, 움츠러든 것처럼 보였다. 한 씨의 혈압은 3번 연속 측정 시 상승하고 있었기 때문에 내과의사는 혈압약과 저염식이를 처방하였다. 따라서 김 간호사는 15분 동안 고혈압의 관리방법을 부부에게 교육해야 한다.

이 장을 학습한 후, 위의 사례를 읽고 다음의 내용에 대하여 비판적 사고를 적용하여 복습한다.

1. 이 부부의 상황에서 수집한 데이터를 사정하고 우선순위를 정하여 대상자 부부의 학습에 대한 준비성과 건강증진 교육을 개별화한다.
2. 한 씨 부부의 학습을 용이하게 하거나 방해할 수 있는 요인에 대해 설명한다.
3. 교육을 개별화할 세 가지 현실적인 목적에 초점을 맞추어 역할을 수행한다.
4. 학습을 평가하고 미래의 교육을 교정하기 위한 견해를 확인한다.

주요용어

감정 affective
건강보호활동 health protection activities
건강증진 health promotion
건강증진활동 health promotion activities
건강지식 health literacy
고수 adherence
동기부여 motivation
모의학습 simulation
불이행 noncompliance
역할연습 role playing
원격의료 telehealth
이행 compliance
인지적 cognitive
재교육 teach back
재시범 return demonstration
정신운동성 psychomotor
질병예방활동 disease prevention activities
학습 learning

학습목표

1. 교수-학습 관계의 중요한 특성에 대해 설명한다.
2. 지식의 범위와 학습이 서로 어떻게 연관되는지 설명한다.
3. 대상자 교육의 네 가지 목적을 파악한다.
4. 학습을 쉽게 하거나 억제하는 요인에 대해 정의한다.
5. 대상자 교육개별화에 사용하는 중요한 사정자료에 대해 논의한다.
6. 다양한 연령과 능력에 따른 개별화된 교육방법과 평가전략을 서술한다.
7. 건강증진과 질병예방 행동의 예를 제시한다.
8. 건강유지 및 동기화에 영향을 미치는 주요 요인에 대해 인식한다.

대상자 교육은 나이팅게일 시대 이래, 오랫동안 간호실무에서 중요한 기능을 담당해왔다. 간호사는 건강에 대한 지식이 있는 대상자와 그 가족에게 힘을 북돋아줌으로써 임상 결과와 건강을 향상시킨다. 대상자 교육은 대상자가 자신의 건강을 증진하고 유지할 수 있는 기술과 지식을 습득하도록 돕는 것을 목표로 한다. 교육의 초점과 관련 활동은 시간이 지남에 따라 변화되어 왔다. 역사적으로 건강관리전문가는 관리받아야 할 사람이라는 시각으로 대상자를 바라보았고, 교육은 의사의 권고사항을 따르게 하는 가장 좋은 방법으로 사용되거나 적합한 단계를 알려주는 역할을 했다. 오늘날, 대상자 교육은 대상자가 무엇을 해야 하는지 알려주는 수준을 넘어 건강관리팀의 중심으로서, 대상자와 가족은 자신의 건강관리 목표에 도달하는 데 주력하고, 학습하기 위해 건강관리전문가와 함께 협동한다. 협동적 교육이란 대상자가 건강증진을 성취하기 위해 또는 구체적인 건강관리요구를 위해 능력을 부여하는 학습 과정을 말한다. 간호는 현재 내부 전문가팀을 구성하고 있지만, 대상자 교육에서는 다른 건강관리전문가의 정보를 강화해 주거나 조정자와 같은 담당교사 역할에 머물러 있다.

대상자와 가족 교육은 종합적인 건강관리시스템에서 매우 중요한 역할을 한다. 역사적으로 The American hospital Patient's Bill of Rights에서는 대상자는 사려 깊고 책임감 있는 간호를 받을 권리뿐만 아니라 진단, 치료, 예후의 올바른 정보를 받을 권리가 있다고 강조하고 있으며, 2003년 미국 병원협회에서는 이 문서를 대상자 안내문에 '대상자 간호 파트너십, 이해에 대한 기대, 권리와 책임(2006)'으로 단순화하여 기록하고 있다. 이 안내문은 대상자에 대한 수준 높은 간호 및 의료행위에 대한 권리뿐 아니라 진단, 치료, 예후에 관한 치료 결정에 참여할 권리도 담고 있다(AHA, 2003). 미국 간호협회(ANA, 2010)의 치료적 간호실무의 기준(Standards of Clinical Nursing Practice)에는 모든 대상자에 대한 간호책임으로 대상자의 질병, 치료, 건강증진 또는 자기돌봄활동에 대해 대상자를 교육하는 것이 포함되어 있다. 대상자의 질병, 치료, 건강증진 또는 자가관리 활동에 대해 대상자를 교육하는 것은 건강을 향상시키는 데 필수적이며, 질병 중심 문화에서 건강중심 문화로 변화되는 건강관리에 기여한다(HRET, 2014). 또한 의료평가기구(The Joint Commission, 2010)에서는 대상자 교육에 대해 의료기관의 승인을 받도록 기준을 제시하고 있다.

오늘날에는 건강관리 비용이 상당히 중요해지고 있으며, 의료기관에서의 퇴원은 과거보다 더욱 빨라지고 있다. 2011년에 제정된 연방법안인 Affordable Care Act은 건강증진에 대한 필요를 의료 개혁의 필수적인 부분이라고 언급하고 있다(HHS, 2011). 퇴원 전에 대상자는 불필요한 재입원을 예방하고 퇴원 후 건강유지 및 향상에 필요한 자원과 정보에 대한 교육을 받아야 한다. 의료평가기구와 미국 연방정부는 모든 건강관리기관에 대상자에게 퇴원계획을 제공하도록 요구하고 있다. 오늘날 대상자 교육에 대한 당면 과제는 명확한 의사소통과 효과적 교수-학습 파트너십을 통해 대상자와 가족이 긍정적인 건강결과와 안전한 건강관리를 이끌어내는 건강정보를 습득하고 이해하도록 하는 것이다(National Patient Safety Foundation, 2007).

대상자 교육은 장소와 관계 없이 주로 간호사 중심으로 이루어지고 있다. 학교 보건교사는 피임과 안전한 성경험에 대하여 사춘기 학생과 이야기하고, 산업 간호사는 산업현장에서 안전교육을 시행한다. 병원 간호사는 정상 아동발달과 연령에 맞는 적절한 행동을 부모님과 함께 논의한다. 통원외과 외래 간호사는 퇴원 전 대상자와 수술 후 간호에 대해 논의한다. 임상 전문 간호사는 당뇨병 대상자와 함께 식단계획과 선택을 재검토하며, 분야별 전문 간호사는 치료를 위한 약을 처방할 때 대상자에게 약물 부작용에 대하여 설명한다. 보건 간호사는 질병의 확산을 예방하기 위해서 올바른 예방접종의 중요성을 강조한다. 간호교육 프로그램은 학생들이 지역 사회 기반의 환경에서 실습할 수 있는 기회를 제공하기 위해 혁신적인 파트너십을 구축하고 있다. 이를 통해 간호학생들은 비 전통적 교육 환경에서 건강증진 간호활동에 노출될 수 있다(Carter et al., 2013).

간호사는 대상자의 건강관리 결과에 긍정적인 영향을 미쳐 건강을 증진할 수는 있지만, 교육을 통해 대상자를 통제할 수는 없다. 학습하는 것과 행동변화는 독립적 행위이기 때문에 최선의 목적에도 대상자는 권유받은 조언을 항상 따르지는 않을 것이다. 간호사는 대상자가 대상자의 건강상태를 증진할 수 있도록 격려할 수 있지만, 간호사가 권유하는 특정한 행동과 태도의 중요성과는 관계없이 선택은 항상 대상자의 몫이 된다.

대상자 교육은 대부분의 사람이 학교에서 겪었던 정형화된 과정이 아니다. 주로 대부분 간호하는 동안 비정형화된 양식으로 발생한다. 간호활동 중 대상자 또는 그 가족이 질문을 할 수도 있다. 이 호기심은 간호사가 받아들여야 할 동기부여의 정도를 나타낸다. 그러나 대상자의 건강상태와 간호에 대해 간단하게 아는 것만으로는 충분하지 않다. 가르칠 수 있는 순간의 이점을 활용하기 위해 간호사는 가르치고 배우는 과정, 대상자의 교육 요구를 빠르고 정확하게, 그리고 어떻게 그 과정에서 대상자의 가족이 참여하는지 알아야 한다. 대상자의 이해를 돕기 위해서는 비디오테이프, 팸플릿, 유인물로 구성된 여러 가지 자료가 교육에 필요할 것이다. 또한 간호사는 대상자와 그 가족을 자기돌봄하도록 이끄는 치료적 관계를 강화할 필요가 있다.

1. 대상자 교육의 목적

대상자 교육은 오랫동안 간호사의 독립적인 역할로 간주되었으므로 간호사가 대상자에 대한 지식뿐만 아니라 대상자 교육을 위한 특정 지식과 기술을 습득하는 것은 중요한 일이다. 간호학생은 질병 예방과 건강유지에 중점을 둔 대상자 및 가족에게 건강증진 개념을 교육할 준비가 되어 있어야 한다(Samawi et al., 2012). 간호사는 안위(1차 예방)와 질병 예방(2차 예방) 및 질병 발생 시 최상의 건강과 기능을 회복(3차 예방)하고 대상자와 가족에게 건강상태의 변화와 관련하여 조력하기 위한 대상자 교육을 시행할 책임이 있다. 질병예방의 수준은 표 9-1에 요약되어 있으며, 각 기능 영역에서의 대상자 교육은 표 9-2에 제시되어 있다.

간호사는 개인, 가족과 지역사회의 건강을 유지하고 향상시킬 사회적 책임이 있다. 건강증진을 위한 간호중재는 대상자가 안전하고 효과적으로 효율적인 건강행위 능력을 향상시키는 데 중점을 둔다.

1) 건강증진

건강증진과 질병예방은 미국, 캐나다 등 국제적으로 건강관

표 9-1 질병예방의 3단계

단계	설명	예
1차 예방	질병이나 병리적 단계 전 상태를 예방하기 위하여 노력하는 것; 발생 가능한 것을 그만두는 것	예방접종, 불소 도포, 안전벨트 착용, 경구피임약 복용, 약물중독에 대한 초등학생 대상의 보건교육
2차 예방	장애를 예방하거나 최소화하기 위해 즉각적인 조정이 가능한 초기 단계의 질환이나 상태를 확인하기 위하여 노력하는 것; 적절한 관심이나 치료를 받지 않았을 경우 발생할 수 있는 큰 피해를 예방하는 것	신체사정, 발달검사, 시력검사, 유방과 고환의 자가검진, 임신검사
3차 예방	질병이나 장애 발생 후 회복 과정이 시작되는 것: 질병 혹은 손상 단계를 멈추고자 함이며 최상의 건강상태를 얻기 위한 대상자를 돕는 것	장애아동의 재활, 알코올 중독자를 위한 지지단체, 심장 재활, 새롭게 진단받은 당뇨 대상자를 위한 건강교육

표 9-2 기능적 분야의 대상자 교육의 예

건강 유형	가능한 교육의 예
건강개념-건강유지	유방 자가검진, 정기적 신체검진과 면역의 중요성
활동-운동	규칙적인 운동의 중요성, 이동장비 사용법(예: 목발, 보행기), 심호흡과 기침, 다리 운동
영양-대사	건강한 식단, 제한식단, 상처 간호, 체온모니터 방법, 가정에서의 TPN
배설	규칙적 배변기능 유지방법, Kegel 운동, 자가 카테터 삽입법
수면-휴식-인지-지각-인지적-지각적	적절한 휴식의 중요성, 수면유도 보조제품
자아지각	정상 신체변화, 자존감 증진방법
역할-관계	적극적 훈련, 육아수업
대처-스트레스	바이오피드백, 이완기술
성-생식	산전교실, 피임
가치와 신념	대상자 권리, '심폐소생술 금지' 선택권

리 재개편에서 점차 대중적 개념으로서 자리매김해가고 있다. WHO의 정의에 의하면, 건강증진은 대상자가 자신의 건강을 관리하고 향상시킬 수 있게 하는 과정이다(WHO, 2014a, 2014b). 건강 결정요인에 관한 지식을 가지고 있는 간호사는 모든 사람이 잠재적인 건강을 완전히 이루는 것을 가능하게 한다. 여기에는 지지적인 환경을 제공하고, 정보에 대한 접근, 생활기술, 건강한 선택을 하는 기회를 제공하는 것 등이 있다(WHO, 2014).

건강증진 활동은 생활양식 선택과 관련된 건강잠재성의 확대, 안녕 수준의 향상을 추구한다. 요약하면, 사람은 보다 나은 기분을 위해 건강증진 활동을 이용한다. 건강증진 행위는 전반적으로 안녕의 향상과 관련이 있다. 질병예방 활동은 특정 질환이나 상태를 예방하고 피하기 위한 노력이다. 건강증진과 질병예방은 모두 건강증진이라는 목표를 공유하고 있다. 이들의 차이는 건강증진 활동이 보다 일반적이며, 대상자의 전반적인 안녕 상태를 향상시킨다는 것이다.

질병예방은 특정한 질병의 예방에 노력을 집중한다. 다른 특색은 건강증진 활동이 건강관심에 대해 다른 사람의 조언을 구하고 지역사회에서 우선순위를 찾으면서 지역사회를 더 포괄하는 것이 될 수 있다. 질병예방은 지역사회에서 주민건강부서가 수집한 특정한 질병 비율처럼 의미 있는 건강요구의 제안과 같은 외부 정보에서 발생할 것이다. 건강증진과 질병예방의 노력은 지역사회 주민의 건강을 개선하고 유지시켜준다.

기억해야 하는 개념

질병예방 활동은 특정 건강문제의 위험을 줄이는 방법을 다룬다. 건강증진은 전반적으로 건강과 삶의 질을 향상시키는 전략을 포함하여 보다 일반적인 것에 초점을 두고 있다.

비판적 사고 적용하기

지영이는 간호사와의 교육 1주일 후 다시 병원을 방문하였다. 지영이는 다음과 같이 운동과 음식섭취에 관한 일기를 보여주었다. 다음은 1일의 예시이다.

아침
오렌지주스, 큰 초콜릿칩 머핀, 커피

점심
마요네즈, 햄, 스위스 치즈를 곁들인 호밀빵, 감자칩, 피클, 블루치즈드레싱 샐러드, 도넛

저녁
햄버거, 감자튀김, 블루치즈드레싱 샐러드, 아이스크림

운동
이웃친구와 산책

긍정적 피드백을 주기 위해 지영이의 운동과 영양패턴에서 건강 측면을 규명할 수 있는가? 최적의 건강을 증진시킬 수 있는 중요한 변화는 무엇인가? 지영이를 위해 더 나은 교육방법은 무엇인가?

정답은 부록 B를 참고하세요.

건강보호활동은 지역사회나 많은 인구의 건강을 보호하는 것이 목적인 환경적 · 규제력 있는 조치이다. 건강보호활동의 예는 연방정부, 주정부 또는 지방정부가 공포한 공기와 수질 조정과 음식 및 약품 규제 등이다.

최근 건강증진에 많은 관심이 모이고 있다. 간호사는 건강을 최상으로 향상시키기 위해서 활동장소에 관계없이 대상자 교육을 수행하고 있다. 사람들에게 있어 지식과 가치는 일상에서 결정을 내릴 때 중요하다. 음식, 휴식, 대처능력 및 위생과 안전교육은 최상의 건강에 영향을 미칠 것이다. 사람은 스스로 건강하다고 느낄 때, 건강하지 않은 습관과 안락함을 변화시킬 동기가 부족할 수도 있다. 간호사는 발달상 나쁜 습관을 예방하기 위해 젊은 사람의 건강증진을 목표로 삼기도 한다.

Prochaska와 DiClemente가 개발한 변화의 단계 모델은 건강관련 행동변화에 필요한 5단계를 설명하고 있다. 이 모델은 대부분의 사람들이 시간이 지남에 따라 건강행동을 변화시키려고 시도할 때 유사한 단계를 경험한다는 믿음에 근거한다(표 9-3)(Shaffer, 2013). 간호사가 변화 과정을 통해 대상자를 지원하고 코치하기 위해 변화의 단계 모델을 이해하는 것이 중요하다.

(1) Healthy People 2020

미국에서 Healthy People 2020은 국가 건강증진 및 질병예방 이니셔티브이다. 이 사업의 목표는 모든 미국인의 건강을 개선하고 불균형을 없애며 모든 사람들의 건강을

표 9-3 변화의 단계

단계	시간의 틀
계획 전	다음 6개월간의 변화에 대하여 생각하지 않음
숙고	다음 6개월간의 변화에 대하여 진지하게 생각함
준비	활동적으로 변화를 계획함
실행	거듭하여 변화를 만들어 감
유지	유혹에 이끌려 퇴보하지 않도록 변화를 유지하는 단계를 가짐

향상시키기 위해 많은 개인과 기관이 힘을 합치는 것을 말한다.

Healthy People 2020의 4가지 목표는 미국 국민들이 다음을 수행하도록 하는 것이다(Healthy People 2020 Framework).

- 예방 가능한 질병, 장애, 부상 및 조기 사망이 없는 질 높은 삶의 유지
- 건강평등을 달성하고 불균형을 없애며 모든 집단의 건강향상
- 모든 사람의 건강을 증진시키는 사회적 및 신체적 환경 조성
- 모든 삶의 단계에서 삶의 질 향상과 건강한 발달 및 건강한 행동 촉진

(2) 국제 및 글로벌 문제

건강증진을 다루는 핵심은 지역 차원뿐만 아니라, 국제적 · 세계적 차원에서의 행동이다. 이를 위해서는 건강증진에 대한 통합된 접근이 필요하다. 세계보건기구(WHO)는 모든 사람들을 위한 건강에 대한 4가지 핵심 약속을 제시하였으며, 이는 모든 정부에 대한 핵심 책임, 지역사회의 중점 사항, 훌륭한 기업 관행(WHO, 2009)에 대한 요구 사항 등 글로벌 개발 의제의 핵심이다. 지역사회 파트너십이 강조되면서 간호사에 대한 책임은 개인뿐만 아니라 집단의 건강을 향상시키기 위해 모든 수준의 정부, 대학 프로그램, 지역사회, 사업 조직 및 이웃과 협조하는 작업이 필요하다.

2) 질병예방

대상자 교육은 장애와 질병의 예방 또는 조기발견을 위한 기술과 지식을 대상자에게 가르치는 것에 초점을 맞추고 있다. 지속적인 연구는 질병에 대한 위험요인의 이해를 높일 수 있다. 예를 들어, 어떤 연구에 의하면 일부 암의 경우, 암의 종류와 고지방식 사이의 관련성이 입증되었는데, 이러한 연구를 통해 간호사가 암 위험의 감소를 돕기 위해서 식이교육에 초점을 맞추게 하였다. 또 다른 연구는 규칙적인 검진을 지지했다. 조기발견의 중요성을 증명하고 이와 같은 연구는 특수한 질병의 위험에 노출된 사람을 더 쉽게 확인할 수 있게 해 주고, 고위험집단을 상대로 자원을 제공하고 교육 프로그램을 시행할 수 있게 해 준다. 예를 들어, 당뇨 환자는 심혈관 문제에 위험이 있으므로 혈압을 자주 측정하고 적절하게 처방받은 약물로 콜레스테롤을 조절하여 심근경색이나 뇌졸중을 예방할 수 있다.

3) 기능 또는 건강회복

대상자 교육은 질병이나 기능장애가 발생했을 때에도 기능 회복을 돕거나 장애의 한계를 줄이는 데 중요하다. 가정과 단체 및 사회복지센터에서 많이 시행하는 교육은 당뇨병이나 심장병과 같은 만성적인 건강문제가 있는 사람을 돕는 데 초점을 맞추고 있다(그림 9-1). 이와 반대로 급성 간호시설에서의 교육은 건강을 회복하는 데 초점을 두고 있다. 수술을 받기 위해 입원한 대상자는 수술 전 일정기간 동안 여러 가지 지시를 받고, 수술 후 일정기간은 합병증을 예방하기 위한 도움을 받음으로써 최상의 상태로 회복할 수 있게 된다. 보행 가능한 간호환경에서 간호사는 대상자의 불안 감소와 진단절차에 대해 알려주고, 이해를 돕기 위해 투약이나 진단 과정에 대해 설명한다. 대상자에게 중요한 교육시점에 대한 내용은 표 9-4를 참조한다.

4) 대처증진

대상자 교육은 계속해서 만성적인 질병과 장애를 가지고 살아가야 하고, 조절이나 진행 과정을 두려워하며 새로운 대처를 해야 하는 대상자나 대상자의 가족에게 매우 중요하다. 일반 정보보다는 대상자 특정 정보를 제공하는 것이 대상자의 지식을 늘리고 불안을 줄이며 만족도를 높이는 것으로 알려져 있다(Friedman et al., 2011). 기능손실의 조절은 대상자나 가족에게 어려울 수 있다. 이때 교육은 새로운 장치에 적응하거나(예: 보행 보조기구의 도움이 필요한 사람) 식단

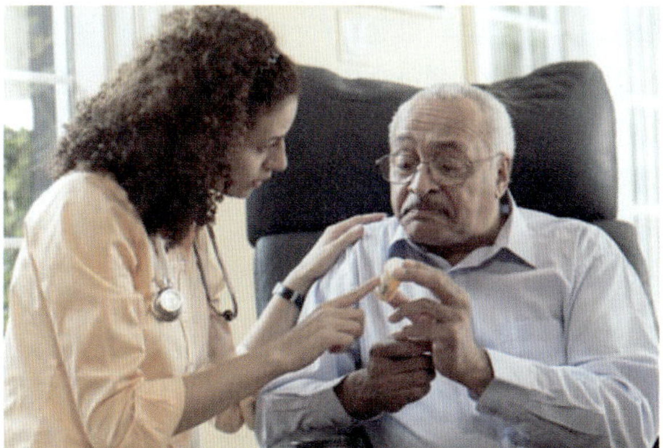

그림 9-1 간호사는 만성적 건강문제가 있는 대상자에게 약물에 대해 교육하고 있다.

표 9-4 중요한 교육시점

기회	가능한 학습의 요구
클리닉 방문	예방접종 기록, 일상 정기 검진, 체중 감소와 식이, 투약
입원	병동규정에 따른 비상벨과 침대 사용법, 특수한 치료의 처방과 이유
근무교대 후	간호계획 검토: 새로운 치료, 검사, 약물 설명
새로운 약물	약물 작용, 나타날 수 있는 부작용, 빈도, 기타 고려사항
진단적 검사	필요한 준비, 검사 중 진행될 과정, 검사 후 제한사항 및 특별 고려사항
수술	수술 전 처치, 수술 후 처치(심호흡, 다리운동), 통증조절, 침상에서 일어나는 법, 돌아눕는 법 등
퇴원	활동과 식단의 제한, 상처 간호 과정, 의사호출이 필요한 상황 등

또는 활동의 변화에 적응해야 하는 대상자에게 도움을 줄 수 있다. 일부 교육은 신체상이나 역할변화에 도움을 줄 수 있다. 교육은 기능이 손상된 사랑하는 사람을 돌보는 돌봄제공자가 기술적·정신적 문제를 극복하기 위한 준비에 필수적이다. 또한 대상자 교육은 대상자와 가족이 비통, 상실, 궁극적으로 죽음 등을 이겨내기 위해 도움이 되기 때문에 중요하다.

2. 교수-학습 과정

학습(learning)은 실무, 학업, 교수에 의한 지식 또는 기술의 획득으로서, 학습이론은 세기를 거듭하면서 변화해왔다. 과거의 교사-중심 이론에 따르면, 학습은 훈련된 마음가짐이 필요했으며, 암기하는 것이 목표였다. 이후 학생-중심 이론가는 학습이 스스로 방향을 제시하고, 발생할 지식의 활동적인 전개를 통해 완벽하게 직관적으로 할 수 있는 것이라고 믿었다. 아직 몇몇 학자는 학습은 사전지식과 경험을 기반으로 하여 교육자가 활동적으로 새로운 지식을 알리고, 학습자는 수동적으로 원리를 이해하기 위해서 관련된 지식을 수동적으로 연관시킨다고 주장한다. 또한 다양한 학습 과정의 개념적 모델에서는 지도자, 설계자, 프로그래머, 제작자 등 다양한 교사의 역할을 제시하고 있다. 보다 최근에는 효과적 교수의 핵심은 대상자의 과거 교수-학습 관계를 현재의 학습으로 잘 지속시킬 수 있는 능력 있는 자가학습가능자로 만드는 것이라고 제시하고 있다. 간호학생은 이 모든 이론을 현장에서 경험하게 된다. 예를 들어, 해부학은 필수적으로 배워야 할 분야 중 하나이고, 이 밖에도 대상자, 특히 대상자를 간호할 때 항상 직관적인 구성요소가 필요하다. 대표적으로 약리학은 수학, 생리학, 해부학, 화학, 병태생리학 등 학생의 이전 지식을 기반으로 한다.

성인 학습이론은 성인이 어떻게 가장 잘 배우는지 이해하는 데 도움이 되며, Malcolm Knowles는 성인이 어떻게 배우는지를 설명하는 이론을 개발하였다. 성인은 왜 그들이 뭔가를 배우고 있는지 알아야 하며, 이유와 근거를 알아야 한다. 성인은 기술을 습득하고 연습함으로써 학습하고 효과적인 교육은 성인과 관련된 문제 해결 상황과 관련되어 있다(TEAL, 2011).

1) 학습영역

학습은 3가지의 영역, 즉 인지적·감정적·정신운동성 영역으로 분류할 수 있다(Bloom, 1956). 다음 논의에서 각각의 영역을 분리하여 논의하였지만, 간호사는 학습이 한 영역 내에서만 일어나는 것이 아닌 즉각적으로 세 영역이 모두 포함된 내부 의존적인 과정을 거쳐야 함을 알아야 한다.

(1) 인지적 영역

인지적(cognitive)이라는 말은 일반적으로 '사고'라고 하는 이성적인 생각을 하는 것을 말한다. 인식적 학습은 사실을 학습하고, 결론에 도달하고, 문제를 해결하고, 결론을 만들거나 비판적인 사고기술을 사용하는 것이다. 간호사는 대상자의 건강을 최상의 상태로 증진시키기 위한 새로운 정보를 사용하기 위한 경험학습 교육에 자주 참여하게 된다. 단순한 것에서 복잡한 것으로 진행될 때, 인지적 교육기간에 가장 최선의 결과를 낼 수 있다. 대상자에 따라, 기본 사실과 개념으로 시작하여 그것들이 어떻게 관련이 있는지 논의하는 것으로 진행하는 것이 좋다. 대상자가 각 상황에서 자료를 적절히 적용하는 법을 배운다면 간호사는 더 많은 정보를 제공할 수 있고, 대상자나 가족이 질문을 할 때 더 자세한 설명을 제공할 수 있다. 요약하면, 특정한 학습기간과 본질적 정보에 대한 정확한 교육은 대상자의 효과적인 학습을 위해 중요하다.

유방과 관련된 생리학과 모유의 역할을 산모에게 교육하는 것이 인지적인 학습의 예이다. 대상자는 모유수유와 사출반사, 이 두 가지 요인이 함께 작용하는 생리에 대해 이해한 후 인지적인 지식을 설명할 수 있다.

(2) 감정적 영역

감정(affective)은 기분 또는 정서를 말한다. 감정적 학습은 믿음, 태도, 가치를 변화시킨다. 민감성과 감정적 분위기는 모든 학습 종류에 영향을 미치지만, 특히 감정적인 범위가 중요하다. 감정적 학습은 생각과 감정에 초점을 두고 있기 때문에 의식적 또는 정신운동적 학습보다 측정하기가 어렵다. 그러므로 간호사는 감정적 학습을 위해 비판단적인 환경에서 감정과 기분의 탐구를 위해 노력해야 한다. 대상자가 정직하고 자유롭게 자신의 감정과 기분을 논의할 분위기를 만들고 대상자 생활방식의 환경에서 현실성 있는 변화를 두도록 한다. 마지막으로 감정적 학습이 일어나기 위해서 간호사는 판단하지 않는 환경에서 감정과 기분을 발견할 시간을 충분히 제공해야 한다. 감정적 학습의 예로는 산모에게 모유수유가 아이의 건강에 미치는 이점을 탐구하도록 도와주는 것이다.

(3) 정신운동성 영역

정신운동성(psychomotor)이라는 용어는 새로운 기술과 과정의 형성을 배우는 근육운동을 말한다. 이 지식의 유형은 신체적으로 설명할 수 있기 때문에 가장 측정하기 수월하다. 산모에게 모유수유 방법을 가르치는 것은 정신운동성 학습의 한 예이다. 산모가 독립적으로 아이에게 모유수유를 할 때, 산모와 아이 모두 신체적으로 만족할 수 있는데, 이는 정신운동성 학습으로 설명된다.

간호사는 대상자가 독립적으로 특정한 기술을 수행할 수 있도록 가르쳐야 하는 책임이 있다(예: 효과적인 손씻기, 좋은 신체기전). 간호사는 이론과 기술을 가르치고 대상자는 이를 배우는데, 이때 간호사는 질문에 대답하고 이에 대한 원인을 설명한다.

정신운동성 영역에서 한 가지 중요한 점은 대상자가 기술 또는 절차를 수행하기 위해 필요한 물체, 기구, 신체 부분을 다루는 기술을 설명한다는 것이다. 대상자가 새로운 기술을 수행할 때에는 간호사에게 재시범(return demonstration)을 보이는 것이 정신운동성 학습의 평가에 중요하다.

2) 교수–학습 관계의 질

간호에서 교육자와 학습자 사이의 관계는 상호교류, 옹호 및 타협을 특징으로 하는 특별한 관계이다. 전통적 관점과는 달리 간호사는 치료지시 이행의 증진을 위해 지식을 교환하는 사람도 아니고, 대상자에게 지식을 아낌없이 제공하는 전문가도 아니다. 이 두 가지의 이미지는 간호사가 상황을 조정하는 데 있어, 지식과 전문성에 관련된 힘의 불균형을 표현하는 것이다. 효과적인 학습은 대상자와 건강관리제공자가 동등하게 교수–학습 과정에 참여할 때 이루어진다. 이는 간호사가 어떤 교수–학습 상황에서도 대상자가 배울 수 있도록 최선을 다하는 학습 과정의 형태에 민감해야 한다는 것을 말한다. 중요한 점은 어떤 형태의 교육이든 대상자와 가족의 신뢰관계(라포) 형성이 선행되어야 한다는 것이다. 대상자가 배움에 대한 준비가 되어 있고 적극적인 참여를 표현할 때, 교육이 이루어지는 것이 가장 바람직하다.

(1) 대상자 관점

대상자 교육은 대상자의 특정 요구에 초점을 둔 치료적 관계로서, 대상자는 언제나 건강관리체계나 치료에 필요한 건강문제를 고려하며 생활해야 한다. 대상자의 교육 요구는 다양할 수 있으며, 급성 또는 만성적 상황, 단기 · 장기 건강문제 또는 일시적 · 장기적 조정이 필요한 생활양식에 따라 달라진다(Scruggs, 2009).

또한 각각의 대상자에게는 독특한 가치, 신념, 인지 능력 및 선호하는 학습법이 있으며, 이는 대상자 참여와 학습결과에 영향을 미친다. 간호사는 대상자의 신념과 선호도를 공유함으로써 이러한 대상자의 요구에 맞는 개별 교육을 할 수 있다.

(2) 전체성

교수–학습 관계는 특정 내용에 초점을 두기보다는 개인 전체를 고려해야 한다. 사정자료는 간호사가 '큰 그림'을 그리는 넓은 맥락적 의미를 갖는 데 도움이 될 것이다. 또한 간호사는 자신의 경험적 지식을 활용한다. 예를 들어, 당뇨를 진단받은 대상자에게 인슐린 주사법을 교육하는 간호사는 과거에 다른 대상자가 가졌던 질문이나 문제점을 통해 상황을 예측할 수 있다. 그러므로 간호사는 모든 기능적 영역에 미치는 당뇨의 영향을 예측해야 한다.

(3) 협의

간호사와 대상자는 학습에서 무엇이 중요한지, 무엇을 학습할지를 함께 결정하며 계획을 세울 수 있다. 의사결정 과정은 공유하는 과정이며(Fiks & Jimenez, 2010), 계획은 대상자와 간호사가 함께 참여함으로써 발전한다. 타협은 때로 태도나 행위의 변화가 필요할 때처럼, 학습경험을 도와주는 서면계약을 통해 공식적 과정이 될 수 있다. 그러나 주로 이 과정은 학습 과정을 안내하는 비공식의 지속적인 점검과 타당성 검토에 대한 과정이다.

(4) 상호적

교수-학습 관계는 간호사와 대상자가 적극적으로 참여하는 역동적이고 상호적인 과정이다. 따라서 내용을 토의하고, 특정 요점을 명확히 하며, 새로운 요구를 결정하면서 간호사는 대상자로부터 배우고, 대상자는 간호사로부터 배운다. 이러한 상호적이고 비직선적인 모형은 많은 책에서 언급하는 내용 발표, 학습 및 학습평가와 같은 단순한 모형과는 다르다.

3. 학습을 위한 사정

1) 학습요구 사정

교육 사정의 시작은 대상자가 보다 독립적으로 기능에 대해서 알기를 원할 때 결정된다. 교육의 목적과 기대되는 결과의 확인은 중요하다. 새로운 지식 또는 기술의 습득은 대상자가 진료소를 떠나기 전이나 병원 또는 가정간호에서 퇴원할 때 이루어져야 한다. 예를 들어, 부모는 영아가 집으로 퇴원하기 전에 새로운 식이습관을 가지고 영아에게 먹일 수 있는 능력을 시범보여야 한다.

(1) 기본 지식

대상자는 매번, 구체적으로 어떠한 학습이 중요하고 왜 그런지 확실히 구분한다. 예를 들어, 한 대상자가 "난 그저 이 새로운 약 모두에 대해서 확신할 수 없다."라고 말하며 대상자의 독립적인 기능을 위해 필요한 지식, 태도, 기술을 비교할 수 있다. 이때 "알고 계신 것을 말해 주세요(주제와 관련하여)."라고 묻는 것이 유용하다. 대상자의 이전 교육경험은 교육시작 시점에 대한 방향을 제시해 줄 수 있다. 이 단계에서는 학습을 방해하는 요인을 파악하는 것이 매우 중요하다.

(2) 문화적 · 언어적 요구

문화적인 차이점, 가치, 신념은 건강신념과 예방 간호, 영양, 양육 방식, 자가투약, 대체요법과 같은 건강유지 실무에 영향을 미친다. 개인의 건강을 개선하고 건강한 지역사회를 구축하기 위해 건강제공자는 다양한 대상자와 지역사회의 독특한 문화, 언어 및 건강을 인식하고 해결해야 한다. 건강관리에서의 주요 장애 중 하나는 언어이다. 그러므로 대상자의 언어 구사능력과 이해능력을 사정하는 것은 중요하다. 언어 구사능력이 부족하다면, 통역(가족보다는 타인)이 의미 있는 교육에 필요할 수 있다.

간호사는 대상자 교육을 계획할 때 인종과 인종집단, 종교, 건강신념, 언어, 성 역할 신념의 변화 등 여러 구성요소를 고려해야 한다. 일반적으로 간호교육자는 생활습관, 직업, 소속과 대상자가 건강정보를 얻을 수 있는 경로 등을 통해 대상자에 대한 정보를 많이 습득할 수 있다.

영적 신념과 개인 또는 가족의 가치 또한 건강유지에 영향을 미친다. 어떤 사람은 영적 건강을 성취하기 위해 신체적 건강에 큰 가치를 둔다. 또한 일부는 종교적 신념으로 특정 의료행위와 치료를 거부하기도 한다(여호와의 증인 등). 모든 그룹이 주요 건강관리 규범과 가치를 공유하지는 않는다. 예를 들어, 여호와의 증인은 수혈에 반대하고, 이슬람교에서는 대부분 장기 이식이나 기증을 하지 않으며, 미국 원주민과 중국인은 전통 민속의학의 효과를 신뢰하고 행한다.

만약 다른 문화의 대상자가 영양교육을 받아야 한다면 영양사의 도움을 받을 수 있다. 영양사는 문화적 음식 관념과 대상자 개개인의 요구를 계획할 수도 있다. 많은 문화에서 여성은 오직 음식을 준비하거나 질병을 돌보는 일을 하게 되므로 남성 대상자를 위한 식단적 건강교육에 여성도 함께해야 한다.

윤리적 · 법적 쟁점

문맥

의사는 김 씨 부인에게 퇴원처방을 했다. 퇴원처방에는 복합적 약물투약계획과 유치도뇨관의 자기돌봄이 포함되어 있다. 김 씨 부인은 거의 영어를 못하며, 딸은 직장에서 일하고 있어, 통역사를 부르려고 하였으나 내일까지 자리를 비울 수 없었다. 보험이 적용되지 않기 때문에 김 씨 부인이 오늘 퇴원을 하지 않는다면, 관찰할 수 있는 상황이다.

비판적 사고를 위한 과제

- 법적으로 김 씨 부인의 교육을 위해 통역사를 두어야 하는지 생각해 본다.
- 이 상황에서 화가 난 의사에게 어떻게 대처할 것인지 역할극을 해 보도록 한다.
- 안전한 퇴원을 위해 김 씨 부인에게 제공될 수 있는 다른 대안에 관해 토의해 본다.

(3) 우선순위

대부분의 대상자는 여러 가지 학습이 필요하기 때문에 간호사는 효과적인 교육을 위해 대상자와 대상자의 가족구성원을 함께 교육해야 한다. 병원에서의 기본적 기술과 가정방문 조정을 위한 추후관리에 따라 교육의 우선순위를 정할 수 있다. 교육에 할애된 시간이 제한적이기 때문에 사정과 우선순위 결정은 병원, 학교 또는 응급 간호시설 등에서 대상자와 간호사의 상호관계에서 우선적으로 시작해야 한다. 병원 재원일수는 3일 또는 그 이하일 수 있기 때문에 기타 일정을 수행할 시간이 짧다. National Patient Safety Foundation(2007)에서 시행한 캠페인인 '3가지를 물어보세요'는 대상자가 자신의 건강을 보다 잘 이해할 수 있게 하고, 각 대상자가 교육에 중요한 핵심 정보를 습득하기 위한 것이다. 다음과 같은 3개의 질문은 교육시간이 제한되어 있을 때 표준지침으로 제공한다.

1. 나의 주요 문제점은 무엇인가?
2. 내가 알고 싶은 것이 무엇인가?
3. 이것이 내게 왜 중요한가?

대상자에게 학습요구를 확인하기 위해 위의 3가지 질문을 한다. 이때 대상자는 자신에게 일어난 문제를 알고 수정하기 위해 또는 건강증진과 유지를 위해 보다 많이 알기를 원할 때 학습요구를 인지할 수 있다. 예를 들어, 일상적 신체검사를 통해 콜레스테롤 수치가 증가한 것을 발견할 수도 있다. 이러한 정보는 대상자의 교육 요구도를 높이고, 심장병을 예방하기 위해 시행할 수 있는 생활방식의 변화에 대해 배우고 싶은 욕망을 증가시킨다. 교육은 이와 같이 대상자의 학습요구도가 증가되었을 때 더 효과적이다. 때때로 대상자가 인지한 건강교육의 필요성은 대상자의 개인적인 반응에서 비롯된 것일 수 있다(예: 휴일 이후에 운동하기를 바라고, 체중을 더 줄이기를 바란다).

대부분의 경우 간호사는 중요하다고 생각하고, 교육계획에 포함시켜야 하는 여러 면을 대상자와 공유한다. 예를 들면, 요로감염 치료를 받게 될 대상자와 간호사가 정보를 공유하면 다양한 건강관련 정보를 대상자에게 전달할 수 있고, 발생할 수 있는 감염을 예방하는 방법을 교육하는 데 도움이 될 수 있다.

(4) 현실적인 접근

간호사는 한번에 너무 많은 것을 교육하려 하지 말고, 우선순위를 정하여 현실적으로 접근해야 하며, 다음과 같은 사항을 고려한다.

- **대상자의 에너지 수준:** 신체적 약화와 피로는 학습감소와 의도에 영향을 미친다.
- **대상자의 나이:** 아동, 청소년, 성인은 교육목표가 각각 다르고, 나이에 따라 다른 교수방법이 필요하다.
- **대상자의 감정 상태:** 대상자는 학습에 있어서 너무 불안하거나 우울할 수도 있다. 이는 때때로 새로운 진단, 상실의 고통, 외상의 경험이 있는 대상자의 학습에 문제를 유발할 수 있다.
- **대상자의 인지능력:** 치매, 단기기억 손상이나 정신상태가 변화된 대상자는 정보를 유지하거나 새로운 기술을 학습하기 어렵다. 다른 사람들을 확인(돌봄제공자/가족)하여 교육하는 것이 필요하다.

2) 학습준비도 사정

(1) 동기부여

동기부여(motivation)는 학습을 격려해 준다. 때때로 간호사는 치료계획의 지지결핍 또는 불이행이 대상자의 동기결여와 관련 있다고 생각한다. "충분하게 동기화된 대상자는 의사 또는 간호사의 교육을 잘 따를 것이다."라는 생각은 동기유발 요소와 격려의 복잡성과는 모순되는 생각이다. 배움을 위한 동기부여는 대상자의 앎을 위한 욕구의 재인식과 함께 시작된다. 동기부여에 영향을 미칠 수 있는 요소로는 재정적 문제, 불편함, 거부, 사회적 지지의 부족, 질병의 거부, 불안, 두려움, 수치, 부정적 자아개념 등이 있다. 동기유발 요소는 날마다 변하는 것처럼 보이고, 경쟁하는 자극인자와 요소가 함께 작용할 때 나타난다. 태도와 믿음 역시 동기에 영향을 미친다. 예를 들면, 혈압조절을 위해 항고혈압제를 복용하기 시작한 중년남성은 계속 약을 먹는 동기를 덜 나타낼 수 있고, 만약 가까운 친구가 와서 그가 예전 유사한 약을 먹고 있을 때 발기장애를 경험했던 이야기를 털어놓으면, 그의 치료선택이 달라질 수도 있다.

동기는 복잡하기 때문에, 몇 가지 다른 자극이 포함되기도 하며, 다음에 이루어질 건강관리요법에 함께 작용하는 요소나 성공적 성취를 막는 장벽을 만드는 요소가 있을 수도 있다. 또한 대상자는 자신의 활동과 관계된 모든 동기유발 요인을 알지 못할 수 있다. 언어적 신호(예: "내 아내가 모든 것을 다 신경써요."라고 말하는 대상자) 또는 교육에 대한 동기가 감소했음을 가리키는 비언어적 신호(예: 주의력 결핍, 놓쳐버린 약속)가 있을 것이다. 대상자를 동기화시키는 사정의 중요한 부분은 대상자가 가치를 부여하는 것과 특히 과거 성공으로 얻은 결과를 배우는 것이다. 건강관리목표에 이미 가치를 부여한 어떤 것을 연관시키는 대상자는 대부분이 건강관리요법을 고수하기 위한 동기화가 더 강할 것이다.

동기부여적 면담은 표 9-5와 같이 전략을 통해 계획을 발전시키고자 하는 대상자가 목표할 수 있는 기법이다. 동기부여적 면담은 대상자가 변화에 대한 준비 여부와 변화 단계에 있는 모델을 파악하는 도구로 사용할 수 있다. 동기부여적 면담의 지침 중 하나는 대상자가 변화를 위한 주장을 하는 것이다(Miller, 2009). 동기부여적 면담은 변화에 대한 개인의 동기와 의지를 강화하기 위한 협업 대화이다.

동기부여적 면담에는 다음과 같은 4가지 기본 원칙이 있다(Tillman, 2013).

- 변화에 대한 양가성을 포함하여 대상자 경험의 수용을 이해하고 공감대를 표현하기
- 대상자가 현재의 상태와 무엇을 알고 싶은지에 관한 불일치에 대한 인식을 개발하도록 돕기
- 대상자가 저항할 수 있는 새로운 관점에 대해 직접적으로 거부하지 않기
- 대상자의 능력을 성공적으로 변화시킬 수 있다는 믿음을 표현함으로써 자기 효능감 지지하기

표 9-5 동기부여적 면담 전략

전략	주요내용
도출-제공-도출 (E-P-E)	• 도출: 요구사항에 대해 대상자가 이미 알고 있는지 파악 • 제공: 잘못 인식된 개념 수정 및(또는) 부족한 정보 제공 • 도출: 이 정보가 대상자에게 어떤 의미인지 파악
중요도 사정	• 대상자가 건강행위의 중요도를 0에서 10까지 매김 • 어떤 이유로 낮은 점수를 주지 않고 높은 수준으로 매겼는지 질문 • 무엇이 점수를 올릴 수 있는지 파악 • 논의 요약
변경 유도 대화	• 개방형 질문을 통해 대상자에게 변경을 위한 요구도, 가능성, 필요성 및 이유 도출을 위한 질문

출처: Butterworth, S. (2010). Health-coaching strategies to improve patient-centered outcomes. *Journal of the American Osteopathic Association, 110*(4 Suppl. 5), eS12-eS14.

간호사는 대상자가 변화에 대한 고려, 동기부여 또는 헌신을 나타내는 진술을 경청함으로써 대상자의 변화에 대한 준비 여부를 평가할 수 있다. 변화에 대한 대화가 많을수록 대상자의 변화가 발생할 가능성이 커진다(Tillman, 2013).

DARN-CAT를 사용하여 다양한 유형의 변화를 설명할 수 있다.

- Desire: 욕망(변화시키고자 하는 욕망)
- Ability: 능력(변화의 가능성)
- Reason: 이유(변화에 중요)
- Need: 필요(변화의 필요)

또한 긍정적인 변화를 가장 예측할 수 있는 것은 다음과 같다.

- Commitment: 약속(변화를 약속)
- Activation: 활성화(준비, 변화 예정)
- Taking steps: 단계를 밟음(변화를 위한 구체적인 단계)

(2) 이행과 고수

이행(compliance)과 불이행(noncompliance)의 논점은 왜 대상자가 건강관리방법을 따르는지 혹은 따르지 않는지를 설명하기 위한 권위주의적이고 딱딱한 용어로서, 점점 선호되지 않고 있다. 과거에는 대상자가 해야 할 것을 간호사가 통제하였다. 대상자는 지시를 따르려 하지 않거나 따를 수 없을 때, 불이행이라는 꼬리표가 붙는 위험을 감수하면서도 따르지 않는다. 대안적인 시각으로는 고수(adherence) 또는 '건강계획을 구성하고 대상자를 파트너로 동의하는 것을 반영하는 건강행위의 정도'(Gould & Mitty, 2010)가 있다. 대상자가 건강관리제공자의 치료적 제안에 따르지 않으면, 간호사는 대상자를 부정적으로 판단하게 되고 최적의 건강관리 성공을 위해 대상자와의 파트너십을 발전시켜야 한다는 관점과 부딪히게 된다.

간호사는 대상자에게 통증, 근심, 재정적 어려움, 사회적 고립, 독립성 상실 등의 문제가 있을 경우 대상자가 상호동의한 목표나 제안을 따르는 것조차 어려울 수 있다는

것을 인식해야 한다. 간호사의 일은 변화에 대한 관리, 과거의 회상, 실패, 대상자를 위한 그리고 대상자와 함께하는 것이라는 점을 이해하면 치료목적에 장애가 되는 것을 확인하는 데 도움이 되고, 성공을 이루기 위한 전략의 발전에도 도움이 된다. 예를 들면 지지적이고, 개방형 질문인 "혈압약을 이틀에 한 번 혹은 매일 먹는다는 것이 어렵다는 것은 잘 알고 있어요. ○○○님에게도 이 점이 문제가 되었던 적이 있나요?"는 대상자의 치료 가이드라인을 따르는 능력을 사정할 때 훌륭한 실마리가 될 수 있다. 대상자에게 의제를 주는 것(예: "제가 ○○○님의 이야기를 들어보니, 상처치료와 식이에 대해서 더 이야기를 나눠야 할 것처럼 들리는군요. 어떻게 생각하세요?") 역시 유용할 수 있다. 금연에 성공하기 위한 지지그룹을 추후에 제안하는 것, 건강 식이, 규칙성 운동 등의 제안은 장기적인 이행 증진에 도움이 될 수 있다. 사람은 다양한 이유 때문에 평범한 치료적 제안을 따르지 않기로 결정할 수도 있다. 이는 간호사와 건강관리제공자를 좌절하게 만들 수 있지만, 결국에 제안을 따르는 것은 대상자의 선택이며, 간호사는 그 선택을 있는 그대로 존중해야 한다.

(3) 감각능력, 신체적 상태

대상자의 감각능력, 신체적 상태는 학습준비에 영향을 미치며, 교육계획은 그에 맞추어 수정해야 한다. 예를 들면, 적절한 운동능력을 갖고 있는 대상자라도 시력이 좋지 않다면 스스로 피하주사를 안전하게 주입하기 어려울 수 있다. 수술 전에 진통제를 투여받은 대상자는 집중하기가 어려울 수 있으며, 막 출산을 한 산모는 너무 피곤해서 교육기간에 활동적으로 참여하기 힘들 수도 있다.

(4) 문해력

최적의 건강관리 결과와 성공적인 대상자 교육을 가로막는 주요 원인은 특히 소수인종을 포함한 문맹이다. 대상자의 문해력이 낮으면 간호사나 의사의 말에 대한 의사소통 이해능력에 영향을 미친다. 나아가 건강관리양식을 따르고, 건강관리체계의 조정, 건강관리교육을 따르는 능력을 복잡하게 만든다. 문자해독능력이 낮은 사람은 모든 계층의 사람, 모든 인종 그리고 모든 사회경제에서 찾아볼 수 있다. 외모나 구어(口語)체의 사용이 반드시 문맹을 의미하지 않는다.

문자해독 수준이 낮은 사람의 대부분은 지적 능력이 평균 이상이거나 평균에 해당하며, 정확하게 말할 수는 있다. 힘든 노동을 하는 근로자가 잘 읽을 수 있는 경우도 있으며, 반면 전문적으로 차려 입은 사람이 기능적 수준에서 잘 읽지 못할 수도 있다. 교육 수준은 문자해독능력의 대략적인 정보를 제공할 뿐이다. 문자해독능력과 학교에서 작성된 점수 수준 사이의 상관관계가 항상 성립하는 것은 아니다. 문자해독능력이 낮은 일부 성인은 아마도 글로 쓰인 지침서, 비디오테이프 또는 오디오테이프의 일부를 이해할 수 없을 것이다. 왜냐하면 대부분의 대상자 교육자료가 고등학교나 그 이상의 읽기를 할 수 있는 사람을 대상으로 하기 때문이다. 이러한 자료는 읽기와 이해 능력이 없음을 인정하는 것을 너무 수치스러워 하는 많은 사람을 혼란스럽게 하거나 지침을 따르겠다는 약속을 지킬 수 없게 한다. 효과적인 관리방법을 알리기 위해 가장 좋은 방법은 모든 대상자가 이해하기 쉽도록 정보를 제공하는 것이다.

문자해독 수준을 결정하는 도구에는 포괄적인 학업테스트(Wide Range Achievement Test, WRAT) 같은 읽기시험, 그리고 대상자에게 문단을 큰소리로 읽어보라고 하는 성인 문자해독의 빠른 평가(Rapid estimate of adult literacy in medicine, REALM)와 같은 시험 등이 있다. 이러한 테스트는 사람의 단어학습능력을 평가할 수는 있지만, 이해를 사정하지는 않는다. 또한 테스트 실시

Box 9-1 읽고 쓰는 능력이 낮은 대상자에게 나타나는 행동과 반응

행동
- 서식 작성 시 부적절하고 부정확하게 채움
- 자주 약속을 잊음
- 지시에 따르는 빈도가 낮음

서면 정보에 대한 반응
- "안경을 깜박했어요. 집에 가서 읽을게요."
- "안경을 깜박했어요. 대신 읽어주겠어요?"
- "아들/딸과 상의해야 하니, 이 서식을 집에 가져가도록 해 주세요."

투약 관련 질문에 대한 반응
- 약물 이름을 대지 못함
- 약물의 사용처에 대해 설명하지 못함

출처: Weiss, B. (2007). *Health literacy and patient safety: Help patients understand. Manual for clinicians* (2nd ed. p. 17). Chicago, IL: American Medical Association Foundation.

는 병원환경에서는 비현실적인 경우가 많다. Box 9-1과 같은 '위험 신호'가 제한된 문자해독능력 사정에 도움이 될 것이다. 다음은 정확성은 조금 떨어지지만 실용적인 방법이다.

- 대상자가 만족하는 읽기 수준 단계를 확인한다. 이 방법은 문자해독 수준을 판단할 수는 있지만, 기능적인 건강정보 활용능력은 아닐 것이다(건강관리정보를 읽고 이해하는 능력).
- 대상자에게 읽을거리를 주고, 나중에 대상자만의 방식으로 내용을 설명하도록 요청한다.
- 가능하다면, 대상자에게 배움을 위한 몇 가지 선택권을 주도록 한다(읽기, 보기, 듣기).
- 시간이 없고 확인할 수 없다면, 가장 쉬운 수준의 이용 가능한 정보자료를 사용하도록 한다. 기능적 문자해독 능력 수준이 높은 사람이라도 대상자가 병이나 교육으로 스트레스를 받으면 간단한 자료로 시작하다가 이후에 복잡한 것을 추가하는 것이 좋다.

이러한 사정이 시간을 많이 소비하는 것처럼 보일 수도 있다. 그렇지만 간호사는 대상자가 말이나 또는 시청각 방법 혹은 읽기를 통해 주어진 건강관리정보에 대해 이해시키고 의사소통해야 하는 윤리적이고 법적인 책임이 있음을 명심해야 한다(The Joint Commission, 2010).

(5) 건강문해력

낮은 문해력의 딜레마를 생각할 때 건강지식 수준을 고려해야 할 필요가 있다. 건강인식 능력이란 기본적인 건강정보를 얻고 처리하고, 이해할 수 있는 능력을 말한다. 이는 적절한 건강결정을 내리고 치료지침을 따르는 데 필요한 서비스를 제공하는 것이다(Weiss, 2007). 건강정보를 완전히 이해하지 못하면 대상자는 지시에 따라 행동하기가 어려울 수 있으며 문화적 가치, 신념 및 관습과 같은 많은 복잡한 요소가 개인의 건강 및 질병 이해에 방해요인이 될 수 있다(Hulme, 2010). 많은 대상자들이 주어진 정보를 이해하지 못한다는 다양한 연구 결과로 건강인식 능력의 문제는 오늘날 의료 분야의 국가적인 관심사가 되고 있다. 실제로, 건강인식 능력은 여섯 번째 활력징후 또는 "가장 최신의 활력징후"로 간주된다(Dunn, 2010).

건강 문맹 향상을 평가할 수 있는 많은 도구가 개발되어 있으나, 측정하기 위해 일정한 시간이 필요하기 때문에 임상 환경에서 사용하는 것이 비현실적인 경우가 많다. 3가지 검사 도구 중 사용하기 쉬운 건강문해력 측정도구(Brief Health Literacy Screen, BHLS)는 간호사가 건강에 관한 문해력 증진을 위해 사용할 수 있다(Wallston et al., 2013). 이 도구의 점수는 3에서 15 사이의 값을 가질 수 있으며, 점수가 높을수록 건강 문해력이 높은 것으로 본다(표 9-6).

비판적 사고 적용하기

박 씨 부인은 만성 심장문제가 있는 84세 여성으로, 새로운 심장약, 대변을 묽게 하는 약, 필요시 관절염 통증을 조절하기 위한 약 등 3가지 약을 처방받아 퇴원하려 하고 있다. 대상자는 항상 순응하는 편이며, 간호사의 손을 토닥거리며 말한다. "나는 항상 간호사 선생님의 교육내용을 따르려고 최선을 다해 노력하고 있어요."

- 박 씨 부인의 교육을 개별화하기 위해 당신이 정보를 수집한다면, 어떠한 것을 추가할 것인가?
- 박 씨 부인과 함께 할 교육을 이끌어줄 원칙을 기술해 본다.
- 박 씨 부인의 학습을 어떻게 평가할 것인가?

정답은 부록 B를 참고하세요.

표 9-6 건강문해력 측정도구(BHLS)

항목	반응 선택				
스스로 의료서식을 작성하는 것에 대해 얼마나 확신하십니까?	매우 그렇다	그렇다	보통이다	그렇지 않다	전혀 그렇지 않다
얼마나 자주 병원 자료를 읽는 데 다른 사람의 도움이 필요합니까?	항상	대부분	때때로	가끔	전혀
얼마나 자주 서면 자료의 이해가 어려워서 당신의 건강상태에 대해 학습하는데 문제가 있습니까?	항상	대부분	때때로	가끔	전혀

출처: Wallston, K., Cawthon, C., McNaughton, C., Rothman, R., Osborn, C., & Kripalani, S. (2013). Psychometric properties of the brief health literacy screen in clinical practice. *Journal of General Internal Medicine, 29*(1), 119~126.

4. 간호진단

건강증진, 대상자 교육과 관련된 간호진단은 건강추구행위, 치료요법의 비효율적 이행(가족, 개인), 비효율적 건강유지, 지식부족 등이 있는데, 자세한 내용은 표 9-7에 요약되어 있다. 또한 간호성과 확인과 간호중재도 제시하고 있다.

5. 간호성과 확인과 간호계획

대상자 교육의 계획 단계에서는 교육계획을 발전시키기 위해 대상자와 함께 작업하는 것, 적합한 교수전략을 확인하는 것, 건강관리팀 구성원 사이에서 교수법을 조정하는 기록된 계획의 발전이 중요하다. 계획에서 고려해야 할 요소는 대상자의 사정된 학습욕구와 동기 수준, 학습방법의 선호도, 문자해독 수준, 가족이나 지지자의 포함 여부, 시간, 포함시키기에 적절한 정보의 양 등이다.

1) 간호성과 확인

대상자 중심의, 대상자가 개입된 목표가 가장 효과적이다. 계획 과정에서 대상자를 참여시키면 대상자가 할 수 있는 것과 할 수 없는 것을 분명하게 확인하는 데 도움이 되며, 목표를 확실히 할 수 있다.

목표와 결과표준을 작성할 때에는 간결하고 현실적이어야 한다. 또한 낙관적인 결과만을 약속하지 말아야 한다. 제한된 시간 내에 측정 가능한 목표를 세워야 한다. 대상자의 결과를 작성하는 가능한 양식은 다음과 같다.

누가 + 하다 + 무엇을 + 어떻게 + 언제 = 목표

예:

대상자가 + 시범을 보일 것이다 + 드레싱 교환하기 + 지시 없이 + 퇴원 전에 = 목표 달성

필요하다면 학습목표를 평가하고 수정한다. 만약 학습이 성공적으로 끝나면 새로운 학습목표가 공식화될 것이다. 결과가 나오지 않았다면, 시간 틀이 바뀌거나 추가 사정자료를 바탕으로 결과가 변경될 것이다.

2) 교육전략 수립

자원의 이용성, 학습방법의 선호도, 문자해독 수준은 효과적인 교수전략 계획에 영향을 미칠 것이다. 교수단계는 개별적이며, 작은 그룹 또는 큰 그룹이 될 수도 있다. 일대일 교수

NANDA **표 9-7 대상자 교육 및 건강증진과 관련된 NANDA-I 간호진단**

간호진단	관련요인	진단진술	NOC*	NIC†
비효과적 건강관리(개인 또는 가족): 건강목표를 충족하기 위해 처치 프로그램을 일상생활에 적용하는 데 어려움이 있는 상태	복잡한 치료요법, 경제적 곤란, 동기화 부족, 치료의 부작용	비효율적 치료요법 이행 관련 요인: 복잡한 새 약물과 부작용, 현금 및 보험 보장범위 감소 정의적 특성: 처방 불이행 및 계속되는 고혈압	고수 행동, 지식: 건강자원, 지식: 투약, 건강추구 행위	재정적 지원 보조, 투약관리, 교육: 처방된 약물
비효과적 건강유지: 건강을 유지하는 데 필요한 자원을 확인·관리·확보하지 못하는 상태	인지장애, 비효과적 대처, 자원 부족, 판단력 부족	비효과적 건강유지 관련 요인: 부인 사별 후 대처 부족과 재정 스트레스 정의적 특성: 보험 관련 세부사항을 처리하지 못한다고 구두로 표현하고 약속을 잊음	대처, 건강증진행위, 동기부여, 이행 행위	대처 향상, 상담, 건강관리지침, 지지체계 향상
지식 부족: 특정 주제와 관련된 인지적 정보 부재나 결핍이 된 상태	인지 제한, 정보 오해, 정보 노출 부족, 정보 자원에 익숙치 못함	영아돌봄에 대한 지식 부족 관련 요인: 초산부, 이전에 아동을 돌본 경험이 없음 정의적 특성: 퇴원 후 아이를 돌볼 능력에 대한 공포와 지식 부족을 구두로 표현	개인과 영아의 안녕, 정신사회적 응: 생활양식 변화, 안전한 가정환경, 대처	예상지침, 가족 연관 증진, 수면 향상

Dx, diagnosis; R/T, related to; AEB, as evidenced by.
*출처: Moorhead, S., Johnson, M., Maas, M., & Swanson, E. (2013). *Iowa Outcomes Project: Nursing Outcomes Classification (NOC)* (5th ed.). St. Louis, MO: C. V. Mosby.
†출처: Bulecheck, G., Butcher, H., Dochterman, J., and Wagner, C. (2013). *Iowa Intervention Project: Nursing Interventions Classification (NIC)* (5th ed.). St. Louis, MO: Elsevier Mosby.
출처: NANDA-International (NANDA-I. 2014). *Nursing diagnoses: Definitions and classification, 2015~2017*. West Sussex, England: Wiley-Blackwell.

는 개별화될 수 있으며, 일반적으로 가장 효과적이지만 비용과 시간 측면에서 가장 많은 비용이 소요된다. Box 9-2는 다양한 교수활동에서 주의해야 할 핵심사항을 목록화해 놓았다.

대상자 교육을 위해 올바른 전략을 선택하면 간호사와 대상자 모두에게 더욱 즐거운 경험이 될 것이다. 가능하다면 학습과 기억을 강화하기 위해 다양한 방법을 사용하는 것이 좋다. 보고, 듣고, 만져보는 것 같은 여러 양식을 결합시키는 것은 하나의 양식을 사용하는 것보다 효과적이다. 컴퓨터 프로그램, 비디오, 인터넷을 이용한 도구 등의 전자기기 사용이 증가하는 추세이다.

(1) 시범

시범은 정신운동성 학습에 특히 유용하다. 천천히 시범을 보이는 동안 기술을 설명하면서 처음 몇 번의 연습 과정을 통해 대상자도 설명할 수 있도록 이끈다. 비디오테이프나 오디오테이프를 사용할 수도 있으나, 대부분 대면접촉을 선호한다. 반복적 연습은 대상자가 무의식적으로 기능하는 것을 도울 수 있다. 순환적인 시범을 보이게 하여 간호사가 학습을 평가하도록 한다. 칭찬 형태의 강화(잘했어요), 수정(걷는 것처럼 지팡이에서 조금만 더 힘을 주세요), 건설적 피드백(혈당을 측정하는 방법을 정확히 알고 계시는군요)은 구체적으로 적절한 활동과 행동을 확인하고 지속시키는 데 중요하다.

(2) 토의와 구두 교육

토의는 정보를 공유하고, 감정을 분명히 함으로써 생각을 교환하거나 질문을 함으로써, 대상자가 학습에 초점을 둘 수 있는 기회이다. 개인대상자나 그룹에서 유용하게 사용될 수 있다. 토의는 참여를 유도하기 때문에 학습자가 과정에 더욱 깊숙이 개입할 수 있다. 이러한 방법은 인지적 혹은 감정적 학습을 강화해 준다. 토의시간에 간호사는 지도자의 역할을 한다. 긍정적인 말과 개방형 질문을 사용해서 더 나은 토론, 명확성, 이해 등을 촉진하도록 한다. 예를 들어, “김선영 님, 항암치료를 받는 동안 머리카락이 빠지는 것을 어떻게 다루는지에 대한 요점은 중요합니다. 머리카락이 빠지기 시작했을 때 느낀 것에 대해 더 말해주시겠어요?”라고 질문할 수 있다(Friedman et al., 2011).

(3) 서면 자료

서면 자료에 대한 접근은 간호사가 교수-학습 과정을 계획하는 데 도움이 될 수 있다. 미국암협회, 캐나다암협회, 미국심장협회, 미국당뇨병협회 및 기타 건강 관련 단체는 서면 자료 및 정보를 대상자 교육을 위해 준비한다. 일부는 전문 간호사 역할을 담당하는 임상 간호사 또는 간호사에 의해 준비된다. 사용 가능한 서면 자료에 익숙한 것이 중요하고, 자료는 대상자의 상태 및 관심과 연관성이 있어야 하며, 최신 정보로 명확하게 작성되어야 한다. 서면 자료 및 구두 정보는 일관성이 있어야 하며 일러스트레이션을 포함하는 서면 정보는 일반적인 서면 정보보다 효과가 있는 것으로 나타났다(Friedman et al., 2011).

서면 자료의 가독 수준은 개별 대상자의 적합성 여부

Box 9-2 교육 과정의 핵심

- 대상자가 알고 싶어하는 것, 대상자의 관점에 초점을 둔다. 일반적인 배경 정보는 피한다.
- 행동이나 행위를 강조한다. 무엇을 알지가 아니라 무엇을 왜 해야 하는지를 강조한다.
- 가능한 한 의학용어 사용을 피한다. 의학용어를 사용해야 한다면, 적게 사용하고 대치 가능한 일상용어를 찾는다(예: ‘호흡곤란’을 ‘숨이 참’으로).
- 단순하게 한다.
  - 한 번에 하나씩 적은 양의 필수적 정보를 제공한다.
  - 주요 목표를 지킨다.
  - 이전의 정보를 철저하게 이해했을 때만 정보를 추가한다.
  - 구체적 언어로 단문을 사용한다. 예를 들어, “저녁시간에 이뇨제를 드세요. 그러면 당신이 잠들기 전에 소변을 보시게 될 거예요. 그러면 밤 동안 수면을 취할 수 있어요.”와 “잠자리에 들기 전 적어도 2시간 전에 이뇨제를 먹어야 밤 동안에 배뇨하기 위해 일어나지 않을 것이다.”
  - 이중 의미를 가지지 않은 단어를 사용한다. 예로 ‘긍정적(positive)’은 ‘좋은(칭찬의 형태)’ 또는 ‘나쁜(암이 양성이라는 진단 결과)’을 의미할 수 있다.
  - 각 장 끝에 요점을 반복하고 강조한다(너무 많지 않도록).
  - 대상자가 재진술하도록 요구한다.
- 유인물의 경우, 특정 문구나 정보를 강조한다.
- 대상자의 적극적 참여를 이끄는 퀴즈, 체크리스트, 질문지, 문제, 일지, 약물 기록지 같은 교육자료를 제공한다.
- 메시지를 강조하는 사진이나 그림을 활용한다.
- 긍정적 단어, 문자 및 메시지를 사용한다. 위협적인 전략은 피한다.
- 효율성을 높이기 위해 교육내용을 평가한다(포커스 그룹 같이).

에 대한 고려가 있어야 한다. 권고에 따르면, 건강정보가 포함 된 교육용 팸플릿은 이해를 돕기 위해 6학년 또는 그 이하의 읽기 수준 이하로 작성되는 것이 추천된다. 1음 또는 2음절 단어를 사용하고, 필수 내용으로만 정보를 제한하는 것이 중요하다(Weiss, 2007). 저학력자를 위한 교육 자료를 평가할 때, 짧은 문장과 몇 개의 음절이 포함된 자료가 필요하며, 시각 장애 대상자를 위해서는 대형 글자체 인쇄가 중요하다. 종종 간호사는 대상자에게 정보를 동화시키고 질문이나 우려를 표명할 시간을 주기 위해 교육 전 서면 자료를 제공한다. 가능할 때마다 대상자가 교육 전에 검토할 중요한 정보를 공유하거나 강조 표시하여 자료를 즉시 사용할 수 있도록 격려하는 것이 필요하다. 수십 개의 복잡한 팸플릿으로 대상자를 압도하기보다는 잘 쓰여진 몇 가지 자료를 선택하는 것이 바람직하다(그림 9-2).

(4) 역할극

역할극 혹은 감정과 지식을 활동으로 표현하는 것은 특히 성인이나 어린이의 감정적 활동을 교육하는 데 유용하다. 대부분의 어린이와 어른은 역할극 형태의 교육시간을 즐거워한다. 역할극은 학습시간 동안 두려움을 줄이는 데 도움이 되는데, 두려움을 줄이면 과거, 현재 또는 예상된 감정이나 새로운 상황에 유용할 수 있다. 대상자는 간호사가 지침과 피드백을 주는 동안, 그들의 경험에 기초하여 반응한다. 아이의 경우 인형을 사용할 수 있는데, 예를 들면 아이에게는 엄마의 병이 가족에게 어떻게 영향을 미쳤는지를 각 가족구성원을 나타내는 인형을 사용하여 설명하도록 할 수도 있다.

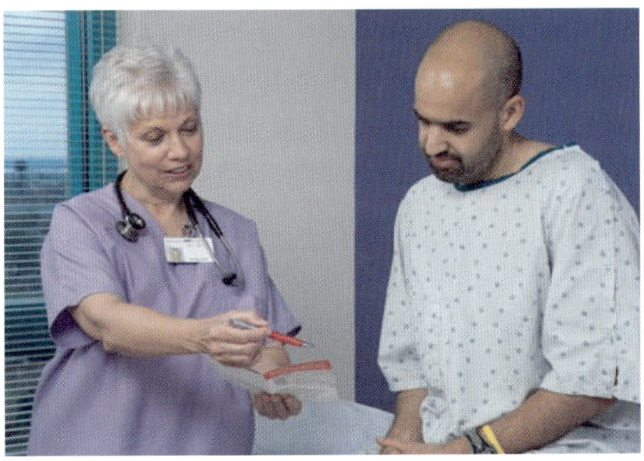

그림 9-2 천식관리에 대한 교육을 돕기 위해 대상자에게 잘 만들어진 팸플릿을 제공하는 간호사

(5) 강의

강의는 그룹으로 이루어진 학습자를 대상으로 지도자가 공식적 정보를 전달하는 것이다. 이러한 형태는 사실을 의사소통할 때 유용할 뿐만 아니라(인지적 학습), 정신운동성이나 감정 영역의 학습에 사용될 수도 있다. 간단한 강의(교사로부터 학습자로 가는 일방향 의사소통)는 토의, 질문과 답 과정 또는 두 과정을 함께 사용할 때 훨씬 효과적이다. 그러나 강의는 에너지를 발산하고 싶어하는 학습자를 억누를 수 있으므로 대상자가 지루해 보이는지 불안해 보이는지 혹시 쉽게 산만해지는지를 확인해야 한다. 말로 제공할 수 있는 정보를 줄이고, 지지적이고 추가적인 정보가 들어 있는 인쇄된 자료를 함께 이용한다. 강의 방법을 사용할 때에는 정보 과부하가 매우 흔하다. 경험으로 보아, 정보 과부하를 피하기 위해서는 말하려고 계획한 것을 문서로 타이핑하고, 내용을 최대한 반으로 줄이며, 계획된 강의시간의 반을 질문과 토의에 할애하고, 40분마다 짧은 휴식시간을 가진다.

3) 교육 보조자료와 자원

교육 보조자료는 학습에 도움이 되지만, 대면접촉을 대신하는 것은 아니다. 보조자료와 자원은 면대면 교수를 강화하거나 보충하기 위해서 가장 많이 사용한다.

(1) 시청각 보조교재

비디오테이프와 오디오테이프, 슬라이드테이프 및 컴퓨터를 이용하는 교육은 인슐린 주입이나 모유수유와 같은 교육이 필요한 대상자에게 유용하다. 시각적 교재는 종종 공식적 강의에서의 학습효과를 증가시킨다. 이때에는 오버헤드 프로젝터나 칠판을 사용할 수 있다. 오디오테이프는 특히 문자해독능력 수준이 낮은 대상자의 교육에도 유용하며, 차후 다시 건강정보를 재생시킬 수 있기 때문에 반복학습, 학습상황의 불안 감소, 상담, 휴식 기술 교육에 사용할 수 있으며 다양한 언어로 만들 수 있다(Zirwas & Holder, 2009). 건강관리시설은 교육을 위한 특별한 경로를 갖추고 있으며, 다양한 주제에 대한 건강교육을 제공하도록 프로그램화가 되어 있다. 대상자가 선택할 수 있는 방식이 한 가지 이상이라면, 가장 도움이 되는 방식을 대상자가 직접 선택하도록 한다. 시청각교재를 단독으로 사용하지 않고 일대일 교수 또는 토의와 함께 결합하

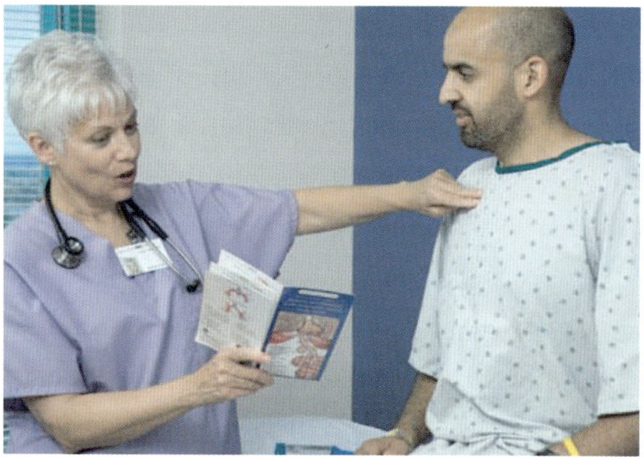

그림 9-3 참여와 토의, 시청각 보조자료는 학습을 보다 효과적으로 만들어 준다.

여 사용하도록 한다(그림 9-3). 시청각 교육자료는 교육 시간이 짧고, 총 15분이 넘지 않아야 효과가 좋다.

(2) 인터넷

인터넷은 대상자에게 중요한 정보와 조언을 할 수 있는 자원으로 광범위하게 이용할 수 있다. 컴퓨터(집, 사무실, 도서관)를 이용한 인터넷 접근은 현대사회에서 일반적인 일이다. 인터넷은 인지, 감정 영역에서 우선적으로 받아들일 수 있다. 이러한 교육은 즐거움을 주며, 정보가 다양하고 편리하다(접근성이 용이하다). 상대적으로 다양하고 여러 가지로 이용 가능한 정보를 제공한다. 예를 들면, 컴퓨터 게시판은 상담과 지지를 제공하며, 대상자로 하여금 정보를 공유하고 공통관심사의 문제를 건강전문가와의 직접 면담을 거치지 않고도 해결할 수 있도록 한다. 집에 있는 대상자의 경우, 인터넷은 의사소통의 지루함을 경감시켜주고 기분을 좋게 하는 방법을 제공하지만, 인터넷의 사용이 익숙하지 않을 때는 정보의 근거 확인과 통제가 어렵다는 단점이 있다.

인터넷으로부터 얻은 정보의 질과 관련된 다양한 연구의 평가는 다음과 같다.

- 이용할 수 있는 건강관리 교육자료가 많아도, 대부분은 문자해독능력이 낮은 대상자의 읽기능력보다 높은 수준이다.
- 건강정보사이트는 대상자의 정보와 관련된 평가적인 정보를 거의 제공하지 못한다.
- 사이트를 현재 상태나 최신으로 유지해야 하는 문제가 있다.
- 제공자나 전문가(간호사를 포함)와 대상자나 대상자를 포함해 일반대중을 대상으로 하는 멀티포커스 사이트는 덜 개별화되었고 일반인의 사이트 접근을 제한하고 있다.
- 사이트 계속성과 위치의 안정성 부족이 혼란과 좌절을 초래하여 좋은 사이트도 가끔씩 중단되거나 사라지기도 한다.

이러한 문제에도 불구하고 연구자는 최적의 건강과 안녕상태를 지지해 주는 건강관리 교육자료의 중요한 매체로 인터넷을 추천하며, 건강관리전문가가 믿을 수 있는 건강관리정보와 조언을 얻을 수 있는 사이트를 추천하고 확인하면서 대상자를 중재해야 한다고 제안하고 있다(Zirwas & Holder, 2009).

인터넷은 대상자 건강관리와 교육을 위한 전략인 원격의료에도 이용할 수 있다. 원격의료(telehealth)는 대상자의 집과 임상적 환경 사이에 건강상황에 대해 동시에 의사소통할 수 있는 상호작용시스템이다(Everett & Kerr, 2010). 원격의료 전화연결망이 구축되면, 24시간 지속적으로 건강교육을 제공하거나 대상자 교육이 가능하고, 대상자에게 필요한 건강관리 수준 결정에 도움을 줄 수 있다. 이와 같은 연결망은 1시간 이내 가족이 있거나 병원 근처 거주자보다는 지방 거주자에게 특히 중요하다.

(3) 장비와 모형

장비를 보면서 실습을 할 수 있다면 학습에 도움이 될 수 있다. 가능하면 언제나 대상자가 실제로 연습할 수 있는 장비를 갖추어야 한다. 예를 들면, 당뇨병 대상자에게 혈당 모니터 방법을 가르칠 때에는 대상자가 추후 사용하게 될 모니터 방법을 연습하도록 한다. 실제 상태를 시뮬레이션하기 위해 모형을 사용할 수 있는데, 예를 들면 모형 가슴은 유방 자가검진 교육을 보조하기 위해 개발되었고, 대상자가 덩어리가 어떤 느낌인지를 알도록 하기 위한 것이다. 그러나 인체모형을 사용할 때는 문화적 고려에 민감해야 한다. 어떤 대상자는 이러한 모형을 다룰 때 가족 구성원 없이 간호사만 있는 경우에 더 편안해 한다. 이러한 가능성에 대해 민감해야 하고, 모형을 보이기 전에 대상자가 선호하는 방식을 물어보는 것이 중요하다.

대상자와 가족은 심각한 질병의 증상과 징후에 대처하면서 기술적으로 복잡한 자기돌봄기술을 반드시 배워야 한다. 대상자 가족 학습센터와 같은 조정 프로그램에서는 병원 내 수업과 실습을 시행하고, 가정 내 정맥요법을 위해 필요한 새로운 기술을 가르치고, 퇴원 후에는 추후 전화상담을 제공한다.

4) 번역기와 통역사 활용

대상자, 가족구성원, 돌봄제공자가 외국인일 경우, 교육시간에 통역사가 필요하다. The Joint Commission(2010)과 미국병원협회 기준, 몇몇 주의 법 역시 비영어사용 대상자를 위해 통역사를 활용할 것을 요구하고 있다. 간호사에게 통역사가 필요한 때는 각각의 메시지가 두 번씩 반복되기 때문에 교육시간이 더 길어질 것이다. 통역사는 말을 전하는 것과 더불어 문화를 알아야 하며 의학정보를 명확하고 구체적으로 통역할 수 있어야 하는데, 가족구성원이나 친구가 통역을 하면, 특히 이 사항에 대한 문제가 있을 수 있다. 통역사로는 2개 국어를 구사하는 직원이나 전문가를 선택한다(대형 의료센터에서는 이용 가능할 것이다). 문화적으로 여성에게 여러 가지 제한이 있는 나라의 여성 대상자와 의사소통 시에는 여성 통역사가 의사소통에 더 자유로울 수 있을 것이다.

통역을 할 때는 대화를 계속 이어가고 대상자를 보아야 한다. 정보는 간략하고 직설적으로 전해져야 한다. 가능한 한 단어를 단어로 번역할 수 있게 통역사를 교육하도록 하고, 대상자 기록에도 통역사의 이름이나 번호를 기록한다. 대상자가 고개를 끄덕이거나, "예"라고 대답하는 것이 항상 이해를 의미하는 것은 아니다. 왜냐하면, 몇몇 사람은 무표정을 피하기 때문이다. 그리고 기록된 번역자료를 제공하는 것을 잊지 말아야 한다.

현재 언어서비스를 제공하는 전화회사가 많은데, 대상자와 건강관리제공자에게 번역을 제공하는 2개 국어 가능자의 전화통화를 이용하여 대화를 할 수 있다. 이러한 서비스는 비용 면에서 효과적이고, 대부분의 언어에 대해 24시간 서비스를 제공한다. 이 서비스는 작은 기관이나 지방에 위치한 기관에 유용하다. 한 가지 단점은 비언어적 의사소통을 할 수 없다는 것이다. 많은 스마트폰에는 언어를 번역하는 기능이 탑재되어 있다.

번역의 다른 옵션은 컴퓨터 기술의 사용이다. 카메라가 장착된 컴퓨터를 이용하여 통역사와 대상자가 '얼굴을 맞대고' 상호작용할 수 있다. 이러한 새로운 기술의 사용은 언어 및 비언어적 의사소통을 모두 가능하도록 해 준다.

5) 정보의 시기와 양

교육활동을 계획할 때에는 이용 가능한 시간, 감당할 수 있을 만큼의 분량과 같은 요소를 고려한다. 대부분의 교육활동

건강관리팀과의 협력
통역사 의뢰 방법

제한된 시간과 언어 장벽으로 인해 베트남에서 온 후안 부인과의 교육이 성공적으로 이루어지지 못했다. 당신은 대상자와 대상자의 남편이 더 많은 교육을 받을 수 있도록 다음 주에 후속 교육이 이루어지도록 하고자 한다. 의사소통이 어려웠기 때문에 SBAR 보고형식을 통해 통역사와 상의하고자 한다.

Situation(상황): "베트남 여성인 후안 부인은 최근 고혈압으로 진단받고, 혈압약과 저나트륨 식이요법을 시작했어요."

Background(배경): 나는 약물치료와 식이요법 교육을 시도하였지만, 후안 부인은 화가 나서 '더 이상' 말하지 않았다. 후안 부인은 조용히 앉아 눈을 마주치지 않았으며, 부부는 내가 이해하지 못하는 언어로 빠르게 이야기하였다. 나는 이 부부의 후속 방문과 더 많은 교육을 위해 월요일에 다시 방문하도록 하였다.

Assessment(사정): 교육이 효과적으로 진행되기 위해서는 통역사가 필요하다. 후안 씨가 병원의 남성 직원들과 더 잘 연계되어 있는 것 같아 통역사가 남성이라면 도움이 될 것이라고 생각한다. 그는 아내를 보살피는 1차 가족 결정권자이므로 이를 관리하는 것이 중요하다고 생각하였다.

Recommendation(권고): 베트남 언어를 사용하는 통역사가 다음 주 월요일 9시에 1시간 동안 통역할 수 있는지 알려주길 바란다.

비판적 사고를 위한 과제

- 간호사가 통역사에 대한 필수 정보를 제공했는가?
- 의뢰 요청 시 SBAR 보고서가 필요한가?
- 통역사가 남성인지 여성인지에 따라 차이가 있는가?
- 후안 부인과의 교육시간 전에 실제 통역사와 어떤 논의를 할 수 있는가? 추가 아이디어를 위한 질문에 대한 답은 BOX 5-2를 참조한다.

은 간결하고 비정형적이다. 대상자의 집중도는 10분이면 약해진다. 때때로 대상자는 질문을 하거나 배우는 것에 특별히 관심 있는 것처럼 보인다. 이때가 간헐적으로 발생하는 대상자가 매우 수용적인 '교육이 가능한 순간'이다. 예를 들어, 언제 투약을 하게 되는지를 대상자가 묻는다면, 새롭게 처방된 투약과 나타날 수 있는 부작용에 대해 잠시 설명한다. 약이 투여되는 동안, 대상자가 그 정보에 대해 간호사에게 말할 수 있을 때까지 이러한 비형식적인 교육을 강화한다. 좀 더 형식적인 교육활동이 필요할 때는 교육의 효과를 확실히 할 수 있는 적합한 시간을 계획한다. 적합한 교육시간을 계획하는 데 고려해야 할 원칙은 다음과 같다.

- 대상자는 피곤한 상태가 아니어야 한다.
- 대상자는 편안해야 한다.
- 가족구성원 또는 돌봄제공자가 참여해야 한다.
- 식사 또는 필요한 처치가 교육활동을 방해하지 않는 시간을 이용해야 한다.
- 퇴원이나 수술 같은 큰 사건이 일어난 바로 직후에 교육해서는 안 된다.

지루해하거나 힘들어하는 대상자를 위해서 20~30분 이상의 병원교육활동은 피해야 한다. 교육활동의 반 정도는 정보를 '제공'하고 나머지 반은 대상자가 정보를 '습득'하도록 분배해야 한다(즉, 질문하고 대답을 주는 식으로). 대상자에게 정해진 시간에 대해 알려줘야 하는데, 즉 "20분 동안 이야기할게요"라고 말해 교육시간을 명확히 구분해 주어 대상자가 최대한 자신의 이야기가 잘 전달될 것임을 느끼게 해 준다.

입원기간이 교육에 가장 좋은 시간은 아니다. 계획 시에는 필수적인 내용을 반드시 포함시킨다. 하지만 대상자가 불안하거나 통증이 있을 때 필요한 모든 것을 배우기를 기대해서는 안 된다. 대상자가 잘 기억할 수 있고, 나중에 정보를 이용할 수 있도록 도와줄 수 있는 1~2개의 소책자를 준비한다. 외래대상자의 교육이 입원대상자에 비해 대개 효과적인 이유는 여러 가지가 있다. 대상자는 병원에서 길게 머무르지 않을 때 더 잘 배우기 때문에 보통 스트레스를 덜 받는다. 또한 대상자는 집에서 교육에 따라 변화하고 이에 따른 실제적인 결과가 있을 것이며, 매일 활동에 대한 의문점을 갖는다. 단순히 외래대상자 교육시간에 참여하는 것은 학습에 기꺼이 참여하려는 마음을 나타내고, 동기는 교육의 성공에 강력한 지표이다.

6) 가족과 친구 간의 적절한 관계

가능하다면 가족구성원과 대상자의 친구를 교육에 포함시킨다. 가족구성원의 지지는 대상자의 치료효과에 큰 영향을 미친다. "내 아내가 나를 여기까지 오게 해서 내가 여기 있다."와 같은 진술은 대상자에 대해서는 부정하고 아내의 태도와 영향에 대해서 지적하고 있음을 말해 주고 있다. 혈연관계에 있는 몇몇 사람이 자발적으로 대상자의 교육과 보살핌을 원할 거라고 짐작해서는 안 된다. 친구가 가족구성원처럼 대상자를 지지하는 경우도 있다. 가족구성원 또는 친구가 돌보는 역할을 맡게 된다면, 반드시 그 사람을 교육활동에 참여시키고, 중요한 기술과 지식을 설명해야 한다(그림 9-4).

7) 서면교육 계획

서면상의 교육계획은 교육과정의 지침이 되고, 건강관리팀 구성원 간의 교육을 통합 · 조정한다. 서면상 계획 없이 교육하는 것은 아무렇게나 하는 것처럼 느껴질 수 있으므로 비효과적이다. 서면상 계획은 결과를 명확하게 예측해 주며, 평가를 위한 유용한 참고자료가 될 수 있다. 그리고 보호자는 다른 전문가와 대화함으로써 참여할 수 있다. 서면상의 교육계획은 어떤 부분을 특별히 교육해야 하는지에 대해 지적해 주는 중요한 방향으로 통합될 것이다. 서면교육 계획이 임상

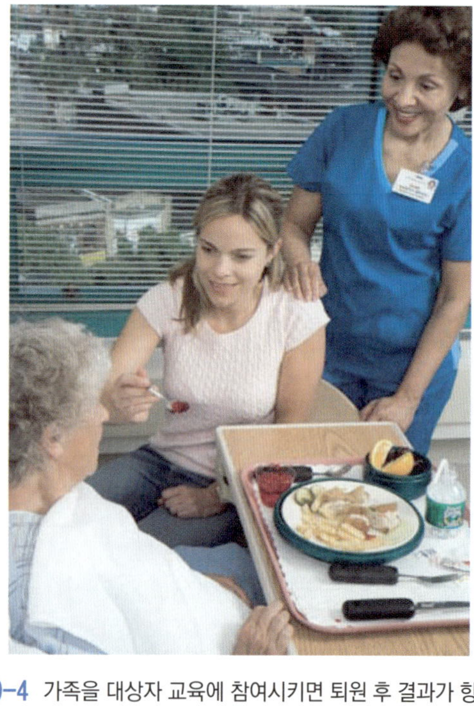

그림 9-4 가족을 대상자 교육에 참여시키면 퇴원 후 결과가 향상된다.

경로(critical pathway)에 통합되어 특정 교육이 어떤 시점에서 이루어져야 하는지를 나타낼 수 있다. Virginia Mason Medical Center에서 개발된 골절 회복 경로(그림 9-5)는 대상자 교육에 사용할 수 있는 대상자 중심 경로 체계를 보여주고 있다. Box 9-3은 결과기반 교육계획 형식의 예를 보여주고 있다.

6. 대상자 교육의 수행

1) 우선 요구조건

모든 교육 전에 대상자는 안정해야 한다. 통증, 배고픔, 갈증, 오심, 호흡곤란과 같은 급성 증상을 완화시켜주면 대상자가 교육에 집중하게 할 수 있다. 대상자가 화장실을 이용할 시간을 주고, 진통제를 제공하며, 대상자가 편안한지 사정한다. "지금 말씀을 나누고 싶은데, 시간 괜찮으세요?"라고 질문한다.

골절 회복 경로

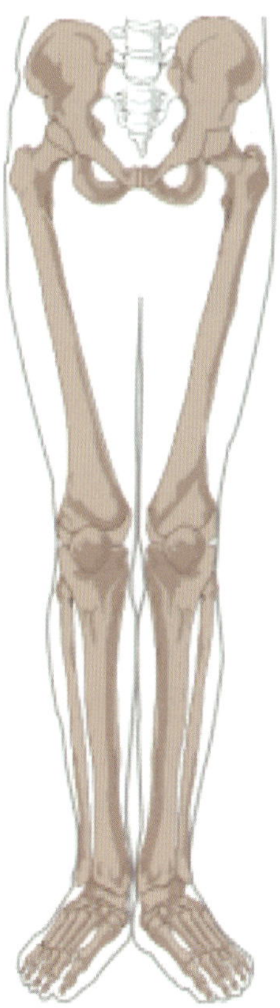

골절	수술 전	수술 당일	수술 후	퇴원을 위한 체크리스트
나의 회복계획	나의 담당팀은 혈액검사, X-선검사, 심장검사 및 기타 필요한 검사를 포함한 수술준비를 진행할 것이다.	담당 간호사는 병실과 수술실에서 수술 전 검사를 실시할 것이다. 나는 혈액검사를 받을 것이며, 활력징후는 모니터링될 것이다.	나의 활력징후는 안정적이다. 나의 의료팀은 내 의료상황에 대한 관리를 할 것이다. 내 수술팀은 매일 나를 방문할 것이다.	☐ 나는 의학적으로 안정되었다. ☐ 내 통증은 경구약 복용으로 조절된다. ☐ 나의 가족과 나는 내 투약에 대해 이해한다. ☐ 나는 내 활동범위제한에 대해 이해한다. ☐ 나의 가족과 나는 다음에 어디를 방문해야 하는지 이해한다. ☐ 나의 가족과 나는 추후계획에 대해 알고 있다. ☐ 모든 우리의 질문과 걱정이 해결되었다.
나의 통증은 어떠한가?	나는 통증 및 투약, 통증 감소를 위한 절차를 포함한 통증관리를 위해 통증관리팀을 만나게 될 것이다.	통증팀이 수술 중 통증을 관리한다. 수술 후 나는 구강 진통제를 복용하겠지만, 정맥 통증조절제가 필요할 수 있다. 또한 통증 감소를 위한 신경블럭이 필요할 수도 있다.	나는 아직 통증을 호소할 수 있으나, 투약으로 관리될 것이며, 곧 일어나게 될 것이다.	
언제 식이가 시작되는가?	나는 자정 이후 아무것도 먹지 못한다.	수술 후 나는 내 상태에 따라서 먹는 것, 마시는 것을 시작할 수 있다.	나는 내 식이지침에 따라 먹고 싶은 음식을 먹을 수 있다.	
언제 일어날 수 있는가?	안전을 위해 나는 침대 밖으로 나가지 못하지만, 간호사가 안위를 위해 도와줄 것이다.	수술 후 도움을 받아 나는 침대가에 앉을 수 있다. 간호사는 욕창이 발생하지 않도록 체위변경을 도와줄 것이다.	나는 담당 의사와 작업치료사를 만나 발로 딛고 설 수 있도록 도움을 받을 것이다. 화장실 보조를 위한 간호가 제공될 것이다.	
다음 단계는?	나는 퇴원 후 일어날 일들에 대해 사회복지사와 간단한 면담을 가질 것이다.	나의 유치도뇨관은 수술 후 가능한 빠른 시간 내에 제거될 것이다. 나는 수액과 투약을 위한 정맥주입선을 삽입하고 있을 것이다.	사회복지사가 가족을 도울 것이며 나는 퇴원계획을 마무리할 것이다.	

그림 9-5 골절 회복 경로는 대상자 중심의 경로이며 대상자 교육에 활용될 수 있다.

Box 9-3 결과기반 교육계획의 예

결과/기한: 대상자는 퇴원 시까지 혈당검사를 독립적으로 수행한다.

교육 계획	RN	일시
대상자의 두려움과 학습준비도를 사정한다.	김미영	2016.7.15
대상자가 선호하는 학습양식을 사정한다.	김미영	2016.7.15
혈당검사에 대해 대상자가 알고 있는 정도를 사정한다.	김미영	2016.7.15
간호사가 구두로 절차 단계에 대해 설명한다.	김미영	2016.7.15
절차를 시도하는 데 편안한지, 질문이 있는지 물어본다.	김미영	2016.7.15
대상자가 완벽하게 혈당검사를 할 수 있도록 구두로 힌트를 준다.		
가족과 중요한 주변사람을 포함시킨다.		
3회의 혈당검사를 시범보이거나 구두로 편안하게 표현할 때까지 연습한다.		

기록

2017/7/15 13:00 – 혈당검사 교육은 가족이 없는 대상자의 병실에서 실시하였다. 대상자는 자신을 바늘로 찌르는 것에 대해 불안함을 보였으나, 손에 들고 있는 팸플릿을 읽을 준비는 되어 있었다. 간호사의 시범을 보고, 질문을 하였다. 대상자는 다음 시범에 어머니가 도착할 때까지 기다리기를 원하였다.

– RN 김미영

분노, 두려움, 불안, 걱정, 슬픔, 죄책감은 교육을 방해한다. 피로에 민감한 간호사는 상황에 따라 계획을 변경할 수 있으며, 보조적인 신체언어나 진술은 유용하게 사용될 수 있다. 계획을 철저히 지켜왔다고 하더라도 필요하다면 마지막 순간에 변경할 수 있다.

2) 편안한 환경

너무 덥거나 춥고, 어둡거나 밝고, 시끄럽거나 주의가 분산되는 환경은 누구나 학습에 싫증을 느끼게 하고, 배우는 데 방해가 된다. 그러므로 대상자의 교육기간 동안 배우기 좋은 환경을 만들도록 노력한다. 가능하다면 교육에 포함되지 않는 방문객은 일시적으로 나가 있도록 한다. 사생활은 중요하므로 2~3인용 병실에서는 커튼을 닫고, 대상자의 가까이에 앉는다. 조용하게 천천히 이야기하고, 대상자가 직면한 사생활에 관련된 것에 민감하게 대처한다.

3) 개별화된 교육 과정

한번에 많은 것을 가르치려는 시도는 학습에 방해가 될 수 있다. 속도를 줄이고 단순한 언어를 사용하며, 그림을 보여주거나 제공되는 정보의 양을 제한한다. 또한 재교육(teach–back)기법을 사용하여 대상자가 편안한 환경을 조성해주면 대상자 학습을 증진시킬 수 있다(Weiss, 2007). 강의는 제한된 집단에서만 적절하며, 토의는 소그룹이나 개인을 가르칠 때 더 효과적이다. 대상자의 반응은 대상자의 발전에 대한 긍정적인 피드백을 제공하므로 항상 대상자의 질문에 시간을 넉넉히 할애해야 한다.

사람들의 학습경향은 각자 다른데, 어떤 사람은 해 보는 것을, 어떤 사람은 직접 보는 것을 선호한다. 정신운동영역의 기술에 대한 교육 시 대상자의 선호도에 민감해야 한다. 이러한 설명은 미리 계획해야 하지만, 대상자가 기구를 만져 보는 것을 기대한다면 대상자에게 시범을 통하여 설명해 준다. 아이는 놀이를 통해 배우기 때문에 대체로 활기차고 열성적이지만, 아이가 보는 것을 더 좋아하면 교육적인 놀이 대신에 설명을 하는 것이 최선이다.

4) 의사소통

효과적인 대상자 교육을 위해서는 원활한 의사소통이 필수적이다. 5장에서는 간호사–대상자 관계에서의 의사소통에 대해 좀 더 자세히 논의하고 있다. 적극적 경청을 위해서는 침묵, 집중하기, 관찰하기의 비언어적 의사소통기술이 필요하다. 대상자가 간호사가 집중할 때 편안함과 신뢰를 느낀다면, 학습효과가 매우 높아진다. 교육 전에 간호사와 대상자 사이에 신뢰관계(라포)가 형성되지 않는다면, 학습은 부정적인 영향을 미치게 된다.

참여는 몰두하고 있는 정도의 중요한 척도로서, 요점을 명확히 하고 문장을 확실하게 하면 대상자의 참여를 얻을 수 있다. 장황하고 두서 없는 대상자는 집중이 필요할 것이다.

명확하게 이해했다는 것은 간호사가 대상자에게 들은 것을 반복하고 그에 대해 주의 깊은 질문을 하는 것으로 나타낼 수 있다. 대상자의 말을 반복해 주는 것 또한 의사소통의 중요한 도구가 될 수 있다.

5) 반복

오늘날 건강관리체계의 현실은 병원에 짧게 머물고, 가정 간호 기회는 제한되어 있으며, 급성기 대상자는 교육을 덜 제공받게 된다. 교육공간을 만들고 정보를 반복학습하는 것이 중요하다. 인지적인 정신운동이 교육 목표가 될 수 있으므로 다양한 방법으로 정보의 반복을 시도해야 한다. 예를 들어, 대상자가 치료적 식이를 배우고 있다면, 각각 다른 식당에서 소풍 또는 파티에서의 적절한 음식 선택에 대해 물어본다. 대상자가 정보를 여러 번 반복하게 하고, 새로 배운 것이 어떻게 그들의 일과에 영향을 미칠 것인지 물어본다. 또한 일과의 활동을 새로운 일상으로 어떻게 통합하는지 관찰하고 확인한다. 대상자에게 퇴원 후 정신운동의 기술을 연습하고 수행할 것을 여러 번 설명한다. 반복은 명백하지 않은 학습으로 발생할 수 있는 결점을 인지할 수 있게 해 준다.

퇴원 후에는 교육이 불가능하기 때문에 중요한 개념을 명확히 하고 학습물을 제공하며, 사실상의 정보를 재검토하고, 대상자가 지식과 기술연습을 반복하게 한다. 대부분의 건강관리기관은 일정한 퇴원양식을 가지고 있으므로 간호사는 유인물을 통해 퇴원교육을 확실히 할 수 있다. 이러한 양식은 간호사에게 도움이 될 뿐만 아니라, 대상자에게 퇴원 후 제공해야 할 필수적인 정보이다.

6) 교육방법

교육의 방법은 지식의 영역에 따라 세 가지로 달라지는데, Box 9-4에 중요한 교육방법이 나열되어 있다.

(1) 인지적 측면

배움의 영역을 인식하는 것에는 지식의 범위를 확장한다는 것이 포함되므로 자료가 간단하게 조직화되어야 한다. 기본 개념을 소개하고 정의를 알려준다. 이는 건강에 도움을 주고 의미있는 여러 개념을 통합하는 데 도움이 된다. 대상자는 관계 없는 사실은 잘 배우지 못한다. 이유와 근거가 있는 정보가 이전의 지식을 바탕으로 했을 때 학습은 향상된다. 가장 흔한 오류는 한 과정에서 너무 많은 것을 가르치려고 하는 것이다. 여러 가지 기억하기 어려운 사실로 대상자에게 부담을 주는 것보다는 몇 가지 기본적인 것을 잘 가르치는 것이 더 좋다.

Box 9-4 교육방법의 원칙

인지적 측면: 지식
1. 강의
2. 토의 · 토론(실제적인 질문과 대답)
3. 자극 · 격려(다른 정황에서 지식의 적용)
4. 독립적인 공부

정서적 측면: 가치관 · 기준
1. 토의와 생각의 명료화
2. 역할극
3. 시뮬레이션(모의학습)
4. 토의

정신운동적 측면: 기술
1. 기술을 설명
2. 기술에 대해 이야기하기
3. 연습의 반복

(2) 정서적 측면

행동이나 정서반응의 변화를 시도할 때는 개인적 판단을 피하고, 위협을 주지 않는 자세를 유지한다. 대상자가 승인 혹은 거부할 것을 인정하는 것은 대상자가 더욱 건강한 결정을 할 수 있게 한다. 대상자의 옳은 행동과 잘못된 행동에 대해 단호히 말하면, 간호사의 신용성과 영향력을 잃게 된다. 대상자의 가치관을 주의 깊게 듣고, 그에 맞추어 수행한다. 예를 들어, 도움을 주는 그룹에 속하지 않으려 하는 의기소침해져 있는 마비 대상자에게 기운을 북돋아주기 위한 시도를 한다. 대상자가 자기돌봄을 하기에는 능력이 부족한 상태이지만 가족에게 도움을 주려는 의지는 매우 강할 때, 간호사는 대상자에게 친절하고 부드럽게 다가가 그가 가족의 더 나은 생활을 위해 육체적 · 정신적으로 해 줄 수 있는 것이 무엇인지 생각하게 한다. 대상자는 더 나은 가족생활을 위해서 자신의 건강에 더 높은 가치를 두게 될 것이다.

(3) 정신운동적 측면

정신운동 방법에는 기술을 배울 때 필요한 근육의 운동이 포함된다. 정신운동을 하기 위해 적절한 도구를 모아둔다(예: 드레싱 재료, 주사기 등). 필요한 물품을 준비해두는 것이 시간을 절약하고 혼돈을 막을 수 있다. 순서대로 절차가 나열되어 있는 자료를 준비하여 교육을 하는 동안 참고하며, 처음 시작할 때 대상자가 독자적으로 연습해야 할 기술을 상기시킨다. 대상자가 질문을 하고 덧붙여 이야기하는 것을 허용한다. 많은 사람이 새로운 기술을 배우는 것을 두려워하므로 격려와 칭찬은 대부분 언제나 수행을 향상시킨다. "다른 사람들도 같은 문제를 염려하죠." 또는 "저는 많은 대상자가 당신과 같은 문제를 가지고 있는 것을 봤어요."라는 말은 대상자가 고립감을 덜 느낄 수 있도록 도와준다. 긍정적으로 교정이 됐을 때는 "지금 자가주사를 어떻게 하는지 배우셨어요. 이제는 주사기의 각도를 좀 더 이쪽 방향으로 해 주세요."와 같은 반응을 보여준다. 인정과 강화는 배움의 성취를 강화시킨다. 동시에 중요한 교정을 제공해서 수행을 더 잘 할 수 있도록 한다.

7. 학습평가

학습평가는 조직적이고 실제적이며, 진행 중일 때 가장 효과적이다. 측정할 수 있는 명확한 상황의 결과가 있다면, 능률적으로 평가할 수 있다. 대상자가 활발하게 결과를 성취하기 위해 참여하면 긍정적인 평가를 얻을 수 있다.

학습평가 단계는 이전 과정과 깊게 관련되어 있다. 평가가 명확하게 도출되지 않았다면, 결과를 다시 한번 재검토해야 한다. 대상자의 능력, 시간 틀, 자원이 현실적이었는지, 정확히 규칙적이고 측정 가능했는지에 대해 각 단계마다 대상자로부터 피드백을 유도해야 한다.

평가는 교육이 끝난 후에도 교육 과정이 이어지게 해 준다. 이러한 방법으로 교육 과정은 대상자의 요구에 맞춰 지속적으로 조정할 수 있다. 간호사에서 대상자로의 피드백은 대상자의 자아개념과 동기를 강화시켜 한층 수준 높은 학습이 이루어지도록 한다. 가족에게 배운 것을 반복해 보고 진술해보라고 요구하는 것은 특히 어린이에게 교육을 완성시키는 한 방법이 될 수 있다. 발전하는 것은 자연히 그렇게 되는 것이 아니라, 대상자 스스로가 만드는 것임을 상기시킨다. 평가는 필기시험 또는 질문서를 포함한 체크리스트, 구술시험, 모의시범 등 여러 가지 형식을 취할 수 있다.

1) 필기시험과 질문

필기시험은 시간 소비적이고 대상자가 겁을 먹게 하는 등 항상 효과가 있지는 않다. 필기시험은 다음의 나열된 상황에서만 유용하다.

- 대상자는 글을 쓰고 읽을 수 있다.
- 서로 간에 공통되고 확실한 학습목표량이 있다.
- 측정 가능한 범위의 사실적 정보의 예가 필요하다.
- 숙련된 테스트 작성자가 준비되어 있다.
- 시험은 효과를 측정하기 위해 일부 집단의 대상자에게 검증되었다.

교실에서의 필기시험은 인지적 학습을 평가하는 데 가장 유용하다. 정서적인 학습은 이런 방식으로 테스트해서는 안 되는데, 대답하지 않는 것이 맞거나 혹은 틀릴 수 있기 때문이다. 테스트는 평가도구로서 또는 대상자의 발전 정도를 평가하는 도구로서 유용하다. 학습자 그룹에서 교육 프로그램에 대한 평가는 프로그램이 다시 제안될 때, 긍정적인 변화를 얻을 수 있도록 질문사항으로 하는 경우가 많다.

2) 구술시험

구술시험은 보통 더 편리하고 필기시험보다 덜 위협적이다. 질문은 비형식적일 수 있고 대상자는 구체적이며 유용한 피드백을 즉시 줄 수 있다. 시험에 대한 대상자의 불안이 클수록 정확한 평가를 할 수 없기 때문에 가능한 한 편안한 상태에서 실시해야 한다. 대상자의 구두응답 평가는 인지학습에서 유용할 수 있다. 그러나 행동변화 형식의 정서학습은 측정이 더 어렵다.

3) 재교육

학습을 평가하는 다른 전략으로는 재교육(teach back)이 있다. 이 방법은 대상자가 자신이 학습한 내용에 대한 정보를 이용하여 다시 가르치는 것이다. 이 기법은 간호사의 교육효과를 빠르게 평가할 수 있다. National Patient Safety Foundation에서는 재교육기법을 사용하도록 강력하게 권고하고 있다. 이 기법은 대상자와 가족에게 반응을 도출하기 위한 개방형 질문을 사용하고 있다. 예를 들어, "저는 제가 설명한 모든 정보가 정확하게 전달되었는지 확인하고 싶어요. 어떻게 약물을 투약해야 하는지 제게 설명해 주시겠어요?"라고 질문한다. 대상자는 이해하지 못해도 자주 예라고 대답하기 때문에 폐쇄형 질문이나 "예" 또는 "아니오"가 요구되는 질문은 학습효과를 사정하는 데 비효과적이다(Weiss, 2007). 만약 대상자가 재교육기법을 사용할 수 없다면, 대상자에게 가장 유용한 방법을 사용하지 않고 정보를 제공했는지 생각해 보아야 하며, 접근법을 수정하여 다시 시도한다.

4) 시범

시범은 수행기술 테스트의 한 방법이다. 대상자의 수행기술에 대한 정확성과 독립성의 수준은 일반적으로 언제나 학습의 명확한 증거이다. 정신운동기술은 이러한 방법으로 평가될 수 있다. 잘 수행해낸 부분에 대한 피드백을 주는 것은 해당 영역의 학습을 향상시킨다. 그림 9-6은 간호사가 재시범을 보이는 방법으로 정량흡입기 사용법 학습을 평가하는 모습을 보여준다.

5) 체크리스트

체크리스트는 대상자가 각각의 특정한 학습 과정을 수행해 보이는 동안 가장 중요한 능력을 성취시켜주는 이점이 있다. 그 예로 체크리스트는 수행한 것을 기록하게 해서 대상자가 일상생활활동(ADLs)을 수행하거나 기술을 구성할 수 있게 한다. 대부분의 대상자는 체크리스트의 유용함, 그것을 모두 완성했을 때의 자신감, 만족감의 성취를 발견하게 된다. 대상자는 또한 간호사에게 시범보이는 것과 같은 정신운동평가에서도 체크리스트를 효과적으로 사용할 수 있다.

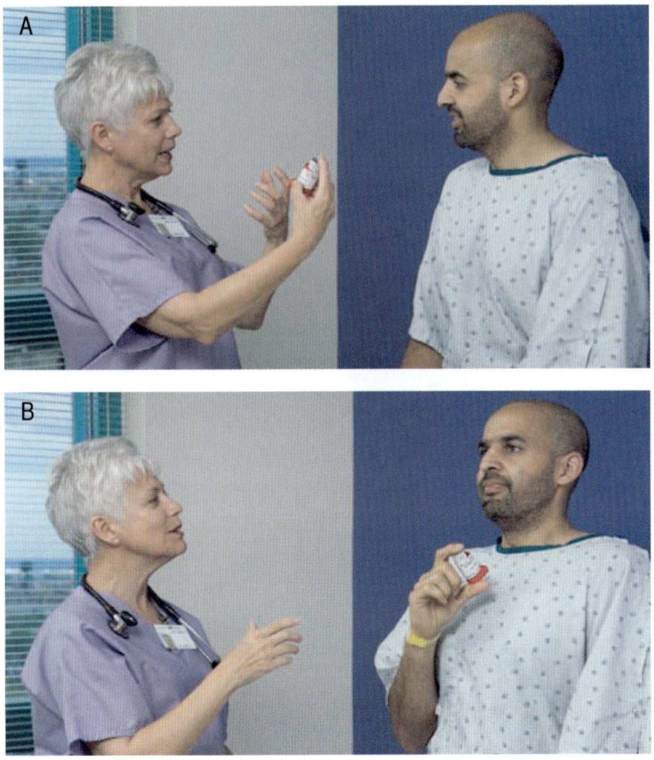

그림 9-6 A: 대상자에게 정량흡입기(MDI) 사용법을 교육하는 간호사, B: 시범이 끝난 후, 직접 수행해 보는 대상자

6) 시뮬레이션

시뮬레이션은 평가를 할 때도 사용할 수 있고, 대상자가 다른 상황에서의 학습에도 사용할 수 있다. 대상자에게 한 장면을 제공하고, 그 상황에서 최선의 선택이 무엇인지, 무엇을 선택해야 하는지 묻는다. 예를 들어 여러 식당 중 최선의 선택은 무엇인지 물음으로써 간호사는 식이요법 학습에 대해 평가를 할 수 있고, 당뇨로 인한 휴일에 발생할 수 있는 여러 가지 상황에 대한 질문으로 당뇨 대상자의 질병휴가 관리를 평가할 수도 있다.

7) 학습의 기록

대상자 교육의 기록은 다른 대상자 간호기록과 마찬가지로 중요하며, 여러 가지 역할을 한다.

- 계획과 진행 과정에 대해 다른 건강관리전문가와 의사소통한다.
- 장소, 상황 등을 기록해야 하는 간호사의 의무를 수행한다.
- 법적 기록이 된다.

기록에는 주제와 대상자의 반응, 과정상 필요한 중단상황(예: 평가 후 과정을 되돌아가야 할 필요성을 발견했을 때)을 반드시 포함시켜야 한다. 대상자의 교육을 잘 기록하는 방법은 수행을 했는지 안 했는지, 교육이 대상자의 수행에 어떤 지시를 내릴 수 있는지, 규정시간 외에 건강관리에 대한 지지 등을 기록하는 것이다.

교육에 대한 대상자의 반응 기록 시 다음과 같은 내용을 포함해야 한다:

1. 자신의 약물에 대한 정보를 되풀이하여 이해를 구술할 수 있는 대상자
2. 세척 및 드레싱 요령에 따라 상처 치료 기술을 시범 보일 수 있는 대상자

8. 생애주기에 따른 고려사항

1) 신생아와 영아

신생아와 영아는 환경과의 상호작용을 통해 학습하게 되므로 빠르게 성장하는 이 시기 동안 영아는 많은 것을 배운다(예: 어떻게 엄마를 인식하는지, 목표물을 향해 어떻게 움직이는지, 어떻게 장난감을 잡는지). 정상적인 인지능력 발달을 위해 좋은 환경을 제공해 줌으로써 적절한 자극을 준다.

이 시기 동안에는 영아가 일정 형태를 갖춘 교육을 받을 준비가 되어 있지 않으므로 대신 부모나 보호자에게 필요한 내용을 직접 교육한다. 건강증진 교육내용은 예방접종, 정상 성장과 발달, 자동차 시트 안전에 관한 것 등이다. 아이를 돌볼 때 발생할 수 있는 다양한 상황에 대한 교육은 신생아와 영아의 능력에 대해 설명함으로써 이루어지는데, 적절하고 효과적인 상호작용의 모델링은 긍정적 유대를 발전시키는 데 도움을 줄 수 있다.

2) 유아와 학령전기 아동

유아와 취학 전 아동은 부모와의 대화를 통해 배우는 것에 익숙하기 때문에 대부분 부모가 가장 효과적인 교육자가 된다. 안전 연습, 적절한 수면, 영양 등 이 나이대에 필요한 건강증진에 대한 교육내용을 부모에게 교육한다. 또한 아이는 놀이를 통해 배우므로 인형이나 장난감 모델을 이용하면 학습효과를 높일 수 있다(그림 9-7).

2~5세의 아동은 부모의 듣기태도를 닮는데, 이때는 신뢰가 매우 중요하다. 만약 간호사가 학령전기 아동에게 치료적 과정은 아프지 않을 것이라고 말했는데, 그렇지 않았다면 간호사는 아동으로부터 신뢰를 잃게 되고, 이는 학습에 방해가 된다. 이 나이의 아동은 아마도 많은 질문을 할 것이고, 같은 것을 여러 번 물어볼 것이다. 아이의 질문에 즉시, 직접적으로 대답하고 아이가 이해할 수 있는 쉬운 언어로 이야기한다. 때때로 아동이 자신의 몸에 대해 이야기하거나 중요한 것을 이야기할 때 사용하는 단어의 의미를 부모나 보호자에게 확인해 본다. 취학 전 아동은 보통 활기가 넘치고 들떠 있기 때문에 교육 과정을 5분에서 10분 이내로 제한한다. 가능하면 아동이 직접 기계를 다루게 하거나 요구를 충족시켜준다. 이 나이의 아동은 어느 정도의 해부학적 구조를 이해할 수 있으므로, 가능할 때 모델을 이용해 올바른 해부학적 명칭을 알려준다.

학습에 대해 자주 평가하여 아이가 이해했는지를 확인한다. 취학 전 아동은 대개 새로운 지식에 대해 과시하는 것을 좋아하므로 아동이 간호사에게 반복해서 보여주게 함으로써 칭찬받을 기회를 주고 스티커, 그림책, 스탬프와 같은 보상을 제공한다.

3) 학령기 아동과 청소년

학령기 아동은 보통 배우는 데 열성적이다. 적절한 영양, 수면, 운동, 안전, 스트레스와 좌절을 다루는 방법에 관한 학습 등의 건강증진교육은 자신의 역할을 이해하는 데 도움이 된다.

구체적인 사고의 발달과 자신의 신체에 대한 이해가 증가함으로써 호기심이 많아진다(그림 9-8). 또한 원인과 결과를 이해하게 된다("내가 다리를 가만히 두지 않는다면 빨리 낫지 않을 것이고, 이는 병원에 더 오래 머무른 다음에야 밖에 나가서 놀 수 있다는 것을 의미한다."). 아동의 교육적인 계획은 목표를 달성하는 데 도움을 준다. 교실에서의 분위기

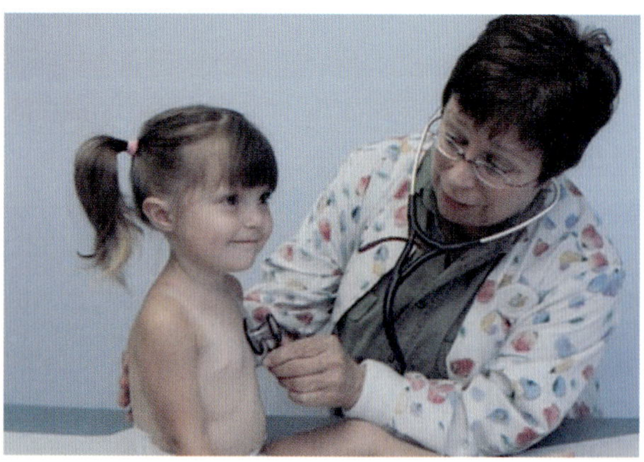

그림 9-7 정기적인 검진은 아동의 건강을 유지하고, 지속적인 성장발달에 도움이 된다.

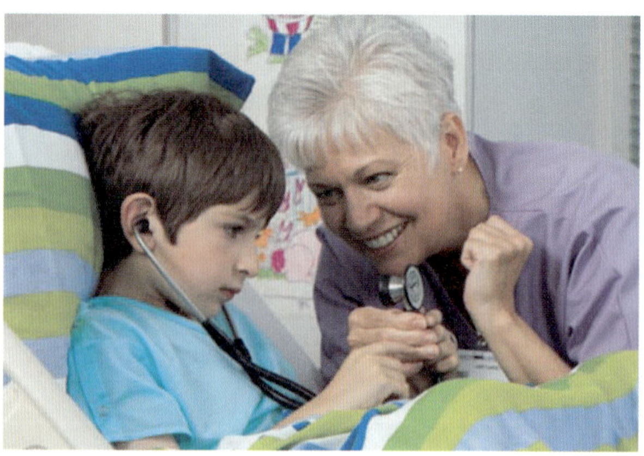

그림 9-8 아동의 건강관리교육에 있어 효과적인 두 가지 방법은 아동의 참여와 시술절차에 대한 시범이다.

와 비슷하기 때문에 그들은 과제와 놀이의 일정을 이해한다.

모든 질문에 신속하고 진실하게 대답해야 하는데, 신뢰감은 아동이 학습하고 두려움과 걱정을 충분히 편안하게 표현할 수 있는 관계형성에 매우 중요하다.

이 연령에서의 교육내용은 취학 전 아동보다 좀 더 세련되고 정교할 수 있다. 컬러로 된 책은 해부학을 가르치는 데 유용하다. 읽기에 적합한 수준일 때는 책자도 좋다. 입원해 있는 아동은 퇴행할 수 있음을 명심해야 한다. 아동과 부모에게 직접적인 절차에 대해 예비지식을 설명해 준다. 과정은 20분을 넘기지 않아야 한다.

'승리하는 것'은 학령기 아동에게 중요하다. 따라서 그들은 대개 크게 성공하는 것에 가치를 둔다. 그러므로 이 나이의 아동에게는 스티커 표를 이용해 발전 과정을 표시하는 것이 효과적이다.

청소년은 보통 전체적으로 통찰력이 있고 개방적이며, 그들의 의문점을 솔직하게 표현한다. 대개 청소년은 부모, 선생님, 간호사보다 친구의 영향력이 크다. 그러므로 교육 과정에 친구를 포함시키는 것이 좋다. 사실 보통의 건강관리정보에는 이런 방문자의 이점이 포함되어 있다. 가능하다면 건강증진교육의 기회를 가지도록 한다. 청소년은 실험의 시기이므로 흡연, 안전한 주행, 성접촉질병, 약물과 알코올 남용의 방지에 관한 정보를 제공한다. 세심하고 신중한 행동은 청소년을 효과적으로 교육하는 데 필수적이다. 청소년의 신뢰감을 유지하기 위해 자신감 있는 태도를 갖는다. 자신감을 상실한다면 이야기해야 하는 이유를 설명한다.

모든 교육의 계획 과정에 청소년을 포함시킨다. 왜냐하면 청소년은 자신에게 강요하는 모든 것으로부터 저항하여 독립하려고 노력하기 때문이다. 청소년은 선택권과 결과가 함께 주어지는 것을 선호한다. 이는 또한 간호사가 제공하는 정보를 지지하는 이유와 근거가 청소년에게 제공될 때 도움이 된다. 청소년에게 알기 원하는 것을 묻고, 질병에 연관된 10대의 가치관을 찾아내고(질병이 10대에게 어떤 의미를 갖는지), 청소년의 관점에서 교육을 수행한다. 청소년은 대부분 광범위한 개념을 이해할 수 있고, 더 많은 정보를 흡수할 수 있다. 하지만 청소년은 현재 지향적이어서 장기적인 결과보다는 현재의 이익을 따른다.

이 연령대의 집단은 45~50분의 학교수업에 익숙해져 있고, 이 시간은 효과적일 수 있는 가장 긴 시간일 것이다. 부모는 교육에 함께하지 않는 것이 더 좋을 수 있는데, 이는 대상자의 능동성과 자존감을 높이는 데 도움이 되기 때문이다. 부모는 나중에 내용을 파악할 수 있다. 문헌, 시청각 자료, 컴퓨터와 관련된 교육자료도 교육 과정 중간의 재검토에 유익하게 사용될 수 있다.

4) 성인과 노인

성인은 그들의 자존감을 지키거나 더 높이기 위한 활동에서 동기를 얻는 경향이 있다. 자발적인 성취는 대개 자부심을 상승시키고, 의존감과 착오는 자존감을 떨어뜨린다. 성인은 자신이 어떤 개념을 터득하기에는 시간이 너무 오래 걸린다고 믿는 경우, 자기 스스로를 불충분하게 여기고 오류를 몸소 경험해 보는 경향이 있다.

성인은 교육에 더 다가가기 쉽고, 지식을 즉시 적용할 수 있다. 대상자가 긍정적으로 느낄 수 있도록 편안하며, 비공식적이고, 친근한 교육환경을 제공하도록 한다. 성인은 생활유형과 관련된 만성 조건의 위험에 노출될 수 있으므로 가능하다면 운동, 영양, 자가검진, 건강검진, 스트레스 관리, 금연이나 흡연 감소, 알코올 섭취 감소나 중단과 같은 건강증진 행위에 관한 교육이 필요하다.

젊은 성인은 대개 교육을 받기에 체력이 충분하고, 건강상태가 좋은 편이다. 젊은 성인을 대상으로 하는 교육은 실용적이어야 하는데, 이 연령대는 대개 바쁜 삶을 살기 때문이다. 이 연령에서 교육의 목표를 세울 때는 실생활에 가까이 접할 수 있게 하고, 가능하다면 매일의 삶을 향상시킬 수 있는 변화를 설명한다. 젊은 성인은 자신의 아이 돌봄능력 유지를 통해 동기가 유발되기도 한다.

일반적으로 중년의 성인은 건강문제에 더욱 주의하고 있으며, 젊은 사람과 같은 좋은 건강을 유지하지는 못한다. 이 연령에 속하는 사람은 새로운 것을 시도하는 것에 대해서 자신 없어 하기도 한다. 중년의 성인은 교육계획의 모든 면에 참여시켜야 한다. 왜냐하면 그들은 대부분 목표를 세운다는 것과 성취의 개념에 익숙하기 때문이다. 이 연령대는 삶의 경험에 대한 기반이 광범위하며, 대상자에게 과거의 내용을 새로운 지식으로 이해할 수 있는 시간을 준다면, 교육목표를 달성하는 것이 더 용이하다. 직접적이고 충분히 합리적인 설명으로 교육에 접근한다. 교육시간은 45분 이하로 하도록 하고, 대상자가 개인적으로 기술을 연습할 시간을 준다. 또한 중년은 칭찬을 선호하기 때문에 대상자 평가는 성취 수준에 대한 스트레스가 된다. 잘못된 개념은 친절하게 바로잡아주고, 대상자의 두려움이나 걱정에 민감해야 한다.

노인인구는 빠르게 증가하고 있다. 이 연령에서는 보통의 성인을 교육시키는 원리를 적용하는데, 몇 가지 특별한 주의가 필요하다. 만일 대상자가 자신의 삶이 얼마 남지 않았다고 여기는 경우, 배우고자 하는 동기가 감소한다. 다음과 같은 두 가지 동기부여 전략을 시도할 수 있다.

- 삶이 얼마나 남았는지에 관계없이 새로운 지식이 그들의 삶의 질 향상에 얼마나 도움이 되는지 보여준다.
- 새로운 지식이 대상자의 독립성을 얼마나 높여줄 수 있는지 보여준다.

노화로 인해 정상적으로 일어나게 되는 신체 변화는 학습을 방해할 수 있다. 즉, 백내장으로 인해 시야가 감소할 것이고, 동공반사가 줄어들거나 색깔 인지능력이 감소한다. 청각 영역에서는 높은 음의 소리를 듣는 능력이 감소하지만, 낮은 영역대의 음을 듣는 능력은 손상되지 않을 것이다. 하지만 빠르게 하는 말은 이해하기 어려워진다. 왜냐하면 간혹 노인은 듣는 과정에 더 오랜 시간이 걸리기 때문이다. 청력 감소는 노인에게 부끄러움과 좌절의 요소가 되며, 이로 인해 고립감이 더욱 악화될 수 있다.

Box 9-5 노인에 대한 교육

교육 시 조언

- 현란하지 않으면서 환한 불이 있는 방을 사용한다.
- 큰 글씨를 이용하고 글자 간격이 적당하며 적당한 색을 사용한다.
- 외부 소음을 제거한다.
- 대상자를 향한다.
- 낮은 음조로 천천히 말한다.
- 시간은 20~30분으로 제한한다.
- 듣기에 불편함이 있는 것을 사정한다(예: 앞으로 상체를 구부리기, 들으려고 인상을 찌푸리기, 다른 대화를 시작하기 등).
- 과거의 경험과 새로운 것을 의미 있는 쪽으로 연관시킨다.
- 아이디어를 제공한다. 자주 요약해 주고 긍정적인 피드백을 준다.
- 교육기간 동안의 요약된 기록물을 제공한다.

투약교육

- 각 투약의 용량, 얼마만큼의 알약을 복용하는지, 언제 복용하는지를 확실히 한다.
- 대상자가 투약을 잊었을 경우에 대해 논의한다(용기에 일주일치의 약물을 보관하며, 정확하고 지속적으로 투약하도록 한다).
- 적당한 크기, 형식, 언어로 된 약 사용법을 제공한다.

노인은 단기기억력이 떨어져 힘들어 할 수 있다. 기억상실이 나타났다고 짐작하지 말고, 이에 대해 세심하게 반응해야 한다. 기억하지 못하는 경우는 의미 없는 학습, 복잡한 학습, 지난 교육의 재평가가 필요한 새로운 정보와 연관이 있다.

노인은 많은 정보를 가지고 있으므로 어떤 것을 상기하는데 시간이 더 오래 걸리므로 대개 노인은 정신운동의 기술을 배우는 데 더 많은 시간이 소요된다. 노인은 정확성을 위해 많은 노력을 쏟아붓는 것으로 이를 보상한다.

Box 9-5는 노인을 교육하는 지침을 나열하고 있다.

주요개념

- 대상자 교육은 대상자를 능동적이며 고도의 건강을 지향하는 쪽으로 이끌어주는 역동적인 과정이다.
- 대상자 교육 시 간호사가 도움을 줄 수 있으나, 전적으로 조정할 수는 없다. 교육은 대상자 중심이어야 한다.
- 정신운동, 인지 또는 정서에 관한 교육전략과 각각의 교육방법에 대한 평가를 개별화한다.
- 대상자의 문자해독 능력과 글을 읽거나 말을 이해하는 능력을 확인하는 것은 교육 방법과 내용을 선택하는 데 중요하다.
- 대상자 교육은 대상자의 문자해독 수준뿐만 아니라, 건강해독능력을 고려하는 과정이다.
- 간호사는 대상자와 함께 대상자 교육의 필요성과 대상자의 교육받고자 하는 마음을 사정한다. 이후 교육계획을 세운다. 계획은 수행되고, 교육은 평가되며, 과정은 기록된다.
- 사람들에게는 다양한 학습방식이 있다. 그리고 연령대마다 다른 접근방식이 필요하다.

치료적 대화: 대상자 교육

사례

14세인 민정이는 당뇨병을 진단받았다. 민정이는 스스로 인슐린을 주사하는 자가주사방법을 배우고 싶어한다. 당뇨전문 간호사가 상담하기 위해 클리닉을 찾았다.

비효율적 대화

간호사 안녕하세요? 저는 당뇨전문간호사예요. 민정이에게 자가주사방법을 가르쳐주기 위해 왔어요.

민정 (의심적인 눈으로 도구를 보지만, 말을 하지는 않는다.)

간호사 내가 가져 온 도구를 보고 있군요. 긴장하지 않아도 돼요. 내가 어떻게 이용하는지 보여줄 거예요. 그러고 나서 궁금한 점을 물어 볼 수 있어요.

민정 이것을 먼저 볼 수 있을까요? 저는 제가 인슐린이 필요하다는 걸 알아요. 인슐린을 맞으면 학교에서처럼 아프지 않을 거예요. 정말 그때는 당황스러웠어요! 하지만 저는 주사 맞는 것을 싫어해요. 그래서 저는 제가 이것을 잘 해낼 수 있을지 모르겠어요. (주사기와 알코올솜, 바이알을 앞으로 꺼낸다.)

간호사 어떻게 하는지 내가 보여주고 나면 쉬울 거예요. 나는 많은 정보를 가지고 있어요. 집으로 가져가서 볼 수 있는 작은 책자를 줄게요. 민정이 엄마에게도 다시 한번 반복해 설명해드릴 거예요. 그러면 엄마가 민정이를 도와주실 거예요.

민정 네. (중얼중얼거린다. 입술을 깨물고 운다.)

효율적 대화

간호사 안녕하세요? 저는 당뇨전문간호사예요. 주치의 선생님께서 민정이가 자가주사를 어떻게 놓는지 배우고 싶어한다고 하셨어요. 맞나요? (정확한 정보를 확인시킨다.)

민정 맞아요. 내가 그렇게 말했어요. 하지만 지금은 잘 모르겠어요. (의심스런 눈으로 도구를 본다.)

간호사 괜찮아요. 내가 가져온 것들을 민정이가 보는 걸 봤어요. 이것들을 먼저 볼래요? 아니면 이야기부터 할까요? (배울 준비가 되어 있는지 사정하고 선택권을 준다.)

민정 이것을 먼저 봐도 될까요? 제게 인슐린이 필요하다는 걸 알아요. 인슐린을 맞으면 학교에서처럼 아프지 않을 거예요. 그때는 정말 당황스러웠어요! 하지만 저는 주사 맞는 것을 싫어해요. 그래서 제가 이것을 잘 해낼 수 있을지 모르겠어요. (주사기와 알코올솜, 바이알을 앞으로 꺼낸다.)

간호사 (앉아서 민정이를 보고 검진한다.)

민정 바늘 좀 보세요. 굉장히 작아요!

간호사 매우 작아 보이는군요. 그렇지 않나요?

민정 오늘 이것을 해야 하나요? (애원하며 바라본다.)

간호사 내가 제안을 하나 할게요. 이 도구를 어떻게 다루는지 오늘 보고 나서 집에 가져가서 볼 수 있는 작은 책자를 몇 가지 줄게요. 실제 수업은 다음 주에 하기로 해요. 어때요?

민정 그 편이 좋겠어요. 아마 일주일 동안 이것을 읽고 나면 더 용기가 생길 거예요. (안정되어 보인다.)

간호사 그 말은 다음 주까지 엄마가 주사를 놓는다는 뜻인데, 괜찮겠어요?

민정 네, 엄마와 함께라면 좋아요. 엄마도 주사를 싫어해요. (웃는다.) (간호사와 민정이는 함께 도구를 보며, 다음 주 계획을 세운다. 민정이의 엄마가 들어왔고 민정이는 어떻게 인슐린 주사를 놓는지 보았다.)

비판적 사고를 위한 과제

- 학습의 세 가지 영역 중에서 민정이가 지식을 습득하기 위해 몇 가지를 결정할 수 있는지 설명한다.
- 위 사례를 통해 민정이는 어떠한 종류의 학습자인지 평가한다.
- 간호사는 학습스타일 면에서 민정이에게 처음 어떻게 접근하였으며, 위 사례에서 비효과적인 교수방법은 무엇인지 설명한다.
- 간호사가 청소년을 가르칠 때의 교수원칙 중 무엇을 사용하였는지 생각해 본다.
- 간호사가 민정이를 가르칠 때 추가적으로 고려할 점을 개발한다.

REFERENCES

American Hospital Association. (2003). *The patient care partnership: Understanding expectations, rights and responsibilities.* Chicago, IL: Author.

American Nurses Association. (2010). *Nursing: Scope and standards of practice.* Silver Springs, MD: Nursesbooks.org

Bloom, B. (1956). *Taxonomy of educational objectives: The classification of educational goals.* New York, NY: David McKay.

Building Healthier Communities by Investing in Prevention (2011). U.S. Department of Health and Human Services. Retrieved from http://www. hhs.gov/healthcare/facts/factsheet/2011/09/prevention02092011.html

Butterworth, S. (2010). Health-coaching strategies to improve patient-centered outcomes. *Journal of the American Osteopathic Association, 110*(4 Suppl. 5), eS12–e14.

Carter, M., Kelly, R., Montgomery, M., & Chesire, M. (2013). An innovative approach to health promotion experiences in community health nursing: A university collaborative partnership. *Journal of Nursing Education, 51*(2), 109–111.

Dunn, D. J. (2010). The sixth vital sign: Health literacy assessment. *Florida Nurse, 59*(2), 12.

Everett, J., & Kerr, D. (2010). Telehealth as adjunctive therapy in insulin pump treated patients: A pilot study. *Practical Diabetes International, 27*(1), 9–11.

Friedman, A., Cosby, R., Boyko, S., Hatton-Bauer, J., & Turnbull, G. (2011). Effective teaching strategies and methods of delivery for patient education: A systematic review and practice guidelines recommendations. *Journal of Cancer Education, 26*, 12–21.

Gould, E., & Mitty, E. (2010). Medication adherence is a partnership, medication compliance is not. *Geriatric Nursing, 31*(4), 290–298.

Health Research & Educational Trust. (2014). *Hospital-based strategies for creating a culture of health.* Chicago, IL: Health Research & Educational Trust.

Healthy People 2020 Framework. Retrieved November 13, 2010, from www. healthypeople.gov/2020/consortium/HP2020Framework.pdf

Hulme, P. (2010). Cultural considerations in evidence-based practice. *Journal of Transcultural Nursing, 21*(3), 271–290.

Miller, W. R., & Rollnick, S. (2009). Ten things that motivational interviewing is not. *Behavioral Cognitive Psychotherapy, 37*(2), 129–140.

National Patient Safety Foundation. (2007). *Ask Me 3.* Retrieved January 19, 2015, from www.npsf.org/askme3

Samawi, Z., Haras, M., & Miller, T. (2012). Age appropriate health promotion education: Roots firmly established in baccalaureate nursing pediatric rotation. *Journal of Pediatric Nursing, 27*, 44–49.

Scruggs, B. (2009). Chronic health care, it is so much different than acute health care-or it should be. *Home Health Care Management Practice, 22*(1), 43–48.

Shaffer, J. A. (2013). Stages-of-change model. In: *Encyclopedia of behavioral medicine.* New York: Springer-Verlag. 1971–1974.

Teaching Excellence in Adult Literacy (TEAL). (2011). *Teal fact sheet no. 11: Adult learning theories* (2011). U.S. Department of Education. Retrieved from https://teal.ed.gov/resources

The Joint Commission. (2010). *Advancing effective communication, cultural competence, and patient- and family-centered care: A roadmap for hospitals.* Oakbrook Terrace, IL: The Joint Commission.

Tillman, J. Patient engagement and activation: Motivational interviewing for busy healthcare settings. *Presentation, Nurse Educators Conference*, Seattle, WA, 2013.

Wallston, K., Cawthon, C., McNaughton, C., Rothman, R., Osborn, C., & Kripalani, S. (2013). Psychometric properties of the brief health literacy screen in clinical practice. *Journal of General Internal Medicine, 29*(1), 119–126.

Weiss, B. (2007). *Health literacy and patient safety: Help patients understand. Manual for clinicians* (2nd ed.). Chicago, IL: American Medical Association Foundation.

World Health Organization. (2009). *Milestones in Health Promotion, Statements from Global Conferences.* Retrieved from http://www. who.int/ healthpromotion/milestones/en

World Health Organization. (2014a). *Health Impact Assessment (HIA).* Retrieved from http://www.who.int/hia/evidence/doh/en/

World Health Organization. (2014b). *Health promotion.* Retrieved January 22, 2015, from www.who.int/topics/health-promotion/en/

Zirwas, M. J., & Holder, J. L. (2009). Patient education strategies in dermatology, Part 2: Methods. *Journal of Clinical Aesthetic Dermatology, 2*(121), 29–34.

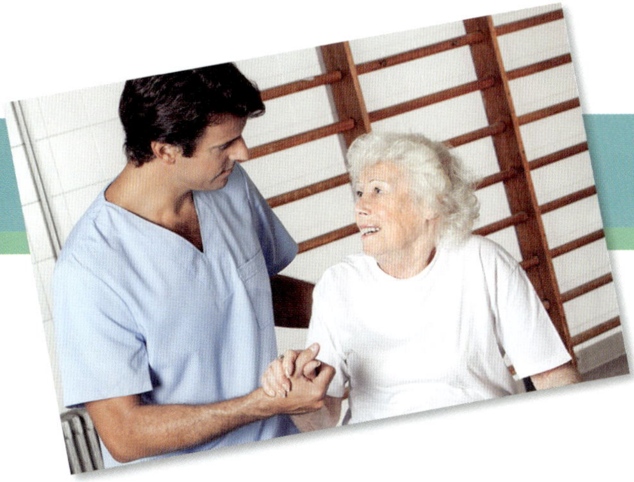

CHAPTER 10

노인 간호

Caring for the Older Adult

Jessica Dunn

비판적 사고를 위한 사례

간호 실습생인 정 양은 첫 임상실습지로 근처에 있는 요양시설에 배정되었다. 동료 대부분이 '노인'과 근무하기를 원치 않는다고 한다. 지금까지 정 양은 가족 내의 어르신과 매우 좋은 관계를 유지했지만, 편찮고 연약한 어르신을 대하는 것이 약간 걱정된다. 알츠하이머 치매병동(Alzheimer's unit)에 들어섰을 때, 정 양은 강아지를 안고 있는 노인을 보았는데, 그 노인은 비록 지남력(어디에 있는지 또는 오늘 날짜가 어떻게 되는지 알지 못함)은 없었지만, 강아지를 안은 채 웃으면서 정 양의 손도 잡고 상냥하게 대해 주셨다.

개인의 경험은 새로운 상황에 직면했을 때 사고, 감정, 행위에 큰 영향을 미친다. 이러한 경향은 노인과 같은 특정 그룹과의 상호작용을 강화해 준다. 이 장은 다양한 노화의 양상과 몇 가지 공통적 증상을 알아본다. 증상은 임상적으로 인지 가능한 여러 특성, 증상, 현상, 징후 또는 함께 발생할 수 있는 특성의 한 조합이다. 오늘날의 노인집단에 대한 명확한 특성과 노화에 대한 잘못된 개념을 논의할 것이다. 노화 고려사항에 대한 많은 상세내용은 다른 장에서 좀 더 자세히 다룰 것이다.

이 장을 학습한 후, 위의 사례를 읽고 다음의 내용에 대하여 비판적 사고를 적용하여 복습한다.

1. 노인 간호에 대한 자신의 생각에 대한 초기 반응을 기술한다.
2. 이 장을 공부하기 전에 노인에 대해 가졌던 몇 가지 가정을 확인한다.
3. 자신의 임상현장에서 지금 사용할 수 있고 새로운 정보 분야를 확인한다.
4. 위의 사례에서 기술된 대상자의 특정 욕구를 가장 잘 충족할 간호계획을 수립한다.

주요용어

감염 infections
건강증진 health promotion
기동성 mobility
노인학대 elder abuse and mistreatment
만성질환 chronic illness
면역 immunity
성 sexuality
수면 sleep
영성 spirituality
외로움 loneliness
의사소통 communication
인지 cognition
자기돌봄 self-care
정서 mood
통증관리 pain management
피부통합성 skin integrity
휴식 rest

학습목표

1. 노인의 인구학적 특성에 대해 설명한다.
2. 간호사가 인간적이며 존엄성 있는 간호를 수행할 수 있도록 도울 수 있는 포괄적인 지식에 대해 논의한다.
3. 노인의 건강 및 삶의 질을 저하할 위험이 큰 생리적 변화와 기능에 대해 설명한다.
4. 노인의 최적의 건강을 유지하는 데 도움이 되는 건강 유지 및 증진 전략에 대해 규명한다.

노인은 매우 이질적인 집단이지만, 대부분의 노인은 노인(elderly)이 아닌 어른(older adults) 또는 어르신(senior)이라고 불리는 것을 선호한다. 생활방식, 경험, 연령, 건강 등 무수히 많은 차이점 때문에 노인집단을 하나로 일반화하기는 어려우며, 특히 이들의 나이 차이는 40년이나 된다. 고령자(65세 이상 인구)는 가장 빠르게 늘어나는 연령대 중 하나이다. 최초의 "베이비 붐 세대"는 2011년 65세가 되었다(Healthy People 2020). 나이가 들어감에 따라 만성질환을 겪을 가능성이 더 커지며, 만성질환은 기능을 저해하고 삶의 질에까지 나쁜 영향을 미친다. 또한 대부분의 노인은 서로 악화를 심화시키는 여러 가지 건강문제를 가지고 있다. 노년층의 약 60%는 2030년까지 당뇨병, 관절염, 심장마비, 치매를 포함하는 만성질환 중 하나를 경험할 것이다(Healthy People 2020). 이러한 건강문제는 생리, 환경, 개인의 독특한 건강력에 기초해서 상호작용한다. 그러나 새로운 기술과 건강증진 및 예방적 의료서비스에 대한 강조로 인해 이들의 건강을 유지할 수 있다.

이들 조합된 증상의 상호작용과 이 상호작용이 노인에게 제공되는 기능적 건강과 지지에 어떻게 영향을 미치는지가 이 장의 주제이다. 이 장은 노인에게 흔히 나타나는 건강문제를 다루고 있다. 이어지는 장에서 이들 건강 문제의 상세 부분을 다룬다. 23장을 시작으로 각 장은 노인을 포함한 생애주기를 통해 대상자에 대한 특별 고려사항을 설명한다. 몇 개의 장은 기동성, 자기돌봄, 인지(정신적 기능으로 간주되는)와 같은 좀 더 문제성 있는 노인의 기능적 변화에 초점을 두고 있다. 실제 병태생리학적·의료적 처치는 이 책의 범주를 벗어난다. 이 장에서 논의되는 증상과 문제는 항상 함께 발견될 필요는 없다. 물론 이러한 증상 혹은 문제는 모든 노인에게 같은 시기에 나타나는 것은 아니다. 노인은 제각기 다른 시간대에 각기 다른 건강문제를 경험할 수 있다. 여기에서 기억해야 할 점은 나이가 들수록 건강 문제는 복잡해지고, 이는 노인의 기능, 안녕, 삶의 질에 영향을 미친다는 점이다.

1. 인구사회학적 특성

어느 나라에서는 매 5초마다 누군가가 50세가 되고, 매 8초마다 65세가 되는 것으로 추정된다. 미국을 포함하여 전 세계적으로, 65세 이상인 노인의 숫자는 기하급수적으로 증가

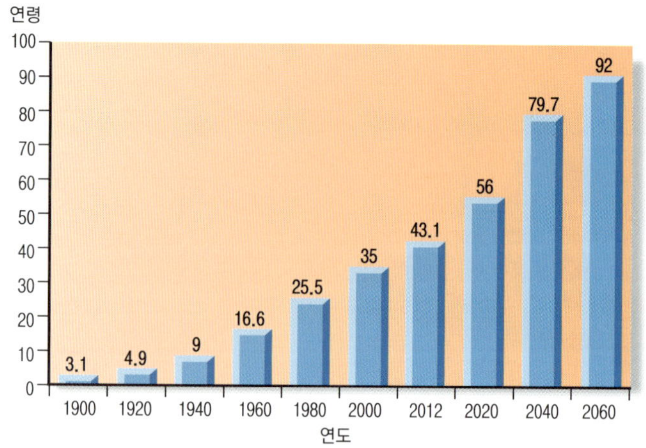

그림 10-1 1900년에서 2060년까지 65세 이상 인구의 수
출처: the U.S. Department of Health and Human Services, Administration on Aging; the US Census Bureau, 2012 & Population Estimates and Projections

하고 있다. 미국의 경우, 65세 이상의 비율은 1900년 4.1%에서 2012년 13.7%로 3배가 증가되었다(그림 10-1). 그리고 숫자로는 310만 명에서 4,310만 명으로 13배 이상 증가했다(미국 인구의 13.7%로, 미국 인구 7명당 약 1명). 노령인구는 2040년까지 인구의 21%까지 증가할 것으로 예상된다.

노령 인구 자체가 과거에 비해 더 많은 나이가 들었다. 2012년 65세에서 74세 연령대가 1900년의 10배 이상이었으나, 이에 반해 75세에서 84세 연령대는 17배, 85세 이상 연령대는 48배 더 많았다. 85세 이상의 인구는 590만 명에서 1,410만 명으로 증가하면서 2012년부터 2040년까지 3배가 될 것으로 예상된다. 2012년에는 65번째 생일을 맞이하는 360만 명의 사람들이 있었고, 100세 이상은 약 6만 2천 명이었다. 이는 1980년 수치인 약 3만 2천 명에 비해 93%가 증가한 것이다[Administration on Aging(AOA), 2013].

기대수명도 남성과 여성 모두 증가하였다. 1900년 인구의 평균 기대수명은 47세였으나, 2011년 태어난 아동은 78.7세까지 살 것으로 기대되어 1900년 태어난 아동보다 약 30년이 더 길다. 이러한 기대수명의 증가는 아동과 성인의 사망률이 감소했기 때문이다.

인구의 지리적 분포는 북미 지역마다 다양하고(그림 10-2), 일부 주는 다른 주와 비교해 볼 때, 고령인구가 있는 곳에서 훨씬 더 큰 성장을 경험하고 있다. 다음 분포는 미국 인구 통계국(U.S. Census Bureau representing)에서 산출한 추정치다. 많은 고령인구가 수도권에 살고 있는 것으로 나타났다(약 81%)(AOA, 2013).

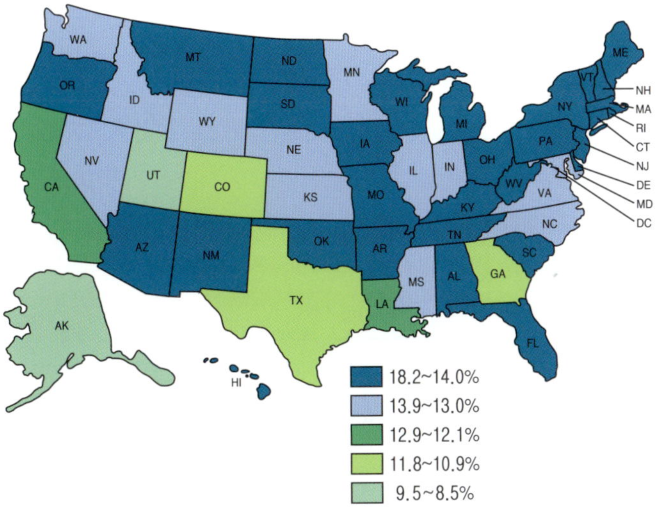

그림 10-2 2012년 65세 이상의 결혼 상태
출처: the US Census Bureau, 2012 & Population Estimates.

1) 다양성

미국 내 소수집단의 노인 인구도 급격하게 증가하고 있어 2012년에는 65세 이상 노인 중 21%가 소수 인종이나 소수 민족이었다. 2002년 610만 명(노인 인구의 17%)에서 2012년 890만 명(노인의 21%), 그리고 2030년에 2,020만 명(노인의 28%)이 될 것으로 예측된다. 2012년과 2030년 사이에 65세 이상 백인 인구는 54% 증가하는 반면 히스패닉(155%), 아프리카계 미국인(104%), 아메리칸 인디언 및 원주민 알래스카인(116%), 그리고 아시아인(119%) 등 소수민족 노인은 123% 증가할 것으로 예측되었다(AOA, 2013).

우리는 또한 레즈비언, 게이, 양성애자, 트랜스젠더(lesbian, gay, bisexual, and transgender, LGBT)인 노인과 HIV/AIDS로 노화된 1세대의 사람들을 목격하고 있다(National Resource Center on LGBT Aging, 2014). 최소 4백만 명의 미국 노인이 자신들을 게이, 레즈비언, 양성애자, 트랜스젠더라고 밝히고 있다(National Center for Chronic Disease Prevention and Health Promotion, 2013). 연구에 따르면 LGBT 노인은 나이뿐만 아니라 성적 성향을 기준으로 많은 차별에 직면하고 있다고 한다. 미국 정부는 역사적으로 필요한 인구로서 소수 인종과 민족을 위해 서비스를 제공했고, 그 결과 건강증진에 있어 엄청난 성과를 거두었다. 하지만 LGBT 노인 그룹은 더 높은 수준의 질병, 장애, 조기 사망률을 가지고 있다(Fredrickson-Godson & Muraco, 2010). 「노화 및 건강 보고서(The Aging and Health Report)」의 "LGBT 노인들의 불평등 및 회복력"(2011)에 따르면 91%가 건강한 활동에 참여하고 있으며, 13%가 의료 서비스를 거부하고 있고, 50%는 장애가 있고, 33%는 우울증을 보이고 있다. 또한 20% 이상이 자신의 성별 또는 성별의 정체성을 일차 의료기관에 제공하지 않는다. 2010년에, LGBT 노인을 위한 서비스 및 보호 기관(Services and Advocacy for GLBT Elders, SAGE)은 LGBT 노령화에 대한 국가지원 센터를 설립하기 위하여 기금을 지원 받았다.

2) 결혼상태와 삶의 방식

2013년, 남성 노인이 여성 노인보다 배우자가 있는 경우가 많았다(남성 71%, 여성 45%). 2013년 여성 노인의 36%가 배우자 없이 혼자 살고 있었으며, 배우자 없이 혼자 사는 남성 노인(230만 명)보다 3배 많았다(그림 10-3)(AOA, 2013).

2013년 이혼 및 별거 중인 노인은 전체 노인의 13%에 불과하였지만 1980년 약 5.3%에 비하면 증가한 수치이다(AOA, 2013).

성별에 따른 삶의 방식은 매우 광범위하다(그림 10-4). 2013년에 기관에 입소하지 않은 노인의 과반수(남자 노인 71%, 여자 노인 45%)가 배우자와 함께 살고 있다. 배우자와 사는 비율은 특히 여성의 경우 나이에 따라 감소하였다. 75세 이상 여성의 32%만이 배우자와 살고 있다(AOA, 2013).

2013년에 전체 비기관입소 노인의 약 28%(1,210만 명)가 홀로 살고 있다(여성 840만 명, 남성 370만 명). 이는 나이가 많아질수록 홀로 사는 비율이 증가한다. 예를 들면 75세 이

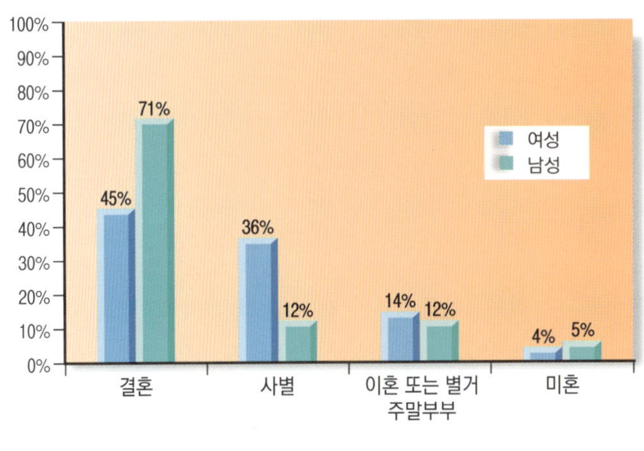

그림 10-3 2013년 65세 이상 노인의 결혼상태
출처: the US Census Bureau, Current Population Survey, Annual Social and Economic Supplement, 2013.

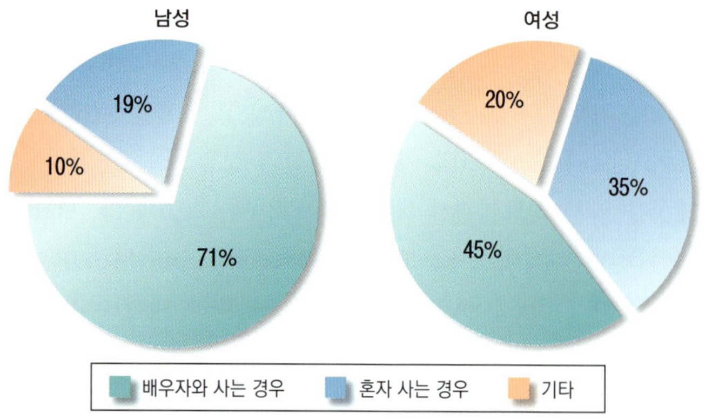

그림 10-4 2013년 65세 이상 남녀 노인의 생활설계
출처: the US Census Bureau, Current Population Survey, Annual Social and Economic Supplement, 2013.

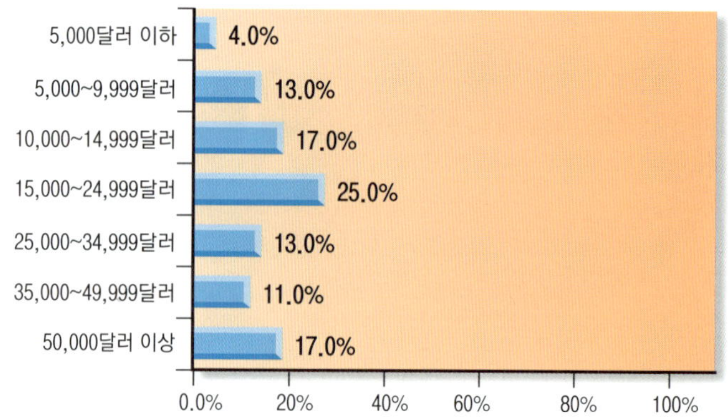

그림 10-5 2012년 65세 이상 노인의 수입
출처: the US Census Bureau, Current Population Survey, Annual Social and Economic Supplement, 2013.

상 여성 가운데 50%는 홀로 살고 있다. 2012년 50만 명 이상의 65세 이상 노인 조부모들이 주로 손자 손녀들을 돌보았고, 약 210만 명의 노인들이 손자 손녀와 살았다.

반면, 2012년 요양원과 같은 제도 환경에 살고 있는 65세 이상 노인 인구는 150만 명, 3.5%로 적었다. 그러나 그 비율은 나이와 함께 급격히 증가하는데, 65세에서 74세는 1%, 75~84세는 3%, 85세 이상은 10%였다. 또한 약 2.7%는 주거에 적어도 하나의 지지적 서비스가 있는 실버하우징에 살고 있었다(AOA, 2013).

3) 수입

재정적 상황도 다양하다. 2012년 노인의 평균소득은 여성 16,040달러, 남성 27,612달러로 2008년보다 증가했다. 가장이 65세 이상인 가정의 소득은 2012년 48,957달러(비히스패닉 백인 50,701달러, 라틴 아메리카계 33,913달러, 아프리카 미국인 40,348달러, 아시아계 미국인 56,378달러)를 기록했다(AOA, 2013)(그림 10-5).

2012년 4,180만 명에 가까운 노인(9.1%)이 빈곤 수준 이하였으며, 이는 2011년 8.7%보다 악화된 수치이다(AOA, 2013). '빈곤 근처(near poor)'(빈곤 수준과 125% 사이의 수입)로 분류된 노인도 5.5%에 이른다. 2012년 비히스패닉 백인 노인의 경우, 아프리카계 미국인 노인의 18.2%, 아시아계 노인의 12.3%, 그리고 히스패닉계 노인의 20.6%에 비해 6.8%가 빈곤층이었다. 2012년 평균 빈곤율 이상 노인은 도시지역(12.5%)과 남부지역(10.2%)에 살았다.

남성 노인(6.6%)에 비해 여성 노인의 빈곤율(11%)이 더 높았고, 반대로 여성 노인과 빈곤층의 남성 비율이 더 높았다(89%와 93.4%). 홀로 사는 노인(16.8%)이 가족과 같이 사는 노인(5.4%) 보다 빈곤 가능성이 높았다. 홀로 사는 히스패닉 여성(41.6%), 홀로인 흑인 노인 여성(33%)에서 빈곤율이 높았다(AOA, 2013).

4) 건강과 건강관리

2010년부터 2012년까지 기관에 입소하지 않은 노인의 42%는 자신의 건강 상태가 우수하거나 매우 양호하다(45세에서 64세 사이의 55%의 사람들과 비교하여)고 평가했다. 성별에 있어서 큰 차이는 없으나, 소수 인종 및 소수 민족은 그들 자신을 훨씬 낮게 평가하고 있다. 대부분의 노인들은 적어도 하나의 만성질환을 가지고 있고, 많은 노인들은 여러 가지 질환을 가지고 있다. 2010년부터 2012년까지 노인에게 가장 빈번하게 발생한 질환은 관절염(50%), 심장질환(30%), 암(24%), 당뇨(20%), 고혈압(72%)이었다. 2012년에는 기관에 입소하지 않은 65세 이상 노인의 93%가 Medicare 보험 혜택을 받았고, 약 56%가 일부 민간 보험에 가입했다(그림 10-6)(AOA, 2013).

2010년, 오바마 대통령은 저렴한 비용으로 치료를 받을 수 있는 법(Affordable Care Act)을 제정했다. 2014년에는 모든 미국인이 Affordable Care Act의 혜택을 받을 수 있었으며, 저소득층 미국인을 대상으로 하는 Medicaid program이 확대되었다. 미국의 노인을 포함해서 이전에 보험에 가입하지 않았던 모든 미국인들이 이제 보험 혜택을 받게 되었다(US Department of Health and Human Services, 2014).

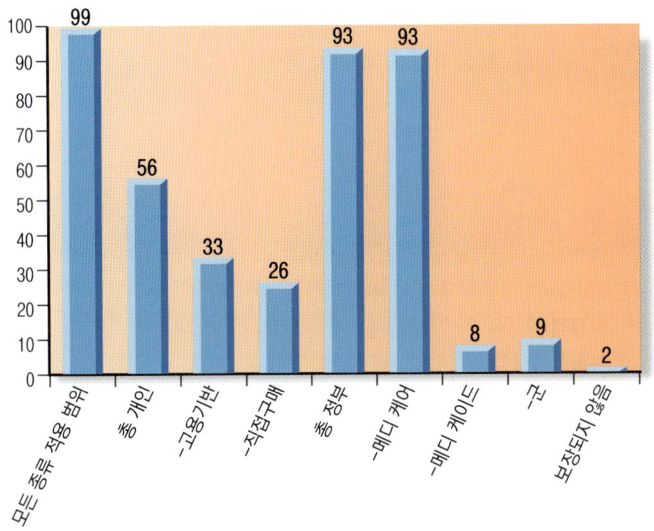

그림 10-6 2012년 65세 이상 노인의 건강보험형태
출처: the US Census Bureau, Current Population Survey, Annual Social and Economic Supplement, 2013.

2. 인지와 의사소통, 정서, 자기돌봄

1) 인지와 의사소통

대부분의 노인은 나이가 들어도 인지(사고)기능이 완전하다. 노화의 정상적인 부분은 아니지만 알츠하이머와 같은 치매(돌발성 지적 기능의 상실)에 걸릴 확률이 노령화와 함께 증가하고 있다. 실제로, 알츠하이머의 유병률은 65세 이후로 5년마다 두 배 증가한다(Alzheimer's Association, 2014). 게다가 노인은 젊은 사람에 비해 섬망(대개 의학적 상태로 인한 사고와 기능의 가역적 급성 변화)이 나타나는 비율이 높다(Box 10-1).

이러한 상태는 매우 다양한 측면에서 사고기능을 방해한다. 어떤 사람은 집중하는 기간이 짧아지고, 단기 기억의 손상이 나타난다. 판단이나 통찰력 장애가 생기고, 언어능력이 손상될 수 있다. 이러한 인지 및 언어 손상은 다른 감각손상과 합쳐져 효과적인 의사소통(정보의 교환)을 방해하게 된다.

간호사는 의사소통을 촉진하고, 혼동된 사고로 인한 부작용을 감소시키는 데 필요한 전략을 사용할 수 있다. 치매대상자가 견딜 수 있는 정도의 감각 자극을 유지하면 혼동과 피로를 줄일 수 있다. 적절한 감각 보조기구(안경이나 보청기)를 사용하면 노인이 환경과 적절하게 상호작용하는 것을 도울 수 있다. 또한 비교적 저렴한 휴대용 확성기는 듣는 데 장애가 있고 보청기가 없는 대상자와 의사소통할 수 있는 훌륭한 대체물이다. 현실 지남력법(reality orientation)은 가역적인 혼돈상태(예: 섬망)에 있는 노인에게 적용할 수 있다. 후기 단계의 비가역적 혼동상태(예: 알츠하이머, 파킨슨성 치매)에 있는 노인에게는 현실 지남력요법이 효과가 적고, 오히려 대상자를 자극하여 화를 유발한다. 이러한 후기 단계에서는 인정요법(validation therapy)(Feil, 2002)이 더 효과적인 전략이다. 인정요법은 건강관리전문가가 대상자의 현재 욕구를 이해하고 확인하려고 할 때 사용하는 인간 상호작용의 한 형태이다(Box 10-2). 치매를 가진 대상자들은 그들의 생각과 감정을 표현하는 데 있어서 점점 더 많은 어려움을 겪고 있고, 다른 사람들을 이해하는 데 어려움을 겪게 된다. 예를 들어, 그들은 친숙한 물체를 묘사하기 위한 새로운 단어를 만들거나, 그들의 일련의 생각을 잃어버리거나, 익숙한 단어를 반복적으로 사용하거나, 그들이 사용했던 모국어로 다시 되돌아간다(Alzheimer's Association, 2014)(Box 10-3). 그러나 인지장애가 있는 대상자와 효과적으로 의사소통하기 위해 사용될 수 있는 많은 의사소통 전략들이 있

Box 10-1 섬망

섬망의 정의: 집중을 하거나 집중력을 유지하는 데 능력이 변화되고 감소된 급성 의식장애. 기존에 확립된 치매에 의해 잘 설명되지 않는 인식 변화 또는 지각 장애

위험요인: 보통 1개 이상일 경우

*고령
*기존에 존재하는 인식장애
약물 노출
외상(낙상, 수술, 두부손상)
심각한 질병
부동
대사이상
영양 부족
감각상실 또는 과민
수면박탈
탈수와 빈혈
변비
요정체
감염
알코올과 약물 금단
조절이 되지 않는 통증
환경 변화

* 가장 일반적인 두 가지 위험 요소

출처: Downing, L. J., Caprio, T. V., & Lyness, J. M. (2013). Geriatric psychiatry review: Differential diagnosis and treatment of the 3 D's-delirium, dementia, and depression. *Current Psychiatry Report, 15*(365), 1~10. http://dx.doi.org/10.1007/s11920-013-0365-4

Box 10-2 인정 요법

장기요양시설에 살고 있는 양 씨 부인은 자신의 방 바깥쪽 복도에서 이 간호사와 마주치게 되었다. 양 씨 부인은 매우 흥분한 상태로 울먹이고 있었다.

이 간호사: *할머니, 괜찮으세요? 기분이 안 좋아 보여요.*

양 씨 부인: *난 아이들을 데리러 학교에 가야 해. 남편이 어디에 있는지 모르겠어.*

이 간호사는 양 씨 부인의 자녀들이 장성했고, 남편은 이미 몇 년 전에 세상을 떠났다는 것을 알고 있었다. 그러나 이 간호사는 이러한 사실을 양 씨 부인에게 말하지 않았다. 왜냐하면 과거에 그러한 접근방법을 적용하였을 때, 대상자가 좋지 않은 반응을 보였기 때문이다. 이 간호사는 양 씨 부인이 알츠하이머 질환(Alzheimer's disease)을 앓고 있기 때문에 안심시키기(reassurance)와 전환(distraction)이 좀 더 좋은 전략이 될 수 있다는 것을 알고 있었다.

이 간호사: *자녀들 데리러 가시기엔 아직 좀 일러요. 기다리는 동안, 차 한 잔 하시면서 자녀분들 이야기 좀 해 주세요.*

양 씨 부인: *좋아. 그래도 늦으면 안 돼.*

이 간호사: *알겠어요. 아직 괜찮으니 걱정 마세요. 차 마시러 같이 가세요. 제가 맛있는 과자가 있는 곳도 알고 있어요.*

위의 사례에서 이 간호사는 양 씨 부인이 몇 가지 이유로 불안해하고 있는 것을 염두에 두었다. 양 씨 부인은 가족에 대해 걱정하고 있었다. 이 간호사는 양 씨 부인의 불안을 완화하기 위하여 전환요법(양 씨 부인이 단기기억 결손이 있다는 것을 편의상 이용함)과 안심시키는 사회적 관계를 사용하였다. 이때 지속적으로 양 씨 부인의 경험을 인정하였다.

Box 10-3 부정적인 치매 행동 증상

- 반복적으로 질문하기
- 불안
- 정서적 불안정(급격한 기분 변화)
- 몰래 감추기
- 과민
- 물건을 다른 곳에 두고 잊어버림
- 물리적 공격성
- 사회적 · 성적으로 부적절한 행동
- 의심/편집증
- 공공장소에서 옷 벗기
- 언어적 공격성
- 배회

다(Box 10-4). 환경적 변화, 사회화 전략, 가족 지지는 인지장애와 언어장애가 있는 노인에게 적용할 수 있는 또 다른 방법이다(37장 참조).

항우울제 또는 항정신성 약물은 치매와 관련된 우울증이나 부정적 행동 증상을 치료하기 위해 널리 사용된다. 그러나 항정신성 약물은 혼동이나 낙상 증가와 같은 부작용이 있으므로 아주 신중하게 조절해야 하며, 분별력 있게 사용해야 한다. 행동전략이나 환경전략이 실패하였거나 대상자가 자신 또는 다른 사람에게 위협이 되는 상황에서는 항우울제와

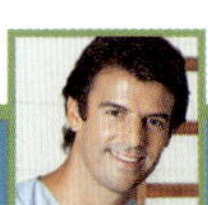

노인 간호에서의 PICO

학생 간호사는 임상 강사로부터 알츠하이머 치료실에서 사용되는 활동에 대해 쓰도록 요청받는다. 그 학생은 시설에서 제공되는 활동들에 대해서 대상자가 좋아하는 것을 보기 위해 대상자 중 몇몇을 인터뷰하기로 결정한다. 대상자 중 몇몇은 매일 운동하러 가는 것을 좋아한다고 말한다. 학생은 치매로 고통받는 대상자에게 운동에 도움이 되는지 궁금해 하면서, 과제 수행에 도움이 되는 근거를 찾기 위해 Cochrane Library에서 검색한다. 학생이 사용하는 PICO 질문은 '치매 대상자는 운동을 하지 않는 경우와 비교해서 운동을 하는 경우에 그들의 인지와 정서에 영향이 있는가?'이다.

P (Population, 대상) = 치매 대상자
I (Intervention, 간호중재) = 운동
C (Comparison, 비교) = 비운동
O (Outcome, 성과) = 영향, 인지와 정서

학생은 이 주제와 관련된 여러 연구를 찾았다. 특히 한 체계적인 문헌고찰은 운동 프로그램이 인지, 행동, 우울증을 포함한 많은 요소들에 어떻게 영향을 미치는지에 대해 의문을 제기했다. 문헌고찰에서는 937명의 환자를 대상으로 한 16개의 무작위 대조군 연구를 평가하였다. 연구에 따르면, 대상자들은 운동을 통해 ADL을 더 잘 수행할 수 있었다. 심지어 일부 결과는 인지력 개선을 하는 것처럼 보였다. 그러나 연구 결과에는 설명할 수 없는 차이가 있었고, 이는 추후 연구가 더 필요해 보였다. 안타깝게도 이 연구들은 운동이 기분이나 행동에 있어서 통계적인 유의한 차이가 있다는 것을 증명하지 못했다. 연구와 인터뷰로부터 수집된 정보로 그 학생은 운동이 치매를 앓고 있는 대상자에게 약간의 도움을 주었다고 결론지었다.

출처: Forbes, D., Thiessen, E. J., Blake, C. M., Forbes, S. C., & Forbes S. (2013). Exercise programs for people with dementia. *Cochrane Database of Systematic Reviews*, (12), Art. No.: CD006489. DOI: 10.1002/14651858.CD006489.pub3

Box 10-4 인지장애 대상자를 위한 의사소통 전략

행동적 측면
- 모든 상호작용을 통해 자신을 발견한다.
- 이름으로 대상자를 부른다.
- 존엄성과 존경심으로 대한다.
- 짧고 간단한 단어와 문장을 사용한다.
- 조용하고, 천천히 말한다.
- 대답하기를 기다리고, 서두르지 않는다.
- 필요할 때 질문을 수정하고 명확하게 한다.
- 질문을 대답으로 바꾼다("화장실을 사용해야 하나요? 대신에 "화장실은 바로 여기 있어요").
- 혼동을 줄 수 있는 모호한 진술을 피하고, 해야 할 일을 단순화한다.
- 시각적 단서를 준다.
- 어떤 것을 적는다.
- 인내심을 가지고 지지하며, 편안함과 자신감을 부여한다.
- 비난하거나, 지적하거나, 논쟁하는 것을 피한다.

환경적 측면
- 명확한 신호/표지를 사용한다.
- 잘 보이는 게시판을 사용한다.
- 불필요한 소음을 줄인다.
- 노인에게 친숙한 가구를 사용한다(팔걸이가 있는 딱딱한 방석).
- 인지 손상의 정도에 맞게 수행할 수 있는 삶을 풍성하게 하는 예술활동을 장려한다.
- 미끄럽지 않은 마루를 사용한다.
- 음악을 쉽게 들을 수 있고, 간식을 쉽게 먹을 수 있는 곳에 준비해 둔다.
- 소음을 흡수할 수 있는 벽과 천장 마감재를 사용한다.

출처: Alz.org

Box 10-5 Yesavage 노인성 우울증 척도

성명:________ 연령:______ 성별:______ 날짜:______
병동:______ 병실:______ 담당의사:______ 법정 대리인(보호자):______

점수 체계

우울을 나타내는 부분은 진하게 표시되어 있다. 진하게 표시된 부분에 해당되면 1점으로 계산한다.

1. 기본적으로 당신의 삶에 만족하십니까?	예/**아니오**
2. 활동이나 관심이 떨어진 적이 있습니까?	**예**/아니오
3. 당신의 삶이 공허하다고 느낍니까?	**예**/아니오
4. 자주 지겨워집니까?	**예**/아니오
5. 대부분의 생활에서 영적으로 깊은 믿음을 가지고 있습니까?	예/**아니오**
6. 무언가 나쁜 일이 일어날까 봐 걱정됩니까?	**예**/아니오
7. 대부분 행복하다고 느낍니까?	예/**아니오**
8. 자주 무력하다고 느낍니까?	**예**/아니오
9. 당신의 집/시설에 있는 것이 밖에 나가서 새로운 것을 하는 것보다 좋습니까?	**예**/아니오
10. 예전보다 기억에 더 큰 문제가 있다고 느낍니까?	**예**/아니오
11. 살아 있다는 것이 멋진 일이라고 생각합니까?	예/**아니오**
12. 지금 사는 방법이 가치 없다고 느낍니까?	**예**/아니오
13. 기운이 넘친다고 느낍니까?	예/**아니오**
14. 당신의 상황이 희망이 없다고 느낍니까?	**예**/아니오
15. 다른 대부분의 사람이 당신보다 더 낫다고 생각합니까?	**예**/아니오

5점 이상 = 우울증일 가능성이 높음 점수______

기타 사항/현재 복용약물: ______

사용지침:
1. 이 평가를 매번 동일한 돌봄제공자가 실시해야 한다.
2. 조용한 장소에서, 매번 같은 장소에서 평가를 수행하는 것이 좋다.
3. 정신적 외상이나 불안정한 상태 직후에는 평가를 수행하지 않는다.
4. 조용하고 친절한 음성으로 말한다.
5. 답(예 또는 아니오)에 동그라미를 치고 모든 질문에 답하게 한다.
6. 진하게 표시된 답에 쳐 있는 동그라미의 개수를 세어 점수 칸에 기록한다.
7. 총점 5점 이상은 우울증일 가능성이 높다.

30개 문항이 있는 노인성 우울증 척도도 사용할 수 있는데, 이 척도가 필요하면 다음 주소로 요청할 수 있다.
Jerome A. Yesavage, M.D., Director, Psychiatric ICU, Veterans Administration Medical Center, 3801, Miranda Avenue, Palo Alto, CA, 94304.

항정신성 약물의 사용을 중지해야 한다(Box 10-4). 항정신성 약물은 일반적으로 대상자가 정신적 행위를 보일 때에만 처방하고, 단기간으로만 사용한다.

2) 정서

정서장애(특히 우울증)는 우울증이 질병, 고령, 나이가 들어감에 따라 삶의 변화에 대한 자연스러운 반응이라는 잘못된 믿음 때문에 알아차리기 힘들거나 오진되는 경우가 많고, 치료를 할 필요가 없는 것으로 간주한다. 또한 우울증의 증상으로는 인지기능 저하, 수면장애 및 당뇨병이나 심부전과 같은 여러 만성 합병증이 있거나, 그것을 인식하지 못하는 치매나 망상이 있는 사람에게서 보여지는 초기증상의 결여 등이 있다(37장 참조). 우울증이 정상적인 노화의 한 부분은 아니지만, 노인들은 만성 질환과 기타 연령과 관련된 변화로 인하여 우울증에 걸릴 위험이 더 높고, 그것은 기능 저하, 죽음 증가, 삶의 질 저하와 관련이 있다. 고령자는 낙인으로 인해 증상을 보고할 가능성이 더 적다(Tanner, Martinez, & Harris, 2014). 우울증의 가장 심각한 결과는 자살이다. 현재 미국에서 가장 자살률이 높은 집단은 백인 노인 남성이다.

좋은 소식은 대부분의 노인들은 우울증에 걸리지 않고 우울증도 치료될 수 있다는 것이다. 노인의 우울을 선별할 수 있는 사정도구는 몇 가지가 있는데, 예를 들어, Yesavage 노인 우울 척도(Yesavage & Brink, 1983; Kroenke, Spitzer, & Williams, 2001)(Box 10-5)와 같은 표준화된 선별도구를 이용하면, 우울증이 있는 노인을 파악할 수 있다. 간호사가 이들 위험인자에 대한 지식을 쌓고 위험에 처한 노인에 대해 조심스럽게 사정하면 지지, 자문, 적절하고 시기에 맞는 약물학적 또는 정신치료학적 중재를 위한 전환이 가능해진다.

우울증보다 덜 일반적인 정신장애로는 망상장애, 양극성 장애, 불안장애, 조현병이 있으며, 이러한 장애는 단독으로 또는 동시에 나타날 수 있다(표 10-1). 망상이나 환각과 같은 정신적 증상은 섬망, 치매, 정서 및 정신 장애로 인해 나타날 수 있다. 이러한 장애는 개인의 기능과 의사소통능력에 부정적인 영향을 미치지만, 대부분은 치료하면 효과가 나타난다. 섬망(현실과 반대된 고정된 신념)과 환각(실재하지 않는 소리, 냄새, 사물과 같은 잘못된 지각)을 치료하기 위해서는 보통 항정신성 약물을 사용한다. 또한 개인치료, 가족치료, 동료 지지그룹과 같은 비약물적인 치료도 사용한다. 이러한 정신장애는 심각하고 장기간 지속되므로 일생 동안 치료가 필요하며, 노인에게만 국한되지 않는다.

3) 자가간호

약물이나 질병이 정신 증상을 유발시킬 수도, 감소시킬 수도 있다. 치매나 우울증이 나타내는 상태는 사고, 정서, 의사

표 10-1 정신질환별 특성

질환	특성
우울증	지속되는 우울한 기분(2주 동안 매일 지속)으로서, 무관심과 그 밖의 증상으로 체중이나 식욕의 두드러진 변화, 수면 문제, 정신운동성 지체, 정신발작, 피로, 무가치한 느낌이나 부적절한 죄책감, 사고력 및 집중력 저하 및 우유부단함, 되풀이 되는 죽음이나 자살 생각 등이 있음. 이러한 증상은 일상생활 기능에 심각한 곤란 및 손상을 일으키며 증상은 약물이나 의학적 문제로 인한 것이 아님
양극성 장애	우울한 증상에서 조증으로 진행하는 기분의 극심한 변화임. 조증은 비정상적이고 지속적으로 고양되고, 활달하며, 불안정한 기분이 적어도 1주일 이상 지속되는 것이 특징임. 기타 증상으로는 자기과시, 수면의 감소, 급하게 말하는 것, 사고의 비약, 산만함, 목표 지향적인 활동의 증가, 재미있는 활동이지만 고통스러운 결과를 초래할 위험이 높은 것에 지나치게 몰입함이 있음
불안장애	적어도 6개월 이상이 아니라 며칠 동안 몇 가지 사건이나 활동에 대하여 지나친 불안과 염려를 하는 것. 기타 증상으로는 안절부절못함, 쉽게 피로해짐, 집중하기 어렵거나 아무것도 생각이 안 남, 성급함, 근육 긴장, 수면장애가 있음. 이러한 증상은 기능에 심각한 손상을 일으키며 약물이나 의학적 문제로 나타난 것은 아님
조현병	조현병은 정신기능의 많은 영역에 나타나는 장애가 특징임. 사고, 인지, 행동, 동기부여, 정서적 생활에 모두 영향을 미침. 이 질환은 직장, 대인관계, 자기돌봄의 기능을 손상시킴. 일반적으로 학대적인 망상이 나타남
망상장애	상대적으로 흔하지 않는 장애로 지속적이고, 일반적으로 잘 구조화된 망상이며, 학대적인 경우가 많은 것이 특징임. 환각은 두드러지지 않음. 조현병과 비교하여 개인의 기능에 손상이 적은 편임

소통을 해치기 때문에 해결이 힘들 수 있다. 또한 이러한 상황은 노인의 자기돌봄능력에도 영향을 미친다. 처음에는 일반적으로 장보기, 재정관리, 요리와 같은 활동이 영향을 받는다. 손상의 빈도와 심각성이 증가하면 노인은 씻기, 먹기, 걷기 능력을 상실한다(24장 참조). 이 시점에서 노인은 포괄적인 간호가 필요해진다. 노인의 일차 돌봄제공자는 가족이다(National Family Caregivers Association, 2010). 그러나 가족이나 친구가 없을 때나 돌볼 수 있는 가족의 능력보다 돌보아야 하는 노인의 요구가 더 클 때는 시설에 수용해야 할 수도 있다. 또한 시설에 수용해야 할 정도로 돌봄 요구가 광범위해질 때 노인의 독립성은 점점 위태로워지고, 치매로 인하여 판단능력을 점차 상실한다.

간호사는 응급실, 병원 같은 곳에서 이러한 노인과 가족을 만나는 경우가 많다. 수많은 지역사회기관이 노인이나 가족에게 필요한 지원(식사, 교통, 병원 방문, 가정도우미)을 하고 있다. 대상자의 요구와 적절한 전환자원을 알고 있는 간호사만이 대상자와 가족에게 적절한 서비스를 가장 잘 연결시켜 줄 수 있는 건강관리제공자가 될 수 있다.

3. 기동성, 배설, 피부통합성

1) 기동성

신체 활동은 노인을 포함한 모든 사람들에게 좋다. 신체적으로 활동적인 것은 (1) 심장질환, 뇌졸중, 당뇨병의 위험을 낮추고, (2) 우울증 증상을 줄이고, (3) 사고를 개선한다(Healthy People 2020). 활동적으로 지내는 것은 힘과 균형을 증가시키거나 유지할 것이고, 독립적인 것을 유지하며, 손상을 예방할 것이다.

노화의 많은 만성적 상태는 기동성(걷기, 운전, 장보기, 운동)에 부정적인 영향을 미친다. 기동성 문제를 유발하는 일반적인 건강문제로는 관절염, 걷기 및 균형 장애(근골격계나 신경계 상태로 인한), 백내장 등이다. 이로 인해 노인에게는 편마비(신체 한편의 허약), 운동실조증(근육 조정의 손상), 강직(근육 움직임이 부드럽지 못하고 서투름), 경련(뻑뻑하거나 어색한 근육 움직임), 조정 및 균형 문제 등 하나 또는 여러 손상이 나타날 수 있다. 기동성 손상의 빈도와 심각성이 커지면, 노인이 낙상할 위험도 커진다.

65세 이상의 노인에게서 낙상은 심각한 질병 상태와 사망률을 초래하는 둔부골절 상해 사망의 1차 원인이 되고 있다[Centers for Disease Control and Prevention(CDC), 2014a]. 노인의 낙상 위험성을 높이는 요인은 다양하다. 균형, 사고, 기억력에 영향을 주는 약물을 사용하거나 시력저하, 환경적 위해(즉, 미끄러운 바닥과 바닥 깔개, 어두운 조명), 근력감소, 골량 손실, 신경 및 근골격계 질환의 문제가 대표적이다(Chang & Cassio, 2010). 많은 노인들은 원치 않는 부작용을 일으킬 수 있는 여러 가지 약물로 치료가 필요한 만성적인 건강 상태를 경험하기도 한다. 몇몇 사람들은 이러한 부작용에 더 민감해지고, 처방된 많은 약물이 낙상과 다른 부작용을 야기할 수 있다. 2000년에 Beers와 Berkow는 '약물복용이 위험을 메우기에 충분한 이득을 갖고 있다'는 적합성의 위험-이득 정의에 기초한 기준을 개발하였다. 2012년에 기준은 업데이트되었다(표 10-2).

낙상에 대한 두려움과 독립을 유지하려는 노력 사이의 긴장감이 노인에게는 일상의 과제이다. 적절한 중재는 개인의 기동성 장애에 대한 철저한 사정을 통하여 이루어질 수 있다(25장 참조). 중재로는 근육 강화, 관절가동범위 운동, 걷기와 균형 훈련, 약물에 대한 검토(특히, 기립성 저혈압을 유발하는 약물), 보조기구(지팡이, 보행기) 훈련 등이 있다. 다른 중재로 정기적인 눈검사, 조명 개선, 환경적 위험의 감소 등이 있다(CDC, 2014c).

2) 배설

미국인 중 1,300만 명 이상이 요실금(불수의적 소변소실)을 경험한다. 비록 노인에서 흔하지만, 그것은 노화의 정상적인 부분으로 여겨지지 않는다. 요실금은 노인들에게 심각한 재정적, 정서적 부담을 줄 수 있고, 그들의 삶의 질에 영향을 미칠 수 있다(US Department of Health and Human Services, 2014). 방광 요실금은 정상적인 노화 관련 변화, 만성질환, 당뇨병, 뇌졸중, 이동성 및 인지 장애, 감염과 같은 여러 가지 요인과 관련이 있다. 요실금은 기능적 제한의 예측인자일 수 있으며 정신기능 감소나 우울증과 관련될 수 있다(US Department of Health and Human Services, 2014). 다음과 같은 다양한 유형의 요실금이 있지만, 일반적으로 요실금은 방광 또는 배변 조절의 무의식적 상실을 말한다. 긴박성 요실금(urge incontinence, 배뇨근의 항진으로 불수의적인 방광수축을 일으킴)과 복압성 요실금(stress incontinence, 골반근육 약화나 요도의 운동항진으로 유발됨) 모두 노인으로 하여금 급히 화장실을 찾게 만들어 낙상의 원인

표 10-2 잠재적으로 부적절한 약물사용을 하는 노인의 2012 AGS Beers criteria

분류	근거	추천	근거의 질	추천 정도
First-generation antihistamines (as single agent or as part of combination products) Brompheniramine Carbinoxamine Chlorpheniramine Clemastine Cyproheptadine Dexbrompheniramine Dexchlorpheniramine Diphenhydramine (oral) Doxylamine Hydroxyzine Promethazine Triprolidine	• 고도의 항콜린성 • 노화로 인한 제거능력 감소 • 최면효과로 사용 시 내성 발생 • 혼동, 구강건조, 변비 및 기타 항콜린성 효과/독성의 위험 증가 * 심한 알레르기 반응의 급성치료와 같은 특별한 상황에서 diphenhydramine을 사용하는 것이 적절할 수 있음	금기	Hydroxyzine and promethazine: 높음 All others: 중간	강함
Antiparkinson agents				
Benztropine (oral) Trihexyphenidyl	• 항정신병 약물들에 의한 추체외계 증상의 예방에는 권고하지 않음 • 파킨슨병 치료에 보다 효과적인 약	금기	중간	강함
Antispasmodics Belladonna alkaloids				
Clidinium-chlordiazepoxide Dicyclomine Hyoscyamine Propantheline Scopolamine	• 고도의 항콜린성 • 불확실한 효과	구강 분비를 줄이기 위한 단기 치료 외 금기	중간	강함
Antithrombotics				
Dipyridamole, oral short acting* (does not apply to the extendedrelease combination with aspirin)	• 기립성저혈압 유발 위험 • 더 효과적인 대안제 제공 • 심장 스트레스 검사에 사용할 수 있는 IV형	금기	중간	강함
Ticlopidine*	• 더 안전하고 효과적인 대안제 제공	금기	중간	강함
Anti-infective				
Nitrofurantoin	• 잠재적 폐독성 가능성 • 안전한 대안제	장기적 억제를 위한 금기	중간	강함
Cardiovascular				
Alpha1 blockers Doxazosin Prazosin Terazosin	• 기립성 저혈압의 고위험 • 고혈압의 일상적 치료로 추천 금기 • 대안제는 위험-이득면에서 우수	항고혈압제로 사용 금기	중간	강함
Alpha agonists, central				
Clonidine Guanabenz* Guanfacine* Methyldopa* Reserpine(>0.1 mg/d)*	• CNS에 높은 위험성으로 서맥과 기립성 저혈압을 유발 • 고혈압의 일상적 치료로 추천 금기	1차 항고혈압제로서 clonidine 금기	낮음	강함

표 10-2 잠재적으로 부적절한 약물사용을 하는 노인의 2012 AGS Beers criteria(계속)

분류	근거	추천	근거의 질	추천 정도
Antiarrhythmic drugs(class Ia, Ic, III)				
Amiodarone Dofetilide Dronedarone Flecainide Ibutilide Procainamide Propafenone Quinidine Sotalol	• 자료에 따르면 대부분의 노인의 경우 박동 조절이 리듬 조절보다 더 나은 이득과 손해의 균형을 제공 • Amiodarone은 갑상선 질환, 폐질환, QT 간격 연장 등 여러 가지 독성의 위험 증가	심방세동의 일차 치료제로 항부정맥제 금기	높음	강함
Disopyramide	• 강력한 부정적 근수축을 유발해 노인에게 심부전 우려 • 강력한 항콜린성 • 다른 항부정맥 약물 선호	금기	낮음	강함
Dronedarone	• 영구적 심방세동 또는 심부전이 있는 신생아에게 투약 시 나쁜 결과가 보고됨 • 일반적으로, 심방세동의 경우 리듬조절보다 속도조절에 선호	영구적 심방세동 또는 심부전이 있는 경우 금기	중간	강함
Digoxin > 0.125mg/d	• 심부전 시 고용량은 부가적 효과가 없으며 독성의 위험 증가 • 신장에서의 제거가 느릴 경우, 독성의 위험성 유발	금기	중간	강함
Nifedipine, immediate release	• 잠재적 저혈압 유발 • 심근허혈 위험	금기	높음	강함
Spironolactone > 25mg/d	• 심부전에서 과칼륨혈증의 위험은 특히 25mg/d 이상의 칼륨을 섭취하거나 NSAID, 안지오텐신 전환효소 억제제, 안지오텐신 수용체 차단제를 복용하는 경우의 노인에서 더 높음	심부전이나 CrCl < 30mL/min인 경우 금기	중간	강함
Central Nervous System				
Tertiary TCAs, alone or in combination: Amitriptyline Chlordiazepoxide-amitriptyline Clomipramine Doxepin > 6mg/d Imipramine Perphenazine-amitriptyline Trimipramine	• 고도의 항콜린성과 진정, 기립성 저혈압 유발 • 저용량의 doxepin(≤6mg/d)은 위약과 비슷	금기	높음	강함
Antipsychotics First (conventional) and second (atypical) generation	• 뇌혈관 질환(뇌졸중)의 위험과 치매 환자의 사망률 증가	비약물적 선택 사항이 실패하고 환자가 자신이나 다른 사람에게 위협이 되지 않는 한, 치매의 행동 문제에 금기	중간	강함
Thioridazine Mesoridazine	• 고도의 항콜린성 및 QT 간격 연장의 위험	금기	중간	강함

표 10-2 잠재적으로 부적절한 약물사용을 하는 노인의 2012 AGS Beers criteria(계속)

분류	근거	추천	근거의 질	추천 정도
Barbiturates				
Amobarbital Butabarbital Butalbital Mephobarbital Pentobarbital Phenobarbital Secobarbita	• 높은 신체적 의존도 • 수면제에 대한 내성 • 낮은 복용량에서 약물 과용의 위험	금기	높음	강함
Benzodiazepines				
Short and intermediate acting: Alprazolam Estazolam Lorazepam Oxazepam Temazepam Triazolam ***Long acting:*** Clorazepate Chlordiazepoxide Chlordiazepoxide-amitriptyline Clidinium-chlordiazepoxide Clonazepam Diazepam Flurazepam Quazepam	• 노인은 benzodiazepines에 대한 감수성이 증가하고 long acting 약물의 신진대사가 저하됨 • 일반적으로, 모든 benzodiazepines은 노인에게 인지장애, 섬망, 낙상, 골절, 교통사고의 위험을 증가시킴 • 발작장애, 급속 안구운동 수면장애, benzodiazepines과 에탄올 금단, 심각한 전신 불안장애, 수술 전 마취, 임종치료에 적합할 수 있음	불면증, 흥분 또는 섬망 치료를 위한 benzodiazepines 금기	높음	강함
Chloral hydrate	• 내성은 10d 이내에서 발생 • 권장용량의 3배에 불과한 약물과용으로 인한 위험이 큼	금기	낮음	강함
Nonbenzodiazepine hypnotics				
Eszopiclone Zolpidem Zaleplon	• Benzodiazepine 수용체 작용제는 노인의 benzodiazepine과 유사한 부작용을 가지고 있음(망상, 낙상, 골절) • 수면 대기 시간과 지속 시간 향상	만성적인 사용 금기(> 90일)	중간	강함
Ergot mesylates* Isoxsuprine*	• 효능 부족	금기	높음	강함
Endocrine androgens				
Methyltestosterone* Testosterone	• 심장질환의 가능성이 있으며, 전립선 암이 있는 남성의 경우 모순됨 • 전립선 암이 있는 남성의 경우 잠재적 심장질환으로 금기	중등도 이상의 심각한 성선 기능 저하증 외 금기	중간	약함
Desiccated thyroid	• 심장 효과에 대한 우려 • 안전한 대안제 제공	금기	낮음	강함
Estrogens with or without progestins	• 발암 가능성(유방 및 자궁내막)의 증거; 여성노인에서의 심장보호 효과 및 인지보호의 부족 • 질 건조증 치료를 위한 질 에스트로겐이 유방암 여성, 특히 주당 2회 < 25mcg의 estradiol 용량에서 안전하고 효과적	구강 및 국소 패치 금기 국소 질크림: 성교 시 통증, 하부요로감염, 기타 질 증상에 저용량 질내 에스트로겐 사용 가능	구강 및 패치: 높음 국소: 중간	구강 및 패치: 강함 국소: 약함

표 10-2 잠재적으로 부적절한 약물사용을 하는 노인의 2012 AGS Beers criteria(계속)

분류	근거	추천	근거의 질	추천 정도
Growth hormone	• 신체 구성에 미치는 영향은 부종, 관절통, 수근관 증후군, 여성형 유방, 공복혈당 장애와 약간의 관련이 있음	뇌하수체 제거 후 호르몬 대체를 제외하고는 금기	높음	강함
Insulin, sliding scale	• 치료환경에 관계없이 고혈당 관리의 개선이 없으면 저혈당 위험의 증가	금기	중간	강함
Megestrol	• 몸무게에 대한 영향을 최소화: 노인의 혈전증 발생 위험과 사망 가능성의 증가	금기	중간	강함
Sulfonylureas, long duration Chlorpropamide Glyburide	• Chlorpropamide: 노인의 반감기 연장; 장기 저혈당 유발, 부적절한 항이뇨호르몬 분비 증후군 유발 • Glyburide: 노인의 중증 저혈당, 위험이 높음	금기	높음	강함
Gastrointestinal				
Metoclopramide	• 지연성 운동실조를 포함한 추체외로계 영향을 유발: 노쇠한 성인의 경우에는 위험이 훨씬 더 큼	위마비가 아니라면 금기	중간	강함
Mineral oil, oral	• 흡인 및 부작용 가능성: 안전한 대안제 제공	금기	중간	강함
Trimethobenzamide	• 가장 효과적이지 않은 항구토제 중 하나: 추체외로계 부작용 유발	금기	중간	강함
Non-COX-selective NSAIDs				
Aspirin > 325mg/d Diclofenac Diflunisal Etodolac Fenoprofen Ibuprofen Ketoprofen Meclofenamate Mefenamic acid Meloxicam Nabumetone Naproxen Oxaprozin Piroxicam Sulindac Tolmetin	• 75세 이상의 노인을 포함한 구강 또는 비경구 corticosteroids, anticoagulants, antiplatelet agents를 복용하는 고위험군에서 혈당 증가 및 소화성 궤양의 위험의 증가 • proton pump inhibitor or misoprostol을 사용하면 위험을 줄일 수는 있지만 제거하지는 못함 • NSAIDs에 의해 야기된 상부 위장관 궤양, 심한 출혈 또는 천공은 3~6개월 동안 치료받는 대상자의 약 1%에서 발생하고 1년 치료를 받는 대상자의 약 2~4%에서 발생하며, 이러한 경향은 사용기간이 길수록 지속됨	다른 대안제가 효과적이지 않고 위장 보호제 (proton pump inhibitor, misoprostol)를 복용할 수 있는 경우가 아니라면 만성적 사용 금기	중간	강함
Indomethacin Ketorolac, includes parenteral	• 고위험군에서 위장관 출혈 및 소화성 궤양의 위험이 증가(위의 Non-COX-selective NSAIDs 참조) • 모든 NSAID 중에서 indomethacin은 대부분 부작용 유발	금기	Indomethacin: 중간 Ketorolac: 높음	강함
Pentazocine	• CNS 부작용을 유발하는 마약성 진통제(다른 마약제보다 혼동과 환각을 포함)는 혼합 작용제 및 길항제이므로 더 안전한 대안임	금기	낮음	강함
Skeletal muscle relaxants				
Carisoprodol Chlorzoxazone Cyclobenzaprine Metaxalone Methocarbamol Orphenadrine	• 대부분의 근육이완제는 항콜린성 부작용, 진정작용 및 골절의 위험 때문에 노인이 잘 견디지 못함: 노인이 견딜 수 있는 용량에서의 효과는 의문	금기	중간	강함

주의: 요양시설 거주 노인뿐만 아니라 모든 노인 환자를 기준으로 한다.
*자주 사용되지 않는 약물
출처: American Geriatrics Society 2012 Beers Criteria Update Expert Panel (2012).

이 될 수 있다. 그 밖에 요실금의 종류로 역류성 요실금(over flow incontinence, 방광근육이 확장되어 소변이 강제적으로 나오는 것)과 기능적 요실금(functional incontinence, 비뇨기계가 완전함에도 불구하고 신체적 및 정신적 손상으로 실금이 일어나는 것)이 있다. 급성 또는 일시적 요실금은 쉽게 회복되며 약물 부작용, 요로감염 또는 이동성 제한으로 인해 발생할 수 있다. 노인 여성의 요실금 발생빈도는 남성보다 약 두 배가 높고, 특히 여러 번 임신을 한 대상자에게 더 잘 나타난다(Ruby et al., 2010).

중재는 요실금의 종류에 따라 다른데 방광 훈련, 외부용 카테터, 요실금을 유발하는 약물 중단, 운동, 체중감소, 요실금 팬티가 가장 일반적으로 사용하는 전략이다. 삶의 질과 존엄성을 향상시키거나 유지하기 위해 개별화된 치료 계획을 개발하는 것과 요실금이 개인의 삶의 질에 미치는 영향을 주의 깊게 사정하는 것은 매우 중요하다.

3) 피부통합성

노인은 피부가 온전하고 손상이 없는 것을 말하는 피부통합성 장애를 초래하는 많은 피부변화를 경험한다. 낙상으로 인한 상해, 자세의 문제(침대와 의자에서), 실금(요 또는 대변) 시 피부관리가 적절하지 않음 등이 피부문제를 자주 유발한다. 욕창(pressure ulcer)은 "pressure sore", "decubitus ulcer" 또는 "bed sore"라고도 불리며, 보통 뼈 돌출부위에 지속적인 압력 때문에 생길 수 있는 병변으로 피부와 조직이 손상되는 것이다(Langer & Fink, 2014). 욕창을 유발하는 많은 요소로는 신체적(국소감염, 영양불량), 기능적(기동성 손상, 실금), 정신사회적(치료에 충실하지 못함, 인지손상) 요소가 있다. 욕창 위험을 사정하기 위해 개발된 도구는 여러 가지가 있는데, 그중 Braden 척도가 Box 30-2에 제시되어 있다. 욕창 예방은 신체 표면에 계속 가해지는 압박을 예방하는 것이다. 간호사는 표준화된 도구를 사용하여 대상자의 욕창 위험 정도를 파악하고, 예방전략(예: 압박완화 매트리스, 체위변경 시간표)을 세울 수 있다. 이미 생긴 욕창에는 욕창 단계에 따른 다양한 상처치료(드레싱, 죽은 조직 제거)를 적용할 수 있다. 모든 연령의 대상자에게 적절한 피부 간호(예: 적절한 세척과 윤활)와 피부통합성 유지는 최적의 건강과 편안함을 유지하는 데 중요하다(30장 참조).

기억해야 하는 개념

피부는 체온조절에 중요한 역할을 하지만, 체온조절 장애는 얇고 건조한 피부를 가진 대상자가 직면하는 가장 심각한 위험은 아니다. 얇고 건조한 피부는 체온조절 장애보다 전단(shearing), 찰과상(abrasion), 기타 신체적 상해에 훨씬 더 취약하다.

비판적 사고 적용하기

79세의 이 씨 부인은 1주일 전에 방광염 진단을 받고, 추후 관찰을 위해 클리닉에 왔다. 이 씨 부인의 남편은 아내가 방광염이 많이 개선된 듯 보이지만, 묽은 설사를 하고 회음부가 심각하게 감염된 것 같다고 말을 한다. 그는 좌절하고 있고, 아내는 고통스러워 앉아 있고 싶어 하지 않는다.

이 시점에서 어떤 사정 자료가 필요한가? 대상자의 설사와 회음부 피부 관리를 어떻게 도울 것인가?

정답은 부록 B를 참고하세요.

4. 영양과 건강유지

낮은 수입은 영양 상태에 부정적인 영향을 미친다. 미국의 경우, 2012년에는 400만 명에 가까운 노인들이 빈곤 속에서 살았다. 여성노인의 빈곤율(11%)은 남성노인의 빈곤율(6.6%)에 비해 높았으며, 독거 여성이 빈곤에 빠질 가능성이 훨씬 높았다(AOA, 2013). 이와는 반대로, 2012년 65세 이상 가구의 평균 가구 소득은 48,957달러였고, 가구의 29%가 75,000달러를 벌었다(AOA, 2013).

다른 원인은 생리적 나이와 관련된 변화, 치열 부적합, 약물 부작용, 우울증, 만성질환 등 여러 이유로 영양상태가 불량해진다. 나이가 들면서 위장관의 변화가 영양에 영향을 줄 수도 있다. 예를 들어, 미뢰(taste buds)의 수와 타액 생성의 감소는 맛 감각 및 식욕을 감소시킬 수 있다. 치아 문제(예: 잘 맞지 않는 틀니, 깨진 치아)는 음식물 섭취를 어렵게 한다. 약물은 식욕을 감퇴시키거나 침의 분비를 감소시켜 맛을 변하게 한다. 여러 가지 의학적 문제, 예를 들면 만성 폐쇄성 폐질환, 치매, 만성 통증, 우울도 식욕 저하에 영향을 미친다. 허약한 사람은 장을 보거나 요리하기가 힘들 수 있다. 또한 정신사회적 부분으로서 배우자 사별 후 혼자 식사를 해야 하는 것도 충분한 영양을 유지하는 데 문제를 일으킬 수 있다.

Mini Nutritional Assessment(MNA)와 같은 도구를 사용하여 노인의 영양실조 위험성에 대해 주의 깊게 사정한 후, 대상자에게 적합한 간호중재를 제공해야 한다(www.

mna-elderly.com/forms/mini/mna_mini_english.pdf). 왜냐하면, 영양은 노인에게 최적의 건강을 유지하는 데 매우 결정적인 요소이기 때문이다. 건강한 구강은 노인의 포괄적인 건강에 중요한 부분이므로, 간호사정과 간호중재에 포함시켜야 한다. 아주 기본적인 단계인 단순히 음식을 먹고 소화하는 것 자체가 노인에게 어려울 수 있다. 처방전 없이 구입할 수 있는 약(over-the-counter products)과 같은 보조제로 침 분비를 증가시켜 대상자에게 먹는 것을 즐겁게 하고, 소화가 더 잘되게 할 수 있다. 치아 문제, 우울, 만성 통증과 같은 건강문제를 즉각적이고 적극적으로 치료하면 영양불량 상태를 호전시킬 수 있다. 지역사회기관을 이용하여 집에 있는 노인에게 식사를 배달해 주거나, 노인정에서 다른 여러 노인과 함께 식사하고 활동에 참여하는 등의 경험을 공유하면 영양의 정신사회적 측면이 더욱 더 강화된다.

정확한 유병률을 위해 신체 측정을 사용하는 국민건강 및 영양조사(The National Health and Nutrition Examination Survey, NHANES)에 따르면 34.6%의 노인이 비만이라고 밝히고 있다. 중년기에서 비만의 부작용은 잘 알려져 있고, 환경은 모든 연령대의 사람들이 비만 유행을 줄이는 데 큰 역할을 한다. 노년기의 과체중(체질량지수 25~29.9kg/m^2)이나 비만(체질량지수가 30kg/m^2 이상)의 건강결과는 잘 알려져 있지 않다.

그러나 체중이 영양적 건강(음식/영양소의 충분한 섭취와 이용)의 유일한 척도는 아니다. 독립적이며 건강한 노인의 1%만이 영양불량이지만, 국민건강 및 영양조사(NHANES) 자료는 지역사회 거주 65세 이상 미국 노인의 16%가 하루에 1,000kcal 이하를 섭취한다고 하였는데, 이 통계는 영양섭취불량의 위험이 높다는 것이다. 영양불량의 위험은 아프고, 가난하며, 집에 매여 있고, 의료치료 접근이 제한된 지역사회 거주 노인에서 증가한다. 입원 노인집단 중 12~50%, 기관에 거주하는 노인의 23~60%도 영양섭취가 불량하다. 직접적으로 질병에 관계가 없을 때 기관 입소 노인의 체중감소는 가장 보편적으로 우울, 식욕부진, 약물, 직원에 의존하는 급식 때문이다(US Department of Health and Human Services, 2014).

나이가 들어감에 따라 노인에게 적합한 최적의 영양적 요구량에 대한 일치된 의견은 없다. 그에 대한 연구가 부족하고, 여러 가지 복합적 의료문제가 있는 노인을 연구하는 것은 여러 문제가 있기 때문에 대규모로 진행된 연구를 찾아보기 어려우며, 장기연구도 부족하다. 그러나 연구자들은 일반적으로 음식 섭취가 나이를 먹음에 따라 감소한다는 것에 동의한다. 이는 여러 가지 생리적 과정으로 설명할 수 있는데 갈증과 후각의 감소, 미각의 변화, 조기 포만감(배부른 느낌), 식욕부진 등이 영향을 미친다. 식이섭취 감소는 신체적 활동 감소와도 연관이 있는데, 이는 필수 미량영양소의 섭취를 더 제한한다(Institute of Medicine, 2010).

최근 10년 동안 영양의 역할을 탐구하는 연구는 체중, 장수, 항산화제가 노화를 늦춰 준다는 것에 초점을 맞추고 있다. 아직 노인을 위해 가장 효과가 좋은 방법이 무엇인지에 대한 명확한 증거가 부족하다. 만성질환을 잘 관리하고 좋은 영양과 건강증진전략(예: 예방접종, 스트레스 감소)을 사용하면 건강한 면역기능에 기여하여 삶의 질을 높일 수 있다고 알려져 있다(29, 31장 참조).

5. 만성질환, 감염, 면역

1) 만성질환

미국 노인의 약 33%가 여러 개의 만성질환을 가지고 있고, 만성질환을 치료하는 데 의료비용의 66%를 사용했다(US Department of Health and Human Services, 2010). 만성질환이 있는 많은 사람들은 약물남용이나 중독장애, 정신질환장애, 인지장애와 같은 다른 건강 문제들도 가지고 있을 수 있다. 만성질환과 관련된 기능적 · 인지적 감퇴와 사망은 종종 예방을 하거나 지연시킬 수 있다. 비록 만성질환이 발생할 위험은 나이가 들수록 증가하지만, 근본적인 원인은 대개 인생의 초기에 일어난다(CDC, 2014b). 금연, 운동, 적절한 영양 섭취를 비롯한 건강 활동에 참여하는 것은 당뇨병, 심장질환, 암과 같은 질병이 발병할 위험을 제거하거나 지연시키는 방법이다.

2) 감염과 면역

사람이 나이가 들어 기력이 쇠하고 허약해지면 면역체계의 효율이 떨어진다. 체액성 면역(immunity)은 T-cell의 기능이 변하기 때문에 감소하며, 노인은 감기와 폐렴을 일으키는 미생물에 대한 항체 반응이 낮아진다(Frasca, Vetal., 2010). 부적절한 영양과 만성질환은 면역체계 및 감염을 방어하는 능력에 부정적인 영향을 미친다. 적절한 영양공급원이 없이는 기초적 신체기능을 최적으로 유지하기 위해 필요한 필수 비타민, 무기질, 단백질, 탄수화물, 지방이 부족해진다.

정기적인 건강검진과 검사는 건강문제를 조기에 발견하고, 심각한 합병증을 예방해 준다. 질병관리본부(Centers for Disease Control and Prevention, CDC)는 유방암, 대장암, 당뇨, 지질장애, 골다공증에 대한 정기 검진을 권고하고 있다. 또한 매년 유행하는 독감 예방접종과 폐렴구균 예방접종을 이 나이대의 질병을 예방하기 위해 5년마다 강력히 권장하고 있다(CDC, 2014c). 면역기능이 나빠진 노인은 건강문제를 예방하고, 이미 발생한 문제를 주의 깊게 점검하며 관리하는 것이 특히 중요하다(31장 참조).

6. 수면과 휴식

충분한 수면과 휴식은 최적의 기능을 위하여 모든 연령에서 필수적이다. 수면장애는 나이가 들면서 더 많아지고, 심각해질 수 있다. 수면장애는 잠에 들거나 잠에 들어 있는 것, 이른 아침에 깨는 것, 너무 많은 잠을 자는 것 등의 어려움으로 무엇이든 의미할 수 있다. 건강한 노인은 밤에 네 번 정도 깰 수 있다(Williams, Kay, & McCrae, 2013). 노인에게 발생하는 정상적 수면의 1단계 변화는 수면 증가와 숙면 감소이다(Venugopal & Susnan, 2000). 이러한 변화로 밤에 자주 깨고 편안한 수면을 할 수 없게 된다. 또한 노인은 알맞은 수면과 휴식을 더욱 악화시키는 병리적 과정을 많이 겪는다(34장 참조). 약물(항정신성 약물, beta-blockers, 충혈제거제), 하지불안증후군(다리의 불편감으로 움직이거나 문지르면 완화됨), 수면무호흡증, 통증, 심혈관 및 폐질환이 대표적이다. 수면장애는 개인의 낮 시간 활동을 힘들게 해 건강에 부정적인 영향을 미치는 경우가 빈번하다.

Box 10-6 **좋은 수면습관**

- 술, 니코틴, 카페인을 피한다.
- 취침 전 3~4시간 이내에 운동을 피한다.
- 낮잠을 피한다.
- 취침 전 과식하지 않거나 흥분을 피한다.
- 취침 전 텔레비전, 휴대전화, 컴퓨터와 같은 전자기기 사용을 피한다.
- 매일 같은 시간에 잠자리에 드는 것과 같은 규칙적인 생활을 유지한다.
- 시원하고 조용한 환경에서 잠을 잔다.
- 깨어날 때, 시계를 보지 않고 일어난다.
- 침대는 잠잘 때(또는 성생활)에만 사용한다.

출처: Bloom, H.G., et al. (2009). Evidence-based recommen-dations for the assessment and management of sleep disorders in older persons. *Journal of American Geriatric Society, 57*, 761~789.

많은 수면장애는 예방되거나 치료가 가능하다. 의료 제공자의 철저한 사정은 수면장애의 원인을 파악하고 치료 계획을 수립하는 데 필수적이다. 또한 좋은 수면습관은 수면유도와 수면유지를 향상시킬 수 있다(Box 10-6). 이러한 전략은 노인의 다른 질환에 대한 치료와 더불어 효과적인 수면을 유도할 수 있다. 수면제를 사용할 수 있으나, 단기간 동안(7~14일) 제한적으로 사용할 때 가장 효과적이다. 계속되는 과도한 낮잠은 심각한 수면장애를 일으킬 수 있으며, 수면전문가에게 검진을 받을 필요가 있다.

7. 통증관리

통증은 노인에게 매우 흔하며, 수면장애를 일으키는 주요 원인이 된다(34, 35장). 만성 통증의 이환율은 연령이 높아짐에 따라 상승한다. 통증은 각 개인마다 독특하며 생물학적 · 사회적 · 심리적 특성에 따라 달라진다. 약 1억 명의 미국인들이 만성적인 통증을 겪고 있다고 보고했다(Institute of Medicine 2011a, 2011b).

만성 통증의 가장 흔한 원인은 관절염이다. 기타 만성 통증을 일으키는 상태는 신경병적 통증, 뇌졸중 후 중추성 또는 신경병증적 통증, 대상포진과 관련된 신경통, 절단 후 환상사지통증 등이다. 인지장애가 있는 노인은 통증을 표현할 수 있는 능력이 손상되어 수면장애와 치매의 부정적인 행위적 증상으로 이어질 수 있다. 노인에게 충분한 통증치료를 하지 못하는 이유로는 중독에 대한 잘못된 생각, 용량 관리, 내인성(특히 마약계통 약물)에 대한 지식 부족, 노인은 통증이 적다는 생각, 인지적으로 손상이 있는 사람에 대한 부적절한 통증사정으로 인한 치료 실패 등이 있다(National Pain Foundation, 2010).

노인에게 통증이 있는지 파악하고 적절한 치료를 선택하도록 돕는 전략으로 건강관리제공자 · 대상자 · 가족에 대한 교육, 위험요인의 인식(예: 우울, 복합적 건강문제, 부동), 주의 깊은 초기 사정과 지속적인 재사정이 있다(Box 10-7). 통증관리가 불충분하면, 노인은 삶의 질 저하, 우울, 사회화 감소, 자살 의도, 식욕 감퇴, 의료기관 이용 증가 및 비용 증가 등과 같은 많은 부정적인 결과가 나타난다. 적절하게 통증을 경감시키는 것은 간호사가 노인의 삶의 질을 극대화시킬 수 있는 가장 가치 있는 방법 중 하나이다.

Box 10-7
노인의 통증을 다루는 방법

- 음악듣기, 텔레비전 보기, 이야기 나누기와 같은 기분 전환 활동
- 정기적이고 개별화된 신체활동 참여
- 침술
- 상담, 정신치료
- 마사지
- 명상/심상요법
- 애완동물 치료나 따뜻한 수건 접기와 같은 감각적 자극
- 약물요법
- 정신사회적 요법(사회화, 오락 치료요법)
- 경피적 전기 신경자극법(TENS)

8. 상실과 슬픔, 외로움, 스트레스와 대처

1) 상실과 슬픔

노인은 나이가 들어감에 따라 수많은 잠재적 · 실재적 상실에 직면하게 된다. 전형적으로 건강, 의미 있는 사람(배우자, 가족, 친구) 혹은 애완동물, 재정, 지리적 위치(예: 장기요양기관으로 이동), 여가활동과 관련된 상실을 경험한다. 배우자(또는 유의한 사람)의 상실이 매우 중요하며, 자아개념과 통합감에 대한 중대한 위협이 될 수 있다. 실제로 배우자 사별 후 첫 해에는 자살로 인한 노인의 사망이 가장 많이 일어난다. 미국의 경우, 2013년 65세까지 36.6% 여성이 혼자 살게 되었고, 이에 반해 남성은 12%가 혼자 살게 되었다. 65세 이상 남성의 71%가 배우자와 함께 사는 것에 반해 65세 이상 여성의 45%만이 배우자와 함께 살고 있다(AOA, 2013). 이러한 노인은 많은 상실을 동시에 겪게 되는 경우가 많고, 그 결과 그들에게 남아 있는 자원이 매우 적어진다.

어떤 종류이건 상실을 경험한 사람은 슬픔을 겪게 된다(40장 참조). 초기 슬픔 반응은 쇼크, 불신, 분노 또는 상실에 대한 부정이다. 슬픔(또는 사별)의 정도와 기간은 개인과 상실의 형태에 따라 다르다. 사회적 지지, 치료, 종교적 신념이 적응대처의 원천이 된다. 부적절한 대응전략으로 고통을 이기기 위하여 술이나 마약을 사용하는 경우가 있다(Siegel & Anderman, 2004). 노인이 상실에 잘 대처할 수 있도록 적응전략을 사용하며 돕는 간호중재는 슬픔 반응이 오랫동안 지속되거나, 병리적인 반응을 보일 위험을 감소시켜준다.

2) 외로움

중요한 관계의 상실은 노인을 외로움(loneliness)의 위험에 빠뜨린다. 외로움은 혼자 있는 주관적인 정서적 상태를 말하며, 외로움과 건강 결과 사이에는 관계가 있다(Ivbijaro, 2013). 감각상실이 있는 노인은 다른 사람과 의사소통이 어려워진다. 우울은 대상자를 사회적으로 더욱 고립시키며(Ivbijaro, 2013), 섬망이나 치매와 같은 인지장애는 사회적으로 의미 있고 적절하게 상호작용하는 능력을 감소시킨다. 문화적 차이와 언어장벽 또한 의사소통을 어렵게 하고, 외로움을 증가시킨다.

건강관리환경에서 간호사는 노인의 존엄성 유지에 대한 요구에 관심을 두지 않고 오로지 업무에만 몰두하기 쉽다. 죽어가는 노인은 더욱 더 고립되는데, 이는 노인을 돌보는 사람들이 죽음에 대한 자신의 감정과 두려움을 다룰 능력이 부족하기 때문이기도 하다. 외로움은 의료기관 이용 증대, 약물복용 증대와 같은 나쁜 결과를 초래하기도 한다. 간호사는 노인의 외로움의 원인을 알아내거나 외로움을 감소시킬 방법을 찾아낼 수도 있다(예: 반려동물치료, 회상요법). 노인 중에는 다른 사람과 즐길 수 있는 음악 및 예술적 재능이 있는 사람이 있다. 아동이나 청년에게 조언하거나 가르칠 수 있는 직업적 기술 및 교육적 기술을 가진 사람도 많다. 노인에게 활동을 권하고, 사회적 참여를 격려함으로써 신체적 · 정신적으로 긍정적인 효과를 볼 수 있다.

3) 노인 학대와 방치

사회적 고립은 노인 학대(예: 신체적, 정신적, 성적, 착취, 방치 또는 유기)의 희생자를 만드는 위험요인 중 하나이다(Box 10-8)(NCEA, 2014). 치매와 허약함도 학대를 유발하는 요인이다. 노인 학대 문제는 주로 은폐되는 경우가 많지만, 점점 그 문제가 심각해지고 있다. 미국 내에서 매년 50만 명이 넘는 노인들이 학대와 방치를 당하는 것으로 추산되고 있고[National Center on Elder Abuse(NCEA), 2014], 여성이 남성보다 더 많은 학대를 경험하며 나이가 들수록 그 발병률이 증가한다. 성인 보호서비스 단체(Adult Protective Services, APS)의 최근 데이터에서 학대 신고에 대한 증가 추세를 보여 주고 있지만, 인식과 보고를 향상시키기 위해 여전히 해야 할 일이 많다(NCEA, 2014).

간호사는 Elder Mistreatment Assessment(consultgerirn.org/uploads/File/trythis/try_this_15.pdf)로 노인이 학대와 방치의 근거가 있는지 판단할 수 있다(Fulmer & Cahill, 1984).

Box 10-8 학대의 유형

- 신체적: 취약한 노인에게 기본적인 욕구를 빼앗으면서 고통이나 상해를 입힐 것을 암시, 위협하는 것
- 정신적: 구두 또는 비언어적으로 노인의 정신적 고통, 괴로움 또는 스트레스를 유발하는 것
- 성적: 노인에게 성적 행동을 목격하도록 강요하는 등 모든 종류의 합의되지 않은 성적 접촉을 하는 것
- 착취: 취약한 노인의 자금, 재산, 자산을 불법적으로 취하거나 사용하는 것
- 방치: 취약한 노인을 위해 음식, 주거지, 보호 또는 건강관리를 제공해야 하는 사람들이 이를 거절당하는 것
- 유기: 돌볼 책임을 가진 사람에 의해 취약한 노인이 버려지는 것

출처: National Center on Elder Abuse: Administration on Aging. (2014). Statistics and data on elder abuse. Retrieved on July 20, 2014, from http://www.ncea.aoa.gov/Library/Data/index.aspx#problem

간호사가 유의해야 할 여러 유형의 학대와 학대의 경고에는 원인 불명의 타박상, 찰과상, 압박감, 정서나 재정적 상황의 갑작스러운 변화, 무연고 의료적 요구, 열악한 위생, 긴장된 관계, 철회 등이 포함된다(NCEA, 2014). 방치도 자초할 수 있으며, 만약 의심되는 경우에는 조사해야 한다. 찾아야 할 예로는 물건 비축, 서비스나 약물의 거부, 위생 불량, 날씨에 어울리지 않는 복장, 혼동 또는 스토브를 켜 놓는 등의 의심되는 상황 등이다.

취약한 노인에게 학대나 방치의 의심이 있으면, 이를 보고하는 것이 간호사와 다른 의료기관들의 의무이다. 취약한 성인이란 기능적 · 신체적 · 정신적으로 자신을 돌보는 능력이 부족한 60세 이상의 사람(장애가 있는 성인, 법적 보호자가 있는 성인, 장기 요양 시설에 있는 성인, 기관이나 개별 제공자의 집에서 서비스를 받는 성인)을 말한다[Department of Social and Health Services(DSHS), 2014]. 많은 경우에 학대와 방치는 가려져 있고, 은폐되어 변화에 민감하게 대처하는 것이 중요하다.

4) 스트레스와 대처

노인은 복합적인 스트레스원(예: 생리적 · 정신적 · 사회문화적 · 환경적)에 대한 적응에 직면한다. 대처는 사람들이 삶의 어려움을 어떻게 다루는가 하는 것이다. 효율적인 대처능력을 갖추는 것은 개인의 자기 통제력과 방향을 강화하는 데 도움이 된다(Bazrafshan, Jahangir, Mansouri, & Kashfi, 2014). 개인마다 어떻게 스트레스에 반응하는가에 대한 여러 가지 이론이 있다(41장 참조). 가장 자주 사용되는 스트레스/대처 모델 중 하나로 Lazarus와 Folkman(1984)은 두 가지 주요 대처전략으로서 정서중심적 전략과 문제중심적 전략을 들었다. 정서중심적 대처는 개인이 상황 자체를 바꾸려고 하기보다는 자신이 생각하는 방법을 바꾸려고 하거나 스트레스 상황을 평가하려고 한다. 예를 들어 우는 것, 자는 것, 스트레스를 받는 상황에 대해 이야기하는 것은 스트레스 요인에 대한 개인의 감정을 향상시키는 데 도움이 되지만 근본 원인을 줄이지는 못한다. 문제 중심적 대처는 스트레스 상황을 변화시켜 스트레스를 줄이려는 시도를 말하는 것으로 두 가지 접근법 중 더 나은 것으로 여겨진다. 문제 중심적 대처의 예로는 재정적인 어려움에 처했을 때 일자리를 찾는 것이 있다(Bazrafshan et al., 2014).

노인이 스트레스에 적응하는 방법은 기존의 대응양상과 현재 자원을 비롯한 많은 요소에 따라 매우 다양하다(41장 참조). 노인의 스트레스원에 대한 지각뿐만 아니라 이에 대한 반응도 제각각이다. 중재는 노인의 독특한 목표, 능력, 활용할 수 있는 자원을 극대화하도록 맞춤전략이 제공될 때, 가장 효과적이다.

9. 성, 역할과 관계, 자기지각

1) 성

인간이 건강하고 만족스러운 성생활을 즐기기에 나이가 들어가는 것은 결코 중요하지 않다. 인간의 접촉과 건강한 성행위는 한 사람의 일생 동안 기쁨, 애정, 친밀감, 낭만을 증가시킨다. 그럼에도 불구하고 나이를 불문하여 많은 사람들이 성행위가 성인 후기까지 지속될 수 있다는 것을 믿기 어려워한다. 한 가지 가장 큰 오해는 성적 욕망과 활동이 나이가 들어감에 따라 감소한다고 생각하는 것이다. 나이가 들면 생식계의 기능이 감퇴하여, 생리적으로 남성 및 여성 모두 성적인 측면(예: 발기와 오르가즘)에 변화가 나타난다. 특정한 의학적 상태(예: 심혈관 문제, 당뇨병, 신경계 문제, 관절염)와 약물(항우울제, 항고혈압제, 향정신성 약물) 복용으로 성적 문제가 나타날 수 있다(Greenberg, 2001). 이러한 변화에도 불구하고, 연구 결과에 따르면 노인이 90세까지도 성생활을 즐기는 것으로 나타났다. 성적 표현에는 밖으로 드러나는 성적 활동뿐만 아니라, 친밀감(심리사회적 및 신체적),

안정감, 소유감에 대한 열망도 포함된다. 접촉은 아직까지 중요한 성적 표현이며, 인간 안녕(well-being)의 통합적 부분이다.

불행하게도 독거노인이나 시설에 수용된 노인은 이러한 중요한 감각이 주어지지 않는 경우가 많으며, 또한 새로운 관계를 시작하고 발전시키기 위한 사생활이 보장되지 않을 수 있다. 수용시설에서 노인은 용납될 수 없는 행동(예: 동성관계, 혼외관계)에 대해 직원에게 도덕적 간섭이나 제제를 받을 수 있다. 노인 동성애자(약 400만 명의 노인)는 독특한 문제를 경험한다(AOA, 2013). 1973년에 미국 정신의학회(American Psychiatric Association, 2013)는 동성애를 정신질환 목록에서 삭제하였다. 그러나 지금도 미국에서는 동성애가 합의적 친족 및 결혼 관계가 되는 것을 금지하는 법을 여전히 유지하고 있는 경우가 많다.

사람마다 성적 행동에 대한 기호와 차이점이 있다는 점에 주의해야 한다. 일부 연구에 따르면(DeLamater & Moorman, 2007), 남성과 여성은 성적 관계에 대한 만족감을 서로 다르게 표현한다고 하였다. 남성 노인은 호색적인 읽을거리/영화, 성적 공상, 신체적 친밀함, 오럴섹스, 자위행위를 선호하고, 여성 노인은 이야기하기, 앉아 있기, 예쁘게 치장하기, 사랑스럽게 말하기를 좋아하였다. 그러나 성은 모든 노인이 사회에서 자신의 역할을 바라보는 중요한 관점 중 하나이며, 일생 동안의 관계에 지속적으로 영향을 미친다.

간호사는 노인의 성에 대해 개방적이고 무비판적인 입장을 유지하기 위하여 노인의 문화 및 도덕 신념체계를 이해해야 한다. 성행위에 대하여 질문하기를 꺼리는 간호사가 많은데, 그 이유는 성과 성적 행동에 대해 공개적으로 이야기하지 않아야 한다는 사회적 규범이 어느 정도 깔려 있기 때문이다. 그러나 성과 성적 행동에 대한 논의는 노인의 전반적인 건강을 평가하기 위해 아주 중요하다. 건강관리제공자가 노인을 대상으로 성적 질문을 할 때 도움이 되는 방법으로는 노인과 시간보내기, 명확하고 이해되기 쉬운 언어 사용하기, 성에 대하여 이야기할 때 대상자가 편하게 느끼도록 돕기, 열린 마음으로 솔직하게 이야기하기, 경청하기, 토론을 장려하기, 필요하면 조언이나 제안을 하기, 그리고 '성이 젊은이만을 위한 것이 아님'을 이해하기 등이 있다(DeLamater & Moorman, 2007).

현재 노인의 성에 대해 알 수 있는 정확한 정보가 거의 없기 때문에 간호사는 노인을 지지하고 교육하며, 건강관리제공자에게 적절하게 의뢰해야 할 것이다(42장 참조).

2) 역할과 관계

나이가 들어감에 따라 노인의 역할과 관계에 영향을 미치는 요소가 많아진다. 수명이 증가하면서 노인이 이혼 또는 사별하거나 자녀가 이혼하고 노인의 집으로 돌아오는 등 여러 가지 경우가 발생함으로써 가족구조가 변화한다. 4세대 가족, 5세대 가족도 증가하여 노인은 조부모와 증조부모로서 건강, 지리적 근접성, 문화적 기대를 포함한 복합적인 요소에 따라 여러 역할을 하게 된다. 부모나 배우자가 매우 고령이거나 질병을 앓게 되면, 돌보는 문제가 발생하는 경우가 많다. 가족, 친구, 이웃, 서비스 제공자와의 관계는 노인에 따라 독특하면서도 복잡하다.

아픈 자녀, 배우자, 나이 든 부모를 돌보는 것은 일반적으로 수 년이 걸릴 수 있다. 어떤 경우는 수십 년이 걸리기도 한다. 성공적인 간호전략으로는 주의 깊은 신체적 · 정신적 건강상태를 사정하는 것, 적합한 건강관리제공자에게 의뢰하는 것, 간병을 하는 사람에게 도움이 되는 기관(respite care, day centers, caregiver support groups)을 알선하는 것 등이 있다. 지역사회서비스에 대한 정보는 U.S. Administration on Aging web site www.aoa.gov.를 통해 알 수 있다.

3) 자기인식

복합적으로 발전하는 역할은 노인의 자아개념을 분명하게 만든다. 개인의 자아통합감에는 신체적 기능, 인지, 사회적 관계, 생애 경험을 비롯한 많은 측면이 영향을 미친다(38장 참조). 노인은 신체적 · 생리적 특성이 많이 변함에도 불구하고, 자아존중감을 유지하려는 경향이 있다. 노화로 인한 이러한 변화는 노인에게 끊임없는 도전이다. 노인과 상호작용을 할 때 간호사는 대상자의 사회적 네트워크의 한 부분이 된다. 대상자의 자기존중감과 자기인식을 긍정적으로 강화하기 위해서는 인간의 존엄성에 바탕을 둔 간호가 필수적이다. 또한 간호의 질을 높게 유지하기 위하여 간호사는 노인, 특히 허약하고 질병상태에 있는 노인의 옹호자로서의 역할을 다해야 한다.

10. 가치, 신념, 영성

대부분의 노인은 나이가 들어도 정상적인 기능과 삶의 질을 유지한다. 영성은 나이가 들수록 건강과 치유력의 근원이 된다(Manning, Leek, & Radina, 2012)(43장 참조). 간호사는 노인이 건강과 웰빙 측면에서 영성을 어떻게 보는지 이해하는 것이 중요하다. 임상 의사가 영적 사정을 수행하는 데 도움을 주기 위한 빠른 지침으로 개발된 FICA(The FICA Spiritual History Tool)(consultgerirn.org/uploads/File/trythis/try_this_sp5.pdf)는 전체적인 환자의 의무기록에 포함되어야 한다(Borneman, Ferrel, & Puchalski, 2010). 나이가 들어감에 따라 노인은 죽음에 가까이 가는 것이며, 이는 마지막 발달 단계이다. 노인은 죽음에 대해 다양한 방법으로 반응한다. 공포, 분노, 체념을 느끼는 사람도 있고, 수용하며 침착하게 받아들이는 사람도 있다. 많은 경우, 나이가 든다는 것은 초월(물질적 세계관을 우주적 세계관으로 바꿔 삶의 만족을 증가시킴)을 할 기회를 부여한다(Tornstam, 2005). 임종 과정에서는 신체적 · 심리사회적 · 영적 요구가 충족되어야 한다. 이와 같은 죽음에 직면한 노인을 돌볼 때 간호사는 편안하며 온정적으로 생의 마지막 간호를 제공할 필요가 있다. 생의 마지막은 병원, 요양기관, 집 등 어떤 환경에서든 일어날 수 있다.

오늘날에는 임종을 앞둔 대상자를 효과적으로 간호할 수 있도록 준비할 수 있는 교육기회가 많다. 그중 한 가지는 ELNEC(End-of-Life Nursing Education Consortium)이다. 이것은 완화간호를 교육하고 개선하기 위한 국가적인 계획이다. 미국간호대학협회(American Association of Colleges of Nursing, AACN)의 웹사이트(www.aacn.nche.edu)에 이와 관련된 더 많은 정보가 있다.

효과적인 통증관리가 대상자 관리의 일차적 측면으로서 지속적으로 발전하고 있다. 말기 질환의 노인과 가족에게는 호스피스 간호가 제공되어야 한다. 생의 마지막 단계에 있는 대상자에게 총체적인 간호를 제공하기 위해서는 다양한 분야(간호사, 의사, 성직자, 통증 전문가, 대체요법 제공자, 법적/재정적 조언자)의 협력이 필요하다.

죽음이라는 문제를 다루는 것이 노인과 가족, 간호를 제공하는 간호사에게 매우 부담스러울 수 있다. 그러나 어떤 사람은 죽음을 삶의 여정의 한 부분으로 자연스럽게 여기기도 한다. 노인의 마지막 삶의 여행에 동참하는 간호사는 이러한 경험이 자신의 전문직 경력에 아주 가치 있고 의미 있다는 것을 알게 될 것이다.

주요개념

- 노인에게 훌륭한 간호를 제공하기 위해서는 포괄적인 지식과 인간적이고 존엄성 있는 간호를 제공하겠다는 책임감이 중요하다.
- 노인은 고령인 경우에도 뛰어난 복원력을 보여준다.
- 생리적 변화와 만성질환의 증가로 인해, 노인의 건강과 삶의 질이 저하될 위험이 더 커진다. 건강증진전략(좋은 생활습관)과 건강유지(질병 예방 및 치료)가 최고령의 노인도 최적의 건강을 유지할 수 있도록 한다.
- 약물 또는 질병은 정신병적 증상을 유발하거나 완화시킬 수 있다. 모의치매 또는 우울상태는 사고, 정서, 의사소통을 방해하기 때문에 해결하기 어렵다. 또한 이러한 상태는 노인의 자기돌봄능력에 영향을 미친다. 보통 시장보기, 재정관리, 요리하기와 같은 활동이 우선적으로 영향을 받는다. 장애 정도와 수가 증가함에 따라 노인은 목욕, 급식, 이동능력을 상실하게 된다(23~25, 29장 참조). 이 시점의 노인에게는 포괄적인 치료가 필요하며, 주요 치료제공자는 가족이다(National Family Caregivers Association, 2010; Health People 2020).
- 간호는 개인, 가족, 지역사회의 다양한 영역에 관여해왔다. 간호사는 간호제공자, 옹호자, 교육자, 대상자를 위한 자원의 역할을 하도록 교육받았다. 노인을 간호할 때에는 언급한 모든 역할이 필요하다.
- 일부 노인은 학대와 방치의 위험에 처해 있다. 간호사는 학대와 방치를 발견하고, 적절한 중재가 이루어질 수 있도록 하는 데 중요한 역할을 한다. 취약한 성인에 대한 학대 또는 방치의 의심이 있을 경우, APS에 보고하는 것은 간호사의 의무이다.
- 노인 인구가 증가함에 따라 훌륭한 간호를 하는 것이 어려워지고 있다. 그러나 이러한 일에 대한 간호사의 헌신은 전적으로 사심이 없는 것은 아니다. 질적인 간호는 단지 노인 대상자만을 돕는 것이 아니다. 이러한 간호사의 노력으로 우리 자신과 다음 세대를 위한 미래를 만들어가는 데 참여하는 것이다.

REFERENCES

Administration on Aging (AOA). (2013). *A profile of older Americans: 2013.* Washington, DC: U.S. Department of Health and Human Services.

Alzheimer's Association. (2014). Retrieved July 7, 2014, from www.alz.org

American Geriatrics Society 2012 Beers Criteria Update Expert Panel. (2012). American Geriatrics Society updated Beers criteria for potentially inappropriate medication use in older adults. *Journal of the American Geriatrics Society, 60,* 616–631. doi: 10.1111/j.1532-5415.2012.03923

American Psychiatric Association. (2013). *Diagnostic and statistical manual of mental disorders* (5th ed., text revision). Washington, DC: Author.

Bazrafshan, M. R.., Jahangir, F., Mansouri, A., & Kashfi, S. H. (2014). Coping strategies in people attempting suicide. *International Journal of High Risk Behavior Addiction, 3*(1).

Bloom, H. G., Ahmed I., Alessi C. A., Ancoli-Israel S, Buysse D. J., Kryger M. H., et al. (2009). Evidence-based recommendations for the assessment and management of sleep disorders in older persons. *Journal of American Geriatric Society, 57,* 761–789.

Borneman, T., Ferrel, B., & Puchalski, C. (2010). Evaluation of the FICA tool for spiritual assessment. *Journal of Pain and Symptom Management, 40*(2), 163–173. Retrieved from www.consultgeriRN.org

Centers for Disease Control and Prevention. (2014a). *Falls among older adults: An overview.* Retrieved July 1, 2014, from http://www.cdc.gov/ HomeandRecreationalSafety/Falls/adultfalls.html

Centers for Disease Control and Prevention. (2014b). *Chronic disease prevention and health promotion.* Retrieved July 18, 2014, from http://www.cdc. gov/chronicdisease/overview/index.htm

Centers for Disease Control and Prevention. (2014c). Aging services: Clinical preventive services. Retrieved on July 18, 2014, from http://www.cdc.gov/ features/olderamericansmonth/index.html

Chang, H. J., & Cassio, L. (2010). Falls and Older Adults. *The Journal of the American Medical Association, 303*(3), 288.

DeLamater, J., & Moorman, S. M. (2007). Sexual behavior in later life. *Journal of Aging and Health, 19*(6), 921–945.

Department of Health and Social Services (DSHS). (2014). *Adult abuse and prevention.* Retrieved on July 26, 2014, from http://www.altsa.dshs. wa.gov/APS/

Downing, L. J., Caprio, T. V., & Lyness, J. M. (2013). Geriatric psychiatry review: Differential diagnosis and treatment of the 3 D's - delirium, dementia, and depression. *Current Psyciatry Report, 15*(365), 1–10. http:// dx.doi.org/10.1007/s11920-013-0365-4

Feil, N. (2002). *Validation breakthrough: Simple techniques for communicating with people with Alzheimer's type dementia* (2nd ed.). Baltimore, MD: Health Professions Press.

Flicker, L., McCaul K. A., Hankey G. J., Jamrozik K., Brown W. J., Byles J. E., et al. (2010). Body mass index and survival in men and women aged 70–75. *Journal of the American Geriatrics Society, 58*(2), 234–241.

Frasca, D., Diaz, A., Romero, M., Landin, A. M., & Blomberg, B. B. (2010). Age effects on B cells and humoral immunity in humans. *Ageing Research Reviews,* 2010 August 20 [Epub ahead of print].

Fulmer, T., & Cahill, V. M. (1984). Assessing elder abuse: A study. *Journal of Gerontological Nursing, 10*(12), 16–20. Retrieved on July 20, 2014, from http://consultgerirn.org/uploads/File/trythis/try_this_15.pdf

Greenberg, S. A. (2001). Sexual health. In M. D. Mezey (Ed.), *The encyclopedia of elder care* (pp. 589–592). New York, NY: Springer Publishing.

Healthy People 2020. *Older Adults.* Retrieved July 1, 2014, from http://www. healthypeople.gov/2020/topicsobjectives2020/overview.aspx?topicId=31

Institute of Medicine. (2010). *Dietary reference intakes.* Retrieved September 27, 2010, from www.iom.edu/Activities/Nutrition/SummaryDRIs/~/ media/Files/Activity%20Files/Nutrition/DRIs/DRI_Macronutrients.aspx

Institute of Medicine. (2011a). *The health of lesbian, gay, bisexual, and transgender people: Building a foundation for better understanding.* Washington, DC: The National Academies Press.

Institute of Medicine. (2011b). Relieving pain in America: A blueprint for transforming prevention, care, education and research. Retrieved July 18, 2014, from http://iom.edu/Reports/2011/Relieving-Pain-in-America-ABlueprint-for-Transforming-Prevention-Care-Education-Research.aspx

Ivbijaro, G. (2013). Loneliness and the elderly: opportunities for health promotion. *Mental Health in Family Medicine, 10,* 1–2.

Kroenke, K., Spitzer, R. L., & Williams, J. B. (2001). The PHQ-9: Validity of a brief depression severity measure. *Journal of General Internal Medicine, 16*(9), 606–613.

Langer, G., & Fink, A. (2014). Nutritional interventions for preventing and treating pressure ulcers. Retrieved July 8, 2014, from Cochrane Library.

Lazarus, R. S., & Folkman, S. (1984). *Stress, appraisal, and coping.* New York, NY: Springer Publishing.

Manning, L. K., Leek, J. A., & Radina, M. E. (2012). Making sense of extreme longevity: Explorations into the spiritual lives of centenarians. *Journal of Religion and Spiritual Aging, 24*(4), 345–349.

National Center for Chronic Disease Prevention and Health Promotion: Division of Population health. (2013). *The State of Aging and Health in America,* 2013. Retrieved July 1, 2014, from http://www.cdc.gov/aging/ help/dph-aging/state-aging-health.html

National Center on Elder Abuse: Administration on Aging. (2014). Statistics and data on elder abuse. Retrieved on July 20, 2014, from http://www. ncea.aoa.gov/Library/Data/index.aspx#problem

National Family Caregivers Association. (2010). Who are America's family caregivers? Retrieved June 10, 2010, from www.nfcacares.org/who_are_ family_caregivers/

National Pain Foundation. (2010). Pain causes among older adults. Retrieved June 10, 2010, from www.nationalpainfoundation.org/articles/245/pain- causes-among-older-adults

National Resource Center on LGBT Aging. (2014). Retrieved July 1, 2014, from http://www.lgbtagingcenter.org/resources/index.cfm?s=9999

Ruby, C. M., Hanlon J. T., Boudreau, R. M., Newman, A. B., Simonsick, E. M., Shorr, R. I., et al. (2010). The effect of medication use on urinary incontinence in community-dwelling elderly women. *Journal of the American Geriatrics Society, 58*(9), 1715–1720.

Siegel, K., & Anderman, S. J. (2004). Bereavement. In M. D. Mezey (Ed.), *The encyclopedia of elder care* (pp. 92–95). New York: Springer Publishing.

Tanner, E. K., Martinez, I. L., & Harris, M. (2014). Examining functional and social determinants of depression in community-dwelling older adults: implications for practice. *Geriatric Nursing, 35,* 236–240.

The Aging and Health Report: Disparities and Resilience among Lesbian, Gay, Bisexual, and Transgender Older Adults. (2011). Retrieved July 8, 2014, from http://www.lgbtagingcenter.org/resources/resource.cfm?r=419

The U.S. Department of Health and Human Services. (2014). Affordable Care Act. Retrieved June 24, 2014, from http://www.hhs.gov/healthcare/rights/ index.html

Tornstam, L. (2005). *Gerotranscendence: A Developmental theory of positive aging.* New York, NY: Springer Publishing Company.

US Department of Health and Human Services. (2010). *Multiple chronic conditions: A strategic framework optimum health and quality of life for individuals with multiple chronic conditions.* Washington, DC: US Dept of Health and Human Services. http://www.hhs.gov/ash/initiatives/mcc/mcc_framework.pdf

US Department of Health and Human Services. (2014). Prevalence of incontinence among older Americans. *Vital Health Statistics, 3*(36), 1–33.

Venugopal, M., & Susman, J. L. (2000). Insomnia in the elderly: Toward a good night's sleep. *Consultant: Consultations in Primary Care, 40*(7), 1234–1247.

Williams, J. M., Kay, D. B., & McCrae, C. S. (2013). Sleep discrepancy, sleep complaint, and poor sleep among older adults. *The Journal of Gerontology, 68*(5), 712–720.

Yesavage, J., & Brink, T. L. (1983). Development and validation of the geriatric depression screening scale: A preliminary report. *Journal of Psychiatry Research, 17*, 37–49.

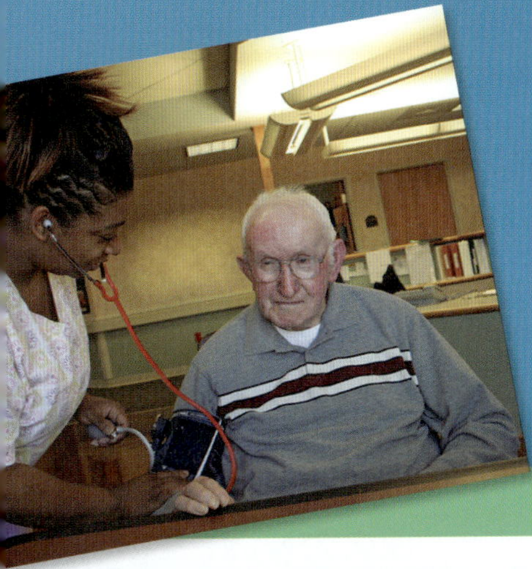

UNIT 2
간호과정
Nursing Process

CHAPTER 11

비판적 사고와 간호과정: 실무를 위한 기초
Critical Thinking and the Nursing Process: Foundation for Practice

Kathryn Van Dyke Hayes

주요용어

간호과정 nursing process
간호판단 nursing judgement
반영 reflection
비판적 사고 critical thinking
숙련된 proficient
역량 있는 competence
이차적 자원 secondary source
일차적 자원 primary source
임상경험 clinical experience
임상추론 clinical reasoning
전문가 expert
진단적 추론 diagnostic reasoning
진단적 추론과정 diagnostic reasoning process
진전된 초보자 advanced beginner
초보자 novice
학습유형 learning styles
환자 시뮬레이터 human patient simulator

비판적 사고를 위한 사례

김 양은 간호계획을 시작하는 간호학생으로 간호과정은 그 전에 경험했던 것과는 다르며, 공부하는 것이 어렵다는 것을 안다. 첫 번째 과제는 심장질환을 가진 요양시설에서 생활하는 대상자인 오 씨를 돌보는 것이다. 오 씨는 5가지 다른 질환을 가지고 있으며 11가지의 처방을 받고 있다. 오 씨의 간호계획에는 12가지의 간호진단이 포함되어 있었다.

김 양은 가정간호 후 간호과정을 적용하는 데 한계를 느꼈으며 이는 처음 시작하는 대부분의 학생이 한정된 지식과 경험으로 인해 부딪치게 되는 어려움이다. 김 양 역시 자신의 생활경험 내에서 이 과정을 겪게 될 것이다.

이 장을 학습한 후, 위의 사례를 읽고 다음의 내용에 대하여 비판적 사고를 적용하여 복습한다.

1. 오 씨에 대한 비판적 사고를 할 수 있는 김 양의 능력에 영향을 미치는 요소가 무엇인가?
2. 김 양의 가치와 경험이 간호를 제공하는 능력에 어떻게 영향을 미치는가?
3. 오 씨의 간호를 준비할 때 비판적 사고를 어떻게 사용할 것인가?
4. 요양시설에서 지내는 오 씨를 돌볼 때 간호판단을 하기 위해 임상추론을 어떻게 사용할 것인가?
5. 요양시설에서 오 씨를 간호하는 데 어떻게 지식을 구축할 것인가?

학습목표

1. 간호과정의 구성요소를 확인한다.
2. 간호과정의 효과적인 활용을 위해 필요한 준비요건에 대해 토의한다.
3. 비판적 사고가 간호에 어떻게 이용되는지 설명한다.
4. 지식, 경험, 비판적 사고, 반영, 임상추론, 간호판단 사이의 관계를 이해한다.
5. 비판적 사고 기술이 간호에 적용될 때 그것을 개발하고 강화하는 방법을 탐구한다.

간호전문직의 기초는 간호과정이다. 간호과정을 활용하는 기술은 간호실무에서 지식과 이론의 임상적 적용을 위해 필요하다. 간호과정과 관련된 개념은 지속적으로 발전하고 있다. 이 책에서는 6단계 간호과정을 소개하는데 간호사정, 간호진단, 간호목표 설정, 간호계획, 간호수행, 간호평가의 순이다. 이 장에서는 각 단계를 요약하고 간호과정의 이론적 기초를 간략히 검토한다.

이 장은 간호맥락에서 비판적 사고 개념을 정의하고 설명한다. 개념적 모델은 어떻게 비판적 사고, 반영, 임상적 추론이 간호판단과 연관되어 있는지를 설명한다. 그리고 더 나아가 비판적 사고기술을 개발하는 방법을 학습할 기회를 제공해 줄 것이다.

1. 간호과정의 구성요소

1) 고대 역사

간호과정(nursing process)은 개별적인 간호를 제공할 수 있도록 접근하는 체계적인 문제해결 방법이다. Box 11-1은 그중 몇몇의 정의이다. 각 정의 간의 유사성을 보면 다양한 정의에 상관없이 간호사는 간호과정을 모든 연령, 모든 상황의 대상자에게 실제적·잠재적 건강문제에 대한 인간의 반응을 확인하고 치료하는 문제해결 방법으로 사용한다는 것이다. 간호과정은 각 대상자의 고유한 면을 고려하여 개별화된 간호의 개발을 촉진한다. 또한 간호과정은 가족과 지역사회의 잠재적이고 실제적인 건강문제를 확인하고 치료하는 데 이용한다. 이 장에서 대상자라는 용어는 개인, 가족 또는 지역사회를 의미한다. 간호과정은 건강관리체계에서의 소비자의 현재 역할을 지지한다. 다시 말해서, 대상자는 더 이상 수동적으로 건강관리전문가가 해 주는 결정을 받아들이는 것이 아니라, 그들의 건강에 영향을 미치는 결정에 있어 적극적인 역할을 한다(AACN, 2008).

간호과정은 전문직 간호실무를 위한 안내로서 다음과 같은 특징이 있다.

- 개인, 가족, 지역사회에 특정 간호를 제공하는 개념적 틀이다.
- 순차적이고 체계적이다.
- 상호의존적이다.
- 대상자 중심이고 대상자의 강점을 활용한다.
- 전 생애에 적용이 가능하다.
- 모든 상황에서 사용할 수 있다.

2) 단계

간호과정의 6단계는 간호사정, 간호진단, 간호성과, 간호계획, 간호수행, 간호평가이다. 그림 11-1은 이 단계를 나타내고 있다. "비판적 사고(critical thinking)는 문제해결과 의사결정 및 간호과정의 각 단계의 근거이다. 간호과정은 순환적이고 역동적이며 상호관계적이며 협동적이고 보편적인 적용을 할 수 있다."(ANA, 2010, p. 5).

Box 11-1 간호과정의 정의

Marjory Gordon

"간호과정은 문제를 확인하고 해결하는 하나의 방법이다. 비록 객관적이고 과학적 방법으로부터 도출되었지만, 간호과정은 객관적이고 가치를 벗어난 방식으로 적용되지 않는다. 인간의 가치는 문제확인과 문제해결 모두에 영향을 끼친다. 간호과정의 구성요소는 교재에서 다양하게 논의되지만 일반적으로 사정과 진단을 포함한다. 이것들은 문제확인 구성요소이다. 결과의 투사, 중재 및 평가는 문제해결 구성요소이다"(Gordon, 1994, pp. 9~10).

Ralph와 Taylor

"간호과정은 독립적인 간호활동 업무를 위한 체계적인 방법이다. 간호과정의 단계는 다음을 포함한다.

- 대상자의 문제 사정
- 진단 진술문 작성
- 간호성과 설정
- 간호성과에 도달하고 대상자의 문제해결을 위한 계획 작성
- 계획의 수행 또는 다른 사람에게 수행하도록 배정
- 간호계획의 효과 평가

간호과정의 단계(간호사정, 간호진단 결정, 간호성과 확인, 간호계획, 간호수행, 간호평가)는 역동적이고 융통성이 있으며, 그것들은 보통 겹치게 된다"(Ralph & Taylor, 2014, p.x).

Alfaro-LeFevre

"간호과정은 6개의 상호 관련된 단계(사정, 진단, 목표, 계획, 수행, 평가)로 구성된다. 그것은 다음과 같다.

1. 대상자 간호를 조직하고 우선순위를 매기는 것을 돕는다.
2. 대상자의 건강상태나 삶의 질에서 무엇이 중요한지에 초점을 맞추도록 한다.
3. 임상적 상황에서 자신감과 비판적으로 사고할 필요가 있는 기술을 습득할 수 있도록 돕는 사고습관을 길러준다.

간호과정은 간호에 대한 비판적 사고 모델 역할을 한다"(Alfaro-LeFevre, 2014).

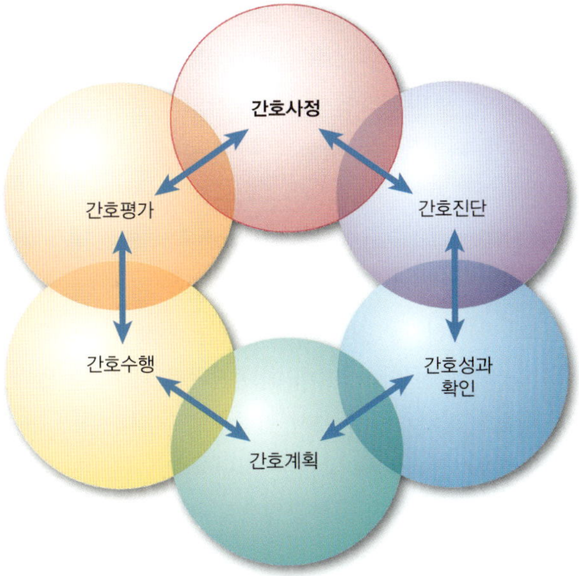

그림 11-1 간호과정의 6단계

(1) 간호사정

일반적으로 사정은 대상자의 건강 상태를 평가하는 것을 의미하지만, 간호에서 간호사정은 개인, 가족, 지역사회에 관한 임상적 간호판단을 하기 위한 목적으로 주관적·객관적 자료를 체계적으로 수집하는 것을 말한다. 사정단계에서 간호사는 대상자의 건강상태에 영향을 줄 수 있는 신체적·정신적·정서적·사회문화적·영적 요인을 고려함으로써 대상자의 전체 상황을 평가한다.

간호사는 완벽한 자료를 구축하기 위해 대상자의 과거, 현재 혹은 잠재적 문제에 대한 모든 관련된 정보를 수집해야 한다. 자료수집은 간호사와 대상자의 상호작용 동안 이루어지며, 많은 다른 이용 가능한 자원에 의해서도 이루어진다(Jensen, 2015). 대상자는 사정을 위한 정보의 일차적 자원(primary source)이다. 이차적 자원(secondary sources)은 가족구성원과 중요한 사람, 건강관리전문가, 건강기록, 문헌고찰 등이다.

사정자료의 수집은 관찰, 면담, 신체검진, 각종 검사자료와 진단검사의 해석을 통해 이루어진다. 관찰은 대상자를 처음 만났을 때 시작하여 지속적으로 진행된다. 면담은 대상자의 문제에 대한 지각과 해석을 포함하여, 기능적 측면의 건강에 대한 체계적인 사정을 할 수 있다(Jensen, 2015). 간호사는 신체검진을 하는 동안 더 많은 자료를 얻기 위해 시진, 타진, 촉진, 청진 등의 기술을 사용한다. 임상검사와 진단검사 자료를 포함하여, 건강기록으로부터 객관적 정보를 수집하여 자료를 구축한다.

보통 병원이나 장기 보호시설에 입원하거나 지역사회 간호사나 가정간호사가 처음 방문할 때 심층적인 간호력 작성과 신체사정이 필요하다. 초기자료는 앞으로의 모든 간호사정의 주요 참고자료가 되며, 완벽한 사정자료는 간호진단의 기초를 제공해 준다.

(2) 간호진단

실제적·잠재적 건강문제에 대한 인간의 반응을 진단하는 것은 간호과정의 두 번째 단계이다. 진단은 문제를 확인하는 임상적 활동으로서, 대상자의 문제를 일컫는 용어라고도 할 수 있다. '진단한다'는 것은 간호사정 정보를 분석하고 이러한 분석으로부터 의미를 도출하는 것을 말한다.

간호사는 간호진단을 내릴 수 있도록 교육받고 면허를 받은 사람을 말한다. 그들은 대상자의 간호진단을 규명하고 그것에 기초하여 대상자 관리를 계획할 책임이 있다. 북미 간호진단협의회(NANDA-International; Herdman, 2014)는 간호진단을 이렇게 정의한다. "건강문제와 삶의 과정에 대한 개인, 가족 혹은 지역사회의 반응에 대한 임상적 판단이다."(p. 464) 의학적 진단이 질병에 대해 묘사하는 반면, 간호진단은 실제적·잠재적 건강문제에 대한 개인, 가족 또는 지역사회의 반응에 대해서 묘사한다. 간호진단은 간호사가 책임이 있는 결과를 얻기 위해 간호중재의 선택을 위한 기초를 제공한다"(Herdman, 2014). 따라서 간호사는 자신이 간호하는 대상자의 간호진단을 규명할 책임이 있다.

간호진단은 의학적 진단과는 차이가 있으며 독립적이다. 간호사는 대상자와 함께 진단을 규명한다. 예를 들어, 대상자가 영양부족으로 감염의 위험이 있을 수 있으므로 간호사는 영양상태를 개선시킬 수 있는 직접적인 중재를 해야 한다. 의사는 항생제로 감염되지 않게 할 수 있다. 당뇨병 대상자의 경우 인슐린을 처방할 것이다. 그러나 간호사는 인슐린을 투여하고 혈당 수준을 파악할 뿐만 아니라 교육을 함으로써 대상자의 지식을 향상시키는 것에 초점을 둘 것이다. 간호사와 의사는 모두 중재를 제공하지만 방법에서 조금 다르다.

간호진단 과정은 단서를 분류하고, 분류한 것을 해석하고, 올바른 진단을 했는지를 확인하는 것이다. 간호진단 진술의 작성에는 실제적 간호진단, 위험 간호진단, 가능한 간호진단 그리고 건강증진 간호진단 사이의 차이점에 대한 지식이 필요하다.

진단적 추론과정(diagnostic reasoning process)은 대상자의 문제로부터 임상진단을 명확하게 한다. 이 과정은 서로 밀접한 단계로 구성되어 있고 간호사와 대상자의 개인적 상황과 같은 여러 변수에 의해 영향을 받기 때문에 복잡한 과정이다. 진단은 지적, 상호대인관계 및 기술적 영역에서 역량을 비롯하여, 모호함을 밝혀내는데 개인의 강점을 개발하는 역량 및 반성적 연습을 사용하는 역량을 필요로 한다(Herdman, 2014). 진단적 추론은 추정하고 진단을 위한 정보를 모으고 정리하는 과정이다. NANDA-I(Herdman, 2014)에서는 진단적 추론의 5단계를 다음과 같이 축약했다(표 11-1); 현재의 단서를 조직화하기, 가능한 진단 생성하기, 단서를 가능한 진단과 비교하기, 초점화된 자료수집 수행하기, 진단 확정하기

간호사는 간호과정의 각 단계에서 판단한다. 판단은 간호의 평가에 기초하여 간호계획, 간호중재, 간호중재 수정을 유도한다. 프로토콜, 간호계획, 간호지도 등은 간호사가 간호를 계획할 때 간호과정을 활용하는 방식이다. 일반적인 문제의 판단을 위해서는 그러한 간호가 기본이지만, 모든 대상자의 간호는 개별화해야 한다. 그러므로 간호사는 비판적 사고의 맥락으로 프로토콜을 활용하며, 대상자에게 지침을 적용하기 위해 대상자를 사정하고 분석해야 한다.

간호학생은 임상판단에 기초가 될 수 있는 경험이 부족하며, 점점 경험을 얻으면서 상황 속에서 일반적인 개념에 주의를 가질 것이다. 이렇게 주요개념과 생각을 파악하는 것이 필수적이다. 각각에 대해 비판적으로 사고하는 것은 간호학생이 어떤 상황에서 다른 상황으로의 부정확한 정보를 적용하는 것을 피하도록 도와줄 것이다.

간호학생은 또한 조금씩 다른 의미를 갖는 개념을 설명하는 방법을 계속적으로 고안해야 한다. 예를 들면 간호사가 제왕절개 후 상처감염, 성적으로 감염되는 병을 가진 십대, 병원관리에서의 요로감염 등 감염된 대상자를 간호하게 되었을 때, 감염과 관련된 개념이 어떻게 유사하거나 다른가?

표 11-1 진단적 추론과 간호과정 비교

진단적 추론	간호과정
현재의 단서를 조직화하기	사정
가능한 진단 생성하기	진단
단서를 가능한 진단과 비교하기	사정 및 진단
초점화된 자료수집 수행하기	사정
진단 확정하기	진단

NANDA-I(Herdman, 2014)에서는 간호사가 진단을 내릴 때 사용할 수 있는 정의적 특성을 가진 진단 목록을 갖추고 있다(13장 참조). 간호사는 현재 존재하고 서로 묶이는 사정자료에 근거해 간호진단을 내릴 수 있다. 현재 자료가 정의적 특성에서 만족스럽지 못하다면 그 진단을 사용해서는 안 되며, 다른 진단이 더 나을 수 있다. 그 한 예로 대상자가 영양불균형으로 진단될 수 있다. '영양불균형: 신체요구량보다 적음'의 정의적 특성은 다음과 같다.

- 이상적인 체중보다 20% 이상 혹은 이하
- 충분한 음식섭취가 있으면서 체중 감소
- 일일 요구량보다 적은 불충분한 음식 섭취가 보고됨

진단을 내리기 위해서는 대상자에게 그 진단의 정의적 특성이나 위험요인이 보여야 한다.

간호사는 대상자와 함께 진단을 규명한다. 진단은 주관적·객관적 자료를 수집함으로써 이루어진다. 예를 들어, 간호사는 대상자에게 복통, 식욕, 음식섭취 후 즉각적인 상태 등을 질문할 수 있고, 이것으로 저작능력, 연하능력, 오심, 구토와 같은 추가적인 자료를 얻을 수도 있다. 최종적으로 간호사는 자료를 기록해야 한다. 보통 간호사는 사정자료를 기록하고 결론에 대해 사고하고 분석한다. 진단은 문제를 위한 간호사가 명명한 것이다.

수집된 자료의 양상을 이용하여, 간호사는 다음에 무엇을 할 것인가에 대해 간호판단을 내린다. 대상자 간호를 위한 간호계획과 간호중재는 간호분석 비판적 사고의 생산물이다.

(3) 성과 및 계획

미국간호협회(ANA, 2010)의 『간호실무 범위와 표준(Nursing: Scope and Standards of Practice, 2nd ed.)』에 따르면 목표설정은 측정 가능하고 현실적인 대상자 중심의 목표를 설정하고 기록하는 것이다. 대상자의 목표와 성과 평가기준을 포함하여 목표설정은 간호과정 구성요소의 한 부분이다.

기억해야 하는 개념

간호과정에 성과는 의학적 진단이나 시술이 아닌, 간호사정에 의해 내려진 간호진단으로부터 시작된다.

간호진단을 결정하고, 우선순위를 정하고, 기대되는 성과를 기록한 후, 간호사는 계획단계를 진행하기 시작한다. 간호사는 대상자와 함께 목표를 확인하고 확인된 문제를 없애기 위한 중재전략을 확인한다. 계획단계는 대상자 간호제공에서 간호사의 활동을 지시하는 대상자 간호계획을 준비하는 것을 포함한다.

간호계획은 대상자가 받아야 할 간호의 문서화된 요약으로서 의료평가기구(The Joint Commission, TJC)에 의하면 각 대상자를 위한 문서화된 간호계획을 요구하며, 이것은 수기로 된 기록, 전자기록, 인쇄 전 형태(preprinted form), 간호경로 혹은 지도(care path or care map), 개별화된 인쇄 이전 간호계획 혹은 실무표준 등이 될 수 있다(Keenan, Yakel, Tschannon, & Mandeville, 2008). 비록 많은 기관이 표준화된 간호계획을 개발해왔으나, 모든 간호계획은 개별화된 것이어야 하며, 14장은 대상자 간호계획을 좀 더 심도 있게 다루고 있다. 간호계획에 포함되는 기술은 대상자의 목표와 목표성취 평가기준을 설정하는 것과 간호중재를 결정하는 것이다.

치료계획은 영구적으로 보관하는 기록물로 남기 때문에, 실무자는 경험 있는 간호사와 협력하거나 개별화된 계획을 확인하기 위해 질문을 할 수 있다. 간호사는 간호계획을 작성하는 기술을 개발하고 다른 간호사가 내린 간호계획을 수행할 책임이 있음을 인식하게 된다. 작성된 간호계획은 대상자를 위해서 실행에 옮겨져야 한다.

간호사는 간호가 차이가 난다면 알고 있는 간호를 제공하기 위해 대상자의 성과를 기록할 것이다. '영양불균형: 신체요구량보다 적음'이라는 진단을 가진 대상자에게 간호사는 "대상자는 다음 주까지 몸무게 55kg을 유지한다."와 같은 결과를 기록할 것이다(Moorhead, Johnson, Maas, & Swanson, 2013). 성과는 대상자를 중심으로 현실적이어야 하고 측정 가능해야 한다. 간호사는 대상자에 따라 간호를 개별화하기 위해 비판적 사고가 필요하다. 대상자가 몸무게를 늘리는 데 불합리한 경우라면 그 목표는 대상자가 몸무게를 유지하는 것으로 조정될 수도 있다. 간호사는 또한 행동이 이루어질 시간을 확실히 이해해야 한다. 성과는 간호중재가 실재적으로 효과가 있는지를 판단하는 데 도움을 준다.

(4) 간호수행

수행은 간호과정에서 활동단계에 해당하며, 계획의 실제적인 실행, 계획에 대한 반응의 평가, 간호활동과 이러한 활동에 대한 대상자의 반응을 기록하는 것이다. '수행한다'는 것은 무엇인가를 수행하거나 중재하거나 행한다는 것을 의미한다. 수행에는 간호계획 내에서 중재의 위임과 조정이 포함되며, 이 단계는 대상자, 의미 있는 타인 혹은 건강관리제공자가 미리 설정된 간호계획을 수행할 수 있도록 하는 것이다. 간호활동은 목표 지향적이고, 최대의 기능적 건강 목표에 도달하도록 대상자를 돕는 것으로, 간호사는 대상자의 목표를 충족할 수 있도록 자신의 간호활동이 대상자에게 필요하고 요구되는 활동임을 확인하는 활동에 초점을 두어야 한다.

수행의 구성요소는 재사정, 계획의 실행, 반응의 평가, 간호활동의 기록을 포함하는데, 간호활동은 대상자의 기능적 건강상태 문제를 해결하거나 향상시키는 데 초점을 두고 있다.

수행은 지식, 대인관계기술, 간호기술이 필요하며, 이들 영역의 하나하나에서 전문성을 발전시키는 것이 전문직 간호실무에서 요구되므로 간호사는 간호를 제공하고 나면 이를 평가해야 한다.

성과가 대상자에게 집중되어 있다면, 간호중재는 간호사가 무엇을 해야 할 것인지에 집중된다(Bulechek, Butcher, Dochterman, & Wagner, 2013). '영양불균형: 신체요구량보다 적음'이라는 간호진단을 가진 대상자에게 하나의 간호중재는 대상자의 음식 선호도를 확인하는 것이다. 또 다른 구체적인 간호중재는 집에서 요리한 음식을 가져오도록 대상자의 가족과 접촉하는 것이다.

간호중재를 계획할 때, 간호사는 긍정적인 결과뿐만 아니라 고려하지 않았던 부정적인 결과까지도 파악해야 한다. 예를 들어 집에서 요리한 음식이 칼로리가 낮거나 영양이 부족할 경우, 간호사는 다음과 같은 개정된 간호중재가 필요할 것이다. "가족이 집에서 가져올 수 있는 영양가 높은 음식을 선택할 수 있도록 영양사와 만나게 한다." 임상적 추론은 함축적이고 간호사가 비판적 사고를 사용함으로써 기대할 수 있는 결과이다. 간호사는 간호과정을 수행할 때 수행된 간호의 효율성을 결정한다.

(5) 간호평가

평가는 보통 등급을 매기고, 판단하는 것을 의미하는 것으로 평가 단계에서 간호사는 대상자 간호계획의 성공 또는 실패 원인을 규명해야 한다(Alfaro-LeFevre, 2014). 간호중재에 대한 대상자의 반응을 결정하고, 간호계획의 목표가 달성되었는지의 여부를 판단하므로 간호계획은 평가의 기초를 제공하게 된다. 대상자 재사정은 간호진단, 목표, 중재의 변경이나 제거를 위한 새로운 정보를 제공해 주며, 목표의 성취 여부는 대상자와 간호사가 함께 결정한다. 이것은 학생과 실습지도자 간의 평가와 유사하다.

평가는 개인 대상자와 집단 대상자에 초점을 맞추게 되는데, 질 보장(QA)전문가는 유사한 대상자 집단을 위한 간호표준을 개발하고 정립한다. 평가는 간호과정에서 분리되고 구별된 하나의 단계이지만 전체 간호과정을 통해 지속적으로 수행되는 연속적인 단계이다. 간호과정에서 이전 단계에 대한 평가는 신속한 재사정과 재진단, 재계획을 이끌어내며, 평가 단계는 전체 간호계획의 세밀한 재사정이다. 대상자 목표 달성과 평가기준의 충족에 대한 심층적이고 종합적인 판단이 이 단계에서 이루어진다.

평가 과정에는 다양한 기술이 필요하며, 여기에는 간호표준, 정상적인 대상자의 반응, 간호의 개념적 모형에 대한 지식, 간호중재의 효과를 평가할 수 있는 능력 그리고 임상연구에 대한 통찰력이 포함된다.

간호를 평가할 때, 간호사는 미리 작성한 대상자 성과에 대한 중재 후 대상자 사정을 비교한다. 예를 들어, 간호사는 미리 토의한 예에서 대상자가 체중을 늘리도록 계획하고 1주 후에도 대상자가 여전히 55kg인지 평가하게 된다. 만약 기대되는 결과가 충족된다면 간호사는 계속적인 간호중재를 할 것이다. 또한 기대되는 결과(목표)를 바꾸는 것을 결정할 수도 있다. 다음 대상자의 기대되는 결과가 "다음 달에 58kg까지 증가한다."일 수도 있다. 하지만 모든 결과가 맞지 않을 수도 있다. 이러한 예에서 간호사는 간호중재를 바꾸는 결정을 내릴 수도 있다. 예를 들어, 결과가 맞는다면 간호사는 적절하고 지속적이면서 새로 개정된 간호중재와 결과, 아니면 그 모두를 수행함으로써 "식사시간과 자기 전에 100mL의 영양보충제를 사용한다."와 같은 새로운 간호중재를 할 수 있다. 간호사는 이러한 판단을 내리기 위해 비판적 사고를 한다.

2. 간호실무와 간호과정

간호실무는 대상자를 위하여 개별적이면서 상호작용한다. 간호사는 대상자 간호에서 자신의 사고를 사용한다.

1) 각 단계의 상호작용

간호과정의 각 단계는 상호작용하며 다른 단계에 의해 영향을 받는다. 예를 들면, 사정자료를 수집하고 있는 간호사가 동시에 간호과정의 다른 측면을 수행할 수 있다. 마찬가지로 평가단계에서 새로운 간호계획을 세우고 그 계획을 수행할 수도 있다. 긴급상황에서 간호사는 간호과정의 모든 단계를 분명한 구분없이 실행할 수도 있다.

대상자의 상태가 바뀌면 간호사는 새로운 정보를 수집하고 간호계획을 수정하게 되는데, 간호가 제공되었을 때 대상자 반응의 평가는 계획을 즉시 수정하게 하거나 새로운 간호진단을 내리게 할 수도 있다.

2) 전문직과 관련성

간호과정은 어떤 상황, 어떤 대상자에게라도 간호를 제공하는 체계적이고 조직적인 방법으로서, 그 적용 가능성과 실용성은 질적 간호에 기여하게 되며, 세밀한 대상자 간호계획이 기록되기 때문에 간호의 연속성 및 간호사 간의 의사소통이 촉진된다.

간호과정은 대상자의 고유한 문제에 집중하게 되므로, 대상자나 가족구성원을 우선순위 결정, 목표와 평가기준 설정, 간호중재 선택에 참여시켜야 한다. 이러한 참여는 대상자 간호에 직접적으로 영향을 미치는 의사결정에서 대상자가 중요한 역할을 하게 한다. 간호중재에 대한 대상자의 반응을 지속적으로 사정하고 평가해야 하는데, 이는 개별화된 간호를 촉진시킨다.

법적으로 간호과정은 간호실무표준으로 인식되어, 간호사는 법적 근거와 간호법에 따라 실무를 수행해야 할 책임이 있다.

전문적으로 간호과정은 간호를 수행하는 방법으로 인식되며, 이것은 전문직 간호표준이 기초하고 있는 모형이다. 때로는 변화하는 건강관리 환경에 적용될 수 없다는 비판을 받아왔으나, 간호과정은 간호를 제공하는 방법으로 거의 보편적으로 받아들여지고 있다.

치료적 대화: 간호과정

사례

34세의 김 씨 부인은 두 아이의 어머니이며 백혈병으로 화학요법이 계획되어 있다. 치료를 위해 그 전에 종양학과 외래에 두 번 온 적이 있어 직원은 그녀를 알고 있는 상태이다. 그녀는 현재 치료를 위해 의자에 앉아 있다.

비효율적 대화

김 간호사 부인, 안녕하세요? 저는 김 간호사인데 저를 기억하세요? (대상자를 확인하며)

김 씨 부인 예, 지난번에 방문했을 때보다 많이 변해 좀 걱정이에요.

김 간호사 지난번 만난 이후로 어떻게 지내셨어요? (병원 밖에서 대처를 사정한다.)

김 씨 부인 나쁘지 않았어요. 아이들은 돌보기 힘들었지만, 남편이 많이 도와줬어요. 이제 저도 돌볼 수 있어요. 그러나 저는 여전히 너무 피곤해서 아무것도 할 수가 없었어요. 다시 또 멍이 들었어요. (팔과 다리에 멍든 것을 보여준다.)

김 간호사 예. 그렇군요. 그것은 예상했던 일이에요. (대상자로부터 차트로 몸을 돌린다.)

김 씨 부인 치료를 언제 시작할 건가요?

김 간호사 (대상자의 차트를 본다. 전화벨 소리가 들린다. 다른 데를 보느라 대상자의 질문을 못 듣는다.)

김 씨 부인 치료는 언제 시작하나요?

김 간호사 한 시간쯤 있다가요. 검사결과가 나온 이후에 시작할 수 있어요.

김 씨 부인 지난번과 같이 혈관에 문제가 생길까 봐 걱정되네요. (걱정스러운 모습)

김 간호사 그렇지 않을 거예요. 걱정하지 마세요. 저희가 잘 돌봐드릴게요.

효율적 대화

이 간호사 부인, 안녕하세요? 저는 이 간호사인데, 저를 기억하세요? (환자를 확인하며)

김 씨 부인 예, 지난번에 방문했을 때보다 많이 변해 좀 걱정이에요.

이 간호사 지난번 만난 이후로 어떻게 지내셨어요? (병원 밖에서 대처를 사정한다.)

김 씨 부인 나쁘지 않았어요. 아이들은 돌보기 힘들었지만, 남편이 많이 도와줬어요. 이제 저도 돌볼 수 있어요. 그러나 저는 여전히 너무 피곤해서 아무것도 할 수가 없었어요. 다시 또 멍이 들었어요. (팔과 다리에 멍든 것을 보여준다.)

이 간호사 예. 그렇군요. 아프시겠어요. 피곤해 보이는군요. 뭐 도와드릴게 있나요? (즉각적인 요구 사정)

김 씨 부인 발을 쉴 수 있게 해 주면 고맙겠어요. 오늘은 전혀 움직일 수가 없군요.

이 간호사 그러죠. 이제 괜찮으세요? (중재 평가)

김 씨 부인 네, 좋아요. 치료를 언제 시작할 건가요?

이 간호사 한 시간쯤 있다가요. 검사 결과가 나온 이후에 시작할 수 있어요. 걱정되세요? (사정)

김 씨 부인 예, 지난번과 같이 혈관에 문제가 생길까 봐 걱정되네요. (걱정스러운 모습)

이 간호사 기록을 살펴보죠. 제 기억으로는 지난번에 온열지압이 효과가 있었던 것 같은데, 기억나세요? (이전 중재의 평가)

김 씨 부인 맞아요. 효과가 있었어요. 기억해 줘서 고마워요.

이 간호사 검사 결과 알려드리기 전에 저에게 더 부탁할 건 없나요?

김 씨 부인 혹시 변비약 처방을 받을 수 있을까요? 요새 너무 많이 먹거나 마시는데 지쳐서 그런지 몸이 고장난 것 같네요. (웃음, 부끄러운 모습)

이 간호사 물론이죠. 규칙적인 배변활동을 위해 추천드릴 음식을 생각해 드릴게요. 물 좀 갖다드릴게요. 함께 생각해 봐요. (대상자와 함께 계획)

비판적 사고를 위한 과제

- 이 간호사의 사례에서 간호과정의 모든 단계를 살펴본다.
- 차례대로 이루어졌는지 혹은 이 간호사가 순서를 건너뛰고 다시 바꿔서 시행했는지 분석해 본다.
- 김 간호사의 사례에서 어떻게 비효율적인 상호작용이 이루어졌는지를 묘사해 본다. 김 간호사가 보여줄 수 있었던 대안적 반응에 대해서도 이야기해 본다.

3. 비판적 사고의 중요성

건강관리에 유용한 엄청난 양의 정보는 계속해서 변화한다. 간단한 암기유형 사고는 능률적이고 효과적인 사용을 위해 관련 정보를 분류 · 조직화하고 확인하는 것만으로 간호업무를 보충하기에는 불충분하다. 날로 증가하는 건강관리의 복잡성은 효과적이고 생산적이며 능률적인 간호를 위해 비판적 사고를 요구한다.

비판적 사고는 간호사가 대상자 간호상황에 대한 해결이나 선택을 하도록 도와준다. 간호사는 가정, 학교, 외래, 간호부, 지역사회센터를 포함한 모든 상황에서의 비판적 사고가 요구된다. 간호사는 각각의 대상자와 환경에 대한 치료를 개별적으로 다루는 넓은 지식기반에서 일해야 한다. 간호사의 비판적 사고능력은 중요한 기술 중의 하나가 될 것이다.

1) 비판적 사고의 개념적 발달

사전에 의하면, 비판적 사고는 자기주도적이고 자기훈련으로써 공정지향적 방법으로 가장 높은 수준의 추론에 도달하는 방법이다(Paul & Elder, 2007). 비판적 사고는 사고 과정으로 인한 전환점이다. 비판적 사고의 정의는 Box 11-2에 요약되어 있다. 이러한 재검토를 통해 비판적 사고자가 많은 특성을 가지고 있다는 것을 알 수 있다.

사고과정과 간호과정 사이에는 유사성이 있다. 간호학과에서는 비판적 사고기술을 향상시키기 위하여 다양한 강의실과 임상환경에서 경험, 반영, 의사소통, 관찰을 제공한다.

4. 비판적 사고에 영향을 미치는 학습유형

간호학생은 여러 가지 방식으로 배우므로, 어떻게 공부하는 것이 최선의 방법인지를 아는 것이 가장 중요하다. 또한 학생은 여러 가지 학습유형(learning styles)으로 배울 수 있고 상황에 맞는 다른 방식을 사용할 수 있다. 강의실에서 학습이 순차적이고 반영적, 경쟁적인데 비해, 임상에서 학습은 보다 활동적이고, 운동성이 있으며, 무작위로 일어난다.

Alfaro-LeFevre(2014)는 교수자와 학습자 사이의 비판적 사고에 대한 많은 자료를 개발했다. 비판적 사고의 모형은 가르치는 기술, 대인관계기술, 이론적이고 실험적인 지식, 비판적 사고, 태도와 행동을 포함한다. 전문적인 기술이나 실험적인 지식은 간호학과의 실습실이나 임상적 환경에서 얻을 수 있다. 대인관계 기술은 의사소통 과정, 그룹활동, 대상자와 강의자, 다른 건강전문가와 작업 중인 임상적 환경에서 얻을 수 있다. 이론적인 지식은 간호과정을 읽고 쓰고 공부하여 습득할 수 있다. 비판적 사고의 특징은 모든 범위에서 개발할 수 있다. 비판적 사고를 증진시킬 수 있는 것에는 다음과 같은 것들이 있다(Alfaro-LeFevre, 2014).

- "무엇이 가장 중요한 문제인가?" 혹은 "이 견해에 대한 근거를 말하시오."와 같은 다른 사람이 물어볼 것으로 예상되는 질문
- "대상자가 숨을 짧게 쉴 때 무엇을 해야 하는가?" 혹은 "이 약을 투약했을 때 무엇을 예상할 수 있는가?"와 같은 것
- "나의 보고서를 연구과제에 맞춰볼 수 있는가?" 혹은 "어떻게 나의 지식을 깊고 넓게 할 수 있는가?"와 같은 개선되는 방법을 보인다.
- 당신의 생각의 흐름을 보기 위해 다른 이에게 물어보고 견해를 얻는다.
- "잘 모르겠어요."와 "전 아직."을 "같이 풀어보자."로 대체한다.
- 실수를 배움의 기회로 삼는다.
- 한계를 넘어 자신에게 좀 더 기대한다.

Box 11-2 비판적 사고의 선택된 정의

AACN(2008, p. 36)
질문, 분석, 합성, 해석, 추론, 연역적 · 귀납적 합리성, 직관, 적용, 창조성의 일부이거나 모든 과정이다(AACN, 2008). 비판적 사고는 독립적 및 상호 의존적인 의사결정의 기초이다.

Alfaro-LeFevre(2014)
목적이 있는 사고를 말하며 근거에 기반하여 판단하는 것을 목표로 한다.

Healsip(2008)
간호에서, 임상의사결정을 위한 비판적 사고는 질문에 열린 마음을 가지고 체계적이고 논리적인 방법으로 사고하는 능력이며, 안전한 간호실무와 질을 보장하기 위해 사용되는 합리적인 과정을 반영한다.

NLN(2011)
간호실무에서 비판적 사고는 합리적 과정의 속성을 보여주는 특정한 훈련으로 간호사가 대상자 간호에 대한 접근과 전문직의 관심을 발생시키고, 수행하고 평가하도록 한다.

5. 간호기술

1) 청취능력

적극적 청취는 대상자가 보내는 단서에 간호사가 반응하는 것을 의미하며, 불안하거나 몰두된 대상자는 질문에 짧은 대답이나 부적절한 대답으로 반응할 수 있다. 이때, 간호사는 대상자가 말하는 것에 귀 기울이고 잘못된 개념과 이해 혹은 잘못된 정보를 수정해 주어야 한다.

적극적 청취자가 된다는 것은 비언어적 단서와 구두적 반응에 모두 주의를 집중할 수 있음을 의미한다. 대상자는 어떤 정보를 제공하는 데 주저할 수 있으므로, 대상자를 존중하는 것이 중요할지라도 때로는 대상자 간호를 위해 필수적인 정보를 수집할 필요가 있다. 면담기술이 발전함에 따라 간호사는 어떤 질문을 해야 하는지와 개인적인 문제에 접근하는 방법을 습득하게 되는데, 질문형식에 따라서 완전한 혹은 표면적인 반응 간에 차이가 날 수 있다.

2) 협동

건강관리팀의 구성원 간 효과적인 협동은 대상자를 위한 개별화된 간호계획을 개발하는 것에 매우 중요한 역할을 한다. 팀원 개개인의 특별한 기여에 대하여 존중하고 신뢰하여 협동적 실무를 하는 것은 긍정적이고 전문적인 관계를 형성한다. 각 대상자의 질병 진행을 토의하기 위하여 규칙적인 시간에 대상자를 포함하여 팀원을 구성하는 것이 필요하다.

3) 의사소통능력

기록하는 기술은 대상자의 건강기록과 다른 기관의 기록 양식 내의 정보를 다른 건강요원과 의사소통하는 데 필수적이다. 사정할 때의 기록은 다른 사람들이 대상자에 대하여 파악할 수 있도록 해 주며, 질병의 진전과 질병에 대한 대상자의 반응에 대하여 과거의 정보를 얻을 수 있는 유일한 방법이 되기도 한다. 기록을 능숙하게 하려면 이해와 정확성을 유지하면서 정보를 요약하는 능력이 필요하다. 간결하고 기술적인 용어는 정확하고 상세한 서면보고에 유용하다. 의학적 용어로 기록하는 것은 도전적이지만 중요한 업무이다.

컴퓨터 기록을 이용하는 기관의 수가 늘어나고 있어, 간호사는 오늘날의 건강관리체계 내에서 효과적으로 기능하려면 컴퓨터로 작업할 수 있는 지식이 필요하다. 또한 간호계획을 개발하기 위해 건강관리 정보를 얻고 연구를 위한 자료를 이용하기 위한 인터넷 접근은 점차 중요해지고 있다.

4) 임상추론

간호사는 개인, 가족, 지역사회 내에서 다양한 사람, 즉 건강하거나 질병을 가진 사람을 만나게 되는데, 이때 간호사는 비판적인 사고와 반영을 위한 풍부한 기회를 경험한다. 이것은 간호학생이 의료적인 환경에서 적용하는 명백한 과정에서부터 얻는 지식을 배우고 기억하는 데 중요하다. 실제 대상자와 상담할 때 간호사는 학문적 지식을 완전한 견해로 통합할 필요가 있다. 비판적 사고를 사용함으로써 간호학생은 어떻게 모든 존재하는 지식과 지금의 정보가 새롭고 높은 수준에서 재창조되기 위해 서로 맞춰지는지 볼 수 있다. 비판적 사고는 존재하는 기본지식 안에서 일어나고, 임상경험(clinical experience)과 비교된다.

예를 들어, 이 장의 도입에 나왔던 요양시설 대상자에 대해 고려해 보자. 의학적 진단 중 하나는 울혈성 심부전이며, 대상자의 문제를 근본적으로 다루기 위해 간호학생은 수업에서 습득한 기본지식이 필요할 것이다. 사정 단계에서 간호학생은 대상자 심장과 폐를 청진하는 방법을 알게 되고, 해부학, 생리학, 병태생리학으로부터 얻은 지식을 활용할 것이다. 간호학생이 약물의 목록을 다시 조사함에 따라 목적, 부작용, 약물관리에 대해 알게 될 것이다. 간호학생은 영양수업으로부터 심장 식이에 대한 근거를 이해하게 되어 대상자에게 교육할 수 있다. 간호학생은 기본적인 간호과정으로부터 얻은 기초적인 지식과 목욕, 이동, 보행 등을 도와줌으로써 대상자와 의사소통하고 관계를 발전시킬 수 있다. 이런 방법으로 간호학생은 중점이 이론화될 때까지 지식을 통합하고 비판적 사고를 실제 대상자 사례에 적용할 수 있다. 이것을 임상추론이라 한다.

간호학생은 좀 더 배우고 모든 기회의 장점을 취하면서 배움에 적극적이어야 한다. 간호학생이 모든 답을 가지고 있다고 생각할 때 그들은 자기 자신에게 좀 더 질문해야 한다. 이것은 옳은 답보다 옳은 질문을 얻는 것이다. 간호 실습은 호기심에 대한 양상을 중요하게 여기므로, 이런 습관은 간호학생이 더욱 빨리 전문 간호사가 되도록 지원해 줄 수 있다.

6. 학습을 위한 기술

비판적 사고와 간호과정은 임상실무와 학교 강의에 모두 연결되어 있다. 간호는 전문적 실무이며, 간호학생은 개별적 대상자 간호를 제공하는 지식에 관하여 배울 수 있다. 대상자는 고유하므로, 간호과정은 이러한 정보를 모으는데 사용된다.

1) 비판적 사고 기술을 사용하는 방법

간호학생이 간호 역할 내에서 발전해감에 따라 비판적 사고 기술을 형성하고 이를 건강관리 상황에 적용한다. 높은 수준에서 비판적으로 사고할수록 간호사가 가장 효과적으로 대상자를 치료하도록 도움을 줄 수 있기에, 비판적 사고는 의식적이고 신중한 노력을 요구한다. 반복을 통해 비판적 사고는 습관이 되고 간호학생은 점점 전문 간호사가 될 것이다.

비판적 사고는 분석하고 조사하기 위해 많은 면을 지니므로, 간호사는 사고의 한 측면을 발달시킬 수도 있지만 다른 측면도 증진시켜야 한다. 비판적 사고의 구성요소를 보면서 간호사는 발달시켜야 할 필요가 있는 기술을 찾을 수 있다.

문제가 무엇인지 분석하는 것은 매우 중요하며, 우선순위 결정은 필수적인 간호기술이다. 우선순위를 결정하기 위해 다음과 같은 것을 고려한다. 문제의 심각성(생명을 위협하는 것이 항상 높은 우선순위가 된다), 문제에 사용된 시간의 양(간호와 약물 간호), 어떤 문제가 관련되고 무엇이 대상자의 가장 중요한 소견인지를 학생이 경험을 통해 지식을 얻음에 따라 간호에서 우선순위를 결정하는 기술은 점차 발전할 것이다. 간호사가 정보를 얻고 분석할 때 우선순위 결정은 중요한 진단과 문제를 안내한다. 이러한 경우, 비판적 사고와 임상추론은 우선순위가 높은 문제가 무엇인지 규명하는 역할을 한다.

모든 간호과정은 임상추론(간호사정, 간호진단, 간호계획, 간호수행, 간호평가)을 요구한다. 국제간호연맹(NLN, 2011)은 각 간호과정 단계에 사용되는 비판적 사고를 보여주는 행동을 기술하고 있다(Box 11-3). 간호사가 사정할 때 관련된 질문을 하고 자료를 타당화하고, 분석할 때는 다른 관점이나 가정을 고려한다. 비판적 추론에서 기술을 발전시키기 위해 간호사는 잘 묘사된 행동을 어떻게 사용할지 고려해야 한다. 또한 덜 사용되는 기술을 발전시키기 위해 시간이 필요하다.

2) 시험

간호학과에서 시행하는 시험은 다른 시험과 매우 다른데, 이런 비판적 사고 질문은 사고과정에서 하나의 단계보다 더 많은 것을 요구한다. 다른 시험들은 교과서에서 나오는 사실에 대한 기본적인 지식에 중점을 두지만, 이러한 새로운 행동은 새로운 정보를 분석하고 대안이 되는 해결점을 조사하는 것이 될 수 있다. 추가적인 자료를 확인하고 우선순위가 높은 결과를 제안하게 되므로, 이용 가능한 자료를 기초로 추론하며, 간호중재의 우선순위를 결정하고, 평가에 기초하여 계획을 재수정하게 된다(Assessment Technologies Institute, 2010). 우선순위 결정은 결정을 내리고 가장 필요로 하는 수준의 대상자, 가장 위험이 있는 대상자를 선택하여, 만성 혹은 응급 대상자를 확인하여 일차 중재를 선택하는 능력을 테스트하게 된다.

우선순위 결정의 개념틀에는 Maslow의 위계적 욕구, ABCs[기도(Airway), 호흡(Breathing), 순환(Circulation)], 안전 및 위험감소, 급성과 만성상태, 간호과정(수행 전 사정), 낮은 수준에서 가장 침습적인 것, 낮은 수준에서 가장

Box 11-3 비판적 사고행위

간호실무에 비판적 사고를 적용하는 것은 다음과 같은 능력을 보이게 된다.

A: 해석
관련 있는 질문을 하고 아이디어(생각)를 탐구한다.
자료를 타당화한다.
쟁점과 관심을 인식한다.

D: 분석
근거를 해석한다.
관점을 고려하고 가정을 인식한다.
놓친 정보를 확인한다.

O: 성과
결과는 측정가능하고 관찰이 가능한 것이다.

P: 평가
오차를 찾는다.
법적 · 윤리적 표준을 고려한다.
사색하는 회의론을 사용한다.
대안을 조사한다.
근거의 가치를 판단한다.

I: 추론
결과를 예측한다.
연역적 · 귀납적 추론을 적용한다.
근거와 함께 결론을 지지한다.
우선순위를 세운다.
접근법을 계획한다.
중재를 수정하고 개별화한다.
실무에 연구를 적용한다.

E: 설명
얻게 되는 성과를 결정한다.
계획을 수정한다.
대상자의 결과에 대한 지각을 확인한다.

출처: National League for Nursing(2011). *Critical thinking in clinical nursing practice/RN examination*. Retrieved December 7, 2010, from http://dev.nin.org/testproducts/pdf/CTinfobulletin.pdf; American Nurses Association. (2010). Nursing: Scope and standards of practice (2nd ed.) Silver Spring, MD: Author.

생존에 필요한 것 등을 포함한다. 간호학생은 자신의 지식을 기초로 사용하여 가장 최고의 답을 선택하여 각 항목을 채우게 된다.

3) 실무에 반영하는 방법

Elder와 Paul(1996)은 판단의 사고를 통해 명확하고 세심하며 타당하고 폭이 깊고 넓으며 논리적이며 합당한 표준범위를 발전시켰다. 이러한 표준은 간호학생이나 간호사의 능력을 키울 수 있는 표현 방식을 제공한다. 간호학생이 문서를 쓰고, 조사 전 준비하고, 간호계획에 참여함으로써 그들의 사고를 개선시키기 위해 이러한 표준을 사용할 수도 있다. 간호사가 그것을 개선하기 위해 노력한다면 비판적 사고와 임상추론은 시간이 지남에 따라 발전할 것이다.

반영(reflection)은 새로운 이해와 인식을 이끌기 위한 경험을 조사하는 개인적인 약속에서의 지적이고 감정적인 활동으로 정의된다(Boud, Keogh, & Walker, 1985). 다른 기술을 사용함에 따라 반영은 발전하기 위해 시간과 집중이 필요하다. 반영의 2가지 유형은 임상실습에서 일어나는 활동 중의 반영과 실습 후에 일어나는 활동 밖의 반영이다. 간호는 실행적인 전문직이기 때문에 간호사는 매일 임상적인 생활에서 활동의 반영을 실행한다. 활동 밖의 반영을 실행할 때 간호사는 어떤 일이 일어나는가에 대해 생각하기 위하여 시간과 노력이 필요하다.

가장 기본적인 수준의 반영은 사건의 기술로써 시작되고, 좀 더 미래에 대해 긍정적이거나 부정적인 상황을 확인하는데 도움을 주므로, 시간 속에 표면화될 수 있다(Mezirow, 2000). 상황, 사람, 환경에 대해 생각하고 그때 어떤 일이 일어날지 상기하며, 사건의 순서를 상기하고 긍정적 혹은 부정적인 면에 대해 생각하고 그 감정에 집중한다. 상황과 그에 수반되는 관계의 맥락에 대해 사고한다. 높은 수준의 반영에 다다랐을 때 어떤 인식과 판단, 사고가 일어났는지 훑어본다. 경험 속에 어떤 가치가 있는가? 만들어진 가정이 진짜인가, 가짜인가? 사건이 조사됨에 따라 새로운 결과가 나타날 수 있으며, 반영에서 경험은 사건 주위의 행동과 강점, 생각, 가치에 따라 재실행된다.

수준 높은 학습은 비판적 반영의 관점이지만 "우리의 인식이나 평론을 알게 되면서" 일어난다(Mezirow, 2000). 이것은 사람이 질문하거나 상황에 대한 다른 사람의 사고방법을 고려할 때 일어나게 된다. 예를 들어, 왜 사건이 중요한지 물어본다. 사람 혹은 간호학생, 간호사에게 그것이 어떤 의미를 지니는가? 서로 다른 가치와 믿음과 이것이 어떤 다른 의미를 가지는지 고려한다. 새로운 의미와 대안적인 해석은 예전 것보다 더 유용하다.

간호는 다른 관점으로부터 사건을 보는 능력을 지니며, 다른 인식은 간호사가 삶에 대한 경험의 의미를 좀 더 넓게 인정하도록 이끈다. 사건을 보는 또 다른 방법은 무엇인가? 어떻게 다른 사람의 인식을 변화시키는가? 질문을 하는 것은 학생이 각기 다른 관점으로 대상자 간호를 준비할 수 있도록 돕는다. 이해관계에서 질문을 발달시키는 기술은 각각의 사람과 독특한 삶의 경험을 중요시하는 것이다. 판단하기를 피하고 가정을 인식하면 간호사는 많은 다양한 대상자 그룹에 좀 더 유능한 관계의 간호를 제공할 수 있다.

판단내릴 필요 없이 가정을 인정하고 다른 관점을 고려하게 된다. 국제간호연맹(NLN, 2010)에서는 간호사가 이러한 사건의 관계 속에서 실행할 수 있는 비판적 사고 행동에 대해 개요를 마련하였다. 이것은 사람이 사실에 기본을 두지 않은 무엇인가를 인정하는 것을 받아들이는 것을 의미한다. 장기요양시설에서의 방임과 학대에 대한 이야기는 그런 시설을 기피하려 한다. 여러 사실을 종합함으로써 학생은 그들이 실습한 가정간호가 폭넓은 대상자 재원을 가지고 있다는 것을 배울 것이다. 예를 들면, 가정에는 학령기 아동과의 활동, 추억을 간직한 계절, 시골의 차량여행이 있다. 거주자는 그들이 주위환경을 즐기며, 시설이 양질의 보호를 해 준다고 말한다. 이러한 예는 사실을 수집하는 주요시점을 나타내며 새로운 관점을 열어준다.

무엇이 관찰되는 위치를 이해하면서, 국면이 다를 때 어떻게 생각하는가를 염두에 둔다. 장기요양시설에 있는 간호학생은 대상자가 경험했던 것을 잃어버리는 것에 대해 생각할 것이다. 예를 들면 기능손실, 독립적 일상생활활동 감소, 배우자 상실을 경험하는 대상자가 기대하는 바는 다르다. 대상자는 생활고로 힘들고, 최소의 경제적 재원을 위해 일했을 것이다. 따라서 장기요양시설 입소는 다른 사람으로부터 도움을 받고 그들을 위해 준비한 음식 및 즐거움을 위한 활동을 받을 수 있는 우선 조건이 될 것이다. 간호학생은 그들의 관점에서 그들과 대화하는 시간을 가져야 한다. 이런 과정은 개방형 질문, 개인적 판단을 피하는 질문, 대상자의 반응을 주의 깊게 듣는 것 등이다.

상상되는 진실에 대한 의심을 가지는데, 국제간호연맹(NLN, 2010)은 사려 깊은 회의론의 사용을 서술한다. 예를 들면, 장기요양시설에 있는 사람은 그들을 돌보지 않는 가족이 있을 수 있다는 것을 생각해야 한다. 그 가족들은 요양에는 깊이 관여하나 늙어서 가정에서 돌볼 재정이나 육체적 능력을 가지고 있지 않다는 사실이다.

현재의 상황을 평가해야 하는데, 간호사가 낮 근무만 한다면 낮 동안에 일어난 일이 무엇인지를 알아야 하며, 가족들이 이브닝에 방문하는 것을 고려해야 한다. 만약 오류가 발견되면, 비합리적인 판단을 찾아내야 하고, 가족이 다른 시간에 참여하는데 간호사는 가족이 참여하지 않는 것을 가정했다면 이러한 잘못된 인식을 다른 근무조의 간호사와 이야기함으로써 고쳐나가려고 노력할 수 있다.

4) 시뮬레이션

대상자 간호의 복잡성과 민감성이 급격히 증가함에 따라 의사결정 기술과 안전한 임상 판단을 성장시키기 위한 간호사가 할 수 있는 적절한 임상경험을 하기가 어려워지게 되었다. 많은 간호대학과 병원은 임상기술과 능력을 숙달하고 평가하기 위하여 시뮬레이션 실습을 하고 있다(Bremner, Aduddell, Bennett, & VanGeest, 2006). 정교화된 컴퓨터 조정으로 작동되는 실물 크기의 인형인 환자 시뮬레이터(human patient simulator, HPS)는 간호학생이 결정을 하는 것을 발전시킬 수 있도록 임상 사례를 나타낸다. 수업은 대상자 상황을 설명하고, 간호학생이 팀원과 토의하고 중재계획을 결정하고, 그 결정의 긍정적이고 부정적인 결과를 경험하는 것으로 구성된다. 시뮬레이션 상황에서 긍정적인 결과를 성취하기 위해서는 조직, 우선순위, 의사소통 및 협력과 같은 기술이 필수적이며, 매우 중요하다. 특히, 시뮬레이션 실습은 발생하지 않을지도 모르는 고위험 상황을 경험하게 하므로 중요하다. 또한, 간호학생은 Debriefing 시간을 통하여 다른 간호학생과 통찰력을 나누고 반영하는 기회를 가질 수 있다.

5) 전문적 지식 발달방법

간호학생은 비판적 사고 과정을 이용하여 그들의 기술을 발달시키지만, 고도의 전문적 수준에 다다르기 위해서는 많은 시간이 필요하다. 초보자인 간호학생은 실습과 문제해결능력이 필요하며, 이것은 무엇이 작용하는지 혹은 작용하지 않는지를 발견하고 개인적 상황에 그 과정을 적용시키는 것을 포함한다.

Benner(2000)는 전문기술 습득의 단계를 나타내는 개괄적인 모델을 발달시켰다. 첫 번째는 초보자(novice) 단계이다. 이 단계에서 간호학생은 실습을 안내하기 위한 법칙을 사용한다. 이 법칙의 예로는 교수와 실험실에서의 실습, 책 등을 통해서 얻는 정보와 기술을 포함한다. 두 번째는 진전된 초보자(advanced beginner) 단계이다. 임상적 상황의 경험을 바탕으로 간호학생은 더 많은 사실과 복잡한 법칙을 배운다. 만약 중재자의 설명이 부족할 경우 간호학생은 그 규칙에 대하여 많은 의문점을 가질 것이다. 역량 있는(competence) 간호사 단계에서 간호사는 새로운 규칙과 합리적인 과정을 고안하며, 성과에 대해서 책임감을 느끼고 기존의 규칙에 대해서 의문을 갖는다. 더 많은 경험을 바탕으로 적응력을 얻는다. 상황이 복잡화됨에 따라 간호사는 경험을 내면화하고, 계획을 실행한다. 숙련된(proficient) 간호사 단계에서 사건과 맥락, 그리고 대상자의 상황이 간호사 개인의 자질만큼 중요하다는 것을 깨닫는다. 평가를 받음으로써 간호사는 미래 행동을 발달시키고 실행하며, 이러한 행동은 점차 간단해지며 성과는 중재를 통해 얻은 것보다 더욱 중요해진다. 사고는 계획적인 사고에서 유연하며, 직관적인 사고로 바뀐다. 마지막은 전문가(expert) 단계로, 자신의 목표와 그 성취방법을 알게 되며, 최고의 전문가는 행동하기 전에 미리 생각한다. 그들은 직관적으로 이론적인 사고를 그들의 목표를 반영하여 사용하며 가장 적당한 조치를 하며, 하나의 관점에 사로잡히지 않으며 이론과 실제, 직관을 모두 고려한다. 이 모든 것이 전문가의 목표인 것이다. 간호학생은 간호학 과정을 끝낸 후에도 전문가 단계에 도달하기 위해 많은 시간이 필요하다는 것을 인지하고, 인내심을 가져야 할 것이다.

7. 학습활동에서 비판적 사고의 적용

이 책은 기본적인 간호실습의 중요한 도구와 비판적 사고의 기회를 제공하여, 각 장의 처음에는 비판적 사고의 과제를 볼 수 있다. 이는 간단한 상황을 묘사하고, 간호학생이 배운 것을 적용할 수 있도록 돕는 문제로 제시되고, 간호학생은 비판적 읽기를 위한 과제를 고려하며 읽기를 시작한다. 또한 자신의 배경지식과 새로운 정보를 통합할 필요가 있으며, 새로운 정보와 배경지식이 적합한지를 묻고 결국 새로운 정보를 배경지식에 적용시키는 것이다. 간호사정, 분석, 간호진단, 간호계획, 간호수행, 간호평가를 통해 진행되는 간호과정을 통해 간호학생은 비판적 사고와 임상추론의 명백함을 깨닫는다.

간호학생은 비판적 사고의 기회를 갖게 되는데, '비판적 사고 적용하기(Apply Your Critical Thinking)'는 각 장의 주제와 관련된 임상활동을 담은 사진을 제시한다. 게다가 책의 끝부분에서 간호학생은 그들의 학습결과를 지침과 비교하는 활동을 할 수 있다. 그리고 '성과기반 교육계획(Outcome-Based Teaching Plans)'에는 구체적 성과와 그것을 만족시키는 전략 상황이 포함된다. 간호학생은 그 상황에 접근하는 간호판단을 위하여 임상추론을 활용한다. '윤리적·법적 쟁점(ethical and legal issue)'은 간호사로 하여금 정보를 통합하게 하고 결론에 도달하도록 하는 질문을 제시하게 한다. 그리고 그에 대한 대답은 매우 다양할 수 있다. 이 모든 것은 반영적 질문이며 간호사는 이 비판을 통하여 그들의 기술을 사용할 수 있고, 최선의 답을 찾을 수 있다. 각 장 맨 끝의 주요개념은 각 장의 요약정리이다.

그러므로 간호학생은 이 책을 읽음으로써 자신의 기존지식을 넓힐 수 있으며, 간호대학에서 행해지는 임상경험에 이 지식을 활용할 수도 있다. 비판적 사고의 반성적 기술을 사용하는 좋은 기회인 것이다. 간호학적 판단을 할 때 임상추론을 사용할 수 있으며 이 기술을 향상시킴으로써 간호사는 사적이고 적당한 보살핌을 제공할 수 있을 것이다.

주요개념

- 간호과정은 개인, 가족, 지역사회에 간호를 제공하기 위하여 체계적이고 문제해결적 접근이다.
- 간호과정은 지난 50년 동안 6단계로 발전하였으며, 간호사정, 간호진단, 간호성과, 간호계획, 간호수행, 간호평가이다.
- 간호과정은 실제적이고 잠재적인 건강문제를 확인하고 그것을 해결하기 위한 전략을 모색하기 위하여 모든 연령의 대상자에게 모든 장소에서 사용된다.
- 비판적 사고와 임상추론 과정은 간호과정을 위한 이론적 기초이다.
- 많은 저자들이 비판적 사고를 정의해 왔으며, 각 정의가 약간의 차이를 보이나 비판적 사고를 바라보는 통일된 관점은 비판적 사고가 의사결정과 행동을 돕는 긍정적 과정이라는 것이다.
- 비판적 사고는 간호과정의 필수적이고 효과적인 간호실무에 매우 중요한 요소이다.
- 확고한 배경지식과 임상경험은 간호판단을 돕는 임상추론의 토대를 제공한다.
- 비판적 사고는 간호사와 대상자 사이의 상호 과정에 있어 중요하다.
- 간호학생은 자기반성, 기술습득, 사고의 활용, 문어적·구어적 사고 표현, 비판적 사고에 대한 읽기와 토의, 주의 깊은 경청, 비판적 사고의 실천 등을 통해 비판적 사고의 기술을 발달시킬 수 있다.

REFERENCES

Alfaro-LeFevre, R. (2014). *Applying nursing process: The foundation for clinical reasoning* (8th ed.). Philadelphia, PA: Wolters Kluwer Health/Lippincott Williams & Wilkins.

American Association of Colleges of Nursing. (2008). *The essentials of baccalaureate education for professional nursing practice*. Washington, DC: Author.

American Nurses Association. (2010). *Nursing: Scope and standards of practice* (2nd ed.). Silver Spring, MD: Author.

Assessment Technologies Institute. (2010). *ATI 2010 item writing workshop*. Kansas City, MO.

Benner, P. (2000). *From novice to expert: Excellence and power in clinical nursing practice* (Commemorative ed.). Englewood Cliffs, NJ: Prentice Hall.

Boud, D., Keogh, R., & Walker, D. (1985). *Promoting reflection in learning: A model. In reflection: Turning experience into learning*. London, UK: Kogan Page.

Bremner, M. N., Aduddell, K., Bennett, D. N., & VanGeest, J. B. (2006). *The use of human patient simulators: Best practices with novice nursing students*. Retrieved July 11, 2014, from www.laerdal.com/us/Research/42408228/The-Use-of-Human-Patient-Simulators-Best-Practices-with-Novice-Nursing-Students

Bulecheck, G. M., Butcher, H. K., Dochterman, J. M., & Wagner, C. M. (2013). *Nursing interventions classification (NIC)* (6th ed.). St. Louis, MO: Elsevier Mosby.

Elder, L., & Paul, R. (1996). *Universal intellectual standards*. Retrieved December 7, 2010, from www.criticalthinking.org/articles/universalintellectual-standards.cfm

Foundation for Critical Thinking. (2013). The analysis and assessment of thinking. Retrieved July 27, 2015 from http://www.criticalthinking.org/pages/the-analysis-amp-assessment-of-thinking/497

Gordon, M. (1994). *Nursing diagnosis: Process and application* (2nd ed.). New York, NY: McGraw-Hill.

Healsip, P. (2008). *Critical thinking: To think like a nurse*. Retrieved December 9, 2010, from www.criticalthinking.org/resources/HE/ctandnursing.cfm

Herdman, T. H & Kamitsuru, S. (Ed.) (2014). *NANDA International. Nursing Q9 diagnoses: Definitions and classifications 2015–2017*. West Sussex, UK: Wiley-Blackwell.

Jensen, S. (2015). *Nursing health assessment: A best practice approach* (2nd ed.). Philadelphia, PA: Lippincott Williams & Wilkins.

Keenan, G. M., Yakel, E., Tschannon, D., & Mandeville, M. (2008). Chapter 49: Documentation and the nurse care planning process. In R. G. Hughes (Ed.), Patient safety and quality: *An evidenced-based handbook for nurses* (Vol. 2). Retrieved July 4, 2014 from www.ncbi.nlm.nih.gov/books/NBK2674/

Mezirow, J. (2000). *Learning as transformation: Critical perspectives on a theory in progress*. San Francisco, CA: Jossey-Bass.

Moorhead, S., Johnson, M., Maas, M., & Swanson, E. (2013). *Nursing Outcomes Classification (NOC): Measurement of health-outcomes* (5th ed.).St. Louis, MO: Elsevier Mosby.

National Council of State Boards of Nursing (2014). *2014 NCLEX-RN detailed test plan, candidate version*. Retrieved September 29, 2015 from https://www.ncsbn.org/testplans.htm

National League for Nursing. (2011). *Critical thinking in clinical nursing practice/ RN examination*. Retrieved December 7, 2010, from http://dev.nln.org/testproducts/pdf/CTinfobulletin.pdf

Herdman, T. H. (Ed.) (2012). North American Nursing Diagnosis Association

International (NANDA-I). *Nursing diagnoses: Definitions and classification 2012–2014*. West Sussex, UK: Wiley-Blackwell.

Paul, R., & Elder, L. (2007). *Defining critical thinking*. Retrieved December 7,2010, from www.criticalthinking.org/aboutCT/define_critical_thinking.cfm

Ralph, S. S., & Taylor, C. M. (2014). *Sparks and Taylor's nursing diagnosis reference manual* (9th ed.). Philadelphia, PA: Wolters Kluwer Health/Lippincott Williams & Wilkins.

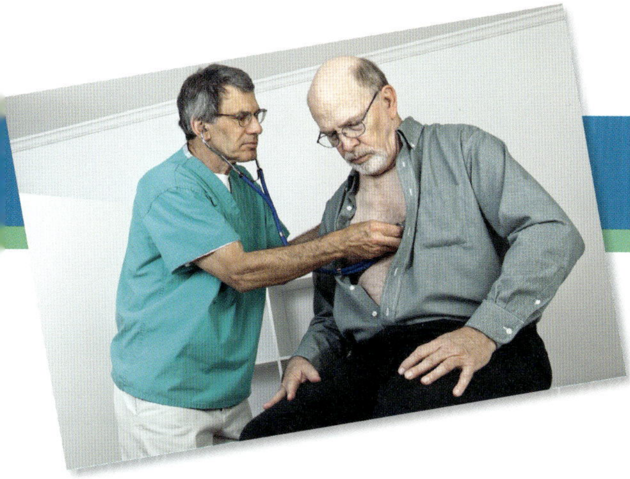

CHAPTER 12

간호사정

Nursing Assessment

Kathryn Van Dyke Hayes

비판적 사고를 위한 사례

60세 최 씨는 혼자 내원하였고, 김 간호사는 초기 건강사정을 하기 위해 몇 가지 질문을 하였다. 최 씨의 주호소는 복부 전체의 통증과 식욕감퇴였다. 최 씨의 부인(51세)은 두 달 전에 사망하였다. 최 씨는 천천히 움직였지만 발걸음은 안정되어 보였다. 최 씨는 김 간호사의 눈을 똑바로 쳐다보지 않았고 질문에 대답할 수 있었지만 중얼중얼거리며 대답하였고 건강사정을 하는 데 15분이 소요되었다.

이 장을 학습한 후, 위의 사례를 읽고 다음의 내용에 대하여 비판적 사고를 적용하여 복습한다.

1. 위 사례에서 사정을 위한 관계 형성의 중요성을 평가한다. 관계 형성을 위해 사용할 수 있는 방법을 제안한다.
2. 제한적으로 제시된 정보로부터 최 씨에게 무엇이 잘못되었는지를 찾아내고, 이렇게 판단하게 된 것을 자료를 이용하여 뒷받침한다.
3. 수집된 주관적 · 객관적 자료를 요약하고, 추가적 자료를 수집하는 데 사용할 기술이나 질문을 계획한다.
4. 사정을 위해 주어진 제한된 시간 동안 수집해야 할 중요한 정보의 우선순위를 어떻게 설정할 것인지를 결정한다.

주요용어

객관적 자료 objective data
관찰 observation
기밀유지 confidentiality
단서 cues
면담 interviewing
사정 assessment
시진 inspection
신체검진 physical examination
주관적 자료 subjective data
청진 auscultation
촉진 palpation
타당도 validation
타진 percussion

학습목표

1. 간호과정의 사정단계에 대해 기술한다.
2. 간호실무에서 사정목적에 대해 토의한다.
3. 간호사정에 필요한 기술을 설명한다.
4. 간호사정에 포함된 3가지 주요 활동을 구별한다.
5. 자료수집 과정을 설명한다.
6. 자료의 타당도를 검증하는 이론적 근거를 설명한다.
7. 사정자료를 조직화하기 위해 이용되는 구조 틀을 토의한다.

간호과정의 첫 번째 단계를 사정(assessment)이라고 하는데, 간호를 목적으로 한 자료수집을 의미한다. 정보는 관찰, 면담, 신체검진과 같은 기술을 사용하여 또한 직관과 대상자, 가족구성원 또는 다른 중요한 사람, 건강기록, 건강관리팀 그리고 문헌 검토를 포함한 많은 자원을 이용하여 수집한다. 그림 12-1은 간호과정의 여러 단계와 관련해서 사정 단계를 보여준다. 자료의 해석 또는 분석은 간호과정의 진단 단계에서 일어나며, 사정은 실제적이거나 잠재적인 건강문제를 확인하는 데 목적을 두고 자료를 수집하는 단계로, 정확한 사정 정보는 양질의 간호를 제공하는 데 필수적이다.

건강관리팀의 다른 구성원과 수집하는 자료가 중복될 수도 있지만 분명한 것은 자료가 전문직종마다 다르게 이용된다는 것이다. 의사는 의학적 진단을 내리거나 의학적 중재에 대한 대상자의 반응을 평가하기 위하여 사정자료를 수집한다. 간호사정은 대상자의 안녕, 기능적인 능력, 신체상태, 강점 그리고 실제적이고 잠재적인 건강문제에 대한 반응에 관한 자료를 수집하는 데 초점을 둔다.

간호사정의 목적은 간호진단, 간호성과 확인, 간호계획 그리고 간호수행에 이용할 수 있는 대상자(개인, 가족 또는 지역사회)에 관한 자료를 수집하는 것이다. 이것은 개별화된 대상자 간호를 증진시킨다. 간호사정은 다음과 같은 이유 때문에 시행된다.

- 대상자의 기초정보를 수립하기 위해서
- 대상자의 정상적인 기능을 결정하기 위해서
- 대상자의 기능부전 위험요인을 파악하기 위해서
- 기능장애의 존재나 부재를 파악하기 위해서
- 대상자의 강점을 파악하기 위해서
- 진단단계를 위한 자료를 제공하기 위해서

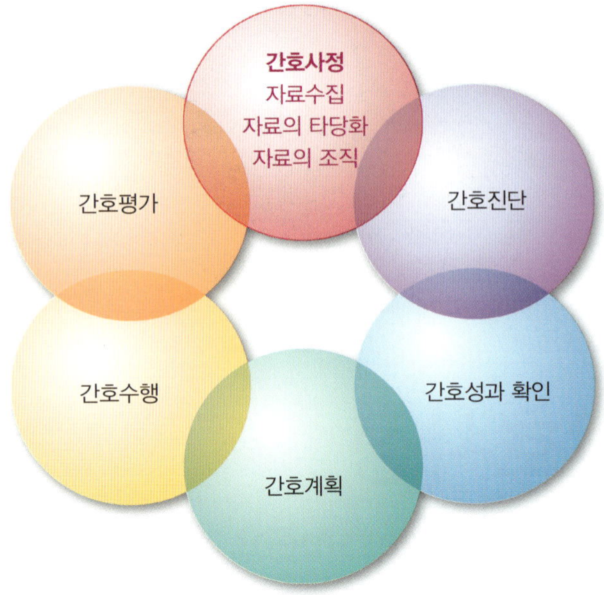

그림 12-1 미국간호협회 표준 I : "간호사는 대상자 건강자료를 수집한다." 이 그림은 사정 단계에서 사용되는 활동을 보여주고 간호과정의 다른 단계와의 사정 관계도 보여준다.

간호사정 단계의 주요활동은 다음과 같다.

- 자료수집
- 자료의 타당화
- 자료의 조직

1. 간호사정을 위한 준비

1) 간호사정의 종류

간호사정은 임상적인 상황, 대상자의 상태, 시간 이용 가능성 그리고 자료수집의 목적에 따라 다양한 형식을 취하게 된다. 사정의 종류에는 입원사정, 초점사정, 시간 경과 후 재사정 그리고 응급사정이 있다(표 12-1).

표 12-1 사정의 종류, 목적, 시간 틀

종류	목적	시간 틀
입원사정	정상적인 기능, 기능적 상태, 실제적이거나 잠재적인 기능 부전과 관련된 자료수집의 초기 확인 참고와 미래의 비교를 위한 기초자료	병원, 요양시설, 외래 건강관리센터, 가정간호 등에 입원한 이후 특정한 시간 틀 이내에
초점사정	이전의 사정 동안 확인된 특별한 문제의 상태 결정	계속되는 과정으로, 간호와 통합해서; 사정 사이의 몇 분이나 몇 시간 내에
시간 경과 후 재사정	이전에 얻어진 기초자료와 대상자의 현재상태의 비교: 시간의 기간이 지나간 후에 모든 기능적 건강양상의 변화 발견	사정 사이의 몇 개월(3, 6, 9개월 혹은 그 이상)
응급사정	생명을 위협하는 상황의 확인	신체적 · 정신적 · 정서적 위기가 발생한 아무 때나

(1) 입원사정

입원사정은 초기사정이라고도 하며 대상자가 건강관리기관에 들어왔을 때, 가정간호기관에서 간호를 받을 때 혹은 외래에 처음 방문했을 때 이루어진다. 입원사정의 목적은 대상자의 건강상태를 평가하고, 문제가 있는 건강에 대한 관심을 확인하고, 사정 이후 대상자의 건강상태 변화를 평가하는 데 중요한 심층적이고 종합적인 데이터 베이스를 제공하기 위함이다(Gordon, 2008).

보통 입원사정은 간호사가 수행하게 되며, 만약 대상자의 건강상태나 긴급한 건강문제로 인해 완벽한 사정이 이루어지지 않았을 경우 나중에 이를 완료해야 한다. 미국의 경우 경력 간호사가 비전문직 직원에게 입원사정을 위임하기도 하나, 궁극적으로 정보의 완전성과 정확성에 대한 책임은 간호사에게 있다. 의료평가기구(The Joint Commission, 2013)에서는 기관의 정책으로 모든 대상자에 대한 문서화된 간호입원 사정 기록을 갖고 있을 것을 의무화하였다. 그래서 가정간호기관, 장기요양시설 그리고 다른 건강관리기관은 입원 자료를 수집하는 것에 대한 기관의 정책을 수립하였다.

(2) 초점사정

초점사정은 이미 확인된 문제에 대한 자료를 수집하는 것이다. 초점사정은 입원사정보다는 범위가 좁고 짧은 시간 간격으로 이루어진다. 간호사는 이미 해결해야 하는 목표가 설정된 문제를 사정하는 것과 관련이 있는 방법을 사용한다(Bickley & Szilagyi, 2013). 초점사정에서 간호사는 문제가 계속 존재하는지, 문제 상태가 변화했는지(즉, 향상되었는지, 악화되었는지 또는 해결되었는지)를 결정한다. 새로운 문제가 발생하였는지, 간과된 문제가 있는지, 잘못 진단된 문제가 있는지에 대해 평가한다. 특히 중환자실 간호사는 몇 분마다 초점사정을 수행할 수 있고, 내과와 외과계 대상자가 입원하는 병동의 간호사의 경우 매 교대근무에 맞추어 초점사정이 이루어지기도 한다.

흔히 간호사는 대상자의 특정 문제를 사정하는 동시에 간호를 제공한다. 예를 들어, 하지에 힘이 없는 대상자를 목욕시키는 동안 간호사는 대상자의 피부와 근육강도, 자기돌봄 활동 수행능력을 사정할 수 있다.

(3) 시간 경과 후 재사정

시간 경과 후 재사정은 사정의 한 종류로서 초기사정 후 대상자 건강의 변화를 평가하기 위해 수행한다. 간호사는 사정 후 상당한 시간이 경과됐을 때 이 사정을 수행한다(정기적인 외래 방문, 가정방문, 건강과 발달 검사). 초점사정과 마찬가지로 시간 경과 후 재사정은 이미 확인된 문제의 상태를 파악하는 것이다. 재사정을 수행하는 데 있어 시간간격이 다양하기 때문에(예: 3~12개월) 모든 건강상태에 대해 완벽한 검토가 이루어져야 한다. 예를 들면, 외래를 방문하는 대상자의 재사정을 수행하는 시간 간격은 몇 주 또는 몇 달이 될 수 있다. 시간 경과 후 재사정은 보통 초기사정보다 덜 포괄적이다(Gordon, 2008).

(4) 응급사정

응급사정은 생명유지가 가장 우선적인 생명을 위협하는 상황에서 이루어진다. 대상자에게 어떤 문제가 있는지 확인하여 이를 위한 중재를 실시하는 데 있어 핵심은 시간으로서, 대상자의 문제에는 기도, 호흡, 순환문제(airway, breathing, circulatory problems, ABCs) 등이 있다. 대상자의 심장, 폐, 신경계의 상태를 평가하는데 보통 2~7초 정도가 소요된다(Gordon, 2008). 자아개념의 갑작스러운 변화(자살하려는 생각) 또는 역할이나 관계의 급속한 변화(폭력적인 행동을 일으키는 사회적 갈등)는 응급상황을 유발할 수 있다. 이런 종류의 정보를 수집하는 데 시간이 걸리게 되면 치료가 지연되어 대상자에게 심각한 위험을 초래할 수 있으므로 응급사정은 포괄적이지 않다. 대상자의 상태가 안정되면 간호사는 좀 더 포괄적인 사정을 수행한다.

2) 상황과 환경

사정은 간호사가 대상자와 가족구성원을 간호하는 곳이면 장소에 구애를 받지 않고 수행하는 데 대상자의 집, 외래, 대상자의 병실, 건강박람회 또는 대상자의 직장 등 어떤 상황에서나 행할 수 있다. 대상자의 신체적인 편안함은 자료수집을 용이하게 하므로, 사정은 대상자가 피곤하지 않고 배가 고프지 않으며 통증이 없는 적절한 시간에 이루어지도록 계획되어야 한다.

사정은 민감하고 개인적이며 비밀이 보장되어야 하는 정보에 대한 논의가 이루어지기에 적합한 조용하고 공개되지 않은 장소에서 가장 잘 수행될 수 있다. 사정을 하는 장소는 면담이나 신체검진 시 대상자가 불필요하게 당황하는 것을 방지할 수 있도록 다른 사람의 출입을 제한하거나 한적한 곳이어야 한다. 필요하다면 방문객과 가족구성원은 잠깐 병실 밖에 있게 할 수도 있으며, 텔레비전과 라디오, 인터폰을 통한 안내방송과 같은 주의를 산만하게 할 수 있는 것과 건강관리팀의 다른 구성원에 의한 방해는 최소화되어야 한다. 문을 닫거나, 커튼을 치거나, 난방을 줄이거나, 만약 환경을 바꿀 수 없다면 대상자를 다른 곳으로 이동시켜 사정하는 것이 필요하다.

2. 간호사정 기술

포괄적인 자료를 얻기 위해 간호사는 대상자와 그들의 가족구성원을 사정할 때 다양한 기술을 사용한다. 다양한 기술에 관한 서적을 읽는 것도 도움이 되지만 실제적인 임상경험과 기술의 반복 사용이 간호사정을 숙련되도록 한다.

사정은 대상자의 건강상태에 대한 단서들, 즉 모든 정보를 수집하고 알아내는 것을 포함한다. 단서에는 객관적인(증상들) 것과 주관적인(증후들) 것이 있다. 객관적 단서의 예에는 절개 부위에 대한 기술(발적, 드레싱에 소량의 혈액 삼출물) 또는 혈압측정치(180/100) 등이 있다. 주관적인 단서의 예로는 "어깨에 날카로운 통증이 있어요."라는 대상자의 진술을 들 수 있다. 진단단계에서 이런 단서를 해석하고 범주화하며 분석한다.

간호사는 다양한 상황에서 생애주기에 따라 대상자를 사정하기 위해 관찰, 면담, 신체검진, 직관 등의 임상적인 기술을 사용하는데, 이러한 기술을 동시에 사용하기도 한다. 예를 들어 대상자를 면담할 때, 간호사는 질문하고, 대상자를 관찰하고, 대상자의 대답을 청취하며, 신체검진을 하는 동안 더 깊은 탐색을 위해 정보를 기억해 두어야 한다. 표 12-2에 간호사정에서 사용하는 임상적 기술을 요약했다.

간호사는 모든 연령의 대상자를 사정하게 되는데, 각 대상자의 나이와 발달 단계, 능력, 성격에 따라 사정기술을 수정할 필요가 있다. 예를 들어 아동의 사정은 부모의 도움을 필요로 하므로, 부모나 다른 돌봄 제공자가 아동을 무릎 위에 안고 있으면 검진을 용이하게 할 수 있다. 귀를 검진할 때, 예를 들어 빛을 반짝거리게 하거나 물체를 움직이게 하여 유아의 주의를 전환시킬 수 있는 방법이 사정에 도움이 될 수 있다(Bickely & Szilagyi, 2013). 비만인 대상자를 사정할 때 넓은 혈압 커프를 사용해야 하며, 노화로 청력이 손실된 노인을 사정할 때에는 천천히 그리고 분명하게 말해야 한다. 관절에 문제가 있거나 근육이 힘이 없는 대상자는 신체검진 시 자세를 변경할 때 더 많은 시간이 필요하다.

표 12-2 간호사정에서 사용하는 임상적 기술

종류	정의
관찰	대상자 단서를 알아채는 행동
면담	질문과 정보교환으로 자료를 수집하기 위한 상호작용과 의사소통 과정
신체검진	시진, 촉진, 타진, 청진의 기술을 사용해서 신체기능 분석

1) 관찰

관찰은 사정자료를 수집하기 위한 기초작업이 된다. 사정이 진행됨에 따라 간호사는 특정 대상자를 위해 수집할 필요가 있거나 적절한 정보의 종류를 예상하게 된다. 관찰은 자료를 수집하기 위하여 모든 감각을 사용하는 것으로 간호사는 후각, 청각, 촉각의 감각을 사용하고 드물게는 미각을 사용하기도 한다(Jarvis, 2012; Weber & Kelly, 2014).

관찰은 간호사가 대상자를 만나는 순간부터 시작된다. 대상자가 방으로 걸어 들어올 때, 휠체어에서 일어날 때, 침대로 올라가도록 도와줄 때 간호사는 적절한 감각을 모두 사용하여 지속적으로 관찰한다. 관찰은 보는 것, 지켜보는 것, 검사하는 것, 찬찬히 살피는 것, 조사하는 것, 선별하는 것, 평가하는 것을 포함한다. 간호사는 간호지식, 신체검진, 기초과학, 사회과학, 병태생리학의 지식을 사용해서 정교한 방법으로 대상자를 관찰한다. 또한 지적인 지식은 사정을 완수하는 데 필요한 자료가 어떤 것인지를 간호사가 결정하는 데 중요한 역할을 한다.

(1) 시각

시각은 특별한 방법으로 사용되며, 대상자가 어떻게 '보이는지를' 조사하는 간호사의 능력이 핵심이다. 대상자가 얼굴을 찡그리거나 노려보거나 눈살을 찌푸리거나 몸으로 막거나 신체의 어느 부위를 잡고 있는 것과 같은 고통스러워하거나 불편해 보이는 증상을 보이는가? 대상자가 팔을 편하게 옆으로 둔 채로 의자에 똑바르게 앉아 있는가 아니면 침대에 웅크리고 있는가? 대상자의 체격과 영양상태는 어떠한가? 대상자가 과체중, 비만, 정상체중 혹은 영양부족이거나 수척한가? 대상자가 편안해 하는 자세는 무엇인가? 대상자가 걸을 수 있는가? 비정상적인 움직임이 있는가?

대상자의 외양과 옷차림은 어떠한가? 대상자의 의복이 깨끗한가? 지나치게 낡았는가? 계절과 날씨에 어울리지 않는 옷차림을 하고 있는가? 대상자의 겉모습과 옷차림이 단정치 못하다면, 자기무시와 관련이 있는 가능한 요인을 파악하는 것이 필요하다. 대상자의 겉모습을 가능한 표준과 비교하고, 대상자의 생활양식, 직업, 연령, 사회경제적 계층을 고려하면서, 대상자에 대해 시각적으로 얻은 자료를 평가하는 것은 중요하다(Bickley & Szilagyi, 2013).

대상자와의 상호작용 동안 비언어적인 행동에도 관심을 가져야 한다. 대상자의 비언어적 행동은 간호사, 병원직원, 가족에 대한 감정과 관련된 정보를 드러낸다(Varicolis & Halter, 2014). 대상자가 분노, 의심, 불안, 적개심의 증상을 드러내는가? 예를 들어, 대상자는 건강문제에 대한 불안과 염려를 부정하지만 불안한 얼굴 표정과 눈물이 글썽한 눈을 하고 있을지도 모른다. 대상자는 병원직원에게는 협조적이고 친근하나 가족구성원에게는 논쟁적이고 적대적일지도 모른다.

(2) 후각

예민한 후각은 대상자를 관찰할 때 사용되며, 몸과 호흡에서 나는 냄새는 겉으로 나타나지 않은 잠재적인 신체상태를 나타낼 수 있다. 예를 들어, 호흡 시의 악취는 구강이나 폐의 감염을 의미할 수 있으며, 과일 냄새 나는 호흡은 당뇨병에서 케톤증과 같은 대사성 장애를 의미할 수 있다. 대상자의 호흡에서 알코올 냄새가 나는 것은 알코올 섭취가 정신적 · 신체적 결과라는 것을 의미할 수 있다(Bickley & Szilagyi, 2013). 몸에서 나는 냄새는 땀과 피지선기능과 대상자의 청결을 나타내기도 한다. 노숙자의 몸 냄새는 생활양식과 목욕을 할 수 없는 것과도 관계가 있다.

(3) 청각

관찰은 대상자가 하는 말을 주의 깊게 듣는 간호사의 능력을 포함한다. 능동적으로 귀 기울여 듣는 것은 대상자가 말한 것을 재진술하고 명료화하는 활동을 포함한다. 예를 들어, 대상자가 "통증 약을 먹을 때 머리가 흐릿해져요."라고 진술하면, 간호사는 대상자가 '머리가 흐릿해진다'는 용어가 무엇을 의미하는지 질문할 필요가 있으며, 어지러움 혹은 현기증에 대해 질문할 수 있다. 대상자의 의식수준과 주변 환경에 대한 인식수준을 주목해야 한다. 대상자가 자신의 이름, 장소, 날짜를 정확하게 말하는 능력은 간호사가 질문하고 대상자가 어떻게 답하는지 관찰할 때 파악된다. 대화를 시작하는 능력이나 반응하는 능력은 대상자의 정신적 · 신체적 상태에 대해 단서를 제공하는 말을 할 때 알 수 있다. 만약 대상자가 혼돈 상태에 있다면 질문을 함으로써 얻어진 정보가 맞는지 확인해야 하며, 가족구성원이나 중요한 타인은 혼돈되거나 무력한 대상자에 대한 유용한 정보를 제공할 수 있다.

(4) 촉각

일반적인 관찰은 촉각의 사용을 통해 이루어지게 되며, 촉각은 대상자와 인사(악수), 비언어적인 대화와 안도감, 피부 체온과 습도의 예비평가를 수행하는 데 이용된다. 발한, 따뜻함과 차가움, 대상자와 악수할 때 힘의 세기를 관찰한다. 팔과 손을 가볍게 만지는 것은 대상자를 안심하게 하는 동시에 탈수로 인한 손상된 피부상태나 갑상선의 문제를 알 수 있다. 촉진이라 불리는 특별한 종류의 촉각은 신체검진 동안 수행된다.

항상 촉각을 사용할 때는 대상자의 사회문화적 배경을 고려해야 하는데, 어떤 문화에서는 촉각의 사용이 대상자의 사생활 침해로 여겨지기도 한다. 예를 들어, 중국 문화의 대상자는 자신의 몸을 만지는 것에 대해 꺼려하므로 건강증진을 위해 자가검진(예: 유방 자가검진)을 수행하는 것을 어려워한다는 것을 알아야 한다(Tsai, 2013). 어떤 문화에서는 접촉을 적대적인 행동으로 이해하기도 하는데, 중국 문화에서 대상자는 임상검사를 위한 채혈과 같은 고통스런 절차는 재생할 수 없는 신체의 에너지를 고갈시킨다고 믿는다(Tsai, 2013). 또 다른 문화 집단에서는 다른 방식으로 접촉을 사용하는데, 멕시코 문화에 속한 대상자는 접촉을 관계의 친밀함으로 이해한다. 따라서 건강관리제공자는 멕시코계 미국인 대상자와 악수를 하여 그들의 문화를 존경하고 지지함을 나타낸다(Zoucha & Zamarripa, 2013).

2) 면담

정확한 정보를 수집하기 위해서, 간호사는 효과적인 의사소통자가 되어야 한다. 면담의 질과 이해도에 영향을 미치는 요인 중에는 간호사의 기술과 경험, 대상자가 정보를 기꺼이 공유하고자 하는 의도가 포함된다. 입원사정을 통해 대상자는 간호사와 첫 만남을 하게 되며, 대상자를 사정할 때 간호사가 현재 건강상태에 대한 간호를 제공하고 있는지, 간호사가 조직적이고 역량을 갖추고 있는지, 간호사를 신뢰해도 되는지 등의 생각을 가지고 대상자도 간호사를 평가하게 된다. 그러므로 면담이 이루어지는 동안에 전문가로서 사려가 깊고 주의를 기울이는 간호사의 모습을 갖추는 것은 중요하다.

여러 기술들이 간호사와 대상자 사이의 의사소통을 촉진하며, 이러한 기술은 관계를 설정하고, 간호사가 대상자의 생각과 감정을 이끌어내며, 대화를 격려하고, 공동의 이해를 끌어낸다(Townsend, 2014; Varcarolis & Halter, 2014). 상호작용을 방해하는 방해물은 의사소통에 반대되는 효과를 나타낸다(Carpenito-Moyet, 2013; Townsend, 2014; Varcarolis & Halter, 2014). 표 12-3에는 대화의 효과를 촉진하는 요인과 방해하는 요인을 요약해 놓았으며, 6장에서는 의사소통 기술에 관해 자세하게 다루고 있다.

면담(interviewing)은 대상자와 가족구성원으로부터 주관적인 자료를 이끌어 내기 위한 질문으로 구성된 간호력에 대한 정보를 얻기 위한 필수적인 기술이다. 간호력은 대상자의 건강상태와 실제적이고 잠재적인 건강 문제와 이들의 건강상태에 대한 영향에 초점을 맞춘다. 간호력 작성은 간호사에게 다음과 같은 도움을 준다.

표 12-3 면담 시 의사소통을 촉진 · 방해하는 요인

의사소통을 촉진하는 요인	의사소통을 방해하는 요인
개방적인 진술을 사용한다.	판에 박힌 의견을 말한다.
전반적인 주도권을 준다.	충고를 하거나 자신의 의견을 말한다.
들어준다.	대상자의 말에 동의한다.
대상자의 느낌을 알아준다.	방어한다.
침묵을 이용한다.	찬성한다.
정보를 준다.	위안을 주는 진부한 표현을 사용한다.
대상자의 언어를 반복하거나 반영한다.	설명을 요구한다.
관찰을 공유한다.	반대하는 것을 표현한다.
명료화한다.	대상자의 느낌을 과소평가한다.
요약한다.	화제를 바꾼다.
확인한다.	대상자에 동의하지 않는다.
함축된 생각 또는 느낌을 말로 표현한다.	주의를 기울이지 않고 견디지 못하며 산만함을 나타낸다.

- 간호상태에 대한 대상자의 인지를 명확히 한다.
- 대상자의 현재와 과거의 건강상태, 생활양식 및 대응능력을 비교한다.
- 실제적이고 잠재적인 간호진단을 규명한다.
- 대상자 간호계획을 개발한다.
- 대상자의 적응 반응을 지지하기 위해 간호중재를 수행한다.

건강관리기관은 간호력의 체계적인 수집과 문서화를 위해 일반적인 양식을 가지고 있는데, 그러한 기록은 간호사와 다른 건강관리팀 구성원 간에 의사소통을 개선한다.

간호력을 완성하는데 보통 30~60분이 걸리는데, 그럼에도 불구하고 한 번에 끝내거나 혹은 여러 번의 만남이 필요할 수도 있다. 만약 대상자의 상태(예: 심한 고통, 호흡부전) 또는 상황(예: 과도한 소음, 사생활 보호 부족) 때문에 자료를 수집하기 어렵다면 긴급한 문제에 대한 정보를 수집하고 다른 질문은 적당한 시간이 날 때까지 연기하도록 한다.

면담은 준비 단계, 시작 단계, 유지 단계, 종결 단계의 네 단계로 나눌 수 있다.

기억해야 하는 개념

대상자의 신체적 상태를 사정하고 동시에 기초 간호정보를 자세하게 조사하는 것은 어려운 일이다. 대부분의 경우, 신체 사정을 수행하기 전에 간호정보를 먼저 조사하는 것이 편리하다.

(1) 준비 단계

준비 또는 상호작용 전 단계는 간호사가 대상자를 만나기 전에 일어난다. 이 단계에서는 면담이 가능한 한 생산적인 것이 되도록 돕는데, 간호사의 관심은 간호사와 대상자의 첫 상호작용 준비에 관한 것이다. 이 단계 동안 다음의 사항들을 수행한다(Varcarolis & Halter, 2014).

- 대상자에 대한 가능한 한 많은 정보를 검토한다.
- 어떠한 자료가 필요한지, 어떤 자료수집 형태를 사용할 것인지를 결정한다.
- 필요하다면 대상자의 발달적 연령, 정신 · 사회학적 특성, 병태생리학적 특성에 관한 문헌을 검토한다.
- 간호사와 대상자 관계를 방해할 수 있는 자신의 감정이나 이전의 대상자에 대한 반응을 사정한다.
- 면담을 어떻게 수행해야 할지 염려된다면 더 경험 있는 간호사, 멘토(조언자), 감독자들로부터 도움을 구한다.

- 면담을 위한 사적이고 조용한 장소를 계획하고, 서로 편리한 시간을 잡고, 자료수집에 필요한 시간의 길이를 결정한다.
- 면담을 촉진할 수 있도록 환경을 조정한다.

(2) 시작 단계

면담의 두 번째 단계는 시작 단계 또는 오리엔테이션 단계로도 알려져 있으며, 간호사와 대상자가 만나면서 시작된다. 이 단계에서는 라포(rapport)를 형성하고, 역할을 명확히 하며, 불안을 완화시키도록 한다. 간호사와 대상자는 질문을 하면서, 서로 알고, 면담과 건강사정에 대한 그들의 기대를 서로 교환한다. 이 단계 동안 다음을 수행하게 된다(Varcarolis & Halter, 2014).

- 자신의 이름과 지위를 소개하고 면담의 목적과 내용을 설명한다.
- 관심 있는 태도와 돌봄을 전달하면서 대상자와 라포를 형성하기 시작한다. 라포는 간호사와 대상자 관계를 신뢰하고 도움이 되도록 하는 데 필수적이다.
- 대상자의 행동을 관찰하고, 대상자의 자기 인식과 자신의 건강문제를 어떻게 보는지 판단하기 위해서 주의 깊게 듣고, 면담이 진행되는 동안 대상자의 인지를 확인한다.
- 면담이 얼마나 오래 지속될 것인지를 대상자에게 알린다.
- 수집된 정보가 어떻게 사용될 것인지와 비밀이 유지될 것이라는 것을 대상자에게 알린다.
- 비위협적이고 구체적인 질문으로 시작하여 개방형 질문으로 진행한다.
- 대상자와 말로 계약을 하고 면담의 목표를 구체화한다.

(3) 유지 단계

유지 단계 혹은 실제 단계는 면담의 세 번째 단계로서, 간호사와 대상자는 시작 단계에서 동의한 특정 과제나 목표를 달성하기 위해 노력한다. 두 참여자는 면담 목표의 달성을 위해 상호작용을 유지하지만 목표가 달성되도록 하는 것은 간호사의 책임이다. 목표는 대상자와 간호사가 서로 합의하에 교정할 수도 있으며, 이 단계에서는 다음과 같이 행한다(Varcarolis & Halter, 2014)

- 필요한 자료를 얻고 목표를 달성하기 위해 과제와 목표에 집중한다.
- 대상자가 자신의 감정, 걱정, 의문을 표현하도록 격려한다.
- 간호사와 대상자 사이에 의사소통을 촉진하는 기술을 사용한다(예: 침묵, 유도, 확인 등).
- 언어적 반응에 동반하는 비언어적 행동을 관찰한다(예: 대상자는 면담 내내 손톱을 물어뜯고, 계속해서 움직이면서도, 신경과민이거나 걱정되지 않는다고 말할 수 있다).
- 면담을 계속하기 위한 대상자의 능력을 사정한다(예: 통증으로 얼굴을 찡그리는 표정, 숨가쁨, 피로 등).
- 필요한 자료를 수집한 후에, 논의할 다음 주제로 옮겨감으로써 목표 달성을 촉진한다.

(4) 종결 단계

종결 단계란 간호사와 대상자 관계가 끝나는 단계로서, 이 단계에서는 종결이 면담자와 대상자 간에 긍정적인 경험이 되도록 하는 데 도움이 될 수 있다. 달성된 목표와 과제를 검토하고 이 단계와 관련된 염려를 표현하는 것에 초점을 둔다. 이 단계에서는 다음의 사항들을 수행한다(Varcarolis & Halter, 2014).

- 목표와 과제 달성을 재검토하는데, 이러한 재검토는 대상자와 간호사에게 성취감을 촉진할 수 있다.
- 면담의 중요한 부분과 간호사와 대상자 간에 의미를 정리한다.
- 면담의 종결에 대하여 자신의 느낌을 표현하고 공유하도록 대상자를 격려한다.
- 대상자의 문화적 배경과 지역 관습에 일치하는 언어를 사용한다(예: "goodbye"는 어떤 문화에서는 마지막 작별인사를 의미할 수도 있고 문자 그대로 미래에 대상자를 다시 만나자는 약속을 의미할 수도 있다).

3) 신체검진

신체검진(physical examination)은 건강상의 문제를 찾기 위해 시각, 청각, 후각, 촉각을 사용하는 체계적인 자료수집 방법으로 시진, 촉진, 타진, 청진 네 가지 기술을 사용한다. 보통 면담은 신체검진이 이루어지기 전에 끝난다(그림 12-2).

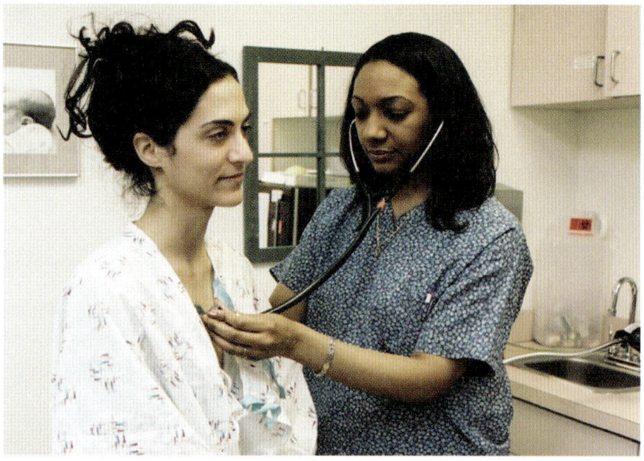

그림 12-2 신체검진은 간호면담 동안 수집된 자료를 입증하는 데 사용된다.

(1) 시진

시진(inspection)은 눈으로 대상자를 조직적이고 계획적인 방법으로 검진하는 것이다. 대상자를 처음 만난 순간부터 시작되며 자료를 빠뜨리는 것을 피하기 위해 의도적이며 연속적으로 행해야 한다. 시진은 신체검진 과정에서 첫 단계로 매우 중요하므로 계획 없이 소극적으로 행해서는 안 된다. 시진 동안에 대상자의 해부학적 구조를 신중하게 관찰하고 어떠한 이상이 있는지 찾아내야 하는데, 색, 모양, 대칭성, 움직임, 박동, 신체 부위의 촉감 등과 같은 요소들을 주목한다(Bickley & Szilagyi, 2013).

시진은 면담하는 동안이나 신체검진을 하는 동안 이루어진다. 예를 들면, 대상자 면담 중에 커진 갑상선을 보게 되면 면담 후에 목에 대한 상세한 시진을 하게 된다.

(2) 촉진

촉진(palpation)은 자료수집을 위해 시진 과정 이상으로 촉각을 전문적으로 사용하는 것이다. 간호사는 내부 장기 조직의 크기, 모양, 형태를 측정하기 위해 손가락 끝, 손바닥을 사용하여 촉진한다. 혈관의 파동, 갑상선 · 비장 · 간과 같은 기관의 윤곽, 종괴의 크기 · 모양 · 운동성, 피부온도, 혈관 속 혈액의 진동과 움직임, 신체 부위의 압통과 민감도를 사정한다.

(3) 타진

타진(percussion)은 한 손 혹은 두 손을 이용해서 타진음이라는 소리를 만들어 내기 위해 신체표면을 두드리는 기술로서, 신체 내부에 있는 기관은 장기의 밀도(꽉 차거나 텅 비거나)를 나타내는 특징적인 타진음을 낸다. 타진은 기관의 위치와 깊이 정도(간, 심장, 횡격막), 신체기관의 일관성(액체가 차 있다, 공기가 차 있다, 고체), 압통(신장, 위, 척주 근처), 종괴나 종양의 식별을 위해 사용한다.

(4) 청진

청진(auscultation)은 정상과 비정상의 소리를 확대하기 위해 청진기를 신체표면에 놓고 신체음을 듣는 기술로서, 신체 내부의 공기와 액체의 움직임을 확대해 들음으로써 정보를 얻는 것이다. 실무에서 결과를 해석하는 능력은 청진의 숙달에 달려 있으며, 신규 간호사는 수시로 청진 결과가 비정상인지를 확인하기 위하여 경험이 있는 간호사와 상담할 수 있다.

호흡기계, 심혈관계, 위장계 등을 포함하여 각 신체체계는 독특한 소리로 청진될 수 있다. 즉, 장음, 호흡음, 심음, 좁아지거나 꼬인 혈관을 통해서 이동하는 혈액의 소리(잡음)를 청진으로 들을 수 있다.

3. 간호사정 활동

사정 단계 동안에 간호사는 자료를 수집하고, 확인하고, 조직하게 되는데, 이러한 활동은 매우 깊이 관련되어 있기 때문에 서로 전환되어 흔히 일어난다. 예를 들면, 자료의 수집과 조직은 동시에 일어날 수 있다. 간호사는 자료수집을 끝마칠 때보다는 자료수집을 할 때 확인할 자료를 선택하게 된다. 즉, 자료를 조직할 때, 더 명확하게 하고 확인이 필요한 모호한 단서를 발견하기도 한다.

1) 자료수집

자료수집은 대상자에 관한 정보의 총합 과정이며 대상자와의 첫 만남에서부터 시작된다. 이때 간호사는 관찰, 면담, 신체검진을 이용하게 되며, 보통 포괄적이고 정확한 정보를 위해서 체계적인 양식을 이용하여 자료를 수집한다.

(1) 자료의 유형

자료수집을 하는 동안 사정의 두 통합적 부분인 주관적 자료와 객관적인 자료를 얻는다. 표 12-4는 주관적 자료와 객관적 자료를 얻는 방법의 차이점과 각 유형의 자료에 대한 예를 보여준다.

주관적 자료(subjective data)는 대상자가 자신의 건강문제에 대한 느낌과 진술을 포함하며 증상이다. 대상자는

표 12-4 주관적 자료와 객관적 자료의 비교

	주관적 자료 (증상)	객관적 자료 (징후)
자료를 얻는 방법	면담	시진, 촉진, 타진, 청진 기술 측정 기구 건강기록 임상 검사, 방사선 검사, 진단 검사
예	증상 가치 지각 감정 태도 감각 신념	신체검진 결과: 심음, 촉진되는 종양, 변색된 피부 혈압, 체온 건강기록부에 다른 건강관리팀 구성원이 쓴 기록 전혈 검사 결과, 흉부방사선 검사 결과

주관적인 자료를 제공하는데 다른 자원을 통하여 주관적인 자료를 확인하고 확증하는 시도가 가능하지 않을 때도 있다. 주관적인 자료는 면담을 통해 얻고 다음과 같이 대상자의 말을 직접 인용할 때 가장 잘 기록된다.

"나는 지난 몇 달 동안 기분이 좋지 않았어요."
"식사 후 위에 날카로운 통증이 있어요."
"움직일 때마다 메스꺼워요."

객관적 자료(objective data)는 관찰할 수 있고, 지각할 수 있으며, 측정할 수 있는 징후이다. 또 다른 자료가 객관적인 자료를 확인하거나 입증할 수 있다. 예를 들면, 장음, 체온, 말초맥박, 경정맥 팽창, 피부발진 등이다. 객관적인 자료는 감각(시각, 촉각, 후각)이나 측정기나 기구(온도계, 혈압계), 임상검사(전혈검사), 진단검사(내시경)에서 얻는다.

(2) 자료의 출처

대상자에 대한 정보 수집의 출처에는 두 가지가 있으며, 일차적 출처는 대상자로부터 얻게 되어 대상자만이 자신의 건강문제와 그것이 자신의 생활양식에 끼치는 영향을 일차적으로 기술할 수 있기 때문이다. 이차적 출처는 가족구성원, 다른 중요한 사람, 건강관리팀의 다른 구성원, 임상검사, 문헌검토가 포함된다.

① 일차적 출처

일차적 출처는 대상자로부터 얻어지는 자료로서, 의식 수준의 변화나 심한 통증, 긴박한 수술, 급성질병, 나이와

비판적 사고 적용하기

김 간호사는 담당 대상자인 홍 씨로부터 다음 자료를 수집하였다.

- 전혈검사
- 홍 씨의 건강력: "지난 2주 동안 건강상태가 좋지 못했어요. 내 생각에 감기인 것 같아요." 5년 동안의 당뇨병력, 통증 호소 없음
- 신체검진: 열 없음, 맥박 72, 호흡 22, 혈압 122/64. 복부는 부드럽고 단단하지 않음. 장음이 사방에서 들림
- 홍 씨가 자신의 질병에 대해 어떻게 반응해왔는지에 대한 가족들의 진술
- 생활 스트레스원 대응 능력에 대한 대상자의 지각
- 흉부방사선 검사 결과
- 물리치료로부터의 의뢰결과 보고서

어떤 자료가 일차적 출처이고, 어떤 자료가 이차적 출처인가?

정답은 부록 B를 참고하세요.

같은 정보를 수집할 수 없는 상황이 아니라면 대상자로부터 얻은 정보는 가장 신뢰할 만한 것으로 여겨진다. 대상자가 사고, 판단, 기억이 변하는 신체적 · 정신적 상태로 인해 혼동되거나 고통을 겪고 있다면 신뢰할 수 없는 것으로 여긴다. 이러한 경우에는 이차적 출처가 필요한 사정정보를 제공하는 데 도움이 된다.

② 이차적 출처

이차적 출처는 대상자로부터 얻어진 정보를 보충하고 명백하게 입증하는 자료로서 제공된다.

가족구성원이나 다른 중요한 사람들은 종종 대상자로부터 얻은 정보를 보충하고 명백하게 하며, 가끔 대상자가 말하는 것을 잊거나 기꺼이 드러내지 않은 정보를 제공한다. 가족구성원은 아동, 혼돈상태, 무반응 혹은 심하게 아픈 대상자의 유일한 자료 출처가 된다. 가족구성원이나 대상자에 대해 알 수 있는 다른 중요한 사람은 대상자의 질병에 대한 반응, 건강상태의 변화에 대한 대상자의 지각, 생활 스트레스원에 대응하는 능력, 대상자의 가정상황에 대한 자료를 제공한다.

일반적으로 가족구성원과 다른 중요한 사람으로부터 정보를 얻기 전에 대상자의 동의를 얻게 된다. 관련된 모든 사람은 그들이 제공하는 정보가 확신할 수 있는 것이라고 이해해야 한다. 가족구성원이나 다른 중요한 사람에게 어떠한 정보(예: 암 진단, HIV 감염성, 임신 등)를 알리기 위해서는 대상자의 동의가 필요하다.

과거와 최근 건강기록(예: 진찰의뢰 기록, 병력과 간호력, 신체검진 결과 등)은 대상자에 관하여 다양한 정보를

포함하며 사정자료를 완성하는 데 도움을 준다. 대상자의 과거 질병, 입원기록, 기능과 기능장애에 대한 사실을 얻을 수 있다. 건강기록은 대상자가 표현하지 않거나 간호사가 찾아내지 못한 자료를 나타낼 수 있으며, 건강기록에 대한 검토는 대상자가 여러 건강관리팀 구성원으로부터 같은 질문을 받는 횟수를 줄일 수 있다.

임상병리 검사, 진단 검사, 데이터베이스의 완성을 위한 또 다른 이차적 출처는 면담과 신체검진으로부터 얻은 자료를 보충하고 입증한다. 임상병리 검사결과는 대상자의 근원적인 건강문제와 치료양식과 관련하여 해석되며, 이 결과들은 대상자가 노출하지 않았거나 간호사가 찾지 못한 실제적 혹은 잠재적 건강문제를 찾을 수 있게 해 준다. 임상병리검사와 진단검사는 간호중재와 의학적 치료의 효과를 판단하기 위해 활용되기도 한다.

다른 건강관리팀 구성원의 기록과 구두보고는 사정자료의 또 다른 출처로서, 건강관리팀 구성원은 간호사, 사회복지사, 물리치료사, 의사, 성직자, 호흡요법사와 같은 전문직과 간호보조인력과 같은 비전문직 구성원을 포함한다. 대상자를 돌보는 다른 동료의 전문적 기술의 이점을 이용하는데, 그들 모두는 대상자의 현재와 과거의 건강상태에 대한 가치 있는 정보를 가지고 있다. 다른 건강관리팀 구성원과의 의논은 사정자료를 입증하고 보충하는 데 도움이 된다.

윤리적 · 법적 쟁점

간호사정결과의 비밀성

51세인 이 씨는 최근에 진행된 전이성 결장암 진단을 받았다. 대장의 폐쇄 때문에 이 씨는 6일 전에 장 절제수술을 받고 집에서 회복 중이다. 김 간호사는 사정에서 대상자가 혼자 살며 지난 2년 동안 그의 부인과 별거 중이라는 것을 알았다. 이 씨는 "우리는 별로 이야기를 하지 않아요." 김 간호사가 집을 방문하는 동안 이 씨의 부인이 도착했고, 김 간호사에게 남편에게 무슨 문제가 있는지 물었다. 김 간호사는 이 상황을 어떻게 조정할 것인가? 부인에게 말해 줄 수 있는 정보는 무엇인가?

비판적 사고를 위한 과제

- 대상자에 대한 김 간호사의 책임을 고려한다. 이 씨의 부인에 대한 김 간호사의 책임을 고려한다.
- 건강보험제도에서 윤리적 · 법적 책임이 어떤 영향을 미치는가?
- 행동하기 전에 사정할 필요가 있는 추가정보를 확인한다.
- 이 상황을 조정하기 위해 가능한 전략을 제안한다.

문헌의 검토도 대상자의 데이터베이스를 완성하는 데 도움이 된다. 관련된 문헌은 교과서, 저널, 온라인 자료 등이 있다. 웹 기반의 자료 출처는 정보화 기술을 이용한 건강관리(point of care)에서 쉽게 이용할 수 있으며, 이러한 자료를 이용하는 것은 건강전달체계에서 좀 더 쉽고 흔한 일이 되고 있다. 대상자의 건강상태는 최근의 지식 및 이론과 관련하여 검토되어야 하며, 문헌의 철저한 검토는 최근에 개발된 간호와 의료 실무에 대한 정보를 제공한다.

(3) 자료의 기록

구조 틀 또는 개요의 사용은 사정자료를 조직적으로 기록할 수 있게 하고, 의무기록의 영구적인 한 부분이 된다. 대부분 병원은 자료를 기록하는 특정 양식을 가지고 있으며, 대상자를 돌보는 다른 간호사가 자료를 이용하는 것을 용이하게 한다. 사정 결과를 재확인하기 위해 그리고 대상자의 처음 상태와 현재 상태를 비교하기 위해 정기적으로 기초 사정자료를 조회한다. 전통적으로 서면으로 된 사정기록과 전산화된 사정기록, 두 가지 방법을 이용한다. 기밀유지(confidentiality) 또는 사생활 보호는 대상자의 의무 기록에 있는 모든 정보에 해당한다. 대상자의 정보는 대상자의 간호에 직접적으로 영향을 주는 경우에만 의료인과 의논하거나 나누어야 한다. 16장에서 대상자 사정의 기록에 대해 자세하게 논의하기로 한다.

(4) 자료의 타당화

타당화(validation)는 일반적으로 정보를 재확인함으로써 수집된 사정자료의 정확도를 확인하기 위한 과정으로, 수집된 자료로 여러 개의 단서를 확인하면서, 단서에 대해 추론한다(즉, 단서에 의미나 해석을 붙인다). Box 12-1의 예에서 보는 바와 같이 하나의 특정 단서나 단서의 집단에 대해 하나 혹은 그 이상의 추론을 할 수 있다(Alfaro-LeFevre, 2014).

타당화는 단서와 추론을 입증하고 명확하게 하는 것을 도와주며, 단서와 추론이 정확하고 편견을 없애고 올바르게 해석되도록 한다(Alfaro-LeFevre, 2014). 부정확한 단서와 추론은 부적절한 간호진단과 간호계획이 될 수 있다. 그림 12-3은 단서와 추론과 자료를 타당화하는 방법 사이의 연결을 보여준다.

Box 12-1 단서와 추론의 예

예 1

대상자가 가지고 있는 단서의 집단

- 흐릿한 시각이나 시각장애
- 두통
- 사지가 쑤시고 저림
- 어지러움

가능한 추론

- 대상자는 뇌종양이 있다.
- 대상자는 뇌졸중의 경고신호를 가지고 있다.
- 대상자는 당뇨 증상을 보이는 듯 하다.
- 대상자는 불안하다.

예 2

단서

박 씨의 피부는 건조하고 잘 벗겨진다.

가능한 추론

1. 박 씨는 탈수되었을 것이다.
2. 박 씨는 갑상선기능 저하증이 있다.
3. 박 씨는 일종의 피부염이 있다.

예 3

단서

대상자는 빈뇨와 배뇨 시 작열감이 있다.

추론

대상자는 요로감염이 있다.

예 4

단서

서 씨 부인의 혈당치는 55mg/dL이다.

추론

서 씨 부인은 저혈당 반응이 있다.

예 5

단서

대상자는 "내 관절의 통증을 참을 수 없다."라고 진술하였다.

추론

대상자는 통증관리를 제대로 하지 못하고 있다.

관련된 단서의 확인과 정확한 추론은 간호사의 임상간호 지식, 사정기술, 개인적 가치, 과거 경험에 달려 있다(Alfaro-LeFevre, 2014). 간호진단을 확인하기 위해 단서를 묶고 분석하기 전에 추론은 타당성이 있어야 한다.

자료를 타당화하는 방법은 다음과 같다(Alfaro-LeFevre, 2014).

- *단서를 정상기능과 비교한다.* 예를 들어, 이 씨는 휴식 시 맥박이 분당 50회인 프로선수이다. 간호사는 심장이 신체적으로 사람에게 적합하게 변할 수 있으므로 느린 맥박수(서맥)를 초래할 수 있다는 것을 안다.
- *교과서, 저널, 연구 보고서를 참조한다.* 예를 들어, 간호사는 노인의 손과 전완에 갈색반점이나 검버섯을 비정상적인 것으로 여길 수 있다. 그러나 교과서에서 노화에 따른 신체적 변화를 찾아 본 후에 노인에게는 그러한 일이 정상적이라는 것을 알게 된다.
- *단서의 일관성을 확인한다.* 예를 들어, 대상자의 체온이나 혈압을 다시 재거나, 다른 기구를 사용함으로써 자료를 조사할 수 있고, 주관적 자료와 객관적 자료는 비교할 수 있다. 대상자가 "덥다."고 하지만 체온은 37℃로 정상이거나, "대상자가 숨을 쉴 수가 없다."고 하지만 호흡은 20회이고 폐음은 깨끗할 수 있다.
- *대상자의 진술을 명확하게 한다.* 추가 정보를 수집하기 위해 특정한 질문을 하고, 대상자와 가족구성원과 관찰을 공유하며, 모호하고 막연한 진술은 명확히 하며, 추론을 입증한다. 예를 들어, 대상자에게 음식, 약, 오염물질에 알레르기가 있느냐고 물었을 때 "항생제에 과민반응이 있어요."라고 대답할지도 모른다. 대상자가 집에서 가져온 '페니실린' 라벨이 붙은 약병에 대해 더 물으면, "아, 항생제 전체가 아니라 단지 에리트로마이신(erythromycin)에만 알레르기가 있어요."라고 말할지도 모른다.
- *추론에 대해 동료와의 합의를 추구한다.* 이것은 대부분 그 데이터가 타당화되고 난 후에 이미 서술된 방법을 사용한다. 만약에 동료가 독립적으로 같은 결론에 도달하거나, 그 결론이 타당화된 데이터에 기초했을 때 그 간호사의 추론은 지지된다. 만약에 동료가 대체할 수 있는 다른 관점을 제시한다면 이것은 그 추론의 타당화에 대한 의문을 나타낸다.

2) 자료의 조직

사정자료를 순차적으로 수집하고 기록하는 틀은 여러 가지가 있는데, 간호면담과 신체검진을 하는 동안에 안내 역할을 하고, 적절한 정보를 빠뜨리는 것을 막고, 진단단계에서 자료분석을 유용하게 한다. 이러한 틀은 대상자의 신체적 상태와 간호사의 개인적 선호에 따라 수정될 수도 있다.

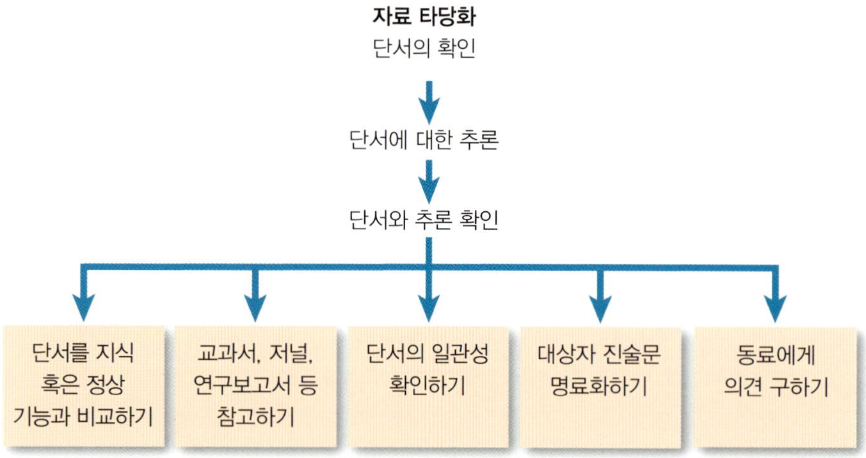

그림 12-3 단서와 추론의 타당화 방법

간호의 개념적 모형은 이와 같은 틀을 제공하는데, 의료기관, 간호대학 그리고 개개인의 간호사는 간호실무를 안내하기 위하여 이 같은 틀들의 하나 혹은 그 이상을 사용하게 되며, 각각의 개념적 틀은 간호를 위하여 참고할 수 있다. 그 예로는 Orem의 자기돌봄 모형, Roy의 적응 모형, Neuman의 체계 모형 그리고 Johnson의 행동 모형 등이 있다(Fawcett, & DeSanto-Madeya, 2013). 이 중 하나를 사용할 때, 이 모형에 대한 자세한 내용이 설명되어 있는 특정 문서들을 이용해야 한다(1장 참조).

(1) 기능적 건강 접근

대상자의 강점, 재능 그리고 기능적 건강상태는 사정 자료의 통합된 부분이 되지만, 이러한 정보는 때때로 어떤 사정 틀 속에서는 애매하거나 잊혀진다. 건강기능에 대한 사정은 대상자의 정상 기능과 변화된 기능 그리고 그 변화된 기능의 위험성에 초점을 둔다. 11가지 건강기능 양상을 사용하여 수집된 정보는 간호에 기본이기 때문에 이것은 모든 간호실무의 이론이나 개념 모형에 적용할 수 있다(Gordon, 2008). 건강기능 사정은 모든 연령의 대상자와 모든 특수 분야에서 사용될 수 있으며, 이것은 개인, 가족 그리고 지역사회의 사정과도 관련성이 있다.

일부 간호사는 신체체계 모형 또는 전신 모형을 사용하여 신체사정 자료를 수집하지만 다른 간호사는 사정자료를 조직하고 기록하는데 건강기능사정 틀을 사용하기도 한다. 건강기능사정 틀의 장점은 다음과 같다.

- 대상자의 강점과 자산(단순한 결손, 문제, 제한이 아님)을 확인할 수 있다.
- 초점은 의학적 진단이 아니라 간호진단이다.
- 자료모음은 단순한 범주와 간결한 유형학이기 때문에 자료를 묶는 것이 더 쉽다.
- 모든 대상자에게 연관된 기본적인 사정 분야의 윤곽을 그리는 데 기여할 수 있다.

건강기능사정에 대한 구성요소는 양상, 각각의 양상에 대한 사정요소 그리고 사정자료에 대한 기록을 포함한다.

Gordon(2008; 2010)은 건강기능 양상이라고 하는 11개의 사정자료 범주를 규명했는데, 양상명은 사정자료의 범주에 붙여진 이름으로 대상자가 건강기능양상(자산, 강점)을 가지고 있는지, 역기능적 건강양상(간호진단)을 가지고 있는지를 나타낸다.

사정요소는 간호사가 각각의 건강기능양상에 대한 특정 정보를 수집하는 것을 돕는데, 각각의 건강기능양상에 대한 사정요소가 규명되었다. 구체적인 면담질문, 신체검진 기술, 검사결과 자료 또는 건강기록과 같은 다른 정보들은 간호사가 각각의 양상 내에 있는 건강 문제를 확인하는 것을 돕는다.

사정요소를 기록하고 대상자의 기능적 또는 역기능적 건강양상을 확인하는 양식은 여러 가지가 있다. 간호사는 근무하는 곳이나 간호대학에서 승인한 기관의 양식을 사용하며, 자료는 각 기관의 양식에 손으로 기록하거나 컴퓨터에 입력한다. 각각의 건강기능 양상의 사정 요소에 대한 심층적 정보는 17장에 서술되어 있고, 표 12-5에 제시되어 있다.

(2) 전신 모형

사정을 하기 위해 전신 틀을 이용하여 간호사는 체계적으로 머리에서 시작하여 발끝까지 전신적으로 신체의 모든 부분을 조사한다. 대부분의 사정 모형과 비슷하게 전신 모형 방법은 가장 먼저 대상자의 전반적 건강상태를 사정하며, 신체검진을 시작하기 전에 활력징후를 측정한다. 17장에 신체사정의 순서가 제시되어 있다. 아동에게 이경으로 귀를 검진하는 것과 같은 침습적 기술은 제일 나중에 하는 것처럼 전신 틀을 수정해서 사용할 수 있다.

(3) 신체체계 모형

신체체계 모형(의학적 모형 혹은 체계의 검토라고도 함)은 대상자의 주요 해부학적 체계에 초점을 두는데, 이 틀은 간호사로 하여금 각 기관이나 신체체계의 과거와 현재 상태에 대한 자료를 수집할 수 있도록 하며, 실제적·잠재적 문제를 찾기 위해 모든 신체체계를 샅샅이 조사할

표 12-5 건강기능 양상과 사정요소

건강기능 양상	사정요소
건강지각과 건강관리	대상자의 건강상태에 대한 전반적 조사 평소의 건강 행위
활동과 운동	활동상태 심혈관계 기능 호흡기계 기능 일상적 운동 레저 활동
영양과 대사	식습관 입맛의 평가 체중 증가 또는 감소 피부, 머리카락, 손톱의 변화
배설-배설기능(장, 방광, 피부)	일상적인 배변과 배뇨 습관, 마지막 장 운동 하제 사용 피부의 배설기능(예: 과도한 발한)
수면과 휴식	규칙적인 수면 습관
인지와 지각	인식기능의 변화 듣고 보고 말하는 능력 통증, 저림 또는 다른 감각의 존재
자아인식과 자아개념	자신에 대한 묘사 신체적 모습 질병의 영향 주요 삶의 성취
역할과 관계	중요한 관계에 대한 대상자의 지각 다른 사람과의 상호작용 관찰
대처와 스트레스 내성	최근의 스트레스 수준 대처능력 생활 스트레스원을 견뎌내는 능력 스트레스에 대한 생리적 반응(예: 혈압, 심박수)
성과 생식	자신의 성 역할과 성 건강에 대한 대상자의 평가
가치와 신념	가치가 있는 사람과 소유물의 확인 지지 자원 종교적 실천

수 있도록 한다. 이러한 검토는 때로 대상자가 중요하다고 여기지 않았거나 언급하지 않았던 정보를 드러내기도 하며, 대상자의 전반적 건강상태부터 시작하여 모든 체계를(신경계, 심혈관계, 호흡기계, 위장관계 등) 사정할 때까지 체계적인 사정이 이어진다. 17장은 신체체계 모형을 사용한 신체사정을 순서대로 기술하고 있다.

주요개념

- 간호사정은 건강문제 서술을 목적으로 대상자와 다른 출처로부터 주관적 · 객관적 자료를 수집하는 것이다.
- 간호사정의 유형은 임상 상황과 대상자의 건강상태, 허용된 시간 및 자료수집의 목적에 따라 다양하다.
- 건강관리 시설에 들어왔을 때, 첫 가정간호 방문 때 또는 외래 방문 때 대상자의 건강양상에 대한 심도 있고 포괄적인 평가를 초기 혹은 입원사정이라고 한다.
- 환경적 요인은 간호사정 자료의 수집을 촉진하거나 방해할 수 있다.
- 관찰은 간호사가 간호면담과 신체검진을 하는 동안 수집해야 할 적절한 자료를 예측하도록 돕는다.
- 능숙한 면담기술은 포괄적인 사정 자료를 얻는 데 필요하다.
- 신체검진은 시진, 촉진, 타진, 청진이 사용되는 체계적인 분석이다.
- 대상자, 가족, 의미 있는 타인, 건강관리팀의 구성원, 건강기록은 사정자료의 출처가 된다.
- 사정자료는 기록해야 하며, 영구적인 건강기록이 된다.
- 건강기능 양상 사정은 대상자 자료를 수집하고 조직하는 틀을 제공하며, 간호진단의 개발을 위한 기초를 제공한다.

REFERENCES

Alfaro-LeFevre, R. (2014). *Applying nursing process: The foundation for clinical reasoning* (8th ed.). Philadelphia, PA: Wolters Kluwer Health/Lippincott Williams & Wilkins.

Bickley, L. S., & Szilagyi, P. G. (2013). *Bates' guide to physical examination and history taking* (12th ed.). Philadelphia, PA: Wolters Kluwer Health/Lippincott Williams & Wilkins.

Carpenito-Moyet, L. J. (2013). *Nursing diagnosis: Application to clinical practice* (14th ed.). Philadelphia, PA: Wolters Kluwer Health/Lippincott Williams & Wilkins.

Fawcett, J., & DeSanto-Madeya, S. (2013). *Contemporary nursing knowledge: Analysis and evaluation of nursing models and theories* (3rd ed.). Philadelphia, PA: F. A. Davis.

Gordon, M. (2008). *Assess notes: Nursing assessment and diagnostic reasoning*. Philadelphia, PA: F. A. Davis.

Gordon, M. (2010). *Manual of nursing diagnosis* (12th ed.). Sudbury, MA: Jones & Bartlett.

Jarvis, C. (2012). *Physical examination and health assessment* (6th ed.). St. Louis, MO: Elsevier Saunders.

The Joint Commission. (2013). *2014 hospital accreditation standards*. Oakbrook Terrace, IL: Joint Commission Resources.

Townsend, M. C. (2014). *Psychiatric mental health nursing: Concepts of care in evidence-based practice* (8th ed.). Philadelphia, PA: F. A. Davis.

Tsai, H.-M. (2013). People of Chinese heritage. In L. D. Purnell (Ed.), *Transcultural health care: A culturally competent approach* (4th ed., pp. 178–196). Philadelphia, PA: F. A. Davis.

Varcarolis, E. M., & Halter, M. J. (2014). *Varcarolis' foundations of psychiatric mental health nursing: A clinical approach* (7th ed.). St. Louis, MO: Saunders Elsevier.

Weber, J. R., & Kelley, J. H. (2014). *Health assessment in nursing* (5th ed.). Philadelphia, PA: Lippincott Williams & Wilkins.

Zoucha, R., & Zamarripa, C. A. (2013). People of Mexican heritage. In L. D. Purnell & B. J. Paulanka (Ed.), *Transcultural health care: A culturally competent approach* (4th ed., pp. 374–390). Philadelphia, PA: F. A. Davis.

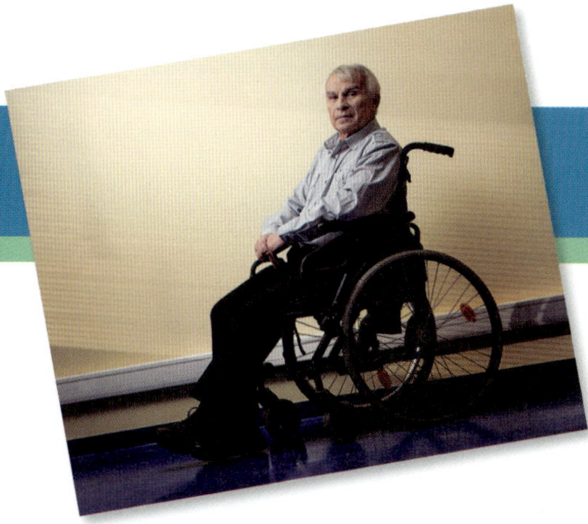

CHAPTER 13

간호진단

Nursing Diagnosis

Kathryn Van Dyke Hayes

비판적 사고를 위한 사례

목수로 일했던 중년의 문 씨가 열이 38.3℃인 채로 병원에 왔다. 문 씨는 사고를 당한 이후 6개월 동안이나 휠체어에 의존해서 생활해 왔으며 사지가 모두 마비된 상태이다. 문 씨는 일은 안 하지만 자신이 아직도 아내와 두 자녀를 부양해야 한다고 생각한다. 문 씨는 아내가 병원비를 내기 위해서 일을 해야 하고 또한 자녀들을 훈육하는 책임이 있는 것에 대해 분노를 나타낸다. 이 간호사는 문 씨의 담당 간호사이다.

이 장을 학습한 후, 위의 사례를 읽고 다음의 내용에 대하여 비판적 사고를 적용하여 복습한다.

1. 이 상황에서 제공된 자료를 여러 가지의 간호진단으로 분류하고, 분류한 것에 대한 정당성을 제시한다.
2. 하나의 간호진단을 규명하는 데 적절한 뒷받침이 되는 자료 분류의 양상을 평가한다.
3. 수집된 자료로 가능한 간호진단을 내리는 데 충분한지를 NANDA-I 분류체계를 이용하여 대상자와 함께 타당한지 검토한다.
4. 간호계획에 추가될 수 있는 간호진단 진술을 작성한다.
5. 대상자, 가족과 함께 규명된 문제를 어떻게 논의할지 역할극을 시행한다.

주요용어

가능한 간호진단 possible nursing diagnosis
간호진단 nursing diagnosis
단서 묶음 cluster
분류체계 taxonomy
실제 간호진단 actual nursing diagnosis
위험 간호진단 risk nursing diagnosis
의학진단 medical diagnosis
조기종결 premature closure
타당화 validation
협력 건강문제 collaborative health problem

학습목표

1. 간호과정과 관련하여 간호진단을 설명한다.
2. 간호진단의 구성요소를 서술한다.
3. 간호실무에서 간호진단의 중요성에 대해 토의한다.
4. 간호진단과 협력적 문제를 구별하여 설명한다.
5. 간호진단을 만드는 데 필요한 임상기술을 설명한다.
6. 대상자의 상황에 대해 간호진단을 작성한다.
7. 건강기능양상에 따라 간호진단을 범주화하는 것에 대해 토의한다.

실제적 · 잠재적 건강문제에 대한 인간의 반응을 진단하는 것은 간호과정의 두 번째 단계로서, 간호사는 대상자에 대해 관련 있는 정보를 수집한 후, 자료를 분석하고 해석해야 하는데, 그 해석의 결과가 간호진단이다(그림 13-1). 간호사는 간호진단을 내릴 수 있도록 교육받았으므로 간호사는 간호진단을 규명하고 간호진단을 근거로 하여 대상자를 간호할 계획을 세울 책임이 있다.

북미 간호진단협의회(NANDA-International)는 간호진단을 다음과 같이 정의하고 있다(Herdman & Kamitsuru, 2014).

> 실제적 · 잠재적 건강문제와 삶의 과정에 대한 개인, 가족 또는 지역사회의 반응에 대한 임상 판단으로서, 간호진단은 간호사에게 책임이 있는 성과를 성취하기 위한 간호중재를 선택하는 데 근거를 제공한다(p. 465).

간호진단이라는 용어는 대상자의 건강문제를 기술하는 명칭이자 활동으로서, 간호진단의 목적은 간호사정 동안에 얻은 정보의 문제를 규명하고 다음과 같이 통합하는 것이다.

- 수집된 자료 분석
- 대상자의 강점 확인
- 대상자의 정상적 기능 수준과 실제적 · 잠재적 기능장애의 지표 확인
- 합성과 관련하여 진단 진술 작성하기

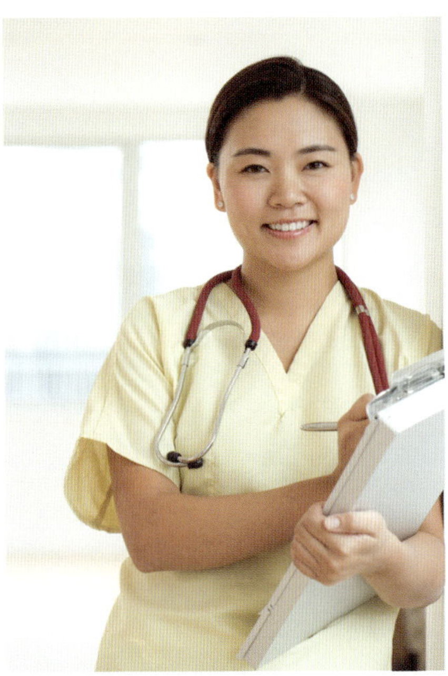

그림 13-1 관련이 있는 자료를 수집한 이후, 간호사는 간호진단을 확인하여 타당화하고 작성하게 된다. 개별화된 간호는 이러한 간호진단을 기초로 한다.

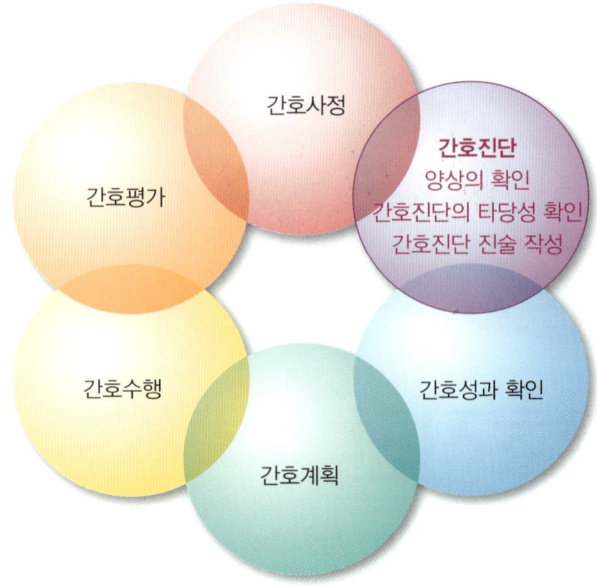

그림 13-2 미국간호협회 표준 II: 간호사가 간호진단을 결정하는 데 사정자료를 분석하는 것을 설명하고 있다. 그림은 간호진단 단계를 보여주고 있으며 간호진단과 간호과정 단계의 관계를 보여준다.

진단단계에서 간호사는 다음을 수행한다.

- 양상의 확인
- 간호진단의 타당성 확인
- 간호진단 진술 작성

1. 간호진단의 분류체계

전문직은 정당한 과학적 기초를 필요로 하는 데 간호과정이 간호의 과학적 기초가 되며, 이 과학적 토대를 이루기 위해서 간호는 간호실무의 틀을 제공할 수 있는 분류 혹은 분류체계를 필요로 한다. “NANDA-I 분류에는 영역(domains), 과(classes) 그리고 간호진단(nursing diagnosis) 세 가지의 수준이 있다”(Herdman & Kamitsuru, 2014). 간호진단 분류체계는 간호실무 지식, 이론적 틀 그리고 분류학적 특성을 포함한다.

NANDA-I의 목표는 간호진단의 분류체계를 개발하는 것이다. 1973년에 개최한 첫 회의에서 86개 간호진단이 알파벳 순서로 나열되었고 간호사가 개발하고 사용하도록 출판되었다(Gebbie & Lavin, 1975). 당시 진단의 타당화에 대하여 아무런 의견이 없었으며 확정된 목록은 없었고, 어떠한 분류체계도 선택되지 않았다.

처음 여섯 번의 회의를 거쳐 간호진단 목록이 알파벳 순서로 유지되었지만, 분류체계를 선택하는 것으로 관심의 초

점이 모아졌고, 초창기의 분류를 포함하여 1977년 간호이론가들은 공식적으로 분류체계의 개발에 대한 참여를 요구했다.

2014년 NANDA-I은 임상에서 사용과 테스트를 위해 241개 간호진단을 채택했고(Herdman & Kamitsuru), 간호진단에 추가할 것을 검토하고 있다(Herdman & Kamitsuru, 2012). 정신과 간호사는 11번째 격년 회의에서 정신영역을 간호진단에 포함할 것을 요구했으며 정신과의 명칭이 진단 개발을 위해 채택되었다(NANDA, 2009).

NANDA-I 분류체계 II(Herdman & Kamitsuru, 2018)가 부록 F에 제시되어 있으며, 분류체계 II는 NANDA 격년 회의 14번째에서 승인되어 새로운 간호진단을 추가하고 기존의 간호진단을 수정할 수 있도록 도움을 주는 다축성 형태이다.

새로운 간호진단이나 개정된 간호진단을 검토하고 단계화하는 데 NANDA-I에 따를 수 있으며, 새로운 안내를 얻으려면 NANDA-I 웹사이트를 방문한다(www.nanda.org).

2. 간호진단과 다른 건강관리 문제

간호진단은 반드시 의학적 진단과 구별되어야 하는데, 의학진단은 질병 또는 특정한 장기나 신체의 병리적 특징을 말하는 것으로, 질병 과정의 징후와 증상에 대한 정보를 알리고, 치료 요구를 의사소통하는 데 편리한 방법을 제공한다. 따라서 의사는 근원적인 병태의 치료에 초점을 맞춘다.

이와 반대로, 간호진단은 간호사가 독자적으로 치료할 책임이 있는 대상자의 건강문제에 대한 실제적이고 위험한 혹은 안녕상태의 인간반응을 서술한다. 간호진단은 질병 과정, 발달단계 혹은 생애의 과정에 대한 대상자의 반응을 서술하고, 간호 치료 또는 중재와 의사소통하는 데 편리한 방법을 제공한다.

간호진단은 법적인 파생효과를 가져오므로, 간호실무 범위 내에 있는 건강문제만이 간호진단으로 규명될 수 있다. 또한 간호사는 의학적인 진단을 할 수 없으며 그런 문제를 치료하도록 면허를 받지도 않았으므로, 자신의 영역과 실무능력과 교육범위 내에서 대상자 문제를 규명하도록 주의해야 한다.

기억해야 하는 개념

간호사는 간호진단과 의학진단을 혼동하지 않도록 주의해야 한다. 질병과정과 그와 관련된 징후와 증상은 의학진단에 필수적이다. 간호진단은 대상자가 건강문제 혹은 생애 과정에 반응하는 방법을 기술하는 것이다.

간호사는 사정자료로부터 문제를 확인할 때, 합법적이고 독자적으로 그 문제를 다룰 수 있는지 결정해야 하는데, 만약 그렇다면, 그 문제는 간호진단이 될 수 있으며, 의사처방과 간호사 처방활동을 요구하는 문제는 협력적 건강문제이다. 즉, 협력문제는 질병, 외상, 처치 혹은 진단 검사로 인해 야기될 수 있는 실제적 혹은 잠재적인 생리학적 합병증으로

표 13-1 협력문제를 지닌 간호진단과 의학진단의 비교

	간호진단	협력문제와 의학진단
사정활동의 초점	주된 초점은 실제적 · 잠재적 건강문제에 대한 인간반응을 감시하는 것이다.	주된 초점은 신체 장기나 계통의 병태생리학적 반응을 감시하는 것이다.
문제 규명	간호사는 독자적으로 문제를 확인하고 문제를 입증하며 간호사에 의해 합법적으로 문제를 다룰 수 있다.	간호사는 문제를 확인하지만 문제의 존재를 입증하기 위해 의사에게 의뢰하는 것이 필요하다(문제를 명명하기 위해 추가적인 진단 검사가 필요할 것이다). 간호사는 문제의 정확한 속성을 진단할 수 있는 자격은 없지만, 비정상적인 자료를 의사에게 의뢰한다.
처치	간호사는 합법적으로 처치를 위한 활동을 시작한다.	간호사는 처치를 위한 중재를 시작하기 위해 의사와 협력한다. 간호사에게 의사의 지시가 없이 문제에 대해 진단 검사 또는 처치 중재를 시작하도록 하는 의사 또는 기관(권한이 위임된)의 정규 지시(standing order)가 있다.

출처: Alfaro-LeFevre, R. (2014). *Applying nursing process: The foundation for clinical reasoning* (8th ed.). Philadelphia, PA: Wolters Kluwer/Lippincott Williams & Wilkins.

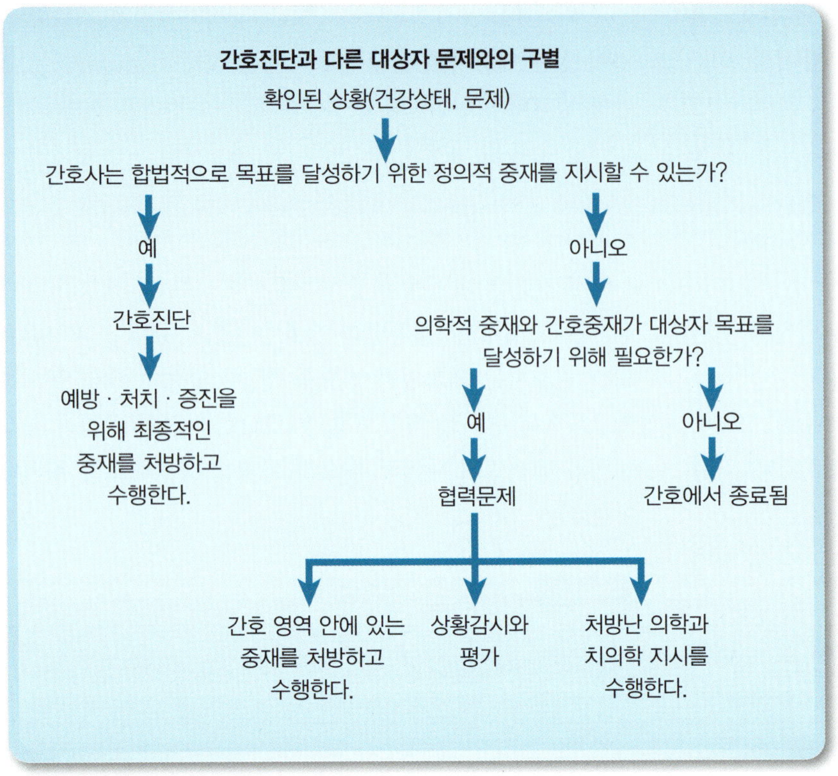

그림 13-3 간호진단과 다른 대상자 문제와의 구별
출처: Carpenito, L. J. [2013]. *Nursing diagnosis: Application to clinical practice* [14th ed.]. Philadelphia, PA: Wolters Kluwer Health/Lippincott Williams & Wilkins.

간호사는 다른 학제에 속한 사람과의 협력을 통해 중재를 할 수 있다(Carpenito-Moyet, 2013). 표 13-1에 간호진단, 협력문제, 의학진단을 비교했으며, 그림 13-3은 간호사가 이러한 결정을 어떻게 하는가를 보여준다. 절차, 의학용어, 증상, 대상자의 요구, 처치는 종종 간호진단과 혼동되는데, 예를 들어 만약 간호사가 '유치도뇨'라고 쓴다면, 이것은 처치이지 처치를 받는 대상자의 반응이 아니다. 또한 '산소 요구' 또는 '호흡곤란' 용어는 증상을 표현하지만, 간호진단을 내리는 데 타당하고 충분한 정보를 제공하지 않는다. 다른 흔한 실수는 간호진단으로 '적절한 영양 부족'을 기록하는 것이다. 이 표현은 대상자의 요구를 표현하지만 간호진단은 아니다. 이러한 경우 간호진단은 '영양 불균형: 신체요구량보다 적음'이 될 것이다.

다음의 목록은 특정한 호흡 문제가 있는 대상자에게 적절하게 쓸 수 있는 다양한 용어를 보여주는데, 이러한 용어들은 가끔 혼동된다.

- 의학적 진단: 폐렴
- 간호진단: 기관지 내 진한 분비물과 관련된 비효과적 기도 청결
- 대상자 요구: 산소화
- 검사: 기관지내시경
- 처치: 산소요법

간호진단을 정확하게 진술하는 것은 임상판단이므로 간호진단을 판단적으로 진술해서는 안 된다. 예를 들어, '약의 사용과 관련된 의학적 처방 수행의 실패'라고 쓰는 것은 옳지 않다. 불충분한 증거를 바탕으로 대상자의 행위를 명명하거나 판에 박힌 분류를 하는 잘못을 피하기 위해서는 처치와 관련되어 대상자의 불이행에 대한 원인을 알아보고 분석해야 한다.

3. 간호진단의 구성요소

1) 진단명

진단명(diagnostic label)은 간호 분류체계에 목록화되어 있는 간호진단의 이름이며, 가능한 한 적은 단어를 사용하여 문제의 본질을 서술한다(예: 긴장성 요실금, 불안, 음식섭취 자기돌봄 결핍 등). 각각의 간호진단은 관련된 대상자 단서에 대한 유형을 나타낸다.

2) 수식어

수식어(descriptors)는 하나의 간호진단에 부가적인 의미를

부여하기 위해 사용되는 단어로서, 상황의 변화, 대상자의 상태, 특정 간호진단의 어떤 특성을 묘사한다. 부록 C에 명칭을 나열해 놓았으며 NANDA-I(Herdman & Kamitsuru, 2018)에 의해 사용된 수식어의 예는 다음과 같다.

- 손상된(Compromised): 위협에 취약적인
- 감소된(Decreased): 줄이다. 크기, 양, 정도를 줄임
- 결핍/부족(Deficient/Deficit): 양, 질, 정도의 불충분. 충분하지 않은, 불완전한
- 지연(Delayed): 연기하다. 방해하다. 지체시키다
- 불균형(Imbalanced): 표준, 정상과 불일치
- 불능(Disabled): 할 수 없게 만들다. 무능력하게 되다
- 비조직화(Disorganized): 적절하지 않게 배열되거나 배치됨
- 장애(Disturbed): 동요하거나 중단된, 방해되는
- 기능장애(Dysfunctional): 비정상의, 불완전한 기능
- 효과적(Effective): 의도된 또는 기대되는 효과를 달성함

3) 정의

임상에서의 사용과 검증을 위해 NANDA-I에서 승인한 간호진단은 인간 반응에 대한 특성을 서술하는 것으로, 예를 들어 진단명 '저체온'에 대한 정의는 "체온이 체온조절의 실패로 정상 범위 아래"이다(Herdman & Kamitsuru, 2014, p. 428).

4) 정의적 특성

정의적 특성은 "문제 중심적이고 건강증진을 위한 진단이나 증후군을 특징적 표현으로 관찰 가능한 단서나 추론들의 묶음들이다"(Herdman & Kamitsuru, 2014, p. 468). 또한 대상자 정보는 하나의 임상적 단서를 고려하게 되고, 일련의 임상적 단서들은 진단이 정확하다면 간호진단이 존재한다는 것을 나타낸다.

5) 관련 요인

관련 요인은 문제를 반영하는 상태, 상황, 요인을 말한다. 간호진단과 관련 요인 사이에 비록 직접적인 인과관계는 없다 하더라도, 어떤 관계가 기술될 수 있다. 사용될 수 있는 용어는 'associated with(~와 결합된)', 'related to(~와 관련된)' 혹은 'contributing to(~에 기인한)'가 있다. 관련 요인을 확인하는 것은 간호사가 건강문제를 해결하기 위한 특정한 중재를 개발하는 데 도움을 준다. 예를 들어, 복부 내 압력이 높은 것과 관련된 긴장성 요실금 대상자와 배뇨 사이에 방광의 과도팽창과 관련된 긴장성 요실금 대상자를 간호할 때의 간호중재는 다르다.

6) 위험요인

위험요인이라는 용어는 위험 간호진단에서 임상 단서를 묘사하는 데 사용되며 실제 간호진단에는 사용하지 않는다. '건강하지 않은 사건에 대한 취약성이 증가되는 개인, 가족, 지역사회의 환경적 요인과 생리적 · 심리적 · 유전적 혹은 화학적 요소들'을 말한다(Herdman & Kamitsuru, 2014, p. 468). 간호진단에 대한 위험요인의 예로 '체액부족의 위험', 고령이거나 연령이 어림, 신체 부동과 투약(예: 이뇨제)을 들 수 있다. 위험요인을 강조하지 않으면 잠재적인 문제는 실제적인 문제가 될 수도 있다.

4. 간호진단 내리기

1) 양상의 확인

대상자 사정을 완료한 후에 특정한 대상자 문제를 규명하기 위해 수집한 자료를 분석한다. 주관적인 증상과 객관적인 징후들인 자료나 간호사정 동안에 수집된 정보들이 문제해결의 단서를 제공하지만 고찰되는 모든 자료가 문제를 규명하기 위해 범주화되지는 않는다. 중요한 단서는 표준 혹은 정상으로부터 벗어난 주관적 · 객관적 자료를 포함하며, 여러 개의 단서들을 묶어서 해석하고 타당한지 살핀 이후, 특정 대상자 문제를 정확하게 반영하는 간호진단명으로 명명하게 된다. 대상자의 단서를 묶고, 해석하고 타당한지 살피는 것은 간호실무를 통합하기 때문에 각 단계는 독립적으로 기술되지만, 순환적 과정으로 새로운 정보가 얻어짐에 따라 새로운 단서 양상이 나올 수도 있고, 단서의 묶음이 바뀔 수도 있다. 간호사는 임상 판단 기술을 발전시켜 나감에 따라 명확성, 관련성, 타당성의 측면에서 자료를 개별적으로 평가한다(Alfaro-Lefevre, 2014). 이러한 활동을 통해 진단적 단서가 묶여지게 된다.

(1) 단서의 묶음

단서가 수집됨에 따라, 일부 자료는 조직화되어 전형적으로 간호사는 정보를 자동적으로 범주나 체계에 넣는 형식으로 표준화된 사정도구를 사용한다(17장 참조). 묶음은 체계의 기능을 넘어서는 것으로 개별적으로 보이지만 단

서의 의미가 같지는 않다. 단서를 묶는 목적은 개별 단서를 그룹으로 만들어 의미를 도출하기 위함이다.

단서를 묶는 것은 퍼즐을 맞추는 것과 유사하다고 할 수 있고, 모든 퍼즐조각(단서들)은 하나의 그림(대상자의 건강문제)을 구성하며 각 퍼즐조각은 하나의 단서가 된다. 그림 13-4는 퍼즐 개념을 보여주며 한 개의 원과 두 개의 삼각형을 의미한다. 삼각형을 이루는 모든 조각이 삼각형을 이루게 되는 것과 마찬가지로 원을 이루는 퍼즐조각은 하나 묶임을 형성하게 된다. 원 조작을 묶임에 놓게 될 때 퍼즐 형태가 확인(간호진단)되는데, 독립적이고 구별된 단서 묶음이 각 간호진단을 이루게 된다.

단서를 묶는 동안에 단서들을 분석하고 통합하기 위해 비판적 사고가 필요하며, 각 단서는 특정한 문제에 꼭 들어맞도록 분석되고, 단서를 특정한 대상자 문제를 기술하는 의미 있는 묶음이 되도록 함께 둔다.

이 과정이 어떻게 진행되는지 보기 위해 이 장의 시작 부분에 언급한 대상자의 상황을 다시 고찰해 보면, '목수의 사례'를 검토하고 특정한 문제를 기술할 때 어떤 단서가 서로 함께 속하는지 살펴본다.

가장 첫 번째 간호진단으로 고체온증을 확인했다 하더라도 대상자가 제공하는 다른 단서를 살펴본다. 예를 들어, 여기서 하나의 간호진단을 선택하고 관련된 단서는 다음과 같다.

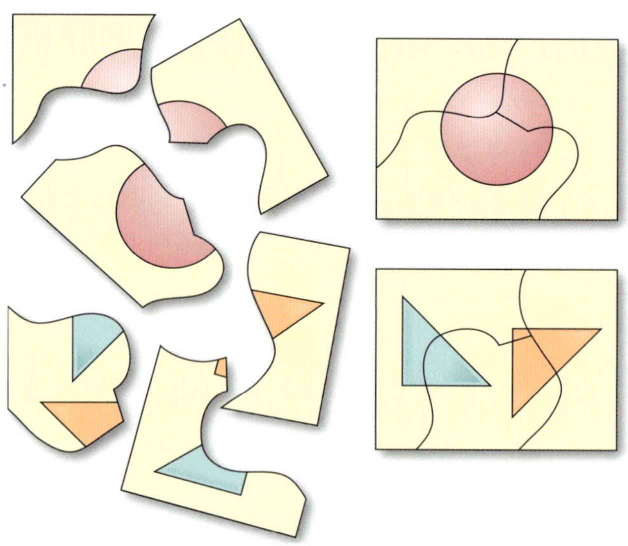

그림 13-4 퍼즐조각을 모으는 것이 사정이며, 비슷한 조각들을 묶는다. 양상을 확인하고 조각을 같이 두는 것이 간호진단에 해당하며, 퍼즐조각의 다른 부분은 다른 간호진단을 형성한다.

- 현재 일을 하지 않음
- 활동적이고 거동하는 개인에서 최근에 휠체어에 의존하는 사지마비 상태가 됨
- 자신을 제공자로 여김
- 아내가 생업의 역할을 수행하는 것에 대해 분노함

이러한 단서를 함께 모아 특정 간호진단의 정의적 특성에 맞추고 다음 해석의 단계로 이어진다. 그러나 먼저 단서 내에서 일어날 수 있는 몇 가지 문제를 살펴본다.

① 단서 묶음에서의 문제

주된 문제는 불충분하며, 부정확하고 일관성이 없는 단서이며, 단서를 모으는 기술은 경험과 실무에서 오게 되므로 이러한 기술을 발전시키기 위해 다양한 자료를 참조하여 사용하는 것이 바람직하다.

불충분한 단서인 경우, 간호사는 대상자의 문제를 자신 있게 결정할 수 없기 때문에 효과적인 간호를 계획할 수 없다. 이 장의 도입을 예로 들면, 간호사가 38℃라는 단서를 선택하여 '고체온'이라는 간호진단을 내린다면, 간호사는 고체온이라는 결론에 이르기에 충분한 정보를 모으지는 않았다고 볼 수 있다. 단서가 적절하지만 부족한 경우를 '조기종결(premature closure)'이라고 하며, 이는 연관된 정보를 분석하기 전에 진단한 것을 말한다. '고체온'이라는 진단을 내리기 위해서는 홍조를 띤 피부, 열감, 호흡수 증가, 빈맥, 발작 · 경련 등의 부가적인 단서가 필요하다(Herdman & Kamitsuru, 2014).

부정확한 단서를 묶는 것이 문제가 되는데, 왜냐하면 간호사는 관련되지 않은 정보를 묶게 되고 부정확한 모음에 근거를 두고 판단을 내리기 때문이다. 간호사가 진단에 익숙하지 않거나 혹은 단서가 여러 가지 진단에 중복될 때 부정확해질 수 있다. 예를 들어, 단서(사지마비로 휠체어에 의존하고 일을 하지 않음, 분노함)가 모아지고, 의존성과 관련된 '신체 기동성 장애'라는 간호진단을 내린다면, 간호중재는 '신체 기동성'의 문제를 해결하는 방향으로 맞춰지게 될 것이지만 이것은 불가능하다. 분노와 의존성을 확인하는 것이 초점을 아니라 대상자에게 초점을 두는 것이 중요하다.

일관성이 없는 단서도 문제가 되는데, 하나의 단서에 붙여진 의미가 다른 단서에 근거해서는 바뀔지도 모르기 때문이다. 예를 들어, 대상자가 자신은 일상적인 식사

를 할 수 없다고 말하지만, 나중에 스테이크와 감자를 먹고 있는 것을 보게 되는 경우가 발생하면 단서는 일치되지 않으므로 문제와 단서를 타당화하기 위해서는 추가적인 정보를 더 필요로 한다.

(2) 단서 묶음 해석

단서 묶음 해석은 단서들의 묶음을 통합하는 것을 의미하며, 전체적인 상황을 보고, 묶음에 의미를 부여하고, 묶음이 제시하는 양상을 보도록 요구하는 지적활동으로 대상자의 인간반응에 대한 의미와 함축을 도출하는 능력이다.

이 장을 시작할 때 제시한 사례에서 특정한 단서 묶음이 제시되어 있는데, 검토하여 가능한 간호진단은 다음과 같다.

- 의존과 관련된 비효과적 대처(단서: 분노, 휠체어에 의존해야 하는 사지마비)
- 생활양식 변화를 요구하는 불구와 관련된 적응장애(단서: 6개월 동안 휠체어에 의존한 사지마비, 직업 없음)
- 최근의 변화와 관련된 비효과적 역할수행(단서: 직업이 없음, 생계를 담당하는 역할을 수행하는 아내에 대한 분노, 가족 부양을 담당해야 하는 제공자로 자신을 인식함, 활동적이고 기동성이 있었던 사람에서 사지마비로 휠체어에 의존하는 사람으로 변화)

위에 제시한 간호진단의 진술을 분석하는 것은 각 진단의 정의와 관련된 정의적 특성을 검토하는 것으로 처음 두 개의 가능한 간호진단은 임상 단서 때문에 지지될 수 없다. 즉, '비효과적 대처' 진단은 대응할 능력이 없거나 도움을 요청하거나 문제를 해결할 수 없다는 것을 대상자가 구두로 표현하는 증거가 있어야 내릴 수 있으나, 위 제시한 단서는 정의적 특성이 아닌 단서이다. 따라서 진단을 내리기 위해서는 더 많은 정보가 필요하다. 두 번째 '적응장애'라는 진단은 이 대상자에게 기술할 수도 있고 기술하지 못할 수도 있다. 간호사는 사지마비로 휠체어에 의존하게 됨으로써 대상자가 새로운 생활양식에 만족스럽게 적응하지 못한다고 추측하였지만, 이러한 문제를 평가하기 위해서는 추가적인 정의적 특성이 필요하다.

세 번째 진단인 '비효과적 역할수행'은 제시된 단서가 모두 정의적 특성들을 반영하고 있다. 자신의 역할에 대한 지각의 변화, 이전의 역할을 다시 할 수 있는 신체적 능력의 변화, 일상에서 느끼는 책임감의 변화를 대상자가 겪고 있다. 이런 갈등의 근거는 아내에 대한 분노가 보여지는 것에서 찾을 수 있으므로, 간호사는 이 진단을 자신있게 내릴 수 있고, 대상자가 이 문제를 해결할 수 있도록 돕는 간호중재를 계획할 수 있다.

① 단서 묶음 해석의 문제

단서 묶음 해석은 부적절한 정보를 묶는 것과 단서 묶음을 잘못 해석함으로써 방해될 수 있으며, 단서가 정확하게 묶어지지 않으면 간호사는 정확한 임상 판단을 할 수 없게 된다. 예를 들어, 단서(영양실조, 스스로 먹음, 기동성의 의존)들을 묶어 간호사가 부적절한 섭취와 관련된 음식섭취 자기돌봄 결핍이라는 진단을 내린다면 이 단서에는 매일의 음식 섭취량에 관한 정보가 없게 되며, 대상자가 스스로 먹는다는 사실이 대상자의 기동성이 의존적이라는 단서를 설명하지 못한다. 대상자가 보조 기구를 사용하는가? 영양실조란 무엇인가? 보조 식이가 제공되고 있는가? 이러한 특정 단서를 묶음으로써, 간호사는 분석을 위한 다른 중요한 부분을 무시하게 된다. 이 사례는 '영양 불균형'(신체요구량보다 적음)과 '신체 기동성 장애'라는 두 개의 간호진단의 정의적 특성들을 포함하고 있다.

단서 묶음을 잘못 해석하는 것은 간호사가 양상을 바르게 인식하지 못했을 때 발생하며, 간호사가 간호진단에 익숙하지 않거나 특정 단서가 어떻게 서로 맞는지 연관 짓는 경험이 부족할 때 발생하게 된다. 진단을 위한 정의적 특성을 고려할 때 복합적이고 해석을 올바로 하기 위해 광범위한 분석이 요구된다면 경험 있는 임상전문가에게 단서 해석을 위한 도움을 요청하도록 한다.

2) 간호진단의 타당성 확인

간호진단을 선택한 후(예: 비효과적 수행)에, 간호사는 대상자와 함께 진단을 확인해야 한다. 간호진단이 타당하며 대상자에게 어떤 중요성과 의미를 갖는 것인지를 확인하는 과정이 타당성 과정으로 대상자가 문제를 부정하거나, 문제를 다루는 것을 원하지 않을 경우도 있고, 문제는 인정하지만 나중에 다루기를 원할 수도 있다. 규명된 진단을 다루지 않으려는 이유가 수용할 만하더라도 문제와 그 상태는 기록해야 한다. 그러나 대부분의 문제는 간호의 도움으로 해결될 수 있는 문제이므로 대상자는 동의하게 된다.

간호진단의 타당성을 확인하는 단계는 두 단계로 첫 단계에서는 해석된 단서 묶음을 대상자의 규준과 일반적인 대상자의 규준과 비교해야 한다. 두 번째 단계에서는 특정 간호진단은 간호 연구의 기반에서 평가해야 하며, 이 연구의 기반은 각 진단마다 다르다.

예를 들어, 부가적인 자료수집을 통해 간호진단을 지지하는 단서들을 찾아낼 수 있으면 간호진단을 내릴 수 있다.

- 비효과적 대처
- 적응장애
- 고체온

각각의 진단에 대해 간호사는 문제의 중요성을 대상자와 함께 의논하고, 문제의 원인에 대하여 대상자가 자각하는지를 결정하며, 대상자가 문제를 해결하거나 감소시키는 데 도움을 바라는지 질문해야 한다. 일부 대상자는 문제가 명백함에도 불구하고 도움을 받을 준비가 되어 있지 않거나 도움을 구하는 데 동기부여가 되어 있지 않다.

(1) 간호진단 타당성 확인의 문제

간호사의 제한된 경험과 간호진단에 대한 기본 지식 부족, 불충분한 정의적 특성 때문에 간호진단의 타당성을 확인하는 과정에서 문제가 발생할 수 있다.

간호사의 임상 경험이 제한된다면 지도자, 멘토, 실무 전문가 등의 지도 아래 다양한 대상자를 경험하는 것이 진단 타당성의 기술을 연습할 수 있는 기회가 된다. 간호진단과 정의적 특성을 논의해서 오류를 수정해야 하며, 위협적이지 않은 환경과 인내, 이해가 필요하다. 특정 문제를 해결하는 단계를 그대로 따라가는 것이 도움이 되기도 하지만, 논리적 오류나 과정에서 생략된 단계는 규명해야 하고, 이런 오류를 피할 수 있는 제안이 필요하다.

3) 간호진단 진술 작성

간호진단 진술 작성은 간호진단 과정을 통해 내려진 실제적, 위험, 안녕, 가능한 간호진단의 진단명을 기록하는 것을 포함한다. 간호진단을 진술하는 정확한 방법은 표 13-2와 그림 13-5에서 설명하고 있다. 또한 정확한 진단진술의 예와 부정확한 예를 표 13-3에 제시하고 있다.

(1) 실제 간호진단

실제 간호진단은 증상이 있는 건강문제에 대한 인간반응을 기술하는 것으로, 진단진술은 진단명, 정의적 특성 그리고 관련 요인 세 부분으로 기록하며, 대상자의 건강문제가 있음을 지지하는 단서는 기록된 사정 자료에서 볼 수 있다. 간호진단 진술에서 단서는 '~으로 나타나는' 또는 '~으로 입증되는' 으로 표기된다. 간호사가 진단명과 '~와 관련된'의 관련 요인 문구를 거꾸로 배치시켰을 때 문제가 발생하는데, 이러한 문제를 피하기 위해서는 문제의 주된 초점(진단명)과 대상자가 해결할 수 없는 요인을(관련 요인) 파악해야 한다.

- 정확한 예: 통증과 관련된 신체 기동성 장애
- 부정확한 예: 움직일 때 통증을 유발하는 관절염과 관련된 비효과적인 움직임(부정확한 수식어를 선택한 경우로 승인된 간호진단명을 사용하지 않았다. 관련 요인 문구에 문제를 반복하였고 진술에 의학진단을 사용하였다.)

(2) 위험 간호진단

NANDA-I는 잠재적(potential)이라는 용어를 위험성(risk)이라는 용어로 대체했는데, 위험성이 일부 대상자의 건강문제에 대한 특정한 취약성을 더 잘 묘사한다고 믿기

표 13-2 진단 진술의 유형

유형	구조	예
실제 간호진단	진단명, 관련 요인, 정의적 특성을 포함하는 세 부분으로 진술	찡그린 얼굴과 통증의 구두 표현으로 입증되는 외과적 외상과 염증과 관련된 급성 통증
위험 간호진단	진단명, 위험요인을 포함하는 두 부분으로 진술	수술, 면역억제와 관련된 감염 위험성
가능한 간호진단	진단명, 원인불명요인을 포함하는 두 부분으로 진술	원인불명과 관련된 자존감 손상 가능성
건강증진 간호진단	진단명, 한 부분으로 진술	영적 안녕 상태를 위한 준비

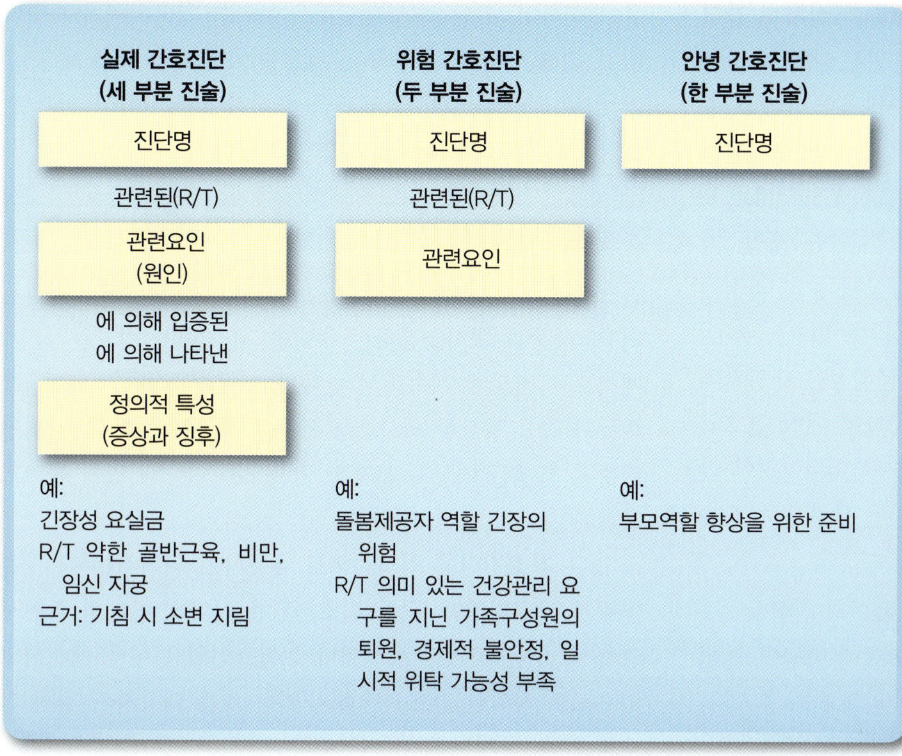

그림 13-5 실제 간호진단의 세 부분 진술, 위험 간호진단의 두 부분 진술, 안녕 간호진단의 한 부분 진술의 예

표 13-3 간호진단의 정확한 진술과 부정확한 진술의 예

간호진단의 유형	정확한 진술	이론적 근거	부정확한 진술	이론적 근거
실제 간호진단	4일마다 작고 딱딱하고 형태가 있는 변을 보는 것으로 나타나는 활동 및 수분섭취 감소와 관련된 변비	진단명(변비), 관련 요인(활동 감소), 정의적 특성(작고 딱딱하고 형태가 있는 변을 4일마다 보는 것)을 포함하여 세 부분 진술을 사용하여 적절하게 진술됨	딱딱한 변을 보는 것과 관련된 장기능의 변화	부정확한 진단명: 장기능의 변화는 비특이적이고 NANDA-I에서 제시되지 않음. 단지 두 부분만 진술: 관련 요인은 빠지고 정의적 특성(딱딱한 변)이 대치됨
위험 간호진단	지연된 침상안정과 관련된 활동지속성 장애의 위험	'잠재적'보다 '위험성'이라는 용어가 사용됨. 위험진단은 위험요인을 사용함. 정의적 특성은 포함되지 않아야 함	활동지속성 장애, 잠재적	'위험성'보다 '잠재적'이라는 용어를 사용함. 진단명이 바뀌었음. 위험요인이 진술되지 않음
가능한 간호진단	원인불명과 관련된 적응장애 가능성	추가자료가 수집되어 진단을 명확히 할 때까지 원인불명을 사용하여 진술함	사지마비를 초래한 최근의 교통사고로 인해서 나타났을 적응장애	진단명이 바뀌었으며 입증 없이 단서들이 '~와 관련된'에 포함
건강증진 간호진단	가족대처 향상을 위한 준비	건강증진 간호진단은 위험 요인이나 정의적 특성 없이 한 부분 진술을 함	더 나은 건강을 바라는 것으로 인한 가족 대응 가능성	진단진술이 바뀌었고, 진단명 이외에 더 많은 정보가 포함됨

때문이다. 예를 들어 병원에 입원한 모든 대상자는 감염의 위험에 있지만, 면역체계가 손상된 일부 대상자는 다른 대상자보다 위험성이 더 높게 된다. 이 용어는 간호 수가를 받기에도 유리하고 간호진단 목록 용어인 국제질병분류체계(ICD-10)에도 사용된다. NANDA-I(Herdman & Kamitsuru, 2014)는 위험 간호진단을 "취약한 개인, 가족, 지역사회에서 진행될 수 있는 건강상태/삶의 과정에 대한 인간 반응을 묘사하는 것"이라고 정의하였다(p. 464). 위험 간호진단을 규명하는 데 있어서 문제점은 대상자의 위험요인과 기존에 지니고 있던 건강문제에 대한 간호와 치료에 포함된 특정 위험에 대한 지식부족이다. 위험 간호진단은 정의적 특성이 없기 때문에 두 부분으로 진술된다.

- 정확한 예: 의식수준 저하와 관련된 흡인의 위험
- 부정확한 예: 연하장애로 인해 기도로 분비물이 들어갈 위험성(정의의 부분과 진단명에 위험요인 중 하나를 기록했다.)

(3) 건강증진 간호진단

건강증진 간호진단은 "안녕수준을 증진시키기거나 인간의 잠재적 건강을 현실화하기 위한 욕구나 동기와 관련된 임상적 판단"으로 진단의 한 형태이다(Herdman & Kamitsuru, 2014, p. 22).

5. 간호실무와 간호진단

1) 임상에서 간호진단의 적용

사정한 자료로부터 간호진단을 규명하는 과정에 관한 정보를 제공하며, 진단을 내리는 것은 복잡한 기술이며 능숙하게 되기 위해 연습이 필요하다. 기술을 개발하는 데 도움을 주기 위해 사례와 질문의 답변을 포함하여 제시하고 있으며, Box 13-1은 전체 과정을 설명하고 있다.

2) 간호진단의 중요성

간호진단은 대상자를 위한 간호요구를 다른 간호사, 건강관리팀, 대중과 의사소통하는 수단을 제공한다. 간호는 전 세계적으로 빠르게 계속해서 변화하고 있기에 개념, 언어, 용어들과 같은 필요한 의사소통 도구를 제공해야 한다. 간호진단명은 특정한 대상자 문제를 의사소통하는 데 있어 빠르고 간편한 용어가 될 수 있다.

많은 간호진단이 임상적으로 유용하기 위해서는 더 많은 연구가 필요하지만, 모든 간호진단은 문제의 존재를 확인시켜줄 수 있는 정의적 특성이나 위험요인의 목록을 제시하고 있으므로 정확한 간호진단을 내리는 것은 대상자가 질적 간호를 받을 수 있도록 도움을 준다.

실제적 · 잠재적인 대상자의 건강요구에 초점을 둠으로써 간호진단은 각 대상자를 위한 간호중재의 특수성을 증가시키게 된다. 이 특수성은 측정될 수 있고 건강관리 문제를 해결하는 데 기여하였음을 인정하는 효과적인 중재를 확인하도록 감시할 수 있다. 컴퓨터 시스템에서 간호진단의 부호화는 직접수가를 통해 간호사가 시행한 행위로 인정받도록 하며 건강문제를 해결하는 데 간호가 기여한 인정을 통해 전문직 간호실무의 발전을 가져오게 된다.

특정 간호진단에 대한 연구는 간호진단 과정에 대한 이해를 증진시키고 건강관리에서 간호사의 역할에 대한 조사에 기여하며, 연구가 간호진단을 뒷받침할 때 간호실무의 범위에 대한 명확한 기술이 나온다. 간호진단 분류체계의 개발과 출판은 실무, 교육, 연구, 법제화, 전문직으로서의 간호에 중대한 영향을 미친다. 간호진단 분류체계는 이론과 실무의 격차를 좁히는 도움을 주고 건강관리에서 간호전문직 역할의 개발 및 간호실무의 범위로 이어준다.

간호전문직이 발달함에 따라 진단 분류체계는 비판적으로 검토되고, 수정되고, 검증되며, 간호사에 의해 그 유용성이 입증된다. 오늘날 간호 실무자에게 간호진단 분류체계는 간호진단의 조직화에 대한 요구를 충족시키고 있다.

비판적 사고 적용하기

당신이 사례연구의 문 씨를 담당하게 된 간호학생이라고 하자. 문 씨의 의무기록을 살펴보았고 어제 잠깐 면담하게 되었다. 문 씨의 간호계획 중 한 간호진단은 "청구서 지불과 아이들을 돌보는 것에 대해 아내에게 분노하며 사고 후 일할 수 없음과 새로운 휠체어 사용과 사고와 관련된 비효과적 역할수행"이다. 당신은 변비나 신체 기동성 장애 등의 간호진단에는 친숙하지만 이 간호진단에 대해서는 익숙하지 못하다. 당신은 문 씨가 방어적이고 그 어떤 중재를 받고 싶지 않아할 것이라고 생각한다. 문 씨에게 적절한 걱정이라는 것을 어떻게 확신할 것인가?

정답은 부록 B를 참고하세요.

Box 13-1 임상에서 간호진단 적용하기

1. 사정 자료 수집하기

목수로 은퇴한 69세 김 씨는 10년간 만성폐쇄성폐질환의 병력으로 폐렴 진단으로 내과 병동에 입원했다. 김 씨는 3일 동안 기분이 좋지 않았는데 호흡부전, 피로, 중간 정도 갈색 객담으로 기침 증가를 호소하며 이틀 밤을 잘 자지 못했고 거의 죽만 먹고 있으며 식욕이 거의 없다. 김 씨는 부인과 6개월 전 사별하여 식욕이 더 없으며 요리수준은 제한되어 있다. 세 명의 자녀는 시 외곽에서 살고 있기 때문에 구급차에 의해 김 씨는 병원에 왔고 안절부절못하며 "내가 이렇게 아픈데 왜 이런 어리석은 질문들을 내게 하는 거야?"라고 말한다. 신체 사정결과는 다음과 같다. 혈압 164/90, 맥박 104, 호흡수 26(부속근을 사용함), 체온 38.3℃, 산소포화도 86%, 양쪽에서 수포음과 호기 시 천명음을 지닌 폐음 감소 등이다. 간호사는 김 씨가 질문에 대답을 하려고 시도할 때 가쁜 호흡을 보이고 더 불안정해져서 질문을 연기한다. 산소 2L/min를 캐뉼라를 통해 제공하는 지시가 있고 albuterol 분무요법 처치와 정맥주사를 통한 항생제 투여가 시작되었다.

2. 자료 묶음하기

- 건강 인식과 건강 유지: 만성폐쇄성폐질환 10년, 지난 3일 동안 몸이 아픔
- 영양과 대사: 고열, 체온 38.3℃, 식욕 없음, 주로 죽으로 식사함, 제한된 요리실력
- 활동과 운동: 부속근을 사용하여 증가된 빈호흡 26회, 산소포화도 감소, 산소 공급과 분무요법 처치 제공, 의미 있는 호흡부전(앉고 말할 때), 폐음은 기도 수축의 지표(천명음)이며 감소된 가스 교환(수포음), 피로, 증가된 혈압(164/90)과 빈맥 104회
- 배설: 유용한 자료 없음
- 인지-지각: 의식은 명료하나 불안해하고 안절부절못함
- 대처-스트레스: 6개월 전 아내와 사별, 자녀는 시 외곽에 거주, 동반인 없이 구급차를 타고 입원함

3. 가능한 간호진단 규명하기

김 씨에 대한 가능한 간호진단으로는 다음과 같다.

영양 불균형: 신체요구량보다 적음, 가스 교환 장애, 비효과적 기도 청결, 비효과적 건강관리, 기능이상을 유발하는 슬픔, 자기돌봄 향상을 위한 준비, 활동 지속성 장애

폐렴은 의학적 진단이나 협력 문제이기 때문에 포함하지 않는다.

4. 선택된 간호진단 타당성 확인하기

김 씨에 대한 간호진단을 타당화하는 것은 자료가 각각의 진단이 충분히 가능한지를 확인하는 것으로 선택된 간호진단을 지지하는지 보기 위해 정의적 특성을 살펴보도록 한다. 동시에 더 많은 자료를 특정한 간호진단의 타당화를 위해 수집할 수도 있다. 김 씨에 대해서는 자료가 충분히 존재한다. 가스교환 장애(낮은 산소포화도, 높은 호흡수, 비정상적 폐음), 영양 불균형: 신체요구량보다 적음(칼로리 섭취량이 부족하고 감염 때문에 대사 요구도는 증가해 있음). 김 씨의 호흡 상태가 안정화될 때, 간호사는 대상자와 면담을 할 수 있으며 추가적으로 필요한 정보를 더 수집할 수 있다.

5. 간호계획 수립을 위해 정확한 간호진단 진술하기

- 가스교환 장애
  관련요인: 폐 감염, 폐쇄성 폐상태
  근거: 호흡부전, 산소포화도 86%, 호흡수 26회, 천명음, 수포음, 부속근 사용
- 영양 불균형: 신체요구량보다 적음
  관련요인: 식욕부진, 대사 요구량 증가
  근거: 3일 동안 제한된 식사 섭취량

6. 대상자/가족과 계획을 논의하기

NANDA-I 분류체계 II의 제한점이 임상 실무에서 사용할 수 없거나 사용해서는 안 된다는 것을 의미하지 않으며, 간호과정과 간호진단 분류체계는 새로운 간호진단이 추가되고 기존 진단이 개정되면서 지속적으로 발전하고 있다. 모든 간호사는 실무에서 간호진단 분류체계를 사용할 기회와 책임이 있으므로, 실무자들은 간호진단, 간호계획, 간호중재를 정확하게 수행하며 대상자를 돕는 데 필요한 개념과 기술을 배워야 한다.

3) 간호진단의 기능적 접근

Gordon(2008, 2010)은 건강기능양상에 기초하여 간호진단을 조직하는 틀을 제안하였으며 유사한 진단을 묶는 편리한 방법을 제시했는데, 이 책은 건강기능양상에 초점을 맞추고 있고, 간호사정 단계에서 수집된 자료는 이 방법으로 논의되고 조직되었기 때문에 간호진단을 같은 방식으로 조직하는 것이 유용하다. Box 13-2는 건강기능양상에 따라 조직된 간호진단의 전체 목록을 보여준다.

각 양상에 대해 기능과 간호진단을 검토하는 것은 간호사가 모든 실제적 · 잠재적, 위험 간호진단을 고려하도록 함으로써 생리학적 문제가 대상자의 정서적 · 사회적 · 영적 요구를 무시되지 않도록 한다.

Box 13-2 건강기능양상에 따라 조직된 간호진단

건강지각-건강관리 양상(Health Perception-Health Management)

지역사회 건강 부족(Deficient Community Health)
위험성 있는 건강행위(Risk-Prone Health Behavior)
비효과적 건강유지(Ineffective Health Maintenance)
비효과적 건강관리(Ineffective Health Management)
건강관리 향상을 위한 준비(Readiness for Enhanced Health Maintenance)
비효과적 가족 건강관리(Ineffective Family Health management Management)
오염(Contamination)
오염의 위험(Risk for Contamination)
안구건조의 위험(Risk for Dry Eye)
상해의 위험(Risk for Injury)
혈관 외상의 위험(Risk for Vascular Trauma)
출혈의 위험(Risk for Bleeding)
낙상의 위험(Risk for Falls)
수술 중 체위와 관련된 상해의 위험(Risk for Perioperative Positioning Injury)
중독의 위험(Risk for Poisoning)
질식의 위험(Risk for Suffocation)
비효과적 보호(Ineffective Protection)

활동-운동(Activity-Exercise)

활동 지속성 장애(Activity Intolerance)
활동 지속성 장애의 위험(Risk for Activity Intolerance)
비활동적 생활양식(Sedentary Lifestyle)
피로(Fatigue)
여가활동참여의 감소(Deficient Diversional Activity Engagement)
신체 기동성 장애(Impaired Physical Mobility)
침상 기동성 장애(Impaired Bed Mobility)
이동장애(Impaired Transfer Ability)
휠체어 기동성 장애(Impaired Wheelchair Mobility)
보행장애(Impaired Walking)
배회(Wandering)
비사용증후군의 위험(Risk for Disuse Syndrome)
자기무시(Self-Neglect)
목욕 자기돌봄 결핍(Bathing Self-care Deficit)
옷 입기 자기돌봄 결핍(Dressing Self-care Deficit)
음식 섭취 자기돌봄 결핍(Feeding Self-care Deficit)
용변 자기돌봄 결핍(Toileting Self-care Deficit)
자기돌봄 향상을 위한 준비(Readiness for Enhanced Self-care)
수술 후 회복지연(Delayed Surgical Recovery)
발달지연의 위험(Risk for Delayed Development)
가정 유지 장애(Impaired Home Maintenance)
호흡기 제거 반응장애(Dysfunctional Ventilatory Weaning Response)
자발적 환기장애(Impaired Spontaneous Ventilation)
비효과적 기도 청결(Ineffective Airway Clearance)
비효과적 호흡 양상(Ineffective Breathing Pattern)
가스교환 장애(Impaired Gas Exchange)
심박출량 감소(Decreased Cardiac Output)
쇼크의 위험(Risk for Shock)
비효과적 말초조직 관류(Ineffective Peripheral Tissue Perfusion)
비효과적 말초조직 관류의 위험(Risk for Ineffective Peripheral Tissue Perfusion)
심장조직 관류의 위험(Risk for Decreased Cardiac Tissue Perfusion)
비효과적 뇌조직 관류의 위험(Risk for Ineffective Cerebral Tissue Perfusion)
자율적 반사장애(Autonomic Dysreflexia)
자율적 반사장애의 위험(Risk for Autonomic Dysreflexia)
영아급사의 위험(Risk for Sudden Infant Death)
비조직적 영아행동(Disorganized Infant Behavior)
비조직적 영아행동의 위험(Risk for Disorganized Infant Behavior)
조직적 영아행동 향상을 위한 준비(Readiness for Enhanced Organized Infant Behavior)
말초신경 혈관 기능이상의 위험(Risk for Peripheral Neurovascular Dysfunction)
두개 내 적응능력 감소(Decreased Intracranial Adaptive Capacity)

영양-대사(Nutritional-Metabolic)

과체중(Overweight)
과체중의 위험(Risk for Overweight)
영양 불균형: 신체 요구량보다 적음(Imbalanced Nutrition: Less Than Body Requirements)
영양 향상을 위한 준비(Readiness for Enhanced Nutrition)
비효과적 모유수유(Ineffective Breast-feeding)
모유수유 중단(Interrupted Breast-feeding)
모유수유 향상을 위한 준비(Readiness for Enhanced Breast-feeding)
불충분한 모유 분비(Insufficient Breast Milk production)
신생아 고빌리루빈혈증(Neonatal hyperbilirubinemia)
신생아 고빌리루빈혈증의 위험(Risk for Neonatal Hyperbilitubinemia)
연하장애(Impaired Swallowing)
오심(Nausea)
흡인의 위험(Risk for Aspiration)
구강점막 통합성 손상(Impaired Oral Mucous Membrane Integrity)
치열 장애(Impaired Dentition)
체액 부족(Deficient Fluid Volume)
체액 부족의 위험(Risk for Deficient Fluid Volume)
체액 과다(Excess Fluid Volume)
체액 불균형의 위험(Risk for Imbalanced Fluid Volume)
전해질 불균형의 위험(Risk for Electrolyte Imbalance)
피부 통합성 장애(Impaired Skin Integrity)
피부 통합성 장애의 위험(Risk for Impaired Skin Integrity)
알레르기 반응의 위험(Risk for Allergy Reaction)
라텍스 알레르기 반응(Latex Allergy Reaction)
라텍스 알레르기 반응의 위험(Risk for Latex Allergy Reaction)
비효과적 체온조절(Ineffective Thermoregulation)
고체온(Hyperthermia)
저체온(Hypothermia)

Box 13-2 건강기능양상에 따라 조직된 간호진단(계속)

간기능장애의 위험(Risk for Impaired Liver Function)
불안정한 혈당수치의 위험(Risk for Unstable Blood Glucose Level)

배설(Elimination)

변실금(Bowel Incontinence)
변비(Constipation)
지각된 변비(Perceived Constipation)
변비의 위험(Risk for Constipation)
설사(Diarrhea)
위장관운동 기능장애(Dysfunctional Gastrointestinal Motility)
위장관운동 기능장애의 위험(Risk for Dysfunctional Gastrointestinal Motility)
기능적 요실금(Functional Urinary Incontinence)
익류성 요실금(Overflow Urinary incontinence)
반사성 요실금(Reflex Urinary Incontinence)
긴장성 요실금(Stress Urinary Incontinence)
긴박성 요실금(Urge Urinary Incontinence)
긴박성 요실금의 위험(Risk for Urge Urinary Incontinence)
배뇨장애(Impaired Urinary Elimination)
요정체(Urinary Retention)

수면-휴식(Sleep-Rest)

불면증(Insomnia)
수면박탈(Sleep deprivation)
수면양상 장애(Disturbed Sleep Pattern)
수면향상을 위한 준비(Readiness for Enhanced Sleep)

인지-지각(Cognitive-Perceptual)

급성 통증(Acute Pain)
만성 통증(Chronic Pain)
안위 손상(Impaired Comfort)
안위 향상을 위한 준비(Readiness for Enhanced Comfort)
편측성 지각이상(Unilateral Neglect)
지식 부족(Deficient Knowledge)
지식 향상을 위한 준비(Readiness for Enhanced Knowledge)
비효과적 활동계획(Ineffective Activity Planning)
급성 혼동(Acute Confusion)
급성 혼동의 위험(Risk for Acute Confusion)
만성 혼동(Chronic Confusion)
비효과적 충동 조절(Ineffective Impulse Control)
기억장애(Impaired Memory)
의사결정 향상을 위한 준비(Readiness for Enhanced Decision Making)
의사결정 갈등(Decisional Conflict)

자아인식(Self-Perception)

불안(Anxiety)
죽음 불안(Death Anxiety)
두려움(Fear)
외로움의 위험(Risk for Loneliness)
절망감(Hopelessness)
무력감(Powerlessness)
무력감의 위험(Risk for Powerlessness)
파워 향상을 위한 준비(Readiness for Enhanced Power)
상황적 자존감 저하(Situational Low Self-esteem)
상황적 자존감 저하의 위험(Risk for Situational Low Self-esteem)
만성적 자존감 저하(Chronic Low Self-esteem)
자아개념 향상을 위한 준비(Readiness for Enhanced Self-Concept)
신체상 혼란(Disturbed Body Image)
자아정체감 혼란(Disturbed Personal Identity)
자아정체감 혼란의 위험(Risk for Disturbed Personal Identity)
자신에 대한 폭력의 위험(Risk for Self-Directed Violence)

역할-관계(Role-Relationship)

슬픔(Grieving)
기능이상을 유발하는 슬픔(Complicated Grieving)
기능이상을 유발하는 슬픔의 위험(Risk for Complicated Grieving)
만성 비탄(Chronic Sorrow)
비효과적 역할 수행(Ineffective Role Performance)
사회적 고립(Social Isolation)
사회적 상호작용 장애(Impaired Social Interaction)
비효과적 관계(Ineffective Relationship)
관계 향상을 위한 준비(Readiness for Enhanced Relationship)
가족과정 손상(Interrupted Family Processes)
가족과정 기능 장애(Dysfunctional Family Process)
가족과정 향상을 위한 준비(Readiness for Enhanced Family Process)
부모 역할장애(Impaired Parenting)
부모 역할장애의 위험(Risk for Impaired Parenting)
부모 역할 갈등(Parental Role Conflict)
애착장애의 위험(Risk for Impaired Attachment)
부모 역할 향상을 위한 준비(Readiness for Enhanced Parenting)
돌봄제공자 역할 긴장(Caregiver Role Strain)
언어적 의사소통 장애(Impaired Verbal Communication)
의사소통 향상을 위한 준비(Readiness for Enhanced Communication)
타인에 대한 폭력의 위험(Risk for Other-Directed Violence)

대처-스트레스 내성(Coping-Stress Tolerance)

비효과적 활동계획(Ineffective Activity Planning)
비효과적 대처(Ineffective Coping)
대처 향상을 위한 준비(Readiness for Enhanced Coping)
방어적 대처(Defensive Coping)
비효과적 부정(Ineffective Denial)
극복력 장애(Impaired Resilience)
극복력 장애의 위험(Risk for Impaired Resilience)
손상된 가족 대처(Compromised Family Coping)
가족 대처 불능(Disabled Family Coping)
가족 대처 향상을 위한 준비(Readiness for Enhanced Family Coping)
비효과적 지역사회 대처(Ineffective Community Coping)
지역사회 대처 향상을 위한 준비(Readiness for Enhanced Community Coping)
외상후증후군(Post-Trauma Syndrome)
외상후증후군의 위험(Risk for Post-Trauma Syndrome)

Box 13-2 **건강기능양상에 따라 조직된 간호진단**(계속)

자살의 위험(Risk for Suicide)
스트레스 과다(Stress Overload)
자해(Self-Mutilation)
자해의 위험(Risk for Self-Mutilation)

성-생식(Sexuality-Reproductive)
비효과적 성적 양상(Ineffective Sexuality Pattern)
성기능 장애(Sexual Dysfunction)
강간-상해 증후군(Rape-Trauma Syndrome)
임신과 출산과정 향상을 위한 준비(Readiness for Enhanced Childbearing Process)
모아관계 장애의 위험(Risk for Disturbed Maternal-fetal Dyad)

가치-신념(Value-Belief)
도덕적 고뇌(Moral Distress)
영적 고뇌(Spiritual Distress)
영적 고뇌의 위험(Risk for Spiritual Distress)
영적 안녕 향상을 위한 준비(Readiness for Enhanced Spiritual Well-Being)
손상된 신앙심(Impaired Religiosity)
신앙심 손상의 위험(Risk for Impaired Religiosity)
신앙심 향상을 위한 준비(Readiness for Enhance Religiosity)

주요개념

- 간호사정 자료의 수집은 간호진단을 규명하는 기초를 제공한다.
- 간호사는 간호진단을 내릴 수 있도록 교육받은 전문가이다.
- 간호진단은 실제적 · 잠재적 건강문제와 삶의 과정에 있어서 개인, 가족, 지역사회의 반응에 대한 임상 판단이다.
- 간호진단 활동은 양상의 확인, 간호진단의 타당성 확인, 간호진단 진술 작성으로 구성된다.
- NANDA-I가 승인한 간호진단은 간호진단 분류체계II를 이용하여 조직되었으며 영역, 과, 간호진단의 세 수준으로 이루어져 있다.
- 간호진단은 간호사의 교육과 업무범위 내에 있는 문제를 기술해야 하며, 간호사는 의사가 처방한 행위에 대해 독립적이며 합법적으로 간호중재를 할 수 있어야 한다.
- 간호사는 병태생리적인 반응에 초점을 둔 협력문제를 확인하고 다룰 책임과 의무가 있으며, 의사와 협조해야 한다.
- 간호진단은 진단명, 정의, 정의적 특성, 위험요인, 관련요인, 수식어로 구성된다.
- 단서는 간호사정 시에 수집된 주관적 · 객관적 정보의 조각이다.
- 단서 묶음을 해석하는 것은 단서 묶음의 합성을 포함한다. 전체 그림을 보고, 묶음에 의미를 부여하고, 묶음들이 제시하는 양상을 구별하는 능력을 필요로 하는 지적 활동이다.
- 간호진단의 타당성 확인은 묶음을 규준과 비교하는 것과 간호진단을 특정 간호연구 근거에 비추어 평가하는 두 단계로 일어난다.
- 간호진단 진술 작성은 실제적 간호진단, 위험 간호진단, 안녕 간호진단, 가능한 간호진단을 기술하는 것을 포함한다.

REFERENCES

Alfaro-LeFevre, R. (2014). *Applying nursing process: The foundation for clinical reasoning a tool for critical thinking* (8th ed.). Philadelphia, PA: Wolters Kluwer Health/Lippincott Williams & Wilkins.

Carpenito-Moyet, L. J. (2013). *Nursing diagnosis: Application to clinical practice* (14th ed.). Philadelphia, PA: Wolters Kluwer Health/Lippincott Williams & Wilkins.

Gebbie, K., & Lavin, M. (1975). *Classification of nursing diagnoses: Proceedings from the first national conference*. St. Louis, MO: C. V. Mosby.

Gordon, M. (2008). *Assess notes: Nursing assessment and diagnostic reasoning*. Philadelphia, PA: F. A. Davis.

Gordon, M. (2010). *Manual of nursing diagnosis* (12th ed.). Sudbury, MA: Jones & Bartlett.

Herdman, T. H. (Ed.) (2012). *NANDA International Nursing Diagnoses: Definitions and classification 2012–2014*. West Sussex, UK: Wiley-Blackwell.

Herdman, T. H & Kamitsuru, S. (Ed.) (2014). *NANDA International. Nursing diagnoses: Definitions and classifications 2015–2017.* West Sussex, UK: Wiley−Blackwell.

North American Nursing Diagnosis Association International. (2009). *Nursing diagnoses: Definitions and classification, 2009–2011*. West Sussex, England: Wiley−Blackwell.

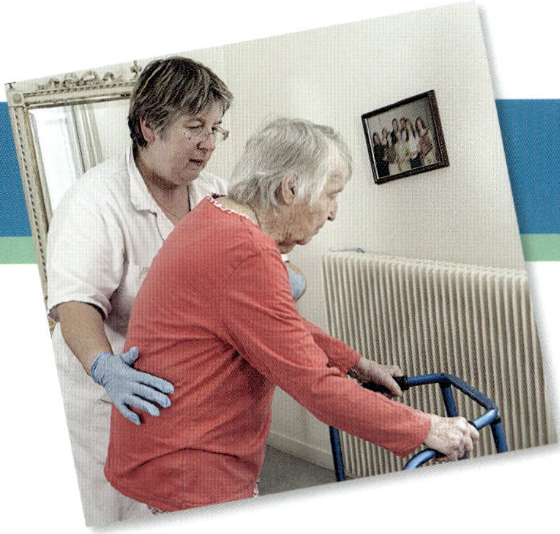

CHAPTER 14

간호성과 확인과 간호계획

Outcome Identification and Planning

Kathryn Van Dyke Hayes

주요용어

간호성과 outcome
간호성과 기준 outcome criteria
간호성과 분류 Nursing Outcome Classification, NOC
간호성과 확인 outcome identification
간호중재 nursing interventions
간호중재 분류 Nursing Interventions Classification, NIC
개념지도 concept map
객관적 지표 qualifier
계획 planning
목표 goal
우선순위 priority
이론적 근거 scientific rationale
편차 variance
평가 evaluation

비판적 사고를 위한 사례

건강관리시설에서 근무하고 있는 박 간호사는 지역 병원으로부터 1주일 전에 전 고관절 전치술을 받은 전 씨를 돌보게 되었다. 입원 사정 결과는 다음과 같다.

- 전 씨는 "내 딸이 이런 나를 받아들이고 싶어하지 않았기 때문에 내가 좀 더 잘 걸을 수 있을 때까지 여기로 오게 됐어요. 나 스스로 일어나서 화장실을 갈 수가 없어요."라고 대답하였다.
- 병력은 비스테로이드성 항염증제(NSAIDs)로 관절염을 관리해 왔고, digoxin(Lanoxin)으로 부정맥을 치료해 왔다. 활력징후는 안정되어 있고, 상처는 잘 치유되었다. 식욕은 보통이며 연하곤란은 없는 상태로, 2~3일에 한 번씩 변을 본다고 한다(가끔 하제 필요). 보행기를 사용하여 움직이고, 근육강도와 내구성을 증가시키기 위해 하루에 두 번씩 물리치료를 받고 있다.

위 자료들로부터 박 간호사는 다음의 간호진단을 규명한다.

- 독립적으로 움직이거나 신체를 이동할 수 없는 것과 근육강도와 내구성 감소와 관련된 신체 기동성 장애
- 운동 감소와 화장실에 걸어서 갈 수 없는 것과 관련된 변비

이 장을 학습한 후, 위의 사례를 읽고 다음의 내용에 대하여 비판적 사고를 적용하여 복습한다.

1. 전 씨에게 간호진단의 우선순위를 어떻게 정할 것인지를 분석하고, 추가로 수집할 필요가 있는 자료를 제안한다.
2. 전 씨가 퇴원하기 전에 성취해야 할 각 간호진단에 대한 가능한 목표를 서술한다.
3. 전 씨와 함께 간호계획을 개별화하고, 실제적인 성과를 가져올 수 있는 가능한 방법을 설정한다.
4. 위의 간호진단 중 하나에 대해 필요한 추가자료가 무엇인지를 나타내기 위해 가설로 작성된 간호계획을 세운다.

학습목표

1. 간호성과 확인과 간호계획을 정의한다.
2. 간호성과 확인과 간호계획의 목적을 설명한다.
3. 간호성과 분류와 간호중재 분류 프로젝트에 대해 논의한다.
4. 간호계획의 구성요소를 설명한다.
5. 주어진 간호사정 자료를 활용하여 대상자의 간호계획을 수립한다.

자료를 수집하여 사정자료를 분석하고 간호진단을 세워 타당화한 다음 대상자의 간호계획을 수립할 수 있다. 간호란 실제 대상자의 상황에 이론적 지식을 적용하는 실무학문으로 간호사와 대상자는 간호과정의 '간호성과 확인'이라고 불리는 단계에서 현실적인 목표를 수립해야 하며, 간호계획은 대상자의 목표를 충족시킬 수 있도록 간호중재를 구체화해야 한다.

1. 간호성과 확인

간호성과 확인(outcome identification)은 간호진단을 평가하는 데 기초를 제공하는 목표와 측정 가능한 간호성과를 수립하는 것이다. 간호성과 확인은 현재 미국간호협회(ANA, 2010)에서 개정한 『임상 간호실무의 표준(Nursing: Scope and Standards of Practice)』(2판)으로써 간호과정에 추가되었다. 미국간호협회는 간호성과 확인을 위한 7가지 표준기준을 제시하고 있다. 이는 건강증진, 건강유지, 건강회복에 초점을 맞춘 중·장기간의 간호성과를 말하며, 간호성과 확인의 목적은 다음과 같다.

- 개별화된 간호를 제공한다.
- 대상자 참여를 증진시킨다.
- 현실적이고 측정 가능한 간호를 계획한다.
- 보호자의 참여를 격려한다.

이 단계에서 다음과 같은 활동을 수행하게 된다.

- 우선순위를 결정한다.
- 간호의 목표와 간호성과 기준을 설정한다.

간호성과 확인 단계와 간호과정의 다른 단계와의 관계는 그림 14-1에 제시되어 있다.

1) 민감한 간호성과

간호사는 어떻게 대상자에게 간호과정을 수행했는지 일반인들에게 증명할 수 있어야 하는데, 이런 욕구를 충족시키기 위해 미국 아이오와대학교 간호대학 연구팀은 민감한 간호성과에 대한 연구를 수행하고 있다(Moorhead Johnson, Maas, & Swanson, 2013). 연구에서는 민감한 간호성과와 지표의 확인과 타당화 및 분류, 간호성과의 현장 검증, 간호성과와 지표에 대한 측정 절차 검증을 목표로 하고 있다.

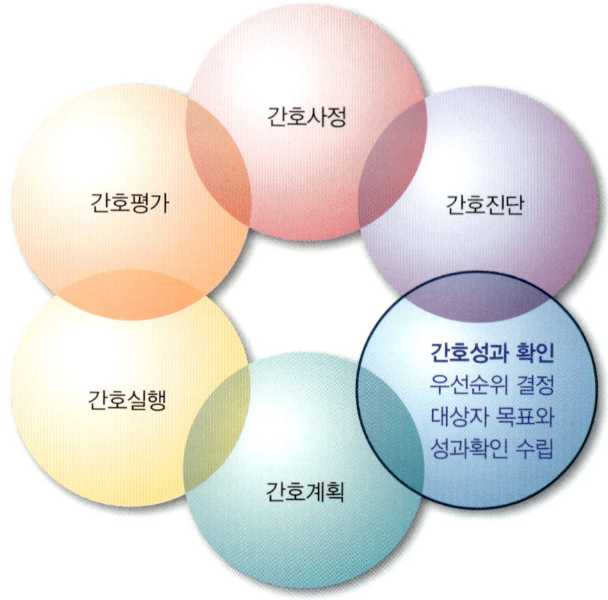

그림 14-1 미국간호협회 표준Ⅲ: 간호사는 대상자에게 개별화된 간호성과를 설정한다. 이 그림은 간호성과 확인 단계에서 사용되는 활동을 보여주며, 간호성과 확인 단계와 간호과정의 다른 단계와의 관계를 보여준다.

2) 간호성과 분류

간호성과 분류체계(Nursing Outcome Classification, NOC)는 성과에 대한 범주, 과, 성과명, 성과 지표, 측정 활동에 따라 조직된다. 간호성과 분류체계는 표준화된 돌봄 계획이나 임상지침(critical path way)을 통해 기대되는 목표를 수립하고 개인별 대상자나 대상자 그룹이 간호중재에 효과가 있었는지 비교하는 데 사용할 수 있다(Moorhead et al., 2013). 민감한 간호성과에는 정의, 측정도구, 관련 지표와 측정법이 있고, 민감한 간호성과 분류체계는 아이오와대학 연구팀이 제시한 내용을 활용할 수 있다. 현재 분류체계는 개인, 가족, 지역사회 혹은 돌봄제공자에 대한 내용이 490개로 구성되어 있다(Box 14-1).

2. 간호성과 확인 방법

1) 우선순위 결정

우선순위(priority)는 다른 가능한 대안 중 먼저 선택하는 것으로 긴급하고 중요한 것에 기초하며, 우선순위 결정은 대상자에게 중요한 간호진단의 순서를 결정하는 과정이다. 우선순위는 대상자의 상태와 기분에 따라 끊임없이 변하므로 간호사는 임상경험, 근거기반실무, 사정기술과 대상자로부터

Box 14-1 간호성과 분류체계의 예

기동성 수준. 기능적 건강영역(1)과-기동성(C) 정의: 의도적으로 움직일 수 있는 능력
기동성 수준:
1. 심각하게 손상됨
2. 지탱할 수 있게 손상됨
3. 보통으로 손상됨
4. 약하게 손상됨
5. 손상되지 않음

지표: 기동: 보행 1 2 3 4 5.

출처: Moorhead, S., Johnson, M., Maas, M., & Swanson, E. (2013). *Nursing Outcomes Classification (NOC)* (5th ed.). St. Louis, MO: C. V. Mosby.

수집한 자료를 사용하여 우선순위를 결정하게 된다. 높은 우선순위는 일반적으로 다음과 같다.

- 생명을 위협하는 상황(호흡곤란, 출혈 등)
- 즉시 상황에 대처해야 할 때(검사를 위한 준비, 병실의 변화 등)
- 대상자에게 가장 중요한 것(고통, 불안 등)

대상자의 생명을 위협하는 문제는 항상 일상적인 간호보다 선행되어야 한다. 예를 들어, 호흡곤란이 있는 대상자가 기도를 유지하는 것은 대상자 교육보다 앞선다. 높은 우선순위 간호진단은 생명을 위협하는 잠재적 요소와 즉각적인 반응을 포함한다. 예를 들면, 가스교환장애, 반응장애(척수손상 대상자가 유해한 자극에 기인하여 억제된 교감신경계 반응을 보여 생명에 위협적인 상태), 자신에 대한 폭력의 위험 등이 있다. 이런 상황에서 대상자에게 적절한 중재가 제공되지 않으면 대상자는 사망할 수도 있다.

중간 정도에 해당하는 우선순위의 간호진단은 생명을 위협하는 요소는 아니지만, 신체적 또는 감정적 악화와 같은 부적절한 상태와 관련된 문제가 있을 수 있다. 예를 들면, 피로, 긴장성 요실금, 슬픔 등을 포함한다. 대상자를 통해 획득한 자료는 각각의 간호진단이 어떻게 중요한지, 어떤 우선순위로 배정할 것인지를 결정하게 한다.

가끔 대상자의 신체상태가 안정적이면 우선순위 결정은 더 미묘해지는데, 우선순위가 낮은 간호진단은 보통 최소한의 중재로 쉽게 해결되고 심각한 역기능을 일으킬 가능성이 적은 문제이며, 중요한 장애를 일으킬 잠재적 가능성이 거의 없는 문제이다. 우선순위가 낮은 간호진단 상태는 대상자에게 문제가 쉽게 해결될 가능성이 높은 것에 기초한다. 예를 들어 간단한 수술 후에 통증이라는 간호진단이 내려질 수 있지만, 아마도 짧은 시간만 지속된 후 통증이 완화될 것이기 때문에 우선순위가 높지는 않다.

대상자와 간호사가 문제의 우선순위에 대해 서로 의견이 같지 않을 수도 있다. 예를 들어, 수술 후에 대상자는 통증을 가장 중요한 문제라고 여기고, 움직이지 않으려고 하며 통증이 감소할 것이라고 여기게 되지만, 간호사는 비효과적 호흡양상을 더 중요하다고 보기 때문에 대화를 통해서 간호사와 대상자는 서로의 의견, 경험, 가치 등을 교환함으로써 서로 동의할 수 있는 계획을 세울 수 있다. 대상자의 말을 들은 후에 간호사는 "전 당신의 통증을 이해해요. 하지만 일단은 걷는 게 중요하고 걷지 않으면 호흡기계 합병증이 생기게 됩니다. 진통제를 투여하고 30분 후 일어나 있는 게 어떨까요? 그럼 당신의 통증이 잘 조절될 것 같은데…."라고 말할 수 있다. 교대시간 동안 간호의 연속성을 증진시키기 위해 간호목표와 경과를 다른 간호사와 공유할 수도 있다.

간호사는 대상자 간호계획을 수립할 때, 우선순위를 활용하며 간호중재가 수행되는 순서를 결정하는 데에도 우선순위를 활용한다. 예를 들어 가정에서 돌봄을 제공받는 대상자의 경우, 우선순위 수립은 가정방문시간인 60분 동안 새롭게 진단된 당뇨병에 대한 교육 내용을 포함하게 된다. 모든 중재가 실제로 수행될 때는 제한되는 경우도 있다. 예를 들어, 간호사가 자존감 증진을 위해 대상자의 머리를 감겨주려고 할 때 대상자에게 진단검사가 계획되어 있거나 다른 두 대상자의 수술이 동시에 잡혀있다면 시간적인 문제는 이러한 간호중재를 허락하지 못한다.

비판적 사고 적용하기

앞에서 다룬 사례연구를 생각해 보자. 신체 기동성 장애와 변비 중에서 어떤 진단이 우선순위가 더 높은가? 그 근거는 무엇인지 생각해 보자. 더 생각해 봐야 할 간호진단이 있는가?

정답은 부록 B를 참고하세요.

2) 간호성과 설정과 간호성과 기준 수립

흔히 'goal', 'objetctives', 'outcomes'라는 용어는 기대치에 대한 진술이기 때문에 서로 상호교환적으로 사용 가능하며, 간호사는 업무를 수행하는 임상현장 내에서 쓰는 용어의 특

정 용도에 친숙해져야 한다. 이 책에서는 용어를 구별하였으므로 간호목표(goal)와 간호성과 기준(outcome criteria)은 상호교환적이지 않다. 그 정의와 사용에 대한 것은 다음과 같이 설명한다.

(1) 간호성과

간호성과(outcome)는 간호중재를 마친 후 대상자의 상태가 어떠할 것이라는 것에 대해 광범위하게 진술한 추측이다. 직접적으로 간호진단에서 진술한 문제를 표현하며, 간호사는 임상지식과 경험을 사용하여 대상자와 협력하여 함께 적절한 간호성과를 설정하게 된다.

기억해야 하는 개념

간호사는 혼란스러운 간호성과와 간호중재를 사용하지 않기 위해 조심해야 한다. 간호성과는 간호중재를 통해 이룰 수 있고 측정가능한 목표 시간이 언급되어야 한다. 중재는 간호사가 무엇을 해야 하는지 언급해야 한다. 성과는 중재가 적절했거나 효과가 있었는지 알 수 있는 지표가 된다.

행위적 간호성과는 바람직한 상태에 대해 기록된 것으로, 행동을 나타내는 동사와 성취되어야 할 욕구의 수행 수준을 나타내는 객관적 지표(qualifier)를 포함한다. 일반적으로 쓰이는 행동적 동사는 Box 14-2에 제시되어 있다. 객관적 지표는 도달해야 하는 간호성과에 대한 서술로서, 예를 들어 걷는다는 대상자의 특정 간호성과가 아니고, 간호성과는 "한 사람의 도움을 받아 안전하게 이동한다."라고 다시 진술함으로써 명확히 할 수 있다.

간호성과는 단기적일 수도 있고 장기적일 수도 있는데, 단기 간호성과는 수일 또는 7일 이내의 비교적 짧은 기간 안에 충족될 수 있는 것이며, 장기 간호성과는 도달하는데 몇 주 또는 몇 달의 오랜 시간이 필요하다. 장기적 간호성과는 지속적인 활동을 가리킬 수도 있으며, 보통 간호계획이 수행된 후, 기대되는 이득이나 결과를 기술한다(Alfaro-LeFevre, 2014).

간호사는 대상자의 상황이나 의학적 상태가 바뀌면 간호성과를 수정해야 하는데, 예를 들어 다발성 경화증을 앓고 있어 이동에 장애가 있는 대상자의 가정을 방문하는 동안, 간호사와 대상자는 간호성과를 "네 발 지팡이를 잡고 안전하게 움직인다."라고 진술하게 된다. 2주 후에 다시 대상자 가정을 방문했을 때, 간호사는 다발성 경화증 악화로 인해 운동장애가 심해진 것을 알아차리게 된다면, 간호사는 대상자의 의학적 상태에서 이러한 변화를 예상하지 못했기에 변화를 통제하지 못했다. 따라서 적절한 간호성과는 "한 사람의 도움으로 안전하게 의자로 이동한다."라는 진술로 수정해야 한다. 대상자의 기동성이 개선되거나 더욱 악화될 때, 간호사는 기동성과 관련된 간호성과를 수정해야 한다.

Box 14-2 간호목표에 사용되는 행동적 동사

계산하다	구별하다	실행하다
분류하다	그리다	회상하다
의사소통하다	설명하다	암기하다
비교하다	표현하다	기록하다
구성하다	확인하다	일어서다
대조하다	열거하다	진술하다
정의내리다	유지하다	사용하다
시범보이다	명명하다	구두로 표현하다
기술하다	참여하다	걷다
논의하다	수행하다	

(2) 간호성과 기준

간호성과 기준(outcome criteria)은 목표 성취에 있어 구체적이고, 측정 가능하고, 실제적인 진술이어야 하며, 목표를 재언급하지만, 간호과정의 평가단계로 안내하는 정보를 나타낸다. 구체적이고 측정 가능한 간호성과 기준이 되기 위해서는 기록으로 남길 때 몇 가지 기준을 충족해야 한다. 간호성과 기준은 '누가, 어떤 행동을, 어떠한 상황에서, 어떻게, 언제' 등의 질문에 답해야 하며, Alfalo-Lefevre(2014)가 제시하는 요구조건은 다음과 같다.

- 주어(Subject): 누가 목표를 성취하길 기대하는가?
- 술어(Verb): 목표 성취를 위해 대상자는 어떤 행동을 해야 하는가?
- 상황(Condition): 대상자는 어떤 상황에서 행동을 수행해야 하는가?
- 기준(Criteria): 대상자는 행동을 어떻게 수행하는가?
- 특정 시간(Specific time): 언제 대상자가 행동을 수행하기를 기대하는가?

간호성과 기준의 한 예로 "대상자는(누가), 교육받고 난 후에(언제), 아내에게 하루 세 번의 저염 식단으로의 변화를(어떤 상황), 정확히(어떻게), 구두로 표현한다(행동적 동사)"와 같이 나타낼 수 있다.

3. 간호계획

간호계획(planning)은 간호과정의 네 번째 단계로서 대상자 문제를 해결하기 위해 고안된 간호전략의 개발을 의미하며, 목표와 간호성과 기준을 설정한 대상자와 관련된 직접적인 간호활동을 지시하기 위해 개발된다.

간호계획의 목적은 다음과 같다.

- 간호활동 지시
- 간호의 연속성 증진
- 초점을 맞춘 간호기록
- 특정 행동의 위임 허용

간호계획 단계의 활동은 다음과 같은 과정을 포함한다.

- 간호중재 계획
- 대상자 간호계획 기록

그림 14-2는 간호과정의 다른 단계와 간호계획의 관련성을 보여주고 있다.

1) 간호중재 분류

1987년 이래로, 미국 아이오와대학 연구팀은 간호중재의 구성, 확인, 수행에 참여해 왔다(Bulecheck, Butcher, Dochterman, & Wagner, 2013). 간호중재는 '영역(domain)', '과(class)', '중재(intervention)' 세 단계의 분류체계로 조직되어 있으며, 직접 · 간접 간호활동이 될 수 있고, 간호사가 주도하는 중재뿐만 아니라, 의사나 다른 건강관리제공자가 주도한 치료 등을 포함한다.

가장 추상적인 수준인 영역에서의 분류체계는 7개로 나뉜다.

- 생리적: 기본
- 생리적: 복잡한
- 행동적
- 안전
- 가족
- 건강체계
- 지역사회

각각의 '영역'은 하위체계 '과'를 포함하며, '과'는 중재의 집단으로 개별 '중재'들로 다시 나뉘고, 영역, 과, 간호중재는 기록에 있어서 전산화를 가능하게 하며, 각 간호중재는 정의와 수행에 필요한 간호활동 목록을 포함하고 있다. NIC(간호중재 분류)에는 542개의 간호중재가 포함되어 있다(Bulechek et al., 2013)(Box 14-3).

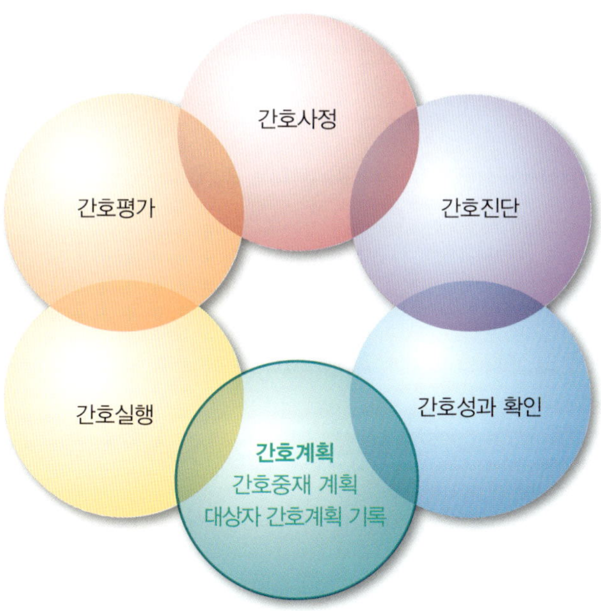

그림 14-2 미국간호협회 표준Ⅳ 설명: 간호사는 기대되는 성과를 이루기 위한 중재를 수행할 간호계획을 수립한다. 이 그림은 간호계획 단계에서 사용되는 활동들을 보여주며, 간호계획 단계와 간호과정의 다른 단계와의 관계를 보여주고 있다.

2) 간호계획 수립

(1) 간호중재 계획

적절한 간호중재를 선택하는 것은 간호중재 단계에서 수행될 활동을 지시하며, 간호중재(nursing interventions)는 "임상판단과 지식에 근거하여 간호사가 간호성과를 향상시키기 위해 수행하는 처치를 말한다(Bulechek et al., 2013, p. xv)." Alfaro-Lefevre(2014)에 의하면, 건강상태를 감시하고, 건강문제를 예방 · 해결 · 조절하며, 일상생활활동을 보조하고, 최적의 건강과 독립성을 향상시키기 위해 이용되는 것이 간호중재이다. 간호중재는 간호계

Box 14-3 간호중재 분류체계의 예

영역 1. 생리적: 기본적
과 A. : 활동과 운동관리
간호중재 0140 신체역학 증진

출처: Bulecheck, G., Butcher, H., & Dochterman, J. (2013). *Nursing Interventions Classification (NIC)* (6th ed.). St Louis, MO: C. V. Mosby.

획에 대한 특정 활동으로 기록된다.

특정 대상자를 위해 적절한 간호중재를 결정하는 것은 임상 지식과 실무를 필요로 하며, 일반적으로 간호중재는 제안된 행동에 따라 그룹화할 수 있다. 간호중재의 유형은 다음과 같다.

- 심동적(자세, 삽입, 적용)
- 심리사회적(지지, 탐색, 격려)
- 교육(시범설명, 가르침, 시범을 되돌아보며 관찰)
- 유지(피부 간호, 위생)
- 감시(변화 감지)
- 감독(다른 건강관리제공자)
- 사회문화적(여가 활용, 문화적 차이를 간호에 포함)

(2) 대상자 간호계획 기록

간호계획은 문제해결 과정의 기록으로서, 간호를 계획하는 능력은 모든 간호사에게 기대되는 표준이 되고, 간호활동에 초점을 맞춘 비판적 요소이다. 평가기준으로써 '간호계획은 간호사에 의해서 개발되어야 하고, 반드시 대상자 건강기록에 남겨야 하며, 기관과 건강관리 전문직에 의해 수립된 표준을 반영해야 한다'는 의료평가기구(The Joint Commission, 2013)의 표준을 충족시킨다. 간호수가의 책정을 위해서도 각 대상자별로 기록된 간호계획이 필요하다. 간호계획을 세우는 데 중요한 두 가지 개념은 다음과 같다.

- 간호계획은 대상자가 중심이 되어야 한다.
- 간호계획은 단계적 과정이다.

  단계적 과정은 다음과 같다.

- 간호진단을 지지하는 충분한 자료를 수집한다.
- 각각의 간호진단에 적어도 하나의 목표를 진술해야 한다.
- 간호성과 기준을 각각의 목표마다 수립해야 한다.
- 간호중재는 확인된 목표를 충족하기 위해 명확하게 고안해야 한다.
- 각각의 간호중재는 이론적 근거가 있어야 한다.
- 간호평가는 각각의 목표가 완전히 충족되었는지, 부분적으로 충족되었는지, 완전히 충족되지 못했는지를 진술해야 한다.

대상자 간호계획

대상자 간호계획의 예

간호진단

NANDA-I에서 승인된 간호진단 목록을 활용한다. 우선순위를 결정한다. 진단명을 쓰고 '~와 관련된'(관련 요인) 구절 다음에 '~로 나타나는'(정의적 특성을 지지하는) 진단진술문을 작성한다.

간호목표

간호진단으로 간호목표를 한 개 또는 한 개 이상 설정한다. 문제가 해결된다면, 대상자의 상태를 전반적으로 나타내는 모습을 객관적으로 광범위하게 진술한다.

간호성과 기준

구체적이고, 측정 가능하고, 실제적인 진술은 목표 달성을 판단하는 평가가 될 수 있다. 측정 가능한 행동 동사를 사용하여 성취되어야 할 특정 수치, 시간을 포함하는 행동적 목표로 진술한다.

간호중재	이론적 근거
목표와 관련한 구체적인 간호중재(간호지시)를 기록한다. 간호진단의 '~와 관련된' 구절은 간호중재의 선택을 지시한다. 중재는 지시를 누가, 무엇을, 언제, 어떻게 수행할지를 포함한다.	간호중재를 수행하는 것을 타당화한다. 신체적 · 심리적 · 병태생리적 개념을 통합하여 제시한다.

간호평가

2017/5/1 08:45 – 간호성과가 충족되고 필요하다면, 계획의 적절한 수정.
– RN 김미영

(3) 간호계획의 유형

간호계획은 다양한 방법으로 기록되며, 의료시설은 전산화된 간호계획 설계 등을 사용한다. 이러한 설계의 차이에도 불구하고 간호계획은 간호진단(대상자 문제), 간호목표, 그리고 간호중재(간호지시, 간호활동)의 세 가지 주요 구성요소로 이루어진다. 간호계획은 개별 대상자마다 기록되고, 대상자 집단에 의해 표준화되며, 특정 문제에 대해 일반적이거나 사정자료로부터 전산화된다. 간호계획 작성법을 배우는 학생들은 간호계획 교육안의 형태를 사용할 수 있다. 임상현장에서 간호사는 개별적인 대상자 간호를 위해 임상 간호 계획지를 이용한다.

① 교육적 간호계획

교육적 간호계획은 간호학생에게 대상자의 문제를 다양하게 배울 수 있게 하고 간호사가 문제를 해결하는 과정에 적용하는 것을 알게 한다. 간호문헌으로부터 얻은 이론적 근거들은 간호사의 의사결정 과정을 보여주는 참고자료와 정보를 위한 참고자료가 될 수 있다. 간호과정 각각의 단계를 사용하여 교육적 간호계획의 유형을 완성하게 된다.

간호학생은 대상자의 기능을 유지하거나 높은 수준으로 올리기 위해 문제해결 과정을 사용하여 교육적 간호계획 형식을 기록하고 완성해야 한다. 교육적 간호계획의 구성요소에는 간호진단, 간호목표, 간호성과 기준, 간호중재, 이론적 근거, 간호평가가 있다.

다음 장에서 사용된 간호계획은 간호계획의 양식을 보여주며, 하나의 간호진단, 하나 이상의 간호목표, 여러 개의 간호성과 기준, 간호중재, 이론적 근거 그리고 평가를 포함한다. 간호계획은 예로 제시한 간호계획 내 양식에 근거하여 간호계획의 각 부분을 포함한다. 간호진단, 간호목표, 간호성과 기준, 간호중재, 이론적 근거, 간호평가를 바르게 진술하는 방법을 알 수 있도록 표 14-1에서 예를 보여준다.

간호진단. 간호진단 진술은 '간호진단'이라는 이름 칸에 가능하면 NANDA-I(NANDA-International)의 간호진단 용어를 사용하여 기록한다. 한 명의 대상자에게 규명된 간호진단 모두를 대상자 간호의 우선순위로 나열한다. 기능적 건강 접근을 사용하는 것이 간호사가 질병의 병태생리보다 실제적 혹은 잠재적 건강문제에 초점을 맞추도록 돕는다.

간호목표. 각 간호진단마다 하나 이상의 간호목표를 설정하며 목표 진술의 예는 '현재 체중을 유지한다', '감염의 증상이 나타나지 않는다', '인슐린을 바르게 투여한다' 등이다. 간호목표는 광범위한 용어로 대상자 성과를 기술하고, 확인된 문제의 해결이나 교정을 반영하도록 한다.

간호성과 기준. 간호성과 기준은 목표달성을 평가할 수 있도록 구체적이고 측정 가능하며 실제적으로 진술한다. 예는 다음과 같다.

- 다음 교육 때에는 정확한 인슐린 양을 준비한다.
- 심호흡과 기침 운동을 지시에 맞게 시범보인다.

간호중재. 간호중재는 간호성과를 향상하기 위해 수행된 처치이며, 직접 간호중재는 대상자와 상호작용을 통해 수행된 중재이고, 간접 간호중재는 직접 간호중재의 효과를 지지하기 위해 대상자를 떠나서 수행된 처치이다. '간호지시'로 불리는 간호중재는 간호목표와 관련하여 특정 용어로 기록하는데, 진술은 포괄적이면서도 간단해야 하며, 간호사는 더 많은 정보를 위해 절차, 프로토콜 혹은 현행 정책을 참고한다. 간호중재가 간호진단에 맞춰지지 않고, 의학적 치료방법을 수행하는 데 필요한 특정 방법을 포함하는 경우도 있다(표 14-2).

이론적 근거. 이론적 근거(scientific rationale)는 수행하는 간호중재에 대한 정당한 이유로서, 심리학적이고 병태생리적인 개념을 포함한다. 또한 이론적 근거(간호중재의 '왜')는 수행하는 간호중재에 대한 연구 기반의 이유를 서술한다. 일반적으로 간호학생은 특정 간호중재를 수행하는 기본적인 이유에 대해 이해하기 위해 이론적 근거를 제시해야 한다. 각각의 이론적 근거는 인용한 저자명, 연도, 제목, 인용한 잡지나 단행본의 페이지 수를 제시해야 한다. 임상실무 현장에서 간호사는 새로운 연구 결과를 제시하거나 문제에 대해 논의의 여지가 있는 접근 방법을 지지하기 위해 이론적 근거를 사용하지만, 일상적으로 간호계획에 기록하지는 않는다. 간호사는 때로 간호중재가 상식에 근거한다고 생각하지만 그렇지 않을 수도 있다. 많은 간호중재가 이전에는 알맞다고 생각됐던 것이 현재는 안전하지 않고, 실용적이지 않으며, 불필요한 것으로 판명될 수도 있다. 예를 들어, 뼈 돌출 부위 마사지가 예전에는 피부 건강을 증진시킨다고 생각했지만, 연구 결과 조직 손상을 일으키는 것으로 나타나 수행하지 않는 것이

표 14-1 옳은 간호계획과 틀린 간호계획의 비교

항목	이론적 근거
간호진단	
*옳음	
오른쪽 허약과 관련된(related to) 것-수저를 들 수 없고, 쟁반 위 음식에 대한 집중 부족, 그릇의 뚜껑을 열지 못하는 것으로 나타나는(manifested by) 음식섭취 자기돌봄 결핍	실제적 간호진단을 올바르게 진술한다. 진단명, 관련 요인, 정의적 특징 세 부분을 포함하였다.
*틀림	
왼쪽 뇌졸중으로 인한(due to) 것-먹지 못하는 것으로 나타나는(manifested by) 음식섭취 자기돌봄 결핍	부정확한 간호진단 진술이다. 진단명이 바뀌고 원인적 요인에 의학 진단이 사용되고, 진단의 타당성을 입증할 정의적 특성이 제시되지 않았다.
간호목표	
*옳음	
대상자는 정확한 피부 간호법을 시범보인다.	바르게 서술된 대상자 목표이다. 문제가 해결될 때의 전반적인 대상자의 모습에 대한 일반적인 진술로서 현실적이다.
*틀림	
대상자의 습진이 없어진다.	부정확한 진술이다. 목표는 간호중재로 성취될 수 없으며, 의학치료로도 비현실적일 수 있다.
간호성과 기준	
*옳음	
퇴원 전에 보행기로 9m를 이동한다.	간호성과가 정확히 진술됨: 구체적이고, 측정 가능하고, 현실적이다.
*틀림	
복도에서 걷는다.	부정확하게 진술된 간호성과 기준이다: 간호성과가 구체적이지 않고 수식어가 없다.
간호중재	
*옳음	
간호사는 아침 간호, 저녁 간호 동안 모든 사지의 수동 관절가동범위운동(ROM)을 수행할 것이다.	바르게 진술된 간호중재이다. '누가, 무엇을, 언제, 어떻게'라는 간호지시를 수행하는가를 포함하고 있다.
*틀림	
관절운동을 격려한다.	부정확하게 진술된 간호중재이다. 시간 틀, 운동형태, 누가 운동을 수행할 것인지 기술되지 않았다.
이론적 근거	
*옳음	
몸을 적게나마 움직이는 것이 순환을 증진하고, 피부손상을 예방하도록 돕는다(Craven, Hirnle & Henshwa, 2016).	정확히 진술된 이론적 근거: 간호수행의 과학적 근거를 제시하며 정확하게 근거를 인용하고 있다.
*틀림	
2시간마다 체위를 바꾼다.	부정확하게 진술된 이론적 근거: 적절한 간호중재인지에 대한 이유를 기록하지 않고, 간호중재를 재진술하고 출처를 인용하지 않았다.
간호평가	
*옳음	
팔을 어깨 위로 올릴 때 통증을 호소하여 아침 간호 후 오른쪽 상지의 수동 관절가동범위운동을 할 수 없고, 의사에게 보고하여 대상자에게 팔을 쉬도록 하였다.	정확한 평가진술: 목표가 충족되지 않았음을 기술하고, 변경한 구체적인 자료를 포함하고 있다.
*틀림	
수동 관절가동범위운동이 통증 때문에 중단되었다.	부정확한 평가 진술: 대상자의 반응이나 문제에 대한 추후관찰을 포함하고 있지 않은 진술이다.

표 14-2 의학적 지시를 포함한 간호중재의 예

의학적 지시	간호중재
매일 체중이 500g 이상 감소 시 보고할 것	매일 아침 6시에 침대에서 체중을 잰다. 체중이 500g 이상 감소하면 의사에게 보고한다.
칼로리 섭취량을 늘릴 것	식사 중간 오전 10시, 오후 2시, 저녁 10시에 간식을 제공하고, 영양사에게 의뢰한다(10/19일 의뢰함). 식사와 간식 때마다 대상자를 의자로 옮긴다.

좋다. 이와 같이, 어떤 간호중재를 왜 수행하는지를 묻는 것은 간호실무의 과학적 발전을 돕는다.

간호평가. 간호중재에 대한 평가는 특정 시간에 간호성과 기준과 관련하여 대상자의 상태를 결정하는 진술을 기록한 것으로, 어떻게 학생이나 간호사가 간호중재를 수행했는지에 관해 초점을 두지 않고 대상자 경과에 초점을 둔다. 평가단계는 질문에 답을 하는 것으로 간호성과가 달성되었는가? 간호계획의 수정이나 문제해결을 위해 필요한 피드백을 제공하는가? 등의 질문에 답을 한다. 목표 달성이나 새로운 기술의 개발을 촉진하기 위해 시간 틀에서 변화가 필요하며, 경우에 따라 학생이 추가적인 임상 경험을 하는 동안 간호를 제공했다면, 무엇을 평가했는지를 진술할 수 있다.

간호평가는 중재에 대한 대상자의 반응과 객관적인 임상 성과를 포함하여 간호기록지에 기록되고(16장 참조), 각각의 중재에 대한 효과를 평가해야 하는 동시에, 필요하다면 수정하고, 불필요하면 삭제한다.

② 교육 개념지도

학생에게 간호과정에 관한 이해와 적용한 것에 대해 설명하도록 개념지도를 배정할 수 있는데, 개념지도는 지식을 조직하고 대표하는 도표로 이루어진 도구이다. 관계를 나타내는 박스나 원을 연결하는 선에 단어를 가지고 개념을(박스나 원 내에 있는 개념) 표시하며(Novak & Canas, 2008), 개념지도는 학생이 정보를 조직하고 범주화하고 개념 간 관계를 보도록 도움으로써 비판적 사고를 향상시킬 수 있다. 개념지도의 예는 이 책의 모든 임상 관련 단원에 포함되어 있다.

③ 임상 간호계획

실무에서 활용되는 임상 간호계획은 학생이 수행하는 교육적 간호계획과는 다르며, 간호과정이 사용되지만, 매일 실무적이고 간결한 양식으로 구성된다. 일반적으로 너무 자세하지 않으며 이론적 근거는 기록하지 않고, 간호사정 성과와 규명된 간호진단을 이용하여 각 대상자의 간호계획을 개별화하는 것이다. 다양한 형태의 임상 간호계획은 Box 14-4에서 보여주고 있다.

임상 간호계획은 초점을 대상자에게 두는 것으로, 건강관리팀 구성원 간의 의사소통을 더 증진하기 위해서 임상 간호계획은 다학제로 되어야 한다. 간호사는 임상 간호계획의 개발과 업데이트에 일차적인 책임을 갖게 되지

Box 14-4 임상 간호계획

개별화된 간호계획
개별화된 간호계획은 간호사에 의해 각 대상자별로 기록되고, 간호진단은 특정한 목표, 문제를 해결하는 중재와 함께 기록된다. 이 방법은 이상적이지만 시간소모가 많다.

표준화된 간호계획
표준화된 간호계획은 주어진 실무 영역(예: 산과, 재활의학과, 정형외과 등) 내의 전문가인 간호사 집단에 의해 기록된다. 간호계획은 특정 의학진단(예: 전 고관절 전치술, 욕창, 질 분만, 관상동맥 우회술 등)이 있는 대상자 집단을 위해 기록되며, 전문가들은 이러한 대상자 집단에게 가장 보편적인 간호진단을 확인하고, 문제를 해결하기 위해 필요한 간호목표와 간호중재들을 기록한다. 표준화된 간호계획이 이용될 때마다 특정한 대상자를 위해 개별화된다. 이 방법은 간호사가 대상자에게 간호계획이 옳다는 것을 확신하도록 한다. 표준화된 간호계획은 특정 대상자에게 적합하지 않을 수 있으므로 간호사는 표준화된 간호계획을 수정해야 하는 정도와 개별적 경우에 사용 여부를 판단해야 한다.

일반적 간호계획
일반적 간호계획은 보통 특정 간호진단에 쓰이고, 특정 간호진단이 확인되었을 때 가장 보편적인 간호목표와 간호중재를 포함하게 된다. 즉, 일반적 간호계획은 특정 대상자를 위해 개별화되어야 하며, 특정 간호진단 영역에서 전문가가 간호계획을 기록하기 때문에 간호계획 내용이 익숙하지 않고 경험이 없는 간호사에게는 학습 도구 역할을 한다.

전산화된 간호계획
전산화된 간호계획은 특정 대상자에 대한 사정 자료를 컴퓨터에 입력함으로써 생성되며, 특정 영역의 전문가가 간호계획을 작성하여 내용이 표준화된 간호계획이나 일반적 간호계획과 유사하다. 일단 간호계획이 컴퓨터 화면에 나타나면 간호사는 계획을 대상자에 맞추어 보게 된다. 이러한 계획은 사정자료와 연결되기 때문에 모든 관련된 정보를 수집하고 체계에 입력하는 것이 중요하다. 생성된 간호계획은 근거가 된 자료만큼 좋다.

만, 팀 구성원 모두가 간호계획을 읽고 추가하도록 격려한다. 간호사는 경험이 쌓여감에 따라 지속적으로 간호계획을 기록하는 과정을 정비하고 적극적으로 매일의 간호중재에서 그것을 활용해야 한다. 지속적으로 업데이트하고 잘 기록된 간호계획은 매우 가치 있는 도구가 된다.

간호사정과 자료수집. 간호력과 신체검진은 초기 간호계획의 지침서가 되며, 간호계획을 수정하기 위해 대상자와의 차후 만남을 통해 자료를 수집한다.

간호진단 혹은 문제목록. 현재 활용되고 있는 간호계획 내에 있는 간호진단은 13장의 지침을 활용하여 기록하고, 다학제 간 임상 간호계획은 문제목록을 사용할 수 있으며 현재 대상자 문제를 확인할 수 있다. 임상 간호계획은 개별화된 대상자의 욕구와 간호문제의 우선순위에 초점을 둔다.

간호성과 확인. 대상자의 목표와 간호성과 기준은 종종 같은 진술문에서 나타나며, 목표는 간호진단에서 규명된 대상자 문제를 충족시킬 수 있도록 구체적이어야 한다.

간호중재. 각 대상자의 욕구에 적합한 간호활동을 기록하고, 간호를 수행하는 책임을 가진 건강관리자에 의해 중재는 규명된다. 이러한 활동은 대부분 간호사에 의해 충분히 완성되며, 건강관리팀 구성원에 의해 수행되는 경우도 있으며, 간호보조인력에게 위임되기도 하는데, 더 나은 의사소통과 매일의 과제를 위한 계획을 사용하도록 유도한다.

이론적 근거. 임상 간호계획에서 이론적 근거가 진술되지 않아도 교육적 간호계획보다 덜 중요한 것은 아니며, 간호사와 건강관리팀의 다른 구성원은 중재 뒤에 있는 이론적 근거를 알아야 하며, 수행 전에 이론적 근거를 검토해야 한다. 안전한 대상자 간호를 보증하기 위해서는 건강관리팀 구성원 모두에게 이러한 전문가적인 책임이 필요하다.

간호평가. 간호평가는 초기 간호부터 문제의 해결까지 진행된다. 건강관리전문가는 임상 간호계획 시 간호성과 기준을 향한 대상자의 진행 상황에 대한 특정한 관찰을 기반으로 평가할 수 있도록 한다. 간호계획은 중환자 간호에서 분마다, 급성 간호에서는 근무교대 시마다, 장기간호나 가정 간호에서는 주 혹은 달마다 업데이트되고 변경된다.

(4) 협력적 간호계획: 표준 임상지침

요즘 표준 임상지침은 많은 병원에서 간호의 표준지침이 되고 있으며, 대부분의 기관에서 간호전달체계를 표준 임상지침과 사례관리로 변경함에 따라 성과관리, 비용조절 그리고 지속적인 질 향상에 초점을 맞추고 있다(Moorhead et al., 2013). 표준 임상지침에 대해서는 임상지침, 협력적 간호계획, 간호지도(map), 다학제적 간호계획, 사례관리 계획 등 다양한 용어로 사용하고 있으며, 표준화된 간호계획이나 표준 임상지침은 의료평가기구(The Joint Commission, 2013)에서 수용하고 있다.

표준 임상지침은 시간표에 따라 대상자의 문제를 중간수준의 성과와 다학제적 구성원의 활동을 함께 기술하는 격자 틀(grid)로서, 임상지침 도구는 특정 질병이 있는 대상자, 포괄수가제(DRG), 절차 또는 상태로서 고안될 수 있다. 시간표는 간호의 연속성을 위해, 지리적 간호단위(예: 응급실, 중환자실, 원격진료 등) 혹은 지역사회의 간호 연속체를 위해 병원에서 시간(hour), 일(day), 월(month)의 용어로 개발될 수 있다(그림 14-3은 인공 관절치환술을 한 대상자의 표준 임상지침을 보여준다).

일부 기관은 표준 임상지침에 언급되어 있지 않은 부가적인 문제가 있는 대상자를 위해 표준 임상지침과 다른 간호계획을 병용하기도 한다. 특정 진단이나 절차를 위한 표준 임상지침에 대한 정보는 근거기반 연구와 최대한의 비용 효과적인 실무양상을 기반으로 하며, 이러한 방법은 최소한의 비용으로 미리 결정된 성과를 달성해야 하는 처치 과정의 주요 사건을 강조한다. 일반 간호사는 기대되는 간호성과에서 벗어난 부분도 기록하는 것을 포함하여 표준 임상지침을 시작하고 유지하고 완성할 책임이 있으며, 어떤 병원은 간호계획에 대한 이해와 참여의 증진을 돕기 위하여 대상자와 가족을 위한 표준 임상지침 버전을 개발하고 있다. 그림 14-3은 골절에서 회복 중인 대상자에게 돌봄의 계획을 정확하게 대상자와 가족들에게 교육하기 위한 자료로 표준 임상지침이 어떻게 개발되는지를 보여준다.

대부분의 표준 임상지침은 제공된 간호의 질을 측정하기 위해 질 관리지표와 퇴원기준을 병합하고, 퇴원 시 대상자 진보를 설정된 기준으로 측정하게 된다. 퇴원기준을 충족하지 않는 대상자와 퇴원한 대상자에 대해서는 재입원 조치를 하거나 조기 퇴원에 대해 감시해야 한다. 이론

VIRGINIA MASON MEDICAL CENTER/GROUP HEALTH
표준임상지침: Total Joint Replacement (Hip/Knee/Shoulder)

Clinical Pathway

퇴원성과	수술일	1단계: 급성	2단계: 퇴원 전
▫ 기초 의식상태 ▫ 안정적 활력징후/체온정상 ▫ 적절한 경구식이 ▫ 경구진통제로 통증이 적절하게 통제됨 ▫ 감염징후 없음 ▫ 심부정맥혈전증 ▫ 모든 이동/기동성 목표 충족됨 ▫ 독립적 혹은 ADL 활동 기초상태 ▫ Coumadin 교육수행됨 ▫ 이동/낙상/탈구에 대해 사전에 대상자/가족에게 주의제공함 **2일 입원예측** **모든 기준이 충족된 날짜를 기록한다:** ______________	날짜: 간호사 중재 ▫ 고관절/무릎/어깨 전치술에 대한대상자 표준 돌봄을 확인한다. 대상자 돌봄 영역을 매일 의사처방으로 개별화한다. ▫ 수술 후 교육 요구도를 사정하고 필요하면 평가한다. ▫ 고관절/무릎/어깨를 대상자/가족/돌봄 제공자와 함께 주의점을 평가한다. ▫ 사전에 퇴원계획을 한다(수술 전). ▫ 간호사는 대상자가 도착한 지 3시간 내에 움직일 수 있도록 한다(침상가장자리에서). ▫ 무릎에 대한 통증관리를 시행한다. (ambi pump)	날짜: 간호사 중재 ▫ POD#1에 도뇨관 제거, 대상자는 도움을 받아 일어나고 움직일 수 있다. ▫ IV는 생리식염수 고정장치로 바꾸고 대상자는 경구로 500mL 섭취한다. ▫ PCA는 제거하고 경구 진통제를 투약받는다. ▫ 물리치료(POD 1) ▫ 도움 받아서 최소한 하루 3회 정도 침상 밖으로 움직인다(물리치료 운동수행). ▫ 가능한 식이 섭취한다. ▫ 작업치료 수행한다(POD 1 어깨 전치술에 맞는). ▫ 집으로 퇴원 단계인지 평가한다. ▫ 통증 관리: 무릎. 대퇴삽입관을 통해 2100을 제공받고 나서 대퇴삽입관을 제거한다. ▫ 통증관리: 어깨. POD1에 1600을 제공받고 삽입관을 제거한다.	날짜: 간호사 중재 ▫ 정맥생리식염수 고정장치를 제거한다. ▫ PRN 수술 부위를 소독한다. ▫ 최소한 하루 세 번 침상 밖으로 이동/하루 2번 병원복도를 도움을 받아 이동한다. ▫ 작업치료 마지막 시간에 방문한다. ▫ 물리치료 추후 방문 계획 ▫ 퇴원계획이 적절한지 평가한다. ▫ 필요한 물품이나 이동기관에서 요구하는 물품을 준비한다. ▫ 물리치료방문이 3회로 계획된다면 사회사업서비스에 연락한다. ▫ 모든 퇴원 교육을 평가한다. ▫ Coumadin 교육을 한다. ▫ 대상자는 TV/비디오를 통해 Coumadin 복용에 대해 시청한다.
	대상자 성과: ▫ 활력징후 안정적/순환, 움직임과 감각 정상 ▫ PCA/다른 것으로 통증 완화 ▫ 오심/구토는 투약으로 완화되거나 구강으로 물을 조금씩 먹을 수 있음 ▫ 고관절/어깨 주의점에 대하여 이해함	대상자 성과: ▫ 경구투약으로 통증완화 ▫ 경구섭취 500mL 이상 ▫ 정맥 수액주입 중단 ▫ 고형식이 섭취 ▫ 도뇨관 제거 후 6~8시간 뒤 소변을 볼 수 있음 ▫ 몸무게 지탱 상태에 대한 지식 있음 ▫ 대기지원하에 침상옆이나 방에서 기동할 수 있음 ▫ 정상적 범위 내에서 HCT	대상자 성과: ▫ 대기지원하에 하루 2번 복도를 이동함 ▫ 식사 동안 의자에 앉음 ▫ 최소한 도움으로 ADL 수행 ▫ 작업치료 완료 ▫ 모든 기동성 성과가 충족된다. ▫ 퇴원계획상태를 알린다. ▫ 모든 퇴원교육목표가 달성된다. ▫ 안전한 퇴원/이송계획 ▫ 추후 방문일정 계획

	수술날짜			POD 1			POD 2			POD 3		
간호사 서명은 뒷면에 성과충족이 3개이면	NOC	오전	오후	NOC	오전	오후	NOC	오전	오후	NOC	오전	오후
성과 미충족이고 차트의 편차가 있으면 기록하도록 한다(대상자의 특별한 상황/연기된 내용/빠른 진행 상태 등).										NOC	POD 4+ 오전	오후

대상자 이름 & ID

VIRGINIA MASON MEDICAL CENTER

Total Joint Replacement (TJR) Pathway/Plan of Care

치료 목표

조기 이상과 자주 이동하도록 돕는다. 이것은 수술 후 합병증을 예방하고 회복을 돕는다.

대상자의 돌봄은 간호에 의해 기동성을 지지받는 것과 계획된 기동과 침상에서 활동을 포함한다. 기능적 안위는 사전에 주입되는 통증 약물에 의해 지지되어서 적절하게 휴식하고 대상자와 가족과 함께 매일의 목표를 논의하도록 한다.

고관절 탈구의 예방: (전과 후 접근 주의점)

- 무릎 사이에 베개를 댄다.
- 70° 정도 이하로 고관절 굴곡 상태를 유지한다.
- 수술한 다리는 중앙선에서 꼬지 않아야 한다.
- 항상 다리가 분리되도록 유지한다.
- 30° 이상 외측 회전을 하지 않는다.

혈전성정맥염 예방:

정맥 혈전성정맥염은 하지의 전체 관절 수술에서 발생할 수 있는 심각하고 잠재적인 합병증이다. 항혈전성 압박기구(SCD)와 기동성이 이런 위험을 감소시킨다. SCD가 대상자의 침대에 있도록 한다.

무기폐와 폐렴의 예방:

적절한 통증관리가 수술 후 호흡기계의 건강을 촉진시킨다. 기침과 심호흡, 잦은 체위변경을 침상에서 시행하도록 격려한다. 폐활량계를 의식이 깨고난 이후 1시간마다 시행하도록 한다.

간호사	간호사 서명	간호사	간호사 서명

그림 14-3 협력적 간호계획/표준 임상지침의 예시(2014 Virginia Mason Medical Center)

가들은 건강관리시설에서 입원 대상자의 간호에 대한 임상지침의 적용이 양질의 간호전달을 보장하고 의학적 오류 발생을 감소할 것이라고 제안했다.

일부 병원은 대부분의 병원대상자에 대한 간호의 안내 지침으로 표준 임상지침을 사용하고 있으며, 사례관리자는 복합적인 건강문제나 합병증이 있거나, 추후관리나 의뢰가 필요한 대상자 간호를 위해 표준 임상지침을 이용할 수 있다.

표준 임상지침의 성공기준은 건강관리전달의 연속성에 있으며, 건강관리의 연속성 결여는 표준 임상지침의 편차(variance)를 유발하는데, 기대된 간호성과나 퇴원날짜를 변경하는 과정에서 편차가 생길 때 다양하게 나타난다. 대상자, 직원 그리고 체계의 차이가 일어날 수 있으며, 일부 병원은 지역사회 내에서의 차이를 보인다. 다양한 차이가 있기 때문에 동시에 그리고 후향적으로 지속적인 질 향상을 위해 감시되어야 한다. 숨겨져 있으나 예견되는 정보를 많은 데이터베이스로부터 추출하는 작업인 자료 발굴은 자료창고에서 가장 중요한 정보에 초점을 둘 수 있는 강력하고 새로운 기술이다(Thearling, 2009). 편차의 측정으로 대상자의 문제와 입원 초기의 합병증, 실무양상의 다양성, 체계문제를 확인할 수 있다.

표준 임상지침은 대상자의 건강기록의 영구적인 부분으로서의 기록을 포함하며, 표준 임상지침 틀의 기록을 통해 많은 불필요한 기록의 중복을 피할 수 있다. 표준 임상지침의 기록은 간호성과와 간호중재란 옆에 건강관리 제공자 이름의 머리글자를 기록하거나 편차가 발생했는지의 여부를 나타내는 것으로 구성되며, 일부 병원은 편차가 발생하면 간호성과 또는 간호중재란 옆에 'V'자를 쓴다. 대상자의 편차에 대한 기록은 간호기록지에 작성한다. 직원 문서는 개별 편차 시트에 따라 차이가 있어 지속적인 질 개선을 위한 자료로 감시할 수 있다.

표준 임상지침은 간호과정의 평가, 과정의 기록, 지속적인 질 향상 감시를 가능하도록 포괄적인 다학제 간 간호계획으로 기능한다. 표준 임상지침의 틀 내에서 간호과정을 통합하는 것은 간호성과에 근거한 책임 체계를 확실히 하는 데 필수적이다. 각 간호성과와 간호중재란 옆에 기록을 남김으로써 간호과정의 평가가 가능하고 표준 임상지침에 대한 책임을 확실히 할 수 있다.

병원과 지역사회 간호사는 사례관리자 역할이 가능하며, 표준 임상지침을 개발하고 사용할 수 있다. 간호사는 간호성과를 최대화하기 위하여 표준화된 계획에서 간호의 다양성을 평가할 책임이 있으며, 결국 질적인 간호를 보장하게 된다(Alfaro-LeFevre, 2014).

주요개념

- 간호성과 확인은 간호중재를 선택하고 평가하는 데 매우 중요하다.
- 간호목표는 행위적 목표로 진술하며 문제가 해결되었을 때 대상자가 기대하는 상태를 나타낸다.
- 간호성과 기준은 구체적이고, 측정 가능하고, 목표달성이 가능한 현실적인 진술문이다.
- 대상자 간호계획은 간호활동을 지시하고, 간호의 연속성을 증진하며, 요구되는 것을 기록하는 것에 초점을 두며, 간호활동을 누가 수행할 것인가를 구체화하는 것이다.
- 대상자 간호계획의 주요 요소는 간호진단 또는 문제 목록, 간호목표와 간호성과 기준, 간호중재이다.
- 간호중재는 간호사가 대상자에게 간호를 제공하기 위해 수행하는 독립적 · 의존적 · 상호의존적 활동이다.
- 표준 임상지침에 대한 사용은 비용을 조절하며 질을 향상하기 위한 근거기반간호를 표준화하는 데 도움을 주고, 협력적 간호계획을 제공한다.

REFERENCES

Alfaro-LeFevre, R. (2014). *Applying nursing process: The foundation for clinical reasoning* (8th ed.). Philadelphia, PA: Wolters Kluwer Health/Lippincott Williams & Wilkins.

American Nurses Association. (2014). *Nursing: Scope and standards of practice* (2nd ed.). Silver Spring, MD: Author.

Bulecheck, G., Butcher, H., Dochterman, J., & Wagner, C. M. (2013). Nursing Interventions Classification (NIC) (6th ed.). St. Louis, MO: Elsevier Mosby.

Moorhead, S., Johnson, M., Maas, M., & Swanson, E. (2013). *Nursing Outcomes Classification (NOC)* (5th ed.). St. Louis, MO: C. V. Mosby.

Novak, J., & Canas, A. (2008). *The theory underlining concept maps and how to construct them*. Retrieved June 14, 2011 from http://cmap.ihmc.us/publications/researchpapers/theorycmaps/theoryunderlyingconceptmaps.htm

Thearling, K. (2009). *An introduction to data mining: Discovering hidden value in your data warehouse*. Retrieved June 14, 2011, from www.thearling.com/text/dmwhite/dmwhite.htm

The Joint Commission. (2013). 2014 *Hospital Accreditation Standards*. Oakbrook Terrace, IL: Joint Commission Resources.

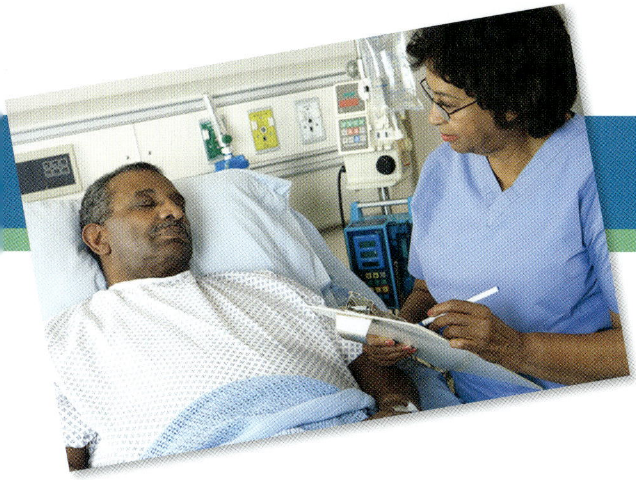

CHAPTER 15

간호수행과 간호평가

Implementation and Evaluation

Kathryn Van Dyke Hayes

주요용어

간호감사 nursing audit
간호수행 implementation
간호실무 표준 standards of care
간호중재 분류 Nursing Interventions Classfication, NIC
간호평가 evaluation
동료 감시 peer review
위임 delegation
질 향상 프로그램 quality improvement programs

비판적 사고를 위한 사례

김 간호사는 전신마취하에 복부 수술을 하고 병동으로 방금 돌아온 68세 신 씨를 간호하게 되었다. 신 씨는 관절염의 병력이 있어 비스테로이드성 항염증제(NSAIDs)를 복용하고 있고, 걸을 때는 지팡이를 사용한다. 신 씨는 큰 2층 집에서 혼자 살고 있다. 대상자의 수술 후 사정 결과는 다음과 같다: 피부는 창백하고 따뜻하며 건조함. 복부 드레싱은 건조하고 완전함. 체온은 36.2℃, 맥박은 분당 78회이고 규칙적임. 호흡은 분당 16회, 혈압 136/74mmHg, 반응을 하지만 졸려함. 기침, 심호흡을 마지못해하며 통증 때문에 뒤척임.

신 씨에게 다음의 간호진단을 내린 후 간호목표를 세웠다.

- 마취의 효과 및 저하된 의식수준과 관련된 흡인의 위험: 신 씨는 기도의 개관을 유지하고 흡인의 증상이나 징후가 없는 상태를 유지한다.
- 외과적 외상과 관련된 통증: 신 씨는 수술 후 통증이 잘 조절된다고 보고한다.
- 통증과 기존의 관절염과 관련된 신체 기동성 장애: 신 씨는 최적의 운동성을 유지하고 점진적으로 매일 활동량을 늘릴 것이다.
- 마취와 수술의 효과와 기존 관절염과 관련된 비사용 증후군의 위험: 부동의 합병증이 없는 상태를 유지하고 최적의 기능 수준을 성취한다.

이 장을 학습한 후, 위의 사례를 읽고 다음의 내용에 대하여 비판적 사고를 적용하여 복습한다.

1. 신 씨에게 우선순위를 어떻게 정할 것인지를 분석한다. 추가로 수집할 필요가 있는 자료를 제시하고, 적절하다고 생각되는 가능한 추가적인 간호진단과 목표를 제안한다.
2. 신 씨를 간호하는 데 필요한 인지적 · 대인관계적 · 기능적인 면을 파악한다.
3. 신 씨를 위하여 수행해야 할 가능한 중재를 제안한다. 제안된 각 간호활동을 인지적 · 대인관계적 · 기능적 기술로 분류한다.
4. 신 씨의 간호목표 달성을 어떻게 평가할 것인지 알아본다. 신 씨의 간호목표 달성 촉진 요인 혹은 방해 요인들을 제시한다.

학습목표

1. 간호수행과 간호평가를 정의한다.
2. 간호수행과 간호평가의 목적을 토론한다.
3. 간호계획의 수행에 필요한 임상기술을 서술한다.
4. 간호계획의 수정 혹은 변경하는 방법을 설명한다.
5. 간호과정의 평가단계 동안 간호사가 수행하는 활동을 서술한다.
6. 간호현장에서 사용되는 질 보장 감시에 대해 논의한다.

간호사와 대상자가 문제와 강점을 확인하고 난 이후에, 대상자가 건강한 기능을 유지하거나 회복하도록 돕는 방법을 함께 계획한다. 목표를 위해 간호성과 기준을 설정하면 간호계획이 개발되는데, 간호과정의 간호수행 단계, 계획된 간호를 제공하는 활동, 간호평가 단계가 이루어지며, 간호평가 단계에서는 제공된 간호에 대한 반응 내에서 대상자의 상태가 측정된다.

1. 간호수행

간호수행(implementation)이란, 간호과정 중 간호가 제공되는 행동단계를 의미하는데, 이는 간호계획의 실질적 시작이며 간호활동의 기록이다. 간호수행의 목적은 대상자가 최적의 건강수준에 도달하도록 돕기 위해 필요한 기술적 · 치료적 간호를 제공하는 것이다.

간호수행 단계를 성공적으로 해내기 위해서는 지적 · 대인관계적 · 기능적 기술의 수행능력이 필요하다. 간호사는 다른 건강관리팀에 대해 간호계획의 대표자일 수도 있지만, 이들을 감독하고 평가하는 책임도 있다. 그림 15-1은 다음과 같은 사항이 포함된 수행활동을 보여준다.

- 재사정(Reassessing)
- 우선순위 결정(Setting priorities)
- 간호중재 수행(Performing nursing interventions)
- 간호활동 기록(Recording nursing actions)

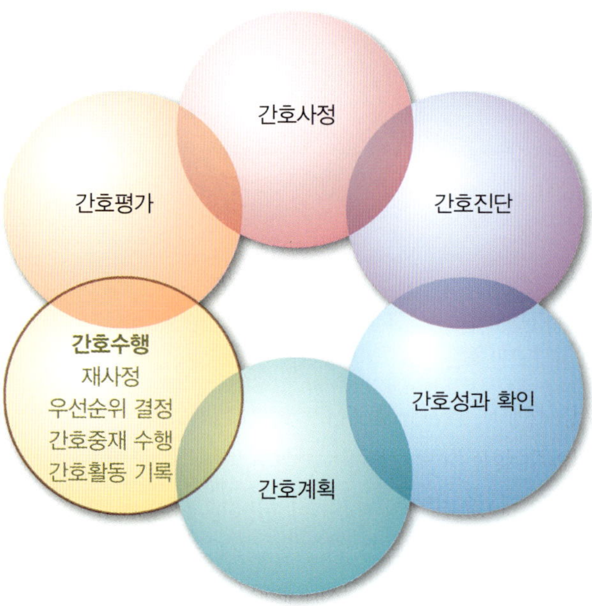

그림 15-1 미국간호협회 표준 V: 간호사는 간호계획에서 규명된 간호중재를 수행한다. 이 그림은 수행단계에서 간호사가 하는 활동, 수행, 간호과정과 다른 단계와의 관계를 나타낸다.

1) 수행기술

(1) 지적 기술

수행에서 사용되는 지적 기술(intellectual skill)에는 문제해결, 의사결정 및 교육이 포함된다. 문제를 해결하기 위해서 간호사는 대상자에게 적절한 질문을 하고, 대안을 의논하고 새로운 생각을 고안한다. 대상자의 의사결정 능력을 높이기 위해 간호사는 대상자에게 어떤 처치를 언제, 어떤 순서로 수행하면 좋을지를 선택할 수 있도록 기회를 주어야 한다. 한편, 교육에는 교수-학습 원리와 정보전달에 대한 지식이 필요하다.

(2) 대인관계 기술

목표를 달성하기 위해 다른 사람들과 함께 일하는 능력은 절대적으로 중요하다. 간호사는 계획된 간호중재를 수행하기 위해 의사소통 기술을 사용한다. 언어적 · 비언어적 의사소통 기술은 실습을 통해 정련된다. 6장에서 의사소통에 관한 자세한 사항을 다룬다.

(3) 기능적 기술

기능적 기술(technical skill)은 처치와 절차를 수행할 때에 사용되며, 간호사는 임상실습을 통해 특정 기술을 배운다. 기능적 수행능력이란, 장비, 기계, 특별한 분야에 사용되는 물품을 사용할 수 있어야 한다는 것을 의미하는데, 예를 들면, 분만실에서 일하는 간호사는 태아모니터나 분만대 위에서의 체위, 신생아 심폐소생술 기구에 익숙해야 한다. 반면, 내과병동에서 일하는 간호사는 정맥주입펌프, 치료적 침대, 영양공급기를 사용하는 기술습득이 필요하며, 가정간호사는 대상자가 사용하는 장비, 자가조절 진통제 주입기, 상처치료 드레싱 물품에 익숙해야 한다. 간호사는 또한 대상자정보를 저장하고 다시 볼 수 있도록 하는 컴퓨터 작동기술도 필요하다.

2) 수행활동

(1) 재사정

간호사는 대상자를 만날 때마다 기능을 사정하고 대상자에게 생겨난 최근의 문제에 즉시 집중해야 한다. 왜냐하면 대상자의 상태는 시시각각 극단적으로 변화할 수 있기 때문이다. 그러므로 간호사는 대상자의 미세한 단서나 추론을 항상 주의 깊게 살펴보는 민감성을 유지해야 한다. 예를 들면 통증을 경험하고 있는 대상자는 조용하고, 외부 자극으로부터 움츠러져 있다. 이런 변화를 인지했을 때 간호사는 대상자가 좀 더 편안해지도록 중재하고 도와주어야 한다. 요구사항이 많고 화를 잘 내는 대상자는 수술 과정에 대한 불안감이나 진단 결과에 대한 공포를 숨기고 있다. 또한 간호계획을 시작할 때에 간호사는 계획된 간호중재가 시기적절한지 확인해야 한다.

(2) 우선순위 결정

개인의 상태는 변화하기 때문에 우선순위 또한 변한다. 우선순위는 재사정을 하는 동안 수집된 정보에 기반을 둔다. 우선순위를 정할 때 간호사는 다음의 요건을 토대로 중요한 순서대로 순위를 만든다(그림 15–2).

- 대상자의 상태
- 재사정으로부터의 새로운 정보
- 간호중재를 위해 이용할 수 있는 시간과 자원
- 대상자와 가족, 건강관리제공자로부터의 피드백
- 사정 상황과 우선순위 결정을 하는 간호사의 경험

우선순위 문제는 다른 문제가 제기되기 전에 간호중재가 요구되지만, 우선순위 결정(set priority)이 다른 간호중재를 소홀히 여기는 것은 아니며, 우선순위 결정은 단지 간호중재가 수행되는 순서에 영향을 줄 뿐이다.

우선순위는 매분, 시, 일, 주간 혹은 더 긴 기간에서 정해질 수 있다. 예를 들어, 중환자실에 입원해 있는 다발성 외상을 입은 불안정한 대상자에게 우선순위는 매분 다시 정해져야 한다. 이러한 대상자에게는 ABCs(airway: 기도유지, breathing: 호흡, circulation: 순환)가 최우선순위이다. 가정간호를 받는 대상자는 좀 더 긴 기간을 두고 우선순위가 정해지는데, 예를 들어 혼자 힘으로 침대에서 의자로 이동하거나 화장실에 가도록 하는 것이 우선순위가 될 것이다.

(3) 간호중재의 수행

간호사는 대상자의 간호계획에 나열된 간호중재를 수행하되, 만약 한 간호사가 여러 명의 대상자를 간호하고 있다면 그 간호사는 모든 대상자가 제 시간에 간호를 받을 수 있도록 시간표를 짜야 한다.

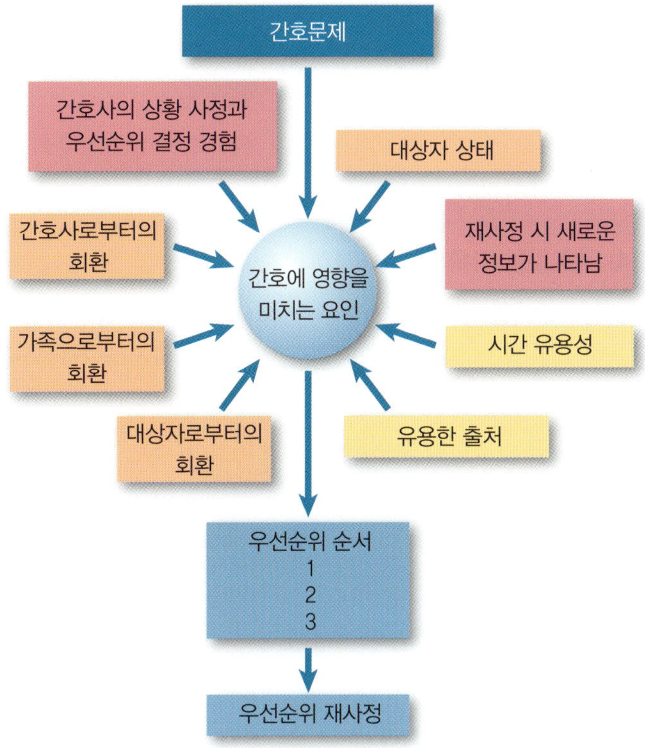

그림 15–2 간호사는 간호에 영향을 미치는 요인을 고려하면서 우선순위 결정

① 협력문제의 간호중재

간호사는 합병증의 위험을 줄이기 위해 간호사 처방중재와 의사 처방중재를 둘 다 사용해 협력문제를 다룬다(Carpenito, 2012). 간호사가 "이 문제는 의사의 지시 없이 간호사가 자발적으로 처리할 수 있는가?"라고 물을 때 간호진단은 정의된다. 이런 진단에 대한 중재를 간호사 처방행위라고 하며, 간호사가 치료결정을 자발적으로 할 수 없고 의사의 지시를 따라야 할 때에는 의사 처방행위이다. 두 가지 모두 법적 의무를 요구하고 있기 때문에 이 두 중재는 간호판단이 필요하다. 간호사는 간호를 제공할 때 간호사 처방중재와 의사 처방중재를 둘 다 사용하는데, 이는 협력문제로서(Alfaro–LeFevre, 2014), 예를 들면, 의사가 진통제 처방을 했지만 투약을 언제 할 것인지를 결정하는 것을 들 수 있다. 간호사는 통증완화를 위해 대체방법도 사용할 수 있다.

건강관리제공자 간 협력기능은 대상자 간호의 질 향상을 위한 것이다. 간호는 특별한 협력문제가 수정되기 위한 계획을 의논하는 일에 적극적으로 관련하며 이후 대상자 및 가족과 대화를 하는데, 간호사는 주로 대상자의 질문에 답을 하거나 의논하는 일에 집중한다. 간호사는 협력문제를 도와줄 다른 건강관리제공자(예: 물리치료사, 호흡기 치료사, 통증 전문가, 사회복지사 등)를 추천하기도 한다. 이것은 의사의 처방을 통해 보험으로 지불하는 방식으로 하기도 하지만, 때로는 독자적인 간호실무의 영역 내에서 가능하다.

(4) 간호활동 기록

간호중재를 수행하고 난 후 간호사는 대상자 간호기록지에 내용을 기록해야 한다. 각 건강관리기관은 문서기록에 대해 기관규정을 갖추고 있으며, 모든 양식의 사용에 대해 서면 설명서를 준비해야 한다(16장 참조).

3) 간호중재의 유형

간호중재 분류체계(Nursing Interventions Classification, NIC)는 간호 역할 범위 내에서 수행되는 직접적 · 간접적 처치의 목록을 나열함으로써 전문직 간호사의 역할을 정의하는 데 도움을 준다. 북미 간호진단협의회(NANDA-I)의 간호진단 분류체계와 유사하게 간호중재 분류체계(NIC)는 중재명, 중재의 정의, 중재를 수행하기 위해 간호사가 행하는 활동을 제공한다(Bulechek, Dochterman, & Wagner, 2013). NIC은 554개의 중재를 발표하고 지속적으로 수정하고 있어서 중재는 계속 첨부되고 개선될 것이다.

다음은 NIC의 가능한 이점이다(Bulechek et al., 2013).

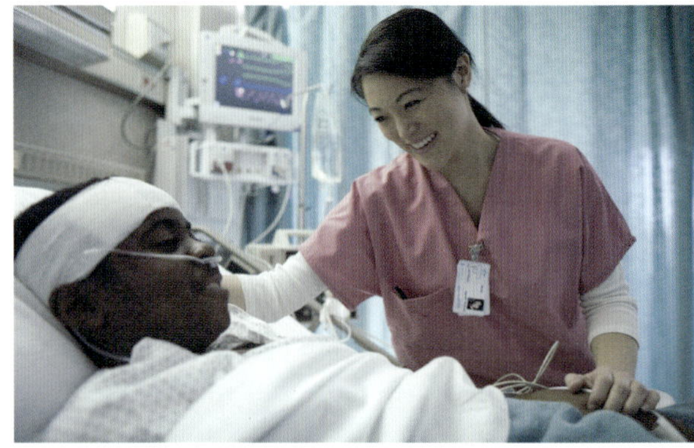

그림 15-3 간호는 인지적 능력, 대인관계능력, 기술능력이 모두 필요한 예술이다.

- 표준화된 용어의 창출은 간호중재에서 더 나은 이해와 의사소통 증진
- 간호진단에서 발생하는 유사점, 차이점에 관한 지식 확대
- 간호정보 시스템 탐색
- 간호사가 제공하는 서비스의 비용결정 지지
- 건강관리체계 내에서 간호사의 영향 입증

간호중재는 크게 인지적 능력, 대인관계능력, 기술능력을 사용하는 3가지로 나눌 수 있다(표 15-1). 대상자의 상황에 사용되는 간호중재 유형의 선택은 대상자의 기능장애, 기능적 요구에 달려 있으며, 이것이 가장 유용한 근거이다(그림 15-3).

표 15-1 간호중재의 유형

인지적	대인관계	기술
• 가르침/교육 • 지식과 일상생활활동(ADL)과 관계 • 피드백 제공 • 역기능적 의사소통능력을 가진 대상자를 위한 전략 개발 • 위임 • 간호팀 감독 • 간호수행 시 대상자 감독 • 간호수행 시 가족 감독 • 필요 시 환경 개선	• 활동조정 • 돌봄제공 • 치료적 의사소통 사용 • 같이 있어줌 • 제한 설정 • 가치와 태도 조사를 위한 기회 제공 • 감정을 표현하고 합리화 • 영적 지지 제공 • 유머 사용 • 개별적 치료 제공 • 집단치료 제공 • 대상자의 옹호자 되어주기 • 대상자와 가족의 계획 지지 • 추후 간호를 위한 의뢰 • 역할모델 되어주기	• 기초적 위생간호, 피부간호 제공 • 일상적 간호활동 수행 • 기준 자료로부터 변화 탐지 • 이상반응 재조직 • 독립적 · 의존적 치료 제공 • 일상생활활동의 보조 • 적절한 감각 자극 제공 • 장비 작동 • 장비 유지 • 특별한 능력 또는 재능 사용

(1) 인지적 간호중재

① 교육적 중재

간호사는 교육 과정에 있어 일반적인 교수학습원리를 적용함으로써 교육적 간호중재를 수행한다. 간호사는 교육계획을 세우고 건강증진 또는 특별 건강관리문제와 그 관리에 관한 교육을 제공한다. 대상자를 교육하기 위해서는 정상 해부학과 생리학, 약리학, 건강변화에 따른 대상자 반응의 일상적 양상, 질병 발생 과정의 병리학적 지식이 필요하며, 대상자를 신중하게 사정하면 대상자의 동기화 수준, 지식수준, 건강 치료법을 따르려는 마음가짐 그리고 그 계획을 수행해낼 수 있는 신체적 · 정신적 능력에 대한 정보를 얻을 수 있다. 간호사는 대상자가 배울 준비가 되었는지를 확인한 후, 성공적인 성과를 최대로 얻을 수 있는 교육방법을 사용하여 성과기반 교육계획을 수행한다. 9장에서 대상자 교육에 대한 좀 더 많은 정보를 알 수 있다.

② 위임과 감독 중재

감독 중재(supervisory intervention)는 대상자의 전반적 간호를 두루 살피는 맥락에서 사용되었다. 감독 간호중재는 간호팀의 다른 구성원이 구체적으로 명기된 간호계획을 수행하는지, 대상자나 그 가족이 제대로 진료를 수행하는지 감독해야 한다. 간호팀 구성원을 감독하기 위해서는 팀 내에 각 구성원의 직무내용과 능력에 대한 깊은 지식을 갖추어야 한다.

위임(delegation)은 결과에 대한 책임을 유지하면서 다른 사람에 어떤 업무를 수행할 책임감을 부여하는 것을 의미한다. 많은 의료 시스템에서, 특히 최근 몇 년 동안무자격 보조원의 수가 증가하였다. 간호사는 간호조무사(LPN/LVN)나 무자격 보조원(unlicensed assistive prsonel, UAP)에게 경제적으로 효과적인 차원에서 대상자들의 돌봄을 위임하기도 한다. 그렇기 때문에 간호사들은 위임의 기본원칙에 대해서 철저하게 알고 있어야 한다. Box 15-1에 위임의 원칙을 이해에 필요한 내용들이 소개되어 있다. “예술이자 과학인 간호는 복잡하고 근거기반이기 때문에 간호과정은 전체를 위임할 수 없다.”(NCSBN, 2005, p. 14). 간호사는 돌봄의 특정 영역을 비전문가인 직원에게 위임할 수 있지만 개개인이 수행하는 간호 돌봄을 적절하게 선택해 주는 것에 책임이 있다. 간호사는 간호과정(사정, 진단, 계획, 평가)의 핵심이 포함된 간호활동을 위임할 수 없으며, 무자격 보조원에게 전문적인 지식이나 판단 및 기술을 요구할 수 없다(NCSBN, 2005).

간호사는 기능적 활동(예: 영양, 이동) 혹은 편의시설 제공(침상, 식사, 환경청소 등의 서비스)을 위임할 수 있으나, 비판적 사고 혹은 전문적 판단이 요구되는 활동은 위임할 수 없다(ANA, 2012). 예를 들어, 간호사가 대상자의 활력징후를 측정할 때 간호사는 측정뿐만 아니라 수치의 의미를 24시간의 지난 자료와 비교하여 평가하게 된다. 보조직원은 활력징후를 측정하고 간호사에게 수치를

Box 15-1 UAP에 위임의 원칙

위임-업무의 수행을 위해 책임을 이동하는 것으로 성과를 위한 책무성은 그대로 있음. 간호사가 무자격 보조원(UAP)에게 업무를 위임한다.

1. 정확한 대상
   - 업무는 UAP 업무의 범위 내에 있다.
   - 보조원은 훈련받았고 업무를 수행할 기술을 가지고 있다.
   - 보조원은 업무 수행에 대한 책임을 받아들이고 있다.
2. 정확한 업무
   - 기관의 원칙과 주정부의 간호협회에서 승인을 받은 업무이다.
   - UAP가 수행하는 일반적인 업무이다.
   - 일련의 단계에 따라 수행되는 업무이다.
   - 한 대상자에서 다른 대상자에게 수정이 거의 되지 않는 업무이다.
   - 최소한의 위험만 있는 업무이다.
   - 임상판단이나 사정을 포함하지 않는 업무이다.
   - 간호과정(사정을 포함하여)은 위임하지 않는다.
   - 대상자교육은 UAP에게 위임할 수 없다.
3. 정확한 상황
   - 대상자가 큰 변화가 없는 안정적 상태인지, 위임이 적절한지 사정한다.
   - UAP 역량수준에 맞는 활동으로 연계한다.
   - 적절한 감독이 가능하도록 한다.
4. 정확한 의사소통
   - 대상자 배정에 있어 업무와 기대상황을 확인한다.
   - 대상자의 요구와 기대되는 관찰 항목을 보고 · 기록하도록 하고, 명확한 보고서를 제공한다.
   - UAP의 이해수준을 사정하고, 질문하도록 허락하며, 필요하면 다시 명확하게 말해 보도록 한다.
5. 정확한 평가
   - UAP와 함께 추가적인 감독이 필요한지 혹은 계획의 수정이 필요한지를 사정하고 확인한다.
   - 위임된 업무가 정확하게 수행되고 기록되었는지 사정한다.
   - UAP가 대상자에 대한 정보를 가지고 있는지 질문하여 함께 공유한다.
   - UAP에게 피드백을 제공하여 개선이 필요한 부분이 있는지 살펴본다.

보고할 수 있으나, 결과에 대한 해석이나 간호의 결정을 내리는 지식을 가지거나 훈련받지도 않는다.

간호사는 또한 간호활동이 정확하게 수행되는 것을 확인할 책임이 있으며, 간호에 반응하는 대상자에 대한 중요한 정보는 그 대상자를 책임지는 간호사가 구두와 문서로 의사소통해야 한다.

대상자나 그 가족이 기술을 수행하는 것을 감독할 때에는 그들을 격려하고 맞게 실행하고 있는지 아닌지를 말해 주고, 배워야 할 새로운 기술에 대한 소개를 하는 것이 중요하다. 대상자나 그 가족은 흔히 간호요법이나 장비, 물품에 생소하므로 간호사의 관리하에 간호중재를 수행할 충분한 기회가 있어야 한다. 간호사는 대상자와 그 가족을 초기 간호의 계획과 수행에 포함시키며, 그들이 자기돌봄에 대해 책임감을 갖도록 도와야 한다. 기술은 실습을 함으로써 습득되는데, 이러한 행동을 한 번 행하는 것으로는 보통 대상자와 그 가족이 숙달되기에 충분하지 않다.

(2) 대인관계적 간호중재

① 조정 중재

대상자의 행동을 조정(coordination)하는 데에는 많은 목적이 있다. 조정이란 대상자를 옹호하고, 추후 간호를 의뢰하며, 다른 건강관리팀 구성원과 협력하고, 대상자에 대한 치료가 도움이 되는지 확인하는 것을 말한다.

어떤 대상자를 위해 대상자를 대변하고 또한 대상자의 옹호자 역할을 충족시키는 질문을 할 수 있도록 도와야 한다. 예를 들면, 대상자는 제안된 치료법을 거절하거나 수술에 대한 다른 의견을 요구할 때 도움이 필요하다. 옹호자 입장에서 간호사는 대상자의 관점을 전달해야 하며, 대상자의 요구가 충족될 수 있는 방법을 제안해야 한다.

간호사는 어떤 간호유형이 그 대상자에게 추후에 필요한지 알아야 하는 위치에 있으며, 가정간호기관, 방문 간호사협회에 대상자가 최적의 기능상태로 돌아갈 수 있도록 다른 건강관리제공자에게 도움을 의뢰할 수 있고, 건강문제를 가진 대상자에게 도움을 주는 많은 자조그룹이나 공동체를 이용할 수 있다. 대상자를 이 서비스와 연결함으로써 대상자의 건강상태를 계속 관찰할 수 있으며, 재발의 위험을 최소화하도록 도울 수 있다.

② 지지 중재

지지적 간호중재는 의사소통을 통해 영적 고뇌의 완화, 그리고 돌봄 행동을 강조하는데, 원활한 의사소통과 간호의 조합은 대상자를 편안하게 해 주며 건강문제에 대한 건강한 반응을 증진시킨다. 지지적이란 의미는 대상자가

건강관리팀과의 협력
UAP에게 위임

이 간호사와 함께 일하는 김미경은 내과병동 보조원이며, 이 간호사와 김미경은 4명의 대상자를 돌보고 있다. 86세 신 씨는 지난 밤에 폐렴으로 입원하였다.

Situation(상황): "일하기 전에 신 씨의 간호계획에 대해 잠시 살펴보죠."

Background(배경): 신 씨는 지난 밤에 폐렴으로 요양시설에서 입원하였고, 산소와 항생제가 투여되기 시작하였으며, 의사는 패혈증으로 진전되지 않을까 염려하고 있다. 신 씨는 중증 치매가 있으며, 침상에서 일어날 때 도움이 필요하며, 산소를 투여받으며 이동해야 한다.

Assessment(사정): 패혈증의 징후가 나타나는지 세밀하게 관찰해야 한다.

Recommendation(권고): 2시간마다 활력징후를 측정하고 기록해야 한다. 만약 체온이 37.6℃ 이상, 혈압 110/70 이하, 맥박 100회 이상이면 보고해야 한다. 산소는 항상 제공되어야 한다. 말초산소포화도가 90% 이하이거나, 호흡수가 22회 이상 혹은 숨쉬는 게 힘들면 알려주어야 한다. 활력징후가 정상이더라도 노인에게는 의식이 혼돈해지면 패혈증의 징후이므로, 그럴 경우 알려주어야 한다. 신 씨를 돌보는 데 질문이 있다면 질문한다.

비판적 사고

- 신 씨에 대해 김미경 보조원과 의사소통할 때 사용한 위임의 원칙을 기술한다.
- 위임의 업무 범위가 간호보조원인가 혹은 UAP인가?
- SBAR 의사소통이 효율적인가? 팀워크를 촉진시키는가?
- 김미경 보조원과 일하는 동안 필요한 추후 활동은 무엇인가?

스트레스와 위기상황에서 격려의 요구, 행동의 무조건적인 수용 그리고 단지 '간호사가 같이 있어 줌'의 긍정적 효과를 인식하는 것이다. 예를 들면 간호사가 근심하는 대상자 옆에 앉아서, 사랑하는 사람을 잃어 슬퍼하고 있는 대상자의 이야기를 들어주거나 척추 손상이 있는 대상자의 이마를 짚어주는 일 등을 말하며, 이런 중재를 '자신의 치료적 사용'이라고 한다.

간호사는 대상자에게 종교의식이나 명상, 독서의 시간을 줌으로써 영적 지지를 제공한다. 그 시간 동안 수용과 이해를 전달하여 대상자의 프라이버시를 존중한다. 대상자가 이야기하고 싶어 한다면 간호사는 어떠한 비판 없이 그 영적 고뇌에 대하여 귀를 기울여야 한다. 만약 대상자가 영적 도움을 줄 수 있는 사람을 찾는다면, 간호사는 신부나 스님, 목사 혹은 원목실에 연락한다.

③ 심리 · 사회적 중재

심리 · 사회적 중재는 정서적 · 심리적 혹은 사회적 문제를 해결하는 데 초점을 맞춘다. 이 중재를 수행하기 위해서 유머, 개인 혹은 집단 치료, 사회적 기술의 역할모델, 감정의 탐구 등과 같은 모든 방법이 동원될 수 있다.

일부 대상자나 가족은 농담이나 간지럼 혹은 웃는 것으로 스트레스에 반응하는데, 스트레스를 줄이고 대상자에게 어려운 상황의 예와 그것을 해결하는 방법을 제시하는 방법으로 유머를 이용하기도 한다. 항상 적절한 유머를 사용하고, 그 속의 주제나 더 깊은 문제를 인식하게 한다. 아마도 대상자는 농담처럼 말할지도 모른다. "내 팔은 사람들이 어떻게 피를 뽑아야 하는지 가르쳐주는 실습도구야." 이때는 단서를 포착해서 채혈 시에 몇 번이나 대상자가 열중하고 있는지 알아낸다. 그리고 왜 그러한 문제가 발생했는지 조사하고 대상자에게 말하는 법을 지도하고 앞으로 피를 뽑을 때 특별히 고려해야 할 사항이 무엇인지를 알아둔다.

개인 그리고 집단 치료를 제공하는 것은 여러 상황에서 간호사의 책임이다. 정신적 문제를 해결하는 방법으로 이용되는 개인 치료는 보통 부가적인 훈련이나 자격증이 필요하며, 집단 치료는 대상자나 그와 비슷한 요구나 문제를 가진 사람에게 도움이나 안내를 제공하는 데 이용된다. 개인 혹은 집단 치료가 필요함을 알았을 때 간호사는 필요한 전문성을 갖춘 건강관리제공자에게 의뢰하는데, 어떤 경우에 간호사는 알츠하이머 질환을 앓고 있는 대상자의 가족이나 소아암 대상자의 가족과 단체모임을 갖기도 한다. 대부분의 집단 치료 모임은 진술된 목적이나 활동의 스케줄을 제시한다. 집단구성원은 자신의 경험을 말하고 같은 문제를 경험했던 다른 사람이 어떻게 그 문제를 해결했는지 새로운 방법들을 얻어간다. 간호사는 그 집단의 촉진자로서 일하며, 집단구성원이 감정, 충고, 서로 도움이 되는 힌트를 공유하도록 돕는다.

사회적 기술에 대한 역할모델은 노출 부족이나 장기간의 질환 때문에 그러한 사회적 기술을 습득하지 못한 대상자에게 적용된다. 장기간의 간호가 필요한 어떤 상황에서 대상자는 간호사에게 모든 결정을 맡기는 것에 익숙해졌다. 또 어떤 경우 대상자는 적절한 사회적 행동을 배울 기회가 없었다. 바람직한 언어와 행동(예: "부탁합니다.", "감사합니다."라는 말과 다른 사람이 말하는 데 끼어들지 않는 것)을 하고 대상자를 존중하는 것은 대상자가 더 나은 사회적인 행동을 습득하는 데 도움이 될 수 있다.

대상자의 느낌을 탐구하는 것은 심리 · 사회적 중재의 한 방법으로 만성질환이나 생명을 위협하는 병이 있는 대상자는 그들의 생각이 옳든지 그르든지 간에 비판받지 않는 상황에서 자신의 느낌을 표현할 수 있는 기회가 주어져야 한다. 간호사는 대상자가 자신의 느낌을 자유롭게 표현하며 공포와 불안을 해소하는 것을 도와야 하는 일차적 위치에 있다.

(3) 기술적 간호중재

① 건강유지 중재

건강유지 중재(maintenance nursing intervention)는 신체적 · 정신적 기능의 악화를 방지하고 독립성을 증진시킴으로써 현재의 건강상태를 유지하는 데에 일조한다. 기본적인 위생간호, 피부간호, 다른 일상적인 간호활동이 간호유지 중재에 포함되는데, 때로는 평가절하되거나 중요하지 않은 것으로 여겨지기도 한다. 하지만 건강유지 중재는 대상자가 현재의 신체기능을 유지하고 합병증이 발생하지 않도록 해 준다.

② 감시 중재

감시 중재는 기준(baseline) 자료에서 변화를 찾아내는 것과 비정상적인 반응을 인지하는 것을 말하는데, 이 활동은 또한 관찰, 시진 또는 경계로 분류되기도 한다. 간호사는 변화를 찾아낼 때 감각에 의존하는데, 대상자의 모습과 특성을 확인하고, 청진을 통해 목소리의 피치와 톤을 관찰하며, 특정 문제에 대한 과거의 경험과 지식을 비교한다. 또한 체온과 피부상태, 피부의 보습, 발한을 사정하기 위해 촉각을 사용하기도 한다. 간호사는 이런 모든 감시활동을 사용하여 대상자의 현재 상태와 이전 상태의 차이를 판단한다. 간호사는 대상자 상태의 미묘한 변화를 알아채고 문제를 최소화하기 위해 의사와 의사소통하며, 전문 간호사는 합병증을 발견하고 예방하는 기술을 발전시키게 된다. 예를 들어, 심도자술 시술 후 내과 병동으로 돌아온 대상자는 대퇴 부위에 카테터가 삽입되어 있으며 침습적인 시술을 받았으므로 면밀한 감시가 필요하다. 활력징후를 자주 측정하기, 발등의 맥박 사정하기, 대퇴 부위 출혈이 있는지 관찰하기 등이 감시 활동 중이다.

③ 심동적 중재

기술적 전문성이 요구되는 심동적 간호중재에는 삽입, 제거, 교체, 적용, 투여, 세척 혹은 정신운동 활동이 필요한 다른 활동이 포함된다. 예를 들면 간호사는 인공기도를 확인하기 위하여 기관절개술을 한 대상자의 폐를 규칙적으로 사정하게 되는데, 필요할 경우 간호사는 분비물을 제거하기 위해 흡인을 하고 산소를 제공할 것이다. 장비, 공급, 치료 및 절차를 관리하고 돌보는 것 또한 이 간호중재 범주에 포함된다. 간호사는 연습을 통하여 기술적 숙련도를 높인다.

2. 간호평가

간호과정의 여섯 번째 단계인 간호평가(evaluation)는 간호계획의 수행 다음 단계로서, 대상자 행동반응에 근거한 간호목표를 충족시키기 위한 간호의 효과에 대한 판단으로 정의할 수 있다. 간호평가는 간호중재를 총체적이고 체계적으로 검토하고, 간호목표 성취 여부를 판단하는 단계이다. 간호사는 간호의 효율성을 판단하기 위해 다양한 방법을 사용하는데, 대표적으로 간호실무 표준, 정상적인 대상자 반응, 간호의 개념적 모델과 이론에 대한 지식, 간호중재의 효과를 감시할 수 있는 능력, 임상연구에 대한 인식 등이 있다. 목표성취에 대한 비판적 평가는 간호사와 대상자가 함께 한다.

명확히 구분된 단계에도 불구하고, 간호평가는 간호과정 동안 끊임없이 이루어진다(Alfaro-LeFevre, 2014). 즉, 이전 단계에서 내려진 판단은 곧 다시 사정되고, 진단되며, 계획된다. 간호사는 특정한 간호중재에 대한 대상자의 반응을 지속적으로 사정하고, 간호진단마다 다른 우선순위를 설정하며, 필요에 따라 간호계획을 바꾸게 된다.

간호계획은 간호평가를 위한 기본으로서, 설정된 간호진단, 간호목표, 간호성과 기준 및 간호중재가 지침이 된다. 간호사는 이 과정을 통하여 적절성, 정확성, 간호 구성요소의 상호 연관성을 판단한다. 간호평가는 또한 간호과정의 이전 단계에서 발생한 오류를 발견하는 데 도움을 준다. 간호사는 언제나 계획된 활동 과정에 대상자가 어떻게 응답하고 반응하였는가를 파악하여 평가를 실시한다. 그림 15-4는 평가단계의 활동과 간호과정의 다른 단계와의 관계를 보여준다.

간호평가의 목적은 다음과 같다(Alfaro-LeFevre, 2014; Carpenito, 2012).

- 간호중재에 대한 대상자의 행동적 반응 조사
- 미리 설정된 가능한 간호성과 기준, 대상자의 행동적 반응 비교
- 간호목표가 성취된 정도와 문제가 해결된 정도 평가
- 건강관리 결정 시 대상자, 가족구성원, 간호사 및 건강관리팀의 구성원 관여와 협동 평가
- 간호평가 계획을 위한 근거 제공
- 제공된 간호에 대한 판단을 내리기 위한 주관적 · 객관적 자료 수집

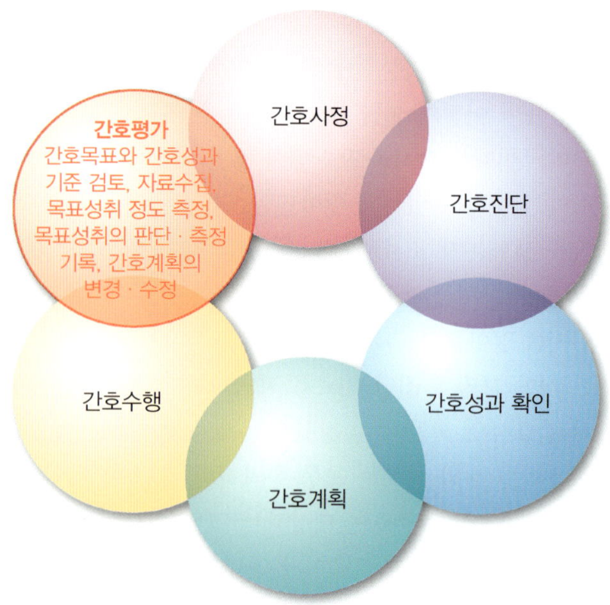

그림 15-4 미국간호협회 표준 VI: 간호사는 간호성과의 달성을 향한 대상자 진행 과정을 평가한다. 간호평가 단계에서 사용되는 활동과 간호평가와 간호과정의 다른 단계와의 관계를 나타낸다.

- 간호의 질과 대상자의 건강상태에 대한 효과 감시

간호평가 단계에서 특별히 해야 할 활동은 다음과 같다.

- 간호목표와 가능한 간호성과 기준 검토
- 자료수집
- 목표 성취도 측정
- 목표 성취의 판단이나 성취 기록
- 간호계획의 수정 및 보완

1) 평가 기술

(1) 간호실무 표준에 대한 지식

간호실무 표준(standards of care)이란 간호협회(예: American and Canadian Associations of Neuroscience Nurses)와 외부의 검토위원회(예: The Joint Commission, 2013) 혹은 건강관리기관에서 내놓은 간호실무자에게 책임이 있는 간호전문직의 책임에 대한 공식 진술서이다(ANA, 2010). 간호조직, 외부의 검토위원회, 개별 건강관리기관에서 제안한 최근의 간호실무 표준에 대한 지식은 간호를 평가하는 데 있어서 필수적이다. 간호실무 표준은 전문적 실무를 가능하게 하며, 실무평가의 틀 역할을 한다(ANA, 2010).

(2) 정상적 대상자 반응에 대한 지식

생리학, 병태생리학, 생화학, 심리학, 사회학, 약리학 등 여러 과목에 대한 간호사의 지식은 정상적 대상자 반응을 평가하는 데 실질적으로 사용된다. 간호사는 기초 간호교육 동안 대상자 반응에 대한 방대한 지식을 얻게 되며, 그 후에도 공식 혹은 비공식적인 교육을 통해서 끊임없이 추가적 지식과 새로운 정보를 얻는다. 대학에서 간호학 학점을 따는 것은 공식적 계속 교육의 예이며, 간호집담회나 세미나에 참석하는 것은 비공식적 계속 교육의 예이다. 간호사는 또한 임상경험, 멘토의 안내와 도움, 의료저널이나 서적을 읽음으로써 대상자 반응에 대한 기술을 연마하고 지식을 최신의 것으로 갱신한다.

(3) 간호중재에 대한 효과 감시 능력

간호중재의 효과를 감시하는 데에는 많은 지적 · 기술적 능력이 필요하다. 간호사는 대상자와 그 가족으로부터 주관적이면서도 객관적 자료를 얻기 위해 면담 기술과 신체사정 기술이 필요하다. 질문의 유형, 면담 단계, 면담을 위한 적절한 환경 등과 같은 면담 기술에 관한 지식은 간호계획의 평가를 위한 주관적 자료를 수집하는 데 도움을 준다.

신체사정 기술은 간호중재의 효과를 감시하는 데 필수적이다. 능숙하게 시진, 촉진, 타진, 청진할 수 있는 능력은 간호중재의 효과에 대한 객관적 자료를 수집하는 데 도움이 된다. 예를 들면 대상자가 얕은 호흡과 울혈과 관련된 가스교환장애의 간호진단을 가지고 있다면, 심음을 청진함으로써 간호중재의 효과에 관한 정보를 얻을 수 있다.

측정장비를 사용하는 지식과 기술이 발전하여 간호중재의 효과성에 대한 더 많은 정보를 주고 있으며, 의학과 간호학에서의 기술발전으로 간호사는 다양한 측정기구의 사용에 대한 지식과 기술을 갖추는 것이 필수사항이 되었다. 간호사는 실무 상황에 따라 혈압계, 체온계, 혈당측정계, 동맥혈관 확보, 두개내압 감시계 등을 사용하며, 측정장비는 간호전략을 위한 객관적 정보를 제공한다.

간호는 또한 검사결과를 해석하는 지식과 기술이 필요한데, 전혈구검사, 동맥혈가스검사, 요분석검사와 같은 임상검사는 간호중재의 평가를 위한 자료를 제공한다. 예를 들면, 얕은 호흡과 울혈과 관련된 가스교환장애의 간호진단을 받은 대상자의 경우 동맥혈가스검사 측정치는 간호사가 산소화상태, 호흡상태, 대사상태 및 흡인의 필요성을 결정하는 데 도움을 준다.

(4) 임상연구의 인식

간호전문직은 사정과 진단 기술을 연마하는 혁신적인 방법의 개발, 간호계획 단계에서 간호목표, 간호성과 및 간호중재의 개발을 위한 미래의 표준 설정, 간호실무를 강화하는 최신의 지식제공을 위해 연구결과를 이용한다. 임상연구를 검토하는 것은 또한 최상의 간호실무 지침을 위한 근거를 제공하고 간호사가 간호를 평가하는 데 있어서 또 다른 훌륭한 정보의 출처가 될 수 있다. 미국 건강증진연구소(Institute for Healthcare Improvement, IHI)는 독립적 비영리 기관으로 질적이고 안전한 간호 개선을 위해 많은 건강관리 조직과 협력하면서 비용과 비효율성을 감소시키고 있다. 미국 건강증진연구소의 많은 프로그램 중 근거기반실무(3~5개 중재)인 미국 건강증진연구소 묶음 프로그램은 묶음에 있는 모든 요소가 협력적으로 지속적으로 진행될 때 돌봄이 중요하게 개선되는 것을 보여주고 있다. 미국 건강증진연구소 묶음 프로그램은 이 책의 많은 장에서 강조하고 있다.

2) 평가의 유형

(1) 구조평가

구조평가(structure evaluation)는 건강관리가 제공되는 상황이나 주변의 속성에 초점을 맞추는데, 즉 제공된 건강관리의 질에 직접적 혹은 간접적으로 영향을 미치는 환경의 측면을 다룬다. 장비의 이용 가능성, 물리적 시설물의 배치, 간호사와 대상자 비율, 행정적 지원, 간호인력의 수행능력의 유지 등은 구조평가를 위한 몇 가지의 관심 분야이다.

(2) 과정평가

과정평가(process evaluation)는 제공된 간호가 적절하고 충분했는지와 간호사의 수행에 초점을 둔다. 간호과정의 단계는 간호평가를 위한 틀로서 평가의 유형에 대한 관심 분야는 면담과 신체사정에 의해 얻은 정보의 유형, 간호진단 진술의 타당성 및 간호사의 수행능력 등이다.

(3) 간호성과 평가

대상자와 대상자의 기능에 초점을 두는 간호성과 평가(outcome evaluation)는 최근 들어 더욱 강조되고 있다. 간호성과 평가는 간호중재에 대한 대상자의 행동적 반응을 희망했던 간호목표와 간호성과 기준을 반영하여 범위를 결정한다. 간호성과 평가는 오직 간호표준이 개발된 이후에 일어날 수 있는데, 그 예로 특정한 간호진단에 대한 간호표준을 설정하고 나서, 실제적 간호성과를 그 표준과 비교하는 것이다.

3) 평가 활동

(1) 간호목표와 간호성과 기준의 검토

목표달성의 측정은 간호목표와 각 간호진단마다 개발된 측정 가능 용어로 기록된 간호성과 기준을 검토함으로써 시작한다. 간호사는 목표충족의 측정을 위한 방법과 시간의 틀을 조사함으로써 기대되는 대상자의 행동을 검토한다. 간호사는 대상자의 행동 관찰, 간호중재에 대한 대상자 반응에 대한 문서화 그리고 대상자, 가족구성원 및 다른 건강관리제공자로부터의 피드백 등 다양한 방법으로 간호목표와 간호성과 기준을 평가해야 하며, 이러한 검토는 간호사가 간호목표와 간호성과 기준의 정확성과 현실적 특성을 사정하는 데 필요한 자료 연구에 집중하도록 돕는다(Alfaro-LeFevre, 2014).

(2) 자료수집

체계적인 자료수집은 목표달성을 결정하는 데 필요하며, 주관적인 자료는 대상자, 가족구성원 또는 중요한 타인, 간호인력 및 기타 건강관리팀 구성원 등의 다양한 분야로부터 수집한다. 객관적 자료는 간호중재에 대한 대상자 행동반응을 판단하기 위해 관찰(예: 자세, 피부색, 행동), 건강기록(예: 검사결과, 다른 건강관리팀에 의한 보고서), 신체사정(예: 호흡음, 사지 강도) 그리고 측정기구(예: 혈압, 체온)에 의해 수집된다.

간호사는 또한 제공된 간호의 효과를 평가하기 위해 주관적 자료도 사용한다. 예를 들면, 최근의 외과적 처치와 관련된 급성 통증의 간호진단을 받은 대상자는 '대상자는 몸의 위치를 바꾼 후 10분 이내에 통증이 완화됐다고 진술한다.'라는 목표를 가질 수 있다. 이러한 목표가 성취되었는지를 판단하기 위해 대상자의 주관적인 진술이 필요하다.

(3) 목표와 간호성과 달성 측정

자료를 수집하고 난 후에 간호사는 간호중재에 대한 대상자의 행동반응의 포괄적인 그림을 그린다. 다음 활동은 대상자의 실제적인 행동반응을 간호계획 단계에서 개발된 예측되는 반응 또는 미리 설정된 간호성과 기준과 비교함으로써 목표달성에 대한 판단을 내리는 것이다. 이 단계에서는 가능하다면 대상자를 포함시키는데, 이때 실시하는 4가지 판단은 다음과 같다(Alfaro-LeFevre, 2014).

- 목표가 완전히 달성되었다.
- 목표가 부분적으로 달성되었다.
- 목표가 전혀 달성되지 못했다.
- 새로운 문제 또는 간호진단이 생겼다.

네 번째 판단은 처음 세 가지의 어떤 것과도 동시에 존재할 수 있다. 표 15-2는 완전히 충족된 목표, 부분적으로 충족된 목표, 전혀 충족되지 못한 목표의 몇 가지의 예를 제공하고 있다. 일단 간호성과 기준에 부족한 달성이라고 판단이 내려지면, 간호계획은 수정된다. 이 장의 간호계획의 수정과 변경에 대한 부분을 참조한다.

기억해야 하는 개념

간호사가 대상자의 돌봄 계획 중 기대되는 목표가 비현실적이거나 부적절한 경우, 새로운 돌봄 계획을 고안해 내는 것 외에도 다른 방법이 있다. 목표의 시간을 조정하거나 변경하여 성취가능하도록 하거나, 대상자의 진행상태에 따라 중재를 바꾸는 것도 도움이 된다. 기존의 계획을 삭제하는 것보다는 돌봄 계획을 변경하는 것이 주로 선호된다.

① 목표달성의 촉진요인 사정

대상자, 가족구성원, 중요한 타인, 다른 건강관리팀 구성원은 목표달성을 촉진하고 도와주는 데 매우 중요하다. 때로는 그러한 대상자와 가장 가까운 사람이 목표달성을 도와주는(혹은 방해하는), 희미하고 포착하기 어려운 요인을 확인시켜 줄 수 있다. 목표달성을 촉진할 수 있는 자료의 예에는 시청각 자료, 문자로 된 유인물, 자료의 반복, 쉽게 접근할 수 있고 관심 있는 간호인력이 있다.

② 목표달성의 장애요인 사정

목표달성에 대한 장애요인은 여러 가지가 있는데, 여기에는 대상자, 가족구성원, 중요한 타인, 간호사 혹은 다른 건강관리팀 구성원이 포함될 수 있다. 어떻게 목표달성이 방해를 받는지의 예에는 정확하지 않은 정보를 제공하는 것, 정보를 제공하지 않는 것, 치료에 대해 예상되지 않은 반응을 보이는 것(예: 알레르기 반응 등), 대응능력이 부적절한 것, 대상자의 질병이 악화되는 것 등이 있다.

가족구성원 또한 목표달성에 장애요인으로 작용하는 경우가 많은데, 예를 들어, 그들의 간호계획에 대한 이해부족, 대상자에 대한 관심부족, 또는 대상자가 실제로 문제를 가지고 있다는 것을 깨닫지 못하는 것 등이 목표를 향한 움직임에 방해가 될 수 있다.

간호사는 적절한 사정자료를 수집하지 않거나 간호진단에 우선순위를 부적절하게 배정하거나 혹은 부적절한 간호인력에게 간호를 위임함으로써, 목표성취를 방해할 수 있다. 간호사는 간호계획 단계에서 대상자를 포함시키지 못하거나, 간호계획을 세울 때 의학적 치료법의 복합된 면을 무시하거나, 중요한 정보를 다른 건강관리팀 구성원과 공유하는 것을 잊을 수도 있다.

다른 건강관리팀 구성원 또한 장애요인이 될 수 있는데, 건강관리팀 간에 의사소통이 부족할 수도 있고, 한 팀으로서 함께 일할 수 없을 수도 있으며, 모든 건강관리팀 구성원의 활동을 조정하는 데에 실패할 수도 있다. 건강관리팀 구성원 간에 정보를 공유하지 않을 때 간호의 계획과 수행에서 연속성이 방해될 수 있으므로, 간호평가

표 15-2 목표달성에 대한 평가의 임상 예

간호진단	간호목표	수집된 주관적 자료	수집된 객관적 자료	목표달성 여부 판단
연하장애 관련 요인: 신경근 손상	대상자가 안전하게 연하하는 것을 최대화하는 올바른 식사 기술을 시범보인다.	대상자가 "나는 식사 후에 30분 동안 의자에 앉아 있었어요." 라고 진술한다.	대상자는 식사 시에 의치를 착용한다. 안면운동의 시범을 재차 행한다. 식사 시 머리를 앞으로 구부리고, 남아 있는 음식조각이 있는지 입을 확인한다. 식사 후 적어도 30분 동안 Fowler's 체위를 유지한다. 침대에 누워 있을 때 옆으로 눕는다.	목표가 완전히 달성되었다.
만성적 자존감 저하	대상자는 집단 치료 시간에 구두로 서로 상호작용한다.	대상자는 "나는 다른 사람들 앞에서 말을 할 때 불편해요."라고 진술한다.	대상자는 집단치료 시간에 계속해서 바닥을 내려다보면서 앉아 있고, 최소한으로 참여한다.	목표가 부분적으로 달성되었다.
신체 기동성 장애 관련 요인: 신경근 손상	대상자는 처방된 가동성 치료법을 수행한다.	대상자는 "나는 내 스스로 아무것도 할 수 없어요. 나는 모든 것에 대해 많은 도움이 필요해요."라고 진술한다.	대상자는 독립적으로 관절가동범위 운동을 수행할 수 없다. 침대에서 휠체어까지 이동할 수 없고, 독립적으로 옷을 입고 몸단장을 할 수 없다.	목표가 전혀 달성되지 못했다.

단계에서는 대상자의 목표달성을 향한 전진을 방해하고 있는 장애요인을 확인해야 한다.

(4) 목표달성에 대한 판단이나 측정의 기록

대상자의 건강기록에 수집된 주관적 · 객관적 자료의 기록과 목표달성 여부에 대한 판단은 기록해 두어야 하는데, 목표달성에 대한 판단은 분명하고 간결하게 기록해야 한다. 다른 사람들에 의해 다르게 해석될 수 있는 '부적절한', '좋은', '매우 좋은'과 같은 애매한 용어는 피한다.

(5) 간호계획의 수정 및 변경

간호계획의 수정 및 변경은 간호평가 단계의 일부분으로서, 사건 전체의 일련의 과정을 다시 시작하는 회환기전을 제공한다. 그림 15-5는 대상자의 완전한 재사정으로 시작하면서 회환기전과 간호과정의 순환적인 특성을 설명하고 있다.

해결된 간호진단은 더 이상의 간호중재가 필요하지 않으며 간호계획에서 제외할 수 있다. 대상자의 '문제가 없는 상태'를 유지하기 위해 안녕과 다른 건강증진 간호진단에 대한 가능성을 구체화하고 최고의 극대화된 기능을 위한 간호활동에 초점을 맞추는 간호계획을 세운다. 새로운 문제나 간호진단이 나타났는지 여부를 확인하기 위해 기능성과 건강상태 변화의 수준을 주기적으로 재사정하기도 한다.

일부 간호목표는 부분적으로 달성되거나 전혀 달성되지 못하는데, 이때는 대상자에 대한 완벽한 재사정과 함께 간호계획의 수정이 시작된다. 또한 간호목표, 간호성과 기준, 간호중재의 변경이 필요하며, 만약 새로운 문제가 발생하였다면 새로운 간호진단이 확인되어야 하고 간호계획도 새롭게 기록해야 한다. 그림 15-6는 목표달성을 판단한 후의 단계와 필요한 간호계획의 수정을 나타낸다.

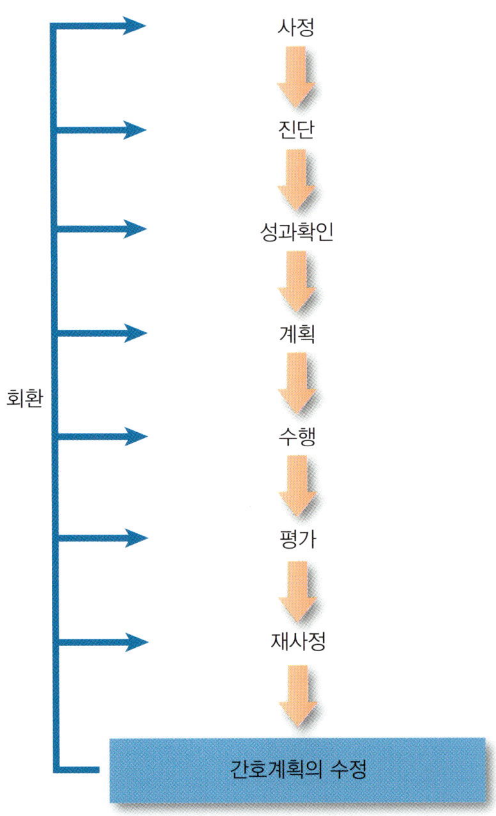

그림 15-5 간호과정의 회환기전과 순환

3. 질 향상 프로그램

평가는 유사한 문제나 간호진단을 가진 대상자 집단에 제공되는 간호의 질에 초점을 맞출 수도 있는데, 질 향상 프로그램(quality improvement program)은 간호를 사정하고 향상시키기 위한 것이다(Ellis & Hartley, 2012). 과거에는 질 보장 감시, 종합적 질 관리(total quality management, TQM), 종합적 질 향상(total quality improvement, TQI), 계속적 질 향상(continuous quality improvement, CQI)이라고 불렸는데, 이러한 프로그램은 질적인 간호가 제공되는 것과 실무표준이 유지되는 것을 보증한다. 또한 유사한 대상자의 집단에 대한 간호실무 표준의 개발과 개선을 위한 정보를 제공하며, 실무표준이 사회에 대한 간호의 전문적 책임을 표명하고 간호실무의 평가에 대한 틀을 제공하기 때문에 질 감시의 기반을 제공한다(ANA, 2010).

질 향상은 실무표준이 성취되는 정도를 측정하는 것을 말하며, 질 향상이 고품질의 건강관리 서비스와 급상승하는 건강관리 비용에 대한 소비자 요구의 결합된 결과라는 것에 주목해야 한다. 또한 정부기관, 인가단체, 조정기관은 질 향상 쟁점에 반응하도록 간호전문직에 압력을 가해왔는데, 간호의 표준은 미국간호협회, 의료평가기구, 미국 건강증진연구소, 특별 간호단체, 사설 건강관리기관에 의해 발의되어 왔다.

1) 미국간호협회

미국간호협회(American Nurses Association, ANA)는 1973년에 처음으로 간호실무 표준을 제정하였다. 또한 미국

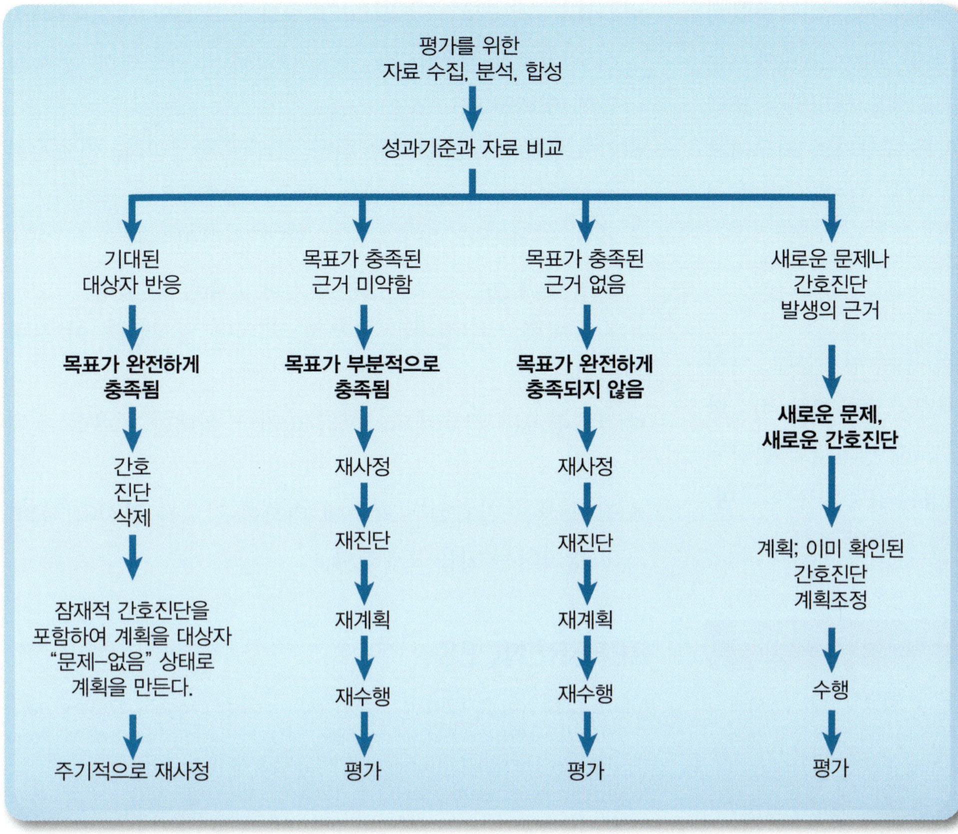

그림 15-6 목표달성의 판단 후에 취하는 활동을 확인하는 흐름도

간호협회는 2010년에 실무표준과 전문가 개발 표준이 포함된『간호: 실무의 표준과 범위』를 출간하였는데, 여기에는 리더십 표준을 추가하였고, 범주 측정의 확장이 포함되어 있다. 간호과정 틀에 기초하여 실무표준은 어떠한 환경에서도 모든 대상자에게 간호를 제공하기 위하여 6가지 간호표준으로 구성되어 있으며, 전문 간호사의 행위와 역할은 9가지 전문가 수행의 표준에서 서술되어 있다. 2010년판에는 '환경적 건강'이 전문가 수행의 표준으로 추가되었으며, 환경적인 안전과 건강한 간호 실무에 대한 주요 측면을 다루고 있다. 이 두 표준에는 간호의 평가와 수행을 위하여 범주를 측정하는 것이 포함되어 있다.

미국간호협회와 연계되어 있는 몇몇의 특별한 간호단체는 다수의 간호진단을 위하여 과정과 결과 범주를 개발했다. 예를 들어, 미국 신경과학간호사협회(American Association of Neuroscience Nurses)와 재활 간호사협회(Associatiion of Rehabilitation Nurses)는 간호진단을 기초로 한 표준을 그들만의 전문성에 적용하고 있다.

2) 의료평가기구

의료평가기구(The Joint Commission, 2013)는 지정된 지침 내에서 기관의 기능을 보장하기 위해 기관에 대한 표준을 설정하는 외부시찰 위원회이다. 간호를 위한 병원의 표준은 간호가 제공되는 모든 환경에 있는 대상자에게 적용할 수 있는데, 의료평가기구의 지침에서 최근의 변화는 간호부서가 간호의 질을 계속 감시하고 평가할 것을 요구하고 있다. 지침은 개괄적이며, 각각의 기관은 그들의 조직 구조에 맞는 특정한 질 향상 프로그램을 개발한다.

3) 동료 감시

동료 감시(peer review)는 한 간호사가 다른 간호사의 수행에 대해 평가와 판단을 하는 것으로, 그것은 제공되는 간호를 평가하고 감시하는 또 다른 기전이다. 동료 감시의 두 가지 유형은 간호감시와 개인적 동료 평가이다.

(1) 간호감사

간호감사(nursing audit)는 간호감시(nursing monitor)로 불리기도 하며, 간호사가 간호나 기록이 제정된 표준에 충족하는지를 결정하기 위해 대상자의 간호나 기록을 검토하는 것이다. 간호감사위원회는 일반적으로 관찰된 자료에 대하여 표준을 설정한다. 간호부서가 특정 간호에 대한 자신만의 표준을 개발한다고 하더라도, 미국간호협회(ANA, 2010)의 『간호: 실무 범위와 표준(2판)』에서는 실무 환경이나 기관에 대한 독특한 표준을 생성하는 모델로 사용되고 있다. 감사위원회 회원은 대상자의 의무기록에 포함된 간호사의 기록을 검토하거나, 관찰을 통해 대상자의 건강상태를 결정하기도 한다.

(2) 개인적 동료 평가

동료 감시의 두 번째 유형은 개인적 동료 평가인데, 이것은 간호사에 중심을 두며 간호사 개개인의 수행은 비슷한 교육과 경험을 가진 다른 간호사에 의해 평가되고 판단된다. 이러한 감시 유형 또한 미리 제정된 표준에 근거하며, 개인적 동료 평가는 간호감시 자료를 보완해 준다.

비판적 사고 적용하기

병동 관리자가 당신에게 통증 감사에 참여하라고 하였다. 당신은 수술 후 대상자 100명의 의무기록지를 살펴보면서 진통제를 복용하기 전과 복용 30분 후에 통증 점수가 사정되었는지 확인해야 한다. 당신은 이전에는 통증 평가에 참여해 본 적은 없지만 병동 관리자가 당신을 신뢰한다는 생각에 기쁘다. 이러한 통증 평가가 당신과 병동 그리고 돌봄을 받는 대상자들에게 어떤 영향을 줄 수 있는가?

정답은 부록 B를 참고하세요.

주요개념

- 간호사 처방 활동은 의사의 지시 없이 간호사가 법적으로 수행할 수 있는 간호중재를 기초로 한다. 협력문제의 경우에는 간호사가 간호를 제공하기 위해 의사가 처방한 중재와 간호사가 처방한 중재를 함께 사용한다.
- 간호계획을 수행하는 것은 지적이고 대인관계적이며, 기능적인 기술이 필요하다.
- 간호평가는 간호목표를 달성하기 위한 간호중재의 효용성을 결정하는 과정이다. 간호평가는 간호과정의 모든 단계를 통해서 발생할 뿐만 아니라 개별적이고 독립된 단계이기도 한다.
- 간호목표 달성과 충족, 간호성과가 충족된 정도에 대한 심도 있고 포괄적인 판단은 간호과정의 간호평가 단계 동안에 행해진다.
- 간호계획은 간호평가를 위한 토대를 형성한다. 간호사와 대상자는 함께 목표달성을 위해 간호계획을 결정한다.
- 간호사, 대상자, 가족구성원, 중요한 타인, 다른 건강관리팀의 구성원은 목표달성을 돕거나 방해할 수 있다.
- 간호계획의 수정에는 재사정, 재진단 및 재계획이 포함된다.
- 간호평가는 간호계획이 성공하거나 실패한 이유를 결정한다.
- 질 향상은 간호실무 표준에 대하여 간호를 감시(감사)하고 평가하는 것을 포함한다.

REFERENCES

Alfaro-LeFevre, R. (2014). *Applying nursing process: The foundation for clinical reasoning* (8th ed.). Philadelphia, PA: Wolters Kluwer Health/Lippincott Williams & Wilkins.

American Nurses Association. (2010). *Nursing: Scope and standards of practice* (2nd ed.). Silver Spring, MD: Author.

American Nurses Association. (2012). *Principles for delegation by registered nurses to unlicensed assistive personnel (UAP)*. Silver Spring, MD: Author.

Bulechek, G. M., Butcher, H. K., Dochterman, J. M. & Wagner, C. M. (2013). *Nursing interventions classification (NIC)* (6th ed.). St. Louis, MO: Elsevier Mosby.

Carpenito, L. J. (2012). *Nursing diagnosis: Application to clinical practice* (14th ed.). Philadelphia, PA: Wolters Kluwer Health/Lippincott Williams & Wilkins.

Ellis, J. R., & Hartley, C. L. (2012). *Nursing in today's world: Trends, issues, and management* (10th ed.). Philadelphia, PA: Wolters Kluwer Health/ Lippincott Williams & Wilkins.

National Council of State Boards of Nursing. (2005). *Working with others: A position paper*. Chicago, IL: Author. Retrieved July 11, 2015, from https://www.ncsbn.org/Working_with_Others.pdf

The Joint Commission. (2013). *2014 hospital accreditation standards*. Oakbrook Terrace, IL: Joint Commission Resources.

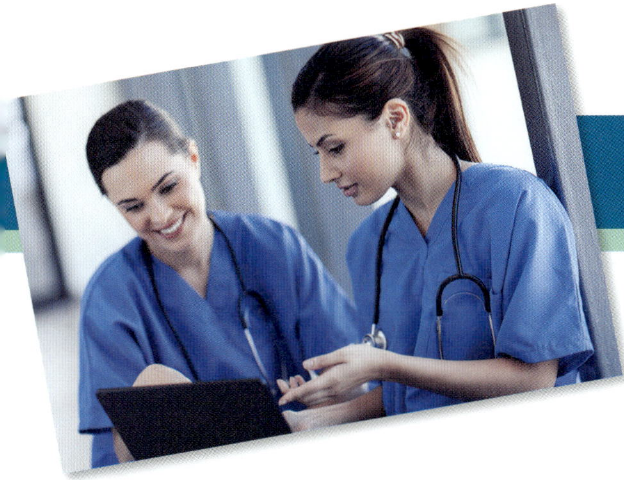

CHAPTER 16

기록과 건강관리팀의 의사소통

Documentation and Communication in the Healthcare Team

Constance Hirnle

비판적 사고를 위한 사례

한 간호사는 오전 7시에 밤번 간호사로부터 인계를 받았고, 다음의 전자의무기록 내용은 구두로 인계받은 내용과 관계가 있었다.

- 이 씨 부인은 고통스러운 밤을 보냈고, 배가 많이 불렀으며, 심한 구토를 했다. 장음이 배 전체에서 들렸는데 의사가 한 번도 오지 않았으며, 나중에 왔을 때 이 씨 부인이 느꼈는지에 대해 관심이 없어 했다고 이 씨 부인은 불평했다.
- 활력징후: 혈압 176/74, 맥박 92, 호흡 18, 산소포화도 95%
- 찢어지는 듯한 통증 호소로 인해 모르핀이 투여되었고, 이 씨 부인은 가족에 대해 마음이 상해 있다.

이 장을 학습한 후, 위의 사례를 읽고 다음의 내용에 대하여 비판적 사고를 적용하여 복습한다.

1. 이 씨 부인에 관해 추가적으로 기록되어야 하는 빠진 정보에 대해 설명한다.
2. 기록 시에 명백한 특징을 확인한 후, 이 기록에 있어 적어도 5가지 부족한 부분을 확인하고, 왜 문제라고 생각했는지를 확인한다.
3. SBAR를 이용하여 이 씨 부인에 대한 간호사와 간호사 간에 구두 보고해야 하는 내용을 작성하고, SOAP, PIE, FOCUS 형식을 사용하여 기록한다.
4. 원본으로 기록된 의무기록에 법적 혹은 윤리적으로 있을지 모르는 여러 문제점들을 생각한다.

주요용어

간호계획 plan of care
감사 audit
기록 documentation
기밀유지 confidentiality
다양성 variance
미국정보보호법 Health Insurance Portability and Accountability Act, HIPAA
보고 reporting
사고 incident
상례기록지 flow sheets
요점체계 FOCUS system
유의미한 사용 meaningful use
의뢰 consult
의무기록의 요점 point of care documentation, POC
의사사정도구 Resident Assessment Instrument
인수인계 handoff
임상경로 clinical pathways
전산화된 대상자 기록 computer-based personal record, CPR
전자의무기록 electronic medication administration record, eMAR
질 보장 메모 quality assurance memos
특이사항 기록 charting by exception, CBE
OASIS Outcome and Assessment Information Set
PIE기록 PIE charting
SBAR situation, bacground, assessment, recommendation
SOAP기록 SOAP note

학습목표

1. 건강관리에서 시기 적절하고 정확한 의사소통의 중요성을 기술한다.
2. 기록의 목적을 기술한다.
3. 차트기록의 원리를 목록화한다.
4. 전자의무기록 기록할 때, 그 적합성에 대하여 논의한다.
5. SOAP, PIE, FOCUS 및 서술적 형식으로 진행기록을 적절히 작성한다.
6. 대상자 기록에 사용된 상례기록지와 간호계획, 표준 임상지침을 확인한다.
7. 안전한 인수인계를 위한 중요한 자료를 확인한다.
8. 의사소통 구성을 향상시키기 위한 의사소통 도구(예: SBAR)를 기술한다.
9. 기록과 보고에서 간호사의 법적 책임과 대상자의 기밀유지의 중요성에 관하여 논의한다.

대상자가 요구에 대하여 즉각적이며 안전하고, 시기적절한 관리를 제공받도록 건강관리팀원 사이의 지속적이며 효과적인 의사소통이 보장되어야 한다. 간호사는 대상자 관리를 조정하는 간호과정을 사용하면서 지식과 기술을 적용하여 이러한 과정을 통합한다. 간호과정은 기록과 구두로 의사소통하며, 부정확하고 빠지거나 지연된 의사소통은 대상자를 심각한 위험에 처하게 하거나 회복을 지연시킬 수 있다. 의료평가기구는 2004~2014년 동안 감시사건을 담당하는 가장 일반적인 근본 원인 중 하나로서 중대한 의사소통의 실패를 확인하였다(The Joint Commission, 2014).

직접 손으로 작성하거나 타이핑된 의사소통 혹은 문서는 대상자 정보와 돌봄에 대한 영구적인 기록이다. 대상자 기록은 각 방문에 대한 기록을 위한 저장소로서 전자기록 또는 종이차트에 저장하게 된다. 현재 방문이나 입원에 대한 정보를 제공하고, 대상자의 진료기록을 미래에 재사정하거나 교육, 연구, 법적 목적의 참고자료로 사용된다. 두 명 이상의 사용자가 대상자 치료에 대한 정보를 직접 공유할 때 보고(reporting)가 수행되며, 면대면(팀 대면, 인수인계), 음성녹음 테이프 혹은 음성 메일, 전화통화 등의 수단을 이용한다(예: 간호사가 가정방문에서 사례관리자 혹은 의사에게 보고하게 됨).

간호사는 정확성과 완전성, 시간준수 보고에 대한 책임이 있다. 지속적인 대상자 간호의 도구, 법적인 기록으로써 대상자에 대한 보고에는 적절한 간호사정과 간호계획, 간호수행, 간호평가가 포함되어야 한다.

대상자 상태에 대한 기록과 보고는 대상자의 비밀을 최대한 보장해야 한다. 간호사는 대상자에 대하여 작성된 것과 말한 것은 사적인 부분임을 항상 인식해야 하고, 인간의 존엄성을 반영해야 한다는 것을 항상 인지하고 있어야 한다. 대상자는 자신에 대한 정보가 치료를 위해 알아야 할 필요가 있고, 치료에 기여할 수 있는 사람들과만 공유될 것이라고 기대한다.

1. 대상자 의무기록

명확하고 정확하며 최신의 대상자 기록은 건강관리제공자 사이에서 정보를 제공하는 것으로서, 안전하게 간호를 하는 데 있어 필수적이다. 대상자의 상태와 제공되는 간호에 대한 서술적 기록은 건강과 관련된 자료를 편집한 것이다. 이러한 자료를 관리하는 것은 조직화, 입력, 복구의 학문적인 의사소통을 위한 기본이 된다. 건강관리팀이 자료를 사정하고 대상자를 기록하는 방식은 조금씩 다를 수 있다. 그러나 각 자료의 단편들은 실제적인 대상자의 상태와 대상자가 받는 돌봄을 결정한다. 대상자의 기록은 일관성 있는 간호계획, 공통적이고 개인적인 목표의 의사소통, 이러한 목표를 위한 대상자의 상태를 증진시킨다. 정확하고 완전한 기록은 대상자를 간호하는 건강관리팀에게 접근 가능하도록 작성되어야 한다. 만약 대상자 기록의 일부가 잘못 기재되거나 이용할 수 없고 부정확하다면 의사소통이 불가능해진다.

이러한 간호과정에 대한 기록은 간호사정과 간호중재, 목표와 연관된 필수적 자료를 제공한다. 간호사의 대상자 기록은 의학적이고 간호지시 실행순서, 독립적인 사정, 수행되는 중재, 정확한 자료, 간호의 횟수, 간호의 평가를 보여주므로 중요하다. 간호중재에 대한 대상자 반응 관련 기록은 대상자의 건강과 복지를 위한 간호의 중요성을 입증한다.

간호기록을 문서화하는 방식은 간호사가 일하는 병원의 철학과 목표를 반영한다. 즉, 인증된 기관에 의해 수립된 간호의 표준과 기록, 수가 청구, 다양한 기관의 건강관리체계 변화와 다양한 시설 조정, 보편적으로 자동화된 기록체계에 의해 영향을 받는다.

1) 의무기록의 목적

(1) 의사소통

대상자에 대하여 정확히 문서화된 기록을 통해 건강관리팀은 간호의 계획과 대상자의 상태를 의사소통(communication)할 수 있다. 다양한 시간과 방법으로 대상자를 담당하는 팀 구성원은 대상자의 부족한 사항을 명확히 알 수 있다. 이러한 의사소통은 간호의 연속성을 확실히 하고 돌봄의 수정과 계속성을 위해 필수적인 자료를 제공한다.

(2) 간호사정

간호사와 그 밖의 건강관리제공자는 대상자의 기록에서 사정자료를 수집한다. 대상자의 이력과 초기의 간호사정(assessment)을 검토하고 이러한 자료를 부가적인 주관적·객관적 자료와 함께 비교함으로써, 현재의 건강상태와 진행 과정을 결정할 수 있다. 예를 들어, 폐음에 대한 간호사정은 간호사에게 감염의 위험과 수술 후 대상자의 폐에 액체가 고이고 있는지 확인하게 된다.

(3) 간호계획

간호계획(care planning)을 공식화하는 것은 대상자 기록에 있는 자료를 사정하는 것에서부터 시작한다. 간호사는 문제 사항과 목표, 기대되는 결과의 표준, 간호중재, 대상자와의 평가를 전개할 때에는 대상자와 함께 모든 자료를 대상자의 기록에서 고려해야 한다. 그리고 개별화된 간호계획은 모든 대상자에게 필수적이며, 영구적인 대상자의 기록이 된다. 정확하게 문서화된 형식은 매우 다양하며, 간호가 행해지는 병원 혹은 시설에 따라 달라질 수 있다.

(4) 법적 문서

대상자 기록은 대상자의 건강상태와 제공받은 돌봄에 대한 법적 문서(legal documentation)이다. 법적 문서는 법정에서 대상자의 상해를 증명하거나 부적절한 돌봄에 대한 건강관리 전문가를 연루시키거나 책임을 면제하는 데 사용된다. '문서화하지 않았다면 시행하지 않았다'는 원칙으로 소송이 제기되어 왔기 때문에 비정상 소견 및 정상 소견 모두 중요하다. 왜냐하면, 간호사와 다른 건강관리팀은 구체적인 사정 혹은 중재를 기억할 수 없으므로, 이러한 경우에는 정확하고 완전한 문서가 필요하다. 따라서 완벽한 돌봄이 행해졌으면 기록이 이를 증명할 수 있어야 한다.

(5) 질 보장

감사(audit)는 기록을 재검토하는 것으로, 대상자 기록을 감사하는 것은 두 가지 목적이 있다. 어떤 간호표준이 충족되고 기록되었는지를 결정하기 위해서는 질 보장(quality assurance)과 수가 및 감사가 필요하다. 감사의 결과는 간호가 제공되는 방식의 변화를 초래할 수 있다. 감사의 목표는 제공된 간호의 질을 향상시키기 위해 계속적으로 검토하는 것이다. 예를 들어 호스피스 시설에서 차트를 재검토함으로써, 24시간 진행되는 대상자의 증상관리 양상을 설명할 수 있다. 시설은 이를 바탕으로 추가적인 증상관리 훈련을 제공하거나 주야근무에 대하여 새로운 정책을 정하게 된다. 의료평가기구(The Joint Commission)는 대상자 기록을 정기적으로 감사하고 기관이 이러한 조직을 지속적인 질의 보증 프로그램이 되도록 장려하고 있다. 결함이 발견되면 교육 프로그램을 통해 이러한 영역의 결과를 개선하도록 설계할 수 있으며, 추가적으로 의료평가기구는 문서를 표준화하며, 기관은 인증을 유지하기 위해 이 표준에 따라야 한다. 이 표준은 변할 수 있고, 또한 이러한 변화에 대해 늘 인지하고 있어야 한다.

(6) 수가상환

대상자 간호에 대한 기록을 통해 기본적인 간호와 뒤따르는 수가(reimbursement)가 결정된다. 고령자 · 장애자 의료보험(Medicare), 저소득층의료보험(의료보호; Medicaid), 노동자재해보험(worker's compensation insurance), 제3자보험(third-party insurance) 회사는 건강 관련 비용을 충족시키기 위하여 일정한 표준을 요구한다. 기록은 질병군별 포괄수가제(DRG)를 구분하는 데 필요하거나 대상자를 위해 수행되는 실제적인 중재를 확인하는 데 사용된다.

이러한 관점을 뒷받침해 주는 예로 다음을 들 수 있다. 상처배양검사에 대한 상환청구 시 기록은 적절한 사정자료가 충분히 모였는지, 검사가 주치의에 의해 진행되었고, 검사실에서 행해졌는지를 설명할 수 있어야 한다. 투약관리 혹은 약물의 사용이 추가적인 기록을 통해 입증되기 때문이다. 대상자가 질병으로 외출할 수 없는 상황이 적합한지에 대한 요구를 충족시켜야 하는데, 가정방문간호를 위한 고령자 · 장애의료보험자가 병으로 인해 외출할 수 없는 상황은 입원과 지속적인 사정에 있어 기록을 작성할 때 필수적으로 기재해야 할 요소이다. 일반적으로 호스피스 수혜자는 제한된 간호를 받으며 효과가 높은 치료 대신 고통을 경감시키는 정도의 치료를 받는 것에 동의하는 것과 같은 조건을 충족시켜야 한다. 간호사는 이러한 각 시설의 수가표준과 권한을 부여받기 위해 관련지식을 잘 알고 있어야 한다. 사회사업가와 사례관리자와 같은 건강관리자를 구성하는 것이 도움이 될 수도 있으며, 간호사는 기록을 작성함으로써 간호를 계획하고 제공한다는 지침을 준수해야 한다.

2008년에 고령자 · 장애자 의료보험과 저소득층의료보험은 근거기반 가이드라인의 사용을 통해 합리적으로 예방할 수 있다고 간주된 일부 병원-감염 합병증에 대한 수가가 중단되었다. 수술 후 신체 이물질 포함, 색전증, 부적합 혈액주입, 낙상으로 인한 외상, 카테터와 관련된 요로감염, 어떠한 주입과 관련된 감염 및 압박손상을 포함하는 합병증은 결코 일어나지 않아야 하므로 Never Events로 명명되고 있다(Rosenthal, 2007). 이러한 상황에서 기록을 검토할 때 상환을 받을 자격을 갖추기 위해서 기존의 조건과 사정에 대한 기록은 필수적이다.

HITECH(Health Information Technology for Economic and Clinical Health) 법안은 2009년에 대상자 간호의 향상을 위해 정보화 기술을 유의미하게 사용한 의료진과 기관들에게 금전적인 인센티브를 제공하기 위해 제정되었다. 이러한 법안으로 인해 건강관리기관은 대상자 기록을 전산화하기 시작하였고, CQMs(clinical quality measures)에 보고할 수 있도록 기록을 열람하는 것을 가능하게 했다. CQMs는 대상자 안전, 돌봄조정, 대상자 참여와 같은 대상자 간호의 다양한 분야를 포함한다. 그리고 CQMs는 CMS(Centers for Medicare and Medicaid Services)로부터 받을 수 있는 인센티브의 기초가 되었다. 정보화 기술이 유의미하게 사용되었기 때문에 대상자가 다른 건강관리기관으로 이동했을 때 전자적으로 대상자의 정보를 전달할 수 있다. 또한 대상자가 자신의 건강기록을 더 쉽게 볼 수 있도록 도와준다(Wilson, Murphy, & Newhouse, 2012). 그리고 대상자 간호 시 전자건강기록의 정보를 열람하고 더 알맞은 임상 결정을 할 수 있게 한다. 예를 들어, 전자건강기록에서 패혈증의 초기 증후를 찾아낼 수 있고 확인이 된 후, 간호사 또는 제공자는 패혈증의 추후 징후를 사정할 수 있게 된다.

(7) 연구

간호와 건강관리 연구는 대상자의 기록을 통해 진행되기도 한다. 정확한 기록은 연구 결과의 타당성과 신뢰성에 영향을 준다. 대상자 개인의 사생활과 권리를 보호하기 위하여 간호 또는 의학 연구를 위하여 대상자의 정보를 사용할 경우, 엄격한 기준을 따라야 한다. 연구가 시작되기 전 기관의 생명윤리위원회(Institutional Review Board, IRB)의 승인이 요구된다. 유의한 질병의 유사성을 결정하거나, 기여요인을 확인하고, 치료효과를 결정하기 위해 자료를 수집하게 된다.

기관 내부의 의료 질 향상을 위해 연구가 진행될 경우, 임상시험심사위원회의 승인 없이 정보를 수집할 수 있다. 이러한 경우, 정보는 외부로 유출시킬 수 없다. 예를 들어, 역학 간호사는 질병이 병원 감염성인지, 약물저항성인지 판단하기 위해 항생제 내성 세균을 보유한 대상자의 기록을 검토할 수 있으며, 이러한 정보는 감염 통제와 예방을 위해 사용될 수 있다.

(8) 교육

간호학이나 의학 혹은 다른 관련된 분야를 공부하고 있는 학생을 포함하여 건강관리팀은 대상자의 기록을 교육적인 용도로 사용할 수 있다. 교육에는 질병의 징후와 증상, 진단에 쓰이는 검사와 치료, 양상, 대상자의 반응이 기록되어 있다. 예를 들어, 간호학생은 뇌졸중에 대한 대상자 기록을 읽고 징후, 증상 또한 전산화 단층촬영, 뇌손상을 최소화하는 효과나 재활을 위한 물리치료의 기여도 등을 파악할 수 있다.

2) 기록의 전산화

많은 건강관리기관은 대상자의 기록을 일부 또는 전체를 전자체제로 유지하고 있다. 소프트웨어 프로그램은 적절한 때에 간호사가 무료 참고서나 확인란을 통하여 빠르고 쉽게 자료를 사정할 수 있도록 하고 있다. 전자의무기록(electronic medication administration record, eMAR)은 약처방을 하거나 약물복용 기록을 컴퓨터로 직접 처리할 수 있다. 컴퓨터 의사 처방권(computerized physician order entry, CPOE)은 컴퓨터로 모든 처방을 직접하고 검사실 검사, 약물 처방 등을 전자식으로 의사소통할 수 있도록 한다. 간호사는 근무시간에 치료나 약물이 시작되었을 경우 컴퓨터로 의사소통하며, 또한 투약 15분 후 진통제 효과를 사정해야 하는 것과 같은 재사정이 필요할 경우 메시지를 받는다(Arditi, Rege-Walter, Wyatt, Durieux, & Burnand, 2012).

EHR 의무전산기록의 실행은 비싸고 계획과 교육이 요구되기도 하지만, 이런 체계는 대상자 안전이 더 중요하게 대두되고 있다. 대상자 기록을 동시에 몇 개의 건강관리팀 구성원이 볼 수도 있다. 특별 허가를 받은 이들은 의무전산기록을 현장 밖에서도 볼 수 있고, 대상자의 상태변화를 기록하거나, 필요한 진단의학 검사, 진단시술, 약물 등을 처방하기도 한다. 전산화는 모든 항목을 읽을 수 있고 날짜가 기록되어, 활력징후나 평가 데이터의 추세를 그래프로 그릴 수 있다. 프로그램은 간호사가 모든 필수 필드를 완료할 때까지 데이터를 입력할 수 없으므로 준수문제를 최소화하는데, 이것이 더 완전한 사정을 보장하는 것이다. 일부 프로그램은 입력된 사정 데이터로부터 관리 계획을 만든다. 임상 기관은 대상자의 정보를 서면으로 작성한 후 의무기록으로 이관하려고 할 때 정전이 발생할 것에 대비하는 프로토콜을 가지고 있다.

대상자 기록과 관련된 경우, 간호사를 확인하는 데 접근코드가 주어진다. 접근코드는 그 체계에 서명하고, 주로 손으로 쓰는 서명과 함께 자신이 기입했다는 것이 확인되는 간호사에게만 승인이 이루어진다.

SAFETY ALERT
대상자의 기록열람에 대해 권한이 없는 접근을 막기 위해, 관계자들은 비밀번호 등을 공유하지 않는다.

간호사는 대상자의 경과에 대하여 그리고 같은 분리된 표준간호형식을 사용하여 정보를 기록한다. 이러한 체계는 경과기록을 입력하는 키보드에 의지하거나 완전히 선택된 중재를 스크린에서 적절하게 접근하기 위해 마우스로 수행하는 명령어를 사용하게 된다. 간호사는 이전의 간호사정과 간호중재를 검토하기 위해, 현행의 간호계획 또는 다른 분야로부터 정보를 검색하는 데 컴퓨터를 사용한다.

(1) 보편적인 전산화된 대상자 기록

전산화된 대상자 기록(computer-based personal record) 혹은 'CPR'(Kahn, Aulak, & Bosworth, 2009)에 초점을 맞추어 전자식으로 남겨진 기록을 중시하는 토론이 최근에 많이 이루어졌다. 대상자 기록의 중앙집중화는 일차 기관을 넘어서 접근성을 증가시키고 있다. 넓은 지역에 지리학적으로 분산된 건강관리체제 안에서 건강관리개업의는 더 정확하고 개선된 치료의 각각의 대상자 기록에 일정한 방식으로 접근할 수 있다. 보편화된 CPR의 목표는 특정 건강관리제공자뿐만 아니라 치료가 처음 제공된 소속이나 시간과 장소, 기관에 관계없이 모든 의료인과 완전한 건강정보를 공유할 수 있도록 하는 것이다. CPR로서 개업의는 대상자의 현재 약물치료와 위급상황 시의 철저한 심장 병력에 접근할 수 있다. 암 투병 중인 대상자는 전문가와 일차치료팀과 함께 기록을 쉽게 공유할 수 있다. 또한 여행 중인 대상자는 과거 질환과 상태를 기록한 기록에 곧바로 접근할 수 있다.

개인은 모든 정보 혹은 선택된 정보를 가질 수 있는데, 진료예약, 병원방문, 진단검사 혹은 다운로드된 처방전 등이다. 정보기술의 표준화는 모든 소스의 정보를 쉽게 스캔하고 다운로드 받도록 하는 것이 중요하므로, 이러한 시스템은 초기 개발 및 테스트 단계에 있다. 이러한 시스템은 개인에게 의료 정보를 얻고, 의사와 건강관리제공자를 찾으며, 건강관리제공자와 온라인으로 연락할 수 있다.

(2) 임상감시도구

의무기록의 전산화로 인해 자동화된 임상감시도구를 사용하게 되면서 모든 대상자의 의무기록을 실시간으로 스캔하여 사정자료를 통해 문제를 감지할 수 있게 되었다. 이러한 도구 중 하나인 위험평가보고서(Risk Assessment Report)는 패혈증, 욕창, 낙상, 비정상 진단검사결과 및 기타 다른 기준에 대한 위험 점수를 제공(Whittington, White, Haig, & Slock, 2007)함으로써, 조기 중재를 통해 생명을 구하는 것이다. 효과적인 감시시스템은 시스템이 문제를 신속하게 감지할 수 있도록 사정자료를 적시에 입력하도록 되어 있다(Jones, 2013).

(3) 휴대용 기기

스마트폰과 태플릿 PC 또한 건강관리제공자가 많은 정보에 빠르게 접근할 수 있도록 하였다. 다운로드된 프로그램과 어플리케이션은 의학용어, 약물정보, 사정도구, 계산, 환산, 예방접종 가이드라인, 번역기, 의료수화 등을 제공할 수 있다. 휴대용 기기는 근거기반 임상 결정을 강화하기 위하여 감염통제, 정맥요법에 대한 최신 정보를 제공한다. 또한 이는 약물을 투여하기 전에 대상자의 이름팔찌를 스캔할 수도 있다. 장점은 더 좋은 대상자 결과를 유도하고 대상자 안전을 증진하며 약물과 관련된 실수를 줄일 수 있다.

SAFETY ALERT
컴퓨터가 동기화되고 있거나 무선으로 정보가 전송될 때 대상자 정보를 제공할 경우 대상자의 익명성을 보호해야 한다.

(4) 표준화된 용어

전자기록의 출현은 대상자 의무기록에 표준화된 의학과 간호용어를 사용하도록 하는 동기가 되었다. 미국간호협회(American Nurse Assciation, ANA)는 임상실무를 지지하는 간호 데이터베이스의 개발을 승인하였는데, 이러한 자료는 표준화된 용어를 사용하면서, 간호실무를 기술하는 데 효과적일 수 있고, 연구를 지지하며, 간호중재의 비용효과를 확인할 수 있다. 이러한 것들은 간호실모와 기록을 촉진시킬 수 있는 간호정보 시스템에 통합될 수 있다. 언어의 표준화를 통하여 자료의 일관성을 향상시키면 정보를 더 쉽게 검색할 수 있다. 임상 간호실무의 자료를 지지하는 미국간호협회 조정위원회는 간호실무에 적당한 일정한 용어를 승인하였다. 이러한 용어는 오마하(Omaha), 간호중재 분류체계(NIC), 간호결과 분류체계(NOC), 가정간호 분류체계(HHCC), 북미 간호진단협회(NANDA), 그리고 Ozblot의 대상자 간호자료세트(PCDS)에 포함되어 있으며, 이 책에서는 NIC과 NOC을 다루고 있다.

3) 기록의 원칙

간호사가 기록의 목적을 잘 숙지하고 있다면 좋은 문서를 기록하는 원리는 쉬워진다. 모든 기록은 건강관리팀과 의사소통을 제공하며 학생과 법조인, 수가와 관련한 기관 연구에 사용될 수 있음을 기억한다. EHR을 통해 일부 영역에서는 간호기록의 질을 개선해나가고 있으나, 일부 영역에서는 여전히 도전이 되고 있다.

(1) 기밀유지

간호사는 법적 · 윤리적으로 대상자와 관련된 모든 정보에 기밀유지를 해야 한다. 대상자의 의료기록을 더 잘 제어할 수 있도록 하는 미국정보보호법(Health Insurance Portability and Accountability Act, 1996)은 2003년에 발효되었다. HIPAA는 수가, 코드 작성 및 기록 보안 등의 정보 관리의 모든 영역을 규제하고 있다. HIPAA 개인 규정은 기관이 의도된 목적으로만 최소한으로 건강정보를 사용하고 공개하며 요청하는 합리적인 노력이 요구된다. 대부분의 기관에서는 간호학생, 고용자가 HIPAA 교육받을 것을 요구하고 있다. 또한 HIPAA는 개인정보 보호, 의무기록에 대한 대상자 접근 및 기록 공개와 관련된 사전 동의에 대하여 대상자 교육을 하며 개인정보가 침해 당하는 경우 소송하는 것을 도와준다.

SAFETY ALERT

HIPAA를 위반하는 건강관리제공자는 25만 달러 벌금을 내거나 감옥에 가게 된다(HIPAA, 1966). 또한 기밀유지와 관련하여 HIPAA 법을 위반하는 직원은 해고된다.

기밀유지는 개인정보를 보호하는 것을 의미한다. 이러한 원칙은 서면기록과 전산상의 기록 및 건강상태와 제공받은 간호 등 모두를 포함한 정보에 적용된다. 모든 대상자 정보는 보호되어야 하고 대상자 간호 부분에 대해 직접적으로 다른 건강관리전문가와만 나누어야만 한다. 대상자의 정보를 대상자의 허락 없이 가족, 친구, 성직자 또는 간호사, 가족의 친구인 의사와 정보를 나누지 않도록 한다. 간호사는 엘리베이터, 현관, 카페테리아와 같은 대중적 장소에서 대상자와 그들의 상황에 대하여 말하지 않아야 한다. 그 대화를 들은 사람들의 정보를 오해하게 만들어 불안이나 공포를 유발할 수도 있다. 추가적으로 기밀성을 보장하는 방법은 컴퓨터 비밀번호를 공유하지 않아야 하며, 대상자 정보가 보이는 화면을 켜 둔 채 자리를 떠나지 않아야 한다. 대상자 차트상 정보는 대상자를 간호하는 곳에 있어야 한다. 간호학생이 자료 복사를 할 때는 대상자의 이름이나 대상자와 관련된 어떠한 정보도 없어야 한다.

SAFETY ALERT

학생들은 과제를 할 때 HIPAA에 준수하여, 대상자의 개인정보를 제거해야 한다. 대상자의 개인정보(등록 번호, 나이, 생년월일, 기관 이름) 등이 제거되었더라도 기관의 서식을 바로 사용하지 않고, 대상자의 개인정보를 제거한 후 노트에 정보를 적도록 한다.

승인되지 않은 접근을 보호하기 위해 암호화되지 않은 경우, 전자메일로 대상자 정보를 보내지 않는다.

최근 몇 년 동안 소셜미디어 사이트는 사람들이 의사소통하고 우정을 유지하고 정보와 사진을 공유할 수 있는 길을 제공하고 있다. 대상자에 대한 인식정보가 없어도 소셜미디어에서 대상자 정보를 공유해서는 안 된다. 직원과 학생은 소셜미디어의 적절한 사용에 대해 학교와 기관의 정책을 숙지해야 한다.

SAFETY ALERT

대상자의 정보를 누출했거나 법령을 따르지 않았을 경우, 해고, 정직 등을 당할 수 있음을 유의한다.

비판적 사고 적용하기

외래클리닉에서 일하는 임 간호사는 사촌동생의 남자친구가 대기실에 있는 것을 보게 된다. 임 간호사는 그의 차트를 통해 성병 질환을 진단받고 치료 중임을 알게 되었고, 사촌동생이 걱정된다. 임 간호사는 무엇을 해야 하는가?

정답은 부록 B를 참고하세요.

(2) 정확성

기록은 반드시 정확해야 한다. 간호사는 관찰한 것, 본

윤리적 · 법적 쟁점

기록의 정확성

병원에서 근무하고 있는 한 간호사는 대상자의 약물투여를 담당할 책임이 있다. 대상자에게 아침에 투약을 준비할 때, 한 간호사는 아침 6시에 투여되었던 심장 약이 기록되지 않았다는 것을 발견했다. 다른 간호사와 상의하면서 한 간호사는 다음과 같이 말한다. "밤 근무자가 약을 투여하고 기록하지 않은 것 같다. 그 간호사가 수 간호사에게 책임을 묻게 하지 않기 위해서 내가 대신 기록을 하겠다."

비판적 사고를 위한 과제

- 이 상황이 어떤 결말을 초래할지 생각한다.
  - 대상자에게
  - 투약서명을 한 간호사에게
  - 기록을 하지 않은 간호사에게
  - 이 상황을 목격한 한 간호사에게
- 이 상황을 목격한 한 간호사는 어떠한 행동을 취해야 하는가?
- 약이 변비약이라면 한 간호사의 생각은 바뀌겠는가?

것, 들은 것, 냄새 맡은 것 혹은 느낀 것을 반드시 기록해야 하며, 다른 건강전문가에 의해 기록된 관찰기록은 확실하게 확인되어야 한다. 측정과 시간은 최대한 정확히 기록해야 한다. 예를 들면, 상처는 단순히 '작다'라고 기록하기보다는 '가로 3cm, 세로 0.5cm'와 같이 기록되어야 한다. 만약 사용된 용어가 상처의 모양과 색깔을 적당히 설명하지 못한다면 상처를 입은 날짜에 찍힌 상처사진을 문서에 담아야 한다. 올바른 철자와 의학용어의 사용이 중요하므로 철자를 확인하고 올바른 문법을 사용해야 한다. 올바르게 교정함으로써 더욱 쉽게 읽을 수 있다. 또한 혼란을 피하기 위해서 언급된 의사의 이름과 전문가가 옳게 기재되었는지 확인해야 한다.

정보를 잘못 기재했을 때, 대상자 기록은 수정되어야 한다. 전자의무기록(EHR)은 정확한 자료를 입력하지만

표 16-1 오류를 범하기 쉬운 약어, 부호, 용량지침의 ISMP표

JCNPSG(2004 joint commission on national patient safety goals)는 위험한 약어, 두문자어, 기호의 금지목록에 대해 승인을 요청했다. 이러한 노력을 돕기 위해, 틀리기 쉬운 약어, 기호 그리고 표기의 사용, 잘못 해석함으로써 대상자에게 해를 끼치는 많은 것을 새롭게 개정했다. 따라서 이러한 항목은 손으로 쓰는 것과 미리 인쇄하거나 전자형태를 피해야 한다. 의료평가기구는 조직화된 목록에서 나타나야 하는 확실한 약어를 상술한 이후로, 별표 2개(**)가 달린 이러한 항목이 강조되었다. 2004년 4월 1일, 각 조직체는 또한 그들의 목록에서 적어도 3가지 부가된 항목을 포함시켜야 한다. 선택은 아래에서 할 수 있으나 여러분의 최소 요구도에 따른 모든 것을 고려하길 바란다.

약어	의도된 의미	잘못된 해석	정정
μg	마이크로그램	"mg"로 오해	"mcg"를 사용
AD, AS, AU	우측 귀, 좌측 귀, 양쪽 귀	OD, OS, OU(우측 눈, 좌측 눈, 양쪽 눈)로 오해	"right ear, left ear, or each ear"를 사용
OD, OS, OU	우측 눈, 좌측 눈, 양쪽 눈	AD, AS, AU(우측 귀, 좌측 귀, 양쪽 귀)로 오해	"right eye, left eye, or each eye"를 사용
BT	취침 시	"BID"(하루에 두 번)로 오해	"bed time"을 사용
cc	입방센티미터	"u"(units)로 오해	"mL"를 사용
D/C	퇴원 또는 중지	투약의 면제목록이 다를 때 D/C["discharge(면제)"로 의도된]가 "discontinued(중지)"로 오해하면 약을 빨리 중지한다.	"discharge"와 "discontinue"를 사용
IJ	주사	"IV" 또는 "intrajugular"로 오해	"injection"을 사용
IN	비강 내	"IM" 또는 "IV"로 오해	"intranasal" 또는 "NAS"를 사용
HS	Half-strenght	취침 시로 오해	"half-strength" 또는 "bedtime"을 사용
hs	취침 시, 잠자기 전	Half-strenght로 오해	
IU**	국제단위	IV(정맥주사) 또는 10으로 오해	"units"을 사용
q.d. or QD	하루에 한 번	"우측 눈(OD)"으로 잘못 이해하여 경구용 액성 약물을 눈에 넣게 한다.	"daily"를 사용

표 16-1 오류를 범하기 쉬운 약어, 부호, 용량지침의 ISMP표(계속)

약어	의도된 의미	잘못된 해석	정정
OJ	오렌지주스	OD 또는 OS(우측 혹은 좌측 눈)로 오해하여 오렌지주스에 물을 타야 하는 약물을 눈에 넣을지도 모른다.	"orange juice"를 사용
Per os	경구로	"os"는 "OS(좌측 눈)"로 오해될 수 있다.	"PO", "by mouth" 또는 "orally"를 사용
q.d. or QD**	매일	q.i.d로 오해, 특히 "q" 다음의 마침표 또는 "q"의 꼬리를 "i"로 오해	"daily"를 사용
qhs	취침 시 밤마다	"qhr" 또는 "매시간"으로 오해	"nightly"를 사용
qn	밤마다 또는 취침 시	"qn"(1시간마다)로 오해	"nightly" 또는 "at bedtime"을 사용
q.o.d. or QOD**	하루 걸러	"o"가 서툴게 쓰여져 있다면 "q.d"(매일)로 잘못 이해되는 "q.i.d"(하루에 네 번)로 오해	"every other day"를 사용
qld	매일	"qid"(하루에 네 번)로 오해	"daily"를 사용
q6PM, etc.	매일 저녁 6시	6시간마다로 잘못 이해	"6PM nightly" 또는 "6PM daily"를 사용
SC, SQ, sub q	피하주사	SC를 SL(설하선)로 오해, SQ를 "5 every"로 오해, "sub q"의 "q"를 "every"로 오해(예: 헤파린 용량이 "수술 전 2시간 피하주사"로 처방된 것을 "수술 전 2시간마다"로 오해)	"subcut" 또는 "sub-cutaneously"로 사용
ss	Sliding scale(insulin); (순응정률제 인슐린) 또는 1/2(약국)	"55"로 오해	"sliding scale"로 사용, "one-half" 또는 "1/2"로 사용
SSRI	Sliding scale regular insulin (순응정률제인슐린)	"selective-serotonin reuptake ingibitor(길항제)"로 오인	"sliding scale(인슐린)"로 기록
SSI	Sliding scale insulin (순응인슐린)	"Strong Solution of Iodine(Lugol's)(요도의 강력용액)"으로 오해	
I/d	매일 한 번	"Tid"로 오해	"1 daily"로 사용
TIW or tiw	일주일에 세 번	"하루에 3번" 또는 "1주일에 2회"로 오해	"3 times weekly"로 사용
U or u**	단위	숫자 0 또는 4로 오해, 10-fold 또는 그 이상 과잉투여를 유발한다(예: 4U가 "40"으로 4u가 "44"로 보인다). "cc"로 잘못 이해하여 units를 대신한 용량이 주어진다(예: 4U는 4cc로 보인다).	"unit"으로 사용
용량 표시와 다른 정보	**의도된 의미**	**잘못된 해석**	**정정**
Trailing zero after decimal point(예: 1.0mg)**	1mg	소수점을 보지 못할 경우 10mg으로 잘못 이해	용량표현에 전체 숫자 안에 뒤따라서 0을 사용하지 말 것
No leading zero before a decimal dose(예: .5mg)**	0.5mg	소수점을 보지 못할 경우 5mg으로 잘못 이해	용량이 전체 단위보다 덜 있을 때 소수점 앞에 0을 사용

** 위에 표시된 약어는 또한 의료평가기구의 위험한 약어의 "최소한의 목록"에 포함되어 있다. 두문자어와 기호는 2004년 1월 1일로 유효한 조직체의 "사용금지" 목록에 포함시켜야 한다. 이 의료평가기구의 요구에 대한 문제가 자주 요청되어 새롭게 구성된 목록은 웹사이트 www.jcaho.org에서 찾아볼 수 있다.

모든 정보는 대상자 기록에 남겨지고 검색될 수 있으며, 어느 때나 보여질 수 있다. 종이로 기록하는 시스템인 경우 잘못 기재된 정보는 지우개를 사용하지 말고, 반드시 기재가 잘못되었다는 것을 명기해야 한다.

잘못 기재된 곳을 한 줄로 긋고 그 위에 서명을 한다. 몇몇 기관에서는 이러한 실수에 대해서 '잘못된 대상자 차트'에 대한 설명을 요구한다.

이 장 이후에서 토의될 내용이지만, 정보의 정확성은 간호기록의 사실에 의해 향상될 수 있다. 이 사실은 입원 시 대상자와의 면담을 통해서 서면으로 적게 되는 간단한 사실일 수도 있으며, 더욱더 포괄적인 데이터베이스에서 찾을 수 있는 복잡한 전자정보일 수도 있다.

(3) 완결성과 간결성

좋은 기록은 간결하지만 완벽하다. 대부분의 전자의무기록 시스템은 간호사가 필요한 항목을 모두 작성하기 전까지 추후 정보를 제공하지 않도록 되어 있다. 전산화된 의무기록은 '오류가 있는 차트'를 포함하는 드롭다운 메뉴를 제공하므로, 간호사는 이전의 모든 입력이 보관되어 있지만 올바른 정보로 재입력하게 된다. 서술형식으로 기록할 때는 부분 문장과 구를 사용하고, 대상자를 언급하는 대상자의 이름과 용어는 삭제한다. 또한 의료기관에서 전반적으로 사용되고 있는 약어만을 사용해야 한다. 일반적인 의학용어 약어는 부록 C를 참고한다. 반면, 표 16-1에 나열된 약어는 많은 오류를 범하고 있으므로 의료평가기구나 ISMP(institute for safe medication practices)에 의해 승인되지 않는다. 또한 불필요한 설명은 혼동을 줄 수 있다. 간호사는 시간관리 측면에서도 기록을 작성하기보다는 대상자와 더 많은 시간을 보내는 것이 중요하기 때문에 간결하게 진료기록을 작성해야 한다.

의료기관은 중요한 정보들이 정확하게 기록되었는지를 확인하기 위해 체크리스트를 사용하여 정보를 작성해왔다. 체크리스트를 사용한 기관을 연구한 결과, 이 기관들에서 발생한 수술 후 합병증의 사례가 상당히 적었고, 비용 감면 측면에서도 효율적이었다(Semel et al., 2010). 다양한 임상 상황에 대처하기 위해 4~5개의 중요한 항목을 체크리스트를 만들어서 작성하는 것이 이롭다. 근거에 기초한 간단한 체크리스트 등과 같이 기준이 될 수 있는 표준도구들은 간호사들이 대상자를 더욱더 안전하고 효과적으로 간호하는 데 도움을 준다.

(4) 객관성

주관적인 판단을 차트에 기록했을 때, 출처와 내용을 확실히 해둔다. 이는 심리사회 · 정신건강 쟁점에 관한 정보를 기록할 때 특히 중요하다. 대상자의 말을 직접적으로 인용하는 것은 객관성(objectivity) 확보에 좋은데, 예를 들어 대상자가 다음과 같이 말했다면 그것을 기록한다. "대상자가 친구들과 함께 있는 것을 그리워하고 그들이 더 이상 방문하지 않는다는 것에 화가 난다는 것을 진술한다."라고 기록하는 것이 "대상자는 외롭고 절망적이다."라고 기록하는 것보다 객관적이다.

대상자의 행동을 관찰하고 기록할 때, 간호사는 행동을 해석하려는 것보다 실제 행동 그대로를 서술하여 객관성을 확보해야 한다. 예를 들어, 간호사는 '대상자가 매우 수줍어하며 질문에 한두 단어로 간략히 대답함'이라고 차트에 기록해야 한다. 간호사는 '대상자가 우울하며 화가 나 있음'과 같이 기록하여서는 안 된다.

(5) 조직화와 적시성

기록은 논리적이고 체계적으로 문제와 사건을 그룹화하여 기재해야 한다. 전산회된 기록은 태블릿이 제공됨으로써 중요한 정보가 누락되지 않도록 입력자료와 요구되는 항목이 조직화되어 있다.

시간과 완결된 과정, 기록된 대상자의 반응에 따라 대상자 간호는 연대적 순서를 따른다. 하루 일과에 따라 일상의 사건을 기록하는 것은 혼동을 일으킬 수 있으므로 예외적인 것이나 단편적인 기록을 피한다.

간호가 발생함에 따라 이루어지는 기록은 POC 기록(point of care documentation)이라고 부른다(그림 16-1). 능률, 정확성, 적시성을 증진시키려는 목적과 함께 POC

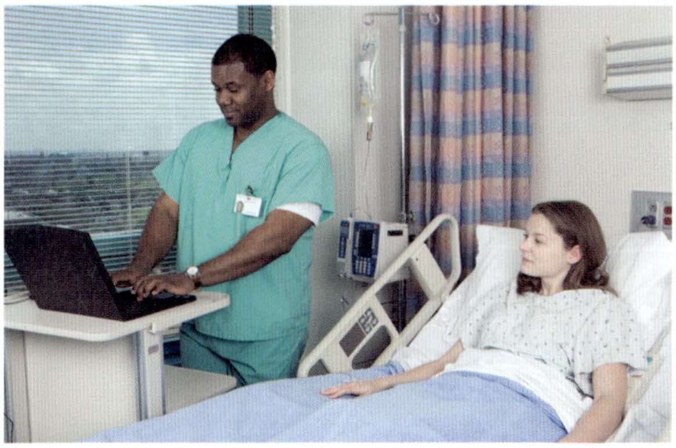

그림 16-1 휴대용 컴퓨터를 통해 POC 기록을 할 수 있다.

기록은 더욱더 일반화되고 있다. 간호사는 대상자에게 제공하는 간호를 문서화하는 휴대용 장치 및 컴퓨터를 들고 다닐 것이다. 입원 대상자 및 호스피스 환경에 있어서, 움직이기 쉽게 대상자의 옆에 위치할 수 있어야 한다. 정보는 집 또는 중앙컴퓨터서버에 연결된 안전한 전기통신을 경유해 전송받는다. 원격의료가 발달함에 따라 POC 기록은 서로 상호작용되며 멀티미디어로 접근할 수 있다. 예를 들면, 집에 있는 대상자에게 원격으로 중계하는 활력징후와 계속적인 건강상태를 간호사가 모니터하도록 한다.

적시에 기록하는 것은 오류를 방지하므로, 약을 투여하거나 처치와 간호사정 직후에 바로 기록해야 한다. 전자로 기록할 때 시간 서명이 문서화된 작업시간과 일치하는지 확인하도록 한다. 대상자의 상황이 빠르게 변하거나 자주 사정을 했을 때, 이를 즉시 문서에 기록한다. 입원 대상자나 외래를 이용하는 대상자 모두 다른 중요한 정보가 기록되기 전까지 그 자리를 떠나서는 안 된다. 대상자의 상태를 나타내는 일반적인 진술은 교대시간 마칠 때 완료하기도 한다. 기록의 구성 및 간결성을 최대화하기 위해 기록 입력 전에 방문할 수도 있다.

많은 기관은 오류를 방지하기 위해 24시간 내내 전자의무기록(EHR)을 하도록 한다. 여러 세팅에 있는 POC 문서화는 기록의 정확성과 적시성을 높이는 또 다른 방법이다. 예를 들어, 병원은 간호사정을 대상자 옆에서 직접 기록하도록 하고 가정간호기관은 간호사에게 소형 컴퓨터를 제공하는 것이다.

중요한 정보를 잊는 것을 피하기 위해 적시성은 매우 중요하다. 여러 명의 대상자를 담당하는 간호사가 기록시간까지 기다린다면 간호사는 대상자에 대한 중요한 자료와 정보를 놓칠 가능성이 있다. 만약 법적인 문제가 발생한다면, 변호사는 이러한 상황을 재현하기 위하여 이러한 문서를 사용할 것이다. 사건이벤트를 순서대로 기록하면 적절한 응답이 확인되고 보고되었음을 입증할 수 있다. 이는 근무태만과 직무상 과실을 막는 데 도움이 된다. 기록에 큰 위험을 유발하는 Box 16-1을 본다. 모든 기관이 더욱더 전산화될수록 적시성은 더욱 중요해진다. 대상자 기록은 완결하고 현재성을 가져야 하므로 현재의 기록을 바탕으로 의사결정을 할 수 있다. 간호제공자는 여러 환경으로부터 기록에 접근할 수 있으며, 지시처방을 할 때 반드시 어떤 장소에 머물러야 하는 것은 아니다.

Box 16-1 기록오류가 많은 것

- 대상자 기록 왜곡
- 대상자의 상태 변화 기록의 누락
- 대상자의 상태가 변화했을 때 의사에게 실고하는 기록의 누락
- 입원 시 간호사정의 부적절성
- 완전하게 기록하지 못함
- 기관의 기록에 대한 표준과 방침에 준수하지 못함
- 사전에 기록함

4) 대상자 기록의 간호입력

(1) 대상자 간호 요약 또는 카덱스

대상자 간호 요약지는 현재 대상자의 정보를 제공하는 요약된 자료이다. 이러한 자료를 바탕으로 컴퓨터상의 대상자 치료를 요약하여 처방을 계속 업데이트함으로써 간호사는 치료 전반에 대한 내용을 한눈에 볼 수 있게 되어 치료의 연속성을 확실하게 할 수 있는 방식이다. 일반적으로 카덱스라 부르며 낱장의 카드형태이다. 아직 컴퓨터화된 기록체계를 구축하지 않은 기관에서는 카덱스를 여전히 사용하고 있으며, 카덱스는 대상자 기록의 일부분이 아니다. 카덱스는 연필로 쓰며, 갱신이 필요할 때 삭제할 수 있다.

카덱스 또는 대상자 간호 요약지 안에 들어 있는 일반적인 정보는 다음과 같다.

- 이름, 등록 번호, 응급상황 시 접촉, 의사, 입원일, 알레르기, 진단, 수술, 진단 과정과 같은 적절한 인구학적 자료
- Code status
- 감염 안전 예방책, 낙상 또는 피부손상
- 활동, 식이, 위생과 같은 기본 간호 요구
- 치료와 절차(활력징후, 드레싱, 카테터, 호흡요법)
- 정맥주입과 수혈
- 진단적 검사

(2) 입원기록

대상자가 입원하면, 간호력 작성이 이루어진다. 영양, 활동, 수면과 대처의 유형이 사정되고 기록되는데, 이러한 과거력은 현재 간호와 관련된다. 또한 보통 24시간 이내에 완전한 건강사정이 수행되고 기록된다. 이 자료는 입

원 시 간호력과 신체사정 기록지, 다른 표준형식 기록지 또는 간호과정 기록지에 기록된다(17장 참조).

(3) 상례기록지

상례기록지(flow sheets)는 일상적인 사정이나 절차에 대한 기록을 위해 가로줄과 세로줄이 있는 표이다. 컴퓨터 기록에서 표에 기록된 정보는 경향을 볼 수 있는 그래프로 다시 서식을 설정할 수 있다. 활력징후, 섭취 및 배설량, 정기적인 사정은 주로 이러한 방법을 사용한다. 중환자실에서는 더 복잡하다. 상례기록은 간호사가 지시할 수 있고, 대부분 체크표시를 만듦으로써 기관의 지침에 맞는 방법과 간호의 사정에 대한 형식을 제공한다. 기준안은 정기적인 사정과 이동할 때마다 혹은 '일주일에 한 번씩'과 같은 표기를 하게 되어 있는데, 이는 대상자의 상황변화를 기록하는 데 편리하다. 어느 때든지 대상자의 상황이 눈에 띄게 변화할 때 기록하며, 기준 안에서 벗어나는 것이 발견되었을 때에는 추가적인 기록이 필요하다.

(4) 특이사항 기록

특이사항 기록(charting by exception, CBE)은 간호사가 기관의 표준에 벗어나는 특이할 만한 사항만을 기록하는 것이다. CBE는 이전의 개념인 "기록되지 않았다면, 그것은 존재하는 것이 아니다."라는 것으로부터 한층 변화된 것이다. 기관은 대상자 사정이나 대상자 간호활동이 비교될 수 있도록 표준을 개발한다. 이러한 기준은 간호장소에서 즉시 참고할 수 있도록 형식 안에 포함되거나 대상자의 차트 뒷면에 포함되어 있기도 한다.

특이사항 기록은 많은 장점을 가지고 있다.

- 간호시간이 덜 요구된다.
- 기대되는 결과에 대한 지침과 정상 사정요소가 명확하다.
- 대상자의 상태변화가 즉시 발견된다.

특이사항 기록의 가장 큰 단점은 각 기관에서 특이사항 기록을 발전시키기 위해 걸리는 시간이 길고, 기준안과 상례기록을 꼭 유지해야 한다는 것이다. 일부 기관은 법적인 문제를 염려하기도 한다. 특이사항 기록은 기관이나 일상적 간호가 고려되는 조건에 있어서 최고의 방법이라 여겨진다.

표 16-2 문서기록의 비교

	형식	장점	단점
내러티브 (Narrative)	정보는 쓰인 문장이나 구문에 의해 제공됨. 보통 연달아 일어남	배우기 쉽고, 필요한 길이만큼 조정하기 쉬움. 상세히 설명할 수 있음	시간이 많이 소요되고, 정보를 검색이 힘듦. 종종 관련 없는 정보가 포함되고, 초점이 없고 비조직화될 수 있음
SOAP	S 주관적 자료 O 객관적 자료 A 사정 P 계획	모든 차트는 대상자 문제를 확인하는 데 초점, 다학제 간 모든 팀 구성원의 차트는 같은 절차로 기록됨. 문제를 확인해가는 절차를 밟는 것이 쉬움. 간호과정의 단계가 반영됨	숙달되기 어려움. 문제 확인 없이 일반정보를 도표로 표시하기 어려움. 길이와 시간이 소모, S와 O에 의해 제공된 사정자료 때문에 사정확인은 간호사에게 어렵고, 혼란스러움
PIE	P 문제 I 간호중재 E 간호평가	간호계획을 과정기록에 통합시킴. 질 보장을 확대하는 결과가 포함. 과정을 확인하기 위해 매일 재검토, 중복을 줄임, 자동 차트에 쉽게 적응함	간호계획을 고려하기 위해 과정을 읽어야 함. 만약 문제가 확인되었다면, 차트 만들기가 어려움. 각 전문분야별로 협력이 안 됨
FOCUS	D 자료 A 활동 R 반응	문제뿐만 아니라 중대한 영역 위에 있는 넓은 관점을 허락하는 기록. 간결하고, 유동성이 있음. 장기간 치료 대상자 혹은 외래에 적합	각 전문분야별로 협력이 안 됨. 연대순의 명령은 확인하기 힘듦. 과정의 기록은 치료계획과 관련 없을 수 있음
Charting by Exception(CBE)	표준안 충족 – 서명 혹은 체크; 표준안 미충족 – 내러티브 서술 혹은 SOAP 기록	능률적, 급격한 기분의 변화를 발견하는 상례기록지 사용, 정상 사정의 개요. 간호계획을 대신할 수 있음	비싼 설치비, 의사의 근무가 필요, 초점이 예방이 아님. 장기간이나 외래대상자에겐 적합하지 않음

(5) 간호과정 기록

간호과정 기록은 모든 대상자를 위해 기록되어야 하지만, 형태는 기관과 세팅에 따라 다양하다. 간호과정 기록은 제안된 특별한 문제나, 특별한 기간에 제공된 보살핌을 반영할 수 있다. 서술식의 기록인 내러티브 기록, SOAP 기록, DAR 기록, PIE 기록은 모두 간호사정, 간호중재 및 대상자의 반응을 요약한 문서의 기술적인 형식이다. 표 16-2는 간호과정 기록이 쓰이는 다양한 형식을 비교하고 있다. 각각의 형식에는 여러 변화가 존재하므로, 완벽하게 대상자 간호의 기록을 확신하기 위해 각 기관의 지침을 숙지해야 한다.

① 내러티브 기록

이 형식의 기록은 대상자의 이동이나, 대상자가 단독으로 방문했을 때 대상자와 간호활동에 관련된 기록방법이다. 이는 일반적으로 규율화된 차트에 의해 조직화된 기록이나, 모든 규율에 의한 내러티브 기록을 위해 특별히 지시된 공간에 기록지가 있는 입원 대상자에게서 볼 수 있다. 그 기록에는 자료와 기입된 시간, 기록하는 사람의 직책 확인, 목적을 달성하기 위한 특별한 활동이 포함되어 있다(그림 16-2).

여러 세럼에서는 내러티브 기록을 상례기록지에 합치므로, 기록시간을 단축하고 반복되는 기록을 감소하고 있다. 일상적인 사정(활력징후 등)이나 일상적인 활동(정맥주사 간호, 드레싱 교환, 배변제거 등)은 상례기록지에 기록되는데, 하루 동안 완벽히 갖춰지면 그때에 기록한다.

내러티브 기록의 형식은 가정간호에도 사용될 수 있으나, 이때에는 보통 문제점이나 대상자에게서 나타나는 문제점에 초점을 맞추고 있다. 간호기록에는 사정 자료, 수행된 간호중재 및 내러티브식의 체제에서 인식된 반응을 기록한다. 각각의 개인 방문기록 또한 활력징후나 타 학문과의 의사소통, 대상자를 돕기 위해 대리로 행해진 치료의 평가나 약물치료의 재명령 같은 것을 다루는 일상적 일을 서술하도록 설계된 부분이 갖추어져 있다.

내러티브 기록의 단점은 이를 작성하는 데 많은 시간이 소요되고, 특정 문제에 대하여 읽는 것을 배울 필요가 있다는 것이다. 내러티브 기록은 일어난 모든 활동을 확인하거나 사정자료를 따르기 위해서 차트를 포함한 다양한 장소를 확인하는 것이 필요하다. 내러티브 기록 시 차트는 회계감사 수행이나 질적 보증을 위한 차트 재검토의 어려움이 있다. 대부분 기관에서는 현재 전자의무기록을 사용하여 내러티브 기록은 덜 사용하고 있다.

3/15/2016	07:30 - 대상자 일어남, 의식 명료, 불편사항 없음, 침상에 앉아서 TV 시청 중임, 활력징후 확인, IV는 어려움 없이 주입되고 있음, 왼쪽 대퇴 드레싱부위는 건조함. 08:30 - 100% 죽으로 아침 식사함. 09:00 - 침상에서 부분침상 목욕함, 대상자 피로감 없이 휠체어에서 30분간 앉아 있으며 잘 견딤. 09:30 - 왼쪽 대퇴 드레싱부위에 약 50mL 분홍색, 봉합부위 이상 없으며, 발적이나 부종 없음. 대상자 통증 없이 잘 견딤. 10:15 - 5% D/W 1,000mL와 1/2 NS를 현재 IV에 추가하고 125mL/hr로 주입함. 대상자 휴식 중. 11:00 - X-ray 찍기 위해 이동침대로 옮김. 11:45 - X-ray에서 돌아옴, 침상에 옮김. 12:00 - 100% 점심 식사함. - RN 이진숙

그림 16-2 내러티브식 간호과정 기록의 예시

② SOAP 기록

SOAP 기록은 오직 하나의 건강문제와 관련된 절차에 대한 기록으로서, 모든 건강관리팀의 구성원은 같은 형식을 사용한다. 왼쪽 세로행이나 SOAP 기록의 첫 줄은 주된 문제 목록으로부터 기술된 문제를 확인한다. 이런 방법을 사용하여 대상자의 주된 문제 과정이 모든 차트를 통해 구분 없이 사정할 수 있다. 팀 구성원은 단지 왼쪽 세로행에 적힌 다학제 간의 기록과 다수의 문제와 관련된 모든 분야의 기록을 읽어 내려갈 필요가 있다.

다루어야 할 문제를 기록한 뒤, 다음 단계는 SOAP 기록 형식에 있는 자료를 조직하는 것이다. 'S'는 주관적임을 표현하는 것인데, 자료나 대상자가 표현한 증상을 언급한다. 인용구는 대상자의 특별한 발언을 기록하기도 한다. 만약 대상자가 자료를 줄 수 없거나 이러한 문제와 전혀 관련 없는 자료를 줄 경우에는 'S'가 빠지거나 'None'이라고 쓰인다.

'O'는 관찰된 내용이나 간호사에 의해 수집된 문제와 관련된 자료를 의미한다. 객관적 자료에는 간호사의 감각을 사용한 관찰내용(시각, 촉각, 후각, 청각), 임상검사 결과자료, 진단적 검사 및 활력징후 등이 있다.

'A'는 진단과 인상 깊은 점, 혹은 상태 변화를 기술하는 간호사정을 의미하며, 주관적 · 객관적 자료를 분석한 후에 만들어지고 그 정보에 의해 지지된다. 만약 간호사정 단계가 자료수집 후 만들어질 수 없다면, '추후 자료수집

문제 #3	6/1/16 09:00	"S" 눈의 뒤편에 있는 오른쪽 머리가 상처를 입었어요. 대상자는 과거에 부비동 두통과 같은 구부릴 때 더 심해지는 통증을 호소한다. "O" 눈을 감음, 희미하게 보임, 질문받을 때 머리를 움직이며 주저함. 맥박 80, 호흡 20, 혈압 140/90, 체온 37℃ "A" 2도 부비동 압력 가능성 "P" 1. 처방 시 울혈제 필요할 때마다 투여 2. 천으로 눈가를 따뜻하게 씻어내기 3. 4시간마다 체온 측정 4. 투약 후에 통증사정하고 의사에게 필요시 알리기 – RN 이진숙

그림 16-3 SOAP 간호과정 기록의 예시

필요' 혹은 SOAP 기록 하단에 있는 A 부분에 '복부통증, 알려지지 않은 병인'과 같은 말을 쓴다.

'P'는 간호계획을 의미한다. 이 부분은 특별히 확인된 문제들과 관련된 간호중재를 다룬다. 만약 간호사정이 대상자의 간호계획을 충분히 사용하여 절차화하는 것을 보여준다면, 간호계획 부분은 '현재의 요법을 계속한다.'와 같이 간단하게 언급하게 된다. 또한 계획은 필요한 것들이 결정됨에 따른 현재 간호중재의 수정을 기술할 수 있다. 그림 16-3의 형태는 SOAP 간호과정 기록의 예를 제공한다.

몇몇 기관은 SOAPIER 기록의 형식을 사용하는데, 이것은 중재를 위한 'I'와 평가를 위한 'E', 수정을 위한 'R'을 추가한다. 이러한 형식은 팀 구성원이 간호중재를 기록하고, 간호계획에 따른 대상자의 반응과 간호계획에 필요한 수정을 기록한다. SOAP과 SOAPIER를 따르는 모든 자료기록은 같은 문제에 속한다.

몇몇 상황에서는 모든 SOAP 기록이 불필요할 수도 있으며, 일상적인 치료는 상례기록지에 기록할 수도 있다. 만약 특별한 문제(열이 없고 안정적인 혈압을 유지했던 대상자에서의 일상적인 체온과 혈압)가 없다면 일상적인 간호사정은 SOAP 기록에 따라 쓸 필요가 없다.

③ PIE 기록

PIE 기록체계는 경과기록에 대상자 치료를 통합함으로써 기록을 간략하게 한 것이다. 매 근무 동안 간호진단으로 기록되고 문제(P), 간호중재(I), 간호평가(E)를 의미하며 'PIE'라는 약어를 사용한다. 대상자 사정은 PIE 기록의 부분이 아닌데, 이유는 자료가 각각의 근무마다 상례기록

2/4/16 04:00	문제#1	만성질병 배우자와 관련된 돌봄제공자 역할 긴장, 즉각적인 가족지지 부족, 재정적인 스트레스
	중재 (문제#1에 대한)	사랑하는 배우자를 위해 24시간 함께 지내며 스트레스에 대해 돌봄제공자와 대화함 돌봄제공자가 감정을 표현하도록 함 돌봄제공자가 가족과 지역사회 내에서 가능한 지지가 있는 확인하도록 도움
	평가 (문제#1에 대한)	돌봄제공자는 남편에 대한 돌봄 긴장을 논의함; 울음을 터트리며 불안의 증상을 나타냄. 예를 들어, "이렇게 오랫동안 내가 할 수 있을 거라고 생각하지 않았고, 우리 모두에게 무슨 일이 일어나는 건가요? 때때로 절망스러워요." 부인은 자신의 아이들이 매우 지지해 주고 있지만 다른 도시에서 살기에 매일 문제를 함께 해결하지 못한다고 이야기함 – RN 이진숙
		돌봄제공자의 역할긴장의 문제에 대한 추가 자료가 기록됨. 문제#1은 문제로 확인됨

그림 16-4 P와 I와 E에 의해 정리된 PIE 간호기록의 예시: P(문제), I(중재), E(평가)

지에 기록되기 때문이다. 그림 16-4는 PIE 간호과정 기록의 예를 보여준다. 24시간 동안 간호사는 대상자의 치료적 중재와 과정에 대한 반응을 확인하기 위한 대상자의 기록을 재검토한다. 이 경우 간호사는 예전의 문제를 삭제하고 새로운 문제를 기록에 추가한다. 이러한 매일매일의 대상자 경과 재검토는 간호의 연속을 촉진하는 데 도움을 준다.

다양한 PIE 체계는 적절한 때에 사용할 수 있다. 새로운 문제나 비정상적 사정을 나타내기 위해 사용하는 'A' 기록에 적절한 간호사정 자료를 많은 문제에 추가할 수 있다(예: APIE). 중재나 평가는 전체적으로 PIE 없이 기록할 수 있다.

PIE 기록 체계의 장점으로는 효율성과 유연성의 증가, 요점 간호계획, 대상자 문제 추적, 간호중재, 대상자 결과의 향상, 반복의 감소 등을 들 수 있다. 이 체계는 자동화된 기록에 쉽게 적응하고, 대상자의 간호가 쉽게 감사될 수 있다. PIE의 단점은 다학제 간 협력적이지 못하다는 것이다. PIE 기록은 단지 간호를 위한 기록 체계를 제공한다. 비록 PIE 체계가 간호계획 형식을 사용하고는 있지만 문서화된 간호계획은 없다. 이는 현재 간호진단에 대해 파악하기 위해 이전의 기록을 재검토할 필요성이 있다는 것을 의미한다.

④ 요점기록 체계

요점기록 체계(focus DAR notes)의 조직은 자료(D), 수행(A), 반응(R)으로 기입한다. 이 체계는 그 관점에서 보면 광범위한데, 요점이 문제의 영역(예: 간호진단)이 될 수 있지만 그렇게 될 필요는 없기 때문이다. 중요한 사건, 긍정적인 성장이나 교육기간 동안 발생하는 학습에 대해 입력될 수 있다. 이런 경우 대상자의 기록은 문제의 영역과 함께 대상자의 체력, 힘에 초점을 둘 수 있다.

진술에 대한 자료는 기록의 요점을 지지하는 주관적이고, 객관적인 자료이다. 대상자의 치료적 반응이 반응영역에서 의논되는 반면, 중재와 조정은 기록 활동영역에 포함된다. 일부 기록은 3가지 모든 영역을 포함할 수도 있지만, 간호사가 차트의 자료와 활동, 반응 중 하나 혹은 모두가 기록할 수 있는 유연성이 있다. FOCUS 간호기록의 예문은 그림 16-5에 나타나 있다.

(6) 간호계획

간호계획(plan of care)은 입원 시에 수립되어 대상자 상태의 변화에 따라 수정되어야 한다. 간호계획을 수립하고 변화시킬 때 대상자와 모든 팀 구성원이 포함된다. 그러나 간호사는 모든 팀 구성원 사이에 의사소통을 증진시키는 구심점이 될 수 있다. 간호계획은 간호진단 또는 문제, 목표, 기대되는 성과기준, 간호중재, 간호평가를 포함한다. 표준화된 간호계획은 이러한 계획이 개별화되지 않고 일정한 의학진단이 있는 대상자를 위해 고안되었다. 간호계획은 영구적인 대상자 기록의 일부분이다(14장 참조).

날짜/시간	핵심	노트
2/13/16 15:00	주사교육	자료: 부인이 퇴원 시 주사실에 재-주사법에 대해 교육을 의뢰함. 부인이 퇴원 시 오심 치료를 위해 근육주사가 필요함. 남편은 기꺼이 배우겠다고 했으나 불안을 표현하며 "아내를 고집 하고 그녀의 통증을 유발해요."라고 말했음 활동: 주사기, 부위, 약물, 약물주입기록 등의 주사방법을 시범보임. 남편은 단계를 말로 표현하고 나서 주사방법을 시행함 반응: 남편은 정확하게 주사기에서 약물을 빼낼 수 있으며 주사방법을 막힘없이 단계별로 말로 표현함. 남편은 모형에 주사하고 손을 흔들고, 약물을 빼내는 데 말로 도움이 필요했음 - RN 이진숙
2/14/16 11:00	주사교육	반응: 남편은 부인에게 주사하기 위해 막힘없이 주사방법을 잘 시범 보였음. 부인은 오전에 퇴원할 예정임 - RN 이진숙

그림 16-5 D, A, R에 의한 자료로 나열된 FOCUS 간호기록의 예시

(7) 표준 임상지침

치료성과에 관심이 늘어나면서, 많은 기관들이 표준 임상지침을 사용하고 있다. 표준 임상지침(clinical pathway)은 특수하고, 일반적으로 예상 가능한 기분상태인 대상자의 간호를 안내하는 방법으로, 최상의 실무에 대한 과학적 지식을 기반으로, 표준 임상지침은 치료의 질을 보증하는 모델로 사용되고 있다. 특히 복잡한 간호(장기 이식 후)나 자주 방문해야 하는 상황 등(고관절 대치술을 받은 대상자를 위한 가정방문 간호)에 처한 대상자를 위해 필요하다. 표준 임상지침은 상례기록지처럼 보일 수도 있고, 특이사항 기록처럼 사용될 수도 있다(14장 표준 임상지침의 예 참조).

표준 임상지침은 다학제적인 도구를 제공하고, 기대되는 대상자 상태의 향상을 확인하는 것으로, 간호사정, 진단검사, 절차, 투약, 교육, 수행, 식이요법, 퇴원계획 등 수행될 가장 주요한 간호중재에 대한 방향을 제공한다. 기록은 그 경로의 형식으로 존재하고, 일반적으로 간호사는 특별한 간호중재를 하였거나 성과가 충족되었을 때 서명하게 된다. 그러나 대상자가 계획된 경로를 이행하지 않았을 때에는 편차가 발생할 수 있으므로 어떠한 변화라도 상세하게 기록해야 하며, 보통 간호과정 기록을 많이 사용한다.

의사는 표준 처방을 통하여 특별한 대상자의 표준 임상지침을 시작한다. 추가적인 처방은 개별화된 특별한 치료가 필요할 때 이루어진다. 표준 임상지침은 대상자의 차트에 기재되고, 간호지시를 제공한다.

표준 임상지침은 대상자의 지속적인 요구를 관찰하고, 건강관리팀의 모든 구성원이 간결하게 일을 수행할 수 있도 하고, 병원에 머무는 기간을 단축시킨다. 편차가 있는 자료의 검토는 기관이 간호를 향상시키는 방안을 도와주고, 표준 임상지침 자체를 변화되는 방향으로 이끈다.

(8) 서면인계 요약

대상자의 간호가 한 명의 건강관리제공자에서 또 다른 건강관리제공자에게 옮겨질 때 오류의 위험성은 더욱더 증가한다. 인계를 받은 근무자는 대상자를 위하여 안전하게 사정자료를 업데이트해야 한다. 통상적으로 간호사는 근무교대 동안에 일어나는 인계에 대하여 생각하지만 대상자가 다른 병동으로 전실이 될 때는 생각하지 않는다. 예

를 들어, 수술 후 대상자가 회복실에서 투석이나 침습적인 처치가 있는 병동으로 갈 때 인계가 일어나고, 건강관리시설 간 이동할 때도 일어난다(예: 병원에서 요양시설이나 재활병원으로 이송).

정보의 부족으로 인하여 유발되는 잠재적 오류를 최소화하기 위하여 서면 전실 요약 및 구두 보고서를 제공하기도 한다. 일부 시설에서는 이송과 관련된 특정 서식을 만들기도 하고 혹은 경과기록에 기록하기도 한다.

(9) 퇴원 간호 요약

퇴원계획은 간호가 시행되면서 시작되고, 대상자의 잠재적인 요구와 수행해야 할 것을 교육한다. 퇴원 간호 요약은 퇴원 후와 관련된 특별한 정보를 제공하고, 퇴원 시 대상자의 상태를 기술한다. 퇴원 간호 요약 복사본은 대상자나 가정방문간호사, 간호시설에 제공된다.

퇴원 간호 요약은 보통 표준화되어 있고, 대상자를 위한 특별한 지시사항을 쓸 공간이 있다. 그러한 자료로는 투약, 식이요법, 활동, 추후 간호, 특별한 지시사항 같은 것이 있는데, 의사의 통지가 요구되는 상황(예: 상처감염의 징후)이 있다. 때로는 이를 여러 장 복사하여 그중 한 장은 대상자에게 줄 수도 있다. 최근에 컴퓨터로 작성되는 퇴원 간호 요약은 대상자를 위해 개별화될 수 있고, 기관의 컴퓨터에 프로그램을 설치하면서 받을 수 있다. 활력징후나 퇴원 시 대상자의 상태, 퇴원방법, 시간 및 어디에서 대상자가 퇴원하였는지에 대한 것도 기록되어 있다.

대상자가 다른 시설로 옮겨질 때(예: 병원에서 지역사회 요양시설로의 이동), 기록은 대상자 간호의 연속성을 위하여 필요한 자료를 제공해야 한다. 형식은 다양하지만 기초적 자료에는 의사의 처방, 간호지시, 특별한 대상자의 요구, 대상자의 제한사항 및 간호계획을 위한 다른 적절한 정보가 포함된다.

만약 퇴원 간호 요약(예: 대상자의 가정환경 사정, 지원, 형태, 자기돌봄 능력)에 필요한 정보가 없으면, 간호과정에서 적절한 퇴원자료 기록을 작성한다. 다른 교육적 목표와 지식, 또는 퇴원으로 충족될 수 있는 술기의 기준뿐만 아니라 교육적인 사정을 기록한다. 병원에 입원하거나 기록된 자료 혹은 대상자에게 주어진 교육계획을 통하여 대상자의 교육 후 반응을 기록한다. 건강관리 제공자로부터 얻는 기록은 더 나아가 건강교육 요구를 언급해야 한다.

(10) 투약기록

MAR(medication administration record) 또는 eMAR(electronic medication administration record)은 약물투약 시 기록한다(그림 16-6). 간호사는 약 복용이 빠지거나, 약이 중복 투약된 상황에 대한 혼동을 피하기 위해 신속하게 투약관리를 기록해야 한다.

입원 대상자의 투약기록은 일상적인 것과 '필요시'(prn) 처치한 투약을 서로 구별해야 한다. 일반적으로 약사는 대상자를 위험으로부터 안전하게 보호하는 자료, 즉 알레르기, 적당한 복용량, 부적절한 처방, 약물상호작용을 요증할 수 있다. eMAR은 약물투약 시간을 확인하게 하고(예: 08:00, 12:00, 16:00), 간호사가 전산체계에 접근할 때 간호사 서명은 투여된 약물 옆에 자동 표기된다. 다음 약물이 다른 간호사에 의해 투여되었을 때 기록되지 않도록 약물 적용 후 컴퓨터에서 로그아웃하는 것이 필수적이다.

필요시(prn) 투약했을 경우 시간을 기록하고, 약물의 작용과 부작용을 기록한다. 만약 대상자가 거부하거나 어떠한 이유에서든 약물을 복용하지 않았다면, 용량에 동그라미를 하고, 대상자가 약물을 복용하지 않은 이유를 기재한다. eMAR은 구체사항을 기록할 수 있는 공간이 있다.

가정간호 환경에서 간호사는 대상자가 자가 투약하는 것을 모니터해야 하는데, 현재의 복용량을 통해 모든 규정된 바를 재검토하고, 대상자가 사용하고 있는 처방 외 의약품을 확인해야 한다. 이러한 자료는 오류를 명확히 확인하기 위해 수행된 처방이나 의사의 처방전을 통해 비교해야 한다. 기록은 대상자의 투약과 사용 양식이 바뀌면 반드시 개정해야 한다. 만약 대상자가 약물을 사용한다면 가정에서의 사용하는 약물기록을 업데이트해야 한다. 가정방문 동안의 약물과 관련된 활동도 대상자의 기록에 정리되어야 한다.

(11) 비응급 상황에서의 간호기록

각 환경은 각각의 독특한 기록이 필요하다. 이 장에 있는 특별한 형태로 기록된 것들은 급성 간호환경에서 나온 것이다. 간호가 이러한 환경 밖에서 제공됨에 따라서 기록의 구조도 변화하고 있다. 외래 간호환경에서 효과적이고 완벽한 기록에 대한 요구는 기술적 · 교육적 · 사회심리적 차원의 간호가 포함될 수 있는 한두 장의 단순한 형태의 기록을 유도할 것이다. 가정간호 환경에서의 기록은 가정

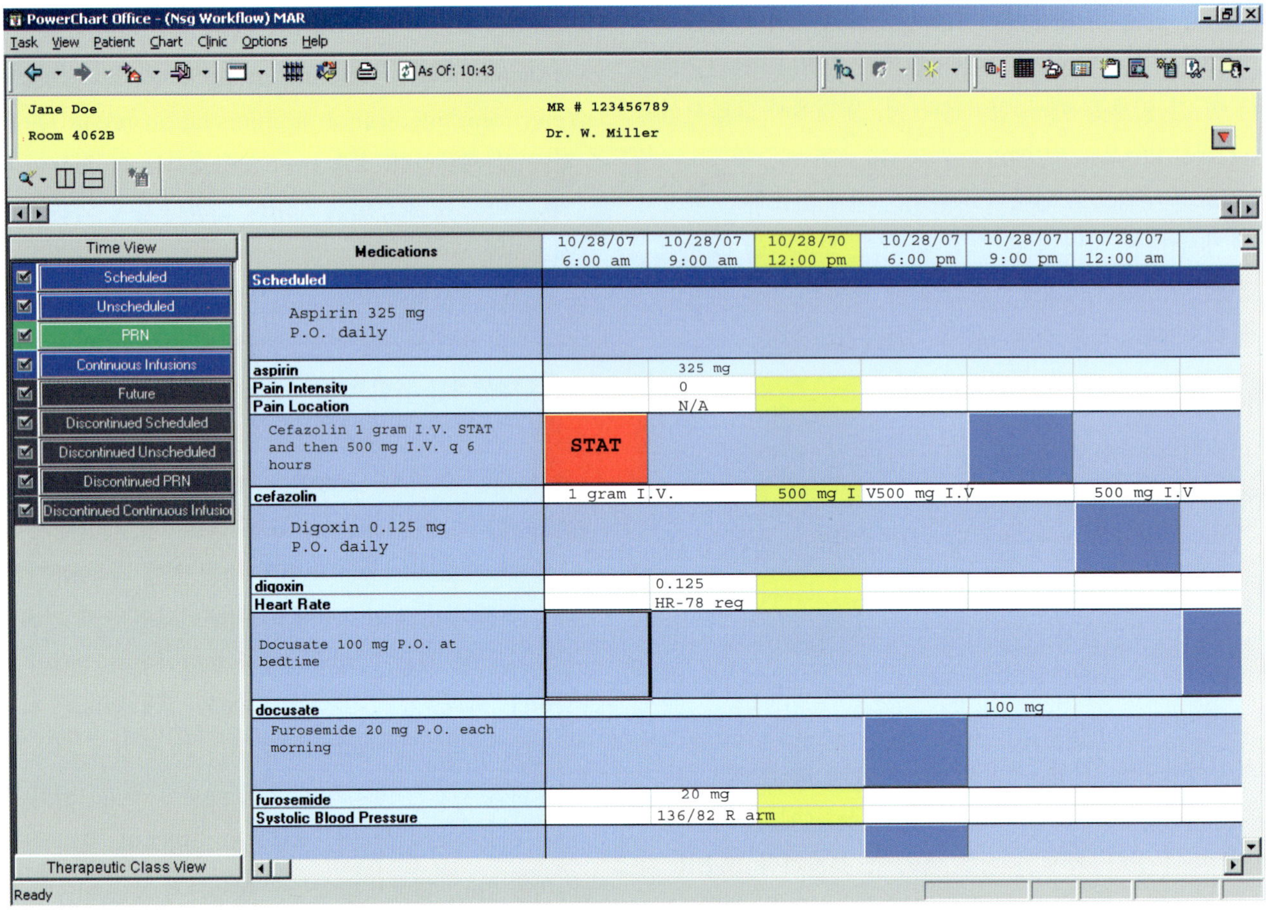

그림 16-6 투약기록의 예

방문 후 즉시 혹은 가정방문 중에 행해진다. 여기에는 방문 이유, 대상자의 건강상태, 중재활동 및 중재나 결과평가가 포함된다. 또한 계획과 추후 가정방문의 추천도 포함된다. 각 영역의 간호사는 간호과정 기록의 주요한 원리를 설명하고 있는 기관의 기록방침을 철저히 따를 필요가 있다.

① 가정간호기록

2000년에 미연방정부는 가정간호기관이 고령자 · 장애자 의료보험(Medicare)의 질을 높이는 간호를 제공하기 위하여 모든 대상자에게 초기 및 진행 사정을 하는 OASIS (outcome and assessment information set) 도구를 사용할 것을 명령하였다. OASIS 도구는 다양한 시점에서 대상자의 상태를 정확하게 측정할 수 있게 하므로 대상자 결과를 측정하기 위한 자료를 제공한다(CMS, 2013). OASIS 자료 항목은 모든 성인 가정간호 대상자의 인구사회학적 자료, 환경적 정보, 지지체계, 건강상태, 기능상태를 포함한다. 추가적으로 OASIS 체계의 복잡성으로 간호사 교육이 반드시 필요하다. 초기사정, 중재의 효과를 위한 재사정, 대상자의 결과가 충족되었는지를 사정으로 시행된다.

② 장기요양시설

RAI(resident assessment instrument)는 장기요양시설에서의 기록에 사용되며, 장기요양시설에서 목표달성을 추적하는 것이다. RAI는 최소의 자료, 유발인자, 사정 프로토콜, 이용 가이드라인을 포함하고 있다. RAI 목표는 치료의 질과 삶의 질을 최적화하기 위해 건강관리팀 모든 구성원의 노력을 조정하기 위한 것이다. RAI는 포괄적인 사정 도구로 숙련된 간호 기관은 고령자 · 장애자 의료보험(Medicare) 검토를 위해 의무적으로 '최소자료(MDS)'를 수집하고 보고해야 한다. 이러한 국가 프로그램은 일반적 문제를 확인하면서 치료에 있어 개선점을 찾는 것이다.

(12) 사고보고

사고(incident)는 정상적이지 않게 일어나는 일이다. 낙상, 투약오류, 기구의 파손 혹은 대상자나 방문자 또는 고용자의 부상 등이 건강관리활동 중에 발생한다. 각 기관은 간호사의 증언을 바탕으로 한 표준화된 대상자 기록 또는 방문자의 사고기록 형식을 가지고 있다. 이러한 형식은 사고 날짜와 시간, 사고의 경과, 대상자의 반응과 전체 간호사정 등 모든 것이 포함되어 있다. 간호사는 사고를 기록할 때, 판단하거나 비난하는 것을 피해야 한다. 일반적으로 의사에게 보고하는 형태의 기록 형식이 요구될 수 있고, 의사처방과 사정이 추가되는 부분이 추가되기도 한다.

기관에서는 간호의 질을 평가하는 방식으로서 이용하기도 한다. 이를 질 보장 메모(quality assurance memos)라고 한다. 이러한 보고는 오류의 유형과 절차를 변화시킬 필요성을 사정하기 위해 이루어진다. 예를 들어, 매월 사고보고를 검토했을 때 각각의 상황에서 세 명의 간호사에 의한 동일한 투약오류가 발견될 수도 있다. 이러한 경우, 투약형태를 조사하는 것 등과 같이 추후 투약오류를 예방하기 위한 기초자료가 된다. 더 나아가 대상자의 위험을 감소시키기 위해서도 이 기록은 필요하다. 법률상의 이유로 대상자의 차트에는 사고보고서를 첨부하지 않는 것이 좋다. 대상자의 차트에는 발생한 사고에 대한 정확한 기록을 할 뿐 어떠한 실수적인 것에 대해 강조해서는 안 된다. 예를 들어, 약물투여가 잘못된 시간에 이루어졌다면 그 시간은 차트에 기록되어야 하지만, 약물치료 오류에 관한 설명은 문서화되지 않아야 한다. 자세한 정보는 4장을 참고한다.

2. 구두 의사소통

구두 의사소통은 간호전달을 위하여 대상자의 결과를 최대화하면서도 안전하고 지지적인 환경을 위한 기본적인 사항이다. 또한 구두 의사소통은 건강관리구성원 간의 의사소통에 이용되는 것으로 간호사와 일차 돌봄제공자 사이에서 현재 대상자의 상태와 최근의 변화에 대한 간결한 요약을 제공한다. 이밖에도 간호사와 다른 부서 사이에서 대상자 간호를 강화하기 위하여 중요한 현재 정보를 제공한다. 구두 의사소통은 얼굴을 마주하고, 전화 또는 음성 메일과 같은 메시지를 통해서 보고가 이루어질 수 있다. 이때에는 조직화되고, 완성되며, 전문화되어야 한다. 많은 세팅에서 컴퓨터 활용이 증가함에 따라 문서화된 전자 메시지나 이메일의 간단한 형태의 이용이 가능하게 되었다. 문자메시지는 간단한 자료와 급한 상황에 대한 회답을 얻기 위해 의사나 다른 전문직의 호출기로 전송될 수 있다. 이러한 경우 간호사는 반드시 메시지를 사용하고 저장하는 기관의 정책에 대해 숙지할 필요가 있다.

구두 의사소통은 조직화되고, 완전하며, 정확하고, 간결하며, 존중하는 화법이어야 한다. 안전하고 효과적인 간호는 모든 돌봄제공자 사이에서 믿을 만하고 표준화된 의사소통에 의존하게 된다. 의사소통이 깨지는 경우, 대상자의 잠재적인 위험성이 증가한다. 특히, 대상자가 다른 병실로 이동하고 간호구두 인계 혹은 보고 동안 중요한 사건이 일어나게 된다.

면대면 의사소통인 보고는 실제 표현되는 단어만큼이나 비언어적 의사소통에 의해 영향을 받는다. 간호사가 눈을 맞추고, 어떤 보고상황이라도 주의가 흐트러지지 않도록 하는 것이 중요하다. 존경의 부족, 무관심, 흥분과 같은 부정적인 비언어적 단서는 보고에 부정적으로 영향을 미칠 수 있다. 의사소통 스타일의 차이는 보고에도 영향을 미친다. 의사는 객관적 사실에 집중하고 간결하게 의사소통하는 반면, 간호사는 의사소통에 있어 매우 묘사적이며 세밀하도록 지시를 받는다(Haig, Sutton, & Whittington, 2006). 건강관리제공자는 간호사가 횡설수설하는 보고를 할 때 참을 수 없게 되고 주의를 기울이지 않을 것이다. 특히, 간호학생이나 신규 간호사에게 있어, 보고 시에 적대적이거나 무례한 반응을 경험하기도 하여, 차후에 의미 있는 정보를 보고하는 데 주저하거나 지연시킬 수 있게 된다.

간호사는 어떤 정보를 구두보고에 포함해야 하는지 결정하고, 빠르게 정보를 보고하는 방법을 결정하기 위해, 보고하는 어떤 방식(예: 면대면, 전화, 텍스트 문자 남기기)이 적절한지를 결정하는데, 비판적 사고와 임상적 판단을 사용하도록 한다. 예를 들어 근무교대 구두보고는 특정 시간에 미리 스케줄되어 있다. 일부 기관에서는 간호사는 대상자의 상황이 변화되거나 사정 결과가 의사에게 즉각적으로 보고해야 할 내용인지 결정한다. 예를 들어, 안정상태에 있는 대상자가 간호사에게 새벽 3시에 지난 2일간 장운동이 없었다고 말하는 경우, 간호사는 이 내용을 보고하기 위해 의사가 아침에 대상자를 보러 올 때까지 기다리고 완화제 처방을 요구한다. 반대로, 대상자의 혈압이 낮고, 수술을 위해 금식 중인 경우, 간호사는 탈수 예방을 위해 IV 주입에 필요한 내용을 의사에게 보고한다. 급성이며 잠재적으로 생명에 위협되는 상황이라면 간호사는 적극적으로 빠르게 이 사실을 보고해야 한다. 이렇게 간호사는 대상자 안전을 위해 적절한 단계를 밟아 정보를 사정하고 임상판단을 사용하게 된다.

1) 구두보고

한 명의 간호제공자가 대상자의 관리에 대한 책임과 책무성을 다른 간호제공자에게 전달할 때 어떤 때라도 인수인계가 발생한다. 항공, 발전소, NASA우주센터와 같은 다른 산업들은 오류를 방지하기 위해 인수인계를 연구하고 표준화했지만, 최근에 와서야 의료 산업에서도 구두보고에 관심을 가지기 시작했다. 인수인계에서 효과적인 의사소통은 대상자의 상태 주변에 있는 정신 모델을 공유하도록 하며, 상황을 인식하는 것은 간호사 주변에 무엇이 일어나고 있는지 아는 것이다(Haig et al., 2006). 돌봄제공자가 포함되고 인수인계가 많으면 많을수록 실수 위험도도 더 커진다(Dracup & Morris, 2008).

의료평가기구(The Joint Commission)는 이러한 위험성을 인지하고 2007년 National Patient Safety Goals의 일부로 필요성을 발표하였으며, 인수인계 의사소통을 위하여 질문하고 답하는 기회를 제공하는 표준화된 접근방법을 개발하였다. Box 16-2는 인수인계를 하는 일반적인 상황과 효과적인 인수인계 전략을 보여준다.

Box 16-2 인수인계를 하는 일반적인 상황과 효과적인 인수인계 전략

인수인계 정의

인수인계는 치료의 연속성을 제공하기 위해 한 명의 제공자가 대상자의 관리에 대한 책임과 책무성을 다른 제공자에게 전달할 때 어떤 때라도 인수인계가 발생한다.

일반적인 상황

- 새로운 간호사와의 근무교대를 할 때
- 간호사가 식사를 위해 자리를 떠났을 때, 대상자의 상태 변화로 인하여 중환자실로 전실될 때
- 대상자가 수술실이나 회복실에 왔을 때
- 대상자가 응급실에서 내·외과계 병동 혹은 중환자실로 입원했을 때
- 대상자가 진단을 위해 진단검사실에 이동할 때
- 병원이나 의료진이 보험적용범위를 변경할 때

효과적인 인수인계 전략

- 신중하고 전문가다운 방식으로 의사소통
- 모든 중요한 정보를 예측 가능하고 명확한 방법으로 보여질 수 있도록 SBAR와 같은 표준화된 형식사용
- 현재 상태와 전반적 사정에 관하여 상호질문을 하면서 직접 대면 구두보고
- 제한된 방해를 보장하기
- 구두보고를 위하여 서면기록을 이용
- 서면과 구두보고 시 다른 근무자와 상호 점검
- 보고받은 사람은 어떤 질문이라도 할 수 있음

주의사항

- 대상자의 의무기록에 기록된 평상시 간호 또는 정상적 사정에 대해 이야기하지 말 것
- 대상자의 사생활을 소문내지 않으며 사적인 교류를 하지 않을 것
- 대상자나 동료 간호사를 비판하지 않기
- 눈을 굴리거나, 한숨을 쉬듯이 짜증과 성급함을 보여줄 수도 있는 비언어적이고 부정적인 표현하지 않을 것

출처: Clancy, C. (2006). Care transitions: A threat and opportunity for patient safety. *American Journal of Medical Quality, 21*(6), 414-417.

(1) 의사소통 모형

상황(situation, S), 배경(background, B), 사정(assessment, A), 추천(recommendation, R)은 임상의들 간의 의사소통 개선을 위해 공유되는 정신 모델이다. 상황, 배경, 사정은 완전하고 정확한 사정자료수집을 기반으로 한다. 권고는 다음의 중재를 간호사가 제안하는 것이다.

- 상황: 현재 이 시점에서 무엇이 일어나고 있는가?
- 배경: 이 상황에 이르기까지 어떤 환경에 처해 있는가?
- 사정: 나는 이 문제를 어떻게 생각하는가?
- 추천: 우리는 이 문제를 해결하기 위하여 무엇을 해야만 하는가?

SBAR 보고를 하기 전에, 대상자를 사정하고 필요한 정보의 대상자 기록을 검토하는 것이 중요하다. 생각을 정리하기 위해 정보를 작성하는 것이 때로 도움이 된다. 이 도구는 간호사가 의사에게 중요한 대상자 정보를 제공하기 위해 처음 사용되었지만, 일부 기관에서 건강관리팀 구성원들 간에 모든 구두 의사소통을 위한 표준과정이 되고 있다. SBAR은 이 장에서 의사와 의사소통하기 위해 SBAR을 사용하는 가정방문간호사가 사례로 나오고, 추가적으로 건강관리팀과 협력하는 의사소통의 사례는 이 책에서 발견할 수 있다.

(2) 근무교대 보고

입원 대상자의 환경에서 근무교대 보고(change-of-shift report)는 한 간호사가 교대하는 간호사에게 대상자의 상

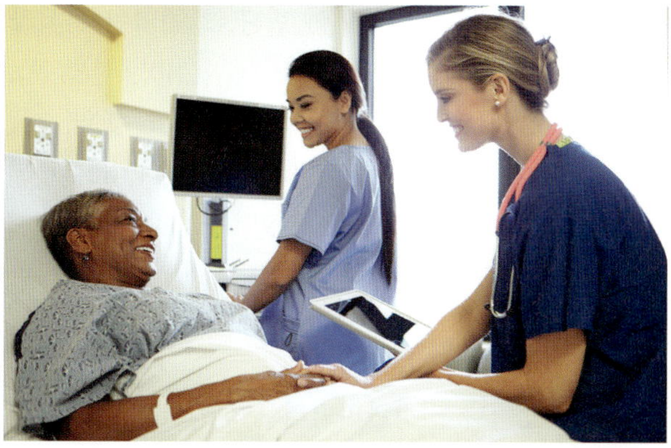

그림 16-7 다른 사람에게 보고하거나 교대할 때 간호사는 대상자가 계속 치료받았다는 것을 책임져야 한다.

황과 간호계획을 알려주는 것이다. 이는 근무교대를 하면서도 간호의 연속성을 보장하는 것으로, 대상자의 상태나 간호계획이 최신으로 업데이트되도록 해 준다(그림 16-7). 역사적으로, 보고는 간호사스테이션에서 모든 간호사가 모든 대상자에 대한 보고를 듣는 형식이었다. 많은 기관이 대상자의 침대 옆에서 보고하는 것을 채택하고 있다. 신경학적 상태나 고위험 약물 주입 속도와 같은 고위험 중재는 침상 옆에서 두 사람이 동시에 확인하여 안전하고 일관성 있는 간호를 전달할 수 있다. 이해할 수 있는 언어를 사용하고 대상자가 참여하도록 격려하여, 대상자 참여를 촉진시켜 회복에 적극적으로 참여시킬 수 있다. 대상자가 누워 있는 침상에서 간호사가 교대를 하면서 정보를 교환하면 대상자의 참여도와 만족도를 증가시키고, 간호사들 사이의 팀워크를 효과적으로 유지시키면서 서로 많은 대화를 할 수 있으며, 간호사들이 책임감 있게 일을 할 수 있도록 도와준다(Wakefield, Ragan, Brandt, & Tregnago, 2012).

근무교대 보고의 다양성은 전문 간호영역에 따라 다르다. 예를 들면, 중환자실에서 보고는 면밀한 각각의 대상자의 전신적 체계에 대한 평가가 포함된다(예: 호흡사정과 인공호흡기 모니터 결과에 의한 호흡상태, 맥박과 혈압측정에 의한 심혈관계 상태 등). 장기요양시설에서의 보고는 중요한 상태변화가 있는 대상자들만 포함한다.

(3) 일차 건강관리제공자에게 보고

일차 건강관리제공자에게 보고하기 위해서는 면대면, 전화, 문자메시지 방법이 있고 일부 환경에서는 팩스도 가능하다. 간호사는 적절한 제공자에게 보고하기 위해 대상자 기록을 확인함으로써 일차 제공자, 수술 집도의, 치료를 담당하는 수련의를 확인하도록 한다. 교육기관에서는 적절한 제공자를 확인하는 것은 더 복잡하며, 치료를 제공하는 데 많은 제공자가 포함되기도 하기 때문이다. 특히 주말이나 밤 동안은 더 복잡하다. 이러한 상황에서 Call 스케줄을 통해 적절한 사람을 찾는게 도움이 되며, 과정과 스케줄이 불분명한 경우 시간이 많이 낭비될 것이다.

① 전화보고

어떤 심각한 문제가 발생했을 경우 간호사는 일차 제공자에게 전화하여 보고를 한다(그림 16-8). 간호사는 제공자의 사무실이나 삐삐(page)로 연락할 수 있으며, 전화로 이야기할 때, 대상자의 기록과 참고가 될 만한 중요한 정보를 가지고 있는 것은 중요하다. 시간, 누구에게 연락했는지, 무슨 내용을 주었는지, 간호사가 받은 내용은 무엇인지 등 의사에게 연락하여 얻은 내용을 모두 기록으로 남겨야 한다. 대부분의 기관이 전화 지시를 제한하고 있다. CPOE가 있는 시설에서는 쉬는 날일 경우에도 컴퓨터 접근을 통해 제공자가 처방을 입력할 수 있다. 전화로 처방을 받은 간호사는 처방을 작성하고 나서 제공자에서 다시 올바른 내용인지 확인하는 것이 중요하다.

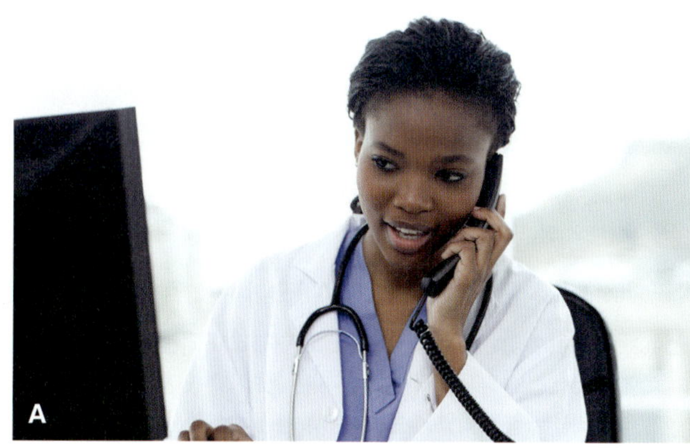

2016/9/1 22:00- NS 1,000mL를 지금 즉시 30분간 주입, 매 15분마다 활력 징후 측정, 전화처방
Dr. 김의완/RN 이진숙

B

그림 16-8 A: 간호사는 전화로 의사와 의사소통해야 하는 경우가 있다. B: 의사가 간호사에게 전화처방을 한 서류의 예시

SAFETY ALERT

학생들은 휴대폰으로 지시된 명령을 따라선 안 된다-오직 면허가 있는 간호사만이 가능하다.

면대면 구두처방은 응급상황에서만 가능하고 모든 다른 상황에서 처방은 제공자가 전자의무기록에 입력하도록 해야 한다.

간호사는 전화를 통해 다른 부서와 의사소통을 하여 정보를 제공하거나 얻을 수 있다. 대상자가 다른 부서로 옮길 때, 간호사는 전화로 인수인계 보고를 주게 된다. 매우 의미 있는 자료는 모든 건강관리 전문가에게 전화를 통해 실수 없이 정확하게 알려야 한다.

다른 부서로 정보를 제공해야 할 경우, 매우 정중해야 하며, 자신과 대상자를 확인하면서 대상자의 등록번호, 진단명, 담당 의사를 알리면서 대상자를 정확하게 확인하도록 한다. 간호사가 보고를 받을 경우, 정보를 다시 확인하며 보고를 입증하기 위해 분명하게 말해야 한다.

간호사는 다른 부서에 보고를 제공하기도 한다. 입원병동에서 간호사는 정자로 기입된 대상자의 이름, 주민등록번호, 기관등록번호를 확인해야 한다. 특히 대상자가 시술을 받거나 임상병리 분석의 검체물이 있을 때 중요한 과정이다.

호스피스와 같은 서비스기관에 대상자가 입원하면 많은 사람들에게 정보를 주어야 한다. 표준화된 문서가 사용되기도 한다. 예를 들어 간호사는 섭취량, 사별 프로그램, 접견자, 의무기록, 계산서, 근무시간 외 직원, 자원봉사 조정자, 간호 감독자를 알릴 책임이 있다. 표준화된 문서는 대상자 이름, 입원일, 지불인, 일차 치료 의사, 간호의 위치를 주목해서 확인한다.

(4) 의뢰

의사는 전문가나 건강관리팀의 구성원이 전문적 조언을 할 때 또는 특별한 간호를 위한 대상자일 때 의뢰(consult)를 지시한다. 예를 들어, 의사는 정확한 항생제 반응이 없는 심각한 감염대상자를 감염질환 의사에게 의뢰할 것을 지시한다. 간호사는 대상자가 심각한 문제나 만성적인 문제에 잘 대처하지 못할 때 정신과 의사에게 의뢰를 요청할 수 있다.

때때로 대상자의 사정자료에 기초해서 간호사가 먼저 의뢰를 할 수 있다. 예를 들면, 입원 시 사정에서 유의한 체중감소와 식욕부진이 드러났다면 간호사는 영양상담을 의뢰해야 한다. 수가 책정이 필요할 경우, 의사처방을 요구할 수도 있다.

(5) 간호회진

회진은 교대근무보고나 간호계획을 위해 사용되는 또 다른 보고형태로, 두 명 또는 그 이상의 간호사가 대상자 그

건강관리팀과의 협력
의사에게 연락하는 지역사회 간호사

이 간호사는 가정방문간호사로 수술 후에 있는 김 씨를 방문하도록 배정받았다. 주치의에게 연락하기로 결정하여 SBAR를 사용하여 김 씨의 상태를 보고하고 수술 후 합병증에 관해 이야기한다.

Situation(상황): "저는 가정방문간호사 이진숙입니다. 김 씨와 관련해서 전화했는데, 왼쪽 다리 수술 부위가 지금 잠재적인 감염 증상을 보이고 있어요."

Background(배경): 김 씨는 당뇨가 있고 현재 CABG(관상동맥우회술) 수술 후 8일이 되었고 발적 부위는 절개 부위 끝에서 7cm 정도 퍼져 있으며, 다른 쪽에서 3cm 정도 퍼져 있다. 절개 부위는 봉합되어 있지만, 피부가 부풀어 올라 있고 장액성 배액이 나오고 있다. 김 씨가 처음 알게 된 것은 목욕 시 어제 발적이 있음을 알게 되었고 절개 부위에 통증이 심해진다고 한다. 혈당은 지난 12시간 동안 180~240mg/dL이고, 감염의 다른 증상은 보이지 않으며, 오늘 체온은 38°C이다. 발열을 감추는 다른 약물은 복용하지 않고 있다.

Assessment(사정): 고혈당과 수술 부위 감염이 예상된다.

Recommendation(권고): 수술 부위에 배양검사를 위한 처방이 필요하고, 항생제 처방을 위한 사정과 인슐린 추가가 필요하다.

비판적 사고

- 가정방문간호사는 의사의 귀와 눈이 되기도 한다. 간호사는 의사에게 SBAR를 사용하여 전화 보고가 어떤 영향을 미칠 수 있는가?
- 간호사가 가정방문에서 의사 처방에 어떻게 반응할 수 있는지 고려해 본다.
- 간호사가 전화로 의사에게 보고한 내용을 어떻게 기록할 수 있는지 그리고 그렇게 하는 것의 중요성에 대해 논의해 본다.

룹을 방문한다. 의사회진 시 대상자에게 배정받은 간호사가 함께하면 더 효과적이며, 일부 기관에서는 복잡한 대상자의 경우 다른 핵심관계자(예: 사례 관리자, 임상간호 지도자)가 포함되기도 한다. 간호사는 간호와 관련된 이슈를 의사소통할 책임이 있으며, 의사회진 시 간호사에게 주요한 의학적 문제와 관리 계획에 대해 정보를 제공하게 된다. 간호사는 의사가 떠난 후 대상자에게 정보를 알려주고 질문에 대답하게 된다.

의도성이 있는 매시간 시행하는 회진은 대상자 안전을 증진시키고 대상자 만족도를 높이기 위해 많은 급성기 기관에서 시행되는 전략이다. 간호사는 호출등을 사용하여 대상자의 호출을 기다리지 않고 대상자가 깨어 있는 동안 매시간 각 대상자를 확인한다. 그리고 배정받은 간호사는 대상자 각각의 현재 상태와 간호계획을 요약한다. 호출등을 확인하고, 알람의 작동 여부, 침대가 적당한 위치에 놓여 있는지를 대상자의 방을 나서기 전에 확인하도록 한다(Kenney, 2011).

(6) 치료계획 집담회와 팀회진

치료계획 집담회(care plan conference)는 간호사가 참여하는 대상자 치료에 대한 토론이다. 이 집담회는 간호사가 간호의 질과 연속성을 강화하기 위한 목적으로 처음 시작하였다. 다학제 간 집담회는 협력을 통해 대상자의 치료계획이 좀 더 효율적인 방법으로 발전하고, 중재될 수 있게 한다. 간호사는 다른 부서의 건강간호팀 구성원과 함께 집담회를 할 수 있는데(물리치료, 사회사업실, 영양사), 이러한 집담회로 더 많은 혜택을 받는 대상자는 다양하고 복잡한 문제를 가지고 있다. 일부 세팅에서는 대상자 경과 과정과 제공된 서비스를 재검토하기 위해 정기적인 집담회가 열린다. 예를 들어 소아 종양학과의 경우, 이런 집담회는 입원과 외래팀 구성원이 함께 모여, 제공되는 서비스를 각자 나누게 된다. 재활병동에서는 제3자 지불에 의한 지속적인 상황은 목표에 대한 적절한 경과진행에 달려 있기 때문에 대상자 목표와 성과 달성이 검토된다.

주요개념

- 대상자 기록의 목적은 의사소통, 간호사정, 치료계획, 교육, 연구, 회계감사 및 법적 자료이다.
- 기록의 원리는 기밀유지, 정확, 완성, 간결, 객관적 · 조직적 · 적시성 및 명료함이 포함된다.
- 컴퓨터 사용으로 기록이 증가 추세이다. 대상자의 기록이나 치료에 대한 간호계획과 같은 실제 그대로의 부분 등은 컴퓨터화할 수 있다. 일반적인 CPR은 개인에 대하여 모든 건강기록을 한꺼번에 출력할 수 있도록 되어 있다.
- 간호요약에는 인구사회학 정보, 일반적 치료 정보, 각 대상자의 특별치료가 들어 있으며, 처치할 때와 인수인계 시 사용된다.
- SOAP 전체 구성은 정보를 주관(S), 객관(O), 간호사정(A), 간호계획(P) 분류로 체계화한다. 시간의 흐름에 따른 내러티브 간호경과 기록은 대상자의 특별한 어려움의 과정을 조사할 때도 따라가기 힘들다.
- PIE 전체 구성은 간호계획을 간호경과 기록에 포함시킨다. 정보는 문제점(P), 중재(I), 평가(E)에 따라 조직화된다.
- FOCUS 간호기록은 단순한 문제가 아닌 어떤 중요한 주제를 기록한다. 정보는 자료(D), 수행(A), 반응(R)으로 구성된다.
- 활력징후, 섭취와 배설, 일반적 간호사정 및 처치를 위한 상례기록지는 빠르고 간결하게 기록한다.
- CBE 특이사항 기록은 간호사가 정상적인 간호사정과 투여된 치료를 감시하고, 정상에서 벗어날 때도 기록지에 쓴다.
- 표준 임상지침은 규정에 기반하여 대상자를 모니터하고 기록하는 팀의 모든 사람들이 대상자를 정상 상태가 되어 퇴원하게 하는 과정에 대한 내용을 포함한다.
- 간호사의 퇴원 요약기록은 퇴원 당시 대상자의 상태를 나타내고 식이와 활동, 가정간호 및 추후 진료를 위한 지침을 준다.
- SBAR(상황: S, 배경: B, 사정: A, 추천: R) 같은 표준 과정과 모형은 보고 시에 기본적 정보가 간결한 방법으로 구성되도록 도와준다.
- 간호사 간 인수인계는 이해하기 쉽고, 핵심적 변화 혹은 중요한 문제를 다루어야 한다.
- 전화보고에 있어서는 메시지를 보내는 사람은 간결하게 해야 하고, 받는 사람은 오류가 없게 메시지를 다시 반복해 읽어야 한다.
- 간호사는 기록의 비밀을 유지해야 하고, 보고 과정에서 대상자의 개인적 권리를 존중해야 한다.

REFERENCES

Arditi, C., Rege-Walther, M., Wyatt, J., Durieux, P., & Burnand, B. (2012). Computer generated reminders delivered on paper to healthcare professionals: effects on professional practice and healthcare outcomes. *Cochrane Database of Systematic Reviews,* (12), CD001175. doi:10.1002/14651858. CD001175.pub3

Centers for Medicare and Medicaid Services. (2013). Outcome and assessment information set (OASIS). Retrieved from http://www.cms.gov/Medicare/Quality-Initiatives-Patient-Assessment-Instruments/OASIS/index.html?redirect=oasis/

Department of Defense Patient Safety Program. (2009). *What is TeamSTEPPS.* Uniformed Services University of the Health Sciences. Retrieved from http://dodpatientsafety.usuhs.mil/index.php?name=News&file=article&sid=31

Dracup, K., & Morris, P. (2008). Passing the torch: The challenge of handoffs. *American Journal of Critical Care, 17*(2), 95–97.

Guimond, M. E., Sole, M. L., & Salas, E. (2009). *TeamSTEPPS. American Journal of Nursing, 109*(11), 66–68.

Haig, K., Sutton, S., & Whittington, J. (2006). SBAR: A shared mental model for improving communication between clinicians. *Joint Commission Journal on Quality and Patient Safety, 32*(3), 167–175.

Jones, B. (2013). Developing a vital signs alert system. *American Journal of Nursing, 113*(8), 36–44.

Health Insurance Portability and Accountability Act of 1996, Public Law, 104–191. Retrieved June 14, 2011, from www.hhs.gov/ocr/hipaa

Joint Commission. (2014). Sentinel event data: Root causes by event type 2004–2014. Retrieved from www.jointcommission.org/assets/1/18/Root_causes_by_Event_Type_2004-2Q2014

Kahn, J., Aulak, V., & Bosworth, A. (2009). What it takes: Characteristics of the ideal personal health record. *Health Affairs, 28*(2), 369–376.

Kenney, C. (2011). *Transforming health care: Virginia Mason Medical Center's pursuit of the perfect patient experience.* New York, NY: Productive Press.

Rosenthal, M. B. (2007). Nonpayment for performance? Medicare's new reimbursement rule. *New England Journal of Medicine, 35*(7), 1673–1675.

Semel, M. E., Resch, S., Haynes, A. B., Funk, L. M., Bader, A., Berry, W. R., et al. (2010). Adopting a surgical safety checklist could save money and improve the quality of care in U.S. hospitals. *Health Affairs* (Project Hope), 29(9), 1693–1699.

Spader, C. (2009). Cool tools. Cutting-edge gadgets sharpen nurses' efficiency. *Nursing Spectrum, 18*(11), 20–21.

Wakefield, D., Ragan, R., Brandt, J., & Tregnago, M. (2012). Making the shift to bedside shift reports. *Joint Commission Journal on Safety and Quality, 38*(6), 243–253.

Whittington, J., White, R., Haig, K., & Slock, M. (2007). Using an automated risk assessment report to identify patients at risk for clinical deterioration. *Joint Commission Journal on Quality and Patient Safety, 33*(9), 569.

Wilson, M., Murphy, L., & Newhouse, R. (2012). Patients' access their health information: A meaningful use mandate. *The Journal of Nursing Administration, 42*(11), 493–496.

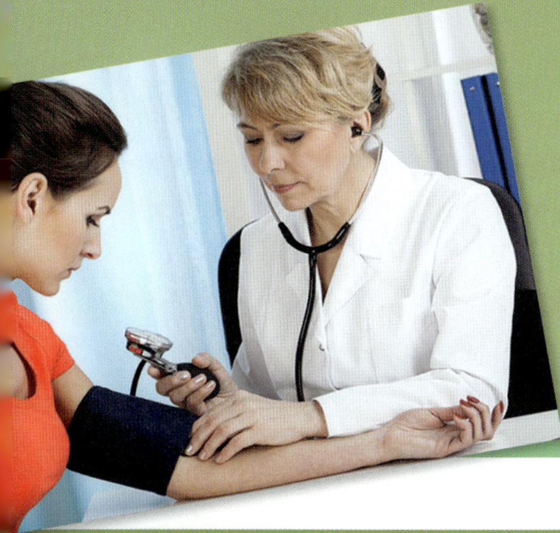

UNIT 3 임상 간호요법
Clinical Nursing Therapies

CHAPTER 17

건강사정
Health Assessment

Sharon Jensen

비판적 사고를 위한 사례

김 씨 부인은 38세 기혼 여성으로, 초등학교 6학년과 중학교 2학년에 재학 중인 두 아이의 엄마이다. 김 씨 부인은 법무사로 정규직 근무 중이며 8세 때 편도선 절제술을 받았고, 14세 때 요로감염을 앓았던 과거력이 있다. 김 씨 부인은 지난 2년 동안 이 진료소를 이용 중이며, 첫 내원 당시 종합검진을 받았다. 김 씨 부인의 남편은 아내가 최근 2주 동안 피곤해했고, 숨이 가쁘게 호흡을 한다고 이야기한다. 진료소 간호사가 내원한 이유를 묻자, 김 씨 부인은 "심호흡을 하거나 기침을 할 때 오른쪽 가슴이 찌르는 듯하게 아파요." 라고 대답한다. 그녀의 키는 170.2cm, 몸무게는 72.7kg, 의식과 지남력은 명료하다. 활력징후는 체온 39℃, 맥박 120회/min, 호흡 32회/min로 규칙적이고, 혈압은 152/80mmHg이다. 진한 노란색의 가래가 있고, 흉막 마찰음이 들린다.

이 장을 학습한 후, 위의 사례를 읽고 다음의 내용에 대하여 비판적 사고를 적용하여 복습한다.

1. 위의 상황에서 제시된 일차, 이차 자료를 목록화하고, 목록화된 자료를 주관적 자료와 객관적 자료로 구분한다.
2. 대상자 정보 수집을 위한 순서를 정한 후 기능적 건강사정, Head-to-toe, 신체 계통별 사정을 통해 자료를 수집하고 그 자료들을 의미 있는 자료로 범주화한다.
3. 이 상황에서 우선순위가 높은 자료와 관련성이 없는 자료를 선택한다.
4. 우선순위가 높은 자료들을 확인하고 더 수집해야 할 자료를 목록화한 후, 이런 자료를 수집하기 위한 절차를 요약한다.
5. 이 상황에 맞는 간호진단을 결정하고, 결정할 수 없다면 그 이유를 설명한다.

학습목표

1. 간호사정을 계획한다.
2. 효과적인 자료 수집을 위한 대상자와 환경 준비에 대해 설명한다.
3. 주관적 자료와 객관적 자료를 구별한다.
4. 대상자 면담 동안 주관적 자료를 얻는 방법을 토론한다.
5. 신체사정 시 사용되는 시진, 청진, 촉진, 타진 기술을 기술한다.
6. 신체검진 동안 객관적 자료를 얻는 방법을 기술한다.
7. 생애주기를 고려하여 간호사정을 개별화한다.

주요용어

객관적 자료 objective data
건강력 health history
검안경 ophthalmoscope
검이경 otoscope
고상지두 clubbing
공명 resonance
글래스고 혼수척도 Glasgow Coma Scale
기관지호흡음 bronchial breath sounds
마찰음 crepitus
모세혈관 충혈 시간 capillary refill time
복수 ascites
부속근 accessory muscles
부종 edema
수용성 실어증 receptive aphasia
순응 accommodation
순환, 운동, 감각 circulation, motion, sensation(CMS)
시진 inspection
안구진탕증 nystagmus
2차 자료 secondary data
일반적 조사 general survey
1차 자료 primary data
잡음 murmur
잡음(혈관성) bruits
전후직경 anterior-posterior diameter
주관적 자료 subjective data
주마음(갤럽음) gallop sounds
창백 pallor
척추전만증 lordosis
척추측만증 scoliosis
척추후만증 kyphosis
청력계 audiometer
청색증 cyanosis
청진 auscultation
청진기 stethoscope
초점건강사정 focused health assessment
촉각진탕음 tactile fremitus
촉진 palpation
최대심박동지점 point of maximal impulse
타진 percussion
퇴축 retraction
폐포음 vesicular breath sounds
표현성 실어증 expressive aphasia
피부탄력 skin turgor
홍반 erythema
흉곽확장 respiratory excursion
황달 jaundice
횡격막 운동 diaphragmatic excursion

1. 개요

포괄적 건강사정(comprehensive health assessment)은 신체, 정신, 사회, 영적인 측면을 모두 포함한다. 신체적 건강은 숨쉬기, 먹기, 걷기 등과 같은 기본적인 기능 등을 말하며, 정신적 건강은 지능, 자아개념, 감정, 행동 등이 포함된다. 사회적 건강은 가족, 친구, 동료와의 관계와 상호작용을, 영적 건강은 더 높은 존재에 대한 믿음, 삶의 의미에 대한 개인적 신념, 도덕적 결정과 행동에 대한 태도 등이 포함된다. 포괄적 건강사정을 수행하는 동안 간호사는 이 모든 영역을 고려해야 한다.

포괄적 건강사정은 건강관리체계에서 대상자와 처음 만날 때 수행되며, 대상자에 따라 다르지만 대략 45분 정도가 소요되거나 더 길 수도 있다.

포괄적 사정이 가장 완벽하지만 때로 간호사는 가장 중요한 면담 질문, 사정 기술만을 선택하여 사용해야 할 수도 있고, 대상자의 문제에 맞춰 초점 건강사정(focused health assessment)만 수행해야 할 수도 있다. 초점 사정의 구성요소는 일반적인 조사(general survey), 활력징후 측정, 문제와 관련된 특정 영역에 대한 사정을 포함한다. 간호사는 비판적 사고를 통해 각각의 대상자에게 사용할 사정 방법을 선택해야 한다(Alfaro-LeFevre, 2014).

사정은 대상자와의 면담을 통해 주관적 자료를 수집하는 것과 신체사정을 통해 객관적 자료를 수집하는 것을 포함한다. 주관적 자료(subjective data)는 증상, 느낌, 인식, 선호도, 가치, 정보 등으로 대상자가 느끼고 말하는 것이다. 객관적 자료(objective data)는 직접 측정하고 관찰할 수 있는 것으로 활력징후, 외형 등이다(Jensen, 2015).

2. 건강사정의 목적

건강사정의 목적은 대상자의 정상 기능에 기능장애나 기능 변화를 일으킬 수 있는 위험요인에 대한 자료를 확인하는 것이다. 대상자의 건강상태와 관련된 문제에 대한 명확한 설명은 건강사정의 바람직한 결과이다. 이런 정보를 통해 간호사와 대상자는 함께 건강을 계속 유지하도록 격려할 수 있고, 잠재적인 건강문제를 미리 예방할 수 있으며, 현존하는 건강문제를 완화하거나 조절할 수 있다.

건강사정으로 획득된 정보는 유형과 유사성, 차이점을 이끌어내 의미 있는 범주로 조직화된다. 정보의 조각은 하나하나 개별로 분리되어 사용되지 않고, 대상자의 전인적 관점에 대한 정보를 제공하기 위해 함께 조합되어 사용된다. 명확하지 않은 자료를 확인하고, 놓친 정보를 다시 수집하며, 유형 사이의 관계를 분석한다.

정확한 사정은 간호진단과 같은 결론 혹은 문제 진술을 명확하게 하는 데 도움이 되는 기본 자료를 제공한다. 간호진단을 위한 정의된 특징, 대상자 사정자료를 비교함으로써 간호사는 간호진단을 지지하는 자료가 획득되었는지, 추가 자료가 더 수집되어야 하는지, 또 다른 진단이 더 적절한지를 결정할 수 있다. 따라서 정확한 사정은 대상자 간호의 필수 기반이 된다.

3. 건강사정을 위한 체계

사정자료를 조직화하기 위한 주요한 3가지 체계는 기능적 건강 체계, Head-to-toe 체계, 신체 계통별 체계이다. 각각의 체계는 간호사가 수집한 정보를 조직화하고, 부주의로 빠뜨린 사정 자료가 없는지 확인할 수 있도록 해 준다. 각각의 사정 체계는 대상자의 일반적인 외관을 관찰하고, 활력징후를 측정하면서 시작된다. 일관되고 포괄적인 사정 방법이 특수한 사정보다 더 중요하다. 표 17-1은 기능적 건강 체계, Head-to-toe 체계, 신체 계통별 체계를 사용한 자료 수집을 비교한 것이다.

1) 기능적 건강 체계

기능적 건강사정(functional health assessment)은 일상생활 기능을 수행하기 위한 개인의 능력과 관련된 심리, 신체, 환경의 영향에 대한 평가이다. 기능적 건강 체계는 자료 수집을 Gordon의 11가지 기능 건강 양상 측면으로 조직화한다. Gordon의 11가지 기능 건강 양상은 건강지각-건강관리, 활동-운동, 영양-대사, 배설, 수면-휴식, 인지-지각, 자아인식-자아개념, 역할-상호관계, 대응-스트레스 내성, 성-생식기능, 가치-신념이다(Gordon, 2010). 종종 간호사는 기능적 건강 체계를 사용하여 주관적 정보를 수집하고, 신체사정은 Head-to-toe 방법으로 사정한다.

2) Head-to-toe 체계

Head-to-toe는 조직화된 방식으로 자료를 수집하기 위한 체계로, 머리에서부터 시작하여 발끝 아래로 향하면서 전신을 체계적으로 사정하는 것이다. 이 구성은 효율성을 향상시

표 17-1 기능적 건강 체계, Head-to-toe 체계, 신체 계통별 체계의 비교

기능적 건강 양상	Head-to-toe	신체 계통
활동-운동	상지, 하지 말단(맥박, 순환); 명치 부위와 흉곽전방, 흉곽후방	호흡기계, 심혈관계, 근골격계
영양-대사	머리카락, 두피, 머리, 구강, 갑상선, 손톱, 복부	위장계, 피부계, 내분비계
배설	복부, 골반, 항문, 직장	생식기계, 위장계
인지-지각	눈, 귀, 뇌신경	감각계, 신경계
자아인식-자아개념	역할, 대처, 가치	정신사회적
역할-관계	정신건강	정신사회적
대응-스트레스 내성	정신건강	정신사회적
성-생식	유방, 고환, 골반, 성기	내분비계, 생식계
가치와 신념	정신 건강	정신사회적

키고, 실제적인 신체사정을 신속히 진행하기 위해 사용된다. Box 17-1은 Head-to-toe 사정에 관한 내용을 제시하고 있다. 면담은 일반적으로 신체검진 전에 수행되며, 자료 수집의 방향을 안내한다. 자료 수집의 전형적인 내용은 피부, 머리, 호흡기, 심장, 복부, 근골격계, 신경계 등이다.

3) 신체 계통별 체계

신체 계통별 체계는 의사와 전문간호사가 주로 사용하는 방법으로, 특정 체계에 해당하는 병리학적인 것에 초점이 맞춰져 있다(예: 심혈관계, 비뇨생식기계). 신체 계통별 접근은

Box 17-1 Head-to-toe 체계를 이용한 신체사정 자료 수집

일반적 자료
일반적 건강상태
활력징후와 몸무게

인지
인지 기능 평가
의식 수준
지남력
감정
언어와 기억

피부, 머리, 손톱
두피와 머리카락 검사
피부 탄력 측정
피부 병변 관찰
상처 사정
손톱 검사

머리, 목
뇌신경
림프절 시진
경정맥 시진

감각
감각기능
안구 시진과 검사
시력 검사
귀 시진과 검사
청력 검사

구강
구강과 치아 시진

호흡기계
폐 시진과 청진

심장
심장 청진

유방
유방 시진과 촉진

복부
사분면 시진, 청진, 촉진
간, 위장, 방광 촉진과 타진
배변 배설
배뇨 배설

생식기
여성 대상자 시진
남성 대상자 시진

말초 혈관
동맥 맥박 촉진
모세혈관 재충혈 관찰
부종 평가

근골격계
자세 관찰
걸음걸이와 균형 사정
기동성 평가
일상생활활동 수행능력 정도
관절 운동 사정
힘 측정

신경학적
감각 기능 사정
순환, 운동, 감각 사정
심부건 반사
피부와 손톱 시진

부분적인 신체구조의 기능을 결정하기 위해 급성이나 중환자의 초점 사정 시에 사용될 것이다. 예를 들면, 정형외과적 수술 후 근골격계 기능 사정이 수술과 관련된 기동성과 활동력에 중요할 수 있기 때문에 초점 사정으로 신체사정을 할 수 있다. 또한 무의식 대상자는 불편한 점에 대해 대화를 할 수가 없기 때문에 신체사정 자료를 수집하는 것이 더욱 중요하다.

4. 건강사정의 수행

면담을 시작하며 대상자에게 소개를 한다. 이름, 나이와 같은 인구통계학적 정보를 수집하고, 문화적 고려사항은 처음부터 포함하여 해석할 때 확인하도록 한다. 대상자와 환경은 편안한 분위기에서 준비하도록 한다.

1) 인구통계학적 정보

보통 대상자에게 자신을 소개하기 전에 2차 자료 출처를 활용하여 대상자에 대한 일부의 일반적 정보를 획득할 수 있다. 2차 자료 출처(secondary data sources)는 대상자가 아닌 기록지나 다른 건강관리제공자에게서 자료를 얻는다. 이런 자료는 개별적인 면담을 할 때 도움을 줄 수 있다.

(1) 과거력

만약 과거력이 있다면 대상자의 이름, 나이, 언어, 과거력, 현재 복용 약이나 치료에 대해 주목한다. 이를 통해 대상자와 효과적인 의사소통을 할 수 있고, 다른 사람에게 같은 질문을 반복하지 않게 해 준다. 만약 다른 건강관리제공자가 도움을 준다면, 이들은 대상자 증상과 과거력에 대한 정보를 제공해 줄 수 있다. 공유된 일부 자료는 대상자의 상황에 맞게 사용해야 한다.

1차 자료(primary data)는 대상자로부터 직접 수집한 자료이며, 사정 초기 단계에 간호사는 대상자 상태의 전반적인 자료를 얻기 위해 활력징후, 키, 몸무게를 측정하고 면담을 통해 1차 자료를 수집한다.

2) 문화적 고려사항

대상자의 건강 신념과 행위를 사정하고 간호계획에 포함시키는 것은 문화에 기반한 간호의 핵심이다. 각 문화는 건강과 질병에 관련하여 치료에 영향을 미치는 고유한 전통 가치와 신념을 가지고 있기 때문에 대상자의 건강관리 행위를 문화에 기반하여 이해하는 것은 간호에 필수적이다. 예를 들어, 처방된 치료에 식이 습관과 선호도가 고려되지 않았을 때, 몇몇 개인에게는 건강관리 서비스가 가격에 맞지 않거나 문화적으로 관련이 없을 수 있다. 소수인종에 대한 의료분배가 공평하지 않기 때문에 전통적 치유 방식이 비효과적으로 나타난 경우에는 자신의 문화를 대표하지 않는 제공자에 의한 관습적 간호를 마지못해서 찾게 될 것이다(Jensen, 2015).

종종 대상자의 언어, 관습, 신념, 가치는 사람마다 달라서 간호사는 사정 시 이를 고려해야 한다. 간호사의 의식 혹은 무의식적인 선입견은 대상자가 제공하는 정보를 해석하는 데 영향을 줄 수 있다. 예를 들어, 간호사의 문화에서는 사람들이 자유롭게 통증과 불편함을 표현한다면, 대상자가 통증에 대해 표현하는 것을 꺼리거나 표현하지 않는 것을 아프지 않은 것으로 받아들이는 등 자료를 놓칠 수 있다. 문화에 따라 대화법도 달라야 한다. 예를 들어, 일부 문화에서는 다른 사람의 얼굴 가까이에서 이야기하는 것을 편안해하지만, 다른 문화에서는 떨어진 공간에서 이야기하는 것을 편안해한다. 몇몇 문화에서는 개인적인 증상(예: 소변이나 대변)에 대해 이야기하는 것을 편안해한다. 일부 사람은 직접적인 질문을 불편해하고, 부드러운 사람을 더 잘 받아들이며, 면담 형태에 많은 영향을 받는다. 몇몇 문화에서는 남편이 가족 대변인이고, 아내와 아들의 신체사정 동안 함께 있어야 한다. 이러한 각각 다른 문화에 대한 지식과 인식은 의사소통 시 부주의로 인해 정보를 놓치지 않도록 해 준다.

(1) 통역사 사용

외국어를 사용하는 대상자를 사정할 때 통역사가 필요할 수 있다. 통역사를 통해 사정을 한다면, 사정에 시간이 더 걸리게 된다. 가족이 도움을 줄 수 있지만, 통역사가 더 객관적인 정보를 제공해 줄 수 있다. 예를 들면, 삶을 위협하는 질병과 같은 경우에, 가족에게 감정적으로 어려운 정보는 통역 과정에서 상처가 되거나 방해될 수 있다. 영어에 능통한 통역사에게조차도 특별한 의학적 용어에 대한 설명이 필요할 수 있고, 신체 기능에 대한 설명에 대하여 다른 용어의 사용이 필요할 수 있다.

통역사를 통할 때에도, 마치 간호사가 대상자에게 직접적으로 말하는 것처럼 대상자를 보며 이야기한다. 예를 들어, "환자분이 어디가 아픈지 물어봐주세요."가 아니고 "어디가 아프신가요?"라고 묻는 것이다. 대상자가 반응할 때 대상자를 바라보고, 듣는다. 신체 언어(body language)로 표현하는 것을 관찰하고, 음성의 톤을 주의 깊게 듣는다. 이런 대화법은 대상자가 말하는 것과 감정적인 메시지를 이해하기 위해 중요하다.

3) 대상자와 환경의 준비

대상자와 환경에 대한 철저한 준비는 대상자와 간호사 모두에게 도움이 되므로, 그 과정에 대한 이해와 예견되는 지식이 있으면 대상자의 신체적 · 정서적 편안함을 줄 수 있다. 체계적이고, 온화하며, 유능한 간호사는 대상자를 안심시킨다.

건강검진을 시행하는 동안 대부분의 대상자는 불안을 경험한다. 통증, 두려움, 당혹스러움이 대상자를 힘들게 하는 요인이 될 수 있으므로, 사정 전에 대상자와 환경에 대해 신중하게 준비하는 것은 사정에 대한 불안을 감소시킬 수 있다.

(1) 환경

환경은 간호사와 대상자 모두에게 편안해야 하며 따뜻하고, 조용하며, 안락한 방이 이상적이다. 미리 필요한 모든 기구를 준비해 놓고, 기구가 잘 기능하는지 점검한다. 기구를 찾기 위해 대상자를 혼자 남겨두게 되면, 대상자는 심란하게 되고 시간을 소비하게 되는 것이다.

사생활과 비밀유지는 개인적인 정보를 공유하고 신체사정할 때 중요하며, 대상자는 다른 사람들이 면담 내용이나 신체검진 내용을 보거나 들을 수 없다는 것을 확신할 수 있어야 한다. 다른 대상자와 함께 한 방에 있다면 사생활 보호가 어려워질 수 있다. 대상자의 뜻에 의해 가족과 방문객은 계속 머무르거나, 자리를 피할 수 있도록 한다. 침상 주위를 커튼으로 가리고, 대상자와 마주하여 자세를 잡도록 한다.

특히 복부 사정에 앞서, 대상자가 화장실을 가고 싶은지의 여부를 물어야 한다. 숨이 차는 등의 응급상황일 때는 산소 공급과 같은 중재가 우선적으로 필요할 것이다. 가끔은 사정이 끝날 때까지 급성 통증이나 고통을 느끼는 대상자에게 안락감을 제공할 수 없을 수도 있다. 이런 상황이 발생할 때 불편감을 파악하고, 신속히 사정하며, 최우선적인 문제에 즉시 초점을 맞춘다. 대상자가 급성 질환이거나 불편감을 느낄 때, 이러한 문제의 사정과 치료에는 우선순위를 적용한다.

(2) 조직화와 기록

대상자 면담의 주요 부분은 신체검진이 수행되기 전이나 사정을 통하여 대상자와 함께 이야기하는 동안에 진행될 수 있다. 면담 동안 적절한 정보 기록(예: 인용, 비정상적 수치)이 이루어지고, 결론을 내린 후 그 정보가 완성된다. 대화에서 혼란 없이 기록하는 기술을 발전시키기 위하여 대화하는 동안 무엇을 어떻게 기록할지를 연습한다.

대부분의 건강사정 동안 정보를 기록하기 위해 인쇄된 양식을 사용하거나, 컴퓨터 안에 자료를 넣어둔다. 건강사정은 기관, 대상자 수, 사정의 목적에 따라 형식과 제목이 다양하다. 건강사정의 일반적인 내용은 간호력, 입원형식, 대상자 자료, 간호사정 형식이다.

이러한 형식은 질문, 필요한 자료 목록으로 구성되어 있거나 건강의 다양한 영역이 포함되지 않을 수 있다. 건강사정 수행을 배우는 동안에는 부분적으로 인쇄된 형식을 따르는 것이 유용하다. 왜냐하면 그 형식은 한 영역에서 다른 영역으로 이동하는 방법을 알려주기 때문이다. 또한 이 형식은 알맞은 정보를 누락시키는 것을 예방하게 해 준다. 가능하다면 대상자의 방에 인쇄된 사정 형식이나 컴퓨터를 가져와서 자료를 얻고, 기록할 수 있다.

(3) 대상자에게 소개하기

대상자에게 자신을 소개하고, 건강사정의 목적과 방법을 설명해야 한다. 대상자의 과거와 현재 건강상태에 대한 질문 내용들과 신체검진 방법에 대한 절차를 설명한다. 이런 소개 과정 동안 대상자에게 사정에 걸리는 시간을 알려준

윤리적 · 법적 쟁점

건강사정

김 군은 낙상 후 입원한 73세 된 김 씨 부인을 돌보는 남자 간호학생이다. 김 군은 자신을 소개하고 대상자에게 문진과 신체검진을 해야 한다고 설명한다. 김 씨 부인은 "나는 남자에게 검진받고 싶지 않습니다. 그것은 내 신념에 반하는 것입니다. 나는 지금 아주 좋아요. 연습할 다른 사람을 찾으세요."라고 이야기한다.

비판적 사고를 위한 과제

- 만약 이 상황에서 당신이 간호사였다면 어떻게 느끼겠는가?
- 김 씨 부인이 왜 저렇게 느꼈는지 설명해 보자.
- 만약, 김 군이 신체검진을 수행하지 못한다면 건강관리 시설은 김 씨 부인에게 안전한 건강간호를 제공할 수 있는가?
- 김 씨 부인이 여자 간호사에게 간호를 받도록 담당 간호사를 바꿨을 경우의 이점과 단점을 브레인스토밍해 보자.

다. 사정으로 얻어진 정보를 치료에 참여하는 다른 건강관리전문가에게만 공유할 것이라고 안심시켜야 한다.

5. 주관적 자료수집: 면담

건강력(health history) 관련 면담은 간호사와 대상자 사이에 목적이 있는 대화이다. 목적은 다음과 같다.

- 대상자의 건강력과 지난 경험의 내용을 수집한다.
- 긍정적 또는 부정적으로 대상자의 건강상태에 영향을 미치는 요인을 파악한다.
- 건강상태가 대상자 능력에 어떻게 영향을 미치는가를 확인한다.
- 건강문제에 대상자는 어떤 변화로 적응하고 있는지를 확인한다.

건강상태의 면담 내용은 종종 대상자와 처음 만나는 간호사와 관련되므로, 치료적인 간호사-대상자의 관계와 신뢰관계를 형성하는 것이 첫 번째 단계이다. 면담 시에는 전문적으로 관심을 표현하고, 주의를 기울여야 한다. 대상자가 질문에 대답할 때 눈을 마주치고, 가끔 고개를 끄덕이거나, 대상자의 말에 언어적으로 반응함으로써 대상자의 이야기에 관심이 있다는 것을 표현해야 한다(Arnold & Boggs, 2015)(그림 17-1)(6장 참조).

신체 언어(body language) 등의 비언어적 행동은 면담 동안 강한 메시지로 전달할 수 있다. 대상자 눈높이에 맞추어 간호사는 여유를 가지고, 주의를 기울이며, 필기를 함께 하면서 정보를 공유하고, 주의 집중하게 된다. 반대로 면담 동안 대상자 앞에 간호사가 서 있을 때 대상자는 무력감을 느낄 수 있고, 간호사가 더 중요한 일이 있거나 바쁜 것으로 오인할 수 있으며, 침상에 앉아 있는 간호사는 대상자의 개인 공간을 침범하거나 비전문가로 보일 수 있다. 간호사가 컴퓨터를 사용할 때 컴퓨터의 위치는 간호사가 대상자를 바라볼 수 있는 위치에 있어야 한다. 면담을 통해 계속해서 언어적 · 비언어적 메시지를 평가하며, 이러한 메시지는 대상자의 신뢰, 확신을 증진시키거나 좌절시킬 수 있다.

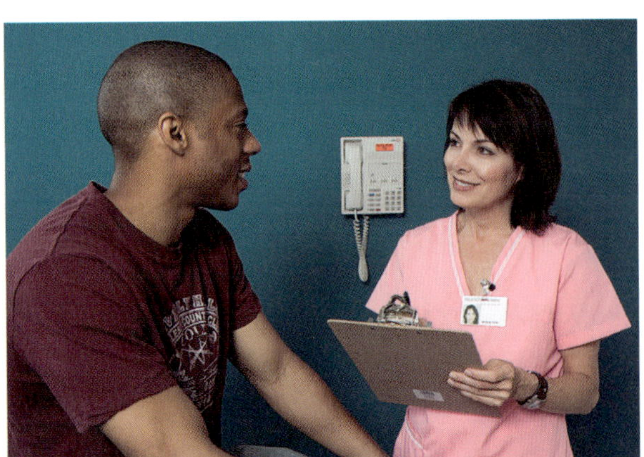

그림 17-1 면담 동안 흥미와 관심을 보이기 위한 눈맞춤 유지하기

대상자에게 건강에 대하여 질문하는 것은 학습과 역량을 갖추기 위한 연습이 요구되는 기술이다. 첫 번째 사정과 면담 전에 각각의 영역에 대한 질문을 준비한다. 알레르기에 대한 내용과 같은 몇몇 질문들은 '예, 아니오'로 대답할 수 있다. 개방적 질문은 건강 인식에 대한 영역을 질문할 때 더 바람직하다. 예를 들어, "평상시에 당신은 무엇을 먹는지 설명해 보세요."라는 질문은 "선호하는 음식은 무엇입니까?"보다 더 유용한 정보를 제공해 줄 수 있다. 또한 건강문제가 발견되었을 때는 자세히 조사하거나, 철저히 규명해야 한다. "그것에 대한 더 많은 내용을 말해 주세요." 혹은 "그것은 당신과 관계가 있어 보이네요."와 같은 문장으로 대답을 이끌어 낸다.

대상자가 이야기하는 것을 너무 좋아한다거나, 관련 없는 대답을 할 경우에는 면담을 통제하는 특별한 기술이 필요할 수도 있다. 많은 대상자는 한 주제에 대해서만 이야기를 하거나, 특별한 문제에 대한 질문에만 제한을 두는 것을 어렵게 느낀다. 효과적인 방법은 "시간이 제한되어 있기 때문에 지금 더 자세히 이야기하기는 힘들겠네요. 그에 대해 더 많이 듣고 싶지만…"이라고 이야기하는 것이다. 면담을 통제할 수 있는 감각적이고 기술적인 능력은 시간을 효율적으로 활용하면서 적절한 정보를 얻기 위해 필수적이다.

1) 건강관리를 찾는 이유

보통 대상자 면담에서 먼저 논의되는 주제는 대상자가 건강관리시설을 찾게 된 특별한 이유이다(Jensen, 2015). 이 자료는 대상자의 '주호소' 혹은 '주요 문제'로 불린다. 주의 깊게 대상자의 우선적인 문제와 그에 대한 설명을 듣고, 가능하다면 대상자가 사용한 단어를 정확하게 기술한다. 그 문제에 대한 심도 있는 논의는 다음에 하도록 한다. 면담을 통해 획득한 통증의 부위 혹은 영향을 받는 부위의 사정은 특히 주의 깊고 조심스럽게 수행해야 한다.

2) 건강력

면담 동안 대상자의 건강력과 가족력, 위험 요소에 대한 자료를 수집한다. 건강력 자료에는 알레르기, 어릴 때 앓았던 질환, 예방접종, 과거 수술력, 만성질환 등이 있다. 만약 최근에 투여받은 약물이 있다면, 그 역시 확인한다. 일부 대상자는 목록화되어 있는 것이 있거나, 약의 이름이 쓰인 약병을 보여줄 수도 있다. 가족력에는 주요 질환 확인, 영향을 받은 가족구성원(예: 증조할아버지, 자매)이 포함된다. 위험 요소는 건강증진과 교육 영역에서 확인되는 것을 지지할 수 있다.

3) 통증 사정

건강사정 시 간호사가 통증을 조기에 사정함으로써 검진 동안 대상자에게 휴식을 취하도록 하며, 대상자가 불편하다고 여겨지는 자세나 사정 방법을 피할 수 있도록 해 준다. 만약 대상자가 심각한 통증을 호소한다면, 시간이 오래 걸리는 면담은 다음으로 연기하는 것이 가장 좋다. 사정하는 동안 대상자의 통증에 대해 파악하고, 불편감을 완화시키기 위한 노력을 표현하는 것이 중요하다.

급성 질환, 만성적인 기형, 수술 중재, 치료 방식은 대상자의 통증을 유발하는 모든 원인이 될 수 있다. 통증은 정상 기능을 제한할 수 있고, 안녕 상태와 삶의 질에 영향을 줄 수 있으므로, 통증의 정확한 사정은 통증의 원인을 파악하고 통증을 치료하기 위해 필수적이며, 대상자의 통증 경험에 대한 더 나은 이해를 위하여 사정을 수행한다.

통증에 대한 경험은 개인적이고 주관적이기 때문에, 대상자 면담은 통증 사정에 대한 자료 수집의 가장 좋은 방법이다. 이러한 사정에는 대상자가 경험한 통증의 부위, 강도, 질, 통증이 나타나는 시간, 통증을 경험한 기간에 대한 것이 포함된다. 통증을 측정하기 위한 다양한 방법이 이용되고, 각각 이에 대한 이점과 제한점을 가지고 있다(D'Arcy, 2011). 또한 통증 경험에 영향을 주는 요인과 통증을 효과적으로 관리하는 방법을 결정한다. 마지막으로, 일상생활과 다른 건강 형태를 가진 통증 경험 요인을 파악한다.

대상자의 통증 경험을 확인하기 위한 주관적 정보를 수집하는 효과적인 질문은 다음과 같다(Jensen, 2015).

- **부위:** "어디가 아픈가요?"
- **기간:** "언제 통증이 시작했나요?", "얼마나 오래 지속되나요?"
- **강도:** "1에서부터 10점까지 중, 통증은 몇 점인가요?"
- **질:** "통증이 어떻게 느껴지는지 말씀해 주시겠어요?"
- **완화 · 악화요인:** "완화시키는 방법은 무엇인가요? 악화시키는 요인은?"
- **통증 목표:** "수용할 수 있는 통증의 정도는 어느 수준인가요?"
- **기능적 목표:** "통증이 없다면 무엇을 하고 싶으신가요?"

급성 통증은 교감신경계를 자극하고 혈압 상승, 맥박 상승, 호흡수 상승, 동공 확대, 발한 작용 등과 같은 객관적 증상을 발생시킨다. 그러나 이러한 교감신경계 반응은 만성 통증에서는 나타나지 않고, 만약 통증이 몇 주간 심각하게 나타났다면 이러한 증상이 없을 수도 있다. 또한 대상자의 체위와 얼굴 표정을 관찰하는 것은 통증에 대한 단서를 제공해주는 데 찡그린 표정, 경계하는 자세, 긴장된 자세, 몸을 움직이는 것을 거부하는 것, 근육 경련, 신체 부위를 문지르기 등과 같은 단서는 통증이 없다고 말하더라도 통증이 있음을 나타내는 것이다. 대상자의 얼굴 표정이 없다고 하여도 "얼굴의 통증 표현"은 무표정하고 경직되어 있으며, 눈빛이 멍하고, 피로감이 있는 것이 일반적으로 만성 통증을 표현하는 것이다. 울음, 신음소리, 고함지르는 것과 같은 감정적인 표현 또한 심한 통증 시 나타날 수 있다.

비판적 사고 적용하기

지난 7개월 동안 요통으로 힘들어하고 있는 이 씨는 최근 장애를 가지고 실직한 상태이다. 활력징후는 37℃, 맥박 78회, 혈압 128/78mmHg 이며, 박 간호사와 면접하는 내내 매우 조용히 한 자세를 유지하면서 앉아 있다. 얼굴은 정상생활을 하지 못하는 것처럼 통증을 묘사할 때 무표정하다. "내가 할 수 있는 모든 건 침대에 누워 TV를 보고 독서를 하는 것뿐입니다. 복용하고 있는 진통제가 더 이상 효과가 없는 것 같습니다." 박 간호사가 이 씨에게 통증 점수에 대해 질문할 때, 이 씨는 1~10점 중 7점이라고 말한다.

- 통증 사정에서 주관적 자료와 객관적 자료를 분류한다.
- 이 상황에서 가장 타당한 자료는 어느 것인가? 이유는?

정답은 부록 B를 참고하세요.

4) 건강지각과 건강관리 사정

건강지각과 건강관리에 대한 주요 핵심은 대상자의 건강상태, 건강예방 습관, 의학적 치료에 대한 승낙, 대상자 안전이다(Gordon, 2010). 운동, 영양, 정규적인 예방 습관(예: 치아, 시력, 청력), 예방접종력, 안전 습관(예: 어린이용 안전벨트, 자전거용 헬멧), 스트레스 관리와 같은 건강 촉진 활동에 대해 논의한다. 니코틴(씹는 담배, 시가렛, 담뱃대, 시가, 니코틴 껌과 니코틴 패치 포함), 알코올(양, 빈도, 형태), 약물(오락성, 처방용) 사용에 대한 자료를 수집한다. 투약 스케줄을 지키고, 처방된 식사를 하는 것과 같은 건강과 관련된 조언을 따르는 대상자의 의지와 능력을 사정한다. 침술사, 약초사(herbalist), 자연요법사 등과 같은 대상자에 의해 사용되는 다른 분야의 건강 조언 자원도 끌어낸다.

모든 대상자에게 투약, 음식, 오염, 벌레, 라텍스, 환경적 알레르기원을 포함한 자세한 알레르기력을 사정하고, 대상자가 경험한 특별한 반응 형태에 대해 사정한다. 일부 대상자는 오심과 같은 부작용을 알레르기 반응으로 혼동할 수 있다. 모든 심각한 알레르기 반응에 대해 기록하고, 다른 건강관리팀에게도 이를 알린다.

심장질환, 암, 뇌졸중과 같은 만성질환을 가진 사람들이 많으며, 이러한 건강 문제의 통제는 사람의 행동과 삶의 습관의 형태에 직접적으로 관련이 있다. 예방은 많은 사람이 즐기는 과식, 과도한 음주, 니코틴 사용과 같은 것을 제한하는 활동이 필수적이다. 또한 규칙적인 운동, 건강한 식이 섭취, 정기적인 건강검진, 조화로운 삶을 살기와 이를 수행하기 위한 특별한 노력이 요구된다. 인간의 건강지각과 건강유지에 대한 사정은 질병 예방과 건강한 생활 습관을 유지하기 위한 지식, 행동, 태도가 요구된다. 다음은 건강력에 대한 간단한 면담 질문 내용이다.

- 당신의 건강에 대해 어떻게 설명하시겠습니까?
- 최근 언제 치아, 눈, 건강검진을 받았습니까?
- 담배를 피우거나 술, 오락성 약물을 복용한 적이 있습니까? 어떤 종류입니까? 얼마나 자주 복용하였습니까?
- 안전실무를 따르고 있습니까?(예: 안전벨트, 자전거 헬멧 등)

폭력에 대한 검사도 건강 면담 시 중요한 부분이다. 가족 폭력은 종종 가족 내 폭력, 친한 동료에 의한 폭력(IPV), 여성 폭력의 용어로서 사용하기도 한다(Khan & Rogers, 2014). 가족 폭력의 형태는 어린이 학대, 형제 폭력, 친한 파트너 폭력, 노인 학대 등이다. 간호사는 건강사정을 하는 동안 이런 모든 형태의 폭력과 직면할 수 있으며, "가족 내 관계에 대해 대상자에게 물어보겠습니다. 당신과 함께 누가 같이 살고 있어요? 그 사람과의 관계에 대해 어떻게 느끼시나요?" 등의 진술로 미리 언급함으로써 폭력에 대한 어려운 질문을 준비할 수 있다. 또한 "폭력은 많은 사람들에게 매우 일반적이기 때문에, 저는 항상 모든 대상자에게 과거와 현재의 폭력을 경험했는지 질문을 합니다. 저는 당신이 폭력을 경험했는지 혹은 지금도 경험하고 있는지 궁금합니다(Jensen, 2015)."라는 평범한 질문도 있다.

5) 활동과 운동 사정

활동은 자기돌봄 능력과 독립성에 영향을 미친다. 결함이 없는 대상자에게 활동과 자기돌봄에 관한 간단한 논의를 하는 것은 필수적이다. 방에 들어올 때 관찰되는 대상자의 자세, 걸음걸이, 움직임은 많은 정보를 제공할 수 있으며, 만약 결함이 관찰되었다면 자세한 평가가 요구된다.

(1) 자세

척추의 곧은 정도와 좌우 대칭을 관찰한다. 대상자의 자세는 곧고, 이상 만곡이 없어야 한다. 척추후만증의 경우, 어깨와 등 위쪽이 앞쪽으로 기울어진 경향이 있다. 많은 학교에서는 옆에서 척추 위치의 굴곡을 관찰하여 척추측만증을 조사한다. 척추측만증은 좌우 대칭을 평가하고 구부려 봄으로써 더 잘 관찰할 수 있다. 또한 척추만곡증으로 더 쉽게 알려진 척추전만증은 요추는 안쪽으로 기울어져 있고, 천골 위치가 바깥쪽으로 향해 있다.

(2) 걷기와 균형

걸음걸이는 사람의 걷는 방식을 설명하며, 균형은 신체 양쪽 사이의 안정성과 균형을 나타낸다. 걸음걸이와 균형 사정은 낙상으로 인한 외상 위험성뿐만 아니라 대상자의 기동성 사정과 관계가 있으며, 걸음걸이와 균형의 이상은 또한 다른 신체부위(뇌, 척수, 근육, 골격근)의 질병이나 기능이상을 의미하기도 한다. 대상자는 천천히 주의해서 평가되어야 하고, 대상자의 부자연스러운 걸음걸이는 통증, 나약함, 균형 상실로부터 보호하기 위한 무의식적인 움직임을 의미한다.

간호사는 건강사정 과정 중 자연스럽게 여러 행동을 통하여 걸음걸이와 균형을 관찰할 수 있으며 방 안으로 걸어 들어오거나, 침대 위로 올라가거나, 앉았다 일어날 때, 몸을 구부릴 때 대상자의 균형을 사정한다. 걸음걸이의 사정을 위해 대상자에게 복도에서 약 3m 정도의 거리를 걷도록 한다. 정상 걸음걸이는 빠르고 경쾌하고 리듬이 있으며 팔을 자연스럽게 앞뒤로 흔들고, 비정상적인 걷기 형태는 다음과 같다. 느리고 세는 듯한 보폭, 절뚝거리거나, 한쪽으로 치우치거나, 발을 질질 끌거나, 다른 쪽과는 비교될 정도로 한쪽 보폭이 짧음, 한쪽 다리를 바깥쪽으로 심하게 흔들거나, 걸음걸이나 보폭이 넓거나, 몸체가 앞으로 향하거나, 걸음걸이마다 무릎이 정상보다 높게 올라가거나, 짧고 급한 걷기이다(Bickley, 2013).

(3) 기동성

발의 통증은 일반적으로 운동성 감소를 야기한다. 대상자의 엄지발가락 안쪽에 염증, 종기, 가골, 긴 발톱, 가시, 궤양이 있는지를 관찰한다. 만약 대상자가 움직이는 데 지팡이, 목발, 워커, 의족과 같은 보철, 부목 등의 보조기구를 사용한다면 그 보조기구의 보조 정도, 협응력, 편안함, 안정성에 초점을 맞춰 사정한다. 기동성 사정에 대한 추가적인 정보는 25장을 참조한다.

모든 대상자와 함께 규칙적인 신체 능력 프로그램을 논의해야 하며, 스포츠나 레크리에이션 활동 참여는 신체적 · 정신적인 안녕 상태와 관련이 있으므로 대상자가 운동과 관련된 통증이나 불편감이 있는지, 대상자가 바람직한 활동에 참여할 수 있는지를 확인한다. 또한 에너지 수준은 신체적인 활동 능력과 기대에 영향을 주고 피로는 심혈관계나 호흡기계 질환, 빈혈, 암과 자주 관련되어 있다.

대상자의 기동성 혹은 자기돌봄 기능이 손상되었을 때 일상생활 능력 사정이 수행되어야 하며, 일상생활 능력 사정은 자기돌봄 능력(목욕, 화장실 이용, 옷입기, 몸 단장하기, 먹기)과 간단한 활동(앉기, 서기, 걷기, 계단 오르기, 문 열기) 수행 정도를 평가한다. 대상자의 생활환경과 관련하여 몇몇 일상생활 유지 기술의 사정이 적절할 수 있으며, 이러한 기술로는 요리, 장보기, 집안일(침대 정리, 청소, 진공청소기 사용, 설거지), 세탁, 공과금 납입, 전화사용 등이 있다. 계단과 같은 집의 구조는 독립적 활동에 제한을 줄 수 있으므로 고려해야 한다.

자기돌봄 능력을 사정하기 위해 척도가 사용된다(Box 17-2). 일상생활 수행 능력 사정은 독립적으로 생활하는 대상자의 능력 혹은 대상자에게 필요한 보조 정도에 대한 중요한 정보를 제공하고, 만약 대부분을 혼자 할 수 없다면 작업치료사에게 더 나은 평가를 위해 의뢰할 수도 있다.

기동성 사정은 기술적일 뿐만 아니라 예방적 활동으로, 기동성이 손상된 대상자는 사고와 외상의 위험이 있으며, 특히 과거에 낙상의 경험이 있는 노인은 더 주의해야 한다. 위험요인에 대한 철저한 사정을 통해 낙상 위험을 결정할 수 있고, 알맞은 안전 예방책을 설정할 수 있다.

Box 17-2 자기돌봄 능력 척도

0 완전한 자기돌봄 가능함, 독립적
I 도구나 기구 사용이 필요함
II 사람의 도움이 필요함
III 도구와 사람의 도움이 필요함
IV 전혀 수행할 수 없음, 의존적

다음은 기동성과 관련된 대상자 면담 질문이다.

- 당신의 일상적인 하루(혹은 한 주) 활동을 설명해 주세요.
- 당신이 먹거나, 화장실 가거나, 걷거나, 옷을 입거나, 목욕을 할 때 제한된 활동이 무엇입니까?
- 당신은 최근 낙상을 했거나, 넘어질 위험이 있었던 적이 있습니까?
- 활동 시 피로나 불편함이 있습니까?

(4) 호흡기 기능

전반적인 호흡기 상태 사정은 대상자와 상호작용하는 매 순간 일어난다. 피부색, 호흡불편감, 호흡하기 위해 취하는 대상자의 자세 등은 대상자의 문제의 심각성을 결정하는 데 중요하다.

SAFETY ALERT
급성 호흡기 장애를 가진 대상자들에게 적절한 중재가 시작될 수 있도록 즉각적인 도움을 받는다.

호흡기 과거력은 네 가지 주요 영역에 초점을 두어야 한다. 폐질환의 위험요인(예: 흡연, 오염물질의 직업적 노출), 호흡기 기능이상 증상과 징후(예: 기침, 객담, 호흡곤란), 일상생활활동 수행능력 시 호흡기 상태, 호흡기 기능이상을 위한 적응 방법들과 같은 정보를 이끌어 내는 데 도움이 되는 질문은 다음과 같다.

- 호흡에 영향을 주는 작업성 물질 또는 환경에 노출된 적이 있습니까? 그것이 무엇입니까?
- 알레르기, 천식, 기관지염, 폐기종, 결핵 또는 다른 폐의 문제를 앓은 적이 있나요?

- 기침을 얼마나 자주 합니까? 객담의 양상을 말해 보세요.
- 호흡 불편감이 활동에 제한을 주나요? 어떤 불편감인가요?
- 수면 시 취하는 체위는 무엇인가요?

(5) 심혈관 기능

주관적 자료는 적절한 말초혈관(팔과 다리) 순환, 즉 동맥과 정맥 혈액 순환의 평가를 고려해서 수집될 수 있으며, 대상자가 니코틴과 같은 혈관수축제를 사용하는지 사정한다. 심혈관 사정 시 과거력으로는 고혈압, 콜레스테롤 수치 상승, 흡연과 같은 심혈관 질환의 위험요소, 심혈관 기능이상(통증, 어지러움, 심장 두근거림)의 증상과 징후, 일상생활활동(ADLs) 시 심혈관 기능이상의 영향, 심장이나 순환계 손상으로 특별한 적응 여부 등이 포함된다. 이러한 정보를 이끌어 내는 데 도움이 되는 질문은 다음과 같다.

- 정상적인 활동이나 운동 패턴을 설명해 주세요.
- 심장 발작, 심장 리듬 문제, 혈압 상승, 콜레스테롤 상승과 같은 이력이 있습니까?
- 가슴 통증, 숨이 참, 기침, 다리 부기, 종아리나 다리 통증, 심장의 이상 진동, 피로 등을 경험한 적이 있습니까?
- 이러한 문제가 활동을 제한했었습니까?

6) 영양과 대사 사정

영양과 대사 사정은 식사 습관과 대사 요구량이 포함되며 대상자의 신체가 얼마나 잘 섭취, 소화, 흡수, 대사를 할 수 있는지에 대한 정보이고, 음식 섭취를 통해 조직 통합, 수분과 전해질 균형 유지, 감염에 대한 저항에 사용하는지를 반영하게 된다.

영양과 대사의 사정은 대상자의 정상 식사 습관과 영양상태를 반영하는 외관 사정과 관련된 정보를 통해 가능하다. 영양과 대사 사정은 정상 식사와 음료 섭취, 정상 식사 습관 변화, 일상생활에 영향을 주는 음식 섭취 변화, 영양상태에 변화를 줄 수 있는 이차적인 의학적 문제 등에 초점을 맞춘다.

영양과 대사 사정에 초점을 맞춘 면담 질문은 다음과 같다.

- 지난 24시간 동안 당신이 섭취한 것이 무엇인지 말씀해 보세요.
- 당신의 평상 시 체중은 얼마입니까? 지난 6개월 동안 체중 변화가 있었습니까? 얼마나 변화하였습니까?
- 음식을 씹거나, 먹거나, 삼키는 데 어려움이 있습니까?
- 식료품을 사거나 식사를 준비하는 데 어려움이 있습니까?

체중 측정은 영양 상태를 나타내는 중요한 정보를 제공하며, 남성과 여성의 이상적인 체중 유지를 위해 요구되는 표준치가 개발되었다(예: 16~59세 사이의 남성과 여성의 Metropolitan 키와 몸무게). 또한 표준화된 표는 아동의 성장 정도를 평가할 수 있다. 보통 체질량지수(BMI)는 영양 상태를 나타내는 척도로 사용되며, 정상 범위에서 벗어나 심각하게 몸무게가 미달이 되는 사람은 영양상태뿐만 아니라 운동과 활동 능력, 자아-개념과 같은 다른 부분에도 영향을 줄 수 있다. 성인 비만은 사망률 증가, 관상동맥 질환 위험, 고혈압, 고지혈증, 당뇨, 담낭질환, 암, 관절염 등과 관련된다. 과체중 어린이는 성인이 되어도 비만이 되고, 성인 과체중 건강에 대한 위험요인이 된다(Centers for Disease Control and Prevention, 2014).

표준화된 체중표는 주로 영양상태를 평가하기 위해 사용된다. 체중의 변화를 결정하는 것은 표준으로서 대상자의 평상시 체중을 사용하는 것이 도움이 된다. 일반적으로 최근 6개월 동안 10%의 변화가 있었다면 비정상적인 것으로 고려된다. 영양사에게 추가 검사를 위해 의뢰해야 한다.

또한 체중 측정은 수분 상태나 의학적 치료(예: 심부전을 치료하기 위한 식이요법)에 대한 대상자의 반응을 평가하기 위해 사용된다. 빠른 체중 증가나 감소(예: 2주간 5kg)는 보통 지방의 변화보다는 체액 상실이나 증가의 결과이다.

체중 측정은 다양한 척도로 가능하며 척도의 선택은 주로 대상자의 상태에 따라 결정되는데, 서서 재는 체중계는 균형이 유지되고 기동이 가능하여 체중계에 올라설 수 있는 대상자에게 적당하고, 의자 체중계는 의자에서 움직일 수는 있지만 체중 측정을 위해 서 있는 자세를 취할 수 없는 대상자에게 사용하며, 침대 체중계는 너무 약하거나 다른 척도로 안전하게 측정할 수 없는 대상자에게 사용한다. 특수 영아 체중계는 아기의 키와 몸무게 측정 시 사용한다.

체중 측정 척도로는 kg이나 lb(파운드)를 사용한다(1kg=2.2lb). 대부분의 대상자의 키와 몸무게는 건강관리 기관에 입원했을 때 측정하며, 자주 몸무게 측정이 필요할 때에는 같은 시간(주로 아침식사 전)에 동일한 체중계로 측정하고, 체중 측정 단계는 **절차 17-1**에 설명되어 있다.

키는 서 있는 상태에서 막대 형태로 측정하고, 대상자는 신장계에 신발을 벗고 똑바로 서야 한다. 키는 cm로 측정된다(1inch=2.54cm).

7) 배설 사정

배설 사정은 방광과 장 기능, 배설에 문제를 일으킬 수 있는 위험요인 확인, 일상생활에서 방광과 장 기능 부전의 요인 사정, 기능 부전을 조절하는 대상자의 대처 능력에 초점을 맞춘다.

대상자의 정상 배뇨와 장 습관에 초점을 맞추고, 최근 변화를 주목한다. 다음은 대답을 이끌어 내기 위한 질문이다.

- 정상 배뇨 습관은 어떠합니까?
- 배뇨 형태의 변화를 경험한 적이 있습니까?
- 불편감, 통증, 빈뇨, 실금, 배뇨 시작의 어려움을 경험한 적이 있습니까?
- 정상 배변 습관은 어떠합니까?
- 언제 마지막으로 배변했습니까?
- 변비, 설사, 장운동 조절 부족 등을 경험한 적이 있습니까?

8) 수면과 휴식 사정

수면과 휴식 사정은 대상자의 정상 수면 습관, 수면 습관 변화, 수면이나 휴식의 질에 대한 만족에 초점을 맞춘다. 수면 습관, 적당한 수면이나 휴식을 취할 때의 문제, 수면을 유도하기 위해 사용하는 보조제는 중요하게 고려해야 하는 부분이다. 다음은 이러한 정보를 이끌어 내기 위한 질문이다.

- 보통 언제 잠자리에 들고 언제 일어나는지 말해 보세요. 자는 동안 깨곤 합니까?
- 쉽게 잠들 수 있습니까? 수면을 촉진하기 위해 어떻게 합니까?
- 깨어 있을 때 휴식을 취합니까?
- 코를 골거나, 수면 무호흡을 진단받은 적이 있습니까?

일부 객관적 자료가 주관적 자료를 지지해 줄 수는 있으나, 비정상적인 수면 양상을 나타내는 대부분의 자료는 주관적이다. 잦은 하품, 주의력 감소, 눈 주위의 다크서클(dark circle)이나 종창은 수면 부족과 관련 있다. 또한 낮 동안의 졸음은 수면의 질과 시간이 충분하지 못할 때 발생한다. 깊은 수면 동안 코골이, 빠른 눈동자 움직임(REM), 반사적인 움직임이 나타난다. 수면 동안 대상자의 호흡 양상을 관찰한다.

9) 신경계 사정과 정신 상태

인지기능은 말하기와 쓰기를 통해 일차적으로 평가되는 사람의 생각하는 능력과 관계되며, 인지에 영향을 주는 요인은 지식, 사고 과정, 기억, 언어, 판단력, 주의력이다. 인지 능력의 주요 손상은 첫 번째 상호작용에서 바로 알 수 있음에도, 약간의 인지능력 결핍이나 포착하기 힘든 변화를 알아채기 위해 반복 사정이 필요하다.

정신 능력을 평가하기 위한 주관적 자료는 대상자와의 대화 맥락과 신체사정 동안의 협조 정도를 기반으로 건강사정을 통해 수집된다. 대상자가 질문을 이해하지 못하거나 질문에 대답을 못하거나 지시를 따르지 못하는지를 사정하며, 명확하고 알맞은 단어로 질문에 대답하는지를 평가하고, 대상자는 분명하고 확실한 방법으로 건강상태에 대해 표현할 수 있어야 한다. 사정은 조기 감퇴나 섬망의 악화를 평가할 수 있다.

대상자의 인지, 지각능력과 의사소통 능력을 사정하기 위한 질문은 다음과 같다.

- 이름을 말해 주세요.
- 오늘은 며칠이죠?
- 현재 지금 어디에 계시죠?
- 당신의 기억력이 어떤지 말해 보세요. 최근 변화가 있습니까?
- 말하거나, 읽거나, 쓰는 데 어려움이 있습니까?

대상자의 기억력 사정의 목적은 5가지 감각(시각, 청각, 촉각, 미각, 후각) 기능을 평가하기 위함이다. 또한 일상생활활동(ADL)에서 감각 결핍의 영향이 있는지, 감각 손상에 대처하기 위해 대상자는 어떤 보조기구를 사용하는지를 사정해야 한다.

감각 상실은 노화 과정과 관련하여 나타날 수 있고, 노인의 삶 동안 익숙해진 습관이 안전, 즐거움, 독립성 향상을 가져오므로 노인 대상자의 감각상실에 대해 주의 깊게 사정해야 한다.

대상자는 보통 감각상실을 깨달은 후, 질문받았을 때 감각결핍에 대해 말할 수 있는데, 면담 동안 반복해서 질문을 하는지, 말하는 동안 입술을 보는지, 시야 확보를 위해 곁눈질을 하는지, 팔에 읽을 것을 가지고 있는지 등과 같은 감각상실의 징후를 관찰한다. 다음은 감각 기능 상태를 평가하기 위한 질문이다.

- 시력은 어떻습니까? 안경, 콘택트렌즈, 보조기구를 사용

합니까?

- 청력은 어떻습니까? 보청기를 사용합니까?
- 팔이나 다리의 감각이 둔하거나 따끔거리며 저린 증상이 있습니까?
- 입맛이나 냄새를 맡는 데 어떤 변화가 있습니까?

10) 자아개념과 자아인식 사정

자아개념과 자아인식은 인간의 자가평가와 관련된 느낌이나 만족감에 초점을 맞춘다(Gordon, 2010). 자아인식의 구성요소는 자아지식, 자아기대, 사회적 자아, 자아평가를 포함하며, 인생 주기를 통한 인간과의 상호작용과 다른 사람들의 평가 방법은 자아인식에 영향을 준다. 몸에 대한 느낌과 인식인 신체상은 자아인식에 중요한 구성요소이고, 통제 개념인 개인 신념 또한 중요하게 조사해야 한다. 행운, 운명, 다른 것들의 영향(외적통제)에 의해 어떤 일이 일어났다고 하더라도, 일부 사람들은 삶의 사건이 자아-결심(내적 통제)이라 믿는다.

기본적인 건강사정 동안, 자아인식을 사정하는 이유는 환자 자신에 대한 일반적 견해와 어떤 사람의 이미지에 대한 만족감을 기술하기 위함이다. 초기 건강 문제가 정신과적, 약물 의존, 약물 남용과 같은 자아인식 장애와 관련이 있는 대상자는 정신과적 전문가가 더 자세히 사정해야 한다. 그러나 신체적 능력, 외향, 통제력 상실과 관련된 변화 때문에 많은 질병은 자아인식을 변화시키므로, 모든 대상자의 건강사정 시 대상자의 자아인식에 대한 고려를 해야 한다.

정상적인 자아인식 개념과 관련된 주관적 자료와 이를 지지하는 객관적 자료, 최근 변화된 자아인식, 신체상 변화나 위협할 수 있는 현재 상태(예: 화상, 피부질환, 장루, 유방절제술, 비만) 등의 자료를 수집한다.

다음은 대상자가 자아인식을 설명할 수 있도록 하는 질문이다.

- 당신의 건강과 관련하여 걱정되는 것은 무엇입니까?
- 당신 자신을 어떻게 묘사할 수 있습니까?
- 아플 때 당신 자신에 대해 어떻게 다르게 느끼십니까?

눈맞춤, 개인적인 차림새와 외모, 자세, 움직임, 감정, 정서, 목소리와 대화 톤은 대상자의 자아인식에 대한 비언어적 자료이고, 눈맞춤이 적거나 외모를 꾸미지 않으며, 당혹감이나 부끄러움을 나타내는 신체언어를 사용하는 것은 낮은 자아인식을 나타내는 것일 수 있다.

11) 역할과 관계 사정

대부분의 사람은 배우자, 부모, 직원, 학생, 동료, 친구, 코치, 조언자와 같은 다양한 역할을 함께 하고 있다. 이러한 역할은 자극과 보상이 될 수도 있고, 부담이나 스트레스가 될 수도 있다.

기본적인 신체사정의 목적은 가정과 직장, 사회 내에서 대상자의 주요 역할을 확인하고, 각각의 역할들에 만족하는지 만족하지 않는지를 확인하는 것이다. 또한, 건강문제나 입원 시 역할기대를 충족할 수 있는 대상자의 능력을 어떻게 방해할 수 있고 관계를 어떻게 유지할 수 있을지 사정한다. 대상자가 정상적으로 이러한 정보를 제공하였다고 하더라도 의미 있는 자료를 얻기 위해 다른 가족구성원과도 이야기하면 도움이 되며, 사정을 통해 얻게 된 정보는 대상자의 가족형태와 직업, 최근 혹은 과거에 대상자의 역할이나 관계의 변화, 현재 대상자의 역할과 관계에 대한 만족 수준에 초점을 맞춰야 한다(Gordon, 2010).

가족 단위에서 중요한 정보는 집안일을 공유하는 사람이 누구인지, 각각의 구성원이 갖는 책임이나 의무가 무엇인지, 육아, 노인 부모를 돌보거나, 결혼 불화와 같은 현재 특별한 문제 등이다. 가족구성원이 아프면 재정적 지원, 육아, 요리, 집안 유지와 같은 가족 내에서의 역할 변화가 필요할 수도 있으며, 만성 질병은 오랜 기간, 때로는 영구적으로 대상자가 타인에게 의존할 수도 있다. 대상자의 태도, 의존도, 대상자의 대처 능력과 같은 특별한 상황도 평가한다.

직업과 관련된 역할과 관계는 사정 시 중요한 부분으로 직업과 관련된 스트레스, 불충분한 여가 활동 시간, 불안전한 작업 환경, 직업 불안정, 불충분한 월급, 인지 부족과 같은 요인은 신체적 · 사회적 안녕상태에 부정적으로 영향을 미친다.

관계 변화는 질병의 악화 혹은 원인과 관련되고 최근 있었던 이혼, 죽음, 가족구성원의 질병, 사직이나 퇴직, 직업적 위치나 월급의 변화, 직업적인 책임 증가, 졸업 후 취업과 같은 변화 역시 조사해야 한다.

다음은 역할과 관계 사정 시 질문하는 내용이다.

- 직업이 있습니까? 퇴직하였습니까? 장애인입니까?
- 직장과 가정에서 당신의 일차적인 역할은 무엇인가요?
- 누구와 함께 삽니까?
- 도움이 필요할 때 누구에게 도움을 요청하나요?
- 집이나 회사에서 당신 건강에 영향을 주는 문제가 있습니까?

• 도움이 필요할 때 이용할 경제적인 도움이나 보험이 있습니까?

가족구성원 및 다른 이들과 함께 대상자의 상호작용을 관찰함으로써 객관적 자료를 수집한다. 언어적 · 비언어적 상호작용은 대상자와의 면담내용을 지지할 수 있다. 방문객, 카드, 꽃 등의 관찰은 대상자가 다른 이들과의 긍정적 상호관계가 있는지 확인하는 것을 도와줄 수 있다. 마찬가지로 방문객이 없고, 다른 사람과 대화가 없는 것은 긍정적 상호관계가 약함을 의미한다고 하겠다.

SAFETY ALERT
학대를 받고 있는 상황임을 나타내는 타박상, 화상, 골절과 같은 설명할 수 없는 외상을 주목해야 한다. 사람은 학대를 당했을 때 표현하는 것을 꺼린다.

12) 대처능력과 스트레스 내성 사정

스트레스는 사람의 평정심에 대한 도전 혹은 혼란함을 일으키는 사건으로(Gordon, 2010), 스트레스가 부정적인 영향을 주지만 긍정적인 삶의 변화 역시 스트레스를 유발한다. 긍정적 스트레스의 예로는 결혼, 계획된 임신, 승진, 오래 기다린 휴가 등이 있다. 심각한 질환, 입원, 수술 등은 보편적으로 스트레스로 받아들인다.

스트레스는 어떤 사건에 대해 개인의 인식이 그것을 스트레스원으로 지각하는가에 달려 있으며, 개개인의 스트레스에 대한 반응은 각각 다르다. 개인이 반응하는 방법과 스트레스에 적응하는 방법을 대처기전이라고 부른다.

대처기전은 적응될 수 있고, 스트레스를 경감시킬 수도 증가시킬 수도 있다. 예를 들면, 업무와 관련된 스트레스를 경험하는 대상자는 더욱 많은 실전경험을 함으로써 대처하게 될 수도 있다. 또한 대처기전은 부적응, 혼란, 무질서를 유발할 수도 있다. 대처와 스트레스 적응 사정의 목적은 현재 대상자가 경험하는 스트레스원, 과거에 스트레스를 주는 사건을 대상자가 어떻게 해결했는지, 대상자가 현재 대처기전으로 사용하는 방법을 확인하기 위함이다.

대처기전 및 스트레스 관리와 관련된 주관적 자료는 개방적 질문, 특별 질문을 하는 면담을 통해 가능하다. 다른 방법으로는 과거에 일어났었던 혹은 그와 관련된 스트레스를 주는 사건을 설명하도록 대상자에게 묻는 것이 있다. 이러한 설명은 간호사로 하여금 과거의 스트레스 원인을 확인하는 것을 돕고, 그 상황을 어떻게 관리해야 하는지를 알 수 있게 해 준다. 대상자가 과거에 경험했던 위기에 대처했던 방법은 현재와 미래에 어떻게 대처할지에 대해 추측할 수 있는 좋은 선행 자료가 된다. 다음은 대처기전과 스트레스 관리에 관련된 면담 질문이다.

• 최근 삶에 스트레스나 변화가 있는가? 있다면 어떠한 것인가?
• 스트레스를 어떻게 관리하는가?
• 질병으로 인한 스트레스를 관리해 주길 바라는가?

스트레스는 교감신경계를 자극하여 신체적으로 영향을 주고, 교감신경계 자극은 심박동량과 횟수, 호흡횟수와 깊이를 증가시킬 수 있으며, 피부에 혈액 흐름을 감소시키고, 창백과 발한을 일으키고, 근육에 혈액 흐름을 증가시킬 수 있다. 이러한 증상은 급성 스트레스의 상황에서 발생할 수 있다. 그러나 만성 스트레스에 노출됐을 때는 그 증상이 덜 갑작스럽고 덜 극적일 수 있다.

13) 성생활과 생식 사정

성생활(sexuality)은 성정체성의 행동적 표현으로, 파트너와의 성적 관계로만 국한하지 않는다. 성적 표현은 신체적 · 정신적 · 사회적 인간 본성의 다양한 통합물이다. 신체적 질병과 치료는 성기능에 영향을 미친다. 예를 들면 발기부전은 종종 당뇨, 알코올 중독, 만성 신장질환, 약물치료와 관계가 있다. 대상자는 유방절제술이나 근치적 경부절제술, 결장조루술, 자궁절제술과 같은 수술 후 자신의 바람직한 상황에 대해 질문할 수 있고, 심장이나 폐 질환과 같은 적응을 감소시키는 질환은 신체적인 내성에 제한을 줄 수 있다.

많은 대상자와 간호사는 면담 동안 성적인 질문을 하는 것을 주저하게 되지만, 성은 인간 본성의 통합적 완성이므로 이를 무시하는 것은 건강의 핵심적인 부분을 간과하는 것과 같다. 처음 대상자 면담에서 성에 대한 내용으로 성적으로 건강한지, 합법적 상대인지를 묻는다. 성적 사정은 존재하지 않는 문제를 찾아내려는 것이 아니며, 오히려 성적으로 영향을 받고 있는 대상자가 문제를 표현하도록 돕는 것이 된다.

성과 생식의 사정 영역은 생식 능력, 성 역할과 만족, 성 역할이나 기능에 대한 잠재적인 변화 등이 포함되며(Gordon, 2010), 대상자의 성적 역할과 기능에 대한 현재 건강상태의 문제에 대해 논의한다. 생식기관 사정은 예방적 건강사정의 영역에 문제가 없다면 보통 수행되지 않는다.

성에 대한 자료를 수집할 때의 최선의 방법은 민감하지 않게 반응하는 것이다. 사춘기, 월경, 폐경, 출산력의 흐름으로 시간적 순서에 초점을 맞추고, 이 부분에 문제나 문제 가능성이 있는 대상자를 심도 있게 사정한다. 또한 정기적인 유방 자가 검진, 정기적인 자궁암 검사, 고환과 전립선 사정과 같은 예방적 건강 행위에 대한 대상자의 지식과 수행을 파악한다.

성적 사정은 모든 연령대에 적용되고, 대상자의 발달 수준과 관계된다. 대부분의 청소년은 신체적 변화와 조기 성적 경험과 같은 내용과 관계되므로, 성에 대해 청소년을 교육하고, 지지하며 안내할 수 있는 기회를 만들어야 한다. 기혼자는 자신의 성행위에 관심이 있고, 양육 및 자녀의 성 교육과 관련하여 걱정한다. 많은 중년 대상자는 자신의 삶을 통해 성적 관계를 즐기며, 그들의 관심에 대해 이야기하고 알고 싶어 한다.

다음은 성과 출산에 대한 각 대상자에게 개인적으로 할 수 있는 질문이다.

- 임신에 대해 관심이 있습니까? 사용하고 있는 피임 방법은 무엇인가요? 그 피임 방법을 당신과 당신 파트너 모두 만족합니까?
- 성병에 걸린 적이 있습니까?(임질, 성기 헤르페스, 클라미디아, 에이즈 등)
- 많은 사람들이 질환이나 수술이 성적 측면에 어떻게 영향을 미치는지 질문합니다. 당신은 어떤 질문이 있습니까?
- 당신의 질환이 엄마(아내, 남편, 아빠, 파트너)가 되는 것에 문제가 됩니까?
- 청소년인 경우: 당신 또래의 많은 청소년들은 데이트, 친밀, 질병, 임신과 같은 문제에 대해 관심이 많습니다. 당신은 어떤 질문이 있습니까?

여성 대상자를 사정하는 경우 다음의 질문을 할 수 있다.

- 월경은 몇 세에 시작했습니까?
- 월경 주기는 어떻게 됩니까?
- 마지막 월경은 언제 했습니까?
- 월경과 관련하여 문제가 있습니까?
- 몇 번 임신했습니까?
- 자녀는 몇 명입니까?

유방과 관련된 질문은 다음과 같다.

- 유방 자가 검진을 합니까? 얼마나 자주 합니까?
- 유방암 가족력이 있습니까?

남성 대상자를 사정하는 동안 다음 질문을 할 수 있다.

- 고환을 자가 검진합니까? 얼마나 자주 합니까?
- 성기능에 관한 어떤 문제가 있습니까?

14) 가치와 신념 사정

가치와 신념 사정은 삶의 영적 차원에 초점이 맞춰지므로 영적 사정에 관련된다. 영성은 삶의 목적, 의미, 중요성을 제공하며 인간의 존재됨을 통합하고, 신체적 영역을 능가하는 속성으로 정의할 수 있다(Gordon, 2010). 영성은 보통 더 높은 존재에 대한 믿음, 관계와 관련 있다. 가치와 신념은 개인의 영적 지각으로부터 나오며 옳음, 좋음, 선호, 의미 있는 것과 관련된 개인의 의견을 이끌어 낸다. 가치는 개인의 행동, 건강 관련 행위의 의사결정, 치료, 삶과 죽음까지도 결정하게 한다. 영적 영역은 질병이나 위기 동안 일어날 수 있는 인간됨의 한 부분이다.

질병, 외상, 상실, 노화, 무능력은 신체적 · 정서적 경험만큼 영적인 것으로, 심각하거나 삶을 위협하는 질병은 때로 죽음과 우선적으로 직면하게 한다. 또한 삶의 위기는 개인의 삶, 목표, 무엇이 중요한지에 대한 물음에 동기를 부여한다.

신체, 정신, 영성은 한데 얽혀 있기 때문에 한 부분에서의 걱정과 고난은 인간의 전체적인 건강에 영향을 준다. 대상자의 영적 신념을 이해하는 간호사는 대처기전을 지지할 준비가 더욱 잘 되어 있고, 대상자를 영적으로 도와줄 수 있는 자원을 제공한다.

종교적 특성이 무엇인지, 대상자의 영적 요구와 종교에 초점을 맞추도록 하며, 자원들이 그들의 요구에 부합하는지, 영적 신념과 대상자의 현재 건강상태 간의 관련성이 있는지에 초점을 맞춘다(Gordon, 2010).

영적 신념에 대한 사정은 대상자의 스트레스 대처기전의 형식을 논의하는 동안 이루어진다. 가치-신념을 사정하는 대화를 부드럽게 직접적으로 할 수 있다면 다음의 질문이 있다.

- 종교적이거나 영적인 특별한 습관이 있습니까?
- 이 질병에 종교적 · 영적 신념이나 습관이 영향을 미쳤나요?
- 이 질병을 앓는 동안 당신이 만나고 싶은 종교와 관련된 사람이나 하고 싶은 것이 있습니까?

가치-신념 사정은 일차적으로 주관적 자료에만 의존하지만, 가끔은 영적 가치를 표현하는 대상들로 대상자가 가지고 있는 성경, 불상, 코란, 묵주 등 종교적인 물건을 관찰한다. 대상자 혼자 혹은 가족, 친구, 성직자와 함께 기도하는 모습을 관찰할 수 있다.

6. 객관적 자료수집: 신체검진

신체검진은 행동하거나 관찰되는 영역의 구조와 기능에 대한 정보를 얻기 위해 개인의 감각을 사용한다. 신체사정의 기본 4가지 기술은 시진, 촉진, 타진, 청진이다. 간호학생은 동료에게 새롭게 배운 신체사정 기술을 적용해 보도록 하며, 간호학생이 대상자에게 적용하기 전에 일부 기술을 정확히 익혀 자신감을 가지고, 체계화할 수 있도록 도와준다. 신체사정의 전문 기술은 실제 수행으로만 배울 수 있다.

1) 자세 취하기와 가려주기

대상자는 신체사정에 대한 다양한 자세를 취하는 것이 필요하다. 만약 통증이 있다면 대상자는 자세 유지 시 도움이 필요할 수도 있고, 오랜 시간 동안 불편한 자세를 유지하지 못할 수도 있다.

가려주기는 대상자의 사생활을 보호하는 방법으로, 검진 동안 신체 검진에 해당하지 않는 부위를 가려줘야 하며, 신체사정 부위만 노출시키고, 검진 동안 가려주기를 통해 대상자를 따뜻하게 해 줄 수 있다. 가려줄 수 있는 물품으로는 종이 시트, 이불, 담요 등이 있다.

2) 시진

시진(inspection)은 신체의 특징과 행동을 관찰하는 것으로, 간호사의 눈은 가장 유용한 도구이다. 시진은 대상자를 만난 순간부터 시작되기 때문에 신체사정 시작과 함께 자연스럽게 시작된다. 초기 관찰은 대상자의 현재 건강상태에 대한 전체적인 느낌을 갖게 하고 즉각적으로 중재가 필요한 것이 무엇인지를 알 수 있게 하며 활력징후, 키, 몸무게 측정은 이런 초기 관찰에 해당한다.

대상자에 대한 일반적 조사(general survey)는 대상자를 처음 만난 순간부터 시작되며, 건강상태, 의식수준, 이상 징후 관찰 등이 포함된다. 일반적인 몸무게, 키, 골격을 알 수 있으며, 피부 색, 옷, 차림새, 위생상태, 얼굴 표정, 냄새, 자세, 걸음걸이, 움직임을 관찰한다(Jensen, 2015). 만약 대상자가 급성 질환이 있다고 판단되면, 간호사는 포괄적인 건강사정은 연기하고 사정 대신에 중재를 하며 도움을 준다. 대상자의 일반적 시진은 다음 영역에 초점을 맞춘다.

- 건강 혹은 질병의 전반적 특징: 대상자는 허약해 보이는가? 나이보다 더 늙어 보이는가?
- 이상 징후: 마치 통증이 있는 것처럼 대상자는 얼굴을 찡그리는가? 노력성 호흡을 하는가? 피부색이 파랗거나 창백한가?
- 얼굴 표정과 감정: 대상자에게서 불안, 우울, 분노, 흥미 없는 모습이 관찰되는가?
- 신체 크기: 마른 체형인가? 영양실조처럼 보이는가? 과체중인가?
- 차림새와 위생상태: 옷차림과 모습이 깨끗하고 단정한가? 이상한 냄새가 나는가?

대상자의 일반 조사에서 시진은 신체 검진 시 첫 번째 사정 방법이다. 예를 들어, 흉곽과 복부는 촉진, 타진, 청진 전에 시진을 먼저 한다.

효과적인 시진을 위한 최선의 조건은 시진 부위를 모두 노출하고 충분히 밝게 하는 것이며, 옷과 리넨을 제거한다. 대상자를 편안하게 해 주기 위해 검진 부위만 노출하도록 하며, 잘 꾸며진 방은 사정을 위해 필수적이다. 사정 부위 위에 그림자를 만들기 위해 램프나 플래시와 함께 움직일 수 있는 조명을 사용하여 간접적으로 비춰주도록 하며, 그림자는 윤곽과 움직임에 미묘한 차이를 가져올 수 있다.

3) 촉진

촉진(palpation)은 보통 시진 다음에 시행하며, 손과 손가락을 사용하여 만지면서 정보를 수집한다. 위치, 감촉, 크기, 조화, 덩어리, 분비액을 식별하기 위함이다. 대상자의 안락감을 위해 간호사의 손은 따뜻해야 하며 주의 깊고 부드럽게 촉진해야 한다.

촉진하는 동안 손 각각의 부분은 다른 촉감을 느끼기에 적당하다. 손가락 끝은 신경말단이 집중되어 있고, 각각의 다른 감촉과 조화를 사정할 수 있고, 편평하거나 돌출된 피부 병변을 구별할 수 있으며, 맥박을 사정할 수 있다. 손등의 피부는 피부가 얇고 신경이 집중되어 있어 온도를 잘 느낄 수 있으며, 특정 부위의 피부 온도는 신체를 대칭적으로 혹은 인접한 부위와 그 온도를 비교하여 평가할 수 있다. 손바닥은 진동에 민감하여 심장 박동과 관련된 진동이 느껴지는 부분에서 사용된다.

표면적인 촉진뿐만 아니라 간호사는 복부 검사를 위해 가볍게 또는 심부촉진을 한다. 대상자의 근육에 힘이 들어가면 조직 아래쪽의 사정이 이루어지지 않으므로, 긴장 완화가 필요하다. 간호사는 대상자에게 사정 전에 설명하여 대상자가 편안함을 느낄 수 있도록 해 준다.

가벼운 촉진은 세 손가락이나 네 손가락을 사용하여 대상자 피부의 약 1.5~3cm(그림 17-2A)만큼의 깊이로 누르며, 손가락은 피부의 온도와 촉촉한 수분을 평가한다. 비정상적인 부위와 불편을 느끼는 부위를 촉진하기 위해 손을 부드럽게 원을 그리며 움직이고, 체계적인 방법을 사용하여가볍게 눌렀다 뗐다 한다. 촉진하는 동안 대상자의 얼굴 표정을 관찰함으로써 대상자의 불편감이 있는지 사정하도록 한다. 간지럼을 많이 타는 대상자는 간지럼을 감소시키기 위해 간호사의 손 위에 대상자의 손을 올려 둔다. 가벼운 촉진을 심부촉진 전에 시행하고, 불편감이 느껴지는 부위가 있다면 그 부위의 심부촉진은 피해야 한다.

심부촉진은 3.5~5cm의 깊이로 누르고, 가벼운 촉진보다 더 강한 압력을 주도록 하며(그림 17-2B), 손가락은 가벼운 촉진보다는 신체의 큰 각을 따라 촉진한다. 한 손이나 두 손이 사용되며 검사하는 조직에 따라 다르다. 양손을 사용할 때 한쪽 손의 손가락을 다른 손의 손가락에 포갠다. 위에 있는 손으로 아래를 누르며 가이드한다. 심부촉진의 목적은 기관의 위치를 사정하고, 크기를 결정하며, 비정상적인 덩어리가 있는지를 사정하는 것이다.

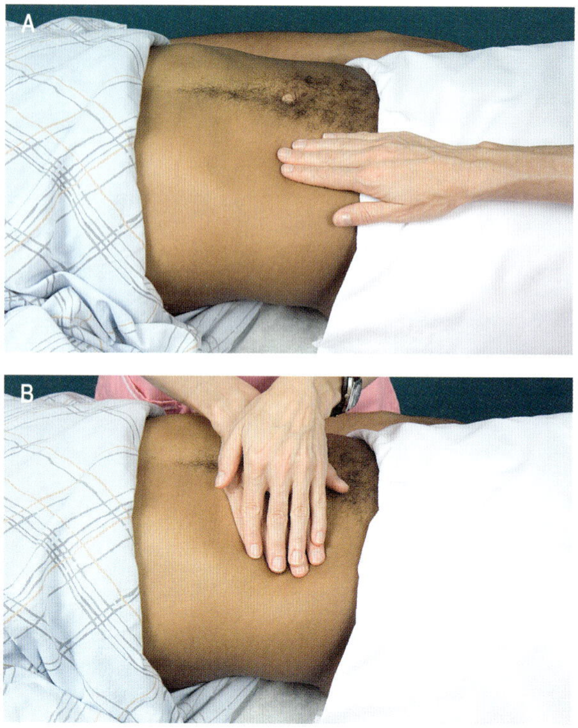

그림 17-2 A: 가벼운 촉진. 손가락 끝으로 원을 그리며 움직이고 1.5~3cm 만큼의 깊이로 누른다. B: 심부촉진. 손을 오므리고 가벼운 촉진보다 피부표면에 더 크게 신체의 각을 따라 움직이고, 3.5~5cm의 깊이로 누른다.

4) 타진

청각을 사용한 타진(percussion)은 대상자의 신체 부위 위에서 손과 손가락을 사용하는 방법이며, 타진의 음조(tone)는 소리가 이동하고 있는 것에 따라 밀도에 의해 결정된다. 타진을 통해 하부 구조의 구성물에 대한 정보를 알 수 있는데, 방광이나 간과 같은 기관의 크기의 윤곽을 알 수 있다. 또한 타진은 기관이 공기 또는 수분으로 차 있는지, 고체로 이루어졌는지에 대한 정보를 제공하며, 이는 폐와 복부 타진 시 중요한 정보이다.

소리가 퍼지는 정도를 공명(resonance)이라고 부르는데, 공기를 통해 소리가 퍼지므로 공기로 채워져 있는 공간은 공명음이 들리지만, 고체로 된 조직은 들리지 않는다. 타진은 다섯 형태의 음조(tone)가 있다: 고창음(tympany), 과공명음(thyperresonant), 공명음(resonant), 둔탁음(dull), 편평음(flat)(표 17-2).

표 17-2 타진의 특징

음조	질	고저	강도	부위
고창음	드럼-소리	높음	큼	공기가 차 있는 위
과공명음	쾅 소리	매우 낮음	매우 큼	폐기종
공명음	공동(빈소리)	낮음	소리가 큼	정상 폐
둔탁음	퍽-소리	중간 정도	중간 정도	간, 횡격막
편평음	매우 둔탁함	높음	부드러움	흉골, 대퇴

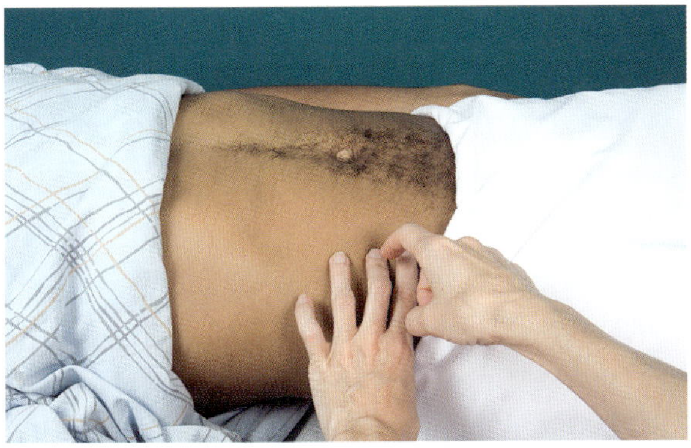

그림 17-3 한 손가락 위에 다른 손의 손가락을 사용하여 두드리며 양손으로 간접 타진을 수행한다.

특징적으로, 복부 타진 시 고음, 팽창된 폐조직은 과공명음, 정상 폐조직은 공명음, 간은 둔탁음, 뼈는 편평음이 사정된다. 또한 소리는 강도나 큰 소리만의 특징이 있으며, 밀도가 높을수록 소리가 조용해진다. 고창음은 가장 크며 편평음은 가장 조용하다.

타진은 직접적 · 간접적으로 수행된다. 직접 타진은 가운데 손가락이나 엄지손가락 끝을 사용하여 한 부위를 직접적으로 가볍게 두드리는 것이고, 간접 타진은 타진할 부위와 손가락 사이에 다른 손가락을 대고 두드려 진동을 생성한다. 주로 간접 타진이 사용된다. 간접 타진은 보통 그림 17-3과 같다. 간접 타진의 절차는 Box 17-3을 참조한다.

Box 17-3 간접 타진의 절차

간접 타진의 절차는 다음과 같다.

1. 대상자의 타진할 부위의 피부에 오른손잡이의 경우 왼손 가운데 손가락을 놓고, 이 손의 나머지 손가락은 올려두면 안 된다. 다른 손으로 두드려 볼 가운데 손가락의 지절관절(손가락 뼈 관절)을 확인한다.
2. 오른손을 타진할 부위 약 10~12cm 정도 위에서 약간 손가락 관절을 구부린다. 손목을 아래쪽으로 구부리고, 가운데 손가락의 위쪽을 가볍게 구부려서 사정할 부위를 두드린다(손톱을 짧게 해야 타진이 쉽다).
3. 강하게 몇 번 두드리고, 빠르게 뗀다.
4. 타진 소리를 확인한다(표 17-2).
5. 공명이 큰 부위에서 작은 부위로 이동하면서 다음 부위를 사정한다.

완벽하게 타진하기는 힘들기 때문에 반복과 연습이 필수적이며, 손이 작으면 소리도 작다. 위(stomach)와 같은 고음 부위 위에서 사정을 시작하며, 타진 소리는 명확하게 들려야 하고, 다른 부위에서 이동하면서 음조와 강도의 변화를 사정한다. 두 번째 부위에서의 음조와 강도를 기록하고, 고창음 부위에서 둔탁한 부위로 사정하며, 음조와 강도가 명확해질 때까지 타진을 반복한다.

5) 청진

청진(auscultation)은 신체 안에서 움직임이 있는 소리를 듣는 것이다. 심장과 혈관에서 혈액의 흐름이 청진되고, 폐에서는 공기의 흐름이, 복부에서는 위장관 내용물의 움직임이 청진된다.

청진기(stethoscope)는 소리를 모아 전달하고, 진동수를 선택하며, 외부 소리를 걸러준다. 비록 청진기를 통해 전달되는 소리가 시끄럽더라도, 청진기는 소리를 증폭시키지는 않는다. Doppler 초음파는 소리를 증폭시켜 사용하는 기계이다.

청진기 머리 부분은 피부에 대고 피부 아래의 소리를 수집하는데, 대부분의 청진기는 머리가 벨과 다이아프램의 두 형태로 되어 있다(그림 17-4). 다이아프램은 피부에 단단히 닿게 되어 밑이 편평하고 고음 청진 시 사용되며, 벨은 깔때기나 컵 모양으로 되어 있고 낮은 소리를 듣게 된다. 벨은 피부 위에 편안하게 올려두는데, 만약 압력이 너무 세다면 피부가 잡아당겨지고 다이아프램 효과가 발생한다. 한 부위에서 매우 명확하게 소리가 들렸다고 다른 부위에서도 들리는 건 아니다. 표 17-3은 다이아프램과 벨의 청진에서의 차이점을 나타낸 표이다.

청진을 분명하게 할 수 있는 능력은 청진기의 소리 전달에 달려 있다. 소리의 왜곡을 예방하기 위해 청진기의 길이는 짧게 하고(30~46cm), 고무는 소리를 최적으로 듣기 위해 무겁고 두꺼워야 한다. 청진기의 머리 부분은 청진 부위인 대상자의 피부에 완전히 밀착하도록 하며, 편평한 부위에 놓도록 한다. 청진 부위 위에 털이 있다면 털이 악설음을 유

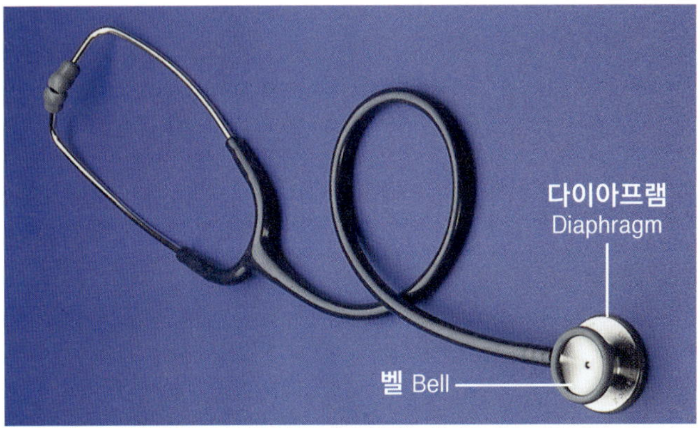

그림 17-4 청진기의 다이아프램(diaphragm)으로는 높은 주파 소리를, 벨(bell)로는 낮은 주파 소리를 듣는다.

표 17-3 청진기의 다이아프램과 벨의 사용

	기술	목적	예
다이아프램	피부 위에 단단히 고정하여 누른다.	고음청진	호흡음, 정상 심음, 장음
벨	피부를 가볍게 눌러 댄다.	저음청진	비정상 심음, 이상음

발할 수 있으므로, 물을 묻히면 소리를 감소시킬 수 있다.

청진하는 동안 가능하다면 주위 환경을 최대한 조용히 해야 하고, 청진기의 귀꽂이는 편안하게 맞아야 하며, 이도를 막고, 환경적 소음을 걸러낼 수 있어야 한다. 각이 진 귀꽂이가 코를 향하도록 해서 귀에 꽂아야 고막을 향해 소리가 바로 전달된다.

외부로부터 침상보나 옷에 의해 바스락거리는 소리, 청진기의 고무소리, 청진기 튜브가 부딪치는 소리, 청진기의 머리가 움직이는 소리 등이 발생한다. 청진기와 다른 검진기구로 청진할 때는 특히 외부 소리에 방해받지 않도록 주의해야 한다.

청진음의 4가지 특징은 진동수, 강도, 기간, 질로 설명할 수 있다. 진동수는 고저(pitch)로서 일초 단위당 주기로 표현되는 진동의 측정이다. 초당 대부분 주기의 진동(예: 높은 빈도)은 고음의 소리를 유발하며, 초당 일부 주기 중 한 번은 낮은 음을 유발한다. 강도는 소리의 크기로 설명되며, 기도 위에서의 호흡음은 소리가 큰데 반해 심음은 부드럽다. 기간은 소리의 길이이며, 비정상 심음은 심주기 내에 그 강도에 따라 표현된다. 또한 소리의 기간은 흡기 동안, 호기 동안으로서 표현될 수 있다. 질은 소리의 특성을 반영하며 부는 소리, 삐걱거리는 소리, 윙윙거리는 소리 등은 소리의 질을 묘사하는 데 사용된다.

7. Head-to-toe 신체 사정

1) 인지 능력 사정

대상자의 인지 능력을 설명하는 객관적 자료는 신경학적 사정을 통해 얻게 되며, 이 검사는 감각기능에 대한 정보를 제공해 준다. 신경학적 검사는 뇌의 기능과 운동 반응의 통합을 사정하는 체계적인 방법으로, 비정상은 뇌와 척수의 손상을 의미한다. 만약 대상자의 의식이 명확하고 지남력이 완전하다면, 간호사는 기초자료를 얻기 위해 신경학적 사정을 완벽히 수행한다. 많은 기관에서 포괄적이고 세밀한 신경학적 검사는 전문적 실무자에 의해 수행된다. 절차 17-2를 보면 신경학적 사정 수행에 대한 방법이 설명되어 있다.

(1) 의식 수준

의식은 주변 환경에 대해 반응하고 인식하는 것이며, 의식 손상은 계속적으로 평가해야 할 부분이다. 높은 의식 수준의 인간은 적당한 언어와 활동 능력과 함께 환경 자극에 반응하는 것이다. 인간은 주의 깊고, 협동적이며, 자신과 시간, 공간에 지남력이 있다. 대상자의 지남력 상실에 의해 의식수준이 손상을 보이며 간단한 명령도 수행하지 못할 수 있다. 낮은 의식 수준인 혼수상태에서 통증 자극은 언어적 · 운동적 반응을 유도하는 데 필수적이다.

글래스고 혼수 척도(Glasgow Coma Scale)(표 17-4)는 고위험 대상자에게 시행되는 표준화된 사정 도구로(예: 뇌종양, 뇌수술 후, 뇌혈관 질환 후), 간호사는 척도를 재확인함으로써 대상자의 미묘한 의식 변화를 발견해 낼 수 있으며, 이 도구는 가장 좋은 언어와 운동 반응을

표 17-4 글래스고 혼수 척도(Glasgow Coma Sclae)

눈뜸 반응	
스스로 눈뜸	4
언어적 지시에 의해	3
통증에 의해	2
반응 없음	1
측정 불가	U
언어 반응	
지남력 있음	5
지남력 상실	4
부적절한 단어	3
이해할 수 없는 소리	2
반응 없음	1
측정 불가	U
운동 반응	
명령에 수행함	6
국소적 통증에 의해	5
통증에 움츠러듬	4
통증에 의해 굴곡	3
통증에 의해 신전	2
반응 없음	1
측정 불가	U

평가하여 증가된 두개내압을 재빨리 발견하고 치료할 수 있게 한다. 대상자의 가장 적절한 반응에 따라 점수화한 것으로 결과는 대상자 의무기록에 첨부하도록 한다.

(2) 지남력

시간, 장소, 사람에 대해 간단하고 직접적인 질문을 함으로써 지남력을 평가한다. '지남력×1'은 사람 자신의 이름을 알거나, 의미 있는 대상의 이름을 알거나, 간호사를 아는 것과 같은 사람에 대한 지남력을 평가하고, '지남력×2'는 장소, 도시, 주(state)와 같은 장소와 사람에 대한 평가이다. '지남력×3'은 하루의 시간, 주, 요일, 날짜 등 시간과 사람, 장소에 대한 평가이다. 획득된 자료를 대상자의 친구와 가족에게 질문을 함으로써 증명할 수 있다.

(3) 기분

비정상적인 기분은 신경학적 · 정신과적 문제를 나타낸다. 정상적인 기분은 행복하거나 기쁜 감정으로 설명되고, 비정상적으로 매우 기뻐하는 감정을 가진 대상자는 의기양양하거나 도취되어 있음으로 표현된다. 우울은 매우 슬픈 감정이고, 쉽게 화내는 대상자는 신경과민이며, 빠른 감정 변화가 있는 대상자는 불안정함으로 표현된다. 어떤 상황에서 전후 관계와 동떨어져 반응하는 대상자는 부적절한 정서를 가진 대상자로 표현하고, 감정을 거의 표현하지 않는 대상자는 밋밋함(혹은 마른)으로 표현된다.

(4) 언어와 기억력

의사소통과 기억력은 효과적인 대상자 교육에 중요한 인지 기능의 영역이며, 언어문제는 다양한 상황을 만들게 된다. 다른 사람의 언어를 받아들이는 데 문제(수용성 실어증)가 있는 것과 자신의 의사를 표현하는 데 문제(표현언어 실어증)가 있는 것 사이에는 중요한 차이가 있다. 수용성 실어증(receptive aphasia)에서 대상자는 간단한 지시도 이해할 수 없고, 표현성 실어증(expressive aphasia)에서 대상자는 지시를 이해하고 행할 수 있지만 간호사와 적절한 대화를 할 수 없다. 기계적인 근육의 감각적 문제는 단어의 발음에 어려움을 가져온다(구음장애).

만약 읽기 능력 손상이 의심된다면, 대상자에게 신문의 짧은 문장이나 예전에 읽었었던 교육자료 일부를 읽어보도록 한다. 일부 대상자는 신경학적 결손보다는 다른 언어를 이해할 수 없거나 문맹과 같은 다른 이유로 읽을 수 없다. 쓰기 능력은 복잡한 과업이고, 대상자에게 이름을 써보라고 함으로써 간단히 평가할 수 있다.

기억은 생일, 기념일, 주민등록번호 등을 물어봄으로써 평가한다. 대상자에게 활동, 방문객, 먹었던 음식과 같은 그날의 특별한 사건을 기억해보게 함으로써 최근 기억을 평가한다. 최근 기억 상실에 대한 단서는 지시를 쉽게 잊고, 같은 대화 내에서 토의내용을 기억하지 못하는 것으로 설명된다. 새로운 학습 능력은 셋 혹은 네 개의 단어를 기억하도록 하고, 약 5분 후에 다시 물어봄으로써 평가한다(Bickley, 2013).

2) 피부, 머리, 손톱 사정

피부는 신체의 가장 큰 기관이며 피부 아래 있는 구조를 보호하고, 체온을 유지하며, 감각을 전달한다. 표피는 피부 바로 아래층으로, 표피 아래에 땀샘과 기름샘이 있다. 피하조직은 노화로 인해 얇아지는 표피 아래에 결합조직층을 이루고 있다.

대상자는 이상소견이 있을 시 피부 문제를 호소할 수 있다. 피부는 신체의 영양과 대사를 반영한다. 일부 피부 질환은(특히, 그 질환이 얼굴에 있다면) 대상자의 신체상에 영향을 줄 수 있다. 다음의 예는 문진 시 사용할 수 있는 질문이다.

- 일상적인 피부, 머리, 손톱 손질은 어떻게 합니까?
- 모반, 문신, 사마귀, 주근깨가 있습니까?
- 머리카락이 빠지거나 변화가 있었습니까?
- 자외선에 노출되는 것을 막기 위해 어떤 방법을 사용합니까?

피부는 시진과 촉진으로 사정하며, 피부의 색, 습기, 온도, 촉감, 위생상태를 사정한다. 정상 피부색은 선홍색, 황갈색, 갈색, 황색이다. 피부와 손톱의 색과 외관은 호흡기계와 심장의 기능으로 인한 조직으로의 혈액을 통한 산소공급의 정도를 나타내는데, 정상적으로 산소를 공급받는 손톱, 혀, 입술은 선홍색을 띤다. 저산소증(조직으로의 산소공급이 감소된 상태)은 청색증(cyanosis)으로 불리는 회색, 푸른색, 보라색으로 나타나고, 또한 피부색은 저산소증과 빈혈 시 창백(pallor)하게 관찰된다. 황달(jaundice)은 피부 톤을 노랗게 변화시키며 간 질환 시 관찰되고, 홍반(erythema)은 붉은색을 띠며 보통 흥분상태나 염증반응 시 관찰된다. 피부의 비정상 색깔은 대상자의 피부가 검은 경우 식별하기 어렵다.

피부는 보통 건조하며, 극도의 건조와 땀(발한)은 이상 증상이다. 피부는 보통 따뜻한데, 뜨겁다면 열과 관련이 되고 차갑다면 혈액순환 장애 시 나타날 수 있다. 피부 촉감은 보통 부드러우나 팔꿈치, 무릎, 뒤꿈치는 거칠다. 과거 외상, 가골(callus), 얼룩, 흉터, 주삿바늘 자국, 벌레에 물린 자국이 있는지 관찰하며 발진 부위를 기록하고, 외상 위치를 기록할 때는 그림을 이용한다.

(1) 피부탄력성

피부탄력성을 검사하는 것은 조직에 있는 액체(fluid) 양을 사정하는 것으로, 작은 부위를 집어 보아 확인한다. 팔 중간 부위나 가슴 앞부분을 사용할 수 있으며, 그 부위를 집었을 때 얼마나 빨리 제 위치로 돌아오는지 확인한다. 만약 피부 강도가 약하다면, 피부는 상승된 채로 텐트 모양으로 유지되거나 느리게 제 위치를 찾게 된다. 약한 피부강도 관찰 시 탈수를 의심할 수 있지만, 노화의 정상 과정이나 체중 감소 시 발생할 수 있다.

(2) 피부 병변

피부 병변은 외상이나 질환으로 인한 비정상적인 피부 조직이며, 모든 병변의 크기, 색, 형태, 위치를 기술해야 한다. 병변의 정확한 크기는 cm로 측정하고, 피부 주위와 병변 가장자리의 외형을 기록한다. 편평하고 융기된 병변을 구별하기 위해 병변을 촉진해 보는 것이 중요하고, 병변에 가볍게 압력을 주어 압력으로 하얗게 만들어본다. 이 과정은 병변을 명명하고 원인을 확인할 수 있도록 해준다. 병변에 비대칭이거나 불규칙한 경계선, 고르지 않은 색, 융기된 표면, 최근 크기의 변화가 있었다면 악성 가능성을 의심할 수 있고, 이 대상자는 정밀 검사를 받아야 한다.

① 상처

사고, 압력, 수술로 상처가 생기는데, 상처의 색을 기록하는 것이 특히 중요하다. 노란색과 푸른색은 염증을 나타내고, 검거나 갈색이거나 회색일 경우는 괴사된 조직일 수 있으며, 분홍색은 조직의 색이고 선홍색이나 붉은색은 육아조직의 색이다. 상처로부터의 색, 특성, 분비물(삼출물)의 양을 확인한다. 크림색, 삼출물 색의 변화는 감염을 나타내고, 밝고 붉은색의 삼출물은 혈액일 수 있으며, 물처럼 맑은 삼출물은 장액일 수 있다.

(3) 두피와 머리카락

두피와 머리카락의 색, 양, 분포, 촉감, 위생상태, 결절, 병변 등을 시진한다. 머리카락의 색은 진한 검은색에서부터 금발까지 다양하며, 중년 이후 백발화는 정상 과정이다. 특징은 직모이거나 곱슬거리고, 가늘거나 거칠다. 기생충의 알, 비듬이 있는지 관찰한다. 머리카락이 빠지는 것을 탈모라고 한다.

(4) 손톱

손톱의 모양, 색, 특징을 시진한다. 고상지두(clubbing)는 만성 저산소증의 증상으로, 고상지두가 있는지 관찰하기 위해 손톱의 윤곽과 부착 정도를 확인하는데, 정상적으로 손톱과 손톱판 사이는 160°의 각을 이루고 있고, 고상지두 대상자는 180° 정도의 각이 있거나 더 작은 각으로 편평하게 팽창되어 있다(그림 17-5). 진행된 고상지두 시, 손톱은 스펀지의 느낌이 나고 손톱 면이 덜 부착되어 있으며, 손톱과 손가락 끝은 커져 있고 부풀려져 있다. 이를 북채 같은 모양(drumstick-like)이라고 기술한다.

3) 경부사정

관절을 촉진하는 동안 대상자에게 턱을 벌리거나 다물도록 하는데, 측두 악관절(TMJ)에 문제가 있는 대상자는 마찰음이라고 불리는 통증이나 느낌을 호소할 수 있다. 비강 폐쇄를 검사하기 위해 한쪽 콧구멍을 막고 검사하며 다른 쪽을 검사한다. 비경으로 코 내부를 시진하며, 삼출물이 있는지 관찰하고 부비동이 부드러운지 촉진한다.

경부의 이상음을 청진하여 혈액흐름의 난류로 인한 비정상적인 동맥음, 잡음 등을 청진한다. 혈관잡음은 경동맥같이

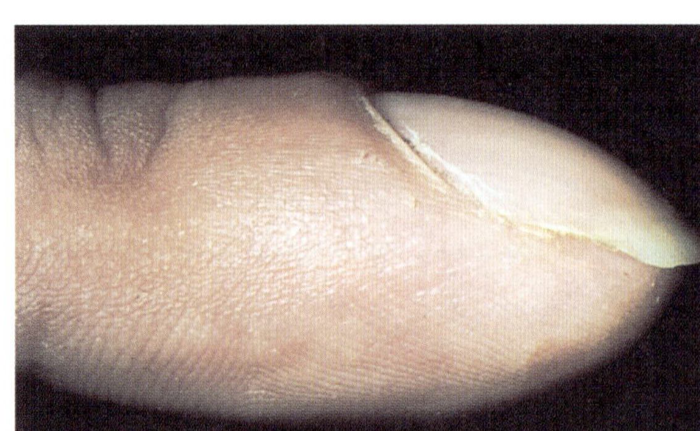

그림 17-5 곤봉형 손가락과 손톱

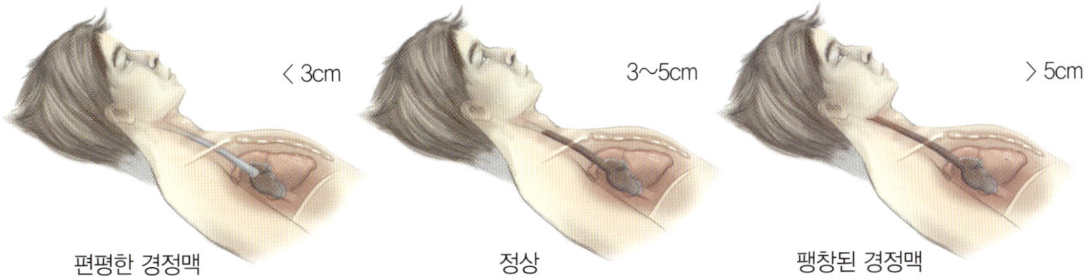

그림 17-6 경정맥 압력의 높이는 두 번째 늑간 부위에서 흉골 각을 측정한다. 정상 높이는 45℃에서 3cm보다 낮다.

큰 혈관 위에 청진기를 대어봄으로써 들을 수 있으며, 혈관 잡음(bruit)은 동맥이 부분적으로 폐색되었거나 확장되어 혈관을 통해 혈액이 곧게 흐르지 않을 때 들린다. 확장되고 움직이며 압통이 있는 림프절을 촉진한다. 림프절은 염증이나 감염으로 확장되며 만지면 통증이 발생된다. 종종 수액 과다로 인해 경부의 동맥이 확장되었는지 평가한다. 그림 17-6은 경정맥 확장의 시진 방법이다.

기관은 보통 곧고 수직이지만 큰 덩어리와 기흉과 같은 일부 폐질환은 정상적으로 중앙에 위치한 기관을 편위시킬 수 있으므로, 바로 선 채 대상자 뒤에서 사정하고 대상자의 어깨를 가로질러 관찰하며 흉골상절흔에서 각각의 기도를 손가락을 이용하여 촉진한다. 흉골상절흔(목아래패임)의 끝과 기도의 양쪽 공간이 동일해야 한다. 갑상선을 촉진하기 위해 환상연골 아래의 기도에 손가락을 올려놓고, 왼쪽 기도에 놓인 손가락으로 오른쪽 기도를 누르며 대상자에게 삼

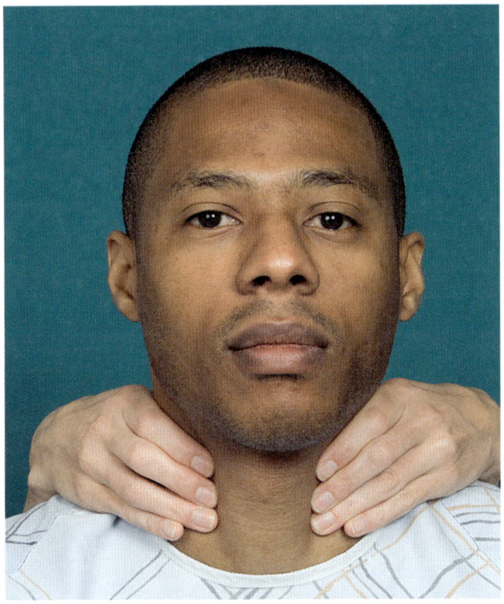

그림 17-7 갑상선 촉진

켜보라고 하여, 갑상선의 왼쪽과 오른쪽을 촉진한다(그림 17-7).

대상자의 어깨를 으쓱해 보도록 하고 고개를 돌려보도록 하여 11번 뇌신경을 사정하며, 저항에 대항해 움직일 수 있는지를 사정한다. 움직임은 양쪽에서 동일한 힘이 주어져야 한다.

4) 감각기능 사정

감각기능의 신체사정은 대상자와의 면담 동안 기능 상실이 포착되지 않는 한, 기본 신체사정 수행 시 보통은 수행되지 않는다. 감각기능 신체사정은 초등학교에서 청력과 시력을 검사하는 것과 같은 신체검사의 일상적 과정이다.

(1) 감각기능 보조기구

안경, 콘택트렌즈, 보청기 등 다른 보조기구를 사용하는지 대상자의 건강사정 시에 알아보고, 이러한 보조기구의 적당한 관리를 위해 대상자 정보에 기록해야 한다. 건강관리시설에서 대상자가 머무는 동안 고가의 기구 관리와 알맞은 사용방법을 도와야 한다.

(2) 시력

대상자의 시력을 측정하기 위해 대상자의 얼굴에서 35cm 떨어져 신문을 보여준다. 만약 대상자가 초점을 잘 맞추지 못한다면, 신문을 멀리 해 보거나 가까이로 움직여서 초점이 잘 맞는 거리를 정한다. 근거리 시력의 문제는 40세 이상의 나이에 더 자주 나타난다. 원거리 시력 검사는 대상자에게 방 안의 시계를 보고 시간을 말해 보라고 하거나, 방이나 복도의 표시를 읽어보도록 한다. 만약 문제가 발견된다면, 정밀 검사를 받도록 해야 한다.

스넬렌 시력표의 'E'는 원거리 시력을 사정하기 위해 사용되며, 스넬렌 시력표로부터 20발자국 떨어진 곳

(6.1m)에 대상자를 위치시키고 눈높이에 시력표를 둔다. 한쪽 눈씩 검사를 하고, 그 후 양쪽 눈을 함께 검사한다. 대상자가 한쪽 눈을 가렸을 때, 대상자가 볼 수 있는 가장 작은 지점을 읽도록 한다. 알파벳을 아직 모르는 아동은 그림으로 구성된 다른 시력표로 측정한다. 시력표(20발자국)에서 대상자가 서 있는 거리와 대상자가 읽을 수 있는 가장 작은 선의 거리를 비교한다. 예를 들어, 만약 대상자가 100발자국 앞에서 읽을 수 있다면 시력은 20/100으로 기록한다. 시력이 20/20보다 작게 기록되는 대상자는 안과 의사에게 검진을 받도록 한다.

(3) 외안 운동과 시야

동안신경, 활차신경, 외안신경은 눈의 수평, 수직, 대각 움직임을 조절한다. 주변 시야와 6가지 눈 움직임은 포괄적인 시력 사정에 중요하다. 외안운동을 평가하기 위해 대상자에게 어떤 사물(예: 연필)을 여러 위치에서(수평, 수직, 대각선) 바라보도록 하고, 대상자의 머리는 사물을 따라 움직이지 않도록 한다. 각각의 위치에서 안구진탕증(눈의 무의식적이고 떨리는 움직임)이 있는지를 평가할 수 있고, 대상자의 눈이 물체를 부드럽게 잘 따라갈 수 있는지를 평가할 수 있다.

말초 시야도 비슷한 방법으로 사정할 수 있다. 대상자에게 바로 위쪽을 보도록 하고 대상자의 한쪽 눈을 가린 채 검진자의 손가락이나 다른 사물을 움직이면서 시선을 따라가도록 해 본다. 양쪽 눈을 다른 위치(측두골, 위쪽, 아래쪽, 코)에서 모두 검진한다.

(4) 동공과 동공반사

불빛으로 동공과 망막을 직접 비추어봄으로써 삼차신경을 자극하여 홍채 근육을 조이게 만들어 양쪽 동공의 크기, 모양, 원근 순응(accommodation), 불빛 반사를 평가한다. 정상적으로 동공은 검고 동그랗고, 불빛을 비췄을 때 확 줄어든다. 동공을 검사하기 위해 방을 어둡게 한다. 대상자가 위쪽을 응시하게 한채 머리 옆에서부터 동공에 펜라이트(penlight)를 비추고, 양쪽 동공을 관찰하며 처음 크기와 반응된 크기를 평가한다(그림 17-8). 직접적으로 빛을 비춘 쪽의 동공은 확 줄어들고, 다른 쪽 동공은 대체로 따라 반응한다. 원근 순응은 대상자에게 가까운 사물(예: 손가락을 코로부터 최소 10.2cm에 둠)과 먼 사물(벽에 걸린 그림)을 바라보도록 함으로써 측정할 수

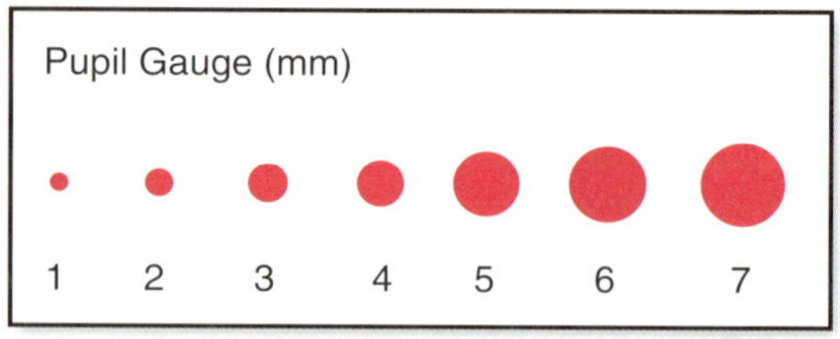

그림 17-8 동공 크기 차트: 동공 반사 검사를 위해 간호사는 펜라이트를 비추어 동공 크기를 측정하고 동공이 수축하는 정도와 비율을 관찰한다. 동공은 활발하게 수축하고, 수축 후에는 전 상태의 크기와 같아야 한다.

있다. 대상자가 이러한 행동을 함으로써 대상자의 동공이 초점을 맞추기 위해 수축하는지, 먼 위치의 물체를 보기 위해 팽창되는지를 관찰할 수 있다. 정상 동공 사정 자료는 PERRLA[pupils equal(동공 크기 같고), round(둥글고), react to light(빛 반사), accomodation(원근 순응)]로 기록한다.

동공은 백내장 대상자에게서는 뿌옇게 관찰되고, 녹내장 치료를 위해 안약을 사용하는 대상자나 신경학적 손상이 있는 대상자에게서는 확장되어 관찰된다. 한쪽 동공 반사의 변화는 뇌종양, 외상, 뇌혈관질환에 의해 두개의 내압이 증가함을 의미할 수 있다. 동공 반사의 변화는 의사에게 보고해야 한다.

(5) 뇌신경 사정

정상의 뇌신경 기능은 정상 감각 기능에 중요하다. 시야는 2, 3, 4, 6번 뇌신경과 관련되어 있고, 8번 뇌신경은 청각에, 1번 뇌신경은 후각에, 5, 7, 9, 10번 뇌신경은 안면 운동의 조화와 반사 활동에 중요하다. 초기 신경학적 사정 시 뇌신경의 정상 기능을 평가한다. 표 17-5는 기능 사정 시 사용되는 뇌신경과 기술을 목록화한 것이다.

(6) 외안과 내안 구조

외안 구조는 염증이나 외상이 없어야 하고, 눈깜박반사(순목 반사, blink reflex)가 있어야 한다. 검안경(ophthalmoscope)은 내안 구조 사정 시 이용되는 기구이며(그림 17-9A), 보통 계속적인 훈련과 임상 수행을 하고 있는 숙련된 전문가가 검사한다. 안과적 검진은 망막 투시, 시신경삭, 황반, 망막중심와, 망막 혈관을 검사한다. 검안경을 사용하여 관찰함으로써 홍채 반사를 사정한다(그림 17-9B). 홍채 반사는 구상, 흰색, 분홍 시신경 삭, 붉은 망막 등의 홍채 등을 사정하고, 밝고 붉은 동맥과 어

표 17-5 뇌신경 기능과 사정

번호	이름	기능	사정 도구
I	후신경	후각	서로 다른 냄새(바닐라, 커피, 초콜릿 등)의 후각 검사
II	시신경	시력	스넬렌 시력검사표를 읽어보도록 함
III	동안신경	동공반응 외안구 운동	펜라이트에 반응하는 대상자의 동공 반응 사정 대상자의 얼굴에서부터 45cm 정도에 검진자의 손을 위치시키고, 바로 응시하도록 함 검진자의 손가락을 위, 아래, 옆으로 움직이면서 눈동자를 따라와 보도록 함
IV	활차신경	아래쪽, 옆쪽으로의 안구 움직임	정확하게 응시하도록 함. 3번 뇌신경과 함께 검사
V	삼차신경	각막과 피부의 감각, 비강 점막	가볍게 면봉으로 왼쪽 눈을 건드려 눈을 깜빡이는지 관찰함 면봉으로 얼굴에 통증을 주고, 건드려보아 감각을 사정함
VI	외전신경	안구 측면 움직임	정확하게 응시하도록 함. 3번 뇌신경과 함께 사정함
VII	안면신경	안면 근육 혀의 전면 2/3 미각	미소, 찌푸림, 눈썹 올림을 확인함 혀의 옆과 위에 다른 맛을 느끼게 함(설탕-단맛, 소금-짠맛, 레몬주스-신맛)
VIII	청신경	청력	들려주는 단어를 들을 수 있는지 사정함
IX	설인신경	미각-혀의 후면 연하능력 혀 움직임	혀 뒤쪽 위에 다른 맛을 느끼는지 질문함 대상자가 "아"하고 말할 때 연하능력 사정을 위해 혀 뒤쪽을 눌러봄 혀를 위, 아래, 옆으로 움직여보도록 함
X	미주신경	연하 성대 움직임 인후 감각	9번 뇌신경과 함께 "아" 하고 말할 때 인두와 구개의 움직임을 관찰함
XI	부신경	어깨와 머리 근육 움직임	검진자의 손에 대항하여 어깨를 으쓱해 보도록 하고, 머리를 옆으로 움직여보도록 함
XII	설하신경	혀 위치	혀를 중앙으로 모아보도록 하고, 옆으로 움직여 보도록 함

둡고 붉은 정맥(그림 17-9C)을 사정한다.

(7) 청각사정

청각 기능은 정상적인 대화 동안 간단하게 사정할 수 있으며, 면담 동안 대상자의 듣기 능력을 사정하기 위해 낮은 목소리로 면담한다. 잘 듣기 위해 잘 들리는 쪽 귀를 기울이거나, 면담자 앞으로 다가오거나, 면담자의 얼굴을 봄으로써 입 모양을 읽거나, 큰 소리로 말하거나, 얼굴을 찡그리는 등의 모습이 관찰되면 청력 상실을 의심할 수 있다. 청력이 상실된 사람은 주변 소음이 있으면 대화에 참여하기가 어렵기 때문에 사회적 활동을 피하려고 한다. 다른 증상은 이명(귀가 울리는 증상), 현기증(어지러움)과 관련 있다.

청력 상실이 의심된다면 대상자의 외이를 시진하여 염증이나 귀지가 있는지 관찰한다. 검이경(otoscopeoto-scope, 귀를 검진하는 기구)을 사용하여 귓바퀴를 당겨보고, 내려보고, 뒤로 젖혀 보는 등 움직여 보고 이도를 곧게 하여 관찰한다(그림 17-10A). 영아는 귓바퀴를 후하방으로 당긴다. 귀지가 많으면 고막을 보기가 어렵다. 벌레나 다른 이물질이 이도에 있을 수 있는데, 이런 이물질이 정상 청력을 방해할 수 있기 때문에 청력을 사정하기 전에 제거해 준다.

숙련된 임상 전문가는 보통 내이도 구조를 관찰한다. 이를 위해 이경을 대상자가 편안해하는 범위 내에서 최대한 깊게 외이도에 넣는다. 대상자의 머리나 뺨을 검진자의 손가락으로 잘 지지하여 고막이 보일 때까지 귓바퀴를 흔들어본다(그림 17-10A). 정상 고막은 진주 같은 회색이며, 빛나고, 반투명이다. 이경으로부터 불빛이 원뿔 모양으로 비춰져 5시와 7시 사이 위치에서 보이며, 귀의 작은 뼈들도 관찰된다(그림 17-10B).

건강검진은 청력계(audiometer)를 사용하여 청력을

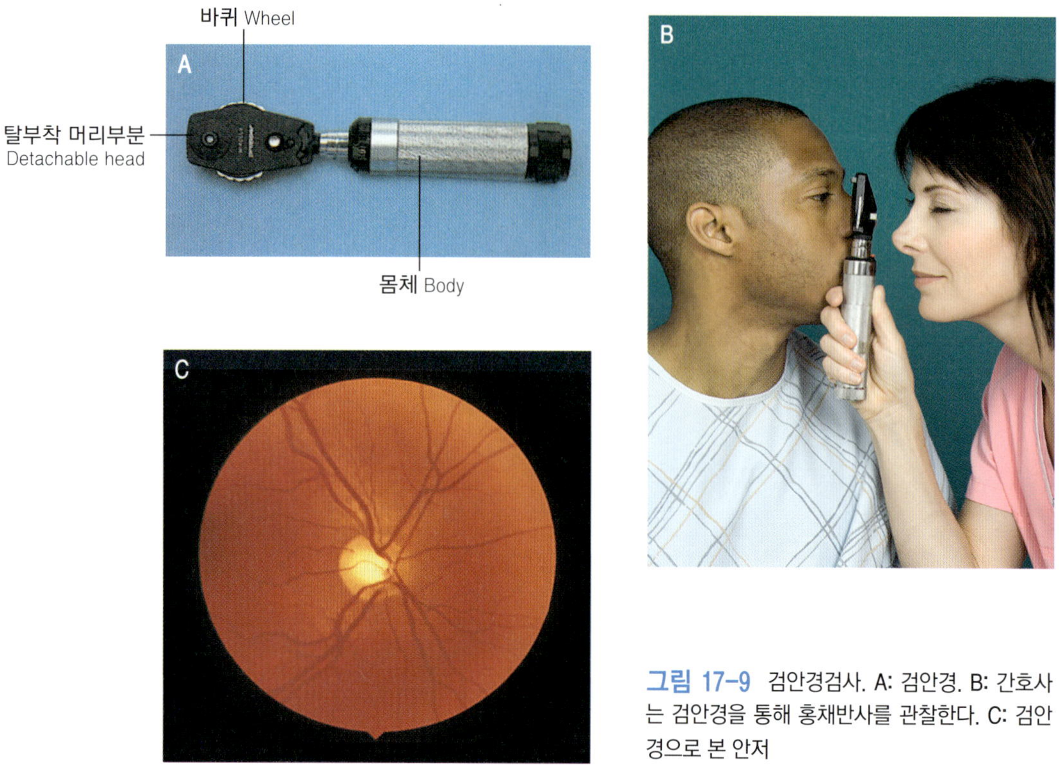

그림 17-9 검안경검사. A: 검안경. B: 간호사는 검안경을 통해 홍채반사를 관찰한다. C: 검안경으로 본 안저

측정한다. 대상자는 다른 소리를 차단해 주는 헤드폰을 쓰고, 소리가 울리는 쪽의 손을 든다. 이 검진방법은 청력 상실을 유발할 수 있는 약품(예: aminoglycoside계 항생제)을 투여하는 고위험 대상자에게 시행된다.

파장을 일으키는 음차의 웨버와 린네 검사는 진전된 청력상실을 검사하는 방법이다. 웨버(Weber) 검사는 소리의 음파를 평가하는 것으로(그림 17-11A) 파장을 일으켜 대상자의 머리 위에 올려둔다. 정상적인 경우 대상자는 양쪽 위에서 똑같이 진동을 들을 수 있다. 전도 난청이 있는 대상자는 영향받은 귀쪽에서 진동을 들을 수 있으며, 감각신경난청에 있어서는 영향을 받지 않은 귀쪽에서 크게 들리게 된다.

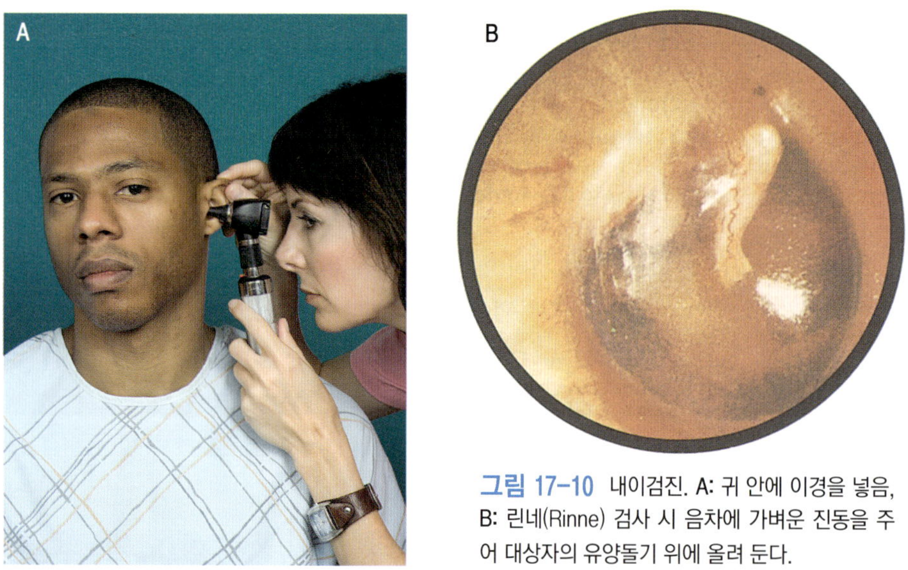

그림 17-10 내이검진. A: 귀 안에 이경을 넣음, B: 린네(Rinne) 검사 시 음차에 가벼운 진동을 주어 대상자의 유양돌기 위에 올려 둔다.

린네(Rinne) 검사는 소리의 공기 전파와 뼈 전파 사이를 구별하는 것으로, 음차(turning fork)를 두드리고 이를 유양돌기에 단단하게 위치시킨다(그림 17-11B). 대상자가 음차의 진동을 느낄 수 없을 때, 뼈에서 제거하고 귀 가까이에 공기를 통해 소리를 전도한다. 정상적으로 소리의 공기 전도가 골 전도보다 더 크기 때문에 음차가 귀 가까이에 있을 때 음차의 소리를 들어야 한다. 대상자가 음차가 유양돌기에 위치할 때까지 소리를 들을 수 없다면, 전도된 소리의 상실 때문에 소리의 골 전도가 공기 전도보다 더 크다.

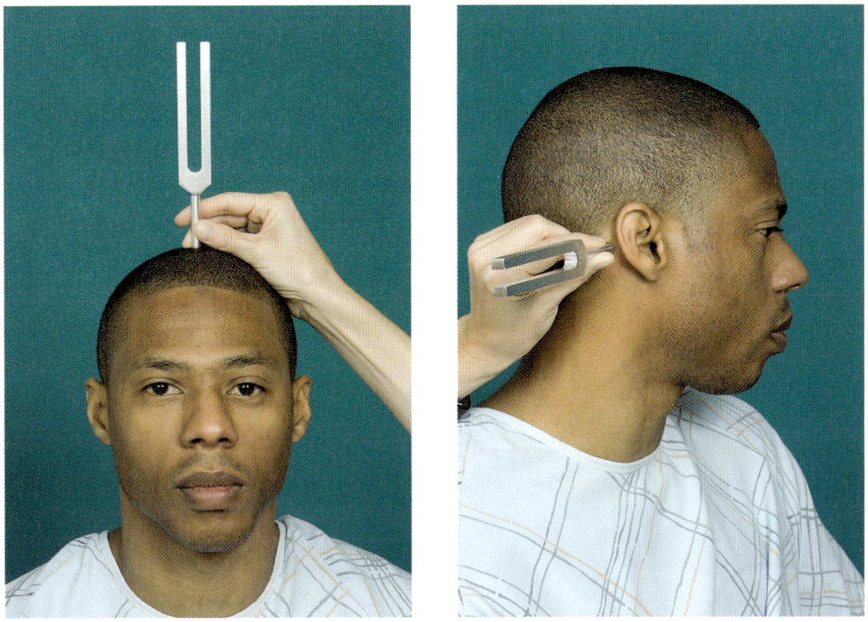

그림 17-11 청력상실 평가. A: 웨버(Weber) 검사 시 음차에 가벼운 진동을 주어 대상자의 머리 위(이마중간)에 올려 둔다. B: 린네(Rinne) 검사 시 음차에 가벼운 진동을 주어 대상자의 유양돌기 위에 올려 둔다.

5) 구강사정

구강점막(뺨), 치아, 입술, 잇몸, 혀, 편도, 목젖을 사정한다(그림 17-12). 입술의 색, 습기, 병변, 갈라진 정도를 사정한다. 점막, 치아, 잇몸을 시진하기 위해 밝은 빛과 설압자(blade)를 사용한다. 만약 틀니에 통증이 있는 대상자라면 틀니를 제거하고 시진한다. 점막은 분홍색으로 촉촉하다. 입, 잇몸, 혀의 병변을 관찰한다. 구강의 곰팡이균인 칸디다(candidiasis)는 혀 부위에 치즈 형태의 흰색 플라그(plaque)처럼 보이며, 칸디다 감염은 주로 항암치료나 항생제 치료를 받는 대상자에게서 관찰된다. 목젖을 사정하는 동안 "아" 하는 소리를 내보도록 하고, 울릴 때의 좌우 대칭을 확인한다. 편도선은 좌우 대칭으로 선홍색이고 홀쭉하게 보인다. 치아 시진 시에는 안전하고 위생적으로 한다. 깨물 수 있는 능력을 평가한다. 구강 사정 시 주요 관찰 사항은 대상자의 씹는 능력, 연하능력, 미각, 음식을 즐기는 능력을 방해하는 것과 같은 이상 소견이다.

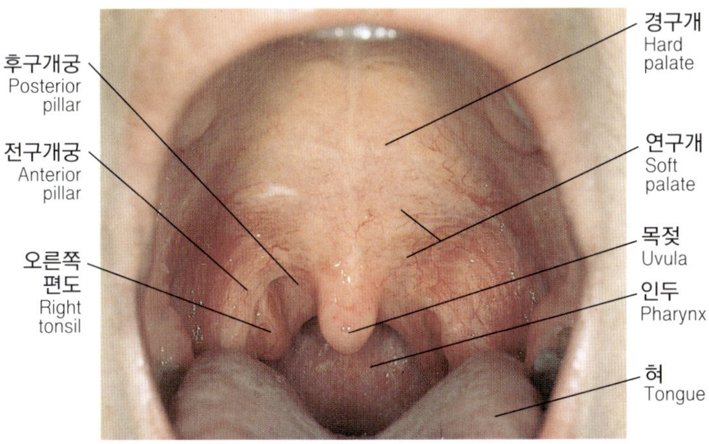

그림 17-12 구강구조

6) 호흡기계 사정

호흡기계 신체 사정은 시진, 촉진, 타진, 청진이 포함된다. 숙련된 간호사 또는 호흡기계 전문 간호사와 함께 사정 결과를 논의하는 것은 사정 기술과 결과를 확인하는 데 도움이 된다.

(1) 흉부와 폐의 해부학적 표지(landmarks)

간호사는 흉부 내의 기관 사정 시 해부학적 경계와 가상의 선을 사용한다. 폐 청진과 타진 동안 이 선과 경계선은 검진될 폐의 부위를 정해준다(그림 17-13). 또한 이는 사정된 내용을 기술하고 설명할 때 사용되는 단어의 표준이 된다.

(2) 시진

시진은 일반적인 네 영역(흉부의 윤곽, 호흡 양상, 노력성 호흡 증상, 피부와 손톱 관찰)에 초점을 맞춰 호흡기

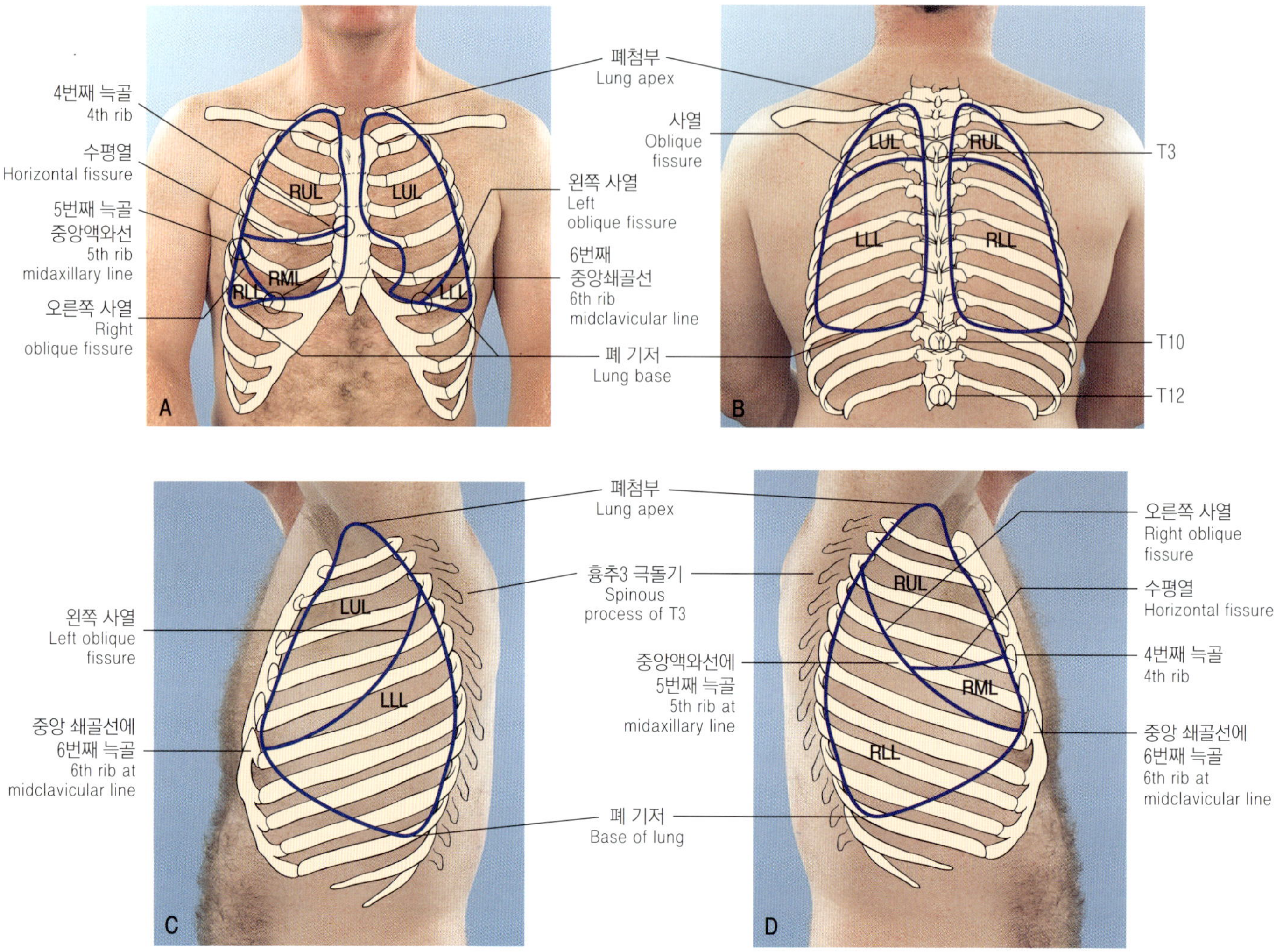

그림 17-13 전 · 후 흉벽 표지. A: 전방부 B: 후방부 C: 왼쪽 측면 D: 오른쪽 측면

계를 사정한다. 흉곽의 모양은 옷을 입지 않고 똑바로 섰을 때 가장 잘 사정할 수 있다. 전후직경[anterior-posterior(AP) diameter]은 흉골과 척추 사이의 거리를 설명할 때 사용되는 용어이다. 정상 성인의 전후직경은 흉부의 좌우직경의 1/2에 가깝다.

흉부의 가장 대표적인 비정상인 것 중 하나는 만성 폐쇄성 폐질환 대상자들에게서 볼 수 있다. 이 대상자는 술통형 흉곽(barrel-shaped)으로 전후직경이 좌우직경과 거의 같다. 다른 흉부 비정상은 척추후만증으로 척추의 굴곡이 과도하게 볼록한 상태이며, 척추 만곡은 척추 굴곡의 측면으로의 편시, 척추후만곡은 척추의 볼록한 굴곡과 비정상적인 편시가 함께 나타난 경우이다. 이러한 증상은 늑골 강을 형성하게 하며, 폐 확장을 방해하고, 호흡에 지장을 준다.

정상 호흡은 조용하고 힘들지 않으며, 성인의 경우 1분당 12~20회 정도 호흡을 한다. 대상자의 호흡을 주의 깊게 관찰함으로써 정상적으로 나타나는 부드러움, 규칙성, 대칭성, 리듬을 확인한다. 호흡이 빠른지(빈호흡), 느린지(서호흡), 얕은지(과소환기), 깊은지(과대환기), 불규칙한지(Cheyne-Stokes 호흡)를 관찰한다.

대상자의 호흡 양상을 사정하는 동안 호흡 부전을 나타내는 근거, 호흡 시 증가되는 노력, 대상자가 호흡을 하기 위해 취하는 자세를 관찰한다. 어려움이 있는 대상자는 좌위를 취할 것이고, 앞쪽으로 기울일 수도 있으며, 지지하기 위해 베개가 필요하기도 하다. 코가 불룩하거나, 얼굴이 긴장되어 있거나, 입술을 오므린(pursed-lip) 호흡과 같은 증상은 비정상적인 호흡성 노력을 암시한다. 흡기 동안의 비정상적인 노력은 활동, 삼각근 사용, 경부와 어깨의 흉쇄 유돌근의 사용에 의해 확인된다. 이러한 근육을 호흡 부속근(accessory muscles)이라 부른다. 또한 횡격막이 위로 움직이는 것을 도와주는 복부 근육의 수축이 관찰되기도 한다. 대상자의 호흡 시진 동안 늑간 공간을 관찰한다. 기도폐쇄나 감소된 폐유연성은 흡기 동안의 늑간 공간 퇴축(retraction) 때문에 발생한다. 이는 폐기종과 같은 폐질환에서 호기 동안 늑간이 부푸는 원인이 될 수 있다.

(3) 촉진

촉진은 흉벽의 비정상 부위나 통증, 비대칭적 흉부 팽창, 기도편향을 평가하기 위한 사정 방법으로, 대상자가 불편감을 느끼는 부위나 비정상 소견이 보이는 부위 사정 시에는 그 부위와 주변 부위를 가볍게 촉진한다. 압통, 덩어리, 팽창, 악성 연발음의 느낌 등을 기록하는데, 이는 피하조직에 약간의 공기가 있음을 암시한다. 촉각진탕음(tactile fremitus)은 "1, 2, 3" 혹은 "99"라고 대상자가 말하는 동안 사정할 수 있다. 정상 진탕음은 좌우 대칭이고, 이는 폐렴인 경우 증가되며, 기흉 시 감소된다.

정상적으로 흡기 시 흉부는 팽창되고, 양쪽 폐의 확장은 동일하다. 흉곽확장(respiratory excursion)을 측정하기 위해 간호사는 대상자의 뒤에 서서 엄지손가락을 열 번째 늑골에 두고, 두 손으로 측부의 늑간 공간을 감싼다(그림 17-14). 대상자에게 심호흡을 하게 하고, 엄지손가락을 똑같이 위로 올리면서 관찰한다.

(4) 타진

폐 타진 시 폐는 공기로 가득 차 있기 때문에 정상적으로 크게 울리는 저음의 공명음이 들린다. 둔탁한 소리나 감소된 공명음이 타진된다면 폐가 수액, 덩어리, 조직으로 가득 차 있을 수 있다. 과공명음이 있다면 폐기종으로 인해 공기가 가득 차 있을 경우를 의심할 수 있다. 진단적으로 흉부 방사선 검사는 흉부 타진 검사의 범위를 넓혀 대신한 것이다. 횡격막 운동(diaphragmatic excursion)은 후위 횡격막 타진으로 사정되고, 완전한 호기와 흡기 사이에 차이가 있을 때 진단된다. 대상자가 깊게 호흡을 들이 마시고 간호사는 둔탁한 소리가 날 때까지 타진을 한 후, 대상자는 호흡을 내쉬고 다시 공명음이 날 때까지 타진을 하는데, 이는 늑간에서 시행한다.

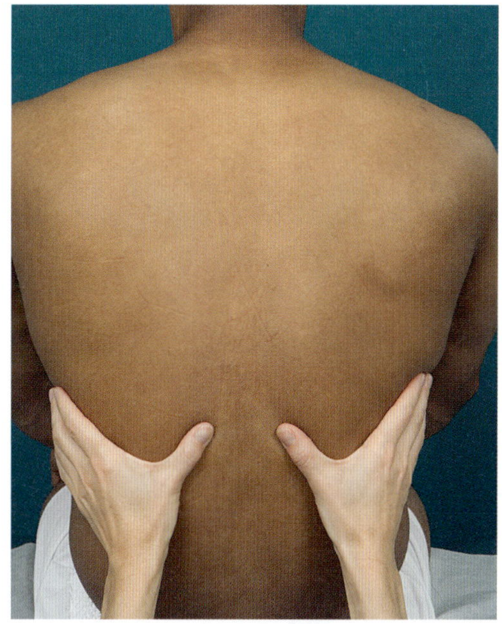

그림 17-14 흉곽확장 촉진. 대상자의 뒤에서 간호사의 손을 열 번째 늑골에 대고 대상자에게 호흡을 하도록 한 후, 손을 동일하게 위로 움직이면서 관찰한다.

(5) 청진

폐 청진은 청진기를 전·후 흉벽 위에 대고 호흡음 변화를 듣는 것으로, 각각의 흡기, 호기 시에 기도에서 공기의 움직임이 호흡음을 발생시킨다. 폐의 청진은 대상자의 환기 상태에 대한 직접적·객관적 자료를 제공한다. 청진을 통해 수집된 자료는 병태생리적 기저질환에 대한 중요한 단서를 제공해 준다. 절차 17-3은 폐 청진의 단계이다.

① 정상호흡음

정상 호흡음은 기관지, 기관지 폐포, 폐포로 구분된다. 이는 표 17-6에 설명된 대로 위치, 호기와 흡기의 비율, 강도, 음저에 대해 기록한다.

기관지호흡음(bronchial breath sounds)은 크게 울리는 고음으로 파이프에 공기가 흐르는 소리와 비교된다. 기관지 호흡음에서 호기는 흡기보다 더 길고 소리가 크다. 기도 위에서 소리가 들리면 이는 정상이나, 그 외의 위치에서 들린다면 비정상이 의심된다. 비정상 기관지음은 폐렴, 흉막 삼출, 종양, 기도협착과 관련되어 있다.

폐포음(vesicular breath sounds)은 정상적으로 주요 기도 근처나 폐의 모든 부위에서 들린다. 폐포음은 부드러우며, 호기보다 흡기 시 더 길다.

표 17-6 정상 호흡음

부위	특징	호기와 흡기 비율	강도	고저
기관지음 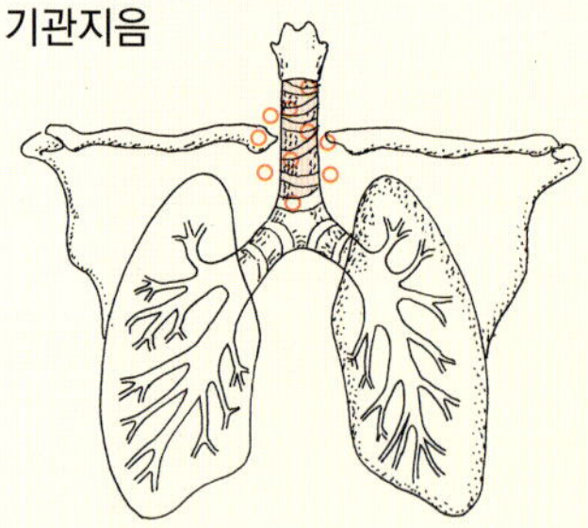	바람소리: 기도 위의 공동	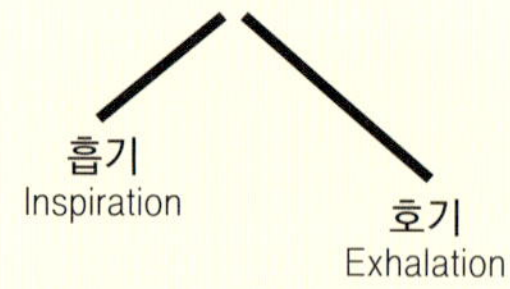	호기가 더 길고 큼	호기가 더 높음
기관지폐포음 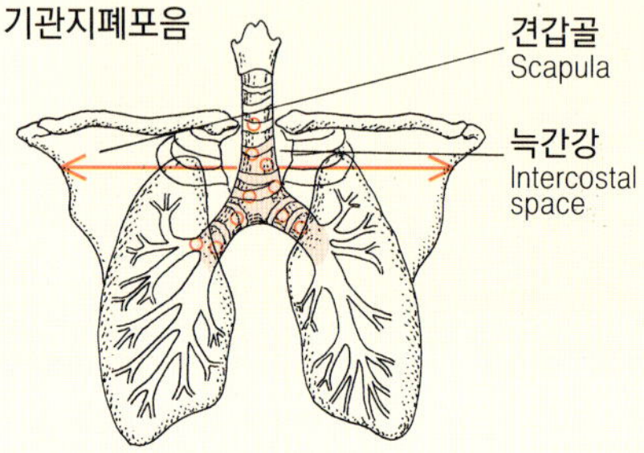	뒤쪽 견갑골 사이와 두 번째와 첫 번째 전흉부 앞에서 나는 중간 소리	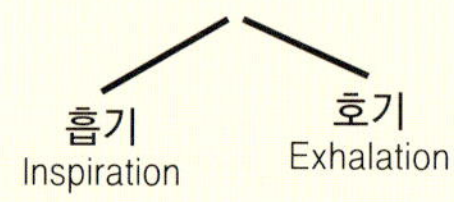	중간	중간
폐포음 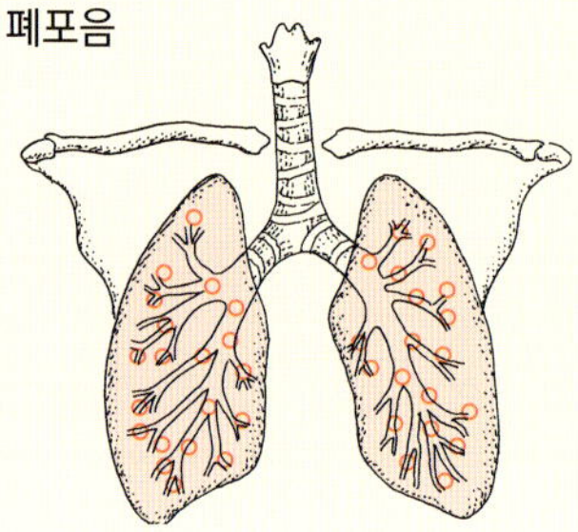	부드럽고 경쾌한 소리. 기도를 제외한 모든 폐에서 들림	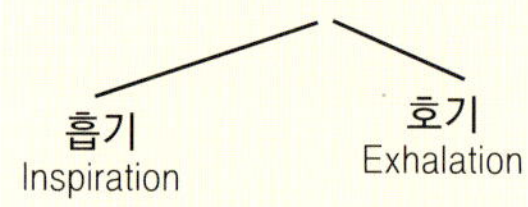	흡기가 더 길고 큼	흡기가 더 높음

기관지 폐포음(bronchovesicular breath sound)은 기도와 폐포음의 중간 특성이다. 기관지 폐포음은 힘차게 들리지만, 기관지음보다 더 부드럽고 낮게 들린다. 흡기와 호기 시간이 대략 동일하며, 기관지 폐포음은 정상적으로 두 부위에서 들린다. 앞쪽 가슴에서 첫 번째 또는 두 번째 늑간강의 주기관지의 분기점 주변과 견갑골 사이 뒤쪽에서 들린다. 기관지음처럼, 기관지폐포음은 흉부 다른 부위에서 들리지 않아야 한다.

② 이상호흡음

이상호흡음은 우발적 호흡음으로 수액, 흉막의 염증 등으로 인해 좁아진 기도를 통하여 공기가 통과할 때 발생하는 비정상적인 음이다. 주 이상음은 악설음(crackles), 천명음(whezzes), 늑막 마찰음(friction)이 있다(그림 17-15). 이러한 소리는 정상 호흡음과 겹쳐 들리고 이를 분별하기 위한 연습이 필요하다. 26장에 이상음에 대한 자세한 설명이 있다.

대상자에게서 이상음을 청진했다면, 대상자에게 소리를 내보거나 말을 해 보도록 한다. 만약 경화나 무기폐가 있다면, 99와 같은 단어는 보통 때보다 더 크고 명확하게 들린다. 이는 기관지성음이라 한다. 또한 대상자가 "이" 하고 발음했다면, 그 소리는 "야" 하고 들리게 되는데, 이를 양명성음(염소울음 소리)이라 한다.

7) 심장 사정

심장이 충분하게 혈액을 짜내지 못하거나 혈관이 짜내어진 혈액을 충분히 신체 조직에 전달할 수 없을 때 활동과 운동이 제한된다. 심혈관과 말초 혈관 상태에 대한 사정은 모든 각각의 신체 부위의 혈액 순환과 산소화 정도에 대한 정보를 제공해 준다.

시진, 촉진, 청진은 전흉부와 맥관구조 사정 시 사용되는

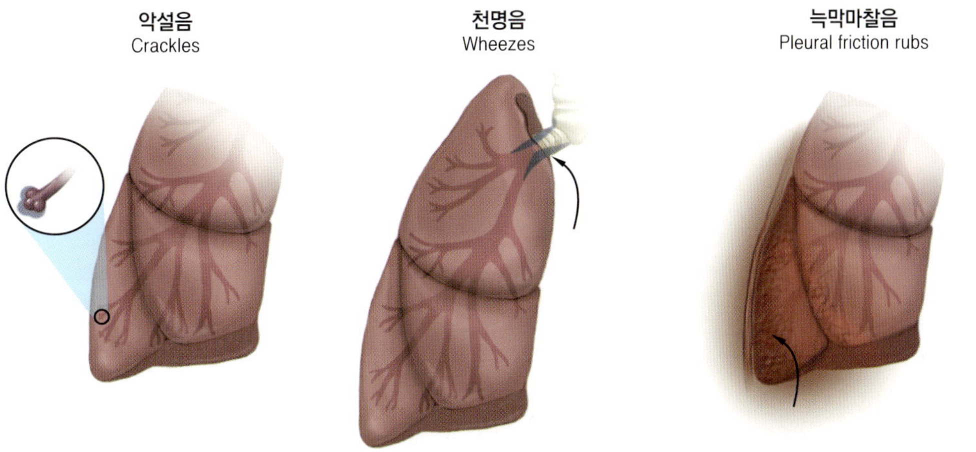

악설음: 흡기말 동안 높고, 구별 가능한, 비연속적 갈라지는 소리
거친 악설음: 흡기 동안 크고, 시끄럽게 들림. 기침에 의해 명확하지 않기도 함

섬세한 천명음: 끽 소리 같이 시끄러운 음악소음; 흡기나 호기에 들을 수 있다.
거친 천명음: 코고는 것과 같은 크고 낮으며 거친 소리, 흡기나 호기에 들림; 기침은 소리를 더 분명하게 한다(보통 큰 기도나 큰 기관에 점액이 축적된 것을 의미한다).

늑막마찰음: 마른 소리로 비비거나 귀에 거슬리는 소리, 보통 늑막의 염증으로 인함; 흡기나 호기에 들림; 측면 아래 전방부위에 걸쳐 가장 큰 소리임

그림 17-15 이상 호흡음

세 가지 기본 기술이다. 타진은 심장 크기를 측정할 수 있는 방법이지만, 일반적으로 방사선 촬영으로 측정한다.

활력징후, 심장, 동맥과 정맥을 사정함으로써 대상자의 심혈관 상태에 대한 객관적 자료를 얻게 된다. 정상 심박동수와 혈압이 차이가 나는 중요한 경우, 순환 장애의 심각한 문제의 첫 지표가 될 것이다. 심장통증인 흉통은 즉각적으로 치료해야 한다.

SAFETY ALERT

흉통이 발생한다면, 사정을 중단하고, 의사에게 알려야 한다. 흉통에 대한 치료는 즉시 시작되어야 한다.

(1) 심장 사정을 위한 기준점

전흉부는 심장과 큰 혈관이 있는 가슴의 앞 부위이다. 전흉부 내 조직의 위치에 대한 지식은 효율적인 심장 사정 수행에 필수적이다.

심장 사정을 위해 전흉부에는 네 군데의 주요 부위가 있다(그림 17-16). 각각의 부위는 심장의 4개 판막 소리 중 하나를 들을 수 있다.

- 대동맥 부위–두 번째 늑간 부위, 오른쪽 흉골 경계선
- 폐동맥 부위–두 번째 늑간 부위, 왼쪽 흉골 경계선
- 삼첨판 부위–다섯 번째 늑간 부위, 왼쪽 흉골 경계선
- 승모판 부위–다섯 번째 늑간 부위, 중심쇄골 경계선의 중앙

(2) 시진

전흉부 전체에서 이동하면서 시진한다. 눈높이에서 심장 부위를 관찰하고 가슴을 가로질러 시진한다. 정상적인 경우 움직임은 승모판 부위에서 관찰할 수 있고, 심장의 왼쪽 부위의 수축이 흉벽 앞쪽을 움직여 심실 수축에 의해 맥박이 뛰는 것이 관찰된다. 이 부위를 최대심박동지점(point of maximal impulse, PMI)이라 한다. 종종 최대심박동지점은 흉곽이 두껍거나, 유방이 큰 대상자에게서는 관찰되지 않는다. 전흉부 주변의 비정상적 움직임은 들썩거림(heave)이라고 불리는 PMI 주변의 강력한 움직임, 상승(lift)이라고 불리는 흉골 앞면의 움직임, 늑간이나 흉골주위의 작은 박동이다. 늑간 공간이나 흉골 주변의 박동부위는 작다.

(3) 촉진

촉진은 시진과 함께 진행되고, 보완하는 것이다. 전흉부의 네 부위 각각에서 촉진을 하고, 진동(이상 진음, thrill)과 맥박을 기록한다. 손가락 끝은 맥박을 촉진할 수 있는 부위 중 가장 민감하고, 발뒤꿈치와 손의 요골 표면이 맥박의 진동이 가장 잘 느껴지는 부위이다. 승모판 부위에서 심첨맥박을 느끼고, 정확한 부위와 크기를 기록한다. 정상 심첨맥박 부위는 가볍게 두근거리며, 중심 쇄골선의 중앙 부위에 위치하고, 늑간에서 확인된다. 심첨맥박 옆쪽 부위에서의 박동촉진은 비후된 심장을 나타낼 수 있으

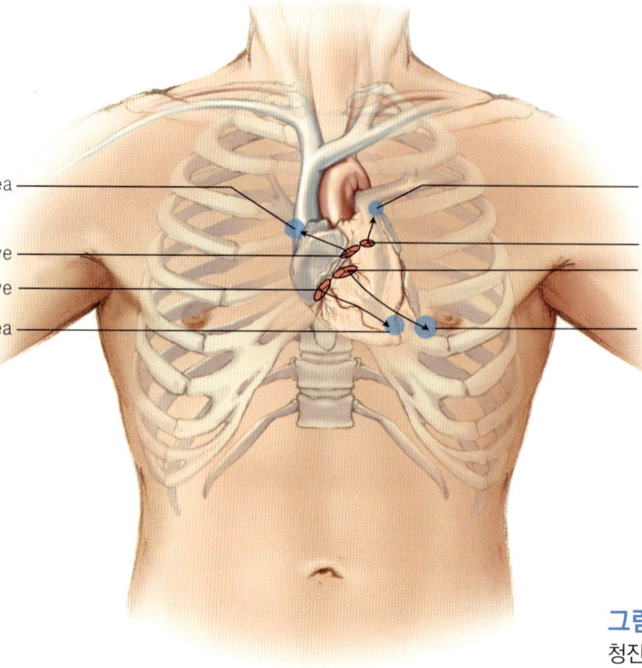

그림 17-16 심음은 판막 부위 또는 전흉부 기준점에서 청진된다. 소리는 혈액의 직접적인 흐름이고, 판막으로부터 약간 떨어진 부위에서 들린다.

며 대동맥, 폐동맥, 삼첨판 위쪽에서 맥박이나 진동이 있으면 심장 판막의 문제를 의심할 수 있다.

(4) 청진

심음을 청진함으로써 중요한 정보를 얻을 수 있다. 심음의 기본적 기술을 향상시키기 위하여 일정한 패턴으로 전흉부를 청진하고 동시에 심음이나 심장주기에 집중한다. 좌측위나 좌위로 대상자의 체위를 취하게 하면 흉벽과 심장을 더 가까이 하도록 할 수 있고, 심음을 더 명확히 들을 수 있도록 해 준다. **절차 17-4**는 심음 청진의 단계를 자세히 서술하였다.

① 정상 심음

정상 심음은 첫 번째와 두 번째 심음이 모두 들린다(S_1, S_2, 각각의 음). 수축기(심실의 수축)는 S_1음 시작으로부터 S_2음 시작까지의 기간이다. 이완기(심실의 이완)는 S_2음 시작에서부터 다음 심실 수축기 시작까지이다.

S_1은 승모판과 삼첨판이 닫힐 때, 수축기 시작과 동시에 일어난다. S_1은 승모판과 삼첨판 부위에서 크게 들리며, 두 판막음이 다르게 들린다면 S_1이 분리되었다(spilt)라고 한다. 오른쪽 심실보다 왼쪽 심실이 훨씬 더 크고 강하기 때문에 S_1은 승모판에 의해 좌우되고, 승모판 부위(심첨 부위)에서 가장 잘 들린다. S_2는 이완기가 시작되는 음으로, 대동맥과 폐동맥 판막이 닫힐 때 들린다. S_2음은 대동맥과 폐동맥 부위에서 가장 크게 들린다.

S_1과 S_2는 청진기의 다이아프램으로 가장 잘 들을 수 있는 높은 음의 소리이다. 심장 박동이 느릴 때 두 음을 구별하기 쉽다. 수축기가 이완기보다 짧아서 한 쌍의 음(S_1, 그 후 S_2)은 럽-덥(lub-dub)처럼 들리고, 그 후 멈춘다. 심장 박동이 빠르면 휴식기가 없을 수도 있다. 이 상황에서 S_2로부터 S_1을 구별하기 위해서, 대상자의 심음 청진 시 경동맥을 함께 촉진한다. 경동맥의 맥박과 S_1음은 거의 대부분 동시에 발생한다.

② 기타 혹은 이상 심음

세 번째 심음(S_3)은 심실이 빠르게 가득 차 조기에 이완되어 발생하는 기타음이다. 건강한 어린 아동이나 젊은이에게는 정상일 수 있으나, 노인 대상자는 심부전증상일 수 있다. S_3음이 있는 것은 임상적으로 심부전의 위험이 있는 대상자를 발견해 내는데 중요하다. 네 번째 심음(S_4)은 S_1 전에 이완기가 느려져 발생하는 기타 심음이다. 혈액이 심실 안에서 빠르게 빠져나갈 때, 동맥 수축이 동시에 일어난다. S_4음은 경화된 좌심실의 결과이고, 고혈압과 관상동맥 질환과도 연관되어 있다. S_4음의 발달은 S_3음보다는 심각하지 않고, 심부전이 반드시 나타나는 것은 아니다. S_3음과 S_4음 청진은 대상자가 좌측위를 취하고 있을 때,

심첨 부위에서 가장 명확하게 들린다. 이러한 음을 보통 주마음(gallop sound)이라고 부른다. 그림 17-17은 S_3음과 S_4음이 발생하는 심주기에 대해 설명한 그림이다.

심잡음(murmur)은 심장을 통해, 특히 판막 부위를 가로지를 때 혈액 흐름이 거칠어져 발생하는 진동음이다. 심잡음의 가장 일반적인 원인은 판막이 열렸을 때 혈액 흐름이 부분적으로 막히거나(협착), 정상적인 판막을 가로지를 때의 혈액량 증가, 누출(불완전) 판막으로 인한 혈액 역류, 확장된 챔버 안으로 혈액이 흐르거나, 심장 각 챔버 사이의 비정상적인 구멍으로 혈액이 흐르게 되는 경우 등이다. 심잡음은 바람이 부는 소리와 쉭쉭거리는 소리와 같고, 주로 수축기 혹은 이완기 동안 발생한다. 심잡음은 낮은 음이거나 높은 음이어서, 청진기의 벨과 다이아프램으로 모두 정확히 들을 수 있다. 심잡음이 들렸을 때 수축기 사이에 들렸는지(S_1과 S_2 사이), 이완기 동안 들렸는지(S_2 후), 전흉부에서 들렸는지를 기록한다. 그림 17-18은 수축기와 이완기 심잡음이 심장주기 어디서 발생하는지를 보여준다. 대부분의 심장질환은 이완기 심잡음을 유발한다. 수축기 심잡음은 심장 질환과 관련되지만, 주로 양성이다.

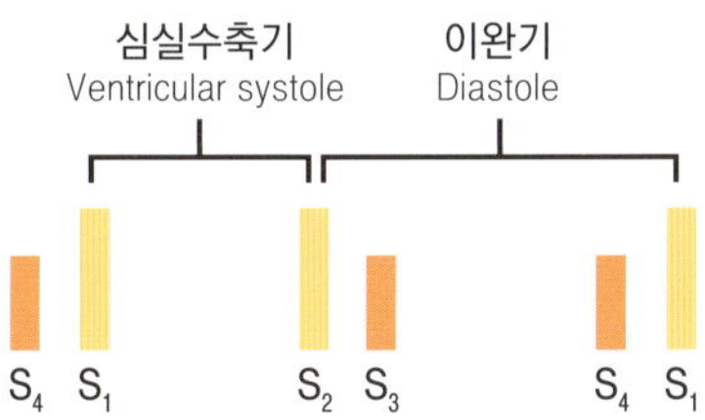

그림 17-17 심장 주기에서 S_3 심음과 S_4 심음의 발생

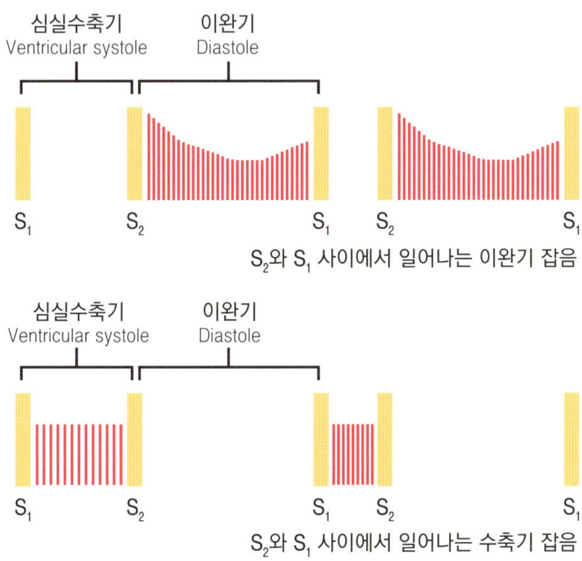

그림 17-18 심주기 내의 심잡음 위치

8) 유방 사정

유방검사는 유방암의 조기 발견에 중요하다(American Cancer Society, 2013). 이 절차는 대상자와 간호사의 협력으로 시행되어야 하며, 유방암이 남자에게는 드문 일이라 할지라도 간단한 남성 유방 사정 또한 이루어져야 한다.

(1) 시진

유방 검진을 하는 동안 유방 자가검진 시행에 대해 대상자에게 교육한다. 비록 한쪽 유방이 다른 쪽보다 약간 더 클 수는 있지만 정상적으로 유방은 둥글고, 좌우 대칭이다. 피부는 부드럽고 손상되지 않았으며, 유륜은 검고 둥글고, 좌우 대칭이다. 유두는 융기되어 있고, 분비물이나 외상이 없다. 시진 시 편평하거나, 부풀어 있거나, 유방 크기의 변화가 있거나, 비대칭이거나, 붉거나, 움푹 패어 있거나, 부종이 있다면 비정상이다.

(2) 촉진

촉진은 덩어리나 혹이 유방에 존재할 때 시행된다. 촉진 시 대상자의 자세를 앙와위로 해 주고, 손을 머리 위로 올리도록 한다. 각각의 유방에 압통, 덩어리, 결절이 있는지 촉진한다. 손가락 세 개나 네 개를 사용하여 작은 원을 그리면서 손가락을 가볍게 누르고, 유방 주위를 원을 그리면서 천천히 움직이며, 순차적으로 촉진하여 유방의 전 부위를 촉진하고, 유방의 끝 경계선에서 시작하여 유두를 향해 차례로 시행한다. 액와 부위에서 유방의 끝 부위까지 모두 촉진한다. 대부분의 유방암이 유방의 위쪽 경계 부위에서 발생하므로, 이 부위를 주의 깊게 촉진하는 것이 중요하다. 유방 검진의 마지막 단계는 분비물이 있는지를 사정하기 위해 유두를 짜보는 것이다. 촉진을 반복하여 대상자에게 유방 자가검진법에 대해 교육한다.

9) 복부 사정

복부에는 소화기관, 배설기관, 주요 동맥과 정맥, 여성의 생식기관이 있으며, 이 부위에서 문제가 발생되면 진단이 어렵다. 배설기관은 위장관과 비뇨기계로부터의 배설물을 배출하게 되며 장의 적절성과 방광 기능 사정, 대변과 소변의 특성 확인, 배설기관에 문제를 일으킬 수 있는 위험요인 사정, 일상생활에서의 장과 방광의 기능 부전 사정, 장이나 방광 문제 발생 시 대상자의 관리나 대처방법을 이해하는 데 초점을 맞춘다.

(1) 장 배설

일부 대상자는 장 기능을 사적인 문제로 인식하기도 하지만, 간호사는 대상자에게 장 배변 양상에 대한 질문 시 불쾌감을 주지 않는 것이 중요하다. 기본 복부 사정은 시진, 청진, 촉진 순이다. 복부 사정은 관련된 문제와 일반적인 위장관 기능에 대한 단서를 제공한다.

① 복부 사정을 위한 랜드마크

설명을 위해서 복부는 네 부분으로 나눈다. 제대 부위에서 임의로 수평으로 위, 아래로 나눈다. 검상돌기 사이에서 임의로 수직으로 선을 긋고, 좌우 대칭으로 오른쪽과 왼쪽 분원을 구분한다. 표 17-7은 각각의 4분원의 기본적인 구조를 목록화하며 설명하고 있다.

② 시진

시진하는 동안 윤곽과 피부, 복부의 움직임을 사정한다. 침대 발치의 대상자의 복부 위에서 눈높이로 관찰한다. 미묘한 변화를 강조하기 위해 복부에 접선 조명을 비춘다. 대상자를 앙와위로 눕히고 복부의 윤곽을 사정하며 편평하거나, 둥글거나, 돌출되거나 배 모양(보트 모양 혹은 움푹 패인 모양)으로 표현될 수 있다. 복수(ascites)는 복강 내에 장액이 축적된 것으로 복부를 돌출되거나, 팽창시키거나, 단단하게 된다. 확장된 복부는 더 특이한 자료를 제공하므로 측정되어야 한다.

배설과 관련되어 복부가 확장된 정도를 관찰하는데, 이는 장의 연동운동의 감소를 의미할 수 있다. 복부가 팽창되어 있으면 복부가 평소보다 더 크게 보이며, 심한 팽창 시 피부는 늘어나고 팽팽하여 대상자는 복부가 평소보다 더 커졌거나 옷이 꽉 맞는 듯한 느낌을 호소할 것이다.

복부의 피부는 다른 신체 부위의 피부 특징과 비슷하다. 상처, 발적, 병변, 점상출혈(작고, 빨갛고, 출혈된 작

표 17-7 4분원 안의 장기

1-우측 상복부	3-좌측 상복부
간	간의 좌엽
담낭	위
십이지장	비장
췌장 두부	왼쪽 신장의 상부엽
오른쪽 부신	췌장
오른쪽 신장의 상부엽	왼쪽 부신
대장의 간 막곡부	대장의 비장 만곡부
상행결장 일부	횡행결장 일부
횡행결장 일부	하행결장 일부
2-우측 하복부	**4-좌측 하복부**
오른쪽 신장의 하부엽	왼쪽 신장의 하부엽
맹장	S상 결장
충수돌기	하행결장 일부
상행결장 일부	왼쪽 난소
오른쪽 난소	왼쪽 나팔관
오른쪽 나팔관	왼쪽 요관
오른쪽 요관	왼쪽 정삭
오른쪽 정삭	자궁 일부(만약 비대되었다면)
자궁 일부(만약 비대되었다면)	-

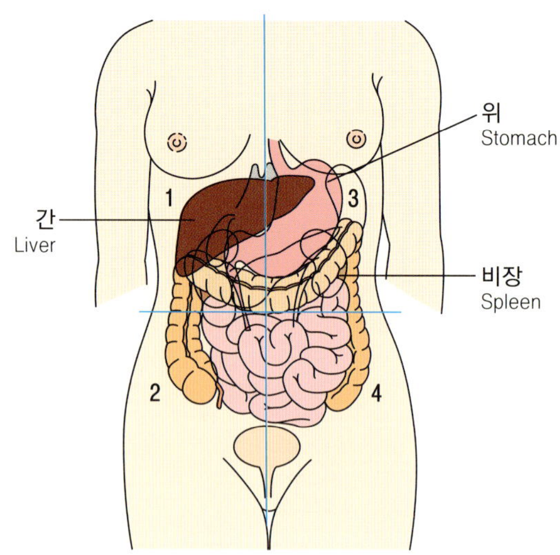

은 점), 줄, 선이 있다면 부위를 기술한다. 선은 피부가 짧은 시간 동안 또는 오랜 기간 늘어져서 생기는 줄무늬이다. 분홍색이거나 푸른색이고, 나이에 따라 은색의 흰색으로 변한다. 임신, 복수, 체중이 증가하거나 감소할 때 일반적으로 선이 나타난다. 얇은 정맥은 정상적으로 복부와 서혜부에서 관찰되며, 현저히 확장된 정맥은 비정상이고, 간 질환과 관련되어 있다. 흉터가 있다면 예전에 수술을 받았다는 단서가 된다.

복부 위에서 움직임이 관찰된다면 이는 일반적인 현상은 아니며, 장의 파도와 같은 연동 운동은 마른 대상자에게서 관찰된다. 정상적인 대동맥 맥박은 상복부에서 관찰된다. 복부가 상승되고 가라앉는 것은 호흡과 동시에 나타나는 것이고, 특히 남성에게 더 두드러진다.

③ 청진

운동이나 자극이 장 운동을 변화시키거나 장음을 증가시킬 수 있기 때문에, 시진이나 촉진 전에 항상 청진을 해야 한다. 장음은 장내의 공기와 수액이 혼합되어 생성된다. 절차 17-5는 복부 청진에 대한 내용이다.

정상 장음은 5~20초마다 들리는 딸랑거리거나 꿀럭거리는 소리이다. 장음이 자주 들리거나 소리가 크다면 이를 복명음(borborygmi) 혹은 과도 장음이라 한다. 복명음은 장의 연동 운동이 증가되었을 때 들리며, 설사, 하제, 감정적 혼란, 장폐색을 의미한다. 식전의 복명음은 "꼬르륵" 소리로 더 잘 알려져 있다.

기억해야 하는 개념

간호사는 과소 장음(hypoactive)과 장음의 부재를 구분할 때 주의를 기울여야만 한다. 3~5분 동안 장음이 완전히 들리지 않을 때를 장음의 부재라고 한다. 장음이 드물게 들리면 과소 장음이라고 기록한다.

④ 타진

타진은 피부 밑에 있는 덩어리의 형태에 대한 정보를 제공해 주고, 기관의 위치를 사정하기 위해 사용된다. 일반적인 고음은 장 위에서 들리나, 음식이나 대변이 있는 부위는 청진에 영향을 주어 여러 가지 고음이 청진된다. 간(liver)은 오른쪽 쇄골 중심과 흉골 선에서 타진할 수 있고, 둔탁음(dull)이다. 좌측 하부 늑간에서 위의 기포음은 정상적으로 높은 고음이다. 비장은 액와 중심선 뒤쪽, 왼쪽 열 번째 늑간 부위에서 타진되며 탁음이다(표 17-7).

⑤ 촉진

가벼운 촉진은 통증이나 불편감을 사정하기 위해 수행되며 모든 사분원, 예전에 비정상이었던 부위, 통증이 의심되는 부위를 촉진한다. 정확한 사정을 위해 복벽의 이완은 필수적이다. 옆쪽에 팔을 놓고, 무릎을 약간 구부린 자세가 대상자의 이완을 돕는다. 얕은 촉진 시 통증이 있었던 부위의 심부촉진은 피한다. 심부촉진 시, 대변 덩어리는 복부에서 정상적으로 촉진될 수 있으며, 간 경계선은 비록 성인에게서 정상적으로 중앙쇄골선에서 촉진될 수 없을지라도, 촉진 동안 사정되기도 한다. 비정상적인 덩어리나 확대된 조직의 크기, 위치를 기록한다.

SAFETY ALERT

충수돌기염의 파열로 복막염을 일으킬 수 있기 때문에, 갑작스럽게 심한 통증을 호소하는 대상자의 복부는 촉진하지 않는다.

⑥ 직장 주변

직장 부위의 시진과 촉진 시 긴장이나 부끄럼 없이 본래 피부를 드러내 보여야 한다. 직장을 촉진하기 위해 장갑을 끼고 제대 방향을 향해 손가락을 넣고(그림 17-19) 내치질, 외치질, 폴립(polyps), 비정상적인 덩어리가 있는지 확인한다. 종종 직장 검사 시 직장 내의 대변 유무와 정도를 확인한다. 딱딱하고 마른 대변은 분변 매복일 수 있어, 손으로 제거해 주어야 한다.

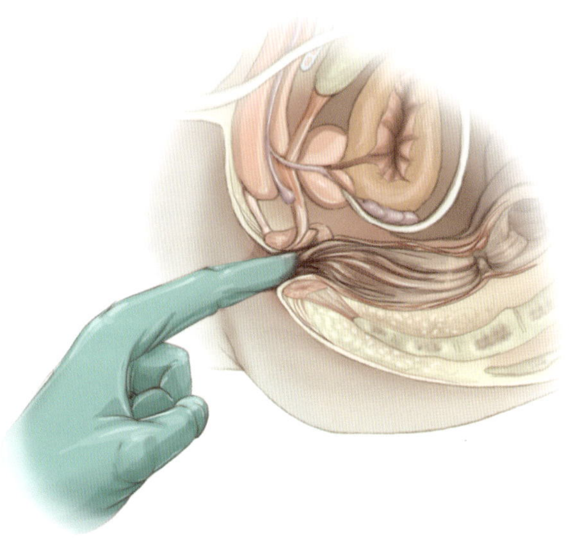

그림 17-19 간호사는 장갑을 끼고, 윤활제를 손가락에 묻혀 직장에 삽입하여 대변이나 비정상 소견을 관찰한다.

(2) 배뇨

① 시진

만약 대상자가 하복부(방광) 불편감이나 소변 배설의 어려움을 호소하거나, 소변 배설 주기가 너무 길다면, 소변 정체 때문에 방광이 커져 있는지 사정해야 한다. 방광 팽창 징후를 알아보기 위하여 치골 바로 위 하복부의 부종이 나타나는 것을 시진한다. 비뇨기계 팽창의 관찰은 비만인 사람의 경우에는 어렵다. 만약 방광이 500mL보다 더 적은 양의 소변을 보유하고 있다면, 시진 시에 불룩해진 것을 관찰할 수 없을 것이다.

② 타진

방광 팽창을 시진한 다음, 하복부를 타진한다. 타진은 제대에서 시작하여 치골 결합 부위를 향하게 한다. 만약 방광이 비워져 있거나 적은 양의 소변이 차 있다면 방광을 타진했을 때 고음이 들리고, 방광이 가득 차 있다면 둔탁한 음이 들린다. 방광 초음파는 타진으로 배뇨정체를 결정할 필요가 있을 때 시행하게 된다.

③ 촉진

종종 대상자는 가득 찬 방광을 촉진할 때 불편감이나 민감함을 느낀다. 이 경우, 촉진을 연기해야 한다. 대상자가 견딜 수 있다면, 얕은 촉진을 통해 부가적인 정보를 얻을 수 있다. 손가락 끝으로 제대에서 치골결합 부위까지 촉진한다. 가벼운 촉진으로 방광의 위치, 덩어리, 융기된 느낌을 확인할 수 있다. 촉진은 배뇨를 자극할 수 있음을 명심해야 한다.

10) 생식기 사정

(1) 여성 생식기 사정

여성 생식기계 사정은 기본 건강사정에 포함되지는 않으며, 비뇨기과나 산부인과와 같은 특수 진료과에서만 행해진다. 종종 간호사는 골반 검진 동안 대상자와 함께 있는다. 다음은 대상자를 편안하게 이완시켜줄 수 있는 방법이다.

- 절석위를 취하게 하고 따뜻하게 하며, 사생활을 지켜주기 위해 담요를 덮어준다.
- 질경을 따뜻하게 한다.
- 대상자의 긴장 완화를 위해 천장에 그림이나 모빌을 걸어둔다.
- 규칙적인 호흡을 하게 한다(심호흡과 입을 통한 느린 호흡).
- 대상자의 근육 이완을 위해 호흡에 집중하도록 한다.
- 호흡을 계속하여 검진이라는 것을 상기시키지 않는다.

외생식기는 소음순, 대음순, 음핵, 질입구를 시진한다. 이 부위의 색은 분홍색이고, 가끔씩 일부는 푸르거나 갈색의 착색이 보일 수 있다. 피부가 확실히 벗겨진 것은 비정상이고, 염증이나 자극이 있음을 의심할 수 있다. 정상적인 질 분비물은 흰색 혹은 투명하고 냄새가 없다. 불쾌한 냄새나 화농성 분비물은 비정상이다.

(2) 남성 생식기 사정

고환 검진은 전립선암 조기 진단에 중요하다. 검진 시 간호사는 교육자로서의 역할도 해야 한다.

외생식기는 귀두, 포피, 음경 형태, 음낭을 시진한다. 남성은 포경수술을 했을 수도 있고, 안 했을 수도 있다. 만약 대상자가 포경수술을 하지 않았다면, 일반적으로 요도 입구와 귀두를 시진하기 위해 포피 속을 서서히 들춘다. 시진 후에 귀두가 제 위치로 돌아와야 한다. 음경 시진 시 비정상적인 분비물이나 외상이 없어야 한다. 피지(smegma)는 포경수술을 하지 않은 남성에게 주로 관찰되는 귀두 주위에 모여 있는 정상적인 흰 분비물이다. 음낭은 외관상 주름져 있고, 보통 오른쪽보다 왼쪽이 더 쳐져 있다.

양쪽 음낭의 고환을 만져보고 통증, 부어오름, 증대가 없는지 확인하기 위해 촉진을 한다. 엄지손가락과 집게손가락 사이로 음낭을 잡음과 동시에 한쪽 음낭을 촉진한다. 고환 사정은 부드럽게 한다. 고환은 둥글고, 부드러우며, 음낭 내에서 자유롭게 움직인다.

11) 사지 사정

(1) 시진

말초 혈액순환을 사정하기 위해 시진하고, 피부의 온도와 색을 관찰한다. 부적절한 말초 혈액순환은 탈모, 피부색 변화, 착색과 관련된다. 관찰된 정맥류(종창, 구불구불한 정맥)는 정맥 질환을 암시할 수 있다. 부종이나 수액은 시진을 통해 발견된다. 동맥 질환은 창백함, 발적에 의존함, 차갑고 반짝이며 털이 없는 피부, 맥박이 약하거나 없음, 감소된 모세혈관 충혈, 활동 증가 시 찌르는 듯한 종아리 통증 등과 관련되어 있다. 정맥 질환은 부종, 온기, 갈색으로의 착색, 벗겨지는 피부염, 통증, 만성 통증, 쉽게 낫지 않는 궤양 등과 관련되어 있다.

(2) 촉진

촉진은 말초 혈관 사정에 중요하다. 피부 온도는 손등을 사용하여 가장 정확하게 측정할 수 있다. 양쪽이 대칭적으로 따뜻하거나 차다면 이는 정상이다. 한쪽만 차갑다면 혈액흐름이 감소되었음이 의심되고, 한쪽만 따뜻하다면 국소적 염증이 의심된다. 창백하고 축축한 피부는 순환성 쇼크로 인한 말초 혈관 수축이 의심된다.

① 동맥

동맥 횟수, 리듬, 강도, 대칭성을 촉진하며, 상완, 요골, 척골, 대퇴, 슬와, 뒤쪽 경골, 족배동맥을 촉진한다. 각 부위 맥박 비교는 혈액 순환 차이를 평가하는 데 도움을 주며, 또한, 일반적으로 말초 맥박이 존재한다면 동일한 사지에서 좀 더 중앙쪽으로의 맥박도 있다고 간주할 수 있다. 맥박 척도는 맥박의 강도를 비교한다(Box 17-4).

> **SAFETY ALERT**
> 만약 말초 맥박이 없어졌다면, 이는 응급 상황이 될 수 있어 즉시 의료진에게 보고해야 한다.

② 모세혈관 충혈

모세혈관 충혈 사정 시에도 촉진을 사용한다. 모세혈관 충혈 시간(capillary refill time)은 손톱판을 사용한 순환 상태의 간단한 사정법이다. 손톱판을 아래로 하얗게 될 때까지 누른 후, 떼었을 때 얼마나 빨리 원래 색으로 돌아오는지를 본다. 보통 3초 이내로 돌아오는데, 충혈 시간이 더 오래 걸린다면 혈액순환 장애를 의심할 수 있다.

③ 정맥

앉아 있거나 서 있는 동안 하지정맥류나 팔과 다리의 종창 여부를 관찰한다. 정상적으로 정맥은 서 있을 때 더 넓어지고, 앉아 있을 때 좁아진다. 붉어져 있는지, 긴장, 종창 부위를 관찰하여 정맥염을 의심할 수 있다.

④ 부종

부종(edema)은 촉진을 통해 검진된다. 또한 부종은 조직에 체액이 축적된 상태이다. 부종의 정도는 압력을 주었을 때 조직이 얼마나 오랫동안 움푹 패어 있는지를 측정하며 팔, 다리, 발목, 하지와 같은 부위에서 부종을 사정한다. 엄지손가락으로 적어도 5분 동안 복숭아뼈 중앙, 발등 위, 종아리 위 부위를 깊게 압력을 준다. 대상자가 누워 있는 상태인 경우 등과 천골 부위의 부종을 사정한다. 부종의 범위는 +1에서 +4까지로 기록한다. 또한 부종과 대칭성 변화를 평가하기 위해 하지 둘레를 측정한다.

⑤ 관절운동

관절운동은 활동과 운동 기능에 중요하고, 모든 관절은 적당한 범위 내에서 움직이므로, 운동 범위는 대상자의 사지 움직임의 용이성과 정도를 관찰함으로써 알 수 있다. 만약 대상자가 신체의 한 부위를 움직일 수 없거나 뻣뻣함을 호소한다면, 각각의 관절을 전체 운동범위에서 부드럽게 움직이게 하여 관절 운동성을 평가할 수 있다. 일반적으로 정상에서 10% 이상 운동 범위가 제한이 된다면 비정상이고, 정밀 검사를 위해 물리치료사에게 의뢰한다.

⑥ 근육강도

사지의 운동과 강도는 많은 부분의 자기돌봄 활동에 필수적이므로 팔과 다리의 운동 능력을 사정한다. 검진자의 손목과 발의 힘으로 대상자를 비틀어 봄으로써 손의 힘을 측정할 수 있고, 당신의 손에 대항하여 발을 당김으로써 간단하게 측정할 수 있다. 중력과 저항에 대항하는 힘을 평가하기 위해 근육강도를 사정하며, 검진을 받을 수 있는 대상자에게 검진자의 저항에 대항하여 사지를 움직여 보도록 한다. 다른 대상자는 중력에 저항하여 한 자세로 사지를 유지해 보도록 하고 반응을 살핀다(Box 17-5).

근육강도의 대칭성을 평가한다. 근육강도는 우세한 팔이 약간 더 강한데, 근육강도가 두드러지게 차이가 있거나 전체적으로 강도 사정이 어려울 경우 허약이나 운동 장애일 수 있다. 근육 기능의 자세한 사정 내용과 더 많은 정보는 전문 간호사나 의사에게 보고한다.

Box 17-4 맥박 척도

0	없음
1+	감소: 약함; 쉽게 사라짐
2+	정상, 쉽게 사라지지 않음
3+	증가
4+	튀어오름: 과운동성

Box 17-5 근육강도 척도

0 근육 수축이 없음
1 미미할 정도로 약하게 수축함
2 중력이 제거된 상태에서 신체 각 부위의 움직임이나 활동의 범위가 완벽함
3 중력에 저항하여 활동이나 운동 범위가 완벽함
4 중력과 일부 저항에 대해 활동이나 운동 범위가 완벽함
5 중력과 강한 저항에 대해 활동이나 운동 범위가 완벽함

⑦ 감각사정

당뇨, 말초 혈관질환, 척추 손상, 뇌종양, 암, 혈관 손상과 같은 다양한 상황 시 촉각이 저하되므로, 촉감 저하가 있는 대상자는 열이나 냉, 장기 압력, 전단력(shearing force)이 위험 요소이다. 또한 감각 기능은 척추 마취로 수술 후 회복 중인 대상자나 경막내 진통제 투여를 받는 대상자, 척추 손상이 있는 대상자를 사정해야 한다. 피부분절은 부분적인 피부 표면에 영향을 주는 하나의 척수 신경으로부터 유래되는 감각 섬유이다(그림 17-20). 피부분절 주변과 문제가 의심되는 부위 아래의 기능을 평가한다. 대상자의 가벼운 촉각, 진동, 통증의 반응에 대해 감각 인식을 평가하며, 대상자에게 눈을 감도록 한 후 촉각 사정을 위해 면봉, 진동 사정을 위해 소리 굽쇠, 통증을 사정하기 위해 이쑤시개를 사용하며 온도 감각을 사정하기 위해 다른 온도의 물을 사용할 수 있다. 신체에 영향을 받는 부위와 감각 자극을 못 느끼는 부위를 기록한다. 마비나 감각 상실, 따끔거리는 증상과 같은 비정상적인 감각을 보고한다.

⑧ 순환, 운동, 감각

사지에 급성 질환이 있을 때의 순환, 운동, 감각(circulation, movement, sensation, CMS)을 평가하며 색, 온도, 맥박, 모세혈관 재충혈로 순환을 사정한다. 대상자에게 지시를 통해 스스로 사지를 움직여보도록 하여 운동성을 사정하고, 대상자가 만지는 것에 감각을 느낄 때 말하도록 하여 감각을 사정한다. 또한 마비, 감각 상실, 저린 증상이 있는지 대상자에게 질문한다. 만약 피부가 분홍색이고, 따뜻하며, 맥박이 있고, 모세혈관 재충혈 시간이 3초 이내라면 순환, 운동, 감각은 정상이다. 대상자가 발가락이나 손가락을 흔들 수 있고, 간호사의 촉진을 느낄 수 있다면 마비 증상은 없는 것이다.

⑨ 심부건반사

심부건반사에 대한 사정은 특수한 상황에서 고위험 대상자에게 시행한다. 신체의 다양한 건(tendon)을 검진 해머로 가볍게 두드려 척수를 통한 적절한 반사각이 유발되는지 확인한다. 척추를 통해 적절한 반사각이 어떤 것인지 알 수 있다. 정상적인 경우 활발한 근육 수축이 일어나고,

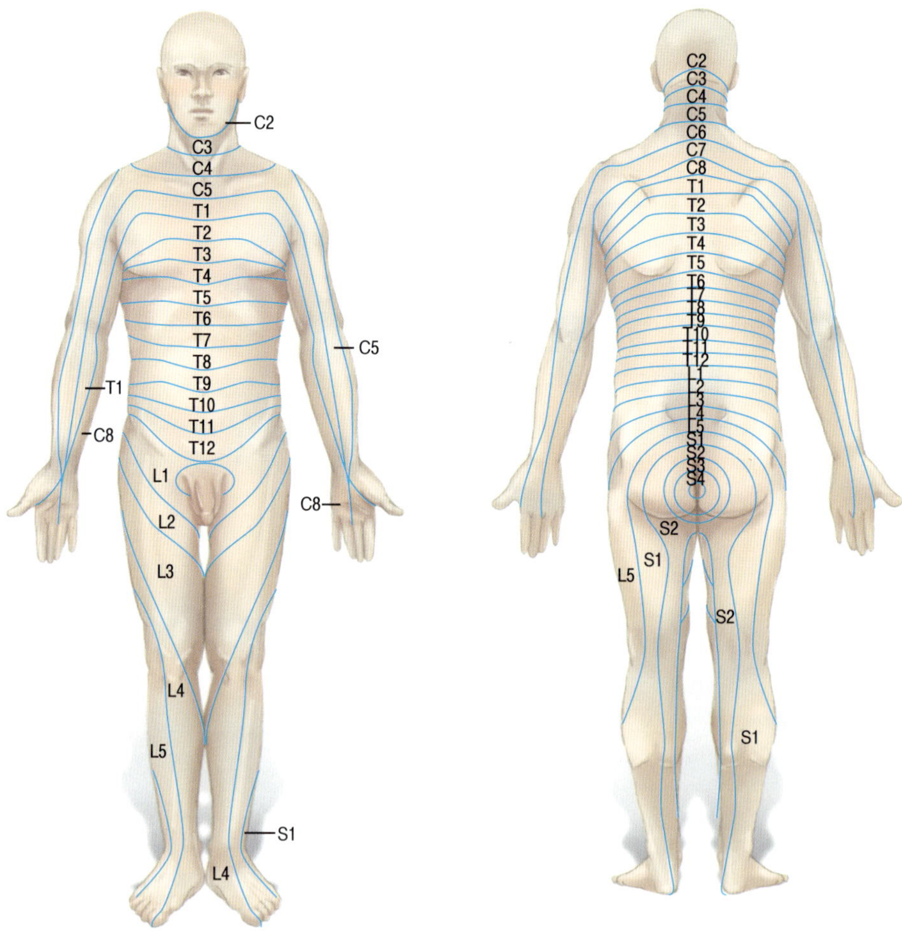

그림 17-20 피부분절(dermatomes)은 척추 신경에서 나오는 감각섬유로 특정 피부 표면을 관장하며, 고위험(경막 진통제 투여, 척추 마취, 척수 손상 등) 대상자의 감각기능 평가에 사용된다.

반사 반응을 등급으로 표현할 수 있다. 0은 반사가 없음, +1은 최소한의 반사, +2는 정상 반사, +3은 정상보다 강한 반사, +4는 과도한 반사이다. 일반적인 반사는 이두근, 삼두근, 슬개건, 아킬레스에서 측정한다. 표 17-8은 반사 반응에 대한 설명과 검진 방법에 대한 설명이다.

정상 반사 양상으로부터 세 가지 주요한 변화를 발견할 수 있다. 첫째, 신체의 같은 부위에 나타나는 반사는 다르다. 둘째, 피질 손상은 신체의 한 부분에는 영향을 주지만, 다른 부분에는 영향을 주지 않는다. 마지막으로, 만약 척수 압박이 있다면 허리 아래와 위쪽의 반사 양상은 다를 수 있다. 나이에 따라 반사 반응이 감소된다. 비정상적인 반사 양상을 의사에게 보고한다.

표 17-8 심부건 반사 사정

반사	방법		정상반응
이두근	대퇴부에 대상자의 전완을 놓고 손바닥을 위로 한 채 팔꿈치를 대상자 쪽으로 접는다. 검진자의 엄지손가락을 이두근의 아랫부분에 놓는다. 검진 해머로 검진자의 엄지손가락을 친다.	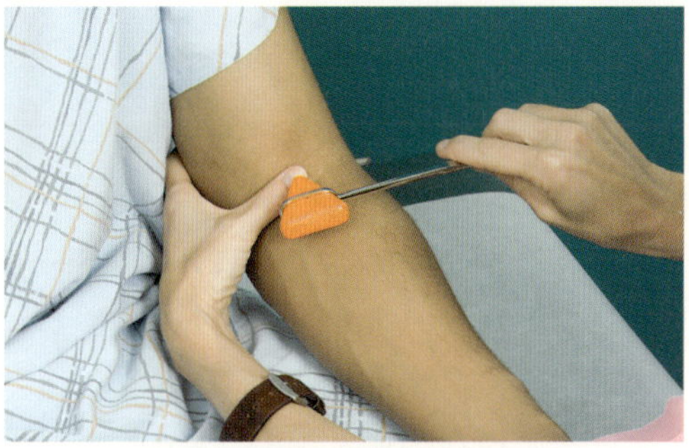	팔꿈치 쪽으로 전완이 굴곡된다.
삼두근	대상자의 팔을 가슴과 벌려두고 팔꿈치를 90° 정도 구부린다. 대상자의 팔 힘을 빼기 위해 전완을 손목으로 지지한다. 팔꿈치 극돌기 위쪽 건을 친다.	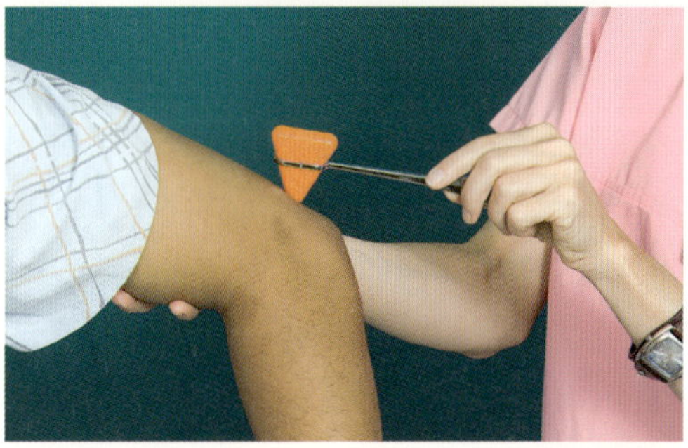	팔꿈치가 신전된다.
슬개건	침대 위에 다리를 떨어뜨린 채 똑바로 앉는다. 만약 대상자가 앙와위를 취하고 있다면, 다리가 45° 정도 굴곡되도록 무릎 뒤를 지지해준다. 슬개골 아래 부위 슬개건을 친다.	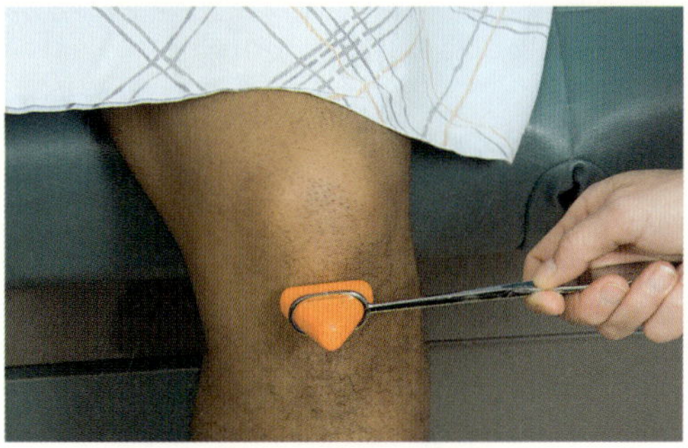	하지가 무릎 쪽으로 신전된다.
아킬레스건	족배굴곡을 시킨 후 대상자의 무릎을 약간 구부린다. 아킬레스건을 뒤꿈치 2.5cm 정도 위에서 내리친다. 해머의 무딘 끝을 사용한다.	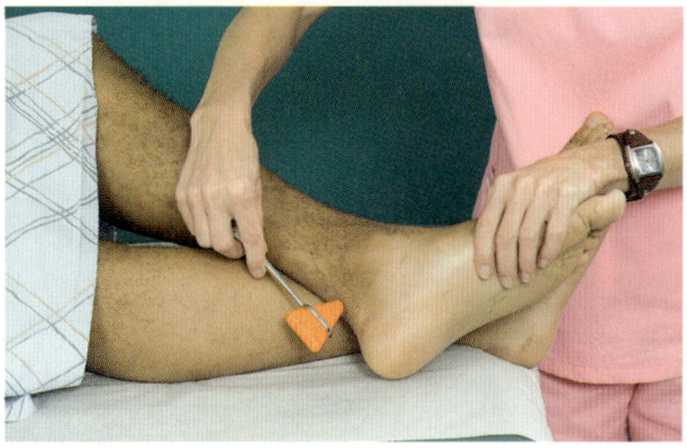	발바닥이 굴곡된다.

8. 사정종료

계획된 면담 진행 후, 대상자에게 묻는다. "지금까지의 대화 중에 의논하고 싶은 것이 있습니까?" 이 질문은 빠뜨렸던 정보나 예상하지 못했던 정보를 추가적으로 얻을 수 있게 해 주고, 대상자가 이야기를 더 하고 싶어 하는 것에 대해 묻는다면 중요한 정보를 얻을 수 있게 된다. 검진을 끝내기 전에 잊었거나, 놓치는 것을 막기 위해 사정한 내용을 다시 한 번 언급한다. 이는 검진자가 잊어버리고 묻지 않았던 내용을 또 질문함으로써 대상자 사정을 한 번 더 하게 되는 것을 방지할 수 있다.

사정을 마치면서, 발견한 내용을 요약한다. 검진자 느낌을 확인하여 정보를 공유하고, 대상자와 함께 잘못 이해한 부분이 있는지 확인하며, 이번에 대상자에게 가장 중요한 문제가 무엇인지 확인한다. 입원 중인 대상자에게 대상자의 상태에 대한 사정과 검진은 계속 필요하다고 설명한다. 변화된 새로운 정보를 얻을 수 있게 협조하도록 격려한다. 의료기관의 방침에 따라 명료하고 간결하게 대상자의 건강력을 기록한다.

9. 생애주기 고려

기능적 건강사정을 계획하고, 초점을 맞추며, 수행할 때 발달 단계와 나이와 관련된 요인은 중요하다. 간호사는 각각의 나이에 따른 일반적인 문제에 대한 지식을 지녀야 잠재적인 혹은 실제 문제를 조기에 발견할 수 있다. 알맞은 질문을 하기 위해서는 대상자의 인지 발달에 대해 잘 알고 있어야 하고, 대상자의 정서 발달을 이해함으로써 상처와 불안을 덜 자극하도록 한다.

1) 신생아와 영아

간호사정은 출생 후 24시간 내에 이루어진다. 만약 부모가 사정 동안 함께 있다면 사정의 내용과 왜 사정을 하는지를 설명하고, 가능하다면 언제든지 정상적인 것에 대해 부모에게 이야기하여 안심시킨다. 부모가 신생아를 볼 수 있도록 함께 참여하여 불안감을 감소시키고, 부모와의 유대 관계를 유지할 수 있도록 한다.

간호사는 영아 첫 해 동안 자주 사정하도록 하여, 돌봄제공자에게 영아를 돌보는 다양한 주제에 관한 교육, 폭넓은 정상 성장 발달 범위에 대한 교육, 영아와 관련된 문제에 대하여 토론의 기회를 제공한다.

신체사정 동안 신생아와 영아를 따뜻하게 해 주어, 체온이 떨어지지 않도록 한다. 출생 후 첫 해 동안, 머리와 가슴둘레를 측정하고, 몸무게를 측정하며, 반사 반응을 검사한다. 침습적 치료 시행 전에 시진과 청진을 하는데, 이러한 기술은 영아를 흥분하게 하거나 불편하게 하여 아동이 울게 될 수 있으므로 아동의 검진 동안 부모나 다른 보호자에게 아동를 잡고 있도록 하여 아동이 안정감을 느끼고, 불안해하지 않도록 한다.

SAFETY ALERT

적절한 보호대 없이 절대로 영아를 검진대 위에 두지 않는다. 영아는 빠르게 움직여 낙상할 수 있다. 영아의 귀, 눈, 코, 기도 검진 시 영아를 적절히 억제하여 영아가 빠르게 움직여 발생할 수 있는 외상을 예방한다.

2) 유아와 학령전기 아동

어린 아동은 주사를 맞을까 봐 혹은 침습적 처치에 대한 불편감으로 인해 신체 검진을 두려워하므로, 신체 검진 시 부모나 다른 보호자에게 아동을 잡고 있도록 하여 아동이 불안하지 않도록 한다. 시행할 검진 내용에 대해 설명해 주면, 유아나 학령전기의 아동은 덜 불안해한다. 아동에게 청진기와 이경을 만져보게 하여 신체 검진을 준비할 수 있도록 한다(그림 17-21). 일부 아동에게, 작은 인형을 사용하거나 아동이 직접 인형을 검진해 보도록 하는 것이 도움이 된다. 아동에게 정직해야 하며, 만약 아동이 통증을 느낀다면, "이 검사를 하면 아프겠지만 빨리 끝날 거야."라고 이야기하는 것이 가장 좋다. 불편하게 하는 검사는 마지막에 한다. 설명 후 즉

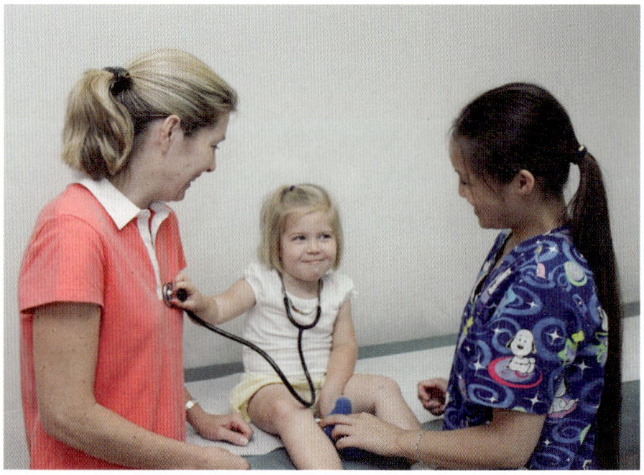

그림 17-21 어린 아동의 두려움을 감소시키기 위해 의료기기를 가지고 놀아보도록 허락한다.

시 시행해야 불안이 증가되지 않는다.

3) 학령기 아동과 청소년

아동의 나이를 고려하여 간호사가 아동에게 질문을 할 때 더 적합한 단어를 사용하도록 하고, 질문을 하거나 절차를 설명할 때 아동이 이해할 수 있는 단어로 설명하며, 아동에게 질문을 하도록 격려한다. 가능하면 언제든지 아동에게 선택권을 준다. 간단한 게임을 하거나 대화를 하면서 검진 동안 아동의 관심을 딴 곳으로 돌릴 수 있다. 일부 아동은 특히 복부 검진 시 불안해한다. 이 나이대의 아동은 예민하므로 커튼을 쳐주고, 사생활을 지켜주는 것이 중요하다.

청소년기는 신체와 감정 발달이 빠른 시기이다. 이 시기에 청소년은 부모 없이 혼자 검진받는다. 민감한 질문과 정직한 대답은 신뢰관계(rapport)를 촉진하는 데 중요하다. 이

치료적 대화: 건강사정

사례

건강관리협회의 아동 전문 이 간호사에게 5세 된 수지가 방문하였다. 수지의 엄마는 수지가 2일 동안 열이 나서 병원에 데려왔다. 아동은 기분이 좋지 않다고 이야기한다.

비효율적 대화

이 간호사 수지야, 안녕. 좀 어때? 나는 최근에 네가 열이 있었다고 들었어. (차트를 보면서)

엄마 예, 밤새도록 기침을 하고, 콧물을 흘리고, 쌕쌕댔어요. (걱정스러운 표정으로)

이 간호사 어디 한번 볼까? (엄마와 이야기하는 동안 검진을 한다. 아동에게 모든 의료기기로 사정을 한다. 간호사 자신이 무엇을 하고 있는지 설명하지 않는다.)

엄마 폐렴인가요? (걱정스런 표정으로. 수지가 엄마를 보았을 때 역시 수지도 걱정스러운 표정이다.)

이 간호사 아니요. 그냥 감기예요. 약국에서 살 수 있는 몇 가지 약을 처방해 드릴게요. 물을 많이 먹이시고, 밥을 먹기 전과 화장실을 사용한 후에 손을 씻도록 해서, 가족들도 감기에 걸리지 않도록 해야 해요. 수지, 알겠지?

수지 (폐렴이 아니라고 들었을 때 수지는 집중하지 않았다. 수지는 검진 테이블 위의 종이들을 가지고 놀고 있고, 장식품을 만지고 있다. 수지는 잘못한 것 같은 표정으로 바라본다.) 네. 엄마, 이제 집으로 가도 되지?

이 간호사 수지야, 잘 가. 다음에 또 보자.

효율적 대화

최 간호사 수지야, 안녕. 지난 번에 봤는데, 나를 기억하니?

수지 예, 최 간호사님이지요. 소리를 들을 수 있는 튜브를 또 가지고 놀 수 있나요?

최 간호사 그럼, 물론이지. 일단 내가 너의 호흡음을 듣고 난 후에 가지고 놀 수 있단다. 일단 너의 엄마에게 뭘 좀 물어볼게.

수지 좋아요. (만족스럽게 청진기를 다루며)

최 간호사 열이 얼마나 오랫동안 있었죠?

엄마 이틀 정도요. 밤새도록 기침을 하고, 코를 훌쩍이고, 쌕쌕댔어요. 폐렴이 아닐지 걱정됩니다. (엄마는 지쳐 보인다.)

최 간호사 이틀 참 길죠. 일단 수지를 검진해 보고 수지와 엄마가 쉴 수 있도록 처방을 해 줄게요. 수지, 여기 내가 할 일이 있단다. (아동에게 간호사가 검진하는 절차와 각각의 단계를 설명해 준다. 수지는 혀를 내밀고 청진기를 따뜻하게 하는 등 간호사에게 협조적이고 잘 도와준다.)

최 간호사 수지야, 잘했어. 너는 오늘 날 너무나 잘 도와주었구나. 일단 감기이고, 여기 너가 무엇을 해야 할지 적었단다. (물을 많이 먹고, 충분한 휴식을 취하고, 적절한 약을 먹는 등에 대해 수지와 엄마에게 설명한다. 어떤 종류의 수액을 좋아하는지에 대해 수지가 결정하도록 하고 수지가 먹어야 하는 감기 시럽약 중에 좋아하는 것을 결정하도록 한다. 먹거나 마시기 전에 그리고 화장실에 다녀온 후에 손을 꼭 씻도록 설명한다.)

수지 네, 간호사님이 말하는 모든 것을 할 거예요. 나는 얼른 나아서 다시 학교에 가고 싶기 때문이죠.

최 간호사 수지, 너는 정말 똑똑하구나. 나도 네가 곧 건강해지리라고 생각해. 만약 궁금한 것이 있으면 전화하렴.

비판적 사고를 위한 과제

- 각각의 간호사가 획득한 주관적 자료를 살펴본다.
- 수지에 대한 최 간호사의 기본적인 행동, 즉 최 간호사가 수지에 대해 알고 있는 것이 무엇인지 생각한다.
- 의사결정에 있어서 수지를 참여시킨다면 이점이 무엇인지 설명한다.
- 최 간호사가 모든 5세 아동에게 이 방법으로 치료를 해도 되는지 판단하고, 그 이유를 설명한다.

시기 동안 성적으로 성숙하므로 검진 시 생식기계 검진도 하고 건강 교육도 한다. 이 시기 동안 청소년은 자신의 신체에 대해 예민하다. 성적 발달에 대해 청소년과 함께 토론을 한다.

4) 성인과 노인

인간은 성인이 될 때까지 신체 검진과 사정에 다양한 노출이 있었으며, 일부 성인은 건강검진을 이해하지만 사적인 부분에 대한 사정을 싫어하고 걱정한다. 모든 검진 방법에 대한 설명과 사생활 존중이 가장 중요하다. 유방 자가검진, 고환 자가검진, 정기적인 생식기 검진과 같은 건강 교육도 신체 검진 시 함께 한다.

성인기 후에, 신체 검진이 필요한 만성 질환이 있을 수 있다. 관절염이나 감소된 운동성은 테이블에 앉아 검진하는 것을 어렵게 할 수 있다.

검진 시 여러 자세를 취할 수 있고, 특히 검진 시간이 길어져 지루해질 수 있으며, 오랜 검진은 대상자를 피곤하게 하므로 가능하다면 대상자가 쉴 수 있도록 계획한다. 청력 소실이 있는 대상자는 대화를 쉽게 하기 위해 더욱 명확하고 큰 소리로 말해야 한다. 노인은 쉽게 오한을 느끼므로, 적당하게 보온을 취해주기 위해 방을 따뜻하게 하여 대상자가 편안함을 느끼게 하는 것이 중요하다.

주요개념

- 건강사정은 대상자의 건강과 건강관련 문제에 대한 주관적, 객관적 자료를 수집하는 것이다.
- 사정을 구성하는 기틀은 기능적 건강 체계, Head-to-toe, 신체 계통별 체계이다.
- 대상자의 적절한 심리적 · 신체적 준비는 효과적인 사정에 중요하다.
- 간호사는 각각의 기능적 건강 양상과 관련된 주관적(대상자의 생각) 자료를 얻기 위해 면담 기술을 사용한다.
- 간호사는 신체사정 동안 시진, 촉진, 타진, 청진을 통해 객관적 자료를 수집한다.
- 건강 지각과 건강관리에 대한 사정은 대상자의 건강상태에 대한 인식, 예방적 건강 행위, 의학적 치료의 이행, 안전에 초점을 맞춘다.
- 활동과 운동 사정은 자세, 걸음걸이, 균형, 기동성, 심장혈관 기능을 포함한다.
- 영양과 대사 사정은 대사 요구, 피부상태, 상처 회복과 관련된 영양과 수분 요구에 초점을 맞춘다.
- 배뇨와 배설은 건강유지와 복부 사정 시 확인한다.
- 수면과 휴식 사정은 대상자의 수면, 휴식, 이완에 대한 지각을 도출한다.
- 의식 있는 대상자의 인지와 지각은 시력, 청력, 통증과 같은 감각-지각 능력, 통증 수준 및 언어적 의사소통을 통해 사정된다.
- 자아인식과 자아개념 사정은 신체상과 가치와 같은 자아에 대한 대상자 지각에 초점을 둔다.
- 역할과 상호관계는 가족, 일, 사회적 역할에 대한 정도를 사정한다.
- 대처와 스트레스는 현재 대상자가 경험하는 스트레스원, 과거 대처 방법, 효과적인 현재 대처 방법을 사정한다.
- 성과 생식능력은 생식기능, 성적 역할, 성기능이 현재 건강에 영향을 주는 요인을 사정한다.
- 가치와 신념은 종교, 종교적 관습, 대상자의 영적 건강 요구 충족을 위해 이용하는 자원, 영적 신념과 현재 건강상태 사이의 관계를 사정한다.
- 변화된 인지 기능은 의식 수준과 글래스고 혼수 척도를 포함하는 신경학적 조사를 통해 사정된다.
- 머리를 사정할 때 머리, 목, 눈, 귀와 구강이 함께 사정된다.
- 피부, 머리카락, 손톱의 사정은 영양, 산소화와 같이 신체를 거쳐 발생하는 과정을 반영하는 조사이다.
- 호흡기계와 심혈관계 기능은 흉곽과 명치 부위의 정상적인 표지를 사용하여 시진, 촉진, 타진, 청진을 통해 사정한다.
- 대상자의 정상과 비정상 심음, 정상과 비정상 호흡음을 사정한다.
- 복부는 정상 배설 기능(장과 방광) 및 정상 기능을 도와주는 특별한 관리에 대해 사정한다.
- 유방과 생식기는 자가검진과 건강을 강조하면서 사정한다.
- 사지는 말초 혈관, 근골격계, 신경학적 기능을 사정한다.
- 생애주기를 고려하여 대상자로부터 정확한 정보를 수집하기 위해 개별적인 사정 방법을 시행하는 것이 중요하다.

REFERENCES

Alfaro-LeFevre, R. (2014). *Applying nursing process: The foundation for clinical reasoning* (8th ed.). Philadelphia, PA: Wolters Kluwer Health/Lippincott Williams & Wilkins.

American Cancer Society. (2013). Can breast cancer be found early? Retrieved on July 5, 2014 from http://www.cancer.org/cancer/breastcancer/detailedguide/breast-cancer-detection

Arnold, E., & Boggs, K. U. (2015). *Interpersonal relationships: Professional communication skills for nurses* (7th ed.). Philadelphia, PA: W. B. Saunders.

Bickley, L. S. (2013). *Bates' guide to physical examination and history taking* (10th ed.). Philadelphia, PA: Lippincott Williams & Wilkins.

Centers for Disease Control and Prevention. (2014). Childhood obesity facts. Retrieved July 1, 2014 from http://www.cdc.gov/healthyyouth/obesity/facts.htm

D'Arcy, Y. (2011). *Compact clinical guide to acute pain management: An evidence-based approach for nurses* (2nd ed.). New York, NY: Springer.

Gordon, M. (2010). *Manual of nursing diagnoses* (12th ed.). St. Louis, MO: Mosby.

Jensen, S. (2015). *Health assessment: A best practice approach* (2nd ed). Philadelphia, PA: Lippincott Williams & Wilkins.

Khan R., & Rogers, P. (2014). The normalization of sibling violence: Does gender and personal experience of violence influence perceptions of physical assault against siblings? *Journal of Interpersonal Violence 30*(3), 437–458.

절차 17-1 체중 측정

실습목적
1. 영양 상태와 총 체액 균형을 사정하기 위한 기초 자료를 제공한다.
2. 조영제나 방사성 주사제를 이용한 진단 검사를 시행할 때 약의 용량이나 종류를 결정하기 위한 기초 자료를 제공한다.

장비
- 적절한 체중계: 체중 측정은 같은 시간에 동일한 기기로 측정
- 보호용 타월 또는 플라스틱 시트

사정
- 기준치 확인 또는 매일, 매주 체중 측정이 필요한지를 사정한다.
- 가능하다면 이전 체중을 사전에 확인한다.
- 이전에 체중을 측정한 시간과 방법을 확인한다.
- 체중 측정을 위한 적절한 자세(선 자세, 앉은 자세, 침대에 누운 자세 등)를 결정하기 위해 대상자의 신체, 정신 수준을 사정한다.

절차

1. **손을 씻는다.**
   이론적 근거: 미생물의 전파를 감소시킨다.

2. **대상자를 확인한다.**
   이론적 근거: 대상자에게 올바르고 적절한 사정이나 치료를 받도록 제공하며, 오류를 감소시킨다.

3. **문을 닫거나 침대 커튼을 치고, 대상자에게 절차를 설명한다.**
   이론적 근거: 대상자의 사생활을 보호하고, 대상자가 지침에 따르도록 불안을 감소시킨다.

4. **체중 측정 전에 소변을 보도록 한다.**
   이론적 근거: 방광 내 소변이 차 있고, 젖은 옷을 입으면 체중 측정에 영향을 미친다.

5. **같은 시간에 같은 기기를 사용하여 측정한다. 대상자는 체중 측정 시 같은 옷을 입는다. 측정 전에 신발이나 슬리퍼를 벗는다.**
   이론적 근거: 체중은 24시간 동안 계속 변화하기 때문에, 같은 체중계로 동일한 시간에 측정해야 정확하다.

6. **체중 측정기를 보호용 종이나 시트로 덮는다.**
   이론적 근거: 미생물의 전파를 감소시킨다.

7. **0점에 오는지 확인한다. 필요시 0으로 맞춘다.**
   이론적 근거: 정확하게 측정하기 위함이다.

일어선 자세로 체중 측정

8. **체중계에 대상자가 올라가는 것을 보조한다[그림 1]. 대상자는 체중계의 중앙에 서야 하고 다른 곳에 기대거나 지지대를 잡고 있지 않아야 한다.**
   이론적 근거: 기기의 형태에 따라, 움직이면 체중이 부정확하게 측정될 수 있다.

9. **전자 눈금을 읽거나 대상자의 체중을 결정하기 위해 균형을 맞춘다[그림 2].**
   이론적 근거: 정확하게 체중 측정을 하도록 돕는다.

10. **대상자가 체중계에서 내려오는 것을 보조하고 대상자 기록지에 체중을 기록한다.**
    이론적 근거: 즉시, 정확한 자료를 기록하여 건강관리팀의 다른 구성원에게 정보를 제공하도록 한다.

의자에 앉은 자세로 체중 측정

8. **침상 옆에 체중계 의자를 두고 바퀴를 고정한다.**
   이론적 근거: 안전한 측정은 낙상을 예방한다.

9. **체중계 의자로 대상자를 옮긴다. 만약 의자의 팔걸이를 풀어 제거할 수 있다면, 체중계로 옮기기 전에 제거한다. 체중계로 이동 후에 다시 팔걸이를 잠근다.**
   이론적 근거: 낙상을 예방하기 위함이다. 일부 체중계는 휠체어로 체중을 측정할 수 있게 되어 있다.

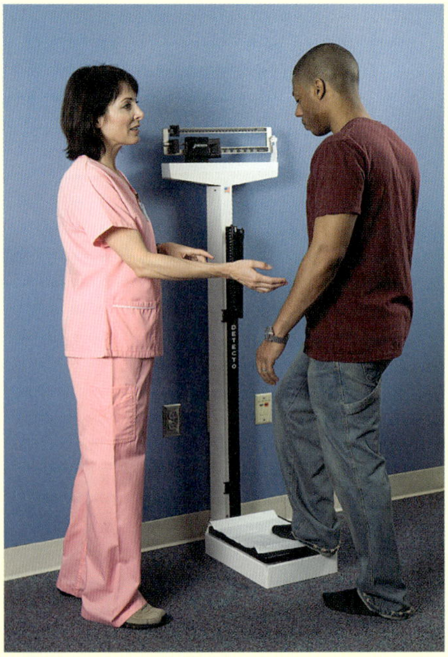

그림 1 대상자가 체중계에 올라가는 것을 보조한다.

절차 17-1 체중 측정(계속)

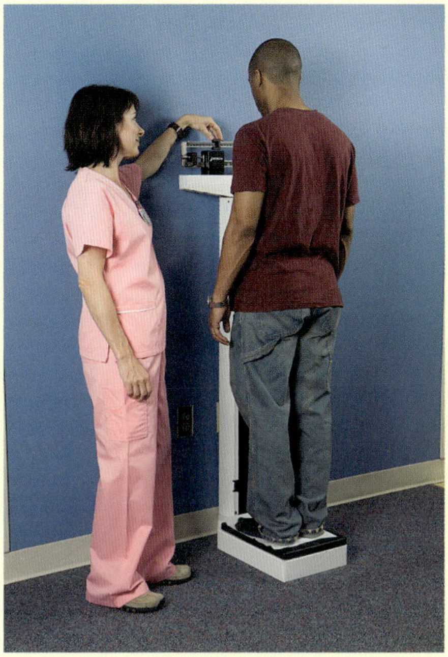

그림 2 대상자 체중을 측정하기 위해 체중계를 조정한다.

10. 전자 눈금을 읽거나 대상자의 체중을 결정하기 위해 균형을 맞춘다[그림 3].
    이론적 근거: 정확한 체중 측정을 하기 위함이다.

11. 다시 침대나 휠체어로 대상자를 옮긴다.
    이론적 근거: 대상자의 안위와 안전을 제공하기 위함이다.

12. 의료기관 정책에 따라 체중계를 깨끗하게 정리한다.
    이론적 근거: 깨끗한 체중계는 미생물이 이동하는 것을 예방한다.

13. 적절한 위치로 돌려두고, 플러그를 꼽는다.
    이론적 근거: 다음 사용에 대비하여 배터리를 충전한다.

침상 내 체중 측정

8. 침상 체중계 높이로 대상자의 침대를 올린다.
    이론적 근거: 간호사 허리 손상을 피한다.

9. 한 명이나 두 명의 보조자와 함께, 대상자의 등이 체중계를 향하도록 돌린다.
    이론적 근거: 체중계로 안전하게 대상자를 옮길 준비 과정이다.

10. 체중계를 침대를 향해 굴리고, 적절한 위치에서 바퀴를 고정한다.
    이론적 근거: 침대 체중계로 안전하게 옮기기 위함이다.

11. 대상자 아래에 접혀진 받침대를 놓고 이동 받침대로 대상자를 굴린다.
    이론적 근거: 침상 내 측정을 위해 대상자를 안전하게 이동한다.

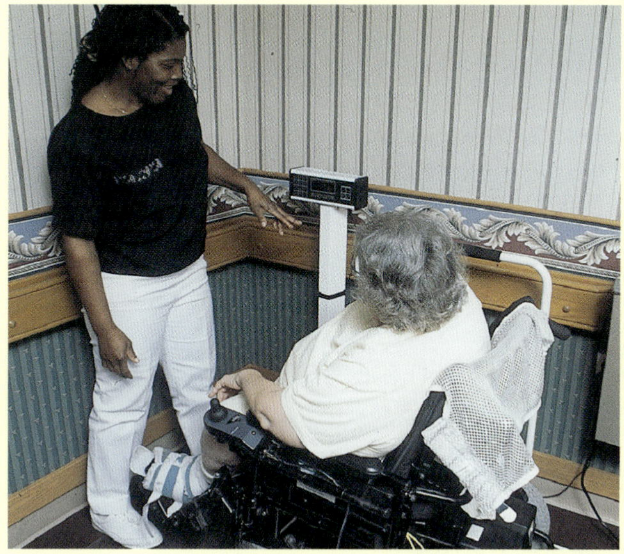

그림 3 대상자의 체중을 결정하기 위해 눈금을 읽는다.

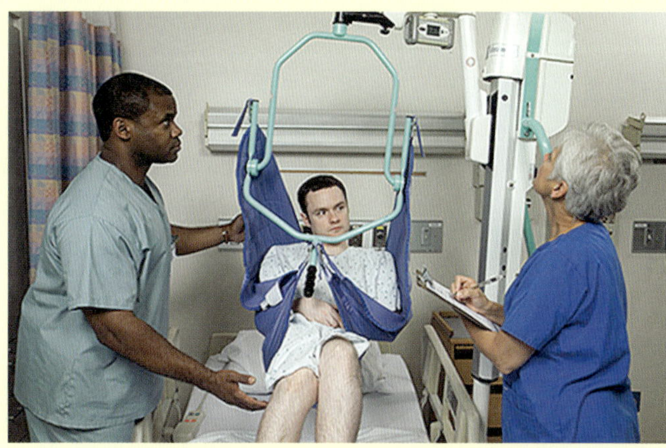

그림 4 이동 받침대가 어떤 장비에도 닿지 않도록 한 상태에서 체중계의 눈금을 읽는다.

12. 이동 받침대에서 팔을 잡고, 점진적으로 매트리스 위로 약 2인치 정도씩 이동 받침대를 올린다. 올리기 전에 설명한다. 떨어지지 않을 것이라고 안심시킨다. 머리는 신체보다 더 아래에 있는 것 같이 느껴질 수 있다.
    이론적 근거: 대상자 불안을 감소시키고 협조를 증진시킨다.

13. 이동 받침대가 어떤 장비에도 닿지 않도록 주의한다. 배액관이나 튜브 모두를 받침대 밖으로 제거한다.
    이론적 근거: 기타 장치들이 체중 측정과 정확성에 영향을 준다.

14. 대상자의 체중을 읽는다[그림 4]. 주의: 대상자를 침대 밖으로 이동하면서 대상자의 환의나 리넨을 바꿔주기 좋은 시간이다.
    이론적 근거: 효능성을 위해 간호를 모아서 하도록 한다.

절차 17-1 체중 측정(계속)

15. **천천히 이동 받침대를 내린다. 팔걸이를 제거하고 이동 받침대에서 침대로 옮긴다. 이동 받침대를 뺀다.**
   이론적 근거: 대상자의 안전한 이동을 위함이다.

16. **침상 체중계 바퀴를 풀고 침대에서 제거한다.**
   이론적 근거: 침상 체중계는 바퀴가 잠긴 상태에서 움직이지 않는다.

17. **편안한 체위를 취하도록 보조한다.**
   이론적 근거: 대상자는 필요하다면 체위를 변경할 수 있다.

18. **의료기관 정책에 따라 이동 받침대와 체중계를 닦는다. 적절한 위치로 돌려두고, 플러그를 꽂는다.**
   이론적 근거: 미생물이 전파되는 것을 예방하고 다음에 사용할 것을 대비하여 배터리를 충전한다.

19. **체중을 기록하고, 기타 리넨이나 장치의 무게를 달아 빼서 기록한다.**
   이론적 근거: 기록은 의사소통을 제공한다.

기록

2017/4/1 10:30 – 대상자의 체중은 73.9kg(가운을 입은 상태, 침상 내에서 측정된 체중임)

– RN 나혜미

생애주기별 고려사항

- 영아는 보통 옷을 벗긴 채 체중을 측정한다. 또한 영아는 체온 조절기전이 미성숙하여 신체 온도가 환경에 따라 쉽게 영향받을 수 있기 때문에 방 온도를 따뜻하게 신경 쓴다.
- 영아는 종종 발길질을 하면서 뒹굴고는 한다. 간호사의 손은 항상 영아의 몸에 3~5cm 내에 위치하여 영아의 낙상을 예방한다.

가정간호

- 체중을 기록하여 체중 변화를 살펴볼 필요가 있음을 설명하고 체중을 측정하도록 격려한다.
- 매일 같은 시간에 스스로 체중을 측정하도록 한다. 보통 아침 식사 전에, 비슷한 무게의 옷을 입고, 같은 체중계로 측정한다.
- 만약 시력적인 문제로 체중계의 수치를 읽을 수 없다면, 다른 가족의 도움을 받는다.

협력과 위임

- 대상자의 체중은 대개 간호보조인력이 측정한다. 대상자의 기동성에 대해 간호보조인력에게 설명하고 안전의 중요함을 설명한다. 이전의 측정치보다 1kg 정도의 변화가 있을 시 보고하도록 지시한다.

절차 17-2 신경계 사정

실습목적

1. 대상자의 신경학적 정보에 대한 기초 자료를 획득한다.
2. 환경에 대한 대상자의 지남력을 사정한다.
3. 대상자의 인지기능과 판단 능력을 평가한다.
4. 운동, 감각 경로의 통합과 대상자가 안전하게 움직이는지에 대해 사정한다.
5. 두개내압이 상승되었는지 확인한다.
6. 신경학적 상태 변화를 확인한다.

장비

사정의 포괄성에 따라 모든 장비가 필요할 수도 있고, 몇 가지만 필요할 수도 있음

- 이쑤시개, 면봉, 뜨거운 물병과 차가운 유리병, 설압자, 펜라이트, 커피, 바닐라, 정향 추출액
- 소금, 설탕, 레몬맛 용액, Snellen 시력표, 음차(tuning fork), 반사 측정 해머

사정

- 대상자에게 사정이 대략 얼마나 걸리고, 무엇을 할 예정인지를 설명한다. 완벽한 신경학적 사정은 오래 걸릴 수 있다. 대상자의 진단, 의식수준, 신체적 장애를 토대로 얼마나 광범위한 사정을 할지 결정한다. 대상자의 기능적 사정과 신경학적 사정 자료를 어떻게 통합할지에 대해 생각하는 것이 효율적이다(예: 두경부 사정 동안 뇌신경 사정, 간호력 조사 시 의식수준 사정, 근골격계 사정 시 반사능력 사정).
- 대상자를 힘들게 하고 바로 해결해야 할 요구가 무엇인지를 결정한다(예: 통증, 요의).
- 대상자의 행동에서 기억력 감퇴나 변화가 있는지를 기록하여 질문을 한다.
- 신체의 어떤 부위에 저린감이나 감각 상실, 시력 변화, 두통, 간질, 현기증이 있는지에 대해 질문한다.
- 의식 수준에 변화를 일으키거나 행동 변화를 초래하는 약물(예: 진통제, 진정제, 항우울제, 항정신제, 중추신경 자극제) 복용의 과거력이 있는지를 문진한다.

절차

1. **손을 씻는다.**
   이론적 근거: 미생물의 전파를 감소시킨다.
2. **대상자를 확인한다.**
   이론적 근거: 대상자에게 올바르고 적절한 사정이나 치료를 받도록 제공하며, 오류를 감소시킨다.
3. **문을 닫거나 침대 커튼을 치고, 대상자에게 절차를 설명한다.**
   이론적 근거: 대상자의 사생활을 보호하고, 대상자가 지침에 따르도록 불안을 감소시킨다.

인지-감각 사정

4. **언어적 반응을 이끌어내는 직접적인 질문을 하여 의식 수준을 사정한다. 대상자의 반응, 감정 상태를 정확하게 기록한다.**
   이론적 근거: 불안정, 주의력 감소, 협조 불가능, 환경에 대한 부적절한 지각은 의식수준 감소의 증거이다.
5. **대상자의 말하기 양상을 평가한다.**
   이론적 근거: 정상적으로, 말하기는 명확해야 하고, 속도가 알맞고, 일관성이 있어야 한다. 언어는 교육수준이 적절한지를 나타낸다.
6. **전반적인 외형을 사정한다: 위생상태, 옷차림이 환경과 날씨에 알맞은지를 사정한다.**
   이론적 근거: 단정치 않은 외형이나 날씨에 부적절한 옷은 대상자의 의식 수준의 변화가 있음을 의미한다.
7. **만약 대상자가 부적절하게 반응한다면, 사람, 장소, 시간에 대해 직접적으로 묻는다(예: "당신의 이름은 무엇입니까?", "여기가 어디입니까?", "당신이 사는 도시 이름이 무엇입니까?", "오늘이 무슨 요일입니까?").**
   이론적 근거: 환경에 대한 즉각적인 대상자의 지남력을 측정한다. 의식 변화는 대상자의 사람, 장소, 시간에 대한 지남력 상실을 초래한다. 주의: 의사소통이나 대화 시 문제는 부적절한 대상자의 반응을 유발할 수 있다.
8. **대상자가 지남력 질문에 대한 반응이 부적절하다면 간단한 지시를 해 본다(예: "손가락을 쥐어보세요", "당신의 발가락을 흔들어 보세요"). 만약 대상자가 언어적 지시에 반응이 없다면, 대상자의 흉골에 압력을 주거나 검진자의 엄지손가락으로 손톱을 눌러 봄으로써 통증에 대한 반응을 평가한다.**
   이론적 근거: 의식수준은 의식과 지남력이 명료함에서부터 언어적 지시를 따를 수 없다. 외부 자극에 반응 없음까지로 다양하게 표현할 수 있다. 주의: 통증반응을 이끌어내기 위해 대상자의 피부를 꼬집는 것은 피한다.
9. **인지적 · 감각적 반응 사정은 대상자의 특정 반응을 객관적으로 이끌어 냄으로써 측정한다. 글래스고 혼수 척도(GCS)[표 17-4]는 대상자의 의식 변화 수준을 평가하는 데 도움을 준다.**
   이론적 근거: 사정은 더욱더 객관적이고 모순이 없어야 한다. 의식 수준의 미세한 변화는 GCS와 같은 평가도구로 측정했을 때 더욱더 정확하다.
10. **뇌신경 기능을 사정한다[표 17-5].**
    이론적 근거: 두개내압(ICP) 상승은 시신경을 직접적으로 압박한다(C-Ⅱ). 동안신경(C-Ⅲ), 삼차신경(C-Ⅳ), 외전신경(C-Ⅵ)은 뇌간에서 나간다. ICP 증가와 뇌기능 저하 시, 이러한 신경의 기능 변화에 대해 기록한다.

절차 17-2 신경계 사정(계속)

11. 감각경로를 사정한다.
    a. 대상자는 모든 감각기능 사정 시 눈을 감도록 한다.
    이론적 근거: 대상자가 피부 자극이 일어난 곳을 보지 않아야 검사결과를 신뢰할 수 있다.
    b. 신체의 한 부분과 비교하는 동안 예상할 수 없게, 불특정하게 피부에 자극을 준다.
    이론적 근거: 대상자는 양쪽에서 동일하게 감각을 느껴야 한다. 불특정한 자극은 자극이 있는 부위를 대상자가 인지하지 못하게 한다.
    c. 대상자는 언어적으로 부분적 자극을 느낄 때 말로써 표현해야 한다. 만약 검진자가 변화된 감각 부위를 감지한다면 피부분절차트에 따라 척수신경 분절 영향을 예상할 수 있다.
    이론적 근거: 감각기능 상실의 경계선은 구내 약 2.5cm의 검진 반응으로 평가할 수 있다.

12. 무딘 감각 지점, 팔과 다리의 근위부와 원위부를 이쑤시개로 찔러봄으로써 첫 번째 통각을 사정한다.
    이론적 근거: 가벼운 터치에 대한 인식을 검사하는 것은 척수 후근의 통합성을 사정하는 것이다. 이러한 감각의 손실은 같은 쪽 척수 후근의 병소가 있음을 의미하는 것이다.

13. 뜨거운 병, 차가운 물로 피부의 온각을 사정한다.
    이론적 근거: 뜨겁고 찬 감각에 대한 대상자의 반응을 확인할 수 있다.

14. 면봉으로 대상자의 팔과 다리의 원위부와 근위부를 약하게 건드려본다[그림 1]. 어느 부분에 언제 감각이 느껴지는지 묻는다.
    이론적 근거: 가벼운 터치에 대한 인식을 검사하는 것은 척수 후근의 통합성을 사정하는 것이다. 이러한 감각의 손실은 같은 쪽 척수 후근의 병소가 있음을 의미하는 것이다.

15. 엄지발가락과 손가락의 원위 관절에 음차의 진동을 적용한다[그림 2]. 음차의 진동이 멈췄을 때와 대상자가 느낀 것을 설명해 보도록 한다. 주의: 만약 대상자가 진동을 느끼지 못한다면 감각이 느껴질 때까지 다음 관절 가까이로 음차를 이동한다.
    이론적 근거: 진동과 위치에 대한 대상자의 반응을 검사하는 것은 척수 후근의 통합성을 사정하는 것이다. 이러한 감각에 대한 상실은 같은 쪽 척수 후근의 병소를 의미한다.

활동 – 움직임 사정

4. 위축, 진전, 비정상적인 움직임에 대해 팔과 다리 근육을 시진한다.
    이론적 근거: 비정상적 움직임은 질병을 나타낸다.

5. 피시험자의 손에 저항을 줌으로써 개별적인 관절의 굴곡과 신전에 대한 대상자의 근육강도를 사정한다. 이두근, 삼두근, 손목, 다리 근육, 발목을 테스트한다[그림 3].
    이론적 근거: 동일 근육 다발의 균형 저하는 신경학적 손상을 암시한다.

6. 대상자에게 눈을 감고 몸 앞으로 손바닥을 위로 하여 팔을 들어 보도록 한다. 대상자가 30초 동안 자세를 유지하도록 하고 팔의 움직임과 손의 회내반응을 관찰한다. 주의: 양손 혹은 한쪽 손의 약한 정도를 기록한다.
    이론적 근거: 이 테스트는 기형, 관절 운동성 감소, 근육강도 감소에 대한 것이다. 기능이 좋은 쪽의 상지와 하지는 보통 기능이 좋지 못한 쪽보다 강하다.

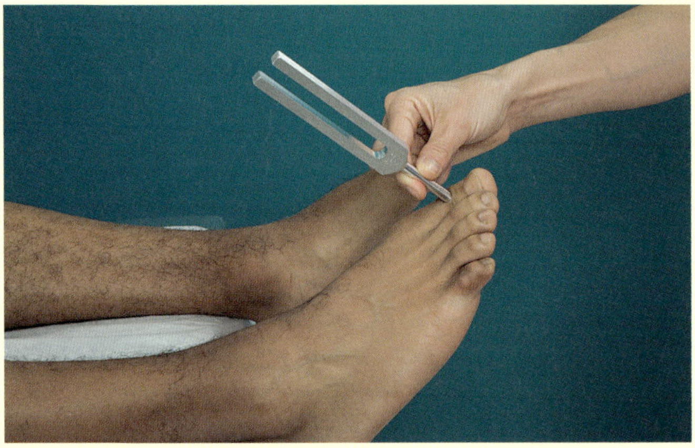

그림 2 음차(tuning fork)로 진동감각 사정을 수행한다.

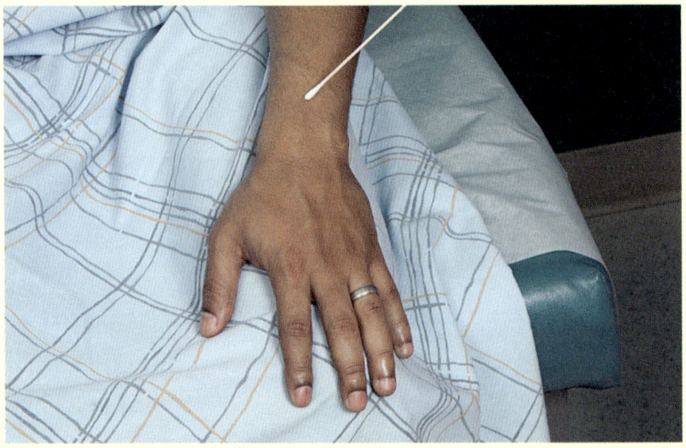

그림 1 면봉으로 약하게 감각 사정을 수행한다.

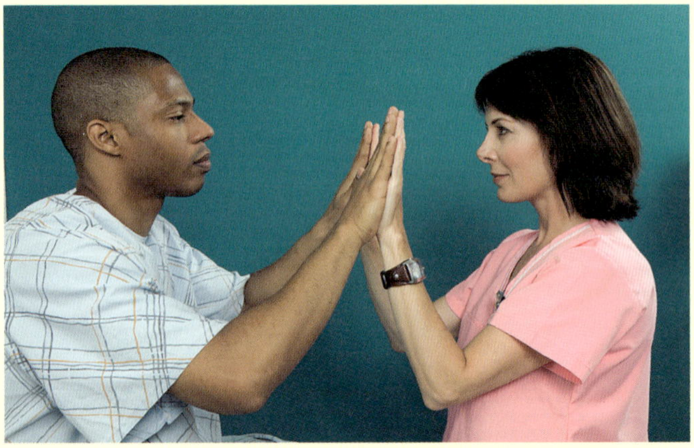

그림 3 저항에 대해 대상자가 팔을 내밀면서 이두근 근력 사정을 수행한다.

절차 17-2 신경계 사정(계속)

7. 균형과 조정 능력을 평가한다.
   a. 빠르게 변화하는 운동을 수행한다.
   b. 대상자의 손등과 손바닥을 바꿔보도록 하여, 대퇴부위를 가볍게 두드려 보도록 한다[그림 4].
   c. 우세한 손으로, 가능하면 빠르게 각 손가락을 엄지손가락을 건드리도록 한다.
   d. 우세한 집게손가락을 사용하여 검진자의 손가락과 피험자의 코를 건드려보도록 한다. 대상자가 할 수 있는 한 빠르게 여러 번 이 동작을 반복한다.
   이론적 근거: 이 테스트가 어렵다면 소뇌의 질환에 대해 더 자세히 평가해야 한다.
   e. Romberg 테스트: 한쪽 팔과 다리로 서 있어 보도록 한다. 눈을 뜬 채 30초 동안, 눈을 감은 채 적어도 30초 동안 이 자세를 유지해야 한다. 몸이 흔들리는지를 사정한다. 넘어질 때 대상자를 지지해 주기 위해 검진자는 대상자 가까이에 있도록 한다.
   이론적 근거: 소뇌질환이 있는 대상자는 눈을 뜨거나 감은 채 균형을 유지할 수가 없다. 감각자극의 문제는 눈을 감을 때가 더 어렵다. 외상을 예방하기 위해 대상자 가까이에 있는다.
   f. 대상자에게 방을 걸어보도록 지시한다. 걸음걸이의 균형, 리듬, 흐느적거리는 정도, 흔들림 등의 다른 비정상적인 증상을 관찰한다.
   이론적 근거: 신경학적 질환으로 걸음걸이가 변할 수 있다.

8. 심부건 반사를 사정한다[표 17-8].
   a. 몸의 각 부위에 반사 반응의 균형을 사정한다.
   b. 검진할 사지가 완전히 이완되고 가볍게 신전되어야 한다.
   c. 반사 해머를 느슨하게 잡고 원호(arc)에서 자유롭게 흔들 수 있도록 한다[그림 5].
   d. 세차게 건을 두드린다.
   e. 양쪽을 비교하여, 0에서 4+까지의 단위로 반사 반응을 기록한다[그림 6].

기록

> 2017/10/1 08:30 – 대상자는 사람, 장소, 시간에 지남력이 없음; 손톱을 눌러 통증을 주었을 때, 손을 철수(withdrawal)함, 글래스고 혼수 척도는 6/15; 6시간 동안 신경학적 상태 특이한 변화는 없음.
> – RN 김지원

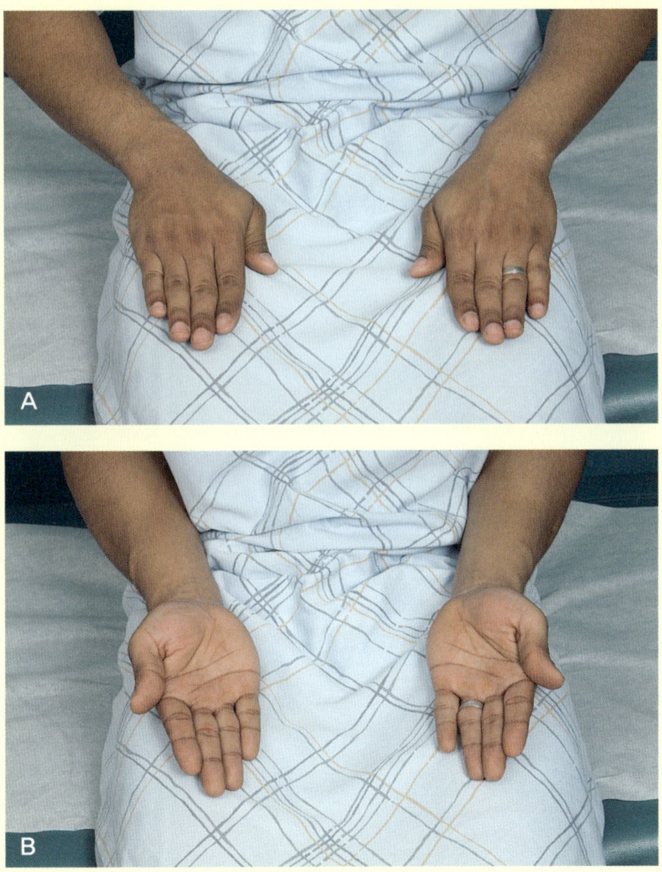

그림 4 A: 대상자는 빠르게 손바닥으로 허벅지를 두드리고, B: 반대로 뒤집는 동작으로 손을 바꾸는 움직임을 시행한다.

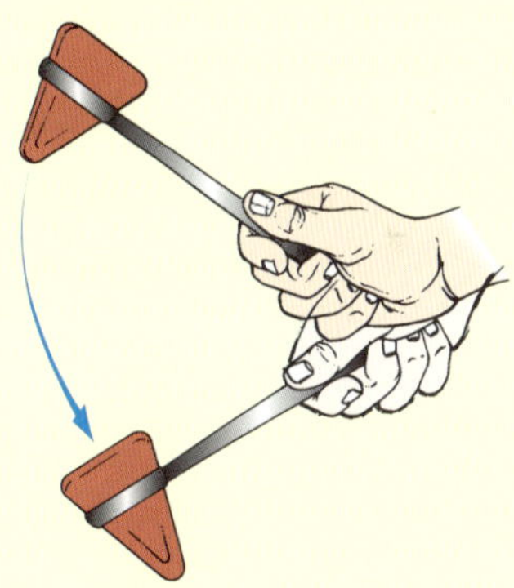

그림 5 포물선을 그리며 반사 해머를 흔든다.

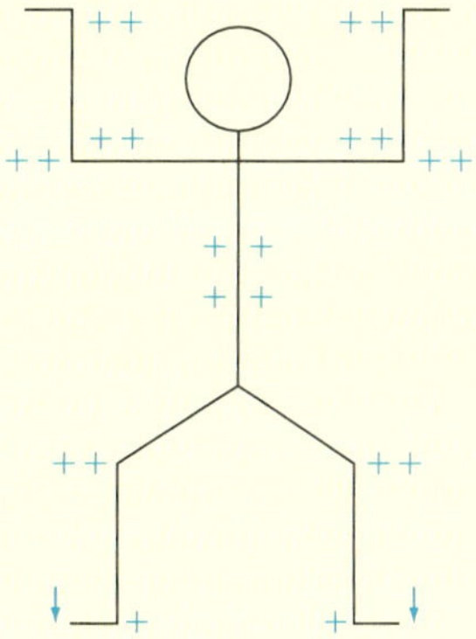

0 – 반응 없음
1+ – 반사 감소(정상일 수 있음)
2+ – 정상
3+ – 정상보다 과함(정상일 수 있음)
4+ – 과잉 반응–상위 운동 신경원 질환 의심

그림 6 반사 소견의 기록 0~4+점 척도

절차 17-2 신경계 사정(계속)

생애주기별 고려사항

신생아와 영아

- 출생 후 영아는 근육 움직임 통제가 적거나 거의 없다. 영아의 대부분의 활동은 자극에 대한 반응으로 나타난다.
  - 포유반사(rooting reflex): 영아의 뺨에 따뜻한 물건을 댔을 때 그쪽으로 고개를 돌린다. 간호 시 엄마의 유방의 위치를 찾는 데 도움을 준다.
  - 흡철 반사(sucking reflex): 건강한 영아는 연하와 삼킴 반사가 잘 발달되어 있다.
  - 모로 반사(moro reflex): 큰 소리나 갑자기 이동하는 것에 대한 반응으로, 영아가 팔을 쭉 펴고, 감싸 안으며 운다.
  - 긴장성 목반사(tonic neck reflex): 누워서 잠들어 있거나, 쉬고 있을 때, 영아는 한쪽으로 머리를 돌리면 팔과 다리를 같은 쪽으로 펴고, 반대쪽 사지는 접는다.
- 이러한 반사는 영아의 신경학적 상태가 성숙해짐에 따라 사라진다.

유아와 학령전기 아동

아동들은 검진기구와 낯선 사람에 대해 공포감을 갖는다. 아동과 몇 분간 함께 시간을 보낸다. 아동에게 검진 전에 검진기구를 만져보도록 한다. 검진 시 "이것은 놀이야."라고 이야기하는 것이 두려움을 완화시켜준다. Denver Development Test와 같은 도구를 사용한다. 나이의 변화에 따른 영아와 아동의 인지와 정신 운동성 기술을 평가한다.

노인

- 신체사정이 길어지면 노인은 쉽게 지치므로, 빠르게 진행해야 한다.
- 관절이 변형되어 운동 범위와 신체 활동이 제한되고, 사정 자료 평가 시 고려해야 한다.
- 일부 반사 반응은 나이에 따라 약할 수 있다. 아킬레스 반사와 발바닥 반사는 측정하기 어렵다.
- 노인은 단기 기억력이 감소된다. 장기 기억은 보통 변하지 않는다.
- 친숙하지 않은 상황과 장소에 있는 것이 스트레스가 되고, 혼동을 일으킨다.

협력과 위임

- 고위험 대상자인 경우, 신경학적 사정은 담당 간호사와 다음 근무 번 간호사에 의해 침상에서 수행될 수 있다.
- 의사 · 신경과 전문의에게 비정상적인 반응을 보고한다.
- 신경과 환자를 자주 접하지 않는 간호사는 더 경험이 많은 간호사와 함께 비정상 징후를 비교하거나, 고위험 환자의 완벽한 신경학적 사정을 하기 위해 임상 전문 간호사와 협력해야 한다.

절차 17-3 호흡 청진

실습목적
1. 기도 폐색이나 질병 과정을 판단하기 위해 다양한 호흡음을 청진한다.
2. 개방되거나 청결한 기도에 약물이나 치료의 효율을 사정한다.
3. 체액량 과다 또는 폐부종을 확인한다.

장비 청진기

사정
- 절차와 소요 시간에 대해 설명한다.
- 즉각적인 도움이 필요한지를 결정한다(예: 통증, 뇨의).
- 사생활을 지켜주고, 방문객과 가족이 방 안에 있는 것이 좋은지를 묻는다.
- 방을 조용하고 따뜻하게 유지한다.

절차

1. **손을 씻는다.**
이론적 근거: 미생물의 전파를 감소시킨다.

2. **대상자를 확인한다.**
이론적 근거: 대상자에게 올바르고 적절한 사정이나 치료를 받도록 제공하며, 오류를 감소시킨다.

3. **문을 닫거나 침대 커튼을 치고, 대상자에게 절차를 설명한다.**
이론적 근거: 대상자의 사생활을 보호하고, 대상자가 지침에 따르도록 불안을 감소시킨다.

4. **앉아 있을 수 있도록 대상자를 지지한다. 흉곽을 노출하기 위해 대상자의 환의를 벗긴다.**
이론적 근거: 바로 앉은 자세는 흉곽 확장을 도와준다. 옷 입은 채 호흡음을 들으면 소리를 감소시키고, 왜곡하게 된다.

5. **손으로 청진기를 몇 분간 잡고 있어 청진기의 다이아프램을 따뜻하게 한다.**
이론적 근거: 따뜻한 청진기는 대상자의 안위를 증진해 주고, 대상자가 편안하도록 돕는다.

6. **대상자에게 입으로 깊게 천천히 호흡하도록 한다.**
이론적 근거: 구강 호흡은 심음의 소리를 크게 한다. 비강 호흡은 소리 크기를 줄이고, 우연한 소리를 유발할 수 있다. 느린 호흡은 과호흡을 피하기 위해 필요하다.

흉부 전면 청진

7. **늑간 사이에 두고, 오른쪽 쇄골 중심선 약 2.5cm 아래에 청진기의 다이아프램을 댄다. 충분한 흡기와 호기를 한 번 청진한다. 왼쪽에서 대응하는 부위에 이 과정을 반복한다.**
이론적 근거: 전흉부 위에 청진기를 두어 잘 들을 수 있도록 한다. 오른쪽과 왼쪽 상부 엽의 대표적인 소리는 여기에서 들린다.

8. **사정한 부위의 정상적이고 우발적인 호흡음을 기록한다[그림 1].**
이론적 근거: 기도를 통한 공기 흐름은 특정한 소리를 유발한다. 비정상음은 기도의 문제 발생을 나타낸다.

9. **중심 쇄골선 사이의 약 3.7cm에서 5cm 정도 아래에서 청진기를 이동한다. 소리를 주목한다: 반대쪽 측부에서 청진기를 이동한다.**

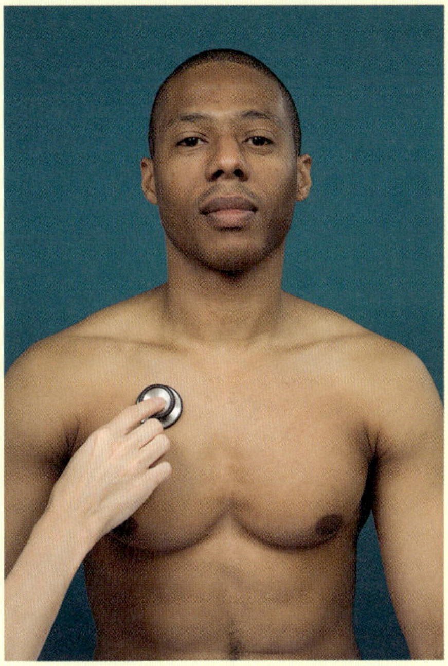

그림 1 흉부 전면 호흡음을 청진한다.

이론적 근거: 상부 폐엽의 다른 더 큰 기도를 통한 공기 이동이 이 부위에서 청진된다. 흉골의 반대쪽 부위의 정확한 지점에서 청진하는 것은 비슷한 폐 부위에서 비교할 수 있도록 해 준다.

10. **쇄골중심선에서 다섯 번째 늑골간을 따라 청진한다. 이 부위는 남성의 경우 유두 아래 선이고, 흉골의 검상돌기 끝과 교차한다. 소리를 주목하며 반대쪽의 같은 지점에서 움직인다.**
이론적 근거: 오른쪽 중간 엽과 왼쪽의 정확한 부위에서 들을 수 있다.

흉부 후면 청진

7. **팔짱을 끼고 앞으로 기대도록 한다.**
이론적 근거: 이 자세는 견갑골을 분리하여 흉부 뒤쪽의 호흡음 청진을 용이하게 한다.

절차 17-3 호흡 청진(계속)

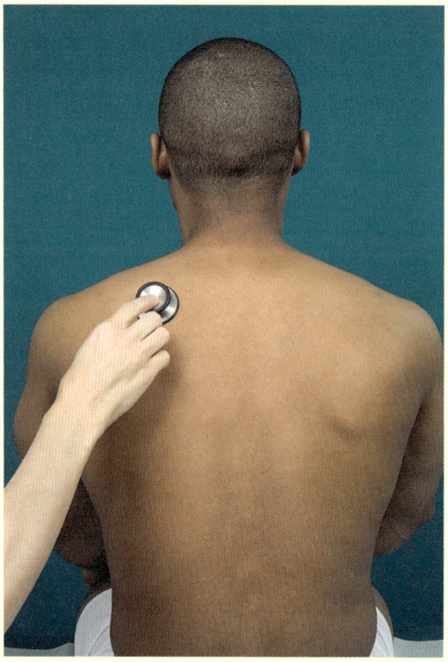

그림 2 흉부 후면 호흡음을 청진한다.

8. **어깨에서 약 5cm 아래부위와 척추의 오른쪽 5cm 아래에서 청진을 시작한다. 소리를 주목하며 왼쪽 부위에서도 대응하는 지점으로 이동한다[그림 2].**
   이론적 근거: 이 자세는 상엽의 후면부위의 호흡음을 비교할 수 있도록 해 준다.

9. **정확하게 5~6cm 아래로 청진기를 이동한다. 이동하면서 왼쪽과 오른쪽의 소리를 청진한다.**
   이론적 근거: 하엽의 위쪽 부위 소리가 여기에서 청진된다.

10. **반복적인 과정으로, 5~6cm 아래로 움직인다. 반대 부위에서도 비교하여 듣는다.**
    이론적 근거: 청진기의 각 부위가 다른 폐엽의 소리를 들을 수 있게 해 준다.

11. **견갑골 아래 부위에서 밑으로 청진기를 이동한다. 오른쪽과 왼쪽 소리를 듣는다. 아래쪽 늑간 부위 사이의 측면에서도 청진한다.**
    이론적 근거: 열 번째 흉추(견갑골 아래 약 3.7cm) 끝의 하엽과 아래쪽 늑간 윤곽을 따라 청진한다. 이들의 크기와 하엽에 큰 영향을 줄 수 있는 많은 임상 문제가 측부 사정에 필수적이다.

12. **대상자의 옷을 입도록 하고, 안락한 자세를 취하도록 도와준다.**
    이론적 근거: 대상자가 추위를 느끼는 것을 피하고 사생활을 지켜준다.

13. **대상자와 함께 사정된 자료를 토의한다.**
    이론적 근거: 토의는 치료의 효율성에 대해 대상자에게 피드백 해 줄 수 있고, 만약 새로운 치료가 이루어진다면(예: 기침, 심호흡, 노력성 폐활량기) 대상자에게 직접 교육을 할 수 있는 기회를 제공한다.

14. **사정된 자료를 기록한다. 우발음(adventitious sounds)의 위치와 양상을 기록한다.**
    이론적 근거: 치료 결정에 영향을 줄 수 있도록 건강관리팀에 시기적절한 정보를 제공한다.

기록

> 2017/8/1 14:30 – 분당 호흡수는 18회, 얕은 호흡, 가슴은 대칭적으로 움직이고 부속근 사용은 없음. 악설음이 RLL 부위에 청진됨.
> – RN 김지원

절차 17-3 호흡 청진(계속)

생애주기별 고려사항

신생아와 영아

- 신생아는 체온을 유지하기가 어렵다. 직접적으로 사정하는 신체 부위만을 노출한다.
- 8개월에서 12개월의 영아는 낯선 사람을 두려워한다. 검진을 시작하기 전에 충분히 영아와 함께 시간을 보낸다.

유아와 학령전기 아동

- 2세에서 5세 아동은 신체검진기구를 두려워한다. 청진기를 다루어보게 하고, "이것은 놀이야."라고 이야기하여 두려움을 완화시켜 준다.
- 아동을 울릴 수 있는 침습적 검진 수행 전에 호흡음을 먼저 청진한다.

학령기 아동과 청소년

- 어린 아동은 조심성이 많다. 검진하는 동안 부모가 함께 있기를 원할 수도, 원하지 않을 수도 있어 아동에게 결정하도록 한다. 옷이나 담요를 사용하여 안전감을 주도록 한다.

노인

- 신체사정이 길어지면 노인은 쉽게 지치므로, 빠르게 진행해야 한다.
- 노인은 쉽게 오한을 느낄 수 있다. 담요나 옷으로 충분히 따뜻하게 해 준다.

협력과 위임

- 사정 기술을 향상시키고 재확인하기 위해 의사나 호흡 치료사와 함께 사정자료를 검토한다.
- 이상 호흡음이 청진된 대상자의 치료계획 수립 시 호흡 치료사와 협력한다.
- 의사에게 호흡부전이나 특별한 이상 징후에 대해 보고한다.

절차 17-4 심음 청진

실습목적
1. 판막의 정상, 비정상 기능을 사정한다.
2. 심장문제를 확인한다.

장비 벨과 다이아프램으로 청진한다.

사정
- 즉각적인 도움이 필요한지를 결정한다(예: 통증, 요의).
- 무엇을 할지, 얼마나 걸릴지에 대해 대상자에게 설명한다.
- 사생활을 지켜주고, 방문객과 가족이 방안에 있는 것이 좋은지를 묻는다.
- 방을 조용하고 따뜻하게 유지한다.

절차

1. **손을 씻는다.**
   이론적 근거: 미생물의 전파를 감소시킨다.

2. **대상자를 확인한다.**
   이론적 근거: 대상자에게 올바르고 적절한 사정이나 치료를 받도록 제공하며, 오류를 감소시킨다.

3. **문을 닫거나 침대 커튼을 치고, 대상자에게 절차를 설명한다.**
   이론적 근거: 대상자의 사생활을 보호하고, 대상자가 지침에 따르도록 불안을 감소시킨다.

4. **앙와위를 취하도록 한다[그림 1]. 좌위나 좌측위로 대상자의 체위 변경이 필요할 수도 있다. 대상자의 환의를 가슴이 드러나게 벗도록 한다.**
   이론적 근거: 정확한 자세가 심음 청진을 정확하게 한다.

5. **손으로 청진기를 몇 분간 잡고 있어 청진기의 다이아프램을 따뜻하게 한다.**
   이론적 근거: 따뜻한 청진기는 안위를 증진해 주고, 깜짝 놀라지 않게 해 주며, 심박동의 변화를 최소화한다.

6. **삼첨판 부위는 다이아프램으로 청진한다. 첫 번째 심음과 두 번째 심음(S_1, S_2)을 확인한다. 심박동 수를 세고, 리듬이 규칙적인지 불규칙적인지를 기록한다. 만약 리듬이 불규칙적이라면 1분 동안 심박동을 측정한다. 또한 불규칙한 양상이나 완전히 예상할 수 없는지를 기록한다.**
   이론적 근거: 청진은 가장 체계적인 검진 방법으로, 각 부위에서 한 번에 한 가지 소리에 집중해야 한다.

7. **대동맥 부위는 다이아프램으로 청진한다. 첫 번째 심음인 S_1을 듣고, S_2를 듣는다. 요란한 소리가 나는지 기록한다. 수축기 청진 후 이완기를 청진한다. 심잡음과 같은 기타 음을 청진한다.**
   이론적 근거: 청진기의 다이아프램은 S_1와 S_2와 같은 고음을 청진해 준다. 심잡음은 혈액이 심장을 통해 흐르는 판막 부위 근처에서 직접적으로 잘 들을 수 있다.

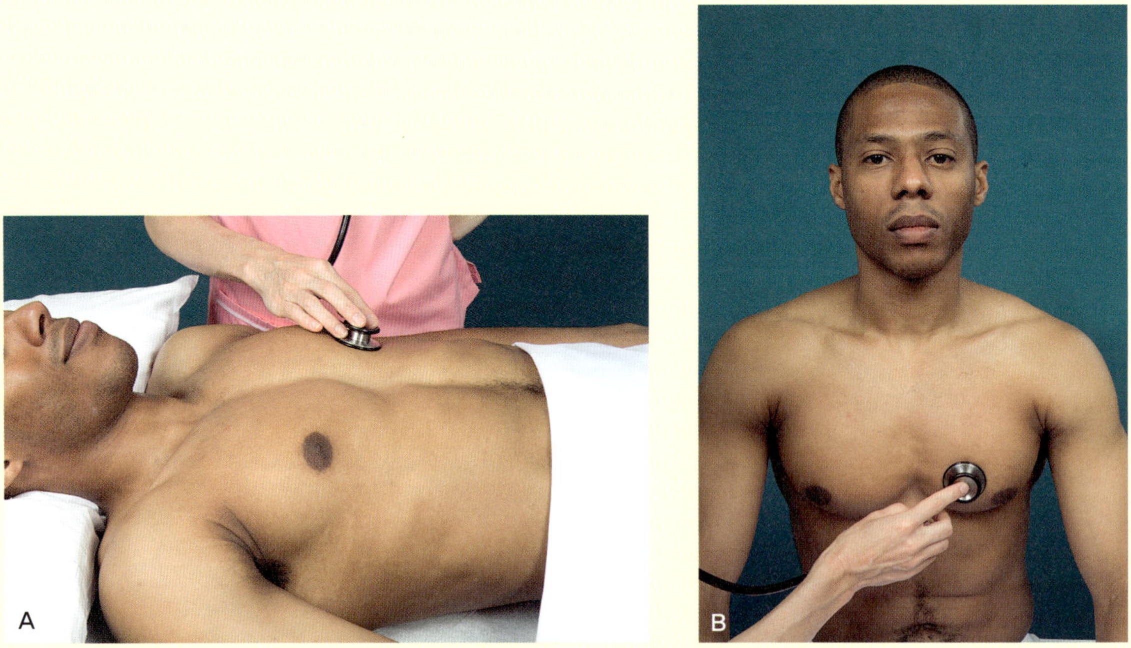

그림 1 **A:** 앙와위에서 심음을 청진한다. **B:** 좌위에서 전면 심음을 청진한다.

절차 17-4 심음 청진(계속)

8. **폐동맥 부위는 다이아프램으로만 들을 수 있다. 청진은 S_1, S_2, 수축기, 이완기에 집중하여 5단계로 반복된다. 대동맥과 폐동맥 부위의 S_2의 소리를 비교한다.**
   이론적 근거: 대동맥 부위의 S_2음은 동맥압과 관련되어 있고 고혈압이 있는 성인에게 정상보다 더 크게 들릴 수 있다. 폐동맥 부위의 S_2음은 폐동맥압과 관련이 있고 만성 폐쇄성 폐질환자의 경우 정상보다 더 크게 들릴 수 있다. 40세 이상의 정상 성인에게서 폐동맥의 S_2음이 대동맥의 S_2음보다 더 크다.

9. **다이아프램을 움직이면서 삼첨판과 승모판에서 듣는다.**
   이론적 근거: 각 판막에서 전달된 심음을 모든 영역에서 듣는다.

10. **대동맥 부위로 돌아가, 청진기의 벨을 이용하여 청진한다. 개개인마다 S_1, S_2, 수축기, 이완기에 집중한다.**
    이론적 근거: 벨과 다이아프램은 다른 소리를 잡아낼 수 있다.

11. **벨을 사용하여 폐동맥, 삼첨판, 승모판 부위에서 같은 과정으로 반복한다. 삼첨판 부위에서, 특히 S_3, S_4 심음이 있는지를 사정하기 위해 이완기 동안 집중하여 청진한다.**
    이론적 근거: S_3와 S_4와 같은 삼첨판과 승모판의 낮은 음은 청진기의 벨을 통해서 가장 잘 전달된다. 주의: S_3나 승모판 잡음을 잘 듣기 위해, 벨로 청진하는 동안 측위로 눕힌다(흉벽의 앞쪽 가까이에서 청진한다). S_3는 대상자가 앉아 있을 때 사라질 수 있다.

12. **대상자의 옷을 다시 입힌다. 대상자를 편안한 자세로 취해 준다.**
    이론적 근거: 안위감과 따뜻함을 제공한다.

13. **사정하여 발견된 내용, 강도와 질, 청진 부위를 기록한다.**
    이론적 근거: 발견한 내용으로 의사소통하고 발견한 내용은 기준치가 된다.

기록

> 2017/4/2 09:45 – 심첨맥박수 분당 86회, 규칙적임, PMI 5번째 ICS에서 촉진됨. 비정상 심음이나 잡음 없음.
> – RN 김지원

생애주기별 고려사항

신생아와 영아

- 신생아는 체온을 유지하기 어렵다. 직접적으로 사정하는 신체 부위만 노출한다.
- 심박동은 정상적으로 매우 빨라서, S_1과 S_2를 분별하기 어렵다.
- 8개월에서 12개월의 영아는 낯선 사람을 두려워한다. 검진을 시작하기 전에 충분히 아동과 함께 시간을 보낸다.

유아와 학령전기 아동

- 2세에서 5세 아동은 신체검진기구를 두려워한다. 청진기를 다루어보게 하고, "이것은 놀이야."라고 이야기하여 두려움을 완화시켜 준다.
- 아동을 울릴 수 있는 침습적 검진 수행 전에 심음을 먼저 청진한다.

학령기 아동과 청소년

- 어린 아동은 조심성이 많다. 검진하는 동안 부모가 함께 있기를 원할 수도, 원하지 않을 수도 있어 아동에게 결정하도록 한다. 옷이나 담요를 사용하여 안정감을 주도록 한다.
- 아동과 청년기에 S_3는 정상이다.

노인

- S_3음은 노인에게서 심부전을 의미한다. S_4음은 관상동맥이나 고혈압 환자에게 청진된다.
- 신체사정이 길어지면 노인은 쉽게 지치므로, 빠르게 진행해야 한다.
- 노인은 쉽게 추위를 느낀다.
- 담요나 옷으로 충분히 따뜻하게 해 준다.

협력과 위임

- 심음 사정에는 많은 기술이 있다. 심혈관전문간호사나 심장 전문의와 함께 사정된 자료를 비교하기 위해 협력한다.
- 새로운 비정상적인 심음을 의사나 심장 전문의에게 보고한다.

절차 17-5 장음 청진

실습목적 연동 운동이 있는지 없는지를 결정하기 위함이다.

장비 청진기

사정
- 대상자에게 검진 방법과 검진에 소요되는 시간을 설명한다.
- 대상자를 힘들게 하는 요인을 사정한다. 그 문제가 우선 해결되도록 한다.
- 복부 검진을 완벽하게 수행하기 위해, 촉진이나 타진 전에 청진을 먼저 한다.
  이론적 근거: 복벽의 자극은 장 운동을 변화시킨다.
- 관찰이나 초조함이 발생하여 대상자가 불편하지 않도록 사생활을 지켜준다.
- 방을 따뜻하고 조용하게 한다.
- 만약 대상자가 흡인기를 적용한 비위관 튜브를 가지고 있다면, 그 음이 청진 시 혼란을 줄 수 있기 때문에 청진 동안 흡인기기는 끈다.

절차

1. **손을 씻는다.**
   이론적 근거: 미생물의 전파를 감소시킨다.
2. **대상자를 확인한다.**
   이론적 근거: 대상자에게 올바르고 적절한 사정이나 치료를 받도록 제공하며, 오류를 감소시킨다.
3. **문을 닫거나 침대 커튼을 치고, 대상자에게 절차를 설명한다.**
   이론적 근거: 대상자의 사생활을 보호하고, 대상자가 지침에 따르도록 불안을 감소시킨다.
4. **마지막으로 음식을 먹은 때가 언제인지 물어본다.**
   이론적 근거: 만약 식사 시간이 길었다면 식후에 짧게 장음이 증가한다.
5. **검진 전에 대상자에게 소변을 보도록 한다.**
   이론적 근거: 방광을 비우는 것은 사정을 용이하게 하고, 대상자에게 안위감을 줄 수 있다.
6. **복부를 노출한 채 앙와위를 취하도록 하고 사정을 한다.**
   이론적 근거: 앙와위는 복근의 긴장을 예방한다.
7. **중심 사분면으로써 제대를 사용하여 복부를 4등분한다[표 17-7].**
   이론적 근거: 사정된 결과를 사분면에 근거하여 정확하게 기술한다.
8. **각각의 사분면에 청진기를 둔다. 각 부위에서 장음의 강도, 빈도, 기간을 청진한다[그림 1].**
   이론적 근거: 활동적인 장음은 5분에서 20분마다 발생하는데 꼴깍꼴깍 하는 소리가 불규칙적으로 들린다.
9. **만약 장음을 듣지 못한다면, 장음이 소실되었다고 결론 짓기 전에 모든 사분면에서 3분에서 5분 정도 들어본다.**
   이론적 근거: 장음은 매우 불규칙하며 장음이 소실되었는지 활동성이 감소되었는지를 사정하기 위해서는 좀 더 많은 시간이 요구된다. 장음이 소실되거나 감소되었다면 장운동이 억제되었음을 의미한다. 간호사는 각각의 사분면에서 충분히 청진하지 않았을 수 있다. 적절한 시간 내에 장음이 들리지 않았다면 장음이 감소되었다고 기록할 수 있다.

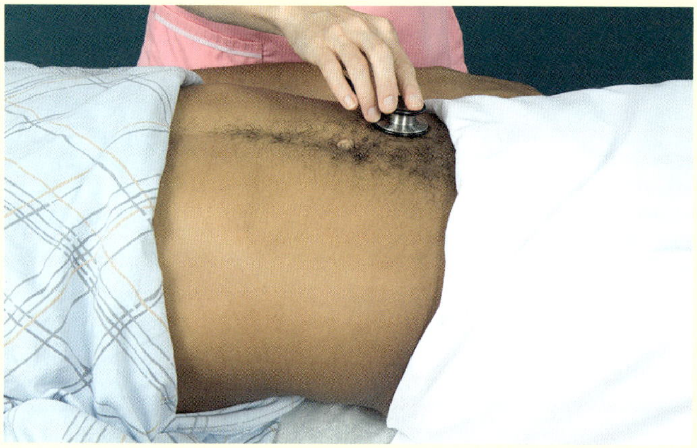

그림 1 청진기의 다이아프램으로 장음을 청진한다.

10. **신체 검진 시 휴식을 제공하거나 대상자의 복부를 덮어주고, 편안한 자세를 취하도록 해 준다.**
    이론적 근거: 대상자가 추위를 느끼는 것을 피하고 사생활을 지켜준다.
11. **사정된 자료를 기록한다.**
    이론적 근거: 의사소통하고 기초자료로 마련한다.

기록

2017/1/16 11:40 – 사분면에서 모든 구역에서 활발한 장음이 청진되고, 가스, 복부 팽만 없음.
– RN 김지원

절차 17-5 장음 청진(계속)

생애주기별 고려사항

신생아와 영아

- 신생아는 체온을 유지하기 어렵다. 직접적으로 사정하는 신체부위만 노출한다.
- 8개월에서 12개월의 영아는 낯선 사람을 두려워한다. 검진하기 전에 영아와 몇 분 동안 같이 시간을 보내도록 한다.

유아와 학령전기 아동

- 2세에서 5세 아동은 신체검진기구를 두려워한다. 청진기를 다루어보게 하고, "이것은 놀이야."라고 이야기하여 두려움을 완화시켜 준다.
- 아동을 울릴 수 있는 침습적 검진 수행 전에 심음을 먼저 청진한다.

학령기 아동과 청소년

어린 아동은 조심성이 많다. 검진하는 동안 부모가 함께 있기를 원할 수도, 원하지 않을 수도 있어 아동에게 결정하도록 한다. 옷이나 담요를 사용하여 안정감을 주도록 한다.

노인

노인은 쉽게 추위를 느낀다. 담요나 옷으로 충분히 따뜻하게 해 준다.

협력과 위임

대상자의 장음이 수술 후에 돌아오지 않을 시에, 일반적으로 식이 진행의 위험이 되므로 의사에게 보고한다.

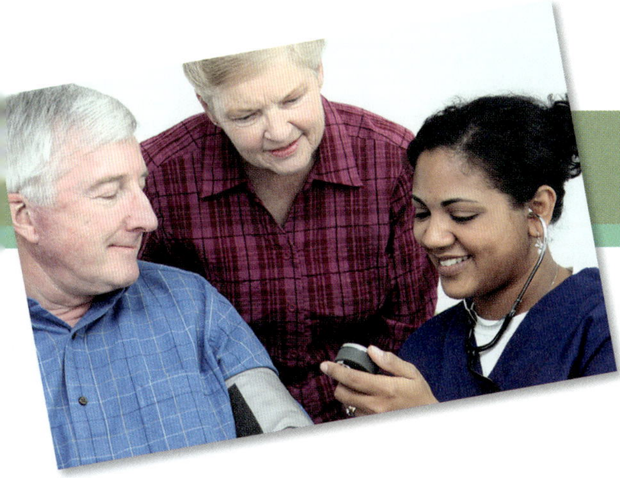

CHAPTER 18

활력징후

Vital Signs

Christine M. Henshaw

비판적 사고를 위한 사례

50대 부부가 건강 박람회를 관람 중이다. 김 간호사는 혈압을 측정하는 곳에 참여한 간호사이다. 부인은 혈압을 측정해보도록 남편을 수차례 설득하였다. 측정된 혈압은 168/94mmHg이었다. 부인은 놀라며, "당신에게 운동을 거의 안 하고, 너무 많이 먹는다고 내가 이야기했죠. 젊은 나이에 미망인으로 남겨지면 어떡해요."라고 이야기하였다. 남편은 "걱정하지 말아요. 곧 건강해질 것이고, 난 99세까지 살 계획이니깐. 내가 확신하는데, 기계가 잘못되었을 거예요."라고 대답하였다. 그 부부는 김 간호사에게 돌아왔다. 부인은 "남편에게 기계는 잘못되지 않았고, 자신의 건강을 돌보지 않고 있다고 이야기해 주세요."라고 이야기한다.

이 장을 학습한 후, 위의 사례를 읽고 다음의 내용에 대하여 비판적 사고를 적용하여 복습한다.

1. 168/94mmHg의 혈압에 대한 가능한 해석을 확인한다. 정확하게 해석하는 데 영향을 주는 요소를 나열한다.
2. 이 상황에서의 남편의 반응을 분석한다. 이 상황에 적합한 혈압에 관한 건강교육을 확인한다.
3. 부인의 불안에 대한 가능한 치료적 방법을 계획하고, 가능한 언어적 · 비언어적 중재를 서술한다.

주요용어

고혈압 hypertension
고혈압 전단계 prehypertension
기립성 저혈압 postural(orthostatic) hypotension
기이맥 paradoxical blood pressure
맥박결손 pulse deficit
맥압 pulse pressure
무호흡 apnea
빈맥 tachycardia
빈호흡 tachypnea
서맥 bradycardia
서호흡 bradypnea
수축기혈압 systolic blood pressure
심부 체온 core temperature
열없음 afebrile
이완기 혈압 diastolic blood pressure
일회 호흡량 tidal volume
일회심박출량 stroke volume
저혈압 hypotension
정상호흡 eupnea
천명음 wheezing
청진상 간극 auscultatory gap
코로트코프음 Korotkoff sounds
혈압 blood pressure
협착음 stridor
호흡곤란 dyspnea

학습목표

1. 체온, 맥박, 호흡, 혈압 등의 활력징후 사정 과정을 설명한다.
2. 각 활력징후에 영향을 미치는 요소를 설명한다.
3. 활력징후 사정에 사용되는 기구를 확인한다.
4. 체온 사정 시 사용되는 각각의 신체 부위에 대한 합리적 근거를 확인한다.
5. 맥박을 측정하는 부위를 이해한다.
6. 기립성 저혈압 사정 방법을 설명한다.
7. 연령층마다의 정상 활력징후 범위를 안다.

활력징후[체온(T), 맥박(P), 호흡(R), 혈압(BP)]는 신체의 항상성 기전의 기능을 나타낸다. 사정 시 중요한 요소 중 하나는 활력징후를 측정하고 해석하는 것으로, 활력징후와 관련된 대상자 교육은 건강증진의 중요한 부분 중 하나이다.

정상 활력징후 범위는 각 연령층마다 다르다(표 18-1). 처음에 대상자의 활력징후를 측정하는 동안, 질병을 의미할 수 있는 변화 여부를 규명하기 위해 연령에 따른 정상 범위와 비교한다. 활력징후를 측정하였을 때, 이는 차후의 활력징후 측정 비교를 위한 기본 자료가 되지만, 개별 활력징후 수치는 별로 도움이 되지 않으며 시간을 두고 측정된 일련의 수치는 대상자의 활력징후 경향성을 파악하는 데 이용된다. 정상 범위에서 벗어난 활력징후 경향은 각각의 비정상적인 수치 자체보다 그 의미가 더욱 중요하다.

활력징후 측정은 간단하고 배우기 쉽지만, 그 수치에 대한 해석과 수치의 통합은 지식과 문제해결 능력, 비판적 사고 및 경험이 필요하다. 일반적으로 활력징후는 일상적인 간호업무 중 하나이며, 다양한 정보를 제공하므로 가볍게 받아들여서는 안 된다.

활력징후 사정 횟수는 대상자에 따라 다르게 정해야 한다(Johnson, Winkelman, Burant, Dolonsky, & Totten, 2014). 건강한 사람은 일 년마다 있는 신체검사 시 단 한 번 측정하기도 하고, 통원 의무실이나 건강클리닉 혹은 정신과 대상자는 활력징후를 자주 측정할 필요가 없을 수도 있다. 대부분의 입원 환경에서는 안정된 대상자인 경우, 최소한 8시간마다 활력징후를 측정하는 것이 원칙이다. 의사는 대상자의 상태(예: 수술 후 혹은 침습적 진단 시술 후)에 따라 활력징후 사정을 추가적으로 지시하며, 간호사는 대상자의 상태가 변하는 경우 더 자주 활력징후를 측정할 수도 있다.

활력징후를 측정할 때 그 결과를 대상자에게 알려주는 것은 측정된 수치의 의미, 건강한 생활양식의 중요성, 어떻게 대상자 자신의 건강을 최대로 활용할 수 있는지를 대상자에게 알려줄 수 있는 좋은 기회이다. 활력징후의 긍정적 변화는 개인이 건강한 생활양식을 지속하도록 독려할 수 있는 객관적인 정보가 된다.

치료적 대화: 혈압

사례

이 씨는 왼팔에 정맥주사를 맞으면서 흉부에는 심전도 전극을 붙인 채 침대에 앉아 있다. 오른팔을 주의해서 사용하고, 간호사는 혈압을 측정할 준비를 하고 있다.

비효율적 대화

최 간호사 안녕하세요. 지금 혈압 좀 측정할게요.
이 씨 네? 20분 전에 측정을 했는데요. (불안정해 보임)
최 간호사 맞아요. 심장질환자는 보통 자주 측정해요. 커튼을 걷고, 잠시 측정할게요. 괜찮죠?
이 씨 그러세요. 모든 사람들이 그렇게 한다면야. (계속 귀찮아하는 것처럼 보임)
최 간호사 끝났습니다. 곧 침상을 정리하러 다시 올게요. 잠시 일어나서 의자에 앉으세요.
이 씨 안녕히 가세요. (베개로 등을 지지하고 있음)

효율적 대화

신 간호사 안녕하세요. 저는 오늘 담당 간호사인 신 간호사입니다. 좀 어떠세요?
이 씨 좋아요. 혈압을 다시 측정할 건가요? (짜증 나 보임)
신 간호사 네. 좀 짜증이 나 보이는데, 맞나요? (관찰한 반응을 설명함)
이 씨 네. 그런 것 같아요. 당신이 귀찮은 것은 아니지만, 심장마비를 겪은 후 사람들은 내 혈압을 10분마다 측정하고 있어요. 나는 그게 싫어요. (숨쉬는 것을 멈춤)
신 간호사 당신의 혈압에만 의료진이 집중하고 있는 기분이 드시는군요. (재확인해 줌)
이 씨 의료진이 걱정하고 있나요? 또 다시 심장이 마비될까 봐 나도 걱정해야 하나요? 혼란스러워요. (화가 난 듯 보임)
신 간호사 궁금한 것이 있는 것 같네요. 그것에 대해 이야기를 해 볼까요? (대상자의 두려움을 완화시키고 정보를 제공할 기회를 만듦)

비판적 사고를 위한 과제

- 이 씨가 보는 것처럼 혈압의 중요성을 분석한다.
- 혈압과 관련하여 이 씨의 느낌을 설명한다.
- 이 씨가 혈압을 자주 측정하는 것에 화가 난다면, 활력징후에 대해 이 씨가 어떻게 생각하고 있는지 추론해 본다.

표 18-1 생애주기에 따른 정상 활력징후 범위

	맥박	호흡	체온(°C)	혈압(mmHg)	
				수축기	이완기
신생아(>96시간)	70~190	30~60	35.5~37.5	60~90	20~60
영아(>1개월)	80~160	30~60	37.4~37.6	74~100	50~70
유아	80~130	24~40	37.2~37.6	80~112	50~80
학령전기	80~120	22~34	37.0~37.2	82~110	50~78
학령기	75~110	18~30	36.6~37.0	84~120	54~80
청소년	60~90	12~20	36.1~37.2	94~120	62~80
성인	60~100	12~20	36.1~37.2	90~120	60~80
노인(>70세)	60~100	12~20	35~37.2	90~120	60~80

1. 체온

인간은 온혈동물이므로 외부 환경에 영향을 받지 않고 체온을 유지할 수 있으며, 인체의 표면이나 피부 온도는 신체적 활동과 환경적 상황에 크게 영향을 받을 수 있다. 이러한 변동에도 불구하고 대상자가 열성질환에 걸리지 않은 한, 심부 체온(core temperature)은 비교적 일정하게 유지된다. 신체 세포, 조직, 기관은 상대적으로 좁은 온도 범위 안에서 신체 내부 온도와 기능을 최적으로 일정하게 유지한다.

성인의 정상 구강체온은 36.5~37.5℃(97.6~99.6℉) 사이이며, 정상 체온상태를 열없음(afebrile)의 용어로 표현한다. 체온이 37.5℃보다 높은 경우 열(hyperthermia, pyrexia, fever)이 있다고 하며 운동, 호르몬 수치 변화, 대사율 변화, 외부 온도의 극심한 변화에 체온이 변동될 수 있다. 일반적으로 직장체온은 구강체온보다 0.5℃ 정도 높고, 액와체온은 구강체온보다 0.5℃ 정도 낮은데, 정확하게 측정하기 어려운 부위이다(Sund-Levander & Grodzinsky, 2009). 고막체온은 정상 구강체온과 직장체온 사이의 중간 수치인 반면, 측두동맥에서 측정한 체온은 구강체온과 가장 근접한 경향이 있다. 표 18-2는 신체 부위에 따른 성인의 정상 체온 측정 수치이다.

1) 체온 조절

체온 조절은 많은 신체 조직의 협동이 필요하다. 정상으로 유지되어야 하는 심부 체온의 경우, 열 생산과 열 소실이 같아야 한다. 뇌하수체에 위치한 시상하부는 인체에 내장되어 있는 온도조절 장치(thermostat)이다. 시상하부에서는 체온의 작은 변화도 감지할 수 있고, 항상성을 유지하기 위해 신경계, 순환계, 피부, 땀샘에서 필요한 반응을 자극한다.

(1) 열 생산

신체는 세포에서 발생하는 화학 반응의 부산물을 통해 계속적으로 열을 생산하는데, 이러한 과정을 대사(metabolism)라고 한다. 체온조절 과정은 열이 생산되는 장소와는 상관없이 심부 체온을 잘 유지시킨다. 기초대사율(basal metabolic rate, BMR)은 의식이 깨어 있는 상태에서 완전히 휴식을 취하고 있는 동안 신체가 사용하는 에너지의 총 합으로, 열 생산율은 인체의 신진대사율에 의해 결정된다. 신체활동, 갑상선 호르몬 생산의 증가, 교감신경계 자극 등이 열 생산을 증가시킬 수 있다.

표 18-2 신체부위에 따른 성인 정상 체온 범위

구강	액와	직장	고막
97.6~99.6℉	96.6~98.6℉	98.6~100.6℉	98.2~100.2℉
36.5~37.5℃	35.8~37.0℃	37.0~38.1℃	36.8~37.9℃

(2) 열 소실

신체는 끊임없이 열을 생산하는 것과 마찬가지로 피부와 폐를 통해 계속적으로 열을 소실하는데 복사, 전도, 대류, 증발의 4가지 기전이 있다.

추운 환경으로의 노출은 복사열 소실을 증가시킨다. 모든 사물은 적외선을 통해 끊임없이 열 소실이 발생하지만, 촘촘하게 짜인 어두운 색상의 천으로 신체를 덮는 것은 방사열 소실을 줄일 수 있다. 전도는 한 사물에서 다른 사물로 열이 옮겨가는 것으로, 신체는 전도를 통하여 공기 중으로 꽤 많은 양의 열을 손실한다. 또한 수영을 하는 동안이나 미온수 목욕을 하는 동안에도 열을 소실할 수 있다. 대류는 미풍이나 선풍기와 같은 것으로부터 공기의 흐름을 통해 열을 손실하는 것이다. 물이 기체로 변하는 것처럼 증발은 열 소실을 유발한다. 증발의 예는 격렬한 운동을 하는 동안이나 열성 경련 동안의 발한(sweating) 증상과 같은 것이다.

2) 체온에 영향을 미치는 요인

체온에 영향을 미칠 수 있는 요인을 이해해야만, 체온 변화의 의미를 정확하게 사정할 수 있다.

(1) 연령

신생아는 체온조절 기전이 미성숙하기 때문에 체온이 불안정하며, 환경의 기온에 반응하여 열 소실을 감소시키는 능력이 부족하며, 감염에 대한 강력한 열반응을 일으킬 수 없다. 또한 노인은 36.4℃ 이하의 체온이 일반적인데, 이는 나이 듦에 따라 정상 체온이 감소하기 때문이다. 열성 반응이 둔감해져서 간호사가 젊은 성인의 예상치에 기초해 열을 보고하기를 기다린다면 치료는 늦어질 수 있다(Sloane et al., 2014). 노인에게서 체온이 낮게 측정되었거나, 저체온증의 위험이 확인되었다면 이 사실을 기억해야 한다.

(2) 환경

보통 외부 온도가 심부 체온에 영향을 미치지는 않지만, 극도로 덥거나 추운 곳에 노출되어 있다면 체온이 변할 수 있으며 변화 정도는 기온, 습도, 노출 시간에 따라 달라진다. 신체의 체온조절 기전은 영아와 조절 기전이 감소한 노인에게 영향을 미친다. 만약 심부 체온이 25℃까지 떨어지거나 45℃로 상승하면 사망에 이르게 된다.

(3) 시간

체온은 보통 하루 동안 계속 변화한다. 보통 체온은 이른 아침에 낮고, 늦은 오후에 높으며, 약 2℃ 정도의 변화가 있다. 학자들은 이러한 변화를 근육 활동과 소화 과정의 변화 때문으로 보고 있으며, 보통 자는 동안 이른 아침에 체온이 가장 낮다. 또한 영아와 아동은 하루 여러 시간 동안 체온의 변화가 더 심해진다.

(4) 운동

운동을 하면 에너지 생산을 위해 신체에서 탄수화물과 지방을 분해함으로써 열 생산을 증가시켜 체온이 상승하게 된다. 마라톤과 같은 격렬한 운동은 체온을 일시적으로 40℃까지 상승시킬 수 있다.

(5) 스트레스

정서적 · 신체적 스트레스는 체온을 상승시킬 수 있으며, 스트레스가 교감신경을 자극할 때 에피네프린과 노르에피네프린 분비량이 증가하기 때문에, 결과적으로 대사율이 증가하여 열 생산이 증가한다. 스트레스를 받거나 불안해하는 대상자는 특별한 질환 없이 체온이 상승되기도 한다.

(6) 호르몬

여성은 보통 남성보다 체온 변화가 더 크고, 난소에서 분비되는 여성호르몬인 프로게스테론은 체온을 0.3~0.6℃ 정도 상승시킨다. 여성은 매일 체온을 측정해 봄으로써 배란일을 알 수 있는데, 이는 자연 피임법의 기초적인 방법이기도 하다(41장 참조). 폐경 후에는 여성과 남성 체온의 정상 수치가 같아진다. 갑상선 호르몬, 에피네프린, 노르에피네프린 또한 열 생산을 증가시켜 체온을 상승시킨다.

3) 체온 측정 영향 요인

간호사는 체온 측정에 오류를 범할 수 있는 외부 요인 또한 고려해야 한다. 흡연 후, 껌을 씹은 후, 마스크나 캐뉼라를 통해 산소를 공급받고 있는 대상자, 차거나 뜨거운 음료를 마신 상태는 구강체온에 변화를 가져올 수 있다. 발한이 있거나 얼굴 위에 바람을 부는 것은 측두동맥 측정 시 영향을 미칠 수 있으며, 직장의 대변은 직장체온에 영향을 미친다.

4) 체온 사정

체온 측정은 질병 단계를 나타내는 지표 혹은 치료를 결정하는 지표가 된다. 정확한 측정 도구, 부위, 절차 선택에 따라 체온값의 신뢰도가 결정된다.

(1) 부위

간호사는 체온을 측정할 때의 위치를 신중히 선택해야 하는데, 체온은 구강, 직장, 귀(고막), 이마(측두동맥), 액와 다섯 군데에서 측정한다. 대부분 임상에서 간호사가 적당한 기술을 사용하거나 다른 위치에서의 정상 범위 내 변화를 고려한다면 이 다섯 부위가 가장 안전하지만, 이 중 액와 부위의 정확도가 가장 낮다. 추가적인 체온 측정 부위는 방광, 식도, 폐동맥이다. 이곳의 온도는 심부 체온으로 특수한 탐침(probe)이 필요하다. 체온은 연령, 성별, 측정 부위에 따라 다를 수 있기 때문에 개인의 변화를 평가하는 데 사용할 기준치가 설정되어야 한다. 정상 체온 범위를 표 18-2에서 제시하였다.

① 구강

체온 측정을 위한 가장 일반적인 부위는 구강이다. 구강 체온 측정의 이점은 측정이 쉽고, 대상자가 편안하다는 것이다. 차거나 뜨거운 음료수를 마시면 체온에 영향을 미칠 수 있으므로, 15~30분 정도 후에 체온을 측정하도록 한다(Quatarara et al., 2007). 영아, 아동, 무의식 대상자, 섬망이 있는 대상자, 경련이 있는 대상자에게는 안전하지 않기 때문에 피하는 것이 좋다.

기억해야 하는 개념

영아, 아동에서 구강체온 측정은 안전성의 위험이 있고 정확한 해석이 어렵기 때문에 측정하지 않으며, 고막 또는 이마(측두동맥)에서 측정하는 것이 적절하다.

② 직장

직장체온 측정은 가장 정확하고 임상적으로 흔히 사용되며, 침습적 절차를 사용하지 않고 측정할 수 있다. 대상자가 불편감이나 당혹감을 가질 수 있기 때문에 대상자는 직장체온 측정을 거부할 수 있다. 체온을 잘못 상승시킬 수 있기 때문에 대변 안으로 체온계를 꽂지 않도록 주의해야 한다.

직장체온 측정은 설사 대상자, 항문 수술 경험이 있는 대상자, 직장질환 대상자, 면역력이 떨어진 암 대상자에게 금기이다. 특히 사지마비 대상자에게 직장체온 측정은 미주신경을 자극하게 되므로 서맥을 일으키거나 실신하게 될 수 있다.

SAFETY ALERT

영아에서의 직장체온 측정은 직장점막의 손상 위험이 있으므로 금하도록 한다.

③ 귀

고막 측정 체온계의 발달로 귀는 쉽고 안전하게 체온을 측정할 수 있는 부위가 되었다. 고막체온 측정은 많은 이점이 있지만, 구강체온과 비교해서 높은 편차를 보이기도 한다(Lawson et al., 2007). 고막에 시상하부로 혈액을 공급하는 혈관이 분포하여 중이 체온은 심부 체온을 반영한다. 귀지, 울음, 중이염은 고막체온에 변화를 주지 않는다. 흡연, 음료수, 식사는 구강체온에는 변화를 줄 수 있지만, 고막체온 측정에는 전혀 영향을 미치지 않는다. 귀는 즉각적으로 측정이 가능하고, 어리고 의식이 없거나 의식 변화가 있는 대상자의 체온 측정에 용이하다. 이도(ear canal)는 구강이나 직장보다 병원균이 적기 때문에 고막 부위와 관련된 감염 위험도는 낮다.

잘못된 측정법으로 측정에 실수가 생길 수 있다. 정확한 측정을 위해 성인은 서서히 귀를 후상방으로 잡아당기고, 2개월~3세 미만의 어린이는 후하방으로 당겨 이도가 곧게 펴지도록 한다. 안전하게 체온계 끝을 대상자의 이도에 완전히 넣고, 방향은 턱선을 향하도록 한다. 가정에서 고막체온계를 사용하여 열을 측정하지만, 대상자 추후 관리를 결정하기 위해 다른 부위에서도 측정해야 한다.

④ 이마(측두동맥)

최근 측두동맥에서의 체온 측정을 위한 안전하고 빠른 기계들이 개발되었다. 일부 연구에 따르면, 이 기계로 측정한 체온은 고막체온보다 정확하고, 구강체온과는 정확도가 비슷하다고 한다. 측두동맥의 체온은 쉽게 측정되고, 아동과 영아에게 측정하기도 쉽다. 땀이나 얼굴에 바람을 부는 것에 의해 영향을 받을 수 있으며, 양쪽 이마 모두의 체온이 일치한다(Carr et al., 2011; Lawson et al., 2007).

⑤ 액와

액와체온은 여러 요인에 의해 영향을 받기 때문에 가장

정확도가 낮다. 만약 대상자가 목욕을 한 직후라면 목욕물 온도에 체온이 영향을 받을 수 있으며, 땀과 주변의 공기 온도 역시 체온에 영향을 미친다. 액와는 영아와 아동의 체온 측정 시 자주 이용되고, 성인의 경우 발열을 사정하는 데 제한적으로 선택되는 부위이다.

(2) 체온계

체온 측정에 사용되는 기구는 고막체온계, 측두동맥체온계, 일회용 종이 체온계, 전자체온계, 비접촉식 적외선 체온계이다. 예전에 사용되었던 유리 수은 체온계는 수은 노출 시의 위험성 때문에 더 이상 사용하지 않는다.

① 고막체온계

고막체온계는 휴대하기 용이하고, 배터리 팩을 재충전하여 사용할 수 있는 이경과 손잡이가 비슷하다(그림 18-1). 체온은 고막에서 방사되어 감지되는 열을 이도 내에 삽입된 센서로 측정하며, 비침습적이고 빠르게 사용할 수 있다. 고막과 구강 체온측정 간 편차를 나타내는 연구가 있는데, 측정 시 같은 귀와 같은 기구를 사용하고 훈련을 많이 하여 사용함으로써 편차를 최소화할 수 있다. 측정의 차이가 적기 때문에 고막체온 측정은 편의성, 안정성, 효율성면에서 효과적이다.

고막체온계는 체온을 측정하는 동안 측정 자세를 유지하지 못하는 매우 어린 아동이나 2개월 이상된 영아에게 사용하기 적당하다. 2초 안에 체온이 측정되기 때문에, 고막체온계는 종종 응급실이나 대상자 사정을 급히 해야 하는 상황에서 사용된다. 고막체온계는 귀에 분비물이 있거나 고막에 상처가 있는 사람에게 사용해서는 안 된다.

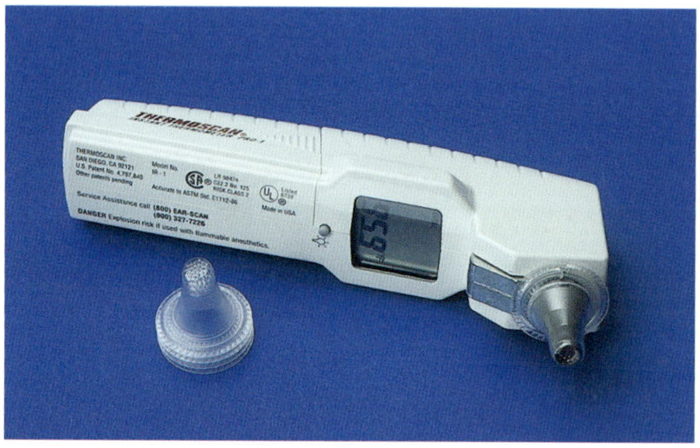

그림 18-1 고막체온계

성과기반 교육계획

16세 미혼모인 정 양은 첫 아기를 출산하였다. 남자 아기로 몸무게는 2.55kg이다. 아들의 체온이 출생 후 첫 24시간 동안 상승되어 있어 계속 병원에 있는 중이다. 정 양과 그녀의 아들이 집으로 돌아가기 전에 체온 측정 방법을 교육해야 한다.

간호성과

퇴원 전, 엄마는 액와에서 정확하게 체온을 측정한다.

전략

- 대상자가 체온을 측정해 본 적이 있는지, 디지털 체온계를 읽을 수 있는지 사정한다.
- 아동을 다루기 전에 손 씻는 것이 중요함을 교육한다.
- 엄마가 체온계 전원을 켜도록 한다.
- 액와에 체온계를 꽂는 것을 시범 보이고, 측정이 완료될 때까지(소리가 날 때) 체온계를 잘 꽂아두어야 하는 중요성에 대해 설명한다.
- 체온계를 잘 꽂아두어야 하는 중요성과 체온을 측정하는 동안 절대 아동을 혼자 남겨두지 않도록 함을 교육한다.
- 엄마가 편안해질 때까지 시범을 보이고, 긍정적인 피드백을 준다.
- 아동이 열이 없을 때까지 매일 저녁마다 체온을 측정하도록 한다.

간호평가

2017/8/12 09:00 – 엄마는 아동의 액와체온을 정확하게 측정하는 것을 시범 보인다.

- RN 김수지

간호성과

병원에 오는 첫날에 출생 첫 주 동안 매일매일의 체온 측정치를 가져온다.

전략

- 엄마에게 측정치와 시간을 기록하는 방법을 설명하고, 체온을 측정한 부위를 기록하도록 교육한다.
- 예약날짜가 쓰인 카드를 제공하고, 측정된 체온 수치를 기록해오도록 한다.
- 첫 번째 방문 시 기록을 보았을 때, 엄마에게 긍정적 피드백을 제공한다.
- 엄마에게 37℃ 이상으로 상승된 체온은 감염을 나타낼 수 있으므로 보고하도록 강조한다.

간호평가

2017/8/12 09:00 – 엄마는 체온 측정치 기록을 가지고 오는 것과 37℃ 이상의 체온은 보고하겠다고 흔쾌히 말한다.

- RN 김수지

② 측두동맥 체온계

측두동맥 체온계는 앞이마를 스캔하며 체온을 측정하는 장치이며, 측두동맥의 온도를 측정한다(그림 18-2). 측두동맥 체온계는 측두동맥 위 피부온도를 측정하는 동시에 주위 온도를 측정하여 앞이마로부터 방사되는 열 소실을 바로잡고 난 후, 방사되는 열 소실을 제거하여 체온측정값을 조절한다. 측두동맥 위 체온측정은 점막에 접촉하지 않지만, 붕대나 옷이 열을 지니고 있을 수 있기 때문에 이마를 덮지 않도록 한다.

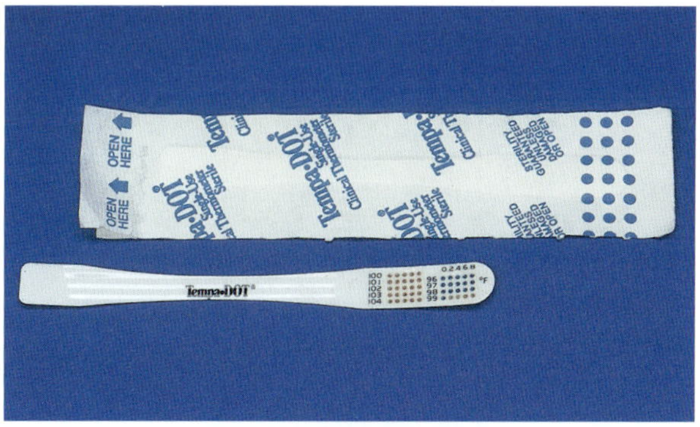

그림 18-3 일회용 종이 체온계: 체온에 따라 점 색깔이 변한다.

③ 일회용 종이(화학) 체온계

일회용 종이 체온계(그림 18-3)는 체온에 의해 종이의 색깔이 바뀌는 화학적 처리가 되어 있는 얇은 스트립으로, 일회용으로 폐기되기 때문에 감염 조절을 고려한다면 사용하기 편리하지만, 부정확하게 저장될 때 정확도가 떨어질 수 있다. 구강체온 측정 시 설하에 깊게 삽입하고 60초 후에 빼내어 확인하며, 액와체온 측정 시에는 스트립을 몸통에 수직으로 삽입하고 3분 동안 상완(upper arm)으로 고정시켜야 한다.

④ 전자체온계

건강관리기관에서 대부분 전자체온계를 사용하며, 많은 제품이 나와 있지만 특징은 모두 비슷하다. 배터리로 작동되며, 온도를 감지하는 탐침(probe)이 얇은 코드에 연결되어 체온을 측정한다. 소독할 수 있는 플라스틱 덮개가 감염의 전파를 예방하기 위해 탐침에 덮여 있고, 체온계는 60초 안에 측정된 체온을 제공해 주며, 만약 설하체온을 측정한다면 매우 정확한 체온이 측정된다. 체온계는 섭씨나 화씨에 맞춰져 있고, 일부 체온계는 두 단위 모두에 맞춰져 있다. 전자체온계는 탐침이 깨지지 않고 정확한 측정에 필요한 시간이 짧아 아동의 체온 측정에 적당하다. 분리된 탐침은 직장체온 측정에도 사용할 수 있다.

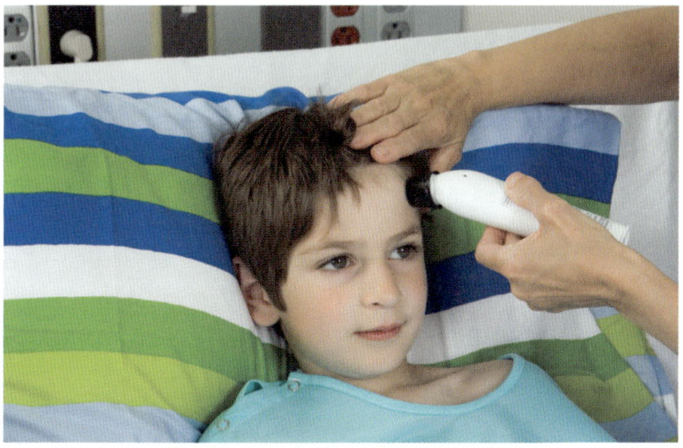

그림 18-2 측두동맥 체온계는 비침습적으로 어린이가 잘 견딜 수 있는 방법이며, 정확한 측정을 위해 이마를 노출하도록 머리카락을 이동시키고 측정한다.

⑤ 비접촉식 적외선 체온계

적외선 기술로 피부나 점막의 접촉이 없어 대상자 간 교차 오염 없이 빠르게 체온을 측정할 수 있다. 체온계를 이마에 가까이 대어 신체에서 방출되는 열을 측정하면, 비록 정확도는 떨어지지만 사용하기 편리한 장점이 있다. 정확한 체온 사정보다는 열이 없는 대상자에게 우선적으로 사용한다(Wang et al., 2014).

⑥ 유리 수은 체온계

일부에서 아직 수은 체온계를 사용하고 있지만, 수은 체온계는 더 이상 소매상에서 판매하지 않는다. 체온계가 깨지면 사람이 수은에 노출되어 위험하기 때문에 건강관리기관에서는 거의 사용하지 않는다. 대상자들이 수은을 처리할 수 있는 업체를 확인하여 안전하게 버릴 수 있도록 하고, 새롭고 안전한 체온계를 구입하도록 교육해야 한다.

(3) 단위

온도는 섭씨나 화씨(그림 18-4)로 측정하며, 측정 단위는 각 기관마다 다양하다. 간호사가 섭씨와 화씨온도를 서로 바꾸어 계산하는 것을 반드시 알아야 하는 것은 아니나, 만약 이 둘 사이의 변환이 필요하다면 그림 18-4를 사용하여 바꿀 수 있다.

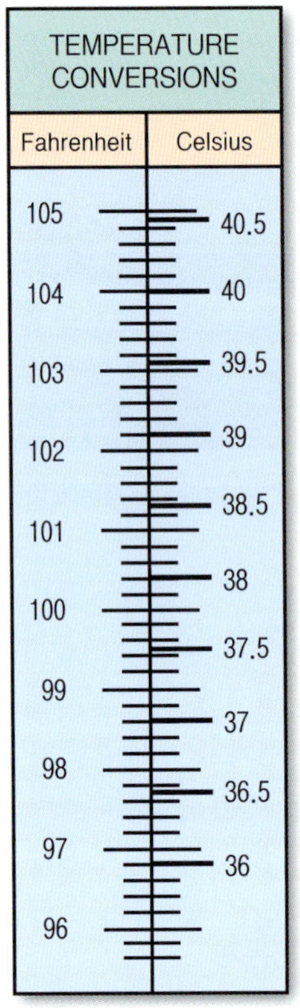

그림 18-4 화씨와 섭씨 눈금 전환표

2. 방법

간호사는 간호보조인력에게 체온을 측정하도록 자주 위임하며 측정된 체온값, 비정상적인 수치 등이 의미하는 것을 해석하기 위해 비판적 사고를 한다. 가능하다면 언제든지 같은 부위에서 같은 체온계를 사용하여 측정된 체온을 기록해야 체온 변화가 의미하는 바를 알기 쉽다. 실습지침서 1장에 각각의 신체 부위와 체온계를 사용하여 체온을 측정하는 방법에 대한 특수한 세부사항을 나타냈다.

3. 맥박

심실이 수축함으로써 혈액이 동맥으로 박출된다. 좌심실에서 대동맥으로 피를 보내는 힘은 탄성이 있는 대동맥 벽을 수축 또는 이완하게 한다. 대동맥이 먼저 확장하고 수축함으로써 맥박이 형성되는데, 이는 혈관을 따라 혈액이 흐르는 것이다. 맥박은 피부 표면에 가까이 위치한 동맥에서 박동을 통해 느낄 수 있다.

1) 특징

맥박의 특징은 횟수, 리듬, 강도(질)가 포함된다. 속도와 빈도는 분당 맥박의 횟수를 의미하며, 리듬은 맥박 동안의 규칙성이고, 강도는 손으로 만져지는 맥박의 강함을 의미한다.

심장의 전도 체계를 일으키는 특별한 세포가 맥박의 속도와 리듬을 형성한다. 심장의 전기적 자극은 우심방의 동방결절[sinoatrial(SA) node]에서 시작하여 심실수축을 일으키며, 성인의 동방결절(SA node)은 분당 60~100회 정도의 전기적 자극을 일으킨다. 심장근육이 동시적인 흐름으로 수축하기 위해 심장의 나머지 수축 시스템을 통해서 재빠르게 전기적 자극이 퍼진다. 보통 불규칙적인 심장리듬은 수축 시스템의 이상이나 동방결절보다는 다른 위치에서 전기적 자극이 일어나고 있는 것을 의미한다.

몇 가지 요인이 맥박의 강도, 심실에서 혈액이 분출되는 힘, 일회심박출량(stroke volume)에 따라 분출되는 혈액의 양, 동맥의 탄력성이나 유연성을 결정한다.

2) 맥박에 영향을 미치는 요인

맥박 횟수에 영향을 미치는 요인을 이해하여 맥박 횟수 변화의 의미를 정확하게 사정하도록 한다.

(1) 나이

영아의 평균 맥박은 분당 100~160회이다. 영아와 아동의 심장리듬은 호흡과 함께 매우 뚜렷하고, 흡기 동안 증가하며 호기 동안 감소한다. 성인 맥박의 정상 범위는 분당 60~100회이다. 표 18-1은 연령대별 정상 맥박 범위를 나타내었다.

(2) 자율신경계

부교감신경계인 미주신경의 자극(안정 시 우세하게 활동함)은 맥박을 감소시킨다. 정상적인 부교감신경계는 분당 100회 이하로 맥박을 느리게 하며, 반대로 교감신경계의 자극은 맥박을 증가시킨다. 교감신경계 활성화는 다양한 자극, 통증, 불안, 운동, 열, 카페인 음료 섭취, 혈관 내 혈액량 변화 등에 영향을 받아 일어난다.

(3) 약물

다양한 종류의 약물이 맥박에 영향을 미친다. 이뇨제와 같이 혈관 내 혈액량을 감소시키는 약물은 맥박의 증가를 유발할 수 있으며, 어떤 약은 자율신경계 기능을 자극하거나 효과를 차단한다. 예를 들어, 아트로핀(atropine)은 부교감신경계를 억제하여 맥박을 증가시키고, 메토프롤롤(metoprolol)과 같은 β-blocker는 교감신경계 작용을 차단하여 맥박을 감소시킨다.

3) 맥박 사정

기본 맥박의 속도, 리듬, 질(강도)을 초기 사정 동안 측정하고, 그 후에 측정된 맥박과 비교한다.

(1) 부위

맥박은 피부 표면 가까이 위치한 동맥에서 측정할 수 있으며, 근육이나 뼈와 같은 구조에 압박될 수 있다. 가장 일반적으로 맥박을 측정할 수 있는 부위는 측두동맥, 경동맥, 심첨, 상완동맥, 요골동맥, 대퇴동맥, 슬와동맥, 족배동맥, 후경골동맥이다(그림 18-5).

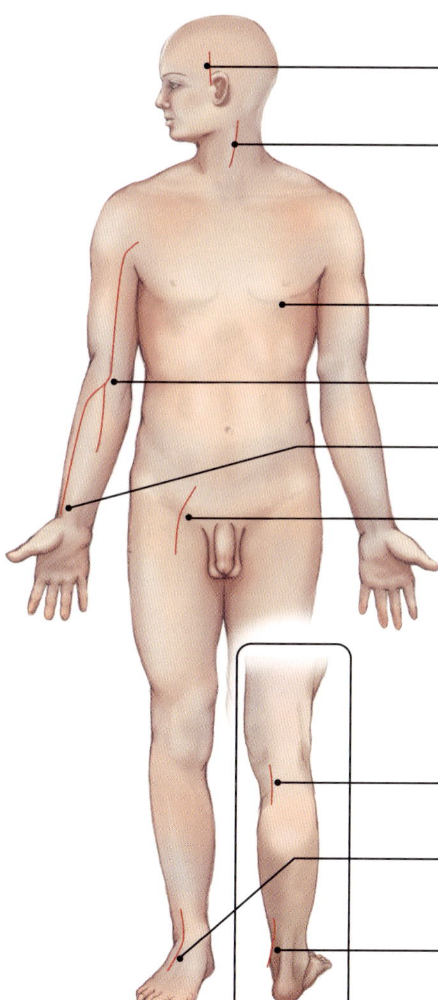

그림 18-5 맥박 측정 부위. 왼쪽 다리에 삽입된 부위인 후경골 맥박은 발목의 내측에 있다.

① 측두동맥

측두동맥은 두개골의 측두골을 가로질러 위치한다. 측두동맥의 맥박은 귀 위쪽 앞에서 쉽게 만져진다.

② 경동맥

턱을 힘 있게 다물었을 때 바깥으로 드러나는 흉쇄유돌근은 귀 밑에서부터 쇄골과 흉골까지 이어지며, 흉쇄유돌근 아래에 경동맥이 위치한다. 경동맥은 목의 중간 아래 부분의 흉쇄유돌근의 내측 부위에서 대부분 쉽게 촉지된다. 목의 윗부분에서 경동맥을 촉지하는 것은 경동맥동을 자극하여 맥박을 떨어뜨릴 수 있다. 경동맥은 중심 순환과 근접하기 때문에 대동맥 맥박의 강도가 가장 잘 만져진다.

> **SAFETY ALERT**
> 경동맥동 자극을 피하기 위해 목의 중간 아래 부분에서 경동맥을 측정한다. 뇌로 가는 혈액 흐름을 감소시킬 위험이 있기 때문에 양쪽에서 동시에 경동맥 측정을 하면 절대로 안 된다.

③ 심첨

심장판막의 수축을 촉진하거나 좌심실 부위에서 청진기로 청진하여 측정할 수 있다. 정상적으로 이 부위는 중심 쇄골선에서 5번째 늑간 부위이다.

④ 상완동맥

상완동맥은 상완의 안쪽 이두근과 삼두근 사이에 있다. 또한 상완동맥은 팔꿈치를 쭉 폈을 때 쉽게 촉지되고, 근육수축이 방해되었을 때 맥박이 두드러지지 않기도 한다.

⑤ 요골동맥

요골맥박은 임상에서 주로 사정되는 부위이다. 손목 안쪽의 엄지손가락 쪽에서 촉지된다.

⑥ 대퇴동맥

대퇴맥박은 앞쪽 상부 장골능과 치골결합 사이 중간의 서혜 인대 바로 아래에 위치한 대퇴 중앙 앞쪽에서 만져진다. 피하조직 아래에 있는 대퇴동맥은 깊이 측정해야 만져진다.

⑦ 슬와동맥

슬와동맥은 무릎 뒤쪽에서 촉지된다(무릎 관절 뒤쪽에 움푹 들어간 부위). 맥박은 무릎을 구부리고, 다리를 편안히 했을 때 가장 잘 촉진된다. 대상자는 앙와위나 복위를 취한다.

⑧ 족배동맥

족배동맥은 발의 위쪽(등쪽)에서 촉지된다(서 있는 상태에서 발 위쪽에 해당). 족배동맥은 발목에서 엄지발가락으로 연결되는 인대 측면에서 촉지 가능하며, 일부 대상자에게서는 촉진되지 않을 수도 있다.

⑨ 후경골동맥

후경골동맥은 발목 안쪽의 복사뼈(동그랗게 돌출된 뼈) 뒤쪽에서 촉지된다. 후경골동맥은 뼈 뒤쪽에서 손가락 끝을 구부려 촉진한다.

(2) 물품기구

청진기와 도플러가 맥박측정에 사용될 수 있다.

① 청진기

심첨맥박 청진 시에는 청진기가 필요하다. 청진기는 귀에 꽂는 부분이 편안하게 잘 맞고, 길이가 약 30cm(12인치) 정도 되는 두꺼운 관 형태로 되어 있다. 청진기는 벨과 다이아프램으로 구성되어 있다.

② 도플러

촉진되지 않는 말초맥박은 도플러(doppler) 초음파 기기로 사정한다. 우선 전도성이 있는 젤을 피부에 발라 소리 전달에 대한 저항을 감소시키고, 사정할 동맥 위에 기기를 놓는다(그림 18-6). 동맥으로 전달된 고주파가 혈액의 흐름을 감지함으로써 파동이 방해를 받게 되고, 초음파 기구에 다시 전달된다. 소리 방해(doppler shifts)는 기구에 접촉된 스피커 등을 통해 증폭되어 들린다.

맥박을 도플러로 사정하는 것은 일반적으로 혈액공급을 위협하는 폐쇄성 혈관질환 영역의 혈류 적절성을 평가하기 위하여 주로 사용되거나, 수술 후 말초 순환이 폐색된 부위를 사정하기 위해 시행된다. 또한 도플러는 말초혈관 수축으로 맥박 촉진이 잘 안 되는 부위나 부종 및 비만으로 사정이 어려운 심맥관계 상태 검진 시 유용하다. 도플러를 맥박 사정에 사용할 때, 도플러에 의해 맥박이 사정된 것을 기록으로 남긴다.

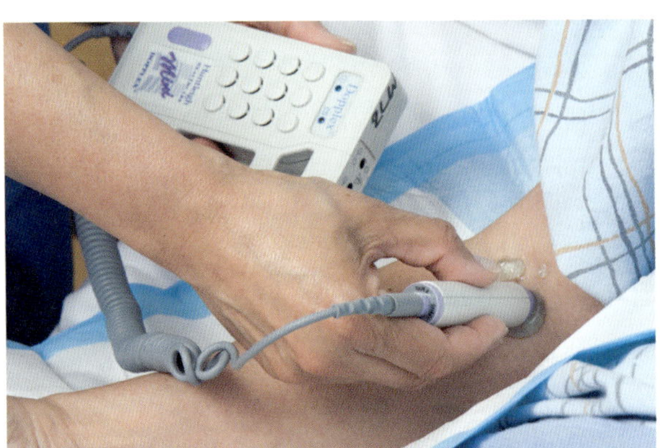

그림 18-6 도플러 초음파 장치는 말초맥박을 사정하는 데 사용한다.

(3) 방법

촉진과 청진으로 맥박을 사정하는 방법은 다음과 같다.

① 촉진

맥박은 두 번째와 세 번째 또는 네 번째 손가락을 사용하여 촉진한다. 손가락을 동맥과 평행하게 놓는다. 처음에는 강력한 박동지점에 가볍게 압력을 가한다. 좀 더 힘을 주어 촉진하여 맥박의 횟수, 리듬과 질(강도)을 사정한다. 맥박 횟수는 30초나 60초 단위로 세고, 필요에 따라 분 단위로 측정한다. 시간 간격은 대상자의 상태와 의료기관의 지침에 따라 다르게 적용된다. 맥박이 불규칙하거나, 비정상적으로 느리거나, 빠른 대상자는 1분 동안 사정하며 맥박의 횟수가 규칙적이고, 리듬이 규칙적인 대상자는 더 짧게 측정할 수 있다. 마취회복기 대상자이거나 자주 맥박을 재사정할 때 그리고 리듬이 규칙적인 대상자는 15초간 맥박을 측정한다.

시간간격 설정에 개의치 않고 0에서부터 처음 맥박을 세고, 측정 시간 끝의 맥박은 세지 않는다. 첫 번째 맥박을 1로 세거나 시간 끝의 맥박을 세는 것은 실제 맥박 수보다 더 많이 사정되고, 60초 이하로 시간 간격을 두었을 때 맥박의 횟수를 곱하게 되기 때문에 사정의 오류가 발생하며, 15초 동안 맥박을 사정했을 때 1회를 더 세는 것은 결국 분당 맥박 수가 4회 더 늘어나는 결과가 된다. 실습지침서 1장에서 맥박 사정에 대한 더 자세한 내용을 설명하고 있다.

② 청진

심첨맥박은 가장 정확한 사정방법이고, 말초맥박 사정이 어렵거나 맥박의 리듬이 불규칙할 때 가장 좋은 사정 위치이다. 심첨 부위(5번째 늑간과 중앙 쇄골선 위치) 위에서 청진기의 다이아프램으로 심첨맥박을 사정한다. 판막의 열림과 닫힘으로 소리가 들리며, 각각의 심음에서는 두 가지의 소리가 난다. 첫 번째 소리는 S_1으로 심실과 동맥을 구분하는 승모판과 삼첨판이 닫힘으로써 유발되고,

두 번째 소리는 S_2로 폐동맥과 대동맥판막이 닫힘으로써 유발되며, 소리는 "lub-dub"처럼 들리는데, 이 두 과정이 1회의 심박수이다. 심첨맥박 사정 시에는 1분 동안 심박수를 센다.

(4) 맥박의 특징 사정

맥박은 횟수, 리듬, 질(강도)을 사정한다. 횟수와 리듬은 매번 사정해야 하지만, 질(강도)은 비교적 덜 시행하기도 하고, 비정상 맥박이 예견될 때 예외적 상황에서 사정한다. 정상범위(횟수 또는 리듬)에서 벗어나는 경우, 부정맥이라고 한다.

① 횟수

성인의 정상 횟수는 1분에 60~100회이다. 성인의 맥박이 분당 100회 이상이면 빈맥(tachycardia)이라고 부른다. 교감신경계 활동은 빈맥을 일으키고, 빈맥은 심장 수축자극이 비정상적인 부위에서 왔을 때, 더 빠르게 심장이 자극되어 발생한다.

비정상적으로 심박수가 느린 것을 서맥(bradycardia)이라고 부른다. 성인의 맥박이 분당 60회 이하일 경우 서맥으로 간주하며, 운동선수에게는 정상일 수 있다. 동방결절질환은 자극 형성이 불충분하여 서맥의 원인이 된다. 부교감신경계 활동은 경동맥동(carotid sinus)의 자극 시 발생하는 것과 같은 서맥을 일으킨다.

② 리듬

정상적인 심장수축이 균일한 간격을 두고 발생하여, 맥박은 규칙적 리듬을 갖는다. 흔히 영아와 아동은 호기 시 맥박이 느려지고, 흡기 시 맥박이 빨라진다.

심장질환, 약물, 전해질 불균형은 심장의 정상 리듬을 변화시켜 불규칙한 맥박을 일으킨다. 맥박의 양상이 있으면서 불규칙한 맥박을 '규칙적으로 불규칙하다'라고 부른다. 정상적으로는 동방결절에서 최초의 심장박동이 시작되는데, 이단맥(pulsus bigeminus)에서는 심장의 다른 부위에서도 심장박동이 시작된다. 두 번째 박동은 더 빠르고, 첫 번째 박동보다 약하며, 규칙적으로 불규칙한 맥박이 있다.

만약 맥박에 어떠한 형태도 없다면, '불규칙적으로 불규칙한' 맥박이라 부른다. 불규칙적으로 불규칙한 맥박은 심방세동을 포함한 여러 상황에서 발생한다. 심방세동 시, 심방은 동시에 수축하지 않고, 일차적으로 심장박동이 동방결절에서 시작되지 않는다. 결과적으로 성공적인 심실수축 사이 시간 간격은 다양하며, 불규칙적으로 불규칙한 맥박이 촉진된다.

비정상적인 리듬을 사정했다면, 청진기를 사용하여 심첨맥박수를 측정한다. 또한 맥박의 불규칙함이 그 대상자에게 나타났다면 청진을 해 보아야 한다.

SAFETY ALERT

많은 사람은 만성적으로 불규칙한 맥박 리듬을 갖고 있지만, 맥박의 불규칙성이 새롭게 발견되었다면, 즉시 치료가 필요한지 사정하고 그 원인을 조사해야 한다.

③ 질(강도)

맥박의 질은 일반적으로 맥박의 강도와 관련되어 있고 수치화된 척도(표 18-3)로 평가할 수 있다. 맥박의 정상적인 질은 '강함'이나 '충분함'으로 서술되고, 쉽게 촉진할 수 있다. 약한 맥박은 검진자의 손가락에 의해 쉽게 사라지고 약하게 느껴진다. 뛰는 듯한 맥박은 정상 맥박보다 강하고 사라지지 않는다. 맥박의 질은 일회박출량, 동맥의 탄력성이나 순응(compliance), 혈액 흐름의 적당한 정도를 의미한다. 심각한 출혈로 일회박출량이 감소하면 맥박은 약해지고 말초동맥에서 맥박을 촉진하기 어렵다. 맥박은 보통 경동맥이나 대퇴동맥 같은 몸의 중앙에서 더 쉽게 촉지되며, 나이가 듦에 따라 동맥은 탄력성을 잃고 맥박은 더 심하게 박동한다. 운동으로 증가된 일회박출량과 빠른 맥박은 대상자가 맥박이 뛰는 것을 느낄 수 있게 하고, 이를 두근거리는 심장으로 표현한다.

말초맥박은 양측을 비교하여 촉진한다(경동맥은 예외). 양측 맥박의 동일성은 국소 혈액 흐름에 대한 정보를 제공해준다. 예를 들어, 오른쪽 대퇴동맥의 부분적인 폐색이 있다면 오른쪽 대퇴맥박, 슬와맥박, 족배맥박, 후경골맥박이 왼쪽보다 더 약하게 촉진된다. 양측 맥박은 혈

표 18-3 맥박횟수 강도, 척도

0	맥박 없음
1^+	실같이 약함, 압력에 쉽게 소실; 맥박이 왔다갔다 함
2^+	맥박 촉진 어려움; 압력에 소실될 수 있음
3^+	정상 맥박
4^+	반동성, 과잉반응 맥박; 쉽게 촉진되고, 강한 압력에도 유지됨

관조영술과 같은 동맥에 침습적인 시술 후에 더 주의 깊게 비교해야 한다. 혈관조영술 시 큰 동맥이 천자되고 방사성 조영제가 투여된 동맥은 시술 후 천자된 동맥을 막아주기 위한 정상 혈액응고가 전체적인 동맥폐쇄를 일으킬 수 있다. 천자 부위의 맥박이 약해졌거나 사라졌다면, 일단 폐색을 의심해 보아야 한다.

④ 맥박결손

일부 상황에서는 일회박출량이 심장수축 동안 심장박동에 변화를 줄 수 있다. 그 결과, 맥박이 약해지고, 말초 부위에서 맥박을 측정할 수 없게 된다. 이는 신체에 적당하게 혈액을 공급하는 심장기능에 대한 정보를 제공하므로, 이 상황을 사정해내는 것이 중요하다. 일부 심실의 수축으로 인해 혈액을 공급하지 못할 때, 심첨맥박과 말초맥박에 차이가 있다. 이를 맥박결손(pulse deficit)이라 부르는데, 요골맥박이 대부분 심첨맥박보다 더 느리다. 새로운 맥박결손은 기록으로 남기고, 의사에게 보고하여 평가 및 추후 관리를 하도록 한다.

4. 호흡

호흡은 외호흡과 내호흡으로 구분하며, 외호흡은 체내로 산소를 공급하며 이산화탄소를 체외로 배출하는 과정이고, 내호흡은 산소를 사용하고 이산화탄소를 생산하며 세포와 체내 사이에 가스가 교환되는 과정이다.

흡기의 과정은 적극적이다. 흡기 시 근육이 수축되며, 폐는 확장되어 흉막강 내 용적이 증가하고, 기도 안의 압력은 음압이 되어 공기가 안으로 흐르게 된다. 흡기 말에 자연적으로 폐의 반동이 일어나고, 기도 압력이 약간 양압이 되면, 근육이 이완되어 공기가 밖으로 나간다. 호기는 소극적 과정이다.

정상적인 호흡은 자동적이고 무의식적인 과정으로, 휴식 시 정상 성인의 호흡수는 분당 12~20회이다. 정상 일회 호흡량(tidal volume, 1회 호흡 시의 들어온 공기와 배출된 공기의 총량)은 500mL 혹은 6~8L/min이다. 건강한 호흡기계는 호흡이 자극되면 저탄산증이 되고 이산화탄소 수치가 감소한다. 체내의 화학수용체가 이산화탄소 수치의 변화를 감지하면, 호흡중추를 자극하여 호흡속도와 깊이를 증가시키거나 감소시킨다(26장 참조).

1) 호흡에 영향을 미치는 요인

여러 요인이 호흡횟수, 리듬, 깊이에 영향을 미친다. 이러한 요인이 호흡에 변화를 줄 수 있음을 생각해야 한다.

(1) 연령

영아에서 성인으로 성장하면 폐용적이 확장된다. 폐용적이 확장되면 호흡횟수는 적어도 공기교환이 충분하다. 성인이 되면 폐 탄력성이 감소하고, 탄력성 감소로 인해 충분한 가스교환을 위한 호흡수가 증가한다.

(2) 투약

진통 마취제 약물(opioids)은 호흡의 횟수와 깊이를 감소시킨다. 교감신경성 약물(예: albuterol)은 세기관지를 확장시키기 위해 사용하며, 공기가 폐로 들어가고 나가는 능력을 증가시키게 된다. 흡입제 코르티코스테로이드는 기도 염증을 감소시킨다.

(3) 스트레스

스트레스나 강한 정서적 자극은 교감신경계를 자극하여 사람의 호흡양상을 변화시킬 수 있다. 통증, 불안, 감염, 열과 같은 스트레스원은 호흡횟수와 깊이를 증가시킨다.

(4) 운동

운동을 할 때, 각 조직은 더 많은 산소를 소비하고 필요로 한다. 또한 운동은 신체가 소모되어 외부 이산화탄소와 열을 생산한다. 신체는 호흡횟수와 깊이를 증가시킴으로써 이러한 필요에 반응한다.

(5) 고도

공기 내 산소 비율은 고도 증가에 따라 변하지 않지만, 공기의 산소 함유량은 고도가 증가하면 감소한다. 감소된 산소 함유량을 보상하기 위해 고지대에서는 각 인체 조직에 충분한 산소를 공급하기 위해 호흡의 횟수와 깊이가 증가한다.

(6) 성별

남성의 폐용적이 여성보다 크기 때문에 남성의 호흡횟수가 더 적다.

2) 호흡 사정

호흡은 매 활력징후 측정 시 사정해야 한다. 사람마다 다르기 때문에 기준을 사람마다 다르게 정하고 호흡횟수, 리듬, 깊이, 질을 사정한다.

호흡사정은 중요한 정보를 제공해 주므로, 호흡사정을 통해 대상자 상태에 대한 정보를 얻을 수 있다. 대상자의 호흡상태 사정 시 호흡상태에 영향을 미칠 수 있는 대상자의 정상적인 호흡양상, 질병의 영향, 치료의 영향을 유념해야 한다.

(1) 호흡횟수

호흡횟수는 나이에 따라 변한다(표 18-1). 영아의 정상 호흡은 분당 30~60회이고, 성인이 되면 분당 12~20회로 감소한다. 빈호흡(tachypnea)은 비정상적으로 호흡률이 빠르고(보통 성인의 경우, 분당 20회 이상), 서호흡(bradypnea)은 비정상적으로 호흡이 느린 것이며(보통 성인의 경우, 분당 12회 이하), 호흡이 없는 상태인 무호흡은 호흡이 없는 상태가 얼마나 지속되는지를 기술한다(예: 무호흡 기간이 10초). 지속적인 무호흡은 호흡정지와 같으므로 생명에 지장을 줄 수 있다.

(2) 리듬과 깊이

정상 호흡은 호흡의 리듬과 깊이가 정상인 것을 말하며, 규칙성은 흡기와 호기의 양상을 의미한다. 호기는 흡기보다 2배 정도 길며, 호흡 깊이 사정 시에는 흉벽의 움직임을 관찰하고, 부속근육의 사용 여부에 주목한다. 표 18-4에 Biot's 호흡, Cheyne-Stokes 호흡, Kussmaul 호흡과 같은 비정상 호흡양상이 설명되어 있다.

(3) 질

호흡은 보통 자동적이고, 조용하며, 반응의 노력이 필요 없다. 호흡 사정 시 정상적 질의 변화를 관찰한다. 노력성 호흡이나 소리가 있는 비정상적인 호흡이 있을 수 있다.

호흡곤란(dyspnea)은 호흡 시 노력이 필요한 상태로 정의하며, 호흡할 때 통증이나 노력을 유발하고, 대상자는 호흡을 잘 할 수 없다고 이야기할 수도 있다. 호흡부전은 활동 시나 휴식 시 모두 발생하며, 건강하지 못한 사람은 노력성 호흡부전을 경험하기도 한다.

호흡 시 소리가 날 수도 있으며, 소리가 나는 호흡은 여러 용어로 사용되고, 청진기 없이도 청진될 수 있다. 협착음(stridor)은 거친 흡기 소리이다. 울음소리와 비슷하며, 상기도 폐색 시 발생하고, 보통 크룹(croup) 환아나 외부 물질 흡인 후 들린다. 천명음(wheezing)은 고음이며 보통 호기 시 들리나, 흡기 시 들리기도 하고, 천식과 같은 기관지와 세기관지의 부분적 폐색과 관련이 있다. 한숨은 깊은 흡기와 길어진 호기이다. 모든 사람은 한숨을 쉬고, 한숨으로 폐포가 확장되며, 한숨을 자주 쉰다는 것은 스트레스를 경험하거나 긴장을 하고 있다는 것이다.

(4) 방법

대상자가 호흡을 사정하고 있다는 것을 알아차려서는 안 된다. 만약 대상자가 호흡을 사정하고 있다는 것을 안다

표 18-4 비정상 호흡양상

구분	설명	상태
서호흡(Bradynea) 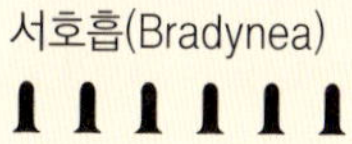	분당 호흡률이 12회 이하	신경학적 장애, 전해질 불균형, 마취제나 barbiturate제의 과용량 사용, 마취 후
빈호흡(Tachypnea) 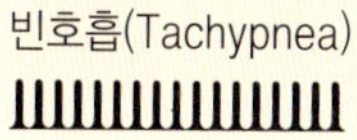	분당 호흡률이 20회 이상	외상, 상해, 스트레스, 통증; 호흡기계 질환, 심혈관계 질환, 간질환
Biot's 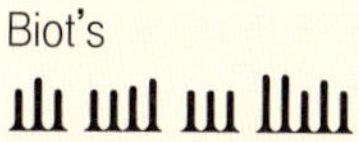	주기적으로 무호흡과 약한 호흡이 반복됨	신경학적 문제(뇌수막염, 뇌염), 두부 외상, 뇌농양, 일사병
Cheyne-Stokes 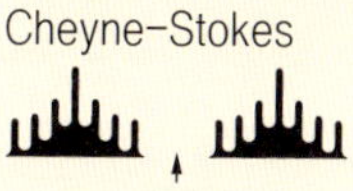 호흡곤란	주기적으로 무호흡과 심호흡이 반복되면서 호흡횟수가 빨라짐	심부전, 약물과다, 두개내압 상승, 죽음 직전
Kussmaul 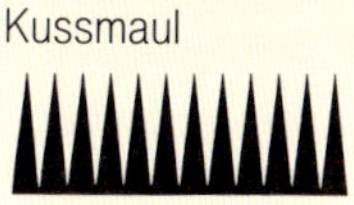 1분	호흡률 증가(분당 20회 이상), 호흡 깊이 증가	대사성 산증, 당뇨병 케토산증, 신부전

면, 호흡양상과 호흡횟수가 변화할 수 있기 때문이다. 대상자의 손목을 잡은 채 요골맥박을 측정하면서 함께 호흡을 사정한다. 만약 호흡이 매우 약하거나 호흡양상을 볼 수 없다면, 호흡이 뚜렷하게 관찰되는 부위인 흉골절흔(sternal notch)을 관찰하면서 호흡을 사정한다. 만약 대상자가 자고 있다면, 손을 가볍게 올려 대상자의 가슴이 올라오고 내려오는 것을 파악한다. 영아나 아동은 울면 호흡양상이 변화하므로, 울기 전인 체온 측정 전에 호흡을 사정한다. 호흡의 사정 방법 설명은 **실습지침서 1장**을 참조한다.

5. 혈압

혈압(blood pressure)은 혈관 벽에 대항하는 혈액의 힘이다. 동맥에서 압력은 대부분의 임상에서 측정되며, 혈압은 mmHg의 단위를 사용한다.

1) 혈압을 결정하는 신체적 요인

심장수축은 혈액이 동맥으로 흐르게 한다. 혈압은 심실이 수축하여 대동맥과 폐동맥으로 혈액이 방출될 때 가장 높다. 심실수축(cardiac systole) 시 측정되는 혈압을 수축기 혈압(systolic BP)이라고 하며, 심실이완 시 측정되는 혈압을 이완기 혈압(diastolic BP)이라 하고, 수축기압과 이완기압의 차이를 맥압(pulse pressure)이라고 한다. 예를 들어, 수축기압이 120mmHg이고 이완기압이 80mmHg이라면 맥압은 40mmHg이 되는 것이다.

혈압은 심장의 수축으로 인한 혈액 흐름, 혈관벽을 통해 혈액이 흐를 때의 저항이다. 압력, 흐름, 저항과의 관계는 '저항 × 흐름 = 압력'이 된다($P=F\times R$).

(1) 혈액흐름

혈액흐름은 심박출량과 같다. 심박출량은 일회심박출량(stroke volume, 한 번의 심장박동 시 심실에서 분출하는 혈액의 총량)과 심장박동을 만든다. 일회심박출량은 70mL이고 분당 심장박동은 72회이며, 심박출량은 5,040mL/min으로 약 5L이다. 휴식 중인 성인 남성의 평균 심박출량은 5.5L/min이다.

심장 약화로 인한 불충분한 심박출량, 출혈로 인해 감소된 일회박출량은 심박출량을 감소시키고, 서맥은 심박출량 감소를 초래한다. 반대로 빠른 심장박동과 일회박출량의 증가는 심박출량을 증가시킨다.

심장박동 또는 일회박출량이 증가되거나 감소된 심박출량의 변화 정도는 동시에 다른 요인에 영향을 미친다. 정상 심박출량을 유지하기 위해 일회박출량이 감소된 것에 대한 반응으로 심장박동수가 증가하는 것은 보상반응의 예이다. 만약 보상이 일어나지 않거나 불충분한 경우에는 심박출량이 감소하고, 혈압은 낮아진다.

(2) 저항

혈액과 혈관벽 사이, 세포와 다른 혈액 구성 성분 사이의 마찰은 혈액 흐름의 저항을 일으킨다. 혈액 구성 성분의 마찰은 혈액의 점성 정도와 혈구의 모양, 수에 큰 영향을 미친다. 정상적으로 혈액 요소의 수와 형태는 크게 변하지 않으며, 점도는 변하지 않는 요인이다.

혈액과 혈관벽 사이의 마찰은 혈관 지름에 영향을 받으며, 혈관벽의 평활근 수축과 이완은 혈관 지름을 좌우하고, 자율신경계는 혈관 긴장을 조절한다. 수축된 혈관은 저항을 크게 하여 혈압을 상승시키고, 늘어난 혈관은 저항을 낮춰 혈압을 떨어뜨린다.

2) 혈압에 영향을 미치는 요인

주요한 영향요인은 연령, 자율신경계, 순환혈액량, 투약, 정상 심장박동 변화이다.

(1) 연령

혈압은 점진적으로 유년시절을 지나 상승하고 키, 나이, 몸무게와 관련이 있다. 이러한 정상 변화는 다양한 발달단계의 아동에게 비정상적인 혈압 수준을 확인하기 어렵게 한다. 미국국립의학연구소(National Institutes of Health, NIH)는 혈압이 120/80mmHg이거나 그 이상인 아동 및 청소년을 고혈압 전 단계로 간주한다. 연령과 비교하여 95번째 백분위 이상에 속하는 혈압은 진단적 평가가 필요하다(NIH, 2005).

성인은 점진적으로 나이가 들어감에 따라 수축기압과 이완기압이 증가한다. 이러한 경향은 부분적으로, 혈관저항, 좁은 혈관으로 혈액이 흐름, 죽상경화증으로 인한 혈관의 탄력성 감소와 관련이 있다. 수축기압 증가는 이완기압 증가보다 더 크므로 맥압이 더 벌어진다. 표 18-1에 연령대별 정상혈압 수치가 설명되어 있다.

(2) 자율신경계

자율신경계는 심장박동, 심장 수축, 전신의 혈관 저항, 혈액량에 영향을 주며, 증가된 교감신경계활동은 심장박동, 심근육의 강한 수축, 혈관 평활근 긴장의 변화, 수분과 나트륨의 축적으로 인한 혈액량 증가를 초래한다. 이 점진적인 영향으로 혈압이 상승하므로, 교감신경계를 자극하는 요인(예: 통증, 두려움, 공포, 흡연, 운동)은 혈압을 상승하게 만든다.

교감신경계 활동이 스트레스로 인해 유지될 수 없을 때 예외적인 상황이 발생한다. 한 예로, 심각한 출혈로 혈액량이 많이 감소된 대상자의 교감신경계는 혈압을 충분히 유지하기 위해 활동하지만, 혈액량 소실에 대해 충분히 보상할 수 없다. 교감신경계 활동이 현저하게 증가하였다 할지라도 혈압은 낮게 측정된다.

(3) 순환혈액량

혈액이나 수분 소실로 인한 순환혈량의 감소는 혈압을 떨어뜨린다. 설사나 발한과 같은 상황 시 체액량 부족이 비정상적으로 발생할 수 있으며, 또한 불충분한 수분 섭취는 순환혈량의 부족을 유발한다. 심부전이나 신부전과 같은 질환에 의한 과도한 체액은 혈압상승을 유발할 수 있다.

(4) 투약

일부 약물은 혈압을 변화시킨다. 예로는 혈액량을 감소키는 이뇨제, 심장박동이나 심실수축에 영향을 미치는 심장약, 교감신경계의 활동과 통증을 감소시키는 마취제, 혈압강하제 등이 있다.

(5) 정상 심장박동 변화

혈압은 다양한 자극에 영향을 받아 시시각각 변화한다. 주위 온도의 상승은 피부 표면 혈관을 이완시키고, 저항과 혈압을 감소시킨다. 또한 혈압은 호흡주기에 따른 변화를 보이며, 호기 동안 증가하고 흡기 동안 감소한다.

이러한 변화뿐만 아니라, 혈압의 주기적인 양상이 있다. 검사자는 하루 동안 혈압의 다양한 변화를 지속적으로 관찰하도록 한다.

3) 혈압사정

혈압은 동맥 안에 카테터를 삽입하여 직접 측정하기도 한다. 직접 측정방법은 혈압을 지속적으로 측정하며 중환자실에서 사용한다. 그러나 보통 혈압은 사지를 통한 동맥 흐름 시 발생한 압력 커프를 사용하여 간접적인 방법으로 측정한다. 커프는 공기를 빼고 둘러 감는다. 혈압은 촉진, 청진, 진동으로 측정한다. 표 18-5에 혈압 측정의 오류를 유발할 수 있는 요인이 설명되어 있다. 혈압을 측정하는 방법은 **실습지침서 1장**을 참조한다.

(1) 부위

혈압은 상지 또는 하지에서 측정할 수 있으며, 정확한 해석을 위해 혈압측정부위를 기록하도록 한다.

① 상지

보통 혈압은 상완을 커프로 감싸 팔에서 측정한다. 혈액흐름을 상완동맥에서 청진하거나 촉진한다. 또한 전완에 알맞은 크기의 커프를 적용하여 손목 요골동맥의 청진과 촉진으로도 측정할 수 있다. 팔 위·아래에서 측정한 혈압이 다르게 측정되므로, 혈압 측정 부위를 기록하는 것이 중요하다.

> **윤리적 · 법적 쟁점**
>
> **활력징후 측정 위임**
>
> 정 간호사는 바쁜 수술실에서 근무하고 있다. 수술 후 간호보조인력에게 박 씨의 활력징후를 5분마다 측정하라고 위임했다. 간호보조인력은 5분마다 혈압과 맥박을 측정하기 위해 자동 측정기기를 사용하였다. 또한 간호보조인력은 박 씨의 기록이 안정적이라고 기록하였다.
>
> 박 씨가 수술실에서 나온 30분 후, 정 간호사는 박 씨의 손(자동혈압계 커프가 감긴 쪽)이 보라색이 되었음을 발견하였다. 정 간호사는 재빨리 커프를 풀었으나, 팔의 색은 원래대로 돌아오지 않았다.
>
> **비판적으로 생각하기**
>
> - 만약 박 씨가 자동 측정기기의 기능이상으로 인한 영구적인 외상이 생겼다면, 누구의 근무 태만인가?(병원, 간호보조인력, 간호사, 의사, 제조회사)
> - 박 씨에게 외상을 입힌 주요 요인은 무엇인가?
> - 비슷한 상황의 발생을 예방하기 위해 무엇을 해야 하는가?

> **SAFETY ALERT**
>
> 특히 말초혈관을 통해 투석하기 위한 동정맥루 또는 말초삽입형 중심 정맥관(PICC)을 삽입한 팔에서 혈압측정은 금한다. 또한 유방절제술을 받은 대상자의 수술받은 쪽에서 혈압을 측정하면, 순환을 방해하여 림프부종을 유발할 수 있다.

표 18-5 혈압 측정의 오류 가능성

오류	원인	주의점
낮게 측정됨	환경 소음	TV나 라디오 볼륨을 낮춤; 이야기를 멈춤; 청진기 움직임을 피함; 이도에 청진기 귀꽂이를 잘 꽂음
	청력 소실	보청기나 잘 들리는 청진기를 사용함
	귀꽂이가 안 맞음	이도 내에 잘 맞는 귀꽂이 각을 사용함
	청진기가 너무 김	관을 30~38cm(12~15인치)으로 짧게 함
	커프에 충분한 압력을 주입하는 데 실패함	청진상 간극이 발생하지 않도록 수축기압을 촉진함
	커프가 넓음	팔 둘레를 측정함; 커프 공기주머니의 너비는 40~50%이고 길이는 팔 둘레의 80~100% 정도
	심장보다 위에 팔을 둠	팔을 심장 높이(일반적으로 4번째 늑간)로 다시 자세를 취함
	너무 빠르게 밸브를 내림	초당 2~3mmHg 정도로 천천히 떨어뜨림
	흡기 시 측정(고위험 대상자, COPD, 폐색전, 저혈량성 쇼크)	호기 말에 혈압을 측정함
높게 측정됨	식사 중이거나 통증이 있을 때, 불안해할 때, 방광이 가득 찼을 때 혈압을 측정함	기본적인 상황에서 설명을 하면서 측정함
	손이나 청진기가 차가울 때	혈압 측정 전에 손과 청진기를 따뜻하게 함
	눈높이보다 아래에서 읽음	눈높이에서 읽음
	커프가 너무 좁음	커프 공기주머니의 너비는 40~50%이며 길이는 팔 둘레의 80~100% 정도
	느슨하게 커프를 감음	커프를 딱 맞게 감음
	너무 천천히 떨어뜨림	초당 2~3mmHg 정도로 떨어뜨림
	정맥 충혈	혈압 측정 2분 내에 다시 측정하지 않음; 혈액이 다시 순환되도록 팔을 올림
	지지되지 않는 팔	근육 수축을 예방하기 위해 테이블에 팔을 올려 지지함
	지지되지 않는 허리와 떨어뜨린 다리	다리와 허리를 지지함
	심장보다 아래 있는 팔	팔을 심장 높이(일반적으로 4번째 늑간임)로 다시 자세를 취함
부정확함	시작점이 0이 아님	기계의 눈금을 다시 맞추거나 기기를 수리함
	고장난 밸브나 약한 튜브	기계를 수리하거나 다른 것으로 대체함
	검진자의 손가락 사용	위나 아래로 묶지 않음
	측정치를 잊음	즉시 기록함

② 하지

상지에서 동맥을 촉진할 수 없거나 상지에 드레싱이나 부목을 대고 있을 때, 대상자가 혈관 접근장치를 가지고 있을 때, 유방절제술을 받은 경우 하지에서 혈압을 측정할 수 있다. 발목 위나 대퇴를 커프로 감싼다.

대퇴에서 혈압을 측정하는 경우, 더 큰 커프가 있어야 한다. 대상자를 앙와위로 편평히 눕혀 슬와동맥 위 대퇴 가운데 부위에 커프를 위치시키고, 슬와 부위의 혈액 흐름을 청진 또는 촉진한다. 대상자가 혈관질환을 앓고 있지 않다면, 알맞은 커프를 사용했을 때 상지에서 측정한 결과와 비슷하게 측정되어야 한다. 너무 작은 커프를 사용하면 혈압이 높게 측정된다.

정맥 궤양을 위한 압박치료의 사용 시, 안전 여부를 결정할 때 사용하는 ABI(ankle brachial index)를 계산하기 위해 가끔 발목에서 혈압을 측정하며, 이 경우 대상자를 앙와위로 편평히 눕히고 복사뼈 위에는 팔에 감은 표준 커프의 크기로 커프를 감는다. 경골 뒤쪽이나 족배동맥 부위를 촉진이나 청진해 봄으로써 혈압을 측정할 수 있다. 하지의 혈압이 상지의 혈압보다 낮은 것은 다리의 불충분한 동맥순환을 나타내는 것일 수 있다.

(2) 기구

혈압계, 청진기, 도플러, 전자혈압계 같은 다양한 기구가 혈압측정에 사용된다.

① 혈압계

혈압계는 커프 안에 공기를 부풀릴 수 있는 주머니로 구

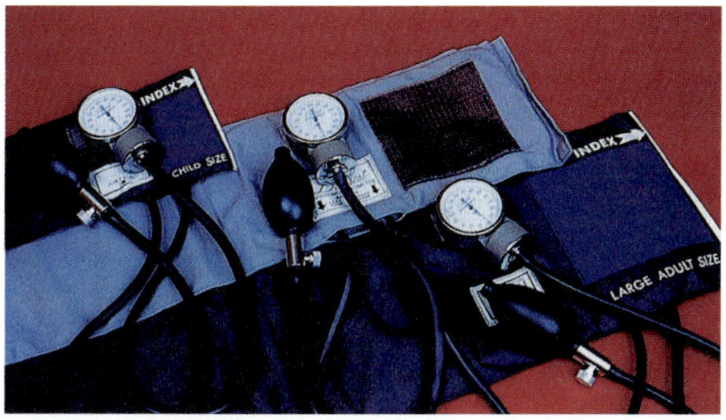

그림 18-7 세 종류 커프 사이즈: 작은 사이즈는 어린이나 마르거나 작은 성인용; 정상 크기 커프; 큰 사이즈 커프는 하지 혈압 측정에 사용되는 하지용 커프 또는 비만 성인용이다.

성되어 있으며, 공기주머니는 밸브나 펌프, 공기를 빼는 밸브, 압력계 등 공기를 부풀릴 수 있는 기기로 연결되어 있다(그림 18-7). 압력계는 아네로이드나 중력-수은 혈압계가 있다. 중력-수은 혈압계는 임상 혈압측정에 사용되는 표준기기였으나, 환경적 문제 때문에 건강관리기관에서 단계적으로 폐기되고 있다.

아네로이드 혈압계는 2mm이고, 눈금이 표시된 동그란 눈금표시계가 있다. 커프 압력의 증감에 따라 눈금으로 표시된 압력 계기판 안에서 압력을 바늘로 가리킨다. 아네로이드 혈압계는 연 주기로 점검을 해야 한다. 혈압계 기능을 점검하는 것은 기기의 정확성을 유지하기 위한 압력 측정의 범위 내에서 이루어진다. 혈압계의 정확도를 입증할 수 없으므로 0(zero)에서 멈춰 있거나 다른 숫자를 가리키는 아네로이드 혈압계는 사용하지 않는다.

모든 혈압계의 튜브나 손잡이는 부서지거나 구멍이 나면 안 되고, 혈압의 불충분한 변화 때문에 누출구를 보호하기 위해 밀폐되어야 한다. 공기가 방출되는 밸브는 사용자가 공기의 양을 자유롭게 조정할 수 있도록 부드러워야 한다.

② 청진기

청진기는 혈압 측정 시 청진하기 위해 반드시 필요하다. 청진기는 귀꽂이가 편안하게 잘 맞아야 하고, 소리가 전달되는 튜브의 길이는 30cm(12인치) 정도로 단단해야 한다. 청진기는 벨과 다이아프램으로 이루어져 있다.

③ 도플러

도플러(doppler) 측정법은 혈압을 청진기로 측정하기 어렵거나, 혈액 흐름이 낮을 때 사용된다. 표준 커프는 초음파 전달이 폐색된 부위에서 동맥 원위 부위에 이를 때까지 동맥을 막기 위해 사용된다. 수축기 혈압은 지속적으로 두근거리는 흐름이 들리는 첫 지점이고, 이완기 혈압은 확인하기 어렵다. 혈압은 '120/D'와 같이 수축기 혈압과 도플러의 D를 이용하여 기록한다.

④ 전자혈압계

자동으로 측정하는 기기는 병원에서, 환자 이송 중에, 가정에서 사용된다. 전자혈압계는 혈액 흐름소리나 진폭을 분석함으로써 혈압을 측정한다. 비록 전자혈압계 측정이 손으로 측정하는 것보다 더 쉽고, 자주 재사정하며 출력이 되고 디지털 기록으로 남겨지지만 잘못된 결과를 제공할 수도 있다. 매우 불규칙한 심장박동이나 오한, 대상자 이동, 빠른 주기의 인공호흡기로부터의 과도한 움직임은 혈압 측정에 방해가 된다. 처치는 전자혈압기록만을 기준으로 해서는 안 되며, 결과의 정확성이 의심되면 손으로 측정하는 혈압기로 다시 측정해야 한다.

전자혈압계는 수축기, 이완기, 평균 동맥압과 심장박동을 동시에 나타낸다(그림 18-8). 전자혈압계는 일정한 간격을 두고 자동적으로 계속 측정하도록 맞출 수 있다(예: 15분마다). 전자혈압계로 측정된 혈압값은 저장되고, 필요할 때마다 쉽게 확인할 수 있다. 비록 전자혈압계가 혈압을 측정하는 데 알맞다고 할지라도, 고혈압 진단 시에는 청진을 통한 혈압측정법을 적용해야 한다.

SAFETY ALERT

자동 혈압측정기 사용으로 혈압을 순차적으로 측정할 때, 측정 사이 동맥박출과 정맥흐름이 적절한지 확인하기 위해 커프가 감긴 사지를 자주 확인한다.

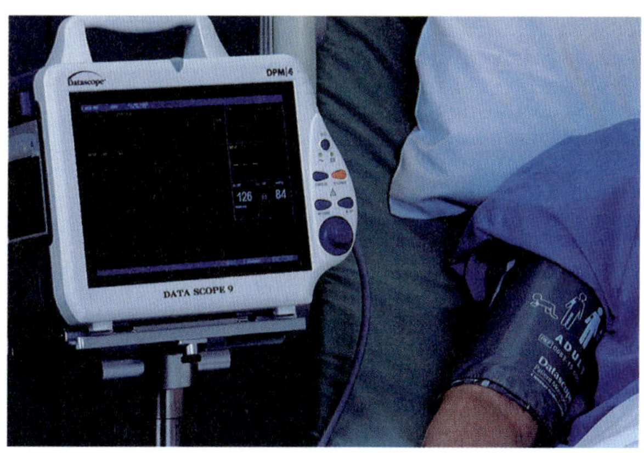

그림 18-8 자동 혈압측정기는 수축기, 이완기, 평균 동맥압, 심박동수를 알려준다.

(3) 방법

이상적인 표준 혈압은 휴식 상태에서 측정하거나, 5분 혹은 그 이상 충분히 앉아 있은 후에 측정한다. 대상자는 따뜻하고 조용한 환경에서 등을 지지하고, 만약 앉아 있다면 발이 바닥에 닿은 상태여야 한다. 다리를 꼰 상태에서는 혈압이 상승한다. 흡연, 운동, 식사를 한 후 적어도 30분 뒤에 혈압을 측정한다. 때때로 대상자가 불안하거나 통증이 있을 때와 안정 시의 측정치에는 차이가 있을 수 있다.

① 적절한 커프 크기

미국 심장학회는 커프 크기와 적용에 대한 특정한 방침을 제시했다(표 18-6). 부적절한 크기의 커프를 사용하면 혈압이 잘못 측정될 수 있으므로 측정할 부위의 둘레에 커프 크기를 맞추도록 한다. 커프 공기주머니의 너비는 최소한 사지 중간 둘레의 40%가 되어야 하며, 미국의 경우 비만인구의 증가로 팔 둘레(아동과 청소년의 경우 이들에게 맞추어야 함)가 증가함에도 불구하고, 성인 팔에는 평균 12~14cm 너비의 커프가 필요하다. 커프 공기주머니 길이는 둘레의 80~100%이거나, 너비의 두 배 정도이다.

커프는 사지 동맥 위를 편안히 감싸도록 한다. 너무 작거나 헐렁하게 사용된 커프는 혈압을 높게 측정하고, 너무 큰 커프는 혈압을 낮게 측정한다(그림 18-9).

표 18-6 다양한 팔 사이즈에 따른 적절한 커프 크기(cm)*

대상자	커프 너비	커프 길이	상박 중간 둘레
신생아	3	6	≤6
영아	5	15	6~15†
어린이	8	21	16~21†
성인 중 작은 경우	10	24	22~26
성인	13	30	27~34
성인 중 큰 경우	16	38	35~44
성인 대퇴	20	42	45~52

*상박둘레 범위가 중복된 이유는 커프의 수를 제한하기 위한 것이며, 실제 사용 시에는 더 긴 커프를 사용할 것을 추천함.
†커프 공기주머니의 너비는 대략 상박둘레의 0.4의 비율에 해당됨.
출처: Pickering, T. et al.(2005). Blood pressure measurement in humans: A statement for professionals from the Subcommittee of Professional and Public Education of the American Heart Association council on High Blood Ressure Research. *Hypertension, 45*, 142-161.

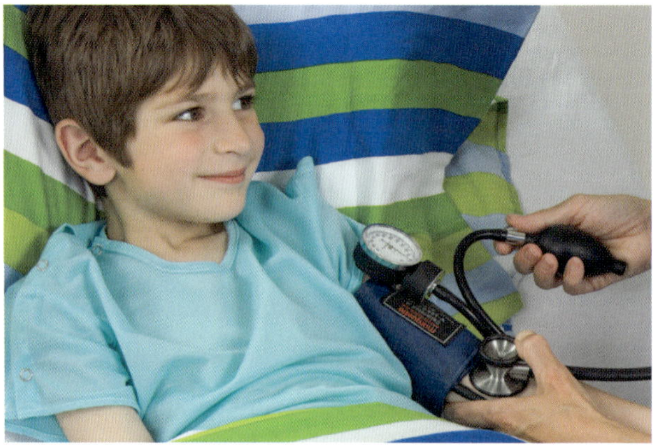

그림 18-9 아동의 혈압측정 시, 적당한 크기의 커프를 사용하는 것은 중요하다.

② 알맞은 자세

팔을 심장 높이에 두고 혈압을 측정한다. 심장 수준보다 팔을 높이면 혈압이 낮게 측정되고, 심장 수준보다 팔이 낮으면 혈압이 높게 측정된다. 대상자가 편평하게 누워 있을 때, 팔은 대부분 심장 위치와 비슷하다. 만약 대상자가 앉아 있거나 서 있다면, 심장 높이에 맞춰 팔을 수평으로 펴도록 지지한다(일반적으로 늑골이 흉골에서 결합되는 네 번째 늑간 위치). 팔을 지지해 주지 않으면, 대상자의 팔 근육이 수축되어 혈압이 상승한다. 대상자가

비판적 사고 적용하기

김 씨 부인이 혈압측정과 정맥주사 투여를 위해 병원에 도착했다. 김 씨 부인의 얼굴은 붉었고, 점심시간을 이용하여 급하게 서두르고 있었다. 간호보조인력이 김 씨 부인의 혈압을 측정하는 것을 관찰하게 한다. 이 상태에서 측정된 자료를 사용한다면, 부적절한 결과가 기록될 수 있다. 표 18-5가 이 문제를 해결하는 데 도움을 줄 것이다.

정답은 부록 B를 참고하세요.

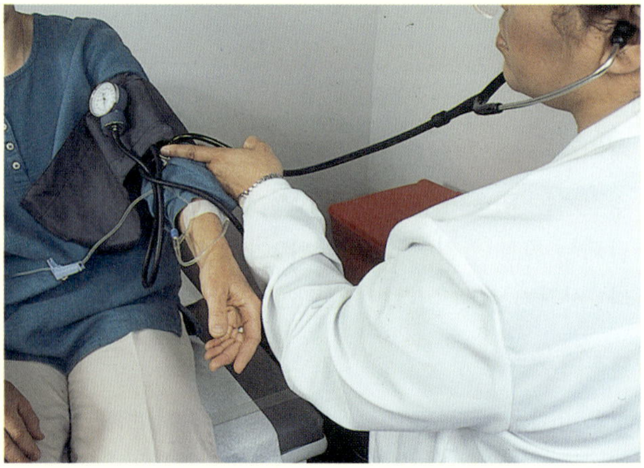

누워 있을 때, 팔은 베개 위에 놓아 심장 높이에 맞추도록 한다.

③ 호흡 주기와의 상호관계

흉곽 내 압력은 심장과 큰 혈관에 영향을 받아 정상 호흡 주기에 따라 변화하므로, 혈압은 호기보다 흡기 동안에 더 낮다. 흡기[맥박 모순, 기이맥(paradoxical blood pressure)으로 불리는] 시 수축기압은 놀라울 정도로 감소되어 심장압전, 협착심장막염, 폐기종, 저혈량성 쇼크, 폐동맥 색전과 같은 질병을 일으킨다. 일관성 있게 호기 말에 혈압을 측정하는 것은 호흡 변화에 따라 유발되는 혈압의 변화를 최소화시킨다.

④ 커프의 적절한 공기 주입과 제거

커프를 팽창시키면 사지에서 심장으로 귀환하는 정맥 혈액이 느려지고, 증가된 정맥압은 동맥에 영향을 미쳐 동맥압이 상승된다. 느리고 지연된 혹은 빈번한 커프 팽창은 정맥 충혈을 촉진하므로, 빠르게 측정한 후 완전히 풀어준다. 한쪽에서 계속적인 커프 팽창을 하기 전에 적어도 1~2분 경과 후 측정하며, 머리 위로 팔을 올리면 심장으로의 정맥 귀환이 빨라진다.

⑤ 청진

청진으로 혈압을 측정할 때, 커프를 팽창하여 사지로의 혈액 순환을 차단한다. 커프를 풀고 혈액을 다시 흐르게 함으로써 동맥에서 청진되는 Korotkoff음(Korotkoff sounds)을 청진할 수 있는데, Korotkoff음을 다섯 단계로 나눌 수 있다(표 18-7). I단계의 Korotkoff음은 수축기 혈압을 나타내고, 이완기압은 성인에서는 V단계 음이며, 아동에서는 IV단계 음 또는 V단계 음을 사용한다. 세 가지 단계를 모두 기록할 수 있다(예: 120/72/66).

비록 청진기의 다이아프램이 더 넓고 쉽게 위치시킬 수 있어 다이아프램을 더 많이 사용하긴 하지만, Korotkoff음이 낮기 때문에 청진기의 벨을 이용하면 가장 잘 청진된다. 만약 다이아프램으로 청진이 되지 않는다면, 벨로 다시 청진해 본다. 청진기를 피부에 대고 너무 세게 누르면 혈액 흐름을 막고 혈압 측정 결과가 변할 수 있으므로 세게 누르지 않는다.

표 18-7 Korotkoff음

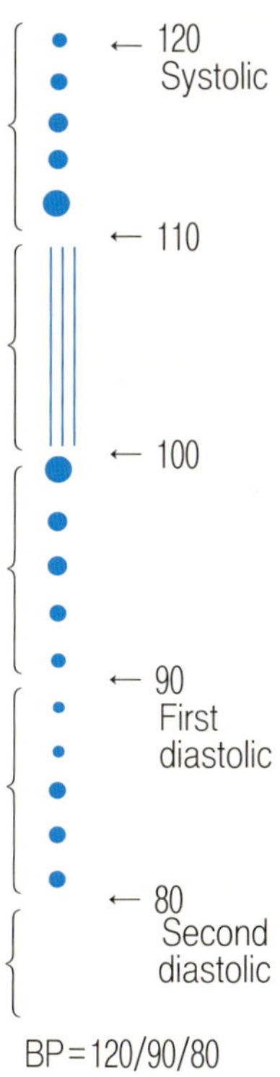

단계	해석	특징	기록
I		처음에는 약하게 툭툭 소리가 나다가 점차 높고 큰 소리가 들린다.	수축기압
II		휙 소리가 난다.	
III		바삭바삭하고 더 강한 소리; 분명하고 강하게 두드린다.	
IV		분출하는 소리가 점점 작아진다.	아동의 이완기압
V		소리가 사라진다.	성인의 이완기압

청진상 간극(auscultatory gap)은 I단계와 II단계 사이의 Korotkoff음 상실이다. 청진상 간극을 발견하지 못하는 것은 수축기압을 실제보다 낮게 측정했거나, 이완기압을 실제보다 높게 측정한 결과이다. 청진상 간극은 커프에 압력을 주고 있는 동안 상완이나 요골맥박의 촉진으로 발견할 수 있으며, 맥박이 사라지는 지점보다 30mmHg 높은 지점까지 압력을 올린다. 게다가 청진상 간극을 발견할 때, 최초로 측정한 수축기압을 촉진하여 혈압이 정상이거나 낮은 사람에게는 커프를 아주 높은 압력으로 팽창하지 않도록 한다. 청진상 간극을 발견했다면 수축기압과 이완기압을 기록하고, 청진상간극의 범위와 크기를 기록한다(예: 196/90: 청진상 간극은 184~150 사이).

⑥ 촉진

Korotkoff음을 청진할 수 없다면, 혈압은 촉진으로 측정하는데, 커프에 압력을 주고 커프를 푸는 동안 상완이나 요골맥박을 촉진한다. 수축기 혈압은 맥박이 돌아오는 지점이고, 이완기압은 촉진으로는 측정하기 어려우나, 촉진할 수 있는 진동을 느낌으로써 알 수 있다. 촉진된 혈압은 보통 'P'라고 수축기압에 기록한다(예: 110/P).

(4) 비정상

비정상 혈압은 고혈압, 저혈압, 기립성 저혈압으로 나뉜다.

① 고혈압

고혈압(hypertension)은 만성적으로 혈압이 올라가 있는 상태이다. 나이가 들수록 혈압이 증가되는 것이 산업사회의 일반적인 경향이라 할지라도, 고혈압은 뇌졸중이나 심부전과 같은 심혈관 부작용으로 인해 사망률과 유병률을 증가시키는 위험한 질병과 관련이 있다. 만성적으로 상승된 혈압은 성인인 경우, 나이를 막론하고 적극적인 치료를 해야 한다. 혈압이 140/90mmHg인 성인은 고혈압으로 진단된다. 60세 이상 성인은 혈압을 150/90mmHg 이하로 하는 것을 목표로 해야 한다. 30~59세 성인은 이완기압을 90 이하로 유지하는 것을 목표로 해야 한다(James et al., 2014). 고혈압은 한 번 측정 시 높았다고 진단되는 것이 아니고, 계속적으로 혈압이 상승되어 있을 때 진단된다. 연구에서는 집에서 측정했을 때보다 병원에서 혈압을 측정했을 때가 더 높게 혈압이 측정된다고 보고하는데, 이는 '백색 가운 효과(병원 공포증)'로 설명된다. 대상자가 임상환경을 떠나 정상 활동을 하는 동안, 통원시설에서의 혈압 측정은 정확한 진단과 고혈압 치료계획에 도움을 준다. 고혈압에 대한 자세한 설명은 27장을 참조한다.

② 저혈압

저혈압(hypotension)은 100/60mmHg 이하의 혈압으로 저혈압 수치는 건강한 사람, 젊은 사람의 경우 정상일 수도 있다. 심지어 노인이 증상 없이 정상 범위 이하로 혈압이 갑자기 떨어지는 것도 중요하지 않다. 예를 들어, 보통 혈압이 180/94mmHg인 고혈압 대상자가 만약 혈압이 120/80mmHg로 떨어졌다면, 이는 저혈압으로 간주된다. 또한 특정 순간에 측정한 수치보다는 혈압이 기준치에서 변화를 보였다는 것이 중요한 정보가 된다.

③ 기립성 저혈압

성인이 수평으로 똑바르게 누워 있다가 갑자기 일어나면 하지로 혈액이 정체된다. 건강한 사람은 반사적인 보상반응으로 자율신경계가 작동하여 심근수축과 혈관수축의 힘으로 박동수가 증가해 혈액을 이동시키기 때문에 혈압이 알맞게 유지된다. 그러나 정상적인 보상반응에서도 자세를 바꾸는 동안 일시적으로 혈압이 떨어지고, 박동수는 증가한다.

체위 변경 시의 불충분한 반사 보상은 기립성 저혈압(orthostatic hypotension)을 유발한다. 기립성 저혈압은 뇌로의 혈액 공급 감소로 인해 어지럼증, 쇠약, 흐린 시야, 실신과 같은 증상을 유발하고 혈압과 심장박동의 변화를 유발한다. 기립성 저혈압은 자율신경계의 보호반사 부전이나 저혈량을 나타내는 것일 수 있다. 저혈량이나 혈관수축 장애는 혈압을 감소시키고, 심장박동수를 증가시킨다. 자율신경계 기능 부전은 심장박동을 증가시키지 않고 혈압을 감소시킨다. 누운 자세에서 앉거나 설 때, 기립성 저혈압은 수축기압을 적어도 20mmHg 정도 떨어뜨리거나 이완기 혈압을 10mmHg 정도 떨어뜨리고, 분당 10회 이상 맥박 증가를 동반한다.

SAFETY ALERT

체위에 따른 저혈압을 경험한 사람은 낙상 위험이 있으므로, 체위에 따른 활력징후 측정은 대상자의 안전을 확인하기 위한 감별 방법 중 하나이다.

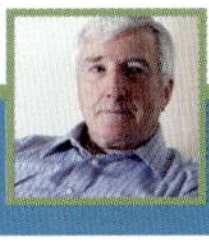

활력징후 PICO

이 장의 도입부에서 살펴보았던 비판적 사고를 위한 사례에서의 부인에 대해 살펴보자. 그녀는 그녀의 남편이 의사를 만나러 가는 것을 싫어한다고 말한다. 그녀는 심장병을 예방하는 데 도움을 준다는 영양제에 대해 들었다. 그녀는 가방에서 'CoQ10'이라고 적힌 조그마한 종이를 꺼내어 당신에게 보여준다. 그녀는 당신에게 "이 약이 우리 남편의 심장 문제를 예방하는 데 도움을 줄 수 있나요?"라고 물어본다. 당신은 근거를 찾기 위해 스마트폰으로 의학사전을 켠다. 이때 PICO 진술문은 "성인에서 삼장질환을 예방하기 위해 Coenzyme Q10을 복용하는 것과 아무것도 안 하는 것을 어떻게 비교할 수 있을까?"이다.

P (Population, 대상) = 성인
I (Intervention, 간호중재) = Coenzyme Q10 영양제(CoQ10)
C (Comparison, 비교) = 아무것도 안 하는 것
O (Outcome, 성과) = 심장질환 예방

당신은 218명의 대상자를 대상으로 하는 6개의 실험 연구를 분석한 체계적 고찰을 확인했다. 연구 중 2건은 영양제만을 복용하는 대상자에 대해 살펴보았으며, 다른 4건은 CoQ10을 복용하는 대상자와 콜레스테롤 합성저해제를 복용하는 대상자를 비교하였다. 고찰 결과, CoQ10 영양제 단독으로는 혈압, 고밀도지단백질, 중성지방 수치가 좋아진다는 강한 근거는 나타나지 않았다. 콜레스테롤 합성저해제와 CoQ10을 함께 복용하는 것 역시 혈압 또는 지질 수치가 좋아진다는 통계적인 근거는 나타나지 않았다. 연구에서는 지속적인 연구를 통해 CoQ10 사용의 긍정적인 효과에 대해 살펴보아야 한다고 결론지었다. 최근의 정보는 몇몇 단기간에 진행된 연구에 기반하고 있다.

당신은 위 결과를 부인과 공유하고, 그녀에게 남편이 일차 의료서비스제공자를 방문하도록 도우라고 격려한다.

출처: Flower, N., Hartley, L., Todkill, D., Stranges, S., & Ree K. (2014). Co-enzyme Q10 supplementation for the primary prevention of cardiovascular disease. *Cochrane Database of Systematic Reviews,* (12), CD010405. doi: 10.1002/14651858.CD010405.pub2

만성적으로 기립성 저혈압이 있는 대상자에게 천천히 자세를 바꾸고, 누운 자세에서 앉고, 앉은 자세에서 일어날 때, 다음 자세를 취하기 전에 몇 분 정도 시간을 경과시키도록 교육한다.

자세변경 시 어지럼증, 흐릿한 시야, 기력 저하가 있는 대상자, 이뇨제를 투여받는 대상자, 혈량 감소 과거력이 있는 대상자의 경우, 기립성 저혈압을 사정한다. 자세 변경에 따른 혈압과 심장박동을 체계적이고 일관된 기술로 사정함으로써 치료를 확인하고 결정하기 위한 가장 중요한 정보를 얻을 수 있다. 기립성 저혈압 사정을 위한 단계적인 설명은 **실습지침서 1장**을 참조한다.

심각한 기립성 저혈압을 경험한 대상자는 혈압과 맥박을 측정하기 위해 오랫동안 서 있을 수 없을 것이다.

SAFETY ALERT
대상자가 서 있는 동안 심각하게 기립성 저혈압 증상이 나타난다면, 더 이상 측정하지 말고 눕히도록 한다.

혈압과 심장박동 수치를 기록하고, 측정된 대상자의 체위를 기록한다. 뇌혈류량 감소를 나타내는 증상을 기록한다.

6. 활력징후의 기록

간호사는 활력징후를 정확하게 측정하고, 기록할 의무가 있다. 간호보조인력에게 활력징후 측정을 위임하기도 하며 건강관리팀 구성원에게 비정상적인 활력징후는 즉시 보고하도록 교육한다. 일부 활력징후 측정기구는 바로 전자의료기록 체계에 연결되어 있어 측정 시 바로 기록될 수 있게 한다. 측정 후, 간호사는 의사에게 비정상 수치를 보고한다. 또한 전자의료기록(EHR)에 입력한 자료는 그래프로 그려져 활력징후의 변화를 쉽게 알 수 있으며, 변화양상은 정상 변동을 나타낼 수도 있고, 질병이나 치료에 대한 반응으로 변화될 수도 있다. 예를 들어, 이른 아침에 체온이 감소되는 경향을 보이면 정상 변동이고, 만약 그래프가 밤이나 이른 아침 동안 열이 오른 경향은 발열을 의미하며 추후 관찰이 필요할 것이다. 혈압 저하나 체온 상승이 동반되거나 동반되지 않은 채 맥박이 상승했다면 감염을 의미한다.

7. 생애주기에 따른 고려사항

발달 단계와 관련된 변화를 아는 것은 활력징후 측정과 해석에 중요하다. 표 18-1에 생애주기에 따른 활력징후의 정상 범위가 설명되어 있다.

1) 신생아와 영아

신생아의 체온, 맥박, 호흡은 광범위하게 변화한다. 신생아는 체온 유지 중추가 미성숙하고, 주변의 온도에 대해 체온에 영향을 미칠 수 있다. 맥박과 호흡은 신생아가 활동하거나, 울거나, 깜짝 놀랐을 때가 휴식 시보다 빠르다. 말초맥박이 약하고, 촉진하기 어려우며 정확하게 측정할 수 없기 때문에 맥박 사정 시 심첨이 가장 정확한 측정 부위이다. 건강한 신생아는 간혹 무호흡이 있을 수 있다. 건강한 영아나 신생아의 혈압은 측정치를 믿을 수 없기 때문에 일반적으로 측정하지 않는다. 3세 이하의 아동 중에 미성숙, 저체중, 심부전, 반복되는 방광 감염, 신장질환이 있는 아동은 혈압을 측정한다.

안전에 대한 고려는 신생아와 영아의 활력징후 사정 시 중요하다. 고막이나 액와 체온 측정이 선호되는데, 이는 직장체온 측정 시 직장 점막이 천공되거나 찢어질 수 있고, 영아는 구강체온 측정 시 체온계를 물 수 있기 때문에 구강체온 측정은 안전하지 않다. 보통 크기의 고막 탐침(probe)은 2개월 이하 영아나 미숙아의 이도에 삽입하기에는 너무 클 수 있다. 영아는 빠르게 움직이기 때문에 활력징후 사정 동안, 낙상이나 외상을 입지 않도록 하는 것이 필수적이다.

2) 유아와 학령전기 아동

아동이 2세에 접어들면서 활력징후는 변동의 폭이 적어진다. 맥박은 분당 80~120회의 정상 범위로, 호흡수도 분당 22~40회로 감소한다. 수축기 혈압은 80~112mmHg이고, 이완기 혈압은 50~80mmHg으로 정상 범위를 유지한다. 3세 이상 아동의 경우 알맞은 커프 크기로 혈압을 정기적으로 측정한다.

유아와 학령전기 아동은 활력징후 측정기기에 대해 공포를 느낄 수 있는데, 설명을 해 주면 공포를 감소시킬 수 있으며, 아동이 청진기를 가지고 놀거나, 전자체온계 버튼을 누르며 놀도록 허락함으로써 공포를 줄일 수 있다. 또한 부모나 돌봄제공자와 함께 있도록 하면서, 이야기를 하여 어린이가 편안함을 느끼게 할 수 있다.

안전하게 측정하는 것이 중요하다. 체온은 4~5세까지 아이의 경우 측두동맥, 고막이나 액와 부위에서 측정하고, 설하에 체온계를 물고 유지할 수 있다면 설하체온도 측정한다.

3) 학령기 아동과 청소년

이 시기에는 정상 범위 내에서 활력징후 측정값이 크게 변화한다. 일반적으로 체온, 맥박, 호흡은 유아기 후 점진적으로

건강관리팀과의 협력

활력징후 변화에 대해 의사에게 보고

외과병동에서 오후 근무를 하고 있는 심 간호사는 오늘 아침 대장절제술을 받은 70세 조 씨 부인을 돌보고 있다. 심 간호사는 활력징후 변화를 의사에게 보고하기 위해 전화하고 있다.

Situation(상황): "257번 방에 있는 오늘 아침 대장절제술을 받은 조 씨 부인의 변화된 상태를 보고하려고 하는데, 전화를 받으시는 분이 담당의사를 대신하는 당직의사인가요?"

Background(배경): 조 씨 부인의 현재 활력징후는 체온 37.4℃, 혈압 100/60, 맥박 98회, 호흡 20회이며 수술 전 활력징후는 체온 37℃, 혈압 128/80, 맥박 80회, 호흡 16회이다. 조 씨 부인은 수술 후 아직 배뇨하지 않았으며 수술 부위 드레싱은 말라 있고, 통증은 잘 조절되고 있다. 수술 후 아직 혈액검사는 하지 않았다.

Assessment(사정): 조 씨 부인의 저혈압, 맥박 증가와 수술 이후 배뇨하지 못한 상태가 걱정된다.

Recommendation(권고): 조 씨 부인이 소변량이 적절한 상태인지 알기 위해 조 씨 부인에게 카테터 삽입 지시를 내릴 것인가? 수술 후 출혈을 배제하기 위해 Hct(헤마토크릿) 검사를 할 것인가? 활력징후 기준이 없어 간호사가 전화 시 가이드라인을 제공하면 도움이 될 것이다. 하지만 조 씨 부인을 방문하여 직접 검사하시면 더 좋을 것이다.

비판적 사고

- 활력징후 변화를 보고하기 위해 먼저 자료를 수집하도록 한다. 심 간호사는 의사에게 어떤 자료를 추가하여 알릴 수 있는가?
- 대상자의 활력징후 변화와 관련하여 의사에게 알릴 중요한 순간을 어떻게 결정할 수 있는가? 다른 대상자와는 다르게 사용할 기준인가?
- 활력징후를 측정하고, 적절하게 기록하며 적절한 정보를 알기 위해 간호조무사와 협력하여 일할 수 있는가?
- 담당의사를 대신하는 당직의사나 주치의에게 보고한다면, 다른 정보를 제공할 것인가?

감소하나, 혈압은 상승하고 키와 몸무게도 증가한다.

이 연령대의 아동은 활력징후 측정에 대해 익숙해하고 두려워하지 않는다. 정상 수치에 대한 교육과 활력징후 측정에 대한 이유를 아동에게 교육한다. 아동은 체온계를 뜨거운 물에 넣어보거나 불 가까이에 대볼 수 있어, 예상 밖의 체온 측정치는 검증해 볼 필요가 있다.

4) 성인과 노인

활력징후는 보통 성인 초기에 안정화된다. 성인기에 생활습관과 만성질환의 영향은 활력징후에 영향을 미친다. 만성 호흡기 질환과 담배연기와 같은 오염물질에 대한 노출은 호흡 횟수와 양상에 영향을 미칠 수 있다. 심혈관계 질환은 심장 박동과 리듬을 변화시킬 수 있다. 고혈압의 유병률은 미국의 성인 3명 중 1명일 정도로 점차 증가하고 있는 추세로 2030년까지 고혈압환자는 대략 44%까지 증가할 것으로 보고 있다(American Heart Association, 2014). 반대로 기립성 저혈압은 유병률이 명확하지 않지만 대부분 노인에게서 나타난다. 기립성 저혈압은 정상 노화 과정의 결과인지, 질환과 관련이 있는지 여부가 확실하지 않으므로 주의해야 한다. 또한 노인의 체온은 정상보다 낮다.

활력징후를 측정하는 동안 측정치에 대해 묻기도 한다. 측정치에 대해 함께 이야기하는 것은 대상자 교육의 좋은 기회가 된다.

주요개념

- 체온, 맥박, 호흡, 혈압은 정상범위를 벗어날 경우, 정상적인 생활이 힘들어질 수 있으므로 활력징후라고 한다.
- 활력징후 사정은 비정상적인 증상을 알아내고 대상자의 진행 정도를 평가하기 위한 간호의 중요한 역할 중 하나이다.
- 체온은 구강, 귀, 직장, 이마, 액와 등 다섯 부위에서 측정된다.
- 체온에 영향을 미치는 요인은 나이, 환경, 일주기, 운동, 스트레스, 호르몬 수치이다.
- 체온 측정기기는 전자체온계, 고막체온계, 측두동맥 체온계, 비접촉식 적외선 체온계, 화학종이 체온계 등이며, 수은 체온계는 더 이상 사용되지 않는다.
- 심장수축과 혈액 분출의 순환으로, 맥박은 신체의 다양한 부위에서 측정된다.
- 맥박의 횟수, 리듬, 강도를 평가한다.
- 맥박에 영향을 미치는 요인에는 나이, 자율신경계 자극, 약물이 있다.
- 불규칙한 맥박은 심첨 부위에서 1분 동안 측정한다.
- 심장 수축 시 맥박이 약하고, 말초에서 촉지되지 않을 때 맥박 결손이 발생한다.
- 나이, 약물, 스트레스, 운동, 고도, 성별, 체위, 열은 호흡 횟수, 리듬, 깊이에 영향을 미친다.
- 비정상적인 호흡에는 빈호흡(분당 20회 이상), 서호흡(분당 12회 이하), 무호흡이 있다.
- 비정상적인 호흡양상에는 Biot's 호흡, Kussmaul 호흡, Cheyne-Stokes 호흡이 있다.
- 혈압은 심장에서 형성되는 혈액의 흐름과 혈관을 통한 혈액 흐름의 저항이다.
- 수축기압은 심실수축 동안 발생하고 이완기압은 심실이완 동안 발생한다. 맥압은 수축기압과 이완기압의 차이이다.
- 혈압에 영향을 미칠 수 있는 요인은 나이, 자율신경계 자극, 순환 혈량, 약물, 심장리듬이다.
- 혈압은 보통 청진기와 혈압계를 사용하여 간접적으로 측정한다.
- 혈압은 Korotkoff음의 다섯 단계로 청진된다. 첫 번째 Korotkoff음은 수축기압이고, 다섯 번째(아동은 네 번째)가 이완기압이다.
- 알맞은 커프 크기를 선택하여 팔을 심장 높이에 두고, 정맥 충혈을 피하고, 청진상 간극이 있음을 발견하는 것은 정확한 혈압 측정에 중요한 절차이다.
- 기립성 저혈압은 앙와위에서 일어나는 체위를 취하는 경우, 혈압이 떨어지는 것을 경험할 때 나타난다.
- 활력징후는 생애주기에 따라 정상적으로 변화한다.

REFERENCES

American Heart Association. (2014). *High Blood Pressure: Statistical Fact Sheet, 2014 Update.* Retrieved from http://www.heart.org/idc/groups/heart-public/@wcm/@sop/@smd/documents/downloadable/ucm_462020.pdf

Carr, E., et al. (2011). Comparison of temporal artery to rectal temperature measurements in children up to 24 months. *Journal of Pediatric Nursing, 26*(3), 179–185.

James, P., Poaril, S., Carter, B., Cushman, W., Dennison-Himmelfarb, C., Handler, J., et al. (2014). 2014 evidence-based guidelines for the management of high blood pressure in adults: Report from the panel members appointed to the Eighth Joint National Committee (JNC 8). *JAMA, 311*(5), 507–520. doi: 10.1001/jama2013.284427

Johnson, K. D., Winkelman, C., Burant, C., Dolansky, M., & Totten, V. (2014). The factors that affect the frequency of vital sign monitoring in the emergency department. *Journal of Emergency Nursing, 40*(1), 27–35. doi: http://dx.doi.org/10.1016/j.jen.2012.07.023

Lawson, L., et al. (2007). Accuracy and precision of noninvasive temperature measurement in adult intensive care patients. *American Journal of Critical Care, 16*(5), 485–496.

National Institutes of Health (NIH). (2005). *The Fourth Report on the Diagnosis, Evaluation, and Treatment of High Blood Pressure in Children and Adolescents (NIH Pub. No. 05–3790).* Retrieved from http://www.nhlbi.nih.gov/health/prof/heart/hbp/hbp_ped.htm

Quatrara, B., et al. (2007). The effect of respiratory rate and ingestion of hot and cold beverages on the accuracy of oral temperatures measured by electronic thermometers. *Medsurg Nursing, 16*(2), 100, 105–108.

Sloane, P. D., Kistler, C., Mitchell, C. M., Beeber, A. S., Bertrand, R. M., Edwards, A. S., et al. (2014). Role of body temperature in diagnosing bacterial infection in nursing home residents. *Journal of the American Geriatrics Society, 62*(1), 135–140. doi: 10.1111/jgs.12596

Sund-Levander, M., & Grodzinsky, E. (2009). Time for a change to assess and evaluate body temperature in clinical practice. *International Journal of Nursing Practice, 15*, 241–249.

Wang, K., Gill, P., Wolstenhholme, J., Price, C., Heneghan, C., Thompson, M., et al. (2014). Non-contact infrared thermometers for measuring temperature in children: Primary care diagnostic technology update. *British Journal of General Practice.* doi: 10.3399/bjgp14X682045

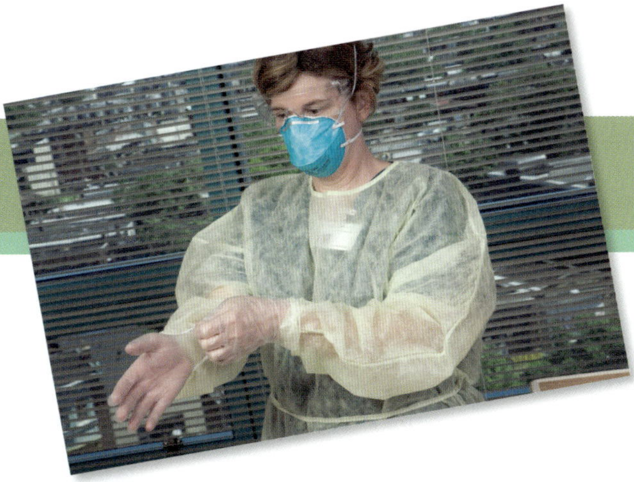

CHAPTER 19

무균술과 감염관리

Asepsis and Infection Control

Penny Gilliatt

비판적 사고를 위한 사례

외래에서 백혈병으로 치료 중인 대상자가 폐렴과 호흡부전으로 지난주에 중환자실에 입원하였다. 대상자는 지역사회 획득성 MRSA 폐렴으로 진단받고, 2일 전에 종양내과로 전실하였다. 정 간호사는 병실에 들어가기 전 손위생을 실시하고 격리가운, 장갑, 마스크를 착용하였다. 정 간호사가 병실에 들어가자 대상자는 "마침내 누군가 들어왔네요. 그런데 당신 차림새를 보니 내가 외계인 같은 느낌이 들어요."라고 말하였다.

이 장을 학습한 후, 위의 사례를 읽고 다음의 내용에 대하여 비판적 사고를 적용하여 복습한다.

1. 접촉 주의지침과 표준 주의지침의 차이점을 서술한다.
2. 건강관리제공자가 위 사례에 제시된 대상자와 같은 대상자의 병실에 들어가거나 돌보기를 꺼려하는 이유를 규명한다.
3. 위 사례에서 대상자에게 어떻게 반응하면 되는지 가능한 방법을 제시한다. 대상자의 관심은 무엇인가? 대상자의 느낌은 무엇인가? 대상자와 이에 대해 어떻게 대화하면 되는가?
4. 대상자의 염려를 다른 건강관리팀 구성원과 어떤 방법으로 대화할지 결정한다. 다른 건강관리팀 구성원과 이 주제에 대해 접근하는 방법을 살펴본다.

주요용어

감염성 질환 infectious disease
개인보호장구 personal protective equipment, PPE
격리 isolation
광범위 베타락탐계 항생제 분해효소 extended-spectrum beta-lactamases, ESBLs
기회감염 opportunistic infections
내과적 무균술 medical asepsis
다약제 내성균 multidrug-resistant organisms, MDROs
독성 virulence
멸균 sterilization
무균술 asepsis
방부제 antiseptic
병원감염 nosocomial infection
병원성 pathogenicity
병원체 pathogens
보균자 carriers
살균의 bactericidal
소독제 disinfectant
손위생 hand hygiene
외과적 무균술 surgical asepsis
의료관련감염 healthcare associated infection, HAI
정균제 bacteriostatic
특이성 specificity
패혈증 sepsis
표준 주의지침 standard precautions
프리온 prions

학습목표

1. 감염회로의 여섯 가지 요소를 확인한다.
2. 감염이 발생하는 과정을 확인한다.
3. 다양한 실무환경에서의 감염 위험요인을 기술한다.
4. 감염관리를 위한 건강관리제공자와 건강기관의 역할을 논의한다.
5. 감염노출로부터 돌봄제공자를 보호하는 방법을 확인한다.
6. 간호대상자에게 감염전파를 줄이는 방법을 확인한다.
7. 내과적 무균술과 외과적 무균술을 구별한다.
8. 적절한 손씻기 기술을 수행하고, 이를 실무에 반영하기 위한 핵심 상황과 근거를 확인한다.
9. 세척, 소독, 멸균을 사용하는 적합한 상황을 기술한다.
10. 개인보호장구와 같은 적절한 보호장비의 사용을 기술한다.
11. 두 가지 격리 유형을 논의한다.
12. 감염성 질환의 전파를 예방하는 데 고려해야 할 연령별 특성, 문화적 특성을 확인한다.

미생물의 전파를 방지하는 것은 모든 간호사의 관심 목표이다. 간호사가 이 목표를 달성하게 하는 방법은 무균술이다.

무균술은 질병을 일으키는 미생물을 없애는 것을 의미한다. 우리 주위에는 많은 미생물이 존재하며 번식하고 있다. 이들은 공기 중에 존재하고, 피부에서 성장하며, 소화기관 안에서 증식한다. 특정 미생물은 정상적인 신체기능에 필요하고, 어떤 미생물은 생태환경을 유지하며 음식의 숙성을 도와준다. 대부분의 미생물은 인간과 조화를 이루며 살지만 균형이 깨지면 감염을 일으킬 수 있다.

감염성 질환은 건강관리제공자를 찾는 가장 흔한 이유이다. 전 세계적으로 대부분의 감염성 질환은 예방이 가능한데도 불구하고 인간에게 엄청난 고통과 불필요한 생명의 손실을 초래할 뿐만 아니라, 예방과 치료에 소요되는 의료비용도 많다. 최근 수년 동안 광범위 베타락탐계 항생제 분해효소를 생산하는 *Clostridium difficile*, 결핵, 카바페넴 내성 장구균(carbapenem-resistant Enterobacteriaceae, CRE) 임균(*Neisseria gonorrhoeae*), 장구균(Enterococci), 특정세균[대장균(*Escherichia coli*), 폐렴간균(*Klebsiella pneumoniae*), *Acinectobacter baumannii*, *Stenotrophomonas maltophilia*], 황색 포도상구균(*Staphylococcus aureus*)과 같은 다약제 내성균(MDROs)이 빠르게 증가하고 있다. ESBLs는 페니실린과 세팔로스포린계 항생제에 세균이 내성을 갖도록 하는 효소이다. 이러한 세균을 뿌리뽑는 것이 점점 더 힘들어지고 있다(Centers for Disease Control and Prevention, CDC; 2013). 바이러스성 출혈열, 에볼라바이러스(Evola virus), 2009년 처음 발견된 마버그 바이러스(Marburg virus), 최근 발견된 남아프리카 Lujo virus, 장바이러스 D68, 한타바이러스(Hantavirus) 및 신종플루 A H5N1(aviau flu), 신종플루 A H1N1(2009), H3N2(2014), 중동호흡기증후군(Middle East respiratory syndrome, MERS)의 유행은 적절한 감염관리실무가 필요하다는 것을 보여준다. 2014년 서아프리카에서 창궐한 에볼라바이러스는 전세계에 감염예방실무와 개인보호장구(personal protective equipment, PPE) 착탈의와 관련 있는 실무에 대한 새로운 관점을 제공했다.

감염관리를 위한 간호수행은 감염으로부터 대상자, 가족, 건강관리제공자를 보호하는 안전하고 치료적인 환경을 조성하는 데 초점을 맞춘다. 피부통합성 및 상처치유(30장 참조), 감염(31장 참조)부분에서 특성 감염성 질환과 각 질환별 진단 및 치료를 제시하고 있다.

1. 감염과 미생물

인간에게 해를 끼칠 수 있는 미생물을 병원균(pathogens, pathogenic)이라고 한다. 병원균이 침입하여 체내에 증식하고, 정상적인 생리적 과정을 파괴하며 감염을 일으키고, 병원균 또는 병원균의 독소는 정상 세포기능을 파괴하거나, 모든 세포를 죽인다. 패혈증(sepsis)이라는 용어는 조직이 중독된 것을 의미하며, 심각한 감염을 의미한다. 혈액에 의해 전신으로 퍼진 감염이나 감염성 생성물의 전파를 패혈증(septicemia) 또는 균혈증(bactremia)이라고 한다.

보통 감염(infected)과 패혈성(septic)은 호환적으로 사용되지만 같지는 않다. 대개 감염되었다(infected)는 것은 미생물에 의해 발병된 질환을 가지고 있음을 의미한다. 패혈성(septic)은 조직의 광범위한 미생물적 파괴와 그에 대한 면역 반응에 의하여 전신염증상태가 나타나는 것이다. 이 전신적 상태는 숙주에서 미생물이 번성하는 것을 의미한다. 미생물에 의해 독소와 효소가 생성되어 열, 발진, 피로, 오심, 구토, 설사, 상처의 화농성 배액, 상처 부위의 발적 및 압통, 통증 및 전신쇠약과 같은 감염증상을 일으킨다.

건강관리제공자는 미생물 전파관리 및 무균술을 유지하고, 발전시키기 위해 많은 노력을 기울인다. 무균술은 광범위한 감염관리법이다. 시술 전후의 손씻기를 비롯하여 세척, 소독, 멸균의 과정이 포함되며 장갑, 마스크, 가운 착용과 대상자 격리와 같이 미생물의 전파를 방지하기 위한 보호장비 사용도 무균술의 일부분이다.

1) 감염 유발요인

감염 유발요인으로는 세균, 바이러스, 곰팡이, 기생충, 프리온 및 다약제 내성균 등이 있다.

(1) 세균

세균은 독립적으로 생존하는 단세포 미생물로 일부는 사람에게 질병을 일으킬 수 있는데, 공기, 음식, 물, 토양, 매개 곤충이나 성행위를 통해 전파될 수 있다. 세균은 크기와 모양, 성장 및 복제조건이 다르며 숙주에게 해를 끼치는 형태도 다양하다. 모든 세균은 조직을 침범하고 염증을 유발하여 기관의 기능을 저해시킬 수 있는데, 대사성 독소를 생산하여 숙주 내로 분비하는 외독소 생성물과 생산한 독소를 세포벽 내에 보관 후 미생물이 죽고 나서 유리하는 그람내성 내독소 생성물로 구분한다. 예를 들면, 디프테리아(diphtheria), 보툴리눔 독소증(botulism), 파상풍(tetanus) 등은 외독소 생성물이며, 임질(gonorrhea), 수막구균 수막염(meningococcal meningitis)은 그람음성 내독소이다.

(2) 바이러스

바이러스는 살아 있는 미생물로 핵산과 단백질로 구성된 세포막 결합체이다. 이는 살아 있는 세포 안에서 증식하여 다양한 질병을 일으킨다. 어떤 바이러스성 감염증은 급성적이고 숙주의 방어기전에 의해 조절되지만 간염, 인간면역결핍바이러스(human immunodeficiency virus, HIV)와 같은 것들은 전신에 퍼져 심각한 조직손상과 만성질환을 일으킨다.

노로바이러스를 예로 들면, 미국에서 연간 2,100만 명이 노로바이러스로 인해 위장염을 앓았다고 보고되었고, 이는 전 세계 발생률의 50%를 차지하였다(CDC, 2011).

(3) 곰팡이

곰팡이는 단세포균 유기체로 사상균과 효모가 여기에 속한다. 칸디다 알비칸스(*Candida albicans*)는 점막과 피부, 위장관, 질에 존재하는 상주균이며 면역력이 저하된 성인의 구강, 피부, 위장관, 질에 효모성 감염을 일으킬 수 있다. 칸디다 감염은 면역기능이 정상인 사람에게는 질병을 일으키지 않기 때문에 기회성 감염이라고 한다. 칸디다는 정상 균주로 다양한 환경에 존재하기 때문에 병원성 칸디다 진균감염은 다양한 침습적 장치를 적용하는 중환자에게 특히 치명적이며, 발생률도 증가하는 추세이다. 진균감염은 인간의 모발, 피부, 손톱에서 호발하며 식물에서도 번식하고 음식과 우유의 발효작용을 일으키기도 한다.

(4) 기생충

기생충은 다세포 유기체로 숙주에 어떤 도움도 주지 않고 기생한다. 원충(protozoa), 연충(helminth), 절지류(arthropod species) 등이 해당하며 주로 성접촉이나 곤충, 반려동물을 통해서 감염된다.

원충은 자유생활을 하는 미생물로 보통 물에서 생존하며, 인간은 비위생적인 음식준비 및 조리과정에서 원충 관련 질환에 노출된다. 말라리아와 수면병이 대표적인 원충 관련 질환이다. 연충은 인간의 위장관이나 다른 신체 조직에 감염을 일으키는 기생충으로 촌충, 십이지장충, 선모충 등이 해당한다. 진드기, 벼룩 같은 절지동물은 피부 및 전신 질환을 유발한다.

(5) 프리온

전염성 해면상뇌증(transmissible spongiform encephalopathies, TSEs)이라 부르는 프리온 질병은 동물과 인간 모두에게 감염되며 빠른 속도로 진행되는 신경퇴행성질환으로, 치료할 수 없는 치명적인 질병이다. 프리온은 뇌와 신경조직에 있는 단백질의 비정상적 변화를 유발하여 뇌손상을 일으키며, 대부분 단백질로 구성된 감염원이다. 가장 흔한 프리온 질병은 광우병이라 부르는 소해면상뇌증(bovine spongiform encephalopathy, BSE)과 인간에게 발생하는 크로이츠펠트-야콥병(Creutzfeldt-Jakob disease, CJD)이다.

(6) 다약제 내성균

미생물은 인간처럼 생존을 위해 경쟁하며, 끊임없이 변화하는 환경에 적응해왔다. 1940년대에 페니실린의 항균력에 면역성을 가진 포도상구균 변종이 출현하였고, 과학자는 약물내성을 효과적으로 치료하기 위한 새로운 페니실린을 개발하게 되었다. 그러나 시간이 지나면서 미생물 개체가 증가함에 따라 약물내성 균주가 나타나게 되었고, 병원과 지역사회에서 근무하는 건강관리제공자와 대상자에게 많은 문제를 초래하였다. 매년 미국에서는 최소 200만 명의 사람들이 항생제 내성 세균에 감염되고 적어도 2만 3천 명이 이러한 감염의 결과로 사망한다. 더 많은 사람들이 항생제 내성균 감염과 관련된 상태로 인해 사망한다. 2013년 미국 질병관리본부(Centers for Disease Control and Prevention, CDC)는 「미국을 위협하는 항생제 내성, 2013」이라는 보고서를 발행하였다. 이 보고서는 MDROs의 위급한 위협, 심각한 위협, 우려되는 위협의 3가지 부분을 나타내고 있다(Box 19-1).

약물내성 균주의 발달에 영향을 미치는 요인에는 다음과 같은 것이 있다.

- 항생제 남용
- 감염된 미생물에 대한 부적절한 항생제 사용
- 증상 완화에 따른 불충분한 항생제 사용
- 감염을 인지하지 못한 무증상 감염보균자에 의한 내성균 전파
- 농업의 항생제 사용 증가로 우유와 육류 내의 항생제

Box 19-1 위협적인 다약제 내성 생물(CDC, 2013)

위급한 위협
- *Clostridium difficile*
- CRE
- 약제내성 *N. gonorrhoeae*

심각한 위협
- Acinetobacter
- 약제내성 *Campylobacter*
- Fluconazole 내성 칸디다
- ESBL을 생성하는 Enterobacteriaceae
- 반코마이신 내성 장구균(VRE)
- 다약제 내성 *Pseudomonas aeruginosa*
- 약제내성 nontyphoidal *Salmonella*
- 약제내성 *Salmonela typhi*
- 약제내성 Shigella
- 메티실린 내성 포도상구균(MRSA)
- 약제내성 폐렴 연쇄상구균
- 약제내성 결핵

우려되는 위협
- 반코마이신 내성 포도상구균(VRSA)
- 에리스로마이신 내성 그룹 A 연쇄상구균
- 크린다마이신 내성 그룹 B 연쇄상구균

사용 증가

최근에는 다약제 내성균을 치료하는 약물에 대한 내성이 급격히 증가하고 있어 치료선택을 제한하고 있다. 또한 다약제 내성균으로 인한 의료비용 및 사망률이 높기 때문에 감염의 예방과 관리가 매우 중요하다. 질병관리본부는 감염 위험을 줄이기 위하여 다음의 4가지 전략을 제시하였다.

1. 혈관 및 요로 카테터, 인공호흡기 관리를 철저히 하여 감염을 예방(21, 32장 참조)
2. 신속하고 정밀한 감염성 유기체의 진단 및 치료
3. 항균제의 적절한 사용
4. 근거기반 전파예방전략의 확실한 이행

행정 지원, 항생제의 신중한 사용, 감시, 표준과 접촉 주의, 환경 측정, 교육 등도 통제전략에 포함된다. 이 밖에도 건강관리제공자의 손을 통해 다약제 내성균이 대상자에서 다른 대상자로 전파될 수 있기 때문에 손씻기는 감염예방의 가장 효과적인 방법이다.

SAFETY ALERT

다약제 내성균은 건강한 사람, 특히 건강관리종사자의 건강을 위협한다. 미생물에 의한 감염치료가 점점 어려워지고, 어떤 경우는 항생제도 효과가 없기 때문에, 적절한 손씻기와 같은 효과적인 감염관리가 필요하다.

2) 감염회로

병원체의 생명주기는 흔히 연속적인 과정으로 설명할 수 있다. 유기체가 질병을 전파하기 위해서는 성장 · 생식하여 다른 숙주로 옮겨가야 한다. 간호중재는 감염된 대상자에서 다른 대상자로 전파되는 것을 막음으로써 감염의 고리를 차단하는 것이다. '감염회로'는 감염원(infectious agent), 원천(source), 출구(portal of exit), 전파방법(mode of transmission), 침입구(portal of entry), 민감한 숙주(susceptible host)로 구성된다(그림 19-1).

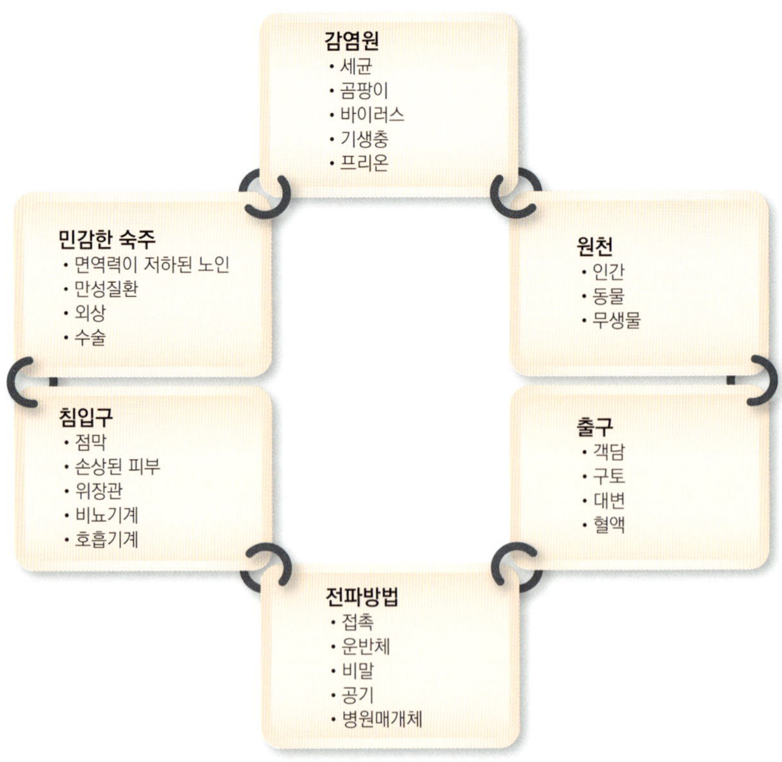

그림 19-1 감염회로

(1) 감염원

병원체는 감염회로 중 첫 번째 고리로 세균, 바이러스, 곰팡이, 프리온, 기생충 등이 될 수 있다. 질병을 일으키는 병원체의 감염력은 병원성, 독성, 침범성과 특이성에 달려 있다. 병원성(pathogenicity)은 질병을 일으키고 해를 끼치는 유기체의 능력이며, 독성(virulence)은 유기체가 성장하고 증식하는 힘을 말한다. 침범성은 조직에 침투하는 능력이며, 특이성(specificity)은 인간을 포함한 특정 숙주의 친화력을 말한다. 병원성, 독성, 침범성이 클수록 정상 신체방어를 뚫고 더 많은 감염을 유발한다. 이 4가지 특성은 미생물의 화학적 구성이나 구조에 의해 결정되는데, 여기에는 피부와 점막에 침투하여 면역계 작용을 상쇄시키는 효소와 독소를 생성하는 유기체의 능력이 포함된다.

(2) 원천

유기체의 성장 원천(source)을 저장소(reservoir)라고도 하는데 무생물, 인간, 동물 등이 원천이 된다. 무생물에는 약, 공기, 음식, 물 또는 유기체가 기생, 동면 혹은 생존하는 기타 물질 등이 해당하며, 인간 요소에는 대상자 자신, 건강관리자, 가족구성원, 방문객 및 다른 대상자가 포함된다. 활동성 질환자, 잠복기에 있는 대상자 그리고 무증상의 보균자로부터 감염이 전파될 수 있다. 보균자란 질환의 증상은 없지만 다른 사람에게 전파시킬 수 있는 병원체를 체내에 보유하고 있는 사람 혹은 동물이다. 또한 자신의 세균성 균주가 다른 기관이나 조직에 옮겨질 때도 감염이 생길 수 있는데, 예를 들어 인간의 위장관 내 내인성 미생물이 상처, 비뇨기계, 폐에 들어가면 질병을 유발할 수 있다.

동물도 질병발생의 원천이 되기도 한다. 특히 과거부터 지금까지 곤충과 쥐는 유행성 질병을 일으켜왔다. 과학자들은 다양한 조류인플루엔자 종의 범유행을 우려하고 있다. 이에는 (1) 2013년 중국의 H7N9 발생, (2) 고병원성 H5N1 조류 인플루엔자 종(HPA1 H5N1), (3) 2014년 H5N2와 H5N8 종의 발생, (4) 돼지 인플루엔자(H1N1 종)가 있다(CDC, 2014b; CDC, 2014c). 현재는 인간 대 인간의 전파는 드물기 때문에 인간에게 미치는 위험은 낮다. 그러나 바이러스가 계속 돌연변이를 일으켜 가금류와 접촉하는 사람을 감염시키는 경우가 있기 때문에, 만약 돌연변이가 지속될 경우 인간 대 인간의 감수성도 증가할 것으로 추정된다. 이러한 돌연변이는 약물에 내성이 생기게 하므로 매우 위험하다.

(3) 출구

출구(portal of exit)는 감염 원인균이 배출되기 위해 탈출하는 수단을 제공한다. 객담, 구토, 대변, 소변, 혈액, 상처의 배액이나 생식기에서 나오는 분비물을 통해서, 또는 동물의 배설물이나 모기에 의해 옮겨진 혈액에 의해 미생물이 배출된다.

(4) 전파방법

전파방법(mode of transmission)은 저장소의 출구로부터 미생물이 이동하거나 옮겨가는 방법을 말한다. 접촉(contact), 운반체(vehicle), 비말(droplet), 공기(airborne), 병원매개체(vectorborne)는 5가지 주요 전파경로이다.

① 접촉전파

접촉성 감염은 의료기관 내 가장 흔한 감염전파로, 직접 접촉과 간접 접촉으로 구분된다.

직접 접촉전파는 감염된 사람이나 집락화된 사람과 민감한 숙주 사이의 접촉을 통해 미생물이 신체적으로 전파된 것으로, 건강관리자는 목욕, 드레싱 교환, 침습적 장치 삽입과 같은 간호를 시행하는 동안 대상자에게 미생물을 전파할 수 있다. 직접 전파는 원인 역할을 하는 대상자와 숙주 역할을 하는 다른 대상자 사이에서도 일어날 수 있다. 간접 접촉전파는 민감한 숙주가 혈압기 커프, 전자체온계, 혈당기 등과 같이 대상자 간호에 공동으로 사용하는 도구와 아동에서 함께 사용하는 장난감, 오염된 바늘, 드레싱, 수술 도구 등에 노출되었을 때 발생한다.

② 운반체전파

운반체전파에는 운반체나 병원체에 오염된 기구에 의해 미생물이 전파되는 것이다. 음식물은 살모넬라를, 물은 레지오넬라를 옮길 수 있고, 약은 오염된 주입기계가 세균을 옮길 수 있으며, 혈액은 간염과 HIV를 옮길 수 있다.

③ 비말전파

비말전파는 감염된 사람이 기침, 재채기, 대화 중 그 분비물이 코, 입, 결막의 점막에 노출될 때 발생한다. 비말은 오랫동안 공중에 떠 있지 않고, 90cm 이상 이동하지 않아 공기 중을 통해 전파되지 않는다. 그러나 천연두와 2003년에 발생한 SARS의 경우, 이 두 감염균이 180cm 거리에 도달할 수 있는 것으로 조사되었다(CDC, 2007).

④ 공기전파

공기전파는 먼지 분자에 병원체가 묻어 있거나 미세한 입자가 오랜 시간 공중에 떠 있어서 발생한다. 공기는 미생물을 광범위하게 퍼트리고, 민감한 숙주의 피부에 침착되거나 흡인될 수 있다. 공기매개 감염격리실(airborne infection isolation rooms, AIIRs)이라고 불리는 특별한 공기 관리 및 환기 시스템은 감염원을 제거하고 방지하는 데 필요하다(CDC, 2007).

⑤ 병원매개체에 의한 전파

병원매개체는 생물학적 또는 물리적인 것으로 구분할 수 있다. 생물학적 병원매개체는 쥐나 곤충과 같은 살아 있는 생물들로, 특히 열대지대에서 말라리아 같은 질환을 전염시키는 모기가 대표적이다. 물리적인 병원매개체는 감염된 체액에 오염된 무생물로 약물, 수혈, 영양제 제공을 위한 중심정맥 카테터나 인공호흡기 사용 시 또는 약물중독자가 오염된 바늘과 주사기를 공유할 때 등이 이에 해당한다. 보통 CA-MRSA, B형 간염과 HIV는 이 방법으로 전염된다.

(5) 침입구

침입구(portal of entry)는 유기체가 숙주 내로 침입하는 곳으로 병원균은 입, 코, 눈, 귀, 질, 직장, 요도와 같은 신체의 개구부를 통해 민감한 숙주 내로 들어올 수 있다. 피부의 상처나 점막 손상은 유기체가 숙주 내로 침범할 수 있는 더 많은 기회를 제공한다. 장기간 정맥주사를 유지하거나, 비위관 또는 신체 내에 삽입된 관은 잠재적으로 신체 내로 병원체가 침입하는 경로를 늘려 감염의 위험을 높인다. 질병관리본부의 2011년 조사에 따르면, 미국의 721,800건 의료관련감염의 25.6%가 삽입기구와 관련된 감염이었다(Magill et al., 2014).

(6) 민감한 숙주

숙주(host)는 신체방어기전을 가진 인간으로, 방어기전이 무너졌을 때 병원균의 침입을 이겨낼 수 없다. 신체는 병원균의 증식과 침투에 대해 선천적으로 다양한 방어기전을 가지고 있으며, 31장에서 이러한 요소를 자세히 설명하고 있다. 인간에게 감염성 질환이 발생하면 감염균이 인체의 저항력을 억제하므로, 간호실무는 우선적으로 방어기전이 약한 대상자를 확인하여 이들의 방어기전을 강화하는 데 중점을 두어야 한다.

3) 의료관련감염

의료관련감염(healthcare-associated infection, HAIs)은 모든 의료환경에서 발생하는 감염을 포함하는 새로운 용어로, 기존에 병원감염(hospital-acquired infection)이라 했던 병원감염(nosocomial infection)을 대신하여 사용하고 있다. 이러한 용어의 변화는 모든 건강관리환경에서 발생하는 감염률 및 감염 위험이 증가하였기 때문이다. 병원 입원기간이 짧아짐에 따라 외래의료기관(예: 의원, 수술센터, 혈액투석실)뿐만 아니라 재활기관에 대한 의존도가 높아졌다. 이러한 경향은 기관 내 교차오염 및 기회감염의 가능성을 높였다(CDC, 2007). 대상자는 의료기관(병원, 장기 요양기관)에 있는 동안 감염에 노출되지만 질병이 항상 그 당시에 바로 나타나지는 않으므로, 필요한 치료가 지연되고 대상자와 접촉하는 다른 사람은 감염될 위험이 있다. 각 의료기관마다 병원성 유기체의 유형, 발생률 및 중증도가 다양하므로, 감염전파를 예방하는 간호는 매우 중요하다.

(1) 의료관련감염 발생의 위험인자

대상자가 의료시설에 오래 머물수록 감염의 위험이 더 커지며, 의료환경의 노출은 대상자의 정상 상주균을 변화시킨다. 의료관련감염 발생 위험요인은 환경, 치료요법, 대상자의 저항력 3가지로 나눌 수 있으며, 대상자의 위험성을 감소시키기 위해서 이 3가지 요인을 고려해야 한다.

① 환경

병원, 외래, 기타 의료시설, 가정, 학교는 저항력이 떨어진 많은 대상자에게 위협이 되는 미생물 저장소이다. 미생물의 원천은 공기, 다른 대상자, 가족과 방문객, 오염된 기구나 음식, 직원 등이다. 한 연구에 따르면 92개 욕조 중 90개에서 세균의 증식이 확인되었으며(98%), 이는 의료 관련 감염의 가능한 전파 원천이 될 수 있음을 나타내었다(Johnson, Lineweaver, & Maze, 2009). 폐렴과 인플루엔자는 모든 종류의 시설에서 대상자와 다른 사람에게 빠르게 퍼질 수 있으며 철저하게 세척, 소독 및 살균되지 않은 물품은 다양한 병원균을 퍼뜨릴 수 있다.

② 치료요법

대상자 치료에 사용하는 다양한 치료도 감염 위험을 증가시킨다. 스테로이드, 면역억제제, 암 치료제 같은 약물뿐만 아니라 항생제를 장기간 사용하는 경우에도 감염에 취약하다. 정맥카테터, 도뇨관, 영양관, 인공호흡기 같은 기구는 세균 및 곰팡이 침입의 경로가 될 수 있으며, 부적절한 상처소독은 세균증식의 매개가 된다. 감염의 기회를 줄이기 위해서는 감염의 위험을 높이는 치료를 식별하여, 사용하지 않도록 해야 한다.

③ 대상자의 저항력

대상자의 정신적 또는 신체적 변화는 감염에 대한 저항력에 영향을 미칠 수 있다. 피부나 점막의 통합성 상실로 감염의 기회가 증가된다. 예를 들어, 수술 부위 감염은 수술 후 대상자에게서 매우 흔하며, 심각한 문제이다(22장 수술부위 감염 참조). 스트레스, 피로, 영양실조, 위생 및 만성질환 또한 대상자가 감염을 피할 수 있는 능력을 감소시킨다. 노인은 노령화에 따른 신체변화로 인해 감염될 감수성이 매우 높으며, 면역기능이 저하된 대상자는 감염성 병원체와의 싸움에 필수적인 면역반응이 나타나지 않기 때문에 감염 감수성이 높다. 그러므로 간호사는 이들 대상자를 교육하고, 간호중재를 제공함으로써 감염 위험을 줄이는 데 중요한 역할을 한다.

(2) 다양한 의료환경 내 감염 위험

대상자는 다양한 건강관리시설에서 감염된다. 대표적으로 급성질환 전문시설, 장기입원 의료시설, 통원치료시설, 가정, 학교 및 직장 등을 들 수 있다.

① 급성기 질환을 위한 의료시설

질병관리본부는 2011년 미국에서 대략 721,800건의 의료관련감염이 발생하였다고 발표하였는데, 이는 2007년 170만 건보다 감소된 수치였다. 712,800건의 감염에서 2가지 감염의 발생률이 가장 높았는데, 폐렴과 수술 부위 감염이 각각 약 22% 정도였다. 세 번째로 위장관계 감염이 17.1%였고, 이 중 70.9%가 *C. difficile*이었다. 요로감염은 12.9%이었고 일차적 혈액 감염은 9.9%로 위의 5가지가 가장 많이 발생하는 병원감염이었다. *C. difficile*은 가장 많이 발생한 병원체로 그 뒤를 이어 *S. aureus*, *K. pneumonia*, *K. oxytoca*, *E. coli*, *Enterococcus* 종이 있었다(Magill et al., 2014).

생존연령이 증가할수록 더 많은 수술이 시행되고 더 많은 의료기술이 사용될 것이며, 이에 따라 병원감염의 발생률도 계속 증가할 것이다. 이러한 병원감염률의 증가는 의료비용뿐만 아니라 치료가 어려운 약물 내성균의 감염률도 증가시킬 것이다.

② 장기치료를 위한 시설

정신적 혹은 신체적 손상이 있는 대상자를 위한 의료시설인 요양원, 정신병원, 약물과 알코올 치료센터 등은 감염의 위험성이 높은 곳이다. 이들 기관은 자주 인력이 부족하고, 직원도 감염관리방법에 대한 교육이 전반적으로 부족한 실정이다. 의학적 또는 정신적으로 쇠약한 만성질환자는 때때로 자신의 개인위생을 유지할 수 없다. 이러한 기관에서는 전염성 질환이 흔히 발생하기 때문에 의학적 문제를 가진 대상자는 감염의 위험에 자주 노출된다.

③ 통원치료를 위한 시설

건강관리와 건강문제의 진단과 치료를 위해 통원치료시설을 방문한다. 침습적 처치는 감염의 위험성이 높고, 대기실에 감염전파의 위험성이 높은 활동성 감염질환을 가진 대상자가 있을 수도 있다. 특히 소아과에서는 아픈 아동이 내원하여 건강한 아동과 접촉하거나, 진료실 내 장난감을 가지고 놀거나, 다른 아동과 함께 놀다가 감염될 수 있다.

④ 가정간호

재원기간의 단축과 조기퇴원은 병원감염의 빈도를 감소시켰다. 그러나 집으로 퇴원한 대상자의 질병이 심각해지면, 가정에서 감염 위험이 높은 정교한 침습적 처치가 실시되어야 한다. 대표적인 예가 유치도뇨관 삽입, 영양제나 약물 주입, 심한 개방상처 간호와 배액관 간호 등이다. 이러한 처치는 우선적으로 가족구성원이 제공하므로, 대상자의 감염 위험요인을 줄이기 위해서는 처치수행 시 무균술을 적용할 수 있도록 교육해야 한다. 가족은 전염성 질환을 가진 가족구성원을 위한 관리방법과 전염예방법을 익혀야 한다. 이때 대상자와 가족의 이해, 유지 및 이행을 돕기 위하여 근거를 제시해야 한다.

⑤ 학교

교실, 체육관 및 보건실은 개인 간의 접근성이 높고, 감염의 잠복기를 파악할 수 없기 때문에 학생과 교사에게 감염의 위험을 초래한다. 또한 전염성 질환의 빈도는 함께 공부하고 놀이하는 아동그룹에서 매우 높다. 학교의 보건교사는 건강관리에 대해 교육하고, 예방접종 일정을 관리

비판적 사고 적용하기

최 간호사는 5세 이하의 자녀 3명과 함께 사는 김 씨 부인의 가정을 방문하였다. 집에 도착했을 때, 김 씨 부인은 최 간호사에게 큰 아이가 이틀 동안 열이 나고 혼미한 상태로 거의 먹지 못하고 있다고 이야기하였다. 최 간호사가 큰 아이를 사정한 결과, 인플루엔자에 걸린 것으로 판단하였다. 인플루엔자가 공기전파성 질환이라는 점에 근거하여 지금 김 씨 부인과 가족에게 요구되는 감염전파 교육내용을 서술하시오.

정답은 부록 B를 참고하세요.

하며 전염성 질환의 집단발생과 감염관리방법에 대해 감독한다. 감염 가능한 아동을 평가하여 적절한 치료를 받도록 돕고, 다른 아동에 대한 감염 전파를 방지하는 것 또한 그들의 책임이다.

⑥ 직장

근로자는 동료의 감염에 노출되기도 하고, 자신이 동료를 감염에 노출시키기도 한다. 일하는 환경과 기구는 감염의 위험을 전달시킬 수 있다. 농부와 동물을 다루는 사람은 동물에 의해 옮겨지는 질환에 이환될 가능성이 높으며, 근무지의 싱크대, 화장실, 식당과 그릇은 감염의 원인이 된다. 산업 간호사는 전염성 질환을 가진 대상자를 선별하고, 위생상태를 유지시키기 위해 다른 사람과 함께 협력하며, 폐기물 처리를 감독하는 역할을 한다.

2. 감염관리

감염관리와 예방은 모든 종류의 의료시설에서 중요한 문제이다. 적절한 감염관리는 의료시설의 비용절감효과를 주고, 대상자를 위한 성과를 개선시킨다. 급성기 질환을 위한 의료기관은 감염관리 프로그램을 운영하는데, 일반적으로 감염관리전문가는 감염관리 실제에 관한 고급 과정과 감염의 전파 및 원인을 추적하는 방법론 과정(역학)을 이수한 간호사이다. 또한 기관 내 각 부서마다 감염관리에 대한 절차와 문서화된 정책을 가지고 있으며, 의료기관 구성원 모두 매년 정기적으로 최신 감염관리교육을 받아야 한다.

1) 규제위원회

미국 대부분의 지역, 주, 지방, 국가기관은 감염성 질환으로부터 대상자, 직원 및 지역사회를 보호하기 위해 설계된 기관의 안전실무에 관여한다. 의사의 사무실, 보건교사, 보건소, 병 · 의원, 장기입원시설, 여러 급성질환 전문병원은 법이 요구하는 감염증상의 발현을 기관에 보고해야 하며, 절반 이상의 주에서 연간 감염률을 감시하고 있다. 보고할 질환에 대한 지침은 지역과 환경에 따라 다양하다. 최적화된 감염을 관리하고, 감염성 질환의 급증을 예방하기 위해서는 의료기관과 규제위원회 간의 의사소통과 관계가 필요하다. 그 지역의 질병 발생에 대한 통계자료는 감염관리자에게 질병의 치료와 예방에 대한 정보를 제공한다.

미국의 의료평가기구(The Joint Commission, TJC)와 질병관리본부, 두 기관은 근거기반의 감염성 질환 관리전략에 관한 지침서를 발간하였다. 이는 기존의 자료에서 중점으로 다룬 손씻기를 포함하여 기구의 사용과 공급, 소독, 세척, 저장에 대한 내용을 다루고 있다. 질병관리본부에서 발간한 대표적인 지침은 표준 주의지침과 전파경로별 주의지침(transmission-based precaution)이 있으며, 이 지침서는 감염관리로 대상자의 안전을 향상시키기 위한 신규직원 교육과 기관구성원의 추가적인 교육을 권고하고 있다. 의료평가기구는 의료시설 인가에 필요한 기준을 정하며, 이 질병관리본부는 감염성 질환에 관한 기본적인 연구를 하고 지역센터에서 수집한 자료에 대해 대형 복합센터에서 연구를 수행하며, 미국 노동부의 직업안전위생관리국(Occupational Safety and Health Administration, OSHA)은 근로자의 건강과 안전을 도모하기 위한 법령과 표준을 개발하는 기관이다(23장 참조).

2) 근로자 건강

의료시설은 감염관리 프로그램의 일부분으로 개인의 건강서비스 프로그램을 운영하는데, 감염관리 간호사는 때때로 근로자 교육 프로그램을 운영한다. 이 교육의 목표는 식사, 운동, 휴식과 개인위생 등 좋은 건강습관에 중점을 두고 있다. 또한 감염관리 간호사는 잠재적으로 해로운 감염성 노출과 감염의 발생을 조사하고 감시한다. 더불어 질병 관련 질환을 가진 대상자에게 간호를 제공하고, 고용과 관련한 감염 위험성을 확인하며, 감염성 질환의 전파와 노출방지를 위한 적절한 조치를 마련한다.

(1) 개인면담과 감독

거의 대부분의 기관은 매년 또는 6개월마다 오리엔테이션 과정의 일부분으로 건강관리와 안전에 관한 교육을 실시한다. 어떤 기관은 고위험질환에 관한 선별검사와 고용인에 대한 예방접종 프로그램을 시행하고 있다. 직업병에 대한 즉각적인 진단과 관리 및 예방 가능한 질환의 예방법 준비도 근로자의 건강을 지키는 데 중요하다.

가임여성에게 감염에 관한 건강상담은 매우 중요하다. 임신한 간호사는 태아에게 위험한 질환을 가진 대상자를 간호해서는 안 된다. 만약에 임신한 여성이 풍진, 파보바이러스, 홍역, 매독, B형 간염, C형 간염, B그룹 연쇄상구균, 단순포진 바이러스, 대상포진 바이러스, 거대세포 바이러스, HIV와 같은 질환에 노출되면, 특히 태아가 위험에 처한다.

SAFETY ALERT

임신 혹은 가임기 여성에게는 태아에게 잠재적으로 위험이 되는 업무나 위험을 감소시키는 방법에 대한 정보를 제공해야 한다.

(2) 전파성 질환

의료인은 백신으로 예방할 수 있는 질환에 대한 전파와 전염의 위험성이 있기 때문에 최신의 예방접종 상태를 유지해야 한다. 보통 소아과, 투석실, 화상병원이나 이식센터와 같은 고위험 분야에 근무하는 의료인은 최신 예방접종 상태를 증명하는 것이 해당부서의 근무조건이다. 31장에 사용 가능한 백신과 각 백신의 효능에 대한 자세한 설명이 제시되어 있다. 질병관리본부는 대상자와 직접적으로 접촉하는 모든 건강관리제공자에게 PPD와 B형 간염 이외에도 매년 인플루엔자 백신을 맞도록 권고한다(그림 19-2). 하지만 2013년에서 2014년 건강관리제공자의 75.2% 정도만 인플루엔자 백신을 맞은 것으로 나타났다(CDC, 2014d). 예방접종을 하지 않은 가장 흔한 이유 중 하나가 백신이 오히려 인플루엔자를 유발하며, 스스로가 인플루엔자 위험이 적다고 오해하는 것이다. 그러나 보고에 따르면 건강관리제공자는 자주 인플루엔자에 걸리며, 인플루엔자에 감염되어도 무증상인 경우가 많기 때문에

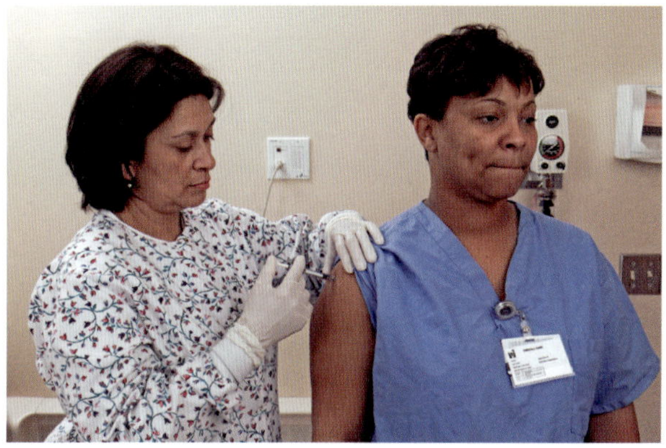

그림 19-2 건강관리제공자가 이용 가능한 인플루엔자 백신

무균술과 감염관리 PICO

종양병동에서 일하는 당신은 면역력이 저하된 대상자가 얼마나 감염에 취약한지를 잘 알고 있다. 당신은 모든 근무자들이 독감 백신을 맞아야 한다는 병원의 규정을 지지한다. 당신은 면역이 없는 노인들이 항상 독감 백신을 맞지 않는 것에 대해 걱정하고 있다. 당신은 독감 발병 시기 이전에 지역사회의 모든 노인들이 인플루엔자 백신을 맞게 하기 위한 방법을 찾기로 마음먹었다. 과거에는 건강관리과에서 노인들에게 안내정보를 발송하였지만 비용, 접근성, 지식부족 등 다양한 요인들은 안내에 대한 반응을 저조하게 하였다. 당신은 노인 커뮤니티에 가장 잘 접근할 수 있는 방법에 대한 새로운 아이디어와 근거를 얻기 위해 Cochrane Library를 사용하기로 한다. 다음의 PICO 진술문은 당신의 검색을 도울 수 있다. "노인 커뮤니티에서, 독감 백신에 접근하는 것과 접근하지 않는 것이 백신 접종률에 어떻게 영향을 미치는가?"

P (Population, 대상) = 노인 커뮤니티
I (Intervention, 간호중재) = 독감 백신에 접근하는 것
C (Comparison, 비교) = 독감 백신에 접근하지 않는것
O (Outcome, 성과) = 백신 접종률

당신은 몇몇 중재를 평가한 연구들을 찾는다. 메타분석연구는 총 896,531명의 대상자가 참여한 57개의 RCT연구를 조사하였다. 중재는 독감 백신에 대한 사회인식의 변화, 접근성 증대를 위한 방법, 매년 접종 시기에 건강관리제공자들이 백신 접종을 위해 적극적인 역할을 수행하는 것에 초점을 두고 있다. 이러한 중재들은 백신 접종률을 통계적으로 유의하게 증가시켰다. 특히 그룹 형태로 의사와 간호사에게 방문하는 것, 가정방문, 무료 독감 백신접종과 같은 백신접종의 접근성을 증가시키는 중재에서 백신 접종률이 증가하였다. 가정방문, 무료 독감 백신접종의 두 가지 중재가 노인으로 하여금 백신을 맞게 하는 데 가장 효과적인 것으로 보였다.

당신은 연구에서 정보를 얻었으며, 이를 토대로 당신의 관리자와 지역사회 노인을 돕기 위한 전략을 논의할 수 있다.

출처: Thomas, R. E., & Lorenzetti, D. L. (2014). Interventions to increase influenza vaccination rates of those 60 years and older in the community. *Cochrane Database of Systematic Reviews*, Issu 7. Art. No.: CD005188. doi: 10.1002/14651858.CD005188.pub3.

대상자를 감염 위험에 처하게 만든다. 병원균이 숙주에 침투한 후 증상이 나타나기까지의 기간인 '잠복기'에 대해 주지해야 한다. 일부 주에서는 건강관리전문가가 인플루엔자 백신을 의무적으로 맞게 한다. 백신을 거부한 건강관리전문가는 마스크를 착용하고 중재를 제공해야 한다. 대부분의 주에서는 장기요양시설 근무자에 대한 규칙을 제정하고 있다. 질병관리본부에 따르면, 인플루엔자 예방접종은 대상자의 안전보장이라는 측면에서 모든 건강관리전문가의 책임이다.

(3) 중대한 노출

감염성 질환의 이환과 노출을 방지하기 위해 제도화된 정책과 근로자 제약규정이 마련되었다. 먼저 고용인과 대상자, 기관을 보호하기 위해 '중대한 노출'에 대해 상세히 조사한다. 노출의 의미 정도는 노출 기간과 형태, 숙주가 감염되기 쉬운지, 예방조치가 취해졌는지에 의해 결정된다. 보통 감염관리 간호사는 간염, 풍진, 수막구균성 수막염, 결핵, 수두와 HIV, 노로바이러스, 신종플루(H5N1, H1N1, H5N2, H5N8)에 노출되었는지를 조사한다(CDC, 2014b). 노출 발생 시 신속한 예방책(만약에 가능하다면)을 마련하고, 질병이 이환되었을 경우 적절한 노동력 및 보상범위를 정하기 위하여 직원에 의한 빠른 신고체계가 필요하다. 만약 고용인이 감염성 질환에 걸렸다면 지역보건소에 보고해야 한다.

윤리적 · 법적 쟁점

인플루엔자 백신

노인병동에 근무하는 김 간호사는 모든 사람이 인플루엔자 예방접종을 해야 한다는 새로운 규정을 교육받았다. 수간호사는 이는 취약한 대상자를 인플루엔자 감염으로부터 보호하여 병원 입원기간을 줄이고, 유병률과 사망률을 낮추기 위함이라고 설명하였다.

비판적 사고를 위한 과제

- 인플루엔자 예방접종을 반드시 하도록 하는 규정에 대한 의견을 제시한다. 의무적으로 인플루엔자 예방접종을 맞는 것이 결핵 또는 B형 간염과 같은 다른 의무적 검사 또는 예방접종과 어떤 차이가 있는지를 설명한다.
- 만약 예방접종을 원하지 않거나 병원의 새로운 규정을 동의하지 않는다면, 그 이유를 제시하고 그 이유가 개인적 의견인지 혹은 근거에 기반하고 있는지를 설명한다.
- 간호사가 돌보는 대상자는 예방접종을 해야 한다고 생각하는지를 설명한다.
- 만약 예방접종을 권유받은 대상자가 예방접종을 했는지 물어본다면 어떻게 반응할지를 설명한다.

① 경피적 상해

혈액전파를 예방하기 위해 혈액의 접촉과 사고를 예방하는 안전한 의료기구(바늘 없는 시스템), 날카로운 것을 다루는 것을 줄이고, PPE 사용과 같은 다양한 접근이 요구된다(CDC, 2009).

의료인에게 잠재적인 심각한 노출 중의 하나가 주삿바늘 자상, 찔림이나 혈액이 튀겨서 유발되는 경피적 상해이다. B형 간염, C형 간염이나 HIV와 같은 혈액매개 질환을 유발하는 미생물 전파의 원인이 된다. 세계보건기구(WHO)는 연간 경피적 상해를 받은 200만 명의 건강관리근무자에게서 감염성 질환이 발생한다고 보고하였다(Parantainen et al., 2008). 미국에서는 연간 대략 38만 명의 병원근무자가 사고를 입는다고 추산한다. 과거에는 사용한 바늘을 다시 마개를 덮거나, 또는 구부리거나 부러뜨려야 하였다. 질병관리본부는 모든 기관에게 이런 행위가 위험함을 교육하도록 강하게 경고하였다(그림 19-3). 그 결과, 사용한 바늘을 즉시 폐기하도록 날카로운 것을 보관하는 구멍이 뚫리지 않는 일회용 안전 플라

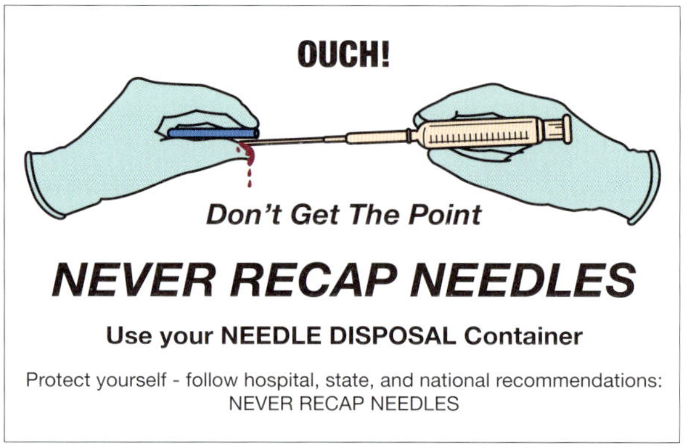

그림 19-3 주삿바늘 자상의 위험성을 경고하는 포스터

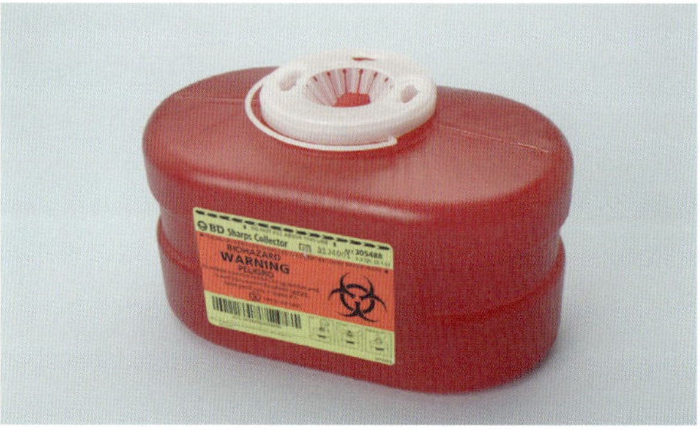

그림 19-4 오염된 날카로운 물품을 처리하는 일회용 용기

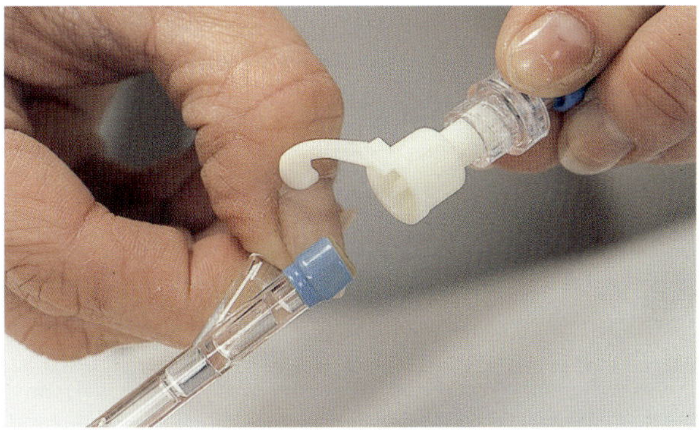

그림 19-5 주삿바늘 자상을 방지하는 needless 장치. 주삿바늘이 없어 자상을 막을 수 있다.

스틱 기구(puncture-proof plastic units)를 모든 간호분야에 보급하였다(그림 19-4). Needle-housing system과 새로운 needleless system은 주삿바늘 자상의 빈도를 줄이기 위해 개발된 제품으로(그림 19-5), needleless system이 주삿바늘 자상의 발생률을 감소시켰다.

② 장갑

장갑이 모든 상황에서 전체 의료인을 보호할 수는 없지만 점막과 손상된 피부, 축축한 피부 및 체표면을 접촉할 때 적절한 손씻기와 함께 장갑을 착용하는 것은 대상자와 직원 간의 교차감염을 줄이는 방법이다. 장갑은 대상자가 바뀔 때마다 버리고 새로 착용해야 하며, 더러운 곳을 처치 후 깨끗한 곳으로 갈 때도 버리고 새로 착용해야 한다. 대상자 간의 미생물 전파를 막기 위하여 각 대상자 간호 시 매번 장갑을 벗고 손을 씻어야 하며, 이는 신체부위 변경 시에도 마찬가지이다.

(4) 근무 제한

만약에 의료인이 대상자나 다른 사람에게 위험한 병에 걸렸다면, 병에 걸린 의료인은 대상자와 접촉해서는 안 된다. 각 기관은 잠재적으로 전염성 질환을 가진 사람의 근무를 제한하거나 금지하는 확실한 정책이 있어야 한다. 표 19-1은 대상자를 직접 접촉하는 것을 제한하거나, 부분적으로 근무제한이 필요한 전염성 질환 목록을 나타낸 것이다.

SAFETY ALERT

심한 기침, 재채기, 잦은 설사 증상을 나타내는 질병에 걸린 모든 근로자는 감염전파를 피하기 위해 증상이 완화되기 전까지 집에서 쉬면서 요양해야 한다.

윤리적 · 법적 쟁점

주삿바늘 자상

간호대학생인 박 양은 병실을 순회하면서 대상자의 혈당검사를 하던 중 실수로 대상자의 모세혈관을 찔렀던 바늘로 자신의 손가락을 찔렀다. 대상자는 86세로 지금껏 건강하다가 현재 심혈관계 문제와 당뇨로 입원하였다.

비판적 사고를 위한 과제

- 주삿바늘 자상 후 염려되는 점을 설명한다. 박 양과 대상자에게 나타날 수 있는 위험은 무엇인가?
- 박 양이 임상지도자에게 이를 보고했을 때, 임상지도자는 박 양과 대상자의 혈액을 채취해서 혈액매개 감염원에 노출되지 않았는지 확인하는 검사를 받을 수 있다고 설명하였다. 박 양은 이 검사가 30만 원도 넘을 수 있다는 것을 알고 경제적인 부담감을 느꼈다. 박 양은 이 검사를 거부할 권리가 있는가? 이 검사를 받을 때와 받지 않을 때의 결과를 비교한다.
- 이 검사를 받는다면 박 양과 대상자의 비밀을 보호하기 위해 취해야 하는 조치는 무엇인가?
- 미래에 일어날 수 있는 이러한 사고를 예방하기 위해, 개인과 기관에서 취할 수 있는 조치를 생각해 본다.

(5) 에이즈 감염과 건강관리종사자

에이즈와 관련된 임상증상이 의심되는 의료인은 근무환경에서 자신과 대상자가 처하게 될 위험성에 대해 상담을 받아야 한다. 건강관리종사자가 침습적 시술을 시행하는 도중 주삿바늘이나 수술용 칼에 의해 상처를 입고 출혈이 발생하면, 대상자를 위험에 노출시킬 수 있다. 에이즈에 감염된 모든 사람은 모든 대상자의 점막이나 손상된 피부에 직접 접촉할 때 장갑을 착용해야 한다. 에이즈나 HIV에 걸린 건강관리종사자가 삼출성 상처나 진물이 나는 피부염이 있는 경우 상처가 깨끗하게 나을 때까지 기구의 조작이나 모든 직접 간호는 삼가야 한다. 또한 에이즈에 걸린 건강관리종사자는 감염관리정책을 충실히 따라야 한다.

HIV는 면역체계를 손상시키므로, 에이즈에 걸린 사람은 감염성 질환에 걸리기 쉽고, 더 심각한 합병증이 나타날 수 있다. 그러므로 에이즈에 감염된 건강관리종사자는 동료와 대상자로부터의 감염 위험에 대해 반드시 상담을 받아야 한다.

3) 폐기물 처리

지역보건소와 의료평가기구는 근로자, 대상자, 방문객, 일

표 19-1 근무를 제한할 필요가 있는 감염 상태

감염상태	직접적인 대상자 관리 제한과 기간
결막염	분비물이 멈출 때까지
설사(다른 급성 증상 동반)	증상이 해결되고 3일까지, 살모넬라균, 클로스트리듐 디피실리균, 노로바이러스 감염이 배제될 때까지
A군 포도상구균 감염	치료시작 후 24시간까지
A형 간염	황달 발생 후 7일까지
B형 간염(급성)	조직외상과 점막이 손상된 피부접촉과 관련된 시술을 위해 장갑을 착용 등 부분적으로 대상자 관리 제한(수주~6개월)
B형 간염(만성)	항원혈증이 해결될 때까지
단순포진(손)	병변 치료 후까지
대상포진(급성)	모든 병변이 건조하고 가피가 형성될 때까지 또는 혈관병변이 없을 때까지
대상포진(노출 후)	노출 후 8~21일 혹은 모든 병변이 건조해지고 가피가 형성될 때까지
홍역(활동성)	발진 출현 후 7일까지
홍역(노출 후)	노출 후 5~21일까지
볼거리(활동성)	이하선염 발현 후 5일까지
볼거리(노출 후)	노출 후 12~26일
노로바이러스	증상이 해결되고 3일까지
풍진(활동성)	발진 출현 후 5일까지
풍진(노출 후)	노출 후 7~21일
옴	치료될 때까지
황색포도상구균 피부 병변	병변이 해결될 때까지
상부호흡기계 감염	감염에 대한 고위험 대상자 관리의 배제와 함께 급성 증상이 해결될 때까지
수두(급성)	모든 병변이 건조해지고 가피가 형성될 때까지
수두(노출 후)	노출 후 10~21일까지

Box 19-2 의료 폐기물의 분류

감염성 폐기물
- 혈액과 혈액 제제
- 병리검사물
- 실험배양물
- 수술 적출물
- 오염된 기구(예: 투석 물질, 흡인 용기)

손상성 폐기물
- 주삿바늘
- 외과형 소형 칼날(scalpel blade)
- 세모날(lancet)
- 깨진 유리
- 피펫(극소량의 액체 등을 재거나 옮기는 데 쓰는 작은 관)
- 분무기(aerosol cans)

위해성 폐기물
- 방사성 물질
- 화학요법 용액
- 부식성 화학약품

반 대중, 환경에 감염 가능성 혹은 위해성을 갖는 해로운 폐기물을 분류하는 것과 같은 폐기물 처리 프로그램을 개발할 것을 요구한다. Box 19-2는 폐기물 처리 프로토콜을 따라야 하는 일반적인 기관의 폐기물 목록이다. 병원에서 나오는 쓰레기의 대부분은 감염성도 없고, 해롭거나 위험하지 않으며, 병원기관 내에서 여러 가지 목적으로 사용된 종이, 플라스틱, 금속과 유리제품은 '안전한' 쓰레기에 해당한다.

질병관리본부에서는 병원 쓰레기가 주거용 쓰레기보다 더 이상 위험하지 않다고 하였으나, 최근 질병관리본부는 감염성 쓰레기의 경우, 매립하기 전에 멸균소독을 하거나 태우도록 권고하고 있다. 액상의 체액(혈액, 소변, 흡인된 체액)은 지역과 주의 하수관에 비치된 위생처리하수관을 타고 내려갈 수 있으므로, 의료기관은 혈액이 포함된 감염성 쓰레기는 '생물학적 위험(biohazard)'이라고 명확하게 명시한 분리

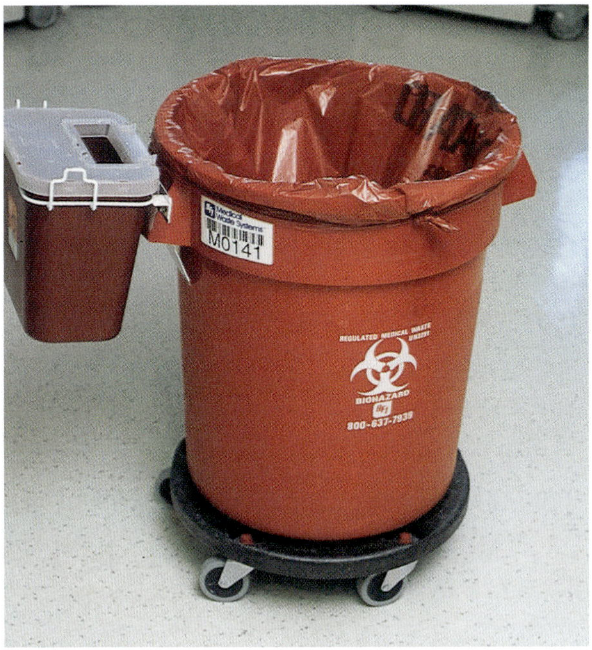

그림 19-6 투석실에서 사용하는 감염분비물 보관통

용기를 사용하여 폐기하지만(그림 19-6), 처리비용이 비싸기 때문에 모든 쓰레기를 분리용기에 버리지는 않는다.

3. 무균술

질병의 원인은 미생물이고, 무균술로 조절할 수 있다는 것이 밝혀짐에 따라 1800년대 후반부터 1900년도 초반 사이 감염성 질환의 발병률이 크게 감소하였다. 신체 외부에 사용하는 소독제와 같은 물리적 물질, 신체 표면과 무생물에 사용하는 항균제와 같은 화학적 물질, 신체 내부 및 표면의 미생물과 싸우도록 하는 항생제와 같은 화학적 치료물질의 사용 등이 감염관리법으로 확립되었다.

무균술의 주요한 두 영역은 외과적 무균술과 내과적 무균술이다. 내과적 무균술(medical asepsis)은 존재하는 병원균의 수를 줄이거나 조절하기 위한 방법으로 '청결술(clean technique)'이라고도 하며, 미생물이 다른 곳으로 전파되는 것을 방지하는 손씻기나 미생물 성장을 방지하는 소독, 가운 착용, 장갑 착용 등이 있다. 외과적 무균술(surgical asepsis)은 '멸균술(sterile technique)'이라고 부르는데, 멸균이 된다는 것은 모든 미생물이 없어야 한다는 것을 의미한다. 무균술은 병원균이 외부에서 신체 안으로 전파되거나 침입하는 것을 방지하기 위해 점막을 손상시킬 가능성이 있는 물질이 신체 내에 삽입될 때, 외과적인 시술이 시행될 때, 대상자의 면역체계가 손상되었을 때, 혈관 카테터 삽입, 주사, 도뇨관 삽입, 신체의 무균 부위에 삽입된 배액튜브의 세척, 모든 수술적 시술에서도 필요하다.

면역체계가 손상된 대상자는 정상적으로는 내과적 무균술이 적용되는 시술이라 하더라도, 외과적 무균술이 필요하다. 미숙아, 화상환자, 이식수술 대상자, 항암치료나 방사선 치료를 받은 대상자 등이 그런 예이다.

1) 내과적 무균술

내과적 무균술은 미생물의 수와 확산을 감소시키기 위한 모든 방법으로 보호장비 사용, 청결, 멸균 등이 대표적인 주요 내과적 무균술이지만 무엇보다 가장 중요한 것은 손위생이다.

(1) 손위생

대상자의 분비물과 접촉 시 장갑을 사용할 것을 강조하지만, 감염의 전파를 방지하기 위해 비누나 물로 손씻기 혹은 물 없이 알코올 함유 세척제로 손씻기 어느 쪽이든 손위생법보다 효과적인 방법은 없다(그림 19-7). 손씻기는 자신이나 다른 사람에게 감염의 위험을 감소시키는 가장 효과적인 방법이다.

의료인이나 대상자의 손에 존재하는 상주균에 의한 접촉전파가 가장 흔한 전파유형으로, 손을 씻기 전까지 미생물은 전파 균주를 형성하기 때문이다. 따라서 철저한 손 위생은 의료관련감염과 항생제 내성 발현을 줄일 수 있고, 대상자의 안전과 간호의 질을 향상시킨다.

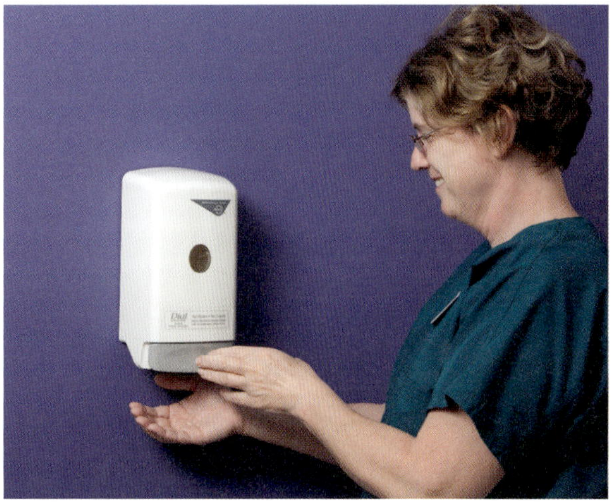

그림 19-7 알코올이 함유된 손 소독제

SAFETY ALERT
적절한 손씻기는 병원감염을 예방하기 위한 가장 효과적인 유일한 방법이다.

의료인의 손씻기 실천율은 여전히 저조하다. 한 연구에 따르면 손위생을 하기 좋은 의료환경에서도 수행률은 50~60% 정도였다(De Wandel, Maes, Labeau, Veveecken, & Blot, 2010). 손씻기 실천율이 낮은 이유를 보면 다음과 같다.

- 혈압을 재거나 대상자와 악수하기와 같이 일상적으로 수행하는 간호활동 시 손씻기가 필요하다는 것에 대한 인지 부족
- 가운과 장갑착용으로 손씻기를 대체할 수 있다는 일반적인 오해
- 인력 부족이나 과다한 업무
- 싱크대나 비누 또는 알코올 함유 손소독제 사용이 어려운 경우
- 피부 자극과 건조

대부분 로션은 항균성 비누의 효과를 저해하고, 장갑에 있는 물질과 상호작용한다. 따라서 기관에서는 적합한 로션과 비누를 구매한다. 건강관리제공자는 이러한 효과 저하나 상호작용을 방지하기 위하여 개인용 로션을 사용해서는 안 되며, 기관에서 제공되는 로션을 사용해야 한다.

세계보건기구(WHO)에서는 2009년 손위생 지침을 개발하여 발표했다. 이 지침은 다음의 9가지 영역에 대한 주요권장사항을 제시하고 있다.

- 손씻기와 손소독을 해야 하는 경우
- 손위생의 방법
- 외과적 손씻기
- 손위생에 필요한 도구의 선택과 관리
- 피부 간호
- 장갑 사용
- 손위생의 기타 측면
- 건강관리근무자의 교육프로그램이나 동기화 프로그램
- 정부와 조직차원의 의무(WHO, 2009)

Box 19-3은 이 지침의 주요 권장사항을 요약한 것이다.

손씻기에 필요한 도구(비누, 흐르는 물, 종이 타월 혹은 물 없이 사용하는 알코올 손소독제)는 값이 저렴하고, 모든 건강관리제공자가 쉽게 이용할 수 있어야 한다.

SAFETY ALERT
알코올이 함유된 손소독제는 클로스트리듐 디피실리균(*Clostridium difficile*)이나 노로바이러스에는 효과가 없으므로 설사를 하는 대상자와 접촉을 할 때는 물과 비누를 이용하여 손을 씻어야 한다.

신생아실, 중환자실, 이식병동, 화상병동, 수술실 같은 고위험 영역에서는 소독용 세정제, 손톱 다듬는 줄이나 스틱, 소독용 스크럽 솔의 사용도 필요하다. 대상자 간호 시 모든 접촉 전후에 손을 씻으며, 대상자 간호 시 장갑을 착용했더라도 손씻기는 해야 한다. 손씻기를 해야 하는 상황은 다음과 같다.

- 근무 시작과 끝
- 대상자와 접촉하기 전
- 다른 대상자를 접촉하는 사이
- 상처를 만지거나, 소독을 하거나 검사물 또는 침대시트를 만지기 전후
- 침습적인 시술 전후
- 투약 전
- 대상자의 분비물이나 배설물을 접촉한 후
- 체액 노출 후
- 대상자의 환경에 접촉 후
- 화장실을 사용하기 전과 후
- 재채기, 기침이나 코를 푼 후
- 장갑을 벗은 후
- 식사 전

내과적 무균술과 외과적 무균술의 손씻기는 차이가 있다. 정확한 내과적 무균술적 손씻기에 대한 설명은 실습지침서 2장을 참조한다. 외과적 무균술의 손씻기가 더 조직적이고, 시간이 더 걸리며, 특별한 항균제제가 사용되기도 한다. 손에 장기 상주하는 균은 손톱과 손톱 밑에 존재하기 때문에 손위생 시 이 부위에 특히 주의를 기울여서 반대편 손톱이나 부드러운 스틱을 이용하여 청결히 한다. 원칙적으로 대상자 간호 시 잠재적인 세균의 저장소를 최소화하기 위해 손을 닦기 전에 반지를 주머니나 유니폼에 넣어두어야 한다. 얇은 결혼 반지의 경우라면 반지를 손가락 위로 조금 밀어 올려서 반지 아래까지 청결히 닦는다.

Box 19-3 손위생 지침

- 비누와 물로 손을 씻어야 하는 경우는 손에 눈에 보이는 오염이 있거나, 눈에 보이는 체액이 묻었거나, 화장실을 사용한 후이다.
- 클로스트리듐 디피실리균이나 노로바이러스와 같이 포자를 형성하는 병원균에 노출되었을 때는 물과 비누를 이용하여 손씻기를 실시해야 한다.
- 알코올이 함유된 손소독제는 다음과 같은 경우에 사용한다. 손에 눈에 보이는 오염이 없거나 대상자 접촉 전후, 침습적 기구를 다루기 전 체액이나 분비물 · 점막 · 손상된 피부나 상처드레싱을 실시한 후, 같은 대상자에서 오염된 부위를 만진 후 다른 부위를 접촉해야 할 때, 무생물성 개체나 표면을 만진 후에, 멸균 혹은 비멸균 장갑을 벗은 후이다.
- 비누와 물을 이용한 손씻기는 알코올이 함유된 손소독제를 사용할 수 없을 때 사용한다.
- 투약 전이나 음식을 준비하기 전에는 알코올이 함유된 손소독제나 물과 비누를 이용한 손씻기를 한다.
- 오염된 알코올이 함유된 손소독제나 비누를 사용해서는 안 된다.
- 비누와 물을 이용한 손씻기를 할 때는 수도꼭지를 타월을 이용하여 잠그고 손을 말릴 때는 타월은 한 번만 사용한다.
- 비누는 액상비누, 고체비누, 종이비누나 파우더로 된 비누를 사용할 수 있다.
- 고체비누 용기는 비누가 건조될 수 있도록 물이 잘 빠지는 것을 사용한다.
- 알코올이 함유된 손소독제를 사용한 손씻기에서는 손 전체적으로 다 묻힐 수 있을 정도의 손바닥 가득한 양으로 건조될 때까지 문지른다.
- 외과적 손씻기를 할 때는 액세서리를 제거하고, 브러쉬 없이 항균비누나 알코올이 함유된 소독제를 사용하여 제조사의 권장사항대로 실시한다.
- 손씻기 제제는 건강관리종사자, 장갑의 상호작용, 오염의 위험, 디스펜서의 접근성과 적절한 기능, 가연성, 비용을 고려하여 선택할 수 있다.
- 비누나 알코올이 함유된 손소독제는 비어 있는 비누 디스펜서에 일부를 추가해서는 안 된다.
- 건강관리제공자의 피부자극은 교육 프로그램이나 알레르기나 자극이 적은 제품 혹은 접촉성 피부염을 줄일 수 있는 피부보습제로 예방할 수 있다.
- 손씻기 대신 장갑을 착용해서는 안 된다.
- 잠재적으로 감염성이 있는 체액이나 점막 혹은 손상된 피부 접촉 시 장갑을 착용할 수 있다.
- 장갑은 오염된 신체부위 접촉 후에 혹은 각 대상자 접촉 후에 바꿔서 착용해야 한다.
- 인공손톱을 부착해서는 안 되며, 손톱길이는 0.5cm보다 짧게 유지한다.
- 건강관리종사자를 위한 교육 프로그램이나 동기화 프로그램은 행위변화에 초점을 두거나, 다양한 손씻기 방법의 장단점이나 손씻기 수행에 대한 피드백을 제공하는 것, 대상자와 가족, 건강관리제공자의 파트너십 증진으로 실시할 수 있다.
- 건강관리행정가는 안전하고 깨끗한 물이 공급될 수 있도록 감시해야 하며, 대상자 간호가 실시되는 장소에 알코올이 함유된 손소독제를 비치해야 하며, 손씻기 수행을 우선순위로 두고, 행정적인 지지, 재정지원을 제공해야 한다. 손씻기 이행을 위한 계속적인 훈련, 다학제 프로그램의 시행, 국가 안전 가이드라인을 준수한다.
- 정부는 손씻기 이행을 우선적으로 하여 정부지원을 제공하고 수행과 감독에 협조하며, 건강관리현장에서 감염 통제가 강화될 수 있도록 지지하고, 지역사회 손위생을 증진해야 한다.

SAFETY ALERT

손톱을 짧게 유지하고 매니큐어는 사용하지 말아야 하는데, 왜냐하면 깨지거나 벗겨진 매니큐어는 일반적인 손씻기로는 제거되지 않는 세균의 은신처가 될 수 있기 때문이며, 인공 손톱 역시 감염성 물질의 저장소가 된다. 예방하기 위한 가장 효과적인 유일한 방법이다.

손이 쉽게 건조하고 갈라지며 피부염이 생기는 경우는 손씻기를 덜하는 경향이 있을 수 있으므로, 이 경우에는 비누나 소독용액을 다른 것으로 바꿔보고, 모든 손씻기마다 철저하게 말리고 로션을 사용한다. 물과 비누로 손씻기보다 알코올 함유 손소독제는 피부를 덜 건조하게 하고, 피부자극이 적은 것으로 알려져 있다.

SAFETY ALERT

손이 건조하여 갈라졌을 때, 대상자를 간호하는 동안 항상 장갑을 착용한다. 알코올 함유 손소독제는 피부손상의 원인인 건조와 피부자극을 줄인다.

모든 대상자와 대상자 가족은 적절한 손씻기 기술을 배워야 하는데, 대상자에게 용변 보기 전후의 손씻기의 중요성에 대해 설명하고 손소독제를 제공해야 하며, 모든 방문객은 대상자와 접촉하기 전과 병실을 나오기 전에 손을 씻도록 교육한다. 만약 건강관리제공자와 방문객이 손위생을 하지 않을 경우, 대상자로 하여금 손위생의 필요성을 이야기하게 해야 한다. 감염이 조절될 수 있다면 너무 자주하는 것처럼 보이더라도 충분한 손위생을 하는 것이 매우 중요하다.

기억해야 하는 개념

물과 비누로 손씻기 또는 알코올 제제 사용 손씻기는 간호사의 손을 멸균으로 만드는 것은 아니다. 손위생은 피부의 미생물 수를 감소시키지만, 모든 미생물을 제거하는 것은 아니다.

(2) 소독과 멸균

소독과 멸균은 잠재적 병원성 미생물을 제거한다.

① 소독

소독(disinfection)은 물체 표면의 잠재적인 병원균의 숫자를 줄이는 화학적 또는 물리적인 과정으로, 모든 잠재적 감염원을 제거하지 못하며 포자가 남아 있을 수 있다. 무생물체에 사용하는 화학제를 소독제(disinfectant)라 하고, 살아 있는 생물체에 사용하는 화학제를 방부제(antiseptic)라 한다. 고농도 소독제를 희석하여 생물체에 사용하기도 한다. 살균제(bactericidal)는 미생물을 죽이는 화학제를 의미하며, 모든 세균을 죽이지는 않고 세균의 증식만을 억제하는 물질은 정균제(bacteriostatic)라고 한다. 실무에서는 주로 대상자나 물건에 손상을 입히지 않고, 병원균을 죽이거나 성장을 지연시키는 방법이 선택된다.

② 멸균

멸균(sterilization)은 포자를 포함한 모든 미생물의 완전한 파괴를 의미하며, 멸균 과정은 뜨거운 열, 신체에 사용할 수 없는 강한 화학제나 가스가 필요한 과정이다. 기구 멸균 시 사용되는 방법은 기구의 손상 없이 미생물만 죽여야 한다.

대부분의 기구는 무균상태로 구입하거나 증기멸균기로 멸균하는데, 증기멸균 동안 열에 의해 기구가 파괴될 가능성이 있다면, 에틸렌 옥사이드 가스나 화학용액을 사용한다. 고압증기멸균법과 에틸렌 옥사이드 가스멸균법이 가장 인기 있는 방법이다. 물체 포장의 안과 바깥에 부착하는 화학적 표시기는 특정 시간 동안 증기가 통과하여 멸균이 되면 색깔이 변하기 때문에, 의료인은 이를 통해 기구의 멸균상태를 파악할 수 있다(그림 19-8). 적재스티커 또한 멸균이 되었는지 확인할 수 있다. 시간이 지나면 오염될 수 있으므로 포장이 원래 상태를 유지하고 있는지 반드시 점검해야 한다. 멸균 상태는 시간이 지난다고 해도 변하지 않지만, 취급량과 같은 특정 상황 또는 습도 같은 환경 상태에 영향을 받을 수 있다(Conner, 2014, p. 564).

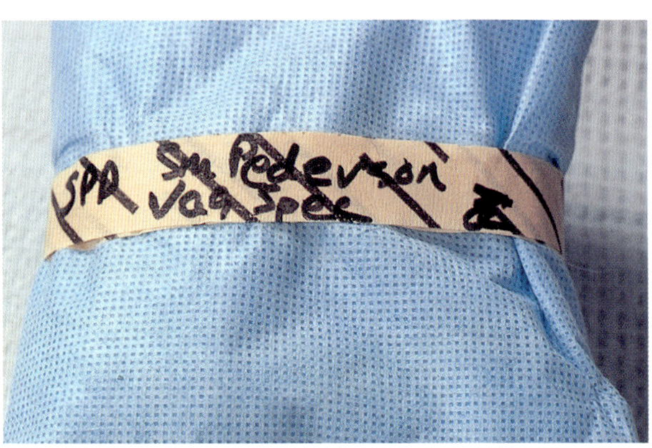

그림 19-8 색깔표시기: 멸균상태가 되면 색깔이 변함

SAFETY ALERT

외과적 기구, 심장 카테터, 비뇨기계 카테터, 이식물, 정맥 수액, 주삿바늘 등 혈관이나 조직 내 침습하게 될 물품은 반드시 멸균 제품이어야 한다.

(3) 개인보호장구의 사용

병원균이 한 사람에게서 다른 사람에게로 옮겨가는 것을 방지하는 기술 또는 기구를 개인보호장구(PPE)라 하는데, 보호장비는 대상자와 의료인 주위에 무균적 방어벽을 설치함으로써 병원균을 가둬두는 데 목적이 있다. 특정 개인보호장구를 위한 표준 주의지침은 Box 19-4와 표 19-2에 제시하였다. 가장 자주 사용되는 보호장비에는 마스크, 가운, 장갑, 개인실, 리넨과 쓰레기를 담는 일회용 방수주머니, 오염된 기구와 검사물을 담아 라벨 붙이기, 오염된 지역 안에서 밖으로의 공기흐름 차단하기 등이 있다. 이 밖에도 에이즈의 출현으로 고글이나 안면보호구뿐만 아니라 구강 대 구강 소생술 시 사용되는 마스크의 체크밸브가 추가되었다. 그러나 무엇보다도 건강관리종사자가 사람, 기구, 물품 사이 교차감염 방지의 필요성을 인지하는 것이 중요하다. 개인보호장구의 적용 및 제거법은 실습지침서 2장을 참조한다.

① 마스크와 호흡기

마스크는 공기를 통한 감염성 물질의 전파를 방지한다. 마스크는 큰 입자와 작은 입자의 흡인을 모두 방지하는데, 큰 입자는 1m 이내의 짧은 거리(대략 90cm까지)만 이동하면서 가까운 접촉에 의해 전염되고, 작은 입자는 공기 중에 떠다니며 먼 거리를 이동한다. 그러나 마스크가 젖어 있거나 오랫동안 착용할 경우, 각기 다른 대상자를 간호할 때마다 교환하지 않으면 효과는 감소한다.

특급 방진마스크(N95 마스크)는 결핵 같은 공기전파성 질병이 있거나, 의심되는 대상자의 간호 시 필요하다(그림 19-9). 특급 방진마스크는 마스크와 비슷한 모양이지만, 안면에 더 밀착되고 1마이크론 크기의 미생물이나 입자를 여과하여 제거할 수 있다. 단단한 봉인을 유지해야 하므로, 개별적인 마스크 착용을 권장한다. 고위험 집

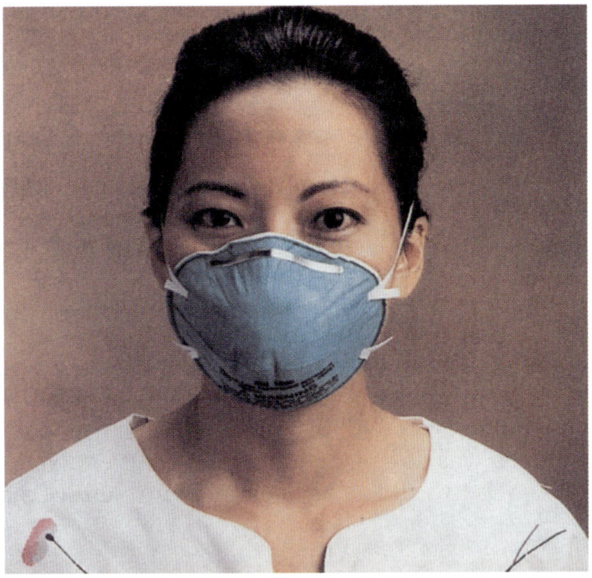

그림 19-9 특급 방진마스크. 안면에 더 밀착되고, 1μm 크기의 미생물이나 입자를 여과하여 제거할 수 있다.

단에서 일하는 간호사는 언제나 특급 방진마스크를 휴대하여 필요시 착용하도록 한다.

② 가운

돌봄제공자의 옷이 감염성 물질에 의해 오염될 가능성이 있을 때는 가운을 착용해야 한다. 가운은 한 번만 사용하고 버려야 하며, 젖었을 때는 교환한다. 대상자의 방을 나가기 전에 적절한 세탁물통이나 폐기물통에 버린다.

③ 모자와 신발 덮개

수술용 모자는 귀와 모든 머리카락을 덮어야 한다(목덜미를 포함한). 구렛나루와 수염을 덮기 위해 후드를 착용한다.

모자는 머리를 덮어 씌우는 데 사용하며, 신발에 사용하는 특별한 덮개도 있다. 고위험 부서(분만실, 응급실)에서 신체 일부가 오염된 체액에 사고로 노출되는 것을 막기 위한 제품을 사용할 수도 있다.

④ 장갑

장갑은 의료인의 손이 감염성 미생물에 오염되는 것을 막아주며, 의료인의 손을 통해 미생물이 다른 대상자에게 전파될 가능성을 줄여준다. 대상자의 축축한 신체 표면에 직접 접촉 가능성이 있을 경우 깨끗한 비멸균성 장갑을 착용하며, 장갑 착용 전과 후에 손을 씻는다. 장갑은 세탁하거나 재사용하면 안 된다. 다른 대상자를 간호할 때마다 장갑을 교환하고, 만약 장갑이 찢어졌거나 더러워졌을 때도 교환하고 버려야 한다.

임상에서 일반적으로 사용하는 장갑은 라텍스 장갑과 라텍스가 아닌 합성 장갑(비닐)이다. 라텍스 장갑은 천연고무로 만들어 탄력성과 내구성이 좋고, 비용은 들지만 섬세한 기술이 요구되거나 오랫동안 노출이 예상될 때 선호된다. 그러나 일상적 간호활동 시 라텍스 장갑의 착용은 필수가 아니며, 오히려 의료비용을 증가시키고 라텍스 알레르기의 위험을 높인다. 이에 많은 기관에서 라텍스 프리 청결장갑만을 제공하기도 한다. 라텍스 장갑을 사용한 후 손씻기를 실시함으로써 잠재적인 알레르기 발생 가능성을 줄이는 것이 좋다.

SAFETY ALERT

건강관리종사자와 대상자에서 라텍스 알레르기 발생률이 증가하고 있다. 그러므로 건강관리기관은 라텍스 알레르기가 있는 개인에게는 라텍스 장갑이나 물품을 사용해서는 안 된다. 라텍스 알레르기가 의심될 때는 다른 제품을 사용해야 한다.

합성고무인 폴리비닐 클로라이드(PVC)로 만든 비닐장갑은 헐렁하여 라텍스 장갑보다 방어력이 낮지만, 검체 다루기, 변기 비우는 일 및 위생간호 제공과 같은 일상적 간호활동에 사용된다.

장갑은 안전불감증을 제공할 수도 있으므로, 장갑 착용 전후 손위생을 하고 장갑을 착용할 때 항상 안전을 고려하는 것이 중요한데, 업무 시 깨끗한 것에서 시작하여 지저분한 것으로 접근하거나 불필요한 접촉을 피한다면, 감염의 전파와 오염의 기회를 줄일 수 있다. 한편 외과적 시술 동안 장갑이 찢어지거나 뚫어질 가능성이 있으면 장갑을 이중 착용해야 한다.

⑤ 고글과 안면보호구

고글과 안면보호구는 상처 세척 시 배액물이 튀거나 호흡기계 분비물 또는 혈액이 튀어 오염되는 상황으로부터 개인을 보호하기 위해 사용한다. 고글은 주로 눈을, 안면보호구는 눈, 입, 코, 얼굴을 보호한다. 절대 타인의 고글과 안면보호구를 사용해서는 안 된다.

⑥ 1인실

대상자를 1인실로 옮기는 것은 모든 경로에 의한 감염전파의 기회를 줄이기 위해서이다. 만약 1인실 사용이 어렵다면, 감염 대상자는 동일한 미생물에 감염된 다른 대상자와 함께 방을 사용할 수 있다. 결핵 대상자나 다른 공기매개 전염성 감염 대상자에게는 특수 음압실이 필요하다. 5세 미만 아동, 정상 의식상태가 아닌 대상자, 드레싱으로 해결되지 않는 혈액소실이나 대량배액 대상자 같은 고위험 그룹도 1인실이 필요하다.

1인실이 필요한 감염 대상자는 가능한 한 이송을 피해야 하지만, 만약 다른 부서로 이동해야 할 경우 이송 전에 대상자의 가운과 드레싱을 교환하고, 마스크와 가운 같은 적절한 보호장구를 착용하도록 한다. 대상자의 감염이 공기전파성이라면 대상자는 마스크를 착용해야 하며, 이송을 돕는 사람은 그 질환에 대한 면역이 있어야 한다. 그리고 이송되는 부서에서 적절한 조치를 취할 수 있도록 미리 대상자의 상태를 알려주어야 한다.

⑦ 기구와 폐기물 처리

체액으로 오염된 리넨과 물품은 특별한 처리가 필요하다. 먼저 대상자의 침상에서 제거하기 전에, 타인에 대한 노출과 환경오염을 예방하기 위하여 방수주머니에 넣어 포장한다. 물품을 주머니에 넣을 때, 주머니의 바깥쪽을 오염시키지 않도록 주의한다. 각 병원과 지역사회는 오염된 물품을 분류하고 폐기하는 데 필요한 처리절차가 마련되어 있다. 체액으로 심하게 더러워진 물품은 물로 헹군 후 오물처리실에서 중앙처리 장소로 옮기기 전에 '오염됨'이라는 라벨을 명확하게 표시한 용기나 비닐주머니에 넣는다. 만약 주머니의 바깥쪽이 오염되었다면, 다른 주머니에 넣어 옮긴다(double bagging; 이중포장처리).

(4) 격리체계

격리(isolation)는 감염의 전파를 제한하거나 방지하기 위해 사용하는 기술이다. 고위험 대상자를 병원균의 노출로부터 보호하거나, 병원균에 감염된 사람에서 다른 사람으로 전파되는 것을 방지하기 위해 다양한 형태의 격리가 수 세기 동안 사용되어 왔다.

미국 질병관리본부가 처음 출간한 두 책자에서는 특정 분야의 격리만 언급되었으나, 1980년대에 병원감염의 증가(특히 면역억제 대상자에서)와 에이즈가 유행함에 따라 일반 주의지침과 신체-물질 격리라는 두 가지 새로운 유형이 발달하였다. 일반 주의지침은 특정 체액 및 혈액과 관련된 것으로 HIV, B형 간염 바이러스, 기타 혈액매개 감염원을 옮길 수 있는 대상자로부터 의료인을 보호하기 위한 것이며, 신체-물질 격리는 모든 축축한 신체 분비물로부터 보호하기 위한 보호장비의 사용이 포함된다. 1995년 미국 질병관리본부는 표준 주의지침과 전파경로별 주의지침을 포함하는, 격리의 새로운 두 가지 가이드라인을 소개했다.

1. 모든 대상자를 잠재적인 감염성 미생물에 오염된 혈액과 체액으로부터 보호하기 위한 표준 주의지침
2. 확인되거나 의심되는 감염 대상자에서 기인하는 고전파성 혹은 고유행성 병원체로부터 보호하기 위한 전파경로별 주의지침

이 2단계 시스템은 적절한 감염관리 실무를 정착하고 다른 시스템을 합성하기 위한 시도로, 전파경로별 주의지침은 표준 주의지침에 더하여 사용된다.

격리시스템은 고가의 기구와 물품이 필요하며 돌봄제공자에게도 많은 시간을 요구하지만, 고비용 때문에 격리시스템을 중단하면 감염으로 이어지게 한다. 의료시설의 모든 종사자와 직원, 의사, 간호사, 기술자, 간호학생, 시설유지 요원은 격리 주의지침을 따를 의무가 있다. 모든 종사자는 주의지침을 따르지 않는 사람에게 주의를 기울여, 위반을 발견하였을 때에는 이를 지적할 윤리적 책임이 있다. 일관적이고 단순한 체계를 이용하고, 직원을 교육하며, 모든 돌봄제공자에게 개인적 책임감을 환기시킴으로써 격리 주의지침을 잘 따를 수 있도록 한다. 감염대책위원회는 모든 감염관리시스템을 점검하고, 시설 전체에서 사용 가능한 가이드라인 및 정책을 결정한다.

① 표준 주의지침

표준 주의지침(standard precautions)의 특징은 혈액매개 병원균의 전파 위험성, 축축한 신체 표면으로부터의 전파 위험성을 감소시킨다. 이 시스템은 진단되지 않은 감염이나 확인된 감염 모두의 전파로부터 보호한다. 표준 주의지침은 의료서비스를 이용하는 모든 의료제공자와 대상자를 보호한다(Box 19-4).

② 전파경로별 주의지침

전염성이 강한 특정 병원균이 확인되었을 때 감염의 전파를 예방하기 위해 추가적인 격리 주의지침이 필요할 수도 있으며, 확인된 미생물의 종류와 그 전파방식에 따라 공기매개 주의지침, 비말 주의지침, 접촉 주의지침이 수립

Box 19-4 표준 주의지침(standard precaution)

A. 다음 접촉 시 깨끗한 장갑을 착용한다.
  1. 혈액, 체액, 분비물과 배설물 및 이러한 신체 물질을 담은 물품들
  2. 점막
  3. 손상된 피부
B. 다음의 경우 즉각적으로 손씻기를 실시한다.
  1. 혈액, 체액, 배설물, 분비물 혹은 오염된 것들과 직접 접촉했을 때
  2. 장갑을 벗은 후
  3. 대상자 접촉 사이에
C. 혈액, 체액, 분비물과 배설물이 튀기 쉬운 간호활동이나 시술 시 마스크, 보안경 및 안면가리개를 착용한다.
D. 혈액, 체액, 분비물과 배설물이 튀기 쉽거나 옷을 더럽힐 수 있는 간호활동이나 시술 시 가운을 착용한다.
E. 더 이상 병원체 저장소와 접촉하지 않을 때, 오염된 보호장구는 즉시 제거한다.
F. 모든 기구는 다른 대상자에게 사용하기 전에 세척하고 소독해야 한다.
G. 사용한 모든 일회용품은 혈액, 체액, 분비물 및 배설물의 접촉, 의류 오염, 미생물이 다른 대상자나 환경으로 전파되는 것을 예방하기 위하여 적절한 용기에 담아 즉시 버린다.
H. 혈액, 체액, 분비물 및 배설물로 더럽혀진 침대보는 피부와 점막에의 노출, 의류 오염 그리고 다른 대상자 및 환경에 전파되지 않도록 주의해서 이송 · 처리한다.
I. 사용한 주삿바늘, 외과 수술용 칼 그리고 다른 날카로운 기구에 의한 손상을 예방하기 위해 다음을 실시한다.
  1. 사용한 바늘은 절대로 제거하거나, 뚜껑을 다시 씌우거나, 구부리거나, 꺾지 않는다.
  2. 바늘 끝을 몸 쪽으로 향하게 하지 않는다.
  3. 한손으로 '떠올리기' 기법을 이용하며, 주삿바늘이 안전하게 처리되는 안전주사기를 사용하거나 무딘 주삿바늘을 사용한다.
  4. 일회용 주사기 또는 재사용이 가능한 주사기와 바늘은 뚫리지 않는 용기에 넣는다.
J. 환경을 오염시키거나, 적절한 위생과 환경 청결법을 지키도록 협조를 할 수 없거나, 하지 않는 대상자는 1인실을 사용하도록 하거나 감염관리전문가에게 의뢰한다.

표 19-2 전파별 주의지침

	주의지침	적응증
공기매개	적절한 여과장치와 음압장치가 있는 1인실; 마스크; 병실 밖으로 이동 시 대상자는 마스크 착용	공기를 통한 전파(작은 비말입자); 결핵, 홍역, 수두
비말	1인실 혹은 같은 미생물에 감염된 대상자와 함께 사용; 대상자로부터 90cm 내에서 간호 시 마스크 착용; 대상자 이동 시 마스크 착용	재채기, 기침, 대화를 통한 큰 비말 전파; 헤모필루스 인플루엔자, 다약제 내성균 수막구균, 디프테리아, 풍진, 폐렴마이코플리즈마
접촉	1인실 혹은 같은 미생물에 감염된 대상자와 함께 사용; 장갑은 항상 착용(병실에 들어가기 전에 착용하고, 나오기 전에 벗는다)하고 미생물에 노출된 후 장갑은 교환; 장갑을 벗은 후 즉시 손씻기; 미생물에 직접 접촉 시 가운과 보호장구 착용; 침구와 대상자 간호물품은 매일 세척; 감염된 대상자에게 사용하는 청진기, 혈압계 등은 감염된 대상자에게만 사용하며 더 이상 주의지침이 필요하지 않을 때 마지막으로 소독	심각한 감염은 직접 접촉으로 쉽게 전파된다; 일부 다약제 내성균, 클로스트리듐 디피실리균(*Clostridium difficile*), 시겔라, 농가진 등

될 수 있다. 만약 미생물의 전파방식이 한 가지 이상이라면 통합 주의지침이 적용될 것이다(표 19-2).

공기매개 주의지침. 공기매개 주의지침(airborne precautions)은 기류에 의해 널리 퍼져 있는 공기에 떠 다니는 작은 크기의 비말에 의한 미생물의 감염으로부터 보호하기 위해 사용된다. 대상자는 음압이 설정된 개별병실에서 치료받아야 하고, 건강관리제공자는 대상자 간호 시에 N95 마스크를 사용해야 하며, 대상자는 병실 밖으로 이송될 경우에 마스크를 착용해야 한다.

비말 주의지침. 비말 주의지침(droplet precautions)은 기류 내에서 확산되어 있는 큰 비말에 의한 미생물 전파 시 사용한다. 비말 주의지침 시 대상자는 동일 미생물에 감염된 대상자와 방을 함께 쓰거나 개별병실을 사용하지만, 음압이 필요하지는 않다. 마스크는 90cm 반경 내에서 대상자를 간호할 때 착용하도록 하며, 대상자는 병실 밖으로 나올 때 마스크를 착용한다.

접촉 주의지침. 접촉 주의지침(contact precautions)은 손과 피부 혹은 피부와 피부접촉에 의해 전파될 수 있는 미생물에 대해 사용되며, 가령 대상자를 간호할 때나 대상자의 물품 및 간호물품을 만졌을 때 등이다. 대상자가 다약제 내성균 같은 중요한 미생물에 감염된 것이 확인되면, 전파를 예방하기 위해 특별한 간호가 필요하고 접촉 주의지침이 시행된다. 대상자는 개별병실을 사용하거나, 동일 미생물에 감염된 대상자와 함께 병실을 사용한다. 병실에 들어갈 때 장갑을 사용하고, 간호하는 동안 잠재적으로 감염된 물질에 노출되면 장갑을 교환하며, 병실에서 나오기 전에 장갑을 벗어야 한다. 대상자, 대상자 주변, 대상자의 방으로부터의 감염 가능성이 있을 때는 가운이나 다른 보호장구를 사용한다.

③ 보호격리(역격리)

보호격리(protective isolation)는 신체방어력이 손상된 대상자의 감염을 예방하기 위한 고위험 상황에서 여전히 사용되고 있으며 항암 치료, 방사선 치료, 면역억제제 사용의 결과로 호중구 감소증(호중구 500/mm^3 미만)이 있는 대상자에게 최고의 예방책이다. 광범위한 화상을 입은 대상자나 피부염 대상자도 고위험군에 해당되어 개별병실을 사용한다. 이러한 대상자와 가족을 포함한 모든 사람은 엄격하고 철저하게 손을 씻어야 하며, 방문객을 제한한다. 또한 신선한 과일이나 야채는 허용되지 않고, 오직 캔으로 된 음식이나 조리된 음식만 제공된다. 꽃이나 물, 토양 또한 허용되지 않는데 토양의 진균과 물의 공급으로 미생물이 성장할 수 있기 때문이다. 이는 대상자의 환경을 가능한 한 병원균이 없는 상태로 유지함으로써 감염의 기회를 줄일 수 있다.

격리 주의지침은 의료인, 친구, 가족과 분리되기 때문에 대상자에게 정신적 영향을 미칠 수 있다. 대상자는 많은 시간을 혼자 지내며 돌봄제공자의 얼굴, 손, 신체는 가리는데, 특히 대상자가 사회적으로 받아들일 수 없다고 간주되는 질병에 걸렸다면 대상자는 자신이 더럽거나 사회에서 따돌림 받은 사람으로 잘못 느낄 수도 있다. 사회적 상호작용의 결핍은 특히 아동과 그들의 가족에게 정신적으로 해로울 수 있다. 대상자의 걱정을 들어주고 질문에 답해 주며 간호수행 전, 후, 중간에 대상자와 시간을 함께 보냄으로써 대상자를 위한 사회적 지지를 유지하며 미생물의 전파를 예방하는 간호를 이끌어낸다.

2) 외과적 무균술

무균술의 목적은 환경으로부터 대상자에게 미생물이 침입하는 것을 방지하는 것이다. 외과적 무균술은 다음과 같은 상황에서 사용된다.

- 외과적 시술
- 혈류에 침투하는 모든 시술
- 피부나 점막을 손상하는 시술(예: 근육주사)
- 특정 드레싱 교환과 상처 간호
- 카테터의 삽입이나 무균적인 신체 내강(방광)에 기구삽관이 포함된 시술
- 이식수혜자, 화상환자, 면역저하 대상자와 같은 고위험 대상자 혹은 집단 간호 시

모든 미생물과 포자가 파괴되었을 때의 물품을 멸균상태로 본다. 이러한 물품은 포장 시 멸균 라벨을 부착하며, 포장은 찢기거나 뚫어지거나 젖거나 유효기간이 지나서는 안 된다. 무균적 시술을 하는 동안 모든 멸균기구가 무균상태를 유지하도록 해야 한다. 적절한 멸균술은 무균절차가 손상되지 않도록 하지만, 만약 멸균이 의심된다면 절차 전에 멸균기구를 교체하도록 한다.

(1) 외과적 무균술의 원칙

외과적 무균술은 환경, 물품, 사람에 대한 계획과 준비를 통해 시작한다. 외과적 무균술이 많은 환경에서 행해지기는 하나, 외과적 무균술을 가장 많이 사용하는 부서는 수술실이다. 수술실 직원은 다양한 수술에서 무균술을 유지하는 특별한 준비가 필요하다. 수술실은 특별히 설계되어 발 페달로 조절하는 싱크대에서 손을 이용하지 않고 손을 씻고, 특수 공기흐름 방식을 적용하며, 수술실 입실과 퇴실 통행을 통제한다.

적절한 개인위생은 모든 사람을 위한 기본적 행위이다. 근무시작 전 샤워를 하고 근무를 시작해야 한다. 상기도 감염이 있는 직원이나 설사, 구토나 피부에 상처가 있는 사람들은 무균적 시술에 참여해서는 안 된다. 수술실이나 무균이 중요한 병원 특정 구역에서는 외출용 의상을 착용하지 않으며, 신발은 신발덮개로 수염이나 머리카락은 모자와 마스크로 가리고 손의 장신구는 제거한다. 외과적 무균술의 일반적 원칙이 표 19-3에 기술되어 있다.

(2) 피부 준비

피부 준비로 피부에 존재하는 미생물을 감소시킨다. 피부

치료적 대화: 무균술

사례

43세인 박 씨는 에이즈와 심각한 약물내성 감염을 치료하기 위해 호흡기 병동에 입원하였다. 간호사는 처음으로 박 씨를 만나러 갈 때 마스크, 가운, 장갑을 착용하였다.

비효율적 대화

박 씨 음, 금지된 행성에 들어온 또 다른 우주비행사네. 누구세요? 우주인? (화가 나고 우울해 보이지만, 유쾌한 목소리다.)

김 간호사 네. 저는 첫 번째 여자우주비행사 김민지예요. 오늘은 좀 어떠세요? (같은 톤으로 매우 명랑하게 대답한다.)

박 씨 이곳에 들어오는 모든 우주인은 다 좋아요. 친구도 이렇게 많고 나를 괴롭히는 사람도 없는데 무슨 불만이 있겠어요? (긴장하는 것 같으며 눈맞춤을 피하기 시작한다.)

김 간호사 제가 그걸 바꾸러 온 것이 아니고요. 오늘 저녁번 담당 간호사 김민지예요. 건강력과 간호사정을 하려고 해요. 오래 걸리지는 않을 거예요. 그런데 피곤해 보이시네요. (침대 옆 의자에 앉아서 기록하기 시작한다.)

박 씨 네. 피곤해요. 빨리 끝내주세요. (여전히 긴장되어 보인다.)

김 간호사 알겠어요. (간호사정을 하기 위해 질문을 진행해간다. 박 씨는 농담을 하거나 질문에 간단히 비꼬듯이 대답한다.) 농담을 하는 건지 아닌지 알 수가 없어요. 정말 어렵네요.

박 씨 네. 나는 지금부터 진지해질게요. 아직 안 끝났나요? (약간 짜증스럽게)

김 간호사 지금은 그만 할게요. 잠시 쉬세요. 저녁식사를 가지고 올게요. 그때 다시 이야기하죠. ("내가 필요한 것은 다 했어. 정말 화가 나는 대상자야."라고 생각하며 자리를 떠난다.)

박 씨 (벽을 향해 돌면서 한숨을 쉰다.)

효율적 대화

박 씨 음, 금지된 행성에 들어온 다른 우주비행사네. 누구세요? 우주인? (화가 나고 우울해 보이지만, 유쾌한 목소리다.)

이 간호사 저는 오늘 저녁번 간호사 이지혜 간호사예요. 오늘 좋아 보이시네요. 어떠세요? (침대 옆에 선다.)

박 씨 물론이죠. 당신이라면 안 그렇겠어요. 늘 혼자 있고 5분마다 우주인이 들어오는데요. (매우 비꼬듯이 말한다.)

이 간호사 아니요. 저라면 외롭고 화가 날 것 같아요. (빨리 진지하게 대답한다.)

박 씨 (잠시 얼굴을 돌리고 침묵한다. 간호사도 침묵한다.) 저는 입원해서 실망한 것은 아니에요. 저도 이것이 벌어지는 많은 일 중 하나라는 것도 알아요. 저도 제가 조금은 시끄럽고 비판적이었던 것은 알아요. 그래도 그것 때문에 나를 쫓아내지는 않겠지요. (웃으면서)

이 간호사 (웃으면서) 우리가 함께 크게 떠들 수 있을 거예요. 하지만 지금은 우선 해야 할 일이 있어요. 먼저 우주복을 입은 이유를 설명하고, 계속해서 가능한 한 빨리 건강력과 신체검진을 하겠습니다. 괜찮으시죠? (대상자는 마스크에 가려졌지만 웃음을 지으며 잘 따라준다.)

박 씨 네. 특히 마스크를 비롯해 모든 것에 대해서 설명해 주세요. 마스크를 착용하는 것이 익숙하지 않아요. 마치 제가 말기 환자가 된 것 같은 느낌이에요.

이 간호사 우리가 할 이야기가 많은 것 같군요. 함께 이야기해 보죠. (얼마나 지속해서 격리되어야 하는지 이유를 설명한다. 박 씨는 신중하게 듣고, 질문도 하고, 농담도 하면서 훨씬 안정되어 보인다.)

비판적 사고를 위한 과제

- 박 씨가 화나고 두려우며 걱정을 하고 있다는 것을 보여주는 행동을 작성한다.
- 이러한 행동에 대한 김 간호사와 이 간호사의 반응을 비교한다.
- 간호사별 관심이 무엇인지 규명한다.
- 화를 내거나 불평을 하는 대상자를 접했을 때, 당신이 느끼는 감정과 반응을 묘사한다.
- 마스크를 사용할 때 의사소통이 어려워지는 면을 검토한다.

에 있는 세균은 일시적 균주와 정상 상주균이 포함된다. 일시적 미생물은 땀, 피지, 부스러기 등에 의해 피부에 머물러 있게 된다. 이러한 것들은 문지르는 마찰력에 의해 비누와 물, 또는 ETOH가 원료인 제제(예: 클로르헥시딘 글루코네이트)로 쉽게 제거된다. 정상 상주균은 상피세포에 붙어 있고, 모낭과 피부선까지 퍼져 있다. 정상 상주균은 신체의 부위에 따라 다양하다.

방부제(antiseptic agent)는 일시균의 숫자를 줄이기 위해 외과적 손씻기와 피부 준비에 사용된다. 소독제는 진피를 통과하지 않을 뿐만 아니라 모든 정상 상주균을 제거할 수도 없다. 손씻기와 헹구기는 더 깊은 피부층의 미생물 제거에 도움이 되지만, 세균의 일부는 여전히 남아 있다. 특히 장시간 동안 외과적 장갑을 착용하였을 때, 피부 깊은 층에서 정상 상주균이 성장하고 증식한다.

표 19-3 외과적 무균술의 원칙

기술/원칙	합리적 근거
습기는 오염의 원인이다. • 멸균영역 가까이에서는 용액이 튀지 않도록 조심히 다룬다. • 젖은 물품은 방수되는 멸균용기에 놓는다.	미생물은 습한 환경에서 더 잘 이동한다. 멸균영역이 습하면 미생물은 멸균이 되지 않은 영역에서 모세관현상에 따라 이동할 수 있다.
모든 물품이 멸균이라고 생각하지 않는다. • '멸균' 표시를 확인한다. • 포장상태가 완전한지 항상 확인한다 • 포장의 멸균유효기간을 항상 확인한다. • 물품의 멸균이 의심되면, 오염된 것으로 간주한다.	일반적으로 준비된 물품은 포장되어 '멸균'이라고 표시된다. 멸균 과정이 완료되었음을 보여주기 위해 특별한 표시를 사용하는데, 포장의 외부에 테이프를 붙이거나 용기 내부에 화학적으로 처리한 종이를 넣는다. 찢기고, 구멍 나고, 젖은 포장은 오염된 것으로 간주한다. 모든 포장물품에는 멸균 유효기간을 육안으로 분명히 알아볼 수 있도록 표시해야 한다. 기간이 지난 물품은 사용하지 않는다.
항상 멸균영역 쪽으로 얼굴이 향하도록 선다.	처치 목적으로 무균으로 정의된 영역을 '멸균영역'이라고 한다. 시야를 벗어난 물품은 우연히 오염될 수 있으므로, 멸균을 보장할 수 없다.
멸균물품은 멸균물품이나 멸균된 표면에 접촉할 때만 멸균이 유지된다.	오염되었다고 생각되는 물품과 접촉하는 모든 멸균물품으로 미생물이 이동할 수 있다. 피부 세척 시 사용한 면봉처럼, 비멸균된 표면에 사용된 물품은 한 번만 사용하고 버린다. 그 이유는 피부는 멸균상태가 아니기 때문이다. 비멸균물품은 멸균영역으로부터 떨어져 있도록 한다.
멸균장비나 영역은 허리 위 그리고 멸균영역 윗면에 유지해야 한다. • 탁자 가장자리에 늘어진 멸균천은 오염된 것으로 간주한다.	허리선은 시야가 확보되는 경계이다. 멸균영역의 윗면만을 멸균으로 정의함으로써 사용물품의 멸균상태를 유지하는 최상의 시야를 확보한다. 가운을 착용했을 때 전면 가슴부위는 멸균되었다고 간주하며, 목부분, 어깨, 겨드랑이, 뒷부분은 오염되었다고 간주한다. 가운의 소매는 팔꿈치 5cm 위부터 소매커프까지는 둘레가 모두 멸균되었다고 간주한다.
멸균영역 주변에서의 불필요한 움직임이나 공기의 흐름을 방지한다. • 문을 닫는다. • 덮개를 열고, 포장할 때는 천천히 한다. • 재채기, 기침과 지나친 대화는 삼간다. • 멸균영역을 가로질러 손을 뻗지 않는다.	최상의 여과법과 공기차단 설비를 설치하여도, 미생물을 완전히 제거할 수는 없다. 움직임은 미생물이 공기 중에서 순환할 수 있는 기류를 만들기 때문이다. 마스크는 구강과 비강에서 배출되는 모든 미생물을 차단할 수 없고, 말을 하면 더욱 빠르게 축축해진다. 만약 멸균한 사람이 물품을 사용하기 힘들다면, 멸균영역 위에서 옮기거나 늘어진 포의 아래를 잡은 채 천천히 영역을 돌린다.
포장이 열린 멸균물품은 사용하지 않았더라도 더 이상 멸균상태가 아니다.	일단 보호용 포장을 제거하면, 그 물품은 공기에 의해 오염된 것으로 간주한다. 그것이 접촉되지 않았고 멸균영역에 놓여 있었다 하더라도, 버리거나 다시 멸균해야 한다. 시술 동안 뚜껑을 연 후 다시 닫지 않은 용기에 담긴 용액도 오염된 것으로 간주한다.
멸균 준비를 한 사람이 오염되면 재멸균해야 한다.	만약 '외과적 손씻기(scrubbed)'를 한 사람의 장갑에 구멍이 나거나 실수로 비멸균물품을 만져 오염되었다면, 오염된 물품을 바꿔야 한다. 만약 외과적 손씻기를 한 사람이 멸균영역을 벗어났다면, 다시 손씻기를 하고 가운을 입고 장갑을 착용해야 한다.
외과적 멸균술은 모든 직원의 노력이 필요하다. • 집단적 그리고 개인적 '무균 양심'이 무균술을 강화하는 가장 좋은 방법이다.	멸균법을 유지하기 위해 건강관리팀은 서로 신뢰하고 협조해야 한다. 멸균상태가 확인된 사람만이 수술실에서 순환 간호사가 건네주는 멸균물품을 만질 수 있고, 병실에서는 스스로 준비한 멸균물품을 만질 수 있다. 팀 구성원은 자신의 멸균술에 대해 다른 구성원의 의견을 수용해야 하고, 자신의 옷이 오염되었다거나 자기가 다른 물품을 오염시켰다는 의견에 대해 대답할 수 있어야 한다. 처치의 주기적 평가와 감염관리 감시가 모두의 무균술을 증대시킨다.

외과적 손씻기와 피부준비의 목적은 다음과 같다.

- 피부에서 먼지, 피지, 미생물 제거
- 세균의 수를 최대한 줄임
- 피부의 침식 방지
- 피부에 항생물질층을 남겨 장시간 동안 미생물의 성장 억제

금기가 아니라면 대상자는 4% 클로르헥시딘 글루코네이트로 수술 전에 두 번 목욕 또는 샤워를 해야 한다(Conner, 2014). 통상적으로 대상자의 피부준비는 여러 단계로 이루어진다. 상황에 따라 제모제로 털을 제거하거나 무균가위로 털을 깎을 수도 있다. 하지만 이전에 외과적 수술 전 처방되었던 면도는, 피부에 난 미세한 면도자국을 통해 대상자가 감염에 노출될 수 있기 때문에 더 이상 실시하지 않는다.

(3) 외과적 손씻기

외과적 손씻기는 대상자 간호를 위해 간호사가 시행하는 일반적 손씻기와는 절차 및 소요시간 면에서 차이가 있다. 보통 일회용 스크럽용 솔과 스펀지에 항균제제 스크럽 용액이 스며들게 하는데, 사용하는 용액은 요오드포(iodophor) 용액 또는 4% 클로르헥시딘 글루코네이트(chlorhexidine gluconate)이다. 손씻기는 제품제작사가 제공하는 사용방법에 따라 실시한다. 플라스틱이나 금속으로 만든 무균 손톱청소기를 사용할 수도 있다. 항균비누 용기는 무릎이나 발의 압력에 의해 용액이 나오도록 튐 방지용 싱크대(splash proof sink)의 위쪽이나 옆에 위치해야 한다.

스크럽을 시작하기 전에 모든 손톱 매니큐어는 제거한다. 손톱은 짧게 하고, 외과적 장갑을 뚫지 않도록 한다. 손에는 상처나 피부 벗겨짐, 베인 상처가 없는지 확인해야 하는데, 이는 손상된 피부가 세균의 저장소가 될 수 있기 때문이다. 손은 항상 팔꿈치 위보다 높게 유지하고 몸체에서 멀리 떨어져 있게 하며, 팔에서 떨어지는 물은 오염의 원인이 될 수 있으므로 팔꿈치 끝에서 물이 떨어지게 한다. 마지막으로 멸균타월로 손을 완전히 말린다.

(4) 멸균범위

멸균영역은 멸균물품을 놓을 수 있는 미생물이 없는 지역이다. 무균시술을 하는 동안 작업 표면이 무균상태를 유지하도록 한다. 천이나 멸균포장지도 멸균영역을 만드는데 사용할 수 있다. 멸균물품은 포장을 벗겨 어떤 비멸균적 물체와도 접촉 없이 무균 표면에 옮겨진다. 멸균영역을 준비하고 유지하는 방법은 실습지침서 2장에 제시하였다.

SAFETY ALERT

습기는 오염으로 간주하기 때문에 멸균물품은 건조한 곳에 두고 용액을 따를 때는 튀지 않도록 주의해야 한다.

(5) 멸균장갑

멸균장갑은 외과적 기술이 요구되는 모든 시술에 의무적으로 사용한다. 장갑은 침습적 시술의 부위와 물품, 기구, 상처의 오염을 방지하기 위해 사용하며, 멸균장갑은 손을 철저히 닦은 후에 착용한다. 모든 시술은 침상 옆에서 시행하고, 장갑은 보통 개방식 방법(open method)으로 착용한다(실습지침서 2장 참조).

수술장이나 침습적 시술 동안에는 선호되는 장갑 착용 방법은 이미 수술복을 착용한 팀원에 의해 장갑을 착용하는 것이다. 처음 장갑을 착용하는 경우 폐쇄식 방법을 사용하며, 그 후 다른 의료진의 장갑 착용을 돕는다. 멸균장갑 착용의 폐쇄식 방법은 무균가운을 입을 때 가운의 소매 끝이 손끝을 덮도록 입은 다음, 오른손(왼손잡이의 경우 왼손)으로 왼손용 장갑의 소매 접힌 부분을 집어서 장갑을 손목 위의 소매까지 끌어올려 착용한다. 오른손 장갑도 동일한 방법으로 착용한다.

SAFETY ALERT

무균적 절차를 하는 동안 장갑이 찢어지는 경우, 오염을 줄이기 위해 즉시 교환한다. 무균적 절차 동안 장갑이 천공되거나 찢어지면, 손에 있는 개방상처에 미생물이 침입할 수 있다.

4. 생애주기에 따른 고려사항

1) 신생아와 영아

신생아의 감염예방은 임신기간 중 감염 노출에서 태아를 보호함으로써 시작한다. 모체감염은 임신 중에 태아에게 전염될 수 있고, 미생물 감염에 노출된 시간에 따라 경증 또는 중증의 선천적 기형이나 태아사산을 초래한다. 대체적으로 임신 초기에 감염될수록 태아에 미치는 영향이 크며, 매우 경하거나 무증상의 모체감염도 태아에게는 심각한 결과를 초래한다. 임신 초기의 감염이 가장 위험할 수 있는데, 이 시기는 임신한 사실조차 모를 수 있기 때문이다. 적절한 산전 간호는 모체 감염을 줄이는 데 있어서 중요하다.

SAFETY ALERT

가임기 여성은 항상 최신 예방접종 상태를 유지해야 하며, 최근에 임신하였거나 현재 임신 노력 중인 여성은 가능한 한 감염성질환에 노출되지 않도록 조심한다.

영아가 감염되는 대표적인 경로는 돌봄제공자의 손 또는 피부와의 접촉을 통해서이며, 다음으로 오염된 영아 분유를 통해서 쉽게 감염된다. 손씻기는 신생아의 병원감염을 예방하는 데 가장 중요한 방법이며, 모든 돌봄제공자에게 세심한 손씻기의 중요성과 일반적으로 양호한 위생에 대해 교육하는 것은 간호사의 중요한 역할이다. 감염예방의 다른 중요한 부분은 영아에서 시작하여 유년기에 이루어지는 예방백신이다. 간호사는 감염성 질환을 예방하기 위하여 부모와 돌봄제공자에게 백신접종의 중요성을 교육하고, 예방접종 일정을 제공한다.

2) 유아와 학령전기 아동

유아는 자주 감염되는데, 유아의 행동이 미생물의 전파를 잘 일으키기 때문이다. 이 시기 아동은 보통 배변훈련이 되지 않아서 개인위생이 뒤떨어지고, 바닥에서 놀고, 입에 물건을 계속 집어넣으며, 신체 분비물을 가지고 노는 등의 행위가 병원균 노출의 잠재적 원인이 된다. 유아와 학령전기 아동이 탁아소나 유치원에서 단체생활을 하는 것도 감염전파의 중요한 요인 중 하나로, 이 시기의 아동은 상기도 감염과 이로 인한 귀의 감염이 흔하다.

유아와 학령전기 아동에서 위생습관에 대한 교육은 감염 노출을 제한하는 데 중요하며, 화장실 사용 후와 식사 전의 적절한 손씻기는 습관화되어야 한다. 부모와 돌봄제공자는 유아가 감염증상을 보일 경우 감염의 전파를 최소화하기 위하여 다른 아동에게 노출되지 않도록 교육한다.

3) 학령기 아동과 청소년

학령기 동안 아동의 면역체계가 성숙하고 정규 예방접종이 완료되면서 감염성 질환의 발생은 감소한다. 그러나 겨울철에는 아동이 교실 내에서 모여 생활하기 때문에 직접 접촉성 또는 공기전파성 감염이 흔하며 위생도구, 옷, 운동도구 등을 공유하기 때문에 종종 농가진이나 이(lice)와 같은 피부질환이 발생한다. 그러므로 적절한 손씻기와 위생습관이 중요하다.

청소년기에는 부상이 더 자주 일어나기 때문에 감염이 되기 쉽다. 청소년기의 성행위로 성병(sexually transmitted diseases, STDs)과 단핵구 증가증의 빈도가 증가하며, 밀접한 공간에서의 단체활동으로 호흡기계 감염과 바이러스성 질환이 호발한다.

보건교사는 학령기 아동과 청소년기 사이에 감염의 전파를 예방하고, 발견하는 데 중요한 역할을 한다. 이 시기 대상자에게는 부상과 성병을 예방하기 위한 건강교육이 중요하다.

4) 성인과 노인

성인기에 이르러 대부분의 사람은 많은 전염성 질환에 면역성을 얻게 되지만, 여전히 부상과 성병의 합병증으로 인한 감염은 위협적이며, 특히 성인기의 독립성 증가에 따른 여행(특히 외국여행)의 증가로 새로운 감염성 미생물에 노출될 위험이 크다. 선택적인 외과적 시술 또한 감염노출의 위험이 크며, 성인은 종종 필수적인 예방접종을 잊어버리기 때문에 최신의 면역상태에 대한 감시가 필요하다. 직장에 근무하는 성인의 경우 만성질환(예: 당뇨, 심혈관질환, 약물 및 알코올 의존, 암) 발생 위험을 줄이기 위하여 스트레스 예방관리를 실시해야 하며, 이를 통해 감염 위험을 줄일 수 있다.

노인의 경우 장기적 만성질환의 합병증으로 인한 감염의 발생빈도가 높다. 특히 노인은 영양상태의 불량, 병약한 면역반응, 활동 수준의 감소, 순환혈액의 감소, 피부통합성의 잦은 손상, 소변정체와 손상된 기계적 배설 과정으로 인하여 중증 감염상태가 되기 쉽다. 또한 노인기에는 결핵, 대상포진과 같은 오래된 질병이 재발할 수 있고, 전염성 감염과 병원감염의 원인이 되는 다양한 미생물에 더 취약하며, 심한 장애가 있는 노인은 자주 자신의 개인위생을 수행할 수 없기 때문에 특히 위험하다. 기동성 장애와 실금, 연하곤란 역시 감염의 위험성을 크게 증가시키며, 만약 기능부전으로 침습적 장치가 적용된다면 감염 위험이 더욱 높아진다.

입원한 노인의 병원감염률은 젊은 대상자에 비해 2~5배 높다. 입원기간 동안 폐렴, 비뇨기계 감염, 균혈증, 수술 부위 감염 발생률이 높으며, 보통 강력한 항생제 치료가 필요하다. 만약에 대상자가 장기입원시설에서 지속적으로 항생제 치료를 받는다면, 항생제 내성감염이 발생할 수 있다. 요양시설에서 감염전파의 잠재적 저장소였던 대상자가 급성질환 전문병원으로 재입원하면, 이 대상자는 다시 급성질환 전문병원의 감염 저장소가 된다. 따라서 이러한 대상자는 대개 급성기 치료를 위해 여러 차례 입원하게 되며, 매번 입원 시 더 독성이 강한 미생물을 전파한다.

5) 문화적 고려사항

개인위생과 감염관리는 초기에 발달하는 것으로 가족과 지역사회, 문화에 영향을 받는다. 위생관리는 같은 문화 안에서도, 같은 지역에 거주하지만 문화가 다른 경우에도 다양하게 나타날 수 있다.

세계보건기구는 손씻기와 관련하여 종교 및 문화적 관점에서 대책위원회를 구성하고, '세계보건기구 건강관리 손씻기 안내지침(WHO, 2009)'을 발표했다. 지침의 두 가지 목적은 모든 지역, 문화, 종교 환경에서 전 인류에 보급하고 건강관리제공자와 대상자 모두가 손씻기를 증진하도록 타 문화 간 쟁점을 고려하는 것이다. 안내지침은 다음과 같다.

- 손씻기는 종교와 문화요소에 영향을 받는다.
  - 불교: 매 식사 후 손을 씻고 손씻기는 감소함
  - 기독교(가톨릭 포함): 거룩한 기름(holy oil)을 사용 후 손씻기
  - 힌두교: 기도 후 손씻기, 더러운 행위(화장실 등) 후, 식사 전후
  - 이슬람교: 하루 5번 기도 전 손씻기, 식사 전후, 화장실 후, 오염된 것 접촉 후(개, 신발, 시체 등)
  - 유대교: 아침에 처음 손씻기, 매 식사 전후, 화장실 후
  - 시크교: 이른 아침 손씻기, 매 식사 후, 신발이나 옷을 벗은 후
- 손 동작은 문화에 따라 다른 의미를 지닌다.
- 문화맥락에서 '더러움이 보인다'는 개념은 피부색이나 더럽다는 인식처럼 문화에 따라 다르다.
- 불교, 힌두교, 이슬람교, 시크교는 알코올 사용을 금한다.

세계보건기구는 대상자/가족과 상호작용하며 교육의 목표와 계획을 세울 때 문화와 종교신념을 고려하도록 권고한다.

주요개념

- 감염질환은 사람이 건강관리제공자 및 병·의원을 방문하는 가장 흔한 이유이다.
- 감염원인 세균, 바이러스, 곰팡이, 프리온 및 기생충은 정상적인 일상활동에 사용하는 제품이나 음식에 존재한다.
- 감염회로는 감염원, 원천, 출구, 전파경로, 침입구 및 민감한 숙주로 구성된다.
- 가장 흔한 3가지 전파경로는 접촉, 비말, 공기이며, 운반체도 일부 질병 전파의 원인이 된다.
- 건강관리시설 내에서 가장 흔한 전파경로는 돌봄제공자의 손에 있는 감염성 미생물의 접촉전파이다.
- 다약제 내성 감염치료에 사용되는 약물에 대한 내성은 빠르게 증가하여, 치료선택을 제한하고 의료비용 및 사망률을 높이고 있다.
- 의료관련감염(HAIs)은 철저한 근거기반 감염관리 실무에 준하면 감소시킬 수 있다.
- 효과적인 감염관리는 바람직한 비용-효과 비율을 발생시켜준다.
- 손씻기는 가장 중요하고 유일한 감염관리 행위이다. 모든 돌봄제공자와 대상자, 가족구성원은 손씻기 기술을 배워야 한다.
- 감염예방 및 손씻기 이행을 증가시키기 위하여 모든 건강관리전달체계는 알코올 함유 손세척제의 사용이 권고된다.
- 건강한 피부와 점막은 유기체와 감염전파에 대한 주요한 방어기전이다. 침습적 시술과 수술은 이러한 방어기전을 위협할 수 있다.
- 지역, 주, 지방 및 국가적 차원의 규제위원회는 대상자, 직원 및 지역사회를 보호하기 위하여 감염관리와 기관의 폐기물 처리에 관여한다.
- 직원상담 및 감시하는 직원관리 프로그램은 기관과 지역사회 감염관리 프로그램의 주요 요소이다.
- 기관의 폐기물 처리방법은 감염관리 프로그램에서 중요한 요인이다.
- 무균술은 대상자나 물품에 세균이 없도록 유지시키기 위해 사용되는 기술이다. 세척, 소독, 멸균은 다양한 방법과 약제에 의해 수행될 수 있다.
- 장갑, 가운, 모자, 신발덮개와 같은 개인적 보호장구 또는 방어기구의 사용이 포함된 격리 주의지침은 감염의 전파를 예방하는 데 중요하다.
- 대상자의 신체 분비물과 접촉할 가능성이 있을 경우에는 장갑을 착용해야 한다.
- 개별병실은 모든 경로를 통한 감염의 기회를 감소하기 위해 사용한다.
- 무균술은 수술, 침습적 처치, 특성 고위험 상황에서, 환경에서 대상자로의 미생물 침입을 방지하기 위해 사용된다.
- 물품에 있는 모든 미생물과 포자가 파괴된 것이 멸균이다.
- 감염 노출과 감염성 질환에 걸릴 위험성은 대상자의 일생 동안 변화한다.

REFERENCES

Centers for Disease Control and Prevention. (2007). *Guideline for isolation precautions: preventing transmission of infectious agents in healthcare settings.* Retrieved January 11, 2015, from www.cdc.gov/hicpac/2007IP/2007isola tionPrecautions.html

Centers for Disease Control and Prevention. (2009). *Influenza vaccination and exposure management modules.* Retrieved January 11, 2015, from www.cdc. gov/nhsn/PDFs/HSPmanual/5_HPS_fluVacc.pdf

Centers for Disease Control and Prevention. (2011). Updated Norovirus Outbreak Management and Disease Prevention Guidelines. *Morb Mortal Wkly Rep, 60,* (3). Retrieved January 2, 2015, from http://www.cdc.gov/mmwr/pdf/rr/rr6003.pdf

Centers for Disease Control and Prevention. (2013). *Antibiotic resistance threats in the United States,* 2013. Retrieved September 20, 2014 from http://www.cdc.gov/drugresistance/threat-report-2013/

Centers for Disease Control and Prevention. (2014a). Infection Prevention and Control Recommendations for Hospitalized Patients with Known or Suspected Ebola Virus Disease in U.S. Hospitals. Retrieved January 2, 2015, from http://www.cdc.gov/vhf/ebola/hcp/infection-prevention-and-controlrecommendations.html

Centers for Disease Control and Prevention. (2014b). Avian Influenza A Virus Infections in Humans. Retrieved January 2, 2015 from http://www.cdc.gov/flu/avianflu/avian-in-humans.htm

Centers for Disease Control and Prevention. (2014c). Avian Influenza A (H7N9) Virus. Retrieved January 2, 2015 from http://www.cdc.gov/flu/avianflu/h7n9-virus.htm

Centers for Disease Control and Prevention. (2014d). Influenza Vaccination Information for Healthcare Workers. Retrieved January 11, 2015 from http://www.cdc.gov/flu/healthcareworkers.htm

Conner, R. (Ed.). (2014). *Perioperative standards and recommended practices, 2014 edition.* Denver, CO: Association of periOperative Registered Nurses(AORN).

De Wandel, D., Maes, L., Labeau, S., Vereecken, C., & Blot, S. (2010). Behavioral determinants of hand hygiene compliance in intensive care units. *American Journal of Critical Care, 19*(3), 230–239.

Johnson, D., Lineweaver, L., & Maze, L. M. (2009). Patients' bath basins as potential sources of infection: A multicenter sampling study. *American Journal of Critical Care, 19,* 31–40.

Magill, S., Edwards, J., Bamberg, W., Beldavs, Z., Dumyati, G., Kainer, M., et al. (2014). *Multistate Point-Prevalence Survey of Health-Care– Associated Infections.* N Engl J Med, 370, 1198–1208. doi: 10.1056/NEJMoa1306801

Parantainen, A., Anthoni, M., Valdes, A., Lavoie, M. C., Hellgren, U. M., & Verbeek, J. H. (2008). Prevention of percutaneous injuries with risk of hepatitis B, hepatitis C, or other viral infections for health-care workers (Protocol). *Cochrane Database of Systematic Reviews,* Issue 2. Art. No.: CD007197. doi: 10.1002/14651958. CD007197.

World Health Organization. (2009). *WHO guidelines on hand hygiene in health care.* Retrieved January 11, 2015, from http://www.who.int/gpsc/5may/tools/9789241597906/en/

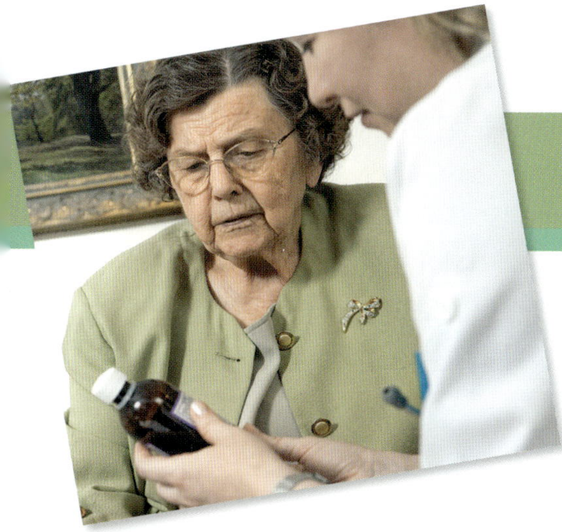

CHAPTER 20

투약

Medication Administration

Niki Kirby

주요용어

경피 transdermal
규제약물 controlled substance
근육 내 intramuscular
기형유발 teratogenic
길항작용 antagonism
단위용량, 일회용량 unit-dose
대사 metabolism
배설 excretion
볼 buccal
분포 distribution
비경구적 parenteral
상승작용 synergism
상표명 trade or brand name
설하 sublingual
속명 generic name
식물성약제 botanicals
아나필라식스 반응 anaphylactic reaction
약동학 pharmacokinetics
약물 배합금기 drug incompatibility
약역학 pharmacodynamics
약초제제 herbal medications
역작용 adverse drug event
정맥 내 intravenous
처방 prescription
치료효과 therapeutic effect
투약조정 medication reconciliation
피내 intradermal
피하 subcutaneous
화학명 chemical name
흡수 absorption

비판적 사고를 위한 사례

김 간호사는 여성 노인이 거주하는 노인요양원을 방문하고 있다. 78세인 이 씨 부인은 관절염으로 인한 통증이 심하여 진통제를 복용해오던 중 위궤양이 발생하여, 병원에서 치료를 받고 최근에 퇴원하였다. 김 간호사는 초기 면담에서 이 씨 부인이 대화내용에 집중하지 못하고, 질문에 대답을 하는 것에 어려움을 느끼는 것처럼 보였다. 최근에 복용하고 있는 약물에 대해 물었을 때, 그 약물을 복용하는 이유와 복용하는 방법에 대해서도 잘 모른다고 대답하였다. 김 간호사가 복용하고 있는 약물을 보여 달라고 하자, 이 씨 부인은 10개의 약병이 들어 있는 흰색의 큰 비닐봉투를 가지고 왔다: 두 개의 병에는 이뇨제가 들어 있고, '정제 두 개씩을 하루에 두 번 복용'이라는 라벨이 붙어 있다. 세 개의 병은 염화칼륨(potassium chloride)이 들어 있고 '하루에 5개의 정제를 두 번에 나누어 복용' 라벨이 붙어 있다. 한 개의 병에는 히스타민 차단제가 들어 있고 '매일 캡슐 한 개씩 복용' 라벨이 붙어 있다. 한 개의 병에는 옥시코돈(oxycodone)이 함유된 진통제가 들어 있고 '관절염 통증으로 필요시' 라벨이 붙어 있다. 한 개의 병에는 강력한 아세트아미노펜(extra-strength acetaminophen)이 들어 있다. 한 개의 병에는 변을 부드럽게 하는 변 완화제가 들어 있고 '필요시마다'라는 라벨이 붙어 있다. 한 개의 병에는 코데인이 함유된 또 다른 진통제가 들어 있고 '필요시 매 4시간마다' 라벨이 붙어 있다. 김 간호사는 어떤 약물을 언제 복용하는지 이 씨 부인에게 다시 물어보면서 이 씨 부인이 노화에 따른 시력 감퇴로 인해 법적으로 맹인이라는 사실을 알게 된다.

이 장을 학습한 후, 위의 사례를 읽고 다음의 내용에 대하여 비판적 사고를 적용하여 복습한다.

1. 이 상황에서 김 간호사가 선택할 수 있는 사정지침을 기술한다.
2. 김 간호사가 면담을 통해서 수집한 정보로부터, 이 씨 부인이 투약계획을 준수하는 데 어려움을 초래할 수 있는 요인과 이 씨 부인의 건강을 위협할 수 있는 요인을 확인한다.
3. 이 상황에 적합한 교육안과 적절한 간호활동을 제시한다.
4. 이 상황에서 김 간호사가 협조를 구할 수 있는 사람 또는 건강관리전문가에 대해서 생각한다.

학습목표

1. 투약처방의 구성요소를 서술한다.
2. 약물작용의 약동학적 원리에 대해 토의한다.
3. 정확한 투약의 여섯 가지 기본원칙을 나열한다.
4. 다양한 약물 측정체계를 이용하여 처방된 약물용량을 정확하게 계산한다.
5. 대상자의 안전한 투약을 위한 건강관리기관의 조직화된 업무체계의 중요성에 대해 토의한다.
6. 초기 면담과 투약 전에 대상자로부터 얻을 수 있는 중요한 사정자료에 대해 토의한다.
7. 투약에 대한 대상자의 지식을 향상시키기 위하여 개별화된 교육안을 개발한다.
8. 투약의 효율성을 평가하고, 실제 시행된 투약을 기록한다.
9. 각 투약경로별로 제시된 지침과 절차에 대해 서술한다.

간호사는 급성기 간호, 만성기 간호 및 가정방문 간호를 수행하는 실무현장에서 투약과 관련된 중요한 역할을 하고 있다. 정확한 약물을 정확한 대상자에게 정확한 경로를 통해 정확한 용량을 투여하는 것에 대한 책임뿐만 아니라 약물의 효과 및 부작용, 약물과 음식 간에 발생 가능한 배합금기와 상호작용에 대해서도 알아야 할 책임이 있다. 간호사는 약물 투여와 관련된 도덕적 · 윤리적 및 법적인 측면을 인식해야 한다. 간호사는 수행한 실무에 대한 책임이 있다. 간호사는 대상자를 보호하는 최후의 방어선이므로, 간호사가 미리 발견하고 예방할 수 있는 투약오류에 대해 처방자나 약사를 비난할 수는 없다.

간호사는 투약이 필요한 대상자의 건강증진과 건강유지를 위하여 대상자를 격려하고 지지해야 하며, 투약에 대한 정보를 명료하게 설명하여 대상자가 투약에 대해 정확하게 이해할 수 있도록 한다. 그리고 다른 건강관리제공자들에게 효율적인 정보를 제공하고 약물처방에 대한 조언도 하며, 대상자를 위한 치료적 결정에 대한 책임을 공유한다.

치료와 투약에 관한 선택을 할 때(대체약물, 처방된 약, 처방전 없이 살 수 있는 약), 건강관리참여자로서 책임이 있음을 대상자가 인식할 수 있도록 한다.

1. 약물의 종류와 형태

약물은 적어도 3개의 서로 다른 이름을 가진다. 화학명(chemical name)은 약물의 화학적 구성성분에 따라 붙인 이름이다. 속명(generic name)은 United State Adopted Names Council에서 부여하는 공식적인 이름이다. 상표명(brand name 또는 trade name)은 제약회사에서 사용하는 이름으로 약물을 생산하고 제조하는 데 있어 17년 동안 독점적인 권리를 가지게 된다. 예를 들어, 타이레놀은 약물의 상품명이며, 화학명은 *N*-acetyl-para-aminophenol이고, 속명은 아세트아미노펜이다. 상품명은 일반적으로 첫 글자를 대문자로 쓰며 상표로 등록된 'R'이란 문자를 붙여 표기한다. 화학명은 오직 하나의 속명을 가지게 되지만, 얼마나 많은 제약회사가 그 약을 생산하는지에 따라 여러 개의 서로 다른 상품명을 가지게 된다. 약물은 속명이나 상품명으로 표기하거나 처방하므로 간호사는 속명과 상품명을 모두 알고 있어야 한다.

약물은 화학적 구성요소, 임상작용 및 치료효과에 따라 다양한 방법으로 분류된다. 표 20-1에는 대상자의 건강을 증진시키는 데 이용되는 약물의 분류와 작용이 제시되어 있다.

약물은 다양한 형태로 조제된다. 표 20-2에는 다양한 형태로 조제된 약물이 제시되어 있다. 약물은 종류에 따라서 서로 다른 형태와 용량을 함유하고 있으므로, 간호사는 투약 처방에 주의를 집중하여 약물을 정확하고 안전하게 투여해야 한다.

2. 약물표준

각 나라마다 다양한 약물의 질을 관리할 수 있는 표준을 설정하여, 약물을 관리하며 통제하고 있다. 우리나라는 1958년에 대한약전(Korea Pharmacopeia, KP)을 제정하여 의료목적으로 사용되는 약물의 이름, 품질, 순도, 시험법, 사용량과 극량, 극약물 및 독약물에 대한 표준을 만들었다. 미국에서 사용하고 있는 공식 약전은 미국약전(United States Pharmacopeia, USP)과 국민의약품집(National Formlary, NF)이다. 미국약전과 국민의약품집은 약물의 근원, 물리적 · 화학적 속성, 순도, 저장방법, 범주 그리고 정상 용량에 따라 약물을 기술한다. 약물은 순도, 효능, 생체이용률, 효력, 안전성 및 독성 등이 매우 다양하므로, 이러한 속성에 대한 적절한 범위를 약물표준에 제시한다.

3. 투약에 관한 정보의 출처

안전한 투약의 기본 원칙은 "모르는 약제는 절대로 투여하지 않는다."이다. 간호사는 약물을 투여하기 전에, 먼저 대상자의 상태를 알고 있어야 한다. 약물 투여의 필요성을 대상자에게 설명하기 위해 간호사는 대상자의 상태에 대해 정확히 파악해야 하고, 처방된 약물에 대한 지식이 있어야 한다. 간호사는 대상자에게 투여하는 약물의 용량, 기대되는 치료효과, 발생 가능한 부작용 및 다른 약물과의 상호작용에 대해서도 잘 알고 있어야 한다. 그리고 대상자에게 투약의 목적을 설명할 수 있어야 하며, 약물에 대한 대상자의 질문에 정확하게 답변할 수 있는 준비가 되어 있어야 한다.

표준화된 약물 관련 최신문헌을 참고하면 약물의 제제, 용량, 목적, 투여 경로 및 부작용에 대한 최신 경향을 알 수 있다. 「American Journal of Nursing」과 「Nursing」 등과 같은 학술지와 「Nurses' Drug Alert」와 「Medical Letter」 등과 같은 월보는 최근에 개발된 약물치료에 대한 정보를 제

표 20-1 정상기능을 증진시키는 약물분류

건강양상	약물 분류	작용
활동과 운동	항고혈압제(antihypertensives) 항부정맥제(antiarrhythmics) 수축촉진제(inotropes) 항협심증제(antianginals) 항응고제(anticoagulants) 기관지확장제(bronchodilators)	혈압을 낮춘다. 심장 리듬을 조절한다. 심장 수축력을 강화한다. 심장동맥 혈류를 증가시킨다. 혈액응고를 감소시킨다. 기도를 개방시킨다.
영양과 대사	항생제(antibiotics) 항구토제(antiemetics) 항산성제(antiacids) 인슐린(insulin) 코르티코스테로이드(corticosteroids) 갑상선제제(thyroid) 비타민과 무기질(vitamin and minerals)	감염을 감소시킨다, 감염을 예방한다. 구토를 감소시킨다. 위 산도를 감소시킨다. 혈당 수치를 낮춘다. 염증을 감소시킨다. 대사율을 조절한다. 불충분한 식이 섭취를 보충한다.
배설	설사제(laxatives) 지사제(antidiarrheals) 이뇨제(diuretics)	배변을 증진시킨다. 설사를 감소시킨다. 뇨 생성과 배설을 증진시킨다.
수면과 휴식	진정제(sedatives)	수면을 유도한다.
인지와 지각	진통제(analgesics) 항정신병제(antipsychotics)	통증을 감소시킨다. 정신병증 증상을 감소시킨다(예: 환각).
대처와 스트레스 내성	항불안제(antianxiety agents) 항우울제(antidepressants)	불안을 감소시킨다. 우울을 감소시킨다.
성과 생식	난소호르몬(ovarian hormones)	호르몬을 대체한다. 출산을 조절한다.

표 20-2 조제약물

조제 유형	설명
경구투여 약물	
교갑(capsule)	젤라틴 용기에 담긴 분말 또는 액체 형태의 약물
엘릭시르(elixir)	알코올을 함유하는 액체 약물
유탁액(emulsion)	잘 섞이지 않는 두 액체가 다른 매개체에 의하여 고르게 섞인 점도가 있는 용액
장용정(enteric coated)	위 자극을 예방하기 위해서 위보다는 장에서 흡수되도록 코팅된 약물
함당정제(Lozenge, troche)	입안에서 녹아 흡수되는 원형 또는 타원형의 약물
분말(powder)	액체에 섞어서 사용하는 미세한 가루 형태의 약물
스팬슐(spansule)	장기간 효과를 내기 위하여 시간을 두고 서서히 용해되는 약물
현탁액(suspension)	흔들어서 사용하는 액체로 된 약물
시럽(syrup)	농축된 설탕액에 용해시킨 약물
정제(tablet)	일정 용량의 분말을 압축시켜서 딱딱한 형태로 만든 약물
팅크제(tincture)	식물로부터 얻은 약물 혹은 화학물질을 알코올 또는 알코올 수로 침출하거나 용해한 약물
국소투여 약물	
크림(cream)	끈적거리지 않는 반고체 형태의 국소약물
젤 또는 젤리(gel or jelly)	피부에 도포하면 액화되는 맑고 투명한 반고체 형태의 약물
도찰제(liniment)	피부에 바르는 오일 제제의 약물
로션(lotion)	피부에 바르는 액체나 현탁액 형태의 약물
연고(ointment)	오일과 결합된 외용약물
이고(paste)	피부에 국소적으로 사용하는 연고형태의 약물
좌약(suppository)	체강으로의 삽입이 용이한 형태로 만들기 위하여 젤라틴이 함유되어 있으며 체온에 의해서 서서히 용해되는 약물
경피패취(transdermal patch)	약물의 흡수를 조절하여 점진적으로 약물이 피부에 흡수되도록 반투과성 막의 디스크나 부착포 형태의 약물

공해 준다. 안전한 투약협회(Institute for Safe Medication Practices, ISMP)는 투약오류와 안전한 투약에 대한 내용의 ISMP Medication Safety Alert! Nurse Advise-ERR을 발행한다. 투약에 관한 정보는 온라인상에서도 볼 수 있다(www.ismp.org).

AHFS(American Hospital Formulary Service)의 약물 분류체계는 미국에서 상용되고 있으며, 일 년에 한 번씩 개정되어 책으로 간행된다. 이 분류체계는 약물학적 속성과 상표명, 속명, 치료적 분류 지침에 따른 정보에 의해 조직화되어 있다. 대부분의 건강관리기관에서는 모든 약물에 대한 정보를 보유하고 있으며, 약물을 제조한 제약회사에서는 각 포장단위마다 약품에 대한 상세한 설명서를 첨부하고 있다. 건강관리기관에서는 컴퓨터로 약물에 대한 정보를 확인할 수 있는 체계를 구축하고 있다.

간호사는 약물에 관한 정보를 약물편람과 컴퓨터 프로그램을 통해 제공받는다. 간호 약물편람은 특정 약물에 대한 정보 및 투약과 관련된 주요정보를 제공한다. 많은 약물편람은 매년 갱신되며, 사용자가 특정 약물에 대한 정보를 다운로드하고 출력할 수 있도록 디지털매체 형태로 판매되고 있다. 대부분의 건강관리기관에서는 약물 관련 정보를 책자와 컴퓨터 프로그램을 통해 제공하고 있다. 그러므로 간호학생은 약물편람을 구입하고, 약물 관련 정보를 얻기 위해 컴퓨터 프로그램에 접근하는 방법을 알아야 한다. FDA에서 제공하는 정보는 빠른 속도로 갱신되며, 출력된 약물 관련 정보는 서점에 도착하기도 전에 자료가 삭제되기도 한다. Lexicomp(www.lexi.com), Epocrates(www.epocrates.com)와 같은 약물 관련 온라인 웹사이트는 매우 유용하며, 새로운 정보가 계속적으로 업데이트된다. 또한 이들 웹사이트에서는 정보를 다운로드할 수 있는 앱을 제공함으로써 건강관리전문가가 언제, 어느 장소에서나 손가락 움직임만으로 최신 정보를 제공받을 수 있게 한다.

약사로부터 잠재적 약물상호작용이나 부작용에 대한 정보를 얻을 수 있다. 대상자 투약 시 흔히 발생할 수 있는 문제를 논의할 수 있는 임상 약사가 특수 파트나 병동에 배치되기도 한다. 약물치료가 포함된 치료계획의 수립에 적극적으로 약사가 참여하기 위해 건강관리 팀과 함께 약사도 대상자 라운딩에 참여할 수 있다.

4. 약물 전달체계

약물 전달체계는 건강관리기관에 따라 다양하지만, 일반적으로 활용되고 있는 약물 전달체계는 다음과 같다.

- 일회용량체계(unit-dose system)
- 자동화투약-전달체계(automated medication-dispensing system)
- 자가투약체계(self-administered supply system)
- 바코드투약체계(bar code medication administration, BCMA)

이와 같은 약물 전달체계와는 별도로 간호사는 마약법과 향정신성의약품 관리법 및 대마관리법에 따라 해당약물의 사용과 관리를 엄격히 규정하고 있는데, 이러한 규제약물은 모든 대상자 간호 영역에서 잠금장치가 있는 장에 보관하도록 규정하고 있다.

1) 단위용량체계

단위용량체계(unit-dose system)는 약국 또는 약물 조제자가 개별 대상자에게 투여되어야 할 단위용량(unit dose)을 포장하는 것이다. 대상자 개인의 단위용량은 특정시간에 투여되어야 할 처방된 약물의 용량이다.

일회용량체계는 대부분의 건강관리기관에서 널리 사용되고 있다. 약국에서는 약물 조제자가 대상자에게 투여되어야 할 약물을 개별포장하고, 약물명과 용량을 써서 붙인다. 어떤 약물의 일회용량 포장이 어려운 경우, 약사는 약물명과 용량뿐만 아니라 대상자의 이름과 의무기록번호 등을 붙여서 대상자-특정일회-용량(client-specific unit-dose) 약물을 준비한다. 약사는 간호사에게 잠재적으로 나타날 수 있는 약물의 상호작용과 금기사항에 대한 정보를 제공해 줄 수 있다. 간호사는 일회용량으로 포장된 약물을 대상자에게 직접 투여한다. 일회용량 포장으로 생산할 수 없는 약물은 약사가 약명과 용량뿐만 아니라 대상자명과 의료기록번호가 표기된 대상자-특정일회-용량 약물로 준비할 것이다.

많은 건강관리기관에서는 대상자-특정일회-용량 체계를 사용한다. 약국에서는 특정 대상자를 위하여 '빙고카드(bingo card)'로 불리는 다수-일회용량 포장(multi-unit-dose packet)에 특정 용량을 포장하고 라벨을 써서 붙인다(그림 20-1). 빙고카드에 있는 각 칸(bubble)에는 일회용량이 담겨져 있다. 하나의 빙고카드에는 60회 분량이 담겨진다. 이

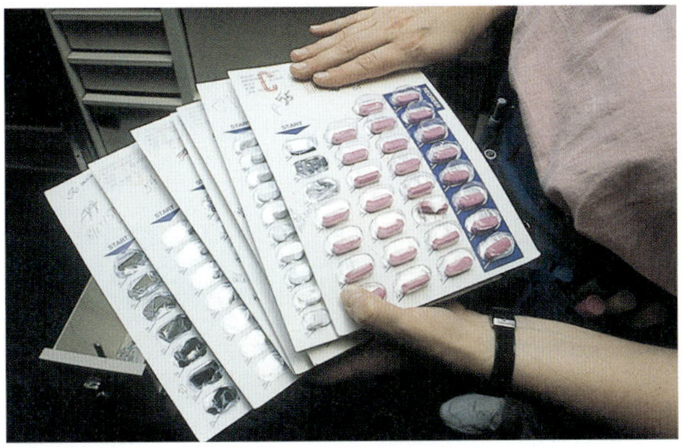

그림 20-1 대상자의 약물처방이 몇 주 또는 몇 달 동안 동일한 장기요양시설에서서는 약물전달방법으로 '빙고카드(bingo cards)'가 비용효과적이다. 빙고카드의 각 칸(bubble)에는 대상자의 일회용량 약물이 담겨 있다.

방법은 평균 재원일수가 2주 이상이고 약국이 없는 건강관리기관에서 사용된다.

2) 자동화투약전달체계

자동화투약전달체계(automated medication-dispensing system)는 건강관리기관에서 흔히 볼 수 있다(그림 20-2). 이 체계는 병동에서 빈번하게 사용되는 약물이 새로이 처방되었을 때 즉시 투여할 수 있도록 정규 약물, '필요시 처방'(prn) 약물, 규제 약물 및 응급 약물을 보관하는 기계이다. 자동화 투약기계는 은행의 자동인출기와 유사하게 조작한다. 간호사는 비밀번호 또는 지문을 입력하여 시스템에 접근하며, 대상자에게 필요한 약물을 얻기 위하여 전산화된 해당 메뉴를 선택한다. 약물은 일회용량으로 포장되어 전달된다. 자동화투약전달체계에서는 사용하는 모든 약물의 사용내역과 규제약물에 대한 기록이 보존된다.

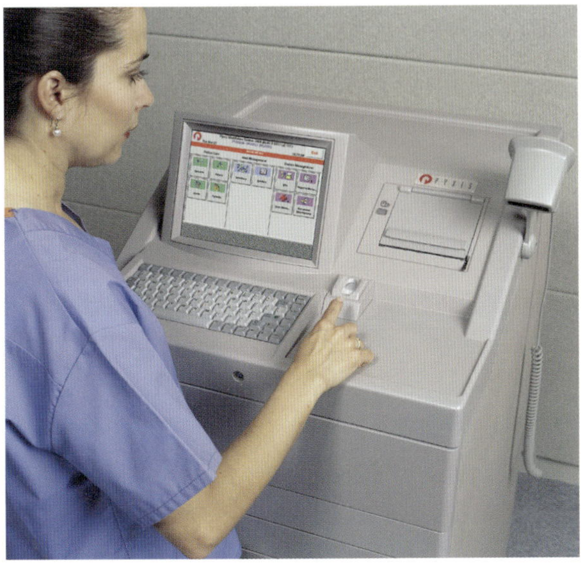

그림 20-2 자동화투약전달체계

3) 바코드 투약체계

바코드 투약(bar code medication administration, BCMA)은 손에 쥐는 경량의 레이저 스캐너, 약물 카트에 부착된 휴대용 컴퓨터 그리고 바코드를 이용한다. 대상자는 바코드가 부착된 신원확인용 팔찌를 착용하게 된다. 간호사는 비밀번호를 입력하고, 컴퓨터 시스템에 접근한다. 간호사가 대상자의 신원확인용 팔찌를 스캐너에 통과시키면, 컴퓨터 화면에 대상자의 투약기록이 나타난다. 간호사는 컴퓨터 화면의 투약기록을 확인하고, 투약카트에 있는 해당 대상자의 서랍에서 약물을 선택하며, 일회용량으로 개별 포장된 약물의 바코드를 스캔한다. 바코드를 스캔하면 대상자 신원, 약물, 용량, 경로가 확인된다. 또한 실제로 약물이 투여된 시간과 약물을 투여한 간호사의 신원이 기록된다. 바코드 투약체계는 대상자에게 약물을 투여할 때, 투약의 여섯 가지의 기본원칙(정확한 대상자, 정확한 약물, 정확한 용량, 정확한 시간, 정확한 경로, 정확한 기록)이 지켜지지 않으면 잠재적인 투약오류가 발생할 수 있음을 경고한다. 실시간으로 투약기록이 작성되면 간호사, 약사, 의사는 투약기록을 열람할 수 있다. 이 시스템은 활력징후와 진단적 검사 결과와 같은 사정 결과도 보여준다. 이 시스템은 재향군인병원뿐만 아니라 미국 전역에 걸쳐 많은 건강관리기관에서 사용되고 있다. 많은 건강관리기관에서는 대상자의 안전한 투약을 위하여 바코드 투약체계의 사용을 권장하고 있다. 미국식품의약국(Food and Drug Administriation, FDA)에서도 처방약물(전문의약품)과 비처방약물(일반의약품)에 바코드 시스템을 도입하기를 권장하고 있다.

4) 자가투약체계

자가투약체계는 일정기간 동안 복용할 약물을 처방된 용량대로 대상자에게 공급한다. 간호사는 약물을 개별적으로 별도의 보관용기 혹은 플라스틱 병에 담아 대상자에게 전달한다. 약물은 대상자의 침상 옆에 보관하고, 대상자가 스스로 투약하도록 한다. 자가투약체계는 대상자의 독립심과 책임감을 존중하면서 투약에 대한 간호감독, 교육, 대상자의 이행 정도와 퇴원 전 약물관리의 안전성을 평가할 수 있다.

5. 비처방약물과 처방약물

약물은 처방전을 필요로 하는 범주에 들어가지만, 또 다른 약물은 제공자의 처방 없이도 구입할 수 있다. 간호사는 처방 및 비처방 약물을 투여하고, 약에 대한 교육을 제공한다.

1) 비처방약물

많은 약물이 서면화된 처방 없이도 구입할 수가 있다. 이러한 약물은 의사 또는 간호사의 감독 없이도 충분히 안전하게 사용될 수 있다고 간주되어 일반의약품(over the counter, OTC)으로 팔리고 있다. 일반의약품은 감기치료제, 아스피린(aspirin)이나 아세트아미노펜(acetaminophen)과 같은 진통제이다. 미국식품의약국(FDA)에서는 이러한 비처방약물의 안전성, 효율성 및 광고를 관리 및 통제하고 있다.

비처방약물은 약물 사용상의 주의사항을 철저히 지킬 때는 안전하지만, 오용할 때는 인체에 해로운 부작용과 약물 상호작용의 위험성이 발생할 수 있다. 덧붙여, 사람들은 비처방 약물을 자가투여하기를 지속함으로써 전문가의 도움을 요청하는 데 지연될 수 있다. 또한 초기에 잘못된 처치로 인해 간단한 문제가 큰 문제로 발전하는 원인이 되기도 한다.

SAFETY ALERT

항상 대상자가 복용하고 있는 비처방약물이 무엇인지 확인한다. 그리고 건강관리제공자의 확인 없이는 어떠한 약물도 복용하지 않도록 한다.

2) 약초와 기타 식물성 약제

약초와 식물성 약제의 사용이 넓게 퍼지고 있지만, 식물성 약제가 최근까지지도 대상자의 이력에 일관성 있게 포함되고 있지는 않다. 비처방약물이나 처방약물을 투여하기 전에 이러한 약제를 사용하는지 사정하는 것은 중요하다. 가장 흔히 사용되는 식물성 약제 중에는 경증의 우울증에 사용되는 hypericum perforatum(St. John's wort), 항생제로 사용되는 옥수수꽃(coneflower) 그리고 혈액순환 개선과 인지기능을 향상시키는 은행나무(Ginkgo biloba) 등이 있다.

대상자들은 일반적으로 약초와 기타 식물제제가 '자연'이라는 문구로 광고되기 때문에 안전하다고 생각하지만, 이들 약제의 안전성과 효율성에 대한 평가는 아직까지도 확실히 규명하기가 어렵다. 약초와 식물성 약제는 질 표준과 규정이 부족하며, 이들 제제의 성분 또는 용량이 라벨에 표시되어 있기도 하지만, 표시되지 않은 경우도 있다. 식물성 약제는 조제 방법과 추출된 특정 식물에 따라 영향을 받으므로 용량을 정확하게 표기하기가 어렵다.

미국 정부는 보완대체의학센터(National Center for Complementary and Alternative Medicine, NCCAM)를 설립하여 약초와 식물성 약제의 임상연구를 장려하였다. 약초와 식물성 약제에 대한 순수 실험연구와 다른 과학적 조사연구는 임상적으로 타당하며 근거 있는 정보를 제공하기 시작하였다.

간호사는 약초와 식물성 제제를 약물로 생각해야 한다. 인체에 어떤 화학물질이 투여되면, 알려지지 않거나 기대하지 않은 효과를 일으킬 수 있다. 따라서 간호사는 약초와 식물성 약제인, 즉 정제(tablets), 차, 추출물(extract), 팅크액의 사용에 대한 정보를 수집하고, 특정한 정보가 필요한 경우에는 전문가에게 의뢰해야 한다.

3) 처방약물

처방은 약물의 준비와 투여를 위한 법적인 지시이다. 치료적 용량과 독성 용량의 차이가 아주 미세한 약물을 투여할 경우, 철저한 감독이 필요하다. 의사, 전문 간호사, 치과의사는 약물처방에 대한 법적인 책임이 있다.

6. 투약 처방

1) 구성요소

처방자는 약물 처방에 대상자 이름, 약물 이름, 용량, 투여횟수, 투여경로 및 투여목적을 명시해야 한다. 처방전에는 처방일자와 시간 및 처방자의 처방 서명이 반드시 있어야 한다. 동일한 성을 가진 대상자의 경우에는 혼돈을 초래할 수 있으므로 처방전에는 대상자의 성과 이름을 모두 표기한다. 대상자를 더 확실하게 확인하기 위하여 대상자의 등록번호 또는 의무기록번호를 표기하기도 한다.

컴퓨터를 활용한 처방은 처방자에 의한 투약 처방이 대상자의 전자의료기록으로 직접적으로 입력되어, 잠재적인 투약 오류를 피하도록 한다.

(1) 약물명

약물명은 속명 또는 상품명으로 쓴다. 많은 약물이 철자는 비슷하지만 약물의 작용은 확연히 다르므로, 특히 손으로 약물명을 기입할 때에는 명확하게 알아볼 수 있도록 써야 한다. 전자투약기록은 속명으로 약물이 처방되면 컴퓨터 화면에 자동적으로 Tall-man lettering이 입력된다. 'Tall-man letters(예: hydrOXYzine, hydrALAZINE)'는 컴퓨터 화면에서 철자가 비슷한 약물명을 식별할 수 있도록 도와주어 잘못된 약물명을 선택하는 위험을 최소화한다.

SAFETY ALERT
투약 처방이 명확하지 않거나 타당하지 않은 경우에는 반드시 처방자에게 다시 확인한다.

(2) 약물용량

약물용량은 미터법(metric), 약국 액량법(apothecary), 또는 가정용 액량법(household)으로 측정한다. 용량의 횟수와 농도도 제시된다(예: digoxin 0.125mg daily). 어떤 약물을 하루에 한 번만 투약할 경우, 처방자는 투여되어야 할 약물명과 정제 또는 알약의 수를 처방에 기입한다(예: multiple vitamin one daily). 약물용량과 관련된 과실을 예방하기 위해서 0 이하의 단위에서는 반드시 0을 사용하고(예: .3mg이 아닌 0.3mg으로 쓴다), 0 이상의 단위에서는 절대로 0을 사용하지 않도록 한다(예: 5.0mg이 아닌 5mg으로 쓴다). 또한 처방용량을 손으로 쓸 때에 2와 7을 구별하기 위한 방법으로는 모든 7에는 횡단하는 선을 그어 2와 7을 구별한다(예: 7 대신에 7로 쓴다).

(3) 투여경로

투여경로는 투약처방에 포함된다. 많은 약물이 구강(PO), 정맥(IV) 또는 근육(IM) 등의 경로로 투여된다. 투여경로는 일반적으로 서면 처방에 약어로 기입한다.

SAFETY ALERT
특정 투여경로가 처방에 명시되어 있으나, 대상자의 상태가 변하여 처방에 명시된 경로로 약물투여가 부적절하거나 안전하지 않다면, 투여경로가 변경될 수 있도록 처방자에게 알린다.

(4) 투여목적

모든 약물처방에는 약물 투여의 목적 또는 적응증이 기술되어야 한다(예: oxyCOdone 5mg po q 4 hours prn for moderate pain). 어떤 약물의 경우에는 투여하는 목적이 한 개 이상일 수 있으므로, 약물투여의 목적을 기술하는 것은 약물의 효과를 평가하는 데 도움이 된다. 예를 들어, gabapentin(Neurontin)은 발작이나 만성 통증을 조절하기 위해 사용될 수 있다.

(5) 서명

서면처방은 법적 효력이 있으므로, 반드시 처방자의 서명이 있어야 한다. 서명이 없는 처방은 법적 효력이 없으므로, 간호사는 처방자가 서명할 때까지 처방의 내용을 수행해서는 안 된다. 전자서명도 유효하다.

2) 처방 종류

(1) 정규처방

정규처방(routine or standing order)은 약물투여를 중단하라는 처방이 서면으로 내려질 때까지 계속 수행하거나 정해진 날짜까지 수행한다. 일부 건강관리기관에서는 정해진 시간이 경과되면 정규처방이 자동적으로 취소되므로 재처방해야 한다.

(2) 필요시 처방

라틴어 pro re nata로부터 유래된 필요시 처방(prn order)은 약물의 특정 투여시간을 명시하지 않고, 대상자에게 약물이 필요할 때 투여하도록 한다. 진통제, 오심제, 변완화제는 흔히 필요시 처방으로 처방된다. 대상자에게 약물이 언제 필요하고 언제 투여하는 것이 안전한가에 대한 간호사의 현명한 판단이 요구된다. 간호사는 필요시 처방으로 대상자에게 약물을 투여하였으면, 약물의 효과를 평가하고 기록해야 한다.

(3) 정해진 프로토콜

정해진 프로토콜은 명백하게 규정된 투여 기준에 따라 특정 병동의 대상자에게 특정한 상황에 투약할 수 있도록 서면화되어 있다. 예를 들어, 심장내과 병동에서 대상자에게 특정한 양상의 부정맥이 나타나면 항부정맥제를 투여할 수 있도록 서면화되어 있다.

(4) 일회처방

일회처방(one-time orders)은 약물을 한 번만 투여하는 처방이다. 수술 전에 투여하는 약물 또는 진단검사 전에 투여하는 약물은 일회처방의 예이다.

(5) 즉시처방

라틴어 statim(즉시)에서 유래된 즉시처방(stat orders)은 처방 즉시 일회 투여하는 처방이다. 즉시처방의 예로는 체액량 과다 시에 "furosemide 20mg IV stat"를 처방하는 것이다.

(6) 전화와 팩스처방

간호사와 처방자는 전화통화로 대상자의 상태를 토의하고 대상자의 투약을 변경할 수 있다. 의사와 간호사가 전화통화를 하는 동안에 간호사가 의사의 전화처방을 받아서 의사의 투약처방 기록지에 기록하는 것이 승인된다면 간호사는 의사의 투약처방 기록지에 전화처방 내용을 적고, 처방자가 확인할 수 있도록 처방자에게 처방된 내용 전체를 전부 읽어준다. 처방에는 반드시 처방일시, 대상자의 정확한 이름, 약물명, 용량, 횟수, 투여경로와 투약목적이 포함되어야 한다. 간호사는 전화처방을 기록하고(예: "T.O. by Dr. Phillips," 또는 "Susan Brown, ARNP") 서명을 한다. 그리고 간호사가 기록한 전화처방에 전화로 처방을 한 의사가 공동서명을 하였는지 반드시 확인한다. 전화처방은 정책적으로 보통 24시간 이내에만 처방으로서의 권한을 가진다. 간호사는 정확한 처방을 위하여 반드시 전화로 처방한 내용을 처방자에게 구두로 반복하여 확인한다(read back).

지역사회에서 근무하는 간호사는 대상자의 상태에 대해 처방자와 팩스로 의사소통할 수 있다. 간호사는 처방자에게 팩스로 대상자의 상태변화를 간략하게 기술하여 설명하고, 새로운 약물의 처방 또는 투여되고 있는 약물의 변경을 요청할 수 있다. 처방자는 대상자의 약물처방에 대한 변경 사항을 팩스로 알려준다. 팩스로 변경된 처방을 받으면, 간호사는 대상자의 차트에 처방을 기록한다. 팩스는 전화선을 사용하므로 팩스처방은 전화처방으로 간주된다. 그러므로 처방자는 반드시 팩스처방 후 투약처방 기록지에 공동서명을 해야 한다.

SAFETY ALERT

전화처방을 받는 동안 정확하게 하기 위하여 처방내용을 받아 적으면 처방자에게 처방을 반복하여 읽어준다. 처방자는 반드시 전화처방 후 48시간 이내에 투약처방 기록지에 공동서명을 해야 한다.

구두처방은 투약 오류의 위험이 매우 크므로 응급상황(심폐소생술)을 제외하고는 받지 않는다.

(7) 구두처방

구두처방(verbal order)은 처방자와 간호사가 물리적으로 동일한 공간에 있을 때 가능하다. 구두처방은 반드시 응급상황에서만 사용한다(예: 심폐소생술). 간호사는 정확한 처방을 위하여 반드시 처방자에게 전화로 처방한 내용을 구두로 반복하여 확인한다.

전산처방입력(computerized provider order entry, CPOE)을 사용하는 일부 처방자는 원격으로 컴퓨터가 대상자의 의료기록에 접근하여 새로운 처방을 직접 입력할 수 있다. 건강관리기관에서 전산화된 의무기록과 CPOE가 표준화되면 서면처방, 전화처방 및 팩스처방 등이 대상자 안전을 위해 사라지게 될 것이다.

7. 투약의 법적 측면

간호사는 약물의 안전한 투여를 보장하기 위해 법률, 간호실무법, 최선의 정책, 대상자의 권리에 관한 지식 등을 가지고 있어야 한다.

1) 미국 식품의약국

미국에서 가장 오래된 정부 차원의 소비자 보호기관인 미국 식품의약국(FDA)에서는 의약품에 대한 안전기준을 세우고 검사, 시험, 승인 등의 주요 업무를 수행한다. 의약품의 사용을 승인하기 전에 동물과 인체실험을 통해 의약품에 대한 검정을 실시하고 있다. 시험을 거치지 않은 의약품의 판매를 규제하고, 유해한 의약품의 판매를 중지시키며, 필요한 법적 조치를 강구한다. 또한 소송을 통하여 유해한 의약품을 압수하거나, 법규를 위반한 회사를 고발한다. 의약품에 대한 안전기준과 순도기준을 마련하여 법적 규제조치를 시행하고, 포장 및 상품표시법을 근거로 의약품에 대한 올바른 정보를 규격에 맞게 표시하도록 요구한다. 한국은 식품의약품안전처(KFDA, 식약처)에서 이를 담당하고 있다.

2) 간호사 실무 법령

간호법령은 투약과 관련된 간호사의 직무를 규제한다. 간호사 실무 법령은 합법적인 간호직무를 기술하기 위하여 제정되었는데, 간호사 실무 법령은 주마다 다르다. 그러므로 간호사는 그들이 근무하고 있는 지역의 간호사 실무 법령이 간호사의 직무범위를 어떻게 규정하고 있는지를 확인해야 한다. 그리고 간호사 자신의 지식과 기술의 한계도 인식하고 있어야 한다.

현행 간호사 실무 법령은 처방자의 서면처방과 관계없이

간호사가 자신의 행위에 대한 책임을 지도록 하고 있다. 어떤 약물처방이 모호하거나 타당하지 않다면, 간호사는 처방자에게 약물처방을 확인해야 한다. 이때 처방자의 반응이 부적절하고, 여전히 처방이 옳지 않거나 안전하지 않다고 여겨지면 상급자에게 보고한다.

SAFETY ALERT

간호사는 대상자의 안전이 위험하다고 확신이 될 경우에는 투약을 거절할 권리와 책임이 있음을 숙지한다.

약물조제는 간호사의 법적 실무가 아니다. 의사는 처방을 하고, 약사는 약물을 조제하고, 간호사는 안전하고 적절한 방법으로 투약을 하는 것이 합법적인 책임영역이다.

SAFETY ALERT

준비된 약물의 일회용량 라벨을 확인할 수 없거나, 약물의 봉인이 완전하지 않거나, 다른 간호사가 준비한 약물은 대상자에게 절대로 투여하지 않는다.

3) 기관의 투약 정책

간호사는 학교, 병원, 요양원, 가정 간호기관 및 사설기관 등 다양한 환경에서 일을 한다. 각 기관은 기관마다의 투약 정책을 개발하고 검토한다. 간호사의 감독하에 간호학생은 대상자에게 투약을 할 수 있다. 각 기관에서는 간호사가 투여할 수 있는 약물의 종류를 제한할 수 있다. 각 기관은 기관마다의 정책과 절차에 의하여 투약을 규제한다. 그러므로 간호사는 근무하는 기관의 투약규정을 알고 있어야 한다.

4) 대상자 권리

대상자는 안전하고 적절한 약물을 간호사로부터 투여받을 권리가 있다(7장 참조). 이를 위하여 간호사는 "여섯 가지 기본원칙(6 Right)"(정확한 대상자, 정확한 약물, 정확한 용량, 정확한 시간, 정확한 경로, 정확한 기록)을 철저히 지켜야 한다.

여섯 가지 기본원칙에 따라서 대상자는 투약을 거절할 권리가 있다. 간호사는 대상자에게 투약의 목적을 명료하게 설명할 의무가 있다. 만일 대상자가 처방된 투약을 거절한다면, 투약과 관련된 대상자의 근심이 무엇인지를 확인하여 처방자에게 알리도록 한다. 이와 같이 간호사는 타당한 근거에 의해 대상자를 옹호하는 역할을 해야 한다.

5) 규제약물

1960년대 후반, 약물 남용의 증가와 더불어 약물 남용에 대한 대중의 관심이 높아지면서, 1970년 미국의회에서는 Comprehensive Drug Abuse Prevention and Control Act를 제정하였다. 규제약물은 사용이 제한된 약물 또는 남용이나 중독의 잠재성이 높은 약물을 말한다. 규제약물법령(Controlled Substances Act)은 약물의 남용 가능성과 유용성 정도에 따라 규제약물을 5개의 그룹(I, II, III, IV, V)으로 범주화하였다(표 20-3). 이 법령에서는 유효한 처방 없이 규제약물을 소지하는 것을 불법으로 규정하였으며, 규제약물의 처방횟수를 제한하고 있다. 규제약물법령은 약물 남용과 의존을 예방하고, 약물에 의존하는 사람들의 치료와 재활을 도우며, 약물 남용법을 강화하기 위하여 제정되었다.

건강관리기관은 규제약물을 잠금장치가 있는 서랍 또는 상자에 보관해야 한다. 규제약물의 처방은 Department of Justice Bureau of Narcotics and Dangerous Drugs에 등록된 의사나 건강관리제공자만이 할 수 있다. 건강관리시설은 규제약물의 투여기록을 보관해야 한다. 약국마다 규제약물에 대한 기록양식이 다양하다. 반드시 기록해야 하는 정보는 규제약물을 투여받는 대상자의 이름, 투여된 일시, 사용된 규제약물의 용량, 처방한 의료인의 이름, 투여한 간호사의 이름이다.

간호사는 특정 시간에 규제약물의 수를 확인한다(예: 매 근무조 변경 시마다 또는 자동화투약전달체계로 규제약물이 투여되었을 때). 간호사는 규제약물을 투여하기 전에 약장에 있는 규제약물의 수를 확인하여 규제약물 기록지에 기록하고 서명한다. 간호사가 규제약물 용량의 전부 또는 일부를 폐기할 때에는 또 다른 간호사가 규제약물 폐기를 목격하여 이에 대한 증인을 해 주고, 규제약물 기록지에 연서한다. 자동화투약전달체계에서는 규제약물을 사용하면 자동적으로 숫자가 확인되면서 사용자에 대한 추적이 가능하므로, 근무교대 시에 두 명의 간호사가 규제약물을 확인할 필요가 없다.

6) 약물 남용

건강관리전문가가 약물을 불법적으로 사용하면 대상자가 위험한 상태에 처하게 되고, 건강관리전문가의 신용을 떨어뜨리게 된다. 약물에 대한 엄격한 규정과 절차는 대상자의 약물을 건강관리전문가가 사용하는 것을 예방할 수 있다. 간호

표 20-3 미국규제약물법령에 의한 규제약물의 범주화 등급

등급	특징	투여규제	예*
I	남용 가능성이 높음 치료적 목적으로 사용되지 않으며 연구, 분석, 교육목적으로만 사용됨	승인된 프로토콜이 필요함; 처방 없이 투여할 수 없음	Heroin, marijuana, peyote tetrahydrocannabinols, LSD, mescaline, methaqualone
II	심각한 신체적 또는 심리적 의존을 초래할 수 있음 남용 가능성이 높음 치료적 목적으로 사용 가능함	서면처방이 필요함; 호스피스와 장기요양시설에서는 팩스도 가능함 필요량만 처방될 수 있음 반복처방이 허용 안 됨 보관용기에는 반드시 경고라벨을 부착함	Morphine, oxycodone(OxyContin), oxycodone with acetaminophen(Percodan, Percocet), codeine, cocaine, meperidine, Ritalin, amphetamines, secobarbital, pentobarbital
III	I 과 II 등급보다는 남용 가능성이 낮음 치료적 목적으로 사용 가능함 경증 또는 중등도의 신체적 의존 혹은 고도의 심리적 의존을 초래할 수 있음	공급이 34일로 제한됨 서면 혹은 구두처방이 필요함 6개월이 지나면 처방이 만기됨 6개월 이내에 반복처방은 5회 이상 허용 안 됨 보관용기에는 반드시 경고라벨 부착함†	한정된 용량의 아편유사제를 포함한 제품이나 규제되지 않은 활성성분이 하나 또는 그 이상 복합된 제품 Codeine combinations(Tylenol with Codeine), hydrocodone combinations(Vicodin, Lortabs)
IV	III등급과 비교하여 남용 가능성이 낮음 치료적 목적으로 사용 가능함 한정된 신체적 또는 심리적 의존을 초래할 수 있음	서면 혹은 구두 처방이 필요함 6개월이 지나면 처방이 만기됨 6개월 이내에 반복처방은 5회 이상 허용 안 됨 보관 용기에는 반드시 경고라벨을 부착함	Barbital, phenobarbital, chloralhydrate, meprobamate, fenfluramine, chlordiazepoxide, diazepam, oxazepam, chlorazepate, flurazepam, lorazepam, propoxyphene
V	IV등급과 비교하여 남용 가능성이 낮음 치료적 목적으로 사용 가능함 한정된 신체적 또는 심리적 의존을 초래할 수 있음	서면처방이 필요함 반복처방에 대한 제한 없음 12개월이 지나면 처방이 만기됨	기침 또는 설사를 완화시키기 위하여 규제약물인 아편유사제가 한정된 용량 포함된 약물

*일부 목록만 나열한 것으로, 특정 주의 전체 목록은 병원협의회와 논의해야 한다.
†주의: 연방법에서는 이 약을 처방받은 이외의 사람에게 양도하는 것을 금지한다.
출처: Uniform Controlled Substances Act; see www.justice.gov/dea/.

윤리적 · 법적 쟁점

대상자의 투약거절

김 간호학생은 전날 저녁에 폐렴을 치료하기 위해서 입원한 47세인 노숙자 한 씨를 간호하게 되었다. 한 씨는 알코올 남용과 정신장애의 과거력이 있다. 김 간호학생이 항생제와 항정신성 약물을 투여하기 위해 한 씨의 병실에 들어갔을 때, 한 씨는 "이 독약을 치워버려."라고 고함치며 소리를 지르기 시작했다. 김 간호학생은 병동의 간호사에게 한 씨의 반응을 보고하고 어떻게 해야 하는지 물어보았다. 박 간호사는 한 씨가 보지 않을 때 음식에 약물을 섞어서 투여하라고 하였고, 최 간호사는 한 씨가 투약을 거부한다고 대상자 기록지에 기록하라고 하였다.

비판적 사고를 위한 과제

- 한 씨가 자신에 대한 투약을 거부할 권리가 있는지 검토한다.
- 자신의 투약 여부에 대해 정보에 근거한 타당한 결정을 내릴 수 있는 한 씨의 능력에 영향을 미칠 수 있는 요인을 사정한다.
- 한 씨에게 투약을 하기 위해서 김 간호학생이 속임수를 사용할 권리가 있는지 결정한다. 한 씨의 투약을 위해 속임수를 사용해야 하는 이유, 사용하지 말아야 하는 이유와 속임수를 사용하였을 경우 나타날 가능성이 있는 결과와 속임수를 사용하지 않았을 경우에 나타날 가능성이 있는 결과에 대해 토의한다.
- 한 씨의 투약거부를 묵인하였을 때, 나타날 수 있는 긍정적 결과와 부정적 결과에 대해 기술한다.
- 한 씨가 중산층의 사업가였다면, 김 간호학생은 다르게 반응하였을까?

사는 투약에 대한 정확한 기록을 하고, 어떤 문제가 있을 때는 보고해야 할 윤리적 · 법적 의무가 있다. 또한 간호사는 대상자에게 처방된 규제약물을 동료 간호사가 불법으로 사용하면 이를 보고하도록 법으로 정하고 있다.

SAFETY ALERT

약물을 남용하는 간호사는 적절한 임상적 판단을 할 수 없다. 그러므로 이러한 간호사는 대상자의 안전을 위하여 반드시 확인하여 치료를 받도록 한다.

8. 약물작용의 원리

체내에서 일어나는 약물작용의 원리를 이해하는 것은 매우 중요하다. 약동학(pharmacokinetics)은 약물이 체내에 들어와서 흡수, 분포, 대사 과정을 거쳐 배설되는 과정을 연구하는 학문이다. 약역학(pharmacodynamics)은 체내에서 일어나는 약물의 생리적이고 생화학적인 효과를 연구하는 학문이다. 이러한 원리를 이해하는 것은 간호사가 약물의 치료효과와 역효과를 평가하는 데 도움을 준다.

1) 약동학

약동학(pharmacokinetics)은 약물의 흡수, 분포, 대사 및 배설 과정을 포괄한다. 각 약물은 특정한 방법과 속도로 체내에 흡수되어 반응세포에 분포되고, 무해한 물질로 전환되는 대사 과정을 거쳐서 배설된다.

흡수(absorption)는 약물이 혈류 내에 도달하기까지의 과정이다. 투여경로는 약물의 흡수에 영향을 미친다. 인체 내에서 약물이 흡수되는 속도는 정맥 내 투여가 가장 빠르고 근육, 피하, 구강 순이다. 분포(distribution)는 약물이 체내에서 표적 세포와 조직에 전달되는 과정이다. 약물분포에 영향을 미치는 요인은 순환기계의 효율성, 단백질과 결합된 약물의 양 그리고 약물의 특이성 등이다.

대사(metabolism)는 체내에서 약물이 화학적으로 변환되는 과정이다. 대사는 주로 간에서 이루어진다. 노화 또는 질병 등으로 간 기능에 변화가 나타나면, 약물대사 속도에 영향을 미친다.

배설(excretion)은 약물 또는 약물 대사산물이 체내로부터 제거되는 과정이다. 대부분의 약물 대사산물은 신장을 통해 배출되고, 일부 물질은 폐와 장을 통해서 배설된다. 신기능 저하는 약물배설에 영향을 미친다.

2) 약역학

약물작용은 생물학적 반응을 초래하기 위한 약물과 세포 사이의 화학적 상호작용의 결과로 인해 나타난다. 대부분의 약물은 생화학적 · 신체적 변화를 유도하기 위하여 세포 구성요소와 상호작용을 하게 되며, 그 결과로 체내에서 투여된 약물의 효과가 나타난다. 이와 같은 생화학적 · 생리적 효과는 국소적 혹은 전신적으로 나타날 수 있다. 약물의 국소적 효과의 예로는 갈라진 피부에 수분 로션을 바르는 것이다. 약물의 전신적 효과는 하나 또는 그 이상의 체계에 영향을 미친다. 예를 들어, 진통제가 투여되면 진정효과(신경계)와 호흡수와 호흡의 깊이(폐)가 변화되고, 변비(소화기계)가 나타난다.

약물효과는 대상자의 임상적 상태가 변화되는 것으로 관찰할 수 있다. 일반적으로 약물의 효과가 나타나면, 대상자의 신체적 또는 생리적 증상이 호전된다. 대상자의 상태에 대한 임상적 관찰뿐만 아니라, 혈류 내 약물농도에 대한 검사실 검사를 통해서도 약물의 효과를 알 수 있다.

(1) 치료효과

치료효과(therapeutic effects)는 약물에 대해 기대된 의도적 효과이다. 약물의 치료효과는 약물의 특징, 대상자가 약물을 투여받은 기간, 대상자의 신체적 상태에 따라 다양하게 나타난다. 다른 약물과의 상호작용은 약물의 치료적 작용에 영향을 미칠 수 있다. 약물작용의 시작은 약물의 종류, 투여경로 및 약물의 반감기에 따라 서로 다르다.

(2) 역효과

역효과(adverse drug effect)는 약물의 치료효과와는 다른 효과를 의미한다. 또한 역효과는 과도한 치료적 효과의 결과이다(예: 항고혈압제 투여 시 나타나는 심각한 저혈압). 일부 역효과는 경미하고(예: 변비), 쉽게 치료할 수 있다. 또 다른 역효과는 대상자에게 심각한 건강 위험을 일으킬 수 있다(예: 호흡부전). 역효과는 질병이 중하고 많은 약물을 투여 받는 대상자에게 발생할 가능성이 높다.

미국식품의약국(FDA)은 약물의 심각한 역효과를 자발적으로 보고할 수 있는 MedWatch 프로그램을 개발하였으며, 건강관리전문가는 약물치료 또는 의료기기의 기대되지 않은 반응에 대해 보고할 수 있다. 식품의약품국에서는 일반인에게 알려 줄 약물정보를 갱신하기 위하여 이러한 과정을 통해 수집된 자료를 서로 관련시켜본다.

① 부작용

약물의 경미한 역효과를 부작용(side effects)이라고 한다. 많은 약물의 부작용은 본질적으로 무해하여 무시될 수 있다. 그러나 일부 부작용은 잠재적으로 유해할 수 있다. 특히 간호사가 대상자에게 새로운 약물을 투여하기 시작했거나, 약물을 추가했거나, 용량을 증가한 경우에는 대상자에게 나타날 수 있는 약물의 역효과 또는 부작용에 주의를 기울여야 한다.

② 내성

약물내성은 약물에 대한 대상자의 반응이 감소하여 치료적 효과를 얻기 위해서 약물의 용량이 증가해야 하는 경우이다. 니코틴, 알코올, 아편제제, 바르비튜레이트 등 일부 약물은 내성(tolerance)을 유발한다.

③ 알레르기 반응

알레르기 반응(allergic reaction)은 약물에 민감한 대상자에게서 나타나는 면역학적 반응이다. 이물질 또는 항원이 체내에 들어오면 인체는 항체를 생산하는 반응을 보인다. 특정 약물이 일부 대상자에게는 이물질로 인식되어 알레르기 반응의 증상을 보이는 것이다. 알레르기 반응은 경한 증상에서부터 심각한 증상까지 다양하게 나타난다. 두드러기, 가려움증, 비염과 같은 경한 알레르기 반응은 약물투여 후 수분에서 2주 내에 발생한다. 두드러기, 발진, 병변을 포함한 피부 반응은 항히스타민제를 사용하고, 알레르기 반응을 유발한 약물의 사용을 중단하면 곧 호전된다. 쌕쌕거림, 호흡곤란, 혀와 구인두의 혈관부종, 저혈압, 빠른 맥과 같은 증상을 유발하는 심각한 알레르기 반응은 약물을 투여한 즉시 발생한다.

> **SAFETY ALERT**
> 초과민반응인 아나필락시스 반응(anaphylatic reaction)은 심각한 알레르기 반응으로 치명적일 수 있기 때문에 즉각적인 의학적 처치가 필요하다. 아나필락시스 반응 시 약물사용을 중단하고 수액을 주입하면서 에피네프린, 스테로이드, 항히스타민제를 투여한다.

④ 독성

약물독성은 고농도의 약물을 장기간 복용하거나, 과량복용하거나, 대사와 배설기능의 손상으로 혈류 내에 약물이 축적될 때 발생한다. 그러므로 대상자에게 투여되는 약물 용량 및 간과 신장기능의 임상검사를 통한 약물독성감시에 세심한 주의를 기울여야 한다. 치료범위가 좁은 약물은 약수치를 사정할 수 있다. 일부 약물은 투여 후 바로 독성효과를 유발하고, 어떤 약물은 며칠 혹은 몇 주 후에 독성효과를 나타내기도 한다.

독성(toxicity)은 신체기관의 기능에 영향을 미치는데, 영구적인 손상을 입힐 수도 있다. 일반적인 약물 독성에는 신독성(신장), 신경독성(뇌), 간독성(간), 면역독성(면역계), 귀독성(청력) 그리고 심장독성(심장)이 있다. 간호사의 잠재적 약물독성에 대한 지식은 약물독성과 관련된 대상자의 건강문제를 초기에 발견할 수 있도록 도와주기 때문에 대상자 신체기관의 영구적인 손상을 사전에 예방할 수 있도록 한다.

(3) 상호작용

약물 상호작용(interaction)은 약물의 효과가 동시에 투여되는 다른 약물 또는 음식에 의하여 변할 때 발생한다. 약물 상호작용은 투여된 약물의 효과를 증진시키는 상승작용(synergism) 또는 약물의 효과를 감소시키는 길항작용(antagonism)으로 나타난다. 음식도 약물에 영향을 미칠 수 있다. 음식-약물 상호작용의 예는 유제품에 의하여 항생제 테트라사이클린(tetracycline)이 비활성화되는 경우이다.

(4) 배합적합성

어떤 경우에는 약물이 다른 약물과 혼합되어 용액에 침전되는 현상이 나타나기도 한다. 이와 같은 상호작용이 나타나는 약물 또는 음식을 대상자에게 동시에 투여하지 않도록 주의해야 하며, 이를 약물 배합금기(drug incompatibility)라고 한다. 한 개의 주사기에 두 가지 약물을 혼합하여 투여하거나, 대상자에게 투여되고 있는 정맥주입선을 통하여 또 다른 약물을 투여할 때에는 약물의 안전한 투여를 위해 약물 배합금기에 대한 사정이 중요하다. 약물 배합적합성(compatibility)을 평가하는 것은 간호사의 역할이다. 약물의 상호작용과 구별되는 배합적합성은 IV 약물투여와 관련된 책이나 온라인 의학정보를 활용한다.

> **SAFETY ALERT**
> 간호사는 투약으로 인해 대상자에게 나타날 수 있는 유해한 효과를 예방하기 위하여 약물 배합금기의 주의사항을 숙지하고 있어야 하며, 필요한 경우에는 약사에게 약물 배합금기에 대한 유용한 정보를 의뢰한다.

9. 투약사정

간호사는 안전한 투약을 위해 대상자와의 초기면담에서 필요한 정보를 수집한다. 투약사정은 대상자에게 투여되는 약물의 유효성을 결정하고, 약물의 부작용을 즉각적으로 확인할 수 있도록 간호사정의 일부분으로 포함되어야 한다. 또한 투약사정은 약물치료를 증진시키기 위한 대상자 교육을 계획할 때에도 활용된다.

1) 초기사정에서 수집된 정보

(1) 투약력

간호사는 초기면담에서 대상자가 정기적으로 복용하고 있는 약물의 이름, 용량, 투여횟수와 약물의 투여목적을 알고 있는지 등을 확인한다. 대상자가 그동안 복용한 모든 약물의 이름과 용량을 확인하기 위해서는 대상자가 이전에 다닌 건강관리기관의 전자의무기록뿐만 아니라 문서화된 기록 등을 이용할 수 있다. 투약 확인은 대상자가 의료기관을 옮기거나, 대상자의 건강관리제공자가 바뀔 때에 대상자의 안전을 위한 중요한 절차이다. 투약 확인은 약물의 누락, 일시적으로 중단된 약물을 재투여 누락,

치료적 대화: 투약

사례

간호사가 58세의 강 씨에게 심장약을 가지고 왔을때, 강 씨는 TV를 보다 간호사에게 주의를 돌렸다.

비효율적 대화

강 씨 박 간호사님, 저는 이 알약들을 먹지 않겠어요. 담당 주치의에게도 이 알약을 먹지 않겠다고 말씀드렸어요. 이 알약을 먹으면 머리가 너무 아파요.

박 간호사 (병실에서 놀라서 잠시 주춤한다. 대상자 옆으로 가서 의자에 앉는다.) 이 약들을 복용하는 것이 못마땅하군요. 그 이유를 말씀해 주세요.

강 씨 이 약들을 먹으면 머리가 아파요. 단지 그것 뿐이에요. 주치의는 제가 이 약을 평생 동안 먹어야 한다고 말씀하셨어요. 나는 남은 여생을 두통으로 고생하고 싶지 않아요. (화가 나 있지만, 무기력해 보인다.)

박 간호사 이 약 때문에 매우 고통스러우시군요. 지금도 머리가 아프세요?

강 씨 아니요, 작고 하얀 알약을 먹고 나면 언제나 머리가 아파요.

박 간호사 어떤 알약이지요? 지금 드리는 약 중에는 작고 하얀 알약이 없는데요. (박 간호사는 강 씨에게 약컵에 들어 있는 세 개의 캡슐, 즉 파란색 캡슐 2개와 노란색 줄무늬가 있는 흰색 캡슐 1개를 보여준다.)

강 씨 (혼란스러워 보인다.) 여기에는 없군요. 제 말을 듣고 주치의가 약을 변경한 것 같아요.

박 간호사 예, 그런 것 같습니다. 오늘 아침 회진 후에 주치의가 약물 처방을 변경하셨어요. 그래서 새로운 약인 파란색 캡슐이 병동으로 전달되었어요. 이제 기분이 좀 나아지셨어요? (강 씨가 약을 먹을 수 있도록 박 간호사는 컵에 물을 따라준다.)

강 씨 네, 그래요. 이제 두통은 생기지 않겠지요? (다소 편안해지기는 했지만, 여전히 미심쩍어하는 것처럼 보인다.)

박 간호사 네, 문제가 해결되어서 좋아요. 제 도움이 필요하실 때에도 언제든지 말씀하세요. (박 간호사는 강 씨에게 투약을 한 후, 병실을 떠난다.)

효율적 대화

강 씨 신 간호사님, 저는 이 약을 먹지 않겠어요. 담당 주치의에게도 이 약을 먹지 않겠다고 말씀드렸어요. 이 약을 먹으면 머리가 너무 아파요.

신 간호사 (병실에서 놀라서 잠시 주춤한다. 대상자 옆으로 가서 의자에 앉는다.) 이 약을 복용하는 것이 못마땅하군요. 그 이유를 말씀해 주세요.

강 씨 이 약들을 먹으면 머리가 아파요. 단지 그것 뿐이에요. 주치의는 제가 이 약을 평생 동안 먹어야 한다고 말씀하셨어요. 나는 남은 여생을 두통으로 고생하고 싶지 않아요. (화가 나 있지만, 무기력해 보인다.)

신 간호사 이 약 때문에 매우 고통스러우시군요. 이 약을 먹지 않는 이유를 주치의에게 말씀하셨어요?

강 씨 네, 말씀드렸어요. 주치의가 약을 바꾸어 주겠다고 하였어요. (짜증스러운 목소리로 말한다.)

신 간호사 약이 변경되었는지 제가 확인해 볼게요. (주치의가 아침에 서면으로 처방한 약처방을 확인했다. 주치의는 강 씨의 약 처방을 변경하였다.) 네, 주치의가 다른 약으로 바꾸었어요. 이 약들이 새롭게 바뀐 약이에요. (신 간호사는 강 씨에게 약컵에 들어 있는 캡슐을 보여준다.)

강 씨 (마지못해 약을 먹는다.) 이 약은 먹은 후에 두통이 발생하지 않을 것이라고 내가 어떻게 알지요?

신 간호사 제가 병동의 다른 대상자의 투약을 다 마친 후에, 다시 방문하여 복용하신 약에 대한 정보를 드리겠어요. 도움이 되시겠어요?

강 씨 네, 그렇게 해 주시면 좋겠어요. (다소 편안해지기는 했지만 여전히 미심쩍어 하는 것처럼 보인다.)

신 간호사 평생 동안 약을 먹어야 한다는 사실을 염려하는 것 같아요. 두통과는 별개라고 생각하실지 모르지만 중요한 문제예요. 우리는 여기에 대해 이야기를 나누게 될 거예요. 제 생각이 옳은지요?

강 씨 신 간호사님, 저도 그렇게 생각해요. 신 간호사님이 다시 방문할 때까지 그 문제에 대해서 생각해 보겠어요. (수줍은 듯한 미소를 보인다.)

비판적 사고를 위한 과제

- 두 대화 사례 모두에서 대상자는 정확한 약물을 투여받았다. 첫 번째 대화 사례에서 대상자가 제공받지 못한 정보가 무엇인지 확인한다.
- 평생 동안 약을 복용해야 한다는 강 씨의 진술에서 신 간호사가 확신을 가지고 중요한 문제라고 생각하는 것이 무엇인지 설명한다.

약물의 이중투여 등과 같은 투약오류를 예방할 수 있다. 투약과 관련된 부가적인 정보는 가족구성원으로부터 얻을 수 있다. 예를 들어, "어머니는 밤에 화장실을 가는 것을 좋아하지 않기 때문에 저녁에는 물약을 먹지 않아요." 같은 것이다.

대상자가 건강관리기관에 입원해 있는 동안에는 대상자가 그동안 복용해왔던 약물을 집으로 돌려보내거나, 퇴원할 때까지 안전한 장소에 보관해둔다. 약물처방자는 대상자가 복용하고 있는 모든 약물을 확인하고 처방해야 한다. 특히 대상자가 항당뇨병제, 항경련제 또는 심혈관계 약물을 복용하고 있는지에 관한 정보는 매우 중요하다.

또한 대상자가 처방권 없이 구입 가능한 약을 복용하고 있는지도 확인한다. "어떤 약을 처방 없이 구입하셨나요?" 같은 질문은 도움이 될 수 있다. 대상자가 복용 중인 약물에 관한 정보를 제공할 때 아스피린, 아세트아미노펜, 약초제제, 보조제 또는 변완화제와 같은 일반적인 약물은 빠뜨릴 수 있으므로 반드시 투약 관련 질문에 포함한다. 특히 대상자는 안약, 코분무, 피부로션, 식품보조제, 약초제제를 약물로 간주하지 않을 수도 있다.

대상자가 많은 약물을 복용하거나 복용하고 있는 약물을 모두 기억할 수 없는 경우에는 대상자 또는 가족에게 복용하고 있는 모든 약물을 가져오도록 요구한다. 간호사는 대상자의 약물처방 목록을 확인하여 실제적 혹은 잠재적으로 발생할 수 있는 투약문제를 파악한다. 그리고 간호사는 처방자의 투약처방을 확인하면서 약물의 유효기간, 약물의 보관상태, 대상자 확인, 약물의 용량 등을 정확하게 확인한다.

(2) 알레르기와 내성

간호사는 초기 면담을 하면서 대상자에게 특정 약물에 대한 알레르기 여부를 확인한다. 대상자가 특정 약물에 대한 알레르기가 있다면, 특정 약물에 대한 대상자의 알레르기 증상을 확인한다. 이러한 정보는 투약으로 인한 대상자의 반응이 약물에 대한 알레르기 반응인지, 약물에 대한 부작용인지를 구별할 수 있도록 한다. 두드러기, 신장 통증, 호흡곤란, 쇼크를 동반한 맥박 감소 등과 같은 알레르기 반응(anaphylaxis, 과민증)은 위험할 수 있다. 투약과 관련된 구역과 구토는 약물 부작용으로 알레르기 반응은 아니다.

알레르기성 변화가 명확하게 전달될 수 있도록 병원 또는 장기요양시설에 있는 대상자의 알레르기 목록이 전산 등에 특정 양식으로 기록되어 있어야 한다. 특정 약물에 대해 알레르기가 있는 대상자는 'MedicAlert' 팔찌를 착용하기도 한다(그림 20-3).

SAFETY ALERT
잠재적으로 나타날 수 있는 치명적인 아나필락시스를 예방하기 위해서는 약물을 투여하기 전에 반드시 대상자의 알레르기 과거력을 확인한다.

(3) 과거 병력

간호사는 대상자에게 약물을 투여하기 전에 대상자의 진단명과 병력을 확인해야 한다. 신장, 간, 심장, 호흡기계, 내분비계 및 신경계 장애는 투약 전에 확실하게 확인하는 것이 중요하다. 이러한 정보는 투약할 때 약물독성의 위험이 있거나, 특별한 주의를 요하는 대상자를 확인하는 데 도움이 된다.

대상자의 약물남용과 알코올 남용 여부에 대해서도 투약 전에 확인하는 것이 중요하다. 아편제 또는 알코올을 빈번하게 사용한 대상자의 경우에는 진정제와 아편제의 원하는 효과를 얻기 위해서 투약용량을 증가시켜야 한다. 아편제를 처음 투여받는 대상자의 경우에는 낮은 용량을 투여하고, 약물투여 후 호흡수 감소가 나타나는지 약물효과를 주의 깊게 확인한다.

(4) 임신과 수유

태아에게 어떤 결함을 일으키는 약물을 기형유발(teratogenic)약물이라고 한다. 약물문헌에는 임신기간 동안에 유발될 수 있는 위험의 정도에 따라 약물을 범주화(A, B,

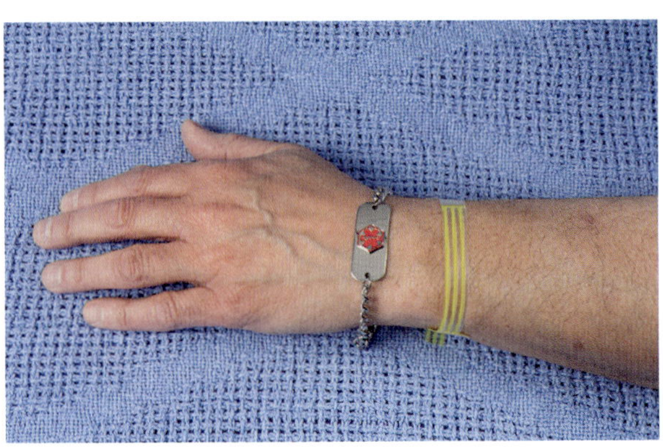

그림 20-3 특정 약물에 대해 알레르기가 있는 대상자는 'MedicAlert' 팔찌를 착용하기도 한다.

C, D, X)하여 분류하고 있다. 여러 연구에서 A 범주의 약물은 위험이 없음이 확인된 반면, X 범주의 약물은 명확하게 위험이 있음이 확인되었다. 여성은 임신기간 동안 기형유발약물은 물론 임신 중 사용에 대한 안전성이 검증되지 않은 약물은 피하도록 해야 한다. 간혹 잠재적으로 유해한 결과를 초래할 수도 있는 약물을 임신 중에 사용해야 하는 경우도 있다(예: 간질 조절이 어려운 임산부). 처방자는 이러한 약물을 처방하기 전에 대상자에게 이들 약물의 위험성과 유익성에 대하여 설명하고, 이에 대한 상담을 해야 한다. 그리고 대상자와의 상담내용은 의무기록지에 기록한다. 임신말기에는 간손상의 위험이 높기 때문에 간독성 약물의 사용은 피해야 한다.

약물이 모유를 통해 배설되면, 모유를 먹는 신생아가 섭취할 수도 있다. 대부분의 약물은 모유를 먹는 신생아에게 영향을 미치지 않을 정도의 저용량이 배출되나, 일부 약물(아편제, 항생제, 항응고제, 항경련제, 히스타민길항제, 신경안정제 등)은 신생아에게 영향을 미칠 수 있는 정도의 양이 배출될 수 있다. 수유기 여성이 모유에 고농도로 배설되는 약물을 투여받아야 하는 경우에는 젖병으로 분유수유를 하는 것이 바람직하다.

2) 투약 전 사정

약물을 투여하기 전에 대상자의 투약기록과 최근 식이 및 수액처방을 확인하고, 대상자의 임상검사 및 신체사정을 수행하는 것은 매우 중요하다. 약물은 혈압, 심박동수 및 호흡수에 영향을 미칠 수 있다. 따라서 활력징후에 영향을 미칠 수 있는 약물은 투여하기 전에 활력징후를 측정하고 기록한다. 항고혈압제 또는 관상혈관확장제(예: amlodipine isosorbide dinitrate)를 투여하기 전에는 혈압을 측정한다. 대상자의 수축기압이 낮으면(90mmHg 또는 100mmHg 이하라면) 투약을 중지하고 처방자에게 알리도록 한다. 심장약의 경우에는 종종 투약기록(MAR)에 한도(parameters)가 기록되어 있다. 만약 한도가 기록되어 있지 않다면 처방자에게 확인해야 한다.

약물투여는 심박동수를 느리게 할 수 있으므로, 약물투여 전에는 심박동수를 1분 동안 측정한다. 심박동수가 느리면(일반적으로 분당 60회 이하) 투약을 중지하고 처방자에게 알린다. 호흡수를 저하시킬 수 있는 아편제와 같은 약물을 투여하기 전에는 호흡수를 측정한다.

(1) 투약기록

간호사는 투약을 하기 전에 대상자의 투약기록(Medication Administration Record, MAR)을 확인해야 한다. 어떤 대상자에게는 하나의 건강문제를 치료하기 위하여 여러 종류의 약물이 처방될 수 있다. 간호사는 투약기록을 검토함으로써 대상자가 가장 최근에 어떤 약물을 사용하였고, 지금 투여하고자 하는 약물이 시기적으로 적절한지를 확인할 수 있다. 또한 대상자에게 현재 투여되고 있는 약물의 효과를 방해하거나 증가시킬 수 있는 또 다른 약물이 투여되는 것을 피할 수 있다.

(2) 식이와 수액처방

대상자는 수술 전 준비 또는 진단적 검사를 위하여 물이나 음식섭취를 제한해야 할 경우가 있다. 일반적으로 대상자가 금식처방을 받으면, 구강으로 투여되는 약물도 투여해서는 안 된다. 그러나 대상자가 투여를 중단할 수 없는 중요한 약물(예: 항고혈압제, 디곡신, 항경련제)을 투여받고 있는 경우에는 약물처방자에게 반드시 확인해야 한다. 대상자가 금식처방을 받았지만 꼭 필요한 경우에는 소량의 물과 함께 구강으로 약물을 섭취하기도 한다. 당뇨가 있는 대상자가 금식인 경우, 경구혈당강화제를 복용하지 않거나 인슐린의 용량 조절을 위한 특별한 처방과 관련하여 처방자(제공자)에게 확인한다.

(3) 임상검사

임상검사는 혈청약물농도, 약물효과, 약물부작용을 확인하기 위하여 시행한다. 혈청약물농도는 일부 약물(예: 디곡신, 반코마이신, 페니토인)의 적정용량을 결정하기 위하여 검사한다. 간호사는 혈청약물농도를 확인하여 치료적 범위를 벗어난 경우에는 약물처방자에게 알려주어 약물용량을 변경하도록 함으로써 약물독성은 피하고 치료적 효과는 강화시킨다.

대상자에게 투여되는 약물의 직접적인 효과는 임상검사를 통해서 확인할 수 있다. 혈청농도는 철, 칼륨, 갑상선제제와 같은 약물의 적정용량을 결정할 때 활용된다. 항응고제의 치료효과를 확인하기 위해서는 정맥혈을 채취하여 응고상태를 사정한다. 이러한 사정은 투약 전에 반드시 이루어져야 한다.

약물의 부작용은 임상검사로 확인할 수 있다. 대부분의 이뇨제는 칼륨을 체외로 배출시키므로 저칼륨혈증을 확인하기 위해서는 혈청 칼륨 농도를 측정해야 한다. 다양한 형태의 화학요법은 백혈구감소증(감염) 또는 저혈소판증(출혈)을 유발할 수 있으므로 화학요법 전후에 혈구수를 측정해야 한다. 약물이 신장장애를 일으킬 수도 있다고 알려져 있다면, 신기능검사(혈청 크레아티닌, 혈중요소질소)를 정기적으로 실시한다. 그리고 약물이 간손상을 일으킬 수 있다면, 간기능검사[알라닌아미노전이효소(alanine aminotransferase, ALT), 아스파라진산 아미노전이효소(aspartate aminotransferase, AST)]를 해야 한다.

(4) 신체 사정

간호사는 투약을 하기 전에 대상자의 신체적 능력을 사정해야 한다. 경구투약을 할 경우 대상자의 연하능력과 정상적인 위장관계 운동능력은 중요한 고려 대상이다. 또한 비경구적 투약을 할 때에 대상자의 적당한 근육량과 정맥상태는 중요한 고려 대상이다. 어떤 약물이 대상자의 활력징후 또는 신체 체계의 기능에 영향을 미친다면, 그러한 약물을 투여하기 전에 적절한 신체 사정을 해야 한다.

① 연하능력

경구투약을 하기 전에 대상자의 연하반사기능이 적절한지 확인한다. 대상자가 삼키기를 제대로 할 수 없다면 똑바로 앉히고 몇 모금의 물을 주면서 물을 삼키는 동안에는 턱을 약간 아래로 당기도록 한다. 이때 대상자가 물을 마시면서 기침을 하거나 질식하게 되면, 약물을 투여하지 말고 처방자에게 알리도록 한다. 만약 대상자의 입안이 마른 경우에는 약물을 삼키기 전에 몇 모금의 물을 마시도록 하여 입안을 적시면 약물을 넘기는 데 도움이 된다.

② 위장관 운동

대상자의 위장관계 기능이 비정상적이라면(예: 수술, 구역 또는 구토) 복부 사정을 하도록 한다. 이때 대상자의 복부가 팽만되어 있거나, 단단하고 장음이 항진되어 있거나, 장음이 청진되지 않으면 위장관계 기능에 장애가 있는 것이다. 이러한 경우에는 경구용 약물을 다른 경로로 투여하여도 되는지 처방자에게 확인한다.

③ 적절한 근육량

미숙아나 쇠약한 대상자는 근육량이 결핍되어 있을 수 있다. 이와 같이 근육량이 결핍되어 있는 대상자의 피하조직 또는 매우 작은 근육에 자극성 약물을 투여하면 동통, 약물의 불충분한 흡수 및 조직 손상이 발생할 수 있으므로 다른 투여경로를 선택하는 것이 가능한지 여부를 처방자에게 확인한다.

④ 적절한 정맥혈관

약물을 정맥으로 투여하기 전에 정맥카테터가 정맥 내에 제대로 위치하고, 막히지 않았는지 확인한다. 그리고 정맥카테터 삽입 부위의 열감, 발적, 부종, 통증을 확인한다. 바늘이 정맥을 벗어나거나, 정맥에 감염 또는 염증이 있을 경우에는 정맥으로 약물을 투여하지 않는다.

⑤ 신체계통 사정

투여된 약물의 효과를 평가하기 위해서는 투약 전에 신체계통의 적절성을 사정해야 한다. 예를 들어, 폐를 확장시키기 위한 약물은 천명(wheezing)을 치료하기 위하여 만성 폐쇄성 폐질환 대상자에게 사용할 수 있다. 이 치료를 시작하기 전에 간호사는 대상자의 호흡기계를 사정해야 한다. 호흡기계 사정에는 호흡수, 숨쉬기가 편안한지의 여부, 보조 호흡근의 사용 여부, 호흡음 청진 등이 포함된다. 치료 후에도 이러한 내용을 재사정한다. 천명의 감소와 호흡 증진 여부를 확인하여 약물의 치료효과를 판단한다.

10. 안전한 투약

안전한 투약을 위하여 다음의 주의사항을 지키도록 한다.

- 처방자의 처방을 정확하게 해석한다.
- 처방된 용량을 정확하게 계산한다.
- 투약의 여섯 가지 기본원칙(6 Rights)을 이용하여 체계적이고 안전한 투약절차를 개발한다.
- 기관 정책에 따라 투약을 기록한다.
- 대상자에게 투약의 목적을 설명한다.
- 투약과실을 예방한다.
- 표준화된 용어를 사용하여 의사소통한다.
- 가정 또는 지역사회를 기반으로 한 건강관리를 계획한다.
- 투약과 관련된 대상자의 반응을 평가한다.

1) 처방 해석

간호사는 투약처방을 정확히 해석할 책임이 있다. 간호사는 처방의 판독이 어려운 경우, 처방을 잘못 해석할 수 있다. 그러므로 서면처방이 명확하지 않거나 이해하기 어려운 약어

건강관리팀과의 협력
약물 중지와 관련하여 제공자에게 연락

조 간호사는 명 씨의 맥박이 62회이며 불규칙하고 혈청 칼륨이 2.9mEq로 측정되었기 때문에, 명 씨의 디곡신(digoxin) 아침 용량을 중단하기로 결정한다. 조 간호사는 명 씨의 상태와 자신이 내린 결정을 보고하고 다음의 SBAR(상황, 배경, 사정, 권고) 의사소통 도구를 사용하기 위해 처방을 요구한다.

Situation(상황): "명 씨 담당간호사 조미선 간호사입니다. 명 씨의 맥박이 62회이며 불규칙하고 혈청 칼륨이 2.9mEq로 측정되었기 때문에 명 씨의 디곡신 아침 투여를 중단했습니다."

Background(배경): 86세인 명 씨는 2일 전 고관절 골절로 입원하였다. 맥박은 평소 83회였고, 불규칙한 것은 이번이 처음이다. 수술 이후, 칼륨은 떨어지고 있었지만, 이번이 가장 낮다. 신장 기능 결핍의 이력을 가지고 있다.

Assessment(사정): 명 씨는 디곡신 중독이 있을 수 있다고 생각되어(특히, 혈청 칼륨치가 낮고 신장 손상이 함께 있어) 디곡신 투여를 중단했다.

Recommendation(권고): 명 씨가 디곡신 중독인지 여부를 확인하기 위해 디곡신 수치를 검사할 것인가? 칼륨을 처방하겠는가 아니면 혈청 칼륨 검사를 실시할 것인가? 디곡신 중단이 필요하다면, 맥박이 60 이하거나 불규칙할 때 등의 기준을 정해주는 것이 좋다.

비판적 사고
- 다른 건강관리팀 구성원과 중요한 정보를 논의하기 전에 조 간호사의 생각을 조직하도록 도울 수 있는 SABR와 같은 도구를 반영하는 방법을 확인한다.
- 전화나 텍스트 문자와 같은 방법으로 제공자에게 이런 정보를 제공하는 데 있어서 장점과 단점을 생각한다.
- 명 씨의 맥박이 62회일 때, 디곡신을 중지하는 합리적인 근거에 대해 논의한다. 많은 참고문헌에서는 맥박이 60회 이하일 경우, 디곡신을 중지할 것을 언급하고 있다.
- 명 씨의 디곡신 중독의 사정을 지지할 다른 자료들이 있는가?

가 있으면 반드시 처방자에게 확인한다. 또한 약물의 투여경로 또는 투여횟수와 같은 중요한 내용이 처방에 누락되어 있다면 처방자에게 확인하여 내용을 기입하도록 한다.

처방된 약물용량과 투여경로가 대상자에게 안전한지를 평가해야 한다. 투약하기 전에 약물의 용량, 투여경로, 금기 및 부작용에 대해서 잘 알고 있어야 한다. 간호사는 대상자에게 처방된 약물의 안전성에 의문이 생길 때에는 반드시 처방자에게 확인해야 하는 법적인 책임이 있다.

대형 건강관리기관을 중심으로 전산화된 자동처방입력시스템이 일반화되고 있는 추세이므로, 투약처방의 판독 어려움과 관련된 투약오류의 발생 가능성은 점차적으로 줄어들고 있다. 전산화된 정보시스템은 처방자, 약사, 간호사에게 약물-약물상호작용, 부적절한 용량, 위험한 대상자 알레르기 반응과 관련된 잠재적인 오류에 대하여 경고해 준다. 그러나 컴퓨터가 대상자의 처방이 전산기록으로 잘못 입력되는 것을 막을 수는 없다.

2) 성인의 약물용량 계산

투약 처방은 일반적으로 미터법을 사용한다. 액체약제와 구강약물은 약국 액량법 혹은 가정용 액량법으로 처방될 수 있다. 처방된 약물의 측정 단위와 약국에서 전달된 약물의 측정 단위가 서로 다르면, 대상자에게 필요로 하는 약물의 용량을 환산해야 한다. 약물용량 계산에 대한 전문적인 지식은 안전한 투약의 필수 조건이다.

> **SAFETY ALERT**
> 약물의 용량을 계산해야 할 때, 계산의 정확성에 대한 의문이 생기면 다른 간호사 또는 약사의 확인을 받는다.

약물이 동일한 측정단위로 처방되고 전달된 경우에는 다음의 공식으로 약물용량을 계산한다.

$$\frac{\text{Dose on hand}}{\text{Quantity on hand}} = \frac{\text{Dose desired}}{\text{X}}$$

예: 400mg의 항생제가 처방되었고, 당신은 200mg 정제(tablet)를 사용할 수 있다.

$$\frac{200\text{mg}}{1\ \text{tablet}} = \frac{400\text{mg}}{\text{X}}$$

$$200\text{X} = 400$$

$$\text{X} = 2\ \text{tablets}$$

예: 디곡신(digoxin) 0.25mg의 정맥투여가 처방되었고, 약국에서 전달된 디곡신은 0.125mg=1cc 바이알이다.

$$\frac{0.125mg}{1mL} = \frac{0.25mg}{X}$$

$$0.125X = 0.25$$

$$X = 2mL$$

미터법에서의 등가는 곱하거나 나누기로 계산한다. 미터법에서는 약물용량을 계산할 때, 세 개의 기본 단위인 gram(g), milligram(mg), microgram(mcg)을 사용한다. 세 단위의 등가는 1g=1,000mg=1,000,000mcg이다.

gram과 milligram의 전환은 gram에 1,000을 곱하거나, 소수점을 왼쪽으로 3자리만큼 옮기면 된다. 등가 전환의 예는 800mg=0.8g이다.

3) 아동의 약물용량 계산

아동의 약물용량은 아동의 체중과 체표면적을 이용하여 계산한다. 아동의 신장과 대사율 등은 치료적 약물용량을 결정할 때에 고려해야 할 사항이다. 약물에 대한 아동의 반응을 관찰하고, 치료 효과를 얻기 위하여 용량을 조정해야 할 필요가 있는지의 여부를 확인한다.

4) 투약의 여섯 가지 기본원칙

투약의 '여섯 가지 기본원칙'을 지키는 것은 안전한 투약의 필수 조건이다. 여섯 가지 기본원칙은 다음과 같다(Box 20-1).

SAFETY ALERT

투약을 할 때마다 투약의 여섯 가지 기본원칙을 따른다. 즉, 정확한 대상자에게 정확한 약물을 정확한 용량으로 정확한 투여경로를 통해 정확한 시간에 투여하고 정확하게 기록해야 한다.

(1) 정확한 대상자

투약을 할 때, 첫 번째로 정확해야 하는 것은 대상자의 신원이다(그림 20-4). 투약을 할 때에는 언제나 두 가지 방법으로 대상자를 식별한다. 대상자를 식별하는 방법은 대상자의 이름, 의무기록번호(medical record number, MRN), 주민등록번호 또는 생년월일을 확인하는 것이다. 간호사는 투약을 하기 전에 대상자의 투약기록(medication administration record, MAR)과 대상자 신원확인용 팔찌 또는 대상자가 직접 말하는 자신의 이름을 이용하여 대상자를 정확하게 식별한다. 잘못된 대상자에게 투약을 할 위험성은 다음과 같은 상황에서 발생한다.

Box 20-1 투약의 여섯 가지 기본원칙

- 정확한 대상자(right client)
- 정확한 약물(right medication)
- 정확한 용량(right dose)
- 정확한 시간(right time)
- 정확한 경로(right route)
- 정확한 기록(right documentation)

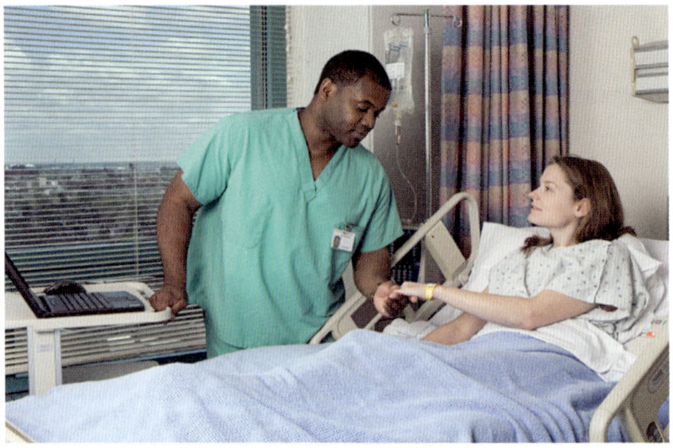

그림 20-4 항상 신원확인용 팔찌로 대상자를 확인한다. 대상자가 의식이 있으면 자신의 이름을 직접 말하도록 한다.

- 건강관리기관에서 유사한 이름을 가진 대상자가 동일한 공간에 있는 경우
- 건강관리제공자가 표준화된 대상자 신원확인 절차를 이행하지 않은 경우
- 간호사가 표준화된 대상자 신원확인 절차를 생략하고, 대상자와의 상호작용에 대한 이전 기억에 의존한 경우

(2) 정확한 약물

투약을 할 때, 두 번째로 정확해야 하는 것은 대상자에게 투여될 정확한 약물이다. 정확한 약물과 관련된 투약오류는 다음과 같은 상황에서 발생한다.

- 약사가 처방된 약물을 겉모양새가 유사한 다른 약물로 잘못 조제한 경우
- 약사 또는 간호사가 처방된 약물과 유사한 이름을 가진 약물로 잘못 조제하거나 투여한 경우
- 처방자가 대상자에게 부적절한 약물을 처방한 경우
- 간호사가 자신이 직접 준비하지 않은 약물을 투여한 경우
- 간호사가 약물명을 잘못 확인한 경우

"이 약은 내가 전에 먹은 약이랑 모양이 달라요."와 같은 정보제공에 민감해야 한다. 대상자에게 이러한 정보를 받은 후에는, 즉시 처방된 약물을 확인하도록 한다.

(3) 정확한 용량

투약을 할 때, 세 번째로 정확해야 하는 것은 대상자에게 투여될 약물의 정확한 용량이다. 처방자가 대상자에게 부정확한 용량을 처방하거나, 약사가 조제를 잘못하거나, 간호사가 부정확한 용량을 투여하거나, 약사 또는 간호사가 처방자의 처방을 투약기록에 부정확하게 옮겨 적을 경우에 대상자에게 부적절한 용량이 투여될 수 있다.

정확한 용량과 관련된 투약오류는 간호사와 약사가 약물의 일반적인 투여용량 범위를 숙지하고, 용량의 정확성에 대한 의문점이 있으면 간호사는 처방자와 함께 이중확인하며, 간호사와 약사가 대상자에게 투여될 약물의 용량을 정확하게 계산한다면 피할 수 있다. 그리고 건강관리기관에서 전산화된 처방입력시스템을 이용한다면, 이와 같은 오류의 가능성은 줄어들게 된다.

다음과 같은 상황에서는 약물용량의 삼중 확인이 반드시 필요하다.

- 간호사가 투여하는 약물용량이 대상자가 복용해온 용량과 다르다고 대상자가 보고하는 경우
- 대상자의 1회 약물용량에 다수의 정제(tablets)가 포함된 경우
- 처방된 약물용량에 많은 변화가 있는 경우
- 약사가 전달한 약물용량과 처방된 약물용량이 일치하지 않는 경우

(4) 정확한 경로

투약을 할 때, 네 번째로 정확해야 하는 것은 투여될 약물의 정확한 경로이다. 처방자의 투약처방에는 항상 투여경로가 명시되어야 한다. 처방에 약물의 투여경로가 포함되지 않았거나 부적절하다면, 반드시 처방자에게 확인한다.

정확한 경로로 약물이 투여되기 위해서는 약물의 일반적인 경로나 투여경로를 알아야 하고, 처방된 경로로 투여하는 것이 안전한지 알고 있어야 한다.

(5) 정확한 시간

투약을 할 때, 다섯 번째로 정확해야 하는 것은 약물의 정확한 투여시간이다. 정규적인 투약시간은 건강관리기관에 따라 다르다. 예를 들어, 어떤 한 기관에서는 하루에 네 번, 투약시간을 오전 9시(0900), 오후 1시, 5시, 9시(2100)로 정할 수 있고, 또 다른 기관에서는 오전 8시, 오후 12시, 4시, 8시(2000)로 정할 수 있다. 건강관리기관에 따라 '정확한 시간'에 대한 용어의 정의에도 차이가 있다. 대부분의 건강관리기관에서는 '정확한 시간'에 투여하는 것은 정해진 투약시간의 30분에서 1시간 전후에 투여하는 것을 의미한다.

건강관리기관의 투약시간에 영향을 미치는 요인은 다음과 같다.

- 투약은 '24시간 내내(around-the-clock)' 단위일 때 더욱 효과적이다.
- 음식과 상호작용하는 약물은 식사 전에 투여해야 한다.
- 위장관계를 자극할 수 있는 약물은 식사와 함께 투여해야 한다.

간호사는 근무하는 건강관리기관에서 사용하는 정기적인 투약시간을 확인하여 숙지하고 있어야 한다.

SAFETY ALERT

투약을 하기 전에 언제 마지막 투약이 이루어졌는지, 약처방이 바뀌었는지를 확인하기 위해 대상자의 투약기록지를 항상 점검한다. 전산 기록의 또 다른 장점은 투약 시간이 지났을 때, 간호사에게 경고해 줄 수 있는 것이다.

(6) 정확한 기록

투약의 여섯 번째 원칙인 투약기록은 약물투여와 관련된 내용을 최선의 방법에 따라 적절하게 문서화하는 것을 의미한다. 기관의 투약정책은 투약기록의 형태와 투약시간에 대해 정의한다. 투약기록에는 시간, 경로, 용량, 부위

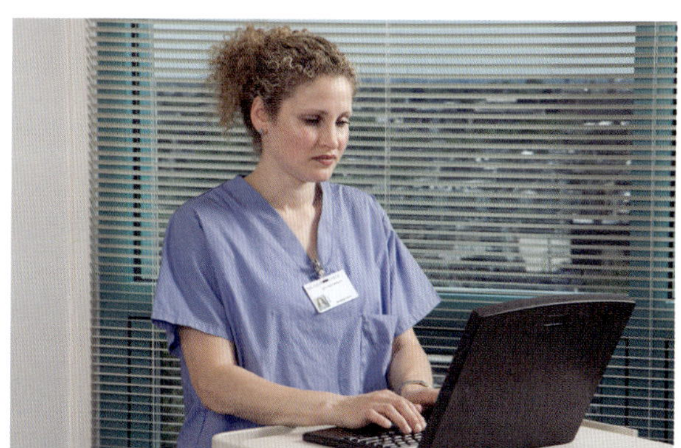

그림 20-5 투약과 관련된 기록은 중요한 간호업무이다.

(피내, 피하, 근육주사) 그리고 간호사의 서명이 있어야 한다(그림 20-5). 전산의무기록 시스템에서는 마우스를 클릭하면 이러한 내용이 모두 입력된다.

간호사가 투약을 하지 않은 경우에는, 서면화된 특정 기록이 필요할 수도 있다. 많은 건강관리기관에서는 정규적인 투약시간에 약물을 투여하지 않았다면, 해당되는 투여시간에 동그라미를 그리도록 한다. 그리고 간호사는 대상자에게 투약시간에 투약을 하지 않은 이유를 투약기록지(MAR) 혹은 대상자 기록지에 기록해야 한다.

일부 약물(예: 인슐린, 헤파린)은 별도로 투약기록지에 상례기록지(flowsheet)가 있어야 한다. 상례기록에는 임상검사 결과와 또 다른 관련 정보가 포함된다. 상례기록은 간호사와 건강관리제공자에게 시간의 흐름에 따른 대상자 상태에 대한 정보를 시각적으로 제공해 준다. 많은 약물이 대상자에게 주사로 투여될 때, 약물이 투여될 때마다 주사 부위를 기록하는 것은 적절하게 주사 부위를 변경할 수 있도록 한다. 따라서 간호사는 주사가 투여될 때마다 부위를 꼭 기록해야 한다.

간호사는 투약의 치료효과와 부작용을 기록해야 할 책임이 있다. 예를 들어 통증완화를 위하여 아편제를 투여한다면, 특정한 시간기준 안에(예: 정맥주입 후 30분, 경구투여 후 60분) 대상자의 통증완화 정도를 구체적으로 투약기록지에 기록한다. 대상자가 항생제 투여 후 발진을 보인다면, 대상자 기록지에 발진의 발생시간과 양상을 구체적으로 기술하고 이를 처방자에게 알려야 한다.

SAFETY ALERT

잠재적인 투약과실을 예방하기 위해서는 항상 투약 후 즉시 기록한다.

5) 투약과실 예방

투약과실은 의료과실 중 가장 흔히 발생하는 유형 중 하나이다. 약물 부작용은 대상자에게 노출되는 의료사고의 가장 일반적인 원인이다. 투약과실로 인하여 연간 150만 명이 피해를 입고 있으며, 사망건수는 수천 건에 이르고 있다(Kim & Bates, 2013).

투약과실의 예는 다음과 같다.

- 약물이 처방대로 투여되지 않은 경우
- 약물이 처방대로 투여되었지만, 처방이 대상자에게 안전하지 않거나 부적절한 경우
- 투약기록이 부정확한 경우(대상자에게 처방된 약물을 투여하였는데 투약기록을 하지 않았거나, 대상자에게 처방된 약물을 투여하지 않고 투약기록을 한 경우)
- 정맥으로 투여되는 약물의 주입속도가 잘못된 경우
- 약물의 투여용량이 잘못된 경우
- 약물의 투여시간이 잘못된 경우
- 처방과 다른 약물이 투여된 경우

투약과실은 약물의 속명을 사용하는 빈도가 증가하여 발생할 수 있다. 간호사는 반드시 처방과 유사한 약물이 아닌, 처방과 동일한 약물이 전달되었는지 확인해야 한다. 간혹 발생하는 투약과실은 대상자에게 잘못된 경로로 약물을 투여하거나, 특정 약물에 알레르기 반응이 있는 것으로 알려진 대상자에게 그 약물을 투여하는 것이다.

항응고제, 마취제, 인슐린, 안정제 등과 같은 고위험 약물과 관련하여 대상자에게 나타날 수 있는 손상의 가장 흔한 양상은 출혈, 저혈당, 섬망, 저혈압 등이다. 투약과실이 발생하면 대상자의 투약기록지에 기록하고, 대상자의 안전경고 또는 기관의 질 향상 양식(사건보고서)을 작성한다. 그리고 감독자, 처방자, 대상자에게 알린다.

미국 의학연구소(IOM, 2006)에서는 투약과실을 미리 확인하여 예방함으로써 매년 약 150만 건 정도의 투약과실로 인한 약물부작용을 사전에 예방할 수 있었다고 보고한다. 투약과실로 인한 약물부작용은 안전조치를 취하면서 약물전달체계를 재정비하고, 안전한 문화를 조성하여 의사소통을 최대화함으로써 감소시킬 수 있다. "두 사람이 확인한다(it takes two)"는 많은 의료기관에서 활용하는 표준화된 시행지침이다. 이 방법은 고위험 약물을 투여할 때, 두 명의 간호사가 여섯 가지 기본원칙을 두 번 확인(double-check)하는 것이다. 두 명의 간호사가 동시에 대상자(이름, 병원등록번호, 생년월일 등), 처방, 약물, 용량, 투여경로 및 투여기록 등을 확인하여 투약과실을 방지하는 방법이다(Institute for Safe Medication Practice, 2014).

투약과실은 일반적으로 의료기관의 시스템 과실과 전문직 실무 종사자 개인의 과실로 나뉜다(4장 참조). 시스템 과실의 요인은 인력 부족, 대상자의 지식 수준 부족 미흡, 약물에 관한 정보 접근의 어려움, 조직의 관례 및 조직 내 소통 채널의 문제 등이 있다(Institute for Safe Medication Practice, 2014; Kim & Bates, 2013). 의료기관의 시스템 문제는 자동화된 약물 조제 카트의 구매, IV 약물에 대한 단일펌프의 이용 그리고 약물투여를 위한 바코드 시스템의 구현 등

(Seibert, Maddox, Flynn, & Williams, 2014)과 같은 방법으로 해결할 수 있다. 일부 병원에서는 약물에 대한 정보를 온라인 정보원에 링크할 수 있도록 하면서, 전자의무기록을 통합하는 시스템을 갖추고 있다.

건강관리전문가 개인의 투약과실 요인은 규정 및 절차 준수의 실패, 부주의, 부적절한 약물용량 계산, 업무량의 증가, 약물에 대한 불충분한 지식, 과실 위험을 증가시키는 의료전달 모델 등이 있다(Kim & Bates, 2013).

(1) 표준화된 의사소통의 증진

안전하고 효과적인 투약은 건강관리제공자의 신뢰할 수 있는 표준화된 의사소통에 달려 있다. 의사소통에 문제가 생기면 대상자에게 일어날 수 있는 손상 위험이 증가한다. 특히 대상자 이동, 간호사의 근무교대 또는 보고를 할 때 의사소통에 문제가 발생하면 실제로 심각한 사건이 일어난다. 의료평가기구(The Joint Commission, TJC)는 이러한 사실을 인지하고, 2015년 국가안전목표(National Safety Goal)의 일환으로 다음과 같이 공지하고 있다:

> 대상자의 투약과 관련한 정확한 정보를 읽고 따른다. 대상자가 복용하는 약물을 알아내고, 기존약물과 새롭게 처방된 약물을 비교한다. 대상자가 퇴원 후 가정에서 복용해야 할 약물에 대해 인지하도록 한다. 병원을 방문할 때마다 최신 투약리스트를 가지고 오는 것이 중요하다고 대상자에게 말해 준다.

간호사는 근무교대를 할 때, 다음번 간호사에게 대상자가 투약하지 않은 약에 대해서나, 투약 후 대상자의 이상반응에 대한 모든 내용을 표준화된 언어로 인계해야 한다.

6) 건강관리계획, 가정 · 지역사회 기반 간호증진

투약요법, 대상교육을 준수하는 대상자의 능력에 영향을 미치는 위험요인의 확인 및 대상자 교육은 성공적인 지역사회 간호의 핵심요소이다. 가정에서는 대부분 개인에게 자신의 투약에 대한 책임이 있지만, 어떤 상황에서는 돌봄제공자에게 책임이 있는 경우도 있다.

(1) 지식과 투약이행의 평가

처방된 약물에 대한 대상자의 지식은 개인마다 다르다. 또한 개인마다 원하는 정보의 양도 여러 요인에 따라 달라진다. 일부 대상자는 자신이 복용하고 있는 약물에 대한 자세한 정보를 원하는 반면, 또 다른 대상자는 최소한의 정보만을 원한다. 안전한 투약을 위해서는 먼저 대상자가 이미 약물에 대한 정보를 알고 있는지, 알고 있어야 하는 정보가 무엇인지 결정해야 한다. 결정을 한 다음에는 이러한 정보를 이끌어내는 질문을 해야 한다. 약물에 대한 개인의 불충분한 지식이나 지식의 차이를 명확하게 문서화하면, 대상자에 따른 개별화된 교육계획을 공식적으로 수립할 수 있다.

약물에 대한 교육계획을 개별화하고, 대상자가 스스로 약물을 투여할 수 있는지의 여부를 결정하기 위해서는 대상자의 인지능력을 평가하는 것이 중요하다. 인지장애, 혼란, 정신장애는 약물처방 계획에 어려움을 초래할 수 있다. 투약이행과 관련된 대상자의 장애요인을 알게 된다면, 대상자의 치료지시 이행을 위해 교육이 필요할 수 있다. 대상자에게 학습장애가 있다면, 투약에 대한 이해와 확실한 투약이행을 위해서 투약과 관련된 교육에 가족구성원 또는 돌봄제공자도 함께 참여시켜야 한다. 물리적 또는 감각적 장애는 대상자가 처방된 투약을 이행하는 능력에 영향을 미칠 수 있다. 특히 노인의 시각 및 청각장애는 서면 또는 구두처방에 대한 이해를 어렵게 할 수 있다. 또한 라벨을 읽을 수 없는 경우에는 약물상자를 식별하는 데 어려움이 있을 수 있다.

규칙적인 투약이행은 약물을 처방에 따라 정확하게 복용하는 것을 의미한다. 투약이행의 결핍은 다음과 같이 다양한 양상으로 나타난다.

- 처방된 약물의 일부를 복용하지 않음
- 약물의 정확한 용량을 복용하지 않음
- 약물의 과다복용
- 처방된 약물복용 시간을 지키지 않음
- 약물의 복용중단
- 필요시 처방의 과다사용
- 이전에 처방된 약물복용
- 다른 사람에게 처방된 약물복용

대상자가 약물투여의 이론적 근거, 약물투여의 정규성, 약물의 기대효과를 이해하고 이에 동의할 때 규칙적으로 투약을 이행한다. 또한 투약이 대상자의 생활양식에 적합하면서 간단하다면 더 잘 이행한다.

의학적 치료와 특정 약물에 대한 대상자의 태도는 투약이행에 영향을 미친다. "당신의 상태가 이러한 약물복용으로 나아질 것이라고 생각하십니까?"와 같은 일반적인 질문으로 처방된 약물에 대해 대상자가 불신감을 나타내는지 세심한 주의를 기울여서 관찰한다. 대상자는 문화적 또는 종교적 배경에 따라 특정한 전통치료법을 따를 수도 있으며, 약초나 보완대체요법의 사용을 선호할 수도 있다. 또한 건강과 치유에 관한 자신의 가치를 민간요법에 두는 경우도 있을 수 있다.

생활양식과 경제적인 상태도 약물치료의 순응에 영향을 미친다. 정기적인 수입과 건강보험이 있으면서 가정이 안정적인 대상자는 처방에 따라 약물을 구입하고, 약물투여를 위해 일과를 조절할 가능성이 높다. 하지만 대상자가 안정적인 가정도 없고 수입 및 건강보험도 없다면, 약물을 구입하여 보관하고 정기적으로 약물을 복용하는 것을 기억하기가 어려울 수 있다.

(2) 대상자 교육

안전한 투약을 위해 대상자에게 필요한 것이 무엇인지 결정하고, 대상자 교육의 우선순위를 정한다. 비전문적인 용어를 사용하여 매일 구두로 정보를 제시하며, 서면으로 작성된 정보도 제시한다. 다음의 내용에 대한 간결하고 실용적인 정보를 제공한다.

- 약물명
- 약물복용의 이유
- 약물복용 방법과 시간
- 약물복용 기간
- 약물의 작용에 영향을 미칠 수 있는 처방약품, 일반의약품(OTC), 음식, 음료수
- 약물복용에 영향을 미칠 수 있는 활동
- 일반적인 약물의 부작용 및 부작용의 치료

약물 복용법에 대한 대상자의 이해도를 사정하는 데 사용될 수 있는 검증된 교육방법은 대상자가 교육받은 내용을 다시 가르쳐보는 기법(teach-back)이다. 이 기법을 사용할 시 간호사는 쉬운 용어와 문구를 사용하고, 천천히 명확하게 말해야 한다. 한번에 두 개나 세 개의 개념만 설명해야 하고, "투약에 대해서 제가 당신에게 설명한 말을 다시 저에게 말해 주세요."와 같은 요청을 통해 간호사는 대상자의 이해도를 파악해야 한다(Tamura-Lis, 2013). 대상자의 학습방식에 따라 구두 설명은 설명서나 그림으로 보강될 수 있다. 간호사는 대상자가 기억할 수 없는 정보를 반복해서 교육할 수 있고, 이해도를 파악하기 위해 대상자가 정보를 역으로 교육해 볼 것을 요청할 수 있다. 이러한 순환은 대상자가 정확한 정보를 간호사에게 제공할 수 있을 때까지 반복해야 한다.

약물이 성가신 증상을 완화하기 위하여 투여될 때, 처방된 용량보다 더 많이 사용하는 것에 대한 경고를 준다. 이러한 경고가 없다면 대상자는 "적은 양으로 좋아졌다면, 더 많이 사용하면 더 좋을 것이다."라고 생각하여 약물용량을 과다하게 투여할 것이다.

사용하지 않는 약물은 즉각적으로 처분(폐기)하고, 타인에게 주지 않도록 대상자를 격려한다. 화장실에 물약 등을 버리는 것은 환경을 손상시킬 수 있는데, 이는 약 성분이 수질 시스템에 들어가기 때문이다. 규제 약물은 이러한 방법으로 폐기하면 안 된다.

투약에 대한 교육은 가능하면 빨리 시작한다. 인슐린을 투여하는 기술에 관한 교육은 새로운 정신운동기술을 습득해야 하므로, 병원이나 건강관리시설에서 퇴원하기 24시간 전에는 시작해야 한다. 대상자는 반복적인 시범과 실습 없이는 복잡한 정신운동기술을 배우기 어렵다. 특히 복잡한 정신운동기술은 여러 번의 병원방문과 가정방문을 통해서 보강되고 정련된다.

대상자 교육에 대한 기록을 한다. 논의된 주제, 교육대상(대상자, 대상자와 가족구성원), 시청각 자료, 유인물, 학습 장애요인(예: 언어구사능력의 부족, 시각 또는 청각적 장애) 및 강의내용을 기록한다. 대상자의 투약절차와 교육자료를 매치시켜주고, 반복적으로 추후관리하면서 재교육한다. 대상자가 투약을 잘 이행할 수 있도록 가족과 친구가 도와주도록 격려한다.

(3) 가정에서의 투약

가정에서의 투약이 점점 더 일반화되고 있다. 가정간호사는 가정에서 행해지는 약물투여를 관리하며, 대상자와 가족에게 안전하고 정확한 약물투여 방법을 알려준다. 간호사가 가정에서 행해지는 투약을 관리 · 감독할 때에는 투약과 관련된 표준화된 간호행위 범주를 확인해야 한다. 미국 대부분의 지역에서는 적절한 훈련과 감독 하에 무면허 보조인력(unlicensed assistive personnel, UAP)에게 가정에서의 투약관리를 위임하고 있다(Reinhard, Young, Kane, & Quinn, 2006). 가정에서 규제약물을 투여할 경우, 간호사는 규제약물의 부적절한 사용을 예방하기 위해서 반드시 약물보관, 기록 및 폐기를 법에서 정한대로 주의 깊게 수행해야 한다.

성과기반 교육계획

12세인 권 양은 제1형 당뇨병을 진단받았다. 김 간호사는 권 양에게 당뇨 교육을 실시하려고 한다. 권 양의 부모는 권 양과 함께 있다. 권 양의 가족은 권 양의 진단으로 몹시 당황스러운 상태이다.

간호성과

퇴원을 하기 전에 권 양과 부모는 권 양의 혈당수치를 정확하게 사정하는 것을 시범 보인다.

전략

- 김 간호사가 권 양의 혈당을 측정할 때, 권 양과 부모는 편안한 상태에서 관찰하고, 혈당을 측정하는 방법을 학습하는 것에 관심과 흥미가 있는지 사정한다.
- 김 간호사는 권 양의 혈당을 측정할 때, 절차를 구체적으로 설명한다.
- 김 간호사는 권 양에게 자신의 손가락을 직접 소독하도록 하고, 측정기구를 손으로 잡고 있도록 하여 혈당 측정절차에 권 양의 참여를 격려한다.
- 김 간호사는 혈당 측정절차에 대한 구체적인 내용이 기록되어 있는 서면화된 유인물을 권 양과 부모에게 제공한다.
- 김 간호사는 권 양 또는 부모에게 혈당을 측정해 보도록 구두로 지시한다.
- 김 간호사는 권 양과 부모의 혈당 측정 시범절차를 관찰한다.
- 김 간호사는 권 양에게 빈번하게 실시되는 혈당 측정이 일상생활에 어떻게 영향을 미치며, 이에 대한 느낌과 두려움에 대해 표현하도록 한다.

간호성과

당뇨교육이 실시된 후에 권 양과 부모는 처방된 인슐린의 종류, 용량과 투여시간을 구두로 설명하고, 고혈당의 증상과 징후 그리고 저혈당의 증상과 징후를 나열할 수 있다.

전략

- 김 간호사는 권 양과 부모에게 서면화된 인슐린 처방전을 제공한다.
- 김 간호사는 권 양과 부모에게 초속효성(rapid-) 인슐린과 중간형(intermediate-) 인슐린의 차이를 설명한다. 그리고 인슐린의 종류별 작용 시작시간, 최대 효과가 나타나는 시간, 효과의 지속시간에 대한 구체적인 내용이 기록된 유인물을 제공한다.
- 김 간호사는 진단을 받기 전에 나타난 권 양의 증상 중에서 고혈당과 관련된 징후를 확인한다.
- 김 간호사는 권 양과 부모에게 고혈당의 징후와 저혈당의 징후를 대조하여 비교해서 설명하고, 이들 내용을 열거한 목록이 기록된 유인물을 제공한다.
- 권 양은 투약받은 인슐린의 종류를 근거로 하여, 언제 저혈당의 증상을 경험할 수 있는지 설명한다.
- 권 양과 부모는 고혈당의 징후와 저혈당의 징후를 구두로 열거한다.

간호성과

퇴원 전, 권 양과 부모는 정확하게 인슐린 용량을 주사기로 빼내고 투약할 수 있는 능력을 시범 보인다.

전략

- 김 간호사는 권 양과 부모에게 인슐린을 바이알에서 주사기로 뽑는 방법, 적절한 주사 부위의 선택방법 그리고 주사하는 방법에 대한 그림이 있는 서면화된 유인물을 제공한다.
- 김 간호사는 정기적으로 인슐린 주사방법에 대한 서면화된 유인물로 권 양과 부모를 교육하고, 질문할 시간을 준다.
- 김 간호사는 인슐린을 투여하기 전에 주사법에 대하여 오랜 시간 설명과 교육하는 것을 지양하고, 권 양이 자가주사에 대한 두려움을 극복할 수 있도록 도와준다.
- 김 간호사는 권 양에게 바이알로부터 투여할 인슐린 용량을 정확하게 뽑아낸 주사기를 제공하고, 권 양이 인슐린을 자가투여할 수 있도록 지침을 제공한다.
  - 적절한 주사 부위를 알려준다.
  - 주삿바늘의 삽입각도에 대해 설명한다.
  - 주사 부위의 피부를 편평하게 펴거나 집어 올린다.
  - 주삿바늘을 빠르게 삽입하여 처방된 인슐린 용량을 투여한다.
- 김 간호사는 권 양이 적절한 주사 부위를 선택하도록 한다. 권 양이 자신감을 가지고 주사 부위를 선택할 수 있을 때까지 도와준다.
- 자가주사에 대한 권 양의 두려움이 사라지면, 김 간호사는 권 양이 바이알로부터 처방된 인슐린 용량을 정확하게 주사기에 뽑아내도록 지시하고, 이 과정을 관찰한다.
  - 현탁액이 잘 혼합되도록 인슐린 바이알을 양 손바닥 사이에 두고 앞뒤로 굴린다.
  - 주사할 인슐린 용량과 동일한 용량의 공기를 주사기로 바이알에 삽입한다.
  - 처방된 인슐린 용량을 바이알로부터 주사기에 정확하게 뽑아낸다.
- 김 간호사는 어떤 지침이 없는 상황에서 권 양과 부모가 정확한 주사 부위에 인슐린을 투여하는지 관찰한다. 이 단계를 적절하게 수행하지 못하는 경우, 인슐린 투여를 적절하게 하기 위해 문제점을 어떻게 교정할 수 있는지 사정한다.

간호평가

2017/9/12 03:00 – 권 양은 혈당 측정을 정확하게 수행할 능력을 시범 보였다. 유능함은 조금 부족하지만 계속 수행하겠다고 진술했다. 권 양과 부모는 인슐린의 용량, 시간, 종류를 말했고 고혈당과 저혈당의 증상 및 징후와 각각의 중재방법을 나열하였다. 지식 습득을 계속적으로 강화한다.

– RN 김영희

(4) 약물 종류

일반적으로 항생제와 통증완화제와 같은 경구용 약물은 가정에서 복용할 수 있도록 대상자에게 처방된다. 장기간 항생제를 투여해야 하는 경우와 항암제를 투여해야 하는 경우는 이동이 가능한 다양한 정맥주사 주입기구를 이용하여 가정에서 투여할 수 있다. 경우에 따라서는 가정간호사가 정규적으로 가정을 방문하여 약물을 투여하기도 하지만, 대부분의 경우는 가족구성원 중의 돌봄제공자가 약물을 투여하는 방법을 배워서 대상자에게 투약한다.

이러한 상황에서 대상자 교육의 주요 간호초점은 약물의 정확한 투여로 잠재적인 위험을 최소화하는 것이다. 또 중요한 것은 응급상황에서 재빨리 도움을 요청하는 것이다.

(5) 가정에서의 투약섭생 관리

정확한 가정투약의 중요한 측면은 대상자의 생활양식에 적합하게 조정하여 투약시간과 섭생을 확실히 기억하도록 하는 것이다. 대상자의 일상생활(예: 식사, 취침) 습관을 고려하여 투약을 조정하는 것은 투약의 이행과 정확성을 높일 수 있다. 따라서 대상자의 일상생활이 일어나는 시간을 확실하게 사정하여, 투약시간에 일정한 시차를 두어 조정한다.

특히 노인 대상자는 약물복용 시간과 복용해야 할 약물명을 기억하는 데 문제가 있을 수 있다. 시력이 약하거나 기억력이 나쁜 노인 대상자의 경우에는 구획이 나뉜 약물보관함 기구가 도움이 된다. 이러한 기구는 하루 단위 혹은 일주일 단위로 복용할 약물을 적절하게 보관할 수 있도록 되어 있다(그림 20-6). 따라서 대상자는 정해진 지침에 따라 적절히 보관된 약물을 적절한 시간에 복용한다. 이러한 기구의 사용이 모든 투약과실을 예방하지는 못하지만, 더욱 안전하게 투약할 수 있도록 한다.

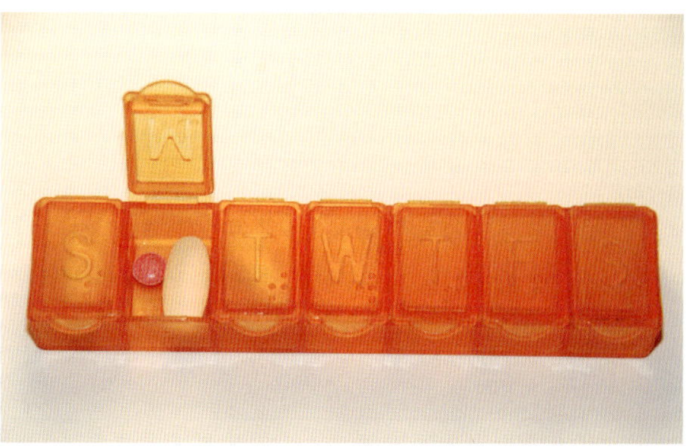

그림 20-6 하루 단위 혹은 일주일 단위로 복용할 약물을 적절하게 보관할 수 있도록 구획이 나뉜 약물보관함 기구

11. 약물의 투여경로

약물의 투여경로는 경구, 설하, 볼점막, 국소, 흡입 및 비경구 투약 등이 포함된다. 각각의 특수한 경로에 따라 정확한 약물 주입방법을 아는 것이 중요하다.

1) 경구투약

구강 투여는 PO(Per os)로 표시되고, 약물을 삼키는 것이다. 경구용 약물투여는 실습지침서 3장을 참조한다. 경구용 약물은 위 또는 공장에 위치한 영양관을 통해서 투여될 수도 있다.

약물의 경구투여는 가장 단순하고 쉬운 방법이다. 다른 어떤 경로보다 투약으로 인한 불편감과 부작용이 적게 나타난다. 경구용 약물은 가격도 저렴하고, 사용범위도 광범위하다.

대상자가 물 또는 수액을 삼킬 수 없거나 오심과 구토가 있다면, 경구용 약물은 일반적으로 투여가 중단되거나 다른 경로를 통해 투여된다. 대상자가 검사 또는 수술 전 준비로 금식 상태일 때, 처방자는 특정한 일부 경구용 약물을 소량의 물과 함께 투여하도록 할 수 있다. 그러나 대상자가 수술 후 금식상태라면 일반적으로 경구용 약물은 중단되거나, 장 기능이 정상적으로 돌아올 때까지 다른 경로를 통하여 투여한다. 대상자가 위장관 흡인을 하고 있으면 일반적으로 경구용 약물은 중단하거나 다른 경로로 투여한다. 처방자는 특정 약물을 비위관을 통해 투여하도록 처방할 수 있는데, 이때 일반적으로 위장관 흡인은 약물의 흡수를 위하여 투약 후 30분 동안은 하지 않는다.

(1) 경구투여

경구로 약물을 투여할 때, 대상자가 서거나, 앉거나, 침상에 누워있는 경우에는 침상머리 부분을 상승시킨 자세를 취한다. 경구적으로 약물을 투여할 때에는 식도에 걸리지 않고 위로 내려가도록 물을 마신다. 대상자가 정상적인 연하반사를 보이더라도 약물을 삼키거나 정제 또는 교갑을 식도로 이동시키는 데에 문제가 있을 수 있다. 약물로 인한 식도염은 정제 또는 교갑이 식도에 걸려서 약물이 식도에서 용해되며 생긴 식도의 염증이다. 대상자가 교갑 또는 정제를 삼킨 이후에는 약 100mL 정도의 물이나 음료수를 마시도록 한다. 대상자가 약물이 목구멍에 걸린 것 같다고 호소하면, 빵 또는 바나나와 같은 부드러운 음식을 소량 제공하여 약물의 이동을 돕는다.

대상자가 부드러운 음식은 삼킬 수 있으나 교갑 또는 정제와 같은 약물을 삼킬 수 없는 경우, 투약에 여러 가지 방법이 이용될 수 있다. 캡슐을 열어서 내용물을 소량의 푸딩 혹은 사과 소스와 같은 음식물에 첨가하기도 한다. 일부 약물은 부수었을 때 불쾌한 맛이 있을 수 있으므로, 부드러운 음식물에 섞어서 불쾌한 맛을 최소화한다. 대부분 정제 형태의 약물은 잘게 부수어 부드러운 음식에 섞어서 투여할 수 있다.

SAFETY ALERT

장용정 형태의 약물과 지속적으로 천천히 분해되어야 하는 정제형태의 약물은 절대로 분쇄하지 않는다. 장용정 형태의 약물을 분쇄하면 약물이 구강과 위점막을 자극하여 점막염을 유발하거나 위 자극을 초래할 수 있다. 지속적으로 천천히 분해되어야 하는 정제를 분쇄하면, 약물이 동시에 한꺼번에 흡수되어 약물의 초기 혈중농도는 기대된 것보다 높아지고 약물의 작용기간은 짧아진다.

경구용 약물 중에서 구강 점막과 접촉하여 작용하는 니스타틴(nystatin)과 같은 항진균액제는 침을 뱉지 않고 삼키는 'swish and swallow' 방법으로 투여한다. 액상제가 구강으로 투여되면, 대상자에게 구강에서 액상제를 앞뒤로 여러 번 움직인 다음에 삼키도록 한다.

일반적으로 물약은 약국에서 미리 단위용량으로 포장되거나 주사기에 담아서 보내오지만, 그렇지 않은 경우 건강관리기관에서는 처방된 물약의 용량을 정확하게 측정하기 위하여 눈금이 표시된 약컵, 점적기, 주사기를 이용한다. 눈금이 표시된 약컵에 물약을 따를 때, 한 손으로는 눈높이에 맞추어 약컵을 잡고 다른 한 손으로 약물을 지시된 용량만큼 약컵에 붓는다. 물과 같은 액체가 측정용기의 벽에 강하게 부착되어 액면이 오목해지는 현상을 메니스커스라고 하는데, 메니스커스의 오목한 면이 측정하고자 하는 용량의 눈금선과 일치하도록 한다(실습지침서 3장 참조).

(2) 관을 통한 투여

경구용 약물은 비위영양관, 위영양관(PEG), 비장영양관 및 공장영양관을 통해 투여할 수 있다. 경구용 약물을 위영양관 또는 장영양관을 통해 투여할 때, 약물이 대상자의 기도로 흡인되지 않도록 주의하고 약물에 의해 영양관이 막히지 않도록 주의해야 한다. 흡인(어떤 물질이 위로 내려가지 않고 기도를 통해 폐로 들어가는 것)의 위험은 음식 또는 약물을 투여할 때, 대상자의 체위로 고파울러씨(high Fowler's) 같은 적절한 체위를 취해 주면 줄어들 수 있다. 그리고 투약 후 적어도 30분 동안은 대상자 침대의 머리 부분을 올려주도록 한다.

대부분의 물약은 영양관을 통해 투여할 수 있다. 정제와 같은 형태의 경구용 약물도 잘게 갈거나 물에 용해시켜서 투여할 수 있다면, 영양관을 통해서도 투여할 수 있다. 그러나 장용정, 지효성 약물, 설하 또는 볼점막으로 투여되는 약물은 잘게 부수면 안 된다. 약물이 영양관 내에서 굳게 되면 영양관이 막히게 되므로, 투약 전후에 최소 20~45mL의 미온수로 영양관을 씻어낸다. 영양관으로 액체를 주입하기 어렵다면, 막힌 관을 뚫기 위하여 췌장효소제제 처방을 받도록 한다. 췌장효소제제는 관 내에 있는 음식 또는 약물 입자를 용해시킨다. 친수성 물질은 물을 흡수하여 관 내에서 굳어져 영양관을 막을 수 있으므로 메타무실(Metamucil)과 같은 친수성 젤을 영양관을 통해 투여하면 안 된다.

(3) 설하 및 볼점막 투여

모든 설하 및 볼점막 투여법은 약물의 흡수가 매우 빠르고, 많은 약물의 불활성화를 빠르게 일으키는 1차 대사를 피하도록 해 준다. 이 투여 경로의 경구약물로는 흉통 시 처방되는 니트로글리세린(nitroglycerin)과 통증완화를 위한 모르핀 황산염(morphine sulfate)이 있다.

① 설하 투여

설하용 약물은 혀 밑에서 용해된다. 대상자의 점막이 건조하면 1mL의 생리식염수 또는 물을 사용해 혀 밑의 점막을 젖게 하여 약물이 흡수될 수 있도록 한다. 대상자가 설하용 약물을 삼키지 않도록 교육한다. 캡슐 형태의 약물은 혀 밑에서 흡수되지 않는다. 캡슐 내에 있는 약물이 설하투여로 처방되면, 캡슐 내의 액체 약물을 흡인하여 혀 밑으로 투여한다. 일부 대상자는 캡슐을 깨물어서 캡슐 내 액체약물이 유리되어 나오면 혀 밑으로 투여하여 약물이 혀 밑에서 흡수되도록 한다.

② 볼점막 투여

볼점막 투여는 윗입술 아래 혹은 구강의 한쪽에 약물을

둔다. 볼점막을 통해 투여하는 약물은 씹거나, 삼키거나, 혀 밑에 두면 안 된다. 지효성 니트로글리세린, 아편제, 항구토제, 신경안정제, 진정제 등의 다양한 약물이 볼점막으로 투여된다.

2) 국소투약

국소투약(topical medications)은 피부, 점막 및 체강 내에 약물을 투여하는 것이다.

(1) 로션, 크림 및 연고

로션, 크림 및 연고는 피부, 상처감염, 피부질환을 치료하고, 피부질환의 증상을 감소시키기 위하여 사용된다. 손과 몸의 보습제와 같은 로션은 과다한 피부 건조와 관련된 합병증을 예방한다. 자외선 차단제는 자외신에 대하여 피부에 보호막을 형성한다. 로션은 피부에 흡수되도록 부드럽게 문지른다.

항진균제 미코나졸(miconazole), 항염증제 하이드로코르티손(hydrocortisone), 항생제 실버 설파디아진(silver sulfadiazine)과 같은 크림은 멸균면봉, 멸균설압자 또는 멸균장갑을 낀 손가락으로 피부 표면에 바른다. 대부분의 크림을 사용하기 전에 피부 표면을 깨끗이 하고 말리도록 한다.

산화아연 연고(zinc oxide ointment)는 실금 및 실변과 관련된 피부마찰 또는 짓무름이 있을 때, 피부를 보호하기 위하여 사용한다. 연고를 바르기 전에도 피부를 깨끗이 닦고 건조시킨다.

(2) 경피투여

경피용 약물은 피부를 통하여 흡수되어 전신적 효과를 나타내도록 조제된 약물이다. 일반적으로 약물의 형태는 패치(patch)이다. 패치는 약물이 천천히 흡수되도록 디스크나 부착포 형태의 반투과성 막으로 만들어진다. 패치는 피부로 투여되는 약물의 양을 조절하여 24~72시간 동안 약물이 공급된다.

니트로글리세린, 스코폴라민(scopolamine), 에스트라디올(estradiol), 니코틴(nicotine), 펜타닐(fentanyl) 등과 같은 약물이 일반적인 경피용 패치이다(그림 20-7).

경피용 패치는 제조회사에 따라 투여지침이 다양하지만, 일반적인 지침은 다음과 같다.

1. 패치를 부착하기 전, 부착한 후에 손을 씻는다.
2. 패치를 사용할 때는 위생장갑을 착용하여 부주의로 인한 약물의 흡수를 예방한다.
3. 전에 부착한 패치를 제거하고, 피부에 남아 있는 약물이 없도록 한다.
4. 이전에 사용한 패치는 폐기한다.
5. 패치를 반으로 접고, 약물이 포함되어 있는 안쪽 면에 손이 닿지 않도록 주의한다.
6. 새로운 패치를 깨끗하고, 마르고, 털이 없고, 손상이 없는 부위에 붙인다.
7. 패치에 일자, 시간, 투여한 간호사의 이름을 기록한다.
8. 패치의 보호필름을 제거한 후에는 즉시 붙이도록 한다.

아편제를 포함한 경피용 패치는 화장실 수세식 변기에 버리도록 한다. 일부 기관에서는 두 명의 간호사가 아편제 패치의 폐기를 확인하고 기록하도록 하고 있다. 열은 대부분의 경피용 약물의 흡수율을 상승시키기 때문에 지속적으로 경피용 패치를 투여할 때, 대상자가 발열(38.9℃ 이상) 상태이면 투여를 중단한다. 그리고 일반적으로 경피용 패치를 투여할 때 열을 발생시키는 기구의 사용은 금한다.

급성기에 고혈압 조절을 위해 사용하는 니트로글리세린은 니트로글리세린 종이 형태에 연고가 있는 것으로 약 1.5cm 이상으로 연고가 발라져 있으며, 평평하게 연고가 발라지도록 반 접어져 있다. 이 종이는 피부 표면에 부착되고, 종이 반창고이므로 피부에서 떨어지지 않도록 해준다.

SAFETY ALERT
사용한 경피용 패치는 가정에서 어린이들이 적용할 위험성이 있으므로, 잘 처리하도록 교육한다.

(3) 안약

안과용 용액과 연고는 눈 자극, 감염, 녹내장 치료를 위하여 사용한다. 하안검을 부드럽게 잡아당기고 용액 또는 연고를 결막낭에 투여한다(Box 20-2). 연고를 투여하는 관 또는 점적기의 끝이 대상자의 눈 또는 눈꺼풀에 닿지 않도록 주의한다. 눈에 약물을 투여한 후에는 눈을 비비지 않도록 한다.

(4) 귀점적

귀점적 용액은 외이도 감염을 치료하거나, 귀지를 부드

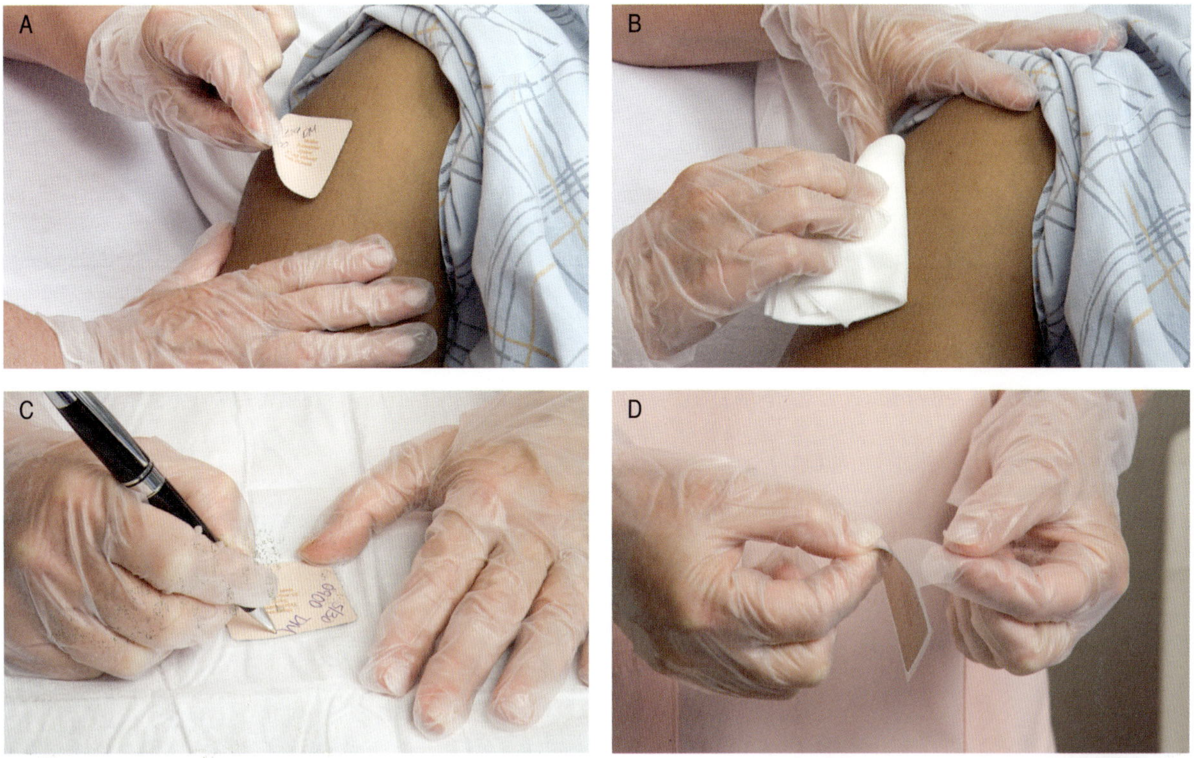

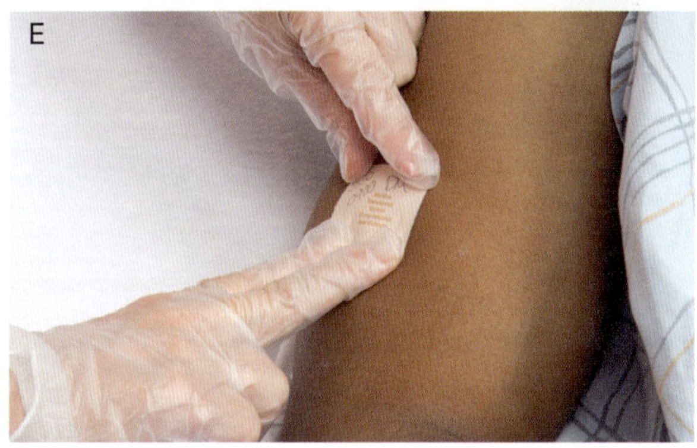

그림 20-7 패치 부착. A: 이전에 부착한 패치를 제거한다. B: 새로운 패치를 부착할 부위를 깨끗하게 한다. C: 새롭게 부착할 패치에 일자, 시간, 투여할 간호사의 이름을 기록한다. D: 패치의 보호필름을 제거한다. E: 새로운 패치를 피부에 부착한다.

럽게 만들어서 제거하고자 할 때 사용한다. 귀점적을 할 때 뜨겁거나 차가운 용액을 사용하면 어지러움, 오심, 통증을 유발할 수 있으므로 실온의 용액을 사용한다(Box 20-3).

(5) 코점적

코점적 용액은 일반적으로 코울혈을 치료하기 위하여 스프레이를 사용해 코점막에 분무한다. 일반의약품(OTC)으로 출시된 코분무제는 코점막 충혈완화제와 아드레날린제제(혈관을 수축시키기 위해서 교감신경계 자극)를 포함하고 있다. 이러한 약물을 빈번하게 사용하면, 심박수 상승과 혈압 상승과 같은 전신적 효과가 나타날 수 있다. 대상자가 코점막 충혈완화제가 포함된 코스프레이를 너무 빈번하게 장기간 사용할 경우에는, 코울혈이 반복되거나 코울혈과 관련된 증상이 점점 더 나빠질 수 있다. 코르티코스테로이드(corticosteroid) 코분무제는 일반적으로 계절성 혹은 일년 내내 지속되는 코울혈을 치료하는 데 사용된다. 코르티코스테로이드 코분무제를 지속적으로 사용하면, 전신적 효과는 나타나지 않고 코울혈을 완화시키는 국부적 항염증제의 효과가 있다. 골다공증을 예방하기 위한 약물(calcitonin)을 코로 투여하는 경우가 증가하고 있다. 이러한 약물을 매일 사용한다면, 자극을 피하기 위하여 콧구멍을 바꾸어가며 투여한다.

코분무제로 약물을 투여할 때 대상자는 똑바로 앉아서 머리를 뒤로 젖힌 자세를 취하도록 한다. 한 손으로 약물병을 잡고, 약물병의 끝이 콧구멍 입구에 오도록 하여

Box 20-2 안약 점적

1. 대상자가 똑바로 앉은 자세에서 머리를 과신전하도록 돕는다.
2. 대상자에게 안약 점적 시, 안약이나 눈물이 흐르면 닦을 수 있도록 휴지를 제공한다.
3. 대상자의 눈꺼풀과 속눈썹에 분비물이 있으면, 내안각에서 외안각 방향으로 닦아준다. 매번 깨끗한 면을 사용하여 닦아준다.
4. 대상자에게 천장을 보도록 한다.
5. 한쪽 손의 엄지 또는 검지를 아래쪽 안와의 뼈 돌출 부위에 두고, 아래 눈꺼풀을 아래쪽으로 부드럽게 당긴다.
6. 다른 손은 대상자의 앞이마에 두면서 필요한 양만큼 하부 결막낭에 점적한다.
7. 눈꺼풀, 속눈썹, 안구에 손이나 기구가 닿지 않도록 한다.
8. 불편감을 초래할 수 있으므로 각막에 용액을 직접 점적하지 않도록 한다.
9. 아래로 당겼던 아래 눈꺼풀을 제 위치에 두고, 대상자로 하여금 눈을 감도록 한다.
10. 대상자에게 손가락으로 비루관을 약 30초 정도 누르고 있도록 한다. 이는 약물이 비인두로 흘러들어가지 않도록 방지하기 위함이다. 약물이 비루관으로 들어가면 대상자는 간지러운 감각과 불쾌한 맛을 느낄 수 있다.
11. 대상자가 눈을 깜박거려서 약물이 점적되지 않았다면, 위 단계를 반복한다.

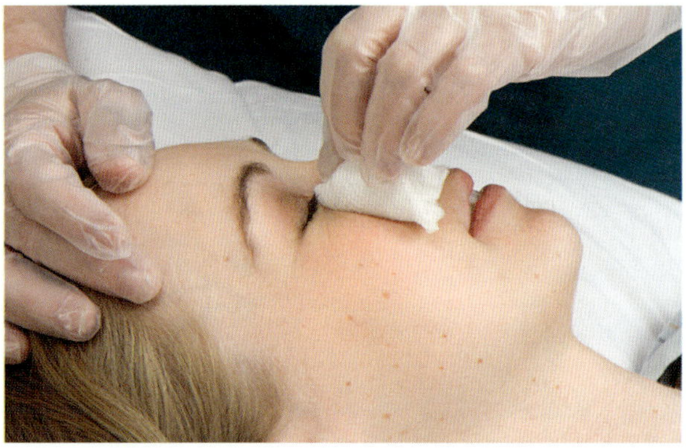

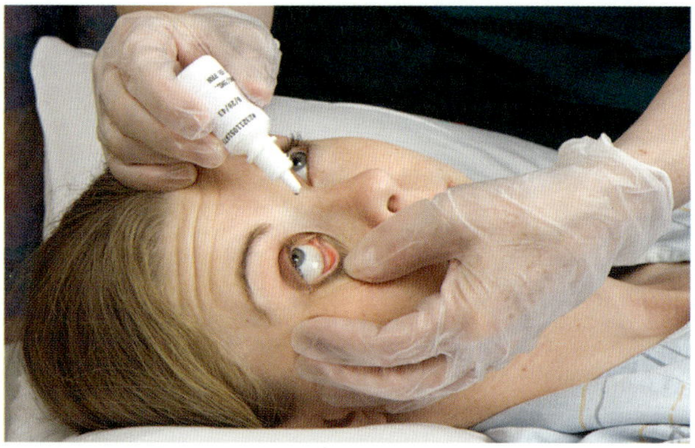

Box 20-3 귀약 점적

1. 대상자를 앉히거나, 손상받지 않은 쪽으로 머리를 돌려서 눕게 한다.
2. 약물을 점적하는 동안 불편감을 예방하기 위하여 체온과 같은 온도의 용액을 준비한다.
3. 점적기에 적당한 용량의 약물을 준비한다.
4. 영아와 3세 이하의 유아는 귓바퀴를 후하방으로 잡아당기고, 아동과 성인은 귓바퀴를 후상방으로 잡아당겨서 이도가 일직선을 유지하도록 한다.
5. 귀약이 이도 내로 흘러들어가도록 귀약을 점적하고, 귀약의 온도는 체온정도로 유지한다.
6. 귓바퀴를 제위치에 두고, 귀구슬을 부드럽게 여러 번 눌러준다.
7. 외이도를 마른 솜으로 막아주기도 하는데, 이때 마른 솜이 내이도에 압력을 가해서는 안 된다.
8. 다른 쪽 귀에도 약물을 점적해야 한다면, 몇 분 후에 위의 절차대로 투여한다.

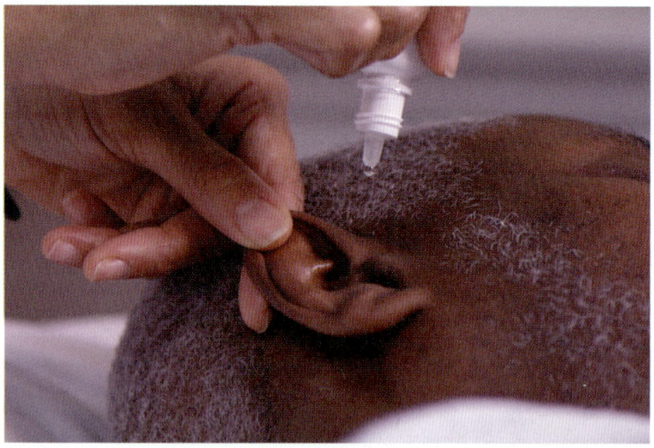

코의 중앙선을 향하도록 분무기의 장치를 위치한다(그림 20-8). 대상자가 약물을 흡입하는 동안, 약물병의 약물을 눌러서 짜낸다.

(6) 직장 투여

좌약 형태의 약물(작고 원통형이며 왁스로 된)은 전신적인 불편감을 치료하거나, 장운동을 증진시키기 위한 완하

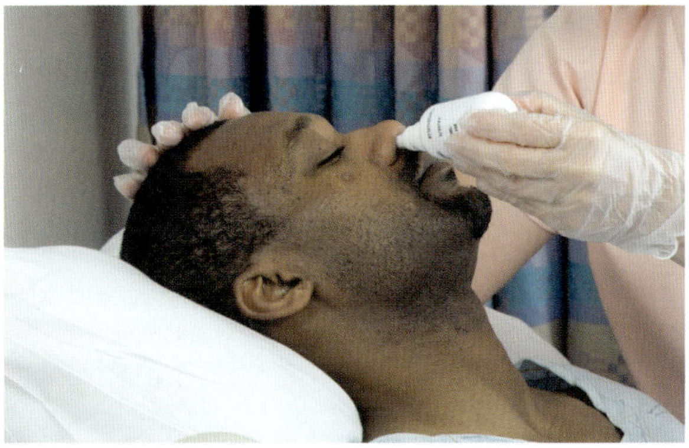

그림 20-8 코점적. 한 손으로 약물병의 끝이 대상자의 콧구멍 입구에 오도록 잡고 코의 중앙선을 향하여 분무한다.

제로 직장에 투여한다. 오심 치료를 위하여 다른 경로로 투약하는 것이 부적절할 때 항구토 좌약을 사용한다. 간호사는 일회용장갑을 착용한다. 대상자는 측위를 취하도록 하여 직장 부위를 노출시킨 후 좌약 끝에 수용성 윤활제를 바른 다음, 항문 내괄약근을 지나 약 1인치(2.5cm) 정도 부드럽게 삽입한다. 이때 대상자에게 숨을 깊이 내쉬도록 지시한다. 좌약은 직장점막을 통해 흡수되므로, 좌약이 분변에 삽입되지 않도록 주의한다. 좌약 삽입기술은 그림 20-9에 제시되어 있다.

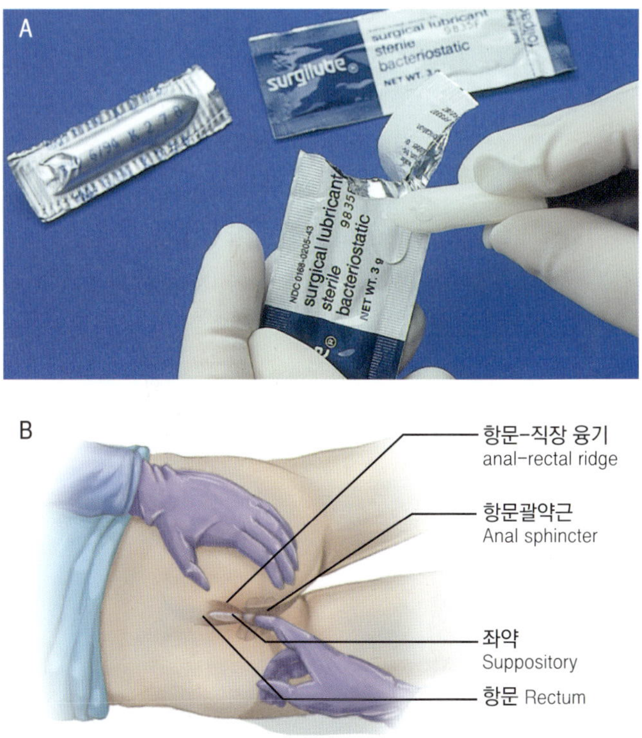

그림 20-9 직장 투여. A: 포장된 좌약을 꺼낸다. B: 좌약을 안쪽 내괄약근을 통과하여 삽입한다.

대상자의 장운동을 증진시키기 위해서 또는 칼륨 수치가 상승된 대상자의 치료를 위하여 관장을 이용해서 수용성 약물을 직장에 투여할 수 있다. 적은 용량의 관장은 약 100mL 정도의 약물을 투여하며, 직장 내에서 약 5~10분 정도 보유하도록 한다. 대용량 관장은 1,000mL까지 가능하다. 수지(resin) 성분이 함유된 용액의 관장은 칼륨 수치가 상승되어 있는 대상자의 장으로부터 칼륨을 제거하기 위해서 사용한다. 소량의 용액을 사용하는 관장 절차는 33장에서 다룬다.

(7) 질 투여

질 내로 투여하는 약물의 형태는 거품, 젤리, 수용액, 크림, 정제 또는 좌약으로 다양하다. 이러한 약물은 피임을 위해서, 부인과 수술 전에 질 내의 박테리아를 제거하기 위해서, 질 가려움증 또는 감염을 치료하기 위해서, 분만을 유도하기 위해서 사용된다. 프로스타글란딘(prostaglandin) 질 좌약은 자궁을 수축하므로, 임신 초기에 모체 내에서 태아가 사망한 경우에 분만을 유도하기 위해서 사용된다. 질 좌약과 크림을 투여하는 기술은 그림 20-10에 제시되어 있다.

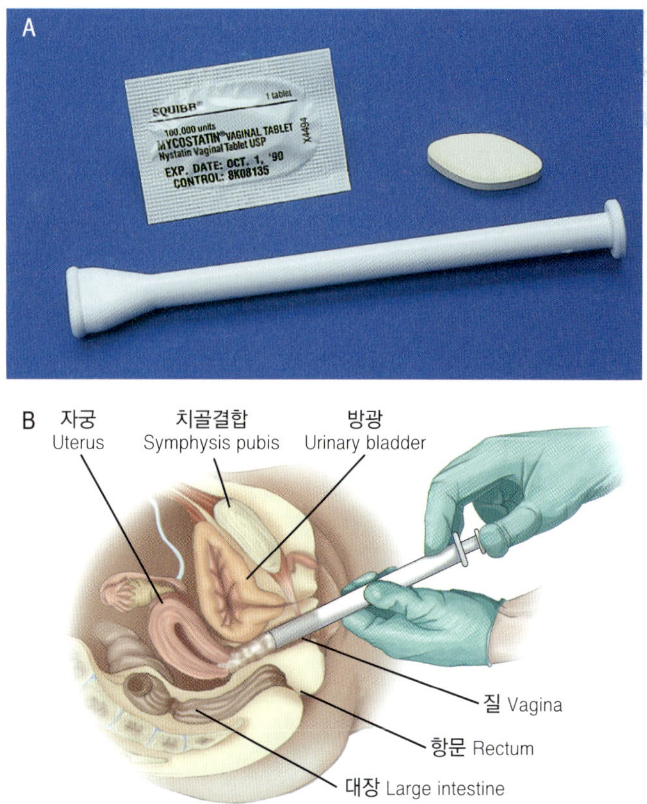

그림 20-10 질 투여. A: 질 좌약과 도구(applicator), B: 질 크림을 도구를 사용하여 삽입한다.

3) 흡입투약

흡입용 약물은 수술 중에 마취를 유도하거나, 호흡기질환을 치료하는 데 사용한다. 마취과 의사 또는 마취간호사는 기계를 이용하여 마취용 약물을 투여한다. 간호사는 기계호흡기, 분무기, 정량식 분무 흡입기(metered-dose inhaler, MDI)를 통해 여러 종류의 흡입용 약물을 투여한다. 수용성 약물을 호흡기 또는 분무기의 용기에 넣으면, 용기 안에 공기나 산소가 흐를 때 약물이 가스 형태로 변한다.

정량식 분무흡입기는 작고, 손으로 쥘 수 있는 기구이다. 매번 카트리지를 눌러서 분사할 때마다 약물의 정량이 대상자에게 흡입된다. 대상자는 정량식 분무흡입기로 약물을 흡입할 때 스페이서를 사용할 수 있다. 스페이서는 약물의 정해진 용량을 천천히 흡입할 수 없거나, 흡입하는 동안 약물통을 누를 수 없는 대상자(예: 아동, 노인)에게 유용하다. 흡입용 약물은 폐에 빠른 효과를 보이고, 전신순환계에도 빠르게 흡수된다.

기관지확장제는 기도를 개방하고 호흡을 좀 더 쉽게 하기 위하여 사용한다. 또한 주로 정량식 분무 흡입기 또는 분무기를 통하여 투여한다. 흡입용 약물을 투여하기 전후에 대상자의 호흡상태(호흡의 용이성, 호흡음, 호흡수, 호흡 보조근의 사용)를 사정한다(실습지침서 3장 참조).

4) 비경구투약

비경구적(parenteral) 경로는 주사나 주입을 통해 약물을 투여하는 것이다. 비경구적 약물은 피내(intradermal, ID), 피하(subcutaneous, SC), 근육 내(intramuscular, IM), 정맥 내(intravenous, IV), 동맥 내(intra-arterial circulation), 척수강 내(intraspinal), 관절강 내(intra-articular)로 투여한다. 정맥 내 주입 약물과 지속적인 정맥 내 주입 약물은 21장에서 다룬다.

비경구적 투약은 일반적으로 더욱 완전하게 흡수되고, 경구투여나 국소투여보다 약물작용이 빨리 시작된다. 비경구적 약물은 피부를 통해서 주입된다. 신체를 보호하는 장벽 역할을 하는 피부를 통과하므로 비경구적 약물을 준비하거나 투약을 할 때 무균술을 지키지 않으면 감염이 발생될 수 있다. 비경구적 약물이 의도된 조직이나 강(space) 내로 투여되지 않으면 합병증이 발생할 수 있다. 산도, 삼투압, 약물의 용해성이 약물이 투여되는 조직과 맞지 않는다면 조직 손상이 발생할 수 있다. 일반적으로 비경구적 투약을 할 때는 특수 장비를 사용한다.

(1) 준비물품

① 주사기와 바늘

일반적으로 플라스틱 주사기는 외관(barrel), 내관(plunger), 주삿바늘과 연결하는 연결 부위(syringe tip)로 구성된다(그림 20-11). 내관은 주사기 외관에 안전하게 고정되어 있다. 주사기의 내관을 외관의 바깥으로 이동시키면 주사기 내에 용액 또는 공기가 들어가고, 내관을 외관 안으로 밀어 넣으면 용액 또는 공기가 주사기 밖으로 이동한다. 안전바늘은 주사기 끝에 부착되어 있다.

안전바늘은 능동적 디자인(active safety design)과 수동적 디자인(passive safety design)으로 나뉜다. 능동적 디자인된 안전바늘은 바늘에 찔리는 사고로부터 보호하기 위하여 주삿바늘을 사용한 후에 간호사가 안전장치를 활성화해야 한다(Shelton & Rosenthal, 2004). 수동적 디자인된 안전바늘은 주삿바늘 사용 중에 안전장치가 자동적으로 전개된다. 일반적으로 수동적 디자인된 안전바늘이 선호되고 있지만, 일부 기관에서는 능동적 디자인된 안전바늘을 사용하기도 한다.

주사기는 안전바늘이 부착되거나, 되지 않은 채로 포장된다. 주삿바늘의 게이지(gauge, G)는 바늘기둥의 지름으로 14G에서 29G까지 다양하다. 게이지의 숫자가 커질수록 바늘지름은 작아지고, 바늘길이는 짧아진다. 예를 들면, 18G 바늘이 25G 바늘보다 지름이 더 길다. 바늘길이는 0.4~3인치까지 다양하다(그림 20-12).

일반적인 주사기의 세 가지 형태는 투베르쿨린 주사기, 인슐린 주사기, 표준 주사기이다. 투베르쿨린 주사기의 크기는 1mL이며, 0.1mL의 눈금이 표시되어 있다. 지름이 가늘고(26~28G) 길이가 짧은(0.5~0.625인치) 바

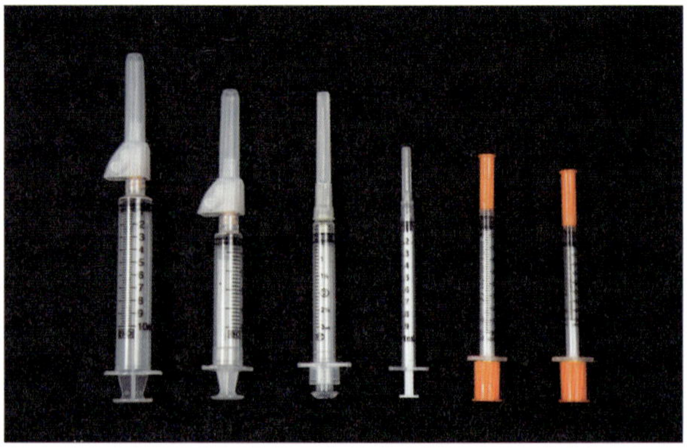

그림 20-11 주사기: 10mL, 5mL, 3mL, 투베르쿨린 주사기, 인슐린 주사기, 저용량 인슐린 주사기

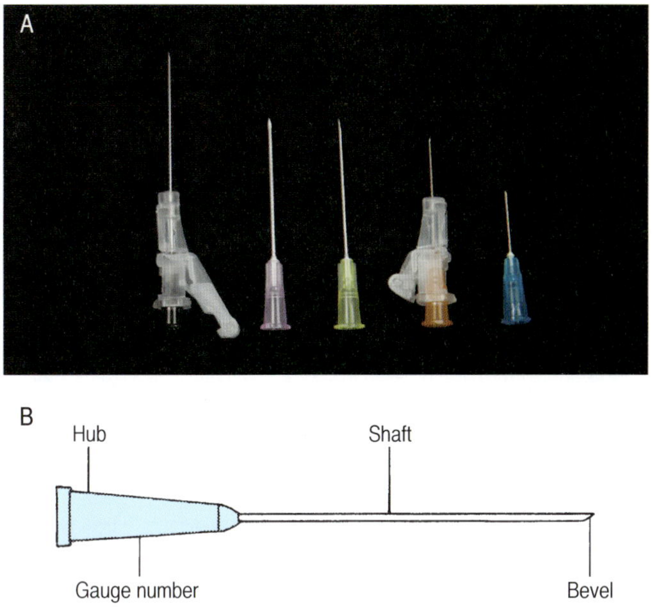

그림 20-12 바늘. A: 굵기와 길이가 서로 다른 안전바늘, B: 바늘의 구조

늘이 부착되어 있다. 투베르쿨린 주사기는 투베르쿨린 투여 또는 민감성 검사(알레르기)를 할 때 사용된다. 또한 1mL 미만의 약물을 피하 주사할 때에도 사용할 수 있다.

인슐린 주사기는 50unit의 눈금이 새겨진 0.5mL 크기의 주사기와 100unit의 눈금이 새겨진 1mL 크기의 주사기가 있으며, 인슐린을 투여할 때 사용한다. 인슐린 주사기에는 지름이 매우 가는(26~30G) 바늘이 부착되어 있다. 표준 주사기의 크기는 일반적으로 3mL, 5mL, 10mL이다. 표준 주사기에 부착되는 바늘의 길이(0.5~3인치)와 지름(18G, 21G, 22G, 23G, 25G)은 다양하다. 이러한 주삿바늘이 표준주사기에 부착되거나, 부착되지 않은 채로 공급된다. 성인 대상자에게 근육주사를 할 때에는 일반적으로 길이가 길고(1~1.5인치) 굵기가 중간 정도(21G, 22G, 23G)인 주삿바늘과 3mL 크기의 주사기를 사용한다.

약물을 투여하기 위하여 약품 제조회사 또는 약국에서 투여할 약물의 용량을 미리 준비해둔 주사기가 사용될 수 있다. 마약성 진통제와 헤파린 같은 약물은 바늘이 부착된 주사기로 투여한다. 바늘과 주사기는 내관이 부착된 금속 혹은 플라스틱 주입기구에 고정되어 있다(그림 20-13). 공기와 여분의 약물을 주사기에서 뽑아낸 후, 약물을 주입한다. 바늘이 주사기에 연결되어 있으므로 바늘의 굵기와 길이는 변경될 수 없다. 간호사는 공급된 바늘을

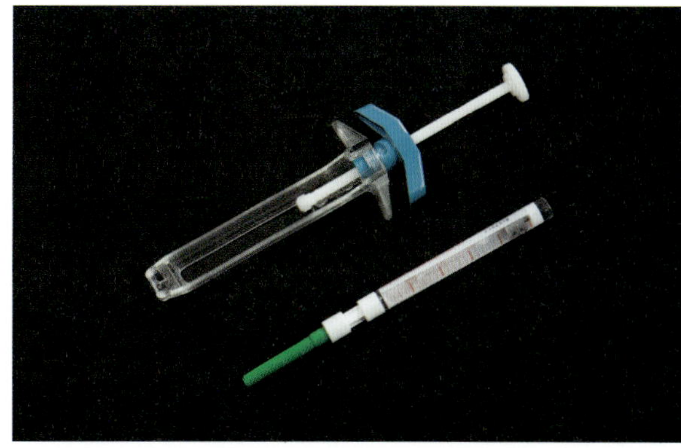

그림 20-13 약물이 채워진 카트리지와 주사용 기구

사용해야 한다. 다른 크기의 바늘이 필요하다면, 약물을 표준 주사기로 옮긴다.

② 필터바늘

일부 건강관리기관에서는 바이알이나 앰플에서 약물을 뽑을 때 생긴 고무나 유리 파편을 걸러내기 위하여 필터바늘을 사용한다. 간호사는 대상자에게 약물을 주입하기 전에 원래 바늘을 필터바늘로 교체해야 한다.

③ 바이알

바이알(vials)은 일회용량 혹은 다회용량의 약물이 담겨 있는 플라스틱 또는 유리 용기이다. 바이알은 용기 위쪽의 고무마개를 덮고 있는 플라스틱 뚜껑을 제거하면 개방된다. 주삿바늘로 고무마개의 중앙을 뚫어서 바늘이 바이알의 용기 내로 삽입되면, 정확한 용량의 약물을 주사기로 뽑아낸다. 바늘 없이 밸브장치를 통해 약물을 뽑아낼 수 있도록 바이알에 어댑터를 장착할 수 있다. 또한 주삿바늘에 찔리는 것을 피하기 위하여 끝이 무딘 바늘도 약물을 뽑아낼 때 바이알에 사용될 수 있다(그림 20-14).

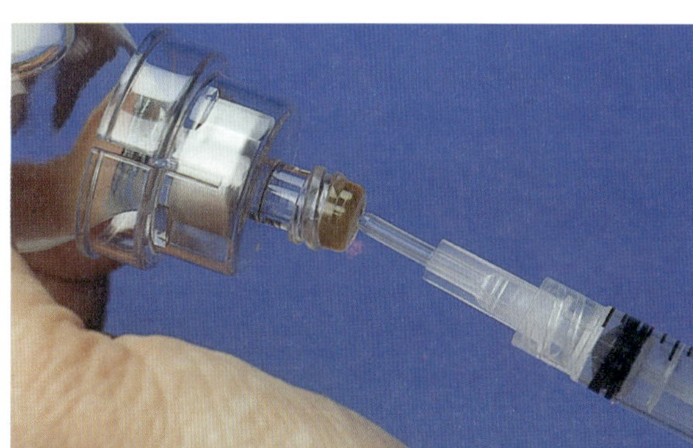

그림 20-14 바이알에서 약물을 뽑아내기 위하여 바늘이 부착되지 않는 주사기 사용

오랜 기간 안정성이 보장되지 않는 약물은 가루 형태로 바이알에 보관한다. 희석액(일반적으로 증류수 혹은 생리식염수)으로 가루 형태의 약물을 용해시켜서 비경구적으로 투여한다. 약국이 있는 대부분의 병원에서는 약국에서 바이알의 약물을 주사기에 준비하여 약물명이 부착된 주사기를 자동화전달기계를 통해 분배한다. 가정간호사는 바이알의 약물을 직접 준비한다.

④ 앰플

앰플은 일회용량의 수용성 약물이 들어 있는 투명한 유리 용기이다. 앰플은 볼링핀 모양으로 용기의 목 부분이 좁다. 용기의 표시된 목 부위에 작은 거즈나 마른 알코올 솜을 대고 절단한 후, 주사기와 바늘을 이용하여 앰플의 약물을 뽑아낸다.

(2) 약물준비

① 약물 뽑아내기

약물 뽑아내기(drawing up medication)는 앰플 또는 바이알의 약물을 주사기로 옮기는 과정이다(실습지침서 3장 참조). 약물을 뽑아낼 때는 첫 번째로 앰플 또는 바이알을 개봉하고 주삿바늘 뚜껑을 제거한다. 바이알에서 약물을 뽑아낼 때에는 먼저 뽑아낼 약물의 양과 동일한 양의 공기를 주입한 후, 바이알로부터 약물을 뽑아낸다.

바늘을 개봉된 앰플 또는 바이알에 직접적으로 삽입하여 모든 약물이 주사기로 들어갈 때까지 주사기의 내관을 뒤로 당긴다. 이때 공기가 수용성 약물과 함께 주사기 내로 들어갈 수 있다. 주사기 내에 있는 공기방울을 없애기 위해서 바늘이 위로 향하도록 주사기를 잡는다. 공기방울이 주사기의 아래 부분에 있으면, 위로 이동할 때까지 주사기의 외관을 탁탁 두드린다. 공기방울이 위로 올라오면 공기와 여분의 약물을 주사기에서 천천히 제거한다.

> **SAFETY ALERT**
> 투약 오류를 예방하기 위해서 항상 용량을 뽑은 후 주사기에 약명과 용량을 적어 놓는다. 라벨을 붙여놓지 않은 약물이 잘못된 대상자에게 주사되면 아주 나쁜 경우, 사망을 초래할 수도 있다.

② 약물 재조제

가루로 된 약물에 적절한 종류와 용량의 희석액을 추가하여 약물을 재조제한다. 많은 건강관리기관 중 약물 재조제는 약국에서 한다. 일반적으로 가루로 된 약물이 들어있는 바이알과 적절한 종류와 용량의 희석액이 들어 있는 바이알이 같이 포장되어 있다. 약품의 포장박스 또는 바이알에 인쇄된 약품 제조회사의 지침에는 추가해야 할 희석액의 용량과 종류가 표시되어 있다. 약물을 재조제하기 위하여 약물 바이알과 희석액 바이알의 플라스틱 뚜껑을 제거하고, 알코올솜으로 용기의 고무막을 소독한다. 바이알의 희석액을 주사기와 바늘로 뽑아서 약물 바이알에 주입한다. 희석액이 첨가된 약물 바이알을 잡고 흔들어서 가루형태의 약물이 완전히 용해될 때까지 희석한다. 재조제된 약물을 주사기와 바늘로 뽑아내고, 공기와 여분의 약물은 주사기로부터 제거한다. 지침에 따라 투약한다.

③ 약물 혼합

두 가지 종류의 인슐린을 하나의 주사기에 혼합하여 투여하면 대상자의 주사횟수와 비용이 줄어든다. 약물은 상호 적합할 때 혼합할 수 있다. 약품 설명서에는 약물의 부적합에 대한 정보가 들어 있다. 약물을 혼합할 때에는 첫 번째 약물을 주사기에 뽑아내어 공기와 여분의 약물을 제거한다. 그리고 두 번째 약물의 처방용량을 첫 번째 약물이 담겨져 있는 주사기에 천천히 뽑아낸다. 이때 두 번째 약물을 너무 빠르게 뽑아내면 과다한 용량이 뽑아질 수 있다. 이러한 경우가 발생하면 주사기와 약물을 모두 폐기해야 한다(실습지침서 3장 참조).

④ 사용한 물품 폐기

건강관리기관의 종사자는 바늘에 찔려서 대상자의 혈액에 노출되는 위험을 줄이기 위하여 물품을 폐기할 때 주의해야 한다. 건강관리제공자가 바늘에 찔리는 사고를 당하면 인체면역결핍바이러스(Human Immunodeficiency Virus, HIV), B형간염 바이러스 및 C형간염 바이러스와 같은 위험한 혈액매개성 병원체에 노출된다. 그러므로 주사 후에는 기관에서 능동적으로 설계된 안전바늘을 사용하고 있다면 안전장치를 활성화시키고, 주사기와 바늘을 지정된 폐기 박스 또는 바늘 용기에 버리도록 한다(19장 참조). 바늘 용기는 오로지 사용한 바늘만 버릴 수 있도록 만들어졌다.

> **SAFETY ALERT**
> 바늘에 찔려서 대상자의 혈액에 노출되는 위험을 줄이기 위하여 주사 후에는 주삿바늘의 뚜껑을 다시 씌우지 않는다.

(3) 피내주사

피내(intradermal)주사는 표피 아래 위치한 진피조직에 약물을 투여하는 것이다. 피내주사는 일반적으로 알레르기 반응검사와 투베르쿨린 반응검사(tuberculin skin testing, TST)를 할 때 사용된다. 흔히 사용되는 피내주사 부위는 아래팔 안쪽, 위팔, 견갑골 아래이다(실습지침서 3장 참조).

정제단백질유도체 검사(purified protein derivative, PPD) 또는 망토 검사(Mantoux test)라고도 불리는 투베르쿨린 반응검사(TST)는 피내주사의 가장 일반적인 형태이다. 투베르쿨린 반응검사는 결핵균(*Mycobacterium tuberculosis*)에 감염된 사람을 확인하는 표준화된 감별법으로, 아래팔 안쪽을 반응검사 부위로 사용한다. 투베르쿨린 반응검사(인치)는 일반적으로 1mL 크기의 주사기와 짧고(1/2), 작은 게이지(26~28G) 바늘을 이용하여 투여한다. 투베르쿨린 반응검사를 할 때, 아래팔 안쪽이 눈에 보이게 오염되지 않았다면 피부소독을 하지 않는다. 피부를 알코올솜으로 소독하였으면 소독한 부위가 마를 때까지 기다린다. 피부와 거의 평행하게 바늘의 사면이 위로 향하게 주사기를 잡고, 전체의 바늘사면이 피부 아래에 놓일 때까지 삽입한다. 소량의 약물(일반적으로 0.1mL)을 천천히 주입하면 표피 아래 팽진이 생긴다.

진피조직에서는 약물흡수가 빠르므로 주사 부위를 누르거나 마사지하지 않는다. 약물을 진피조직에 투여하고 난 후에는 주사 부위에 손대지 말아야 하므로 장갑을 사용하기도 한다. 주사 부위와 검사시간을 기록한다. 주사 후 48~72시간이 지나고 나서 검사 부위의 경화 여부를 시진하고 촉진한다(예: 촉진성 부종). 투베르쿨린 반응검사를 판독할 때는 검사 부위를 만져보고, 경화 정도를 측정한다. 경화된 부위의 지름은 밀리미터(millimeter)로 측정한다. 홍반(발적)은 측정하지 않는다. 투베르쿨린 반응검사 결과(양성 또는 음성)는 경화 부위의 지름(millimeter)과 검사받은 대상자의 위험 범주에 따라 판독한다. 대상자가 고위험군일 때, 경화 부위의 지름이 5mm 이상이면 양성으로 판독한다(예: 최근에 활동성 결핵 대상자와 접촉한 사람, 인체면역결핍바이러스에 감염된 사람). 대상자가 중등도 위험군일 때, 경화 부위의 지름이 10mm 이상이면 양성반응으로 판독한다(예: 주사용 약물 사용자, 면역손상 대상자, 고위험환경에 고용된 건강관리 종사자). 대상자가 저위험군으로 분류되어도 경화 부위의 지름이 15mm 이상이면 양성반응으로 판독한다.

(4) 피하주사

피하(subcutaneous)주사는 진피조직과 근육조직 사이에 위치한 지방층인 피하조직으로 약물을 투여하는 것이다(그림 20-15). 약물이 피하조직으로 투여되면 천천히 지속적으로 완전하게 흡수된다. 소량(0.5~1mL)의 약물을 짧고(1/2~5/8인치), 작은 게이지(26~30G)의 바늘을 이용하여 피하로 투여한다. 피하주사 부위는 위팔(상박의 외측), 위쪽 등(등의 상부), 복부, 위쪽 엉덩이(둔부의 상부), 넓적다리(대퇴 전면과 측면)이다(그림 20-16).

비판적 사고 적용하기

헤파린을 피하주사하고 있다. 대상자에게 7,500unit이 처방되었고, 1바이알에 10,000unit(per/mL)이 담긴 용기를 이용하게 된다.

- 7,500units을 투여하기 위해 필요한 용량을 계산하시오.
- 헤파린을 투여하기 위해 어떤 종류의 주사기를 선택할 것인가?
- 헤파린을 안전하게 투여하기 위한 특별한 투여 지침에 대해 논의한다.

정답은 부록 B를 참고하세요.

피하주사로 약물을 투여할 때에는 흡인(주사기의 내관을 뒤로 당겨 혈액의 흡인 유무를 확인한다. 이는 주삿바늘이 혈관에 삽입되었는지의 유무를 알려준다)을 하지 않는다. 피하주사 부위는 혈관의 분포가 적으므로 바늘이 거의 혈관으로 삽입되지 않기 때문이다[American Diabetes Association(ADA), 2011; Centers for Disease Control and Prevention(CDC), 2011].

약물의 흡수속도는 선택된 주사 부위에 따라 다양하다. 복부로 투여된 약물이 가장 빠르게 흡수된다. 팔에 투

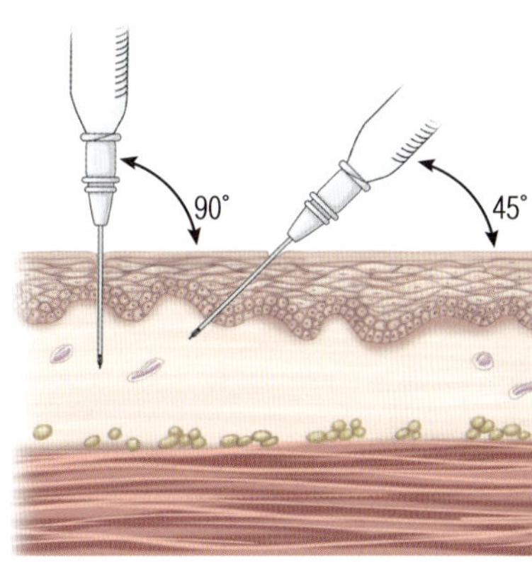

그림 20-15 피하주사는 피하조직의 양에 따라 45°~90° 정도의 각도로 빠르게 바늘을 삽입하여 약물을 피하조직에 주입하는 것이다.

여된 약물의 흡수속도는 중 정도이고, 넓적다리와 위쪽 엉덩이에 투여된 약물의 흡수속도가 가장 느리다. 화상, 출생모반, 염증 조직 및 흉터가 있는 비정상적인 부위의 피하조직으로 투여된 약물의 흡수는 예측하기가 어려우므로 이러한 부위는 피하주사 부위로 선택하지 않도록 한다. 전신적인 부종, 심각한 말초혈관질환 또는 심장성 쇼크가 있는 대상자에게 피하로 약물을 투여하면 약물의 흡수가 느리거나 불완전할 수 있다. 반면에 미숙아 또는 악액질 대상자와 같이 피하조직이 적은 대상자에게 약물을 피하로 투여하면 기대한 것보다 약물이 더 빨리 흡수될 수 있다.

헤파린과 인슐린은 피하로 투여되는 가장 일반적인 약물이다. 아편제와 같은 비자극성 수용성 약물은 피하로 투여할 수 있다. 피하주사의 투여지침은 실습지침서 3장을 참조한다.

SAFETY ALERT

대상자의 피하조직이 거의 없거나 비정상적일 경우 또는 피하조직으로의 혈액순환이 정상적이지 않을 경우, 약물의 투여경로를 변경할 수 있는지 처방자에게 확인한다.

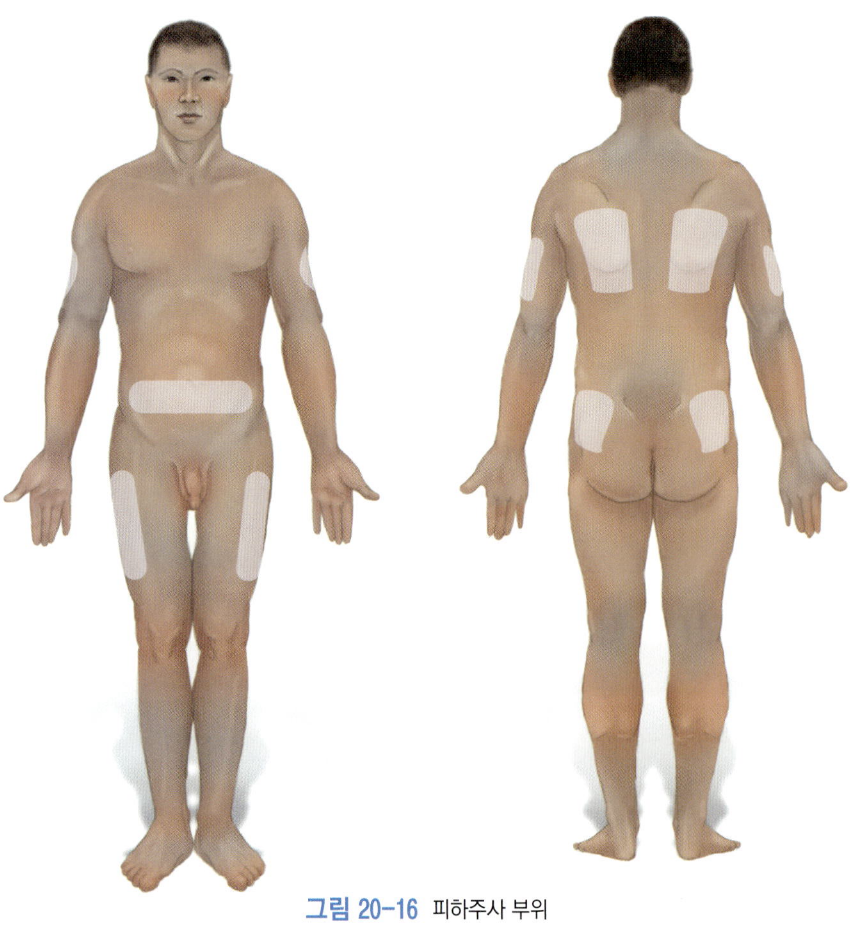

그림 20-16 피하주사 부위

① 인슐린 투여

인슐린은 혈당수치를 조절하기 위하여 인슐린 주사기를 이용하여(26~30G 바늘이 부착된 1mL 주사기) 피하로 투여한다. 인슐린 주사기의 눈금은 단위(unit)로 표시된다. 대부분의 인슐린 주사기는 100unit의 눈금이 새겨진 1mL(100unit/mL) 크기의 주사기를 사용한다. 인슐린은 밀리리터(milliliter)보다는 단위(unit)로 처방되고, 측정된다. 저용량 인슐린 주사기(0.3mL, 30units 또는 0.5mL, 50units)는 소량의 인슐린(예: 10units 이하)을 투여할 때 편하게 사용한다.

인슐린 펜은 인슐린을 투여할 때 유용하게 사용할 수 있다. 인슐린을 자가투여하기를 원하지만, 시력장애가 있거나 손으로 조작하는 것이 어려운(예: 관절염 대상자) 대상자에게는 인슐린 펜을 유용하게 활용할 수 있다. 인슐린 펜을 돌려서 적정 용량을 설정하고, 적정 용량의 확인을 위하여 '딱' 소리가 나게 한다. 간호사는 대상자에게 인슐린 펜의 정확한 사용법을 교육한다(표 20-4). 인슐린은 작용시간에 따라 초속효성(rapid-), 속효성(short-), 중간형(intermediate-), 지속성(long-acting)으로 분류된다.

과거 십 년 동안 인슐린 치료가 매우 복잡했다. 인슐린은 매우 주의를 기울여야 하는 약물이다. 투여된 인슐린이 최고치 약효에 있을 때 대상자는 저혈당을 경험할 수 있다. 간호학생은 인슐린을 투여하기 전에 간호사와 함께 인슐린의 작용 시작시간, 최대 효과가 나타나는 시간, 효과의 지속시간을 확인하고 인슐린의 종류와 용량을 확인해야 한다. 약물 용량의 과실을 피하기 위해서는 항상 'U'라는 약어를 사용하기보다는 'units'라는 단어를 사용하도록 한다(예: '4U'를 '40units'로 잘못 읽을 수 있다). 혼합이 가능하거나 가능하지 않은 인슐린의 종류를 확인하고 주의해야 한다.

인슐린은 위팔, 넓적다리의 앞쪽 또는 옆쪽, 엉덩이 또는 복부(배꼽으로부터 반경 2인치 이내에는 투여를 피함)에 피하로 투여한다. 인슐린을 피하로 같은 부위에 반복적이게 투여

표 20-4 인슐린 준비사항

유형	종류	약효개시	약효최고	약효기간
초속효성(rapid)	라이스프로(Lispro), 아스파르트(Aspart), 글루리신(Glulisine)	<15분	1~2시간	2~4시간
속효성(short)	레귤라(Regular)	0.5~1시간	2~3시간	3~6시간
중간형(intermediate)	엔피에이치(NPH)	2~4시간	4~12시간	12~18시간
지속성(long)	글라르긴(Glargine), 디터머(Detemir)	2~4시간	최고시점 없음	20~24시간

출처: American Diabetes Association(2014). Retrieved July 23, 2014, from http://www.diabetes.org

하면, 인슐린의 흡수를 예측할 수 없다. 이전 주사 부위로부터 약 1인치 간격을 두고, 매번 주사 부위를 바꾼다. 선택된 신체의 주사 부위 내에서(예: 복부의 주사 부위 내에서 변경) 바꾸어가면서 주사하는 것이 매번 신체의 새로운 부위를 선택하여 투여하는 것보다 더 선호된다. 이는 서로 다른 신체 부위에서 나타날 수 있는 인슐린 흡수의 차이를 최소화하기 위함이다(ADA, 2011). 인슐린을 동일한 주사 부위에 반복적으로 투여하는 것을 피하기 위하여 주사 부위의 변경을 체계적으로 계획하고 기록한다. 단기간 내에 사용할 인슐린은 냉장보관할 필요가 없다. 10mL 인슐린 바이알은 열과 직사광선을 피하고 선선한 장소에 보관하면, 냉장보관하지 않아도 1개월간 효능이 유지될 수 있다. 인슐린의 투여기술이 투여용량과 흡수에 영향을 미칠 수 있으므로 인슐린 자가투여를 교육할 때는 대상자를 주의 깊게 관찰해야 한다.

인슐린의 분류는 효과 발현 시간, 최고점, 지속 시간에 따른 분류 외에 인슐린의 목적에 따라서도 분류할 수 있다. 췌장의 자연적인 활동을 모방한 종류(지속성, long-acting)의 인슐린은 기본 인슐린(basal insulin)으로 불린다. 인슐린중간형(intermediate-)이 기본인슐린으로 사용되기도 한다. 탄수화물을 조절하기 위해 식사와 함께 제공되는 종류를 영양(nutritional) 인슐린이라고 한다. 초속효성(rapid-) 또는 속효성(short-) 인슐린이 가장 흔한 형태이다. 혈당 상승을 조절하기 위해 최소한으로 요구되는 인슐린을 교정(correctional) 인슐린이라고 한다. 인슐린의 기본적이고 영양적인 용량으로 당뇨환자의 인슐린 필요량을 조절하는 것이 목적이다. 즉, 교정 인슐린이 필요하지 않다는 것을 의미한다. 그러나 입원은 보통 대상자의 식이와 활동을 변화시키므로 질환 자체가 신체의 당조절을 변화시켜 입원환자에게 교정 인슐린이 필요하게 된다. 가끔 비당뇨환자도 인슐린이 필요할 수 있는데, 프레드니손과 같은 글루코코르티코이드제제를 투여받는 대상자가 그 예이다. 특징적으로 이들 대상자는 퇴원 후에는 인슐린이 불필요하지만, 일부 대상자는 집에서 인슐린 투여를 지속하기도 한다.

② 헤파린 또는 에녹사파린 투여

헤파린과 에녹사파린(저분자량 헤파린)은 깊은 정맥혈전증과 폐색전을 예방하기 위하여 피하로 투여된다. 헤파린을 빈번하게 피하로 주사하면 혈종 형성을 초래할 수 있으므로 주의를 요한다. 헤파린은 높은 주의를 요하는 약물로 분류되기 때문에, 간호학생은 대상자에게 헤파린을 투여하기 전에 간호사에게 다시 한 번 용량을 확인한다. 헤파린 투여에 관한 내용은 **실습지침서 3장**에 제시되어 있다.

(5) 근육주사

근육(intramuscular)주사는 진피와 피하조직 아래에 있는 근육층으로 약물을 투여한다(그림 20-17). 질병관리본부(CDC, 2011)에 따르면, 권장하는 근육주사 부위에는 큰 혈관이 존재하지 않으므로, 근육주사를 할 때 혈액이 흡

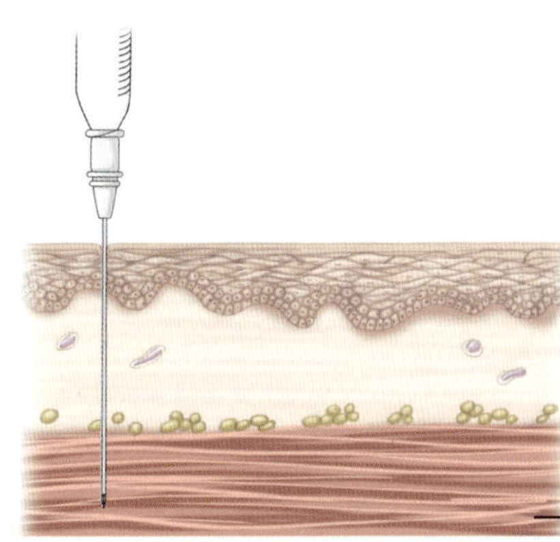

그림 20-17 근육주사는 대상자의 피부표면에 바늘을 90° 각도로 빠르게 삽입하여 약물을 근육으로 투여하는 것이다.

인되는지 여부를 확인하는 것은 필요하지 않다고 권장한다. 근육으로 투여되는 약물의 흡수는 일반적으로 정맥으로 투여되는 약물보다 느리며, 피하로 투여되는 약물보다는 빠르다. 많은 용량을 투여하거나 다양한 종류의 약물을 투여하는 경우는 피하주사보다는 근육주사를 하는 것이 더 바람직하다. 표 20-5에는 근육주사를 할 때 연령별로 적절한 주사 부위와 약물용량을 제시해 주고 있다.

수용액이나 현탁액(항생제, 항구토제, 아편제, 백신)과 같은 약물은 근육주사를 통해 투여한다. 근육주사는 3mL 크기의 주사기와 20~25G, 1~3인치 바늘을 사용한다. 근육주사를 할 때, 체격이 정상적인 성인 대상자에게는 일반적으로 23G, 1.25인치 바늘을 사용한다. 근육주사 투여는 실습지침서 3장을 참조한다.

근육으로 투여하는 대부분의 약물은 실습지침서 3장에 따라 대상자에게 투여된다. 데포제 IM(예: Depo-Provera)은 며칠 혹은 몇 주에 걸쳐 작용이 지속되도록 근육에서 매우 천천히 흡수된다. 피하조직을 자극하거나(예: hydrOXYzine), 변색시킬 수 있는 약물(예: iron)은 실습지침서 3장에서 설명되고 있는 Z자형 근육주사법으로 투여한다(그림 20-18). 일반적으로 Z자형 근육주사법은 조직에 자극을 줄 수 있는 약물을 투여할 때 적용되지만, 모든 근육주사에 적용될 수도 있다. Z자형 근육주사법은 주삿바늘이 제거될 때 약물이 피하조직에 손상을 주지 않고 근육으로 투여될 수 있도록 한다. 공기방울기법을 적용하면 근육으로 주입된 약물이 피하조직으로 유출되는 것을 확실하게 방지할 수 있으므로, 적절한 용량의 약물을 준비한 후 0.2mL의 공기를 주사기 안으로 끌어들인다. 이러한 기법들이 절차에 따라 정확하게 수행되지 않거나, 주사 부위가 부적절한 경우에는 부작용이 발생할 수 있다(표 20-6).

기억해야 하는 개념

Z자형 근육주사법은 근육주사에서만 사용해야 한다. 피하주사에서는 절대 사용하지 않는다.

근육주사 부위는 삼각근, 둔부의 배면, 대퇴직근, 외측광근 또는 둔부의 복면이다. 대상자의 나이, 주사할 약물, 약물의 용량, 대상자의 일반적인 상태는 근육주사 부위 선택에 영향을 미친다. 질병관리본부에서는 예방백신 주사 부위로 삼각근과 대퇴근을 권장한다(CDC, 2011). 주사는 화상이나 흉터와 같은 비정상적인 근육조직에 투여해서는 안 된다.

① 삼각근

삼각근 부위(deltoid site)는 피하지방이 거의 없는 비교적 근육층이 얇은 부위이다. 이 부위에 약물을 투여할 경우, 빠르게 흡수된다. 삼각근은 근육층이 얇고 요골신경과 상완동맥에 근접해 있기 때문에 근육주사 부위로 자주 사용되지 않으며, 보통 적은 용량의 예방백신 주사를 위해 사용된다.

삼각근의 주사 부위는 견갑골 견봉돌기의 약 2.5~5cm(1~2인치) 아래 지점이다. 새끼손가락을 견봉돌기에 두고, 나머지 손가락은 새끼손가락과 가지런히 붙이며, 엄지손가락을 삼각근을 향해 벌리면, 네 손가락과 엄지손가락 사이가 주사 부위이다. 중앙겨드랑이선에 위치한 가장 두꺼운 근육에 주사한다(그림 20-19). 주삿바늘은 견봉돌기 쪽 또는 90° 각도로 부드럽게 삽입한다. 이 부위는 이전에 주사하던 부위보다 높지만, 근거에 기초한 위치이다.

SAFETY ALERT

대상자의 근육주사 부위로 삼각근을 선택했다면, 요골신경과 상완동맥의 손상을 예방하기 위하여 해부학적 지표를 사용해 정확한 주사 부위를 찾는다.

표 20-5 근육주사 부위: 안전한 투여용량(mL)

	영아 < 18개월	유아 < 3세	취학 전 아동 < 6세	학령기아동 < 13세	청소년기와 성인
삼각근(Deltoid)	권장하지 않음	0.5	0.5	0.5~1.0	1.0
대퇴직근(Rectus femorus)	0.5	1.0	1.5	1.5	2.0
외측광근(Vastus lateralis)	0.5	1.0	1.5	2.0	2.0
둔부의 복면(Ventrogluteal)	0.5	1.0	1.5	2.0	2.5~3.0

주의: 주사를 하기 전에 근육량을 개별적으로 평가해야 한다. 근육량이 적거나 많을 경우 용량이 부적절할 수 있다.

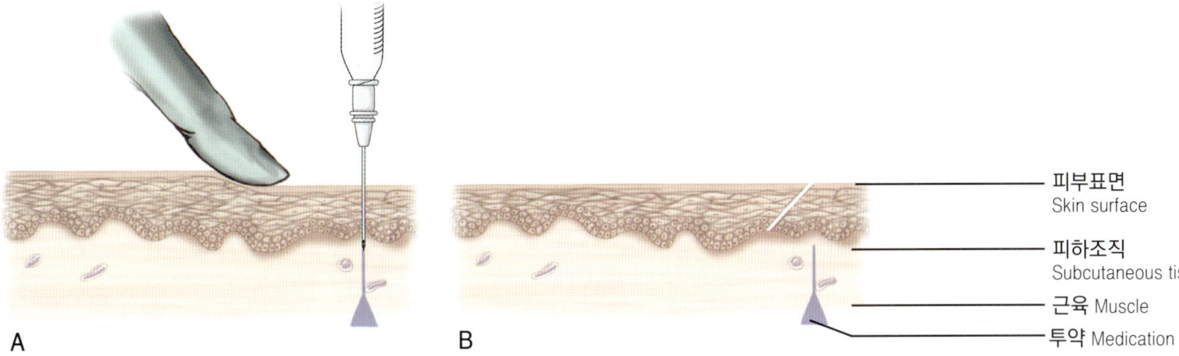

그림 20-18 Z자형 근육주사법. A: 피부와 피하조직을 주사하려는 부위에서 한쪽 방향으로 1~1.5인치 정도 측면으로 잡아당긴 상태에서 약물을 근육으로 주입한다. B: 바늘을 빼는 동시에 피부를 잡아당긴 손을 놓아 피부가 제 위치로 가도록 한다. 주삿바늘이 들어간 경로가 Z자형의 지그재그를 형성하여 주삿바늘이 들어갔던 경로가 차단되어 약물이 근육조직으로부터 역류되어 새어나갈 수 없게 된다.

표 20-6 근육주사와 관련된 합병증

합병증(징후/증상)	원인	간호중재
주사로 인한 통증 (대상자가 불편감 호소)	주사하는 동안 근육의 긴장 피하조직을 자극하는 약물 바늘기둥에 묻은 약물 또는 알코올이 피하조직 자극	주사하는 동안 근육을 이완하고, 양쪽 엄지발가락 끝이 안쪽으로 향하는 자세를 취한다. 피하조직을 자극할 수 있는 약물을 투여할 때는 Z자형 근육주사법을 사용한다. 바이알 또는 앰플에서 약물을 뽑아낸 후, 주삿바늘을 교환한다. 자극적인 약물을 투여할 때에는 공기방울 기법을 적용한다. 알코올솜으로 소독한 주사 부위가 마른 후 바늘을 삽입한다.
피하 또는 근육 조직의 손상: 무균농양 피하조직 변색 혈종 근육 수축 멍듦 갈색으로 변색 주사 부위 통증	같은 부위에 여러 대의 주사 비정상적인 조직에 주사 비수용성 약물을 주사 헤파린의 근육주사 혈소판 수치가 낮은 대상자에게 근육주사 철 보충제의 피하침착	최근에 주사를 맞은 부위, 흉터, 화상, 비정상적인 피하 또는 근육 조직으로부터 적어도 1인치 이상 떨어진 부위에 주사한다. 매번 주사 부위를 교대로 변경한다. 매번 사용된 주사 부위를 기록한다. 가능하다면 약물의 투여경로를 근육에서 다른 경로로 변경한다. 근육으로 투여되는 약물인지 반드시 확인한다. 대상자의 혈소판이 30,000/mL 이하인 경우에는 근육주사를 하기 전에 의사에게 확인한다. 위축된 근육에는 근육주사를 하지 않는다. 영아에게 근육주사를 할 때에는 수동 관절가동범위운동과 넓적다리를 따뜻한 물에 담그거나 마사지를 해 주어 무릎구축의 위험을 감소시킨다. 철 보충제(Imferon)는 Z자형 근육주사법으로 투여한다.
신경 손상(하지에 쏘는 듯한 통증, 일시적 혹은 영구적 마비)	주사하는 동안 신경을 건드림 약물을 투여한 부위가 신경과 근접함	주사 부위를 주의 깊게 시진하고 촉진하여 적절한 부위를 선택한다. 가능하다면 삼각근과 등쪽볼기의 사용은 피한다.
뼈 손상(통증 혹은 뼈 손상)	주사하는 동안 뼈를 건드림	삼각근 또는 배쪽볼기에 주사를 할 때에는 짧은 바늘(1.25인치)을 사용한다. 주사 부위를 주의 깊게 시진하고 촉진하여 적절한 부위를 선택한다.
쇼크 또는 약물의 빠른 흡수 (예기치 않은 약물작용의 빠른 개시는 심박수와 호흡수의 증가, 의식수준의 저하, 심장혈관허탈 등을 유발)	직접적으로 정맥 혹은 동맥에 약물투여	근육에 바늘을 삽입한 후에는 주사기의 내관을 뒤로 당겨 혈액이 흡인되는지 확인한다. 혈액이 주사기 내에 흡인되면 삽입된 바늘을 빼고 주사기와 바늘을 폐기한다. 새로운 주사기에 약물을 다시 준비하여 다른 주사 부위에 투여한다.
근육 또는 뼈의 감염(주사 부위의 근육 또는 뼈 통증, 피부 발적 혹은 온감, 국소화된 부종)	주사하는 동안 미생물이 조직 또는 뼈에 들어감	근육주사를 할 때 무균술을 철저히 지킨다.

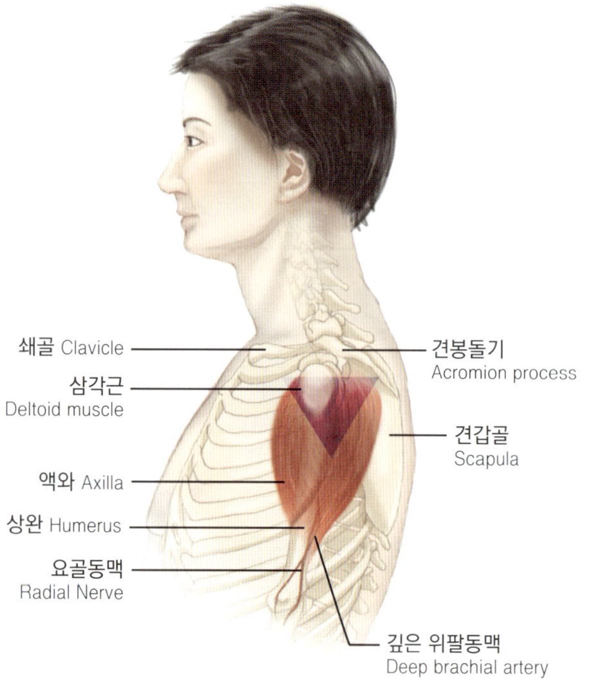

그림 20-19 삼각근 주사 부위. 견갑골 견봉돌기의 약 2.5~5cm(1~2인치) 아래 지점이다. 새끼손가락을 견봉돌기에 두고, 나머지 손가락은 새끼손가락과 가지런히 붙이며, 엄지손가락을 삼각근을 향해 벌리면, 네 손가락과 엄지 손가락 사이가 주사 부위이다.

② 대퇴직근과 외측광근

넓적다리의 대퇴직근(rectus femoris)과 외측광근(vastus lateralis)으로 투여된 약물은 흡수율이 빠르다. 이들 근육에는 큰 혈관과 신경이 없기 때문에 대부분의 대상자에게 선호되는 안전한 근육주사 부위이다.

대퇴직근은 무릎과 위쪽 장골능 사이의 넓적다리 앞면의 중앙에 위치한다(그림 20-20). 이 부위에 주사로 약물을 투여할 때에는 뼈로부터 근육을 집어 들어 올려서 정확한 각도로 바늘을 삽입하여 근육에 약물이 투여되도록 한다. 이 부위는 대상자가 스스로 투약하기에 편한 부위이다.

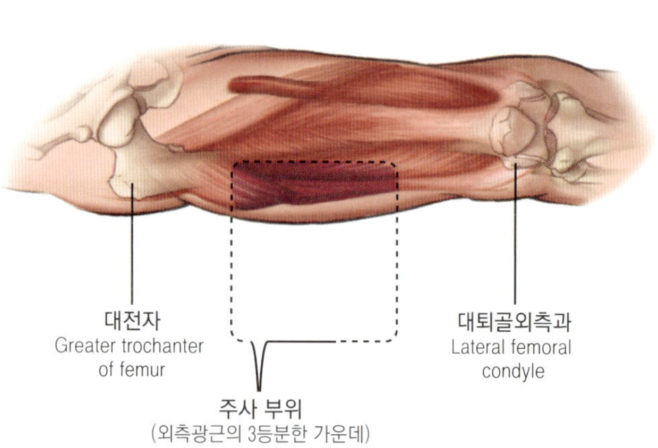

그림 20-20 대퇴직근과 외측광근의 주사 부위 선정

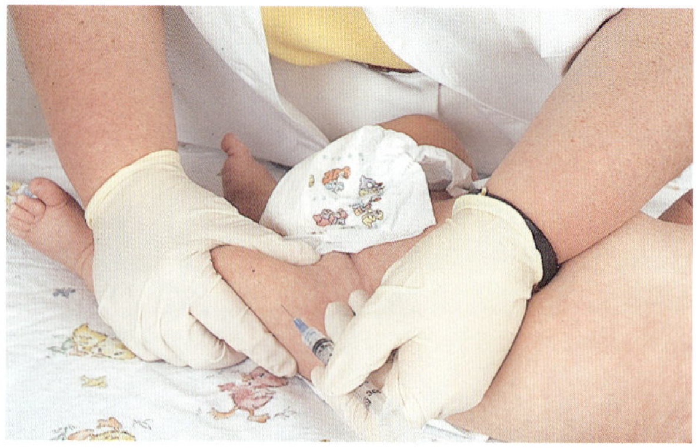

그림 20-21 영아의 외측광근에 근육주사로 약물을 투여할 때에는 짧은 바늘을 사용하여 바늘을 직각으로 삽입한다.

외측광근은 영유아, 아동 그리고 성인의 근육주사 부위로 많이 사용된다. 성인의 외측광근은 넓적다리의 바깥쪽에 위치하는데, 무릎에서 한 뼘 위부분과 넓적다리의 큰돌기(대전자)에서 한 뼘 아래 사이 가운데 부위이다. 주사를 할 때에는 뼈로부터 근육을 집어 들어 올려서 정확한 각도로 바늘을 근육에 삽입한다.

영유아와 아동의 외측광근 주사 부위는 넓적다리 바깥면의 중앙에 위치하고 있으며, 대퇴의 대전자와 무릎 사이를 3등분한 가운데 부위이다(그림 20-21). 아동의 외측광근에 주사로 약물을 투여할 때에는 짧은 바늘(1인치를 넘지 않는 바늘)을 사용한다.

③ 둔부의 복면

둔부의 복면(ventrogluteal) 부위는 큰 신경과 혈관이 없고, 지방 조직도 적어서 가장 안전하고 통증이 적은 근육주사 부위이다(Nicoll & Hesby, 2002). 주사 부위는 왼쪽 엉덩이에 주사할 때는 간호사의 오른손을, 오른쪽 엉덩이에 주사할 때는 간호사의 왼손을 사용한다. 간호사는 손끝이 대상자의 머리 쪽을 향하도록 하면서 손바닥을 대퇴의 대전자에 둔다. 집게손가락을 전상장골극(anterior superior iliac spine)에 두고, 가운데 손가락을 장골능(iliac crest)을 따라 가능한 한 넓게 벌린다. 집게손가락과 가운데 손가락으로 사이에 형성된 V자 부위가 정확한 주사 부위이다. 장골능선을 향한 각도 또는 90° 각도로 바늘을 삽입한다(그림 20-22). 대상자는 이 부위에 주사하는 것에 익숙하지 않을 수 있지만, 적절한 주사 부위임을

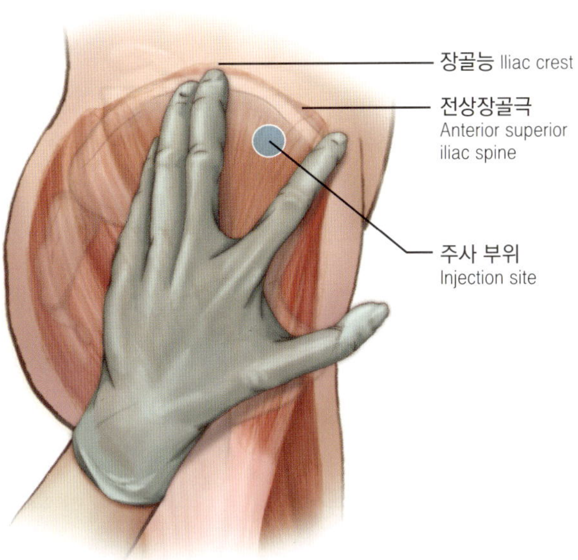

그림 20-22 둔부의 복면 주사 부위. 손 끝이 대상자의 머리 쪽을 향하도록 하면서 손바닥을 대퇴의 대전자에 둔다. 집게손가락을 전상장골극(anterior superior iliac spine)에 두고, 가운데 손가락을 장골능(iliac crest)을 따라 가능한 한 넓게 벌린다.

알려주어야 한다.

④ 둔부의 배면

둔부의 배면(dorsogluteal)는 과거에 흔히 사용되었던 근육주사 부위이다. 그러나 이 부위는 좌골신경(sciatic artery) 및 상둔동맥(superior gluteal artery)과 근접하고, 근육 위의 두꺼운 지방층으로 인해 약물이 피하조직으로 투여될 가능성이 있기에 일상적인 근육주사 부위로 권장되지는 않는다(Malkin, 2008). 좌골신경에 주사된 경우 대상자는 마비, 따끔거림, 쇠약감 등을 호소할 수 있다.

(6) 정맥투약

정맥용(intravenous) 약물은 일시적 주입(IV bolus), 간헐적 주입(intermittent infusion) 또는 지속적 주입(continuous infusion)방식으로 투여된다. 정맥주입은 21장에서 자세히 다룰 것이다. 정맥용 통증조절 약물은 경막외 또는 자가통증조절기(patient-controlled analgesia, PCA)로 알려져 있는 장치로 주입된다(35장 참조).

5) 생애주기에 따른 고려사항

투약과 관련된 구체적인 주의사항은 신생아와 영아, 유아와 학령 전기아동, 학령기 아동과 청소년, 성인과 노인 등 생애주기에 따라 고려되어야 한다.

(1) 신생아와 영아

신생아와 영아에게 경구, 피하, 근육, 정맥으로 약물을 투여할 때는 특별한 주의가 필요하다. 주로 신생아와 영아에게는 수용성 경구용 약물을 투여한다. 만약 이러한 약물을 투여할 수 없다면, 고형체의 약물을 갈아서 물에 용해시켜 투여한다. 경구로 약물을 투여할 때 주사기를 이용하면 효과적이다. 신생아와 영아는 특별한 경우를 제외하고는 공복에 약물을 투여한다. 영아의 유동식은 약물의 흡수에 영향을 미칠 수 있고, 영아는 음식을 섭취하기 전에 약물을 투여하면 투여된 약물을 토할 가능성이 줄어든다.

신생아와 영아에게 비경구적 투약은 특별한 주의를 요한다. 피하주사는 피하조직이 거의 없는 영아에게는 좀처럼 사용되지 않는다. 표 20-6은 적절한 근육주사 부위와 다양한 주사 부위에 따른 안전한 약물용량을 보여준다.

신생아와 영아에게 정맥으로 약물을 투여할 때 다음의 지침을 따른다.

- 용량을 정확히 계산하고 영아와 유아에게 적절한 용량인지 확인한다.
- 전자주입장치(EID)를 이용하여 주입상태를 모니터한다.
- 손, 두피, 아래팔, 발 또는 중심정맥에서 정맥주사 부위를 찾는다.
- 정맥카테터 삽입 부위를 주의 깊게 자주 관찰한다.

약물투여에 대한 교육은 건강관리제공자에게 초점을 맞춘다. 투약교육에는 일상적인 투약뿐만 아니라 약물의 용량 측정방법, 음식섭취와 관련된 투여시간 그리고 아동이 약물을 토할 때는 무엇을 해야 하는지에 대한 내용이 포함된다. 영아가 약물이 투여된 후 5~10분 이내에 전체 약물을 토한 경우에는 일반적으로 다시 투약한다.

(2) 유아와 학령전기

유아와 학령전기 동안의 신체적 변화도 투약과 밀접한 관련이 있다. 경구용 약물은 여전히 액상 형태로 투여된다. 필요시 정제는 분쇄하여 음식물과 섞어서 투여한다. 3세 이하 아동의 외이도는 아동 후기 또는 성인보다 더 곧고 경직되어 있다. 그러므로 3세 이하 아동은 약물을 이도에 점적하기 전에 귓바퀴를 후하방으로 잡아당긴다(Hockenberry & Wilson, 2011).

많은 아동이 주사에 공포를 느끼므로, 주사로 약물을 투여할 때는 가능한 신속하게 투약한다. 주사로 약물을 투여할 때 아동이 움직이지 않도록 억제할 필요가 있다면, 아동의 안전을 위해서 다른 사람의 도움이 필요하다. EMLA 크림은 국소 마취제의 혼합물이 포함되어 있어서 정맥주사 삽입과 같은 통증이 수반되는 시술 1시간 전에 피부에 도포한다. 도포 부위는 깨끗한 플라스틱 테이프로 덮는다. EMLA 크림은 통증이 예상되는 시술에서만 효과가 있다.

이 시기의 아동은 그들 자신의 세계를 탐구하기 시작하고, 그들의 환경과 자신에 대해서 바꾸게 된다. 약물중독 사고는 특히 위험하다. 부모는 모든 약물을 아동의 손이 닿지 않은 안전한 장소에 보관하고, 아동이 열지 못하는 뚜껑이 있는 보관함에 약물이 저장되어 있는지 확인한다. 약물은 사탕이 아니라는 사실을 아동에게 확인시켜서 인지하도록 한다.

아동의 경험과 이해수준에 적합한 단순한 용어를 사용하여 투약절차를 설명한다. 아동에게 투약은 처벌이 아님을 설명하고 안심시킨다. 가능하면 치료에 대한 선택을 아동이 하도록 배려한다(예: 정맥주사를 할 때 어느 쪽 팔을 사용할지에 대한 결정, 경구로 약물을 섭취할 때 어떤 음료를 마실지에 대한 결정).

유아와 학령전기 아동을 위한 효과적인 교육자료는 색깔이 있는 칼라 교재, 인형, 꼭두각시 같은 도구이다. 인형과 꼭두각시 인형은 간호사가 시술절차를 시범 보일 때 사용할 수 있으며, 아동도 인형을 이용하여 시술절차에 대한 시범을 해보도록 할 수 있다.

(3) 학령기 아동과 청소년기

아동이 점차적으로 성숙하고 발달하는 단계에 있으므로, 간호사는 투약에 대한 교육도 그들에게 직접하고 책임도 부여할 수 있다. 학령기 아동은 정제나 교갑을 구강으로 삼킬 수 있다. 가능하다면 학교의 수업시간을 피해서 투약계획을 세워 아동이 투약계획을 준수할 수 있도록 한다. 학교에서 수업시간 동안에 투약이 필요하다면, 원래의 처방용기에 담긴 약물을 보건교사에게 맡겨서 보건교사가 약물을 투여하도록 한다.

여전히 학령기 아동도 주사에 대한 공포가 있고, 주사가 투여될 때 울거나 통제력을 상실하게 될까 봐 걱정한다. 비록 아동이 주사의 필요성을 이해한다 할지라도, 주삿바늘이 피부에 삽입될 때 갑자기 움직일 수 있다. 따라서 주사하는 동안에 안전한 자세가 유지되도록 아동의 사지를 지지한다. 학령기가 되면 신체근육이 적절하게 발달한 상태이므로 모든 주사 부위를 사용할 수 있다.

학령기 아동과 돌봄제공자를 대상으로 투약과 관련된 교육을 할 때에는 보호자의 교육 수준을 고려해야 한다. 많은 약물이 가정에서 투여되고 있으므로, 아동과 돌봄제공자는 투약에 대한 책임이 있다. 만약 약물이 주사로 투여되어야 한다면, 아동과 보호자는 정확한 주사법을 알아야 한다(그림 20-23).

청소년기에 특히 교육해야 할 사항은 자신에게 처방된 약물이 아니라면 어떠한 약물도 복용해서는 안 된다는 사실이다. 간호사는 청소년의 알코올이나 비합법적인 약물의 사용 가능성에 대해 관심을 갖고, 세심한 주의를 기울여야 한다.

(4) 성인과 노인

성인이 되면 만성적인 건강문제를 치료하기 위해 더 많은 약물이 필요하게 된다. 복잡한 투약계획을 준수하는 것이 특히 인지기능에 결함이 있는 노인에게는 어려울 수 있다. 대부분의 성인은 정제를 삼킬 수 있지만, 신경학적 문제를 가진 대상자는 약물을 삼키는 데 어려움이 초래될 수 있다.

신체적 상태(예: 악액질, 비만)는 성인의 근육주사 부위를 선택하는 데 영향을 미친다. 악액질 상태의 성인은 근육주사 부위로 둔부의 복면 부위를 선택하는데, 이 부위가 다른 근육주사 부위보다 근육의 양이 더 오래 유지되기 때문이다. 비만한 성인의 경우, 둔부의 배면 부위는

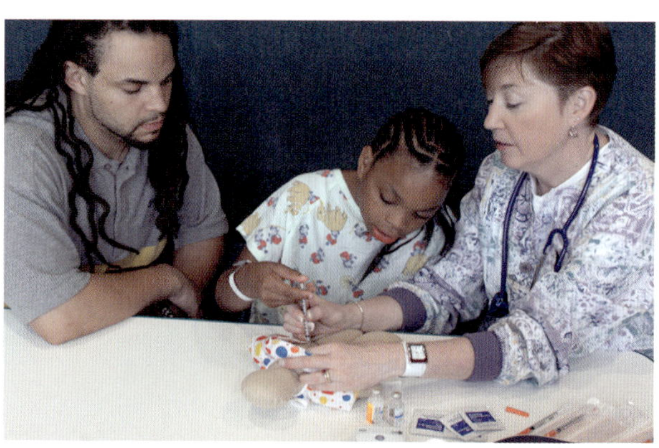

그림 20-23 간호사는 아동이 주사용 기구를 가지고 놀도록 도와주면서 돌봄제공자에게 주사하는 기술을 가르친다.

지방층이 두꺼워서 약물이 피하조직 내에 축적될 수 있으므로, 거의 사용되지 않는 근육주사 부위이다.

시각장애는 약품설명서와 처방전을 읽는 데 어려움을 초래하고, 미세한 운동기술과 촉각의 감퇴는 인슐린 주사와 안약을 투여하는 데 어려움을 초래한다.

노인은 약물의 신장배설과 간 대사의 변화로 인해 약물 독작용의 위험이 증가한다. 감소된 순환상태는 소화된 약물의 흡수를 방해할 수 있다. 특히 신장질환이나 간질환이 있는 노인의 경우에는 약물독성을 주의 깊게 관찰한다.

약물오용은 앞으로 사용할 약물을 한꺼번에 저장할 때 발생한다. 노인은 유사한 증상을 호소하는 친구에게 자신의 처방약을 나누어 주기도 한다. 또한 수입이 한정되어 있는 노인의 경우에는 약물구매로 인한 지출에 스트레스를 받을 수 있다. 이러한 문제는 모든 연령층에서 나타날 수 있지만, 노인의 경우에는 건강을 유지하고 증진시키기 위해서 약물에 더 많이 의존하게 되므로 경제적인 문제가 더욱 심각할 수 있다.

The Hartford Institute for Geriatric Nursing(www.hartfordign.org)은 웹사이트 "try this(해 보세요)"에 이들 약물목록을 제시하고 있다. 이 목록에 있는 약물 중 일부는 노인에게 투여했을 때 섬망, 기면, 저혈압, 혼돈, 어지러움 및 초조를 일으킬 수 있다. 간호사와 의사는 이 목록에 열거되어 있는 약물에 대해서 잘 알고 있어야 한다.

6) 문화적 고려사항

각 나라마다 다양한 문화와 민족성의 증가로, 투약에 대한 대상자의 문화적 관점을 고려하는 것은 중요하다. 미국에서 이민자를 대상으로한 투약과 치료이행에 관한 연구에서 일부 문화의 경우에는 약초제제(herbal preparations)에 대한 강한 믿음으로 인해 처방된 투약이행을 준수하지 않을 수도 있다고 하였다. 또한 일부 이민자는 항생제 및 기타 약물을 처방전 없이 사용할 수 있는 나라에서 왔지만, 미국에서는 이러한 약물을 사용하기 위해서 반드시 처방전이 필요하며, 어떤 문화권에서는 투약의 공유를 지원하기도 한다고 보고하였다.

종교나 문화적 신념은 대상자의 건강에 대한 인지에 영향을 미친다. 예를 들어, 히스패닉(Hispanic) 또는 아시아 문화권의 대상자는 질병을 열/냉의 개념에 바탕을 두고 인지한다(Avery, 2007). '열(hot)'에 근거한 질병으로 인지하고 있는데, 투약을 '열'로 생각하게 되면 처방된 약물투여를 이행하지 않을 수도 있다. 일부 종교집단은 기도로 치료될 수 있다는 믿음으로 인해 약물치료를 거부하기도 한다.

처방된 투약이행을 준수하지 않는 비율이 영어를 사용하지 않는 대상자군에서 더 높다는 사실이 확인되었다. 노령층의 이민자들은 의료기관에서 통역하는 젊은 세대에 의존하

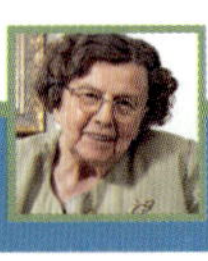

투약 PICO

이 장의 도입에서 간호사는 다중투약에 대한 우려 때문에 양로원 대상자에게 투약되는 약물을 검토한다. 이 사례를 읽은 간호학생은 사례에서와 같은 약물 검토는 처방 오류를 감소시키는 데 도움이 될지 궁금해 한다. 간호학생은 좀 더 연구하기 위해 Cochrane Library와 다음의 PICO 질문을 사용한다: 노인들에게 약물을 검토하는 것이 하지 않는 것에 비해 투약 과오를 감소시키는 데 얼마나 도움이 되는가?

P (Population, 대상) = 노인
I (Intervention, 간호중재) = 약물 검토를 하는 것
C (Comparison, 비교) = 약물 검토를 하지 않는 것
O (Outcome, 성과) = 투약 과오의 감소

간호학생은 12개의 연구를 찾아보고 평가하는 체계적 문헌고찰(systematic review) 문헌을 찾았다. 검토를 통해 교육프로그램, 약사에 의한 약물 검토, 대상자를 위한 올바른 치료를 선택하도록 처방자를 보조하는 전산프로그램 등 다양한 중재들을 살펴보았다. 노인간호에 영향을 미치는 여러 요인으로 인해 근거가 제한적임에도 이들 중재들 중 일부가 투약 과오와 다학제적 돌봄에서의 부적절한 처방을 감소시킨다는 것을 확인하였다. 이들 중재들이 임상성과를 증진하는지 완전하게 파악하기 위해 더 엄밀한 연구가 제안된다.

연구를 읽고 사례에 반영한 후, 학생은 주어진 자료들을 활용하는 것이 대상자의 간호계획 수립에 유익하다고 느꼈다.

출처: Patterson, S. M., Cadogan, C. A., Kerse, N., Cardwell, C. R., Bradley, M. C., Ryan, C., et al. (2014). Interventions to improve the appropriate use of polypharmacy for older people. *Cochrane Database of Systematic Reviews*. Issue 10:Art. No.: CD008165. doi: 10.1002/14651858.CD008165.pub3

기도 하지만, 연령 중심의 권력구조가 역전되면 혼란스러워하면서, 결국에는 권장된 약물치료를 거절할 수도 있다.

문화와 종교적 신념은 대상자가 처방된 투약을 이행하는 데 많은 영향을 미치므로, 간호사는 대상자를 면담하고 평가할 때 이러한 요소를 고려해야 한다.

주요개념

- 약물 투여는 약리학의 원칙에 대한 이해, 사정기술, 대상자 교육을 개별화하는 능력을 필요로 하는 중요한 간호 책임이다.
- 약물은 화학명, 속명, 상품명 등 3개의 다른 이름이 있다.
- 서면화된 약품 참고문헌과 전산 참고문헌은 건강관리제공자에게 각 약물에 대한 정보를 제공한다. 간호사는 투여하는 약물에 대한 지식을 갖추기 위해 약품 참고문헌의 자원을 사용할 책임이 있다.
- 약 배분시스템에는 일회용시스템, 자동화 투약전달시스템, 자가투여시스템, 바코드시스템이 있다.
- 약 처방은 대상자의 이름, 처방날짜, 약물명, 용량, 빈도, 투여경로, 제공자의 서명을 포함해야 한다.
- 투약 처방의 종류는 정규처방, 필요시 처방, 일회처방, 즉시처방, 전화처방, 구두처방, 전자처방이 있다. 간호사는 제공자의 처방을 정확하게 해석하고 안전하게 수행할 의무가 있다.
- 대상자의 안전을 위해 간호사는 투약 시 항상 '여섯 가지 기본원칙(6R, 정확한 대상자에게 정확한 약과 정확한 용량을 정확한 경로를 통해 정확한 시간에 정확한 기록)'을 수행해야 한다.
- 약물의 작용은 약물과 신체 세포 사이에서 일어나는 화학적 상호작용의 결과로, 생물학적 생리적 반응을 일으킨다. 이 반응은 약의 흡수, 배분, 대사, 분비에 의해 변화될 수 있다.
- 치료효과는 약물 투여로부터 얻어지는 기대 효과이며 역작용은 치료효과와 다른 효과로 부작용, 독성, 내성, 알레르기 반응을 포함한다. 다른 약이나 음식과 상호작용이 발생할 수 있다.
- 간호사정은 대상자의 약물 사용과 관련하여 기준이 되는 정보를 얻어내기 위한 것으로 약물의 효과를 평가하고, 약과 관련된 대상자 교육을 개별화한다.
- 정제, 캡슐, 시럽, 엘릭시르와 같은 약물의 다양한 형태는 경구투여에 적절하며 경구투여는 삼키거나 위, 내장관을 통해 투여되기도 한다. 설하나 볼점막 투여는 입안의 점막으로부터 매우 빠르게 흡수된다.
- 국소투약은 피부에 부착되거나 체강 내에 삽입되는 것으로 용액, 크림, 로션, 연고, 경피패치 등이 적용된다. 국소투약은 눈, 귀, 코, 직장, 질 안으로 투여된다.
- 비경구 약물은 피내, 피하, 근육 조직이나 정맥순환으로 주입되거나 주사된다.
- 근육주사에 이용되는 흔한 부위는 삼각근, 둔부의 배면, 외측광근, 대퇴직근, 둔부의 복면이다. 해부학적 위치는 각 부위를 확인하고 사용해야 한다.
- 정맥주사 약물은 일시적 주입, 간헐적 주입, 지속적 주입에 따라 정맥을 따라서 순환하여 투여된다.
- 생애주기 동안 발생하는 변화는 약물 투여 시 중요하게 고려해야 하며, 투여 방식에 따라 조절해야 한다.
- 문화와 종교적 신념은 처방된 약물치료법 이행에 영향을 미칠 수 있다.

REFERENCES

American Diabetes Association. (2011). *Insulin administration.* Retrieved March 16, 2011, from http://care.diabetesjournals.org/content/27/suppl_1/s106.full

Avery, K. (2007). *Medication non-adherence issues with refugee and immigrant patients.* Retrieved March 26, 2010, from http://ethnomed.org/clinical/pharmacy/medication-non-adherence-issues-with-refugee-and-immigrant-patients/

Centers for Disease Control and Prevention. (2011). *Epidemiology and prevention of vaccine-preventable diseases.* The pink book: Course textbook (12th ed).

Crawford, C., & Johnson, J. (2012). Research corner. To aspirate or not: An integrative review of the evidence. *Nursing, 42*(3), 20–25. doi: 10.1097/01Nurse.0000411417.91161.87

Encyclopedia of Nursing Practice. (2011). Z-track method. Retrieved August 9, 2011, from www.enotes.com/nursing-encyclopedia/z-track-injection

Hartford Institute for Geriatric Nursing. (2011). *Nursing standards of practice protocol: reducing adverse drug events.* Retrieved August 9, 2011, from http://consultgerirn.org/topics/medication/want_to_know_more

Hockenberry, M., & Wilson, D. (2011). *Wong's nursing of infants and children* (9th ed.). St. Louis, MO: Mosby Elsevier.

Institute for Safe Medication Practices. (2011). *ISMP Newsletters.* Retrieved March 17, 2011, from http://ismp.org/default.asp

Institute for Safe Medication Practices. (2014). *Independent Double Checks: Undervalued and Misused: Selective Use of This Strategy Can Play an Important Role in Medication Safety.* Retrieved July 23, 2014 from http://www.ismp.org/Newsletters/Acutecare/showarticle.aspx?id=51

Joint Commission. (2015). *2015 National Safety Goals*. Retrieved July 28, 2015 from www.jointcommission.org/assets/1/6/2015_OBS_NPSG_ER.pdf

Kim, J., & Bates, D. (2013). Medication administration errors by nurses: adherence to guidelines. *Journal of Clinical Nursing, 22*(3/4), 590–598. doi:10.1111/j.1365-2702.2012.04344.x

Knox, T., & Davie, J. (2009). Nasogastric tube feeding—which syringe size produces lower pressure and is safest to use? *Nursing Times, 105*(27), 24–26.

Malkin, B. (2008). Are techniques used for intramuscular injection based on research evidence? *Nursing Times, 104*(50/51), 48–51.

Reinhard, S., Young, H., Kane, R., & Quinn, W. (2006). Nurse delegation of medication administration for older adults in assisted living. *Nursing Outlook, 54*(2), 74–78.

Seibert, H., Maddox, R., Flynn, E., & Williams, C. (2014). Effect of barcode technology with electronic medication administration record on medication accuracy rates. *American Journal of Health-System Pharmacy, 71*(3), 209–218. doi: 10.2146/ajhp130332

Shelton, P., & Rosenthal, K. (2004). Select a safer needle. *Nursing Management, 35*(6), 25–32.

Tamura-Lis, W. (2013). Teach-back for quality education and patient safety. *Urologic Nursing, 33*(6), 267–298. doi:10.7257/1053-816X.2013.33.6.297

Tarnow, K., & King, N. (2004). Intradermal injections: Traditional bevel up versus bevel down. *Applied Nursing Research, 17*(4), 275–282.

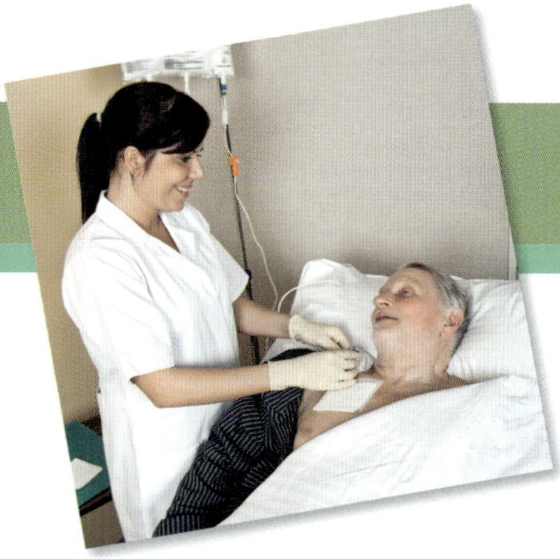

CHAPTER 21

정맥요법

Intravenous Therapy

Terry F. Cicero

주요용어

결정질 crystalloid

고장성 hypertonic

골내삽입 접근 intraosseous assess

공기색전증 air embolism

교질 colloid

등장성 isotonic

말초삽입 중심정맥카테터 peripherally inserted central catheter, PICC

바늘 없는 연결장치 needleless connectors

발포제 vesicant

비경구영양 parenteral nutrition

삼투압농도 osmolarity

수혈 transfusion

수혈 관련 급성 폐손상 transfusion-related acute lung injury, TRALI

순환 cycling

스마트 펌프 smart pump

용혈 hemolysis

용혈성 수혈반응 hemolytic transfusion reaction

일혈 extravasation

저장성 hypotonic

전자주입장치 electronic infusion device, EID

정맥염 phlebitis

정맥요법 intravenous(IV) therapy

정맥천자 venipuncture

중심정맥카테터 central venous catheters

체위성 정맥주사 positional IV

총비경구영양 total parenteral nutrition, TPN

침윤 infiltration

카테터 관련 혈액감염 catheter-related bloodstream infection, CRBSI

혈전성 정맥염 thrombophlebitis

비판적 사고를 위한 사례

김 간호사는 장절제술 후 정맥요법을 받고 있으며, 현재 금식 중인 59세 이 씨를 배정받았다. 이 대상자는 20mEq KCl이 희석된 D5$^{1}/_{2}$NS를 시간당 110mL 속도로 전자주입장치를 통해 주입받고 있다. 이 장치의 알람이 울리면 문제를 사정하고 해결해야 한다.

이 장을 학습한 후, 위의 사례를 읽고 다음의 내용에 대하여 비판적 사고를 적용하여 복습한다.

1. 추가로 수집해야 할 자료에 대해 기술한다.
2. 정맥주입 시스템에서 확인해야 할 요인들을 작성하고 이론적 근거를 제시한다.
3. 대상자의 정맥요법에 대해 더 파악해야 할 자료를 확인한다.
4. 대상자에게 일어날 가능성이 있는 문제를 우선순위에 따라 열거한다.
5. 이러한 문제를 어떻게 해결할지에 대한 계획을 세워본다.

학습목표

1. 정맥요법의 목적을 설명한다.
2. 정맥으로 투여되는 두 가지 주요 형태의 용액을 확인한다.
3. 말초정맥요법과 중심정맥요법을 실시할 때 필요한 물품을 열거한다.
4. 말초정맥천자를 위한 위치 선택 시 지침을 진술한다.
5. 정맥요법의 시작, 관찰, 유지, 종료 시 간호사의 역할을 확인한다.
6. 중심정맥카테터와 말초정맥카테터에 대한 간호와 유지에 있어서의 차이를 기술한다.
7. 총비경구영양의 목적과 감시의 고려사항에 대해 논의한다.
8. 혈액 성분요법의 적응증과 안전한 수혈에 대해 논의한다.
9. 정맥요법, 총비경구영양 및 수혈의 잠재적 합병증에 대해 기술한다.
10. 정맥요법 시 대상자와 가족에 대한 교육지침을 확인한다.

대상자는 다양한 의료기관에서 정맥요법을 받게 되는데, 정맥요법은 수액공급, 수분 및 전해질 불균형의 예방과 치료, 약물과 영양 혹은 혈액공급을 위해 시행된다. 정맥요법의 치료적 목적은 유지, 보충, 치료, 진단, 관찰, 경감 및 조합 등이다. 정맥요법은 다음과 같은 여러 가지 이유로 처방된다.

- 일 체액 요구량의 유지 또는 대체
- 정상적인 전해질 균형을 유지하기 위한 전해질 제공
- 에너지원으로 사용되는 포도당과 영양소 제공
- 정맥투여 약물의 주입경로
- 혈액성분 공급을 위한 정맥경로
- 응급상황 시 정맥경로

정맥요법은 외래와 급 · 만성 의료기관 및 대상자의 가정에서 시행되기도 한다.

1. 정맥요법의 원칙

정맥요법의 원칙은 사용되는 정맥주사 용액의 종류, 정맥접근과 주입에 사용되는 장치, 카테터 삽입위치 선택, 주입속도 결정 및 합병증 예방 등이 포함된다.

1) 정맥주사 용액의 종류

정맥주사 용액은 결정질(맑은 용액)과 교질(단백질이나 탄수화물 성분이 포함된 용액)로 분류한다. 결정질은 그 용액의 삼투압이 얼마나 혈장에 근접하느냐에 따라 등장액, 저장액, 고장액으로 구분하며, 삼투압 농도는 275~295mOsm/L에 해당한다. 삼투압 농도는 1L의 용액 안에 있는 입자 혹은 용질의 수를 말하며, 리터당 밀리오스몰(mOsm/L)로 측정된다.

(1) 결정질 용액

물은 세포막의 투과성으로 인해 3가지 체액구분 내에서 삼투압에 따라 세포막을 통해 이동한다. 그림 21-1은 등장성, 저장성 및 고장성 용액과 삼투압의 관계를 보여준다. 표 21-1은 정맥주사 용액 투여 시 고려할 점을 담고 있다.

① 등장액

등장액의 삼투압은 250~375mOsm/L이며, 세포 내의 삼투압과 동일하다. 등장액은 혈관을 확장시키고 순환혈량을 증가시키기 위해 사용한다. 이 용액은 혈장삼투압을 변화시키지 않기 때문에 간질 내와 세포 내의 구획은 그대로 유지된다(Smeltzer, Bare, Hinkle, & Cheever, 2010). 등장액은 저혈량에 의해 초래된 저혈압에 도움이 되며, 대표적으로 생리식염수(0.9% NaCl)나 링거젖산용액(lactated Ringer's solution) 등이 있다.

② 저장액

저장액은 250mOsm/L 미만이거나 세포보다 삼투압이 더 낮으며, 저장액이 주입되면 혈장 내 삼투압이 낮아져 체액은 혈관 밖으로 이동하여 세포와 간질강으로 이동한다. 그러므로 저장액은 세포 내 수액공급이 필요한 대상자에게 사용하며, $^1/_2$생리식염수(0.45% NaCl)가 이에 속한다. D5$^1/_2$NS 같은 수액은 투여 전에는 등장액이지만, 일단 체내에 들어가면 포도당이 재빨리 대사되어 물만 남게 되므로 빠르게 저장액이 된다.

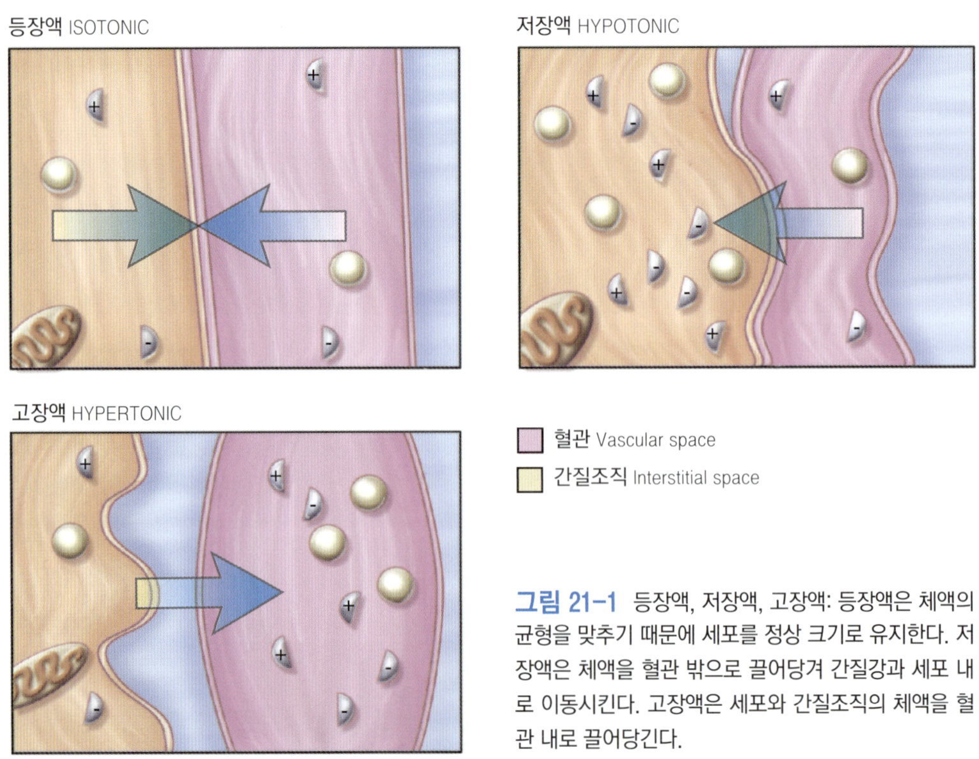

그림 21-1 등장액, 저장액, 고장액: 등장액은 체액의 균형을 맞추기 때문에 세포를 정상 크기로 유지한다. 저장액은 체액을 혈관 밖으로 끌어당겨 간질강과 세포 내로 이동시킨다. 고장액은 세포와 간질조직의 체액을 혈관 내로 끌어당긴다.

표 21-1 정맥주사 용액 투여 시 고려할 점

수액 형태와 예	적응증	간호 시 고려할 점
등장액 생리식염수(Normal saline) 링거젖산용액 (Lactated Ringer's solution)	**등장액은 수분이동을 유발하지 않는다.** 혈관확장, 전해질 대체	특히 대상자가 신장이나 심혈관 병력이 있는 경우 수액과다 징후를 면밀히 관찰한다. 간질환이나 대사성 알칼리증이 있는 대상자에게는 링거젖산용액을 사용하지 않는다.
저장액 0.45% NaCl	**저장액은 세포와 간질강 내로 수분이 이동한다.** 세포탈수	세포 내로 수액이 갑자기 이동하는 경우, 혈관 내 수분고갈과 심혈관 허탈이 초래될 수 있으므로 규칙적으로 관찰한다. 두개내압이 상승될 위험(두부외상, 신경계 수술, 뇌혈관 문제)이 있는 대상자에게 사용을 금한다. 두개강내압 상승은 뇌세포로 수분이동을 유발한다. 간질강이나 복강(화상 환자, 외상, 간질환, 심한 단백질 결핍) 내로 비정상적인 수액이동의 위험이 있는 대상자에게 사용을 금한다.
고장액 3% NaCl	**고장액은 세포의 수분을 혈관내로 끌어낸다.** 간질과 세포 내 수액과다를 동반한 혈관내 탈수	고장액은 혈관을 확장시키므로 대상자의 체액과다를 면밀히 관찰한다. 신장이나 심장질환 환자에게는 사용을 금한다. 당뇨성 케토산증처럼 세포 내 탈수 대상자에게는 사용을 금한다. 중환자실 이외의 장소에서는 임상적으로 거의 사용하지 않는다.

③ 고장액

고장액은 삼투압 농도가 375mOsm/L 이상이거나 세포보다 더 높은 삼투압을 지니며, 고장액이 주입되면 혈장 내 삼투압이 증가하여 세포와 간질조직 내 수분을 혈관 내로 끌어당긴다. 고장액의 예로는 3% 식염수(NaCl), 5% 식염수(NaCl)가 있다. 이러한 수액은 두개강 내 고혈압(intracranial hypertension)이나 쇼크를 관리할 때 사용된다(Strandvik, 2009). 고장액은 순환과부하를 유발하지 않도록 천천히 주입해야 한다.

(2) 교질 용액

교질 용액을 주입하면 혈관 내 삼투압(혈장 단백질의 압력)이 상승하며, 압력 차이는 혈관 내로 수분을 끌어들인다.

① 혈액성분

전혈 혹은 혈액의 특정한 성분은 인체 순환기 내로 직접 주입될 수 있다. 주로 주입되는 혈액성분은 적혈구, 백혈구, 혈소판, 알부민(혈액 확장자)과 한랭침전물(응고인자)이 있다. 이러한 수혈요법과 관련된 간호사의 책임은 이 장의 뒷부분에서 다룬다.

② 비경구영양

비경구영양은 정맥을 통해 영양분을 공급하는 것으로, 보통 중심정맥을 사용한다. 총비경구영양(total parenteral nutrition, TPN)은 고장액으로 20%에서 50% 포도당, 단백질, 비타민과 무기물 등이 해당하며, 정맥으로 주입한다. TPN은 위장관계가 영양분을 흡수하지 못하는 상태일 경우나 치료를 위해 장을 완전히 비워야 할 경우에 사용한다. 비경구영양도 이 장의 뒷부분에서 자세히 다룬다.

2) 정맥주입에 필요한 장비

대부분의 정맥요법을 시작할 때는

- 정맥천자 기구
- 수액제제(플라스틱 혹은 유리 용기)
- 수액제제와 정맥천자 장치를 연결할 주입세트
- 전자주입장치(electronic infusion devices, EID)
- 여러 가지 바늘 없는 연결장치(needless connectors)

잠재적으로 치명적일 수 있는 감염을 예방하기 위하여 정맥장치는 사용하는 동안 무균상태를 유지해야 한다.

(1) 정맥천자기구

정맥접근에 사용되는 기구는 말초삽입이나 중간 및 중심 정맥접근 장치를 포함한다. 표 21-2에는 일반적으로 사용되는 정맥접근장치가 요약되어 있다.

① 말초삽입기구

정맥천자는 정맥에 바늘이나 카테터를 삽입하는 술기이며, 피부를 뚫고 들어가기 때문에 멸균법을 엄격히 적용해야 한다. 일부 기관에서는 간호사가 정맥요법 주입 시

표 21-2 일반적으로 사용되는 정맥카테터

형태	장점	단점
말초카테터	다양한 위치에 사용 삽입과 제거 용이 낮은 감염률	단기간 사용 침윤, 정맥염이 자주 발생 고장액 주입 불가능 혈액채취 불가능
중심관(midline catheters)	삽입과 제거 용이 중기간 사용 가능 낮은 감염률 TPN 주입이 가능하고 혈액채취 가능	혈전증, 정맥염, 공기 색전증 등이 말초정맥관보다 더 흔함
말초삽입 중심정맥카테터(PICC)	삽입과 제거 용이 장기간 및 가정간호 시 사용 혈액채취 가능 모든 수액 주입 가능	혈전증 발생률이 높음 작은 구경으로 주입속도가 제한됨 카테터 수명이 짧음 제 위치에서 벗어나는 경우가 많음
비터널형 중심정맥관(Nontunneled CVC)	위치 선택 용이 삽입과 제거 용이 다내강 보유	입원 시 단기간 사용 합병증 발생률이 높음
터널형 중심정맥관(tunneled CVC)	비터널형 CVC에 비해 감염률이 낮음 장기간 사용 가능 다내강 보유	삽입과 제거 시 복잡
매립형 포트	장기간 사용 가능 외부 카테터 없음 • 외관 양호 • 손이 많이 가지 않음 • 수영, 샤워, 목욕 가능 터널형 CVC에 비해 감염률이 낮음	외과적 삽입과 제거 자주, 반복되는 접근 시 제한

* CVC, central venous catheter(중심정맥관)

작 시에 책임을 맡기도 한다. 수행 역량은 주기적으로 기관에 의해 평가받아야 한다(INS, 2011). 일부 기관에서는 정맥요법팀이 모든 정맥주사요법에 책임을 지며, 정맥주사 유지를 관리하기도 한다. 특수 · 전담 정맥요법팀을 활용하는 것은 간호사교육 제공, 정맥주사 정책 고찰 및 수정, 혈관접근 등을 확보하는 데 도움을 줄 수 있다. 이러한 팀으로 인해 합병증을 낮추고, 특히 병원감염을 줄일 수 있으므로(O'Gray et al., 2011) 대상자의 성과 측면에서 향상되고 있음을 보여주고 있다. 정맥주입을 위해 흔히 사용되는 방법은 말초정맥(사지의 정맥)에 바늘이나 휘어지는 카테터를 삽입하는 방법이다. 보통 말초정맥은 수액이나 약물을 투여하기 위한 가장 빠르고 쉬운 정맥 접근방법이다.

가장 보편적으로 사용되는 말초정맥요법 카테터는 그림 21-2와 같다. 플라스틱 카테터는 바늘 또는 도입 부위를 감싸고 있다. 금속탐침은 피부를 찌르고 정맥 내로 들어갈 때 사용되며, 플라스틱 카테터가 정맥 내로 들어간 후에 금속탐침은 제거한다. 이런 장치 중 다수는 단단한 덮개인 뒤로 튕기는 스프링이 달려 있어 삽입 후 부주의하게 바늘에 노출되는 상황으로부터 보호하게 된다. 날개가 있거나 작은 정맥용 바늘은 단기간 수액요법이나 일회용 수액요법 또는 영아나 아동에게 주로 사용된다. 이러한 바늘은 플라스틱 날개가 있고, 짧은 사면을 가진 바늘이다.

정맥주사용 카테터의 크기는 다양하다. 바늘의 구경 크기는 게이지(gauge, G)로 측정되고 숫자로 나타내며, 홀수는 날개식 주입바늘(19, 21, 23)에 표기되고 짝수는 카테터의 사이즈에 표기된다. 보통 성인의 경우, 대부분

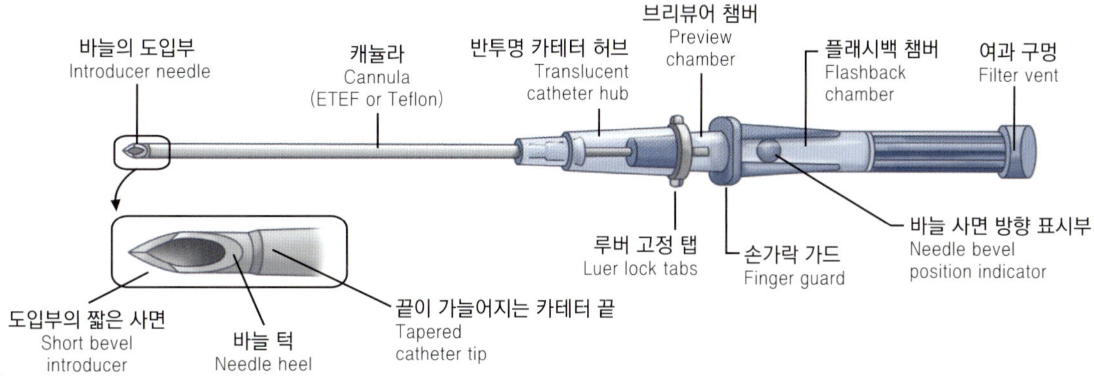

그림 21-2 혈관용 카테터 부분 명칭

22G, 20G 및 18G를 사용한다. 숫자가 커질수록 구경 크기가 감소하므로 22G 바늘은 18G보다 구경이 작다. 다양한 길이의 카테터를 사용할 수 있는데, 보통 가장 짧은 길이를 사용하며, 보통 카테터는 1인치나 1 1/4인치 정도의 길이이다. 작고 날개가 있는 정맥바늘은 길이가 약 3/4인치이고, 직경은 19~27G 구경이다.

② 중심주입관(midline infusion device)

중심관은 길이가 4~6인치 길이로 전주와(antecubital fossa) 근처에 삽입하여 카테터가 액와 직전 혈관까지 들어간다(그림 21-3). 중기간(1~4주)의 비경구 영양요법을 필요로 하거나 말초접근이 제한되는 대상자에게 적합하다(Hadaway et al., 2010; Perucca, 2010). 총비경구영양(TPN), 고삼투압성 정맥주입 또는 발포제 요법에는 적합하지 않지만 표준화된 말초 카테터보다는 내구성이 있다(INH Standards, 2011).

③ 중심정맥 주입장치(central venous access device)

중심정맥요법은 대상자의 큰 정맥에 유연한 카테터를 설치하는 것이며, 카테터의 끝은 상대정맥(superior vena cava) 또는 우심방(right atrium)에 위치하게 된다. 또한 중심정맥요법은 고장성 용액 주입이 필요하거나 말초정맥 접근이 대상자에게 정맥요법에 필요한 기간이나 형태에 부적합한 경우에 사용된다. 장기간 또는 가정 정맥요법이 필요한 경우 특수한 훈련을 받은 간호사가 말초에 중심정맥카테터를 삽입하거나 의사가 터널형이나 매립형 카테터를 삽입하게 된다. 중심정맥 접근장치는 주로 자극성 약물이나 TPN 주입 시 필요하며, 말초정맥 접근이 어렵거나 장기간 정맥요법이 필요한 경우 사용한다. 중심정맥 접근이 필요한 경우, 중심정맥터널을 만들기 위해 다양한 제품을 사용할 수 있다. 중심정맥카테터는 다음과 같이 4가지로 구분할 수 있다.

- 한 개 이상의 관을 가진 카테터(single or multilumen catheters): 상대정맥이나 우심방에 삽입된다. 이 카테터는 1~3개의 관을 가지고 있어 수액, 약물과 혈액을 동시에 주입 가능하다.
- 말초삽입 중심정맥카테터(PICC): 전주와에서 삽입되어 중심 혈관쪽으로 밀어 넣게 된다. PICC의 장점은

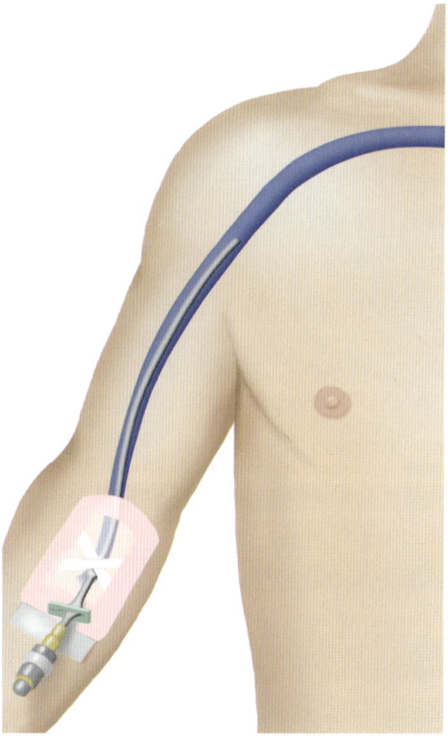

그림 21-3 중심주입관은 10~15cm 길이로 혈관구조에 따라 전주와(antecubital fossa) 부위에 삽입된다.

외과적 시술이 필요 없고, 병원이나 가정에서 장기간 의 치료가 필요할 때 유용하다.

- 터널형 카테터(tunneled catheters): 터널형 카테터는 장기간의 치료에 사용된다. 이 카테터에는 가슴에 부착할 수 있는 다크론 커프(Dacron cuff)가 있어 카테터를 고정하고 감염발생을 감소시킬 수 있다.
- 매립형 접근 포트(implanted access port): 외과적으로 매립형 접근 포트가 가슴 내에 위치하게 되고, 필요시 중심정맥으로의 접근이 가능하게 된다. 매립형 장치는 암 환자에게 흔히 사용되며, 치료와 치료기간 사이에는 외부 튜브가 없어 움직임이 자유롭다.

일반적으로 의사가 중심정맥카테터를 삽입하지만, 훈련된 간호사는 몇 가지 종류의 카테터를 삽입할 수 있다. 중심정맥주입 장치는 카테터의 끝을 상대정맥이나 우심방에 위치시키기 때문에 기흉이나 공기색전증과 같은 합병증 발생의 위험과 관련이 있다. 중심정맥카테터 관련 혈액감염(catheter-related bloodstream infection, CRBSI) 위험성은 건강관리 문헌에서도 주요하게 다루고 있다. 카테터 오염은 4가지 경로가 있다. 감염의 가장 주요한 경로는 천자부위 피부의 미생물 이동으로 인해 카테터 끝에서 일어나는 군집이다. 카테터 또는 카테터 허브의 직접 오염도 주요 요인이다(O'Grady et al., 2011). 흔하지는 않지만 대상자가 다른 곳에서 가지고 있었던 감염에서 이동한 균주에 의해 오염되기도 하고, 드물게는 주입 자체가 오염되기도 한다. 게다가 카테터 재료 자체가 CRBSI를 유발하기도 한다. 실리콘 카테터는 카테터 감염의 위험을 높이는데, 표면이 고르지 않기 때문이며, 이는 카테터의 내경을 따라 혈액막(biofilm)을 형성한다(O'Grady et al., 2011). 코팅된 카테터를 사용하거나 클로르헥시딘과 silver sulfadiazine, minocycline 및 rifampin, silver ion 등이 함유된 카테터가 카테터 관련 감염을 낮출 수 있다(INS, 2011; Mermel et al., 2009). 미국의 CRBSI에 대해서는 미국 질병관리본부 웹사이트에서 찾아볼 수 있다(http://www.cdc. gov/nhsn/dataStat.html). CRBSI에 대한 관심 증가에 대해 미국 건강증진연구소(Institute for Healthcare Improvement, IHI)에서는 감염률을 낮출 수 있는 실무지침 권고안인 중심정맥관 관리지침(Central Catheter Care Bundle)을 가지고 있다(The Joint Commission, 2014). 카테터 관련 혈액감염을 예방하기 위한 "근거기반 연구의 실무적용 사례"를 참고한다.

다내강 중심정맥카테터(multilumen central catheters). 가장 흔히 사용하는 중심정맥카테터는 기본적인 단일내강 카테터와 다내강 카테터가 있다. 다내강 카테터는 둘 또는 세 개의 내강을 가지고 있고, 테플론이나 폴리우레탄 등의 혈전을 생성하지 않는 재료로 만들어져 있으며, 미생물이 잘 붙지 않도록 한다(O'Grady et al., 2011). 중심정맥카테터 삽관은 멸균적으로 수행해야 한다. 동의서를 받은 후 삽입 부위를 준비하고, 정맥에 카테터 바늘을 삽입하고 반창고 등으로 고정한다. 가능하다면 초음파장비를 이용하여 바늘을 제대로 삽입하기 위한 시도를 감소시킬 수 있다. 위치는 X-선으로 확인한다. 카테터의 끝이 상대정맥이나 우심방 입구에 위치하기 때문에 간호사는 일부 대상자의 경우 중심정맥압을 중심정맥카테터로 측정하게 된다. 다내강 카테터의 가장 두드러진 장점은 하나의 관에 세 개의 카테터가 연결되어 있어 혼합이 안 되는 약물을 동시에 투여할 수 있다는 것이다(그림 21-4). 합병증의 위험 때문에 다내강인 비터널형 카테터는 입원해 있는 대상자에게만 사용한다. 만약 대상자가 장기간 정맥요법이 필요한 상태라면, 다내강 카테터를 이용하는 것이 좋다.

말초삽입 중심정맥카테터(PICC). 부드러운 실리콘이나 실리콘 재질로 만든 긴 카테터로서 말초혈관에 삽입하며, 약물이나 수액을 심장으로 전달한다(그림 21-5). 일반적으로 척측피정맥(basilic vein)에 사용되나, 전주와(antecubital area)에 있는 정중 주와정맥(median cubital vein)과 요측피정맥(cephalic vein)에 사용되기도 한다. PICC 라인은 카테터의 끝이 액와정맥, 쇄골하정맥 또는 상대

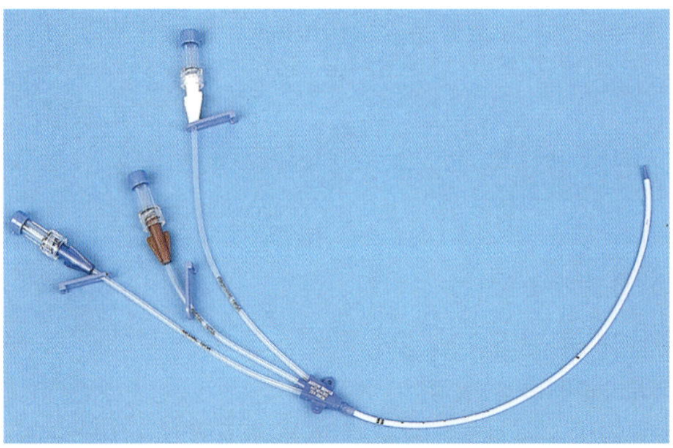

그림 21-4 하나의 관에서 세 개로 분리된 다내강 카테터

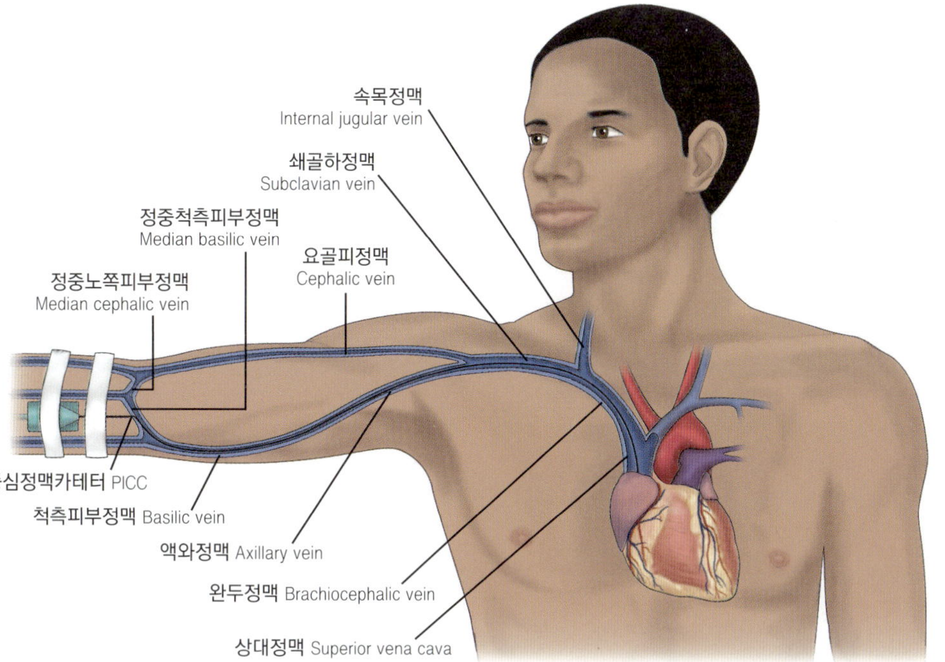

그림 21-5 말초삽입 중심정맥 카테터는 말초로 삽입되어 쇄골하 정맥 또는 상대정맥에서 끝난다.

정맥에 도달하도록 삽입한다(Infusion Nurses Society, 2011). PICC 삽입은 훈련받은 특수 간호사가 카테터를 삽입하고 PICC 라인을 봉합하여 고정시키는데, 카테터의 끝이 정확한 부위에 놓여 있는지를 방사선 촬영으로 확인한 다음 수액요법에 사용할 수 있다. PICC는 중기간에서 장기간 정맥요법이 필요한 대상자에게 사용된다. PICC 라인은 몇 개월 동안 유지시킬 수 있으므로, 가정에서뿐만 아니라 응급상황에서도 매우 유용하다. PICC 라인은 직경이 작아 아동이나 노인에게도 이상적이다. 또한 카테터의 유연성으로 인해 팔 움직임에 제한을 받지 않는다. PICC 라인은 다른 중심정맥카테터보다 기흉, 공기색전증, 폐혈증과 같은 합병증의 위험이 적다. 대상자와 돌봄제공자는 PICC의 관리와 유지에 대한 것뿐만 아니라, 잠재적인 합병증과 합병증 유발 시 적절한 중재방법 등과 관련된 정보에 대한 교육을 받아야 한다.

터널형 중심정맥카테터(tunneled central venous catheters). 정맥요법이 장기간 동안 필요할 때, 영구적인 형태의 카테터를 사용할 수 있다. 이러한 카테터 중 보편적인 상품으로는 Hickman, Groshong, Broviac 등이 있다. 단일 내강 혹은 다내강이며, 이 카테터는 길이가 약 90cm이고, 다크론 커프를 지니고 있다(그림 21-6).

이 카테터는 삼각흉근의 고랑(deltopectoral groove)을 절개하여 쇄골하정맥을 박리하는 외과적 시술에 의해 삽입된다. 유두와 흉골 사이의 한 지점에 긴 겸자를 사용하여 피하터널이 만들어지므로 일명 터널형 카테터라고 한다. 다크론 커프는 피부의 절개 부위와 정맥 사이에 위치하게 된다. 카테터는 우심방의 입구에 있는 대정맥의 아래쪽에 삽입한다. 절개 부위를 청결하게 하며, 항균제를 바르고, 폐쇄적 멸균드레싱을 적용한다. 이 카테터가 잡아당겨지지 않도록 대상자의 흉부에 고정시킨다. 시간이 지나면 섬유조직이 다크론 커프 주위에 자라게 된다. 이로 인해 카테터가 고정이 되며, 감염률도 감소되고, 장기간동안 정맥접근 경로로 사용할 수 있게 된다(그림 21-7).

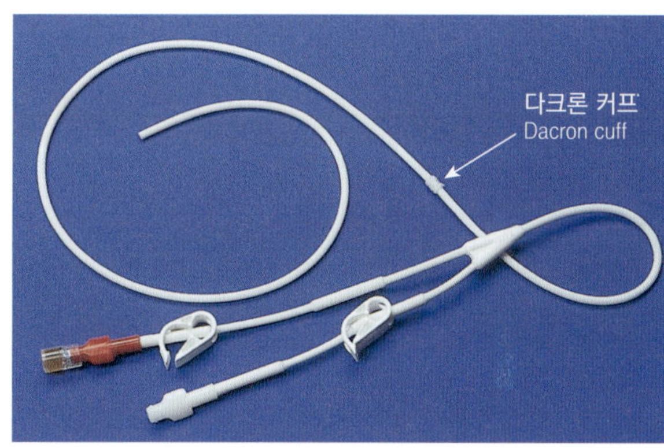

그림 21-6 두 개의 포트와 조절기가 있는 2개의 내강을 지닌 히크만 카테터(Hichman catheter)

터널형 카테터는 지속적이거나 간헐적인 정맥요법을

근거기반 연구의 실무적용 사례

카테터 관련 혈류감염 예방

미국 질병관리본부(CDC)는 1970년부터 2002년까지 병원감염 발생에 대한 자료를 수집하였다. 대부분의 병원에서 획득한 혈류감염은 중심정맥카테터 사용과 관련이 있었으며, 카테터 관련 혈류감염(CRBSIs)은 심각한 이환율과 사망률과도 관련이 있었다. 미국 건강증진연구소(IHI)의 "1,000,000명 살리기" 캠페인에서는 예방이 핵심 중재이다. CRBSIs를 예방하기 위해 미국 건강증진연구소에서 지지하는 질병관리본부의 근거기반 5가지 실무요소가 있다.

카테터 관련 혈류감염 정의는 다음과 같다. 입원 후 48시간 이내에 한 개 이상의 혈액배양에서 배양된 미생물을 가지고 있으며, 혈류에서 배양된 미생물은 다른 부위의 감염과는 관련이 없다(Meyer, 2009).

근거기반 권고사항

1. **손 위생:** 모든 대상자와의 접촉 전후에 항균제, 물, 젤을 이용하여 손을 씻음
   간호 의미: 특수 정맥주사팀, 직원교육과 훈련, 적절한 간호직원 수준 유지
2. **카테터 천자 부위:** 카테터 천자 부위의 피부상주균이 가장 위험요인임
   - 중심정맥관은 가능한 쇄골하정맥에 삽입함
   - 대퇴 부위는 피함
3. **삽입 동안 최대한의 멸균 예방 조치**
   - 모자, 마스크, 멸균가운, 멸균장갑, 큰 방포 사용

   간호 의미: 대상자 옹호
4. **피부 무균술**
   - 삽입 전 2% 클로르헥시딘이 함유된 제품 사용

   간호 의미: 드레싱 교환
   - 2% 클로르헥시딘으로 피부 소독
   - 투명한 반투과성 멸균드레싱이나 커버 부위에 멸균거즈 사용
   - 클로르헥시딘을 함유한 반투과성 드레싱 제품 사용
   - 천자 24시간 후 드레싱
   - 7일마다 또는 혈흔이나 오염이 보이면 드레싱 교체
5. **라인 필요성에 대해 매일 검토**
   - 불필요한 라인은 신속히 제거
   - 예정된 간격으로 규칙적인 카테터 교체는 바람직하지 않음

   간호 의미: 준수 여부 감시, 정맥라인과 포트는 72시간보다 너무 자주 교환하지 않도록 함

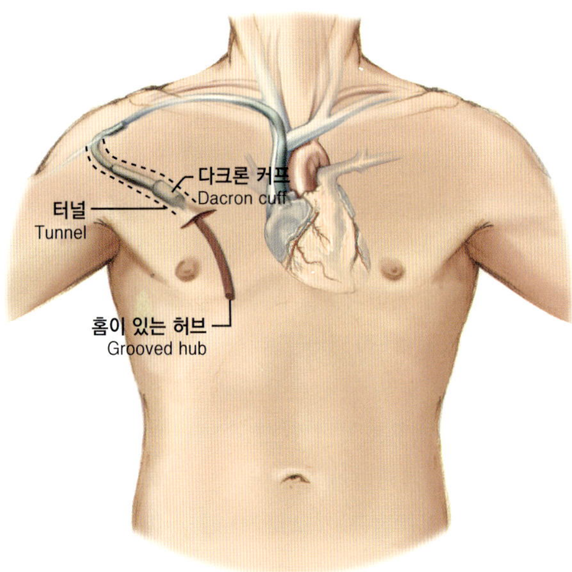

그림 21-7 터널형 카테터의 삽입법. 터널은 정맥에서부터 유두와 흉골 사이의 한 지점까지 형성된다. 카테터 끝은 상대정맥에 위치한다.

위해 몇 개월 혹은 수년까지도 사용할 수 있다. 간헐적 요법은 필요에 따라, 그리고 폐쇄성과 통합성을 유지할 수 있는 간헐적 주입장치에 맞는 카테터가 필요하다. 헤파린을 이용한 주기적인 세척을 통해 카테터의 개방성이 유지된다. Groshong 카테터는 독특한 디자인으로 인해 헤파린보다는 생리식염수로 세척해 줄 필요가 있다.

매립형 혈관접근장치(implanted vascular access devices). 전체가 매립이 가능한 접근장치는 피부에 돌출되는 카테터 없이 장기간 접근이 가능하다(그림 21-8). 이 장치는 보통 피하주사 포트와 실리콘 카테터를 포함하는데, 이 카테터는 주로 상대정맥 내에 삽입되어 있다. 이 장치는 자가밀봉막 또는 포트를 가지고 있어 공기가 들어갈 위험 없이 반복해서 사용할 수 있다.

국소마취하에서 외과적으로 대상자에게 피하 포트를

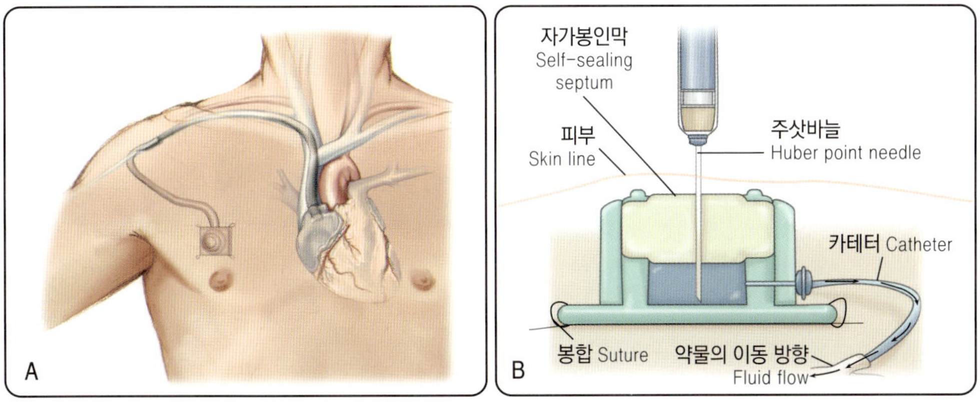

그림 21-8 매립이 가능한 장치. A: 피부 아래 매립한 포트의 위치, B: 매립형 포트를 통한 약물투여

매립하고 봉합하게 된다(그림 21-8A). 정맥 접근이 필요할 경우 주사 포트는 촉진 가능해야 한다. Huber-point 바늘과 같은 매립포트 바늘을 사용한다(그림 21-8B). 다른 중심정맥장치와 같이 간헐적으로 세척함으로써 개방성을 유지한다. 매립형 포트 장치는 희석된 헤파린 용액으로 세척한다.

④ 골내 장치(intraosseous devices)

골내(intraosseous, IO) 장치는 일시적으로 응급상황에서 사용되는 혈관접근장치이며, 정맥 내 삽관이 어려운 경우에 수액이나 약물을 투여해야 하는 응급상황에서 삽관된다(Neuman et al., 2010). IO 접근 소아환자 응급치료에 주로 사용된다(Kleiman et al., 2010). 경골 근위부가 IO 바늘 천자부위로 가장 많이 사용된다. 이 장에서는 IO의 추가정보나 IO 접근 및 유지에 대해서는 다루지 않는다.

(2) 수액용기

정맥용 수액용기는 그림 21-9와 같이 유리병과 플라스틱 주머니로 되어 있다. 플라스틱 주머니는 플라스틱 주머니에서 불안정한 수액 외에는 산업표준이 되고 있다. 플라스틱 주머니는 내용물이 비워짐에 따라 납작하게 되므로, 압력을 균등하게 만들기 위한 환기구가 필요하지 않다. 그러나 플라스틱 주머니는 단단한 형태를 유지하지 않으므로 건강관리제공자가 남은 수액량을 정확하게 측정하기가 어렵다. 플라스틱 주머니의 또 다른 단점은 인슐린과 같은 특정 약물이 플라스틱과 결합한다는 것이다. 플라스틱 주머니에 이러한 약물을 투약하기는 어렵다.

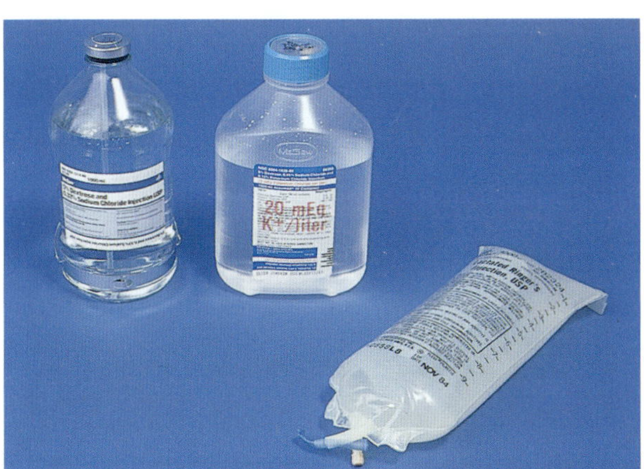

그림 21-9 수액용기의 종류

병과 주머니의 크기는 다양하다. 보통 1,000mL 용기는 기본 수액을 제공하기 위한 목적으로 사용된다. 250~500mL 용기는 아동이나 수액을 매우 천천히 주입해야 하는 수액의 경우 사용한다. 50, 100, 250mL 용기는 약물을 희석시키거나 분배할 때 사용한다.

(3) 수액세트

수액세트는 정맥주입장치에 수액주머니나 병을 연결하는 관이다. 수액세트의 각 부분은 그림 21-10에 명시되어 있다. 보통 수액세트는 다음과 같은 특성이 있다.

- 관이 수액용기에 들어갈 수 있는 뾰족한 핀이나 삽입침
- 주입속도를 수동적으로 조절하는 롤러 조절기와 흐름을 멈추게 하는 슬라이드 조절기
- 어떤 물질을 걸러내어 대상자의 혈류에 들어가는 것을 막기 위한 필터
- 전자주입장치(EID)에 적절한 카세트 혹은 전자주입장치를 사용하지 않는 경우에 주입되는 수액의 방울수를 셀 수 있는 점적통
- 약물이나 혈액제제 주입, 세척 또는 다른 정맥요법이 가능한 바늘 없는 연결 포트

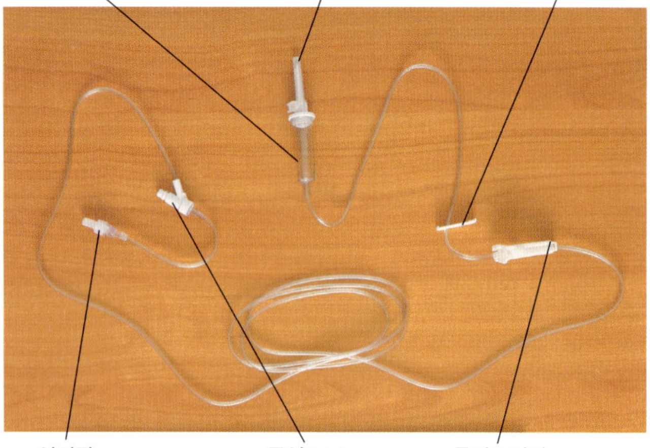

그림 21-10 수액세트

- 바늘이나 캐뉼라에 튜브를 연결할 수 있는 튜브 끝의 연결관. 연결관은 다양한 모양이지만, 크기는 표준이 있어 모든 바늘과 캐뉼라 허브에 맞게 되어 있다.

Buretrol이나 Soluset(그림 21-11)과 같이 용량을 조절할 수 있는 세트도 사용 가능하지만, 정확하고 안전하게 정맥 수액주입 조절이 가능한 전자주입장치를 대체할 수는 없다. 완전히 막힌 점적통 안에는 압력을 균등하게 만들기 위한 환기구멍이 있어 대상자에게 수액이 용이하게 공급되는 튜브도 있다.

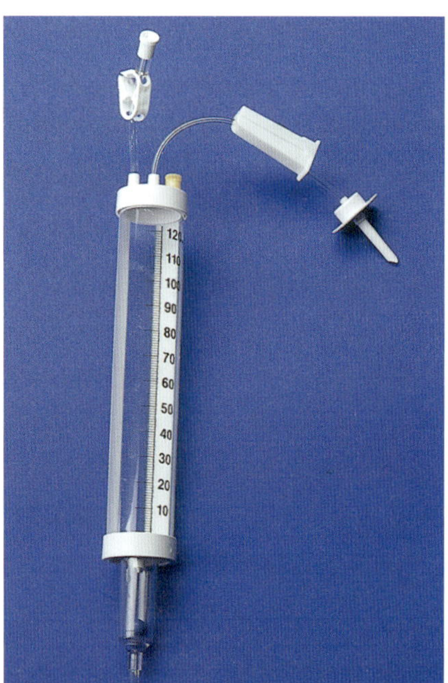

그림 21-11 수액용량 조절 세트(Volume-controlled set)

(4) 바늘 없는 부속기구

다양한 바늘 없는 연결장치들이 정맥관이나 세척 접근을 위한 포트로 활용되기 위한 접근법으로서 사용되고 있다. 이러한 연결관은 정맥주사를 놓는 동안 오염으로부터의 손상 위험성을 줄이기 위한 대안으로써 유용하다(그림 21-12). 2000년에 미국 노동부의 직업안전위생관리국(Occupational Safety and Health Administration, OSHA)에서는 모든 건강관리기관에서 건강관리종사자에게 혈액매개 병원균의 전파를 감소시키기 위한 총체적인 계획의 한 부분으로서, 안전한 바늘 장치를 사용하도록 요구하는 주사손상 안전과 예방 법안을 개발하였다. 이 안전한 바늘 장치는 표준 주사기나 정맥용 튜브에 쉽게 연결할 수 있는 연결 장치로 이루어져 있다. 이 장치들은 다양한 형태를 가지고 있으며, 수액이 중단되었을 경우 압력에 민감하게 반응하는 밸브가 있어 혈액이 역류하는 것을 방지하도록 고안된 새로운 장치도 사용 가능하다(Hadaway, 2011). 또한 바늘 없는 연결기구는 카테터 관련 혈액감염을 예방하기 위해 은이나 클로르헥시딘 같은 항균방어막을 가지고 있는 것도 있다. 바늘 없는 연결관은 바늘 없는 연결관을 제거할 때마다 또는 바늘 없는 연결관 내에 혈액이 있다면, 카테터에서 혈액배양물을 채취하기 앞서 바늘 없는 연결관을 바꾸어야 한다(INS, 2011).

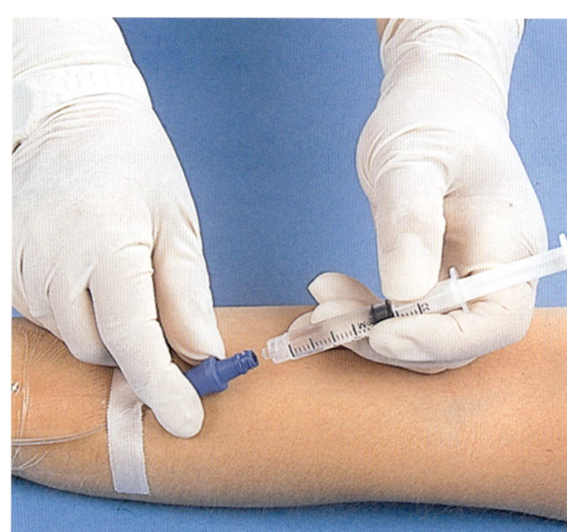

그림 21-12 주삿바늘 노출사고를 예방하기 위한 바늘 없는 주사기

SAFETY ALERT
추가 주입 장치는 Luer lock 형태여야 한다; 또한 추가 주입 장치 사용 시 건강관리의료진은 무균술을 적용해야 한다.

① 간헐적 주입장치

간헐적 주입장치는 대상자에게 간헐적으로 수액이나 약물을 투여할 때 사용한다. 바늘 없는 연결기구 어댑터는 어떤 정맥카테터도 간헐적 주입장치로의 전환이 가능하다(그림 21-13). 간헐적 정맥주입장치는 지속적인 수액 주입을 받지 않는 대상자에게 정맥 접근을 유지하게 되어 기동력을 높이고, 수액 과다 위험성을 최소화할 수 있다. 연결장치가 이미 설치되어 있으므로, 정맥카테터와 정맥관 사이에 연장선(Y자 연결관처럼 조절마개를 가지고 있는 관)을 부착하게 되면 간헐적 정맥장치로의 전환이 간단해진다. 혈액이 응고되는 것을 방지하기 위해 10mL 주사기에 소량(3mL)의 멸균 생리식염수로 세척한다. 10mL 주사기는 세척 동안 압력을 감소시켜 카테터손상 위험을 감소시킨다(Gorski, 2009c). 상품화된 생리식염수 주사기는 혈행성 병원균의 전파를 감소시킨다(Delahnty & Myers, 2009). 양압으로 관을 세척하여 캐뉼라 내로 혈액이 역류하는 것을 막고, 개방성을 유지할 수 있다(INS, 2011).

3) 정맥주입속도

정맥주입속도를 설정하고 유지할 때, 속도 조절과 주입속도에 영향을 미치는 요인 등 2가지 주요개념에 유념해야 한다.

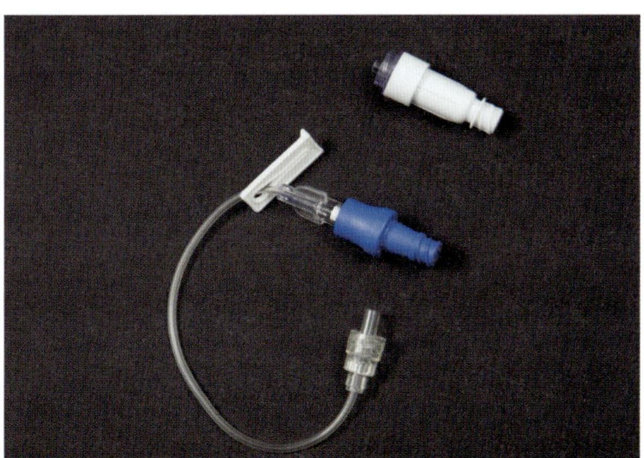

그림 21-13 간헐적 주입장치에 유치 정맥카테터로 전환하거나 수액을 연결하도록 사용되는 어댑터

(1) 주입속도 조절

주입속도 조절은 전기장치나 수동조절로 가능하다. 그러나 전자주입장치를 사용하는 것을 강력히 권고하며, 훨씬 안전하고 가장 흔히 사용되는 방법이다.

① 전자 조절

정맥용 전자주입장치(electronic infusion device, EID)는 일반적으로 정확하게 주입속도를 조절하므로, 영아에게나 특정한 약물 주입 시에 이용한다. INS 표준은 'EID는 대상자의 나이, 상태, 설정, 처방요법에 의해 확인된 경우에만 사용할 수 있다'라고 되어 있다(INS, 2011). 다양한 종류의 정맥용 전자주입장치가 이용되고 있는데, 일반적으로 정맥용 전자주입장치 펌프는 양압을 이용하여 처방된 수액용량을 주입하는 반면, 조절기는 정확한 주입속도를 유지하기 위해 주입되는 방울수를 감지한다(그림 21-14). 장비는 전기나 건전지에서 전원을 공급받으며, 전자식으로 프로그램되어 있다.

SAFETY ALERT
EID는 다양한 형태의 모델이 있기 때문에 기기를 사용할 때 특별한 사용지침에 따라야 한다. 항상 각 정맥용 전자주입장치에 맞는 사용방법을 숙지해야 한다. 근본적인 문제를 발견하고 해결할 때까지 알람을 절대로 꺼서는 안 된다.

건강관리제공자는 수액의 총 수액량을 mL로 입력하고, 시간당 주입속도를 mL/hr로 입력한다. 이러한 기기는 주어진 시간에 주입된 양과 남아 있는 양을 나타낸다. 또한 프로그램화되어 있는 주사기 펌프는 처방된 작은 용량, 시간당 0.01~99.9mL 비율의 고위험 약물을 정확하

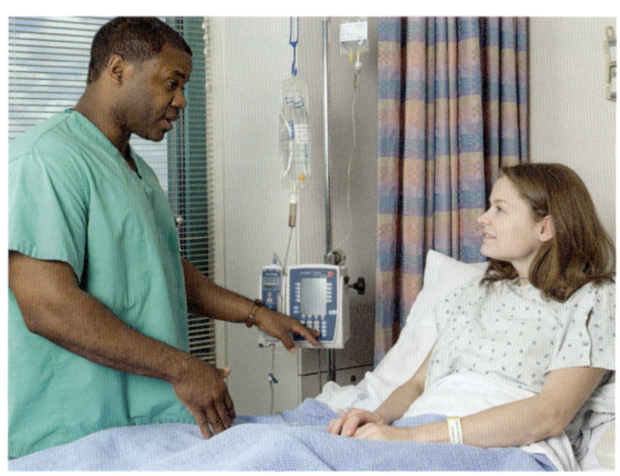

그림 21-14 대상자에게 전자주입장치에 대해 교육하고 있는 간호사

게 투여해야 할 때 유용하다. 이 펌프는 단독 또는 지속적 주입을 위한 피기백 사용 시 유용하다.

또한 전자조절장치는 수액이 어떤 이유로 처방된 속도와 다르게 주입될 때(조절기가 비었을 때, 관이 꼬였을 때, 세트에 공기가 찼을 때, 정맥이 막혔을 때), 알람이 울리는 센서를 가지고 있다. 다양한 정맥용 전자주입장치 제품이 있으므로 각 장치의 세팅 및 문제해결은 제조사의 지침을 참고한다.

② 스마트 펌프

1999년 미국 국립의학연구원의 '인간은 실수하기 마련이다.「더욱 안전한 건강시스템 구축하기(To Err is Human: Building a Safer Health system)」(Institute of Medicine, 1999)에 의하면, 미국에서 매년 9만 8천 명의 대상자가 의료사고로 인해 사망한다고 한다. 이에 대해 미국 정부기관, 건강관리전문가, 건강관리단체에서는 의료사고를 줄이기 위해 근거기반실무에 대해 관심을 가지기 시작했다(Hertzel & Sousa, 2009). 의료평가기구(The Joint Commission, 2009)와 미국의 약물사고 보고와 예방을 위한 국가조정위원회(National Coordinating Council for Medication Error Reporting and Prevention, 2008)는 약물사고를 예방하기 위해 목표를 설정하였다. 또한 미국 약품안전연구소(Institute for Safe Medication Practices, 2008)에서는 가장 심각한 약물사고는 정맥주사임을 보고하였다. 특히 인슐린, 헤파린, 모르핀 등의 고위험약물이 해당한다.

기술적 발전으로 약물사고를 예방하는 데 도움이 되는 스마트 펌프도 개발되었다. 스마트 펌프가 안전한 소프트웨어 프로그램을 가지고 있는 진보된 전자주입장치로, 용량에러 감소체계(dose error reduction system)라고도 알려져 있다(Hertzel & Sousa, 2009). 약국, 간호부, 내과 및 정보기술팀 등의 건강관리팀은 약전이 스마트 펌프 컴퓨터 시스템에 다운로드되도록 결정하는 데 협력해야 한다(Longshore, Smith, & Weist, 2010). 소프트웨어는 중환자실, 응급실, 암센터, 신생아 및 소아과 등 각 조직 내 특정 대상자군에 맞도록 구축되어야 한다. 펌프가 작동이 되면 간호사는 임상실무영역을 확인하고 대상자의 이름, 체중 등을 펌프의 프로그램에 입력해야 한다. 이 펌프에는 농도, 처방된 용량 제한, 투여 가이드라인 등의 안전장치가 내장되어 있다. 사용자가 먼저 확인하라는 메시지를 무시할 수 있도록(soft limits) 한계치를 설정할 수 있다. 또한 사용자가 무시하지 않도록(hard limits) 추가 한계치를 설정할 수도 있다.

SAFETY ALERT

전기주입장치는 IV 장비를 성실하게 사정해야 하는 간호사를 대체하는 것은 아니다. 간호사는 적절한 주입을 확인하기 위해, 어떠한 문제의 원인을 확인하고 교정해야 할 책임을 가지고 있다. 그러나 비판적 사고와 함께 스마트 펌프 기술을 사용함으로써 투약안전을 더욱 증진시킬 수 있다.

③ 수동조절

EID를 사용하지 않을 때 수액을 적절하게 주입하기 위한 첫 단계가 주입속도를 계산하는 것이다. 일반적인 튜브를 두 가지로 분류하면 macrodrip과 microdrip(혹은 minidrip)이 있다. 튜브의 선택은 간호사의 판단에 준하며, 어떠한 속도가 가장 카운트하기 쉬운가에 달려 있다. Macrodrip 튜브는 mL당 10, 15, 20방울이 주입되고(주로 20drops/mL), 특히 많은 용량의 주입이 필요한 성인 대상자에게 사용한다.

Microdrip 튜브는 mL당 60방울이 주입되며, 소량을 투여할 때 사용된다. 주입할 수액세트를 선택한 후에 의사의 처방에 대한 주입속도를 다음 공식에 따라 계산한다.

분당 방울수 = 전체 주입량 × 방울계수(mL당 방울수)

수액세트에 적힌 방울계수는 수액세트에 의해 만들어지는 방울의 크기를 말한다. 간호사는 방울계수가 20방울/mL인 튜브를 이용해서 1시간 내 125mL가 주입되는 주입속도를 계산하기 위해 상기한 공식을 적용하면 41.7gtt/min의 속도를 계산해 낼 수 있다. 일단 주입속도가 계산되면, 대상자에게 연결한 후 주입량을 수동적으로 조절할 수 있다. 처방된 주입속도는 점적통에서 계산된 분당 방울수로 롤러 조절기를 이용하여 조절한다. 15초

비판적 사고 적용하기

수술 대상자에게 8시간마다 정맥주사 5% D/NS 1,000mL가 처방되었다.

- IV 조절기를 사용할 경우, 1시간당 주입량(mL/hr)을 계산한다.
- 방울수가 20일 경우(20drops/mL) 대상자에게 주입해야 하는 분당 방울수를 계산한다.
- 60drops/mL인 미세주입기를 사용할 때, 주입해야 하는 분당 방울수를 계산한다.

정답은 부록 B를 참고하세요.

동안 점적통에 떨어지는 방울수를 세어 4를 곱하면 1분당 주입속도가 결정된다. 롤러 조절기를 사용하여 처방된 주입속도가 맞을 때까지 주입속도를 조정한다.

(2) 주입속도에 영향을 주는 요인

주입속도에 영향을 미치는 요인은 수액용기의 높이, 사지의 자세, 튜브 막힘, 정맥주입장치의 위치, 정맥주입의 개방성, 정맥 통합성, 수액용기 내 공기구멍(air vent) 등이다.

① 수액용기의 높이

전자주입장치가 사용되지 않는다면, 수액주머니나 병의 높이가 주입속도에 영향을 미칠 수 있다. 주입 부위로부터 수액용기가 높아질수록 중력이 더 크게 작용하므로 주입속도가 빨라지고, 반대로 거리가 가까워지면 주입속도는 느려진다. 수액이 주입되고 있는 동안 대상자가 일어서거나 걸어 다닐 때 손으로 수액걸대를 밀게 되면 이와 같은 변화가 일어날 수 있다.

② 사지의 위치

사지를 높이 올리면 수액이 더 천천히 주입되며, 손목이나 팔꿈치를 구부리거나 팔에 기대면 주입속도가 느려질 수 있고, 전자주입장치 알람을 유발할 수 있다.

> **SAFETY ALERT**
> 자세로 인해 나타나는 IV 주입속도의 변화를 관찰하기 위해 세심한 간호가 필요하다. IV 속도가 느려졌을 때, 전자주입장치의 알람이 울린다. 이러한 현상이 반복적으로 일어나게 되면 수액 주입이 중단되어 수액주입량은 대상자에게 주입해야 할 양보다 감소한다. 팔 지지대를 사용하여 관절 부위에 고정시키면,정확한 수액주입이 가능하다.

③ 튜브 막힘

수액튜브가 꼬이거나 조여져 있는 경우, 주입속도가 변화될 수 있다. 부주의로 튜브가 대상자 밑에 있게 되어 꼬이게 될 수 있으며, 테이프를 너무 단단히 붙인 경우나 테이프가 사지로의 정맥귀환을 방해하여 부종이 생긴 경우에도 튜브가 막힐 수 있다. 튜브가 막히게 되면, 전자주입장치의 알람이 울리게 되어 간호사가 주의를 기울이게 된다.

④ 정맥주입장치의 위치

정맥 내 바늘이나 카테터의 위치는 수액주입속도에 영향을 미칠 수 있다. 체위변경으로 인해 바늘사면이나 카테터가 정맥벽에 위치하게 되면, 수액은 막히게 되고 전자주입장치의 알람이 울리게 된다. 정맥천자 전에 정맥삽입 부위를 주의 깊게 선택하는 것이 이러한 문제를 사전에 예방할 수 있다.

⑤ 정맥주입의 개방성

카테터의 개방성은 적절한 수액주입을 위해 중요하다. 관절이 접히거나 튜브가 꼬이는 등의 이유로 수액흐름이 막히게 되면, 카테터 끝에 혈액이 응고되어 수액주입이 중단된다. 만약 응고된 혈액이 카테터의 구멍을 완전히 막지 않는다면, 흐름은 느려질 것이다. 전자주입장치에 설정한 비율보다 느리게 되면, 알람이 울리게 될 것이다. 이러한 문제는 개방성을 유지하기 위해 주입속도를 매우 느리게 설정한 경우에 자주 발생하는 문제이다. 이러한 경우, 응고형성을 예방하기 위해 간헐적으로 식염수를 사용하여 카테터를 세척해야 한다.

> **SAFETY ALERT**
> 카테터 세척은 순환기계에 응고물질을 흘려보낼 수 있으므로, 만약 세척액 주입 시 압력이 느껴진다면 절대 카테터를 세척하지 않는다.

2. 정맥요법 시 간호사의 역할

간호사는 정맥주입과 관련된 대상자 교육뿐만 아니라 정맥주입부터 관찰, 유지 및 수액 주입 중지에 대한 책임이 있다. 일반적으로 대상자가 건강관리기관에 입원해서 정맥주입을 받지만, 가정이나 외래 혹은 단기 입원시설에서도 정맥주입을 받는 경우가 증가하고 있다. 의사는 수액의 종류와 주입량, 전해질 대체를 처방한다. IV 처방 시 구성요소는 다음과 같다.

- 수액의 종류와 용량
- 수액에 첨가해야 할 약물이나 전해질
- 주입해야 할 시간이나 주입속도

1) 정맥요법 시작

정맥주사는 의사의 처방이 있어야 하며, 간호사는 처방의 정확성(주입될 수액량, 주입속도, 수액에 첨가해야 할 것)을 확인할 책임이 있다. 수액이 처방에 맞게 준비되었을 때, 간호사는 모든 필요한 장비를 가지고 가서 정맥주사를 위해 환자를 준비시킨다(실습지침서 4장 참조).

(1) 대상자 준비

대상자 또는 돌봄제공자에게 필요시 동의서뿐만 아니라 처방된 정맥요법과 치료계획에 대해 교육하는 것은 대상자 준비에 주요한 구성요소이다. 교육은 치료 목적, 목표, 정맥요법 관리 및 잠재적 합병증을 포함해야 한다(INS, 2011). 의료기관에서 정맥주사를 맞고 있는 동안에는 지속적인 간호가 이루어질 수 있으나, 가정에 있는 대상자는 가정간호사의 깊이 있는 교육과 지지가 필요하다.

(2) 주사 부위 선택

정맥주사 부위를 결정할 때에는 대상자의 과거력, 진단명, 활동 수준, 정맥상태, 치료형태와 예상되는 치료기간에 대한 사정이 중요하다. 성인의 경우 손과 전박의 정맥이 흔히 정맥주입에 사용된다(그림 21-15). 척측피정맥(basilic vein)과 요측피정맥(cephalic vein)이 사용될 경우에는 대상자의 움직임이 더 자유롭다. 가능하면 더 큰 정맥을 사용하도록 하며, 처음에는 정맥의 말초부분부터 사용하고, 추후 정맥천자를 위해 몸쪽에 가까운 정맥은 남겨둔다(Gorski, 2009b). 그리고 관절부위 바로 위의 정맥을 사용하면 주사 부위가 움직이면서 주삿바늘이 움직이거나 침윤되어 정맥염이 발생할 가능성이 있으므로 사용해서는 안 된다. 뼈를 자연 부목으로 활용할 수 있는 부위를 사용한다. 또한 하지정맥의 사용은 활동에 제한을 주고 혈전성 정맥염의 발생을 증가시키므로 피해야 한다.

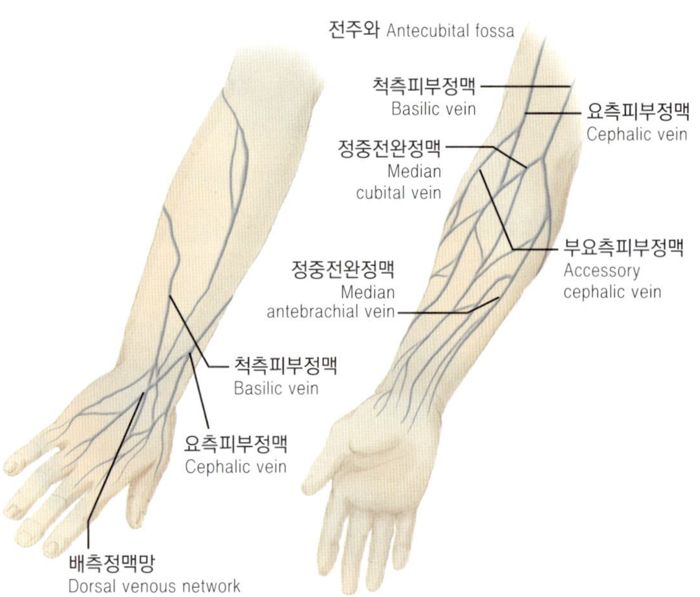

그림 21-15 성인 정맥천자 부위

정맥천자 전에 정맥의 위치를 확인해 볼 수 있는 방법은 다양하다. 대상자의 정맥을 육안으로 관찰하여 타박상이 있거나 경화가 있는 부위는 피한다. 정맥이 더 잘 드러나도록 정맥천자 부위의 4~6인치 위쪽을 지혈대(tourniquet)로 묶는다. 혈관을 확장시키기 위해 사지를 심장보다 낮추고, 대상자로 하여금 주먹을 여러 번 쥐었다 폈다 반복하도록 하거나, 선정된 정맥 부위 위를 가볍게 두드리거나, 정맥천자 전에 약 5분간 따뜻한 물에 담근다. 일부 기관에서는 초음파 장비를 이용하여 정맥위치를 확인하기도 한다.

(3) 주사 부위 준비

적절한 주사 부위 준비는 감염을 예방하기 위해 필수적이다. 필요시 주사 부위의 털을 깎는다. 그러나 면도는 미세한 상처를 남겨 미생물이 침투할 수 있는 통로가 되기 때문에 피한다. 70% 알코올에 2% 클로르헥시딘을 도포하여 부드럽게 압력을 주면서 측면에서 측면, 앞뒤 방향으로 소독한다(McGoldrick, 2010; O'Grady, 2011). 대상자가 클로르헥시딘에 알레르기가 있다면, 포비돈 요오드 솜을 사용해 1분 이상 접촉하여 둥글게 원을 확장하면서 소독한다. 포비돈 요오드는 알코올 솜으로 제거하고, 소독액이 마르도록 기다린다. 일부 병원에서는 정맥천자 전에 국소마취를 하기도 하는데, 가장 일반적으로 사용되는 약제는 lidocaine 마취연고와 EMLA 크림이다(INS, 2011).

(4) 정맥천자 수행

정맥천자 수행 전에 모든 물품을 준비한다. 고정테이프를 잘라 놓고, 손이 닿을 수 있는 곳에 모든 물품을 놓는다. 모든 침습적 처치 시에는 장갑을 착용해야 한다. 두 가지 확인지표를 사용하여 대상자를 확인한다. 정맥천자 부위의 피부를 엄지와 검지를 사용해서 잡아당겨 편평하게 한다. 뒤로 잡아당김으로써 정맥을 고정시킨다. 바늘이 제거될 때까지 정맥이 안정되게 유지되어야 한다. 바늘의 사면을 위로 하여 21°~30°로 잡고, 피부로 뚫고 들어갈 때는 바늘의 각을 15° 정도로 낮춘다. 이렇게 하면 정맥으로 들어가게 되고, 정맥을 관통하는 실수를 줄일 수 있다. 정맥에 바늘이 제대로 삽입이 되었다면 혈액이 맺히게 되는데, 이를 관찰한다. 카테터를 사용하는 경우에는 바늘과 카테터가 정맥 내로 삽입되면, 카테터 허브가 완전히 피부에 닿을 때까지 플라스틱 카테터를 밀어 넣는다. 카테터가 정맥 내에 완전히 삽입되면, 철침(stylet)을 제거한다. 혈관 안에 바늘이나 카테터가 완전히 삽입된 것이 확인되면, 튜브를 연결하고 지혈대를 푼다. 만약 정맥천자에 실패할 경우에는 다른 부위에 새로운 카테터로 전 과정을 다시 시도한다. 한 간호사가 두 번 이상 정맥천자를 시도하는 것은 대상자와 간호사 모두에게 심한 스트레스가 되기 때문에, 2회 이상은 시도하지 않도록 한다(INS).

기억해야 하는 개념

말초정맥을 천자할 때 멸균장갑을 착용할 필요는 없다. 깨끗한 장갑으로도 충분히 보호할 수 있고, 처치 동안 내과적 무균술을 유지할 수 있다.

SAFETY ALERT

정맥주사 시행 시, B형 간염이나 HIV와 같은 혈액을 통한 병원균 노출을 최소화하기 위한 표준예방주의 지침에 대해 숙지해야 한다. B형 간염 면역이 있는지 확인한다. 바늘에 의한 외상을 피하기 위해 적절한 의료폐기물 전용용기에 버려야 하고, 주삿바늘 뚜껑은 다시 씌우지 말아야 한다.

(5) 정맥천자 장치 고정

1cm 넓이의 테이프로 피부에 캐뉼라를 고정한다. 허브(hub) 아래에 또 다른 테이프의 접착면을 위로 놓는다. 한쪽을 캐뉼라 위로 단단하게 대각선 방향으로 고정하고, 다른 반대편 쪽도 대각선 방향으로 고정한다. 이렇게 하면 캐뉼라를 고정하게 되고, 옆으로 움직이지 않게 된다. 튜브를 구부려서 테이프로 고정한다. 정맥주입 부위에 투명한 드레싱을 덮는다(그림 21-16). 다양한 고정장치 제품이 IV 고정을 위해 사용되고 있다. 시간, 날짜, IV 천자 위치, 카테터 길이와 게이지를 기록한다.

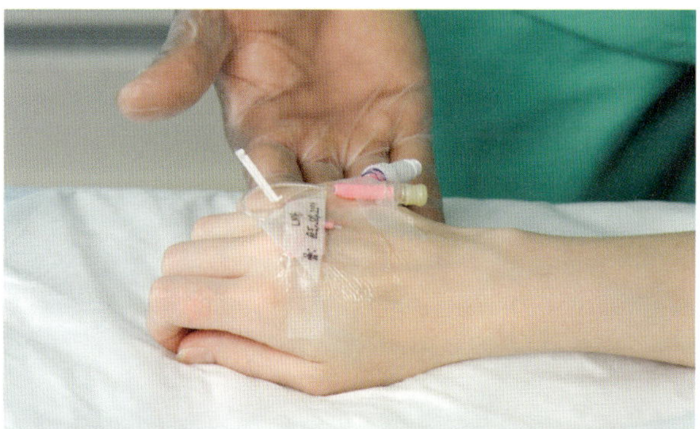

그림 21-16 안전하게 고정된 정맥주입장치

2) 정맥주입 유지

간호사는 수액이 적절한 속도로 주입되도록 하고, 정맥요법의 합병증을 즉시 발견하기 위해 정맥주입을 유지하며, 감시할 책임이 있다. 수액주입을 모니터하는 단계는 **실습지침서 4장**에 기술되어 있다.

(1) 관찰과 기록

대상자의 상태, 주입 장치의 종류, 실무현장, 기관의 프로토콜 등에 따라 정맥장치를 감시하는 빈도가 결정된다. 정맥주사 부위 상태, 주입속도, 활력징후, 섭취량과 배설량, 정맥요법에 대한 대상자의 반응을 매 4시간마다 사정한 자료를 기록한다(INS, 2011). 가정에서는 대상자와 돌봄제공자에게 정맥주사 부위의 발적, 부종, 개방성 등을 모니터하도록 교육한다. 문제가 발생되면 가정간호사에게 보고하도록 교육한다.

SAFETY ALERT

급성 또는 만성 의료기관에서는 대상자의 IV를 최소한 1시간 간격으로 평가해야 한다. 만일 대상자가 아동이라면 더 자주 사정해야 한다.

(2) 드레싱 교환

주사부위 관리에 대한 기관의 정책은 INS에서 정의된 간호실무표준과 미국 질병관리본부 권고지침에 따른다. 주사 부위를 눈으로 자주 관찰하고, 압통이 있는지 만져본다. 만약 압통과 명확한 이유 없이 열이 나거나 국소적인 증상 또는 혈류감염이 관찰된다면, 드레싱을 제거하고 즉시 주사 부위를 직접 관찰해야 한다. 말초 부위의 경우 거즈드레싱을 48시간마다 교환하거나, 드레싱의 통합성이 문제될 때마다 교환해야 한다. 투명한 반투과성 드레싱의 사용을 지지할 근거는 없으나, 만약 대상자에게 직접적 감염 증후가 없다면 드레싱을 제거할 필요가 없다(Gilles et al., 2003; O'Grady et al., 2011). 천자 부위 간호를 수행할 때, 카테터 위치가 벗어나지 않도록 주의한다. 천자 부위 간호에 대한 단계는 **실습지침서 4장**에 기술되어 있다.

(3) 수액과 튜브 교환

간호사는 기관의 정책에 따라 수액 주머니와 튜브를 교환할 책임이 있다. 수액 주머니는 주입되는 수액이 비었을 때, 정맥요법 처방이 바뀌었을 때, 수액 주머니가 24시간

이상 걸려 있을 때에 교환하게 된다.

모든 수액 주머니와 튜브는 감염을 예방하기 위해 반드시 무균적으로 교환해야 한다. 수액주입세트는 2차 세트와 추가 장치를 포함하여 매 96시간보다 더 자주 교환해서는 안 된다(Gilles et al., 2005; O'Grady, 2011). 수혈, 인트라리피드 및 TPN에 사용된 튜브는 자주 교체되어야 한다. 대부분의 의료기관에서는 이러한 과정에 대한 지침과 횟수를 규정해 놓고 있다. 실습지침서 4장에 수액과 튜브교환에 대해 기술되어 있다. 근거기반실무 권고에 따른 정맥요법 PICO 부분을 확인한다.

(4) 정맥주입 잠금장치의 간헐적 세척

사용 중인 정맥카테터에 바늘없는 어댑터를 사용함으로써 간헐적 주입장치로 전환될 수 있다(실습지침서 4장 참조). 말초 간헐적 정맥주입관은 일반적으로 투약 전과 후에, 그리고 투약이 없을 때는 8시간마다 생리식염수를 통과시킨다. 중심정맥카테터에 대한 세척 지침은 여전히 논쟁 중에 있다. 다수의 연구에서 생리식염수와 희석한 헤파린용액으로 세척한 결과는 유사하다고 보고하고 있다(Mitchell et al., 2009; INS 2011). 그러나 희석된 헤파린으로 세척하는 경우, 대상자의 응고상태에 영향을 미칠 수도 있고, 헤파린으로 인한 혈소판감소증(heparin-induced thrombocytopenia, HIT)을 유발할 수도 있다. 만약 기관의 지침이 중심정맥카테터를 희석된 헤파린으로 세척하는 것이라면 간호사는 혈소판감소증 증상과 증후를 관찰해야 하고, 의심스러운 경우 모든 헤파린을 중단해야 한다. 세척용액의 빈도와 양, 세척액의 종류는 의료기관의 정책과 제조자의 권고에 따라 결정된다.

3) 합병증 사정

정맥요법의 가능한 합병증이 나타나는지 대상자를 관찰하는 것은 간호사의 중요한 책임이며, 가장 중요한 합병증은 침윤, 정맥염, 감염 및 수액 과다이다. 공기색전증과 기흉은 중심정맥요법 시 흔히 발생하고, 잠재적으로 생명을 위협하는 합병증이다. 또한 카테터의 파손도 장기간 동안 중심정맥요법 시 발생 가능한 문제이다(표 21-3).

(1) 침윤

사고로 수액이 피하조직으로 들어가는 것을 침윤(infiltration)이라 한다. 수액이나 약물이 수포를 형성하는 제제라면 일혈(extravasation)이라고 한다. 발포제(vesicants)는 매우 자극적이며, 피하조직으로 누출되면 광범위한 조직 손상을 유발할 수 있다(Doellman et al., 2009). 항암제와 산도가 아주 높거나 낮은 수액이 발포제에 해당한다. 침윤은 바늘이나 카테터가 정맥 밖으로 빠져나가거나, 수액이 피하조직 내로 새어나가고 있을 때 발생한다.

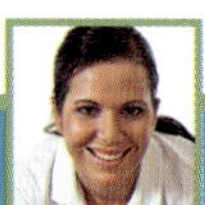

정맥요법 PICO

김 간호사는 IV 위원으로, 하나의 정책을 최신으로 변경하려는 중이다. 현재 병원의 표준은 감염위험을 줄이기 위하여 IV 튜브를 3일마다 교체하는 것이다. 현재 검토하고 있는 정책은 4년 전에 작성된 것이다. 이 정책이 현 근거에 기초한다고 생각하지 않는다. 그래서 PICO 진술문을 사용하여 Cochrane Library에서 최근 논문을 검색하기로 하였다: 정맥카테터를 삽입한 대상자에게 주입세트를 72시간마다 교체하는 것과 24시간, 48시간 또는 96시간의 간격으로 교체하는 것이 감염을 줄이는가?

P (Population, 대상) = 정맥카테터를 삽입하고 있는 대상자
I (Intervention, 간호중재) = 72시간마다 주입세트를 교체하는 경우
C (Comparison, 비교) = 다른 주기(24, 48, 96시간)로 교체하는 경우
O (Outcome, 성과) = 감염률을 낮출 수 있는가

김 간호사는 5,001명의 대상자(신생아와 성인 모두)에게 16편의 무작위실험을 평가한 체계적 문헌고찰 한 편을 찾았다. 수일에 걸쳐 중심, 말초정맥 및 동맥 카테터 튜브와 주입세트의 감염률을 분석한 논문도 포함되어 있다. 체계적 문헌고찰에서 혈액, 혈액제품 또는 지질을 함유하지 않는 IV 튜브는 감염위험없이 96시간까지 사용할 수 있다. 그러나 신생아의 경우 튜브를 자주 교체하지 않는다면, 감염위험이 더 높아지고 사망으로 이어졌다. 저자는 일부 연구에서 연구방법에 대해 잘 기술하지 않아 근거의 질 수준을 낮음에서 보통으로 기술하였다. 김 간호사는 정책을 수정하기 전에 다음 위원회 회의 시 논의하기 위하여 이 문헌을 가져가기로 하였다.

출처: Ullman, A. J., Cooke, M. L., Gillies, D., Marsh, N. M., Daud, A., McGrail, M. R., et al. (2013). Optimal timing for intravascular administration set replacement. *Cochrane Database of Systematic Reviews*, (9): CD003588. Doi: 10.1002/14651858.CD003588.pub3.

표 21-3 정맥주사요법의 합병증

합병증	증상/증후	활동	예방
침윤(infiltration)	부종, 냉감, 주사 부위 불편감, 주입속도 느려짐, 혈액역류 부재	IV를 중단하고 다른 곳에 다시 주입한다. 부종을 감소시키기 위해서 따뜻한 물에 담근다.	가능한 한 긴 뼈대가 부목 역할을 할 수 있도록 그 뼈대 위의 정맥에 주사한다. 관절 위 부위는 피한다. 제조사의 고정장치를 사용한다.
정맥염(phlebitis)	통증, 온감, 정맥주사주위 발적 정맥이 단단하고 코드 같은 느낌 수액 주입속도의 저하	IV를 중단하고 다른 곳에 다시 주입한다. 불편감을 감소시키기 위해서 따뜻한 물에 담근다.	72시간마다 정맥주사 부위를 변경한다. 카테터보다는 큰 정맥과 바늘을 사용한다. 약물을 잘 희석하고 천천히 주입한다. 자극적 용액은 중심정맥관을 사용한다.
감염(infection)	국소적: 정맥주사 부위의 발적, 온감, 농성 삼출액 배출 전신적: 오한, 불편감, WBC 증가	IV를 중단하고 다른 곳에 다시 주입한다. 카테터 끝 배양과 혈액 배양을 의뢰한다. 적절한 항생제 치료를 한다.	IV를 다룰 때는 엄격한 무균술을 유지한다. 손 위생을 철저히 한다. 72시간 또는 규정에 따라 튜브를 교체하고 드레싱한다.
수액과다 (fluid overload)	혈압 상승, 맥박과 호흡 상승, 호흡곤란, 악설음, 경정맥 팽창, 체중 증가	IV를 천천히 개방성 유지 후, 의사에게 보고한다. High 또는 semi-Fowler 체위로 변경한다. 필요시 산소를 공급한다.	고위험군(노인, 영유아, 만성 심부전 환자, 신장질환)의 경우 주의 깊게 수액주입속도를 모니터한다. 전자주입장치를 사용한다.
공기색전증 (air embolism)	가슴, 어깨, 등 쪽의 통증, 호흡곤란, 저혈압, 약한 맥박, 청색증, 의식소실	왼쪽 트렌델렌버그 체위로 변경한다. 의사에게 보고한다. 활력징후를 면밀히 관찰한다.	luer lock 연결관을 사용하거나 모든 연결 부위는 테이프로 감는다. 공기제거필터를 사용한다. 모든 중심정맥카테터는 전자주입장치를 사용한다. 튜브를 교체하거나 중심정맥관을 중단하는 경우 대상자에게 발살바 수기를 수행하도록 교육한다.

침윤이 발생할 때 대상자는 통증을 호소하고, 정맥주사 부위의 주변이 부어오르며, 만지면 차가운 느낌이 든다. 침윤이 발생하면 피하조직 내의 압력이 증가하여 주입속도가 더 느려지고, 전자주입장치 알람이 울린다. 대상자에게 삽입 부위의 통증, 작열감, 부종 등은 즉각적으로 보고하도록 교육하고, 가능한 한 빠른 처치를 제공해야 한다.

(2) 정맥염

정맥염(phlebitis)은 혈관 내벽의 염증으로, 혈액덩어리가 염증을 동반하는 경우를 혈전성 정맥염(thrombophlebitis)이라고 한다. 정맥염의 발생에 기여하는 요인은 카테터의 게이지, 크기, 재질, 카테터의 삽입기간, 수액의 종류와 pH, 혈액의 흐름이 느린 하지정맥이나 작은 정맥의 이용 등이다. 정맥염의 임상증상으로는 대상자가 불편감을 호소하고, 정맥 부위에 발적이 있으며, 만졌을 때 따뜻하고, 전선처럼 단단하게 느껴진다(Dos Reis, Silveira, Vasques, & de Carvalho, 2009; Webster, Osborn, Rickard, & Hall, 2010). 만약 응고가 발생하면 수액은 아주 느리게 들어가게 된다. 정맥염이 발생하면 카테터는 제거해야 한다.

(3) 카테터 교체

말초정맥카테터 관리를 위한 최근 가이드라인은 정맥염, 카테터 관련 감염 등의 합병증을 예방하기 위하여 정기적인 카테터 교체를 강조하고 있다. Webster 등(2010)의 체계적 문헌고찰에 의하면, 말초정맥카테터의 정규적 교체가 임상적으로 교체가 필요한 경우보다 훨씬 이점이 있다는 결정적 근거는 없었다고 밝혔다. 최근 권고사항은 정기적 교체가 아니라 임상적으로 교체가 필요한 경우 말초카테터를 교환하는 것이다(Ken & Daphne, 2012).

(4) 감염

감염은 정맥주입 부위나 전신에 발생할 수 있다. 한 부위에 오랫동안 정맥주입을 할수록 감염될 수 있는 기회가 더 커진다. 감염은 특히 대상자가 고위험에 있을 때 중심

치료적 대화: 정맥주사요법

사례

사회복지사였던 65세의 김 씨는 왼쪽 팔에 정맥주사를 맞고 있다. 저녁근무인 간호사가 김 씨의 정맥주사 부위와 주입속도, 전자주입장치 작동을 점검하러 병실을 방문하자, 김 씨는 따뜻하게 간호사를 반겼다.

비효율적 대화

김 씨 안녕하세요. 오늘 저녁 일은 어떠세요? (환한 미소로)

박 간호사 네. 전 괜찮아요. 좀 어떠신가요? (정맥주사 부위를 부드럽게 촉진하며)

김 씨 제발 거기는 만지지 마세요. (움찔하며 뒤로 빼면서)

박 간호사 (그대로 서 있는 채로 손을 대상자의 손에 댄 채) 정맥주사한 곳이 불편하세요?

김 씨 네. (걱정스러운 눈빛으로 간호사의 눈을 바라본다.)

박 간호사 점검 좀 해 보겠습니다. (정맥주사부위, 정맥주입장치, 주입속도, 수액세트 등을 조사한다.) 지금 튜브를 조금 풀어드릴 수 있는데 문제는 없을 것 같아요. 이렇게 하죠. 다음에 다시 방문할 때 다시 점검해서 문제가 있다면 그때 교정해요. 아셨죠? (대상자의 손을 잡아주며 웃으며 병실을 떠난다.)

김 씨 네. 알았어요. (미간만 찌푸린 채)

효율적 대화

김 씨 안녕하세요. 오늘 저녁 일은 어떠세요? (환한 미소로)

고 간호사 네. 전 괜찮아요. 좀 어떠신가요? (정맥주사 부위를 부드럽게 촉진하며)

김 씨 제발 거기는 만지지 마세요. (움찔하며 뒤로 빼면서).

고 간호사 (그대로 서 있는 채로 손을 대상자의 손에 댄 채) 정맥주사한 곳이 불편하세요?

김 씨 네. (걱정스러운 눈빛으로 간호사의 눈을 바라본다.)

고 간호사 좀 더 말씀해 보세요.

김 씨 오늘 저녁식사 후에 정맥주사를 맞았는데, 차를 마시고 싶어도 손을 뻗을 수가 없어요. 다른 간호사가 제 손이 미치지 못한 곳에 트레이를 두고 갔는데, 그 분을 귀찮게 하고 싶지 않아서 내가 잡으려고 손을 뻗었는데 피부가 약간 아팠어요. 뭐가 잘못되었나요? (걱정스러운 눈빛으로)

고 간호사 제가 한번 확인하겠습니다. (점검하는 동안 김 씨와 지속적으로 대화하며) 정맥주사한 부위에 붉게 변하거나 부어오른 곳을 찾아볼 수가 없네요. 펌프도 작동이 잘 되고 있고 수액도 잘 들어가고 있어요. 움직임이 편하시도록 튜브를 좀 풀어서 고정해드릴까요? 어떠세요?

김 씨 (편안하게 보이며) 좋아요. 아무런 문제가 없다니 좋군요. 이런 일은 처음이라서요. (미소를 짓지만 환한 표정은 아니다.)

고 간호사 아직 걱정이 되는 것 같은데 다른 불편한 점은 없으세요?

김 씨 아니요, 괜찮아요. 하지만 나중에 다시 와서 봐주실 거죠? 그럼 마음이 편해질 것 같아요.

고 간호사 그럼요. 그러려고 했는데요. 앞으로 트레이를 편하게 사용할 수 있게 놓아두도록 이야기해 둘게요.

김 씨 매우 감사합니다. 정말 고마워요. (밝은 미소로)

비판적 사고를 위한 과제

- 고 간호사가 김 씨를 어떻게 안심시켰는지 분석해 본다.
- 김 씨를 안심시키는 방법에 대하여 설명해 본다.
- 안심시키는 말이 아랫사람을 다루는 듯 한 말이 되는 순간이 언제인지 생각해 본다.
- 박 간호사와 대상자 간 대화에서 무엇을 놓쳤는지 분석해 본다.

정맥카테터를 가진 경우에 일어날 수 있다. 철저한 손위생과 정맥천자 부위 준비 및 천자와 유지 시 무균법 사용은 감염의 위험을 최소화하기 위해 필수적이다. 감염의 증상과 징후는 국소적이거나 전신적일 수 있으며, 감염이 의심되면 의사에게 보고한다. 미국 건강증진연구소 중심정맥관 관리지침을 일관되게 준수하는 것은 중심정맥관 감염률을 줄이는 데 목적이 있다.

(5) 수액과다

대상자가 수액을 너무 빠르게 공급받으면 수액과다가 발생할 수 있는데 너무 어리거나 노인, 심장이나 신장 손상을 입은 대상자가 특히 위험하다. 수액주입이 늦어져서 빨리 주입하려고 시도하면 수액과다가 일어날 수 있다. 체중 증가, 섭취량에 비해 적은 소변배설량, 폐청진 시 악설음 등이 수액과다의 증상으로 나타날 수 있다.

건강관리팀과의 협력
정맥주사부위 문제 협력 요청

당신은 어제 칼륨 수준이 3.0mEq/mL로 입원한 김 씨의 간호를 맡게 되었다. 현재 김 씨는 NPO 상태이며, 40mEq KCl이 첨가된 D5$^{1}/_{2}$NS를 시간당 125mL로 주입하고 있다. 전자주입장치를 사용하고 있지만, 오늘 아침 정맥주입관의 폐색을 알리는 알람이 울렸다. 이때 정맥주사 부위를 보니 부종이 관찰되었고 김 씨도 전보다 더 아파했다. 정맥주사팀에게 정맥주사 부위를 사정하고 다시 주사를 놓을 수 있는지 문의하였다. 정맥주사 간호사가 김 씨의 방에 들어가기 전 당신에게 정보를 얻기 위해 방문하였다.

Situation(상황): "환자 분의 정맥주사 부위가 부어 있고 아프다고 하네요."

Background(배경): 정맥주사 부위는 어제 입원하면서 삽입된 곳이다. 김 씨는 현재 NPO 상태이고 오른쪽 손목에 25G 카테터에 시간당 125mL로 40mEq KCl이 첨가된 D5$^{1}/_{2}$NS를 맞고 있다. 알람이 수액주입관의 폐쇄를 알렸으나 환자가 오른손잡이이므로 자세와 관련이 있는 것 같았다. 삽입 부위는 부어 있고 붉었으며 수액주입은 중단된 상태이다. 부종 부위를 따뜻한 팩으로 감싸주었다.

Assessment(사정): 김 씨 주사 부위는 침윤된 것으로 판단되고 새로운 정맥주사 삽입이 필요하다.

Recommendation(권고): 왼쪽 팔에 좀 더 큰 정맥에 더 큰 구경의 카테터 삽입이 필요하다.

비판적 사고

- 몇 G(게이지)의 카테터를 추천하는가?
- 이 정맥 삽입위치에 40mEq KCl 주입 영향에 대해 고려해 본다. 수액 상태에 대해 사정하는 것이 어떠한 의미가 있겠는가?
- 이 상황에서 침윤 위험성은 무엇이며, 이러한 손상을 예방하기 위해 할 수 있는 것은 무엇인가?
- 침윤 위험성을 낮출 수 있는 중재를 나열해본다.

윤리적 · 법적 쟁점

정맥주사 관리 시 임상판단

김 씨는 고령인 말기 전립선 암 환자로 패혈증과 2차적 요로감염으로 응급진료기관에 입원하였다. 김 씨는 인위적 영양이나 생명연장 치료를 거부하는 사전의료지시서(advance directive)를 작성하였다. 의사는 링거젖산용액 1L에 시프로플록사신(ciprofloxacin)을 IV 처방하였다. 가족은 김 씨 입원소식을 듣고 병원으로 오는 중이다. 김 씨의 의식은 완전한 것은 아니며, 눈은 가끔 뜨고 있고 신음소리를 내고 있다.

비판적 사고를 위한 과제

- 이 상황에서 행동방침을 결정할 만한 충분한 정보를 가지고 있는가?
- 정맥주사를 놓고 수액과 처방된 항생제를 주입하는 것을 간호계획에 포함할 것인가?
- 김 씨의 사전의료지시서가 당신의 결정에 어떻게 영향을 주는가?

SAFETY ALERT

수액 과다를 예방하기 위해 정맥주입 시 반드시 전자주입장치를 사용한다.

(6) 공기색전증

대상자의 순환기계에 공기가 들어가는 것을 공기색전증(air embolism)이라고 하며, 이는 중심정맥카테터 사용 시 더 흔하게 발생한다. 호흡하는 동안, 흉강 내 압력의 변화로 인해 공기가 들어가게 된다. 모든 IV 장치와 포트에 Luer Lock을 연결하여 예방하는 것이 중요하다. 대상자에게 증상이 나타나기 전에 상당한 양의 공기가 말초정맥순환으로 유입된다. 중심정맥카테터를 사용하고 있는 대상자는 적은 양의 공기가 들어가더라도 위험하다. 공기색전증의 증상에는 가슴, 어깨, 등의 통증, 호흡곤란, 저혈압, 청색증, 약한 맥박, 의식상실 등이 있다. 공기색전증의 첫 징후가 나타나면, 공기가 혈류로 들어가지 않도록 기존 카테터를 잠그거나 카테터를 제거하여 천자부위를 폐쇄한다. 우선 대상자를 트렌델렌버그 체위에서 왼쪽으로 자세를 취하여 공기를 우심실로 올라가도록 하고, 혈액은 폐로 들어가도록 해야 한다(Gorski, 2010; INS, 2011; Smeltzer & Bare, 2010). 생명이 위험한 상황이므로 신속하게 관리해야 한다. 표 21-3에 공기색전증을 예방하는 INS 권고사항이 기록되어 있다.

(7) 기흉

기흉(pneumothorax)은 중심정맥카테터 삽입 시 매우 근접해 있어 폐 또는 늑막이 부주의로 천자되었을 때 발생하며 가슴과 어깨의 통증, 갑작스러운 짧은 호흡, 빈맥, 천자된 부위의 호흡음 상실 등의 증상이 나타난다. 모든 중심정맥카테터를 삽입한 후, 대상자는 중심정맥카테터로 수액이나 약물을 주입하기 전에 반드시 흉부 방사선을 촬영하여 카테터의 위치를 확인해야 한다. 또한 흉부 X-선검사로 기흉을 발견할 수 있다.

(8) 카테터 파손이나 손상

비록 흔하지는 않지만, 카테터의 파손이나 손상은 정맥카테터의 어떤 지점에서도 발생할 수 있으며, 카테터의 손상은 아주 작은 구멍의 형태일 수도 있고, 완전한 손상일 수도 있다. 만약 카테터가 부러졌거나 파손되었을 때, 대상자에게 가장 심각한 위험은 떨어진 파편이 심장이나 폐동맥에 색전증을 일으키는 것이다. 모든 정맥장치는 방사선 불투과성 물질로 만들어져 있으므로, 방사선 촬영이 카테터 파편을 찾는 데 도움이 될 것이다. 카테터 손상을 피하기 위해 날카로운 물건이나 가위를 모두 제거하고, 가능하다면 카테터에 수액을 주입할 때 10mL나 그 이상의 주사기 또는 바늘없는 장치를 사용하도록 한다. 카테터를 관절 위나 근처에 삽입하는 것을 피한다. 또한 카테터를 제거하기 전에 카테터의 상태가 완전한지를 사정한다.

4) 정맥주입 중단

정맥주입은 처방된 수액이 모두 공급되었거나, 합병증이 발생했을 때 중단한다. 먼저 이 과정은 손에 혈액이 묻을 수 있기 때문에 일회용 장갑을 착용하고, 롤러 조절기와 전자주입장치의 전원을 끈다. 카테터 삽입부위를 잘 지지하고, 카테터를 고정하고 있는 테이프를 조심해서 제거한다. 테이프가 제거되면 카테터를 한 방향으로 빼면서 제거한다. 카테터를 제거한 부위에 압력을 가하고, 출혈이 멈추도록 밴드를 붙인다. 카테터가 완전한 모양으로 제거가 되었는지 카테터와 천자부위를 사정한다. 주입된 수액량, 주입이 끝난 시간, 주사부위 상태, 발생한 합병증, 카테터의 상태, 따뜻한 습포 적용과 같은 간호방법 등을 기록한다.

중심정맥카테터나 말초삽입 중심정맥카테터를 제거할 때는 공기색전증과 카테터 파손 같은 합병증이 발생하지 않도록 특별한 주의가 필요하다. 공기색전증을 예방하기 위해서는 카테터 제거에 필요한 규정을 따른다. 대상자는 트렌델렌버그 체위를 취하게 하고, 대상자로 하여금 발살바 수기(Valsalva maneuver)를 하도록 하면서 카테터를 제거한다. 만약 카테터 제거 시 저항이 느껴지면 그 과정을 중단하고, 의사에게 보고한다. 카테터를 제거한 후 즉시 그 부위에 폐쇄적 드레싱을 해주고, 24~72시간 동안 유지하도록 한다. 제거 후 카테터의 결손상태를 관찰한다. 만약 카테터 끝의 감염이 의심되는 경우, 배양을 위해 검사실로 보낸다. 이러한 절차를 기록한다.

3. 주사제 투여

정맥주사약물은 간헐적 주입, bolus주사 또는 지속적 주입으로 투여된다.

1) 간헐적 주입기술

간헐적 주입기술은 정맥 약물투여가 대개 20~60분의 중간 정도의 시간이 소요될 때 사용한다. 간헐적 주입에 사용되는 약물은 50~250mL의 수액주머니(0.9 생리식염수, 5% 포도당) 또는 20~60mL의 양을 주사기에 재어 주입펌프를 사용하기도 한다. 약사는 약물을 준비하고, 수액주머니 또는 주사기에 대상자의 이름과 등록번호, 약물 이름, 수액 형태, 희석액, 추천 주입속도 등에 대한 라벨을 준비한다(실습지침서 4장 참조). IV 약물을 투여할 때, 다음을 확인해야 한다.

- 공급된 약물이 처방된 약물인가?
- 처방된 약물이라면 대상자에게 안전한가?
- 정맥카테터가 개방성을 유지하고 있는가?(카테터가 정맥 내 있고 막히지 않았는지, 삽입 부위가 붉거나 부종이 있지는 않은지?)
- 약물은 적절한 속도와 시간에 주입되고 있는가?

2) 정맥 bolus 주입기술

정맥 bolus 주입기술은 빠른 치료효과를 위해 1분에 걸쳐 주입하는 데 사용한다. 정맥 bolus 주입 약물은 지속적으로 주입되고 있는 IV 세트나 주입 포트로 주사할 수 있다. 실습지침서 4장을 참고한다.

SAFETY ALERT

너무 빠른 주입은 심각하고 치명적인 합병증을 유발할 수 있으므로, 주입하기 전에 제조사가 권고하는 주입속도를 확인한다. 정맥주입 약물과 관련된 잠재적 위험 때문에 일반적으로 학생들이 독립적으로 수행해서는 안 된다.

3) 지속적 주입기술

지속적 주입기술은 기대되는 효과를 확보하기 위해 지속적으로 주입해야 하거나(예: vasopressin, dobutamine, dopamine) 단기간에 주입하는 경우, 독성을 주는 약물(예:

cisplatin, potassium)의 경우, 지속적으로 약물이 주입되기 위해 사용된다. 지속적으로 주입하기 위해 처방된 약물은 250~1,000mL의 수액주머니에 공급된다. 일반적으로 학생들은 이들 약물과 관련된 고위험 때문에 투여하지는 않는다.

SAFETY ALERT
기관의 프로토콜은 지속적 약물주입을 위해 최소한 스마트 펌프나 전자주입장치 사용이 필요하다.

주로 시간당 mL 등 특정 시간에 걸쳐 기계에 IV 용액의 용량을 설정할 수 있다. 스마트 펌프는 너무 빠른 약물주입을 예방하여 안정성을 높이도록 한계를 미리 설정할 수 있다. 공급양의 조절은 정맥주사약물의 과용량을 예방하는 데 중요하다. 이러한 장비는 주입을 일시 중단하는 동시에 간호사가 장비를 점검할 수 있도록 들을 수 있는 크기의 알람이 울려야 한다. 알람은 튜브에 공기가 있거나 튜브폐색(꼬임이나 카테터 끝에 덩어리, 카테터의 꺾임)이 있는 경우, 주입이 완전히 끝났거나, 수액주머니가 비게 되면 알람이 울리도록 설정한다.

4) 자가통증조절장치

PCA장비는 대상자 스스로가 통증조절 요구도에 맞추어 마약진통제를 정맥으로 주입할 수 있다. PCA장비는 연결된 IV 세트에 미리 채워진 주사기를 통하여 진통제가 일정한 양으로 공급되도록 전자적으로 설정되어 있다. 과용량을 예방하기 위하여 특정한 용량과 시간간격을 장비에 설정하며, 대상자가 조절 버튼을 누르게 될 때 약물이 주입된다. 35장에 자가조절진통제(patient-controlled analgesia, PCA)에 대한 추가 정보가 기술되어 있다.

5) 경막외 진통제 투여

통증 약물은 척수를 둘러싸고 있는 경막외강내에 카테터를 삽입하여 투여할 수 있다. 아편제와 국소마취제를 투여하여 분만이나 수술 후 통증 조절을 할 수 있다. 주입은 지속적 주입(기본형태) 또는 간헐적 형태로 대상자에 의해 조절[자가통증조절 경막외 장치(patient-controlled epidural analgesia, PCEA)]되도록 설정할 수 있다. 35장에 경막외마취에 대한 추가 정보가 기술되어 있다.

4. 생애주기에 따른 고려사항

1) 신생아와 영아

간호사에게는 신생아와 유아의 정맥요법은 부담된다. 이들의 정맥은 아주 미세하기 때문에 찾아서 천자하기가 어렵다. 신생아에게는 14일까지 제대정맥을 사용할 수 있다(O'Grady, 2011). 9개월 미만의 영아에게는 측두부에 있는 두피정맥(scalp vein)을 사용한다(그림 21-17). 두피정맥에 정맥요법을 하게 되면, 부모들은 놀라고 당황하게 되므로, 충분한 설명을 해 주고 지지해 주며 편안하게 해 준다. 절대로 부모들에게 아동을 잡아달라고 요구하지 말고, 처치 동안 또는 처치 후 아동을 편하게 할 수 있도록 허용한다. 정맥주사가 빠질 것이라는 두려움 없이 보호자가 아동을 편안하게 안을 수 있도록 정맥주사 부위를 잘 고정한다.

신생아와 영아의 정맥용 약물주입은 성인과는 다른 어려움이 있다. 작은 용량의 카테터는 모든 약물이 주입되게 하고 카테터나 튜브에 남아 있지 않도록 하기 위해 필수적이다. 만약 여러 약물이 주입되는 경우, 카테터를 세척하는 것

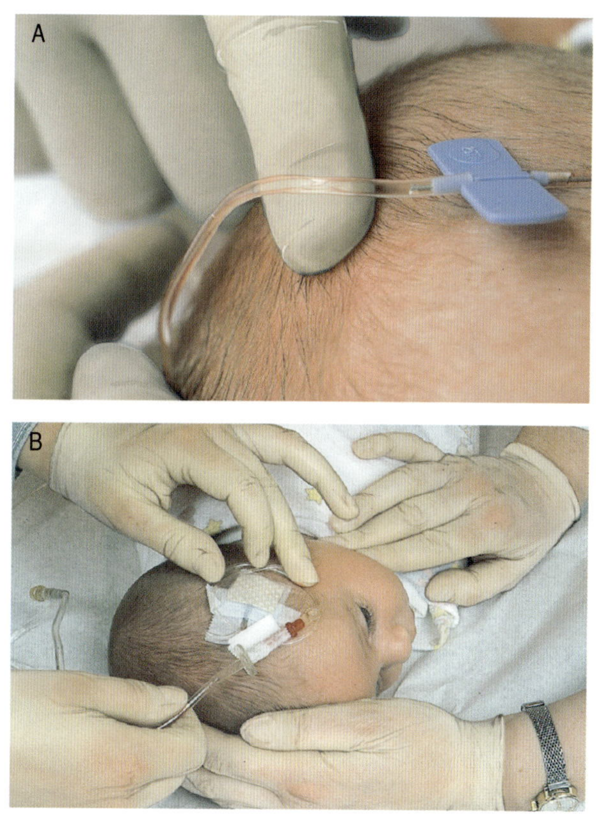

그림 21-17 영아의 정맥주사 부위. A: 영아는 머리에 주사를 놓을 때 나비바늘을 사용한다. B: 간호사는 정맥이 주입되고 있는 두피정맥의 개방성을 관찰한다.

도 용량과다가 될 수 있다. 세척에 사용된 수액량도 반드시 유아의 총수액요구량 계산에 포함시켜야 한다. 체액과다 위험을 줄이기 위해서 수액용기 용액량은 아동이 필요한 24시간 수액량뿐만 아니라 아동의 나이와 크기 등에 기초해야 한다. 수액은 성인에게 사용되는 1L의 용량 대신 250~500mL 용량이 사용된다. 또한 우발적인 수액주입을 예방하기 위해, 전자주입장치와 더불어 작은 용량의 buretrol 세트를 추가로 사용할 수 있다. 아동용으로 사용되는 카테터는 작은 내경 때문에 잠재적 합병증으로 폐색이 발생하기도 하며, 특히 간헐적으로 사용되는 중심정맥관에 자주 발생한다. 이러한 카테터는 대개 하루에 두 번 생리식염수로 세척하고, 헤파린 10units/mL로 세척하게 된다(Kramer, Doellman, Curley, & Wall, 2013). 더 자세한 내용은 기관과 제조사의 정책을 참고한다.

SAFETY ALERT

매우 어린 대상자를 위해 지속적 주입은 항상 전자주입장치를 이용한다. 수액주입이 너무 빠르면 치명적일 수 있기 때문이다.

2) 유아와 학령전기 아동

부모에게 정맥주사 절차를 설명한 후, 아동과 함께 있기를 원하는지 물어본다. 부모의 존재는 아동에게 편안함을 주기 위함이다. 부모의 역할이 처치 동안 아동을 잡아주는 것은 아니다. 아동에게 솔직하게 설명하고, 아동이 이해할 수 있게 정보를 제공한다(Breiner, 2009).

가정이든 병원이든 아동의 방은 아동이 안전하고 편안함을 느낄 수 있는 장소가 되어야 한다. 이러한 이유에서 통증을 유발하거나 불편한 처치를 시행해야 하는 경우, 별도의 다른 방에서 이루어져야 한다.

아동의 경우에는 적절한 정맥주사 부위의 선정이 어려울 수 있다. 아동은 활동 수준이 증가하는 시기이므로, 관절 부위는 피해야 한다. 영아와 아동의 정맥은 매우 작으므로 주로 상지의 중수정맥(metacarpal vein)과 요측피정맥(cephalic vein), 하지의 족배정맥(dorsalis pedis vein)과 대복재정맥(great saphenous vein) 부위에 주사한다. 작은 굵기의 카테터를 사용하고, 전자주입장치를 사용하여 정맥주입을 감시해야 한다. 정맥주사부위에 가깝게 웃는 얼굴이나 스티커를 붙일 수 있다. IV house 같은 고정장치를 사용하면 부딪치거나 당기는 것을 예방하는 데 도움이 된다(그림 21-18).

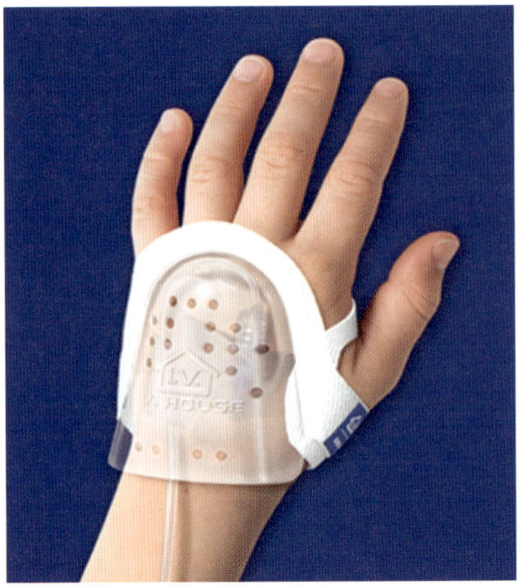

그림 21-18 아동의 손에 정맥주사한 부위의 고정장치(IV house)

3) 학령기 아동과 청소년기

친구로부터 정맥주사에 대한 이야기를 들었거나, 이전에 경험이 있었던 아동은 침습적 처치에 대한 두려움을 느낄 수 있다. 아동의 발달 단계와 준비 정도에 따라 개인별로 다르게 설명을 해 주어야 하며, 인형에게 시험을 보이거나 치료 내용에 대한 그림책을 사용하면 처치절차를 설명하는 데 도움이 될 수 있다. 가능하면, 아동과 청소년에게 선택권을 주어 통제상실감을 감소시킨다. 신체상은 청소년에게 매우 중요하므로, 장기간 카테터를 이용한 정맥요법이 특히 스트레스가 될 수 있다.

4) 성인과 노인

정맥요법을 받고 있는 노인은 피부와 혈관에 정상적인 노화 과정으로 인한 변화가 있기 때문에 특별한 관리가 필요하다. 나이가 듦에 따라 피하지방과 탄력성이 감소하여 진피층이 얇아지고, 콜라겐 조직이 감소한다. 정맥이 깨지기 쉽고, 뒤틀리며, 불안정하다. 그러므로 간호사는 정맥천자 방법을 바꿔야 한다.

지혈대를 사용하게 되면 혈액이 정맥주사 부위 주변으로 새어나올 수 있으므로, 노인의 경우에는 지혈대를 사용하지 말고 단순히 대상자의 팔을 아래쪽으로 내려서 주사 부위에 혈액이 채워지도록 한다. 정맥 천자 동안 굵고 구불구불한 정맥을 고정하기 위하여 삽입 부위 아래의 정맥을 아래 방향으로 누르면서 팽팽하게 압력을 준다. 발이나 하지의 정맥 사용은 잠재적인 합병증의 가능성을 증가시킬 수 있으므로 피해야 한다. 손상되기 쉬운 피부를 보호하기 위해 드레싱과 테이프를 사용할 때 주의해야 한다. 특히 노인은 심장과 신장 기능이 약하기 때문에 수액과다를 유발하기 쉽다. 정맥주입 동안 자주 심혈관계를 관찰하고, 필수적으로 전자주입장치를 사용한다.

5) 문화적 고려사항

문화적으로 민감한 간호는 모든 건강관리전문가에게 필요한 역량이다. 여러 가지 요인이 대상자의 문화적·민족적 집단에 영향을 미친다. 성별, 나이, 세대, 주언어, 문화적 적응 정도, 사회경제적 상태가 포함된다. 특히 입원 시 문화적 정보를 수집하는 것 등이 도움이 된다. 만약 언어가 장벽이라면, 잘 훈련된 통역자가 필수적이다. 가족구성원은 가족이 지닌 편견으로 인해 통역해서는 안 된다. 대상자가 항상 직접적으로 주장하도록 하고, 통역자가 다음에 대상자의 반응을 전달하도록 한다.

통증의 표현은 문화적 차이가 있다. IV 요법을 위해 정맥천자를 하는 동안 문화적 차이를 고려하는 것은 중요하다. 고통스러운 절차 동안 잘 참기도 하고, 침묵을 지키기도 하며, 어떤 경우는 통증을 많이 표현하기도 한다. 문화적으로 민감한 간호사는 대상자가 통증 경험의 징후를 어떻게 표현하든지 상관하지 않고, 통증관리와 예방에 주의를 기울여야 한다.

이단종교를 믿는 대상자와 같이 개인의 문화적·종교적 믿음이 수혈을 거부하는 경우도 있다. 이들은 피가 신성하여 생명을 대표한다고 믿는다. 또한 혈액이나 혈액제제 수혈을 금지한다. 그러나 이들은 혈액성분이 아닌 대체요법은 받아들이기도 한다. 문화적 역량을 갖춘 간호사는 성인 대상자가 이러한 선택을 할 권리가 있다는 것을 인식해야 한다. 그러나 소수이기는 하지만, 특히 의사가 생명이 위급한 상황에서 혈액이나 혈액제제를 투여를 허용하는 법원 명령을 구하기도 한다. 혈액성분이 아닌 대체요법의 처치가 이용 가능하므로 적절한 대안이라고 할 수 있다.

5. 총비경구영양과 말초비경구영양

비경구영양은 대상자가 위장관계를 통해 영양을 소화 못하는 경우 단백질, 탄수화물, 지방, 전해질, 비타민, 미네랄, 수분 등을 정맥을 통해서 공급해 주는 영양공급 형태이다.

총비경구영양(total parenteral nutrition, TPN)은 10% 포도당이나 5% 단백질을 초과하는 고장액으로 구성되어 있고, 중심정맥카테터를 통해서만 공급해야 한다. 말초비경구영양(peripheral parenteral nutrition, PPN)은 10% 이하의 포도당이나 5% 이하의 단백질을 제외하고는 총비경구영양과 동일하다. 말초정맥의 혈전을 예방하기 위해서는 900mOsm/L보다 적은 영양을 공급한다. 말초비경구영양은 탄수화물과 단백질의 농도가 더 낮으므로 공급하는 칼로리가 총비경구영양보다 더 적으며, 영양보충을 위해 더 일반적으로 사용되고 있다.

1960년대 후반 Dudrick이 영양실조 상태의 아동집단에게 사용한 이래, 비경구영양은 많이 활용되어 왔다(Dudrick, Wilmore, Vars, & Rhoads, 1968). 입원한 대상자의 영양실조는 심각한 문제이다(Butterworth, 1994). 현재, 비경구영양은 경구영양을 실시할 수 없거나, 경구영양이 대상자의 영양공급에 적당하지 않을 때 시행한다. 경구영양이 가능하다면, 비경구영양보다 항상 선호된다(Cahill, Dhaliwal, Day, Jiang, & Heyland, 2010). 영양부족 대상자나 영양상의 위험이 있는 대상자를 파악하기 위해 모든 대상자의 철저한 영양사정이 필요하다. 영양실조의 위험이 있는 대상자에 대한 조기 확인이 중요한데, 이는 영양부족이 대상자의 대사성 스트레스 반응에 대한 대처능력을 감소시키고, 면역기능을 저하시키기 때문이다(Sriram & Mizock, 2010). 혈장알부민(serum albumin), 전알부민(prealbumin), 트랜스페린(transferrin), 총림프구수 등의 임상 수치와 체질량지수(body mass index, BMI), 키, 몸무게 등은 현재 영양상태를 평가하는 지표이다(Jensen, 2015). 비경구영양을 시작하기에 앞서 4가지 중요한 단계는 다음과 같다.

- 대상자의 영양상태 사정
- 대상자의 에너지 요구량 확인
- 소화기계 기능 평가
- 치료가 요구되는 기간 평가

영양상태 사정에 대해서는 29장에서 자세히 설명한다.

총비경구영양 용액에는 단백질, 탄수화물, 전해질, 비타민, 수분, 무기질과 같은 필수영양소가 포함되어 있다. 각 성분의 비율은 대상자의 임상적 상태를 기반으로 개개인마다 다르다. 탄수화물은 50% 포도당 용액일 경우가 많고, 단백질은 합성 결정성 아미노산으로 제공된다. 대상자에게 필요한 칼로리는 주의 깊게 사정하여 제공한다. 전해질, 비타민, 무기질은 검사결과에 근거해서 추가한다. 히스타민 차단제(histamine blockers)나 인슐린과 같은 일부 약물은 비경구영양액에 첨가할 수 있다. 비경구영양액에 약물을 첨가하기 전, 관련 자료를 주의 깊게 평가해야 한다.

모든 필수영양소를 공급하기 위해 10%나 20%의 지방질 유제 형태(달걀노른자, 콩, 홍화유 등에서 추출된)를 총비경구영양과 함께 공급하기도 한다. 지방제는 보기에는 우유처럼 보이는데, 총비경구영양과 호환하기도 하고 동시에 주입하기도 한다. 또한 탄수화물, 아미노산, 지방유제 혼합물을 하나의 용기에 담아 공급하고 있다.

1) 주입

총비경구영양은 고삼투성 용액이기 때문에 중심정맥카테터를 통해 주입해야 한다. 고농도의 총비경구영양 용액이 빠른 혈류와 함께 희석되어 큰 혈관으로 유입되면, 정맥 자극과 정맥경화 및 갑작스러운 체액이동의 가능성이 줄어들게 된다. 4주 이내의 단기간 중재일 때는 보통 쇄골하정맥과 경정맥이 사용되며, 4주 이상일 경우는 장기간 사용 카테터(PICC, 터널형 카테터, 매립형 혈관 접근 장치)가 사용된다.

총비경구영양과 말초비경구영양은 필터가 내장되어 있는 튜브를 통해 공급해야 하고, 전자주입장치를 통해 감시해야 한다(INS, 2011). 지방질 첨가가 없는 용액 투여 시에는 0.2㎛ 필터면 충분하다. 지방제제는 유화된 상태가 수액과 분리되는 것을 예방하기 위해 주로 주요 IV 수액세트 필터 아래에 설치된다. 만약 필터보다 위에 위치하게 되면, 지방의 큰 입자가 총비경구영양 필터를 막게 된다.

일반적으로 총비경구영양 요법이 시작되면, 용액은 24시간에 걸쳐 동일한 속도로 주입하며, 전자조절장치로 주입속도를 정확하게 조절한다. 24시간마다 비경구영양 주입수액과 튜브를 교환하여 세균성장 위험을 감소시켜야 한다(INS, 2011). 나머지 정보는 실습지침서 4장을 참조한다.

비경구영양은 점진적으로 중단해야 한다. 만약 주입을 갑자기 중단한다면, 췌장에서 인슐린을 지속적으로 분비함으로써 저혈당이 발생할 수 있다(INS, 2011). 허약, 발한, 불안정, 실신, 혼동 등 반동성 저혈당 증상을 예방하기 위해 10% 덱스트로스(dextrose)를 사용할 수 있다(Smeltzer et al., 2014).

2) 주기적인 비경구 주입

대상자가 총비경구영양 요법에 대한 내성이 안정된 후에 의사는 주기적인 주입을 처방할 수 있다. 주기적 주입이나 일정기간 동안 주입을 중단하는 것을 통해 대상자가 일상생활 활동을 더 자유롭게 할 수 있다(Stout & Cober, 2011). 주기적 주입에 대한 의사의 주문과 처방은 다양하지만, 보통 대상자가 10시간에서 14시간 동안 24시간 분량의 총비경구영양을 받는 것을 의미한다. 일부 의사는 총비경구영양의 주기적 주입을 위해 경사주입을 처방한다. 경사주입 처방은 2시간에 걸쳐 서서히 시작하여 일정 시간 동안 최고의 시간당 주입속도를 유지한 다음, 마지막 2시간 동안 천천히 감소시킨다. 총비경구영양을 서서히 줄이는 것은 인체 바이오피드백 체계에 따라 인체에서 내분비 인슐린 생산을 증가시키거나, 감소시키도록 한다. 성인에서 갑자기 총비경구영양을 중단하게 되면 혈당감소를 보이기는 하지만, 저혈당 증상을 보고한 연구는 없다(Stout & Cober, 2011). 반대로 2~3세 미만의 아동에서 갑자기 총비경구영양을 중단하게 되면, 1시간에 걸쳐 주입량을 줄인 사례와 비교 시 저혈당 발생이 증가한다(Stout & Cober, 2011).

3) 총비경구영양의 합병증

비경구영양을 받고 있는 대상자는 다양한 합병증 발생의 위험에 있다. 기흉, 공기색전증과 같은 많은 잠재적이고 심각한 합병증이 중심정맥카테터와 관련이 있다. 그외 감염, 수액과다, 대사장애와 같은 합병증도 보통 비경구영양액 때문에 발생한다.

(1) 감염

감염은 미생물의 성장을 촉진시키는 고농도의 포도당 때문에 발생하는 비경구영양의 잠재적인 심각한 합병증이다. 주입 부위와 용액의 감염을 예방하기 위해서는 카테터를 조작하는 동안이나 드레싱, 튜브, 병을 교환하는 동안 무균법을 정확히 지켜야 한다. 총비경구영양 수액은 약국의 laminar flow 후드하에서 준비되어야 한다. 새로운 용기를 사용하기 전에 수액의 색상 변화 또는 혼탁이 있는지 관찰한다. 삽입부위를 자주 사정한다. 삽입 부위의 어떠한 염증이라도 기록하고, 각종 배액을 배양 검사한다.

SAFETY ALERT

다내강 중심정맥카테터를 사용할 때, 비경구영양을 주입하는 한 도관을 철저하게 관리해야 한다. 총비경구영양(TPN)에 사용되는 도관에서는 절대로 혈액을 뽑거나 다른 약물을 투여해서는 안 되며, 중심정맥압을 측정해서도 안 된다. 주입주머니와 튜브 세트는 매 24시간마다 교체해야 한다(INS, 2012).

총비경구영양을 받고 있는 대상자는 종종 영양결핍 때문에 면역력이 저하되어 세균에 감염되기 쉽다. 감염의 근원은 카테터와 관련된 패혈증이다. 만약 대상자가 총비경구영양 요법을 받고 있는 동안 체온이 갑자기 오른다면, 패혈증인지를 확인하기 위해 보통 혈액배양검사를 한다. 만약, 열이 나는 원인을 알 수 없다면, 카테터를 제거하고 배양검사를 하기도 한다. 비경구영양 요법은 대상자에게 경구적으로 영양을 공급하지 않기 때문에, 카테터와 관련되지 않은 감염의 발생 위험이 높아질 수 있다는 의견이 늘어나고 있다. 이러한 경향은 장 형태를 변화시키고, 장을 통한 영양 처리 과정이 부족하여 장 점막의 투과도가 증가된 것으로 생각된다. 이러한 원인으로 인한 패혈증을 예방하기 위해, 가능하면 장내 경로를 통한 영양 지원이 권장된다(De Aguilar-Nascimento, Dock-Nascimento, & Bragagnolo, 2010).

(2) 수액과다

고삼투성 용액이 매우 빠른 속도로 주입되면, 체액을 순환계로 끌어들여 수액과다가 발생한다. 울혈성 심부전이나 신부전이 있는 대상자의 경우에는 위험이 더 증가한다. 총비경구영양 주입을 조절하고, 갑자기 수액이 빠르게 공급되는 것을 예방하기 위해 항상 정맥주입장치를 사용하도록 한다. 혈장 전해질, 매일 체중 측정, 폐음 청진, 섭취량과 배설량 측정 등을 통해 체액 균형이 유지되는지 관찰한다.

(3) 대사성 합병증

대사성 합병증 또한 총비경구영양을 받고 있는 대상자에게 일어날 수 있는 합병증이다. 가장 일반적으로, 대상자가 총비경구영양 용액의 높은 포도당 함량에 내성이 없다면 고혈당이 발생한다. 치료가 시작되었을 때, 보통 주입속도를 하루나 이틀 동안 점차적으로 증가시킨다. 만약 구강섭취가 가능한 대상자라면 식사 전이나 6시간마다 혈당을 모니터한다. 저혈당은 총비경구영양이 중단될 때 발생하며, 특히 주입속도를 점진적으로 줄이지 않을 때 저혈당 발생 가능성이 높다. 칼륨, 나트륨, 칼슘, 마그네슘, 인산 및 무기질의 불균형을 확인해서 치료하기 위해 매일 전해질 수치를 사정한다. 특히 지방제제는 달걀에 알레르기가 있는 대상자에게 부작용을 일으킬 수 있다. 만약 대상자가 열, 오한, 구토, 흉통, 홍조 증상이 있는 경우, 주입을 멈추어야 하는지에 대해 평가하기 위해 의사와 영양지원팀에게 알려야 한다.

6. 수혈

수혈(blood transfusion)은 대상자의 순환기계에 직접적으로 전혈이나 혈액의 성분(적혈구, 혈장, 혈소판)을 주입하는 것이다. 수혈은 기본적으로 혈액의 산소운반능력 향상, 응고인자 결핍의 치료, 순환하는 혈소판 수 증가, 감염의 기회를 감소시키는 백혈구 증가를 목적으로 우선적으로 시행된다.

1) 혈액성분

혈액의 성분은 전혈, 농축 적혈구, 백혈구, 혈소판, 신선동결혈장(fresh frozen plasma, FFP), 알부민 등이다. 각 성분은 세포와 인자의 수명을 극대화하기 위해 보관과 처리 과정이 다르다.

(1) 전혈

전혈(whole blood)은 혈액의 모든 성분을 포함하고 있어 대부분 성분수혈로 치료할 수 있으므로 전혈 수혈은 흔히 사용하지 않는다. 그러나 저체온, 산증, 응고장애, 재앙이나 전쟁 상해와 관련된 심각한 출혈 등을 교정하기 위해 적혈구와 혈량 대체법이 모두 필요한 대상자에게 수혈될 수 있다(Cassella, Appenzeller, & Stich, 2009).

(2) 적혈구

적혈구는 대부분 혈장이 제거된 적혈구 농축액이다. RBC 한 개의 unit은 충분한 용량을 제공하지는 못하지만, 전혈과 동일하게 산소운반능력을 제공한다. 적혈구는 혈소판이나 혈액응고인자를 충분히 공급하지 못한다(Gernsheimer, 2010). 농축 적혈구는 용량이 얼마 안 되고 나트륨과 칼륨 함량이 적으므로, 수액과다와 전해질 불균형의 문제를 피할 수 있다. 현 가이드라인은 알레르기를 유발하는 혈액에 노출되는 것을 최소화하고, 잠재적 부작용을 최소화하기 위해 제한적 수혈 방식을 고수하도록 권고하고 있다(Carson, 2012). 미국혈액은행(American Association of Blood Banks, AABB)의 가이드라인은 대상자의 헤모글로빈 수준, 임상 증상과 이환율에 근거한다(Carson, 2012). 자세한 지침은 표 21-4에 요약되어 있다. 알레르기 반응을 예방하기 위하여 농축 적혈구는 혈

표 21-4 적혈구-AABB의 임상 실습 수혈 지침

대상자	권고사항
입원한 안정된 대상자	헤모글로빈 7~9g/dL에 근거하여 제한 수혈 정책을 고수함
심혈관 질환을 가지고 입원한 대상자	임상적으로 증상이 있고 헤모글로빈이 8g/dL 이하인 경우임
혈류학적으로 안정된 급성관상동맥증후군 입원 대상자	결정적 근거 때문에 자유주의적 또는 제한적 수혈 지침에 찬성 또는 반대하는 권고를 할 수 없음
모든 대상자	수혈결정은 헤모글로빈 수준뿐만 아니라 임상 증상을 고려함

출처: Carson et al.(2012)

액 내 있는 모든 항체를 제거한 후에 사용하기도 한다. 성인처럼 영아와 아동의 RBC 수혈에 대한 결정은 성인과 유사한 적응증, 즉 혈액량, 나이에 맞는 헤모글로빈 수준, 혈액에 견딜 수 있는 능력에 근거한다(AABB, 2010).

(3) 백혈구

과립구(granulocytes)로 불리는 백혈구(white blood cells, WBC)는 WBC 수가 비정상이거나 낮은 대상자에게 투여한다. 백혈구의 주입은 항생제에 반응하지 않는 감염에 적합하다(AABB, 2010). 항암치료로 인해 백혈구 수가 감소된 암 환자에게 투여된다.

(4) 혈소판

혈소판 수혈은 혈소판 농축액과 풍부한 혈장으로 구성되어 있다. 혈소판의 주요기능은 혈액응고와 지혈이다. 혈소판을 투여하는 가장 일반적인 적응증은 화학요법에 대한 혈소판감소증(thrombocytopenia)이다. 혈소판은 실온에서 유지되어야 하고, 저장 동안에 교반(휘저음)되어야 한다(Gernsheimer, 2010).

(5) 신선동결혈장

신선동결혈장(fresh frozen plasma, FFP)은 출혈이 있거나 침습적 처치와 관련되어 응고가 지연된 대상자에게 응고인자를 공급하기 위하여 투여한다. 한 개의 unit은 약 250mL이며, ABO 적합성 검사를 반드시 시행해야 한다.

(6) 동결침전제제

동결침전제제(factor concentrates, cryoprecipitate)는 피브리노겐(fibrinogen)과 혈액응고인자 8번이 풍부한 혈장단백질이다. 동결침전제제는 여러 혈액 unit에서 모아서 만들며, 유전적으로 혈액응고인자 8번 부족으로 인한 출혈 경향을 가진 피브리노겐 결핍 대상자에게 투여된다. 인체 혈장에서 추출된 응고인자 8번이 파우더 형태로 상품화되어 있기도 하다. 이 제제는 바이러스 감염 위험을 줄이기 위해 열 또는 detergent-solvent 처리가 되어 있다. 대안으로 인공 합성한 단백질제제도 수혈에 사용된다. 동결침전제제는 침습적 시술 시행 전이나 혈소판이 낮은 출혈 대상자에게 적용한다(Gernsheimer, 2010).

(7) 알부민

알부민(albumin)은 혈장 내에 함유된 혈장 단백질 성분이다. 저단백혈증이 있는 대상자에게 혈관 내 혈액량을 보충하거나 심박출량을 유지해 주기 위해 사용한다. 알부민의 이점은 전혈장과는 달리 간염에 전염될 위험이 없다는 것이고, 대상자의 혈액형이나 Rh 인자와 상관없이 사용할 수 있다는 것이다. 5%, 25% 농도가 사용된다(Smeltzer et al., 2014).

2) 혈액 적합성

혈액형은 사람의 혈액 유형을 확인하기 위한 방법이다. 교차확인(crossmatching)이나 적합성 검사(compatibility test)는 대상자의 혈액형을 헌혈자와 비교하기 위한 과정이다. 수혈 전에 혈액성분은 감염성 질환, ABO형을 검사해서 혈액의 적합성을 판단한다(Smeltzer et al., 2014).

SAFETY ALERT

생명을 위협하는 상황을 제외하고는 모든 RBC 수혈 시 헌혈자의 혈액과 대상자의 혈액이 적합한지 확인하기 위해 적합성 검사와 교차검사가 반드시 이루어져야 한다.

(1) 혈액형

적혈구의 항체검사를 통해서 ABO 혈액형이 결정될 수 있다. 혈액형은 A형, B형, AB형, O형의 네 가지로 나뉜다. A형인 사람의 적혈구는 A형 항원을 가지고 있고, B형은

표 21-5 혈액형: 항원과 항체

혈액형	적혈구 항원	혈장의 항체
A	A	anti-B
B	B	anti-A
AB	A과 B	없음, 보편적 수혜자
O	없음	anti-A, anti-B, 만능 공여자

B형 항원을, AB형은 A형과 B형의 항원을 모두 가지고 있지만, O형은 A형이나 B형의 어떤 항원도 가지고 있지 않다. 이러한 항원 이외에도 각 혈액형은 혈장 내에 자연적으로 생기는 항체(응집소: agglutinin)를 가지고 있다. A형은 anit-B형의 항체를 가지고 있고, B형은 anti-A형 항체를, O형은 anti-A형과 anti-B형 항체를 모두 가지고 있으며, AB형은 A형이나 B형의 항체를 모두 가지고 있지 않다. Anti-A형 항체는 A형 항원을 파괴하고, anti-B형 항체는 B형 항원을 파괴한다(AABB, 2010). 적혈구 세포가 파괴되는 결과를 용혈이라고 한다. O형은 A형 항원이나 B형 항원을 가지고 있지 않기 때문에 만능 공여자로 모든 사람에게 수혈을 할 수 있고, 다른 혈액형도 O형 혈액을 안전하게 수혈받을 수 있다. 마찬가지로, AB형은 항체가 부족하여 다른 혈액형의 혈액을 받을 수 있기 때문에 보편적인 수혜자라고 할 수 있다. 혈액형별 항원과 항체는 표 21-5에 요약되어 있다.

(2) RH 인자

혈액의 부적합성을 예방하기 위해 수혈받기 전에 Rh 인자를 확인하는 것이 중요하다. Rh 체계의 다섯 가지 항원에서 D항원이 가장 중요한데, D항원은 적혈구의 표면에 있다. Rh가 양성인 사람은 D항원이 있고(백인의 85%), Rh가 음성인 사람은 D항원이 약하다(백인의 15%). Rh에 대항하는 항체는 자연적으로 생기는 것은 아니며, 이러한 항체는 Rh 음성인 혈액이 Rh 양성 혈액에 노출되었을 때 생성된다. 항체가 생성된 후, Rh 양성에 단 한 번이라도 노출되면 응혈반응(agglutination)이 발생하여 세포가 용혈되므로 Rh 인자는 특히 산과적으로 중요하다. 만약 Rh 음성인 산모가 Rh 양성인 아동을 낳았다면, 산모에게는 항체가 형성된다. 만약 그 산모가 또 다시 Rh 양성인 태아를 임신했다면, Rh 항체가 태아의 순환기계에 들어가 용혈반응을 일으킨다. 이러한 산모는 Rh 인자에 대항하는 항체의 상품명인 RhoGAM을 투여받아 유산 후나 임신 후 일어날 수 있는 문제를 예방해야 한다.

3) 헌혈자의 선정

간호사는 헌혈자를 선별하고, 혈액수집 과정을 감독할 책임이 있다. 간호사는 헌혈자와 수혈자의 안전성을 확보할 책임이 있다. 이를 위해 간호사는 헌혈자에게 간염의 병력이나 현재 병을 앓고 있는지, 최근 감염성 질환, 매독, 말라리아의 유무, 예방접종 상태 및 수혈 유무 등에 대한 면담을 해야 한다. 또한 간호사는 헌혈자가 약물남용이나 동성애, 양성애 같은 고위험 행위를 통해 인간면역결핍성 바이러스(human immunodeficiency virus, HIV)에 노출되었는지를 확인해야 한다. 선별을 통하여 고위험 집단에 속한 사람들을 확인해 그들이 헌혈하지 않도록 함으로써 혈액공급의 안전성을 확보해야 한다. 헌혈자를 보호하기 위해 임신 중이거나 빈혈이 있는 사람, 체중이 미달인 사람, 혈압이 비정상적인 사람, 최근 56일 이내에 전혈을 기증한 사람 등은 헌혈을 할 수 없도록 해야 한다.

광범위한 검사를 통해 혈액에 바이러스가 있는지 선별한다. 혈액은 HIV 1과 2, B형과 C형 간염, 매독, 거대세포바이러스(cytomegalovirus), West Nile virus에 대한 항체 검사가 이루어져야 한다. HIV 항체에 대한 혈액검사를 통해 , 수혈로 인한 대상자의 AIDS 감염은 현저하게 감소되었다. 그럼에도 불구하고, 바이러스 감별은 헌혈자가 혈청학적인 변화가 있는 경우는 신뢰하기 어렵다. 최근 수혈로 인한 HIV와 C형 간염의 전파는 190만 건당 1건보다 낮으며, 혈액 100만 units 중 1unit보다 적게 발생한다(Gernsheimer, 2010). 헌혈자는 모든 채혈 과정이 철저한 무균적 상태에서 진행되므로 AIDS를 포함한 감염성 질환에 이환될 위험이 없다.

4) 수혈방법

수혈하기 전에 정확한 수혈방법을 이해하고, 합병증에 대해 알고 있어야 한다. 수혈방법은 실습지침서 4장을 참조한다.

혈액성분을 투여할 때 중요한 고려사항은 동의서 획득, 정확한 대상자 확인, 150~260μm 표준 수혈 필터 사용, 세포의 용혈을 예방하기 위해 IV수액으로 적합한 생리식염수의 사용, 20G 이상의 카테터를 사용하는 것이다(INS, 2011). IV 주입펌프가 혈액제품을 사용하는 데 안전한 것으로 문서화된 것이어야 사용할 수 있다. 혈액 성분주머니의

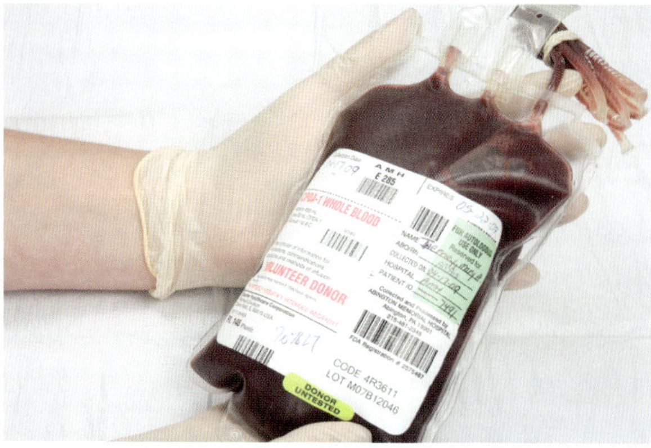

그림 21-19 혈액백의 라벨 예

라벨에 표시되어 있는 정보와 함께 대상자에게 2가지 지표를 사용하여 확인함으로써 심각한 사고를 예방해야 한다(그림 21-19). 일반적으로 면허가 있는 의료인 2명이 필요하며, 간호학생이 이 과정에 포함될 수는 없으나 활력증상과 증후 사정 시에는 보조할 수 있다. 경미한 부작용과 생명을 위협하는 부작용이 있을 수 있으므로, 대상자의 수혈부작용을 자주 관찰해야 한다.

5) 수혈의 합병증

수혈의 합병증에는 발열반응, 알레르기반응, 용혈반응, 수혈 관련 급성 폐손상, 순환과부담, 패혈반응 등이 있다.

(1) 발열반응

수혈에 대한 발열반응은 헌혈자의 백혈구 세포에 대한 수혈자의 과민반응 때문에 발생하며, 수혈자는 열과 오한, 두통과 권태감을 호소한다. 떨림이나 오한을 예방하기 위해 수혈 전에 대상자에게 해열제를 투여한다. 만약 수혈을 시작한 후 증상이 발생했다면, 즉각적으로 수혈을 멈추고 생리식염수를 정맥에 주입하여 개방성을 유지한다. 의사와 혈액은행에 알리고, 활력징후를 측정한다. 발열반응의 과거력이 있는 대상자에게는 백혈구를 줄인 혈액성분을 처방할 수 있다.

(2) 알레르기 반응

알레르기 반응은 헌혈자의 혈장단백질에 민감한 수혈자에게 발생한다. 홍조, 두드러기(urticaria, hives), 천명음(wheezing), 소양감(itching) 등의 증상으로 나타난다. 이때는 즉시 수혈을 멈추고, 생리식염수로 정맥의 개방성을 유지하면서 의사에게 보고한다. 대상자를 더 편안하게 하고 민감한 반응을 감소시키기 위해 항히스타민이 처방된다. 단지 두드러기만 나타난다면, 의사는 수혈속도를 천천히 하도록 처방하기도 한다. 대상자에게 호흡곤란과 같은 더 심각한 반응이 나타나는지를 주의 깊게 관찰한다. 심각한 알레르기 반응 과거력이 있는 모든 대상자에게 수혈 시에는 세척 적혈구와 혈소판을 사용해야 한다. 항히스타민제가 수혈 전 처방될 수 있다.

(3) 용혈반응

수혈로 인한 급성 용혈반응은 흔하지는 않지만, 가장 심각한 급성 합병증으로 생명을 위협할 수 있다. 용혈반응은 헌혈자의 혈액이 수혈자의 혈액과 적합하지 않을 때 발생하므로 아주 소량의 혈액이 대상자에게 수혈되더라도 증상이 나타난다. 용혈 혹은 적혈구 파괴는 수혈자의 혈액 내 항체가 헌혈자의 혈액세포에 빠르게 반응할 때 일어난다. 적혈구의 응혈이나 응집의 결과로 말초혈관이 막히고, 중요한 기관으로의 혈액과 산소공급이 차단된다. 파괴된 적혈구로부터 유리된 헤모글로빈은 신세뇨관을 막아 신부전을 일으킨다. 즉각적인 증상으로는 안면홍조, 열, 오한, 두통, 요통, 빈맥, 호흡곤란, 저혈압, 혈뇨 등이 있다. 신속한 중재를 통해서 용혈반응으로 인한 사망을 예방해야 한다.

의사는 저혈압을 치료하기 위한 약물을 처방하게 되며, 대상자를 밀착 감시하게 된다. 용혈반응 여부를 확인하기 위해 수혈공여자와 대상자의 혈액을 검사한다. 신장기능에 문제가 있는지 결정하기 위해 소변검체를 수집한다.

SAFETY ALERT
수혈을 시작하기 전과 혈액이 천천히 주입되는 수혈 시작 후 5분 동안 활력징후를 항상 감시하고 기록해야 한다. 수혈부작용이 의심되는 즉시 수혈을 중지해야 하며, 필요하다면 정맥주입관의 개방성을 유지해둔다(Gernsheimer, 2010; INS, 2011).

(4) 수혈 관련 급성 폐손상

수혈 관련 급성 폐손상(transfusion-related acute lung injury, TRALI)은 미국의 수혈과 관련된 사망원인 중 하나이다(Clark, 2009). TRALI란 용어는 1983년 수혈 후 심각한 호흡기 증상에 대한 연구에서 확인되었다(Popovsky, Abel, & Moore, 1983). TRALI는 공여자의 혈장이 대상자의 백혈구 특이항원에 대항하는 항체를 가지고 있기 때문인 것으로 생각된다(Gernsheimer, 2010). 특히 FFP 등 혈장을 포함한 혈액제제를 수혈한 후에 주로 발생한다(Casey, 2011). TRALI는 30분 이내와 수혈 후 6시간 사이 호흡곤란, 저혈압, 발열 증상이 발생하고 흉부 방사선 검사 결과, 전반적인 침윤 상태를 보인다(Gernsheimer, 2010). 또한 비심인성성 폐부종, 빈맥, 빈호흡, 심각한 저산소증 등 새로운 증상을 보인다(Casey, 2011; Clark, 2009). 인공호흡기, 산소 및 수액 등의 적극적 치료가 요구된다.

(5) 순환혈량 과다

수혈 관련 순환과다(transfusion-associated circulatory overload, TACO)는 혈액주입이 너무 빠르거나 너무 많은 양이 투여되었을 때 발생한다. 수혈과 관련된 순환과다는 아동이나 심장 혹은 신장 기능이 감소된 노인에게 더 자주 발생한다. 증상으로는 정맥압 증가, 경정맥 팽창, 호흡곤란, 기침, 비정상적인 호흡음 등이 있다. 고위험 환자에게는 전혈보다는 농축 적혈구와 용량을 줄인 혈소판을 주입하고, 혈액성분 주입속도를 감시함으로써 순환과다를 최소화할 수 있다. 만약 수혈과 관련된 순환과다가 예상되면 혈액주입을 중단하고, 대상자의 다리는 늘어뜨린 앉은 자세를 취하도록 하며, 의사에게 보고해야 한다.

(6) 패혈반응

패혈반응(septic reactions)은 혈액이 세균에 감염되었을 때 나타날 수 있다. 이러한 반응은 모든 혈소판이 적어도 5일 동안 20~24℃ 정도의 온도에서 보관되기 때문에, 오염된 혈소판 수혈을 받은 대상자에게서 나타난다. 대상자에게 발열, 오한, 구토, 설사, 저혈압의 반응이 즉각적으로 나타난다. 이러한 증상이 발생할 경우 즉시 수혈을 중단하고, 정맥의 개방성을 유지하며, 의사에게 보고해야 한다. 혈액 성분 내에서 세균 성장의 시간을 극소화하기 위해 사용 직전까지 적혈구와 해동된 신선동결혈장은 냉장보관하였다가 4시간 이내에 투여해야 한다(AABB, 2010; INS, 2011). 실온에 오래 보관된 혈액은 세균감염이 더 잘 이루어지고, 세균이 쉽게 증식한다.

7. 지역사회기반 간호

지난 20년 동안 가정에서의 정맥요법과 영양공급은 가정간호 사업의 한 영역으로 넓혀지고 있다. 응급의료기관에서만 행해진 장기간의 항생제 치료는 점점 가정에서도 이루어지고 있기에 장기입원을 피할 수 있다. 가정에서 정맥요법과 영양공급을 할 수 있는 능력은 정맥카테터의 재질, 주입기술 그리고 전자주입장치의 단순성과 간편성 때문에 증가되고 있다.

가정에서 정맥요법과 영양공급에 대한 계획 시에는 대상자, 가족이나 돌봄제공자, 가정환경에 대한 주의 깊은 사정이 필요하다. 대상자는 의사, 간호사, 영양사, 약사 등으로 구성된 다학제 팀의 지원으로 약물이나 총비경구영양 용액을 투여받고 있다. 성공적인 가정간호는 의학적 안정성, 정서적 안정성, 대상자의 생활양식, 지적능력, 대상자나 주요 간호제공자의 시각적 민감도와 조작능력 및 가정환경의 평가에 따라 좌우된다.

1) 대상자 교육

대상자 교육은 효과적 가정 주입요법에 주요한 구성요소이며, 주입 관련 합병증 위험을 낮출 수 있다. 비록 대상자는 가정간호사에 의해 관리를 받게 되지만, 대상자는 매일 주입장치와 살아갈 책임이 있으며, 자가주입과 드레싱을 교환하는 데 참여할 수 있다. 훈련에는 서면 설명서, 무균술, 수액 준비와 저장, 주입장치 작동에 대한 시연/재시연, 자가감시, 합병증 관찰, 문제해결 등이 포함된다. 대상자와 가족의 학습준비도 및 한계는 사정되어야 한다. 대상자 또는 돌봄제공자는 장비고장이나 정맥요법과 관련된 문제를 처리하는 것에 대한 계획을 세우도록 격려한다. 공급업체와 간호사의 전화번호를 제공한다. 가상의 문제를 개발하고, 대상자에게 해결책을 생각해 보도록 요구하는 것은 문제해결능력과 기술을 평가하는 좋은 방법이다.

2) 관찰

가정에서 정맥주사나 영양공급을 받는 대상자는 가정간호사와 의사의 지속적인 관찰이 필요하다. 가정에서 처음으로 영양공급을 시작할 때 간호사가 모든 장치를 준비하고, 혈당 측정 장치를 포함한 모든 장치가 구비되어 있는지를 확인하는 것이 최선이다. 또한 대상자가 의사에게 보고해야 하는 증상에 대해 알리며, 고열 또는 카테터에 혈액이 유입되거나 이상한 증상들이 나타나면 보고하도록 가르쳐야 한다. 가정에서 총비경구영양을 받는 대상자의 경우, 카테터와 관련된 혈액감염이 가장 흔한 중요 합병증이다(Santarpia et al., 2010).

성과기반 교육계획

박 씨는 심각한 뼈감염으로, 치료받은 후 퇴원할 예정이다. 그는 4주 이상의 IV 항생제 치료가 요구된다. 박 씨는 말초삽입 중심정맥카테터(PICC)를 삽입하였다. 그와 그의 아내는 PICC 관리에 대한 교육을 받아야 하고 가정에서도 항생제 투여를 받아야 한다.

간호성과

퇴원 전까지 박 씨 부부는 PICC 라인에 대한 안전관리와 세척을 시범 보일 수 있다.

전략

- 박 씨 부부의 학습준비도, 인지능력, 정신운동기능 정도를 사정한다.
- 박 씨 부부에게 PICC 라인 관리와 관련된 안내책자를 제공한다. 그림을 이용하여 카테터의 위치에 대해 설명하고, 무균술 준수와 공기유입 예방의 중요성에 대해 설명한다.
- 안내책자를 부부가 같이 읽어보도록 한 다음. 부부와 함께 내용을 다시 살펴본다.
- 박 씨가 무균술을 사용하여 카테터를 세척하는 것을 시범 보일 수 있는 일정을 계획한다.
- 완벽할 때까지 단계를 말로 설명한다. 참고할 수 있는 안내서를 제공한다. 추가장비로 충분히 연습할 시간을 준다.
- 부부 모두가 편안함을 가지고 자신감이 있을 때까지 세척과정을 반복해서 시연하도록 한다.
- 긍정적으로 행동을 강화한다; 질문에 대답하고 필요시 피드백을 준다.

간호성과

퇴원 전까지 박 씨 부부는 항생제를 PICC 카테터를 통하여 안전하게 주입할 것이다.

전략

- PICC 카테터에 대한 지식을 확인한다.
- 처방된 항생제에 대해 설명하고, 준비하는 방법과 투여 횟수에 대해 설명한다.
- 박 씨 부부의 일상생활에 기반하여 투여계획을 세운다.
- 박 씨에게 항생제 투여 시 구두로 단계를 설명한다.
- 투여 약물과 PICC를 통해 IV 투여절차에 대해 서면화된 정보를 제공한다. 의료기기로 연습할 수 있는 시간을 준다.
- 박 씨 부부에게 다음 투약에 대한 절차를 설명해보도록 한다.
- 박 씨 부부가 말로써 완벽하고 안전하게 투약절차에 대해 설명할 때까지 시연하라고 한다.
- 필요시 과정을 반복하고 긍정적 피드백을 준다.

간호성과

박 씨 부부는 IV 투약과 관련하여 가정간호사에게 언제 도움을 요청해야 하는지, 어떻게 연락해야 하는지를 말로 설명할 수 있다.

전략

- 박 씨 부부에게 퇴원 후 이용 가능한 기관과 박 씨 간호에 참여하는 간호사의 이름, 가정간호시설의 전화번호를 알려준다(기록: 대상자가 병원에 입원해 있는 동안 간호사는 종종 IV를 교육한다).
- 발생 가능한 합병증의 증상과 징후를 고찰한다.
- 간호사에게 보고해야 할 합병증에 대해 서면화된 지침을 제공한다(주사에 주입이 안 됨, 주사 부위가 붉거나 통증이 있음, 감염 징후).
- 박 씨 부부가 할 수 있는 것에 대한 내용을 토론하고 발생 가능한 문제를 교육한다.
- 만약 박 씨가 대답할 수 있다면 질문을 하고, 대답을 하였을 때 격려해준다.

간호평가

2017/8/12 04:00 – 교육 과정 다음에는 박 씨 부인은 박 씨가 세척 지침을 큰소리로 읽는 동안 카테터를 세척하였다. 부인은 세척 전 손을 씻고 무균술을 유지하였다. 오전 10시에 간호사로부터 신호를 받고 항생제를 주입하였다. 퇴원 전 1~2차례 반복하도록 계획한다. 가정간호사가 퇴원일에 방문할 것이다.

– RN 김영희

관찰하는 빈도는 매우 다양하다. 안정된 장기환자는 임상검사를 자주 시행할 필요가 없으므로, 매월 몸무게를 측정하는 반면, 일부 대상자는 섭취량과 배설량을 매주 측정하고, 더 자주 임상검사를 받기도 한다. 영양지원요법의 결과를 관찰하는 것은 중요한 부분이며, 가정에서 기록하고 건강관리팀에게 평가받아야 한다. 처방의 영양적 적절성과 대상자의 체중 증가가 객관적 결과지표에 포함된다.

주요개념

- 체액, 전해질, 영양의 항상성을 유지하기 위해 정맥요법, 비경구영양 혹은 수혈을 사용한다.
- 정맥주입장치에는 말초정맥주입장치, 중심정맥주입장치(단일–또는 다내강 장치, PICC, 터널형 카테터)와 매립형 포트 등이 포함된다.
- 엄격한 무균술을 시행함으로써 정맥주입 시작이나 취급 시에 발생하는 심각한 감염이나 발생 가능한 패혈증을 예방할 수 있다.

- 중요한 간호중재에는 대상자 교육과 정맥주입의 시작, 조절, 관찰 및 중단이 포함되어야 한다.
- 정맥요법의 잠재적인 합병증에는 침윤, 정맥염, 감염, 공기색전증, 수액과다가 있다.
- 총비경구영양은 중심정맥카테터를 통해 단백질, 탄수화물, 전해질, 비타민과 무기질을 공급하는 고장액이다. 지방제제도 투여 가능하다.
- 수혈은 순환혈량을 회복시키고, 혈액의 산소운반능력을 향상시키며, 응고인자를 공급하고, 감염의 위험을 감소시키는 백혈구 수를 증가시키기 위해 이루어진다.
- 혈액주입으로 인한 심각한 부작용을 예방하기 위해 헌혈자와 수혈자의 혈액을 주의 깊게 선별하고, 적합성을 확인하는 것이 필요하다.

REFERENCES

American Association of Blood Banks (AABB). (2010). *Primer of Blood Administration.* Bethesda, MD: American Association of Blood Banks.

Alexander, M., Corrigan, A., Gorski, L., Hankins, J., & Perucca, R. (2010). *Infusion Nurses Society infusion nursing an evidence-based approach* (3rd Ed.) St. Louis, MO: Saunders.

Breiner, S. M. (2009). Preparation of the pediatric patient for invasive procedures. *Journal of Infusion Nursing, 32*(5), 252–256.

Butterworth, C. E. (1994). The skeleton in the hospital closet. *Nutrition, 10*(5), 435–441.

Cahill, N. E., Dhaliwal, R., Day, A. G., Jiang, X., & Heyland, D. K. (2010). Nutrition therapy in the critical care setting: what is "best achievable" practice? An international multicenter observational study. *Critical Care Medicine, 38*(2), 395–401.

Carson, J. L., Grossman, B. J., Kleinman, S, Tinmouth, A. T., Marques, M. B., Fung, M. K., et al. (2012). Red blood cell transfusion: a clinical practice guideline from the AABB. *Annals of Internal Medicine, 157*(1), 49–58.

Casey, G. (2011). Blood transfusion: the high-risk life-saving therapy. Kai Tiaki Nursing *New Zealand, 17*(4), 21–25.

Cassella, D., Appenzeller, G., & Stich, J. (2009). From donor to patient in 21 minutes: emergency resuscitation with whole blood during operation Iraqi Freedom. *Critical Care Nurse, 29*(2), 27–32.

Clark, C. R. (2009). Transfusion-related acute lung injury clinical features and diagnostic dilemmas. Journal of Infusion *Nursing, 32*(3), 132–136.

De Aguilar-Nascimento, J. E., Dock-Nascimento, D. B., & Bragagnolo, R. (2010). Role of enteral nutrition and pharmaconutrients in conditions of splanchnic hypoperfusion. *Nutrition, 26*(4), 354–358.

Delahanty, K. M., & Myers, F. E. III. (2009). Nursing 2009 I.V. infection control survey report. *Nursing, 29*(12), 24–30.

US Food and Drug Administration. (2010). Infusion pump risk reduction strategies for home health nurses. http://www.fda.gov/Medical Devices/ ProductsandMedicalProcedures/GeneralHospitalDevices andSupplies/ InfusionPumps/ucm205411.htm. Accessed June 1, 2010.

Doellman, D., et al. (2009). Infiltration and extravasation: update of prevention and management. *Journal of Infusion Nursing, 32*(4), 203–211.

Dos Reis, P. E., Silveira, R. C., Vasques, C. I., & de Carvalho, E. C. (2009). Pharmacological interventions to treat phlebitis: systematic review. *Journal of Infusion Nursing, 32*(2), 74–79.

Dudrick, S. J., Wilmore, D. W., Vars, H. M., & Rhoads, J. E. (1968). Longterm total parenteral nutrition with growth, development, and positive nitrogen balance. *Surgery, 64*(1), 134–142.

Gernsheimer, T. (2010). *Blood component therapy 2010.* Seattle, WA: Puget Sound Blood Center.

Gilles, E., O'Riodan, E., Carr D., O'Brien, I., Frost, J., & Gunning, R. (2003). Central venous catheter dressings: a systematic review. *Journal of Advanced Nursing, 44*, 623–632.

Gilles, D., Wallen, M. M., Morrison, A. L., Rankin, K., Nagy, S. A., & O'Riordan, E. (2005). Optimal timing for intravenous administration set replacement. *Cochrane Database of Systematic Reviews,* (4):CD003588: Doi: 10.1002/14651858.CD003588.pub2.

Gorski, L. A. (2009a). Reducing the risk of air embolism. *Journal of Infusion Nursing, 32*(2), 71–72.

Gorski, L. A. (2009b). Standard 37: site selection. *Journal of Infusion Nursing, 32*(3), 125–126.

Gorski, L. A. (2009c). Standard 60: catheter clearance. *Journal of Infusion Nursing, 32*(5), 245–246.

Gorski, L., Perucca, R., Hunter, M. (2010). Central venous access devices: care, maintenance, and potential complications. In M. Alexander, A. Corrigan, L. Gorski, J. Hankins, R. Perucca, (Eds.). *Infusion nursing: An evidence-based approach* (3rd ed., pp. 495–515). St. Louis, MO: Saunders/Elsevier.

Hadaway, L. (2010). Infusion therapy equipment. In M. Alexander, A. Corrigan, L. Gorski, J. Hankins, R. Perucca, (Eds.). *Infusion nursing: An evidencebased approach* (3rd ed., pp. 391–436). St. Louis, MO: Saunders/Elsevier.

Hadaway, L. (2011). Needleless connectors: improving practice, reducing risks. *Journal of the Association for Vascular Access, 16*(1), 20–33.

Hertzel, C., & Sousa, V. D. (2009). The use of smart pumps for preventing medication errors. *Journal of Infusion Nursing, 32*(5), 257–267.

Hind, D., Calvert, N., McWilliams, R., et al. (2003). Ultrasonic locating devices for central venous cannulation: meta-analysis. *BMJ, 327*(7411), 361–375.

Infusion Nurses Society. (2011). Infusion nursing standards of practice. *Journal of Infusion Nursing, 29*(Supp1. 1), s1–s110.

Infusion Nurses Society (2011). Standards of practice. *Journal of Infusion Nursing, 34*(Suppl. 1):21–110.

INH Position Paper. (2010). The role of the registered nurse in determining distal tip placement of peripherally inserted central catheters by chest radiograph. *Journal of Infusion Nursing, 33*(1), 19–20.

INH Position Paper. (2012). Recommendations for frequency of assessment of the so I have no more current additions Peripheral Catheter Site. Retrieved June 29, 2014, from http://www.ins1.org/files/public/07_05_ 12_Assessment_Position_Paper_BOD_FINAL.pdf

Institute for Healthcare Improvement. (2014). *Implement the central line bundle.* Retrieved June 29, 2014, from www.ihi.org/resources/Pages/Changes/ImplementtheCentralLineBundle.aspx

Institute for Safe Medication Practices. (2007). Actions needed to prevent serious tissue injury with IV promethazine. *ISMP Newsletter, 5*(1), 1.

Institute for Safe Medication Practices. (2008). *ISMP's list of high-alert medications.* Retrieved April 4, 2010, from www.ismp.org/Tools/highalertmedications.pdf

Institute of Medicine. (1999). *To err is human: Building a safer health system.* Washington, DC: National Academies Press.

Jensen, S. K. (2015). *Nursing health assessment: A best practice approach* (2nd ed.). Philadelphia, PA: Lippincott Williams & Wilkins.

The Joint Commission. (2009). *National patient safety goals.* Retrieved April 3, 2010, from www.jointcommission.org/PatientSafety/National PatientSafetyGoals

The Joint Commission. (2014). Preventing Central Line–Associated Bloodstream Infections: Useful Tools, An International Perspective. Nov 21, 2013. Accessed 06/29/14, *Care Medicine, 38*(2), 690–691. Staun, M. http://www.jointcommission.org/CLABSIToolkit

Kaler, W., & Chinn, R. (2007). Successful disinfection of needleless access ports: A matter of time and friction. *Journal of the Association for Vascular Access, 12*(3), 140–142.

Ken, H. H., & Daphne, C. S. (2012). Guidelines on timing in replacing peripheral intravenous catheters. *Journal of Clinical Nursing, 21,* 1499–1506.

Kleinman, M. E., Chameides, L., Schexnayder, S. M., Samson, R. A., Hazinski, M. F., Atkins, D. L., et al. (2010). Part 14. Pediatric advanced life support 2010 American Heart Association Guidelines for Cardiopulmonary Resuscitation and Emergency Cardiovascular Care. *Circulation, 122,* 876.

Kramer, N., Doellman, D., Curley, M., & Wall, J. L. (2013). Central vascular access device guidelines for pediatric home-based patients: driving best practices. *JAVA, 18*(2), 103–113.

Longshore, L., Smith, T., & Weist, M. (2010). Successful implementation of intelligent infusion technology in a multihospital setting. *Journal of Infusion Nursing, 33*(1), 38–47.

Ludeman, K. (2007). Choosing the right vascular access device. *Nursing, 37*(9), 38–41.

McGoldrick, M. (2010). Infection prevention and control. In: M. Alexander, A. Corrigan, L. Gorski, et al. (Eds.) *Infusion Nurses' Society Infusion Nursing: An Evidence-Based Approach* (3rd ed., pp. 204–218). St. Louis, MO: Elsevier.

Mermel, L., Allon, M., Bourza, E., Craven, D. E., Flynn, P., O'Grady, N. P., et al. (2009). Clinical practice guidelines for the diagnosis and management of intravascular catheter related infection: 2009 update by the Infectious Diseases Society of America. *Clinical Infectious Diseases, 49,* 1–45.

Meyer, J. (2009). A broad-spectrum look at catheter-related blood stream infections. *Journal of Infusion Nursing, 32*(2), 80–86.

Mitchell, M., Anderson, B., Williams, K., & Umscheid, C. (2009). Heparin flush- ing and other interventions to maintain patency of central venous catheters: a systematic review. *Journal of Advanced Nursing, 65*(10), 2007–2021.

National Coordinating Council for Medication Error Reporting and Prevention. (2008). *What is a medication error?* Retrieved April 3, 2010, from www.nccmerp.org/aboutMedErrors.html

Neuman, R. W., Otto, E. W., Link, M. S., Kronick, S. L., Shuster, M., Callaway, C. W., et al. (2010). Part 8. Adult advanced life support 2010 American Heart Association Guidelines for Cardiopulmonary Resuscitation and Emergency Cardiovascular Care. *Circulation, 122,* 729.

O'Grady, N. P., Alexander, M., Burns, L. Q., Dellinger, E. P., Garland, J., Heard, S. T. et al. (2002). Guidelines for the prevention of i ntravascular catheter-related infections. MMWR. Recommendations and Reports: Morbidity and Mortality *Weekly Report, 51*(RR-10), 1–29.

O'Grady, N. P., Alexander, M., Burns, L. Q., Dellinger, E. P., Garland, J., Heard, S. T. et al. (2011). *Guidelines for the prevention of intravascular catheter-related infections.* The Healthcare Infection Control Practices Advisory Committee (HICPAC). http://www.cdc.gov/hicpac/pdf/ guidelines/bsi-guidelines-2011.pdf accessed August 2015.

Popovski, M. A., Abel, M. D., & Moore, S. B. (1983). Transfusion-related acute lung injury associated with passive transfer of anti-leukocyte antibodies. *American Review of Respiratory Disease, 128*(1), 185–189.

Perucca, R. (2010). Peripheral vascular access devices. In M. Alexander, A. Corrigan, L. Gorski, J. Hankins, R. Perucca, (Eds.) *Infusion nursing: An evidence-based approach* (3rd ed., 456–479). St. Louis, MO: Saunders/Elsevier.

Phillips, L. D. (2010). Manual of IV therapeutics: *Evidence-based practice for infusion therapy* (5th ed., pp. 303–401). Philadelphia, PA: FA Davis.

Rosenthal, K. (2006). Guarding against vascular site infection. *Nursing Management, 37*(4), 54–67.

Ryder, M. A. (2005). Catheter-related infections: It's all about the biofilm. *Topics in Advanced Practice Nursing Journal, 5*(3).

Santarpia, L., Alfonsi, L., Tiseo, D., Creti, R., Baldassarri, L., Pasanisi, F., et al. (2010). Central venous catheter infections and antibiotic therapy during long-term home parenteral nutrition: an 11 year follow-up study. *JPEN, Journal of Parenteral & Enteral Nutrition, 34*(3), 364–362.

Smeltzer, S., Bare, B., Hinkle, J. L., & Cheever, K. H. (2014). *Brunner & Suddarth's textbook of medical-surgical nursing* (4th ed.). Philadelphia, PA: Lippincott Williams & Wilkins.

Sriram, K., & Mizock, B. A. (2010). Critical care nutrition: are the skeletons still in the closet? *Critical Care Medicine, 38*(2), 690–691.

Staun, M., Pironi, L., Bozzetti, F., Baxter, J., Forbes, A., Joly, F., et al. (2009). ESPEN guidelines on parenteral nutrition (HPN) in adult patients. *Clinical Nutrition, 28*(4), 467–479.

Stout, S. M., & Cober, M. P., (2011). Cyclic Parenteral Nutrition Infusion: Considerations for the Clinician. *Practical Gastroenterology,* 11–24.

Strandvik, G. F. (2009). Hypertonic saline in critical care: a review of the literature and guidelines for use in hypotensive states and raised intracranial pressure. *Anaesthesia, 64,* 990–1003.

Webster, J., Osborn, S., Rickard, C., & Hall, J. (2010). Clinically-indicated replacement versus routine replacement of peripheral venous catheters. *Cochrane Database of Systematic Reviews,* (3): CD007798. Doi: 10.1002/14651858.cd007798. PUB2.

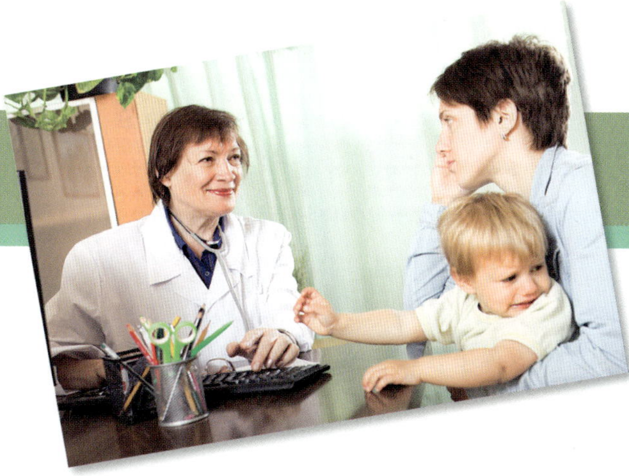

CHAPTER 22

수술주기 간호

Perioperative Nursing

Kim Leppert

비판적 사고를 위한 사례

김 간호사는 수술 전 사정과 교육을 담당하는 외과 병동의 간호사이다. 젊은 엄마가 고막절개술(myringotomy)이 예약되어 있는 24개월 된 아들을 데리고 왔고, 김 간호사는 엄마와 수술에 대하여 면담을 하고 다음과 같은 자료를 수집한다.

- 1년 동안 매월 1~2회 반복된 귀 감염력
- 약물 알레르기 없음
- 현재 복용하는 약물 없음
- 활력징후: 체온 37.9℃, 맥박 108회, 호흡수 22회
- 지난 48시간 동안 끈적이고, 짙은 황갈색 콧물
- 폐음은 청진상 깨끗함
- 그 밖의 신체사정은 정상임

김 간호사는 엄마와 영아의 상호작용이 좋은 것처럼 보였으며, 아이가 울기 시작할 때 엄마가 아이를 달래는 등 활발한 상호작용을 관찰한다.

이 장을 학습한 후, 위의 사례를 읽고 다음의 내용에 대하여 비판적 사고를 적용하여 복습한다.

1. 24개월 된 영아가 수술을 할 때 연령과 관련해서 고려할 사항을 검토한다. 영아와 가족에게 개별적인 간호를 어떻게 제공할 것인지를 설명한다.
2. 수집한 자료를 검토하고, 가장 중요한 자료에 우선순위를 매긴 후, 가장 중요한 자료라고 생각하는 이유를 설명한다.
3. 어떠한 교육이 중요한지를 계획하고 이 가족에게 어떻게 개별화된 교육을 할지 역할극을 해 본다.
4. 가장 중요한 사정자료를 중심으로 다른 팀원과 공유하기 위해 문서나 구두보고 준비를 어떻게 할지 설명한다. 방법에 대해 설명한다.

주요용어

국소마취제 local anesthetic
마비성 장폐색증 paralytic ileus
마취전문 간호사 anesthetist, crna
마취과 의사 anesthesiologist
면허 간호사 certified registered nurse
봉합 suture
부위마취제 regional anesthetic
사전의사결정서 informed consesnt
소독 간호사 scrub person
수술 전기 preoperative phase
수술 중기 intraoperative phase
수술 후기 postoperative phase
수술 확인 surgical verification
순환 간호사 circulating nurse
시술 중지 혹은 타임아웃 procedural pause or "time-out"
악성고열 malignant hyperthermia
전신마취 general anesthetic
중등도 진정 moderate sedation
피부 스테이플 skin staples
회복실 postanesthesia care unit

학습목표

1. 수술주기 3단계에 대해 기술한다.
2. 수술이 건강과 기능에 미치는 영향을 논의한다.
3. 수술을 받는 대상자의 생애주기에 따른 고려사항을 확인한다.
4. 대상자의 수술주기에 따른 적절한 교육을 서술한다.
5. 수술 중기 단계 동안 정서적 지지, 안전, 무균법에 대해 논의한다.
6. 회복실 및 수술 후기에 적절한 간호사정을 확인한다.
7. 수술 후 합병증을 나열하고 수술 후 합병증 예방에 대한 적절한 간호중재를 열거한다.
8. 수술받은 대상자에 대해 적절한 퇴원계획을 수립한다.

현대 문명에서 수술은 질병을 치료하고, 건강을 증진하는 일반적인 방법이었으나, 지난 몇십 년 동안 수술의 복잡성이 상당히 증가하여 전체 장기가 제대로 기능하지 못하는 신체 부분을 대체하기 위한 이식을 할 수 있게 되었다. 모든 수술은 사람의 기능적인 능력에 잠재적인 영향을 미칠 수 있으며, 이러한 영향은 심각하고 영구적이거나 짧고 일시적일 수 있다.

수술주기 간호의 목적은 대상자와 가족의 안녕 수준을 달성할 수 있는 의미 있는 사람의 건강 수준이 수술 전보다 더 높아지거나 같아지도록 도와주는 것이다[Association of periOperating Registered Nurses(AORN), 2014]. 수술주기 간호사는 수술 대상자가 최상의 기능으로 회복하도록 촉진하며, 수술 대상자에게 특별한 간호를 제공하고, 특별한 간호에 가족과 의미 있는 사람을 포함시킨다.

1. 외과적 중재

1) 기능적 건강 체계

수술주기 간호는 수술 전, 수술 중, 수술 후 3단계로 이루어지며, 수술 전 단계에는 수술을 위해 대상자를 준비시키는 모든 활동이 포함되는데, 수술을 하기로 결정한 때부터 시작하여 대상자가 수술실 침대로 옮겨질 때까지이다. 수술 중 단계는 대상자가 수술실로 옮겨진 때부터 회복실로 옮겨질 때까지 발생하는 모든 활동이 이루어지고, 수술 후 단계는 회복실로 옮겨진 다음부터 대상자가 완전히 회복할 때까지의 기간으로, 수술의 유형과 범위, 대상자의 회복능력에 따라 짧게는 1일 미만, 길게는 수개월 또는 그 이상이 될 수도 있다. 즉각적인 수술 후기 간호는 보통 회복실에서 이루어지며, 각 단계마다 간호사는 개별적인 간호와 수술 대상자의 특별한 요구를 충족시키기 위해 개별화된 간호과정을 사용하여 통합적인 역할을 수행한다.

2) 수술의 분류

수술은 여러 가지 특별한 이유로 시행될 수 있다. 대표적으로 문제나 증상 조사, 통증 경감, 수명 연장, 기동력 향상, 투약이나 영양공급을 위한 혈관 확보, 기능이나 외모 향상이 있다. 표 22-1은 목적과 긴급성에 따른 일반적인 수술의 분류를 보여주고 있다.

3) 외과 시설

(1) 클리닉과 의원

과거에 수술은 클리닉이나 의원에서 시행되어 진단, 구강 또는 부인과 처치나 피부 손상의 제거, 마취요구가 적은

표 22-1 목적과 긴급성에 따른 수술의 분류

분류	목적	예
목적		
진단	의심되는 진단의 확진	생검, 배양, 내시경검사, 천자
검사	질병의 유형과 정도를 확진	개복술, 관절검사
교정	신체적 기형을 복구 또는 외모 향상	코성형술, 유방성형술, 피부이식
치료	병들거나 손상된 신체기관이나 구조를 제거 혹은 복구하고, 대상자를 치료	충수절제술, 자궁절제술, 골절 고정술
이식	병들거나 손상된 신체 기관이나 구조를 기증된 장기나 인공장기로 치환	심장, 신장, 각막, 뼈, 간, 폐, 췌장, 피부 이식
완화	통증이나 다른 질병의 증상 완화, 치료가 아닌 질병의 진행속도를 늦춤	종양 제거, 신경차단, 영양관 삽입
긴급성		
응급	대상자의 생명이나 신체 부위의 기능을 보존	심한 출혈을 멈추기 위해 주된 혈관 봉합
긴급	24~48시간 이내 신속한 치료가 필요	골절 부위의 복원, 절개, 상처감염 부위의 배액
필수	기능이나 생명 보존을 위해 즉시 필요하지는 않지만 건강문제를 위해 실시	담낭절제, 암종 제거
선택	생명이나 기능 보존을 위해 필요하지는 않지만 대상자의 요구 만족	미용 수술

처치와 같이 제한적으로 시행되어왔으나, 기술이 진보하고 침습적인 처치가 감소함에 따라 클리닉이나 의원에서 시행되는 수술이 계속해서 증가하였다. 시행되는 수술은 복잡한 기구가 사용되지 않기 때문에 비교적 저렴한 편이다. 짧은 시간 동안 작용하는 마취제나 간호사의 감시하에 이루어지는 진정작용이 사용될 수 있으며, 마취 후 회복시간과 감시가 비교적 짧게 이루어진다.

(2) 통원수술센터

당일 수술실 또는 수술센터로 알려진 통원수술센터는 증가하는 수술비용을 줄이기 위한 시도 때문에 급격히 증가하고 있으며, 병원과 제휴하거나 병원 내에 있거나 병원 근처에 위치할 수도 있다. 일반적으로 대상자는 수술 당일 입원하여 그날 퇴원한다.

통원수술센터는 시간과 돈을 절약할 수 있기 때문에 많은 병원이 통원수술센터에서 시행하는 수술을 늘리고 있으며, 대다수의 모든 수술이 통원으로 시행될 때까지 향후 10년간은 지속될 것이다. 마취제와 수술 위험도, 단기체류(short-stay) 기관에서 퇴원 후 안전하게 자기돌봄을 할 수 있는 대상자의 능력이 중요한 결정요인이다. 담낭절제술(담낭 제거), 충수절제술, 탈장복원술과 같이 병원에서 한 번만 시행되는 수술들이 점차적으로 복강경을 사용하여 통원수술센터에서 시행될 것이다. 이러한 최소한의 침습적인 기술로 수술을 받은 대상자는 개방수술로 생길 수 있는 더 광범위한 합병증을 피할 수 있으며, 훨씬 더 빨리 수술 이전의 활동 수준으로 돌아올 수 있다. 통원수술센터의 간호사는 제한된 시간 내에 최상의 대상자 간호와 교육을 제공해야 한다.

(3) 종합병원

종합병원은 모든 유형의 수술과 수술 후 회복을 위한 종합적인 기관으로, 집중적인 감시와 복합적인 기술, 회복하는 데 장기간의 시간을 요하는 수술을 위해 필요한 장비와 직원을 갖추고 있다. 종합병원은 광범위한 서비스를 제공하고 폭넓은 응급지원체계를 갖추고 있으며 종합병원에서 시행되는 수술은 보통 통원수술센터나 클리닉에서 시행하는 수술보다 더 많은 비용이 든다. 보험회사가 종합병원 입원비에 대한 보험금 지급을 하지 않을 수 있기 때문에 비용 보상문제를 강조하여 작은 수술은 종합병원에 입원하지 않도록 예방하는 것이 필요하다.

4) 수술이 건강과 기능에 미치는 영향

(1) 건강지각과 건강유지

수술은 건강증진이나 기능을 향상시키기 위해서 대상자와 건강관리제공자가 함께 결정하는 것으로, 수술에 대한 결정은 대상자의 건강지각과 현재의 문제점을 관리하기 위해 적절한 것이 무엇인지에 달려 있다.

수술은 정신적 · 신체적 안전의 여러 가지 측면을 포함하며, 정신적인 안전은 편안함, 안전함과 안녕감뿐만 아니라 대상자가 대상자 건강관리 내에서 신뢰감과 자신감을 느끼는 것이다. 이러한 대상자 건강관리는 제공자와 돌봄제공자가 향상시킬 수 있으며, 간호사는 이러한 느낌을 촉진하기 위해 정서적 지지와 수술에 대한 대상자의 이해를 높일 수 있다. 간호사는 수술에 대한 설명을 할 때 가능한 한 가족과 의미 있는 사람을 포함시켜야 한다. 신체적인 안전은 마취, 약물, 화학약품, 전기, 처치, 특별한 장비(예: 레이저, 방사전 장비), 수술 체위와 환자 이송을 포함한다.

(2) 활동과 운동

수술의 유형에 따라 운동과 활동 수준에 영향을 미치는데, 활동 수준의 변화는 일시적이거나 영구적일 수 있다. 통원수술센터에서 유방생검을 받은 여성은 몇 시간 동안만 일상적인 활동을 줄이면 되지만, 다리 골절 수술을 받은 대상자는 재활의 정도에 따라 이전 수준의 기능으로 회복하기 위해 몇 주에서 몇 개월까지 활동 변화가 필요하다. 두 대상자 모두 활동 수준에 비교적 일시적인 변화가 나타난다.

대상자의 활동 수준에 영구적인 변화는 수술의 결과로 발생할 수 있는데, 외상이나 말초혈관질환으로 인해 다리 절단술을 받은 대상자는 활동 양상에 영구적인 변화가 필요하다. 수술로 인한 변화의 특성과 상관없이, 모든 대상자는 가능한 한 최고의 활동 수준으로 회복하기 위해서 잘 계획되고 잘 이행된 간호중재를 받아야 한다.

수술 직후 동안에 활동하지 않고 움직이지 않으면 호흡과 심혈관에 합병증이 발생할 수 있으므로, 심호흡과 강화폐활량계(incentive spirometry)를 통해 공기교환을 최대화하고 무기폐(폐포 허탈)와 폐렴을 예방해야 한다. 걷기 운동, 항색전 스타킹, 순차적 압박장치(SLDs)는 말초순환을 유지하고, 심장으로의 정맥귀환을 촉진시키며, 심부정맥혈전증과 차후의 폐색전증의 발생을 예방한다.

(3) 영양

최적의 영양상태는 안전하고 성공적인 수술을 위해 필수적이며 상처치유를 촉진, 감염에 대한 저항력을 강화, 신체적 · 정신적 건강을 촉진, 적절한 에너지 수준과 최적의 수분과 전해질 균형을 유지하게 한다. 수술 후에 단백질, 비타민 A와 C가 충분한 식이는 조직재생과 상처치유를 촉진하며 적절한 양의 탄수화물과 지방도 단백질 고갈을 예방하는 데 중요하게 작용한다. 당뇨병과 같은 대사장애는 수술 전에 사정해야 하고, 수술 중과 수술 후의 합병증을 피할 수 있도록 잘 관리해야 한다. 비만이 수술 대상으로 위험군에 속하는 이유는 수술이 길어지면 수술 테이블에서 체위는 더 힘들어지므로 수술 후 합병증(예: 상처 벌어짐)이 더 자주 발생하기 때문이다.

수술 후에 영양상태는 영향을 받게 되는데, 예를 들어 오심과 구토는 마취제, 통증 약물, 장 기관의 조작으로 인한 효과로 수술 이후에 발생할 수 있다. 또한 장 운동이 다시 일어날 때까지 구강섭취가 제한되기 때문에 영양상태 변화가 초래되며, 일단 활동성 장음이 생기면 음식을 섭취할 수 있으므로 영양상태는 향상된다.

(4) 감염

피부는 감염에 대한 1차 방어벽이다. 수술부위감염(surgical site infections, SSIs)은 가장 일반적인 건강관련 감염(healthcare-associated infection, HAI; CDC, 2014)의 가장 효과적인 치료는 예방이다(Rothrock, 2015). 수술 전 감염을 발견하고 치료하는 것은 상처치유를 촉진하고 감염이 확산되거나 전신화될 가능성을 줄인다. 수술과 정동안 감염위험은 증가하는데 피부장벽이 무너지고 외상이 발생하기 때문이다. 수술 중의 세심한 무균술 시행이 감염을 예방하는 데 필수적이다. 당뇨병 환자에 대한 포도당 모니터링을 철저히 하고 수술 중 정상체온을 유지하는 것들이 수술부위감염 유발 가능성을 감소시킬 수 있는 근거가 된다.

수술 전 피부소독은 미생물(정상적으로 피부에 있는)을 감소시킬 수 있는데, 피부소독을 하지 않으면 감염 위험성이 증가할 수 있다. 세팔로스포린 항생제가 일반적으로 사용된다. 그러나 예방적 항생제 사용은 수술의 유형, 비용, 안전성 및 예방의 효과에 따라 다르다(Rothrock, 2015). 항생제는 수술 절개 후 1시간 이내에 투여해야 환자의 혈액에서 순환하는 약물 수준이 수술 중에 치료 범위에 있게 된다.

수술 후기 동안에 주요 간호책임은 상처의 감염징후를 감시하고, 호흡기나 요로 감염과 같은 다른 감염성 합병증을 예방하기 위한 대책에 초점을 두는 것이다.

(5) 체온조절

체온은 정상적으로 어려움 없이 유지되지만, 수술하는 동안에 수술실 온도가 낮아지고, 마취제의 사용으로 인한 혈관의 확장, 출혈, 수액정맥주입, 체표면의 노출, 차가운 피부 준비액, 의식 감소와 같은 다양한 요인이 저체온증을 일으킬 수 있으며, 저체온은 출혈의 위험과 상처 치유의 장애, 수술부위 감염을 증가시킬 수 있다(Rothrock, 2015).

또한 대상자의 연령이 체온조절에 영향을 미치며, 아주 어리거나 아주 나이가 많은 경우에 저체온증의 위험이 증가한다. 따뜻한 담요를 제공하고, 전기 가온장치를 사용하는 것과 같은 정상 체온을 증진하기 위한 중재를 수술 전 공간에서 시작해서 수술 동안과 수술 후 단계에도 계속 시행해야 한다. 수술실에서 이루어지는 피부 준비액과 정맥주사 용액을 덥히고, 체표면 노출을 최소화하는 것과 같은 부가적인 중재는 신체 열손실을 경감하도록 돕는다. 강제로 공기를 주입해서 사용하는 보온기구인 그림 22-1을 참고한다.

체온조절의 또 다른 잠재된 문제는 악성 고열이며 흡입제와 근이완제를 포함한 마취제에 의한 골격근의 과대사 장애로 발생한다. 악성 고체온은 유전병으로 확인되었

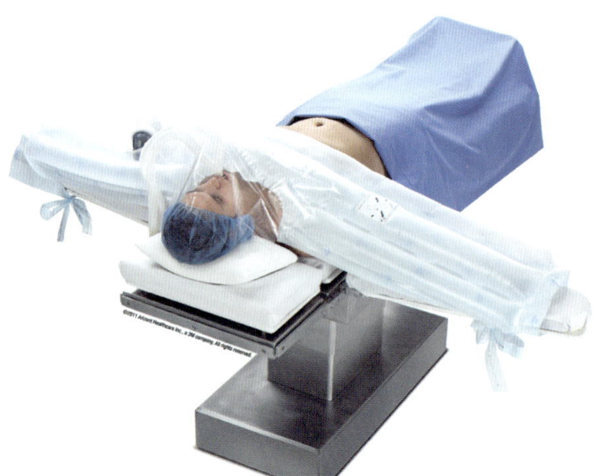

그림 22-1 Bair Hugger의 환자 보온 시스템(Reprinted with permission from 3M.)

기 때문에 가족력이 양성인 대상자는 특히 민감하다. 합병증으론 교근(masseter muscle) 경직과 심실 리듬장애가 나타나며, 빈호흡, 청색증, 피부반점 형성과 불안정한 혈압과 관련이 있다. 발열이 악성 고체온의 말기 징후일 수 있지만 이러한 증상은 체온이 올라감에 따라 나타나게 된다(처치를 받지 않으면 아마도 5분마다 1℃ 증가).

SAFETY ALERT

악성 고체온은 조기에 발견하지 못하고 처치가 효과적으로 이루어지지 않는다면 심정지와 사망을 일으킬 수 있다. 결과적으로 민감한 대상자를 확인하기 위해 간호사는 모든 대상자에 대해 수술하는 동안 근경직과 활력징후, 체온을 관찰해야 하고, 응급약물과 즉시 이용할 수 있는 장비를 갖추어야 한다.

(6) 배뇨기능

보통 수술 전에는 수술 시 흡인의 위험성을 감소시키기 위해 대상자는 금식하게 되며, 금식 상태는 소변 생성을 감소시킨다.

시간당 30~60mL의 소변량은 일반적으로 적합한 혈관 내 용적과 혈압을 나타내므로(Phillips, 2013), 대상자는 수술 전 방광 내에 유치도뇨를 하게 되고, 유치도뇨를 하지 않는다면 수술 중이나 수술 후 방광의 팽창을 막기 위해 수술실로 가기 전에 즉시 배뇨해야 한다. 방광을 비우는 것은 복부 수술을 하는 동안 복부장기로의 접근을 더욱 용이하게 하고, 방광의 우발적인 손상을 예방할 수 있다.

수술하는 동안 유치도뇨를 하고 있는 모든 대상자의 소변량을 주의 깊게 관찰해야 하며, 2~4시간 정도의 짧은 수술을 받는 대상자는 유치도뇨를 하지 않을 수도 있다. 유치도뇨를 하거나 하지 않은 대상자의 혈압, 수분과 전해질 균형을 수술하는 동안 주의 깊게 관찰해야 하는 이유는 신장기능 및 순환을 평가하는 정보를 제공하기 때문이다.

수술 후 소변량을 주의 깊게 관찰해야 하며, 부적절한 소변량은 저혈량증, 출혈, 전해질 불균형, 부적절한 순환, 저산소증, 임박한 쇼크를 나타낼 수 있다. 유치도뇨를 하지 않은 경우 대상자는 8시간 내 배뇨해야만 한다. 유치도뇨를 하지 않은 대상자는 수술 후 배뇨가 어려울 수 있는데 의식저하, 통증, 약물 또는 회음부 부종이 있기 때문이다.

(7) 배변기능

수술 전에 금식한 대상자는 배변기능이 덜 활발하며, 장내 대변을 깨끗이 비우기 위하여 관장이나 하제를 사용하여 장 준비를 한 경우에는 배변기능에 더욱 영향을 미친다. 수술 전 장 준비는 수술 중 복막염을 일으키는 장 내용물의 유출을 막는 데 도움을 주기 때문에 위장관 수술을 받는 대상자에게 특히 중요하다.

수술 후 장이 정상적인 활동과 기능으로 회복하는 데 수일 또는 더 오래 걸릴 수 있으며, 장 연동의 감소, 음식물과 수분 섭취의 감소, 음식물 부피 감소, 진통제 투약, 신체활동 감소, 스트레스, 정상적인 일과의 부족, 사생활 감소가 이 기간을 지연시키는 복합적인 요인이 된다. 수술 후 일단 장음이 들리기 시작하고, 특히 대상자가 다량의 마취성 진통제를 투여받고 있다면 대변연화제가 처방되며, 때때로 설사제와 관장이 필요하다.

수술 후 장폐색증은 2~3일 내에 자연스럽게 치유된다. 하지만 장 기능이 3일 이내로 회복되지 않는다면, 마비성 장폐색증(paralytic ileus) 가능성이 있다(Forrester, Doyle-Munoz, McTigue, D'Andrea, & Natale-Ryan, 2014).

위장 운동의 회복이 지연되면 다른 수술 후 합병증이 유발될 수 있고, 대상자의 퇴원이 지연될 수 있다. 따라서 마비성 장폐색증의 증상(복부 통증, 구토, 복부팽만, 장내 가스 배출 실패, 음식물 소화 불가)을 치료해야 한다(van Bree et al., 2014). 일반적으로 마비성 장폐색증의 처치는 비위영양관 삽입, 진통제, 껌씹기 및 정맥요법 등이 있다.

(8) 통증

통증은 신체적이고 정신적인 구성요소로 수술 전 질병 과정이나 외상성 손상으로 인해, 수술 후 외과적 절개나 처치로 인해 이차적으로 발생할 수 있다. 대상자가 통증에 대처하는 것을 돕는 간호중재는 철저한 통증 사정, 약물투여, 체위변경, 이완요법, 정신적 지지, 전환요법, 적당한 다른 건강전문가에게 의뢰하는 것이 있다. 편안하고 안정된 환경을 유지하는 것도 도움이 된다.

진통제는 보통 정맥주사나 자가조절진통제(patient-controlled analgesia, PCA), 경막외로 투여되며 이러한 투여방식이 근육주사나 피하주사보다 통증을 조절하는 데 더 효과적이다. 비스테로이드성 진통제와 보조 통증 약물은 수술 후 기간 동안에 통증을 효과적으로 관리하기 위해서 마약성 약물과 함께 복합적으로 사용한다. 자세한 통증관리는 35장에서 제시하고 있다.

(9) 수면과 휴식

수술 대상자는 수술 전 준비, 스케줄의 변화, 스트레스, 임박한 시술과 관련된 불안감, 약물요법, 신체적 · 정서적 고통, 가족과 다른 사람으로부터 분리, 수술비 걱정, 불확실한 직장, 식이와 활동 수준의 변화로 인해 수면박탈을 경험할 수 있다. 간호중재는 대상자가 휴식을 취할 수 있도록 조용한 환경을 제공하고, 교육과 정서적 지지를 통해 불안감을 완화시키고, 다른 전문가에게(정신건강전문가, 재정상담가, 성직자) 의뢰하고, 적절한 약물투여와 처치를 한다. 수술 전날 밤과 수술 후기 동안 진정제와 항불안제를 투여할 수 있다.

수술 후 충분한 수면과 휴식은 상처의 치유와 정서적 안녕에 중요하며, 충분히 휴식하고 REM 수면을 충분히 취하는 대상자는 수술과 회복에 관련된 스트레스를 더 잘 해결할 수 있다. 충분한 휴식과 수면 주기에 대한 계획과 조용하고 편안한 환경을 유지하는 것이 중요하다.

(10) 섬망

수술 대상자는 약물요법, 낯선 환경과 사람, 증가된 감각, 전해질 불균형, 통증, 불안, 수면박탈 등으로 인해 이차적으로 섬망을 경험할 수 있으며, 섬망의 근본적인 원인을 치료하고 확인하는 것이 중요하다. 간호중재는 낯선 환경과 사람에 대해 적응하도록 도와주고, 새로운 환경에 대해 재교육하며, 안전하고 안정된 환경을 유지하고, 깨어 있는 동안 시각적 · 청각적 자극을 촉진하며(가족과 친구의 사진, 달력, 라디오, TV), 수면이나 휴식시간 동안 조용하고 편안한 환경을 조성하고, 약물치료를 감시해야 한다. 섬망에 관한 정보는 37장을 참조한다.

(11) 자아개념

많은 사람이 자아개념을 수술로 인해 달라질 수 있는 신체적 외양과 연관시키는데, 수술이 대상자의 자아개념에 미치는 영향은 객관적인 측정치보다는 자신이 느끼는 가치나 이미지를 인식하는 정도에 따라 달라지며, 변화는 작은 흉터와 같은 작은 것이거나 사지절단이나 유방절제와 같이 큰 변화일 수 있다. 외과적 변화는 어떤 장기(예: 자궁, 결장)의 절제도 포함할 수 있으며, 감정적이나 정신적으로 변화가 현저하게 일어날 수 있고, 대상자의 자아개념에 광범위하게 영향을 미칠 수 있으며, 정신적 · 감정적으로 장기간 재활치료가 필요할 수 있다.

간호중재는 필요한 기술적 간호, 교육, 폭넓은 재활, 정서적 지지를 대상자에게 제공하며, 수술 후 단기치료기관에서 퇴원한 대상자를 도와줄 수 있는 기관이나 지지그룹에 의뢰하는 것이다.

(12) 역할과 관계

수술과 분리는 개인과 가족, 직장 관계에 영향을 미치며, 변화는 일시적이거나 영구적일 수 있다. 일반적으로 장기간 변화나 갈등 없이 회복이 빠른 경우 이전의 역할과 관계를 되찾을 수 있으나, 만성질환이나 큰 수술인 경우에는 적응이 많이 필요하므로 장기간 변화를 일으킨다. 수술은 에너지 수준에 직접 영향을 미치므로 가족부양자, 부부, 부모의 역할 이행이 더 어려워질 수 있다. 또한 장기간의 회복은 직장 관계에서 문제를 일으킬 수 있어 재정적으로 큰 영향을 미칠 수 있다.

적절한 간호중재는 갈등을 일으키는 특정한 역할이나 관계, 가치나 신념에 달려 있고, 대상자와 가족구성원에게 정서적 지지와 적절한 교육을 제공한다면, 역할 관계에서 긍정적인 영향을 미칠 수 있다. 대상자를 사회사업가, 정신상담가, 성직자와 같은 다른 건강관리팀 전문가에게 의뢰한다.

(13) 대처와 스트레스 내성

작은 수술일지라도 상당한 스트레스를 동반하고, 대처행위와 스트레스 내성은 대상자가 스트레스를 어떻게 정의내리고, 과거에 스트레스를 어떻게 관리했는지와 밀접한 관계가 있다. 간호중재는 대상자에게 과거에 효과적이었던 스트레스 관리전략을 확인해야 하며, 이러한 전략은 수술 전후 기간 동안에 다시 효과적일 수 있기 때문이다. 스트레스 내성과 대처행위는 개인적인 문제라는 것을 기억해야 하고, 한 대상자에게 효율적이었던 것이 다른 사람에게는 비효율적일 수 있다.

대처와 스트레스 관리의 다른 중재로는 정서적 지지, 대상자와 가족에게 교육, 필요시 다른 건강전문가에게 의뢰하는 것 등 효과적인 스트레스 관리전략과 대처행위를 확인하고 증진하는 것이다.

(14) 성욕

수술은 성욕과 생식에 일시적 또는 영구적으로 영향을 미칠 수 있고, 분리, 회복의 지연, 외과적 변화가 대상자의 성욕과 성 정체성에 영향을 미칠 수 있는데, 신체적 · 정신적 또는 2가지 측면에 모두 영향을 미칠 수 있다. 수술의 결과로 나타나는 외모의 변화, 움직임 제한, 생식능력의 변화, 생리적 기능의 제한 등의 신체적 변화가 대상자의 성욕에 영향을 미칠 수 있다.

Box 22-1은 대상자의 신체적 외모, 운동 능력, 기능에 일시적 또는 영구적으로 영향을 미치는 수술의 목록이

Box 22-1 신체적 외모, 운동성, 기능에 영향을 미치는 수술

신체적 외모
경부근치술
유방절제술
절단
안면수술
구강수술

운동성
뼈융합술
탈구
척추수술
절단
관절치환술

기능
질절제술
자궁절제술
전립선절제술
장루술(결장루술, 회장루술)
구강수술

치료적 대화: 수술 후 통증

사례

52세의 김 씨 부인은 어제 저녁 수술실에서 돌아왔다. 어제 스키 사고로 인해 오른쪽 다리 골절 수술을 하고, 비장제거술을 했다. 김 씨 부인은 깨어나서 몇 시간 동안 의자에 앉아 있었다.

비효율적 대화

이 간호사 안녕하세요. 오늘 낮 근무 담당 간호사인 이 간호사입니다. 좀 어떠신가요? (진심으로 눈을 마주치며)
김 씨 부인 네. 전 괜찮아요. (피곤한 기색으로 의자에 기댄 채)
이 간호사 피곤해 보이네요. 침대로 가실래요?
김 씨 부인 네. 부탁해요. 앉아만 있는데도 무척 힘이 드네요. (도움을 받아 침대로 천천히 이동한다.)
이 간호사 (김 씨 부인을 침대에 편안한 체위로 눕히고) 어떠세요? (김 씨 부인은 미소를 지으며 좋다고 고개를 끄덕인다) 좋아요. 수술이나 상해에 대해 어떤 궁금한 점이 있으신지 이야기를 나누고 싶었어요.
김 씨 부인 아무것도 궁금하지 않아요. 그냥 집에 가고 싶군요. (울 것 같은 표정으로)
이 간호사 이해해요. 병원에 있는 것을 좋아하는 사람은 아무도 없죠, 특히 휴가 중에(공감한다는 듯 대상자의 팔에 손을 얹으며). 하지만 전 당신이 제가 도울 수 있는 질문을 가지고 있을 수 있다고 생각해요. 정말 힘든 사고였어요. 환자분께서 힘들다는 거 알아요.
김 씨 부인 (울기 시작하며) 맞아요. 힘들어요. 지금 당장 쉬고 싶어요. 전혀 기분이 좋지 않아요.
이 간호사 가기 전에 무엇을 도와드릴까요?
김 씨 부인 아니요. 조금 쉬면 괜찮아질 거예요. (눈을 감으며)
이 간호사 좋아요. 잠시 후에 돌아오겠습니다.

효율적 대화

김 간호사 안녕하세요. 오늘 낮 근무 담당 간호사인 김 간호사입니다. 좀 어떠세요? (진심으로 눈을 마주치며)
김 씨 부인 네. 전 괜찮아요. (피곤한 기색으로 의자에 기댄 채)
김 간호사 피곤해 보이네요. 침대로 가실래요?
김 씨 부인 네. 부탁해요. 앉아만 있는데도 무척 힘이 드네요. (도움을 받아 침대로 천천히 이동한다.)
김 간호사 (김 씨 부인을 침대에 편안한 체위로 눕히고) 어떠세요? (김 씨 부인은 미소를 지으며 좋다고 고개를 끄덕인다.) 좋아요. 수술이나 손상에 대해 어떤 궁금한 점이 있으신지 잠시 동안 이야기를 나누고 싶었어요.
김 씨 부인 아무것도 궁금하지 않아요. 그냥 집에 가고 싶군요. (울 것 같은 표정으로)
김 간호사 (의자를 끌어당기며) 좀 더 이야기해 주세요. (앞으로 구부리며)
김 씨 부인 여기에 있고 싶지 않아요. 전 그냥 남편과 아이들과 구경하고 있었는데, 사고가 났어요. 제가 많이 다쳤어요. 난 아픈 적이 없었어요.
김 간호사 우선 진통제를 드시는 게 어떨까요? 그런 다음, 좀 더 편안해진 후에 남은 이야기를 하시죠.
김 씨 부인 좋은 생각이에요. 통증이 있어서 명확하게 생각하기가 어렵네요. (눈물을 닦으며)
김 간호사 곧 돌아올게요. (진통제를 가지고 돌아와서 투약한다. 몇 분 후에 김씨 부인은 통증이 완화되었다고 말하고, 궁금하고, 걱정되고, 두려운 점에 대한 이야기를 시작한다.)
김 씨 부인 고마워요, 이제 쉴 수 있을 것 같아요.
김 간호사 한 시간 내에 어떠신지 보러 다시 오겠습니다.

비판적 사고를 위한 과제

- 두 간호사 모두 간호를 하고 민감했지만, 이 간호사가 하지 않은 것을 김 간호사가 한 것은 무엇인지 설명한다.
- 이 간호사가 하지 않은 것에서 김 간호사가 수집한 정보가 무엇인지 찾는다.
- 김 씨 부인의 행동을 통해서 통증이 심리적으로 미치는 영향을 분석한다.

다. 목록에 있는 어떤 수술은 정신적 · 신체적 기능에 영향을 미칠 수 있고, 어떤 수술은 특히 성기능에 영향을 미친다. 전립선절제술, 고환절제술, 요로전환술 같은 수술은 발기불능을 일으킬 수 있다. 외과적 교정술은 성기능을 회복하는 데 효력이 있을 수 있다.

대상자가 수술이나 보완대체요법을 선택하는 데는 충분한 정보가 필요하며, 간호중재는 잠재된 성적 또는 정신적 충격에 대하여 철저히 사정을 수행하고, 대상자 교육, 전문적인 기술, 정서적 지지, 적절한 의뢰에 초점을 두어야 한다. 또한 대상자는 외과적 수술로 인한 제한점의 깊이와 범위를 분명히 이해해야 한다. 일부 대상자는 성적인 문제에 대해서 건강관리전문가와 상의하는 것을 불쾌하게 느낄 수 있으므로, 대상자와 상담할 때에는 가능한 한 개방되고 편안한 환경을 조성하고, 적절한 시기에 시작해야 한다.

(15) 가치와 신념

대상자의 가치-신념 체계는 개인의 선택과 일생일대의 결정을 좌우하기 때문에 매우 중요하며 개인의 문화적 배경, 철학, 그리고 종교 신념이 대체로 수술과 치료 항목을 선택하는 데 영향을 미친다.

대상자는 어떠한 결정을 내릴 경우 예상되는 결과와 대안에 대한 정보를 충분히 얻었을 때에만 선택해야 한다. 대상자가 결정을 하고 난 후, 중요한 간호중재는 전문간호, 지식교육, 정서적 지지 등이며 목사, 종교 또는 문화 지도자가 이 시기에 도움이 될 수 있다. 건강관리전문가는 대상자가 내린 결정을 반대하거나 이해하지 못하더라도, 개인적 판단을 피하고, 지지적인 접근방식을 유지해야 한다.

5) 문화적 고려사항

수술과 관련된 결정은 대상자의 신념과 가치에 의해 영향을 받게 되며, 신념과 가치는 문화에 의해 크게 영향을 받는다. 대상자를 위한 개별화된 간호를 위해 대상자의 종교와 문화적 신념을 고려하고 존중하는 것은 중요하다.

일부 문화는 수술을 의학적 상황을 다루고 건강을 회복하는 방법으로 받아들이지만, 일부 다른 문화는 수술을 차후의 선택으로 받아들여 보존적 의학 처치를 사용하게 된다. 일부 문화에서는 공동체 지도자나 집안의 어른이 적극적으로 수술절차에 대한 의사결정을 하고 대상자에게 조언하는 것이 의사결정의 우선순위가 되기도 한다.

종교는 특정한 수술을 금지하기도 하고(예: 낙태) 종교지도자에 의해 수행되는 종교의식의 일부분으로 수술이 시행되기도 한다. 여호와의증인과 같은 종교는 신도가 수혈 받는 것을 거부하는데, 이는 큰 외상, 심한 출혈, 수술 등을 경험하는 대상자에게는 매우 중요한 요소가 되기도 한다.

6) 생애주기에 따른 고려사항

(1) 신생아와 영아

신생아와 영아가 수술을 받는 동안 부모로부터 분리되는 것은 정신적으로 큰 충격이며, 무슨 일이 일어나고 있는지 이해하는 능력이 제한되어, 낯설고, 무섭고, 외로운 경험으로 인식할 수 있다. 주위의 소음을 최소화하고, 동물 인형, 장난감, 적절한 기분전환 방법 등 조용하고 편안한 환경을 조성하도록 한다. 부모와 다른 돌봄제공자에게 자세히 설명하고, 이들을 아이의 간호에 가능한 한 많이 포함시키면 상황을 관리하는 능력을 기르는 것을 돕게 된다.

영아는 혈액 손실이나 체온 변화를 견디는 능력이 어른보다 상당히 부족하므로(Phillips, 2013), 수술주기 동안 혈액손실과 열손실을 최소화할 수 있는 모든 시도를 해야 한다. 영아의 피부는 민감하고 쉽게 외상을 입게 되어 피부소독용액, 테이프, 드레싱과 같은 물품이 피부통합성을 손상시킬 수 있으므로, 피부에 순한 제품을 사용하고 드레싱을 부착하고 제거할 때 특별한 제품을 사용하며, 기구와 장비, 투약도 영아의 키를 고려하여 생리적 상태에 맞게 사용할 필요가 있다.

SAFETY ALERT
약물 투여량이 아동의 키와 몸무게에 맞추어 정확히 계산되었는지를 항상 확인한다.

(2) 유아와 학령전기 아동

영아에게 적용되는 요소 대부분은 유아와 학령전기 아동에게도 적용되며, 유아와 학령전기 아동은 주변상황을 더 잘 인지하고 있기 때문에 분리불안이 더 많이 나타날 수 있다. 자신에게 무슨 일이 일어나고 있는지 이해하는 수용력이 증대되었더라도 여전히 상황을 무섭고 외롭다고 인식할 수 있다. 아동과 가족에게 상세히 설명하고, 필요에 따라 협조를 이끌어내도록 한다. 아동이 수술실에 도착하기 전에 필요한 모든 기기와 장비를 미리 준비해두는 것은 마취 시작 전에 기다리는 시간을 줄일 수 있으며, 차분하고 조용한 환경을 유지하는 데에 도움이 된다. 때로는 투약할 때 부모가 아동을 붙잡도록 하는 것이 도움이 되는데, 예를 들어 아동을 수술실로 옮기기 전에 이완과 마취를 촉진하기 위해 좌약이 처방될 수 있다. 이러한 경우 아동이 충분히 긴장을 풀게 되어 다른 처치에도 큰 두려움을 느끼지 않게 되고, 아동이 마취되어 옷을 벗기고, 패드를 부착하고, 모니터링 기기를 부착하는 것도 도움이 된다. 영아와 마찬가지로, 아동에게 맞는 적절한 크기의 기기와 장비를 사용하고, 약물 투여량을 정확하게 하며, 혈액손실을 최소화하고, 체온조절을 확실하게 하는 것이 안전하고 효율적인 수술을 위해 필수적이다.

안전한 회복기를 위한 계획은 영아와 유아 모두에게 고려할 중요사항으로, 테두리 난간이 있는 유아용 침대를 사용하여 안전한 환경을 제공하며, 모든 대상자와 마찬가지로 기도와 활력징후를 주의 깊게 관찰하고, 수술 후 따뜻하게 해 준다. 아동의 마취유도 동안 가족들이 참여하는 경우는 빈번하지만, 이 중재의 효과는 확실치 않다(ASPAN, 2012). 마취 후 회복 1단계에서는 가족들이 환자와 함께 있어줌으로써 대상자의 고통, 심혈관 문제, 부정적인 행동을 완화시키는 데 도움을 줄 수 있지만, 이러한 중요한 단계에서 가족의 참여는 사정(assessment) 결과에 따라 결정한다(ASPAN, 2012). 아동이 주변 상황에 대한 인식을 되찾도록 회복실에 부모의 출입을 허용하는 것은 아동과 가족 모두의 불안을 완화를 위해 도움이 된다(Landriscina, 2009). 또한 아동의 협조가 필요한 처치를 확실하게 할 수 있고, 간호에 부모가 참여하는 것을 촉진한다.

(3) 학령기 아동과 청소년

학령기 아동과 청소년은 수술과 수술절차에 수반될 많은 활동에 대한 이해가 증대되어 있으며, 일반적으로 학령기 아동과 청소년은 수술 전 상세한 교육 프로그램으로부터 정보를 얻는다. 많은 병원이 수술 전 교육기간에 학령기 아동과 청소년과 부모를 위해 수술실을 견학시켜주며, 수술실, 수술실 침대, 마취기계와 마취제 흡인마스크를 보았던 아동이 이러한 경험이 없는 아동보다 두려움이 감소하며, 나이가 많은 학령기 아동이 수술을 더 잘 이해할 수 있기 때문에 부모로부터 분리되는 것에 더욱 잘 대처할 것이다.

마취제 투여 시 학령기 아동과 청소년이 마스크를 잡고 있거나, 수를 세도록 하여 마취에 참여하도록 한다. 단순한 선택(정맥주사를 위해 팔을 선택하는 것)은 학령기 아동에게 조절 감각을 기르는 데 도움을 준다.

수술을 받는 청소년은 특별한 요구가 있으며, 십대 청소년은 일반적으로 신체상과 변형에 대해 관심이 있어 신체의 노출이 있을 경우 자기를 의식하고 당혹스러워 한다. 청소년이 수술 경험 스트레스에 대처하는 방법은 현저하게 차이가 있으며 주체성과 독립심이 강한 청소년은 자신의 감정을 숨기려고 할 수 있다. 청소년과 그들의 부모에게 광범위한 교육을 제공하고, 이런 감정과 행동을 받아들이고 지지하도록 설명한다.

(4) 성인과 노인

외과적 중재가 노인에게 일반적으로 많이 실시되고 있지만, 수술과 마취의 위험률이 만성질환이 있는 노인에게서 증가하고 있다(Phillips, 2013). 또한 노인은 시력과 청력의 변화, 이동성의 변화, 만성질환이 있으므로 수술할 때 특별히 고려해야 한다.

대상자가 시력장애가 있다면 마취제 투여 직전까지 안경을 쓰고 있도록 하여 시각적으로 안정감을 유지하고, 두려움을 줄이고, 자신감을 증가시킨다. 국부 또는 국소마취를 하는 대상자는 시술 동안에 안경이나 콘택트렌즈 착용이 가능할 수도 있다. 대상자의 시력장애와 같은 중요한 결함을 수술실의 간호사가 알고 있어야 하므로 차트에 꼭 기록해야 한다.

노인 환자에게는 청력장애가 있을 수 있기에, 수술실 간호사는 대상자가 마취가 될 때까지 설명하는 것을 대상자가 들을 수 있게 크고 분명하게 말하고, 보청기를 사용할 수 있도록 한다. 건강관리구성원의 말을 들을 수 있을 때 교육이 촉진되어 주위환경에 대해 적응되면서 불안감이 완화될 수 있다. 보청기를 제거한 후에는 병원 규정에 따라 관리한다.

안경이나 보청기 도움에 대한 기록을 수술실에 가져오도록 한다. 회복실에서 안경을 사용하기 위해 대상자가 수술실에 안경을 지니고 있으면, 분실 보상에 대한 책임은 병원 측에 있기 때문에 대상자의 이름과 등록번호를 기록한 라벨을 부착해서 잃어버리거나 바뀌지 않도록 주의해야 한다.

관절운동 제한, 비만, 극도로 마르거나 약함, 척추문제 등 운동성에 문제가 있는 대상자는 수술 동안 취해야 하는 체위에 대해 계획을 할 필요가 있다. 특별한 체위(예: 절석위, 복위, 측위)는 수술을 위해 특별한 패드와 체위기구, 자세 유지를 돕는 억제대가 필요할 수 있다.

만성질환이 있는 노인을 위해서는 수술하는 동안 상세한 계획과 특별한 관찰이 필요하다. 호흡과 심혈관 문제는 대상자의 해부학적 체위를(예: 머리를 낮춘 체위는 호흡기에 문제가 있는 대상자에게 호흡을 방해) 견디는 능력에 영향을 주며, 신장이나 간 기능장애는 마취제의 배설 및 대사에 영향을 미칠 수 있으므로 심각하고 만성적으로 장기에 장애가 있는 노인은 수술 위험률이 더 높다. 수술 과정보다도 우선적으로 외과 의사는 수술 진행 시 얻을 수 있는 이익과 처할 수 있는 위험을 모두 평가하고 재검토해서 대상자와 함께 수술을 진행할 것인지 결정해야 할 것이다.

2. 수술 전 간호

1) 간호사정

(1) 과거력과 신체검진

수술 전 사정은 수술을 하는 동안 대상자의 안전과 안녕에 직접적으로 영향을 미치는 중요한 정보를 제공하고, 대상자의 의료기록에서 가장 중요한 사정 정보는 알레르기 병력, 만성질환 병력, 현재의 심혈관과 호흡 상태, 수술과 마취 병력, 키와 몸무게, 혈액검사, 진단검사 결과 등이다. 표 22-2는 수술 전에 이러한 자료를 얻는 이론적 근거를 목록화한 것이다. 현재 사용하는 약물, 특히 응고상태에 영향을 줄 수 있는 약물(예: 와파린, 비스테로이드성 소염제, 아스피린)은 중요하고, 외과의사에게 보고해야 하며 대상자가 말한 한약제나 영양보조제도 보고해야 한다. 이들 중 일부는 다른 약물이나 마취제와 상호작용할 수 있고, 수술 전에 길게는 몇 주 전부터 복용을 중단해야 한다.

표 22-2 수술 전 간호사정 자료와 이론적 근거

자료	목적
면담과 신체 사정	
수술목적	개별적인 대상자 교육과 수술 전 준비를 한다.
과거 수술력	과거 문제들을 인식하고 피한다.
알레르기 병력	알레르기 반응을 유발하는 알레르기원에 대상자의 노출을 피한다.
만성질환 병력	충분한 간호와 필요한 약물을 제공한다. 가능한 합병증에 주의한다.
흡연력	수술 후 호흡기 합병증에 대한 위험성을 확인한다.
현재의 호흡기계와 심장 상태	마취제와 약물투여의 안전성을 사정한다. 수술 후 합병증의 위험을 최소화한다.
현재의 키와 체중	약물 투여량 계산을 위한 신체표면적을 결정한다.
활력징후	비정상을 발견한다. 기초 자료를 제공한다.
운동제한	수술 체위와 안전한 환자 이송을 계획한다.
검사실과 진단검사	
혈액검사(전혈구, 전해질, 응고검사)	빈혈, 감염, 수분전해질 불균형, 심장 리듬장애, 출혈장애에 대한 실제적 또는 잠재적인 문제를 평가한다.
소변검사	신장기능과 요로감염 여부를 평가한다.
심전도	심장기능과 리듬장애 여부를 평가한다.
흉부 X-선	호흡기 상태를 평가한다.
혈액형과 교차시험	혈액형 확인을 해야 한다. 기증 예정자와 맞는 수혈이 필요하다.

신체적인 자료의 수집은 많은 건강관리제공자를 위해 수술 전 사정에서 없어서는 안 될 부분으로 내과의사는 세심하게 대상자의 병력과 신체검진을 완료하며 마취의사는 마취 전 사정기록을 완성하고 기록에서 수집된 자료는 마취제의 안전한 선택과 준비를 위해 특히 중요하다.

간호사는 수술 전기 동안에 대상자와의 심층 면담을 하고 신체검진을 완료하며, 수술 전기 동안에 수술 전 며칠이나 몇 주 전에 방문이나 전화를 통해 혹은 수술 직전에 수술대기실에서 이행할 수 있다. 통원수술이 증가함에 따라 대상자와 접촉의 기회가 줄어들어 수술 전 사정이 감소하는 결과가 발생하여 수술 전 사정을 완료하는 것이 어려워지고 있다. 그러나 얻은 정보는 잠재적 또는 실제의 간호진단을 확인하고 수술주기 간호계획을 개별적으로 수립하는 데 필요한 자료를 제공하므로 매우 중요하다.

(2) 알레르기

수술 전에 대상자의 약물, 음식, 라텍스에 대한 알레르기를 사정하고, 대상자의 기록지에 명확하게 표시해야 하며 일반적으로 수술하는 동안 라텍스, 테이프, 요오드계 용액(예: 방사선 조영제, 피부소독용액)에 노출되므로 기록은 특히 중요하다.

최근 천연고무 라텍스 제품에 민감한 대상자의 수가 증가하고 있어 수술하는 동안 주의를 요한다. 민감성은 약한 정도의 제4형 알레르기 유형(국소염증, 발적, 가려움)을 나타낼수 있으나 심각한 제1형 아나필락시스 반응을 나타낼 수도 있다. 알레르기 위험성이 있는 대상자는 많은 알레르기가 있거나, 다양한 수술경험이 있거나, 신경관 결함(예: 개방이분척추, 척수막탈출증)이 있거나, 건강관리종사자, 천연고무 라텍스가 함유된 물건(예: 라텍스 풍선, 콘돔, 장갑, 속옷)에 민감한 사람들이다.

> **SAFETY ALERT**
>
> 라텍스 위험도구(latex risk tool)는 수술 대상자를 걸러내는 데 사용한다. 대상자가 위험성이 있다고 밝혀지면 수술팀 구성원에게 알려야 하고, 대상자에게 라텍스 위험이 없는 안전한 환경을 제공해야 한다(AORN, 2014).

(3) 교육과 퇴원 요구

수술 전 사정은 대상자와 가족의 교육과 퇴원 요구를 확인하는 데 도움이 되고, 대상자 교육은 수술 전기에 시작해서 모든 수술주기 동안 계속된다. 수술 전기에 대상자와 가족의 교육 정도와 사전지식에 대한 사정을 해야 개별적인 교육을 할 수 있으며, 대상자가 수술 당일 퇴원하게 된다면 누가 대상자를 집에 데리고 가고, 수술 후 회복기 동안 돌보는지를 확인해야 한다.

2) 간호진단과 결과확인

수술 전 간호사정을 함으로써 대상자의 실제적 · 잠재적인 문제를 확인하며, 지식부족, 불안, 통증, 수면양상장애가 일반적이다. 표 22-3에 이러한 문제의 간호진단과 적절한 결과를 함께 작성하였다.

3) 간호중재

(1) 대상자 교육

수술 전 교육은 수술 각각의 단계에서 무슨 일이 일어나고 자신의 회복에 참여할 수 있는 방법을 이해하도록 도와준다. 일반적인 오리엔테이션과 수술에 대한 설명과 환자에게 수술을 준비시키는 수술 전 활동에 대해 상의하고, 수술 후 최적의 기능과 회복을 촉진하기 위한 간호에 대해 설명한다. 가능하다면, 수술 전 교육에 가족이나 의미 있는 사람을 포함시키도록 한다.

수술 전 교육은 대상자가 외과병동에 입원한 후에 시행하지만, 통원수술을 하는 대상자는 입원 전에 교육할 수 있다. 보통 이런 대상자는 수술 당일 아침에 입원하고, 잠깐 동안 교육이 가능하다. 대상자가 불안해하여 주어진 정보를 처리할 수 없을 수도 있다. 일부 수술센터는 수술하기 며칠 또는 일주일 전에 대상자가 미리 방문하도록 하여 간호사는 간호사정을 하고, 필요한 검사물을 수집하는 동안에 수술 전 교육을 시작할 수도 있다. 대상자에게

표 22-3 수술 전 간호진단과 기대되는 결과

간호진단	기대되는 결과
수술주기 과정에 대한 정보 부족과 관련된 지식부족	대상자는 수술주기 간호에 대해 이해하였다고 말로 표현한다.
불충분한 지식, 가족과 분리, 죽음에 대한 두려움 및 외과적 상처와 관련된 불안	대상자는 수술에 대한 불안 정도가 감소되었다고 보고한다.
수술 전 활동과 불안과 관련된 손상된 수면양상	대상자는 수술 전에 충분한 휴식 징후를 보인다.

시청각 자료를 보여줄 수도 있으며 수술 전, 수술 중, 수술 후에 일어날 일과 대상자가 자신의 회복을 위해 참여할 일을 설명한 인쇄물을 집으로 보낸다. 대상자가 수술을 받으러 입원했을 때, 대상자가 궁금해 하는 질문에 대답하고, 이전에 실시한 교육(강화)을 한다.

수혈로 인한 B형 간염과 HIV 감염에 대한 두려움 때문에 수술을 위한 자가혈액 헌혈은 흔히 있는 일이며, 대상자가 원한다면 수술하기 몇 주 전에 헌혈에 관해서 필요한 정보를 제공한다.

① 일반적인 정보

수술에 대한 일반적인 오리엔테이션은 다음과 같다.

- 수술시작 시간
- 수술에 소요되는 예상시간
- 대상자가 병실로 돌아오는 시간(또는 당일수술 대기실로 돌아오는 시간)
- 대상자의 가족과 친구가 수술하는 동안 기다리는 장소
- 대상자가 수술실로 이동되는 방법
- 약물과 마취제의 투여방법
- 수술 절차에 대한 다른 특별한 요소

성과기반 교육계획

15세의 임 양은 2주 후에 있을 편도선절제술을 위해 수술 전 입원하였다. 임 양은 수술을 받은 적이 없어서 걱정하고 있다. 김 간호사는 임 양과 부모에게 수술 전 15분 동안 교육을 실시해야 한다.

간호성과

교육이 끝나고 임 양은 수술 전 필요한 계획(사전의사결정서, 금식상태, 수술실에 도착)을 설명할 수 있다.

전략

- 수술에 대해 임 양이 알고 있거나 이해하고 있는 것에 관한 질문을 한다.
- 교육하기 전에, 임 양이 수술에 대해 어떤 질문을 가지고 있는지 물어본다.
- 편도선절제술의 일반적인 수술 전과 수술 후의 절차에 대한 개요를 수술 전 안내서를 가지고 임 양에게 설명한다.
- 임 양에게 수술 전에 처방될 수술 전 절차에 초점을 두어 토론한다. 재검토를 위하여 안내서에 있는 정보를 강조한다.
- 질문에 대답한다.
- 임 양에게 중요한 수술 전 절차를 말하도록 한다.

간호평가

2017/4/12/06:30 – 임 양은 수술을 받기 위해 언제 도착해야 하는지 정확하게 말하고 NPO상태를 설명하였다. 임 양은 안내서를 읽고 질문에 신속히 답할 수 있도록 질문을 적어놓겠다고 말했다.

– RN 김영미

간호성과

수술 전, 임 양은 수술 후 회복기 동안에 중요한 퇴원 간호를 말할 수 있다(통증관리, 식이, 의사에게 보고할 시기).

전략

- 안내서에 있는 수술 후 간호를 검토한다; 활력징후를 관찰하는 이유와 통증과 오심에 대한 투약이 처방되고 회복실에서 임 양이 깨어날 때 기대하는 것과 예상되는 통증, 인후통, 배액의 이유 등
- 수술부위를 자극하고 치유를 지연시키는 활동에 대해 교육한다.
- 임 양과 부모는 통증관리와 수술 후 첫 주 동안의 식이와 수액을 포함하는 퇴원 후 관리에 대한 계획을 말로 표현한다.
- 수술 부위를 자극하고 치유를 지연시킬 수 있는 활동을 진술하도록 한다(감귤류 주스, 양치질 물약으로 양치질, 기침과 인후의 분비물 제거).

간호평가

2017/4/12/06:45 – 임 양과 부모는 정확하게 수술 후 식이와 통증관리 방법을 말로 표현한다.

– RN 김영미

간호성과

퇴원 전, 임 양과 부모는 적절한 추후 관리와 수술 후기 동안에 의사가 요구한 지시사항을 말한다.

전략

- 증상을 재검토하고(선홍색 출혈, 38℃ 이상의 체온과 같은 감염징후) 보고해야 하는 위험한 징후의 목록을 작성한다.
- 임 양과 부모에게 궁금한 점이 있거나 걱정이 될 경우 전화하도록 전화번호를 알려준다.
- 임 양과 부모에게 다음 진료예약에 대한 정보를 적어준다.

간호평가

2017/4/12/14:30 –임 양과 부모는 병동에 전화를 하거나 의사를 부르는 방법 중 하나를 선택해 수술 후 상태를 말로 표현한다. 퇴원 후 첫날 전화로 추후 관리를 계획한다.

– RN 김영미

대상자가 수술 후 중환자실로 이송될 예정이라면, 일부 병원에서는 대상자와 가족이 미리 둘러볼 수 있도록 한다.

② 수술 전 프로토콜

수술 전 모든 활동과 성공적인 수술결과의 중요성을 재검토하여 수술 전에 반드시 수행해야 하는 장 준비나 피부준비, 도뇨관이나 정맥주사 또는 비위관 삽입과 같은 특별한 처치를 대상자에게 알려준다. 금식을 포함한 식이나 수분 제한에 대해 상의한다.

③ 수술 후 프로토콜

수술 전 교육은 대상자에게 수술 후 예상되는 대상자의 상태에 대한 정보를 제공한다. 대상자는 "얼마나 아플까요?" 또는 "어떤 흉터가 남을까요?"라는 질문을 하기도 하는데, 대상자에게 정보를 제공하기 전에 수술과 관련하여 먼저 질문이 있는지, 궁금한 점이 있는지 물어보는 것으로 교육을 시작한다.

수술 전에 수술 후기 동안 갖게 될 관(정맥주사, 카테터, 비위관)과 절개 부위와 크기, 통증과 오심을 조절하기 위해 처방될 약물을 설명하고, 회복을 촉진하고 합병증을 예방하기 위해 대상자가 참여하게 될 활동, 자세변경, 심호흡, 강화폐활량계 사용, 기침, 침대에서 일어나기, 다리운동, 자가조절진통제 장치 사용에 대해 설명한다.

이러한 치료적 처치는 다양한 대상자에게 사용되기 때문에 표 22-4에 관련된 내용이 포함되어 있는 각 장을 작성하였다.

(2) 사전의사결정서

사전의사결정서는 수술 전에 받아야 하는 중요한 법적 문서로 외과의사는 대상자의 동의를 얻는 것에 대한 법적인 책임이 있다. 외과 의사는 대상자가 이해할 수 있도록 수술절차를 충분히 설명하고, 대상자가 의사결정을 하는 데 필요한 모든 정보를 제공함으로써 사전의사결정서에 대상자의 서명을 받아내는 것이다. 대상자가 의사의 언어를 이해하지 못하거나 말하지 못하면 통역사를 이용해야 한다.

일반적으로 계획된 수술에 관한 설명, 수술의 위험성과 효과, 수술을 하는 이유, 성공의 가능성, 비침습적 치료나 치료를 하지 않았을 경우의 결과, 대상자에게 도움이 되는 기타 정보를 포함하여 설명하며 외과의사는 대상자의 기록지에 설명한 것을 상세히 기록한다. 대상자는 수술이 시작되기 전에 수술과 관련된 어떠한 질문도 할 수 있고 수술 동의를 철회할 권리가 있다. 사전의사결정서에 계획된 수술명, 집도의와 보조의사의 이름, 수술부위(예: 왼쪽 또는 오른쪽 눈, 무릎, 신장, 귀)를 기록하며 의사, 대상자, 증인은 사전의사결정서에 서명과 날짜를 기록해야 한다. 대상자가 미성년자이거나 정신적으로 사전의사결정서를 작성할 능력이 없다면 대상자의 부모

윤리적 · 법적 쟁점

사전의사결정서

46세의 남성 전 씨는 심각한 사고로 외상을 입었다. 전 씨는 복부 외상을 평가하고 다골절을 복원하기 위해 수술이 필요했다. 활력징후는 불안정하였고, 쇼크가 의심되었다. 전 씨의 부인은 매우 괴로운 표정으로 응급실로 들어왔다. 외과 의사는 수술이 필요함을 설명하고 사전의사결정서를 받으려고 했다. 전 씨의 부인은 수술은 동의했으나, 여호와의 증인이라며 수혈은 동의하지 않았다.

비판적 사고를 위한 과제

- 전 씨의 부인이 남편을 대변하여 내린 결정에 대한 중요한 요인을 토론한다.
- 스스로 자신의 문제를 결정하는 것보다 배우자의 문제를 결정하는 것이 얼마나 복잡하고 어려운지 상상해 본다.
- 전 씨의 수술에 대한 의사결정에 필요한 정보를 부인은 어떻게 받을 수 있는지 또한 의사결정 과정에서 부인을 지지하기 위한 역할극을 해 본다.
- 자신과 다른 문화적 혹은 종교적 신념을 가지고 있는 대상자를 대할 때 어떤 느낌인지 말해 본다.

표 22-4 수술 후 간호계획에 대한 수술 전 대상자 교육

절차	이론적 근거	관련된 장
자세변경, 침대에서 일어나기	부동의 영향을 극소화하기 위해 수술 후 운동성을 향상시킨다.	25장: 기동성
심호흡, 기침, 강화 폐활량계 사용	수술 후 가스교환을 향상시키고, 호흡기 합병증을 예방한다.	26장: 호흡기능
다리 운동	정맥귀환을 향상시키고, 수술 후 심부정맥혈전증을 예방한다.	27장: 심혈관기능
자가조절진통제 장치 사용	수술 후 최적의 통증 조절을 제공한다.	35장: 통증관리

나 배우자, 법적 후견인, 친권자로부터 동의를 받아야 한다. 일반적으로 대상자의 인지력에 변화를 주고 사전의 사결정서가 무효화될 수 있는 아편계나 바르비투르산염(barbiturates) 성분의 많은 약들이 수술 전에 투여되는데 대상자가 사전의사결정서에 서명하기 전에는 어떠한 약물도 투여해서는 안 된다.

간호사는 사전의사결정서를 얻는 데 참여하거나 대상자의 서명에 증인이 될 수도 있으므로 사전의사결정서에 관한 기관의 정책에 대한 지식이 있어야 하고, 정책을 엄격하게 따르는지를 확인해야 한다. 대상자가 확신이 없어 보이거나 이해가 부족하다면 의사에게 좀 더 정보를 제공하도록 통보해야 한다. 사전의사결정서는 대상자의 진료기록 중의 한 부분으로 간호사는 사전의사결정서가 모두 정확하고, 정확한 서명과 증인 등 필요한 정보를 포함하는지를 확인할 책임이 있다.

(3) 대상자 준비

간호사는 수술을 위한 최적의 상태를 확보하기 위해 대상자를 신체적 · 정서적으로 준비시킬 책임이 있다. 대상자의 준비는 의사가 처방하거나 병원 정책에 규정되어 있을 수도 있는데, 대개 금식, 정맥주사 주입, 장관과 피부준비, 수술 전 투약에 관한 내용이 포함한다.

① 금식

전신마취를 받는 대상자는 음식과 수분 섭취가 제한되고, 수술 전에는 금식을 하게 되는데, 수술 중에 혹은 수술을 마친 직후에 흡인의 가능성을 예방하기 위함이다. 안전한 마취제 투여 및 구토나 흡인을 방지하기 위해 대상자는 위가 가득 차 있으면 안 된다. 수술 대상자가 항고혈압제나 항경련제, 항부정맥제와 같은 약물을 복용하고 있는 경우 갑자기 투약을 중단해서는 안 되며, 의사와 함께 이러한 약을 어떻게 투여할 것인지를 명확히 해야 한다. 일부 약의 경우 특정 상황에서 약간의 물과 함께 섭취할 수도 있고, 비경구 투여가 필요할 수도 있다. 대상자가 당뇨병이 있다면, 인슐린과 경구 저혈당제의 처방을 명확히 확인해야 하고, 투여량을 줄이거나 수술 전이나 수술 중 정맥 투여를 하기도 한다.

기억해야 하는 개념

최근까지, 대상자는 수술 전날 밤부터 금식하는 것이 보편적인 관행이었다. 하지만 요즘에는 대상자가 수술을 받기 2시간 전까지는 액체를 섭취할 수 있도록 하고 있다.

② 정맥 확보

수술 대상자에 있어서 정맥 확보는 수액공급, 수분과 전해질 공급, 약물의 정맥투여, 응급약물의 투여경로 제공, 혈액제제를 투여하기 위해 중요하며 말초혈관이나 중심정맥을 통해 이루어지며, 어떤 상황에서는 둘 다 적용될 수 있다. 국소마취 수술의 경우 간헐적 접근장치(saline lock)가 적절하고 정맥주사는 수술 전에 적당한 수분을 유지하기 위해 실시되며, 수분이 충분한 대상자는 수술실에 있을 때까지 정맥삽관은 지연될 수 있다. 수술하는 동안이나 수술 후에 수혈이 필요한 대상자는 18G 같은 굵은 바늘의 정맥주사가 이용된다.

③ 비위관 감압술

위의 감압이나 음식물 제거를 위해 비위관이 삽입될 수 있고 응급수술을 받는 경우와 같이 수술 전에 금식을 못한 대상자에게 필요할 수 있다. 위나 장수술의 경우에도 비위관 감압술이 필요하다.

④ 장 준비

관장, 좌약, 설사제와 경구용 항생제(예: neomycin)를 수술 전에 결장을 깨끗하게 하고, 장내 세균 감소를 위해 제공할 수 있다. 이는 수술 중에 복막염이나 다른 합병증을 일으킬 수 있는 대변 유출의 가능성을 낮춰준다. 장 준비는 장 수술을 할 때 가장 중요하지만, 일반적인 복부수술을 위해서 실시될 수 있다.

⑤ 피부 준비

수술 전 피부 준비는 피부에서 토양미생물과 일과성 미생물을 제거하고, 상재균의 수와 감염의 기회를 줄이는 것이다. 수술의 유형과 의료기관의 정책, 의사의 선호도에 따라 대상자는 체모를 깎거나, 수술부위를 세척하거나, 항균비누로 샤워할 수도 있다. 일반적으로, 피부 준비는 수술부위와 주위의 가장자리까지 광범위하게 시행한다. 외과적 준비인 수술부위를 면도하는 것이 수십 년 전에는 일반화된 수술 전 처치였다. 수술 종류와 부위에 따른 체모의 양과 길이에 따라 체모는 면도기로 제거하기도 하고, 수술부위에서 떨어진 위치에서 땋거나 남겨 놓기도 한다. 화학적 제모크림을 사용하여 민감한 대상자에게 피부 반응으로 제모효과를 보기도 하는데, 과거 피부검사 시 피부자극을 일으키지 않았던 제품이라면 사용할 수 있다(AORN, 2014).

⑥ 수술 전 투약

이완을 촉진하고, 코와 타액분비를 감소시키고, 마취제의 전달을 돕고, 통증을 경감시키고, 안정을 촉진하기 위해 수술 직전에 투약한다. 최근 몇 년간 항생제를 제외한 수술 전 투약이 많이 감소하고 있지만, 수술시간 동안 최대한의 효과를 주기 위해서 수술 전 적절한 시기에 투약하는 것이 매우 중요하다.

SAFETY ALERT

의식수준의 변화를 일으킬 수 있는 약물을 투여하기 전에 대상자가 침대에서 나와 움직이는 활동(예: 샤워, 수술 전 배뇨)을 수행하도록 한다. 약물투여 후에 대상자에게 침대에 있어야 하고 낙상 방지와 가능한 손상을 예방하기 위해 침상난간을 올리고 있도록 교육한다.

(4) 수술 전 체크리스트

많은 병원에서 대상자의 수술 전 준비사항을 요약해서 수술 전 사정 체크리스트를 수술 당일에 사용하고 있다. 체크리스트에는 의식수준, 활력징후, 피부통합성 및 대상자가 수술실로 이동하기 전의 모든 정보가 기록하여 수술 전 기본적인 측정이 이루어졌는지를 확인하는 정보를 제공한다. 수술 전 체크리스트를 완성을 통해 모든 대상자 준비활동이 완료되었으며 안전조치가 취해졌음을 신속하게 알 수 있다. 간호사는 각 항목을 체크하면서 서명란에 자신의 서명을 한다.

수술 준비가 완료된 후, 수술 전 체크리스트를 모두 확인하고 프로토콜에 따라 기록이 완성되면 대상자는 수술대기실로 이동하기 위한 준비를 한다.

대상자 수술대기실로 이동하게 되며, 최종적인 수술 전 사정을 마치게 된다. 수술대기실의 간호사와 수술실 간호사는 다음 사항을 체크해야 한다.

- 대상자의 팔목 이름표
- 수술부위와 수술 유형
- 귀중품의 위치
- 알레르기
- 대상자에게 맞는 적당한 옷
- 사전의사결정서
- 금식상태
- 적절한 기록과 문서 업무
- 차트 안에 임상병리검사 결과와 진단검사 결과
- 혈액형
- 수술 전의 약물투여
- 추가된 의사의 처방상태

동시에 정맥주사를 위한 혈관 확보가 이루어져야 하고 필요하다면 동맥을 확보해야 한다. 동맥은 수술하는 동안에 지속적으로 혈압을 감시하며, 혈액 가스나 헤마토크릿, 전해질 같은 검사를 할 수 있다.

마취의사는 필요한 경우 척수마취나 경막외마취 같은 국소마취제를 투여할 수 있으며, 수술실에서는 소독 간호사와 순환 간호사는 대상자의 개별적인 요구에 필요한 기구와 물품, 수술실 환경을 준비한다.

수술대기실에서는 따뜻한 간호환경과 적절한 정서적인 지지를 제공하며, 일부 병원은 대상자를 수술실로 이동할 때까지 규정된 수만큼의 가족을 대상자와 함께 머물 수 있게 한다.

4) 간호평가

수술 전기에 중재를 수행하는 동안, 지속적으로 대상자의 반응을 평가하고 대상자의 기록지에 상세히 기록하며, 기록된 정보는 수술 단계에서 개별적인 간호계획을 수립하기 위해 필요하다.

간호목표

대상자는 수술주기 간호에 대한 이해를 구두로 표현한다.

간호성과 기준

- 수술 전 준비 시 대상자는 임박한 수술절차에 대한 질문을 한다.
- 수술 전 준비 시 대상자는 수술하는 동안 어떤 일이 일어날 것인지 말로 설명한다.
- 교육을 받은 후에, 대상자는 효과적인 자세변경, 기침, 심호흡, 다리운동을 설명하고, 이러한 활동이 수술 후 회복에 중요한 이유를 설명한다.

간호목표

대상자는 수술에 대한 불안 수준이 감소되었음을 보고한다.

간호성과 기준

- 수술 전 교육을 하는 동안 대상자는 수술절차에 대한 두려움과 걱정을 논의한다.
- 교육 후에 대상자는 불안이 감소했다고 말한다.
- 대상자는 수술 경험으로 인한 스트레스와 불안을 감소시

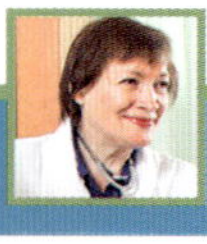

수술 전 간호 PICO

이 장의 도입에서 등장한 김 간호사는 복부 시술을 한 대상자에게 수술 후 전화를 하고 있다. 수술 후 면담에서 김 간호사는 대상자가 대기실에서 '최악의 경험'을 했다는 것을 알게 되었다. 대상자는 수술팀을 기다리면서 '너무 두려웠기' 때문이다. 물론 간호사는 대상자를 안정시키기 위해 "정맥주사를 통해 무엇을 넣었다."고 말했지만, 대상자는 "그게 잘 통하지 않았다."고 하였다. 전화 후 김 간호사는 명상이나 음악치료 등과 같은 대안적 중재가 수술 전 대상자를 안정시키는 데 도움이 되지 않을까 생각했고, 김 간호사는 Cochrane Library에서 관련문헌을 찾아보았다. 다음 PICO 문항들을 생각하면서 김 간호사는 연구를 하였다. 수술 전 대상자의 경우, 명상과 음악치료가 불안을 감소시킬 수 있는가?

P (Population, 대상) = 수술 전 대상자
I (Intervention, 간호중재) = 명상 또는 음악 치료
C (Comparison, 비교) = 치료 없음
O (Outcome, 성과) = 불안의 영향

김 간호사는 수술 전 대상자들에게 영향을 줄 수 있는 명상 효과에 대해 최근의 메타분석이나 조직적인 연구를 찾아내지는 못했다. 하지만 김 간호사는 심장수술을 한 대상자들에게 어떻게 음악요법이 영향을 미쳤는지에 관한 체계적 문헌고찰 연구결과를 발견하였다. 이 연구는 심장수술 전 음악을 들었던 1,369명의 대상자들을 포함한 26개의 임의 실험 결과를 제시하였다. 일부 연구결과에서는 음악이 수술 관련한 심리적 스트레스를 감소하는 데 효과적이라는 결과를 냈다. 음악은 심장박동수, 호흡수, 최대혈압 등을 줄여줄 수 있다. 흥미롭게도, 대상자들이 원하는 음악을 들려주었을 때, 그들은 긴장을 덜하게 되었다.

연구결과를 읽은 후, 김 간호사는 자신의 병원에서 수술 전 치료로 음악요법를 고려할 수 있게 자신이 찾은 연구결과를 공유하기로 했다.

출처: Bradt, J., Dileo, C., & Potvin, N. (2013). Music for stress and anxiety reduction in coronary heart disease patients. *Cochrane Database of Systematic Reviews*,(12), Art. No.: CD006577. DOI: 10.1002/14651858.CD006577.pub3

키는 지지체계와 전략을 확인한다.

간호목표

대상자는 수술 전에 충분한 휴식의 징후를 시범 보인다.

간호성과 기준

- 대상자는 수술 당일 아침 적절한 휴식, 수면을 취했는지 표현한다.
- 대상자가 간호사에 의해 수술 전날 밤 숙면을 취하는 모습을 관찰되어 수술 전 밤 충분히 휴식하여 잠을 잔다.

3. 수술 중 간호

1) 간호사정

수술 중에도 간호사정은 계속되며, 이를 통해 대상자의 수술 중 요구에 대해 계획하는 것뿐만 아니라 회복기의 초기계획도 세울 수 있다. 수술실 간호사는 회복실 간호사가 대상자의 개별적 요구를 예상할 수 있도록 사정한 자료를 회복실로 보내줄 책임도 있다.

수술 동안 대상자의 상태는 역동적으로 변화되고 심각한 합병증이 발생할 수 있기 때문에 사정은 계속되며, 수술 절차와 대상자의 상태를 기반으로 모든 대상자를 적절히 관찰하고, 활력징후(혈압, 심박동수, 호흡수, 체온), 산소포화도, 심전도, 혈액손실량을 필수적인 요소를 사정해야 한다. 중심 정맥압, 동맥압, 검사수치(헤마토크릿, 혈당 수치, 나트륨과 칼륨 수치, 혈중 동맥가스 농도, 혈중 pH, 혈액응고인자), 소변량 등의 측정변수는 대상자의 상태와 수술 과정에 따라 관찰 여부가 결정된다. 지속적인 관찰은 비정상적인 반응을 즉각적으로 알아내고 대처하기 위해 반드시 필요하며, 이러한 사정 및 중재는 모두 대상자의 진료기록지에 기록하도록 한다.

2) 간호진단과 간호성과 확인

수술 중 간호진단과 간호성과는 수술 과정에 따라 다양하지만, 손상 위험, 체온 불균형 위험, 감염 위험, 라텍스 알레르기 반응 위험, 수술 중 체위로 인한 손상 위험이 일반적인 문제이다. 표 22-5의 목록은 수술 중 가능한 간호진단과 간호성과를 나열하고 있다.

3) 간호중재

수술 중 간호중재의 초점은 대상자에게 정서적 지지와 안전

표 22-5 수술 중 간호진단과 기대되는 결과	
간호진단	**기대되는 결과**
수술시간과 비만과 관련된 수술주기 체위 손상위험성	대상자는 체위와 관련된 손상이 없다.
수술 중 장비 및 전기적 · 물리적 위험요인과 관련된 상해위험성	대상자는 수술이 진행되는 동안 손상을 입지 않는다.
무균술 불이행과 개인 위험요인과 관련된 감염위험성	대상자는 수술 후 상처감염이 없다.
라텍스 알레르기 반응 위험성	대상자는 라텍스 접촉으로 인한 알레르기 반응을 경험하는 일이 없다.
체온 불균형 위험성	대상자는 정상 범위 내의 체온을 유지한다.

한 환경을 제공하고, 손상예방, 마취제 투여 동안 대상자 감시, 무균법 유지, 상처치유 증진에 있다. 수술 간호사와 순환 간호사 둘 다 이러한 중재를 수행한다.

(1) 수술 간호사와 순환 간호사의 역할

수술 간호사(scrub nurse)는 멸균된 가운과 마스크, 모자, 장갑, 일회용 덧신, 눈 보호대를 착용하고, 수술 중에 필요할 것을 예상하면서 외과 의사에게 필요한 기구와 스펀지, 배액관 및 기타 물품을 제공한다(그림 22-2). 필요한 물품을 미리 예상하여 제공함으로써 마취시간과 상처 개방 시간을 최소화하여 예상되는 합병증을 줄일 수 있다. 수술 전에 무균적으로 수술대를 준비하는 것도 수술 간호사의 책임이며, 무균법과 해부학, 조직의 치유 및 외과적 수술의 목적을 완전히 이해하는 것 또한 필수적이다. 또한 수술 간호사는 수술의 진행상태와 상황에 따라 수술 팀의 다른 구성원에게 필요한 것이 무엇인지 예상할 수 있는 지식과 기술을 갖추고 있어야 하며 응급상황에 대처하여 결정하고 중재하는 능력도 필요하다.

순환 간호사는 수술실에서 대상자 간호를 담당하고, 대상자의 안전과 건강요구를 보호하며 수술실 내의 청결, 기온, 습도 및 채광 등 환경을 조절하고, 대상자의 권리를 보호하며 수술실 안에서 대상자에게 제공하는 간호를 조정한다. 관련 부서(예: 혈액검사, X-선검사)의 업무수행을 조정하고 무균법이 지켜지는지 감시하는 역할도 한다.

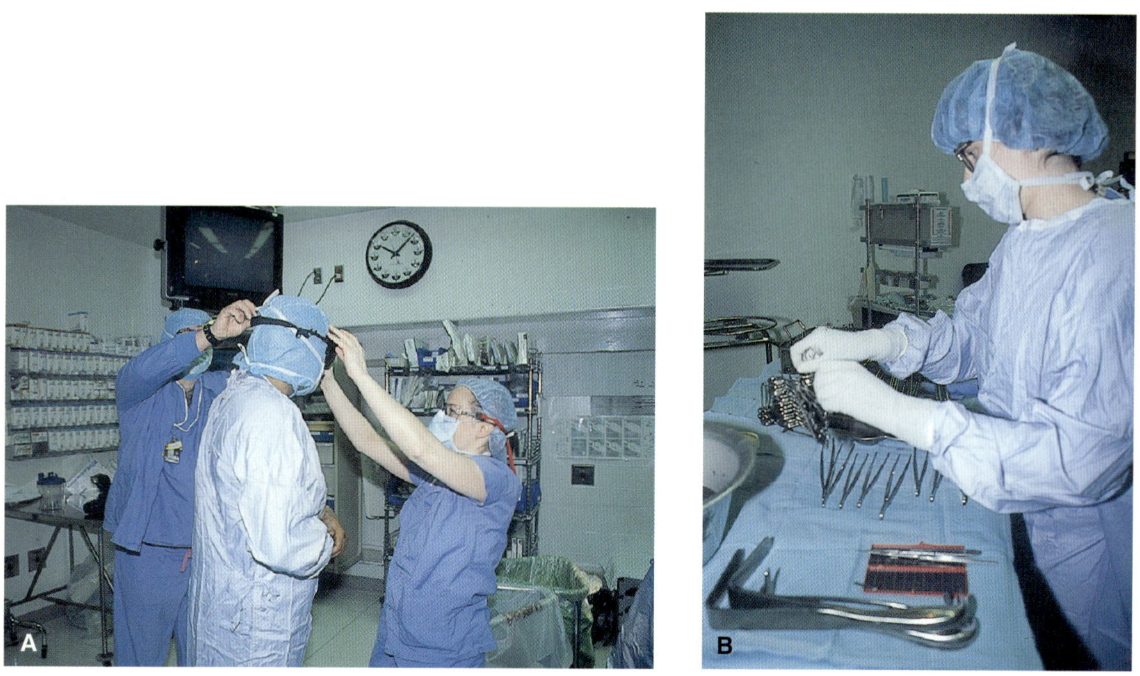

그림 22-2 수술실 직원 모두를 위해 안전을 유지한다. A: 미국 노동보의 직원안전위생관리국은 혈액이 튈 경우를 대비하여 마스크 외에도 눈 보호대를 반드시 착용하도록 규정하고 있다. B: 수술 간호사는 필요한 수술기구를 준비한다.

순환 간호사와 수술 간호사 모두 수술을 마치기 전 사용된 모든 거즈와 기구의 수를 확인해야 하는 책임이 있다.

(2) 정서적 지지

수술실에서 대상자에게 정서적 지지를 제공하는 것은 수술성공에 필수적 요건으로 마취 전 일부 대상자는 30분 이내의 짧은 시간 깨어 있지만 일부 대상자는 수술 내내 깨어 있을 수 있으므로, 대상자의 협조를 구하여 가능한 한 편안할 수 있도록 노력하면 대상자가 더욱 침착하고 긴장을 푼 상태에서 수술을 받을 수 있으므로 더 좋은 결과가 나타난다. 수술 단계에 따라 적절한 정보를 제공하고 설명해 주면 예상치 못한 긴장된 반응을 예방할 수 있어 더욱 편안하고 협조적인 환경을 만들 수 있다.

대상자의 가족에게도 정서적 지지를 제공하는 것은 똑같이 중요하며, 가족의 질문에 대답해 주고 수술 진행에 따른 정보를 제공하고, 시간이 허락된다면 좀 더 상세한 정보를 제공해 주도록 한다. 또한 수술이 언제 끝나는지, 대상자는 회복실에 어느 정도 머물러야 하는지, 회복실에서 나오면 어디로 옮기는지에 관한 것도 가족에게 알려주도록 한다. 수술 간호사는 수술 후 바로 퇴원하도록 되어 있는 통원수술센터의 대상자에 대해 퇴원계획 및 퇴원교육에도 관여할 수 있다.

(3) 대상자와 의료진의 안전

안전은 수술의 모든 단계에서 중요하지만, 수술장비의 안전성, 전기 안전성, 방사선의 안전성, 수술 확인, 환자 이송과 체위유지의 안전성 그리고 지속적인 무균법 시행은 수술 중 특히 중요한 부분이다.

① 물품 안전

수술 간호사는 정기적으로 수술 중 사용할 수술장비의 기능을 확인하고 유지해야 하며, 대상자 치료장비에 관한 안전지침에는 다음의 원칙과 활동이 포함되어 있다.

- 장비사용 절차의 문서화
- 장비를 조작하고 관리하는 사람들의 구체적인 분류 및 교육
- 제조업자의 권고를 잘 이행하도록 하는 정기적 · 주기적 장비유지 프로그램
- 매번 사용 전 장비의 점검 및 시험(연결 부위나 받침패드, 필요한 설정)
- 장비를 사용할 모든 사람에게 필요하며 손쉽게 이용 가능하고 통용되는 문서화된 교육자료
- 장비사용에 문제가 발생할 경우 신속히 대처할 수 있는 전문가
- 특수 장비의 사용방법, 세팅 및 관리에 대한 문서화

② 전기 안전

수술실에서 대상자에게 가능한 위험요인 중 가장 심각한 것 중의 하나가 전기문제이고, 전기 장비는 모든 수술 과정에서 사용하게 된다. 많은 수술에서 사용되는 전기장비에는 레이저, X-선 장비, 전기소작기, 영상기기, 생리학 모니터, 현미경, 심폐우회기, 세포보존기, 혈액온열기, 냉열담요, 초음파기기, 냉동수술장비, 수술조명기 등이 있다.

> **SAFETY ALERT**
>
> 전기장비와 관련해서 대상자의 안전에 위협을 가할 수 있는 잠재적인 요소는 전기 충격과 화상이다. 수술 시 올바른 의료진이라면 장비를 안전하게 사용하는 방법을 숙지하고 있어야 하며, 장비가 잘 작동하는지를 확인하고, 화재나 폭발과 같은 응급상황에 대처할 수 있어야 한다. 또한 전기장비를 사용하는 의료진은 정전상황에서 사용할 수 있는 보조시스템을 미리 숙지해야 한다.

③ 화학물질 안전

화학물질 안전성은 수술실에서 대상자와 의료진의 안전에 중요한 부분이며, 수술실에서 사용하는 위험한 화학물질은 멸균용으로 사용하는 산화에틸렌(눈을 자극하며 잠재적으로 폭발성 및 가연성이 있음), 소독제로 사용하는 알코올(가연성), 뼈 접합을 위해 사용하는 메타크릴산에틸(눈과 호흡기계 자극, 잠재적으로 가연성 및 폭발성), 청소와 소독에 사용하는 세정용품(잠재적으로 눈, 피부, 호흡기계 자극), 각종 가스(halothane, nitrous oxide, nitrogen, carbon dioxide)와 마취제 또는 가스연료 장비에 사용하는 연료(잠재적으로 연소성 및 질식성)가 있다(AORN, 2014). 이러한 화학물질을 다루는 직원은 잠재된 위험요인을 숙지하여 주의사항을 읽고 지키는 방법, 화학물질을 안전하게 사용하는 방법, 안전하게 처리하는 방법, 사고발생 시 대처법 등을 알고 있어야 한다.

천연 고무인 라텍스 단백에 민감한 반응을 보이는 사람이 증가함에 따라 수술 간호사는 잠재적 위험요인을 지속적으로 사정해야 한다.

SAFETY ALERT

수술 간호사는 대상자가 라텍스에 민감하다면 라텍스가 제거된 수술실의 환경을 준비하기 위해 라텍스를 포함한 모든 물품을 확인해야 한다.

④ 방사선에의 안전

수술실에서 방사선과 관련된 위험요인은 이동식 X-선기계, 형광투시 장비, 진단적 방사선 장비, 방사선 물질의 주입, 방사선 치료에 사용하는 기기와 방사선 화합물 등이 있다. 방사선은 세포를 변형시켜 유전적 결함을 유발하거나 갑상선 질환 및 암을 유발할 수 있기 때문에 잠재적으로 위험하다.

SAFETY ALERT

방사능 물질을 취급하는 모든 직원은 보건의료기관의 방사선 안전국에서 발표한 규정 및 시술절차를 엄격하게 지켜야 한다. 방사선 노출 정도를 알려주는 배지착용, 납가운 착용, 기타 보호장비 착용이 규정을 지키는 실천사항이다. 방사능 유출의 근원지에서 멀어질수록 방사선 노출 조사량이 감소하기 때문에 항상 방사능 물질에서 안전한 거리를 유지하도록 한다.

⑤ 수술 확인(비준)

수술부위, 수술절차, 수술 대상자를 확인하는 프로토콜인 수술 확인 절차는 의료평가기구(The Joint Commission, TJC)에서 2004년부터 시행하고 있으며, 대상자가 수술실에 들어올 때 즉각적으로 시행하는 것을 추천하며, 수술팀 전체가 수술을 시작하기 전에 '타임아웃'을 가짐으로써 잠시 중단하여 수술부위, 절차, 대상자가 맞는지를 확인하는 것으로 보편적인 프로토콜로 알려져 있다. 수술 확인 프로토콜의 목적은 수술을 시행하는 모든 기관에서 표준화된 절차를 따르고 분명한 초점을 두며 수술팀 간의 의사소통을 적극적으로 이루어지게 하여 피할 수 있는 오류를 예방하는 것이다. 보편적 프로토콜의 구체적 사항은 다음과 같다(TJC, 2014).

1. 수술 전 내용 확인하기
- 대상자, 수술 내용, 수술부위 확인하기
- 가능하면 대상자를 참여시키기
- 수술에 사용될 필요도구들을 표준화된 리스트를 사용하여 점검하기(예: X-선검사, 수술 병력, 신체검사)

2. 수술부위 확인하기
- 수술부위를 수술 전에, 가능하면 대상자와 같이 확인하기
- 수술부위를 수술부위 또는 그 근처에 표시하기. 수술부위는 수술 후 드래이핑 이후에도 확인이 가능해야 하며, 기관에서 일반적으로 사용하는 마크로 표시하기
- 의료기관은 수술부위를 표시할 사람을 정하기

3. 타임아웃 실행하기
- 절개 전 표준화된 방법으로 타임아웃 실행하기
- 정해진 의료진이 타임아웃을 실행하기
- 모든 의료진이 시술에 참여해야 하기

건강관리기관에서는 수술확인을 위해 프로토콜과 절차를 중지하는 것은 침습적 절차를 시행하게 될 때 사용해야 한다(예: 중심정맥삽입). 세계보건기구의 수술 안전 체크리스트를 참고한다(그림 22-3).

⑥ 체위

대상자의 적절한 체위는 수술실 안전요인의 중요한 고려사항으로 이상적인 체위는 외과의사를 위해 최적의 수술부위가 노출되도록 하고, 마취과 의사에게는 기도를 유지하면서 대상자 상태를 잘 관찰할 수 있도록 하며, 대상자의 신체적 안전이 유지되도록 한다. 체위에 대한 책임은 마취 제공자, 외과 의사, 순환 간호사에게 있다.

적절한 체위는 일시적 혹은 영구적 기능장애가 발생할 수 있는 피부, 신경, 근육의 손상을 예방한다. 마취제는 정상적인 혈관확장과 수축을 방해하기 때문에 체위가 상승되었거나 아래에 놓이는 사지와 뼈 돌출부로 가는 조직 관류를 감소시키므로 수술하는 동안 혈액순환은 변화하게 된다(Rothrock, 2015).

SAFETY ALERT

피부에 과도한 압력이 가해지는 것을 방지하고 호흡기와 신경계 · 순환계의 최적의 기능을 유지하기 위해 모든 신체 돌출 부위 및 관절에는 패드를 적절하게 대도록 한다.

보편적인 수술 체위에는 앙와위(supine)이며, 트렌데렌버그 체위(Trendelenburg), 변형된 트렌데렌버그 체위, 절석위(lithotomy), 좌위(sitting), 측위(lateral or side-lying position)가 있다. 25장은 선별된 수술체위에 대해 설명하고 있다. 이러한 체위를 취하는 대상자에게는 생리적 안전을 위해 패드나 지지하는 기구가 필요하다.

Surgical Safety Checklist

World Health Organization | Patient Safety — A World Alliance for Safer Health Care

Before induction of anaesthesia

(with at least nurse and anaesthetist)

Has the patient confirmed his/her identity, site, procedure, and consent?
- ☐ Yes

Is the site marked?
- ☐ Yes
- ☐ Not applicable

Is the anaesthesia machine and medication check complete?
- ☐ Yes

Is the pulse oximeter on the patient and functioning?
- ☐ Yes

Does the patient have a:

Known allergy?
- ☐ No
- ☐ Yes

Difficult airway or aspiration risk?
- ☐ No
- ☐ Yes, and equipment/assistance available

Risk of >500 mL blood loss (7 mL/kg in children)?
- ☐ No
- ☐ Yes, and two IVs/central access and fluids planned

Before skin incision

(with nurse, anaesthetist and surgeon)

- ☐ **Confirm all team members have introduced themselves by name and role.**
- ☐ **Confirm the patient's name, procedure, and where the incision will be made.**

Has antibiotic prophylaxis been given within the last 60 minutes?
- ☐ Yes
- ☐ Not applicable

Anticipated Critical Events

To Surgeon:
- ☐ What are the critical or non-routine steps?
- ☐ How long will the case take?
- ☐ What is the anticipated blood loss?

To Anaesthetist:
- ☐ Are there any patient-specific concerns?

To Nursing Team:
- ☐ Has sterility (including indicator results) been confirmed?
- ☐ Are there equipment issues or any concerns?

Is essential imaging displayed?
- ☐ Yes
- ☐ Not applicable

Before patient leaves operating room

(with nurse, anaesthetist and surgeon)

Nurse Verbally Confirms:
- ☐ The name of the procedure
- ☐ Completion of instrument, sponge and needle counts
- ☐ Specimen labelling (read specimen labels aloud, including patient name)
- ☐ Whether there are any equipment problems to be addressed

To Surgeon, Anaesthetist and Nurse:
- ☐ What are the key concerns for recovery and management of this patient?

This checklist is not intended to be comprehensive. Additions and modifications to fit local practice are encouraged.

Revised 1 / 2009

그림 22-3 세계보건기구의 수술 안전 체크리스트(Reprinted with permission from the World Health Organization.)

(4) 마취 모니터링

마취를 시행하는 동안과 마취 후에 대상자 상태를 감시하는 것은 수술실 및 회복실 간호사가 담당하는 중요한 책임으로 특정 마취제에 대한 지식은 사정 요소로서 필수적이다.

마취는 전신마취, 국부 또는 국소마취로 분류되며, 전신마취는 효과적으로 무통 작용을 일으키고 근육을 이완시켜 수면과 같은 상태를 유발한다. 부위마취는 신경차단이나 척추 강내 차단이나 경막외 마취를 통해 신체 일부에 감각과 통증 감소를 국한시키는 것이다. 국소마취는 표재성 말초신경을 약화시키거나 통증의 기시점으로부터 통증 자극 전도를 차단하는 것이다.

전신/부위마취는 마취의사나 마취전문 간호사(certified registered nurse anesthetist, CRNA)에 의해 수행될 수 있고, 이들 전문가는 마취제를 투여하고 수술 및 다른 처치를 하는 동안 대상자 상태를 모니터링하는 것에 대해 특수한 교육을 받고 전문적인 기술을 지니고 있다. 마취의사는 마취를 시행하는 전문적인 교육을 받은 의사이고, 마취전문 간호사도 마취를 시행하는 데 대한 전문교육을 받고 자격증을 가진 전문간호사이다. 이 두 전문가는 통증을 관리하고 혈관 접근장치를 설치하는 데도 능숙하다. 국소마취제는 대개 외과의사가 수술 부위에 주입한다.

① 전신마취

전신마취는 정맥주입 또는 흡입을 통해 시행하며, 흡입제(가스)는 마취기계와 관을 통해서 마스크, 기관 내관, 후두 마스크, 인공기도 또는 비강관 내로 투여된다. 흔히 이용되는 흡입제로는 질산, 산소, 할로겐, 엔플루란, 이소플루란 같은 가스가 있다. 이러한 제제는 바비튜레이트(barbiturates; thiopental), 아편제제(morphine, fentanyl, hydromorphone), 정맥 마취제(diazepam propofol, ketamine, midazolam) 등을 포함하고 있다(Rothrock, 2015).

근이완제는 수술 중 많이 이용하고, 특히 수술상처 봉합 시 사용하면 좋다. 복부 절개 부위를 봉합할 때 복부 근육을 이완함으로써 근육이 긴장할 때보다는 상처 부위

표 22-6 마취 단계에서 대상자의 반응

단계	반사	심박동수	호흡	혈압	눈
Ⅰ. 무통 기억상실증	있음	정상	느리고 깊음	정상	다소 확대 빛에 반응
Ⅱ. 몽상과 흥분상태 정맥 유도제로 자주 건너뜀	있음	증가	불규칙한 호흡 가끔 호흡 멈춤	상승	동공 크게 이완되고 갈라짐
Ⅲ. 외과적 상태(외과적 4단계 중 2, 3단계가 수술에 가장 적합)	소실단계: 1. 눈꺼풀반사 2. 인두(삼킴) 3. 후두(구강인공기도, 흡인 및 삽관을 견뎌냄) 4. 개구 및 각막 반사소실	감소	무호흡 때까지 점차적으로 느려짐	정상에서 약간 저하	동공이 수축된 후 약간 확대되고 중앙에 고정됨
Ⅳ. 독성단계(극도의 우울)	모든 반사 소실	가늘고 약함	완전히 처짐	저하	크게 확대된 동공

경계가 잘 맞게 이어질 수 있게 된다.

마취 유도 및 유지, 전신마취 시 집중적인 대상자 모니터링이 필요하다. 표 22-6은 마취 또는 무통과 독성단계로 끝나는 마취의 4단계에 대해 설명하고 있다. 대상자가 마취에서 깨어나게 되면 각 단계는 반대로 이루어진다. 사용하는 마취제의 종류에 따라 변화 단계는 바뀔 수 있고, 전신마취 대상자는 일반적으로 첫 3단계를 거치게 되며 마취의사는 3단계를 관찰한다.

② 부위마취

부위마취는 전신마취보다 더 유용한 대안이 될 수 있으며 전신을 수면과 유사한 상태로 유도하는 대신 선정된 신체 일부에만 영향을 미치는 것이다. 이러한 마취는 하지(다리, 발목, 무릎, 엉덩이) 및 손목이나 팔 같은 국한된 부위의 수술 시 사용할 수 있으며, 전신마취에서 종종 발생하는 호흡기와 위장관계 합병증(예: 폐렴, 무기폐, 오심과 구토)을 최소화할 수 있는 이점이 있다. 부위마취를 한 대상자는 대개 전신마취를 한 대상자보다 마취에서 좀 더 빨리 회복되므로 수술 도중 마취에서 깨어날 수도 있다. 따라서 상황에 대해 적절한 대화를 계속 유지하도록 해야 하고 부위마취는 수술 후 통증조절을 위해 사용하기도 한다. 표 22-7은 부위마취의 예를 보여주고 있다.

③ 국소마취

국소마취는 사실 부위마취의 한 종류인데, 마취제를 투여하고 대상자를 모니터링하는 책임자에 의해 구별된다. 국소마취에서는 대개 마취전문가 대신 외과의사가 국소마취제 투여에 책임을 지고, 수술 간호사는 대상자의 생리적 · 정신적 상태를 감시할 책임이 있다.

마취방법으로는 마취제를 피부나 점막 표면에 국소적으로 직접 도포하거나, 국소마취제를 수술부위 주위에 주사하는 것 등이 있다. 이 마취는 유방 조직검사나 중심정맥관 삽입, 손가락 · 손 · 코 · 눈 · 귀 수술에 사용할 수 있다. 국소마취가 가능한 대상자는 보통 안정되고 수술 과정에 협조가 가능해야 하며 전신적인 심각한 질병이 없어야 한다. 국소마취는 부위마취의 장점을 가지고 있고, 비

표 22-7 부위마취

단계	반응	심박동수
국소마취	마취제를 피부나 점막표면에 직접 도포(입, 목, 코, 각막)	주사 전(신경차단이나 경막외)이나 기관삽관 전
신경이나 신경다발 차단	수술 부위에 연결된 신경다발이나 신경전달로에 국소마취제 투여	유방 조직검사, 임파선 조직검사, 귀수술, 백내장수술, 각막 이식시
경막외 마취	경막외 공간에 국소마취제 투여	하지(다리, 발목, 무릎)나 하복부 수술, 수술 후 통증경감을 위해
척수마취	지주막하 공간에 국소마취제 투여	검상돌기 아래 부위의 수술이나 복부 수술시

용 면에서도 몇몇 의료기관에서 국소마취에 대한 시술료를 받지 않아 비용이 절감되어 증가하고 있다.

국소마취를 선택하는 것은 수술 담당 간호사에게 많은 의미를 지니며, 마취전문가의 부재 시 간호사는 대상자를 모니터링해야 하는 전적인 책임을 져야 하며(AORN, 2014), 혈압, 의식수준, 호흡수, 혈중 산소 농도, 피부통합성, 심박동수와 리듬을 모니터링하고 대상자의 정맥주사관을 유지해야 하며, 시술을 통해 대상자에게 안위를 증진시키도록 하는 전반적인 중재를 제공할 수 있다.

④ 중등도 진정과 무통

절차상 진정이나 의식 진정으로 일컫는 중등도 진정은 수술 및 진단적 처치를 할 때 대상자의 의식상태를 변화시켜 두려움이나 불안감을 완화시키기 위해 정맥을 통해 진정제를 주입한다. 의식수준을 감소시키기 위해 정맥주사용 아편제제와 진정제를 함께 사용하기도 하지만, 대상자는 여전히 구두 명령에 반응하고 기도를 유지할 수 있다. 흔히 이용되는 약물에는 모르핀(morphine), 메페리딘[meperidine(Demerol)], 펜타닐(fentanyl), 디아제팜[diazepam(Valium)] 및 미다졸람[midazolam(Versed)]이 있다. 간호사는 이런 약물을 투약하고 대상자를 모니터링할 책임을 맡게 되어 특별한 훈련을 받고 지식과 기술을 확인받게 되며, 진정제를 정맥투여받은 대상자를 신체적 · 정신적으로 사정하고 약물 반응을 모니터링한다. 응급소생술과 장치를 모니터링하는 지식, 주어진 자료를 해석하는 능력을 갖추고 일하는 것은 대단히 중요하다(AORN, 2014).

> **SAFETY ALERT**
> 과용량을 사용했을 때 언제든 사용할 수 있는 길항제 날록손[naloxone(Narcan)]과 플루마제닐[flumazenil(Romazicon)]을 상비하도록 한다.

(5) 멸균치료

미생물에 의해 수술부위가 감염되지 않도록 무균상태를 유지하는 것은 수술팀 전원의 책임이며, 수술 간호사의 전문직 조직인 수술 간호사협회(AORN)에서는 무균상태를 유지하고 수술에 이용되는 장비와 기구, 공급물품의 멸균상태를 유지하는 방법에 관한 지침을 만들었다(AORN, 2014). Box 22-2는 이 지침의 핵심부분이다.

수술실에서는 무균상태를 확보하기 위해 부수적인 규칙과 시행절차가 만들어지고 있다. 모든 수술 간호사는 외과적 무균술에 의한 손소독, 솔을 사용하지 않는 항균성 손소독제, traditional counted-stroke/timed 스크럽, 수술 전 대상자의 피부 세척 및 준비, 특히 수술실 청소, 오염물 폐기, 멸균기구와 공급물품을 다루는 절차, 수술 대상자에게 멸균포를 덮어 멸균영역을 확보하는 것 등에 능숙해야 한다.

(6) 상처 봉합

간호사는 외과 의사가 상처봉합을 잘 하도록 돕고, 수술 후에는 봉합장치를 제거하도록 지시 받을 수도 있다. 상

Box 22-2 멸균치료의 기본 절차(AORN, 2014)

- **복장**: 수술실 복장은 깨끗하게 세탁된 옷이어야 하며, 세탁된 수술복을 매일 교체 착용한다(집에서는 세탁 금지). 때 묻은 수술복은 더러운 상태일 때 교체해야 하며, 멸균영역에 참여하지 않는 의료진은 스크럽재킷(scrub jacket) 착용이 가능하다. 수술실에서만 사용되는 머리망, 마스크, 깨끗한 신발이 있어야 한다(외부에서 신는 신발은 신발망으로 감싸져 있어야 한다). 스크럽을 한 의료진은 액세서리를 착용해서는 안 된다.
- **손 위생상태**: 모든 의료진은 근무 시작 전 손 위생상태를 점검한다. 청결한 가운과 장갑을 입기 전 의료진은 손을 깨끗이 소독한다. 모든 반지, 팔찌, 시계 등은 손을 씻기 전 제거되어야 한다. 네일은 지워야 하고, 인공 네일을 절대 붙여서는 안 된다.
- **멸균영역**: 멸균영역에 있는 모든 물품은 멸균처리가 되어야 한다. 포장된 모든 물품들은 개봉 전에 제품의 오염 가능성을 확인하기 위해 검수하고, 물품은 무균기법으로 개봉한다. 우선 멸균영역이 만들어지면, 오염에 대비해서 멸균영역을 항상 감시한다. 스크럽의료진은 멸균실에 남아 있어야 하며, 스크럽하지 않은 의료진은 멸균영역을 항상 마주보고 있고, 오염을 예방하기 위해 멸균영역으로부터 30.5cm(12inch) 정도 떨어져 있어야 한다.
- **멸균 복장**: 무균술을 적용하여 멸균가운과 장갑을 착용한다. 가운의 앞면은 흉부에서부터 멸균영역 높이까지의 부분이 멸균으로 간주된다. 가운의 소매는 팔꿈치로부터 5.08cm(2inch) 정도 떨어진 소매 끝 부분까지 멸균으로 간주한다. 스크럽 의료진은 장갑을 2개 착용한다(보통 이를 겹 장갑이라고 부른다).
- **천**: 방포는 멸균영역을 정하기 위해 사용된다. 방포된 윗면의 표면은 멸균된 쪽이고, 멸균영역 아래로 떨어지는 방포의 일부는 멸균영역으로 고려되지 않는다.

처봉합에 사용된 재료는 상처치유에 영향을 미치며, 경우에 따라 봉합사나 스테이플 혹은 둘 다 사용하는데, 예를 들어 대상자의 복강 내 봉합에는 완전히 흡수되는 봉합사를 사용하고 피부표면의 상처 가장자리를 이어주는 경우에는 스테이플을 사용할 수 있다.

① 봉합사

봉합사는 절개 부위를 꿰매는 데 사용하는 재료이며, 흡수성(catgut, chromic)과 비흡수성(synthetic nylon, polypropylene, silk) 봉합사가 있다. 흡수성 봉합사는 피부에 흡수되므로 따로 제거할 필요가 없기 때문에 피부봉합에 사용되며, 피부봉합에 사용된 비흡수성 봉합사는 절개 부위가 치유된 후에 반드시 제거해야 한다. 내부 장기에 사용한 경우, 비흡수성 봉합사는 그대로 남아 있게 된다.

봉합사의 종류는 상처의 크기와 위치, 상처의 유형에 따른 봉합사의 강도, 원하는 성형 결과 및 외과 의사의 선호도에 따라 좌우된다. 일반적으로 봉합사를 적게 사용할수록 그리고 상처 크기가 작을수록 상처는 더 잘 봉합된다. 봉합사는 봉합 부위에 잠재적으로 농양 같은 감염을 일으킬 수 있는 이물질이다.

② 스테이플

피부 스테이플(staples)을 이용하는 것도 상처를 봉합하는 효과적인 방법이다. 피부 스테이플(30장, 그림 30-7 참조)은 녹슬지 않는 철로 만들어진 것으로 종이 스테이플과 비슷한데, 스테이플 총에서 발사됨과 동시에 수술 절개 부위를 닫으며 박히게 된다. 피부 스테이플은 신체가 이물질에 접촉하여 반응하는 것을 최소화하기 때문에 감염의 위험도 최소화한다. 스테이플을 사용하면 조직을 손으로 조작하는 것이 감소되고 봉합사를 이용하는 것보다 상처봉합 시간도 더 빨라진다. 피부 스테이플은 대개 수술 후 일주일 내에 절개 부위가 아문 후 스테이플 제거기를 통하여 제거된다.

(7) 회복실로 이동

외과적 처치의 수술 단계가 완료되면, 순환 간호사, 마취 전문가, 외과 의사는 대상자의 기도유지에 주력하면서 대상자를 안전하게 회복실로 이동한다. 각 단계에 대한 기록은 문서화하여 수술 기록과 함께 회복실로 전달한다. 회복실 간호사는 도착할 대상자의 상태를 인계받고 이에 맞춰 대상자를 받기 위해 준비한다.

4) 간호평가

수술주기 동안, 결과를 평가하고 필요하면 수정한다. 기대되는 결과는 다음과 같다.

간호목표

대상자는 외과적 처치(수술)를 받는 동안 아무런 손상이 없는 상태를 유지한다.

간호성과 기준

- 대상자는 수술 중 사용된 전기장비나 화학물질로 인해 피부 손상을 입지 않는다.
- 대상자는 수술장비의 결함 또는 부적절한 사용으로 인한 손상의 흔적이 없다.

간호목표

대상자는 체위와 관련된 손상의 징후가 없다.

간호성과 기준

- 대상자는 수술 후 완전한 관절가동범위 및 적절한 감각을 유지한다.
- 대상자는 수술 중 부적절하게 사용한 패드나 부적당한 체위로 인한 신경 또는 근육 손상의 징후가 없다.

간호목표

대상자는 수술 후 상처감염이 없다.

간호성과 기준

- 대상자의 수술부위는 수술 후 24시간 내에 감염 증상이나 화농성 삼출물 없이 깨끗하고 건조한 상태이다.
- 대상자의 수술 부위는 수술 후 24시간 동안 절개 부위가 잘 접합되고 정상적인 상처치유 징후를 나타낸다.

4. 수술 후 간호

1) 간호사정

체계적인 사정은 수술로 인한 합병증을 신속히 발견하고, 최적의 상태로 회복을 촉진하는 개별화된 간호를 제공하기 위해 수술 후 간호에서 매우 중요하다.

(1) 회복실에서의 간호사정

회복실 간호사는 수술실 간호사로부터 보고를 받고, 서면으로 작성된 수술기록을 읽고, 외과 의사에게 수술 후 처방을 받는다. 간호계획을 효과적으로 세우려면, 다음의 정보가 필요하다.

- 시행된 외과적 처지의 종류와 범위
- 사용된 마취 종류
- 투여된 약물의 용량과 횟수
- 혈액손실량
- 기도삽관 유지 여부
- 수술이나 마취로 인한 합병증 여부

대상자의 알레르기 반응, 수술 후 피부통합성 사정, 가족에게 알려야 하는 사항 등의 부가정보 또한 중요하다. 대상자가 마취에서 깨어나면 병실로 가는지 아니면 퇴원하는지를 아는 것도 중요하며 수술 직후에 간호사정이 자주 이루어진다(그림 22-4). 표 22-8은 수술 직후에 수행해야 할 중요한 사정목록이다. 기도유지, 호흡, 순환(ABCs)순서대로 사정 우선순위를 세운다.

저산소증이나 기도폐쇄의 징후를 즉시 발견하기 위해서는 호흡수와 깊이를 사정한다. 그리고 동맥의 산소포화도를 나타내 주는 맥박산소측정기의 수치를 평가하고 정상치와 비교하여 투여되는 산소량도 처방 용량대로인지 확인한다. 저산소증일 경우 불안, 초조, 안절부절못하는 모습이 먼저 보일 수 있고, 거칠고 불규칙한 호흡은 구역질 또는 축적된 분비물로 인한 기도폐쇄나 혀가 목 뒤로 젖혀져 기도를 막는 체위 때문에 발생하는 기도폐쇄를 나타낼 수 있다.

SAFETY ALERT

심혈관 기능의 사정은 출혈을 즉각적으로 발견하기 위해 필수적이다. 활력징후는 15분마다 측정하고, 대상자가 위중한 상태라면 더 자주 측정해야 한다.

심박동수와 리듬을 확인하기 위해 심전도를 사정하고, 절대적 정상 수치보다는 혈압이나 맥박의 변화 정도를 평가한다. 수술 후 대상자의 혈압 감소와 맥박 증가는 출혈이나 쇼크를 나타내는 중요한 징후이며, 특정 마취제, 근이완제 또한 저혈압을 유발할 수 있다. 이밖에도 대상자의 피부색(창백함, 청색증), 체온 및 발한이 있는지 검사한다. 창백하고, 청색증처럼 푸르스름하고, 차갑거나 땀으로 끈적거리는 피부는 조직 관류의 손상을 의미할 수 있으며, 쇼크에 의한 것일 수도 있다.

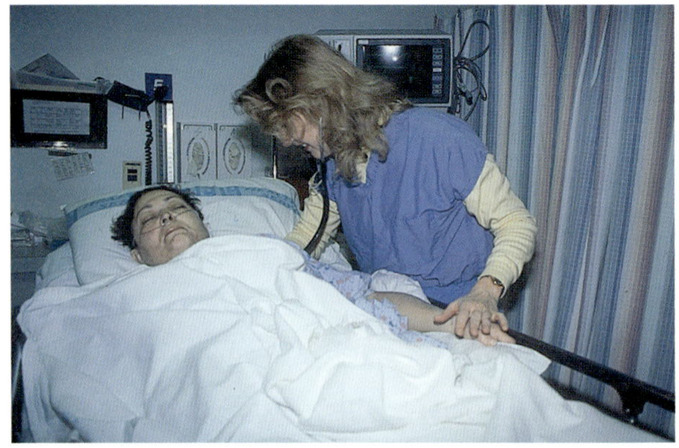

그림 22-4 회복실에서는 세심한 관찰이 필요하다.

상처배액 여부를 확인하기 위해 드레싱을 검사하며 배액이 있으면 드레싱 위에 배액된 부위를 펜으로 동그랗게 표시하고 시간을 적어두어 출혈이 있을 때 그 양을 측정할 수 있는 기준으로 사용할 수 있다. 수술절개 부위의 출혈을 사정할 때는 출혈 여부가 외견상 뚜렷이 나타나지는 않더라도 대상자의 몸 아래쪽 배액을 확인하도록 한다. 또한 각종 카테터와 배액관, 흉관의 배액 양상과 양을 사정하도록 한다. 이 시기에는 순환상태를 평가하기 위해 혈액학적 검사결과(예: 헤마토크릿)가 필요할 수도 있다.

표 22-8 수술 후 초기 사정(회복실)

초점 영역	사정 내용
호흡기계	기도의 개방성을 확인하고 호흡수와 깊이를 확인한다. 호흡음을 청진한다. 피부색을 검사한다. 흉곽팽창을 관찰한다. 산소포화도를 확인한다.
심장	적어도 15분마다 혈압, 심박동수와 리듬을 확인한다.
신경계	동공반사를 확인한다. 근이완제가 사용된 경우, 길항제를 결정하기 위해 근육 강도를 관찰한다.
드레싱	배액 양상을 관찰한다. 출혈이나 혈종형성 여부를 관찰한다.
통증관리	주관적 · 객관적 통증 양상을 사정한다. 적절한 진통제를 투여한다.
신장기능	유치도뇨관을 삽입한 대상자의 소변량을 관찰한다(최소 30mL/hr). 도뇨관을 삽입하지 않은 경우는 방광 팽창 여부를 확인하기 위해 촉진과 타진을 하고 이동식 방광초음파기기로 정밀촬영을 해 본다.

마취상태에서 회복된 정도를 평가하기 위해서는 신경학적 사정을 실시하는데, 전신마취 효과가 풀리면 반사가 돌아오며 삼키고 구토하는 것을 통해 확인할 수 있다. 의식수준도 마취제의 약효가 사라짐에 따라 변화하며 처음에 대상자는 무의식상태로 구두 또는 촉각 자극에 반응하지 못하지만, 마취제의 약효가 점차 사라지기 시작하면서, 커다란 소음이나 자신의 이름에는 반응을 나타내며 마지막으로 사람과 장소에 대해 지남력을 갖게 되지만 대상자는 여전히 졸려 보이며, 자극을 주지 않으면 잠들게 된다.

부위마취 후에는 감각 및 운동신경이 돌아왔는지 사정하며, 감각은 피부분절(dermatome) 기록지에 기입할 수 있다(17장 참조).

SAFETY ALERT

부위마취 후 자율신경의 차단이 지속되어, 대상자가 똑바로 일어설 때 심각한 체위성 저혈압을 유발할 수 있다.

또한 수술 직후 동안에는 대상자의 체액균형, 소변배출량, 통증 정도를 사정한다. 진통제를 투여할 때는 가능하면 통증 감소 여부와 추후 평가가 필요함을 기록하는 것이 중요하며, 모든 관과 배액관의 개방성이 유지되고 장비가 적절히 작동하는지 확인한다.

(2) 수술 후 간호사정

수술 후 회복기 동안 대상자의 기능적 건강양상을 체계적으로 사정한다. 표 22-9에는 수술 후에 있을 수 있는 합병증 및 각 항목별로 적절한 간호사정 내용을 열거하였다.

각 사정내용은 대상자 및 시행된 수술, 수술 시간에 따라 개별화되어야 한다. 큰 수술 후 처음 며칠 동안은 간호사정의 초점이 통증, 조직 관류 및 호흡기능에 맞춰질 수 있으며, 다음 단계에서는 자기돌봄을 수행할 수 있는 대상자의 능력과 퇴원 후 이를 관리하는 능력이 좀 더 중요

표 22-9 수술 후 기능적 건강에 대한 사정

기능	잠재적 합병증	사정 내용
건강지각-건강유지	수술장비나 체위, 마취에서 불충분한 회복으로 인한 이차적 손상	피부, CMS(피부색, 움직임, 감각), 기도 개방성, 안전한 환경(침대난간 올림)
활동-운동	출혈, 쇼크 무기폐 심부정맥혈전증 폐색전증	활력징후, 피부색, 상처 출혈, 헤마토크릿, 소변량 호흡수와 깊이, 호흡음, 피부색, 동맥혈 가스분석, 맥박산소포화도 측정기, 체온 혈액순환, 종아리의 통증이나 부종 호흡수와 깊이, 기타 활력징후, 산소포화도, 호흡음
영양-대사	상처감염 상처치유의 지연 상처의 벌어짐, 내장탈출 체액량 부족 오심, 구토 악성고열 저체온증	체온 및 기타 활력징후, 수술상처 부위의 발적, 열감, 부종 및 화농성 삼출물 등을 관찰 수술상처 외관 관찰 체위에 따른 혈압 및 맥박, 섭취량과 배설량, 체중, 피부 긴장도 장음, 복부팽만 체온 및 기타 활력징후 체온
배설	소변정체 마비성 장폐색 변비	소변량(특히 수술 후 첫 8시간 동안), 방광팽만 또는 불편감 장음 없음, 복부팽만 대변량 감소, 복부팽만, 장음 저하
수면-휴식	수면 부족	수면 기간과 수면의 질
인식-지각	통증 혼돈(의식장애)	통증 수준 및 투약 후 통증 경감, 비언어적 지표 사람, 장소, 시간에 대한 지남력; 의식 수준
자아 개념	변화된 자아개념	상처, 배액, 관에 대한 반응
역할-관계	변화된 역할 관계	역할이나 관계 변화에 대한 지각
대처	비효율적 대처	불안, 스트레스 및 대처능력 부족
성	변화된 성기능	성 정체감 및 성기능에 미치는 영향
가치-신념	영적 고통	수술 혹은 회복기가 영적 신념이나 가치관에 미치는 영향

해진다. 보행 가능한 수술 대상자의 자기돌봄능력은 수술 직후에 가장 중요한 부분이다.

2) 간호진단과 간호성과 확인

수술 후 대상자 간호의 전반적인 목적은 합병증을 예방하거나 최소화하고, 대상자를 최적의 기능상태로 되돌리는 것이다. 간호진단은 대상자별로 다양하지만, 표 22-10에서 수술 후 회복기 동안 일반적인 간호진단들을 정리해놓았다.

3) 회복실 내 간호중재

회복실 간호사의 주된 책임은 마취제의 약효가 사라지고 환자의 생리적 상태가 안정될 때까지 대상자의 상태를 사정하고 지속적으로 관찰하는 것으로, 안전한 환경은 손상을 예방하기 위해 매우 중요하다. 보통 대상자의 가족은 회복실에 들어올 수 없게 되어 있지만, 이러한 실무가 변화하고 있으며, 특히 아동이 대상자일 경우 더욱 그러하다.

회복실 간호사는 체위변경, 흡인, 기관내삽관 등을 관리하여 대상자의 기도가 개방되어 있도록 유지하며, 대상자의 순환 체액량을 적절히 유지하기 위해서는 수액 보충과 수혈이 필요할 수도 있다. 수술 후 불편감을 조절하기 위해 진통제를 자주 투여하며, 대상자가 의식을 되찾았을 때 환기와 순환을 향상을 위해 심호흡과 움직이도록 격려하도록 한다.

대상자가 회복실에서 병동으로 옮기기 위해서는 특정한 조건이 충족되어야 하며, 조건은 다음과 같다.

- 안정된 활력징후
- 기도확보와 적절한 호흡기능
- 만족스러운 통증 관리
- 수술 후 오심과 구토에 대한 조절
- 출혈과 상처배액의 조절
- 정상적 체온상태
- 적절한 소변량

비판적 사고 적용하기

김 씨는 장절제술을 받은 직후 회복실로 왔다. 김 씨는 구두지시에는 반응하지 못하지만 호흡은 스스로 가능하다. 수술 전 활력징후는 134/86, 76, 16이었고, 수술 후 30분간 측정한 활력징후가 128/78, 74, 14 그리고 142/82, 88, 18이다. 그렇다면 이러한 사정자료를 가지고 어떤 결론을 내릴 수 있겠는가? 추가적으로 수집해야 할 중요한 사정자료는 무엇인가?

정답은 부록 B를 참고하세요.

표 22-10 수술 후 간호진단과 기대되는 결과

간호진단	기대되는 결과
마취와 의식수준의 저하와 관련된 흡인의 위험	대상자는 흡인없이 기도개방성을 유지한다.
마취와 저하된 운동, 통증 및 진통제와 관련된 가스교환장애	대상자는 신체조직에 적절한 산소공급이 이루어진다.
혈액 손실, 수술 후 부종, 마취제 및 부동과 관련된 비효율적 조직 관류	대상자는 모든 신체조직의 적절한 순환을 유지한다.
수술 동안 체액 손실 구강섭취 감소 및 수술 후 비정상적인 배액과 관련된 체액 부족	대상자는 적절한 체액량을 유지한다.
외과적 상처와 침습적 관 삽입 및 영양상태 저하와 관련된 감염의 위험	대상자는 수술 후 감염이 없는 상태이다.
마취, 진통제, 부동 및 부종과 관련된 요정체	대상자는 불편감 없이 수술 후 8시간 이내 배뇨를 한다.
마취, 진통제 및 활동 부족과 관련된 변비	대상자는 일반식을 하면서 정상적인 배변활동을 한다.
외과적 손상, 염증, 부종 및 침습적 처치와 관련된 급성 통증	대상자는 수술 후의 통증이 잘 조절되고 있다고 표현한다.
통증, 피로, 관, 카테터 및 배액과 관련된 신체 기동성 장애	대상자는 시간이 지남에 따라 활동 수준이 증가하고, 최적의 운동성을 유지한다.
통증과 가족 · 직장 · 일상생활과의 분리와 관련된 불안	대상자는 수술 후 기간 동안 적절한 대처방법에 대해 말로 표현한다.
합병증을 예방하고 정상 기능으로 빨리 회복하기 위한 수술 후 활동에 대한 교육 부족과 관련된 지식 부족	대상자는 합병증을 예방하기 위한 수술 후 활동에 대해 말로 표현하고 시행한다.
활동 저하와 감소된 에너지와 관련된 가정유지장애	대상자는 가족과 친구의 도움을 받고, 집에서의 정상적인 일상생활을 유지한다.
수술 시간, 나이 및 만성 질환과 관련된 수술 후 회복지연	대상자는 재원기간이 증가하고 정상적 활동으로 돌아오는 것이 지연되는 수술 후 합병증이 나타나지 않는다.
진통제, 마취제 및 감소된 위장관 활동과 관련된 오심	대상자는 수술 후 기간 동안 오심, 구토를 경험하지 않는다.

- 감각 · 운동 기능 회복
- 의식수준과 지남력 점진적 회복

대상자가 회복실의 퇴실기준을 충족시키게 되면 병실로 이동할 수 있다. 회복실 간호사는 병동 간호사에게 수술 대상자에 대한 정보를 인계하는데, 내용은 다음과 같다(ASPAN, 2012).

- 대상자 성명과 나이
- 수술진과 수술 내용
- 시술에 대한 대상자의 내성과 합병증
- 마취 · 진정제 종류
- 활력징후
- 대상자 병력
- 정맥선
- 실혈
- 혈액과 수액 대체
- 드레싱, 튜브, 배출관
- 소변량, 배액량
- 투여된 약물
- 통증 단계와 통증 관리 방법
- 기증품 배치
- 사회적 지지(가족, 친구)

만약 가족이나 친지가 수술실 입구에서 기다리고 있다면, 대상자가 다른 병상으로 이동하는 것에 대한 정보를 제공해야 한다.

(1) 통원수술센터에서의 퇴원

대부분의 통원수술센터는 수술 대상자를 위한 2가지 형태의 회복방법이 있는데 ① 대상자는 마취 후 특별한 증상이 없을 때까지 이동카에 누워 휴식을 취하면서 집중적인 모니터를 받게 되는 전통적인 회복 형태, ② 대상자가 모든 퇴원기준을 충족시킬 때까지 걷고 수분을 섭취하고 약간의 고형물을 먹도록 격려해 주는 형태로 안락의자에 앉은 자세가 있다.

마취상태에서 회복하는 것은 propofol(Diprivan) 같은 작용시간이 짧은 마취제를 사용할 경우 더 빠르다. 통원수술센터에서 퇴원하기 전에 대상자가 해야 할 일은 다음과 같다.

- 배뇨함(척추마취와 경막외 마취 후, 골반 수술 후)
- 걸을 수 있음

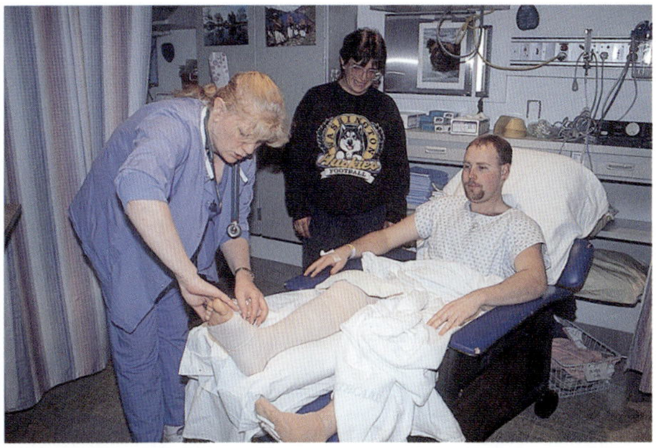

그림 22-5 통원수술센터에서 간호사는 수술받은 대상자가 퇴원기준을 충족하는지 결정하기 위해 사정한다. 대상자와 가족 교육은 통원수술센터에서 퇴원 전에 해야 할 간호의 중요한 한 부분이다.

- 의식이 명료하고 지남력 있음
- 경미한 오심, 구토
- 적당한 통증 · 안위 조절
- 과도한 출혈이나 배액이 없음

대상자 퇴원교육이 수행되어야 하며 책임 있는 사람이 대상자 집까지 동반하도록 해야 한다(그림 22-5).

4) 외과병동의 간호중재

대상자가 외과병동에 도착한 후의 간호중재는 수술 전 기간 동안 대상자 교육을 기반으로 한다. 대상자를 위한 간호중재를 대한 간략히 제시하면 다음과 같다.

(1) 호흡 유지

수술 직후에는 특히 무기폐를 최소화하고, 가능한 한 호흡기 합병증을 예방하기 위한 적극적인 치료가 필요하다. 심호흡과 기침, 체위변경과 조기이상과 적극적 이상, 강화폐활량계의 사용 등은 수술 후 호흡기합병증을 예방하는 데 도움이 된다. 26장에 이러한 간호중재에 대해 자세히 서술되어 있다.

(2) 순환유지

부동으로 인한 정맥울혈은 하지의 혈전 형성의 빈도를 증가시키고, 혈전이 폐동맥으로 들어간다면(폐색전), 가스교환이 현저하게 감소되어 사망에 이르게 된다. 다리 운동, 잦은 체위변경, 항혈전 스타킹, 충분한 수분공급, 조기 이상, 항응고제 사용은 모두 심부정맥혈전증의 위험을 감소시킨다.

(3) 수분 공급과 영양

수술 후 기간 동안 대상자가 구강으로 수분을 섭취할 수 있을 때까지 적절한 수분 공급을 위해 정맥수액이 제공되며, 과도한 수분 손실과 부적절한 수분 보충으로 수분 부족이 종종 발생한다. 수술 후 모든 대상자에게 수분 부족이 있는지 확인하기 위해 기립성 혈압을 사정해야 한다. 정맥수액의 주입기간은 대상자와 수술에 따라 달라지며, 정맥주입을 중단하기 전에 수술 후에 정상적인 장운동을 나타내는 장음이 있는지 들어보아야 한다. 위장관 수술을 했다면 장의 연동운동은 조금 더 늦어질 수 있다.

식이섭취는 수술 후 대상자의 회복속도에 따라 처방된다. 종종 외과의사는 '가능한 식이'(diet as tolerated, DAT)를 처방하고, 간호사는 대상자 사정에 기초한 적절한 식이를 제공한다. 오심이 사라지고 대상자가 음식을 원하게 되면, 맑은 유동식을 처방하고, 점차적으로 완전 유동식, 연식, 정상식이로 진행된다. 식이를 진행하면서 대상자에게 오심, 구토, 비정상적인 장음, 복부팽만감이 있는지 확인해야 하고, 비정상적인 사정이 있다면 식이 처방을 변경할 필요가 있다.

(4) 배설

수술 후 대상자는 수술 후 8시간 이내에 배뇨해야 한다. 만약 대상자가 부종, 외상, 약물 혹은 화장실에 걸어갈 수 없기 때문에 배뇨할 수 없다면 소변정체를 경감시키기 위해 간헐적인 단순도뇨의 처방이 필요할 수 있다. 대상자가 비뇨기나 산과 수술을 받고 있는 경우에는 유치도뇨를 할 수 있다. 정상인의 소변량은 1시간당 0.5~1mL/kg이다(Rothrock, 2015). 이 수치보다 적은 경우 외과 전문의에게 보고해야 하며, 소변량이 적다면 정상 소변량을 유지하기 위해 정맥수액이나 이뇨제를 투여한다.

수술은 배변에도 영향을 주는데 정상 장운동이 시작되고 식사를 할 수 있을 때까지는 정상적인 배변활동을 기대할 수 없다. 직장 내 삽관이나 관장은 장내 가스를 감소시키고, 가스 배출을 촉진시키는 데 도움이 된다. 수술 후 변비는 활동 감소, 약물(특히 진통제) 부작용, 수분 부족, 배설 통증에 대한 두려움 같은 요인 때문에 발생할 수 있다. 대상자가 먹기 시작했을 때 흔히 대변완화제가 처방되며, 정상적 장 배설을 증진하기 위해 적절한 활동과 수분섭취, 식사를 권장한다. 정상적인 식사를 시작한 지 3일 내에 장 배설운동이 없으면 변비약, 좌약, 관장이 필요할 수도 있다.

(5) 상처 간호

상처사정, 상처의 무균적 관리, 상처배액시스템 모니터링은 모두 중요한 간호중재가 되며, 정규적으로 드레싱을 하고 상처배액의 양상과 양을 관찰해야 한다. 보통 외과 의사가 수술 후 처음으로 드레싱을 교환하기를 선호하지만, 만약 간호사가 드레싱을 처음으로 교환해야 한다면 우발적인 실수로 배액관이 빠지지 않도록 주의해서 드레싱을 교환하도록 한다. 외과 의사들도 점차 수술 부위를 거즈로 덮지 않고 공기와 접촉되도록 내버려 두어 치유를 촉진시키는 추세이다. 상처감염의 증상(발적, 열감, 화농성 배액, 체온상승 등)이 있으면 외과 의사에게 알리도록 한다. 마지막으로, 봉합사나 스테이플을 제거하는 것도 간호사의 책임 역할인 경우가 종종 있다.

(6) 기동성과 자기돌봄

수술 후 초기에는 대상자가 활동하고 자기돌봄을 수행하는 데 도움이 필요할 수 있으나, 점차적으로 퇴원을 준비하도록 대상자의 활동성을 높이고 독립적인 자기돌봄을 수행하도록 격려해야 한다. 대부분의 수술을 한 대상자에게는 잠재적인 합병증을 최소화하기 위해 조기이상이 권유된다. 대개 대상자는 수술한 날 저녁부터 의자에 앉거나 심지어 짧게나마 걷기도 하고, 대상자가 활동하기 전에 진통제를 투여하거나 침대에서 일어나는 가장 효과적인 방법을 가르쳐줌으로써 대상자가 편안함을 느끼게 해준다. 수술 후 매일 걷는 거리를 늘려 걸을 수 있도록 대상자를 격려한다.

SAFETY ALERT

약물, 체위성 저혈압, 카테터 배액과 IV 지지대 같은 장비가 이동을 위험하게 할 수 있다. 걸을 때 대상자가 도움을 필요로 하는지 우선 사정을 하고 보행 벨트, 적절한 신발와 같은 안전한 장치를 사용하고 걸려 넘어질 위험요소를 제거하여 손상을 예방하도록 한다. 대상자의 체력이 저하되어 있거나 안정되지 못한 경우, 항상 보행을 옆에서 지지해 주어야 한다. 만약 대상자가 걸을 때 어지럼증이나 식은땀을 호소한다면 침대로 안전하게 돌아가도록 해야 한다.

수술 후 적절한 개인위생은 대상자의 안위유지에 매우 중요하다. 만약 대상자가 대수술을 받고 여러 가지 관을 달고 있다면, 수술 후 다음 날 침상목욕을 해 주어야 한다. 수술 전에 피부소독을 위해 사용한 소독제(povidone-iodine 등)를 씻어주고, 목욕하는 동안 압박기기 및 색전 형성 방지 스타킹을 제거한 후 피부상태를 사정하도록 한다. 항상 대상자에게 가능한 한 자기돌봄을 수행하도록 격려하고, 보통 외과 환자는 수술 드레싱 및 주사부위를 방수막으로 보호하고 샤워할 수 있다. 그러나 대상자가 샤워하는 동안 따뜻한 물은 혈관을 확장시키고 저혈압을 유발시켜 낙상 위험을 증가시키기 때문에 세심한 주의가 요구된다.

(7) 안위와 휴식

수술 후 통증관리는 중요한 간호중재이다. 체위변경이나 등 마사지, 전환요법, 정서적 지지 같은 비약물적 중재는 수술 후 대상자가 좀 더 편안함을 느끼게 해 준다. 진통제는 수술 후 불편감을 조절하기 위해 필요시 투여하며 대상자에게 통증을 인식하고 표현하도록 가르치는 것은 통증관리에 있어서 중요하다. 자가조절진통제(patient controlled analgesia, PCA)나 자가통증조절 경막외장치(patient controlled epidural analgesia, PCEA)는 대상자가 직접 통증 정도에 따라 진통제 투여를 조절함으로써 더 효과적으로 통증을 감소시킬 수 있어 사용된다. 만약 처방된 진통제의 용량이나 횟수, 종류가 비효과적이라면 담당 의사에게 알리도록 한다. 많은 병원에서 통증클리닉 운영을 통해 통상적으로 수술 후 대상자를 돌보고, 적절한 통증조절 요법을 결정할 수 있도록 담당자를 도와주고 있다.

휴식은 상처치유를 촉진하는 데 있어 중요하고, 완전히 휴식을 취하도록 돕기 위해 수면제와 진정제가 처방되기도 하며 조용하고 편안한 환경을 제공함으로써 수면과 휴식을 조장할 수도 있다. 대상자의 휴식을 방해하지 않기 위해 특히 밤 시간에는 가능한 한 간호활동을 모아서 시행한다.

5) 지역사회기반 간호

지난 10년간, 수술 후 병원에 입원하면서 치료하는 사례는 확연히 줄어들고 통원치료센터를 이용하는 수술 사례가 증가하고 있다. 대부분의 경우 외과적 회복이 가족이나 친구의 보살핌을 받으면서 집에서 이루어지고 있으며, 퇴원요구는 외과적 처치 및 개별 대상자의 특성에 따라 다양하다. 많은 대상자가 퇴원하여 집에서 건강을 회복하는 반면, 일부 대상자는 재활치료를 위해 장기치료시설로 이동해야 할 경우가 있다. 또한 수술 후 퇴원하여 집에서 충분히 회복할 수 있는 대상자는 가정 간호사의 도움이 필요하기도 하다.

많은 병원과 수술센터에서는 대상자의 퇴원을 준비할 때 이용할 수 있는 특별한 퇴원절차 및 양식을 만들어왔다. 퇴원과 관련하여 통증조절 문제, 수술상처의 치료와 소독, 감염징후 관찰, 식이요구 문제, 배변과 배뇨 기능 문제, 활동제한, 추천된 성기능 문제, 자기돌봄능력 등 여러 가지 면에서 대상자를 위해 고려한다. 대상자 및 주 돌봄제공자는 퇴원 후 집에서 필요한 특수한 장비사용법을 배우거나, 필요한 처치(상처소독 같은)를 독립적으로 할 수 있는 방법을 배우게 된다. 대상자는 필요한 물품과 특수 장비를 어디에서 구할 수 있는지 알아야 하고, 필요한 물품을 대상자가 모두 구비할 수 있을 때까지 병원에서는 지속적인 치료를 위해 대상자에게 제한된 품목의 물품을 제공할 수 있다.

대상자 교육시간에는 대상자의 가족 및 돌봄제공자도 함께 교육받도록 하고 서면으로 된 안내서를 제공한다. 이 안내서에는 대개 수술 후 회복기에 요구되는 대상자의 활동, 식이, 치료 및 약물에 관한 제한점뿐만 아니라 의료진에게 알려야 할 증상에 대한 내용도 포함되어 있다. 처방된 약에 관해서는 구두로, 서면화된 자료로 교육하고, 질문에 답하는 시간을 갖도록 한다. 대상자, 가족 또는 돌봄제공자에게 전화번호와 다음 외래방문 날짜 등을 설명해 준다.

퇴원 후 일단 집으로 가면 어떤 도움을 받을 것인지, 어떻게 생활할 계획인지 대상자와 함께 상의한다. 또한 "퇴원하고 처음 며칠 간의 생활이 어떨 것 같나요?"와 같은 질문을 하여 대상자가 퇴원 후에 어떻게 대처해나갈 것인지 구체화하도록 도와줄 수 있다. 구체화된 계획이 현실적이지 않으면, 대상자가 다른 대안을 찾도록 돕거나 가족, 친구, 지역사회자원을 이용하도록 격려해 준다.

6) 간호평가

수술 후 평가기간 동안, 목표의 달성 여부를 결정한다. 목표와 기대되는 결과 평가 기준은 수술 후 합병증을 예방하고 대상자를 최적의 기능상태로 되돌리는 것과 관련된다. 표 22-10은 더 일반적으로 사용되는 수술 후 간호진단과 기대되는 결과에 관한 목록이다. 4가지 간호목표에 대한 간호성과 평가는 다음에 제시되어 있다.

간호목표

대상자는 수술 후 통증이 잘 조절되었다고 말한다.

간호성과 기준

- 수술 후 동안 대상자는 통증으로 인해 돌아눕거나 체위 변경, 보행, 자기돌봄활동을 방해 받는 일이 없다고 말한다.
- 대상자는 병원에서 퇴원하면서 처방 받은 경구진통제로도 통증조절이 잘 되고 있다고 표현한다(통증점수 0~10점 척도에서 3점 이하).

간호목표

대상자는 일반식을 먹기 시작하면서 정상적인 배변활동을 경험한다.

간호성과 기준

- 대상자는 가스가 나오고 복부(가스)통증이 감소되었다고 말한다.
- 대상자는 일반 식이를 시작한 지 24시간 후에 평소와 같은 배변을 했다고 말한다.

간호목표

대상자는 날마다 조금씩 활동을 늘리면서 최적의 기동성을 유지한다.

간호성과 기준

- 대상자는 수술 당일 저녁, 간호사의 도움을 받아 의자에 앉는다.
- 대상자는 수술 후 24시간 내에 간호사의 도움을 받아 화장실까지 걷는다.
- 대상자는 수술한 다음날 복도를 7.3m 거리까지 걷는다.

간호목표

대상자는 집에서 가족이나 친구의 도움을 받아 수술 후의 치료 및 정상적인 일상생활활동을 수행한다.

간호성과 기준

- 대상자는 병원에서 퇴원 전에 퇴원교육 내용을 말로 표현할 수 있다.
- 대상자나 주돌봄제공자는 퇴원 전 상처소독 및 수술 부위 배액관 관리를 시범 보일 수 있다.
- 대상자는 퇴원 후 일주일간 주 돌봄제공자의 도움을 받아 일상생활활동을 만족스럽게 수행함을 보고한다.

주요개념

- 수술주기 간호는 수술 전 · 중 · 후의 기간 동안 수술 대상자에게 개별화된 간호를 제공하는 것이다.
- 수술은 의사의 진료실, 클리닉, 통원수술센터, 병원을 포함하여 다양한 의료시설에서 이루어질 수 있다.
- 외과적 처치는 모든 기능에 영향을 미칠 수 있다.
- 생활주기를 고려하는 것은 수술 대상자에게 개별화된 간호를 제공할 때 중요하다.
- 수술 전 교육은 수술 후 합병증을 최소화하고 대상자의 이행을 증진시키고 불안감을 감소시키는 데 중요하다.
- 사전의사결정서는 외과적 처치가 이루어지기 전에 외과의사가 받아야 한다.
- 수술 전 준비에는 금식, 정맥주사 시작, 관장 및 피부소독, 수술 전 약물투약, 때로는 비위관 삽입 같은 처치가 포함된다.
- 수술 간호사는 대상자에게 정서적 지지를 제공하고, 대상자의 주위환경이 안전한지 확인하며, 무균상태를 유지한다.
- 마취제는 마취전문의사나 마취전문 간호사에 의해 투여될 수 있다.
- 전신마취는 가수면상태를 유도하는 반면, 부위마취가 특정 부위의 통증과 감각을 감소시킨다.
- 봉합사나 스테이플은 상처를 봉합하고, 상처치유를 촉진하기 위해 사용할 수 있다.
- 회복실에서의 지속적인 간호사정은 합병증을 즉시 발견하고 마취상태에서 회복되는 것을 모니터링하기 위해 중요하다.
- 수술 후 간호는 합병증을 예방하고 최적의 정상기능으로 돌아오도록 촉진하는 데 초점을 둔다.
- 수술 후 잠재적인 합병증에는 출혈, 쇼크, 무기폐, 심부정맥혈전증, 폐색전, 상처감염, 체액량 부족, 오심, 구토, 악성고열, 저체온증, 요정체, 마비성 장폐색, 수면 부족, 통증, 혼돈, 변화된 자아개념, 변화된 역할 관계, 비효율적 대처, 변화된 성기능 등이 있다.
- 퇴원을 준비하기 위해서 활동제한과 관련된 지침, 수술부위 관리, 의사에게 알려야 할 증상 등에 관한 교육이 이루어져야 한다.

REFERENCES

American Society of PeriAnesthesia Nurses. (2012). *2012–2014 Perianesthesia nursing standards,* practice recommendations and interpretive statements.Cherry Hill, NJ: Author.

Association of Perioperative Registered Nurses. (2014). *AORN standards and recommended practices.* Denver, CO: Author.

Center for Disease Control. (2014). National and state healthcare associated infections progress report. Retrieved from http://www.cdc.gov/hai/progress-report/

Forrester, D. A., Doyle-Munoz, J., McTigue, T., D'Andrea, S., & Natale-Ryan, A. (2014). The efficacy of gum chewing in reducing postoperative ileus: A multisite randomized controlled trial. *Journal of Wound, Ostomy, and Continence Nursing, 41*(3), 227–232.

Landriscina, D. (2009). Care of the pediatric patient. In C. B. Drain (Ed.), *Perianesthesia nursing: A critical care approach* (5th ed., pp. 697–716). St. Louis, MO: Saunders.

Phillips, N. (2013). *Berry & Kohn's operating room technique* (12th ed.). St. Louis, MO: C.V. Mosby.

Rothrock, J. (2015). *Alexander's care of the patient in surgery* (15th ed.). St. Louis, MO: C.V. Mosby.

The Joint Commission. (2014). Facts about the universal protocol. Retrieved from http://www.jointcommission.org/

van Bree, S. H. J., Bemelman, W. A., Hollmann, M. W., Zwinderman, A. H., Matteoli, G., El Temna, S., et al. (2014). Identification of clinical outcomes measures for recovery of gastrointestinal motility in postoperativeileus. *Annals of Surgery, 259*(4), 708–714.

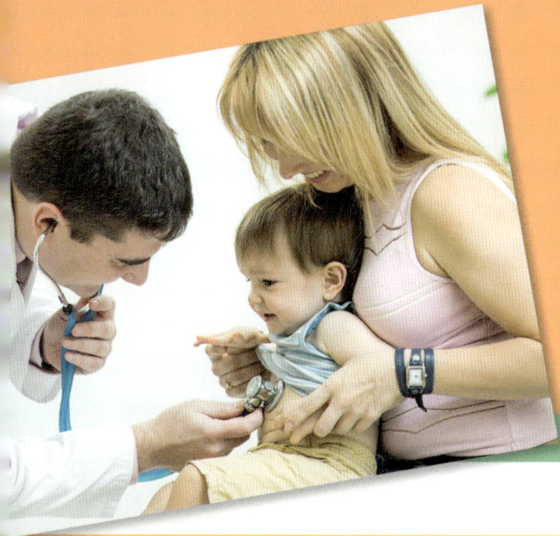

UNIT 4

임상 간호관리
Clinical Nursing Care

CHAPTER 23

안전
Safety

Christine M. Henshaw

비판적 사고를 위한 사례

이 간호사는 영유아와 엄마에 대한 건강사정을 수행하는 소아청소년과에서 근무하고 있다. 소아청소년과에 내원한 한 젊은 엄마는 2층집에 살고 있으며, 2층에 침실이 있고, 1층에 나머지 방이 있다고 말하였다. 또한 엄마는 아이(유아)가 계단과 의자에 오르내리며, 조리대와 테이블 위에 올라가고, 모든 형태의 상자와 병에 호기심을 보인다고 말하였다. 아이의 엄마는 피곤해 보였으며, 아이를 그녀의 무릎에 앉혀 놓으려고 애쓰고 있었다. 아이는 울면서 엄마의 무릎에서 내려오기 위해 발버둥치고 있다.

이 장을 학습한 후, 위의 사례를 읽고 다음의 내용에 대하여 비판적 사고를 적용하여 복습한다.

1. 이 가족에 대한 직접적인 느낌을 분석하고 열거한다.
2. 아기 엄마의 감정이 어떠할 것이라고 생각하는지 설명한다.
3. 엄마, 유아, 가정환경에 대한 사정자료를 가지고 앞으로의 계획을 작성한다.
4. 이 가족에게 더 나은 지침을 제공하기 위한 추가 정보를 요약한다.
5. 유아의 안전을 개선하기 위한 방법을 계획한다.
6. 엄마의 대응전략과 엄마를 어떻게 추후관리할 수 있는지 고려한다.

주요용어

감전 electrical shock
경보 alarm
경계 confine
구조 rescue
기절 asphyxiation
낙상 falls
대피 evacuate
생화학테러 bioterrorism
안전 safety
안전지대 safety zones
억제대 restraints
오염 pollution
접지 ground
중독 poisoning
질식 suffocation
침대 난간 side rails
화상 burns

학습목표

1. 가정과 병원환경에서 안전에 대한 중요성을 인지한다.
2. 특정한 발달 단계에 따른 특별한 안전문제를 확인한다.
3. 안전에 영향을 미치는 요인과 안전 변화의 일반적인 증상을 확인한다.
4. 사정을 통해 안전 위험성을 확인한다.
5. 가정과 병원 환경의 안전을 증진하기 위한 간호중재를 논의한다.
6. 안전 위험이 확인된 개인을 대상으로 개별화된 교육을 계획한다.

안전은 개인적 · 사회적 · 국가적 · 세계적 관심사이다. 위험이 존재하는 장소와 인간을 위협하는 위험의 유형에 대한 인식이 증가하는 것처럼, 안전에 대한 사회의 관심이 강화되고 있다. 스트레스의 증가와 과학기술의 발전이 빠르게 진행되는 사회는 상황을 혼란스럽게 하고, 개인의 판단력을 흐리게 하며, 의도치 않은 손상을 유발할 수 있다. 건강관리에서 병원 및 의료기관의 안전범위는 자신이 보살피는 대상자의 신체적 안전을 고려하는 간호사 한 사람이라는 맥락에서 많은 전문가들에게 책임이 나눠 주어지는 더욱 큰 개념으로 안전의 인식이 바뀌었다.

실제적으로 위험이 없는 환경은 드물다. 따라서 안전 증진은 안전 원칙 및 기준에 대한 지식과 이를 인식하고 준수하는 것을 말한다. 가정, 직장, 지역사회에서의 안전예방책에 대한 대상자와 가족의 교육은 중요하다.

간호사는 잠재적 손상의 가능성을 최소화해야 하는 위험성 높은 다양한 환경에서 일한다. 대상자와 간호사 모두에게 있어서 안전습관은 최적의 치료환경을 보장하고, 건강을 증진한다. 안전은 인간 상호작용의 모든 수준에서 중요하며, 상황에 관계없이 안전의 개념 적용과 교육은 손상 예방을 위한 문제해결 방법이다.

1. 안전의 의미와 고려사항

안전은 인간의 기본 요구로, Maslow의 요구 단계에서 생리적 요구에 이어 두 번째 단계이다. 안전은 단지 위험과 손상을 예방하는 것뿐만 아니라 인간의 행동에 대해 안심할 수 있다고 느끼도록 하는 것이다. 안전하다고 느끼면 스트레스가 줄고, 전반적인 건강이 증진된다. 안전은 사랑과 소속감, 자아존중과 같은 인간의 다른 기본 요구를 충족시키며, 개인의 목표를 성취하도록 한다. 긍정적 인생관은 정신건강에 도움이 되며, 보다 더 효과적인 기능발휘를 할 수 있도록 한다.

안전은 손상 또는 위험으로부터 자유로운 상태로 정의된다. 손상(injury)은 해악(harm)의 한 형태이며, 사고(accident)는 예기치 않게 발생하거나 불운처럼 예지할 수 없으며 예방할 수 없는 사건이기 때문에, 사고라는 단어는 더 이상 손상 예방을 논의하는 데 사용하지 않는다. 사고와 달리 손상은 통제 가능한 인지할 수 있는 사건 양상이다. 비의도적인 손상은 영구적인 장애, 통증, 정서적 스트레스, 재정적 곤란을 초래할 수 있다.

간호사는 모든 상황에서 안전한 방법으로 의료서비스를 제공할 것이다. 비판적 사고와 간호과정을 적용하여 간호사는 대상자와 환경을 사정하고, 손상 예방을 포함한 적절한 안전 간호를 제공하기 위한 간호진단을 수립하여 안전한 환경을 유지하고 있다.

손상통제의 원칙은 3가지 주요 수준을 중심으로 중재한다. 개인 수준은 안전 위험과 예방전략에 대한 교육을 제공한다. 설계 수준은 기술과 환경적 조절(물품이나 장비 사용에서 손상을 예방할 수 있는 능동적 또는 수동적 안정장치)을 사용한다. 규제 수준은 생산자, 소매상인, 고용주, 근로자와 소비자 간에 물품과 환경의 안전을 위한 규제를 만들며 감시하고, 강화하는 것이다.

1) 관리

인간은 환경에서 위험을 인식할 때 위험을 예방하거나 피하기 위한 방법을 취하면서 안전을 학습하게 된다. 예방은 안전의 핵심 지표이다. 안전수행은 자기돌봄뿐만 아니라 다른 사람에 대한 안전을 제공해야 한다. 간호사는 미국간호협회(American Nurses Association, ANA)의 Nursing: Scope and Standards of Practice에 따라 대상자의 안전을 제공하고, 대상자를 보호하기 위한 권한과 책임이 있다.

어떤 사람들은 생활방식과 행동양식 때문에 안전문제에 더 큰 위험에 처해 있다. 밤에 혼자 걷거나 빠른 속도로 운전하는 것과 같은 위험하고 충동적인 행동을 하는 사람, 스카이다이빙, 산악스포츠와 같은 잠재적으로 위험한 스포츠를 즐기는 사람들이 안전 예방 조치를 따르지 않을 수도 있다. 위험 감수성에 대한 성향이 사람들 사이에서 광범위하게 다양해졌다. 담배, 술, 약물 사용, 안전하지 않은 성생활, 빈약한 식사도 안전을 해치며, 이러한 습관은 위험성과 중독에 대한 인식 부족 또는 건강과 안전에 대한 소홀 때문에 발생할 수 있다.

2) 생애주기에 따른 고려사항

다양한 연령층은 여러 안전문제와 그에 따른 잠재적인 손상으로 인해 위험에 처하게 된다. 대상자의 생애주기에 따라 간호사는 위험을 평가하고 대응하거나, 안전조치를 취하고 다양한 위험을 감지할 수 있는 능력을 지닌 사람을 만나게 될 것이다. 간호사는 각각의 대상자를 사정하며, 예상되는 지침을 제공하고, 연령과 관련된 특별한 문제에 맞는 중재를 선택한다.

(1) 신생아와 영아

신생아와 영아는 근골격계와 신경계가 미성숙하기 때문에 낙상, 질식, 화상과 그 밖의 외상성 손상을 받기 쉽다. 욕구에 대한 표현은 비언어적인 의사소통과 울음에 의존한다. 환경적인 변화에 대응하거나 신체적인 욕구(예: 체온조절)를 조정하는 능력이 제한되고 명확한 의사소통 방법이 없는 신생아와 영아는 손상이 없는 정상적인 성장과 발달을 위해 안전한 환경을 만들고 제공해 주는 보호자에게 의존한다. 이러한 안전을 제공하는 것은 육아와 돌봄의 주요 과업이다.

아기는 기능이 발달함에 따라 자신의 입에 거의 모든 것을 집어넣고, 자신의 몸 쪽으로 물체를 잡아당기면서 배우고 탐험한다.

SAFETY ALERT

전기코드, 테이블보, 비닐봉지, 병, 캔 등은 관심있는 잠재적으로 위험한 물건들이므로 보호자는 영아의 손이 닿지 않는 곳에 두도록 노력해야 한다.

신생아와 영아를 위한 안전한 병원환경에는 편안한 온도 범위, 공 모양의 주사기나 대상자 기도를 유지하기 위한 흡인장치, 대상자 식별 팔찌, 영아 납치를 예방하기 위하여 알람시스템을 가진 안전 꼬리표가 있는 영아용 장비 등이 있다.

신생아와 영아에게 안전한 가정환경은 편안한 온도 범위, 불연성 의복, 따뜻한 목욕물, 깨끗한 공기, 안전한 장난감, 잠금장치를 이용한 보호, 난간과 계단의 안전망, 소아용 침대, 탁자의 가로대와 패드를 댄 난간, 전기콘센

표 23-1 아동용 카시트 사용에 대한 일반 정보

모든 아동에게 버클을 사용하며, 12세 이하 아동은 뒷좌석에 앉힌다.

	나이/체중	시트의 종류/시트의 위치	사용 방법
영아/유아	적어도 출생 후 2년/시트 제조사가 정한 최대 키와 몸무게에 도달할 때까지	영아는 후방을 향해 앉히거나 후방으로 앉게 하는 시트를 사용하여 앉힌다. 시트는 LATCH 시스템(아동의 좌석을 자동차에 매다는 연결줄)이나 안전벨트로 자동차 내에 고정해야 한다.	• 에어백이 있는 자리에 절대로 앉히지 않는다. • 후방으로 앉은 아동을 단단히 고정한다. • 아동 좌석은 약 45° 정도 기울인다. • 어깨 아래 정도에 단단하게 맨다(개조 가능한 대부분의 안전좌석은 홈이 더 아래에 위치한다). • 아동에게 안전하게 벨트를 채운다. 겨드랑이 위치에 벨트를 채운다.
	2년 미만/약 9.1~15.9kg	개조 가능한 시트는 후방으로 향하도록 한다(무거운 아동에게 적합한 것을 선택한다). 시트는 LATCH 시스템이나 안전벨트로 자동차 내에 고정해야 한다.	• 절대로 에어백이 있는 자리에 앉히지 않는다. • 후방으로 앉은 아동을 단단히 고정한다. • 아동 좌석은 약 45° 정도 기울인다. • 어깨 아래 정도에 단단하게 맨다(개조 가능한 대부분의 안전좌석은 홈이 더 아래에 위치한다). • 아동에게 안전하게 벨트를 채운다. 겨드랑이 위치에 벨트를 채운다.
유아와 학령전기 아동	2~4세/적어도 9.1~18.1kg가량	개조 가능한 시트로 전방을 향하게 앉히거나 등상부 고정식 부스터를 사용한다. 시트는 LATCH 시스템이나 안전벨트로 자동차 내에 고정해야 한다.	• 전방으로 앉은 아동을 단단히 고정한다. • 어깨 위나 어깨 높이로 단단하게 맨다(개조 가능한 대부분의 안전좌석은 홈이 꼭대기에 위치한다). • 아동에게 안전하게 벨트를 채운다. 겨드랑이 위치에 벨트를 채운다.
아동	4세에서 적어도 8세 이하, 12.5cm(14.5cm) 가량 자란 아동	벨트식 부스터(등 고정식이 아닌 바닥 고정식) 또는 등 상부 고정식 부스터를 사용한다. 무릎 벨트만을 사용하지 말고 벨트식 부스터는 항상 무릎 벨트와 어깨 벨트를 함께 사용한다.	• 바닥고정식 부스터는 시트 뒤쪽에서 성인용 무릎 벨트, 어깨 벨트와 함께 사용한다. • 어깨 벨트는 가슴에서 편안하게 교차하고, 어깨를 편안하게 해 줘야 한다. 절대로 팔 아래 혹은 등 뒤로 위치하지 않도록 한다. • 무릎 벨트는 상부 대퇴부에서 교차하지 않고, 무릎에서 교차하도록 한다.

출처: Parents Central. (2015). *Car seat recommendations for childern*. Retrieved from http://www.safercar.gor/parents/Right-Seat-Age-And-Size-Age-And-Size-Recommnedation.htm

트 뚜껑, 아동용 카시트 등이 포함된다. 미국소아과학회(AAP, 2011a)는 아동용 카시트의 설계 정보를 제공하며 아동의 나이, 체중, 가정의 차량모델에 따른 아동용 카시트 사용을 추천한다. 표 23-1에 이와 관련된 정보를 제공한다.

> **SAFETY ALERT**
> 부모는 아기가 엎드려 잘 때 영아돌연사증후군(SIDS)을 방지하기 위해 유아를 잘 눕히도록 배워야 한다(AAP, 2011b).

(2) 유아와 학령전기 아동

낙상, 충돌, 타박상은 호기심이 많은 나이에 일반적으로 발생한다. 활동성이 커지고, 경험과 판단력이 부족하며, 근골격계와 신경계의 미성숙으로 인해 유아와 학령전기 아동은 잠재적으로 위험에 직면한다.

눈과 손의 조정력 발달 및 힘과 속도의 증가는 이 발달 단계의 특징이다. 보호자는 아동의 광범위한 관심을 예상해야 한다. 아동이 서게 되었을 때, 비록 자세를 고정하지 못하고 균형을 잃을 수도 있지만 새롭고 흥미로운 물건에 손이 닿을 수 있다. 삶의 경험을 쌓게 되지만, 안전하거나 위험한 행동을 배우기 시작한다. 안전한 본보기를 설정하는 것은 유아와 학령전기 아동의 보호자를 위한 중요한 첫 단계이다.

유아와 학령전기 아동은 문을 여닫고, 서랍 손잡이를 비틀며, 가구에 올라가는 것을 좋아하고, 모든 종류의 활동적인 놀이에 참여하는 것을 즐거워한다. 또한 호기심이 여전히 존재한다. 반려동물과 다른 동물은 새롭고, 탐구와 매혹의 움직이는 대상이 된다. 비록 이들이 대부분 말이나 행동으로 기본적인 요구를 의사소통할 수 있다고 하더라도, 보호자는 여전히 안전한 환경온도를 확인하고, 불연성의 활동하기 적절히 편한 옷과 따뜻한 목욕물을 제공해야 한다. 욕조에는 아동이 똑바로 섰을 때 미끄러지지 않도록 미끄럼방지 매트를 깔아야 할 것이다. 유아나 학령전기 아동은 판단력이 부족하고 계단 부근의 위험을 인지하지 못하기 때문에 난간이 필요하다. 열려 있는 차폐된 창문들은 아동이 창문 밖을 내다보기 위해 스크린을 밀어 낙상위험을 야기할 수 있다.

유아용 장난감은 튼튼해야 하며, 가장자리가 날카롭거나 거칠지 않아야 하고, 호흡기관을 막거나 삼킬 수 있거나 눈에 손상을 입힐 수 있는 가늘거나 깨지기 쉬운 부분이 있으면 안 된다. 유아기와 학령전기 아동은 대부분 큰 근육들을 사용하는 세발자전거, 자전거, 목마, 다른 활동적인 장난감을 즐긴다. 아동은 이러한 장난감을 그들이 안전 한계를 이해할 때까지 어른의 감독 하에서 사용해야 한다. 미국 정부의 웹사이트인 미국소비자제품안전위원회(www.cps.gov)와 미국장난감산업협회(www.toyin-fo.org)는 각 연령 단계별 아동의 안전한 장난감, 게임과 장난감 제품의 안전기준 목록에 대한 최신 정보를 제공한다.

학령전기의 아동은 자라면서 안전규칙을 배우기 시작하고, 더 나은 운동 조절법을 알게 된다. 또한 학령전기 아동은 대부분 충돌을 피할 수 있고, 계단을 안전하게 오르내릴 수 있다. 또한 잠재적으로 위험한 활동이 진행될 때 앉거나 서기에 안전한 장소인 안전지대에 대해 학습한다. 예를 들면, 부엌은 스토브, 오븐, 칼에 닿지 않고 아동이 활동을 지켜볼 수 있는 안전지대를 가져야 한다.

> **SAFETY ALERT**
> 유아와 학령전기 아동은 집 밖에서의 감시가 필요하다. 보호자의 지도하에 그들은 자동차와 위험한 동물을 피하며 놀기에 대해 배울 것이다. 게다가 아동용 카시트는 자동차 여행에 필수적이다.

학령전기 아동은 시도와 실수를 통해 안전한 사회적 상호작용 규칙을 배운다. 분노를 두드러지게 표현하고 밖으로 드러내는 것은 대부분 악의적인 의도라기보다는 이 단계의 자연스러운 행동 결과이다. 그러나 보호자는 협동과 분배에 대한 교육을 함으로써 학령전기 아동을 도울 수 있다. 이 단계 동안 보호자는 낯선 사람에 대해 주의하도록 격려해야 한다. 일부 법집행기관은 아동의 신분확인을 위한 팔찌와 지문, 최근 사진을 찍어 놓을 것을 권고한다.

화재안전은 가족 전체에 영향을 미치는 일이다. 미국화재행정처(USFA, 2014, 2015a)는 전문가와 일반 그룹을 위한 교육기회를 제공하며, 화재로부터 가족을 보호할 수 있도록 부모를 위한 권고를 제공한다. 이 웹사이트는 아동을 대상으로 한 교육자료와 정보를 제공한다(USFA, 2014). 성냥, 전기코드, 스토브, 오븐에 대한 교육은 무엇이든 경험해 보고 싶어 하는 호기심 많은 학령전기 아동에게 중요하다. 가족 전체는 화재 시에 피할 수 있는 집 바깥쪽의 장소를 마련하고, 규칙적으로 마루 위에서 포복하기와 탈출구를 사용하는 연습을 해야 한다. 지역 소방서는 대안이 되는 탈출로와 다른 안전절차의 계획에 대한 유용한 정보를 가지고 있다.

(3) 학령기 아동과 청소년

신체적인 성숙은 거의 학령기에 완성된다. 학령기 아동은 큰 근육의 운동조절능력과 섬세한 운동조절능력이 빠르게 발달하여 복잡한 일을 수행할 수 있다. 또한 학습능력이 놀라운 속도로 발달한다. 인생 경험이 축적되고, 아동은 축적된 인생 경험을 적절한 행동 판단 시에 사용한다. 그들에게 펼쳐진 세상은 유연한 반응을 요구하며, 독립적인 행동의 기회를 제공한다.

학령기 아동은 그들의 요구를 말로 표현할 수 있다. 일반적으로 빠른 반사작용이 화상, 낙상과 다른 비의도적인 외상성 손상에서 아동을 보호하는 데 도움을 준다. 새로운 활동은 새로운 기술이 필요하며, 이 연령대의 아동은 스키, 승마, 수영, 자전거 등을 배우거나 팀 스포츠에 참가할 수 있다. 따라서 안전 예방은 중요하다(그림 23-1). 모든 아동은 수영을 배우거나, 최소한 물에 뜰 수 있는 헤엄은 칠 수 있어야 한다. 버디시스템은 둘 이상의 사람이 사전에 약속하여 상호 교우관계를 형성하고, 위험 부담이 있는 활동 시 다른 사람의 행방과 안녕을 모니터링하는 야외활동과 물놀이 시의 주요한 안전전략이다. 많은 작업 환경에서 버디시스템을 사용한다.

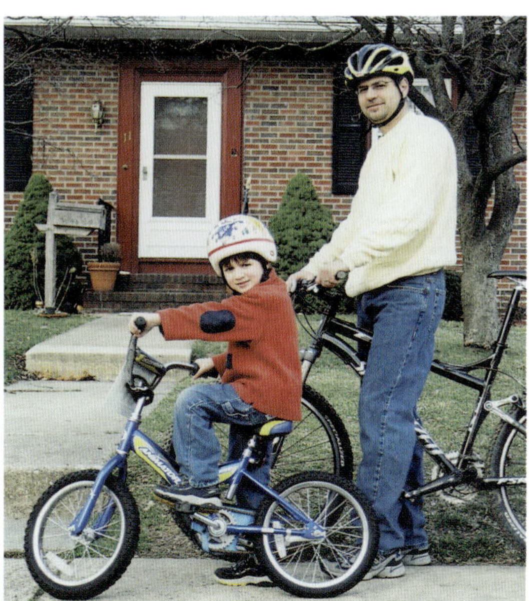

그림 23-1 헬멧은 자전거를 안전하게 타기 위해 중요한 부분이다. 보호자가 자전거 헬멧을 착용함으로써 아동에게 역할모델이 될 수 있다.

SAFETY ALERT

아동은 자전거 타기, 달리기 또는 접촉하는 운동을 할 때 딱 맞는 헬멧을 써야 하고, 배나 보트를 탈 때는 구명조끼를 입어야 한다(NSC, 2015).

성인 보호자는 안전에 대해 모범을 보여 지속적으로 학령기 아동에게 본보기가 되어야 한다. 보호자는 알코올 섭취를 절제해야 하고, 갈등을 해결하기 위해 무력보다는 대화를 해야 한다.

청소년기에는 성장과 발달이 급격하게 이루어진다. 근골격계의 신체 성숙이 거의 완성되며, 신경계와 심혈관계는 완전하게 성장한다. 청소년은 성장과 발달이 가속화된 이 시기에 8시간 반에서 9시간 반 정도 수면을 위한 생리적 욕구를 가진다(AAP, 2014). 많은 활동의 균형을 맞추기 위해 노력한 결과로 수면 부족은 안전에 좋지 않은 영향을 미칠 수 있다. 삶의 경험이 빠르게 쌓이는 동안 새로운 책임이 생긴다. 자율성은 사회와 사회적 압력에 부응하여 발전한다. 판단과 조치가 필요한 활동으로는 학업 책임 유지하기, 운전 배우기, 불법약물을 사용하는 마약 거래상이나 동료의 압력에 대처하기, 성에 대한 탐색 시작하기, 아기 돌보기, 방과 후 일하기, 다른 생활관리기술 개발하기 등이 있다. 청소년이 기회를 탐색할 때 어떤 행동이 안전하지 않은지 알아야 하지만, 사회적 압력으로 인해 좀 더 나은 판단에 역행한 행동을 할 수도 있다. 점차적으로, 학교는 폭력 없이 십대의 문제와 다툼을 해결하기 위한 구조적인 방법을 가르치기 위해 폭력 예방 프로그램을 개발하고 있다(CDC, 2014).

(4) 성인과 노인

신체적인 성숙이 완성되고 성인의 법적인 지위에 있게 되면, 성인은 잠재된 위험으로 가득한 세상에서 마음대로 행동한다. 비의도적인 손상이 가정에서, 직장에서, 운동하면서 일반적으로 발생한다. 안전습관이 무뎌지면, 의견의 무시, 과신, 무지함으로 인해 위험한 길로 빠질 수 있다. 게다가 성인은 기계를 작동하는 신체적인 능력과 상황판단력을 방해하는 알코올을 섭취할 수도 있어서, 손상의 원인이 되기도 한다.

자동차는 80세까지의 모든 연령층에서 의도하지 않은 손상과 관련된 주요 사망원인이다(CDC, 2013). 대부분의 주나 도에서는 어깨에 메는 안전벨트의 사용과 오토바이를 탈 때 헬멧을 사용하도록 강제하고 있다. 대부분의 자동차에는 안전을 위해 에어백이 설치되어 있다.

보통 나이가 들면서 신체적인 기능, 감각지각 능력, 인지 판단력을 상실하게 된다. 노인은 시력, 청력이 손상될 것이며, 균형과 감각에 대한 민감성을 유지하는 자기수용감각이 감소할 것이다. 노인은 온도조절능력이 떨어져 젊은이들보다 저체온증과 열사병에 대한 위험이 더 높다. 반사반응이 느리고, 근골격계의 유연성과 힘을 잃을 수 있다. 관절염, 골다공증 또는 심부전과 같은 다양한 상태는 지속적인 신체활동을 견디는 능력을 제한할 수 있다. 이밖에도 고혈압, 파킨슨병과 같은 약으로 조절해야 하는 상태는 기립성 저혈압을 일으킬 수 있고, 이로 인해 잠재적인 낙상의 위험이 증가한다. 노인을 위한 안전한 환경의 원칙은 모든 연령의 지침과 동일한 다음과 같은 일반적인 지침을 따른다: 편안한 온도 범위, 적절한 의복, 적절한 온도의 목욕물(난방수 가열기 세팅을 낮게 조절해야 할 필요가 있을 수 있음), 적절한 환기, 낮시간 내내 집안을 안전하게 다닐 수 있는 정도의 빛이 비치는 채광, 계단 위, 부엌, 목욕탕 안의 미끄럼방지면(작은 깔개를 제거해야 함), 올라가는 데 필요한 견고한 지지물(단단한 층계난간, 필요한 경우 욕실벽에 붙인 가로대).

3) 문화적 고려사항

안전수행은 개별적이며, 종종 가족이나 지역사회 안에서 중요한 가치로써 배우게 된다. 몇몇 가족들은 매우 조심스럽고 안전의식이 있는 반면, 다른 가족들은 고위험 수준에서도 크게 걱정하지 않는다. 재난계획을 개발하여 검토하고 안전한 가정환경을 조성하며, 고위험 행동의 위험에 대하여 논의하는 가족에서 자라난 개인들은 성인이 되었을 때 안전 가치를 높이고, 안전 지침에 따를 가능성이 더 높다.

2. 안전에 영향을 미치는 요인

1) 생리적 요인

신체는 사람이 안전하지 않은 상황을 인지하여 손상을 피하거나 최소화하도록 움직인다. 예를 들면, 의식적으로 생각하기 전에 불에서 손을 반사적으로 뗀다. 큰 소리는 깜짝 반응을 유발하고, 경계 수준을 즉각적으로 증가시킨다. 통증감각은 활동이나 상황이 위험하다는 중요한 피드백을 제공한다. 어린시절의 인체계통 미성숙과 그 이후의 노화는 신체에 영향을 미친다. 각종 질환이나 환경의 변화로 발생한 장애는 신체의 전반적인 안전 유지 능력에 영향을 미칠 수 있다.

보호와 안전을 위해 조정해야 할 주요한 계통은 다음과 같다.

- 근골격계
- 신경계와 감각계
- 심혈관계와 호흡기계
- 면역계
- 피부계

2) 환경적 요인

인간은 집, 직장, 지역사회, 자연환경, 대기환경 또는 건강관리시설 등의 환경에서 살아간다. 그러므로 각 환경의 기능은 인체의 안전요건을 충족해야 한다. 여기에는 산소, 오염과 독성물질이 없는 깨끗한 공기, 온도, 자극적인 날씨 요소로부터의 보호, 깨끗하고 안전한 물과 음식의 이용, 적절한 안전 위생시설이 포함된다.

(1) 오염

오염은 공기, 물, 토양에 있는 위험하거나 부자연스러운 물질이다. 제조 과정에서 부산물로 많이 발생하는 이러한 독성 물질은 암 발생 위험을 증가시킨다. 공기오염은 천식, 만성 기관지염과 같은 호흡기계 문제의 발생 위험과 심각성을 높이며, 오염된 공기는 알레르기성 증상을 증가시킨다. 오염된 물은 오염된 물을 마셔서 생기는 직접적인 영향이든, 오염된 물을 사용한 음식을 공급함으로써 생기는 오염이든 간에 질병과 감염 전파의 원인이 될 수 있다. 비행기, 기차, 자동차 교통체증, 시끄러운 음악이나 공동 체육시설에서 발생하는 소음 공해는 스트레스와 혈압을 증가시키고, 청력손실로 사람들에게 피해를 줄 수 있다(Environmental Protection Agency, 2012).

(2) 방사능

전리 방사선은 단파인 고주파 전자기 방사능으로 이루어져 있다(예: X-선, 감마선). 이러한 방사능은 자연적으로 또는 원자로와 같은 장치에서 발생할 수 있다. 방사능에 대한 과도한 노출과 관련된 많은 건강상의 역효과에는 선천적 기형, 조직세포 파괴와 암 등이 있다.

많은 건강관리시설에서는 진단과 치료를 위하여 방사능을 사용한다. X-선 촬영기, 방사성 약물투여나 방사성 물질 삽입을 위한 조제약은 환경에 방사능을 소량 방출한다. 대상자가 처방된 방사성 물질로 치료받는 동안, 간호사와 방사선사는 반복적으로 소량의 방사능에 노출된다. 예상하지 못한 노출을 예방하기 위한 절차는 이 장의 후반에서 다룬다. 특히 아동과 작은 성인의 경우, CT 스캔을 통한 방사능 노출에 대한 우려가 증가하면서 방사선 선량을 낮추고 효과가 입증된 상황으로 스캔을 제한하는 연구가 진행되고 있다(FDA, 2015).

(3) 테러행위

건강관리시설은 테러행위를 포함한 어떠한 형태의 재난에 대해서도 대책을 계획해야 한다. 재해나 테러공격 중에는 위독한 사람들 또는 치료가 필요한 부상당한 대상자 수는 증가하고, 구조와 지원받는 범위는 감소한다. 생화학 테러는 우리의 안전을 해치고 공포를 유발하기 위해 생물학적 물질을 사용하는 것으로, 발생할 수 있는 공격의 한 형태이다.

시설의 응급재난계획은 이러한 종류의 공격에 대응하는 방법과 일상적인 관리 지원 구조의 부족에 대처하는 방법을 구체적으로 명시해야 한다. 재난계획에는 간호사가 잠재적인 형태의 유기체, 독, 예측되는 손상에 대비할 수 있도록 공격이나 재해의 유형을 고려해야 하며, 건강관리 담당자는 프로토콜과 조언을 신속하게 파악해야 한다. 간호사는 기관의 응급계획에 따라 대응할 수 있는 준비가 필요하며, 이러한 준비는 교육, 훈련, 상황훈련을 통해서 이루어질 수 있다. 자원과 요구도는 지역사회에 따라 다르기 때문에 건강관리기관의 대응은 개별 지역사회를 위해 계획되어야 한다.

(4) 가정

안전한 가정환경은 적절한 환기, 신뢰할 수 있는 난방시스템, 화재 경보기와 일산화탄소 경보시스템, 미끄러지지 않는 욕조, 잘 관리한 전기기구와 전기코드, 견고한 계단식 걸상과 사다리, 독성이 있을 수 있는 모든 물질에 대한 라벨링, 취급과 보관 등에 의해 안전하고 보호받는 생활을 만들어 낸다. 부모는 유통기한이 경과한 음식이나 약물은 버리고, 화재 시 탈출로 사용을 연습해야 한다. 또한 부모는 연기와 일산화탄소 경보 장치의 위치를 알아두고, 경보기능을 확인해야 한다. 과부하된 콘센트, 코드가 닳은 기기를 사용하고 전기 콘센트 주변이나 플러그를 가지고 노는 유아나 아동을 그대로 놔두는 경우, 감전이나 화상을 입을 수 있다.

가정 내 위험요인에는 계단의 어두운 조명, 고정되지 않은 깔개, 미끄러운 바닥, 어수선한 곳, 흔들거리는 사다리 등이 낙상의 원인이 될 수 있다. 기동성 장애가 있는 대상자 또는 노인의 경우 낙상 위험이 증가한다. Box 23-1에 가정에서 발생할 수 있는 위험요인을 요약했다.

(5) 작업장

건강 및 안전위험과 손상위험은 많은 직업에 내재되어 있다. 예를 들면, 소음, 유해성 먼지(예: 석면, 납, 석탄), 화학물질, 고도, 위험한 기계, 생물학적 감염 요인, 폭력 등이 있다. 무거운 물건을 들어올리고, 반복적으로 움직이는 것과 같은 인체공학적 위험요인은 많은 신체 장애 손상의 원인이 될 수 있다. 다른 위험은 고용주나 근로자가 보호장구를 착용하고, 안전작업수칙은 따르지 않을 때 발생한다.

1970년 이래, 미국 노동부의 직업안전위생관리국(Occupational Safety and Health Administration, OSHA)은 고용주가 안전하고 건강한 작업환경을 근로자에게 제공할 것을 요구하였다. 고용주는 작업장 내에 존재하는 유해상황이나 노출 등을 파악하고, 근로자들에게 그들의 존재를 알리며, 손상을 피하기 위해서 필요한 예방전략에 대해 교육해야 한다.

(6) 지역사회

생활, 일, 가게, 놀이가 이루어지는 지역사회에도 안전문제가 존재한다. 소음(예: 기차나 비행기에서 발생), 대기오염, 범죄, 열악한 조명, 위험폐기물 처리장 또는 쓰레기 매립지, 혼잡한 교차로, 무너져가는 집, 절벽, 보호되지 않은 하천 등이 위험요소이다. 지역사회는 이러한 많은 위험요소로부터 지켜지고 안전해야 한다. 지역사회의 공중보건 관련 공무원과 활동가는 불안전한 상황을 감시하고, 보고하며, 교정을 하는 일을 한다.

공중위생 수준은 지역사회의 안전에 영향을 미친다. 공중위생은 깨끗한 물 공급, 적절한 하수처리시스템, 벌레와 설치류 퇴치, 식품공급의 냉동을 포함한다. 위생불량은 질병과 감염의 확산을 증가시킬 수 있다. 특히 빈곤

Box 23-1 가정에서 발생할 수 있는 위험요인

- 집 안팎에서의 어두운 조명
- 편평하지 않은 인도
- 깨진 콘크리트 계단
- 손잡이용 난간이 없는 계단
- 계단 위에 접착되지 않은 매트
- 어수선한 계단이나 계단 위 근처의 어수선함
- 미끄러운 욕조나 샤워실
- 보행에 방해가 되는 길이연장 코드
- 미끄러운 바닥 위의 고정되지 않은 깔판
- 적절하게 균형이 잡히지 않고, 안전하지 않은 장소에 있는 접이의자나 접이침대
- 불안정한 발판이나 발판 사다리
- 발판이나 발판 사다리보다 의자 위에 서는 것
- 찬장 선반 위에 불안정하게 놓인 물건
- 떨어질 듯한 가구의 무거운 조각이나 책꽂이
- 기능이 불완전한 화재감지기
- 열원 근처의 기름기가 있거나 더러운 걸레
- 지하실이나 주차장 안의 오래된 신문이나 상자 더미
- 불법 컨테이너 안의 화염성 액체
- 부엌 스토브의 열원에 너무 가깝게 위치한 물건
- 요리 시 입은 헐렁한 옷
- 과도하게 뜨거운 물 온도
- 불완전한 배선
- 과부하된 콘센트나 낡은 코드
- 거실이나 침대에서의 흡연
- 욕조나 세면대에 떨어뜨릴 가능성이 있는 욕실 전기기구
- 화재 시 폐쇄된 탈출로
- 약장 안의 많은 약 또는 라벨이 붙지 않은 약
- 잠재적인 독극물이 들어 있는 잠기지 않은 찬장이나 보관함
- 살충제나 다른 화학물질의 부적절한 사용
- 납 함유 페인트가 부서지거나 벗겨짐
- 아동의 손이 닿을 수 있는 곳에 있는 유독식물
- 안전하지 않은 성적 습관
- 아동, 노인, 방문객에게 해로운 애완동물
- 비흡연자가 있는 폐쇄된 장소에서의 흡연
- 아동이 찾아낼 수 있는 비닐봉지
- 창문이나 베네치안 블라인드 코드 근처의 아기 침대
- 욕조 안에 있는 아동에 대한 감독 소홀
- 열악한 위생, 특히 욕실과 부엌
- 부적절한 음식 조리
- 설치류나 벌레의 만연
- 부적절하게 보관한 총

지역이나 저개발지역은 위생시설이 부족할 수 있다.

3. 안전의 변화

안전의 변화는 다양한 유해성과 예방할 수 있는 손상과 질병으로 입증된다. 비의도적 손상으로는 자동차 사고, 낙상, 중독, 익사와 질식, 화재와 화상, 전기 충격, 방사선 노출, 감염, 스트레스 관련 질병, 호흡기계 문제, 알레르기, 소화기 사고, 위험한 화학물질이나 오염의 영향이 포함된다.

1) 안전 변화에 대한 현상

(1) 자동차 사고

자동차 사고는 위험한 주행으로 인해 발생한다. 사고는 한 명 이상의 운전자 또는 승객, 자전거 운전자, 스케이트 보더와 보행자에게 영향을 끼친다.

자동차 사고는 비의도적 손상으로 사망의 주요 원인이며 영구적 장애, 통증, 고통을 초래한다. 또한 이 사고를 일으키는 요인에는 과속, 방어운전 기술의 부족, 자전거 운전자와 스케이트 보더가 안전모를 착용하지 않는 경우, 피로, 운전 중에 장애를 일으키는 알코올이나 다른 물질 복용이 포함된다.

SAFETY ALERT

건강관리제공자는 대상자에게 잠이 부족하거나, 운전능력에 영향을 미칠 수 있는 물질을 복용하였을 때에는 운전을 피해야 한다고 교육해야 한다.

(2) 낙상

낙상은 건강관리기관의 안팎에서 일상적으로 일어나며, 특히 노인, 질병이 있거나 방향감각을 잃은 대상자에게 발생한다. 낙상은 통증, 영구적 장애, 심지어 사망까지 유발할 수 있다. 노인의 경우 낙상이 엉덩이뼈 골절을 일으킬 수 있는데, 반대로 일반적인 엉덩이뼈 골절도 낙상을 유발할 수 있다. 대상자의 낙상 위험을 높이는 요인에는 보행과 균형 장애, 허약, 현기증, 환경적 위험요인, 하지의 기동성 감소, 불면, 실금, 혼란, 시력손상, 진정제, 우울, 약물 남용 등이 있다. 실신이나 저혈압의 원인이 되는 심혈관계의 문제 또한 낙상을 유발할 수 있다. 흔한 시나리오에는 밤에 화장실을 가는 도중 낙상을 하는 노인이나

Box 23-2 가정에서 흔히 발생하는 중독

거실
- 공기청정제
- 유리세척제
- 양탄자와 가구 세척제
- 실내 화초 살충제
- 벼룩 퇴치용 목걸이/폭탄
- 가구용 광택제
- 매직펜
- 타자기 수정액
- 복사용지

욕실
- 변기세척제
- 소독제
- 곰팡이 제거제
- 살균제
- 헤어 스프레이
- 염색약
- 가정용 파마약
- 메니큐어 제거제
- 이/벼룩 제거 삼푸

부엌/빨래방
- 세제가루, 암모니아
- 오븐세척제, 오물세척제
- 주방세제
- 좀약
- 표백제
- 금속세척제
- 해충용 스프레이, 쥐약
- 빨래세제
- 얼룩 제거제

차고/지하실
- 라텍스, 유성페인트
- 페인트 제거제
- 목판 방부제
- 접착제, 아교, 에폭시
- 제초제, 살충제
- 방충제, 독극물 비료
- 휘발유, 연료
- 다른 화학물질

장애가 있는 대상자를 포함한다. 대상자는 방향감각을 잃고, 침대에서 욕실까지 가는 길을 막는 장애물을 보지 못할 수도 있다. 가정에서의 낙상은 일반적으로 계단에서 발생한다. 열악한 조명, 계단의 장애물, 미끄럽거나 잘 수리되지 않은 계단이 주요 원인이다. 작업장에서는 어수선하거나 미끄러운 바닥과 사다리, 지붕 또는 발판과 같은 높은 곳에서 일하는 것이 낙상의 위험요인이 된다.

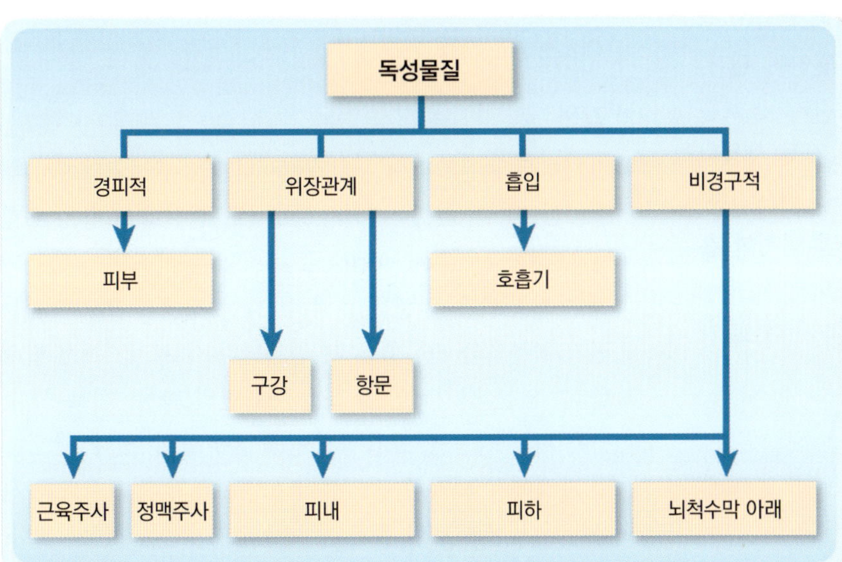

그림 23-2 체내로 들어가는 독성물질의 통로

(3) 중독

중독은 섭취, 흡입 또는 잠재적으로 위험한 물질의 흡수에 의해 발생한다(그림 23-2). 독성물질은 화학반응을 통해 심혈관계, 호흡기계, 중추신경계, 간, 위장관계와 신장계에 해를 끼친다. 아동은 감각손상이나 의사소통에 장애가 있는 성인만큼 중독에 대한 위험이 높다.

가정에서 아동은 가정용 세제, 잔디와 정원용 화학약품, 페인트와 세척제, 부적절하게 보관되거나 잘못된 라벨이 부착된 약물을 섭취한다. 식물은 일반적으로 위험하다고 생각하지 않았던 잠재적 가정 내 독성의 실례가 된다. 오래된 집에서는 납이 들어 있는 페인트가 떨어지거나 벗겨지는데, 아동이 이것을 입에 넣으면 위험하다. 또한 분쇄된 페인트로 인한 공기 중의 납 분진을 흡입하여 납중독의 주요 원인이 된다. 청소년과 성인은 알코올과 약물을 자주 경험하며, 이를 무심코 과용할 수 있다. 노인은 시력 저하, 문맹, 언어장벽으로 인해 라벨의 해석이 어렵거나, 인지장애 때문에 약물을 과량 섭취할 수 있다. Box 23-2는 가정에서 흔히 발생하는 중독 목록이다.

병원에서 부적절하게 투여할 때 중독이 발생할 수 있다. 투약은 잘못된 대상자, 과다 용량, 잘못된 경로로 투여될 수 있다. 일부 약물은 동시 투여 시 약물의 작용을 강화시킨다. 또한 대상자는 심한 질병으로 인해 약물을 신체에서 배출할 수 없으며, 이러한 약물은 대상자에게 독성을 초래한다. 심장약, 마약, 인슐린, 항암 화학약물과 정맥주사약물은 모두 잠재적으로 치명성을 가지고 있다.

(4) 질식과 익사

질식(suffocation)과 기절(asphyxiation)은 익사, 숨 막힘, 목 졸림, 기도 폐쇄 또는 밀폐된 공간에 갇힌 상황 등에서 기도가 막혀 산소교환이 잘 이루어지지 않을 때 초래될 수 있다. 가정에서의 예로는, 영아가 베개나 이불에 의해서(엎드려서 얼굴을 아래로 하여) 질식사하는 것이다. 유아의 경우 얼굴

위에 쓴 비닐봉지나 어깨멜빵, 빨랫줄, 창문차양의 끈 등이 질식을 유발한다. 아동 질식은 안에서는 열 수 없는 냉장고에 갇히는 등의 이유로 발생하며, 노인의 경우는 잘 씹지 않은 음식물이 목에 걸리는 문제가 발생한다.

건강관리기관에서의 질식은 폐의 작은 기도가 이물질이나 흡인용액으로 막혀 기도가 폐쇄되면서 자주 발생한다. 노인이나 신경장애 대상자에게 일반적으로 발생하는 저작기능 손상과 구역반사 감소는 기도폐쇄를 유발할 수 있다. 틀니를 잘못 착용하거나, 지나치게 많이 먹는 노인과 신경장애 대상자에게는 질식과 흡인이 유발될 수 있다.

아동의 익사는 물, 수영장, 욕조, 큰 화장실이나 통에 빠져 발생할 수 있다. 감독 소홀, 위험한 수영 환경, 부주의한 보트 타기와 수상 스포츠, 술과 약물에 의한 판단력 상실 또한 익사를 유발하는 위험요인이다.

(5) 화재

흡연과 결함 있는 전기장치, 방치된 요리, 안전하지 않은 열 발생원, 라이터나 성냥을 가지고 노는 것 등은 가정에서 발생하는 화재의 일반적인 원인이다. 잘못된 기계 사용이나 능숙하지 못한 작업에서 발생하는 기름화재 또한 가정과 직장에서 흔히 일어날 수 있는 화재의 원인이다. 스토브를 부주의하게 사용하면, 높은 불꽃을 일으켜 쉽게 점화되고 기름이 유출된다. 이러한 불은 커튼에 옮겨 붙기 쉬우며 부엌 찬장, 옷에 옮겨 붙을 수 있다. 보호자 없이 아동이 스토브 옆에 있다면 더 위험할 수 있다.

건강관리기관에서 대상자는 도움 없이 자유롭게 이동할 수 없기 때문에 특히 위험하다. 산소와 마취제 같은 점화되기 쉬운 가스도 의료기관 화재 발생의 원인이 된다. 일반적으로 사용하는 모니터나 열발생기, 냉각기 및 호흡치료기기 등과 같은 전자기계는 고장 나거나 잘못 사용될 수 있고, 산소가 있으면 쉽게 점화되어 불꽃을 일으킨다. 전기제품 사용에 관한 교육과 규칙적인 점검, 엄격한 흡연정책으로 화재의 위험을 줄일 수 있다.

물질 연소 유형에 따른 화재의 4가지 종류는 다음과 같다(USFA, 2015b).

- A유형: 종이, 나무, 옷
- B유형: 불꽃이 일어나기 쉬운 용액, 연료기름과 같은 요리에 사용하는 기름, 페인트, 용매 및 가스(예: 마취가스와 같은 것)
- C유형: 전기화재
- D유형: 가연성 금속

(6) 화상

화상(burns)은 열, 화학물질 또는 전기로 인한 조직 손상을 포함하며, 가정에서의 유아나 아동 상해 및 사망의 주요한 원인이다. 아동은 집에서 성냥이나 촛불을 가지고 놀거나, 스토브의 밸브를 당기거나, 매우 뜨거운 유동식을 먹거나, 자외선 차단제 없이 야외에서 놀다가 화상을 입을 수 있다. 패스트푸드점에서 일하는 청년은 뜨거운 기름이나 음식에 의해 화상의 위험에 노출된다. 화상은 소독 과정이나 화재로 인해 의료기관에서도 발생한다. 감각 장애 대상자의 경우 뜨거운 물과 증기로 인한 화상의 위험에 노출된다. 신경에 손상을 주는 당뇨성 말초신경장애가 있는 대상자는 매우 뜨거운 물에 손을 담가도, 그 온도를 감지하지 못할 수 있다. 심율동전환(cardioversion)으로 소생술을 하는 동안 필요한 고전력파동으로 인해서도 화상을 입을 수 있다.

(7) 화기류

화기류는 살인이나 자살뿐만 아니라 수많은 비의도적인 손상, 죽음과 밀접한 관계가 있다. 총기류는 주 단위나 지방 단위로 관리하고 있다. 미국에서는 다른 어떤 나라보다도 많은 2만 개의 개별적인 화기류 관련법이 있을 것으로 추정된다. 비록 총기류를 법률로 관리하는 것의 효과에 대해서 논쟁이 있지만, 여러 연구에서 총기류를 사용한 폭행이나 사망이 감소하고 있다는 것을 보여주고 있다(Chapman, 2011).

(8) 감전

전기제품과 전기코드는 가정에서나 건강관리기관에서 위험물이 될 수 있다. 지역사회에서도 전선과 조명은 위험을 초래한다. 감전(electrical shock)은 체표면에 축적되었던 전기 혹은 전선을 통해서보다는 땅에서 흐르고 있는 전기가 몸속을 관통했을 때 일어난다. 의료기기에서 발생할 수 있는 전기적인 쇼크는 체표면의 화상, 심부 화상, 근육수축, 심정지, 호흡정지 등을 유발할 수 있다.

가정에서 벗겨진 전기선이나 과부하된 전기코드를 사용하거나, 싱크대나 욕조 주위에 전기제품을 사용하거나, 위험할 수 있는 전자제품과 전기코드 주위에서 아동이 노는 것은 위험할 수 있다.

건강관리기관에서는 대상자 가까이에 있는 많은 전기기구 때문에 감전 위험이 있다. 용기에서 엎질러진 물이나, 땀이 많이 나는 피부, 정맥주사선에서 용액이 흘러나오면 전기전도가 증가하게 된다. 접지전기기구인 3개의 갈래 플러스는 전기적인 쇼크를 막는 것을 돕는다. 접지(ground)는 전하를 분해하게 하는 큰 전도체(예: 땅)와 연결되는 전기 연결부이다.

(9) 방사능 상해

방사능 상해는 전리방사능 물질이 발전소나 산업자원에서 지역사회로 새어 나와 발생하거나, 의료기관에서 진단이나 치료 목적으로 사용하는 방사능에 과도하게 노출된 결과로 발생한다. 방사선은 피부나 생식기관, 골수, 위장관과 몸의 다른 부위 등에 손상을 입힐 수 있다. 방사선 상해에 영향을 미치는 3가지 요인은 시간, 거리, 방사선의 농축 정도이다. 그러므로 방사선 가까이에서 또는 오랫동안 노출되거나, 강한 방사능 물질에 노출되면 상해 위험이 높아진다.

지역사회 내로 핵이 방출되거나 노출되면 많은 집단이 상해 위험에 노출된다. 비록 사람들이 육체적인 상해를 피할 수 있다 하더라도, 그들은 정신적인 스트레스에 시달릴 수 있다. 에너지국과 핵유전자 위원회와 같은 연방기관들은 우선적으로 방사선 안전대책의 지침을 만들고, 강화할 책임이 있다.

건강관리기관에서 간호사가 방사능 삽입물이 있는 대상자를 간호할 때, 방사선사와 간호사가 방사선 검사를 하는 동안 대상자와 함께 있어야 하는 경우, 잠재적인 방사능 상해의 가능성이 존재한다. 의료진과 대상자를 위한 납 차폐막을 사용하지 않았거나, 방사능 삽입물이 있는 대상자를 돌볼 때 방사선 안전 절차를 준수하지 않으면 상해의 위험이 있다.

(10) 호흡기질환

호흡기 문제는 지역사회의 공기 오염 또는 화학물질, 나무 먼지, 석면, 기타 공기물질에 노출된 작업장의 공해로 인해 발생할 수 있다. 흡연자와 생활하거나 일할 때 간접흡연을 할 경우 잠재적으로 호흡기 질환을 일으킬 수 있다. 또한 흡연과 석면 노출은 폐암과 연관이 있으며, 연기와 먼지는 만성 기관지염을 일으키는 호흡기 알레르기 증상을 악화시킨다. 탄광의 석탄 먼지는 '검은 폐'라 알려진 폐섬유증을 유발한다. 미국 노동부의 직업안전위생관리국(OSHA)은 화학적 노출과 다른 위험상태로부터 근로자의 손상을 예방하기 위한 가이드라인을 수립하였다.

4. 간호사정

안전하게 기능하는 개인의 능력 사정에는 개인과 환경적인 측면에 대한 주의 깊은 조사를 포함한다. 안전에 대한 질문을 통해 대상자가 가정, 직장, 공공장소에서 행동하는 방식을 확인할 수 있다. 편견 없이 도움을 줌으로써 신뢰를 쌓는 것은 정확한 정보를 이끌어 낼 것이다.

안전에 대한 사정은 대상자의 안전에 대한 인식, 안전 위험에 대한 관심사, 과거 손상 병력에 대한 조사로 시작한다. 안전에 대한 위험에 처한 사람은 낙상, 타박상, 골절, 화상, 베인 상처, 긁힘, 제한된 활동에 대한 병력을 보고할 수 있다. 정서적 스트레스, 피로, 건강 약화, 무시, 다양한 활동과 관련된 위험에 대한 인식 부족의 시기와 관련이 있는 과거 손상의 유형은 중요하다. 개인은 불안전한 상태나 활동에 대한 두려움과 손상의 가능성에 대한 걱정을 공유할 수 있다. 많은 사람들은 손상에 대한 그들의 위험 요소를 알고 있으며, 개인적 판단을 피한 도움을 제공한다면 이러한 정보를 공유할 것이다.

1) 평소 양상 확인

현재 안전지침 또는 위험관리에 대한 계획의 사정을 위해서는 다음을 고려한다.

- 대상자는 차 안에 있을 때 적절한 안전벨트를 착용하는가?
- 대상자는 교통신호를 읽을 수 있고 위험경고를 감지할 수 있는가?
- 소아청소년 대상자는 위험이 없고 안전한 가정이 있는가?
- 대상자는 최신 예방접종을 하였는가?
- 대상자는 상호작용 공간에서 건강과 안전지침에 대한 지식을 가지고 있는가?
- 대상자는 직장에서 안전 보건 위험을 이해하고 있는가?

질문을 적절하게 하기 위해 각 연령대별로 특별한 관심사가 있음을 기억한다. 최근 환경의 변화(가정, 학교, 직장생활), 지지 체계(이혼, 보호자의 변화, 가족구성원의 죽음) 또는 발달단계(영아에서 유아의 단계)에 대한 최근의 변화를 조사한다. 대상자뿐만 아니라 가족구성원, 간호제공자, 건강관리제공자 등 다른 사람으로부터 정보를 수집한다. 미성년자나 기능부전 대상자가 아닌 이상, 다른 곳에서 얻은 자료에 대해 대상자의 동의를 구한다. 이러한 접근방법은 대상자의 비밀을 보장하고, 신뢰를 증진시킨다.

사례에서는 엄마와 활동적인 아기를 떠올린다. 엄마가 가정환경에서 따라야 할 안전 습관을 확인하도록 돕기 위해 그림 23-3의 개념지도를 사용한다.

2) 위험요인 확인

현재 안전 문제를 사정할 때, 대상자가 의료기관을 찾은 이유에 대해 고려해 본다. 인지, 지각, 감각 또는 활동, 운동과 관련된 건강상태의 최근 변화는 대상자에게 손상에 대한 위험요인이 된다. 모든 영역을 조사하며 대상자에게 직업, 가정환경, 생활양식, 습관 및 안전 수칙의 지식수준에 대해 질문한다. 중요한 몇 가지 질문은 다음과 같다.

- 어떤 약물을 먹고 있습니까? 처방된 약물의 정확한 용량과 투여시간을 알고 있습니까?
- 졸리거나 어지러운 것이 있습니까?
- 어떤 의학적 문제가 손상의 위험을 증가시키고 있지는 않습니까?

주 간호사(state nurse)는 미국의 법률과 기타 규정에 따라 학대 또는 방치와 관련된 손상을 사정할 책임이 있다. 이 기술은 민감성과 대상자에 의해 주어진 설명을 평가하는 능력이 필요하다. 다른 건강전문가의 상담이 필수적이거나, 진단적 정밀검사를 시행해야 할 수 있다(신체검진 참조). 보고된 원인을 초과하거나, 예상치 못한 빈도로 발생하는 것으로 보이는 손상은 추가 조사를 해야 한다. 어떤 연령대도 남용과 방치에 영향을 받지 않는 사람은 없으며 아동, 청소년, 노인, 발달장애, 쇠약한 사람과 같이 높은 의존성이 있는 사람들은 더 큰 위험에 처하게 된다.

3) 기능이상 확인

간호사는 대상자가 심각하고 예방 가능한 손상이나, 최근 일상생활수행능력에 안전하게 참여할 수 있는 능력의 변화가 있다고 말할 때 안전에 대한 문제가 있다고 판단할 수 있다. 문제는 간호사가 관찰하거나 대상자가 설명한 안전하지 않은 행동으로도 나타날 수 있다. 건강관리팀은 전문 지식을 사용하여 안전하지 않은 행동이나 생리적 기능장애로 인해 대상자가 손상, 질병, 감염의 위험성이 있다고 진단할 수 있다. 대상자가 이러한 상황을 예방하기 위해 관심을 보이지 않은 한, 잠재적인 문제의 실재에 대해 동의하지 않을 수 있다.

간호력으로 과거 손상경험과 입원 병력에 관해서 질문한다. 손상의 원인과 안전하지 않은 행동 또는 위험이 있는지, 이러한 위험이 해결되었는지의 여부를 확인한다. 예를 들어, 대상자가 화재로 인하여 화상을 입은 병력을 보고하면, 대상자에게 화재의 원인이 무엇인지 질문한다. 만약 침대에서 흡연하는 것 때문이었다면, 대상자가 부주의한 흡연습관을 바꾸었는가? 그렇지 않은 경우, 대상자는 추가적인 문제에 대한 가능성에 대해 알고 있는가?

4) 신체사정

신체사정 기술은 간호사가 손상과 손상에 대한 위험요인을 발견하는 데 도움을 줄 수 있다. 신체사정은 신경계와 감각계, 심혈관계와 호흡기계, 피부통합성, 근골격계 가동성에 초점을 맞추어야 한다.

(1) 신경계 사정

신경계 사정에는 정신상태, 감각기능, 운동반사, 조정능력이 포함된다(36장, 37장 참조). 정신상태 사정은 먼저, 그 대상자의 외모와 일반적인 행동을 관찰하는 것부터 시작한다. 안전증진을 목적으로 대상자가 위험을 감지하고, 신속하게 위험을 피할 수 있는 능력에 초점을 맞추며, 판단력 감소로 인한 어떠한 충동적인 행동 또는 감소된 행동을 기록한다. 또한 대상자의 각성수준; 시간, 사람, 장소; 주의 지속 시간에 대한 간단한 질문을 통해 기본적인 인지 기능을 결정한다. 대상자의 나이와 인생 경험에 적절한 질문을 한다면, 어떻게 할 것인가를 묻는 방식으로 의사결정 능력과 판단력을 결정한다.

감각기능검사는 간호사가 감각수용의 정확성과 질을 검증하기 위하여 시행한다. 최소한 균형감각, 날카로운 것과 둔한 것의 자극 그리고 팔다리의 가벼운 접촉에 대한 민감도 등을 검사한다. 감각이 손상되면, 대상자는 위험이나 손상을 경고할 수 있는 중요한 정보를 잃게 된다.

시각, 청각, 미각, 후각을 검사한다. 미각이나 후각이 손상되면 상한 음식, 천연가스 누출, 화재로 인한 연기를 발견하지 못하게 된다. 시력의 변화는 대상자가 알약을 구별하거나, 불규칙한 지형이나 계단을 감지하고, 교통신호나 전화번호를 읽는 것을 막는다. 청각손상은 자동차,

안전

문제 결정

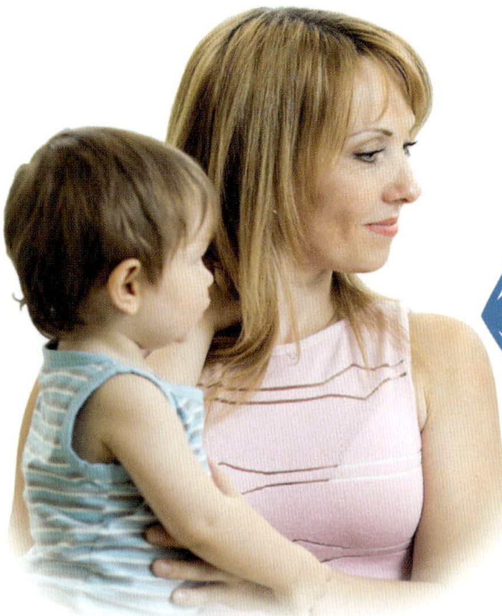

건강한(well)-아동 사정
어린시절-아동

사정 결과

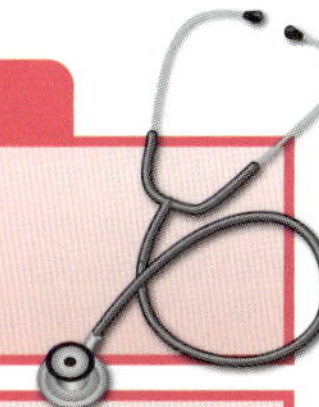

- 성장과 신체사정: 성장 유형, 머리와 가슴 둘레, 미세운동능력, 언어능력, 개인적 · 사회적 기술
- 발달 과업: 타인과 차별화하기, 분리불안 줄이기, 지연된 만족 용인하기, 화장실 훈련, 사회적으로 용인될 수 있는 행동 개발하기
- 진단 검사와 절차: 키, 체중, 혈압, 시력검사, 신경심리 검사
- 정상 유형 확인: "아이의 예방접종 상태는 어떤가요?"
- 기대된 심리 사회적 발달: 자율성 대 수치심/회의감, 자율성, 독립을 추구하는 것과 환경을 탐색하기 위해 새로 개발된 기술의 사용
- 위험요인 확인: "지난 1년 동안 아동의 안전, 손상 또는 입원과 관련하여 어떤 종류의 잠재적 문제가 발생하였나요?"

사정 결과

- 기능이상 확인: 가정환경-2층에 침실이 있는 고층집, 아동은 계단과 의자를 오르내리고, 카운터와 식탁 위에서 일어나고, 상자와 온갖 종류의 병에 대한 호기심이 있다. 엄마는 아동을 여전히 무릎 위에 앉히려고 애쓰며, 매우 피곤하고 짜증난 것처럼 보인다. 아동은 엄마의 무릎에서 벗어나려고 울면서 투정부린다.

사정 결과
다음을 나타낸다.

우선순위에 따른 간호진단

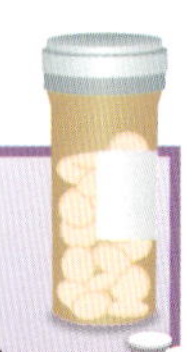

1. 신체적 외상의 위험성(흡인, 낙상 또는 중독)
2. 관련요인: 활동적인 아동의 존재
3. 근거: 엄마는 아동이 계단과 가구에 오르는 것과 박스와 병들에 호기심이 있는 것을 보고한다.

다음 단계

계획/기대되는 결과

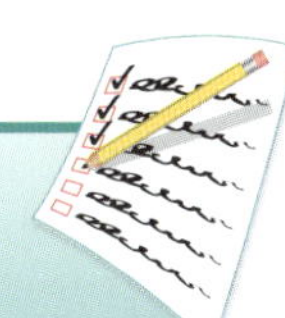

- 환경적 위험이 고위험인지 확인하고 아동을 이로부터 보호할 수 있다.
- 가정환경에 적절한 안전 습관을 설명할 수 있다.

다음과 같은
간호중재를 수행한다.

중재

- 건강증진과 개인적 안전 습관에 대해 대상자를 교육한다. (낙상 예방, 중독 예방, 질식 예방 및 익사 예방, 화재 안전, 화재 예방, 전기 안전 및 아동 안전).
- 개별화된 대상자와 가족의 상호작용을 격려한다.
- 가정환경을 사정한다.
- 안전을 위한 목표를 수립한다.
- 엄마의 적응 능력을 사정한다.
- 신중한 의사소통과 긍정적인 격려를 한다.

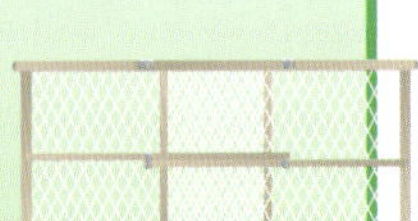

중재가 성공적인지 확인하고
필요에 따라 수정한다.

평가

- 실제적이고 고위험 환경 위험을 확인하며 예방전략을 말로 표현할 수 있다.
- 가정 환경에 적절한 안전 습관을 설명할 수 있다.
- 안전 중재를 말로 표현하고 이러한 정보를 앞일을 예측하는 데 사용할 수 있다.

성공적으로
문제를 해결한다.

그림 23-3 안전 개념지도

화재 경보기 또는 다른 경보음을 듣지 못하게 되어 심각한 영향을 미친다. 구토반사도 주의력이나 근력이 감소된 대상자에게 음식을 주기 전에 살펴보아야 한다. 조정력은 낙상 예방을 위해 중요하며, 대상자의 걸음걸이, 근육 강도, 반복적인 움직임을 관찰하는 것으로 조정력을 검사할 수 있다.

환경에 대한 대상자의 인지 및 민감도의 변화를 관찰한다. 섬망이 있는 사람은 환경에 대한 인지와 정보의 부족을 경험하며 정맥주사선, 영양공급관이나 환기관을 중단하기 위해 부적절하게 움직일 수 있다. 일부 대상자의 신경학적 사정을 지속하는 것이 중요하다.

(2) 심혈관계와 호흡기계 사정

대상자의 운동성과 활동내구성, 기능을 손상하는 상태를 확인함으로써 안전과 관련 있는 심혈관계와 호흡기계의 능력을 사정한다(25장, 26장, 27장 참조). 대상자가 15m를 걷기도 전에 짧은 호흡 혹은 흉통(운동성 협심증)을 호소하여 상태가 심각해지면, 많은 일상업무 수행능력이 제한된다. 이 사람이 아파트의 비상탈출구가 15m 이상인 곳에 살고 있다면, 화재가 났을 경우 탈출할 수 없게 된다. 활동내구성은 보통 피로와 다른 증상이 그 활동을 방해하기 전까지의 거리나 활동지속(걷기, 서기) 시간으로 병원 밖 환경에서의 대상자 안정을 위한 퇴원계획에 있어 중요한 사정자료가 된다.

윤리적 · 법적 쟁점

건강상태 악화에도 불구하고 독립성을 유지하기 위한 노인의 능력

83세 조 씨는 이틀 전 낙상으로 인한 엉덩이 골절로 입원하였다. 방사선검사 결과 음성으로 내일 퇴원하기로 계획되었다. 조 씨의 아들은 걱정스러운 얼굴로 말했다. "제가 알기론 내일 의사선생님께서 어머니를 퇴원시킨다고 하였는데, 우리 가족은 어머니의 일과가 걱정스러워요. 어머니는 지난달 세 번이나 넘어졌어요. 어머니의 집은 잡동사니로 어지럽혀져 있고, 더 이상 생활하기 어려울 것 같아요. 기억력이 점점 떨어져서 스토브 위에 팬을 놓아두고, 버너의 불을 끄는 것을 잊어버려요. 어머니는 매우 고집스럽고, 요양시설에 가는 것을 싫어합니다. 우리가 어머니를 위해 강제적으로 장기요양시설에 보낼 수 있을까요?"

비판적 사고를 위한 과제

- 이러한 상황에서 조 씨와 가족의 걱정과 기분을 살펴본다.
- 법적으로 조 씨의 가족이 조 씨를 장기요양시설로 가도록 강요할 수 있을까? 만약 그렇다면 어떤 상황에서 가능한가?
- 조 씨를 안전하게 보호하기 위해 건강관리제공자는 어떤 책임이 있는가?

(3) 피부통합성 사정

피부통합성에 대한 신체적 사정은 대상자의 사고나 손상력에 대한 중요한 단서를 제공한다(30장 참조). 타박상이나 절개 상처, 찰과상, 흉터 등의 피부상태를 면밀하게 살핀다. 병소의 위치와 분포를 주의 깊게 확인하고 그 원인에 대한 대상자의 설명과 일치하는지 살펴본다. 목욕은 상쾌한 편안함을 주며, 목욕하는 동안에 피부 사정을 할 수 있다.

(4) 근골격계 가동성 사정

대상자의 근육과 관절 및 뼈의 가동성을 사정하기 위해서 시진과 촉진을 한다(25장 참조). 관절가동범위검사, 사지의 근육강도검사와 보행 관찰은 변화된 안전의 위험성을 확인하는 데 중요하다. 가동성 범위가 제한된 관절이나 약해 보이는 근육은 대상자가 걷거나, 위험을 피하려고 할 때 약점이 된다. 무릎에 관절염을 앓고 있는 대상자의 경우 평지에서는 잘 활동할 수 있지만, 위급한 상황에서 계단을 사용하는 것이 어려울 수 있다. 자세와 걸음걸이에 대한 관찰은 균형과 좌우 안정성에 유용한 정보를 제공할 수 있다.

대상자의 일상생활 수행능력에 대한 정보를 돌봄제공자나 가족으로부터 수집하지만, 가능한 직접 관찰을 통해 보충해야 한다. 대상자가 침대에서 의자나 변기 겸용 의자로 이동하는 것을 관찰하고, 활동이 좀 더 가능한 경우에는 침실에서 화장실, 현관, 부엌, 전화할 수 있는 장소로 이동하는 모습을 관찰한다.

5) 진단검사와 절차

진단검사와 절차는 손상의 위험성이 있는 사람의 의학적 상태를 사정함으로써 건강상태를 파악하기 위해 사용된다.

신경심리 검사는 비정상적 인지의 유형과 근원을 확인하기 위한 것이며 혈압 사정, 심전도(ECG)검사, 폐기능검사로 심폐용량과 비정상소견을 찾을 수 있다. 특정 혈액검사는 전혈구검사(CBC), 감염 확인을 위한 신장과 간 기능검사, 신장질환과 간질환 또는 체내 독소제거능력 등과 같은 특정 상태를 확인할 수 있다. 실험실 검사는 대상자의 혈액에서 술, 약물, 납의 양을 측정할 수 있다.

5. 간호진단

안전 영역에서 간호진단은 손상의 위험성, 흡인의 위험성, 낙상의 위험성, 질식의 위험성, 외상의 위험성이 있다. 선택된 간호진단은 결과(Nursing Outcome Classification, NOC)와 중재(Nursing Interventions Classification, NIC)와 함께 표 23-2에 제시한다.

6. 간호성과 확인과 간호계획

간호진단과 관련 요인을 작성한 후, 대상자 목표와 간호중재를 확인한다. 손상의 위험성이 있는 대상자에 대한 목표는 다음과 같다.

- 대상자는 실제적이고 고위험성 환경적 위험을 확인하며, 위험을 피할 수 있다.
- 대상자는 선택한 환경(가정, 의료기관, 직장, 지역사회)에 알맞은 안전습관을 설명할 수 있다.
- 대상자는 손상의 심각성과 빈도를 줄일 것이다.
- 간호사는 직장환경에서 안전문제를 확인하고, 손상 사건을 줄일 것이다.

이러한 목표는 위험에 처한 개인의 특정 요구를 반영할 수 있도록 개별화해야 한다. 일단 개별화되면 특정 간호중재는 목표에 맞게 수행된다.

NANDA 표 23-2 안전과 관련된 선택된 NANDA-I 간호진단

간호진단	관련 요인	진단진술	NOC*	NIC†
오염: 유해한 영향을 유발하기에 충분한 양의 환경적 오염 물질에 노출	음식 또는 물의 화학적 오염, 인재 또는 자연재해에 노출, 부적절한 하수도, 화학물질, 중금속, 살충제, 담배연기나 방사선에 무방비 접촉	오염 관련 요인: 건강하지 못한 생활환경, 살충제, 납 성분 페이트, 동물 분비물에 노출 정의적 특성: 잦은 질병, 높은 혈청 납 수치, 가정방문 시 발견된 오염물	위험 통제: 납 노출, 안전한 가정환경, 증가된 호흡기상태, 지역사회 재해 대비, 지역사회 재해 대응	안전상태를 위한 환경 감시, 지역사회기관과 협력을 통한 환경 안전 개선, 환경적 위험과 관련된 교육, 안전한 환경에 대한 지원, 생물학적 준비
질식의 위험: 우발적 질식의 위험을 강조(흡입 시 사용 가능한 공기 부족)	물 속에 혼자 있는 아동, 가정에서 가스 누출, 비닐 봉지를 이용한 놀이, 기도에 이물질, 밀폐된 차 고 안에 열기 있는 자동차, 안전 주의와 교육 부족	질식의 위험 관련 요인: 가정이나 물가 가까이에 있는 아동에 대한 부모의 안전 예방조치 부족	지식: 아동, 신체적 안전 호흡기상태: 기도 개방 양육: 영아 · 유아의 신체적 안전	위험 확인, 환경적 관리: 안전, 선행지침 교육: 유아 안전, 호흡기 감시, 기도 관리
신체적 외상의 위험: 우발적 조직 손상의 위험을 강조(상처, 화상, 골절)	음주, 과속운전, 기계적으로 안전하지 못한 자동차; 장비에 결함이 있음; 과부하된 전기 콘센트, 플러그, 퓨즈박스; 머리 받침대나 안전벨트 미착용; 정서적 장애	신체적 외상의 위험 관련 요인: 알코올과 약물 복용, 안전하지 못한 운전, 위험을 감수하는 행위	위험 감지, 위험 통제: 알코올과 약물 사용, 개인적 안전행위 양육: 청소년의 신체적 안전	위험 확인, 약물 남용: 예방과 치료, 자동차 안전 증진 부모교육: 청소년, 낙상 예방
상해의 위험(중독): 중독을 일으키기에 충분한 양에 우발적인 노출이나 약물 또는 위험한 물품의 섭취에 대한 위험을 강조함	불법 약물, 아동이나 혼돈이 있는 대상자가 접근할 수 있는 위험한 물품의 가용성, 잠기지 않은 장에 보관된 많은 약물, 정서적 장애, 안전이나 약물 교육 부족	중독의 위험 관련 요인: 의약품과 독성 물질이 잠겨 있지 않고 아동의 손에 닿는 곳에 보관됨	위험 관리, 안전한 가정 환경, 양육: 영아 · 유아의 신체적 안전, 지역사회 위험 관리: 납 노출	환경적 위험 보호, 선행지침 환경 관리: 안전, 의약품 조정

Dx, diagnosis; R/T, related to; AEB, as evidenced by.

*출처: Moorhead, S., Johnson, M., Maas, M., & Swanson, E. (2013). *Nursing outcomes classification (NOC): Measurement of health outcomes* (5th ed.). St. Louis, MO: Elsevier.

†출처: Bulecheck, G., Butcher, H., Dochterman, J., Wagner, C. (2013). *Nursing interventions classification (NIC)* (6th ed.). St. Louis, MO: Elsevier.

출처: Herdman, T. H., & Kamitsuru, S. (Eds.). (2014). *Nursing diagnoses: Definitions and classification, 2015-2017.* West Sussex, England: Wiley-Blackwell.

안전을 도모하기 위한 간호중재 계획은 사정자료와 간호성과기반 간호진단, 대상자의 목표를 기반으로 한다.

7. 간호수행

안전과 관련된 간호중재는 두 범위로 구성된다: (1) 가정, 직장, 지역사회에서 안전교육 제공, (2) 건강관리현장에서 안전한 환경 제공. 간호사는 이러한 안전 중재를 촉진한다.

1) 건강증진

(1) 건강관리환경

간호사는 대상자가 개인적인 안전습관을 개선하도록 돕는다. 미국 질병관리본부(CDC)와 미국 노동부의 직업안전위생관리국(OSHA)과 같은 건강관리기관에서 건강과 안전을 촉진하기 위한 지침서를 제공한다. 미국간호협회(ANA)는 간호사가 이러한 지침을 수행하기 위한 전략을 제공한다. 의학 연구소에서는(Page, 2004) 안전한 환경을 만들기 위한 방침과 권고를 추가하였고, 인증된 각 건강관리기관은 지속적인 건강과 안전 프로그램을 보유하고 있다.

대상자는 익숙치 않은 절차로 인해 건강관리기관에서 손상의 위험성이 있다. 따라서 간호사는 대상자가 어디에서 의료서비스를 받든지 간에 환경의 위험으로부터 보호할 책임이 있다. 이러한 환경의 위험 중 일부는 의료 장비나 침상 옆에서 일어나기 때문에 간호사는 치료와 시술의 부작용을 최소화하고, 예방할 책임이 있다. 많은 간호정책과 절차는 대상자를 보호하고, 간호사가 안전한 건강관리 환경을 유지하도록 돕기 위한 것이다.

건강관리기관에서 안전과 안정을 촉진하기 위한 초기 간호행위는 대상자에게 의료진을 소개하고, 환경에 대해 대상자에게 설명하는 것이다. 대상자가 밤 늦게 혼자 있게 된다면 조명과 간호사 호출기 사용방법, 침대 조절방법, 침상 옆 탁자에 있는 개인 물품의 위치, 화장실의 위치, 조명 사용방법, 근무 시 간호수행 계획에 대해 설명한다. 방이 어질러져 있거나, 침대와 화장실 사이에 물건이 정신없이 널려 있는지를 확인하고, 야간조명과 침대 난간의 사용은 표준 규정을 따른다. 대상자에게 보행 시 보조가 필요한지, 활동에 제한이 있는지를 확인하고, 대상자의 안전감을 높이기 위해 대상자의 질문에 차분하고 분명하게 대답하며 이야기한다.

간호를 제공하고 처치를 수행하기 전에 먼저 대상자를 확인하는 것은 투약 오류를 예방하며 대상자의 안전을 보장한다. 대상자 확인은 의료평가기구의 National Patient Safety Goals 중의 하나이다(4장 참조). 2개의 확인(이름, 생일, 등록번호, 사회보장번호)은 투약이나 채혈, 검체 수집 시에 우선 수행되어야 한다. 대상자가 입원실을 변경할 수 있기 때문에 대상자 입원실 번호는 확인하지 않는다.

(2) 자동차 안전

자동차 안전에 대한 간호중재로는 잠재적인 위험과 안전측정에 대한 대상자 교육이 포함된다. 안전벨트의 착용으로 고속도로에서의 사망률이 점차적으로 감소하고 있으며, 경량 트럭에 의한 승용차의 치명적인 부상 위험을 줄일 수 있다. 모든 50개 주에서는 법적으로 아동에게 안전벨트나 안전장치를 착용하도록 하지만, 미국 법률제도에도 불구하고 매년 수백 명의 아동이 안전장치 미사용과 잘못된 착용으로 사망에 이르고 있다.

공인된 카시트는 자동차로 이동할 때, 유아와 아동을 적당하게 억제할 수 있어야 한다. 유아의 카시트는 아이의 크기에 따라 3세까지 또는 카시트 제조업체의 지침에 따라 가능한 한 더 오랫동안 차 후방을 바라보도록 해야 한다. 아동이 후향 좌석을 사용하기에 너무 큰 경우에는 전향 카시트에 앉아 있게 하고, 전향 카시트가 맞지 않은 경우에는 차량의 뒷좌석 아동용 카시트에 고정해야 한다. 일반적으로 8~12세 아동이 키가 145cm가 되면, 아동은 적절한 무릎과 어깨벨트를 사용해야 한다(Parents Central, 2015).

SAFETY ALERT
측면 에어백이 있는 앞좌석에 카시트를 장착하여 영아의 얼굴이 뒤를 향하게 앉혀서는 절대로 안 된다.

자동차 차량 안전에는 주 안전기준을 충족하고, 도로 및 기상 조건에서 안전한 주행 속도로 차량을 운행하는 것을 포함한다. 각각의 운전자는 운전하는 동안 주의력과 반응 시간을 떨어뜨리는 약물 복용은 피해야 한다(예: 항히스타민제). 대상자에게 운전 중 음주와 수면부족의 영향에 대하여 교육하고, 청소년에게는 십대 운전자들을 위한 주 운전 제한 규정을 준수하도록 가르치며, 술이나 약물에 의해 문제가 있는 친구와 함께 자전거를 타는 것의 위험성을 강조하고 충고한다.

치료적 대화: 안전 사정

사례

45세 여성인 이 씨는 6개월 동안 가정간호를 받고 있는 중이다. 그 기간 동안 지역보건 간호사는 이 씨의 작은 집이 신문, 절약된 종이 봉지, 비닐 봉지, 깨끗한 헝겊 등으로 점점 더 어수선해졌다는 사실을 알게 되었다. 모든 것은 깨끗하고 정돈되어 있었으나 그 지저분한 더미는 계속 늘어만 갔고, 특히 이 씨의 남편이 두 아이를 데리고 떠난 후로는 더욱 그렇다는 것을 알았다. 이 씨는 고혈압 증상을 조절 중이고, 식이요법을 통해 당뇨를 조절하고 있는 중이다.

비효율적 대화

김 간호사 안녕하세요. 이영자 씨. 이번 주는 어땠나요? (이름을 부르며)

이 씨 좋지 않아요. 나는 충분히 수면을 취할 수도, 충분히 먹을 수도 없었어요. (줄을 공 모양으로 감으면서 안전부절못하며 만지작거린다.)

김 간호사 혈압과 당 수치를 측정해 볼게요. (결과를 정확하게 얻기 위해 집중하는데, 이 씨는 걱정스럽게 바라보고 있다.)

김 간호사 혈압과 당 수치는 정상이에요. 특히 체중이 좀 빠진 것 같아 보이네요. 얼마나 체중이 감소했죠? (의료기기를 내려놓고, 웃으며 이 씨를 바라본다.)

이 씨 제 생각엔 약 4.5kg 정도 빠진 것 같아요. 잘 됐죠? 그렇죠? 남편이 돌아오면 기뻐할 거예요. 그는 항상 내 몸무게가 줄었으면 하고 말했거든요. (손을 가로저으며 울기 시작한다.)

김 간호사 걱정하지 마세요. 모든 것이 잘 될 거예요. 혈압과 당 수치도 떨어졌고, 체중이 감소해서 훨씬 더 좋아보여요. 아이들이 일을 돕고 있다고 알고 있어요. 곧 보게 될 거예요. 그 밖에 또 이야기하고 싶은 것이 있나요? (의료기기를 가방에 챙긴다.)

이 씨 아뇨. 나는 괜찮을 거예요. 나는 낙관적으로 생각하고 싶어요. (입가에 미소를 띤다.)

김 간호사 좋아요. 2주 후에 다시 올게요. 안녕히 계세요.

효율적 대화

이 간호사 안녕하세요. 이영자 씨. 이번 주는 어땠나요? (이름을 부르며)

이 씨 좋지 않아요. 나는 충분히 수면을 취할 수도, 충분히 먹을 수도 없었어요. (줄을 공 모양으로 감으면서 안전부절못하며 만지작거린다.)

이 간호사 무슨 일이 있었는지 제게 말씀해보세요. (이 씨의 눈을 바라보며 혈압을 측정한다.)

이 씨 밤에 잠을 자기가 어려워요. 소음이 들리고, 사이렌 소리도 들려 잘 수가 없어요. (괴로운 듯한 목소리로)

이 간호사 소음이 이영자 씨를 힘들게 하는군요. 얼마나 오랫동안 소음 때문에 힘들었나요? (혈압계의 커프를 풀고, 이 씨의 얼굴을 바라보며 앉는다.)

이 씨 남편이 떠난 후로 계속 그래요. (울기 시작함)

이 간호사 2개월 정도 되었네요. 그렇죠? (이 씨가 고개를 끄덕임) 수면장애 말고 또 다른 문제는 없나요? (조용히 이 씨를 바라보며)

이 씨 먹을 수가 없어요. 입맛이 없어요. (여전히 끈을 만지작거리며)

이 간호사 좀 마른 것 같아 보이네요. 체중이 얼마나 빠진 거죠?

이 씨 약 4.5kg 정도요. 실은 나는 몸무게를 줄이고 싶었지만, 이 방법은 아니었어요. (울면서)

이 간호사 지난 번에 여기를 방문한 이후로 짐과 잡동사니가 더 많아진 것 같아요. 이에 대해 말해 줄 수 있나요?

이 씨 가져다 버릴 수가 없어요. 다 필요할 것 같아요. 남편이 더 이상 돈을 보내주지 않아서 이것들을 팔아서 생활하거든요. (약간 겁에 질린 목소리로)

이 간호사 걱정이 정말 많군요. 우리가 그 물건들에 대해 한번에 한 가지씩 이야기를 나누는 것이 도움이 될까요? 우리는 당신의 문제를 해결하기 위해 함께 풀어나갈 수 있다고 생각해요.

이 씨 좋아요. (눈물을 닦으며) 나는 도움이 필요해요. 이 모든 문제를 한꺼번에 겪는 것에 익숙하지 않아요.

비판적 사고를 위한 과제

- 가방, 끈과 기타 다른 물건을 쌓아놓은 이 씨의 행동에 영향을 주는 내적 · 외적 요소를 분석해 본다.
- 이러한 물건과 관련된 안전 위험요소를 확인한다.
- 첫 번째 시나리오에서 중점을 두지 않았던 것에 두 번째 시나리오에서는 간호사는 어떻게 참여했는지 파악한다.
- 사람의 일반적인 감정 불면증, 식욕부진, 눈물, 슬픔이 어떤 연관이 있는지 확인한다.
- 첫 번째 시나리오에서 간호사가 2주 후 돌아왔을 때 무엇을 발견하게 될지 예측해 본다.

(3) 낙상 예방

가정에서 성인과, 특히 노인에게 낙상 방지를 위해 다음을 교육한다.

- 카페트를 제거한다.
- 계단 주위의 조명이 밝은지, 수리되었는지 확인한다.
- 계단과 걷는 통로에 어질러져 있는 것을 치운다.

- 어디든 필요한 곳에 손잡이를 설치한다.
- 흔들리기 쉬운 사다리와 계단식 걸상의 사용을 피한다.
- 신체 능력이나 범위를 넘어서는 어떤 일도 시도하지 않는다.
- 습기 찬 장소는 즉시 깨끗이 한다.

모든 건강관리기관에서는 낙상으로부터 대상자의 안전을 보호해야 한다. 이동하거나 보행하는 동안 병실의 조명이 밝고, 주변이 어질러져 있지 않아야 한다. 병실에는 필요한 도구만 비치하고, 화장실과 의자에 안전히 가도록 잘 정돈한다. 난간과 가로대는 단단하게 고정시킨다(그림 23-4A). 바닥은 미끄러지지 않게 유지하고, 카펫의 물기도 제거한다. 휠체어, 침대, 실내용 변기, 샤워의자는 바퀴가 고정되어 있어야 한다(그림 23-4B). 이러한 기기는 뾰족한 모서리가 없어야 하고, 지지면이 편평해야 한다. 기립성 저혈압이 있는 대상자의 체위변경 시 혈압이 안정되기 위해 천천히 자세를 바꾸도록 교육한다. 야간조명을 사용하고, 콜벨이 오면 즉시 반응한다. 낮 동안 안전에 문제가 없다면, 가족구성원이 허약한 대상자를 화장실에 가는 것을 돕도록 격려한다. 매우 허약한 대상자의 경우에는 두 명 혹은 그 이상의 전문가의 도움이 필요할 수 있다.

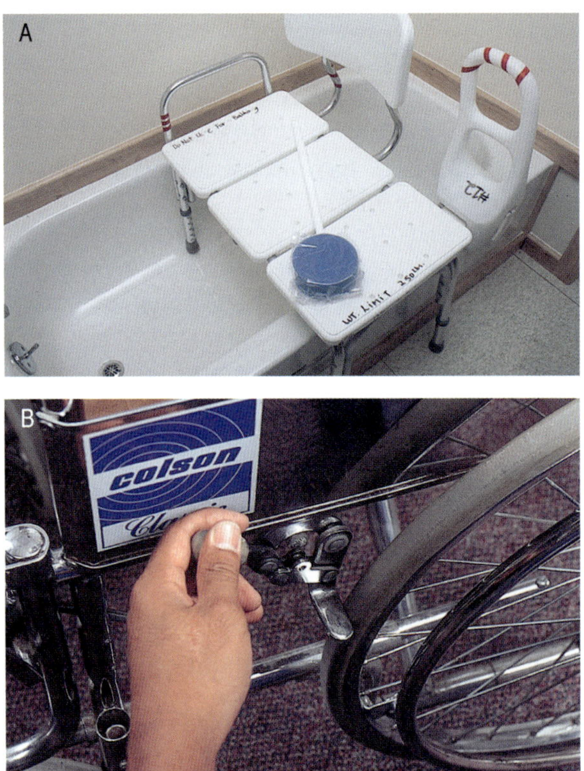

그림 23-4 건강관리시설은 대상자의 안전을 지켜야 한다. A: 이 욕조는 손잡이 막대, 안전한 난간, 샤워의자, 이동용 의자를 이용하여 대상자를 보호한다. B: 간호사는 안전한 사용을 위해 휠체어 잠금장치를 확인한다.

간호사와 다른 건강관리제공자는 대상자를 들어 올리거나 옮길 때, 종종 불편한 자세로 인한 허리 손상의 위험이 있다. 많은 기관에서는 대상자의 이동을 돕고, 적절한 기구를 전문적으로 다루는 리프트팀을 운영해왔다. 새로운 기술과 장비의 유용성으로 건강관리인력의 업무 부담을 줄여주었으며, 이동 장비가 안전하고 적절하게 작동하는 방법을 보여주는 현장 교육 수업에 참석하는 것은 중요한 간호업무이다.

입원 시 대상자의 안전한 처리와 이동을 위한 이동 요구도에 대한 사정을 하고, 이를 문서화하여 건강관리팀에 전달한다. 대상자의 상태변화에 따라 이를 다시 사정하고, 기록한다. 근거기반 낙상 위험도 사정 도구로 대상자의 위험도를 사정한다.

① 아동 낙상 예방

부모와 다른 보호자에게 아동의 잠재적인 낙상 가능성에 대해 교육한다. 예방으로는 화장실, 침대나 아동이 구르거나 뛰어 내리는 책상에 혼자 남겨두지 않는 것, 유아용 침대의 난간을 올려두기, 아동이 계단을 기어 오르지 못하도록 계단의 아래와 끝에 난간이나 문을 설치하기, 점퍼, 그네, 높은 의자에 있는 아동을 감시하기 등이 있다. 보행기는 유아에게 위험할 수 있기에 점차 사용하지 않고 있다.

(4) 억제대

억제는 물리적 혹은 화학적인 방법으로 대상자를 움직이지 못하게 하는 것이다. 억제대는 대상자의 손상을 예방할 수 있기도 하지만, 위험하게 할 수도 있다. 2006년 12월, 메디케어 및 메디케이드 서비스센터(CMS)에서는 억제와 격리에 관한 기준의 몇 가지를 개정하였다. 두 개의 별도 기준을 가지는 대신, 최종 메디케어 및 메디케이드 서비스센터 결정은 이전의 기준을('급성 의료 및 외과적 치료를 위한 억제'와 '행동관리를 위한 억제와 격리') 억제와 격리의 모든 경우에 적용할 수 있게 하나의 기준으로 결합하는 것이다. 이 기준은 '억제 또는 격리'라고 부른다(CMS, 2006).

억제에 대한 하나의 일관된 정의는 '수동 방법, 대상자의 팔, 다리, 몸, 머리를 자유롭게 움직일 수 없게 하는 물리적 또는 기계적 장치, 재료나 장비 또는 대상자의 행동을 관리하기 위한 제한으로 사용되는 약물 또는 대상자의 상태를 위한 표준 치료나 복용량이 아닌 대상자의 자유로운 움직임을 제한하는 것'이다(CMS, 2006, p. 71383). 추가적으로 '억제는 정형외과에서 처방된 장치, 외과적 드레싱, 붕대, 보호 헬멧 또는 신체 검진을 수행할 목적으로 대상자를 물리적으로 잡고 있는 것을 포함한 다른 방법들, 또는 대상자가 침대에서 떨어지는 것을 보호하기 위해서나 대상자가 신체적 손상의 위험 없이 활동에 참여할 수 있도록 허용하는 것은 포함되지 않는다'(CMS, 2006, p. 71383). 표 23-3에서는 억제대의 형태와 분류를 소개한다.

억제대는 1990년 옴니버스 예산조정법(Omnibus Budget Reconciliation Act, OBRA)에 의해 제안된 것과 유사한 지침과 2007년 1월 1일에 개정된 지침 내에서 사용되지 않을 경우, 세금과 벌금이 부과된다. 이러한 새로운 지침에는 제한이 적은 모든 개입을 먼저 고려하거나 시도하고, 다른 적절한 원칙에 대해 설명하며, 그 사용에 대한 지원 문서를 제공한 후, 의학적 치료의 일부분으로 억제대를 사용해야 함을 설명한다. 억제대가 손상을 예방한다는 근거는 거의 없으며, 특히 낙상은 의도하지 않은 부정적인 결과를 가져온다.

억제대는 정맥주입선이나 인공호흡기관을 당기는 것과 같은 대상자의 신체적 활동을 제한하기 위해서 또는 치료를 방해하는 움직임을 막기 위해서 필요하다. 억제대는 대상자의 불안을 증가시키고 자존감을 떨어뜨릴 수 있으나, 치료용 장치를 뽑는 것 같은 돌이킬 수 없는 손상을 예방하기 위해 임상적으로 정당화될 수 있다. Box 23-3은 억제대 사용에 관한 지침이다.

의료평가기구는 비정신질환자의 억제대 사용을 임상적으로 적절하고, 충분히 정당화된 상황으로 제한하는 관련 기준을 마련했다. 미국노인학회(American Geriatrics Society, AGS)는 특별한 상황에서 억제대 사용을 국한시키는 정책을 마련했다(Pellfolk, Gustafson, Bucht, & Karlsson, 2010). 건강관리기관에서는 억제대의 사용과 관련된 지침을 따라야 하고, 대상자 간호기록지에 억제대 적용에 대한 이유를 기록해야 한다. 간호사는 일차 의료제공자의 처방 없이도 응급상황에서 억제대를 사용할 수 있으나, 가능하면 빨리 처방을 받아두어야 한다. 대상자를 안심시키고 순응시키기 위해 직접 관리하고 대화를 하지만, 억제대의 사용이 세심한 간호를 대신하는 것은 아니다. 억제대의 유형은 침상틀이나 의자 다리에 묶는 흉부에 입는 자켓 또는 조끼 억제대, 이동 시에 사용하는 들것이나 휠체어의 벨트억제대, 혼동 대상자의 손 움직임을 제한하는 장갑이나 손 억제대, 하나 혹은 둘 이상의 사지 움직임을 제한하는 손목이나 발목 억제대, 처치하는 동안

표 23-3 억제대의 구분

억제	정의	예시
물리적 억제	신체의 움직임이나 정상적인 신체 접근을 제한하는 물리적 장치나 장비, 수동적 방법	조끼, 장갑, 손목 또는 발목 억제대, 4개의 침대 난간 올림
화학적 억제	행동을 통제하거나 사람의 자유로운 움직임을 제한하기 위해 사용되는 약물은 대상자의 의학적 또는 정신적 상태를 치료하기 위한 것은 아님	본인 및 타인에게 손상을 입히는 것으로부터 대상자를 보호하기 위해 진정제를 투여함
비폭력/비자기-파괴 억제	치료에 방해하는 대상자의 행동을 억제하기 위해 사용	대상자가 치료에 부정적인 영향을 미치거나 손상을 주는 튜브나 선을 뽑는 행위를 예방하기 위한 물리적 또는 화학적 억제대
폭력/자기-파괴 억제	대상자가 자신이나 다른 사람에게 폭력적 행동을 나타낼 때 억제를 위해 사용	잠재적으로 본인에게 위협적인 손상을 예방하기 위해 팔다리를 억제함
격리	대상자가 나가는 것을 예방하기 위해 짧은 기간 동안 혼자 방에 감금	대상자가 의료진의 허락 없이 병원을 나가기를 원할 때 이를 예방하기 위함

출처: The Joint Commission. (2015). *Comprehensive accreditation and certification manual (Edition). Provision of care, treatment, and services: Standard PC.03.05.09.* Retrieved from https://e-dition.jcrinc.com/MainContent.aspx

아동의 움직임을 방지하기 위해 아동의 몸을 감싸는 전신 억제대가 있다.

기억해야 하는 개념

응급상황에서 간호사가 안전을 위해 대상자에게 억제대를 사용하는 것은 적절하며, 그 즉시 처방을 받기 위해 의사에게 알린다. 이와 같은 응급상황에서는 간호사가 안전을 우선시하는 것이 정당하며, 모든 다른 상황에서는 억제대를 적용하기 전에 의사의 처방이 필요하다.

억제대의 일반적인 형태는 침대나 스트레처 카, 이와 유사한 장비에서 사용되는 침대 난간이다. 침대 난간은 대상자가 너무 옆쪽으로 구르는 것을 예방하고, 대상자가 옆으로 몸을 돌릴 때 대상자를 지지해 준다. 침대에서 침대 난간을 사용할 때, 침대는 바퀴가 고정된 채로 가장 낮은 위치에 있어야 한다. 대상자는 침대의 발치나 난간 위쪽을 타고 침대 밖으로 나오려고 할 수 있기 때문에 침대 난간이 올려져 있는지 주의 깊게, 자주 관찰해야 한다. 4개의 측면 난간을 모두 들어 올리는 것은 물리적 억제로 간주되며, 다른 억제대와 같이 의사처방과 관찰이 필요하다. 매트리스와 침대 난간 사이 혹은 침대 난간 안에 얼굴이나 목이 낀 결과, 사망을 유발하기도 한다. 억제대의 종류와 상관없이 대상자가 침대에서 일어나려고 하는 가장 흔한 이유는 화장실을 가기 위해서이며, 간호사는 규칙적으로 대상자의 배뇨 요구를 예측해야 한다.

많은 억제대는 침대, 의자나 휠체어 등의 물체에 고정시켜야 하며, 보통 간호사가 한 손으로 풀 수 있는 버클이다. 억제대가 침대에 고정되어 있을 때에는 침대가 올라가거나 내려갈 때 억제대로 인하여 대상자가 손상을 입지 않도록 대상자와 함께 억제대가 움직일 수 있게 주의를 기울여야 한다.

Box 23-3 억제대 사용을 위한 권고

적응증

- 억제를 해야 하는 원인을 사정하고, 억제대 사용에 대한 대안을 마련하며, 억제대 적용 전에 이러한 대안을 실행한다.
- 억제대 사용은 상황에 대한 임시 해결책으로 고려되어야 한다.
- 억제대는 면허가 있는 건강관리전문가의 감독하에 짧은 시간 동안 사용한다. 폭력적이거나 자기-파괴적인 행동을 관리하기 위해 억제나 격리를 한 후, 1시간 안에 얼굴을 보면서 대상자의 상태를 평가해야 한다.
- 면허가 있는 건강관리전문가는 억제대의 적응증이 되는지 결정하기 위해 미리 계획된 일정에 따라 사정을 실시한다(예: 비폭력/비자기-파괴 억제를 위해 24시간; 폭력/자기-파괴 억제를 위해 4시간). 만일 그렇다면 새로운 처방을 작성해야 한다.
- 억제대 사용 전에 대상자 또는 보호자에게 동의서를 받는다. 대상자는 억제대로부터 자유로울 권리가 있다. 그러나 만일 억제대가 필요하다고 결정되었다면, 대상자/보호자에게 오해를 방지하고 협조를 얻기 위해 억제대 사용 이유를 설명한다.

규정과 훈련

- 억제대 사용과 관련하여 지역 및 주 법률을 따른다.
- 억제대 사용에 대한 명확한 기관 규정 및 직원 교육을 전달한다(예: 억제대 사용의 대체수단, 적응증, 기간). 또한 이 서면 규정은 모든 대상자/보호자, 가족구성원이 사용할 수 있어야 한다.
- 가능한 정기적으로 직원을 대상으로 심층 교육을 실시하고, 억제대의 적절한 적용을 위한 반환 설명도 포함되어야 한다.

간호 시 고려사항

- 사용 전에 사용설명서를 읽고 따른다.
- 대상자의 상태에 맞는 억제대의 종류를 선택한다.
- 억제대는 적합한 크기를 사용한다.
- 조끼 억제대의 '앞'과 '뒤'를 표시하고, 올바르게 적용한다.
- 억제대를 조심스럽게 적용하여 대상자의 신체선열을 유지하고, 편안감을 느끼게 한다.
- 빨리 제거하기 위한 장치를 침대 난간이나 메트리스에 적용해서는 안 되며, 침대틀에 고정해야 한다.
- 좋은 간호, 재활, 대상자 간호실무를 강조한다.
- 억제대를 사용하는 대상자의 행동, 사용된 중재방법, 대상자의 반응을 자주 관찰한다.
- 지속적으로 억제대를 사용하는 대상자를 감시하고 사정한다. 사지의 혈액순환, 움직임, 감각(CMS)을 사정하고 음식 또는 수분을 제공한다. 화장실을 제공한다.
- 적어도 2시간마다, 필요시 더욱 자주 억제대를 제거한다. 일상생활활동(ADLs)을 허락한다.
- 억제대 사용 후 사정을 계속하고, 가능한 한 빨리 사용을 중지한다.

기록

- 억제대 사용의 의학적 이유, 억제대 종류를 대상자의 기록지에 명확히 기록한다.
- 의료진의 처방을 확인한다. 억제대는 적어도 24시간마다 추가 처방이 필요하다.
- 규정에 따라 기록한다(최소 2시간마다).
  - 억제대의 존재와 종류
  - 지속적인 억제대 필요성
  - 사정자료(CMS, 인지상태)
  - 대상자 간호에 대한 요구

SAFETY ALERT

매듭을 사용해서는 안 된다. 대신, 억제대는 응급상황에서 건강관리제공자가 빠르게 풀 수 있는 연결 장치가 있어야 한다.

비판적 사고 적용하기

박 간호사는 근무교대 보고서를 보고 밤근무 동안 김 씨가 심하게 혼돈스러워했고, 김 씨가 정맥주사선을 뽑는 것을 예방하기 위해 손목억제대를 적용했다는 것을 확인했다. 박 간호사는 회진을 할 때, 김 씨가 매우 흥분하여 억제대를 강하게 잡아당기는 것을 발견하였다. 김 씨의 손가락은 약간 파랗고 부풀어 있었다. 이 대상자의 안전을 유지하기 위해 가장 좋은 방법은 무엇인가?

정답은 부록 B를 참고하세요.

(5) 비억제 안전장치

비억제 안전환경과 장치가 전형적인 억제대 사용 없이 대상자의 안전을 높이기 위해 개발되고 있으며, 점차 사용되고 있다. 이러한 기구에는 경보시스템과 압력장치가 있다. 압력장치는 대상자 침대의 등 아래쪽에 설치되어 있어, 대상자가 일어나 앉으면 경보를 울려서 대상자가 침대에서 일어나려고 한다는 것을 건강관리제공자에게 알린다. 다른 경보장치는 침대에서의 움직임은 자유로우나 침대 밖으로 이동한다면 경보가 울린다. 특별 쿠션은 의자에 장착할 수 있는 것으로, 앉아 있기에는 편하지만 쿠션의 각도와 그 안에 있는 물질 때문에 도움 없이 대상자가 일어나기가 매우 힘들다. 이러한 장치들은 모두 억제대를 사용하지 않아도 안전을 보장하며, 대상자가 일어날 때 간호사나 보호자를 참여시켜 대상자의 안전을 향상시킨다.

SAFETY ALERT

경고음은 들을 수 있도록 크게 설정해야 하며, 절대 꺼지지 않도록 해야 한다. 그래야만 대상자가 침대에서 떨어지거나 낙상의 위험이 있을 때 건강관리제공자에게 알려줄 수 있다.

대상자에 대한 종합적인 사정과 환경에 대한 주의 깊고 창의적인 관심을 통해 간호사는 환경적 위험을 줄일 수 있고 안전을 증진시킬 수 있다. 대상자가 이동에 대한 도움이 필요할 것으로 예상하고, 대상자의 요구에 따라 화장실에 가거나 자세나 위치를 바꾸는 것은 간호사가 대상자의 낙상을 예방하며, 억제대의 필요성을 줄일 수 있다.

(6) 중독예방

성인 보호자에게 처방전 없이 살 수 있는 약을 포함한 의약품들을 아동의 손에 닿지 않는 위치와 열 수 없는 용기에 보관하도록 주지시킨다. 보호자는 약물을 사탕처럼 다루지 말아야 하고, 가정용 세정제 및 기타 잠재적으로 독성이 있는 제품들은 아동이 접근할 수 없는 선반 또는 아

건강관리팀과의 협력
억제대 추가처방의 필요성

이 간호사는 의사에게 김 씨의 억제대 추가처방에 대하여 전화한다.

Situation(상황): "345호실에 있는 김 씨는 수술 후 3일 지났고, 억제대 처방의 기한이 끝났어요."

Background(배경): 김 씨는 고관절 대치술 후 1일이 지난 어제, 매우 안절부절못하여 손목억제대가 적용되었다. 김 씨의 가족이 함께 있었으나, 김 씨는 침상 밖으로 나가려 하고 정맥주사선을 잡아당겼다. 김 씨는 사람을 알아보았으나, 장소에 대한 지남력은 없었다. 김 씨의 어제 혈청 나트륨 수치는 118mEq/L이었고, NS을 정맥주사로 75mL/hr가 들어가고 있었다.

Assessment(사정): 김 씨는 여전히 혼란스러워하여 재평가가 필요하다.

Recommendation(권고): 억제대는 24시간마다 추가처방이 필요하므로, 아침에 김 씨의 억제대 적용에 대하여 평가하였다. 또한 김 씨의 급성 혼란의 원인을 확인하기 위해 나트륨 수치를 확보해야 한다.

비판적 사고를 위한 과제

- 간호사는 규정에 따라 억제대의 추가처방을 확인해야 한다. 어떤 시스템이 이를 확실하게 하기 위해 준비되어야 하는가?
- 간호사는 김 씨의 억제대 추가처방과 함께 의사에게 나트륨 수치에 대하여 왜 언급을 하였는가?
- 대상자의 급성 섬망을 초래하는 다른 요인이 있는가?
- 대상자의 안전을 위해 억제대 이외의 어떤 다른 선택을 사용할 수 있는가?

동이 열지 못하거나 잠겨 있는 찬장에 보관해야 한다. 가정용 화학제품은 경고문구나 응급정보가 그대로 붙은 원래의 용기 안에 두어야 함을 상기시킨다.

보호자는 독성이 있는 화초들을 아동의 손에 닿지 않도록 보관해야 하고, 집 밖에서는 아동을 감독해야 한다. 이러한 독성 식물에는 진달래, 미나리아재비, 수선화, 겨우살이 열매, 토란과 덩굴식물, 포인세티아, 감자의 싹, 익지 않은 토마토, 튤립 구근 등이 있다. 아동에게 야생에서 발견한 딸기류, 버섯, 씨앗 또는 식물을 절대 먹지 않도록 교육하며, 위 식물은 반려동물에게도 해가 될 수 있다.

대상자에게 독극물 통제센터 전화번호를 전화기 근처에 붙여두도록 교육한다. 미국 전역의 지역센터 통합 시스템은 이물질을 먹거나, 흡인되거나, 눈이나 피부에 닿았을 때의 응급정보를 제공하고 있다. 미국독극물통제협회(American Association of Poison Control Centers, AAPCC, 2011)는 자원 및 대상자 관리지침을 제공한다. 이 협회는 의심되는 독성물질을 섭취하였을 때 구토를 유발하는 ipecac 시럽을 더 이상 사용하지 않을 것을 권고하며, 대신에 성인을 위한 지침으로는 독극물 통제센터에 전화를 하도록 하고 있다.

건강관리 환경에서는 주로 안전한 약물준비와 안전한 투약절차를 통해 중독예방을 수행할 수 있다. 간호사는 의사의 투약처방이 서명되었고 최신 내용인지 확인할 책임이 있으며, 투약 전에 두 가지 방법으로 대상자를 확인해야 한다. 고위험 약물은 투여 전에 간호사 2명 또는 간호사와 약사가 확인해야 하며, 주요 부작용에 대해서는 기록하고 의사에게 보고해야 한다.

(7) 질식과 익사 예방

익사는 수영장뿐만 아니라 욕조나 집 근처의 다른 물가에서도 발생할 수 있다. 돌봄제공자는 욕조나 아동용 풀장에 절대 아동 혼자 남겨두지 말아야 하며, 아동의 손이 닿을 수 있는 곳에 물이 든 대야나 양동이를 두면 안 된다. 수영장에는 울타리를 쳐야 하고, 모든 연령대의 아동은 풀장이나 해변에서 감독을 받아야 한다. 모든 연령대 아동에게 수영 강습을 장려해야 한다. 아동은 보트를 타거

성과기반 교육계획

18개월 된 민정이의 엄마인 송 씨는 아이가 건강한지 알아보기 위해 정기적으로 진료소를 방문한다. 윤 간호사는 민정이가 점점 더 호기심이 생긴다는 것을 알게 된다. 송 씨는 아이가 싱크대 밑 진열장 안에 들어가고, 욕실의 서랍을 연다고 말한다. 송 씨는 "내가 민정이에게 다가가기 전에 뭔가를 입에 넣을지 몰라서 정말로 걱정돼요."라고 말한다.

간호성과

송 씨는 섭취로 인한 우발적 손상의 잠재적 위험을 줄이고, 아동 중독을 예방하기 위한 현실적인 계획을 말로 설명할 것이다.

전략

- 송 씨와 함께 민정이의 잠재적인 중독에 대한 접근을 방지하기 위한 일반적인 안전조치를 논의한다.
- 약물의 적절한 취급 검토
  - 모든 약물과 독성 제품에 대해 아동 보호 캡을 유지한다.
  - 약물과 독성 물질은 원래 용기에 담아 민정이의 손이 닿지 않는 곳에 보관한다.
  - 약물의 종류와 양에 대한 오류를 피하기 위해 조명이 밝은 곳에서 약물을 측정하고, 제공한다.
  - 투여하기 전에 약의 라벨을 주의 깊게 읽는다.
  - 모든 약은 건강관리 제공자의 권고에 따라 폐기한다(약물을 하수도에 흘려 보내서는 안 되며, 일부 의료기관은 약물을 반품 받을 것이다).
- 송 씨가 다른 잠재적인 중독 상황을 생각해 보도록 격려한다.
  - 청소 제품과 정원용 화학물질을 아동의 손에 닿지 않는 곳에 보관한다.
  - 화학물질과 청소 제품은 환기가 잘 되는 곳에서 사용한다.
  - 화학물질이나 일반 가정용 청소 제품을 섞지 않는다.
  - 민정이가 독성이 있을지도 모르는 화초나 천연재료를 만지지 못하게 한다.
- 송 씨와 함께 우발적 중독이 발생할 경우의 대처 방안을 검토하고, 다음과 같은 우려 사항에 대해 긍정적인 피드백을 제공한다.
  - 이용할 수 있는 독극물 통제 센터의 연락처를 알아둔다.
  - 의심가는 독극물이 있으면 즉시 전화한다.

간호평가

2017/10/15 10:15 – 송 씨는 2주 안에 집에서 독성 물질과 아동이 열 수 없게 만든 물질에 대해 평가할 영역을 나열할 수 있었다(화장실 아래와 부엌 싱크대와 약장 캐비넷). 그녀는 독극물 통제센터의 연락처를 알고 있으며, 만일 우발적 섭취상황이 발생하면 즉시 전화를 할 수 있다고 말하였다.

– RN 윤영미

표 23-4 화재의 분류에 따른 올바른 소화기 사용

종류	물질의 종류	소화기의 종류
A	종이, 나무, 옷	• 물(저장된 압력, 가스 카트리지, 탄산 음료, 펌프) • 다목적 건조 화학 물질(저장된 압력, 가스 카트리지) • 강화액
B	연료 오일, 식용유 같은 가연성 액체 또는 그리스, 페인트, 용제; 가스(예: 마취 가스)	• 이산화탄소 • 보통 및 다목적 건조 화학 물질(저장된 압력, 거품, 강화액, 가스 카트리지)
C	전기 화재	• 보통 및 다목적 건조 화학물질(저장된 압력, 가스 카트리지) • 이산화탄소 • 액화가스
D	가연성 금속	• 특별한 건조 분말

나 낚시를 할 때 구명조끼를 입어야 하며, 위험한 곳에서 스케이트를 타면 안 되고, 얼지 않았거나 살짝 얼어 있는 곳에서는 스케이트를 타지 않도록 해야 한다.

(8) 화재 안전

화재소화기는 화재의 종류에 따라 불을 끄기 위하여 고안되었고, 적절하게 표시되어 있다. 표 23-4는 화재의 유형과 각각의 사용하는 소화기의 종류를 설명하고 있다. 필요한 경우, 아동과 성인이 함께 이러한 주제를 검토한다. 옷에 불이 붙으면 '멈추고, 떨어뜨리고, 굴러라'는 교육을 받아야 한다.

의료기관의 안전 프로그램은 흡연을 엄격하게 제한하고, 가능하다면 불연성 물질을 사용하며, 방화훈련과 소방기술을 배워 화재의 위험요인을 감소시킬 것을 강조한다. 간호사는 대상자 간호지역의 응급전화번호, 화재알람 위치, 소화기 위치, 화재호스 위치, 대피장비, 출구를 숙지해야 하고, 화재 시 산소와 다른 인화성 가스밸브를 잠그도록 한다. 게시된 벽 지도에는 대피경로가 표시되어야 한다.

(9) 화상 예방

감각손상이 있는 대상자는 가정에서 물 온도를 감시하도록 가르친다. 온수기계의 자동 온도조절장치의 온도를 낮추는 것이 필요할 수도 있다.

SAFETY ALERT

어른들은 아동의 손이 닿을 수 있는 난로 앞에서 냄비 손잡이를 멀리 두어야 한다. 어른들은 어린 아동이 부엌이나 불이 있는 벽난로 근처, 바비큐 그릴, 휘발유 용기에서 감독 없이 노는 것을 절대 허락해서는 안 된다.

어른에게 휘발유나 가벼운 액체와 같이 인화성이 높은 액체 주변에서는 절대 흡연하지 말도록 교육한다. 침대에서나 늦은 밤에 의자에서 담배를 피우는 것은 위험하며, 흡연 물질은 확실하게 불을 꺼야 한다.

개인은 자외선이 노출되는 지역에서 야외 활동과 일을 하게 되면, 잠재적 위험성이 있기 때문에 자외선 차단(선크림이나 옷)과 선글라스를 써야 한다. 화상을 예방하기 위해, 밖에서 노는 아동에게는 자외선 차단제를 바르도록 부모에게 상기시킨다. 자외선은 피부 화상뿐만 아니라 햇빛의 과도한 노출로 인한 눈의 손상과 암에 대한 위험성을 지니고 있다.

의료기관에서는 감각장애가 있는 대상자의 목욕 물 온도를 확인해 봄으로써 화상을 예방할 수 있다. 열 패드나 열 램프, 다른 전기기구가 적절하게 작동하는지 확인하고, 필요에 따라 뜨거운 물을 사용할 때에는 대상자를 보조해야 한다.

(10) 총기 안전

총기로 인한 손상과 사망을 예방하는 것은 공공의료기관 간호사의 중요한 책임이다. 일반적으로 폭력에 대한 예상 지침, 특히 총기에 대한 것은 간호사의 중요한 역할이다.

건강관리전문가는 대상자(아동과 어른 모두 동일)에게 가정에서 폭력과 권총이나 다른 총기류 소지 경험에 대해 물어보아야 한다. 성인은 탄알을 뺀 상태로 아동의 손이 닿지 않는 곳에 보관하도록 특별히 주의해야 한다. 큰 아동은 어른의 지시와 감독을 받지 않는 한 총기류를 다루지 않도록 아동에게 경고한다.

대상자 간호수행 동안 상담 활동을 늘리는 것 외에도, 간호사와 다른 건강관리전문가는 권총 규제에 대한 지역사회의 노력에 동참해야 한다. 총을 아동이 접근할 수 없도록 개조하는 제품 설계를 촉진한다(예: 방아쇠 안전 잠금장치, 총을 발사할 때 강한 힘이 요구되는 설계). 그러한 제품 지향적 접근은 다른 형태의 유년기 손상을 줄이는 데 성공적이다.

손상 예방 전문가들은 총기 사고를 감소시키기 위하여 종합적인 접근을 추천한다. 이와 관련된 구성요소는 총기류의 감시, 안전규제, 연구, 미성년자 및 기타 불법 구매자의 접근제한 강화, 지역 및 국가 예방 프로그램, 공공기관 지원 개발 등이 포함된다.

(11) 전기 안전

간호사는 기계 조작 시 손을 건조하게 유지하고, 흘린 물을 닦아내며, 모든 전기플러그가 접지되어 있는지 확인하고, 장비 손상을 보고함으로써 자신과 대상자를 위험한 충격으로부터 보호해야 한다. 또한 전기기구는 정규적으로 점검을 받아야 한다.

(12) 방사선 안전

대부분의 지역사회에서 방사선 손상의 위험은 낮지만, 간호사는 방사선의 근원이나 영향에 대해 지역사회에 알려야 한다. 방사능 폐기물과 원자력 발전소에 대한 대중의 인식과 이해는 사업장에서 사용되는 방사선에 대한 엄격한 규제로 이어질 수 있다. 국제적인 기호(그림 23-5)는 방사능 물질이 사용되는 구역을 표시한다. 방사성 물질의 방사능 삽입이나 섭취는 대상자를 방사능에 오염시킬 수 있다. 간호사는 일상적으로 방사선 감지 배지를 착용하고, 피폭 수준을 모니터링하는 데 있어 해당 기관의 방사선 안전 책임자를 돕는다. 이러한 배지는 주기적으로 수집되고, 노출 수준을 계산하여 직원이 안전한 노출 수준에 있는지를 확인한다. 방사선 보호의 3가지 중요한 규칙은 (1) 근원지에 대한 노출시간을 최소한으로 하고, (2) 근원지에서 최대한 멀리 떨어져 있고, (3) 적합한 보호장비를 사용하는 것이다.

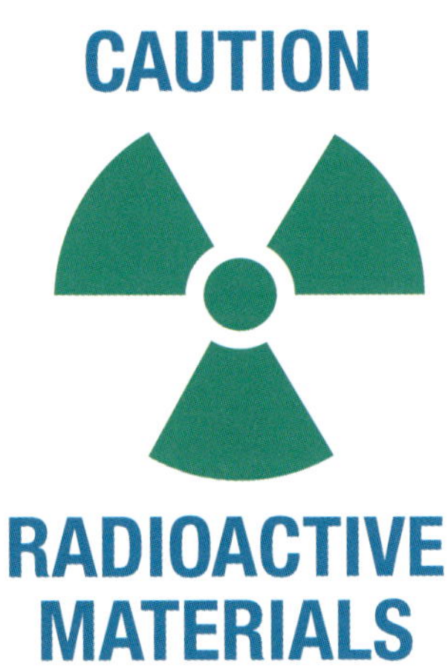

그림 23-5 국제 방사선 기호

직원에 대한 안전 예방책으로는 방사선 근원지로부터의 거리 유지, 보호막 사용 및 누적 선량을 측정하는 것이다. 장비를 정기적으로 검사하고 정비하며 X-선검사와 약국 기술자의 면허를 통해 대상자와 의료진에 대한 위험을 최소화할 수 있다. 간호사들에게는 안전한 작업 과정에 대한 적절한 교육이 필수적이다.

방사선 치료를 받고 있는 대상자 간호는 간호사의 불필요한 노출 없이도 보조와 지지가 효과적으로 제공되도록 잘 조직화되어야 한다. 대상자와 밀접하게 접촉해야 하는 경우 납으로 된 보호막과 납 앞치마를 사용해야 하고, 체내물질(소변, 대변, 타액, 혈액)과 피부가 접촉하지 않도록 장갑을 착용한다. 가능한 한 대상자 자신이 자기돌봄을 할 수 있도록 권장한다. 대상자가 건강관리기관에 입원을 하게 된다면, 다른 대상자에게 노출되는 것을 막기 위해 개인 방과 개인 욕실은 필수적이다. 방사선 선원이 제거될 때까지 병실에 린넨을 두며, 오염된 린넨, 배설물 및 다른 폐기물은 특별한 표기와 처리가 필요하다.

치료를 중단한 후 방사선 안전담당자가 방사선 검출기를 사용하여 방을 쓸어 유출이나 오염 여부를 평가하고, 통과가 되면 병실은 청소되며 린넨은 세탁실로 보내진다. 대상자가 섭취한 약물(예: iodine-131)로 방사선치료를 받는 중에 집에 돌아가야 하는 경우, 대상자의 가족과 보호자 및 가정환경 보호를 위한 병원의 방사선 안전지침서를 알려주어야 한다.

(13) 아동의 안전

부모와 다른 성인 돌봄제공자들은 가정에서 아동을 안전하게 보호해야 하고, 집 밖의 잠재적인 위험으로부터 아동을 감독할 필요성을 알도록 한다. 돌봄제공자에게 미국 소비자 생산품 안전 위원회나 다른 규제 기관이 승인한 유아용 침대나 기타 장비만을 사용하도록 한다. 낡거나 해진 오래된 장비의 사용은 위험을 유발할 수 있으며, 장난감은 나이에 적합해야 한다.

아동에게 인라인 스케이트, 스키, 축구, 승마와 같은 운동과 자전거에 관련된 안전수칙을 교육해야 한다. 아동은 넘어질 경우의 머리손상을 막기 위해 헬멧을 써야 하며, 야간에 아동과 자전거의 적절한 신호와 조명은 손상을 예방하기 위한 중요한 수단이다. 어른들에게는 진입로나 주차장에서 차를 운전하기 전에 조그만 자전거를 타고 있는 작은 아동이 있는지 확인하도록 교육한다. 아동에게는 길거리나 도로 근처에서 자전거를 타는 것에 대해 주의를 주도록 한다.

건강관리기관에서의 아동의 간호는 안전 예방 조치를 특히 필요로 한다. 간호사 대 대상자 비율을 높이고, 유아용 침대와 침대 난간을 사용하며, 바닥에 카펫을 깔고, 연령에 맞는 장난감과 물품을 구비한 놀이장소를 마련하며, 약장과 공급실을 잠그고, 출구를 보호하는 것 등은 안전에 도움이 된다(그림 23-6).

(14) 산업보건과 안전

작업환경은 간호사와 대상자 모두에게 많은 보상을 주기도 하고 좌절을 초래하기도 한다. 사람들은 그들의 시간 중 많은 부분인 약 40%가량을 직장에서 보내고 있다. 업무상 재해는 장애와 사망의 원인이 되어 근로자의 삶에 큰 피해를 입힌다. 의료비와 근로시간의 손실은 엄청나지만, 그러한 추정치는 통증과 고통 또는 가족 구성원들이 제공하는 간호와 관련된 비용은 다루지 않는다. 업무 관련 상태를 적게 보고하기 때문에, 실제 손상과 질병의 수는 보고된 수치보다 훨씬 더 높다.

건강관리산업은 많은 직업적 위험을 가지고 있으며, 그 중 일부는 이미 언급되어 있다. 다른 직업과 비교해서 간호 조무사, 병원의 잡역부, 간병인과 같은 간호 인력은 근골격계 질환의 위험성이 가장 높은 직업들 중 하나이다. 간호사는 또한 허리와 관련된 근로자의 보상청구율이 다른 직업이나 산업 근로자 중 가장 높다(ANA, 2013).

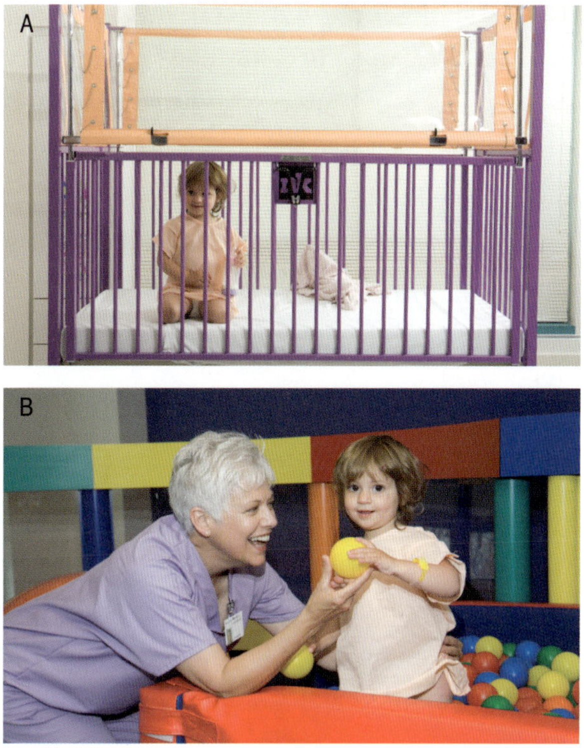

그림 23-6 안전은 아동간호에서 중요한 부분이다. A: 유아용 침대 위를 덮는 투명한 플라스틱 커버는 유아가 침대를 기어오르거나 떨어지는 것을 예방한다. B: 나이에 맞는 장난감과 활동할 수 있는 잘 꾸며진 놀이방은 안전을 증진시킨다.

안전 PICO

소아청소년과 김 간호사는 시나리오를 통해 유아를 사정한다. 아동의 엄마는 젊고 한부모로, 아동의 안전에 대하여 걱정한다. 그녀는 아들이 너무 활발하고, 항상 집에서는 물건 위에 올라간다고 말하며 다칠까 봐 걱정하고 있다. 그녀는 항상 아들을 보호하려고 애쓰기 때문에 지쳐 있다. 김 간호사는 엄마에게 지역사회에서 하는 부모 교실에 대하여 말한다. 엄마는 그 모임에 참석한다면 아들에게 일어나는 사고를 예방해 줄 수 있는지에 대하여 질문한다. 김 간호사는 Cochrane Library에서 근거를 찾기로 결정하고, 검색을 안내하기 위한 PICO 진술을 사용한다. 부모 교육 프로그램(교육 프로그램이 없는 것과 비교하여)이 자녀의 안전을 지키고 손상을 예방하는 데 도움이 되는가?

P (Population, 대상) = 부모
I (Intervention, 간호중재) = 부모 교육
C (Control, 비교) = 부모 교육이 없는 것
O (Outcome, 성과) = 아동의 안전을 증진

메타 분석 연구 무작위와 비무작위를 포함하여 22개를 검토하였고, 10개의 무작위 대조군 연구(5,074명 대상자 포함)에서는 실제적으로 교육에 참석하지 않은 가족의 아동에 비해 가족이 부모 교실에 참석하고 교육을 마친 자녀들이 손상의 위험이 더 낮았다고 나타났다.

김 간호사는 이 결과를 엄마에게 알려주고, 그녀는 자신과 아들이 부모 교실에 참석함으로써 혜택을 볼 수 있다는 것에 동의한다.

출처: Kendrick D., Mulvaney C.A., Ye L., Stevens T., Mytton J.A., & Stewart-Brown S. (2013). Parenting interventions for the prevention of unintentional injuries in childhood. *Cochrane Database of Systematic Reviews,* Issue 3. Art. No.: CD006020. DOI: 10.1002/14651858.CD006020.pub3

직업상의 위험이 대상자가 경험하는 손상과 질병의 발생에 미치는 영향을 알고 있어야 한다. 기초적인 주관적 사정의 한 부분으로서 직업력을 포함하는 것은 특정 건강 상태의 원인에 대한 정보뿐만 아니라, 다른 의학적 상태나 손상이 대상자의 정상적인 직업 활동을 재개할 수 있는 능력에 미칠 수 있는 영향을 알 수 있다. 대상자 교육에는 위험한 물질을 다룰 때의 손상 예방, 개인 보호장비 사용과 안전한 작업 관행에 대한 기본원칙을 포함시켜야 한다.

2) 변화된 안전을 위한 간호중재

안전이 유지되지 않을 때, 개인이나 집단에는 위험이 발생한다. 건강관리환경에서 예방 조치가 실패할 경우 특별한 간호중재가 필요하다. 변화된 안전기능을 위한 간호중재는 화재 시 대피, 독극물에 대한 응급처치, 심폐소생술 관리, 사건보고서 제출이 포함된다는 정리 등이 있다.

(1) 재난계획

일부 지역에서는 폭풍이나 폭설, 지진, 홍수, 태풍이 발생한다. 간호사는 일하는 곳에서의 이러한 응급상황에 대한 재난계획을 알고 있어야 할 책임이 있다. 간호사가 재난계획에 대해 이해하고 숙련되어 있다면, 응급한 상황에서 침착할 수 있다. 건강관리기관의 재난에 대한 두 가지 기본적인 유형에는 내부 재난과 외부 재난이 있다. 내부 재난은 그 자체가 위험이 되어 개인은 직원과 대상자를 보호하기 위한 조치를 취해야 한다. 외부 재난에는 많은 사람이 대규모 응급상황 후에 치료를 위해서 병원이나 진료소에 간다. 건강관리기관에 어떤 응급사태가 발생했을 때, 건강관리종사자는 구체적인 계획을 수행해야 한다.

(2) 화재대피

모든 근로자는 매년 화재대피를 위한 훈련을 받는다. RACE 또는 PASS 같은 연상기호는 화재가 발생했을 때 근로자가 무엇을 해야 하는지 기억하는 것을 돕는다(Box 23-4).

대상자를 간호하는 지역에서 화재가 발생한 경우, 간호사는 어떤 대상자가 즉각적인 위험에 처해 있는지를 판단할 책임이 있다. 보행하는 대상자들은 안전한 장소에서 기다리기 위해 출구 쪽으로 향하도록 지시하고, 필요한 경우 들것과 휠체어를 사용하여 누워 있는 대상자를 대피시킨다. 지역 소방서에 자동적으로 연락이 될 것이다. 화재가 작은 규모라면 소화기를 사용할 수 있지만, 작은 불꽃이라도 빠르게 확산될 수 있기 때문에 간과해서는 안 된다. 화재에 산소공급을 줄이기 위해 창문과 문을 닫고, 산소를 차단한다. 필요한 경우, 주변 지역의 대상자들을 대피시키고, 연기 흡입을 줄이기 위해 대상자에게 젖은 수건을 제공한다.

Box 23-4 건강관리기관에서 화재대피를 위한 훈련

모든 건강관리종사자들은 화재가 발생하였을 때 대상자와 사람들의 안전을 보호하는 방법에 대한 훈련을 매년 받아야 한다. 연상기호 RACE는 직원이 화재 시 행동의 우선순위를 기억하도록 돕는다. PASS는 소화기 사용방법을 기억하도록 해 준다.

R (Rescue, 구조): 대상자를 위험에서 즉시 이동시킨다.
A (Alarm, 경보): '코드 레드'를 알리는 경보를 울리고 사람들에게 경계시킨다.
C (Confine, 경계): 모든 문과 창문을 닫는다.
E (Evacuate, 대피): 불을 끄거나 소방서의 지시에 따라 가로로 먼저 그리고 세로로 대상자를 대피시킨다.
P (Pull the pin): 핀을 뽑는다.
A (Aim the nozzle): 발사구를 조준한다.
S (Squeeze the handle): 손잡이를 누른다.
S (Sweep back and forth over fire): 불을 앞뒤로 끈다.

SAFETY ALERT

화재가 발생했을 때는 엘리베이터를 이용해서는 안 된다. 화재 알람을 작동시키고, 화재 발생 위치를 건강관리기관의 교환대에 알린다.

건강관리시설은 출구를 확실하게 표시하고, 화재대피 계획을 가지고 있어야 한다. 간호사가 대상자들을 대피시키는 것을 돕기 위해 시설과 소방서의 추가적인 인력이 재빠르게 반응할 것이다. 간호사와 대상자의 안전이 위험에 처해 있다면 불을 끄려는 시도는 하지 않는다. 인공호흡기가 필요한 대상자를 대피시킬 때에는 수동식 호흡을 위해 앰부백(ambubag)을 사용할 수 있다. 인공호흡기를 분리하기 전에 흡입관에 연결된 관을 잠그고, 대상자와 함께 정맥주사용액을 이송한다.

(3) 비의도적 중독 시 응급 간호

건강관리환경에서 위험한 물질의 섭취, 과다복용, 잘못된 약물 투여는 가정에서 치료할 수 있다. 대상자의 주치의에게 알리고, 독성이 있을 가능성이 있는 경우, 지체 없이 가까운 곳의 독극물통제센터에 알려야 한다. 그 센터는 특정 독극물에 대한 정보(라벨에 표기되어 있는 정보를 제공할 수 있다), 섭취한 양, 대상자의 나이와 체중, 발현되는 증상에 대한 정보를 요구할 것이다. 간호사는 대상자가 의식이 있거나 경련이 없다면 또는 강력한 유해성이나 석유 제품이 아닐 경우, 대상자에게 구토하도록 지시한다. 흡인을 막기 위해 대상자의 옆이나 대상자의 머리를 다리 사이에 두게 한다. 자료수집을 위해서 소변, 구토물, 혈액 샘플을 채취한다.

눈이나 피부로 독성 있는 물질이 주입되었다면, 즉시 미지근한 물로 10~15분간 세척하여 유해한 영향을 줄일 수 있다. 오염된 옷은 벗고, 눈을 씻는 동안 최대한 눈을 많이 깜빡이도록 지시한다. 화학적 노출 형태에 따라 대상자나 대상자의 옷에 잠재적으로 피부가 접촉하지 않도록 해야 한다. 위험한 물질 조작에 대한 특별한 절차는 해당 지역의 직원 및 다른 대상자를 보호하기 위해서 필요할 것이다.

(4) 심폐소생술

대상자가 질식상태이거나, 기도흡인되었거나, 청색증과 무호흡상태가 나타나면 간호사는 재빨리 심폐소생술을 해야 할 책임이 있다(27장 참조). 또한 전기 쇼크는 심장마비를 유발할 수 있어 심폐소생술이 필요하다.

(5) 사고보고서 작성

사고보고서는 건강관리환경에서 손상이 발생했을 때 작성한다. 이 문서는 기관 내부의 법률, 보험, 질 보장 부분에서만 이용된다. 간호사는 보고서에 손상이 발생된 방법, 대상자에게 미친 영향, 대상자에게 수행된 조치에 대해 기록한다. 사고보고서는 일반적으로 낙상, 투약 오류, 주사바늘에 의한 상처에 대해 사용된다.

사고보고서를 작성하는 것 외에 간호사는 사고의 정황과 대상자에게 미친 영향에 대한 설명을 의료 기록에 입력해야 한다. 담당 의사에게 사고를 알리면, 의사는 대상자의 상태를 기록할 것이다. 간호사는 내부적으로 위험관리나 질 향상 목적으로 사용하기 위해 의무기록에 사고보고서를 기록하지 않는다. 사고보고서는 소송사건에서 법정 대리인이 재검토할 수 있고, 위험관리자가 작업장에서 손상의 정도를 확인하기 위한 자료로 수집하기도 한다. 간호사에게 손상이 발생했을 때, 간호사의 보상 청구는 보통 손상에 대한 의료 비용과 손실된 작업시간의 비용으로 계산한다.

3) 가정과 지역사회 간호

간호사는 어디에서 간호를 수행하든지 안전한 중재를 장려한다. 예를 들어, 보건교사는 학령기 아동에게 안전한 교육자로서의 역할을 한다. 보건교사는 약물 예방방법을 가르치고, 누군가 아동이 원하지 않는 접촉을 했을 때 누구에게 어떻게 말해야 하는지 가르친다. 대부분의 주에서 보건교사는 아동학대로 의심되는 사례를 보고해야 한다. 또한 보건교사는 손상 위험이 높은 아동을 확인하고, 손상에 대해 신경근육이나 감각지각력의 원칙에 근거하여 평가해야 한다. 시각과 청각 장애에 대한 선별은 특히 중요하다.

산업보건 간호사는 작업장에서 건강과 안전 교육, 손상예방 교육을 해야 한다. 성인은 적절한 신체역학을 배워야 하며, 무거운 짐을 들어올리기 위해 이송 또는 리프팅 장치를 사용해야 할 수도 있다. 앉아서 일하는 근로자들을 위하여 신체선열과 스트레칭의 지침을 알려주면, 장기간 경직된 자세로 인한 근육긴장을 예방하는 데 도움을 준다. 적절한 조명은 생산성을 향상시키고, 눈의 피로를 예방한다. 산업보건 간호사는 작업장에서 위험한 물질과 인간공학적 위험(예: 반복성 긴장성 손상)을 확인하고, 근로자에게 적절하게 방어하는 방법(적절한 환기, 호흡기 보호, 귀마개, 보호복과 보안경)에 대해 알려준다. 또한 근로자들은 허리 손상이나 작업장에서의 중손상(예: 낙상, 바늘에 찔리는 손상)을 예방하기 위해 교육용 건강안전증진 프로그램을 개발한다.

모든 간호사는 깨끗한 공기와 물, 위험 폐기물 지역의 정화, 안전하고 채광이 잘 되는 보행자 통로, 안전벨트 사용, 에어백, 헬멧 사용, 총기 규제를 지원하는 법률을 홍보하는 것과 같은 지역사회활동가와 환경 안전 옹호자로서 활동할 수 있다.

(1) 가정간호관리

가정간호사는 필수적인 일상생활활동(ADLs)을 수행할 때 대상자에게 안전하지 않은 영역을 확인하고, 최적의 안전을 위해 대상자, 보호자, 또한 가정환경을 안전하게 준비하기 위한 계획을 세운다. Box 23-1은 가정에서의 잠재적 위험에 대한 목록이다. 사회복지사, 작업치료사, 물리치료사와 같은 다른 건강전문가는 계획 과정에 참여하고 가정 간호 역할을 함께 하지만, 간호사는 대상자의 일상생활활동 수행 능력에 대한 가장 정확한 정보의 출처자로 간주되는 경우가 많다. 만약 당신이 가정간호사로 일한다면 대상자의 이송과 기동성, 화장실 가는 것, 위생, 식사, 옷 입기 등을 관찰해야 한다. 사정 중 관찰은 간호사가 가정에서 이러한 활동들의 안전을 증진시키기 위해 취해야 할 조치들을 예상할 수 있도록 한다.

재활시설에서 최근에 장애가 있는 대상자를 간호하는 간호사는 건강관리팀이 퇴원 후에 필요한 환경적 변화에 대해서 예측하는 것을 돕는다. 대상자와 가족 그리고 다른 간병인들은 집의 평면도를 그려달라는 요청을 받는데, 특히 출입구의 폭과 욕실과 부엌의 배치, 집과 집 안으로 들어오는 계단, 집에서 오는 교통수단에 주목한다. 입원 기간 동안에 사용하는 특수 장비들은 가정에서도 사용할 수 있으며 병원 침대, 휠체어, 욕조의자, 리프트는 가정에 맞지 않을 수 있다. 대상자의 수술 후 필요한 장비를 미리 확인하면, 대상자가 퇴원 전에 집을 고치는 데 도움이 될 것이다.

전반적인 안전의 필수요건은 지원시스템이다. 적극적으로 참여하는 가족이나 도움을 주는 친구는 추가 간병인의 유용성, 원하는 참여 수준, 그들 자신의 안전판단능력을 사정하는 데 도움을 줄 수 있다. 간호를 제공할 수 있는 사람을 확인하고, 간호제공자가 파트타임인지 24시간 동안 이용 가능한지의 여부를 확인한다. 간병인이 안전한 간호를 제공하기 위해 필요한 교육을 결정한다. 가정간호사가 대상자와 보호자 가정을 방문하여 필요한 교육과 감독을 제공할 수 있도록 가정 건강 의뢰가 필요할 수 있다.

지역사회 간호사는 건물의 복도와 계단에 있는 장애물과 느슨한 카페트를 치움으로써 가정에서의 낙상을 방지하여 노인들이 안전하게 지내도록 도울 수 있다. 지역사회 간호사는 건강박람회와 강의를 통해서 지역사회구성원에게 안전증진에 대해 교육한다. 일부 지역사회에서는 독거노인에게 전화를 하는 서비스를 제공하고, 목걸이를 걸어주어 활동신호 응답을 돕는 서비스를 제공한다. 이러한 자원봉사시스템은 노인이 손상을 입었을 때 신속히 대응하여 도움을 제공할 수 있다.

8. 간호평가

안전증진을 위한 간호중재의 효과는 지역사회의 대상자와 돌봄제공자, 건강관리전문가의 간호 관찰과 피드백을 통해 결정된다. 장기 목표는 실제적이고 잠재적인 환경 위험의 확인, 안전습관의 입증, 손상의 빈도와 심각성 감소, 신체적 결함에 대한 안전 보상전략의 개발이다. 이 목표 진행을 측정하기 위해 대상자와 돌봄제공자에게 "만일~"과 "만일~ 하면 어떻게 하겠는가?"라는 질문을 사용한다. 대상자에게 선택된 안전한 습관(예: 욕조에 들어가고 나가는 이동)의 수행 정도를 평가하고, 질문을 한다. 손상의 유형과 빈도에 대한 자료를 수집한다. 대상자는 제안된 전략을 이용하는가? 전략의 사용에 있어서 잠재적인 장애물은 무엇인가? 대상자가 만족하고 있는가? 전략이 활동을 성취하는데 더 쉽게, 안전하게, 빠르게 만드는가?와 같은 질문으로 보상전략의 효과성을 결정한다. 사고나 낙상, 찰과상, 타박상 또는 다른 외상은 간호사의 분석을 통해 재발을 방지하기 위한 최선의 방법과 원인을 찾아야 한다. 간호사는 대상자의 지속적인 안전을 촉진하기 위한 기본적인 책임이 있으며, 대상자와의 모든 상호작용은 대상자의 안전습관을 증진시키고, 평가할 수 있는 기회가 된다.

간호목표

대상자는 실제적이고 고위험 환경적 위험을 파악하고, 예방전략을 말할 것이다.

간호성과 기준

- 가정에서 대상자는 욕실에 가기 위해 계단을 사용하는 어려움을 말로 표현하고, 난간 설치에 대한 의지를 말로 표현한다.
- 퇴원 전에, 대상자는 낙상 예방을 위해 가정에 장애물을 제거할 계획을 말로 표현한다.

간호목표

대상자는 선택된 환경(가정, 건강관리시설, 직장, 지역사회)에 적합한 안전습관을 설명할 것이다.

간호성과 기준

- 간호사에게 교육받은 후, 즉시 대상자는 화장실을 가려고 할 때마다 간호사 호출장치를 사용한다.
- 대상자는 침대에서 나오거나 의자에 앉을 때 침상 조명, 미끄러지지 않는 슬리퍼, 안경을 사용한다.
- 대상자는 가정안전에 관한 교육을 받은 후 24시간 동안 집을 안전하게 유지하기 위한 개선 사항을 확인한다(카페

트 제거, 복도에 안전 손잡이 설치, 복도와 계단에 더 밝은 조명).

간호목표

대상자는 손상의 빈도와 심각성이 줄어든 것을 경험할 것이다.

간호성과 기준

- 대상자는 입원기간 동안 낙상이나 다른 외상이 없음에 대한 근거로써 안전예방조치를 실천할 것이다.

간호목표

간호사는 작업환경에서의 안전문제를 확인하고 손상을 줄일 것이다.

대상자 간호계획
상해의 위험이 있는 대상자

간호진단

이동성의 변화와 잘못된 판단에 의해 나타나는 감각과 통합적 기능장애와 관련된 상해의 위험

간호목표

대상자는 일상생활활동을 수행할 때 손상을 예방하기 위한 안전습관을 설명할 것이다.

간호성과 기준

- 대상자는 교육 후 화장실을 사용해야 할 때 간호사 호출장치를 사용한다.
- 대상자는 침상 밖이나 의자로 이동할 때 침상 위 조명, 미끄러지지 않는 슬리퍼를 사용한다.
- 대상자는 가정안전에 관한 교육을 받은 후에 24시간 안에 안전한 가정환경을 위한 개선 사항을 확인한다(카페트 제거, 복도에 안전손잡이 설치, 복도와 계단의 조명 개선).

간호중재	이론적 근거
1. 침대는 가장 낮게 위치시킨다.	1. 낮은 위치는 대상자 낙상 시 바닥과 침대의 거리를 최소화한다.
2. 대상자의 손이 닿을 수 있는 곳에 호출기를 두고, 사용법을 설명한다.	2. 호출기는 대상자가 도움을 요청할 수 있게 해 준다.
3. 대상자의 병실에 모든 안전 개선사항을 설명한다: 정리정돈, 욕실로 가는 길을 깨끗하게 제공, 야간조명 사용, 침대와 의자에 브레이크 설치, 호출기 놓기	3. 대상자와 가족이 안전증진 전략을 알고 있다면 더 안심할 수 있을 것이다.
4. 대상자 상태를 자주 점검한다.	4. 대상자는 도움을 요청하지 않고 침대나 의자에서 일어나려고 할 수 있다.
5. 대상자가 불안정하거나 균형을 잡기 어렵다면, 모든 이동 시 안전벨트를 사용한다.	5. 안전벨트를 착용하면 신체 부위에 대한 손상 없이 대상자의 움직임을 통제하고, 모니터링할 수 있다.
6. 대상자의 화장실 사용능력을 평가한다; 적용대상자인 경우, 변기 시트를 올리거나 가로대를 잡는다.	6. 둔근이 약한 대상자는 낮은 변기에서 일어나지 못할 수도 있다. 가로대는 허약한 사람이 천천히 안전하게 움직이는 데 도움이 될 수 있다.
7. 대상자가 큰 거울이 달린 세면대에서 위생을 수행할 수 있도록 돕는다. 대상자가 전체적인 모습을 보도록 격려한다.	7. 거울은 대상자에게 시각적인 활동 강화를 제공한다.
8. 대상자는 보호자와 함께 집의 구조에 대해 논의한다. 안전한 환경을 위한 변경을 제안한다.	8. 대상자와 보호자는 가정에서 대상자 안전을 위한 계획에 참여해야 한다.
9. '혼자 일어나지 않기, 도움을 요청하기' 표시를 벽에 붙인다.	9. 대상자와 가족이 도움 없이 일어나지 않도록 상기시킨다.

간호평가

2017/10/11 13:00 – 여전히 최소한 한 사람의 도움 하에 균형을 잡고, 이동 시 벨트를 착용하여 걷는다. 교육 후에도 혼자 일어나려고 시도했다. 교육을 강화했고, 침상알람이 적용되었다. 퇴원 전에 집에 대한 평가가 예정되어 있다.

– RN 박미영

간호성과 기준

- 의료평가기구에서 제정한 표준은 의료기관에서 매일 강조될 것이고, 대상자를 안전하게 해 줄 것이다.
- 작업환경은 간호사가 대상자를 안전하게 돌보고 손상 없이 대상자를 이동시킬 수 있는 적절한 장비 및 인력 수준을 갖는다.

주요개념

- 안전은 건강관리환경, 가정, 산업장 및 지역사회 내에서 필수적이며, 기본적인 인간의 요구이다.
- 개인적 및 환경적 요소는 안전에 영향을 미친다.
- 낙상, 화재, 화상, 열상, 중독, 질식, 감전, 방사선 손상과 자동차 사고를 포함한 안전의 변화가 발생한다.
- 영아, 노인 및 질병이나 약물로 인해 장애가 있는 대상자는 낙상 위험성이 매우 높다.
- 건강관리환경 내에서 낙상은 흔히 욕실에서 걷거나 질병, 손상 또는 수술 후 조기이상과 관련된다.
- 안전과 건강기능을 증진하기 위한 간호중재는 대상자 교육을 포함하며 건강관리시설, 산업장, 가정 및 지역사회 내에서 안전한 환경을 제공한다.
- 간호사는 부모에게 영아와 아동의 발달 능력과 부모의 간호에 필요한 특별한 안전 예방책에 대하여 교육해야 한다.
- 간호사는 화재 시 대피와 사고보고서 작성하는 것을 포함하여 재난 시 응급 조치에 대해 잘 알고 있어야 한다.
- 간호사는 자신의 손상과 질병을 예방하기 위해 의료기관에서 직면하는 건강과 안전 위험에 대해 잘 알고 있어야 한다.

REFERENCES

American Academy of Pediatrics. (2011a). *Car safety seats: A guide for families in 2011*. Retrieved May 1, 2011, from www.aap.org/healthtopics/carseatsafety. cfm

American Academy of Pediatrics. (2011b). *Technical report: SIDS and other sleep-related infant deaths: Expansion of recommendations for a safe infant sleeping environment*. doi:10.1542/peds.2011-2285

American Academy of Pediatrics. (2014). *Policy statement: School start times for adolescents*. Retrieved from http://pediatrics.aappublications.org/content/134/3/642.full.pdf. doi:10.1542/peds.2014-1697

American Association of Poison Control Centers. (2011). *Out-of-Hospital Patient Management Guidelines*. Available at 1-800-222-1222. Retrieved May 1, 2011, from www.aapcc.org/dnn/default.aspx

American Nurses Association. (2013). *Safe patient handling and mobility: Interprofessional national standards*. Silver Spring, MD: Nursebooks.org.

Centers for Disease Control and Prevention. (2013). *Leading causes of death reports, national and regional, 1999-2013*. Retrieved from http://webappa. cdc.gov/sasweb/ncipc/leadcaus10_us.html

Centers for Disease Control and Prevention. (2014). *About school violence*. Retrieved from http://www.cdc.gov/ViolencePrevention/youthviolence/schoolviolence/index.html

Centers for Medicare and Medicaid Services. (2006). Medicare and Medicaid Programs; hospital conditions of participation: Patients' rights. Final rule. *Federal Register, 71*(236), 71377-71428.

Chapman, S. (2011). Gun control. Australian and US gun deaths compared. *British Medical Journal, 342*, d1005. doi:10.1136/bmj.d1005

Environmental Protection Agency. (2012). *Noise pollution*. Retrieved from http://www.epa.gov/air/noise.html

Food and Drug Administration. (2015). *What are the radiation risks from CT?* Retrieved from http://www.fda.gov/Radiation-Emitting-Products/RadiationEmittingProductsandProcedures/MedicalImaging/MedicalXRays/ucm115329.htm

National Safety Council. (2015). *Safe bicycling*. Retrieved from http://www.nsc.org/NSCDocuments_Advocacy/Fact%20Sheets/Bicycling-Fact-Sheet.doc

Page, A. (Ed.). (2004). *Keeping patients safe*. Washington, DC: National Academies Press.

Parents Central. (2015). *Car seat recommendations for children*. Retrieved from http://www.safercar.gov/parents/Right-Seat-Age-And-Size-Recommendations. htm

Pellfolk, T. J., Gustafson, Y., Bucht, G., & Karlsson, S. (2010). Effects of a restraint minimization program on staff knowledge, attitudes, and practice: A cluster randomized trial. *Journal of the American Geriatric Society, 58*(1), 62?69.

Toy Industry Association, Inc. (2015). *Toy safety*. Retrieved from toyinfo.org

United States Fire Administration. (2014). *Keeping kids safe from fire. Retrieved from* http://www.usfa.fema.gov/prevention/outreach/children.html

United States Fire Administration. (2015a). *About the U.S.* Fire Administration (USFA). Retrieved from http://www.usfa.fema.gov/about

United States Fire Administration. (2015b). *Choosing and using fire extinguishers*. Retrieved from http://www.usfa.fema.gov/prevention/outreach/extinguishers. html

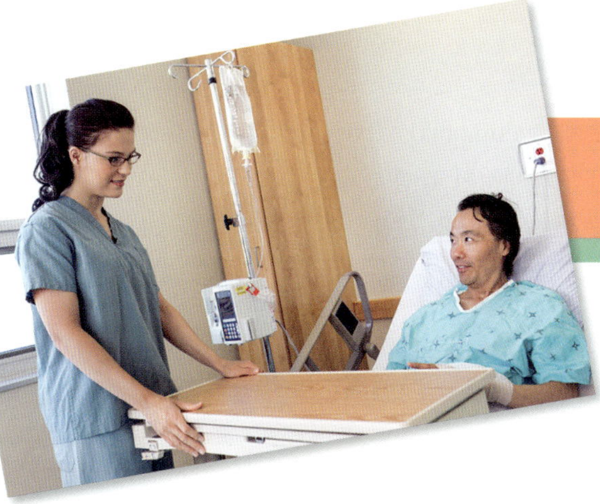

CHAPTER 24

개인위생과 자기돌봄

Hygiene and Self-Care

Marisa Gillaspie Aziz

비판적 사고를 위한 사례

신 간호사는 비뇨기계 수술을 받고 회복 중인 37세의 독신 남성 김 씨를 간호하고 있다. 김 씨는 몇 년 전에 어머니가 돌아가시기 전까지 함께 살았으며, 회계사로 일을 하고 있다. 이번이 김 씨에게 첫 번째 수술이고, 병리학적인 문제가 없음에도 대상자는 자신이 방광암에 걸리지 않았을까 하는 걱정을 하고 있다. 아침 회진 후, 신 간호사가 김 씨에게 씻는 것을 도와주겠다고 말한다. 그러나 김 씨는 씻고 싶지 않고, 혼자 있고 싶다고 한다. 간호사가 사정한 바에 의하면 김 씨의 손톱 밑에 때가 끼어 있고, 정리되어 있지 않으며, 몸에서는 냄새가 나고, 심한 구취를 풍기고 있다. 그리고 침대 위는 매우 지저분하다.

이 장을 학습한 후, 위의 사례를 읽고 다음의 내용에 대하여 비판적 사고를 적용하여 복습한다.

1. 김 씨가 개인위생을 꺼리는 요인을 파악한다.
2. 김 씨를 개인위생 간호에 참여시켜야 한다고 믿는 간호사로서 그 이유에 대해 논의한다.
3. 지저분하고 안 좋은 냄새가 나는 김 씨를 만날 때의 느낌을 생각한다.
4. 김 씨로부터 좀 더 많은 정보를 얻기 전에 미리 몇 가지 결론을 예측한다.
5. 김 씨에게 직접적으로 씻도록 '강요'했을 때 일어나는 긍정적 · 부정적 결과를 예측한다.

주요용어

구강건조증 xerostomia
구취(입냄새) halitosis
귀지 cerumen
배뇨 micturition
비만치료 관련 기구 bariatric equipment
소변기 urinal
연하곤란 dysphagia
위생 hygiene
이기생증 pediculosis
이동용 변기 commode
자기돌봄 self-care
자기수용감각 proprioception
충치 caries
치석 tartar
치은 gingiva
치태 plaque
콘돔 카테터 condom catheter
탈모증 alopecia
판누스 pannus

학습목표

1. 자기돌봄과 개인위생의 중요성에 대해 논의한다.
2. 건강과 질병이 자기돌봄 수행능력에 미치는 영향을 기술한다.
3. 자기돌봄 결핍을 파악하고, 개별적인 자기돌봄계획을 세울 때 중요한 객관적 · 주관적 사정내용을 논의한다.
4. 목욕, 머리 감기, 회음부 간호, 발 간호, 등 마사지, 화장실 이용, 침상 만들기와 같은 기본적인 개인위생 기술을 시범 보인다.
5. 의치, 안경, 콘택트렌즈, 보청기와 같은 보조기구를 포함해서 눈, 귀, 치아에 대한 적절한 간호를 수행한다.
6. 자기돌봄의 4가지 영역에 대해 대상자를 위한 교육내용을 열거한다.

자기돌봄은 타인의 도움 없이 목욕하기, 식사하기, 화장실 이용하기, 옷 입기의 4가지 영역에서 주요한 간호를 수행할 수 있는 능력을 의미한다. 위생은 이러한 자기돌봄활동들과 관련된 건강규칙을 준수하는 것이며, 이러한 활동은 매우 기본적인 것이므로 많은 사람은 이를 당연하게 여긴다. 적절한 자기돌봄과 개인위생을 독립적으로 수행할 수 있는 능력은 개인의 건강상태와 정서적 안녕을 크게 향상시킨다.

간호사는 대상자가 자기돌봄방법을 학습하거나 재학습할 수 있도록 돕는 데 중요한 역할을 할 수 있다. 간호사는 질환 그 자체보다 건강과 질병에 대한 대상자의 반응에 초점을 두기 때문에, 대상자가 독립적 자기돌봄능력을 얻도록 도와주는 것이 간호의 가장 중요한 목표 중의 하나이다. 질병이나 손상으로 자기돌봄 수행능력이 떨어질 때, 간호사는 대상자가 가족구성원이나 돌봄제공자로부터 도움을 받아 수행할 수 있도록 돕거나 대신 수행해 준다. 그러나 주요 초점은 대상자가 가능한 한 자기돌봄을 독립적으로 수행하도록 돕는 것이다.

1. 일상적인 자기돌봄

1) 일상적인 자기돌봄의 특성

위생과 관련된 자기돌봄은 목욕을 하고, 식사를 하고, 화장실을 가고, 정상적으로 몸치장을 하고, 스스로 옷을 입는 능력이다.

(1) 목욕과 위생

피부는 신체로 침투하는 미생물에 대한 1차 방어선이다. 따라서 피부가 손상되지 않게 하고, 건강하게 유지하는 것은 감염을 예방하는 데 중요하다. 심한 발한은 피부에 있는 박테리아와 상호작용하여 신체에서 불쾌한 냄새를 풍기게 하기 때문에, 대상자의 불편감을 증진시키고 박테리아의 성장과 활동을 촉진하여 피부를 약하게 한다. 규칙적인 목욕은 과다한 기름, 발한, 피부 표면에 있는 박테리아를 없애준다. 현재 병원 환경에서는 비누와 물을 사용한 목욕보다는 상업적으로 미리 준비된 물품을 더 많이 이용하고 있다. Climo 등(2013)의 연구에서 클로르헥시딘에 적신 수건으로 매일 목욕하는 것은 다중약제저항 미생물의 접촉위험과 병원성 혈류감염의 발생을 유의하게 감소시킬 수 있다고 보고하였다(Climo et al., 2013). 또 다른 연구에서는 인공호흡기와 관련된 폐렴(ventilator associated pneumonia), 요로감염과 같은 특정 감염률뿐만 아니라 세계적인 감염률이 중환자실에서 물과 비누 대신에 클로르헥시딘을 사용하여 목욕하였을 때 감소한다는 것을 나타내고 있다(Martinez-Resendez et al., 2014).

> **SAFETY ALERT**
> 무균상태를 유지하기 위해 항상 깨끗한 부위에서 더러운 부위 쪽으로 씻는다.

또한 목욕은 마찰을 통해 순환을 촉진하고, 목욕하는 동안 사지를 움직임으로써 근육 긴장도와 관절의 움직임을 유지하도록 도와준다. 이뿐만 아니라 몸을 이완시키고, 편안하게 해 준다. 따뜻한 목욕은 피부 표면 근처에 있는 혈관을 이완시켜 순환을 증가시키고, 피부의 혈액순환을 촉진한다.

목욕은 손상된 부위, 타박상, 발진 혹은 다른 이상징후를 확인함으로써 대상자의 신체 상태를 사정하는 데 도움이 된다. 또한 대상자와 간호사 간의 대화와 상호작용을 촉진하고, 신뢰형성과 만족스러운 관계형성을 통해 심리사회적 안녕을 증진시킬 수 있다.

① 발과 발톱간호

건강한 발은 사람들이 서고 걷는 데 중요하고, 대부분의 사람들은 샤워나 목욕을 할 때 발도 함께 씻는다. 발톱은 필요할 때마다 정리해야 한다. 발에는 여러 작은 뼈와 인대, 근육이 있기 때문에 발 건강을 위해서는 편안하고 발에 맞는 신발이 필수적이다. 신발은 발의 크기와 형태에 맞아야 하고, 발톱이 신발에 마찰되어 피부손상이 생기거나 발톱이 살로 파고들지 않도록 넉넉해야 한다. 대부분의 사람들은 문제가 생길 때까지는 발에 대해 신경을 쓰지 않지만, 발은 피부자극에 민감하기 때문에 손상이 일어나기 쉽다. 살로 파고드는 발톱, 발에 잘 맞지 않는 신발, 부은 발, 티눈, 찰과상과 같이 눈에 보이는 가벼운 문제가 기동성을 위협할 수 있다.

대상자의 전반적 건강상태와 습관은 발톱에도 영향을 미친다. 부적절한 식생활이나 열은 발톱을 무르게 하고, 잘 부서지게 한다. 물과 강한 비누 또는 용액은 발톱을 건조하게 하며, 발톱 가장자리 주변의 큐티클(cuticle)이 찢어지면 감염의 원인으로 작용한다. 또한 발톱 밑이 더러우면 염증을 일으킬 수 있다. 매일 발톱 아랫부분을 깨끗이 정리해 주어야 한다. 발톱은 자르기보다는 줄로 다듬어야 한다. 회복기에 있는 대상자는 스스로 자신의 발톱을 정리할 수 있을 것이다.

② 모발간호

머리 감기는 모발과 두피에 있는 오염물 및 기름기를 제거해 주고, 두피의 순환을 증가시켜준다. 대부분의 사람은 머리를 감으면 이완된다. 깨끗한 모발은 대상자로 하여금 자신의 외모에 좋은 느낌을 갖게 하고, '자아가치감'을 향상시킨다. 매일 머리를 빗으면 모간에 기름을 골고루 분포시키고, 두피를 마사지해 줄 수 있으므로 모발을 건강하게 유지하는 데 도움이 된다. 모발을 산뜻하게 치장하는 것 역시 좋은 자아상의 정립에 도움이 된다.

③ 구강간호

치아와 치은에 대한 적절한 간호는 치은의 손상과 치아의 소실을 막을 수 있다. 충치는 치아에 형성되어 딱딱하게 변하는 물질인 치태(plaque)의 침전에 의해 초래되는데, 치태는 주로 박테리아와 타액으로 구성되어 있다. 치태에서 나온 박테리아 효소는 음식물 내의 탄수화물 및 효소의 유기산과 혼합되어 애나멜을 파괴한다. 그러므로 음식과 치태가 오랫동안 치아에 남아 있는 경우, 충치가 더 자주 생긴다. 치태가 치아에 남아 있으면 치석으로 변하여 단단해진다. 치석은 단순히 양치질로 제거할 수 없고, 전문가가 치과 도구로 긁어내야 한다.

소량의 불소는 치아가 형성되는 동안 치아를 강하게 하고, 충치를 예방할 수 있다. 대부분의 수분-치료 체계에 첨가되는 불소의 적절한 농도는 1ppm(Part Per Million)이다. 간혹 14세 이하의 아동에게 불소를 어떻게 적절히 보충해 줄 수 있을지 궁금해하는 경우가 있는데, 치아에 불소를 국소적으로 적용하는 방법과 불소가 들어 있는 치약을 이용하는 방법이 충치를 감소시키는 것으로 알려져 있다. 불소가 함유된 치약을 사용하여 하루에 2번 칫솔질을 하는 것은 모든 연령대의 충치 발생 위험을 감소시키기 위해 추천된다(CDC, 2001).

건강한 치은은 치아를 지지해 주기 때문에 중요하다. 치은은 치아를 지지하는 뼈를 덮고 있는 구강점막과 치아주변의 소켓(sockets)을 형성하는 치조골(alveolar bone), 치아와 뼈를 연결하는 치주인대(periodontal ligament)로 이루어져 있다. 이 조직의 염증은 치은염(gingivitis)이나 치주염(periodontitis)이라고 하는데, 박테리아, 치태, 치석, 음식물 매복에 의해 일어날 수 있다. 기계적 · 화학적 혹은 국소적 자극은 구강 점막의 염증을 일으킨다.

적절한 구강위생으로는 매일 양치질하기, 치실 사용하기(flossing), 치아 헹구기(rinsing), 의치나 그 밖의 기구에 대한 간호가 있다.

정기적인 치아검진은 치아와 잇몸의 건강을 보장한다. 일부 병원성 폐렴이 구강의 박테리아 집락화(bacterial colonization)와 관련이 있다고 예측되어 왔는데, 특히 기계적 환기를 요하는 대상자에게서 발생하였다. 미국 질병관리본부(CDC, 2004)는 건강관리와 관련된 폐렴 발생의 위험이 가장 높은 대상자에게 구강인두 청결과 오염물 제거(decontamination)를 위한 포괄적인 프로그램을 권장하고 있다. 구강간호를 위한 최적의 횟수는 확인되지 않았다(Coffin et al., 2008).

④ 눈, 귀, 코간호

정상적인 상태에서는 누액이 눈을 계속해서 씻어주고, 눈에 들어오는 이물질을 안검과 속눈썹이 막아주기 때문에 특별한 간호가 필요하지 않았다. 그러나 안경, 콘택트렌즈 또는 인공보철물을 착용하는 대상자, 기타 시각 문제가 있는 대상자, 눈에 약물을 넣는 대상자에게는 특수 간호가 필요하다.

귀는 목욕할 때 외이를 청결히 씻는 것 외에는 특별한 주의가 필요하지 않으나, 보청기를 착용하는 대상자에게는 특수 간호가 필요할 수 있다. 귀지가 과다하게 축적되어 있는 대상자의 경우 주의해서 귀지를 제거해야 하는데, 면봉은 귀지를 오히려 이관(ear canal)으로 더 깊숙이 들어가게 할 수 있으므로 내이에 사용하면 안 된다.

콧구멍은 양쪽을 모두 개방시킨 후 부드럽게 풀어서 깨끗이 할 수 있다. 한쪽 코를 막고 풀면 이물질이 유스타키오관으로 들어가거나, 이관에 다른 손상을 미칠 수 있다.

(2) 식사하기

스스로 식사를 할 수 있는 능력은 독립성의 관점에서 가장 중요한 자기돌봄일 것이다. 음식을 선택하고, 스스로 먹을 수 있는 독립성은 부분적 독립성일지라도 모든 연령의 사람에게 자아개념을 강화하고, 스스로 대단히 만족스러움을 느끼게 할 수 있다. 식사하기에는 다음의 활동이 필요하다.

- 음식을 선택하고 먹고자 하는 욕구
- 음식을 접시에서 구강으로 이동시키기 위한 에너지와

근육의 조화
- 씹고 삼킬 수 있는 능력

(3) 화장실 가기

정상적인 화장실 사용은 배뇨·배변하고자 하는 느낌, 화장실, 이동용 변기(commode) 또는 침상변기로 이동하기, 다시 옷 입기, 배뇨와 배변하기, 회음부와 항문 부위를 효과적으로 씻는 것까지 포함된다. 이러한 활동은 대부분 독립적으로 수행할 수 있지만 손상, 급성 질병 또는 만성적인 쇠약 시에는 도움이 필요하다. 입원한 대상자는 화장실 이용을 도와주거나 일정 간격으로 좌변기 또는 변기를 제공해 주는 도움이 필요하기도 하다.

화장실 이용은 정신상태의 변화, 인지장애, 도움 없이 일어서지 못하는 기동성 장애, 배변 변화와 같은 요인들 때문에 다양한 간호상황에서 일어나는 낙상과 관련이 있다(Willian, Ceekendi, & Thomas, 2014). Tzeng(2010)은 의료기관에서 발생하는 낙상의 42% 이상이 화장실 이용과 관련되어 있다고 보고하였다. 주로 침상에서 일어나서 화장실로 갈 때, 화장실이나 이동용 변기에서 미끄러지는 것 또는 남자 소변기를 사용하기 위해 일어서는 상황에서였다. 입원하고 있는 상황에서의 낙상을 보고한 또 다른 연구에서는 고위험 낙상의 35%의 대상자가 화장실에 들어가거나 화장실로 갈 때 발생하며, 고위험 낙상의 9%가 이동용 변기 사용과 관련 있다고 보고하였다(Williams et al., 2014).

(4) 옷 입기와 몸치장

스스로 옷을 입는 것은 장이나 서랍에서 옷을 꺼내고, 입고, 지퍼와 단추 등을 채울 수 있는 것, 양말과 신을 신는 것 등을 말한다. 일상적인 몸치장 패턴은 매일 머리를 빗는 것도 포함된다. 문화적 기호나 개인적 기호에 따라 어떤 여성은 몸치장의 중요한 일부로 화장을 하고, 팔과 다리의 털을 깎기도 한다. 남성의 경우, 면도는 그들의 신체적 외모와 자아상에 대단히 중요할 수 있다. 개인의 선호와 수염의 양에 따라 얼마나 자주 면도가 필요한지를 정하게 한다. 턱수염이나 구레나룻이 있는 남성은 주기적으로 정리하고, 수염에 묻은 음식 부스러기를 제거할 필요가 있다.

2) 생애주기에 따른 고려사항

(1) 신생아와 영아

신생아는 수유나 기저귀 교환이 필요할 때, 다른 사람이 알 수 있도록 울음을 터뜨리는 방법으로 자기돌봄에 참여한다. 이렇게 해서 부모나 보호자는 모유나 우유를 주며, 목욕, 옷 입기, 몸치장을 해 준다. 신생아는 우유를 소화시킬 수 있도록 빨기반사(sucking reflex), 포유반사(rooting reflex), 연하반사(swallowing reflex)를 가지고 태어난다. 신생아가 우는 것은 배고픔을 의미하고, 잠이 드는 것은 편안하다는 것을 나타낸다. 영아는 3~4개월이 되면 눈과 손의 조정능력이 발달하기 시작하고, 5~6개월에는 대부분의 아동이 음식조각을 잡고 먹을 수 있다. 약 7~9개월에는 대운동기능이 발달하기 때문에 아동은 숟가락을 잡거나, 도움을 받아 컵으로 물을 마실 수도 있다. 9~12개월의 아동은 대개 손가락으로 집을 수 있는 음식(finger food)을 스스로 먹고, 병을 잡고 물을 마시며, 컵에서 물을 약간 흘리면서 마실 수 있고, 음식을 흘리기는 하지만 숟가락을 이용해 스스로 먹을 수 있다.

영아는 화장실에 가는 것을 보호자에게 전적으로 의존한다. 배뇨는 하루에 20번 정도 하며, 부드러운 액체성의 배변이 빈번할 수 있다. 잦은 기저귀 교환, 피부 세척, 발진이나 피부 벗겨짐이 있을 경우, 산화방지 크림의 사용은 피부를 깨끗하고 건조하게 하여 피부통합성을 유지하도록 도와준다(Oklahoma State Department of Health, 2014). 피부보호 연고는 기저귀 교환 중에는 제거되지 않고, 더러워진 연고를 닦아냄으로써 가능한 한 피부를 손상 없이 유지하게 한다. 피부보호 연고가 없는 부위에는 연고를 다시 발라준다(Hockenberry & Wilson, 2011).

기저귀 교환은 초기 영아에서 상대적으로 더 쉽고, 아이가 활동적이 되면서 조금 더 어려워진다.

> **SAFETY ALERT**
> 기저귀를 교환하는 동안 굴러 떨어질 수 있는 영아를 그대로 둔 채 자리를 떠나서는 결코 안 된다.

(2) 유아와 학령전기 아동

이 단계에서 식사하고, 화장실 가는 것 등의 자기돌봄 능력이 상당히 증가한다. 대운동발달이 증가하면서, 유아와 학령전기 아동은 자신의 환경에 좀 더 익숙해진다. 유아의 식이패턴은 변덕스럽기는 하지만 대개는 컵에 담긴 물을 약간 흘리면서 마실 수 있고, 숟가락을 사용할 수 있다. 이 시기의 아동에게는 먹기 쉬운 작은 음식조각이 적합하다.

대부분 아동은 2~3세 정도에 낮 동안 대소변을 조절할 수 있고, 4세가 되면 밤 동안에 소변을 가릴 수 있다. 그러나 일부 아동은 6~8세까지 밤에 소변을 조절하지 못하는 경우가 있는데, 이때는 간호중재가 필요하다(Hockenberry & Wilson, 2011).

학령전기 아동은 약간의 도움을 받으면서 목욕과 몸치장의 대부분을 다 할 수 있다. 그러나 4세 미만의 아동은 화장실 가는 것과 손씻기, 옷 입고 벗기, 휴지로 닦기 등에서 도움이 필요하다.

질병이나 스트레스를 받는 아동은 화장실 사용과 식이습관에서 퇴행을 보이기도 한다. 대소변을 가리는 아동이 밤새 옷이나 요에 소변을 보기도 한다. 스스로 밥을 먹을 수 있는 아동이 우유병에 우유를 넣어 마시기를 원할 수 있다.

퇴행(regression)은 특히 유아와 학령전기 아동에게 흔한 대처기전(coping mechanism)이다. 스트레스 기간 동안, 아동은 가장 최근에 학습된 행동에서 좀 더 편하고 만족스러운 초기의 행동으로 돌아가려 한다. '타임아웃(time-out)' 행동은 아동의 퇴행을 없애며, 에너지를 보존하고, 조절력을 다시 얻을 수 있도록 해 준다. 퇴행은 정상적인 반응이며, 간호제공자는 이를 이해하고 허용해야 한다.

(3) 학령기 아동과 청소년기

자기돌봄이 독립적인 학령기 아동과 청소년기에도 일부는 목욕, 양치질, 옷을 제대로 갈아입는 것을 재상기시킬 필요가 있다(그림 24-1). 음식을 건강하게 먹고, 적절한 식사방법에 대한 지도와 격려가 필요하다. 아동에서 청소년이 되어갈 때는 신체가 성숙해지고, 생리적 변화가 시작됨에 따라 자기돌봄활동이 좀 더 중요해진다.

청소년기 동안에 호르몬의 변화로 액와모와 치모의 성장이 자극된다. 소년은 얼굴에 털이 나고, 면도를 하기 시작한다. 피지선이 더 활발해지고, 피부에 과다한 기름이 생성된다. 많은 청소년이 가벼운 피부문제로 고민하고, 여드름이 나기도 하는데, 이는 청소년의 자아상에 문제를 유발할 수 있다. 한선이 완전히 발달하고 기능하므로, 탈취제(deodorant)나 발한억제제(antiperspirant)가 필요할 수 있다. 매일 목욕하고 머리를 감는 것이 냄새를 억제하는 데 중요하다.

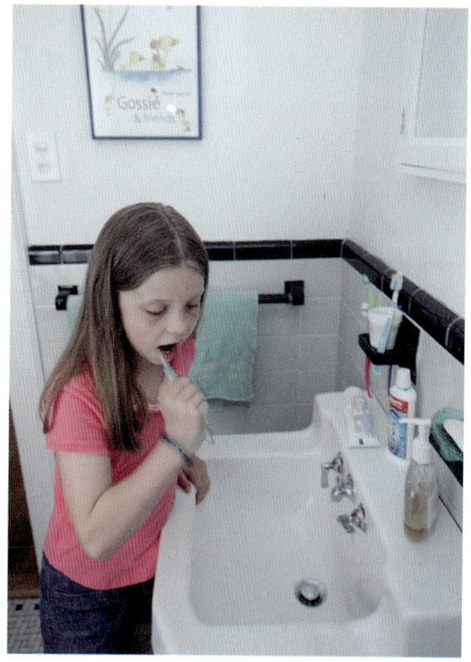

그림 24-1 올바른 칫솔질은 충치를 예방한다.

이러한 생리적 변화와 함께 청소년은 극도의 심리적 · 정서적 변화를 겪는다. 청소년기는 자신의 정체성이 발달하기 시작하면서 자기발견(self-discovery)과 독립성이 싹트는 시기이다. 또한 이성에게 매력적으로 보이는 것에 관심을 가진다. 청소년은 타인과 어울리기를 원하기 때문에 또래의 행동이 이들의 옷 입기와 몸치장에 강한 영향을 미친다. 잡지광고와 미디어에 등장하는 인물 역시 청소년에게 영향을 미칠 수 있으며 유명인의 헤어스타일, 메이크업, 패션을 따라 한다.

(4) 성인과 노인

청년과 중년은 대부분 자기돌봄을 독립적으로 수행할 수 있다. 이 단계의 사람들은 자신의 외모와 건강을 강화하는 자기돌봄기술을 만들어가지만, 일과 가족부양 등의 바쁜 생활습관으로 인해 자기돌봄과 건강유지를 위한 시간이 거의 없다.

노인의 경우, 자기돌봄에서 특별한 문제가 초래된다. 피부가 건조해지고, 탄력성이 떨어지며, 회복력이 느리다. 손과 발의 피부에 갈색기미(liver spots)가 생긴다. 모발이 가늘어지고, 천천히 자라며, 점점 빠진다. 모발 색깔이 변화하기도 한다. 치아는 치주질환이나 충치로 인해 점차 악화되고, 많은 노인이 의치를 착용하게 된다. 구강점막은 타액 생성이 감소함에 따라 더 건조해지는 경향이 있는데, 이를 구강건조증이라 한다. 이는 이뇨제, 항우울제 사용, 자가면역질환, 암치료 관련 독성과 관련이 있다(Cotrim, Zheng, & Baun, 2013). 노인의 발은 특별한 주의가 필요한데, 이는 말초혈류의 감소와 관련이 있기 때문이다. 혈액순환이 좋지 못한 발은 감염과 피부손상, 특히 외상에 대해 좀 더 취약하다. 일부 노인은 움직임이나 시력장애로 인해 자신의 발을 관리하는 데 어려움이 있다.

노인은 보청기, 안경, 의치, 콘택트렌즈, 인공안구(artificial eyes)와 같은 장비에 대한 간호가 필요하다. 혈액순환과 근육유연성의 감소로 민첩성이 떨어지고, 일을 완수하는 데 걸리는 시간이 늘어나게 된다. 노인은 일반적으로 인지능력 감소와 감각변화 때문에 손상의 위험이 더 크고, 이 연령집단에서는 자기돌봄에 영향을 미치는 만성질환이 있는 대상자가 가장 많다.

3) 문화적 고려사항

개인은 대개 가족 및 지역사회로부터 일상적인 자기돌봄활동을 학습한다. 가족, 친구, 지역사회 내 동료들의 활동패턴에 따라서 목욕, 양치질, 옷을 갈아입는 횟수, 식이습관 등을 형성한다. 이러한 기호는 개인별 문화에 따라 매우 다양하다. 예를 들어, 어떤 문화권에서는 매일 목욕을 하지 않거나 탈취제를 사용하지 않으면 깨끗하지 않다고 느낀다. 그러나 또 다른 지역의 사람들은 일주일에 한 번 목욕하는 것을 정상적인 것으로 생각하며, 자연스러운 신체 냄새를 감출 필요가 없다고 느낀다. 목욕하는 동안 프라이버시를 지키는 것에 대해 대단히 민감한 사람이 있는 반면, 공동 목욕탕을 이용하는 사람도 있다. 이밖에도 성별이 다른 사람이 개인위생 서비스나 간호를 제공하는 것을 금지하는 문화나 종교도 있다. 특히, 남성이 여성을 위해 이러한 간호를 제공하는 것은 금한다. 또한 자기돌봄 습관과 관련된 가족의 관습과 개인의 기호에도 상당한 차이가 있다.

2. 자기돌봄에 영향을 미치는 요인

자기돌봄이 단순해 보이고, 생활하는 동안 일상적으로 이루어지기 때문에 많은 사람들이 자기돌봄을 당연한 것으로 여긴다. 그러나 이러한 일상생활활동을 수행하는 데는 많은 요인이 영향을 미친다.

자기돌봄은 적절한 신경근의 기능, 근육강도, 움직임, 미세운동 조절, 적절한 에너지, 감각능력이 필요하다. 인지기능, 동기부여나 정신상태 등의 심리적 기능, 가치관이나 문화적 관습 등의 사회문화적 요인 또한 자기돌봄 활동에 영향을 미친다.

1) 환경

가난과 빈곤한 생활환경에서 비롯된 자기돌봄을 위한 시설이나 적절한 자원으로의 접근 부족은 사람들의 자기돌봄능력에 영향을 미칠 수 있다. 노숙자, 이민 노동자, 시골의 빈곤층은 적당한 목욕시설이나 급수(running water) 이용이 제한될 것이며, 이는 목욕이나 세탁 등에 영향을 미치게 된다. 빈곤은 영양가 있는 음식을 구매할 수 있는 비용, 적절한 식단을 구성하는 충분한 음식, 영양가 있는 식사를 준비할 수 있는 적절한 요리시설에 대한 접근성 등에 영향을 미친다.

휠체어를 타는 사람은 휠체어로 접근 가능한 시설을 찾는 데 어려움을 겪는다. 욕실은 휠체어가 드나들 수 있어야 하고, 개수대도 휠체어로 생활하는 사람에게 적합한 높이에 위치해야 한다. 대상자가 자기돌봄을 수행하게 하는 데는 집안 환경의 변화도 필수적이다. 움직임에 제한이 있는 장애인이 공공시설에 자유롭게 접근할 수 있게 하는 법령이 제정되기도 하였다.

2) 동기부여

동기부여는 자기돌봄의 독립성을 성취하는 데 있어 매우 중요한 요인이다. 신체적으로는 자기돌봄능력이 있는 사람이더라도, 자기돌봄을 수행하도록 동기부여가 되어야 하고 자기돌봄이 중요하다고 믿어야 한다. 긍정적인 자아상을 가지고, 스스로가 돌봄과 관심을 받을 만한 충분한 가치가 있다고 인식하는 사람이 자기돌봄에 참여하려는 의지가 강하다.

간호사나 돌봄제공자(caregiver)는 가능한 한 자기돌봄에서 독립적일 수 있도록 대상자를 가치 있게 여기고, 지지해야 한다. 그러나 실제로 독립적으로 수행할 수 있는 사람들을 '위해서' 무엇인가를 대신하지 않도록 해야 한다. 간호제공자가 시간과 노력을 절약하기 위해 업무를 대신해 줄 수 있으나, 대상자가 최대한 독립적으로 업무를 수행하는 것이 독립성과 자심감을 얻게 하고 자기개념(self-concept)을 강화할 수 있게 한다.

3) 정신건강

정신건강 문제는 자기돌봄 결핍을 유발할 수 있다. 신경증(psychosis)이나 조현병(schizophrenia) 때문에 현실을 인식할 수 없는 사람은 이로 인해 개인위생에 주의를 기울이지 않게 된다. 이러한 진단을 받은 대상자는 주의가 매우 산만하고, 주의집중하는 시간이 짧다. 또한 먹기, 몸치장, 화장실 이용과 같은 기본 욕구를 해결하는 데 어려움이 있다. 심각한 기능부전의 징후로는 대중 앞에서 옷을 부적절하게 입거나, 옷을 입지 않는 것 또는 독약이 들어 있을까 무서워서 먹기를 거부하는 것 등이 있다.

우울한 사람은 스스로를 돌보는 것에 대한 관심이나 에너지가 결핍되어 있고, 몸치장을 잘 하지 않으며, 영양공급이 불량하고, 변비가 있을 수 있다. 몸치장을 잘 못하는 것은 우울한 느낌을 더 악화시킬 수 있으며, 노인의 우울은 자기돌봄 문제를 더욱 심각하게 만들 수 있다.

4) 인지능력

인지능력과 감각능력이 정상인 사람은 대개 자기돌봄을 수행하려고 한다. 인지능력이 제한되었거나 손상된 사람은 자기돌봄의 필요성을 인식하지 못하고, 적절한 방법을 모르거나 무엇을 안전하고 독립적으로 수행할 수 있는지를 사정하는 데도 어려움이 있다.

손상이나 질병으로 인해 의식수준이 떨어져 있거나, 혼돈 상태에 있는 대상자에게 필요한 도움의 정도를 확인하기 위해서는 주의 깊은 사정이 필요하다. 이러한 대상자는 먹고, 옷 입고, 목욕하고, 화장실을 이용할 수 있는 신체적인 능력이 있더라도 언제 이러한 활동을 하고, 어떻게 안전하게 수행할 수 있는지를 충분히 알지 못한다. 능력이 약간 제한된 대상자에게는 자기돌봄의 필요성을 상기시킬 필요가 있고, 두부외상 등으로 인해 심각한 장애가 있는 사람은 자기돌봄을 위해 타인이나 기계적 도움에 많이 의존한다. 인지결손이 있는 대상자는 어떤 자기돌봄기술을 수행할 수 있고 혹은 도움을 받으면 수행 가능한 것을 학습할 수 있는지 확인하기 위해 종종 작업치료사에 의해 제공되는 주의 깊은 사정이 개별적으로 이루어질 필요가 있다.

5) 에너지

근육의 움직임을 위해 세포 수준에서 에너지가 이용 가능해야 한다. 급·만성 질병이나 손상은 에너지 수준의 감소로

건강관리팀과의 협력
작업치료 협진

3일 전 우측 뇌졸중(CVA)으로 진단받은 76세 손 씨는 재활병동에 입원하였다. 담당 주치의는 손 씨의 일상생활활동(ADLs) 수행능력 정도를 사정하기 위해 작업치료(occupational therapy)를 의뢰하였다.

Situation(상황): "손 씨는 작업치료(OT)에 연계되었어요. 손 씨는 오늘 아침에 재활병동으로 전동되었고, 5일 안에 퇴원할 것으로 예상돼요."

Background(배경): 손 씨는 10월 4일 오른쪽 허혈성 뇌졸중을 겪었으며, 활력징후와 신경계 상태는 안정되었으나 신체의 좌측이 약해졌고, 병원 침상에서 스스로 일어나려고 시도하는 장면을 두 번 보았다. 손 씨는 자녀가 있지만 이 근처에 거주하지 않는다. 손 씨는 집으로 돌아가서 독립적인 생활을 하기로 결정했다.

Assessment(사정): 손 씨는 충동적이고 자신의 능력을 과신하는 것처럼 보인다. 그의 장애로 인해 독립적인 개인위생, 주변정리, 화장실 이용은 제한될 수 있다. 그리고 손 씨에게 도움을 줄 수 있는 가족은 아무도 없다.

Recommendation(권고): 사정 결과를 파악하고, 작업치료사의 권고사항을 손 씨의 치료계획에 포함시킬 수 있다. 만약 내일 아침 작업치료가 제공된다면 간호보조인력에게 알린다.

비판적 사고를 위한 과제

- 재활병동에서 다양한 분야(의료, 간호, 작업치료, 물리치료, 호흡치료, 언어치료, 사회복지)에 종사하는 건강관리자가 대상자의 기능적 능력을 향상시키기 위한 개별적인 계획수립 시 함께 일한다. 다학제 간 의사소통이 얼마나 중요한지를 반영한다.
- SBAR과 같은 도구가 회진과 회의 시 다학제 간 의사소통에 도움이 되는가?
- 재활병동에서 건강관리팀이나 가족구성원과의 의사소통 시 간호사의 역할은 무엇인가? 내·외과에 근무하는 간호사의 역할과 차이가 있는가?

인해 자기돌봄의 독립성을 위협할 수 있다. 호흡기계나 심장 기능의 손상은 자기돌봄에 참여할 수 있는 능력을 제한하면서 세포에 충분한 산소를 제공하는 신체능력을 감소시켜 피로를 유발할 수 있다. 불균형 식이, 감염, 위장기능 손상, 수분과 전해질의 불균형, 약물에 대한 반응으로 인해 에너지 감소와 약화가 초래될 수 있다.

6) 급성 질병과 수술

수술을 받았거나 급성 질병에 걸린 사람은 대개 자기돌봄의 도움이 필요하다. 필요한 도움의 정도는 질병이나 수술, 대상자의 전반적 건강상태, 사회문화적 기대에 따라서 다르다. 진통제, 수분과 전해질의 불균형, 저산소혈증은 졸림(drowsiness)과 혼돈(confusion)을 초래할 수 있다. 오심과 구토는 전반적인 불쾌감과 함께 동반되며, 자기돌봄 수행동기를 감소시킨다. 수술 후에는 마취, 저혈량증, 헤마토크릿 수치 감소, 무기폐로 인해 초래된 세포 내 산화 감소로 인하여 쇠약해질 수 있다. 통증과 함께 초래되는 허약감 역시 자기돌봄을 방해할 수 있다. 석고붕대, 부목(splints), 정맥관, 절개, 도뇨관, 비위관, 수술 배액관, 불안 또한 움직임을 제한하고, 자기돌봄 활동 수행능력을 방해한다.

7) 통증

대상자가 너무 심한 통증을 경험하는 경우, 움직이려는 의도나 움직일 수 있는 능력이 현저하게 줄기 때문에 스스로 자기돌봄을 할 수 없다. 통증경감을 위해 제공되는 대부분의 진통제 역시 졸림과 가벼운 두통을 유발하여 대상자가 낙상 위험에 처할 수 있다. 그러므로 간호사는 이와 같은 약물을 복용하는 대상자가 자기돌봄활동을 하는 동안 낙상하지 않도록 세심하게 관찰해야 한다. 목욕과 체위변경을 통해 통증을 일부 완화시킬 수 있다. 대상자는 자신이 목욕을 하거나 타인으로부터 목욕간호를 받을 때 이완을 느끼고, 통증으로부터 관심이 분산될 수 있다.

8) 신경근 기능

음식을 삼키고, 화장실을 가거나, 옷을 입는 것과 같은 자기돌봄 활동은 신경근육계가 원활하게 기능해야 할 수 있다. 이러한 일을 하기 위해 중추신경계와 말초신경계는 필요한 미세운동과 대운동을 조정하도록 근섬유로 신호를 보낸다. 이때 정상적인 근육강도와 정상적인 수축, 이완 역시 필요하다.

미세운동 조절은 작고, 정확한 손의 움직임을 수행하게 한다. 미세운동 조절에는 음식 자르기, 우유팩 열기, 셔츠단추 잠그기, 화장하기, 화장실 사용 후 뒷처리하기 등과 같이 활동 시 사용되는 근육조정(coordination)이 있다. 대운동활동은 욕조에 들어갔다 나오기, 걸어가거나 운전하기, 식료품을 집으로 운반하기, 화장실 사용하기 등에 필요한 큰 근육의 움직임을 조정한다. 이와 같은 큰 움직임을 조정하기 위해서는 신체선열, 신체공간의 위치 인지(자기수용감각), 균형감이 필요하다.

뇌졸중, 척수손상, 일부 신경계 장애(파킨슨병, 뇌성마비, 근무력증, 근위축)와 같은 상태로 인한 영구적인 신경근 손상은 독립적인 자기돌봄에 대한 심각한 위협을 초래한다. 이러한 질병상태는 근육 쇠약, 근위축, 조정력 결핍, 경직(spasticity), 부분마비나 전신마비, 걷기, 말하기, 먹기, 사지 이용 등을 불가능하게 하는 관절경축(contractures)을 유발한다. 그러나 이러한 상태에 있는 많은 사람이 보조장비를 이용하거나, 나름대로의 창의적인 적응을 통해 높은 수준의 자기돌봄을 독립적으로 수행한다.

9) 감각 결손

수술이나 손상, 감염으로 인한 감각운동 결손으로 고통받는 사람들은 자기돌봄을 위한 도움이 필요하다. 시각을 잃은 사람들 중 일부는 먹을 때나, 화장실에 갈 때 도움이 필요할 수 있다. 만약 시각이 손상된 지 오래되었거나 영구적이라면, 대상자는 환경에 대한 적응을 통해 보상하는 방법을 학습한다. 예를 들어, 선반에 음식과 그릇을 정해진 자리에 놓음으로써 시각손상 대상자가 조금 더 쉽게 독립적으로 먹을 수 있게 한다. 사람들이 물건과 충돌하거나 욕실로 가는 길에 낙상하지 않도록 가구를 재배열할 수도 있다.

청각손상 대상자는 지시사항이나 구두로 말하는 단서를 들을 수 없기 때문에 자기돌봄활동을 수행하는 데 어려움을 겪는다. 다른 방법으로 단서를 제공하고, 적절한 지침을 통해 의사소통함으로써 자기돌봄을 독립적으로 수행할 수 있게 도울 수 있다.

3. 자기돌봄능력의 변화

간호사는 지역사회나 급성기 간호현장에서 자기돌봄을 할 수 없는 대상자를 간호하게 된다. 자기돌봄 문제는 단기적이고 단순한 것에서부터 장기적이고 복잡한 것까지 다양하다.

1) 자기돌봄 변화의 징후

(1) 위생불량과 몸치장

신체검진을 통해 위생불량과 몸치장 및 자기돌봄에 대한 문제의 단서를 알 수 있다. 시진을 통해 피부가 더럽고, 건조하며, 껍질이 벗겨지거나, 발진 혹은 박리된 부위를 발견할 수 있다. 모발은 기름이 흐르고, 머리를 안 감거나 빗지 않을 수 있으며, 손톱이 더럽고, 깨져 있을 수 있다. 복장이 더럽고, 찢어졌거나, 날씨나 상황에 부적절할 수 있다. 입냄새(구취)가 나며, 몸에서 불쾌한 냄새가 나기도 한다. 더러운 옷에 묻어 있는 소변이나 대변 냄새는 화장실을 사용하는 것에 어려움이 있음을 나타낼 수 있다.

(2) 자기돌봄활동 수행불능

자기돌봄활동에 필요한 대운동과 미세운동 조정을 할 수 없는 것은 독립적인 자기돌봄활동 수행능력이 손상된 것을 의미한다. 화장실을 이용하거나 목욕하고, 옷을 입고 먹을 수 있는 능력은 대운동기술에 의한 것이며, 옷을 잠그고, 화장을 하며, 음식 용기를 열고, 음식을 자를 수 있는 능력은 미세운동기술을 나타내는 것이다. 대상자는 심한 피로나 비정상적인 징후 없이 자기돌봄활동을 수행할 수 있어야 한다.

(3) 자기돌봄수행을 주저하는 것

대상자가 말하는 것에 귀를 기울임으로써 자기돌봄의 중요한 단서를 얻을 수 있다. 대상자가 자기돌봄활동을 수행하는 것을 꺼려하거나 수행하는 것에 두려움을 표현한다면, 이는 대개 결손이 있음을 의미한다. 대상자는 우울, 인지손상, 의존적 성격으로 인해 꺼려할 수 있으며, 어떤 사람들은 너무 피로해서 그럴 수도 있고, 통증이 너무 심하거나 성공적으로 활동을 수행하지 못할 것에 대한 두려움으로 인해 주저할 수도 있다. 또한 그들의 가치체계가 전통적인 몸치장 활동의 중요성을 강조하지 않기 때문에 자기돌봄에 대한 관심이 부족할 수 있다.

이 장의 도입 부분에 제시된 사례에서 기술된 대상자를 회상하고, 개념지도(그림 24-2)를 사용하여 대상자의 상황과 앞으로의 간호를 관리하고 이해해 보자.

4. 간호사정

간호사는 대상자가 정상적인 자기돌봄활동을 무엇이라 생각하는지에 대해 질문함으로써 어떠한 영역에 문제가 있는지 확인할 수 있다. 질문을 통해 문제에 대한 대상자의 느낌과 대상자가 해결책으로 생각하고 있는 것, 자기돌봄능력을 손상시키는 원인을 찾아낼 수 있다. 만약 가족구성원이 있다면, 가족들로부터 자기돌봄능력에 대한 대상자의 인식을 사정할 수 있다.

1) 평소 양상 확인

대상자 면담을 통해 정상적인 자기돌봄 유형에 대한 정보를 수집할 수 있다. 이러한 정보를 끌어내기 위한 질문의 예는 다음과 같다.

- 목욕이나 개인위생(옷 입기, 먹기, 화장실 이용)을 어떻게 하는가? 목욕이나 옷 입기, 먹기, 화장실 이용 능력에 만족하는가?
- 목욕(옷 입기, 먹기, 화장실 이용)하는 데 어떤 장애요인이 있는가?
- 자기돌봄수행을 통해 무엇을 기대하는가?
- 스스로 자신을 돌보는 능력에 대한 어떤 문제의 발생을 예상하는가?

이러한 정보는 대상자가 정상적으로 자기돌봄을 하고 있는지, 자기돌봄에 대한 느낌이 어떠한지, 어떤 의미를 두는지를 확인하는 데 도움을 준다. 따라서 개별적인 대상자 간호를 위해 이러한 정보를 사용해야 한다. 대상자의 선호도에 따라 아침이나 저녁에 목욕계획을 정하고, 구강간호는 아침 식사 전이나 후에 차가운 물 또는 따뜻한 물로 제공한다. 늦게까지 잠을 자는 대상자의 경우는 자기돌봄활동을 늦추기 원하지만, 어떤 사람은 다른 사람이 자신의 모습을 보기 전에 아침 일찍 일어나 씻고 화장하기를 좋아할 수 있다.

일상적인 자기돌봄 유형은 대상자가 요구하는 도움의 정도에 따라서 범주화될 수 있다. 표 24-1에 그 수준과 예시가 제시되어 있다. 0단계는 전적인 독립성을 의미하고, 4단계는 타인에게 전적으로 의지해야 하는 것을 나타낸다.

2) 위험요인 확인

간호사가 대상자의 자기돌봄에 대한 정보를 수집할 때, 대상자가 자기돌봄 결핍의 위험에 처할 수 있는 요인을 파악하며

목욕 자기돌봄 결핍

자가간호에 영향을 주는 급성 질병

"나는 씻고 싶지 않아요. 나를 그냥 내버려 두세요."

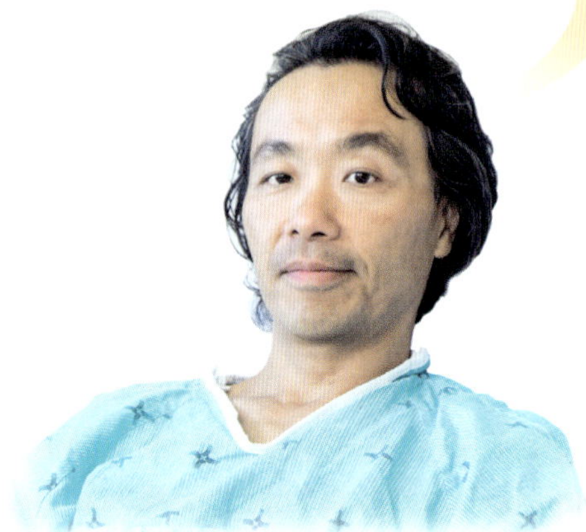

김 씨(37세 미혼남성), 생애 첫 비뇨기과 수술 후 회복 중

심리사회적 측면 / 기초사정 / 기능이상 확인

사정 결과

- 독립적으로 수행하며, 물리적으로 ADLs을 수행할 수 있다.
- 몇 년 전 어머니가 돌아가실 때까지 함께 살았다.
- 이차적으로 발생하는 방광암 진단에 버금가는 우울 가능성이 있다.

신체외양:

- 자기돌봄 능력에 대한 근거자료
- 평소 양상 확인: "당신은 어떻게 목욕을 하나요?"
- 위험요인 확인(통증, 기동성, 신경근 손상, 정신상태, 감각지각, 장 혹은 방광 기능, 에너지 수준, 사회경제적 요인)

손상된 자가간호

- 더럽고 관리되지 않은 손톱, 체취, 구취, 지저분한 외양

사정 결과

우선순위에 따른 간호진단

1. 목욕 자기돌봄 결핍
2. 관련요인: 최근 수술, 우울, 자기돌봄 수행에 대한 흥미 결여
3. 근거: 더럽고 관리되지 않은 손톱, 체취, 구취, 지저분한 외양

다음 단계

계획/기대되는 결과

- 위생활동에 적극적으로 참여할 수 있다.
- 체취가 나지 않을 수 있다.
- 거부하는 반응 없이 도움을 받거나 도움 없이 목욕을 할 수 있다.
- 자기돌봄을 성취하거나 유지하는 것을 보여줄 수 있다.

다음과 같은 간호중재를 수행한다.

중재

- 건강을 증진시키고 대상자에게 자기돌봄을 교육한다.
- 자기돌봄 목표를 확립한다.
- 신중한 의사소통과 긍정적인 격려를 사용한다.
- 대상자의 선호도에 따른 계획된 자기돌봄 계획을 확립한다.

중재가 성공적인지 확인하고 필요에 따라 수정한다.

평가

- 자기돌봄에 대한 독립성이 증대되었음을 표현할 수 있다.
- 자기돌봄에서 긍정적인 자아상과 자기돌봄 성취에 대한 만족감을 나타낼 수 있다.
- 간호중재와 합리적인 이유를 이해할 수 있다.
- 대상자는 자기돌봄을 계속 유지할 수 있다.

그림 24-2 개인위생 개념지도

표 24-1 자기돌봄 수준

수준	설명	예시
0단계	대상자의 자기돌봄활동이 독립적이다.	건강한 대학생이 아파트에서 혼자 산다.
1단계	대상자는 도구나 장비를 이용하여 자기돌봄활동을 독립적으로 수행한다.	노인이 걷는 동안 지지하기 위해 지팡이를 이용한다.
2단계	대상자는 자기돌봄활동을 수행하기 위해 다른 사람의 도움이나 감독이 필요하다.	대상자가 수술 후 첫 날 목욕을 할 때 도움이 필요하다.
3단계	대상자는 다른 사람으로부터의 도움이나 감독이 필요하고 장비나 도구를 이용한다.	보행기를 이용하여 걷고, 세심한 감독이 필요하다.
4단계	대상자는 자기돌봄활동 수행을 전적으로 다른 사람에게 의존한다.	혼수상태의 대상자는 간호사의 전적인 도움을 받는다.

자기돌봄에 영향을 미칠 수 있는 요인들을 관찰하고 면담한다. 특히 다음의 위험요인들이 있는지 확인한다.

- 통증
- 사지의 활동제한이나 부동
- 신경근 손상
- 의식혼돈이나 명료성 감소
- 시력 감소 또는 기타 감각 결손
- 장이나 방광 기능 조절 불능
- 에너지 수준 감소나 피로
- 사회경제적 요인

대상자의 대답은 신체검진을 통해 재확인해야 한다. 예를 들어, 대상자가 자기는 목욕하는 것이나 머리 감는 것에 문제가 없다고 말하지만 대상자에게서 피부손상이나 몸에서 나는 냄새, 더러운 손톱 등이 관찰된다면, 이것은 대상자가 자기돌봄 결핍의 위험이 있음을 의미하는 것이다.

3) 기능이상 확인

간호사는 자기돌봄수행 불능에 대한 징후에 익숙해야 한다.

대상자를 면담하는 동안 자기돌봄을 수행하는 대상자를 관찰함으로써 객관적으로 타당한 자료를 얻을 수 있다. 다음을 확인한다.

- 자기돌봄을 수행할 수 없는 근거(예: 몸치장을 못함, 몸에서 냄새가 남, 피부 병변, 영양불량)
- 청각, 시각, 후각 및 촉각을 사용해 감각정보를 처리할 수 있는 능력
- 허약함, 인지결손, 부동, 강직 또는 정신적 무기력
- 손동작(manual dexterity)
- 감각 보조장치 또는 기계적 보조도구 사용(예: 안경, 콘택트렌즈, 틀니, 보청기, 지팡이나 보행기, 콘돔 카테터, 올라간 변기시트 또는 특수 식기)

활동 지속성 장애나 피로가 의심될 때 맥박수, 호흡수, 호흡양상을 사정하고 피부색의 변화를 관찰함으로써 자기돌봄활동 전·중·후의 심폐기능을 평가한다. 동시에, 대상자의 정상적인 신체상태의 변화가 있는지 확인한다. 현실적인 목표와 중재를 계획하기 위해 간호사는 대상자에게 이용 가능한 자원이 있는지 사정해야 한다. 이 자원은 심리적·지적·정서적 요인 등의 내적 자원과 주거환경, 재정 등의 외적 자원을 의미할 수 있다. Box 24-1은 평가해야 하는 외적·내적 자원과 자기돌봄에 미치는 영향을 제시하고 있다.

5. 간호진단

NANDA-I(2014)은 자기돌봄 결핍과 관련하여 목욕 자기돌봄 결핍, 옷 입기 자기돌봄 결핍, 식사 자기돌봄 결핍, 화장실 이용 자기돌봄 결핍, 4개의 간호진단을 제시하고 있다. 표 24-2는 자기돌봄 진단과 관련된 적절한 간호중재(NIC)와 간호성과(NOC)의 예를 보여준다.

6. 간호성과 확인과 간호계획

자기돌봄 결핍이 있는 대상자를 위한 목표를 세울 때에는, 다음과 같은 사항이 포함될 수 있다.

- 대상자는 개인위생 활동에 적극적으로 참여한다.
- 대상자는 식사 시 독립성 수준이 증가한다.
- 대상자는 옷 입기에 적극적으로 참여한다.
- 대상자는 도움을 받아 화장실을 이용한다.

실무에서는 기대되는 결과가 매우 개별적이고 구체적이며, 간호성과는 개개인의 개별적인 특성에 따른 대상자의 요구와 질병 단계를 반영해야 한다. 예를 들어, 죽음을 해방으

치료적 대화: 자기돌봄

사례

32세인 남 씨는 척수손상을 입고 중환자실에서 안정을 찾은 후, 2일 전에 재활병동으로 입원하였다. 남 씨는 오토바이 사고를 당했으며, 오늘 간호사와 처음 만나는 날이다.

비효율적 대화

장 간호사 안녕하세요, 저는 장 간호사입니다. 이번 근무 동안 당신을 담당하게 된 간호사예요. 오늘은 어떠셨나요?

남 씨 오, 좋았어요! 장 간호사님은 어떻게 생각하세요? 나는 마비가 되었어요. 당신도 이걸 알고 있지 않나요? (비꼬는 듯한 목소리로, 화나고 엄숙한 얼굴로 눈을 응시한다.)

장 간호사 예, 저도 알고 있습니다. 당신도 알게 된 것 같군요. (차분한 목소리와 몸짓)

남 씨 예. 어제 들었어요. 의사들이 모든 검사에서 완전마비가 보인대요. 나는 걸을 수도, 혼자서 욕실에 갈 수도 없어요. (그의 머리는 벽을 향한다.)

장 간호사 (침대 옆 의자에 앉으며) 그 때문에 매우 놀라셨군요, 그렇죠?

남 씨 간호사님이라면 그렇지 않을 건가요? 오, 신이시여. 나는 쓰레기야. (침대에 누워 버린다.)

장 간호사 예, 맞아요. 저도 당황스러울 거예요. 하지만 이렇게 낙심하지는 않을 거예요. 당신을 도와줄 많은 직원들이 있어요. (여전히 차분하게 앉아 있는다.)

남 씨 물론, 물론, 그렇죠. 나도 알아요. 의사가 나에게 물리치료와 그 직원에 대해 모두 얘기했어요. 아주 많이 했어요. 그래도 나는 여전히 불구라구요! (화난 얼굴과 목소리)

장 간호사 여기서는 그런 말을 사용하지 않습니다. 그것은 당신이 아무것도 할 수 없다는 것을 의미하는 거예요. 당신이 할 수 있는 것이 많이 있을 겁니다. 잠깐만 참아보세요. 당신이 혼자서 할 수 있는 기회를 많이 보게 될 거예요. (격려를 위한 미소를 짓는다.)

남 씨 예, 예. (얼굴을 벽으로 다시 돌린다.)

장 간호사 (그의 몸짓을 확인하고) 지금은 당신 혼자 있는 것이 더 나아 보이네요. 다음에 당신 수술부위를 확인하고 무슨 문제가 있는지 보러 다시 올게요.

남 씨 (그는 얼굴을 벽으로 돌린 채 조용히 운다.)

효율적 대화

신 간호사 안녕하세요, 저는 신 간호사입니다. 이번 근무 동안 당신을 담당하게 된 간호사예요. 오늘은 어떠셨나요?

남 씨 오, 좋았어요! 신 간호사님은 어떻게 생각하세요? 나는 마비가 되었어요. 당신도 이걸 알고 있지 않나요? (비꼬는 듯한 목소리로, 화나고 엄숙한 얼굴로 눈을 응시한다.)

신 간호사 예, 저도 알고 있습니다. 당신도 알게 된 것 같군요. (차분한 목소리와 몸짓)

남 씨 예. 어제 들었어요. 의사들이 모든 검사에서 완전마비가 보인대요. 나는 걸을 수도, 혼자서 욕실에 갈 수도 없어요. 아무것도. (그의 머리는 벽을 향한다.)

신 간호사 (침대 옆 의자에 앉으며) 그 때문에 매우 놀라셨군요, 그렇죠?

남 씨 간호사님이라면 그렇지 않을 건가요? 오, 신이시여. 나는 쓰레기야. (침대에 누워 버린다).

신 간호사 (조용히 앉아 아무 말도 하지 않는다.)

남 씨 그런데 간호사님은 왜 여기 온 거죠? 나는 전혀 아프지 않아요. 난 어떠한 도움도 필요 없어요.

신 간호사 지금 혼자 있고 싶다고 말씀하시는 건가요? (계속 조용히 앉아 있는다.)

남 씨 (놀라서 바라보며) 그게 무슨 말이죠?

신 간호사 지금 매우 낙심해 있고, 화가 나 있네요. 무슨 문제가 있는 것처럼 보여요. 그래서 혼자 있고 싶어 하네요. 그런가요?

남 씨 (조용히 울기 시작하며 숨기려고 한다.) 아니요. 나는 좀 더 나아지기 위해 나랑 얘기할 누군가를 원해요.

신 간호사 괜찮아요, 다만 다른 사람들과 조금 다른 거예요.

남 씨 간호사님이 누구건 간에 아무 말도 하지 말아요. 나는 어떤 말도 듣고 싶지 않아요.

신 간호사 나는 지금 반대를 하는 것이 아니에요. 스스로 할 수 있는 일이 많이 있습니다. 그중 일부는 쉽지 않겠지만, 우리는 모든 면에서 ○○ 씨를 도울 것이고 PG에 있는 다른 남자분들도 마찬가지예요.

남 씨 PG가 뭐죠?

신 간호사 PG는 마비그룹(Paraplegia Group)이라 불리는 단체에요. 장 훈련이나 방광 훈련, 상체의 힘을 키우는 운동, 휠체어 경주, 피부 조사 대회, 섹스를 잘 하는 법 등과 같이 극복해야 하는 모든 것을 재활을 통해 서로서로 도와요.

남 씨 흥미롭게 들리는군요. (비꼬듯이 말하지만 관심을 나타낸다.)

신 간호사 송○○ 씨가 오후에 당신과 이것에 대해 이야기하러 올 거예요. 그 전에 당신의 몸이 정말로 어떻게 느끼는지에 대해 얘기해 보세요. 당신과 나는 알다시피 함께 가야만 합니다. (미소 짓는다.)

남 씨 (함께 미소 짓는다.)

비판적 사고를 위한 과제

- 남 씨의 자기돌봄능력을 방해하는 장애물을 말한다.
- 아무것도 할 수 없다는 남 씨의 인식을 바꾸도록 돕기 위해 신 간호사가 무엇을 했는지 분석한다.
- 장 간호사가 남 씨의 인식을 변화시키지 못한 요인은 무엇인지 분석한다.
- 각각의 간호사가 남 씨의 자기돌봄능력을 어떻게 이용하고 간과했는지, 그리고 그 시기를 분석한다.

Box 24-1 외적 자원과 내적 자원의 영향에 대한 평가

외적 자원

주거
- 위치, 설계, 엘리베이터/계단까지의 접근성, 특수 장비, 부엌과 욕실 시설, 전화 접근성, 얼마나 많은 사람들이 시설을 함께 사용하는지
- 가정에서의 움직임
- 쇼핑이나 음식준비 능력
- 자기돌봄을 위한 욕실 접근성

물
- 식수 이용 가능성
- 목욕을 위한 온수

이웃
- 가게, 병원/클리닉, 교통수단의 접근성
- 식료품을 살 수 있는 능력
- 건강관리와 도움의 접근성
- 대중교통

재정자원
- 음식과 제품을 구매할 수 있는 능력
- 건강관리서비스를 이용할 수 있는 경제적 여유
- 필요한 물품과 특수장비를 위한 재정적 · 물질적 도움
- 의료비용과 약물 구입비용에 대한 지원

지지망과 지역사회자원
- 가족과 친구
- 식사 배달 등의 지지그룹과 자원봉사자
- 가정건강 간호

정부와 사회 서비스
- 쇼핑, 의사방문, 자기돌봄, 식사 준비에 대한 도움

내적 자원

내면의 힘
- 신체적 · 정신적 · 정서적 작업을 다룰 수 있는 능력

지구력
- 신체적 · 정신적 · 정서적 어려움에 대처할 수 있는 체력 또는 지구력

감각정보
- 자기돌봄에 참여할 때 안전한 환경을 제공하기 위해 환경적 자극을 받아들이고 관리할 수 있는 능력

인지능력
- 자기돌봄에 대한 지식활용 능력

열망
- 자기돌봄에 참여하려는 의지나 동기부여

용기
- 자기돌봄의 독립성을 성취하기 위해 위험을 무릅쓰고 고난을 참으려는 의지

기술
- 정신운동 기능, 손동작 또는 의사소통과 대인관계에 대한 능력

의사소통
- 타인을 이해시키고 요구를 알리는 능력

로 보는 만성질환자는 완전한 회복을 위해 스스로 노력하는 사람들과 다른 반응을 보일 수 있다.

7. 간호수행

1) 건강증진

간호사는 좋은 위생, 최적의 건강, 감염예방 간의 관계를 강조해야 한다. 학령전기 아동에게 화장실을 다녀온 후 올바르게 손을 씻는 것이 중요하다는 것을 교육하고, 학령기 아동에게는 머리에 이가 전염되는 것을 어떻게 예방하고, 이를 어떻게 구별할 수 있는지에 대해 교육할 수 있다. 출산 전에는 간호사가 앞으로 엄마가 될 산모에게 신생아 목욕법과 머리를 어떻게 관리할 것인지에 대해 교육하고, 지역보건센터의 간호사는 노인에게 적절한 발간호를 교육할 수 있다. 이 밖에도 치아건강과 정기적인 치과방문에 대한 교육을 지속적으로 제공하는 것도 중요하다.

간호사는 고위험 집단의 자기돌봄을 증진하기 위해서 지역사회 프로그램과 정부 프로그램을 활용할 수 있다. 예를 들어, 노숙자와 정신질환자가 샤워실이나 목욕시설을 사용할 수 있도록 쉼터나 구호단체에 대한 지원을 늘리는 것이 지역사회 수준에서 자기돌봄을 지지할 수 있는 한 방법이다. 노숙자가 많은 일부 지역에는 이동용 화장실 설치를 촉진하여 화장실 이용이 위생적으로 이루어질 수 있게 한다. 저소득 가정의 당뇨병 대상자의 발간호와 구강간호를 위해 쉽게 이용할 수 있는 무료 클리닉도 필요하다.

2) 간호중재

모든 대상자에게 자기돌봄의 독립성을 증가시키는 것에 대한 중요성을 강조한다. 대상자 교육은 개인의 선호도에 따른 정보제공뿐만 아니라 학습하려는 대상자의 동기부여를 위해 간호사의 지식, 인내, 노력 또한 필요하다. 어떤 사람은 독립적이고자 하는 선천적인 열망을 가지고 있고, 학습하려는 의

NANDA 표 24-2 개인위생, 자기돌봄과 관련된 NANDA-I 간호진단

간호진단	관련요인	진단진술	NOC*	NIC†
목욕 자기돌봄 결핍: 스스로 목욕 혹은 개인위생을 완전하게 수행할 수 없는 상태	감소된 힘 혹은 인내력, 통증, 지각 혹은 인지 능력 손상, 신경근 문제, 우울, 동기 부족	목욕 자기돌봄 결핍 관련요인: 반신 마비, 우측 지각 장애, 자신의 신체 부위를 독립적으로 씻지 못하는 무능력감에 대한 우울	자기돌봄: 목욕, 신체적 불구에 대한 적응, 인내력, 조정된 움직임	자기돌봄 보조: 목욕, 회음부 간호 교육: 발 간호, 에너지 관리, 환경적 관리
음식 섭취 자기돌봄 결핍: 스스로 식사를 완전하게 수행하지 못하는 상태	감소된 근력 혹은 인내력, 통증, 지각 혹은 인지 능력 손상, 신경근 문제, 우울, 동기 부족	음식 섭취 자기돌봄 결핍 관련요인: 반신마비, 연하곤란, 우울 정의적 특성: 고기를 자르지 못하고 음식을 입으로 넣지 못하는 미세운동조정의 부족	자기돌봄: 먹기, 신체적 불구에 대한 적응 영양상태: 음식과 음료 섭취, 삼키는 상태	자기돌봄 보조: 먹이기, 연하능력 향상에 대한 치료, 영양 관리, 수액 관리
옷 입기 자기돌봄 결핍: 스스로 옷을 완전하게 입지 못하는 상태	쇠약, 피곤함, 통증, 동기 부족, 지각 혹은 인지 능력 손상, 신경근 문제, 환경적 장애	옷 입기/몸치장 자기돌봄 결핍 관련요인: 미세운동 조정 부족, 자각 혹은 인지능력 손상 바지를 입고 단추를 채우지 못하는 상태에 대한 우울	관절 운동: 손가락 대상자 만족: 기능적 보조	자기돌봄 보조: 옷 입기
용변 자기돌봄 결핍: 스스로 화장실 이용을 완전하게 수행하지 못하는 상태	기동성 장애, 이동능력 장애, 신경근 손상, 지각 인지 손상	용변 자기돌봄 결핍 관련요인: 반신 마비, 쇠약, 화장실 이동의 어려움과 옷을 신속하게 벗지 못하는 상태에 대한 우울	자기돌봄: 화장실 이용, 조정된 움직임, 이동 수행	자기돌봄 보조: 화장실 이용, 배뇨 관리, 옷 입기, 회음부 관리, 장 관리

Dx, diagnosis; R/T, related to; AEB, as evidenced by.
*출처: Moorhead, S., Johnson, M., Maas, M., & Swanson, E. (2013). *Iowa outcomes project: Nursing Outcomes Classification (NOC)* (5th ed.). St. Louis, MO: C. V. Mosby.
†출처: Bulecheck, G., Butcher, H., Dochterman, J., & Wagner, C. (2013). *Iowa intervention project: Nursing Interventions Classification (NIC)* (5th ed.). St. Louis, MO: Elsevier.
출처: NANDA-International (NANDA-I). (2014). *Nursing diagnoses: Definitions and classification, 2015-2017*. West Sussex, England: Wiley-Blackwell.

지도 있다. 또 어떤 사람은 좀 더 의존적인 경향이 있어서 스스로가 자기돌봄을 어떻게 해야 하는지 학습하려는 의지가 적을 수 있다.

자기돌봄 결핍이 있는 사람은 새로운 기술 또는 방법을 학습해야 하며, 최적의 기능향상을 위한 재활에는 여러 건강관리팀 구성원이 참여한다. 표 24-3에는 자기돌봄능력을 증진하기 위해 협력하는 건강전문가들에 대한 내용을 제시하였다. 간호사는 여러 분야의 진료를 조정하고 다학제 간 의사소통을 명확하게 해 준다.

개인위생 기술을 교육하고 강화하며, 자기돌봄 독립성에 대한 대상자의 열망을 촉진시키려고 할 때는 이와 같은 건강관리전문가와 협력한다. 대상자의 가치관과 관심을 주의해서 사정하는 것이 대상자로 하여금 독립성을 성취하도록 격려해 주는 동기부여 요인이 된다.

도움을 제공하거나 자기돌봄을 교육할 때는 의사소통을 신중하게 해야 한다. 전문적인 용어나 의학적 용어는 피하면서 가능한 한 단순하게 자기돌봄 방법을 설명하고, 자기돌봄 기술을 학습하거나 재학습하는 데는 시간과 노력이 필요하므로 인내하고 지지하면서 용기를 북돋아준다. 성공하지 못하더라도 대상자를 비판하지 말아야 하며, 대상자가 성공했을 때에는 그 일이 사소한 일이고 덜 중요하게 보이더라도 격려해 준다. 스스로 수행할 수 있는 대상자를 위해서는 간호를 제공하지 말아야 한다. 불필요한 도움을 주는 것은 의존성과 무기력을 촉진시킬 뿐이다. 독립적인 자기돌봄을 위해 인내를 가지고 교육을 하는 것에 초점을 맞춘다.

간호사는 대상자 중심의 개별화된 계획을 사용하여 대상자의 자기돌봄을 향한 발전과 자기돌봄에 대한 대상자의 경과에 긍정적인 영향을 미칠 수 있다. 대상자 중심 간호의 핵심요소는 대상자 참여, 대상자와 건강전문가 사이의 관계, 간호가 제공되는 맥락 등이다(Kitson, Marshall, Bassett, & Zeitz, 2013). 궁극적으로 대상자는 자신의 자기돌봄에 참여하는 것을 조절한다. 자기돌봄을 격려하는 긍정적인 중재로는 달래기, 보상하기와 교육이 있다. 자기돌봄활동에 도움을 주는 것은 간호사에게 대상자와의 만족스러운 관계와 신뢰를 발달시킬 수 있는 기회를 제공한다. 목욕하기, 머리 감기, 머리 빗기와 같은 활동은 대상자를 이완시키고 진정시키는 역할을 하며, 이러한 활동을 하는 동안 간호사와 대상자가 즐겁게 대화함으로써 편안함과 자기가치감(self-worth)을 강화시킬 수 있다. 또한 입원한 대상자나 장기 간호 대상자에게 사람들과 상호작용할 수 있는 기회를 제공하기도 한다.

(1) 일상 간호

자기돌봄 결핍이 있는 대상자는 개인위생 관리를 수행하기 위해 간호사의 도움이 필요하다. 대상자의 안위와 간호사의 계획을 위해 개인위생 간호는 규칙적으로 이루어진다. 입원 시 위생간호를 제공하는 시간은 이른 아침, 오전, 오후 또는 저녁시간이다. Box 24-2는 흔히 제공되는 위생간호 방법이나 개인위생 절차이다.

이는 개인의 기호 및 문화적 기호에 따라 개별화되어야 한다. 최근에는 재원기간이 짧아지고, 대상자의 요구가 구체적이며, 직원 수 감소 등의 변화로 인해 대상자에게 철저한 위생간호를 제공하는 데 어려움이 있다. 인력과 비용의 한계로 인해 간호사는 개인위생 간호를 무자격 보조인력에게 위임하며, 위임에 대한 구체적인 지침은 각 기관에 제시되어 있다. 혼돈상태이거나 공격적인 대상자의 위생활동을 위임하는 것은 더 까다로우므로 현명하게 시행해야 하며, 치료적 중재의 경우 더욱 주의해야 한다. 대상자 중심으로 개별적인 목욕이 이루어질 때 인지 손상이 있는 대상자의 공격성이 감소한다고 보고되고 있다(Sloane et al., 2004). 대상자가 선호하는 음악을 연주하는 것은 치매 대상자 간호에 대한 저항력을 감소시키고, 개별화된 간호를 수행하는 방법 중 하나이다(Konno, Kang, & Makimoto, 2014).

(2) 목욕과 피부간호

목욕하는 시간은 매우 다양해서 어떤 사람은 아침에 목욕하는 것을 좋아하는 반면, 저녁에 하는 목욕이 몸을 이완

표 24-3 자기돌봄능력 증진을 위한 협력

건강전문가	역할
간호사	자기돌봄의 능력과 결손을 사정한다. 개별화된 간호계획과 대상자 교육을 통해 재활을 지지하고 조정한다.
재활의사	재활 프로그램에 참여하는 대상자의 재활관리와 의학적 관리를 지도한다.
물리치료사	움직임을 사정하고 근육을 강화하며 운동기능을 증진시키기 위한 물리치료를 한다.
작업치료사	일상생활활동을 수행하는 능력을 사정하고 대상자가 기본적인 자기돌봄 기술과 에너지 보존방법을 재학습하도록 돕는다.
사회사업가	가정에서 머무를 수 없는 대상자의 거처를 조정한다. 가정에 머물러야 하는 자기돌봄 결핍 대상자를 돕기 위한 지역사회 자원을 파악한다.
언어치료사	결손이 있는 대상자의 연하능력을 평가하고 안전하게 먹을 수 있도록 재훈련한다.
가정간호사	지역사회 자원을 사정하고 교육하며, 지지와 직접 간호를 제공하고, 가정에서 자기돌봄 결핍을 조정하며, 추후관리를 지속적으로 제공한다.

시켜주고 밤에 잠이 더 잘 오게 해 준다는 사람도 있다. 개인의 기호를 항상 만족시켜줄 수는 없으나, 대상자가 아침식사 전과 취침 전에 얼굴과 손을 씻을 수 있도록 해준다. 목욕의 빈도는 임의로 설정한 목욕일정에 엄격하게 맞추기보다는 대상자의 요구에 따라 결정해야 한다. 노인 대상자는 목욕을 자주 하면 피부가 건조해지고, 손상되기 쉽다. 혼수상태의 대상자나 과도한 신체분비물이 있는 대상자, 상처의 배액물이 있는 대상자는 피부에 자극, 손상, 염증이 생기는 것을 피하기 위해 매일 목욕할 필요가 있으며, 때로는 더 자주 할 필요도 있다.

일부 대상자는 목욕이나 몸치장, 옷 입기, 화장실 이용 시 도움을 받아야 하는 것에 대해 불안해하거나 당황한다. 대상자의 기호를 민감하게 살피고, 프라이버시나 존엄성에 대한 대상자의 느낌을 존중해 준다. 목욕을 하거나 옷을 입을 때 대상자의 프라이버시를 지켜주기 위해 침대 주변에 커튼을 치고, 문을 닫아야 한다. 어떤 대상자는 이성에 의해 수행되는 이러한 활동에 민감해한다. 일부 대상자는 목욕을 제공하는 건강관리자가 대상자와 성별이 다를(opposite sex) 때 불편해하며, 건강관리자 역시 성이 다른 대상자에게 개인위생을 제공하는 것을 불편

Box 24-2 위생간호 일정

이른 아침 간호(early morning care)

안위 사정과 하루의 준비

- 침상용 변기 또는 남자용 소변기를 제공하거나, 화장실 이용 시 도움
- 진단검사나 수술 준비
- 손과 얼굴 씻기
- 구강간호
- 아침식사 준비

아침 간호(AM care)

아침 위생과 몸치장

- 침상용 변기 또는 남자용 소변기를 제공하거나, 화장실 이용 시 도움
- 목욕 또는 샤워
- 등마사지
- 모발 간호와 면도
- 구강 간호
- 발과 발톱 간호
- 옷 입기
- 리넨 교환
- 침상 주변 정돈
- 체위변경(침대 또는 의자로)

오후 간호(afternoon care)

검사 후, 점심식사 후, 면회시간 전

- 침상용 변기 또는 남자용 소변기를 제공하거나, 화장실 이용 시 도움
- 손과 얼굴 씻기
- 구강간호
- 필요시 리넨 교환과 체위 변경

취침 전 간호(HS care)

안위 사정과 수면

- 침상용 변기 또는 남자용 소변기를 제공하거나, 화장실 이용 시 도움
- 손과 얼굴 씻기
- 구강 간호
- 등 마사지
- 리넨 정리(더러워진 침대 시트와 베개솜 교환, 주름지지 않도록 정리)
- 침구
- 침상 주변 정리하기(밤에 사용할 물건은 손이 닿는 곳에 배치하기)

해한다(Inoue, Chapman, & Wynaden, 2006). 기관의 방침은 명확해야 하며, 직원에게 적용할 수 있어야 한다. 가능하다면 언제라도 간호계획에 대상자의 선호가 적절히 반영되어야 한다.

장기요양 시설의 환경은 자기돌봄의 독립성을 증진시킬 수 있는 환경이어야 한다. 대상자의 독립성의 수준을 높이기 위해서 도움이 될 수 있는 기구와 장비를 제공한다. 예를 들면, 욕실로 들어가는 데 도움이 필요한 대상자에게 보행기를 제공해 줌으로써 자기돌봄의 독립성을 증진시킬 수 있다.

① 목욕방법

대상자의 상태와 능력에 따라 여러 가지 목욕방법이 있다.

- 통목욕(tub bath)
- 서서 하는 샤워(stand-up shower)
- 샤워의자에 앉아서 하는 샤워(sit-down shower with shower chair)
- 침상목욕(부분 또는 완전)
- 타월목욕
- 개수대나 세면기 가까이에서 하는 부분목욕

목욕의 유형을 사정할 때, 대상자의 능력을 고려하고, 자기돌봄이 가장 독립적이게 될 수 있는 방법을 채택한다. 대상자의 에너지 수준을 고려하며 기타 활동, 외과적 드레싱이나 물이 닿으면 안 되는 신체 부위, 대상자의 기호, 독립적인 자기돌봄에 대한 요구 등을 고려해야 한다. 표 24-4는 치료적 목욕의 다양한 유형을 설명하고 있다.

대상자가 독립적으로 수행하거나 제한된 도움만으로 쉽게 수행할 수 있는 방법도 있다. 등과 발 부위를 씻을 때에 도움이 필요할 수 있겠지만, 간호사가 필요한 장비들을 제공한다면 일부 대상자는 스스로 목욕을 할 수 있다. 통목욕이나 샤워는 피부를 청결히 하고, 깨끗이 씻는 데 조금 더 효과적이지만 움직임과 민첩성이 조금 더 많이 필요하다. 실습지침서 7장에서 목욕이나 샤워 시에 도움을 주는 단계를 제시하고 있다.

많은 기관에서 보온을 위해 패키지로 판매하는 일회용 천을 제공한다(그림 24-3). 한 패키지에는 다른 신체 부위를 씻을 때 교차 감염을 일으키는 것을 피하기 위해 6~8개 정도의 천이 들어 있다. 클렌징 용액은 헹구지 않아도 되는 제품이다(rinse-free formulation). 연구 결과, 사용한 세수대야는 감염의 위험이 있기 때문에 이러한 제품을 이용한다면 편리하게 사용이 가능하며, 감염 위험도 감소시킬 수 있다(Johnson, Lineweaver, & Maze,

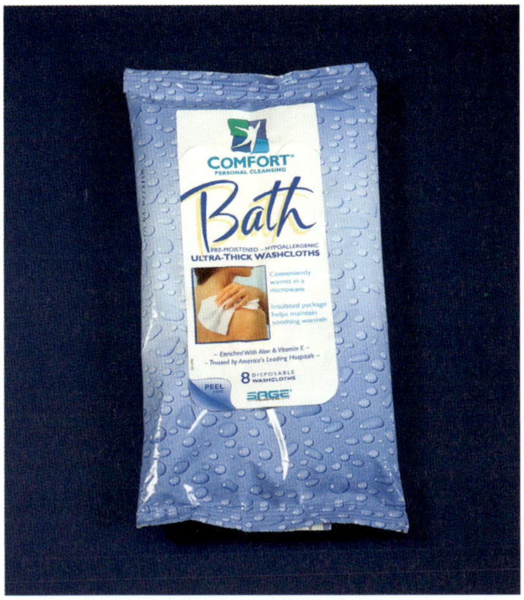

그림 24-3 일회용 목욕용품

2009).

사지는 원위부에서 근위부를 향해 씻어야 하는데, 이는 혈액순환과 함께 정맥귀환을 도와준다. 피부의 건강과 통합성을 위해 피부가 과도하게 건조하지 않도록 하는 것이 중요하며 부적절한 수분섭취, 비누나 세제를 이용한 잦은 목욕, 고온수 목욕, 알코올과 같은 탈지 용액을 사용하는 것은 건조한 피부를 더욱 악화시킬 수 있다. 피부가 건조해지지 않도록 하기 위해 보습제를 자주 발라주고, 간호사가 시범을 보이면서 동일하게 시행할 수 있도록 교육한다.

쇠약하거나 혼수상태인 대상자의 경우, 스스로 목욕을 할 수 없으므로 침상목욕을 해야 한다. **실습지침서 7장**에 목욕 절차에 대한 개요를 제시하였다. 대상자 목욕은 간호보조인력에게 위임하기도 한다.

② 회음부 간호

대상자가 회음부 간호와 생식기 간호를 적절하게 수행할 수 없다면, 간호사가 해 주어야 한다. 회음부와 생식기를 깨끗이 하는 것은 대개 목욕의 일부로 시행되나, 요실금, 변실금이 있거나 회음 부위에서 배액물이 나오는 대상자는 좀 더 자주 시행할 필요가 있다. 간호사는 대상자에게 목욕을 시키는 동안 적절한 회음부 간호와 생식기 간호를 교육해야 한다.

여성의 회음부 간호 시 허벅지 안쪽 상부와 대음순 그리고 대음순과 소음순 사이의 겹쳐진 부분도 씻어야 한다(그림 24-4A).

남성의 회음부 간호 시에는 허벅지 안쪽 상부, 음경, 음낭도 씻는다. 포경수술을 하지 않은 남성은 포피가 뒤로 젖혀지게 하고 나서 귀두를 씻긴다(그림 24-4B). 남녀 모두 엉덩이는 측위로 하여 목욕 후에 씻는다.

회음조직은 다른 피부보다 조금 더 민감하다. 따라서 너무 뜨겁거나 차가운 온도는 피해야 한다. 대상자가 화장실이나 침상용 변기에 앉아 있는 동안, 회음부를 물로 씻기는 것이 욕조나 샤워기를 이용할 수 없는 대상자를

표 24-4 치료적 목욕의 유형

유형	목적	간호 시 고려사항
좌욕(sitz bath)	출산, 질 또는 직장 수술 후, 치질과 치열의 국소적 자극으로 인한 회음 및 질의 감염을 줄이고, 청결하게 하기 위함	물 온도는 대상자의 상태와 개인의 기호에 따라 다르지만 대개 40~45℃이다.
고온수 목욕 (hot-water bath)	몸 전체를 푹 담금으로써 근육의 경련과 통증을 경감시키기 위함	물 온도는 약 45℃ 정도이나, 대상자 상태와 기호에 따라 다를 수 있다. 노인, 감각 결손, 반사가 느리거나 없는 대상자는 뜨거운 물에 화상을 입을 위험이 있다. 혈관확장으로 기립성 저혈압을 초래하고, 화상을 초래할 수 있다.
온수 목욕 (warm-water bath)	몸을 청결히 하고, 이완시키며, 긴장을 완화하기 위함	대상자의 기호에 맞춰 물의 온도를 조정한다.
냉수 목욕 (cool-water bath)	근육 긴장을 완화하고, 열이 있는 대상자의 체온을 낮추기 위함	물을 37℃ 정도로 차지 않고 미지근하게 한다. 몸을 떨면 체온이 올라갈 수 있으므로 한기를 피한다.
담그기(soaks)	드레싱을 하는 동안 분비물을 부드럽고 묽게 하기 위함. 통증과 부종을 감소시키기 위함. 감염부위의 소양감을 줄이기 위함	약물이나 국소성 제제가 물에 첨가될 수 있다. 신체 일부 부위에만 온수, 미온수 혹은 냉수를 붓는다.

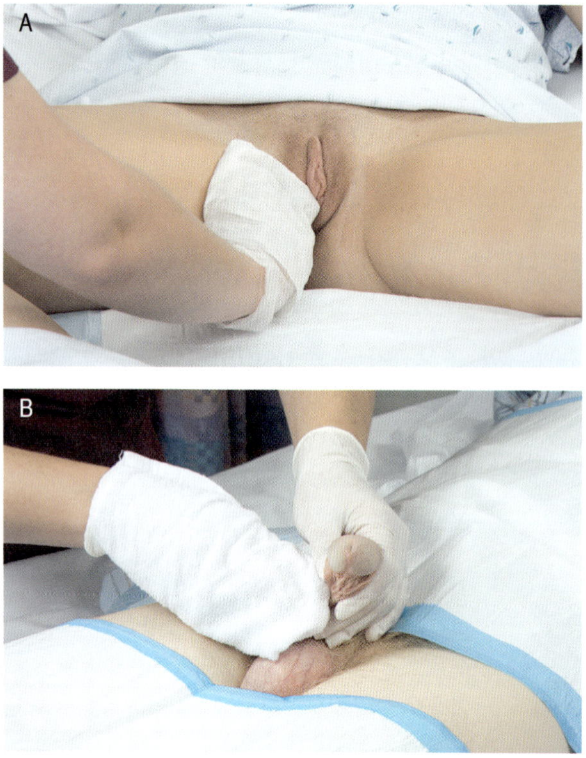

그림 24-4 회음부 간호. A: 여성: 요도와 질구가 노출될 수 있도록 음순을 벌린다. 치골 부위에서 항문 쪽으로 한 번에 닦는다. 항상 수건의 깨끗한 부분을 사용하면서 이를 여러 번 반복한다. B: 남성: 요도에서 원을 그리며 아래쪽으로 향해 음경의 끝 부분을 닦는다. 음경간(penile shaft)은 끝 부위에서 음낭 쪽으로 향하면서 아래쪽으로 닦는다.

윤리적 · 법적 쟁점

무자격 보조인력에게 간호 위임하기

강 간호사는 3명의 간호보조원과 함께 장기 간호시설에서 30여 명의 대상자들에 대한 간호를 감독하는 간호사이다. 강 간호사가 투약을 하러 가던 중 간호보조원 2명이 혼수상태인 대상자의 목욕을 돕고 있는 병실에 들어갔다. 두 간호보조원이 돌아오는 주말을 위해 남자친구와의 데이트 계획에 대해 서로 이야기하고 있다. 대상자는 완전히 노출되어 있고, 추워 보인다. 강 간호사는 보조원들이 대상자와는 한 번도 이야기하지 않고 대상자를 거칠게 다루고 있는 것을 목격하였다.

비판적 사고를 위한 과제

- 이러한 상황에 부딪쳤을 때 불편하게 느껴지는 요소가 무엇인지 파악하면서 자신의 느낌을 생각해 본다.
- 생각하고 있는 것에 대한 기본가정이 윤리적으로 적합한 행동인지 확인한다.
- 이 상황이 환자권리장전을 어기는 것인지 생각해 본다(7장 참조).
- 이 상황에 대응하는 3가지의 다른 방법에 대해 생각해 본다. 간호의 질을 개선시키기 위한 행동의 장기적 변화를 초래할 수 있는 가능한 접근을 확인한다.

씻길 때 편안한 방법이다. 유치도뇨관을 삽입한 대상자, 회음부나 직장, 하부요로 수술 대상자, 실금 대상자, 출산 여성은 염증과 자극의 위험이 더 크기 때문에 회음부 간호를 더 자주 시행한다.

대부분의 대상자는 최소한의 도움으로 스스로 회음부 간호를 수행할 수 있다. 이성에게 회음부 간호를 제공할 때는 대상자의 당혹감을 줄이기 위해 지시적이고 전문적으로 한다. 회음부 간호를 하는 동안 회음 부위에서 나오는 삼출물이 묻을 수 있는 경우에는 항상 장갑을 착용한다.

SAFETY ALERT

항문에 있던 미생물이 질이나 요도로 감염되는 것을 피하기 위해 항상 앞에서 뒤쪽으로 닦는다(그림 24-4A).

(3) 좌욕

좌욕은 출산 후나 직장 수술 후의 염증 또는 치질의 염증을 줄이기 위해 대상자의 골반 부위를 따뜻한 물에 푹 담그는 것이다. 골반 부위만 담그는 것은 몸 전체를 따뜻한 물에 담글 때 일어나는 광범위한 혈관확장 없이 국소적 열만 적용하기 위해서이다. 좌욕은 대상자가 앉을 수 있게 고안된 특수 의자나 특수 욕조에서 시행될 수 있다. 화장실에 높이가 조절되는 이동용 장비를 이용할 수도 있다(그림 24-5). 따뜻한 물은 물주머니에 부착된 튜브를 통해서 일회용 장비로 순환하게 되어 있다. 좌욕은 대개 20분 정도 걸리고, 물 온도는 대상자가 화상을 입지 않도록 주의하면서 37~39℃를 유지해야 한다. 만약 대상자의 손목에 물이 너무 따뜻하게 느껴진다면, 좌욕을 하기에는 너무 뜨겁다는 것이다(Patient and Family Education, 2014).

(4) 등 마사지

등 마사지는 피부와 근육으로의 혈액공급을 촉진하고, 안위 증진과 이완을 위해 제공된다. 압력의 정도는 대상자의 반응이나 언어적 단서를 관찰하면서 결정해야 한다. 마사지의 이점은 편안함과 몸의 이완을 증가시키고, 수면을 증진시킨다는 것이다. 뇌졸중 대상자에 대한 마사지의 치료적 효과로 혈압과 심박동수의 개선이 있었다는 연구보고도 있으며, 이러한 효과는 마사지 후 3일까지 지속되는 것으로 보고하였다(Mok & Woo, 2004). 유사한 결과가 심장마비 환자에게도 나타났고, 불안감도 감소했다

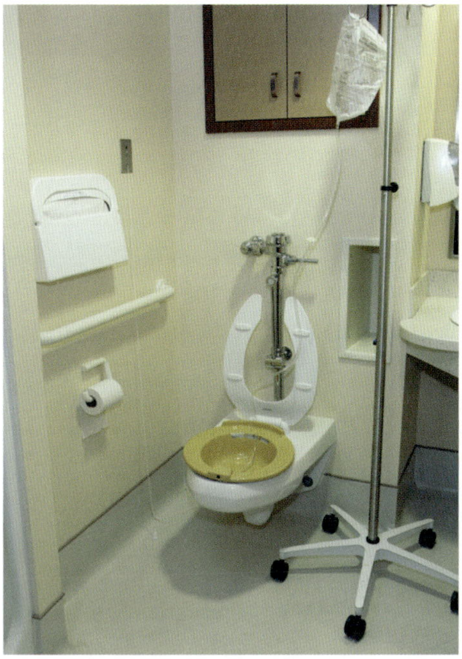

그림 24-5 일회용 좌욕기

(Chenet al., 2013). 욕창을 예방하기 위해서 뼈 돌출 부위에 압력을 가하는 것은 조직에 손상을 초래할 수 있기 때문에 고위험 대상자에게는 마사지가 권장되지 않는다(Wound, Ostomy, and Continence Nurses Society, 2010). 윤활제(크림 또는 로션)는 마사지 시 손놀림을 매끄럽게 해 준다. 피부에 기름기가 많은 일부 젊은 사람들에게는 알코올이 시원하고 신선한 느낌을 주는 윤활제이지만, 탈수상태의 대상자나 노인에게는 알코올이 피부를 건조시키고, 갈라지게 하며, 피부를 손상시킬 수 있다.

가능한 한 등 마사지를 위해 대상자에게 복위를 취하게 하고, 복위가 금기이거나 불편해한다면 측위를 이용할 수 있다. 부동 대상자에게는 엉덩이의 측면 부위 순환을 촉진하기 위해 한 체위에서 다른 체위로 바꾸어가면서 부분 등 마사지를 수행하는 것이 효과적일 수 있다. **실습지침서 7장**에 등 마사지를 요약해 제시하였다.

(5) 발과 발톱간호

발과 발톱에 문제가 있는지 파악하거나, 발이나 발톱에 문제의 위험이 있는 대상자를 파악하기 위해서 발과 발톱의 외양을 사정한다. 표 24-5는 발에 흔히 생기는 문제와 원인 및 치료를 열거한 것이다.

피부색과 온도는 혈액흐름에 대한 단서를 제공한다. 피부색이 검은 대상자는 차가운 발이 혈액순환이 원활하지 않음을 나타내는 신호일 수 있다. 당뇨병 대상자, 노인, 혈액순환이 좋지 않은 대상자는 특히 발에 문제가 일어날 위험이 높으므로, 발간호와 자기돌봄에 대한 교육이 필수적이다. 교육과 간호를 함께 하는 것이 발 문제가 있는 대상자에게 동기부여를 하게 하는 좋은 방법이다.

당뇨병이 있는 대상자에게 발간호를 수행할 때는 특별한 주의가 필요하다. 당뇨병이 있는 대상자는 발의 무감각 때문에 화상이나 이물질로 인한 손상의 위험이 크다. 발을 매일매일 관찰하고 조심스럽게 건조시켜야 하는데, 특히 발가락 사이를 잘 말려야 한다. 발가락은 물에 담그지 않아야 하는데, 족욕은 피부를 건조하게 하고 그 결과 갈라짐을 유발할 수 있기 때문이다. 로션이나 크림을 발 위와 아래에 바를 수 있으나 발가락 사이에는 바르지 않는다. 발가락 사이의 부적절한 건조와 로션의 적용은 감염의 원인이 된다. 발톱은 일직선으로 자르고, 가장자리는 줄로 다듬는다(National Diabetes Education Program, 2012).

SAFETY ALERT

당뇨가 있는 대상자의 족욕은 과도한 습기가 건조를 유발시킬 수 있으며, 피부를 갈라지게 하기 때문에 더 이상 추천되지 않는다(National Diabetes Education Program, 2012).

말초혈관질환이 있는 대상자의 발간호 시에는 외상으로부터 보호하기 위해 발톱을 너무 짧게 깎거나 가골까지 깊이 깎는 것을 피해야 한다. 일부 병원 정책에서는 간호사가 당뇨병 대상자나 말초혈관질환이 있는 대상자의 발톱을 자르지 못하게 하기도 한다. 왜냐하면, 이 경우 치유가 느리고 우연히 손상된 후에는 염증의 발생 위험이 높기 때문이다. 이 대상자는 대개 발톱이 안전하게 깎기 어려운 두껍고, 비뚤어진 형태이지만 안전하게 줄로 다듬을 수 있다.

발과 발톱간호에 대한 개요는 **실습지침서 7장**을 참조한다. 발간호에 대한 대상자 교육은 다음과 같다.

- 매일 발을 관찰한다. 모든 부위를 잘 보기 위해서 거울이 필요하기도 하다.
- 발에는 레이저, 날카로운 도구, 부식성 용액을 절대 사용해서는 안 되며, 발톱은 깎기보다는 줄로 다듬는다.
- 흡연, 다리 꼬기 등 발의 혈액순환을 감소시키는 습관을 피한다.
- 욕창이나 배액물 또는 발의 온도, 색, 감각의 변화가

표 24-5 일반적인 발 문제

유형	목적	발생 원인	치료
가골(calluses)	뼈 돌출 부위의 발 아래나 측면에 있는 표피가 납작하게 두꺼워진 것	꽉 끼는 신발이나 부적절한 신발 패드	따뜻한 물에 푹 담그거나 속돌(pumice stones)로 문지름으로써 부드럽게 한다.
티눈(corns)	대개 발가락 관절 4번째나 5번째에 있는 원뿔 형태의 병변(표피가 두꺼워지는 것)	꽉 끼는 신발로 인한 압력	부드럽고, 발에 맞는 신발을 신거나 보호용 패드를 착용한다. 각질 피부에는 살리실산이 있는 각질용해제를 바른다.
족저 사마귀 (plantar warts)	각질화된 상피 주변에 있고, 압력에 의해 둥그렇고 불규칙적이고 납작하며 간혹 통증이 있다.	바이러스성이지만 꽉 끼는 신발로 인한 부적절한 순환이나 압력에 의해 악화	고체 이산화탄소로 얼리거나 살리실산을 바르고 큐렛으로 제거한다.
건막류 (hallax valgus)	큰 발가락 관절의 활액낭에 염증이 있는 것으로, 피부가 두꺼워진다. 관절이 붓고 발가락의 위치가 이동한다.	유전, 퇴행성 골질환과 관절질환, 꽉 끼는 신발이나 하이힐	외과적 중재가 필요할 수 있다. 앞이 넓은 신발을 신으면 증상이 완화될 수 있다.
백선 무좀 (운동선수 발)	특히 발가락 사이의 피부에 발적이 있고 비늘이 벗겨지고 갈라진다.	세균감염이고 습기가 차며, 환기되지 않는 환경에 의해서 악화	항균성 파우더나 연고를 바르고, 매일 양말을 갈아 신으며, 습기를 흡수하기 위해 순면양말을 신는다.
지조 내성 (ingrown nails)	파고드는 발톱으로 인해 발톱의 가장자리에 염증이 있으며, 붓고, 조직에 통증이 있다.	적절하지 못한 발톱 정리, 발에 잘 안 맞는 신발	발톱을 가로로 자르고, 잘 맞는 신발을 착용함으로써 예방한다. 통증과 염증은 항염제로 치료하고, 발톱을 외과적으로 제거할 수도 있다.
발냄새(foot odor)	발에서 나는 과도한 악취	세균성 염증. 습기 있는 환경에 의해 악화	과도한 습기 감소, 탈취파우더, 순면양말과 환기가 잘되는 신발을 이용한다.

있는 경우, 건강관리제공자에게 알린다.

- 미끄러지지 않는 구두 밑창과 튼튼하면서도 발에 잘 맞는 신발을 선택한다. 발은 오후에 더 잘 부으므로 구두는 오후나 저녁에 사는 것이 좋다. 피부손상이나 자극의 징후를 주의해서 관찰하고, 점차적으로 신발을 바꾸도록 한다.
- 맨발로 걷지 말아야 한다.

(6) 모발간호

① 머리 빗기

머리를 빗을 수 있는 대상자에게는 도구를 제공하고, 혼자 힘으로 직접 하도록 격려한다. 그러나 자신이 스스로 할 수 없는 대상자는 도움이 필요하다. 두피를 마사지하는 것은 두피의 혈액순환을 자극하고, 모간을 따라 기름의 분포를 촉진시키므로 빗질보다 더 효과적이다. 침대에서 오랜 시간을 보내야 하는 머리가 긴 대상자는 모발이 몸에 최소한으로 닿도록 헤어스타일을 바꿀 필요가 있다. 만약 머리카락이 엉키면, 머리카락을 조금씩 나누어 빗는다. 곱슬머리는 대개 틈 사이가 넓게 벌어진 거친 머리카락을 빗을 때 사용하는 브러시가 필요하다. 모발을 부드럽게 하고, 손상을 피하기 위해 머리카락을 매끄럽게 해주는 컨디셔너를 사용하기도 한다.

② 머리 감기

머리 감기는 모발과 두피를 청결히 하고, 과도한 기름을 제거해 준다. 이것은 두피의 혈액순환을 증진시키고, 대상자를 이완시키며, 진정시킨다. 이때 비듬이나 이가 있는지 모발을 조사한다. 머리 감기는 대상자가 샤워의자에 앉거나, 세면대 위에 등을 기대거나, 침상 옆 테이블 위에 있는 대야의 물 쪽으로 몸을 기울이고, 앉을 수 없다면 세면대 높이의 이동용 침대에 눕거나, 물을 배수하기 위한 선반을 침대에 둔 상태에서 시행될 수 있다. 머리를 감는 동안 대상자가 피로하거나 한기를 느끼지 않게 한다. 침대에 누워 있는 대상자의 머리를 감기는 단계는 **실습지침서 7장**을 참조한다. 대부분의 기관에서 보온이 되는 용기 안에 샴푸가 들어 있는 제품을 이용한다. 간호사나 대상자는 샴푸가 머리카락과 두피로 섞이도록 마사지한다. 모발은 드라이기로 말리거나 공기 중에 두어 건조시킨다. 드라이 샴푸(dry shampoo)는 과다한 오일과 먼지를 제거하기 위해 모발에 사용하는 파우더를 말하는데, 청결에는 이전의 전통적인 머리 감기 방법보다 덜 효과적이므로 이러한 처치는 모발이 젖는 것이 금기이거나 감을 수 없을 때에만 사용한다.

③ 이

이가 있는 것을 이 기생증(pediculosis)이라 한다. 모발, 눈썹, 속눈썹, 수염에서 발견되는 이는 모발 이 기생증(pediculosis capitis)이라 하고, 몸에 있는 털에서 발견된다면 신체 이 기생증(pediculosis corporis), 회음 부위에 있는 털에서 발견되면 음모 이 기생증(pediculosis pubis)이라 한다.

머리와 치골의 이는 서캐(nits)라 부르는 알을 떼어내기 힘든 끈적거리는 물질로 털에 부착시킨다. 서캐는 확대경으로 보면 반짝거리는 타원형이며, 육안으로는 비듬과 비슷해 보인다. 피부에 사는 이가 물게 되면 소양증을 유발할 수 있다. 감염된 부위는 머리선을 따라 보일 수 있고, 몸에 있는 이는 피부에서 혈액을 빨며, 발견이 어렵도록 옷에 붙어 사는 경향이 있다. 몸에 이가 있음을 알려주는 단서는 피부에 있는 긁힌 자국과 출혈성 병변이다.

모발의 이 기생증을 제거하기 위한 일반적인 비처방 약물은 페르메트린(permethrin, Nix)이다. 이것을 두피와 모발에 적용하고, 30분 정도 그대로 둔 후 헹군다. 재발을 방지하기 위해서는 일반적으로 며칠 동안 반복 사용한다. 신체 이 기생증이나 음모의 이 기생증을 위한 약물은 린덴(lindane, Kwell)인데, 이것은 로션, 크림, 샴푸 등의 형태로 되어 있다. 이가 침입한 옷은 어떠한 것이라도 버리는 것이 좋다. 최근에는 이를 성공적으로 치료하기 어렵다는 일부 보고가 있으며, 치골 부위는 그 부위에 털이 많기 때문에 이가 제거되기 어려우므로 샴푸를 발라 12~24시간 동안 그대로 둔다. 대상자가 사용한 침대보와 옷은 뜨거운 물에서 빨아야 하며, 담요, 가구, 카페트는 스프레이형 살충제를 뿌리고, 대상자와 성접촉이나 친밀하게 접촉한 사람 역시 치료를 받아야 한다(Gunning, Pippitt, Kiraly, & Sayler, 2013).

④ 비듬

비듬은 두피의 표피가 만성적으로 여러 부위에서 벗겨지는 것을 말하는 것으로, 당혹스러울 정도의 소양감과 흰색의 비늘(whitish scales)이 있는 것이 특징이다. 브러싱을 자주 하고, 각질 용해성 샴푸(keratolytic shampoo)로 매일 머리를 감는 것을 통해 문제를 해결할 수 있으나, 지속적이고 심각한 경우는 의학적 치료가 필요할 수 있다.

⑤ 탈모

모발은 계속적으로 자라고, 새로 재생된다. 모발건강을 위해 화학적인 치료와 전기 롤러기 등으로 인한 과다한 열은 피해야 한다. 크림 린스는 모발을 엉키지 않게 하는데 도움이 될 수 있다.

남성 대머리는 중년이나 노년기에 주로 발생하지만, 일부 남성의 경우에는 좀 더 일찍 나타날 수 있다. 모발의 조기 소실은 스트레스를 유발하고, 자아상과 성정체성에 영향을 미칠 수 있다. 치료에는 가발, 모발이식, 모발의 성장을 촉진하는 약물 등이 있다.

급성 탈모는 스트레스, 고열, 특정 약물, 전신마취, 출산으로 인해 발생할 수 있다. 가장 흔하게는 항암치료에 의해서 탈모(alopecia)가 일어난다. 대상자의 모발이 점차적으로 또는 갑자기 빠질 수 있고, 치료가 시작된 지 몇 주 후까지는 계속될 수 있음을 알려준다. 모발은 치료가 끝난 후 색깔이나 결이 이전과 다를 수 있지만, 대개 재생한다. 이 시기 동안 대상자를 지지하고, 대상자가 착용할 모자, 가발, 장식용 스카프를 고를 수 있도록 도우며, 암협회와 같은 지역사회 지지체계에 대상자를 의뢰한다.

⑥ 면도

면도는 남성이 자신의 신체 외모에 대해 좋게 느낄 수 있게 하며, 턱수염을 기르지 않는 대부분의 남성들은 매일 면도한다. 면도할 때 도움을 받는 것은 대상자의 의욕을 고양시킬 수 있다. 면도하기 전에는 베는 것을 피하기 위해 따뜻한 타월로 턱수염을 부드럽게 하고, 비누거품이나 면도용 크림을 이용하며, 피부를 당기고, 자극을 줄이기 위해 털이 자라는 방향으로 면도한다(그림 24-6). 에너지 수준이 감소하고 미세운동 기술이 손상된 남성은 전기면도기를 사용하는 것이 더 쉽고, 혈소판감소증이나 항응고제 요법을 받는 대상자와 같이 과도한 출혈의 위험이 있는 대상자는 베이는 것을 피하기 위해 일반 면도기보다는 전기면도기를 이용한다. 턱수염이나 코밑수염이 있는 남성은 이를 정리하고 청결하게 유지하며, 음식 부스러기가 묻지 않도록 도움이 필요할 수 있다. 얼굴의 털은 목욕이

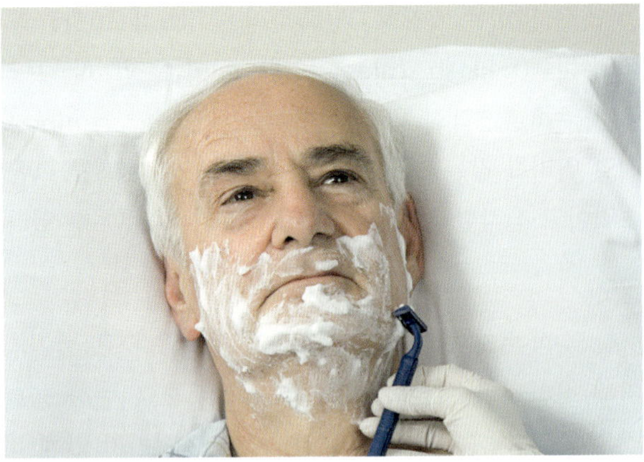

그림 24-6 털이 자라는 방향으로 면도한다.

나 샤워를 하는 동안 씻을 수 있고, 코밑수염이나 턱수염은 대상자의 요구가 있을 때에만 면도한다.

액와모나 다리 털을 면도하는 것은 많은 여성에게서 몸치장을 할 때 중요한 부분이므로 남성과 동일한 방법으로 면도한다.

(7) 구강간호

양치질을 하고, 구강을 소독하고 헹구는 것은 안위를 위한 조치이며, 입안을 헹구는 것은 건조한 구강을 부드럽게 해 준다. 청결하지 못한 구강은 다른 문제를 유발하고, 박테리아의 서식처가 될 수 있다. 구강간호를 위한 지침은 **실습지침서 7장**을 참조한다.

간호사나 돌봄제공자는 양치질을 할 수 없는 대상자가 양치질을 하도록 도와주거나, 이를 대신 수행할 필요가 있다. 충치와 치주질환의 예방, 치아소실을 예방하기 위해서 양치질을 하고, 치실을 사용하도록 격려하며, 구강간호를 제공하는 동안 구강을 사정할 수 있다.

① 양치질과 치실 사용

양치질과 치실 사용을 독립적으로 할 수 있는 대상자에게는 직접 하도록 격려하고, 대상자가 세면대를 사용하기 위해 침대 밖으로 나갈 수 없다면 입안의 물을 뱉을 수 있는 대야를 포함하여 필요한 장비들을 제공한다. 보통 칫솔의 작은 손잡이를 잡는 데 어려움이 있는 대상자의 경우, 손잡이가 더 크며 조작을 덜 요하는 전동칫솔이 유용하다. 일반적인 칫솔 손잡이는 테이프, 자전거의 핸들 그립이나 찢어진 고무공을 이용해서 조립할 수 있다. 손동작이 덜 필요한 초음파 칫솔은 노인에게 효과적이다.

치실은 치아 사이에 끼어 있는 치태와 찌꺼기를 제거해준다. 치은의 외상을 피하기 위하여 왁스를 입힌 치실을 사용한다. 치실은 대상자가 문지른 부분에서 깨끗한 부분으로 옮겨 쓸 수 있도록 충분히 길어야 한다.

또 다른 구강위생 방법에는 물, 식염수, 묽은 함수액(dilute mouthwash), 또는 항균성 함수액으로 헹굼으로써 구강점막을 청결히 하고, 수분을 제공하는 것이 있다.

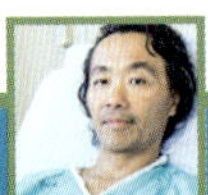

개인위생과 자기돌봄 PICO

당신은 김 간호사이다. 그는 마침내 자기돌봄에 대한 관심을 가지게 되었다. 그는 김 간호사가 그의 이를 닦도록 도와주었기 때문에 김 간호사에게 일반칫솔과 전동칫솔 사이에 큰 차이점이 있는지 궁금해하였다. 구강 위생에 대한 그의 관심을 유지하기 위해 김 간호사는 그에게 어떤 근거가 있는지 찾아보겠다고 말하였다. PICO 진술문을 사용하여 검색을 수행한다. 전동칫솔을 사용하는 것이 성인들의 구강위생을 개선하는가?

- **P** (Population, 대상) = 성인
- **I** (Intervention, 간호중재) = 전동칫솔 사용하기
- **C** (Comparison, 비교) = 일반칫솔
- **O** (Outcome, 성과) = 구강위생 향상

5,068명의 참가자를 대상으로 무작위 대조 시험에 대한 56가지 연구를 포함한 메타 분석 연구를 발견할 수 있다. 그 근거는 플라그와 치은염에 대한 단기 및 장기적 영향 모두를 검사했다. 결과에 따르면 처음 3개월 동안만 전동칫솔을 사용할 때 플라그가 11% 감소했다. 3개월이 지난 후에도 결과는 계속 개선되었으며 21%가 감소되었다. 치은염은 처음 3개월 동안 6% 개선되었고 3개월 후 11%로 증가했다.

결과를 공유한 후에 대상자는 집에 돌아오면 전동칫솔로 바꾸는 것을 고려한다.

출처: Yaacob, M., Worthington, H. V., Deacon, S. A., Deery, C., Walmsley, A. D., Robinson, P. G., & Glenny, A. M. (2014). Powered versus manual toothbrushing for oral health. *Cochrane Database of Systematic Reviews,* (6), CD002281. doi: 10.1002/14651858.CD002281.pub3.

특히 기계적 환기 대상자에게 구인두 경로의 세균집락은 병원성 폐렴을 유발하는 데 중요한 역할을 한다(Garcia et al., 2009). 인공호흡기와 관련된 폐렴(VAP)은 병원 감염으로 인한 주요 사망 원인이며, 2014년 병원 감염자 중 사망률이 40%에 이르고, 의료비가 연간 약 13억 3천만 원에서 15억으로 추정된다(AHA, 2014).

세균을 감소시키는 것은 기계적 환기를 하는 대상자에게서 인공호흡기와 관련된 폐렴 가능성을 줄인다는 것을 나타낸다(Munro, Grap, Jones, MaClish, & Sessler, 2009). 그러므로 구강점막 내의 세균을 줄이고, 상기도에 세균집락화의 가능성을 줄이는 것이 가장 좋은 방법이다. 기계적 환기를 관리하는 프로그램에 정기적인 구강간호를 제공하는 것은 VAP발생률을 줄일 수 있다(AHA, 2014). 근거기반 구강간호는 1일 2회 양치하기, 적어도 2~4시간마다 항균제로 구강간호하기, 적어도 하루에 한 번은 0.12% 클로르헥시딘으로 헹궈내기를 하는 것이다.

구강점막 변화의 위험이 있는 대상자는 금식이나 탈수 대상자와 항암요법이나 방사선요법을 받는다. 이에는 구강 부위에 외상이나 수술을 받은 대상자, 영양공급이 불량하거나 면역이 저하되어 있는 대상자, 구강간호를 수행할 수 없는 대상자도 포함된다. 경관영양, 비위관, 지속적인 구강호흡은 구강점막을 건조하게 할 수 있다. 고위험 대상자는 상업용 함수액이나 레몬 글리세린 면봉과 같이 구강조직을 건조하게 하는 알코올성 제품을 피해야 한다. 구강에 배액물이나 병변이 있는 대상자와 구강으로 수분을 섭취할 수 없는 대상자는 입술이 건조해질 수 있으므로 2시간마다 소독이나 가글이 필요할 수 있으며, 수용성 윤활제나 페트롤리엄 젤리(petroleum jelly, 바셀린의 일종)를 사용할 수 있다.

② 무의식 대상자의 구강간호

무의식 대상자에게는 특별 구강간호를 실시해야 한다. 치아의 바깥쪽 표면은 일상적인 방법으로 양치질하고, 손가락을 보호하기 위해 한쪽 면의 뒤쪽으로 위 치아와 아래 치아 사이에 패드가 있는 설압자를 놓은 후, 부드러운 칫솔을 이용하여 치아 안쪽과 씹는 면을 청결히 닦는다. 치태를 줄이기 위해서는 스펀지 면봉보다 칫솔이 낫다. 흡인을 예방하기 위해 아주 소량의 물을 사용하고, 물을 안전하게 제거하기 위해서 구강 흡인장비를 이용한다. **실습지침서 7장**에 무의식 대상자를 위한 구강간호를 참고한다.

기억해야 하는 개념

무의식 대상자에게 구강간호를 시행할 때, 대상자는 침상의 머리부분을 낮추고 측위를 취하도록 한다. 측위는 구강간호를 실시하는 동안 물이 쉽게 배출되기 때문에 대상자의 흡인의 위험성을 최소화할 수 있다.

③ 의치간호

대상자가 의치를 하고 있는지 확인한다. 만약 의치를 사용한다면, 대상자에게 먹고 말하고 외모가 개선될 수 있게 의치를 착용하도록 격려하는 것이 대상자의 자아감을 고취시킬 수 있다.

의치도 자연치아와 마찬가지로 찌꺼기, 치태, 치석이 생긴다. 만약 대상자가 의치를 관리할 수 없다면, 간호사나 간호제공자가 자연치아에서 하는 것과 비슷하게 칫솔질을 할 필요가 있다. 가능한 한 대상자에게 자신의 의치를 스스로 빼게 하고, 만약 대상자가 할 수 없다면 손가락이 미끄러지는 것을 방지하기 위해 거즈패드를 대고 의치를 꽉 잡는다(그림 24-7A). 아래쪽 의치는 대개 쉽게 빠지며, 위쪽 의치는 위쪽의 구개와 함께 형성된 진공상태

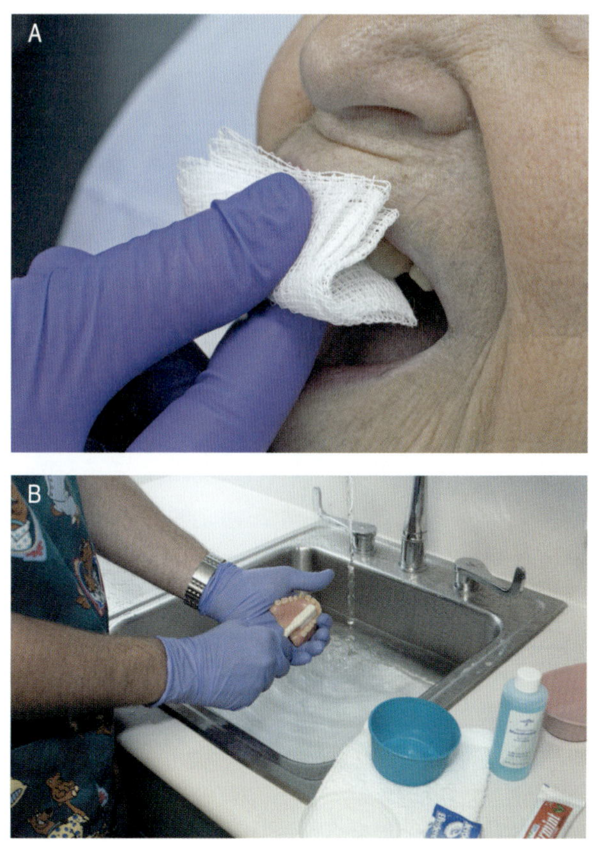

그림 24-7 의치간호. A: 밀봉상태를 깨기 위해 의치를 부드럽게 흔들면서 입에서 제거한다. B: 의치가 손상되는 것을 예방하기 위해 세면대에 타월을 놓고 의치를 단단히 붙잡는다. 자연치아에 하듯이 의치에 양치질한다.

를 깨기 위해 앞쪽이나 좌우로 살살 흔들 필요가 있다. 거친 칫솔로 양치질을 하면 의치에 홈이 생길 수 있기 때문에 부드러운 칫솔을 권장한다. 부드러운 청결제를 사용할 수 있기는 하지만, 비누와 물이 효과적이다. 의치를 세면대로 가지고 갈 때 의치가 깨지는 것을 방지하기 위해 의치를 컵에 담아서 가고, 오래 착용하지 않을 때는 뚜껑이 있는 용기에 물에 담가 보관한다(그림 24-7B). 분실을 방지하기 위해 대상자의 이름이 적힌 라벨을 부착한다.

대상자는 의치를 입에 다시 넣기 전, 입을 잘 헹구어야 한다. 치은과 혀는 의치를 끼지 않았을 때 부드러운 칫솔질로 깨끗하게 한다. 부드러운 칫솔이나 엄지손가락, 검지손가락으로 치은을 마사지하는 것은 혈액순환을 자극하고, 구강 점막을 튼튼하게 해 준다. 구강조직을 공기 중에 노출하기 위해서 밤에는 의치를 빼야 한다.

비판적 사고 적용하기

87세인 임 씨는 어제 오후 자신의 집에서 낙상한 후 입원하였다. 기동성 문제와 인지변화로 인해 기본적인 위생 간호를 최근 몇 주 동안 무시하였다. 임 씨는 정신이 혼돈상태이며, 오른쪽 엉덩이에 욕창이 있지만 모든 X-선검사상으로 골절은 없었다. 임 씨의 참여를 촉진하는 전략을 포함해서 오늘 아침 위생간호를 제공하기 위한 계획을 세워본다.

정답은 부록 B를 참고하세요.

(8) 눈간호

일부 대상자는 눈간호 시 도움이 필요하다. 특별히 눈 수술이나 상해 및 염증이 있는 대상자, 무의식이거나 깜빡거리는 반사가 소실된 대상자는 도움을 필요로 한다. 대상자를 사정할 때 안검에 부종이 있는지, 분비물이 굳어 있는지, 그 부위에 염증이 있는지, 누관에 염증이 있거나 과도하게 눈물을 흘리는지 등을 확인하며 공막의 색깔이 변했는지, 결막에 염증과 발적이 있는지 등도 조사한다.

눈에 염증이 있거나, 배액 또는 가피가 있는 대상자는 눈에서 나오는 분비물을 깨끗이 제거해 줄 필요가 있다. 수건이나 면솜을 식염수나 멸균증류수로 푹 적셔서 눈을 닦아내야 한다.

SAFETY ALERT

눈은 안쪽에서 바깥쪽으로 닦는다. 염증이 없다면 양 눈을 수건의 다른 부분으로 닦는다. 그러나 만약 눈에 염증이 있다면 각각의 눈을 닦을 때 다른 수건을 사용하는데, 이것은 한쪽 눈에서 다른 쪽 눈으로 염증이 옮을 수 있는 위험성을 줄이기 위한 것이다.

① 안경과 콘택트렌즈

시각 보조장비가 필요한지 확인하고, 필요시 보조장비를 착용하도록 격려한다. 이러한 보조장비들의 안전한 사용은 대상자의 독립성과 안전에 도움이 된다.

안경은 매일 닦아야 하지만, 대상자가 이러한 도움을 부탁하지 않는 경우도 있다. 유리 렌즈는 따뜻한 물로 씻을 수 있으나, 플라스틱 렌즈는 특수 소독액으로 씻어야 한다. 두 렌즈 모두 휴지나 렌즈닦이 수건으로 닦는다. 안경은 대상자의 손이 닿을 수 있는 곳에 안전하게 보관하고, 대상자가 너무 아파서 이러한 활동을 할 수 없거나 자기돌봄을 하는 데 다른 신체적 제한이 있다면 간호사가 책임지고 안경을 관리해야 한다. 안경의 위치도 대상자의 기록에 적도록 한다. 이는 다음 근무자나 대상자가 전출될 때 대상자를 받는 쪽의 병동 간호사에게 그 위치를 알 수 있게 해 주려는 것이다.

안경 대신 콘택트렌즈를 사용하는 경우도 흔하며, 오목한 플라스틱 렌즈가 동공을 덮고 눈물층을 떠다닌다. 콘택트렌즈는 하드, 소프트 또는 가스 투과성 렌즈가 있다. 하드렌즈는 공기나 용액을 흡수하지 않는 딱딱한 플라스틱으로 만들어져 있는데 각막으로의 산소공급을 제한하기 때문에 하루에 14시간 이상 사용하지 않아야 한다. 어떤 소프트렌즈는 낮 동안에 착용하고 밤 동안에 빼두어야 하지만, 14~30일 동안 착용 가능한 것도 있다. 일회용 콘택트렌즈는 관리가 덜 필요하다.

결막 충혈, 과도한 눈물, 작열감은 렌즈를 너무 오래 착용하고 있었을 때 나타나는 증상이다. 렌즈를 착용할 때에는 렌즈 아래에 분비물과 이물질(먼지, 꽃가루)이 쌓인다. 이러한 물질은 눈을 자극하고, 시야를 방해하며, 염증의 위험을 증가시킨다. 모든 콘택트렌즈가 각막으로 가는 산소의 흐름을 어느 정도 막기 때문에 렌즈를 너무 오랫동안 끼고 있으면 각막손상이 일어날 수 있다.

콘택트렌즈를 눈에서 빼낸 후 렌즈의 유형에 맞는 적합한 방식으로 소독하고, 감염을 예방해야 한다. 만약 대상자가 스스로 할 수 없다면, 간호사가 렌즈를 빼서 관리해 주어야 한다. 콘택트렌즈 간호는 **실습지침서 17장**을 참조한다. 소프트렌즈를 관리하기 위해서 소독용액을 사용하며, 이 용액은 엷은 막과 찌꺼기를 묽게 하여 제거해 준다. 소독 후에 묽어진 침전물을 제거하기 위해서는 반드시 린스 용액과 살균 용액으로 헹구어야 한다. 그 후 렌즈는 린스 용액에 담가 보관하고, 눈에 렌즈를 넣기 전에 렌즈의 불순물을 확실히 제거하기 위해 린스 용액으로 다시 한 번 더 헹구어야 한다. 축적된 단백질이나 지질, 뮤신을 제거하기 위해 매주 열이나 화학적인 방법으로 렌즈를 소독하고, 대상자는 집에서 콘택트렌즈 물품들을 가져와야 한다.

SAFETY ALERT

건강관리기관에서 흔히 사용하는 멸균식염수를 콘택트렌즈에 사용해서는 안 된다. 멸균식염수에 포함되어 있는 첨가제는 콘택트렌즈에는 부적합할 수 있다.

② 인공안구

인공안구는 플라스틱으로 만들고 영구적인 것도 있으나, 어떤 것은 매일 빼서 소독해야 한다. 대부분의 대상자는 그들 스스로가 관리하기를 선호하지만 만약 간호사가 염증의 징후가 있거나, 수술 스케줄이 잡혀 있거나, 부동이나 손상으로 인해 의존적이라면 대상자에게 인공안구를 빼는 데 도움을 줄 필요가 있다.

눈은 제자리에 있게 해 주는 흡인력이 있기 때문에 인공안구를 제거하기 위해서는 하안검을 아래로 당기고, 안검 아래쪽으로 약간의 압력을 가해야 한다. 안구를 쉽게 빼내기 위해서는 소켓에서 안구를 고정시키고 있는 흡인력보다 큰 흡입력이 있는 작은 공 모양 주사기(bulb syringe)를 사용할 수 있다. 안구는 식염수로 소독하며, 뚜껑이 있고 라벨이 붙어 있는 용기에 식염수나 물을 넣어 보관한다. 식염수나 미온수로 안구 소켓의 가장자리를 소독하고 발적이나 종창, 배액물이 있는지 조사한다. 눈은 부비동과 기본 뇌조직에 인접해 있기 때문에, 이 부위의 염증은 중요한 문제이다. 안구를 재삽입하기 위해서는 하안검을 당겨 소켓으로 안구를 밀어 넣고, 상안검을 들어 올려 안구가 들어가게 한다.

③ 무의식 대상자의 눈 간호

혼수상태에 있는 대상자는 실명할 수 있는 각막 궤양의 위험이 있다. 눈깜빡임 반사(blink reflex)가 소실되면, 눈을 뜬 상태이기 때문에 눈이 건조해지기 시작한다. 이러한 합병증을 예방하기 위해 눈에는 습기가 있어야 하고, 공기로부터 눈을 보호해야 한다. 안구건조를 예방하기 위해 인공눈물 용액(methylcellulose)이나 식염수를 주입할 수 있고, 눈을 감게 하거나 보호용 안대로 덮을 수 있다.

(9) 귀 간호

건강한 귀는 간호가 거의 필요 없다. 염증성 조직이나 배액물, 불편감이 있는지 외이를 점검한다. 손가락을 수건으로 싸서 이개를 청결하게 할 수 있다. 과도하게 많은 귀지는 이개를 아래로 당기면서 깨끗한 수건을 꼬아 끝을 이용해서 제거할 수 있다. 이 방법이 적절하지 않으면 세척이 필요하다.

SAFETY ALERT

귀지를 제거하기 위해 헤어핀, 면봉, 이쑤시개 또는 날카로운 물건을 사용하는 것이 위험하다는 것을 강조한다. 헤어핀이나 이쑤시개는 고막을 파열할 수 있고, 이도(ear canal)에 외상을 입힐 수 있다. 면봉은 이도로 귀지를 더 깊이 밀어 넣을 수 있는데, 이는 이도를 막히게 할 수 있다.

① 보청기 간호

보청기는 배터리로 작동하며, 소리를 증폭시키는 기구이다. 보청기는 음파를 모아서 전기적 신호로 바꾸어 전달해 주는 마이크로폰이 내장되어 있으며, 음을 확대시켜주는 증폭기(amplifier), 전기신호를 소리 에너지로 다시 변형시키는 송신기(receiver), 고막으로 음을 전달해 주는 귀꽂이(ear mold)로 구성된다. Box 24-3에서 기술하듯이 여러 종류의 보청기가 있다.

보청기는 값이 비싸고 보청기를 소유한 사람들에게는 무척 중요하므로, 안전하게 다루고 보관해야 한다. 사용하지 않을 때는 대상자의 이름이 적힌 용기에 보관해야 한다. 장비의 유형, 어떻게 기능을 하는지, 대상자가 이것을 어떻게 관리해야 하는지, 대상자가 보청기로 인해 어떠한 문제가 있는지 확인한다. 손상을 예방하기 위하여 주의해서 다루고, 적절한 방법으로 이용하며, 귀꽂이를 청결히 하고, 다 쓴 배터리를 교환해 주는 것 등이 간호에 포함된다. 배터리를 점검하기 위해 대상자의 보청기를 빼서 볼륨을 천천히 고음까지 올려보고, 거친 휘파람 소리 같은 소음이 들리면 이것은 배터리 고장을 의미한다. 그러나 전혀 소리가 들리지 않는다면 이것은 배터리를 새것으로 교환해야 함을 의미한다.

귀에 보청기를 꽂고 있을 때 갑작스러운 큰 소리로부터 귀를 보호하기 위해 장비를 꺼 두고, 청력을 증진시키는 데 필요한 만큼의 볼륨으로 조정할 수 있다. 대상자의 보청기 삽입을 돕기 위해 **실습지침서 17장**을 참조한다.

보청기는 목소리의 음을 증폭시켜 주지만 배경음도 함께 증폭시키기 때문에 여전히 듣는 것에 어려움이 있을 수 있으며, 특히 시끄러운 현장에서는 더욱 그렇다. 최적의 청력을 위해서는 대상자의 얼굴을 마주보고, 천천히 분명하게 말을 하며, 대상자가 이해하지 못한다면 반복해서 말한다. 청각이 손상된 대상자는 입술을 보고 읽을 수 있으므로, 주의해서 또박또박 말하는 것이 그들의 이해능력을 증진시킬 수 있다.

Box 24-3 보청기의 유형

- 귀걸이형(behind-the-ear aid): 가장 일반적인 유형으로 귀에 꽂는다. 귀꽂이는 귀 안으로 넣으며 마이크로폰, 증폭기, 수신기 볼륨 조절, 배터리, 스위치가 들어 있는 케이스는 귀 뒤에 꽂는다.
- 귓속형(in-the-ear aid): 귀꽂이에 모든 구성성분이 있으며, 가장 복잡하다.
- 안경형(eyeglass aid): 안경의 한쪽 또는 양쪽 관자놀이 부위에 보청기를 가지고 있다. 귀걸이형과 비슷하게 기능하지만 구성성분들이 안경의 관자놀이 부위에 위치한다.
- 주머니형(body-type hearing aid): 가장 심각한 청각소실이 있을 때 사용된다. 케이스는 포켓 사이즈의 트랜지스터 라디오처럼 보이고, 주머니, 속옷, 장신구에 꽂을 수 있다. 케이스에는 마이크로폰과 증폭기가 있고, 귀꽂이로 소리를 모으는 수신기와 연결된다.

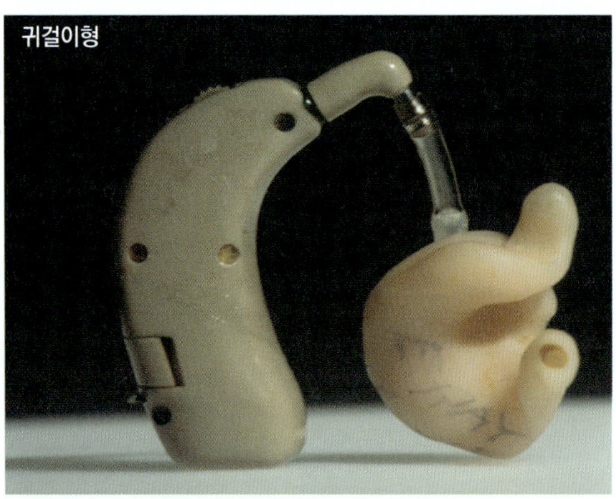

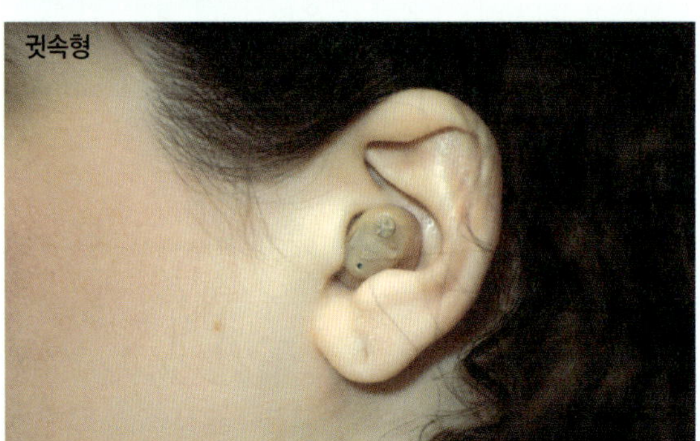

(10) 식이

쇠약, 피로, 마비가 있거나 신경근이 손상된 대상자에게는 식이에 관련된 자기돌봄 결핍이 있을 수 있다. 대상자의 식사능력과 먹는 데 필요한 도움의 정도를 사정한다. 도움을 계획하고, 적합한 교육 프로그램을 구상한다. 간호사는 음식과 식사를 하는 것이 대상자의 삶의 질에 영향을 미치는 중요한 요인임을 이해해야 한다.

대상자에게 적당한 시간이 주어지면, 스스로 먹을 수 있는데도 기관에서 과보호되는 경우가 있을 수 있다. 구두로 격려하고, 가이드를 해 줌으로써 인지손상 대상자가 독립적으로 먹을 수 있도록 도울 수 있다. 식사시간에 차분하고 마음을 진정시키는 음악을 제공하는 것도 치료의 일부분으로 고려된다(Manthorpe & Watson, 2003). 음식을 의존적으로 받아먹는 것은 조절력 상실을 의미하기 때문에 대상자로 하여금 어떤 방법으로든 식사에 참여하게 한다. 이것은 모든 연령의 사람들에게 해당한다. 먹는 음식의 순서 등을 대상자에게 선택하게 하는 것은 무력감의 일부를 경감시킬 수 있다. 턱받이를 대거나 음식을 한데 섞어서 주는 것은 대상자의 존엄성을 떨어뜨리는 행위이다. 식사를 하도록 도움을 주는 과정이 워낙 시간소모적인 것이기 때문에 대상자는 이를 짐처럼 부담스럽게 느낄 수 있다. 식사를 도와주는 사람은 대상자가 이러한 생각을 하지 않도록 대상자에게 씹고, 삼킬 수 있는 충분한 시간을 주어야 한다.

식이욕구를 충족시키기 위한 중재는 다양하다. Box 24-4는 그 예를 열거한 것이다. 만약 대상자가 침대에 걸터앉을 수 없다면, 침상머리를 높인다. 높은 좌위는 음식이 목에 걸리거나 흡인의 위험을 감소시켜준다. 대상자가 먹는 것을 돕는 방법을 **실습지침서 11장**에 구체적으로 제시하였다.

시각장애 대상자는 시계의 숫자를 참조하여 식사 시 음식 위치에 대해 오리엔테이션이 되어 있을 수 있다. 대상자는 자신의 손끝으로 만져봄으로써 쟁반에 있는 음식들을 머리 속으로 그리고, 시계 방향으로 도는 방법을 사용하기도 하고, 포크로 부드럽게 확인해 가면서 음식의 위치를 확인할 수 있다. 시각장애 대상자에게 음식이 무엇인지 알려주는 것이 음식을 가장 잘 먹을 수 있도록 돕는 방법이다. 예를 들어, 완두콩과 으깬 감자가 접시에 있다는 것을 알게 해 주면, 시각장애 대상자가 으깬 감자 쪽

Box 24-4 **대상자의 식이욕구 충족**

- 대상자가 식사를 하는 데 제한이 있는지(예: 임상검사나 절차를 위해 금식) 확인하기 위해 차트, 컴퓨터, 식단을 점검한다.
- 대상자의 이름과 식단의 유형이 일치하는지 각 트레이를 점검하고, 손목밴드의 대상자 이름을 확인한다.
- 통증으로 인해 음식섭취나 자가식이능력이 제한되는 경우, 식사 때 통증이 완화되도록 진통제를 투약한다.
- 피로가 문제라면, 식욕을 증가시키고 독립성을 높이기 위해 식사하기 전에 휴식을 취하게 한다.
- 필요시 대상자가 식사 전에 배뇨 또는 배변하도록 돕는다.
- 주변환경을 개선하여 필요시 불을 켜고 환기를 잘 시켜서 병실에서 냄새가 나는 것을 제거하며, 더러운 드레싱 등이 보이지 않게 한다.
- 의치와 안경을 찾아놓고, 양치질을 하고, 입안을 헹구고, 손을 씻음으로써 대상자가 식사시간을 준비하게 한다.
- 대상자가 식사를 위해 편안한 자세를 취하도록 돕는데, 편안한 자세는 대개 침대나 의자에 고파울러씨 자세(high Fowler's position)로 앉는 것이다.
- 침상 옆 테이블에 있는 기타 물품을 치운다.
- 대상자가 얼마나 많은 도움을 필요로 하는지 확인한다(그릇의 뚜껑 덮기, 플라스틱 주머니로 음식물 버리기, 빵에 버터 바르기, 고기 썰기).
- 음식이 뜨거운 경우 대상자를 도울 수 있도록 미리 계획하며, 차가워진 음식은 전자레인지를 이용해서 데우고, 이때 화상을 입지 않도록 안전점검을 위해 온도를 확인한다.

으로 콩을 밀어 좀 더 쉽게 완두콩을 먹을 수 있게 해 주는 것이다.

식사 시 도움이 되는 보조기구는 여러 가지가 있다(그림 24-8). 가드(guards)가 있는 접시나 주둥이가 있는 접시는 대상자가 그릇에 담긴 음식을 수저에 담는 데 도움이 되고, 주둥이가 있는 컵은 마시기가 용이해지며, 빨대를 사용하면 대상자가 액체를 흘리지 않고 마실 수 있다.

영아는 식사 시 분위기가 이완되어야 하고, 식사 중간에 방해를 받지 않아야 하며, 가능하면 부모나 다른 친지들이 아동에게 음식을 먹여야 한다. 고형식이를 먹일 경우에는 영아가 먹이는 사람의 눈높이에서 얼굴을 볼 수 있도록 자세를 취해 주며, 그릇을 가지고 스스로 음식을 먹기에 충분한 미세운동 기술이 발달되기 전의 유아에게는 손가락으로 뜰 수 있는 음식을 제공한다.

식사가 끝나면 음식과 수분 섭취량을 사정하고, 기록한다. 만약 섭취할 칼로리가 처방되었다면, 먹은 음식의 양을 정확히 기록하고 식사에 대한 모든 반응을 기록한다. 필요하다면 식단과 간호계획을 조정할 수 있다.

A

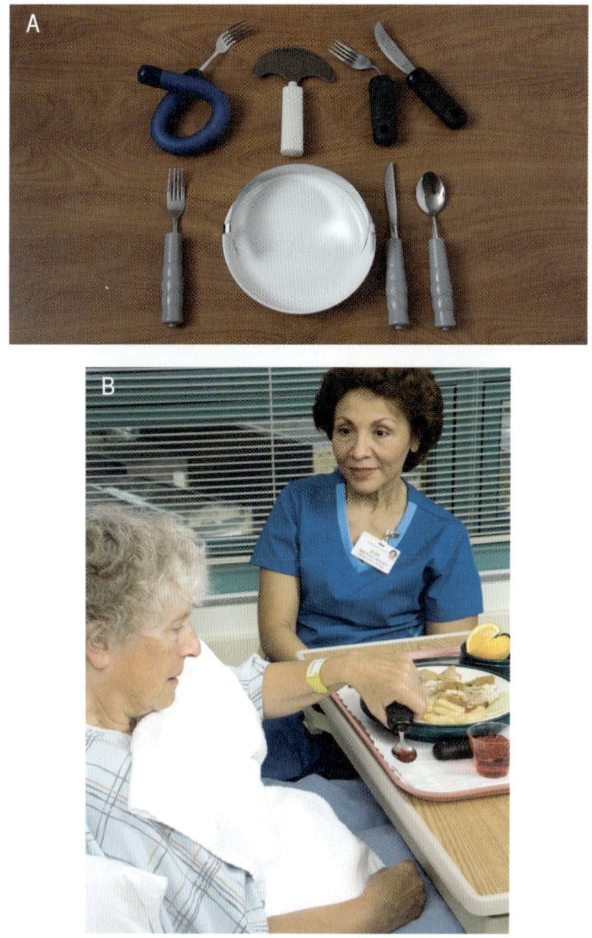

B

그림 24-8 A: 식사 보조기구: 이러한 장비들은 대상자가 쉽게 잡을 수 있고, 그릇에 음식을 쉽게 담을 수 있게 한다. B: 음식준비 보조기구: 뚜껑을 열고, 음식을 자르거나 준비하는 데 많은 장비들이 이용 가능하다.

① 연하손상(swallowing impairment)

안전한 식이를 위해서는 적절하게 삼키는 것이 필수적이다. 연하곤란은 어떤 질환이나 뇌신경손상의 결과로 나타난다. 이와 같은 손상은 뇌졸중이나 두부손상 후에 흔히 일어난다. 중증근무력증, 근위축과 같은 질환은 근육을 약하게 하는데, 이 역시 연하곤란을 초래할 수 있다. 뇌졸중이 있거나 후두 일부를 절제한 대상자는 어떻게 삼키는지를 재학습할 필요가 있다. 안전한 재활 프로그램을 계획하기 위해 언어치료사나 작업치료사와 상의하는 것이 중요하다.

대상자가 음식을 먹다가 흡인되는 것을 피하기 위해 식사를 하기 전에 대상자의 연하능력을 주의해서 사정한다. 설압자로 인후의 안쪽을 눌러서 구토반사를 유도하는데, 이것은 혀가 말리는 동안 인두가 올라가고 수축되게 할 것이다. 만약 간호사가 대상자의 연하능력에 대해 확신이 없다면 정확하게 사정되기 전까지는 구강으로 어떠한 음식이나 수분도 제공해서는 안 되며, 언어치료사에게 연하능력에 대한 평가를 받아야 한다.

대상자가 식사하는 동안 감독이 필요하다면, 이 또한 간호계획에 포함시켜야 한다. 감독하는 역할을 보조인력이나 가족구성원에게 위임한다면 간호사는 그들이 적절한 식이기술이나 음식이 목에 걸렸을 때의 응급 간호를 이해하고 있는지 사정해야 한다.

SAFETY ALERT
대상자의 연하능력이 의심스럽다면 전문가의 의견을 들을 때까지는 식사를 하게 하지 않는다.

식사하는 동안은 짧고 간단한 단어를 이용해서 의사소통한다. 식사하는 동안의 다양한 단어나 대화는 인지장애가 있는 대상자의 관심을 분산시키고 혼돈을 일으킬 수 있다. 완전한 문장보다는 "씹기", "삼키기"와 같은 간단한 지시어를 이용한다.

삼키는 데 어려움을 느끼는 대상자에게는 음식의 점도가 중요하다. 용액은 걸쭉해야 하며, 크래커나 토스트와 같이 건조한 음식과 땅콩버터와 같은 끈적한 음식들은 피해야 하고, 연하곤란 대상자는 빨대를 이용해서는 안 된다. 식사 후에 몸을 똑바로 세우고 있으면 위 역류와 흡인을 예방해 준다. 흡인을 초래하고 발생할 수 있는 음식조각이 있는지 살펴보기 위해 구강을 점검한다.

(11) 화장실 이용

대상자는 욕실로 걸어가기, 변기에 앉기 등 화장실 이용에 도움이 필요할 수 있다. 그러나 이러한 사적인 기능을 돕는 것이 일부 대상자의 불편감을 더욱 자극할 수 있으므로, 간호사는 친절한 접근으로 당황스러움을 줄여야 한다. 가능한 한 대상자가 독립적으로 화장실을 이용하도록 돕는 것이 중요한 간호중재이다.

운동은 복부 근육과 회음부 근육을 강화시킴으로써 배뇨에 영향을 미칠 수 있다. 운동은 배뇨기능를 강화해 주고, 요실금 예방에 도움이 된다. 예를 들어, 케겔운동은 회음부 근육을 강화시킨다. 이 운동은 배뇨하는 동안 소변줄기를 실제로 멈추게 하거나, 배뇨를 중단하려고 하는 것처럼 회음부 근육을 수축시키는 것이다.

프라이버시를 지켜주며, 이완시켜서 배뇨와 배변을 돕는다. 만약 대상자가 배뇨에 어려움을 느낀다면, 다음의 내용들이 도움이 될 수 있다.

- 욕실의 물을 틀어 놓는다.
- 대상자에게 집의 욕실을 보여준다.
- 변기를 따뜻하게 한다.
- 대상자가 편안한 체위(남성의 경우 서 있는 것)를 취하게 한다.
- 통증을 줄이기 위해 진통제를 제공한다.
- 회음 부위에 따뜻한 물을 붓는다.
- 호출벨은 항상 쉽게 닿을 수 있는 곳에 둔다.

(장 배설을 돕는 방법은 33장 참조)

① 화장실

보행이 가능한 대상자는 필요할 경우 간호사의 도움을 받으면서 배뇨와 배변을 위해 욕실로 걸어갈 수 있다. 앉는 것이 어렵거나 전통적인 높이의 변기에서 일어나는 것이 어려운 일부 대상자의 경우에는 대상자가 자신의 몸을 높이거나 낮추기 위한 움직임을 줄일 수 있도록 높이가 조절되는 변기시트를 부착할 수 있다(그림 24-9). 높이를 올린 변기시트는 고관절 수술 후에 필요할 수 있다. 사정내용에 근거하여 욕실을 이용하는 대상자에게 편안한 방법을 제공하고, 배뇨나 배변 후에 대상자가 손을 씻을 수 있도록 도와준다.

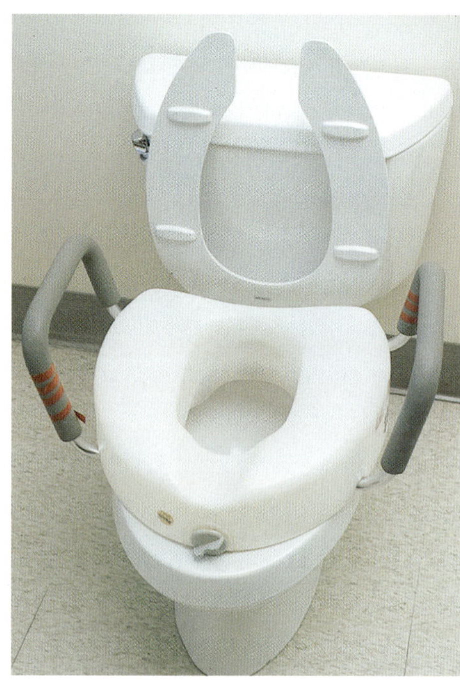

그림 24-9 높이가 높은 변기시트는 고관절 수술을 받은 대상자가 가정에서 변기를 안전하게 이용할 수 있게 해 준다.

② 침상곁 이동식 변기

침상곁에 있는 이동식 변기에는 변기시트가 있고, 아래에 쓰레기를 담을 수 있는 주머니가 부착되어 있는 일종의 이동용 의자이다. 욕실에 걸어갈 수는 없지만 침대에서 의자로 이동할 수 있는 대상자의 경우는 이와 같은 방법으로 이동용 변기를 이용할 수 있다. 바퀴가 있는 이동식 변기의자를 굴려서 욕실로 가져갈 수도 있고, 쓰레기 주머니를 제거한 후 변기 위에 놓을 수도 있다(그림 24-10). 어떤 이동식 변기는 그 자체 내에 쓰레기 주머니가 있다. 또 다른 이동식 변기는 전통적인 변기에 부착하기 위한 부분이 있다. 대부분의 이동식 변기에는 변기시트를 덮는 편평한 시트가 있고, 이를 의자로 사용할 수 있다. 이동식 변기는 급성 질병에서 회복기로 돌아오고 있는 동안이거나 만성 질병 동안에 보행이 어려운 경우, 가정에서 사용하기 위해 대여할 수 있다. 대상자가 이동식 변기를 사용하도록 돕기 전에 대상자가 안전하게 독립적으로 이동할 수 있는지 사정하고, 만약 그렇지 못하다면 대상자에게 어떤 도움이 필요한지 확인한다. 대상자에게 낙상 위험이 있다면, 간호사나 돌봄제공자는 프라이버시를 지켜주기보다는 대상자와 함께 있어야 한다. 필요할 경우에는 안위를 위해 물, 목욕수건, 타월을 제공함으로써 스스로 씻을 수 있도록 하거나 씻는 것을 돕는다.

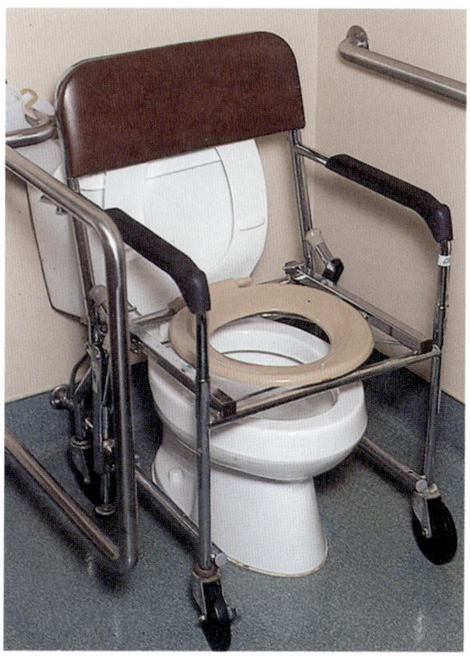

그림 24-10 이동용 변기(commode) 의자는 쓰레기 주머니를 제거한 후 변기 위에 놓을 수 있다. 이것은 움직임의 문제가 있는 대상자가 욕실에서 사생활을 지킬 수 있게 해 준다.

이동용 변기를 다 사용하고 난 후 간호사에게 알려주도록 한다. 정확하게 소변을 측정하고, 냄새나는 것을 막기 위해 신속하게 청소하기 위함이다.

③ 남자용 소변기

쇠약하거나 장애로 인해 침상안정을 취해야 하거나 침상에서의 제한된 생활을 해야 하는 남성들은 남자용 소변기를 이용할 수 있는데, 소변이 흘러나오지 않게 하면서도 배뇨가 용이하도록 음경이 들어갈 수 있게 만든 플라스틱 용기이다. 남자용 소변기는 흘러 넘치거나 냄새가 나는 것을 예방하기 위해 자주 비워야 한다. 남자용 소변기를 이용할 때 침대 옆에 대상자가 설 수 있도록 도와주는 것이 좋다. 그러나 직립자세와 비슷하게 침대에서 자세를 취해 주어야 할 때도 있다. 대부분의 경우에 대상자는 스스로 소변기를 잡을 수 있고 제 위치에 둘 수 있으나, 만약 대상자가 할 수 없다면 대상자가 소변기에 배뇨를 하는 동안 소변기를 붙잡아주고 몇 분 동안 대상자를 혼자 있게 한다. 대상자가 배뇨한 후 소변기를 침상 테이블 위에 둘 수 있으나, 간호사가 멸균절차를 위해 이 테이블을 이용할 수 있으므로 가능하면 이곳에 두지 말아야 한다. 남자용 소변기를 자주 비움으로써 누군가가 소변기에 부딪히거나 뒤엎어서 내용물을 흘릴 수 있는 가능성을 없애주고, 침대 옆에 대상자의 소변이 보여서 대상자가 당황스러워하는 것을 피할 수 있다. 실금이 있는 남성은 남자용 소변기가 있으면 훨씬 더 편안해한다. 이때 음낭을 보호하기 위해 패드를 대고, 필요한 경우 안위를 위한 조치를 취하고, 배뇨 후에는 손을 씻을 수 있도록 한다.

④ 침상용 변기

2가지 유형의 침상용 변기가 있다. 일반 변기는 테두리가 높고 골절용 변기(fracture pan)는 엉덩이를 들 수 없거나 이러한 움직임이 금기된 대상자를 위해 사용되는 것으로 테두리가 낮다(그림 24-11).

대부분의 대상자는 침상용 변기를 사용할 때 도움이 필요하다. 소변이나 대변을 볼 때는 앉는 것이 가장 효과적인 체위이며, 변기를 침대나 의자 근처에 놓아서 혼자서도 변기를 사용할 수 있도록 독립성을 격려한다. 침대틀에 있는 트라페제(trapeze)는 움직임을 용이하게 해 준다. 침상용 변기 사용에 대해 **실습지침서 7장**에 제시하였다.

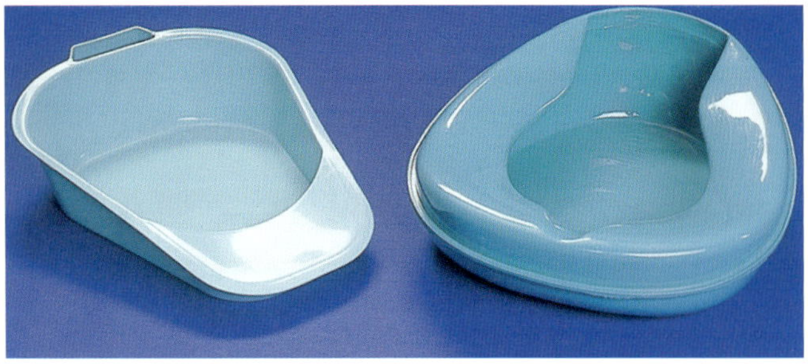

그림 24-11 두 유형의 침상용 변기: (좌) 골절용 변기 (우) 일반 변기

⑤ 콘돔 카테터

콘돔 카테터(condom catheter)는 음경에 딱 맞게 고정된 고무 콘돔으로서 튜브와 주머니가 연결되어 있다. 다리에 부착할 수 있는 작은 주머니는 보행이 가능한 남성의 자기돌봄을 증진시킬 수 있다. 콘돔 카테터의 적용방법은 실습지침서 14장을 참조한다.

(12) 옷 입기

옷 입기와 옷 벗기는 상당히 많은 시간과 에너지가 필요하므로, 만성 질병이나 급성 질병을 가진 사람들에게는 피로를 유발하고 낙심하게 만들 수 있다. 다음의 중재들은 대상자가 옷 입는 기술을 재학습하도록 돕기 위한 것이다.

- 피로하지 않을 때, 목욕 전후에 옷 입기나 옷 벗기를 계획한다.
- 필요시 안경이나 보청기를 사용하도록 격려한다.
- 필요시 진통제를 제공한다.
- 시간을 많이 주고, 세심하게 구성한다.
- 필요한 순서대로 옷을 배치하고, 대상자의 손이 쉽게 닿을 수 있는 곳에 둔다.
- 소매와 바지의 다리 폭이 넓고 잠그는 것이 앞쪽에 있어 느슨하며 입고 벗기 쉬운 옷을 선택하고, 가능하면 단추 대신에 접착테이프(velcro)가 있는 옷을 사용한다. 신발은 쉽게 신고 벗을 수 있어야 하며, 벨크로(찍찍이)가 있어야 한다.
- 대상자가 옷을 선택하도록 격려하고, 가능한 한 잠옷보다 외출용 옷을 입도록 제안한다.
- 균형을 유지하는 대상자의 능력을 사정한다.
- 안전한 범위 내에서 프라이버시를 보호한다.
- 만약 대상자에게 인지결손이 있다면 혼돈을 줄이기 위해 일상적인 일을 계획하고, 분명하고 간단하게 지시하며, 주의가 산만하게 분산되는 것을 피한다.
- 옷을 입을 때 도움이 되는 보조기구[예: 손잡이가 긴 구둣주걱, 지퍼, 손잡이가 긴 리처(reacher), 그림 25-10 참조, 버튼 훅]를 이용하도록 교육하고, 대상자의 구체적인 요구를 충족시키기 위해 이용 가능한 장비에 적응할 수 있도록 돕는다.

(13) 환경간호

대상자가 건강관리시설에 있는 동안, 그들이 사용하는 장비와 물품은 대상자의 공간에서 계속 보관한다. 식사를 할 수 있고, 간호사의 작업공간 역할도 제공해 주는 침대 위 탁자에는 대상자가 침대나 의자에 맞게 조작할 수 있도록 바퀴가 달려 있다. 일부 침대 위 탁자에는 거울이 달려 있고, 욕실물품을 보관할 수 있는 공간이 있다.

침대 옆에는 개인 소지품, 위생용품, 작은 곡반, 구강간호를 위한 물품, 비누, 침상용 변기, 남자용 소변기, 휴지 등을 보관할 수 있는 공간이 있는 작은 장이 있다. 타월걸이가 장 안에 부착되어 있으며 소지품 보관장과 함께 대상자나 방문객을 위한 간단한 간이침대도 겸용의 긴 의자가 제공된다.

많은 기관에 산소기와 흡인기가 침대 위 벽에 설치되어 있으며, 커프가 있는 혈압계가 벽에 배치된 곳도 있다. 조명은 일반적으로 부드러운 조명이 사용되고, 대상자가 글을 읽을 때에는 좀 더 밝은 불빛을 사용하며, 특수한 절차를 진행하거나 진단 목적을 위해 자세히 볼 필요가 있을 때는 매우 밝은 조명을 사용한다.

대상자가 간호사를 호출할 수 있는 비상벨은 침대에 부착되어 있다. 비상벨이 텔레비전 수신기나 텔레비전 리모컨에 달려 있을 수도 있다. 텔레비전과 전화도 이용할 수 있는데, 텔레비전은 대개 반좌위나 앙와위로 보는 것이 용이하도록 벽에 설치되어 있다. 입원 시 대상자와 가족에게 모든 장비에 대해 설명한다.

① 침대

병원 침대는 다양한 체위로 움직일 수 있다. 이는 대상자에게 편안함을 제공하고, 일부 상태에서는 치료가 이루어지며, 간호사에게는 적절한 신체기전을 유지하게 해 준다. 대개 침대의 높이를 조정할 수 있으며, 침대를 높게 고정시키는 것이 간호사로 하여금 등에 긴장을 주지 않고 일을

성과기반 교육계획

오른손잡이인 박 씨는 뇌졸중으로 인해 오른쪽 부위에 힘이 없어지고 복잡한 구두명령을 이해하는 데 어려움이 있다. 현재 재활병동에 있으며, 퇴원하기 전에 도움을 받아서 독립적으로 옷을 입을 수 있기를 원한다.

간호성과

두 번째 교육이 끝날 때까지 박 씨는 옷을 입는 동안 사용할 수 있는 3가지 에너지 절약 기법을 구두로 말한다.

전략

- 박 씨에게 일상적인 옷 입기를 기술하도록 한다.
- 에너지 소비를 증가시키는 일상활동을 평가한다.
- 박 씨가 에너지 소모를 줄이기 위해 사용할 수 있는 방법을 기술한다.
- 에너지 소모, 박 씨의 상태, 자기돌봄의 실패 혹은 성공 사이의 연관성을 설명한다.
- 박 씨가 사용하기에 적합한 방법을 파악하여 서면으로 열거해 보도록 한다. 필요시 그림을 이용하여 표현하게 한다.
  - 옷을 입는 동안 좌위를 취하게 한다.
  - 옷 입기에 충분한 시간을 준다.
  - 박 씨가 안정적인 시간에 옷 입기를 계획한다.
  - 단추 대신 접착테이프가 있는 헐렁한 옷을 이용한다.
- 매일 옷을 입기 전 박 씨가 그 목록을 보고 주기적으로 참고하도록 교육한다.
- 신발을 쉽게 신기 위해 필요시 긴 손잡이가 달린 리처(reacher)와 같은 보조장비를 제공한다.
- 보조장비를 사용하는 방법에 대해 박 씨에게 교육한다.

간호성과

재활 3주 때까지 박 씨는 피로나 호흡곤란을 호소하지 않고, 신발을 신고 접착테이프(Velcro 잠금장치)가 있는 헐렁한 옷을 입을 수 있는 능력을 보여준다.

전략

- 박 씨에게 침대 옆에 있는 의자에 앉도록 한다.
- 박 씨가 입을 옷을 순서대로 배열한다.
- 사용할 보조장비를 손이 쉽게 닿는 곳에 둔다.
- 간단하고 정확한 단어를 사용한다. 박 씨가 매 단계를 수행할 때 긍정적인 강화를 제공한다.
- 적합한 보조장비의 사용을 격려한다.
- 옷을 입는 동안 박 씨의 피로 수준과 호흡곤란을 사정한다.
- 성취가 미흡하더라도 긍정적인 피드백과 격려를 제공한다.

간호평가

2017/9/15 15:00 – 박 씨는 옷을 입는 동안 에너지를 보전할 수 있는 세 가지 방법을 성공적으로 수행할 수 있다. 박 씨는 "옷을 입기 위해 더 많은 시간을 할애하고, 옷을 입기 위해 침대에 앉으며, 입고 벗기 쉬운 헐렁한 옷을 입을 것이다."라고 진술한다. 박 씨는 피로와 무호흡 없이 신발 신기와 옷 입기를 하는 동안 에너지를 보전할 수 있는 세 가지 방법을 적용하고 있다.

– RN 김성실

할 수 있게 하고, 낮은 침대는 대상자가 쉽고 안전하게 침대에서 드나들 수 있도록 한다. 여러 가지 침대의 체위와 체위변경 방법에 익숙해져야 한다(Box 24-5). 침대를 조절하는 것은 대개 대상자도 할 수 있으므로 침대를 이용하는 방법을 교육함으로써 대상자의 독립성을 증가시킬 수 있다. 침대는 상황에 따라 다음과 같이 조정이 가능하다.

- 먹는 것과 기타 활동을 용이하게 하기 위해서 침대머리를 상승시킨다.
- 발 쪽으로 미끄러지지 않도록 하기 위해 침대머리와 발 부분을 동시에 상승시킨다.
- 부종을 감소시키기 위해 다리를 심장 높이보다 높게 올릴 필요가 있을 경우, 침대 발 부분을 상승시킨다.
- 어떤 특정한 의학적 절차를 위해 침대머리를 내리고, 발 부분을 올리는 트렌델렌버그 체위(Trendelenburg position)도 있다.

Box 24-5 침상 체위

앙와위(Flat position): 매트리스가 완전히 편평하다.
반좌위(Fowler's position): 침대의 아랫부분은 다음의 체위에 따라 올라간다.
- Low Fowler's position: 침대머리가 15~45°의 반좌위까지 올라간다. 이 체위는 semi-Fowler's position이라고도 한다.
- High Fowler's position: 침대머리와 몸통 부분은 80~90°까지 올라간다. 이 체위는 Fowler's position라 불린다.

트렌델렌버그 체위(Trendelenburg position): 침대 전체가 머리 쪽으로 기울어진다. 이 체위는 혈압을 상승시키고, 앙와위로 돌아왔을 때 저혈압을 유발할 수 있어서 자주 사용하지는 않는다.
역트렌델렌버그 체위(Reverse Trendelenburg position): 침대 전체가 발 쪽으로 기울어지며, 구토반사를 예방한다.

스스로 몸을 돌릴 수 없고, 피부손상의 위험이 있는 대상자를 위해 여러 종류의 침대가 이용 가능한데, 이와 관련된 내용은 30장에서 다룬다. 지지가 잘 될 수 있도록 안에 스프링이 들어 있는 매트리스는 깨끗이 소독될 수 있도록 방수 물질과 오염방지 물질로 덮여 있고, 기포가 들어간 라텍스 등 연질(軟質) 고무로 만든 매트리스도 있다. 등에 문제가 있는 사람들은 추가적인 지지가 필요하다. 침대와 이동용 침대의 난간은 대상자가 침대 밖으로 떨어지거나 대상자가 안전하게 침대 밖으로 나올 수 없는데도 스스로 나오려 하다가 사고가 발생하는 것을 예방해 준다. 또한 대상자가 침대에서 움직이고 일어나는 동안 붙잡을 수 있는 지지대 역할을 제공해 준다. 모든 침대난간이 올려져 있으면 대상자는 자신이 억류되어 있다고 생각할 수 있으므로 기관의 방침에 대해 정보를 제공하고, 이를 따르게 하는 것이 중요하다.

발지지대(footboards)는 침대에서 발의 각도를 제대로 유지하기 위해 나무나 플라스틱으로 만들어진 판자이다. 이것은 발과 다리에 침구가 누르는 무게를 덜어주고, 족저굴곡(foot drop)되지 않도록 발을 지지해 준다. 크래들 역시 발과 다리에 침구로 인한 압력을 낮춰줄 수 있다. 다리, 발, 발가락이 손상되었거나 부은 대상자의 경우, 침구의 압력을 낮춰주는 것이 통증을 경감시키고 혈액순환을 개선시키는 데 도움이 된다.

정맥주입 수액을 매달아두는 정맥주입 걸대는 대부분 침대 옆에 둔다. 정맥주입 걸대는 침대틀에 있는 구멍에 삽입하거나 이동이 가능하게 되어 있으며 천장 고리에 매달려 있을 수도 있다.

② 침상 만들기

청결하고, 건조하며, 부드러운 침대가 대상자의 안녕감을 높여준다. 리넨 교환은 고정된 일상적인 일이라기보다 대상자의 요구와 비용에 근거하여 이루어진다. 즉, 더럽거나 크기가 작고, 얼룩이 진 침대보는 교환할 필요가 있다. 그러나 리넨 교환 여부를 결정할 때는 대상자의 또 다른 요구와 다른 대상자의 요구를 고려해야 한다. 예를 들어, 만약 대상자가 피곤해하거나 힘이 없다면, 젖거나 더러워진 부분에 즉시 패드를 까는 것이 더 낫고, 대상자가 안정될 때까지 침대보 교환을 미루어야 한다. 때때로 홑이불을 쫙 펴서 팽팽하게 해 주는 것이 더 적합할 수 있다. 사용 중 침상 만들기에 대한 지침은 **실습지침서 7장**을 참조한다.

시간과 에너지를 절약하기 위해서는 침상 만들기를 하기 전에 리넨 교환실에서 필요한 모든 물품을 가져와야 한다. 다른 한쪽으로 옮기기 전에 침대의 한쪽 부분을 완전히 만든다. 침상머리를 내리고, 간호사가 일하기 편안한 높이로 침대를 올리면 등에 긴장감을 주는 것을 피할 수 있다.

SAFETY ALERT

침상을 만들 때 무균적으로 하는 것이 중요한 고려사항이다. 사용된 침대보에 배액물이 있다면, 침대보를 털거나 간호사의 손이나 옷에 닿을 때 공기 중으로 전염될 수 있는 미생물이 있을 수 있다. 침대보를 털지 않도록 주의해서 다루고, 만약 침대보가 오염된 경우 침상을 만드는 동안 장갑을 착용한다. 침대보가 옷에 닿지 않도록 하고, 더러운 침대보를 만진 후에는 손을 씻는다.

오염된 리넨은 즉시 리넨주머니에 넣는다. 더러운 침대보일지라도 바닥에 두어서는 안 된다. 리넨주머니를 이용할 수 없다면, 더러운 침대보를 쉽게 놓기 위해서 의자의 등 위에 베갯잇을 걸쳐 놓는다.

3) 병적으로 비만한 대상자 간호

체질량지수(BMI)가 30kg/m^{2}이 넘거나, 대상자의 기능적 능력을 감소시키는 체중의 증가가 있는 대상자에게는 특별한 간호가 필요하다. 비만한 대상자는 개인위생에 대한 도움을 받을 때 좌절감을 느끼거나 저항할 수 있다. 또한 비만한 대상자는 본인이 넘어지거나 더 많은 도움을 필요로 할 때 건강관리제공자가 다칠 수 있다는 것에 대해 공포감을 느낀다.

병적으로 비만한 대상자는 일반적인 욕조를 사용하기 어려우며, 과체중 대상자의 피부가 접힌 부분은 손상을 입기 쉽다. 복부의 주름진 부분에 곰팡이 감염이 있을 시 색이 어두워지고 습기가 차게 된다. 유방 밑, 대퇴 안쪽도 마찬가지이다. 피부가 접힌 모든 부분을 매일 시진하고, 세척하고, 철저히 건조시켜야 한다. 헤어드라이기를 이용하여 빨리 건조시킬 수 있다. 살갗이 벗겨져 붉은 부분은 평가와 치료를 위해 빨리 보고해야 한다. 특대 가운을 제공해야 하는 경우도 있다. 병적으로 비만인 대상자는 발간호를 위해 상체를 구부리는 것이 불가능하고, 당뇨발병률이 높으며 이차적으로 발과 관련된 문제를 일으키기도 한다. 장배설 후 화장실 이용과 관련한 문제를 지니기도 한다. 비만 관련 특수 장치기구, 휠체어, 신발, 이동식 변기 등이 사용될 수 있다.

4) 지역사회 가정간호

자기 스스로 개인위생 관리, 식사하기, 몸치장, 화장실 이용을 할 수 없는 상태로 지역사회에서 독립적으로 살아가는 사람들이 많다. 이들은 적절한 기능을 수행하기 위해서 가족과 지역사회의 지지가 필요하며, 재활을 통해 독립성을 보장하면서 제한점에 대해 대처할 수 있는 기능이 최적으로 돌아올 수 있도록 한다.

대상자가 병원에서 퇴원하기 전에 자기돌봄활동의 독립성을 최대한 증진시킨다. 작업치료사는 대상자가 자기돌봄 기술을 발달시키도록 돕는다. 대상자의 새로운 기술을 간호계획에 통합시킴으로써 매일 이러한 학습을 지지하고 대상자가 가정에서 자기돌봄 문제를 예측하고, 그것을 어떻게 다룰 것인지 계획하도록 돕는다.

(1) 목욕

자기돌봄을 강화하기 위해 가정환경 변화가 필요할 수 있다. 대부분의 대상자가 욕조에 들어갔다 나갔다 하는 것을 가장 큰 문제로 여긴다. 욕조나 샤워기에 손잡이를 설치하고 미끄러지지 않는 매트를 깔면 낙상을 방지할 수 있다. 대상자가 욕조로 들어가기 위해 몸을 낮추지 않도록 욕조매트를 설치할 수 있고 핸디형 샤워장비도 목욕하는 데 도움이 된다.

> **SAFETY ALERT**
> 뜨거운 물로 목욕하는 동안 화상을 피하기 위한 자동온도 조절장치는 48℃ 이하로 설정해야 한다.

샤워를 할 수 없거나 욕조를 이용할 수 없는 대상자의 경우, 대상자가 앉거나 세면대 옆에서 씻을 수 있도록 욕실에 의자를 두어서 힘이 들지 않게 돕는다. 목욕할 때 친지들이 감독하거나 도움을 주기 위해서 매주 방문하기도 하지만 대상자는 이러한 사적이고 개인적인 활동 시 친지나 친구에게 도움을 요청하는 것을 당혹스러워하기도 한다. 만약 가족의 지지가 여의치 않다면, 가정건강도우미가 위생간호를 제공하기 위해 규칙적으로 방문할 수 있다.

> **SAFETY ALERT**
> 현기증, 허약감 혹은 혼돈을 느낀 적이 있는 대상자에게 선 자세로 샤워하는 것을 절대 허락해서는 안 된다. 비만인 대상자는 욕조 사용이 어려울 수 있으며 낙상의 위험이 있다. 따라서 이런 대상자를 위해서는 그림 24-12의 샤워의자를 이용한다.

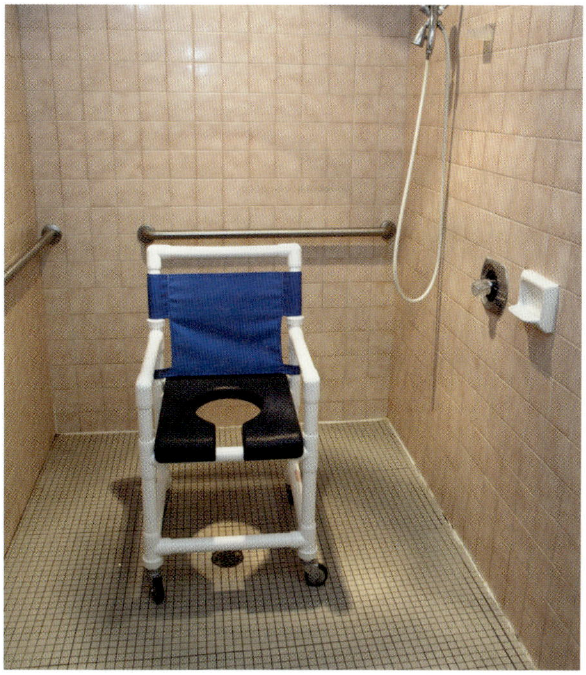

그림 24-12 낙상을 예방하기 위해 샤워의자를 사용한다.

(2) 몸치장과 옷 입기

퇴원하기 전에 독립적인 몸치장과 옷 입기에 대해 사정하고 이를 증진시킨다. 많은 대상자는 병원에서 옷을 입지 않고, 이러한 활동을 어떻게 할 수 있는지에 대해 놀라기도 한다. 퇴원하기 전에 대상자가 에너지를 소모하지 않는 실제 옷 입기를 해보도록 격려한다. 대상자는 옷을 입는 동안 가능하다면 오래 앉아 있어야 하고, 입고 벗기 쉬운 옷을 입어야 한다. 미세운동기술에 어려움이 있는 대상자의 경우는 옷에 단추나 지퍼가 전혀 없는 스웨터가 이상적이다. 미끄러지지 않는 밑창이 있는 신발은 신기 쉽고, 낙상방지에 도움이 된다. 옷을 입을 때 독립성을 증진시키도록 도울 수 있는 보조장비가 필요한지 사정한다. 옷을 입는 것에 대한 심리적인 이득을 대상자와 논의하고, 대상자가 낮 동안에 밤에 입는 잠옷을 입지 않도록 계획한다.

가정에서만 생활해야 하는 대상자에게는 기분전환을 위해 모발 간호가 필요하다. 머리를 감는 데 어려움이 있는 대상자의 경우, 퇴원하기 전에 머리를 감겨야 한다. 대상자의 머리를 감겨주고, 모발 간호를 위해 그 지역의 미용사에게 의뢰할 수도 있으며, 경우에 따라 미용관리사가 집으로 방문할 수도 있으므로, 가족구성원이나 친구들이 이러한 서비스를 이용할 수 있도록 격려한다. 화장을 하는 것은 여성들에게 매우 중요한 일이지만, 조정하는 능력이 없고 에너지가 부족하면 이러한 활동이 어려워질 수 있다.

(3) 음식 준비하기와 식사하기

음식을 구매하고 준비하는 것은 매우 소모적인 일일 수 있다. 따라서 만들기 쉽고 영양가 있는 식사를 준비하도록 교육해야 한다. 최근에 냉동음식의 질이 개선되고 영양가도 있으므로 가열해서 먹을 수 있도록 1인용 식사(single-serving meals) 패키지를 주문할 수도 있으나, 이때에는 화상예방 등의 안전을 강조해야 한다. 가정에서만 생활해야 하는 대상자를 위해 적은 돈을 받고 따뜻하고 균형잡힌 식사를 제공하는 식사배달서비스(Meals on Wheels)와 같은 지역사회서비스도 있다. 또한 슈퍼마켓의 식료품 배달서비스나 친구, 친지, 젊은 이웃들이 쇼핑을 대신해 줄 수 있다.

먹는다는 것은 에너지가 소모되는 일이다. 식사 전과 후에 안정을 취하도록 격려하고 미세운동에 손상이 있는 대상자는 특수식기를 이용할 수 있도록 격려한다.

(4) 화장실 이용

화장실 이용에 대한 자기돌봄 결핍은 중요하게 고려해야 할 사항이다. 따라서 대상자가 퇴원하기 전에 가정의 욕실시설을 사정하고 욕실이 침실과 다른 층에 있다면, 대상자는 이동용 변기나 남자용 소변기가 필요할 수 있다. 휠체어에서 생활하는 대상자의 경우, 욕실문이 휠체어가 드나들 수 있을 만큼 충분히 넓어야 하고, 욕실은 휠체어에서 변기로 대상자가 이동할 수 있도록 충분히 커야 한다. 어떤 대상자는 변기의 높이에 맞춰 몸을 낮추고, 다시 일어서야 하는 것이 어려울 수 있다. 높이가 높은 변기시트(high-rise toilet seat)가 도움이 될 수 있는데, 이는 고관절 수술을 받은 대부분의 대상자에게 적용된다. 변기 옆에 있는 손잡이 역시 도움이 될 수 있다. 대상자는 화장실에서 배설을 한 후 스스로 닦아야 하고, 손을 씻을 수 있어야 하며, 개봉된 상태의 물티슈로 손을 쉽게 씻을 수도 있다.

(5) 간호의 조정

자기돌봄 결핍이 있고 부적절한 지지를 받는 대상자는 가정에서 안전하게 관리될 수 없고, 학대보호시설이나 양로원으로 이동해야 할 수 있다. 대상자가 또 다른 건강관리 시설로 이동할 때, 그곳의 직원과 자기돌봄기능의 수준에 대한 정보를 교환한다. 전출양식(transfer form)은 일반적으로 대상자의 목욕, 식이, 몸치장, 화장실 이용능력에 대한 부분을 포함시켜 대상자가 최적의 독립성을 유지할 수 있도록 구체화한다.

지역사회에 있는 심각한 자기돌봄 결핍 대상자는 담당간병인이나 보호자의 도움이 많이 필요하다. 돌봄제공자에 대한 교육과 지지 역시 간호사의 역할이다. 심각한 자기돌봄 결핍이 있는 대상자에게 24시간 간호를 제공하는 것은 정서적으로나 신체적으로 소모적일 수 있다. 낮병동 등에 위탁 간호를 활용하거나 간호제공자를 위한 지지그룹을 제공하면 힘이 소진되는 것을 막을 수 있고, 관련된 사람들의 삶의 질 증진에도 도움이 된다.

8. 간호평가

자기돌봄 결핍에 대한 평가는 대상자의 목표와 관련된 성과기준에 근거한다. 대상자에게 기대되는 결과를 성공적으로 달성하기 위해 대상자로부터 객관적인 자료와 주관적인 자료를 수집하여 이상적으로는 대상자가 목욕, 몸치장, 식이, 화장실 이용에서 독립성을 보여야 한다. 제한점을 진술할 수 있어야 하고, 필요한 도움을 받아들이는 데 편안함을 느껴야 한다. 제한점이 있더라도 긍정적인 자아상과 자기돌봄 성취에 만족감을 나타내야 한다. 대상자는 자기돌봄을 촉진시키기 위해 적용 가능한 장비를 이용할 수 있어야 하고, 손상 없이 자기돌봄이 수행되어야 한다.

간호성과 기준의 예는 다음과 같다. 일부 기준은 여러 목표에서 중요할 수도 있으나 각 대상자에게 구체화해야 한다.

간호목표

대상자는 식사 시 독립성의 수준이 안전하게 증가한다.

간호성과 기준

- 퇴원하기 전에 대상자는 가정에서 음식준비를 관리하기 위한 계획을 말로 표현한다.
- 다음 가정방문 시 대상자는 걸쭉한 용액을 마시기 위해 양손으로 붙잡는 손잡이가 있는 컵을 이용한다.

대상자 간호계획
자기돌봄 결핍이 있는 대상자

간호진단

신체를 씻는 능력이 부족한 오른쪽 허약과 관련된 목욕 자기돌봄 결핍

간호목표

대상자는 개인위생에 자발적으로 참여한다.

간호성과 기준

- 간호 시 대상자 스스로 개인위생이 불가능할 때 도움을 요청한다.
- 교육 후 대상자는 세수 및 목욕하는 것을 시범 보인다.
- 퇴원 전 대상자는 집에서 할 수 있는 현실적인 목욕계획을 말한다.

간호중재	이론적 근거
1. 대상자가 개인위생에서 자기돌봄 결핍을 확인할 수 있도록 돕는다.	1. 자기돌봄에 참여함으로써 자아존중감이 향상된다.
2. 대상자의 요구나 관심에 대해 간호사나 의미 있는 타인과 의사소통하도록 격려한다.	2. 대화는 소외감이나 걱정과 같은 스트레스를 감소시킨다.
3. 대상자의 의존감이나 느낌을 표현할 수 있도록 허락하고 격려한다.	3. 대부분의 대상자에게 어느 정도의 의존감은 회복과 재활에 필요한 부분이다.
4. 목욕이나 개인위생 활동 시 철저히 관찰하고 도움을 주어 안전을 확보한다.	4. 안전조치는 낙상으로 인한 손상의 발생 가능성을 감소시킨다.
5. 아침식사 1시간 후 대상자가 안정되었을 때 개인위생을 제공한다.	5. 개인위생활동은 피로감을 일으킨다. 피로는 절차를 혼동시킨다.
6. 대상자의 손이 닿고 시야에 보이는 곳에 개인위생물품을 준비한다. 대상자에게 재촉하지 않는다.	6. 간호사는 도움을 제공하고 대상자의 에너지를 보존시킬 수 있다.
7. 가능한 한 최대한의 프라이버시를 보장한다.	7. 프라이버시를 보장함으로써 대상자는 가치감과 존엄성을 느낄 수 있다.
8. 이환되지 않은 손을 사용하여 씻고, 머리를 빗고, 양치질을 할 수 있도록 대상자를 돕는다.	8. 활동은 독립성을 향상시킨다. 일부 프로그램은 기능의 회복을 위해 이환된 쪽의 사용을 격려한다.
9. 맥박과 호흡수를 체크하면서 대상자의 피로 정도를 자주 평가한다.	9. 내구성이 생기기 전까지 집중적인 노력을 유지하는 능력은 제한될 수 있다.
10. 자기돌봄 재활에 작업치료와 물리치료 및 다른 건강전문가를 참여시킨다.	10. 기술과 보조기구를 사용하는 것이 가장 좋은 방법이다. 치료계획 수립 시 대상자를 대변한다.

간호평가

2017/9/17 08:30 – 문 씨는 위생에 적극적으로 참여하여 간호목표를 달성했다. 문 씨는 위생활동에 도움을 요청했고, 상체 부위 목욕을 시행하고 집에서의 목욕계획을 말로 표현했다.

– RN 최미영

간호목표

대상자는 스스로 옷을 입는다.

간호성과 기준

- 둘째 주 재활 때까지 대상자는 접착테이프가 있는 느슨한 옷을 입을 수 있는 능력을 보여준다.
- 셋째 주 재활 때까지 대상자는 슬리퍼형 신발을 신기 위해 긴 손잡이의 리처(reacher)를 이용한다.
- 재활병동에서 퇴원하기 전 대상자는 스스로 옷 입기에 대한 재학습과 근본적인 문제해결에 대해 긍정적으로 표현한다.

- 퇴원하기 전, 대상자는 힘들이지 않는 방법을 이용하여 옷 입는 모습을 보여준다.

간호목표

대상자는 가능한 한 독립적으로 화장실을 이용한다.

간호성과 기준

- 48시간 이내에 대상자는 화장실에 가야 할 필요성을 인식하고 말로 표현한다.
- 대상자는 5일 이내에 도움을 받아서 침대에서 휠체어로 또는 침대에서 이동용 변기로 이동한다.
- 퇴원하기 전, 대상자는 가정에서의 화장실 이용에 대한 계획을 진술한다.
- 첫 번째 가정방문 시 대상자는 피로나 활동 지속성 장애를 경험하지 않고, 스스로 화장실에 갈 수 있음을 보여준다.

주요개념

- 자기돌봄과 개인위생은 건강을 증진시키기 위한 중요한 요인이다.
- 스트레스나 질병 시 아동과 성인 모두 자기돌봄에 좀 더 많은 도움이 필요한 낮은 발달 단계 수준으로 퇴행한다.
- 자기돌봄에 영향을 미치는 요인으로는 문화, 가치관과 신념, 환경, 동기부여, 정서상태, 인지능력, 에너지, 급성 질병이나 수술, 통증, 운동 결핍 등이 있다.
- 목욕의 첫 번째 목적은 청결을 위한 것이지만, 따뜻한 물과의 마찰은 혈액순환을 촉진하고, 목욕하는 동안의 움직임은 관절운동의 기회를 제공한다. 이러한 경험 역시 대상자를 이완시키고, 긍정적인 간호사–대상자 관계를 증진시킬 수 있다.
- 눈, 귀, 치아간호는 최적의 건강을 유지하는 데 중요하다. 안경, 콘택트렌즈, 보청기, 의치를 손상시키거나 잃어버리지 않게 하는 간호가 이루어져야 한다. 이것은 대상자의 기능에도 중요하지만, 이 기기들의 가격이 고가이기 때문이기도 하다.
- 스스로 식사를 할 수 있는지 없는지를 파악하는 것은 영양을 증진하고, 발생할 수도 있는 흡인을 예방하는 데도 중요하다.
- 깨끗한 환경과 부드럽고 주름이 없는 침대를 제공하는 것은 편안함을 증진시키는 데 도움을 준다.

REFERENCES

American Hospital Association (AHA), Partnership for Patients, & Health Research and Educational Trust. (2014). *Ventilator Associated Events (VAE) Change Package: Preventing Harm from VTE.* Retrieved from http://www.hret-hen.org/index.php?option=com_content&view=article&id=10&Itemid=134

Bulecheck, G., Butcher, H., Dochterman, J., & Wagner, C. (2013). *Nursing interventions classification (NIC)* (6th ed.). St. Louis, MO: Elsevier Mosby.

Centers for Disease Control and Prevention. (2001). Recommendations for using fluoride to prevent and control dental caries in the United States. *MMWR Recommendations and Reports, 50*(RR-14), 1–42.

Centers for Disease Control and Prevention. (2004). Guidelines for preventing health care associated pneumonia, 2003. *MMWR Recommendations and Reports, 53*(RR-03), 1–36.

Chen, W., Liu, G., Yeh, S., Chiang, M., Fu, M., & Hsieh, Y. (2013). Effect of back massage intervention on anxiety, comfort, and physiologic responses in patients with congestive heart failure. *The Journal of Alternative and Complementary Medicine, 19*(5), 464–470. doi: 10.1089/acm.2011.0873

Climo, M., Yokoe, D., Warren, D., Perl, T., Bolon, M., Herwaldt, L., et al. (2013). Effect of daily chlorhexidine bathing on hospital-acquired infection. *New England Journal of Medicine, 368*, 533–542. doi: 10.1056/NEJMoa1113849

Coffin, S., Klompas, M., Classen, D., Arias, K., Podgorny, K., Anderson, D., et al. (2008). Strategies to prevent ventilator-associated pneumonia in acute care hospitals. Infection *Control and Hospital Epidemiology, 29*(S1), S31–S40. doi: 10.1086/591062

Cotrim, A., Zheng, C., & Baun, B. (2013). Xerostomia. In S. Sonis & D. Keefe (Eds.), *Pathobiology of cancer regimen-related toxicities* (pp. 233–248). New York, NY: Springer Science + Business Media.

Frankowski, B., Bocchini, J. & Council on School Health and Committee on Infectious Diseases. (2010). *Head lice. Pediatrics, 126*(2), 392–403. doi: 10.1542/peds.2010-1308

Garcia, R., Jendresky, L., Colbert, L., Bailey, A., Zaman, A., & Majumder, M. (2009). Reducing ventilator associated pneumonia through advanced oral dental care: A 48 month study. *American Journal of Critical Care, 18*(6), 523–532.

Global Health—Division of Parasitic Diseases and Malaria. (2013). Pubic "Crab" Lice. *Parasites.* Retrieved from http://www.cdc.gov/parasites/lice/pubic/index.html

Gunning, K., Pippitt, K., Kiraly, B., & Sayler, M. (2013). Pediculosis and scabies: A treatment update. *Indian Journal of Clinical Practice, 24*(3), 211–216.

Hockenberry, M., & Wilson, D. (Eds). (2011). *Wong's nursing care of infants and children* (9th ed.). St. Louis, MO: Mosby/Elsevier.

Inoue, M., Chapman, R., & Wynaden, D. (2006). Male nurses' experience providing intimate care for women patients. *Journal of Advanced Nursing, 55*(5), 559–567.

Johnson, D., Lineweaver, L., & Maze, L. (2009). Patients' bath basins as potential sources of infection: A multicenter sampling study. *American Journal of Critical Care, 18*, 31–40. doi: 10.4037/ajcc2009968

Kitson, A., Marshall, A., Bassett, K., & Zeitz, K. (2013). What are the core effects of patient centered care? A narrative review of synthesis of the literature from health policy, medicine, and nursing. *Journal of Advanced Nursing, 69*(1), 4–15. doi: 10.1111/j.1365-2648.2012.06064.x

Konno R., Kang H.S. & Makimoto K. (2014). A best-evidence review of intervention studies for minimizing resistance-to-care behaviours for older adults with dementia in nursing homes. *Journal of Advanced Nursing*. doi: 10.1111/jan.12432

Manthorpe, J., & Watson, R. (2003). Poorly served? Eating and dementia. *Journal of Advanced Nursing, 41*(2), 162.

Martínez-Reséndez, M. F., Garza-González, E., Mendoza-Olazaran, S., Herrera-Guerra, A., Pérez-Rodriguez, E., Mercado-Longoria, R., et al. (2014). Impact of daily chlorhexidine baths and hand hygiene compliance on nosocomial infection rates in critically ill patients. *American Journal of Infection Control, 42*(7), 713–717.

Mok, E., & Woo, C. P. (2004). Effects of slow stroke back massage on anxiety and shoulder pain in elderly stroke patients. *Complementary and Therapeutic Nursing and Midwifery, 10*(4), 209–216.

Munro, C., Grap, M., Jones, D., McClish, D., & Sessler, C. (2009). Chlorhexidine, tooth brushing and preventing ventilator-associated pneumonia in critically ill adults. *American Journal of Critical Care, 18*(5), 428–437.

National Diabetes Education Program. (2012). *Take Care of Your Feet for a Lifetime: A booklet for people with diabetes*. (NIH Publication No. 12–4285, NDEP-4). Retrieved from NDEP4_TakeCareOfFeet_BW_508 (1)

NANDA-International (NANDA-I, 2014). *Nursing diagnoses: Definitions and classification, 2015–2017*. West Sussex, UK: Wiley-Blackwell.

Oklahoma State Department of Health. (2014). *Dermatitis/Diaper. Retrieved from* http://www.ok.gov/health2/documents/Dermatitis%20 diaper%20.pdf

Patient and Family Education. (2014). *Having a sitz bath at home*. University Health Network Canada. Retrieved from http://www.uhn.ca/docs/HealthInfo/Shared%20Documents/Having_a_Sitz_Bath_at_Home.pdf

Sloane, P.D., Hoeffer B., Mitchell C.M., McKenzie D.A., Barrick A.L., Rader J., et al. (2004). Effect of person-centered showering and the towel bath on bathing-associated aggression, agitation, and discomfort in nursing home residents with dementia: A randomized, controlled trial. *Journal of the American Geriatrics Society, 52*(11), 1795–1804.

Tzeng, H. (2010). Understanding the prevalence of inpatient falls associated with toileting in acute care settings. *Journal of Nursing Care Quality, 25*(1), 22–30.

Williams, T., Szekendi, M., & Thomas, S. (2014). An analysis of patient falls and fall prevention programs across academic medical centers. *Journal of Nursing Care Quality, 29*(1), 19–29.

Workowski, K., & Berman, S. (2010). Sexually transmitted diseases treatment guidelines. *MMWR Recommendations and Reports, 59* (RR-12), 1–110.

Wound, Ostomy, & Continence Nurses Society. (2010). *Guideline for prevention and management of pressure ulcers*. WOCN clinical practice guideline (No. 2). Mount Laurel, NJ: Wound, Ostomy, and Continence Nurses Society.

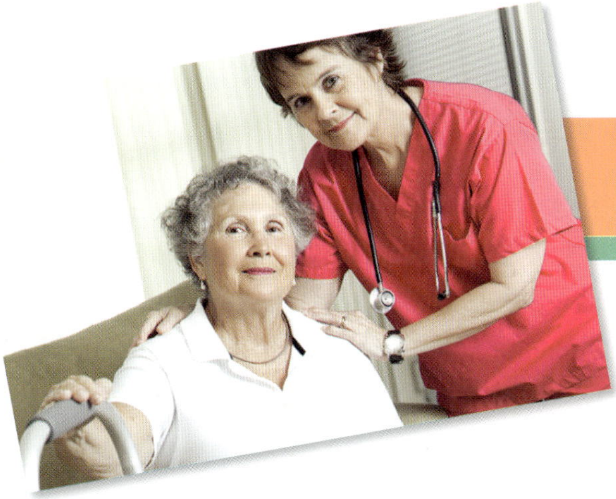

CHAPTER 25

기동성

Mobility

Pavla Holman

비판적 사고를 위한 사례

강 간호사는 최근에 슬관절 대치술 후 퇴원한 박 씨 부인의 집에 방문하였다. 집 문 앞에서 만난 박 씨 부인의 아들은 지치고 불안해 보였다. 박 씨 부인의 아들은 엄마가 아직도 움직일 때 아프기 때문에 스스로 움직이기를 꺼려한다고 하였다. 또한 박 씨 부인은 거실의 소파 위에서 자고 있었고, 하루 중 대부분의 시간을 소파에서 보내고 있었으며, 가까이 있는 화장실에 걸어가기보다는 침상변기(bedpan)를 사용하고 있었다. 아들은 엄마가 보행기를 사용하다가 넘어질 것 같아 두렵고, 의자에 앉게 하는 것도 매우 어려워 걱정이 된다고 하였다. 그리고 엄마에게 스스로 움직일 것을 권하면, 엄마는 소리치고 화를 낸다고 덧붙였다.

이 장을 학습한 후, 위의 사례를 읽고 다음의 내용에 대하여 비판적 사고를 적용하여 복습한다.

1. 기동성과 안전을 고려하여 대상자에 대한 사정내용을 우선순위대로 나열한다.
2. 대상자가 움직이기 싫어하는 근본적인 원인이 무엇인지 설명한다. 이 자료가 간호계획에 어떤 영향을 미치는지 설명한다.
3. 위 상황에서 내릴 수 있는 간호진단이 무엇인지 생각하고, 간호진단의 우선순위를 설정하며, 이론적 근거를 제시한다.
4. 다른 건강관리전문가와 협력하여 얻을 수 있는 이점이 무엇인지 제시한다.
5. 박 씨 가족과 함께 일한다고 할 때, 그들의 안전을 유지하기 위한 방법에 대해 토론한다.

주요용어

걸음걸이 gait
경직, 근육경련 spasticity
골관절염 osteoarthritis
관절가동범위 range of motion
관절경검사 arthroscopy
구축 contracture
근긴장이상, 근실조증 dystonia
근이완 flaccidity
기능장애, 운동실조 ataxia
늘어뜨림 dangling
등장성운동 isotonic exercise
등척성운동 isometric exercise
무도증 chorea
무산소운동 anaerobic exercise
무정위운동 athetosis
사지마비 tetraplegia
신체역학 body mechanics
심부정맥혈전증 deep vein thrombosis
위축 atrophy
유산소운동 aerobic exercise
족저굴곡 foot drop
진전 tremor
척추측만 scoliosis
하반신마비 paraplegia
활동 지속성 장애 activity intolerance

학습목표

1. 근골격계의 정상 기능과 정상가동범위의 특성에 대해 설명한다.
2. 연령에 따른 기동성의 변화를 설명한다.
3. 부동이 신체 및 정서에 미치는 영향을 설명한다.
4. 기동성을 사정하기 위한 주관적 · 객관적 자료를 설명한다.
5. 체위유지, 이동, 관절범위 운동제공, 보조기구 사용과 같은 간호중재에 대해 시범을 보인다.
6. 대상자를 간호하는 동안 간호사와 대상자의 근골격계 상해를 예방하기 위한 방법을 설명한다.
7. 기동성 문제를 예방하고 해결하기 위해 적절한 지역사회기반 간호중재법을 개발한다.

기동성은 환경 내에서 자유롭게 움직일 수 있는 능력으로, 정상적인 일상생활기능의 기본적인 요소이다. 이동이 빈번한 현대사회에서 기동성에 영향을 미치는 문제는 특히 중요하다. 독립성은 일상생활활동(activities of daily living, ADL), 직업과 관련된 활동(job-related activities), 부모 혹은 배우자와 같은 역할과 관련된 활동(role-related activities)을 수행하기 위한 개인의 능력이다. 정상적이고 자발적인 움직임의 제한은 이들 영역 전체에 영향을 미칠 수 있다.

기동성의 변화는 심리적인 변화, 특히 의사소통에서 변화를 초래한다. 얼굴 표정과 동작은 비언어적인 의사소통으로 중요하며, 눈높이에서 누군가와 대화를 한다는 것은 대화하는 그 사람과의 동등함을 느끼게 한다. 기동성이 제한되어 의자나 침대에서 누군가를 바라보아야 하는 사람은 정서적으로 불편함을 느낄 수 있다. 움직임이 심리적 불편함과 긴장을 발산하는 데 중요하기 때문에, 많은 사람들이 스트레스와 불안을 해소하기 위해 조깅을 비롯한 여러 종류의 운동을 한다. 불편하거나 위험한 상황에서 벗어난다는 것은 대부분의 사람에게 뭔가를 조절한다는 느낌을 갖게 한다. 침대에 누워만 있는 사람은 스스로를 대상자로 인식하고, 회복 과정에 참여할 수 있다는 생각이 부족할 수 있다. 즉, 절단이나 근골격계 질환과 같이 기동성에 영향을 미치는 장애는 자아상을 떨어뜨린다.

대부분의 사람들에게 기동성은 건강과 밀접한 관련이 있는데, 건강이 연속선상에 있는 것처럼 기동성도 부동에서 완전한 기동에 이르기까지의 연속선상에 있다. 완전한 기동성은 기동성에 제한을 미치는 신체적 혹은 정서적 문제가 없는 경우이며, 부동은 신체의 특정 부위나 전체를 움직일 수 없는 경우이다.

대상자의 기동성 변화는 다음과 같다.

- 골절을 치료하기 위한 견인과 같은 치료적 시술은 일시적으로 기동성의 변화를 유발한다.
- 근육위축과 심한 류마티스 관절염은 점진적으로 기동성의 장애를 유발한다.
- 신체적 기능부전이 있는 경우, 기동성의 영구적인 장애가 발생할 수 있다. 예를 들면, 척추손상은 마비를 유발하고, 뇌졸중은 신체의 한쪽에 편마비나 약화를 유발한다.

재활은 장애가 있는 사람이 최적의 건강상태로 회복하기 위해 중요하므로, 이 재활 과정에서 간호사가 중요한 역할을 담당할 수 있어야 한다.

1. 정상 기동성

근골격계는 신체를 지지하는 기관이다. 뼈와 근육은 운동성이 있고, 신체의 형태와 모양을 유지한다. 신체 움직임은 중추신경과 말초신경이 조정하며, 중력에 대항하여 자세와 균형을 유지하는 것은 근육, 관절, 신경의 통합과 중력중심의 안정성으로 이루어진다.

1) 근골격계의 구조

(1) 뼈

뼈(bone)는 근육, 건(tendon), 인대(ligament)에 붙어 있는 신체의 지지대로서 신체의 움직임을 관장하고, 주요 기관(뇌, 심장, 폐, 간)을 보호하며, 칼슘과 인을 저장하고 조절하며, 혈구세포를 생성한다.

뼈의 구조는 최소한의 무게와 최대한의 구조적 힘을 가지도록 되어 있으며, 뼈조직은 치밀조직 또는 해면조직으로 이루어져 있다. 치밀골(woven bone)은 유아기에 빠르게 성장하는 특징이 있고, 주로 인대와 건이 뼈로 삽입되는 부위에서 볼 수 있다. 해면골(lamellar bone)은 아주 조직적인 광물질 판으로 성숙한다.

인체는 206개의 뼈로 구성되어 있고, 모양에 따라 장골(팔, 다리), 단골(발목, 손목), 편평골(두개골), 불규칙골(척추)로 구분할 수 있으며, 장골은 골간과 골단으로 구성되어 있다. 대부분의 뼈는 골막으로 덮여 있으며, 신경과 혈관이 분포되어 있다. 장골의 바깥 부분은 치밀골로 이루어져 있고, 중앙에 혈액을 형성하는 세포가 있는 골수강이 있다.

(2) 근육

골격근은 뼈와 관절을 연결한다. 골격근은 줄무늬가 있으며, 긴 근육섬유는 가로무늬근으로 배열되어 있다. 근육섬유는 근육의 수축(짧아짐)과 신전(길어짐)으로 움직일 수 있는데, 수축은 근육섬유가 겹쳐져서 근육의 길이는 짧아지고 강도는 증가한다.

근육수축은 물리적 · 화학적 · 전기적 상호작용으로 일어난다. 전기적 변화가 신경으로 전달되면 신경자극은 신경근접합을 지나 근육수축을 일으킨다. 아세틸콜린과 같은 화학적 물질인 신경전달물질은 근육 내에 신경자극을 전달한다. 근육에 있는 칼슘을 저장하고 방출하는 기관인 근육세포질세망에서 칼슘이 방출되면, 움직임이 전달되고 생화학적인 반응이 일어나 근육이 수축된다. 근육을 수축시키는 힘은 섭취한 음식물의 대사, 특히 지방과 탄수화물의 대사에서 생성된다.

근육은 뼈와 연결되는 근섬유의 끝에서 건섬유와 연결되는 결체조직으로 덮여 있다. 근섬유는 척수 전각에서 시작되는 운동신경에 의해 자극이 전달되며, 모든 근섬유는 하나의 운동단위로 불리는 단일운동신경에 연결되어 있다.

근육세포의 수는 태어날 때 결정되어 일생 동안 유지되지만, 근육세포의 크기는 근육이 일하는 양에 따라 결정된다. 힘이 많이 들어가는 근육활동을 할 경우, 근육이 비대해지고(근육의 단면 증가) 강도도 증가한다. 위축은 비대의 반대 개념으로 근육을 사용하지 않아서 근육의 크기와 강도가 감소된 것이다. 불용성 위축은 운동부족, 연령 증가, 휴식, 부동장치의 사용으로 나타날 수 있다.

(3) 관절

관절(joint)은 뼈와 뼈가 연결되는 부위이다. 관절의 종류로는 움직임이 전혀 없는 섬유성 관절(예: 두개골 접합), 최소한의 움직임이 있는 연골성 관절(예: 늑연골 관절), 운동이 자유로운 활막성 관절(예: 사지의 관절)이 있다. 활막관절은 활액조직으로 이루어져 있어서 혈액을 풍부하게 공급해 주고, 활액을 생성한다. 활액은 관절을 부드럽게 하고, 부드럽게 연결시켜 쉽게 움직이게 한다. Box 25-1은 관절운동을 표현하는 용어이다.

인대와 건은 관절을 지지해 주고, 연결해 준다. 인대는 관절에 뼈를 안전하게 연결해 주고, 건보다 더 탄력성이 있다. 건(tendon)은 특수한 조직으로 근육을 뼈와 연결해 주고 활액막과 같은 조직으로 둘러싸여 있다.

Box 25-1 관절운동

내전(adduction): 신체 중심선을 향하는 관절과 사지의 움직임

외전(abduction): 신체 중심선에서 멀어지는 관절과 사지의 움직임

내회전(rotation, internal): 신체 중심선을 향해 관절과 사지의 축을 회전함

외회전(rotation, external): 신체 중심선에서 바깥쪽으로 관절과 사지의 축을 회전함

굴곡(flexion): 두 뼈 사이의 각을 감소시킴

신전(extension): 관절을 쭉 폄

과도신전(hyperextension): 정상 신전보다 더 크게 움직임

회외(supination): 손바닥을 앞쪽으로 향하게 하기 위해 전완을 움직임

회내(pronation): 손바닥을 뒤쪽으로 향하게 하기 위해 전완을 움직임

순환(circumduction): 근위부 끝이 고정되어 있으며 뼈의 원위부가 원을 그리는 운동

내번(inversion): 발바닥이 안쪽으로 향하게 발목관절을 움직임

외번(eversion): 발바닥이 바깥쪽으로 향하게 발목관절을 움직임

대립(opposition): 엄지손가락을 같은 손에 있는 각 손가락과 만나게 함

2) 정상 신체 기능

신체의 움직임은 복잡한 과정이다. 뼈는 인대에 의해 연결되어 있고, 부드러운 조직과 피부로 덮여 있으며, 정상적인 신체 움직임은 근육활동과 신경자극의 통합으로 이루어진다.

(1) 신체선열과 자세

똑바로 선 자세를 유지하기 위해서는 뼈, 근육, 관절의 적절한 선열과 안정적인 중력의 중심이 필요하다. 누운 자세, 앉은 자세, 서 있는 자세에서 관절이나 근육의 과도한 신전, 굴곡, 비정상적인 긴장이 없을 때 신체선열(alignment)이 유지될 수 있다.

서 있는 자세와 움직임은 균형 잡힌 중력의 중심이 필요한데, 체중이 중심을 향하고 중력의 힘이 아래로 향함으로써 균형을 유지한다. 중력 중심선은 머리 위에서 시작하여 어깨, 몸통, 체중부하관절과 기저면을 양분하고 천골의 약간 앞쪽을 지나간다. 노인의 경우 요추가 평평해지고, 척추 위쪽과 머리가 앞으로 기울어서 중력 중심선으로부터 머리가 앞으로 기울어지게 된다(그림 25-1).

(2) 균형

균형(balance)을 유지하는 것은 자세를 유지하고, 중력과 반사에 대응하는 복잡한 기능이다. 망상체, 뇌간의 신경망은 균형을 유지하는 데 중요한 신경자극을 통합한다. 예를 들면, 사람이 한쪽으로 넘어지려 할 때 반대쪽 신근(extensor muscle)을 이완시키면서 넘어지려는 쪽 신근에 힘을 주어 낙상을 예방한다.

평형(equilibrium)은 귀의 전정기관에 의해 유지된다. 전정기관은 달팽이관, 반고리관(semicircular canals)과 3개와 난형낭(utricle)과 구형낭(saccule)으로 불리는 두 개의 큰 낭(chamber)으로 이루어져 있다. 난형낭, 구형낭, 반고리관에는 전정신경으로 들어오는 감각신경섬유로 연결된 미세한 유모세포(hair cell)가 있다. 이 유모세

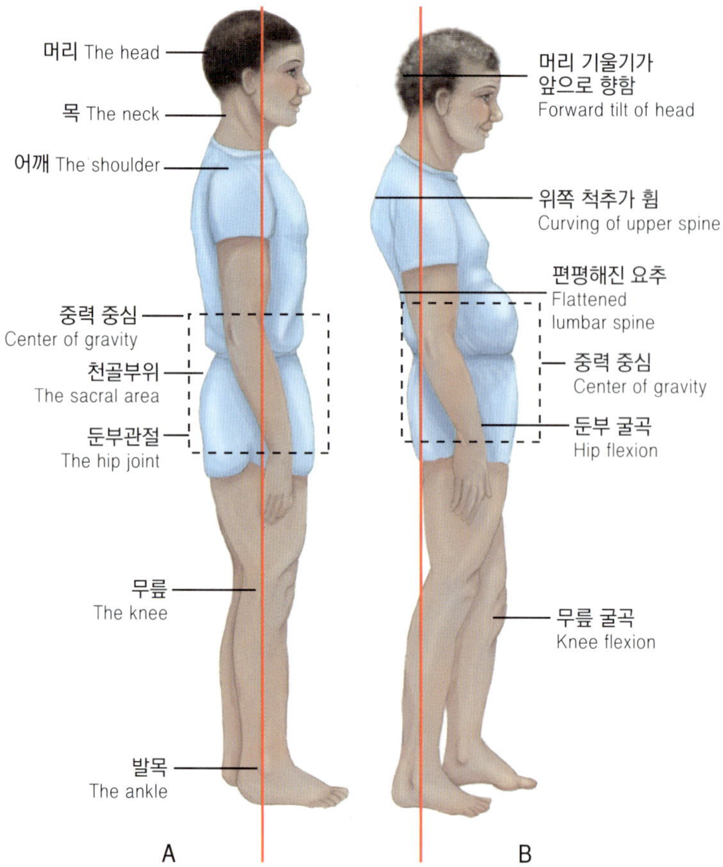

그림 25-1 중력선과 자세. A: 중력선과 중심 중력선, B: 나이에 따른 자세의 변화

포는 머리를 움직일 때 구부러지거나, 당겨지거나, 눌려져서 적절한 신경로를 통해 평형과 균형을 조절하는 부위로 향하는 감각신경으로 정보를 전달한다.

(3) 통합된 신체운동

운동기능은 소뇌, 대뇌피질, 기저신경절이 조절한다. 소뇌는 운동활동을 통합하고, 대뇌피질은 자발적 운동활동을 담당하며, 기저신경절은 자세를 유지한다. 이들 시스템은 추체로와 추체외로를 이루고 있다. 추체로(직접적인 피질척수로)에서 척수로 전달되는 자발적인 움직임에 대한 자극이 시작되고, 추체외로(간접적인 피질척수로)에서는 부드럽고 통합된 움직임을 위해 자극을 완충하고 억제한다.

소뇌는 움직임을 조절하는 데 있어 특수한 역할을 담당하고 있는데, 안정적인 자세와 세세한 움직임을 유지하는 데 사용하는 근육을 조정한다. 또한 소뇌는 빠르고 자동적인 조정을 통해 균형과 평형을 유지한다. 이러한 운동능력은 훈련을 하면 정교해진다. 소뇌는 고유수용정보(자세감각)를 유지하기 위해 운동명령을 비교하고, 필요한 운동명령을 수행한다(Martini, North, 2014). 그 결과 비통합적이고 불규칙적인 운동보다 부드럽고 통합된 운동을 수행하며, 정교한 움직임을 발달시킨다.

(4) 신체역학

신체역학(body mechanics)은 들어올리고, 굽히며, 움직이는 것과 같은 활동을 수행하기 위해 통합된 노력이며 선열, 자세, 균형을 유지하는 것으로 정의할 수 있다. 신체역학을 적절하게 사용하면 안전하게 근골격기능을 유지할 수 있고, 근육의 과도한 긴장 없이 균형을 유지할 수 있다. 간호사가 간호처치를 수행할 때, 대상자의 움직임을 도울 때, 각종 기구를 들곤 할 때, 간호사 본인과 다른 사람들의 상해를 방지하기 위해 신체역학을 효과적으로 사용해야 한다. 신체역학의 올바른 사용은 **실습지침서 8장**에 설명되어 있다.

① 신체역학의 구성

신체역학을 효과적으로 사용한다는 것은 신체선열, 자세, 균형, 움직임에서 중력을 효율적으로 사용하는 것을 의미한다. 균형을 이루기 위해서는 중력중심이 천골의 약간 앞쪽 골반에 있는 것이 중요하다.

균형은 척추를 똑바로 하고, 기저면을 넓게 하여 체중이 중력 중심에 가까울 때 유지된다. 물건을 들거나 옮길 때 물건의 무게는 체중의 일부가 되므로, 늘어나는 추의 무게가 중력 중심선과 균형을 이루어야 한다(그림 25-2).

기저면을 넓게 할수록 자세를 바꿀 때 신체선열, 자세, 균형유지가 더 안정적이다. 다리의 체중이 부하되는 고관절과 슬관절을 구부리고, 발을 넓게 벌림으로써 안정적인 기저면을 만들 수 있다. 중력의 중심을 낮게 하는 것이 근육긴장을 예방하면서 유연하게 움직이는 데 도움이 된다.

움직임은 수의적인 근육과 신경근육반사가 대항함으로써 조정한다. 굴근과 신근은 움직이는 데 상반되는 긴장을 일으킨다. 하나의 관절을 움직이기 위해 굴근이 수축하였을 때 신근은 이완되고, 굴근이 이완되었을 때 신근은 수축한다. 다리의 굴근이 신체의 가장 크고 가장 강한 근육에 속하는데, 효율적인 신체역학을 위해 지렛대 역할을 한다. 신경근육반사는 움직임을 조정하기 위해 반작용이 있는 근육을 조정함으로써 자세를 유지한다.

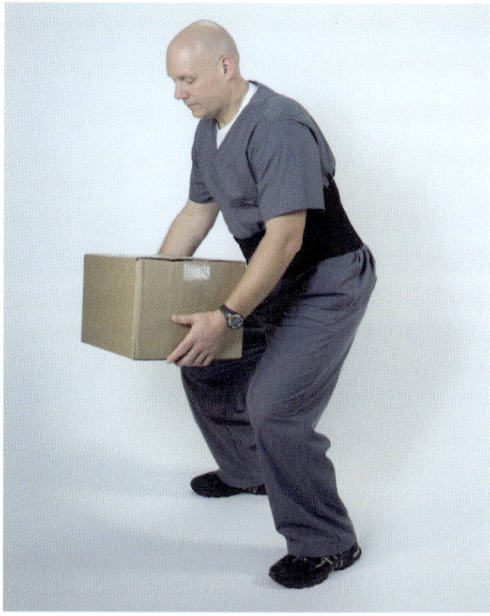

그림 25-2 허리의 부담과 부상을 방지하는 적절한 들어올리기 기술의 시범을 보인다.

② 신체역학의 원리

간호사와 대상자는 한쪽에서 다른 쪽으로 이동할 때 넘어지거나 등에 손상을 입을 수 있다. 기동성에 제한이 있는 대상자일수록 간호사는 올바른 신체역학을 더 잘 지켜야 한다. 간호 시 필요에 따라 인체공학적 보조기구(예: 마찰을 감소시킬 수 있는 기구)를 사용하면, 직업상의 상해를 감소시킬 수 있다. Box 25-2에 신체역학의 원리를 설명하였다. 신체역학의 기본적인 원리는 다음과 같다.

첫 번째 원리는 움직이기 전에 주의 깊게 상황을 사정하는 것이다. 이를 위해서는 계획이 중요하다. 침대의 머리와 다리 가까이에 위치한 불필요한 기구는 제거해야 한다. 대상자가 체위변경이나 이동을 하는 동안 튜브, 카테터, 정맥주사선, 배액관, 심폐모니터선의 연결이 분리되는 일이 발생하지 않도록 조심해서 다루어야 한다. 숫자를 세는 방법은 이동에 참여한 모든 사람들의 행동을 일률적으로 조정하는 데 도움이 된다. "하나, 둘, 셋"을 세면서 "셋"에서 일제히 자세를 변화시킨다. 이렇게 하면 모든 사람들이 주의집중할 수 있고, 대상자가 적극적으로 참여할 수 있다.

SAFETY ALERT

대상자가 스스로 안전하게 움직일 수 없다면, 대상자를 움직이기 전에 보조하도록 한다. 기동에 방해가 되는 물건들이 주변에 있는지 사정한다. 각종 기구나 코드, 튜브 등은 간호사의 이동이나 대상자가 편안하게 움직이는 데 방해가 된다.

두 번째 원리는 가능한 한 다리의 큰 근육군을 사용하는 것이며, 이는 움직임에 힘을 주기 위한 것이다. 허리를 곧게 세우고, 팔은 팔꿈치를 약간 굽혀 강하게 꽉 잡도록 유지하며, 둔부와 무릎을 구부린다. 당기거나, 밀거나, 물건을 들어올릴 때 물건을 몸체 가까이 두고 이동시킬 동작 방향에 선다. 허리부상은 비대칭적인 근육을 사용해서 대상자를 움직일 때 발생하므로, 허리가 꼬이거나 대각선으로 움직이는 것을 피하도록 한다.

세 번째 원리는 신체자세를 위해 적절한 높이에서 일을 하는 것이다. 대상자가 침상에서 움직이는 것을 도울 때, 간호사의 허리와 엉덩이 사이에 있는 중력 중심선 가까이에 침대의 높이를 맞춘다. 일반적으로 대상자를 움직이기 위해 침상난간을 내리고, 대상자를 간호사 쪽으로 최대한 가깝게 이동시키고, 이동을 마친 후 침상난간을 다시 올린다. 침대에서 이동침대로 대상자를 이동시킬 때, 침대와 이동침대의 높이를 같게 하여 대상자가 들어 올려지지 않도록 한다.

네 번째 원리는 이동이 용이하도록 필요에 따라 기계를 이용하거나, 보조기구를 사용하는 것이다. 물리적 기구는 대상자가 협조하기 힘들거나, 간호사가 이동 시 안전을 확신할 수 없을 때 사용한다. 대상자를 들어 올리는 기구(stand-up lift)는 대상자가 어느 정도 무게를 지탱할 수 있을 때 의료진의 상해를 줄이기 위해서 사용하거나, 장기입원 대상자병동에서 이용한다. 머리 위 손잡이(overhead trapezes)는 도움이 필요한 대상자의 손잡이로 사용하고, 홑이불도 대상자 이동에 자주 유용하게 쓰인다. 침상에 누워 있는 대상자 아래쪽에 홑이불을 놓고 둔부 아래에서부터 어깨까지 펼쳐서 대상자의 무게에 따라 두 명이나 그 이상의 간호사가 침대 양쪽에서 홑이불을 들어 대상자를 이동시킨다. 홑이불을 이용해서 대상자를 이동시킬 때에는 이동에 참여한 간호사의 협조가 중요하다.

(5) 운동

운동(exercise)은 신체선열, 자세, 균형의 조화가 절대적으로 필요하며 많은 신체적 · 정서적 유익이 있다. 운동은 최대한의 효과를 얻기 위해서 규칙적으로 수행해야 하고, 대상자의 생활양식을 고려해야 한다. 대상자의 가족, 문화, 직업, 건강이 운동을 통한 유익을 얻는 데 영향을 미칠 수 있다. 활동적인 생활습관의 유익에 대한 분명한 증

Box 25-2 신체역학의 원리

신체역학 이해를 위한 과학적 원리

- 모든 신체기관이 적절한 균형을 유지한다면 에너지가 적게 사용된다.
- 기저면이 넓으면 신체는 더 안전하다.
- 외상이나 비틀림으로부터 허리를 보호하기 위해 활동을 하기 전에 골반을 기울인다(골반을 안전하게 하기 위해 둔부와 복부 근육을 수축).
- 시야범위 내에서 일을 하는 것이 상해를 줄일 수 있다.
- 처음 움직일(관성) 때보다 움직임(타성)을 유지하는 것에 에너지가 덜 소요된다.
- 물체의 높이에서 움직이는 것이 노력이 적게 소요된다.
- 표면과 움직이는 물체 사이의 마찰력을 줄이면 에너지가 적게 소요된다.
- 몸에 가깝게 해서 물건을 들 때가 멀리서 들 때보다 에너지가 적게 소요된다.
- 들어올리고, 밀고, 당길 때 강한 다리근육을 사용함으로써 근육긴장을 예방할 수 있다.
- 부드럽고 지속적인 움직임은 갑자기, 격렬한, 통제되지 않은 움직임보다 더 쉽고 안전하다.
- 정상적인 속도의 리듬 있는 움직임에는 에너지가 적게 소요된다.

신체역학의 적용 원리

- 가능하면 일 하는 높이를 조정한다.
- 운동범위와 자세를 자유롭게 움직일 수 있을 때 자세변화를 시작한다.
- 무릎을 편안하게 하고 몸통을 똑바로 세워서 기저면을 지지하며 몸의 균형을 유지한다.
- 지렛대 원리를 적용하고 에너지를 효율적으로 사용하기 위해 지지면을 넓게 하고 몸의 자세를 바꾸기 위해 무릎과 둔부를 구부린다.
- 물건을 시야 범위 내에 두고 들어올리고, 당기고, 미는 행동을 하며, 체중을 옮기고, 사지 근육을 사용한다.
- 들어올릴 때 신체 가까이에서 물건을 잡는다.
- 적당한 속도로 리듬 있고, 부드럽고, 조화롭게 움직인다.
- 물건을 들 때 팔꿈치, 둔부, 무릎을 지렛대로 사용한다.
- 필요시 기구를 사용한다.
- 신체역학 사용에 비효율적이고, 근육긴장을 유발하는 신체활동 시에는 호흡을 참는다.

거를 확인함으로써 사람들은 위험요소를 줄이고, 보다 더 건강한 생활을 하는 데 책임감을 가지며, 더 열심히 운동을 하게 된다.

① 운동의 형태

운동은 산소 소모에 따라 유산소운동과 무산소운동으로 구분할 수 있고, 근육수축에 따라 등장성운동과 등척성운동으로 구분할 수 있다.

- **유산소운동(aerobic exercise)**: 유산소운동은 근골격의 대사성 활동 시 에너지원으로 산소가 필요한 운동이다. 활기 있고 지속적인 근육 움직임이 유산소운동인데, 심혈관기능을 향상시킨다(예: 걷기, 뛰기, 자전거 타기, 스키, 에어로빅 댄스, 테니스 등).
- **무산소운동(anaerobic exercise)**: 무산소운동은 혈액에서 산소를 충분히 제공받을 수 없을 때 짧은 시간 동안 이루어지는 운동이다. 무산소운동은 근육의 크기와 힘을 향상시키는 데 효과가 있으며 운동선수의 지구력 훈련에 유용하다(예: 아령 들기, 역기).
- **등장성운동(isotonic exercise)**: 등장성운동은 근육강도, 근육수축, 관절의 움직임이 있는 역동적인 운동이다. 대부분의 활동(예: 걷기, 뛰기, 일상생활 동작수행 등)이 등장성운동이다.
- **등척성운동(isometric exercise)**: 등척성운동은 대상자가 긴장을 유지하면서 정지된 상태에서 하나의 근육을 팽팽하게 한다. 등척성운동의 예로는 대퇴근육을 강화하면서 긴장도 유지, 지구력 훈련 등이 있다.

② 운동의 효과

운동은 근육을 강하게 하고, 지구력을 향상시키며, 관절의 운동성을 증진시킨다. 폐활량을 늘려 심혈관기능을 증진시키며, 휴식 시 맥박수와 혈압을 감소시키고, 죽상경화증의 위험도 감소시킨다. 운동은 변비를 예방하고, 식욕을 촉진시키며, 수면의 질을 향상시킨다. 또한 운동은 스트레스를 완화시키고, 긴장을 감소시키며, 순환 엔돌핀을 증가시킴으로써 삶의 질을 높여준다. 지속적인 운동을 통해 체중이 감소되고 신체상을 개선시킴으로써 운동을 규칙적으로 지속하는 데 동기를 부여한다. 규칙적으로 운동을 하지 않는 사람은 건강 문제가 발생할 위험이 높고, 부동 대상자는 신체를 사용하지 않음으로써 여러 가지 문제가 발생한다.

3) 이동의 특성

(1) 관절가동범위

관절가동범위(range of motion, ROM)는 모든 관절이 최대한 움직일 수 있는 능력을 의미한다. 각 관절은 관절의 가동성과 근육강도가 유지되고 심혈관계 기능이 적절할 때, 그 관절의 능동적인 움직임이 유지될 수 있다.

능동적 관절가동범위운동은 대상자 스스로 각 관절의 관절가동범위운동을 수행할 수 있는 것이다. 건강한 사람은 매일 일상생활 동작을 할 때 능동적 관절가동범위운동을 하고 있다.

관절의 형태에 따라 정상 관절가동범위가 달라진다. 표 25-1은 관절의 형태와 각 관절의 정상가동범위에 대한 설명이다.

(2) 보행

보행은 이동의 가장 일반적인 형태이다. 대부분의 사람들이 걸을 수 있는 능력이 있지만, 사람의 정상 보행은 균형과 평형, 자세의 조화에 의해 이루어진다. 정상인의 보행에는 앞으로 향하는 이동이 가능한 에너지 효율과 완충작용이 필요하고, 척추와 신체기관 사이의 복잡한 상호작용이 필요하다.

정상 보행에는 두 단계가 있다.

- 서 있는 자세 단계는 세 과정으로 이루어진다. 발꿈치가 먼저 땅에 닿고, 무릎을 들고, 출발
- 움직이는 단계는 세 과정으로 구성되어 있으며, 보행이 완성된다. 가속, 앞으로 움직이기, 저속

보행은 앞을 향해 천천히 발을 떼는 과정이다. 신체의 체중이 발과 한쪽 발가락에 주어지며, 다리를 펴고, 발의 뒤꿈치를 이동하는 과정이다. 그 과정에서 중력 중심은 다른 쪽으로부터 움직여 동시에 앞으로 향하게 된다. 체중은 기저면에서 균형을 잡아주고, 이동하면서 한쪽 발에서 다른 발로 교대로 지지해 준다.

4) 생애주기에 따른 고려사항

(1) 신생아와 영아

신생아의 움직임은 일정하지 않고, 반사적이다. 생존반사에는 포유반사(rooting; 아동의 뺨을 자극했을 때 가슴을 향해 돌림)와 빨기반사(sucking)가 있다. 피질하반사(subcortical reflexes, 모로반사: Moro, 놀람반사: startle, 긴장성 목반사: tonic neck, 바빈스키반사: Babinski)는 고도의 뇌기능이 성숙되고, 억제작용이 발휘됨에 따라 점차 소실된다. 보호반사(연하반사: gag, 눈깜박임반사: blink, 회피반사: withdrawal)는 성인기까지 남아있다.

신생아의 걷기반응은 표면이 단단한 물체를 잡을 수 있고, 조금씩 앞으로 나가는 법을 배움으로써 발달한다. 평형감각의 변화와 중력 중심선의 이동은 걷기반응을 유발한다. 성장이 계속됨에 따라 영아는 조절하는 것을 배우게 되고, 걷기를 배울 때 같은 반사를 사용한다.

신생아의 신경근육 사정은 조기치료가 요구되는 기형이나 비정상을 발견하는 데 중요하다. 일부 기형은 자궁 내의 태아의 자세에 의해 발생하기도 하고, 성장하면서 점차 정상이 되기도 한다. 고관절 탈구는 생후 첫 해 동안 언제든지 발생할 수 있기 때문에 유아를 사정할 때 고관절의 비정상 징후에 대한 사정이 중요하다.

움직임에 대한 조절은 신경계가 성장해감에 따라 영아의 첫 일 년 동안 발달해나간다. 발달은 심부에서 말초로, 머리에서 발끝으로 이루어진다. 아동은 머리를 들 수 있게 되고, 뒤집게 되고, 기게 되고, 물건을 잡고 서게 되며, 혼자서 서게 되고, 마지막으로 걷게 된다(Hockenberry & Wilson, 2011). 각 과업을 성공하기 위해서는 점진적인 조화로운 발달이 필요하다. 큰 근육 운동기술이 점차 정교해지면서 미세운동 기술이 발달한다. 그 나이 때의 아이가 성취할 수 있는 특별한 과업이 주어지며, 발달은 연령증가에 따라 진행된다. 운동발달은 생후 첫 해 동안 많은 변화가 일어나므로, 부모들은 영아의 발달 과정을 평가하기 위해 운동발달의 표준척도와 비교한다. 많은 부모들은 또래 나이의 보통 범주 안에 자기 아이의 성장발달이 도달했는지 확인하기를 원한다. 신체적 변화는 순서가 있지만, 새로운 신체기술을 달성하는 데에는 정확한 시간이 있는 것이 아니다.

(2) 유아와 학령전기 아동

유아기와 학령전기에는 큰 근육운동과 미세운동이 정교해지고, 거의 끝없는 에너지를 발휘하는 것이 이 시기의 발달적 특성이다. 대부분의 유아는 보통 생후 1년이 지나면 걷기 시작한다. 걷기는 불안정한 보행과 보폭이 큰 걸음걸이로 시작하기 때문에 아장아장 걷는다고 한다. 두 살과 세 살에 일반적인 발달과업인 걷기, 뛰기, 뛰어오르기, 계단 오르기, 공 던지기, 스스로 먹기, 크레용으로 그림 그리기 등을 성취하게 된다. 어린 아동은 신체능력을 이용하여 환경을 탐색하고, 인지기능을 발달시킨다.

학령전기는 큰 근육과 미세운동 기술의 발달이 빠르게 지속된다. 자전거 타기, 뒤로 걷기, 춤추기, 깡충깡충 뛰

표 25-1 신체관절의 정상 움직임

신체 부위	관절의 종류	정상 움직임
목, 경추	추축관절(pivotal), Supine, cervical	굴곡, 신전, 측면 굴곡, 회전 **목** Neck 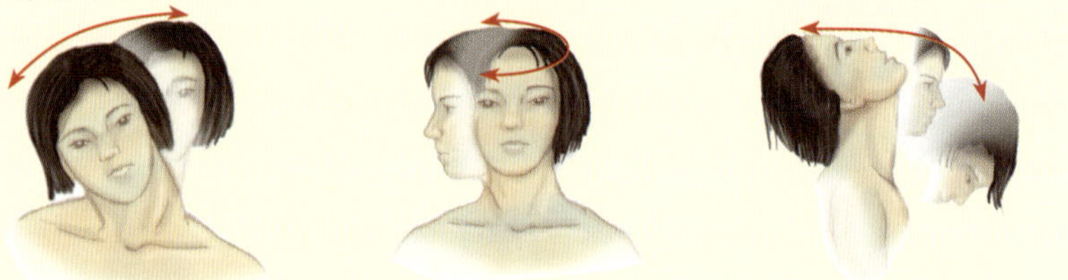
어깨	구상관절 (ball and socket)	굴곡, 신전, 과신전, 내전, 외전, 내회전, 외회전, 순환 **어깨** Shoulder 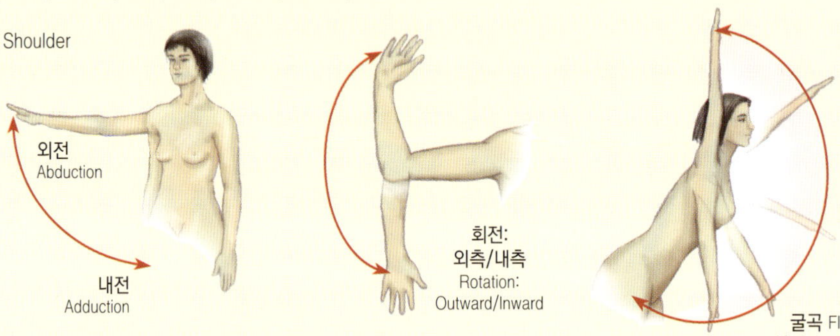
팔꿈치	경첩관절 (hinge joint)	회외, 회내, 굴곡, 신전 **팔꿈치** Elbow 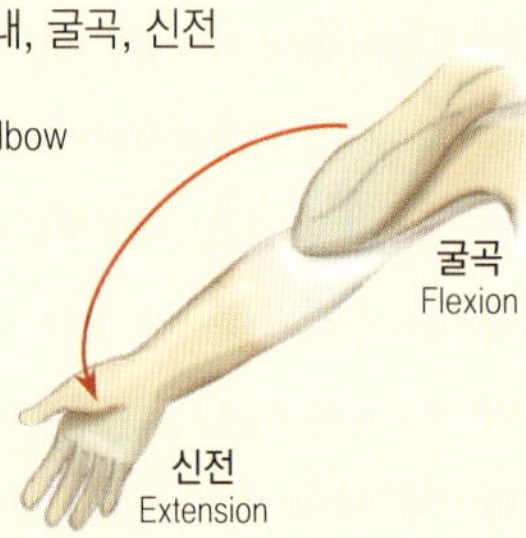
상완	추축관절 (pivotal)	회외, 회내 **팔뚝** Forearm 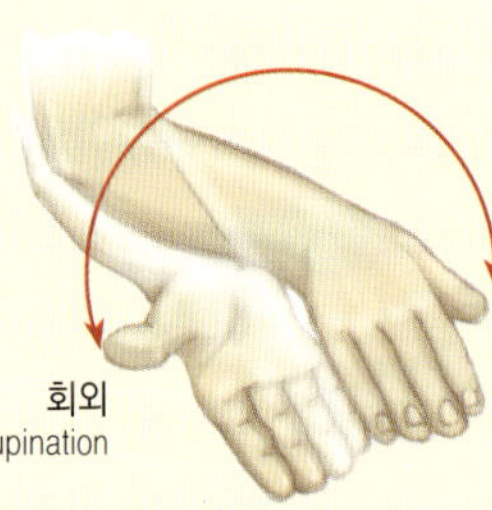
손목	과상관절 (condyloid)	굴곡, 신전, 과신전, 내전, 외전 **손목** Wrist 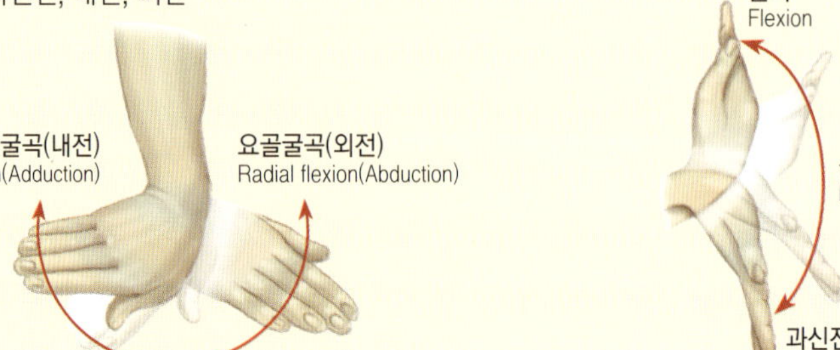

표 25-1 신체관절의 정상 움직임(계속)

신체 부위	관절의 종류	정상 움직임
손가락	과상관절 (condyloid)	굴곡, 신전, 과신전, 내전, 외전 **손가락** Fingers 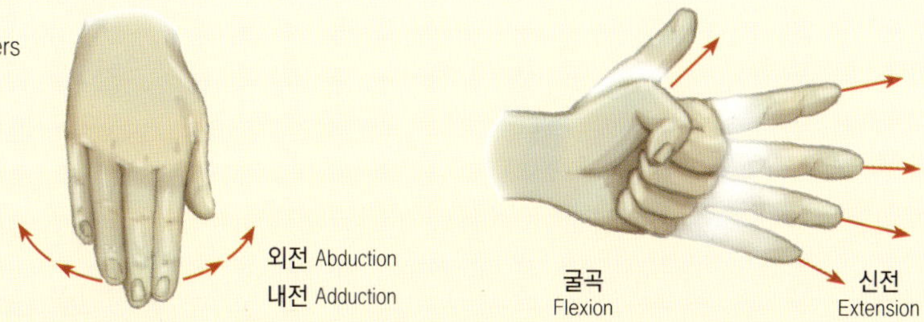
엄지손가락	안장관절(saddle)	굴곡, 신전, 내전, 외전, 대립
둔부	구상관절 (ball and socket)	굴곡, 신전, 과신전, 내전, 외전, 내회전, 외회전, 순환 **둔부** Hip 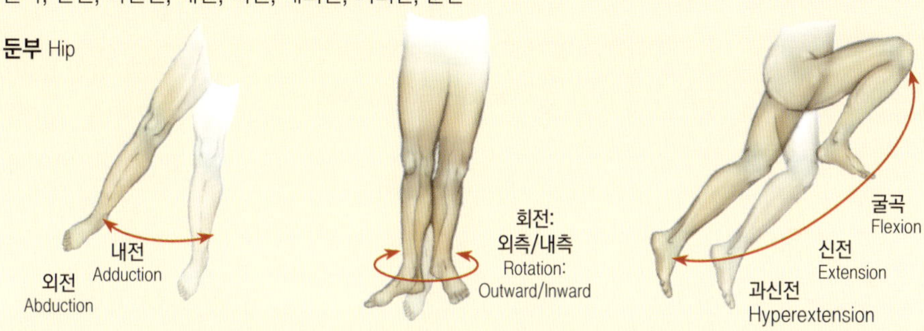
무릎	경첩관절(hinge)	굴곡, 신전 **무릎** Knee 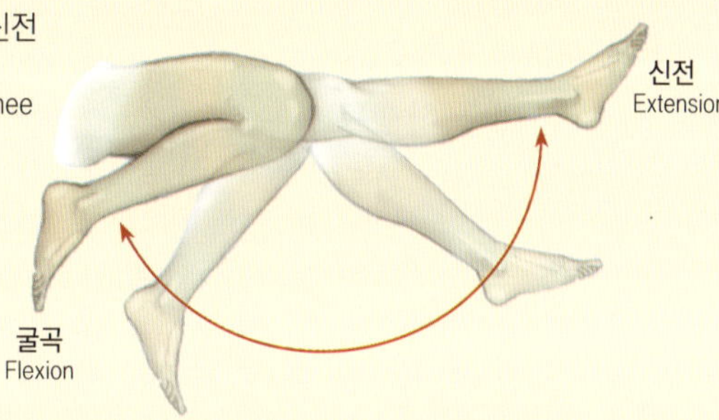
발목	경첩관절(hinge)	족배굴곡, 족저굴곡 **발목** Ankle 
발	활주관절(gliding)	내번, 외번
발가락	과상관절 (condyloid)	굴곡, 신전, 외전, 내전 **발가락** Toes 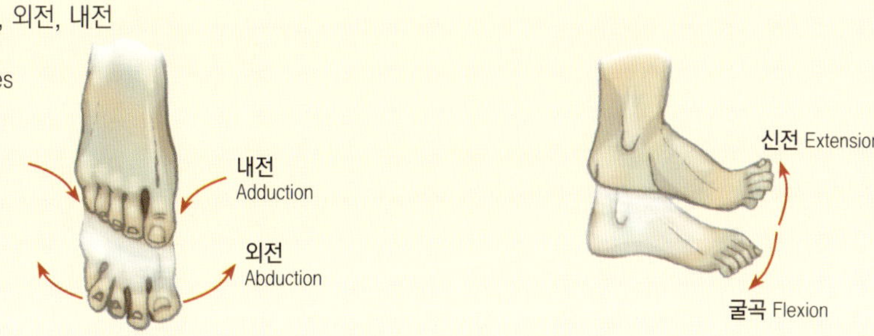

기, 달리기, 뛰어 오르기, 계단 오르기를 포함한 큰 근육활동이 학교에 들어가기 전에 발달한다. 그림을 그리거나 글씨를 쓰기 위해 크레용 사용하기, 공 잡기, 구슬 끼기, 이 닦기, 퍼즐 맞추기, 지퍼 사용하기, 손씻기 등의 미세운동 기술이 발달한다.

(3) 학령기 아동과 청소년

6세에서 12세 사이에는 신체성장이 천천히 일어난다. 큰 근육운동과 미세운동 기술이 계속 정교해지며, 집단활동(예: 운동, 춤, 수영 강습)을 통해 자주 강화되고, 일생 동안의 운동형태가 이 시기에 결정된다. 가족들은 규칙적인 신체운동을 하도록 격려해야 하나, 과도한 부담을 주지는 않도록 한다. 비현실적인 기대는 정서적 · 신체적으로 손상을 입힐 수 있고, 근육이 충분히 발달하지 않은 상태에서의 과도한 운동은 근육발달에 장애가 될 수 있다.

청소년기는 빠른 신체성장기이며, 성적 발달시기이다. 신체 곳곳의 성장 때문에 십대 청소년들은 특징적으로 호리호리하게 크고, 어색해 보인다. 결과적으로 균형을 이루지 못한 운동기술이 신체상에 영향을 미치고, 이는 특히 청소년에게 스트레스가 될 수 있다. 대부분의 학교는 졸업요건으로 체육교육을 요구하고 있으며, 많은 학생들이 경쟁적인 스포츠 또는 에어로빅 댄스와 같은 신체활동에 참여하고 있다.

(4) 성인과 노인

20대에서 40대 사이는 최소한의 신체적 변화가 일어나는 시기이지만, 여성의 경우 임신 · 출산과 관련하여 많은 변화가 있는 시기이다. 성인 초기는 정상 기능에 제한을 유발하는 외상(예: 골절, 염좌)으로 운동장애를 경험하기도 한다. 반복적으로 움직이는(예: 타이피스트, 공장 직원, 슈퍼마켓 계산원, 컴퓨터 관련 직종) 일을 하는 성인은 수근터널증후군(capal tunnel syndrome)의 발생으로 손의 신경이 압박되어 손의 운동성이 감소하고 통증이 유발된다. 중년기(40세에서 60세)에는 근긴장도(tone), 골밀도와 골질량이 감소하며, 관절은 탄력성과 유연성이 감소한다. 특히 골다공증이 있는 여성은 골밀도가 감소되어 골절 발생이 증가한다(Tabloski, 2013). 이러한 변화는 정상 보행에 영향을 미치고, 자극에 대해 신체가 반응하는 시간을 지연시킨다.

노화는 자세변화와 만성 관절질환을 유발한다. 요추가 평평해지고, 척추 간 디스크와 척추의 외형 변화로 머리와 상부 척추가 앞으로 기울어져서 중력 중심선이 이동하게 된다. 관절 퇴행과 뼈에서 무기질이 빠져나가는 것도 균형과 보행에 영향을 미쳐 노인은 신전이 감소되고, 흔들면서 보행하게 되며, 체중이 한쪽 발바닥 앞쪽에서 다른 쪽 발바닥 앞쪽으로 옮겨지면서 기저면은 넓어지고, 보폭은 짧아져 발을 질질 끄는 보행으로 변경된다.

대부분의 노인은 중력을 비효율적으로 사용하고, 근육이완을 극복하기가 어려워지기 때문에 지탱하기 위하여 무릎을 약간 굴곡하는 것으로 신체변화에 적응한다. 이러한 자세 때문에 기저면이 넓어지고, 자세가 앞으로 기울어지게 된다. 만성질환이나 낙상으로 인한 외상도 노인의 운동성에 영향을 미친다. 낙상에 대한 두려움이 활동제한을 초래하며, 이러한 낙상 위험의 증가 때문에 일상생활을 조심하게 될 수도 있지만, 과도하게 활동을 제한할 경우 근육을 위축시키고 몸 컨디션을 악화시킬 수 있다.

5) 문화적 고려사항

운동과 기동성에 대한 태도는 흔히 그 사람이 살고 있는 문화나 가족에 의해 형성되며, 특정 문화 내에서 매우 다양할 수 있다. 비만율이 증가함에 따라 신체운동이 필요한 활동에 참여하는 것이 더 어려워진다.

제3세계 국가에 거주하는 사람들은 현대의 편리성과 현대적 기기를 언제나 사용할 수 있는 것이 아니기 때문에 대개 힘든 수작업에 참여하게 되고, 걷는 것이 주된 이동수단이 된다. 후기 산업사회에 살고 있는 사람들, 특히 컴퓨터 세대에 속하는 사람들은 더욱더 좌식생활, 덜 건강한 삶을 살게 된다. 하루 중 대부분의 시간을 텔레비전을 보거나 컴퓨터 게임을 하는 아동들이 신체적으로 활동적인 어른이 되는 것은 쉽지 않다.

어떤 문화는 여성이 팀 스포츠에 참여하는 것을 꺼리며, 격렬한 활동을 비여성적인 것으로 간주하여 조용한 사색적인 활동을 여성의 사회적 규범으로 여긴다. 일부 문화에서는 기공이나 타이치 같은 집단운동이 정신과 신체를 연결하는 일상의 영적 · 종교적인 의식이 되고 있다. 포크 댄스는 많은 문화에서, 특히 축제일이나 결혼식과 같이 축하할 일이 있을 때 독특하게 행해지고 있다. 대부분의 문화에는 유명세를 얻은 스포츠 스타가 있으며, 스포츠와 갖가지 신체활동에 적극적으로 참여하고 있다. 또한 스포츠와 신체활동에 참여하는 남성과 여성에 대한 사회적 규범이 다를 수 있다.

2. 기동성에 영향을 미치는 요인

1) 생활양식과 습관

규칙적인 운동과 적절한 영양섭취는 근골격계의 기능과 기동성 유지에 필수적이다. 활동, 영양, 운동의 균형이 맞아야 기동성을 유지할 수 있으며, 근골격계의 기능을 유지하기 위해서는 규칙적으로 운동을 해야 한다. 주 3회 약 30분간의 규칙적인 유산소 운동은 근골격계의 기능을 향상시킨다. 그러나 이러한 지속적인 활동 없이, 한 달에 한 번씩 6시간 정도 과도한 운동을 하는 것은 신체손상을 유발할 수 있다.

2) 근골격계

근육강도, 뼈의 탄력성과 강도 또는 관절의 완전한 가동범위를 저해하는 어떤 문제는 기동성을 촉진하는 근골격계에 영향을 미칠 수 있다. 체액과 전해질 상태, 운동, 대상자의 상태, 영양, 건(tendon)과 인대, 연조직 상태는 근육강도에 영향을 미친다. 운동은 근육의 긴장도 질량, 강도를 증가시키며, 근골격계 조직과 신체기관의 상태를 향상시킨다.

뼈와 관절의 기능은 뼈의 무기질 수준에 영향을 받고, 적절한 무기질 농도는 뼈와 관절의 회복력, 건과 인대, 관절의 탄력성에 영향을 미친다. 그러므로 칼슘, 인, 비타민 B의 적절한 섭취는 뼈의 탄력성 유지와 골격계 기능에 필수적이다. 관절은 관절가동범위운동을 완전하게 수행함으로써 움직일 수 있게 되고, 신체를 자유롭게 움직이며 가동성을 유지하게 된다.

외상은 관절과 건, 인대, 근육, 뼈에 사고로 인한 손상을 초래한다. 기동성에 영향을 미치는 질환은 단기간 기동성에 영향을 미치는 질환(예: 관절이 비틀어지는 염좌나 근육의 과도 사용으로 인한 염좌)에서부터 관절 탈골, 건 소실, 골절, 관절대치술과 같은 장기간 기동성에 영향을 미치는 질환 등이 있다. 이때에는 신체선열을 유지하기 위하여 움직이지 못하게 고정하는 기구를 사용한다.

골다공증에서와 같이 뼈에서 무기질이 소실되면 골절의 위험이 증가한다. 류마티스 관절염, 퇴행성 관절질환(골 관절염), 통풍 역시 움직일 때 통증이 유발되어 기동성을 제한한다.

3) 신경계

정상 기동성을 위해서는 신경계가 제공하는 기동성의 원활한 조절이 필요하다. 운동능력은 원심성, 구심성 신경로의 통합과 대뇌피질에 의한 통합으로 이루어진다. 신경전도에는 적절한 순환과 적절한 체액과 전해질 균형 유지가 필요하다. 균형과 안정성은 평형상태에 의해 유지되며 약물, 피로, 일시적인 시력장애, 반고리관의 전정기관에 의해 영향을 받을 수 있다.

근육운동과 조정을 조절하는 신경계 기능장애 질환은 기능적인 기동성 장애를 초래한다. 보통 신경계 기능장애 질환(예: 근위축, 파킨슨병, 다발성 경화증)은 점진적으로 진행되어 침대나 휠체어에서의 생활로 제한될 때까지 기동할 수 있는 능력을 서서히 손상시키고, 점차적으로 파괴한다.

뇌와 척수의 손상도 기동성에 영향을 미칠 수 있다. 척추가 심각하게 손상되었을 때, 마비는 손상된 부위 아래에서 발생한다. 하반신마비(paraplegia)는 다리의 운동기능과 감각기능이 감소되는 것이고, 사지마비(quadriplegia, tetraplegia)는 팔과 다리의 마비를 의미하며 손상 부위 아래 모든 근육운동이 마비되는 것이다.

염증성 과정(예: 뇌수막염), 종양, 뇌혈관질환(예: 뇌졸중)은 운동성을 조절하는 중추신경계를 손상시킨다. 중추신경계 손상은 치료를 통해 회복될 수도 있지만, 경우에 따라 기능부전이 영구적이거나 심각한 장애를 초래하기도 한다.

4) 순환과 산소화

골격근은 기능 유지를 위해 적절한 산소공급이 필요하다. 폐는 근육의 산소대사로 발생한 이산화탄소를 제거하고, 산소를 공급한다. 심장은 근육의 운동을 통해 혈액을 적절히 박출하고, 운동으로 인해 증가된 요구를 충족하기 위하여 신체의 다른 기관으로도 혈액을 공급한다. 혈관계는 혈액의 재분배로 근육에 적절한 다량의 혈액을 공급하는데, 극심한 운동을 하는 동안에는 장으로부터 떨어진 곳에서 혈류가 우회하기도 한다.

만성질환이 있는 경우, 근육수축과 움직임에 필요한 산소 및 영양공급에 문제가 발생할 수 있다. 심부전이나 말초혈관질환과 같은 만성 심혈관계 질환은 특히 유산소 운동과 같이 산소요구가 증가한 경우 효과적인 혈류흐름을 제한한다. 폐질환이 있는 경우 모든 신체조직에 공급되는 산소량이 감소하며, 빈혈은 산소와 결합할 수 있는 헤모글로빈의 양이 감소된 상태이다.

5) 에너지

암과 같이 소모성 질환이 있는 경우, 기동성에 필요한 에너지가 고갈된다. 근육기능을 위한 에너지는 산소와 근육수축을 일으키는 식품의 분해산물로부터 얻는다. 대사의 2가지 형태에는 유산소 대사와 무산소 대사가 있다. 유산소 대사에서는 에너지를 생산하는 산소화 과정이 세포의 미토콘드리아에서 일어나며, 물과 이산화탄소가 이 과정의 부산물이다. 유산소 대사는 장기간의 활동에 필요한 에너지를 생산하는데 가장 효율적인 방법이다.

무산소 대사는 당분해 과정(glycolysis)으로 알려져 있으며, 저장된 글리코겐을 분해해서 에너지로 사용한다. 이 과정은 산소가 불충분하거나 공급이 지연될 때 에너지를 생성한다. 무산소 대사 과정은 체내에 젖산을 축적시키지만, 단기간 에너지 공급에 유용하게 사용된다.

6) 선천성 질환

뇌성마비나 이분척추(spina bifida)와 같은 선천성 질환은 치료할 수 없는 질환이다. 치료적 목적은 합병증을 최소화하고, 기능적 기동성을 최대화하는 것이다. 둔부 이형성증(hip dysplasia) 확인은 출생 시 이루어져야 하며, 교정치료가 매우 효과적이고 장기간의 불구를 예방할 수 있기 때문에 출생 후 1년 간 정규적인 건강검진을 받아야 한다. 증상은 둔근과 넙적다리 주름의 비대칭, 제한된 둔부 굴곡, 짧은 대퇴골이다(Hockenberry & Wilson, 2011).

7) 정서장애

심한 정서장애는 기동성을 저해할 수 있다. 우울과 긴장병(catatocinc) 상태는 신체적 장애 때문만이 아니라 움직이려는 욕구가 제한되기 때문에 기동성의 제한을 초래한다. 특히, 움직일 때의 통증에 대한 두려움이 활동제한의 원인이 되기도 한다.

8) 치료방식

때때로 제한된 움직임이 의학적 문제를 해결하기 위한 치료법이 되기도 한다. 석고붕대, 보호대(brace), 부목(splint)과 같이 치료적 제한을 유발하는 기구는 치유를 증진시키기 위해 신체의 특정 부위를 움직이지 못하도록 고정한다. 침상안정도 치료적 목적으로 운동성을 제한할 때 하나의 치료법이 된다. 대상자는 다음과 같은 이유로 침상안정이 필요하다.

- 대사요구를 감소시킴으로써 조직재생과 치유를 촉진하기 위해
- 부종(edema, swelling; 종창)을 감소시키기 위해
- 신체의 산소요구를 감소시키기 위해
- 통증을 감소시키기 위해
- 허약한 대상자나 탈진한 대상자, 발열이 있는 대상자를 보호하기 위해
- 심부정맥혈전(deep vein thrombosis)이 떨어져 나오는 것을 예방하기 위해

침상안정의 정의는 매우 다양하다. 침상안정을 유지하기 위해 침상 옆에 이동식 변기(commode)를 사용하기도 한다. 침상안정이 지속되면 기동성의 위험요소가 되며, 특히 노인의 경우에는 기동성에 비가역적인 손상이 발생할 수도 있다.

3. 기동성의 변화

1) 기동성 변화의 증상

기동성이 변화된 대상자는 근육 긴장도와 강도의 감소, 협응력 부족, 보행 변화, 낙상, 관절 유연성 감소, 이동 시 통증, 활동의 지속성 저하 등의 다양한 증상이 나타난다.

(1) 감소된 근육 강도와 긴장도

이동하는 동안 일어나는 근육수축은 근육의 강도를 유지한다. 이동이 비정상적이거나 제한되었을 때에는 최대 수축이 근육에 적용되지 않아서 근육의 수축능력이 저하되며, 사용하지 않는 근육은 위축되고 근육의 크기는 감소된다.

감소된 근육강도는 대상자가 간호사의 손을 강하게 잡을 수 없거나, 다리로 미는 힘이 약해진 것으로 식별할 수 있다. 허약함은 대상자의 다리근육이 자신의 몸무게를 지탱할 수 없을 때 심각한 문제가 될 수 있다. 근육강도의 감소는 증상이 뚜렷하게 나타나지 않을 수도 있다. 예를 들어, 대상자는 자신의 신체 앞으로 팔을 뻗을 수 있으나, 팔을 지지하기에는 너무 힘들어져서 몇 분 후에 팔이 다시 떨어진다.

근육긴장도나 잡아당기는 것에 정상적으로 저항하는 능력도 비활동과 더불어 감소한다. 감소된 근육긴장도를 저긴장(hypotonicity)이나 이완(flaccidity)이라고 한다.

감소된 근육긴장도는 근육을 신전(길어진 상태)시키거나 수축(짧아진 상태)시킨다. 경직(spasticity)은 신경학적 손상으로 인해 근육긴장도가 과도하게 증가된 상태로, 정상 기동성에 영향을 미칠 수 있기 때문에 경련이 있는 대상자를 간호할 때는 특히 주의를 기울여야 한다.

(2) 조정력 약화

조정력 약화는 신경학적 조절과 운동성 조절이 손상되었을 때 발생하며, 보통 소뇌의 외상이나 질환 때문에 발생한다. 알코올이나 진정제(barbiturates) 같은 약물은 정상 협응운동에 영향을 미친다. 비협응적 움직임은 경련이 일어나거나 균형을 이루지 못하며, 목적 있고 효율적인 대상자의 이동능력에 영향을 미친다. 조정력과 목적 있는 움직임에 장애가 있을 때 사용되는 용어는 다음과 같다.

- 운동실조증(ataxia)은 손상된 근육 조정력을 표현하기 위해 사용되는 용어이다.
- 진전(tremor)은 휴식 시나 이동 시 발생하는 리듬 있고, 반복적인 움직임을 표현하는 용어이다. 진전은 보통 미세한 운동 조절을 방해하지만, 파킨슨병에서는 협응적 보행에도 방해가 된다.
- 무도증(chorea)은 자발적이고, 짧으며, 불수의적인 근육의 실룩거리는 움직임이다. 사지 또는 안면 근육에서 발생하며, 심각한 무도증은 기동성을 방해한다.
- 무정위운동(athetosis)은 서서히, 불규칙적으로, 꼬이는 동작을 특징으로 하는 용어이다.
- 근긴장이상(dystonia)은 무정위운동과 비슷하나, 보통 신체의 큰 부위에 나타난다.

(3) 보행 변화

비정상적 보행은 걸음걸이의 리듬, 일정함, 속도에 영향을 미칠 수 있다.

- 실조성(ataxic) 보행은 비틀거리고, 불안정함이 특징이다.
- 경련성(spastic) 보행은 걸음걸이가 뻣뻣하고, 발가락이 구부러져 있으며, 질질 끌리는 걸음걸이이다.
- 동요성(waddling) 보행은 오리걸음과 같이 보폭이 넓어지는 걸음걸이이다.
- 반신마비(hemiplegic) 보행은 한쪽 다리가 마비되었거나, 신경학적 손상이 있을 때 나타나는 것이다. 이상 소견이 있는 다리가 질질 끌리거나 앞으로 향할 때 흔들리게 된다.
- 속(festinating) 보행은 발가락으로 걸으며, 걸음이 점점 빨라지는 것이다. 파킨슨병에서 특징적으로 나타난다.

(4) 낙상

운동에 제한이 있는 대상자는 보행변화, 허약감, 체위성 저혈압, 조정능력의 감소 등으로 인해 낙상의 위험성이 증가한다. 낙상은 골절과 같은 근골격계 외상을 일으켜서 더 심각한 기동성 감소를 초래할 수 있다. 노인은 감각과 인지 변화가 나타나고, 약물 사용과 더불어 낙상의 위험성이 더 증가한다. 반복적인 낙상에 대한 두려움은 일부 대상자의 가동성 제한에 영향을 미칠 수 있다. 인지 위험요소와 기동성 문제는 노인의 낙상을 예방하기 위해 매우 중요하다. 최근의 연구는 낙상 위험성을 가진 대상자를 확인하기 위해 강력한 예측 위험요소로서, 이전의 낙상경험, 허약, 보행장애, 균형장애, 약물에 대한 평가가 중요함을 뒷받침하고 있다(Tinetti & Kumar, 2010). 또한, 노인 대상자가 낙상 위험이 가장 높다고 연구에서 제시하고 있다(Schwendimann, Buhler, DeGeest, & Milisen, 2008).

병원에서 보고 가능한 사건의 가장 큰 부분을 차지하고 있는 대상자의 낙상 및 낙상하여 부상을 입는 일은 심각한 문제이다. 낙상이 부상으로 이어진다면 대상자, 대상자의 가족, 제공자, 보건의료시스템에 치명적으로 작용할 수 있다. 메디케어와 메디케이드 서비스센터(2008)와 많은 의료보조기관들은 입원기간 중 대상자가 낙상했다면 더이상 병원에 치료비용을 배상하지 않기로 공표했다(Dykes et al., 2010).

(5) 관절 유연성 감소

관절 유연성이 감소되면 관절이 경직되어 기동성이 감소하며, 관절구조가 섬유화되고 고정되어 정상 관절가동범위도 감소된다. 정상적인 근육수축 동안 규칙적으로 짧아지고 늘어나지 않았을 때에는 근육이 위축된다. 초기에 유연성 감소와 관절가동범위의 변화는 그 관절에 영향을 미치게 되고, 관절의 부동이 지속되면 구축(contracture)이 발생할 수 있다. 구축은 근육이 점진적으로 짧아지는 것이며, 관절 주변조직의 섬유성 변화로 인해 초래되는 관절 움직임의 상실이다.

(6) 통증과 기동성

움직일 때 통증이 있는 경우, 운동성 감소가 나타날 수 있다. 염좌, 긴장, 인대가 찢어짐 등의 신체적 손상, 퇴행성 및 염증성 과정으로 인해 통증이 발생할 수 있다. 기동 시 불편감과 통증을 유발하여 기동성을 제한하는 2가지 대표적인 질환은 골관절염(체중이 부하되는 관절 표면의 퇴행)과 류마티스 관절염(관절에 영향을 미치는 염증성 변화)이다.

절개 부위 통증은 수술 후 대상자로 하여금 움직이는 것을 꺼리게 한다. 사지의 혈액순환 감소로 나타나는 통증(간헐성 파행증; intermittent claudication) 또한 기동성을 심각하게 감소시킬 수 있다. 암, 요통 등의 질환은 움직임에 제한을 주는 만성 통증을 유발한다. 통증에 대한 간호중재가 대상자의 기동성을 증진시키는 데 도움이 될 수 있다.

(7) 활동 지속성 장애

활동의 지속성 감소가 기동성 장애와 동반된다. 활동 지속성 장애는 활동을 견디고 유지하는 데 필요한 신체적 · 심리적 에너지가 부족한 것이다. 활동과 대상자의 에너지 사이는 균형을 유지해야 한다. 활동 지속성 장애와 관련된 증상에는 호흡곤란, 빈맥, 불편감, 허약감, 피로감이 있다.

호흡 또는 심장질환과 같이 산소화에 영향을 미치는 질환은 대상자의 활동능력 감소를 유발한다. 그러나 질환이 없더라도 평상시에 활발하게 활동하지 않는다면 누구나 활동 지속성 장애를 경험할 수 있다. 예를 들어, 대학 시절부터 활동을 많이 하지 않던 46세 남자가 3km 이상을 뛰려고 한다면 활동 지속성 장애를 겪게 될 것이다. 단기간의 부동도 활동 지속성을 방해할 수 있다.

2) 부동이 신체기능에 미치는 영향

부동은 대부분의 신체기능에 영향을 미친다(표 25-2). 부동으로 인한 문제를 인식한다면, 부동으로 인한 문제를 예방할 수 있다. 침상안정은 불용성 근위축, 관절 경축, 혈전색전질환을 포함하여 회복을 지연시킬 수 있는 많은 합병증을 유발할 수 있다(Brower, 2009). 입원 대상자들은 침대에서 많은 시간을 보내야 하는데, 이는 사망과 욕창, 정맥혈전증, 낙상과 같은 합병증으로 이어질 수 있다.

(1) 근육 위축과 약화

움직이지 않는 동안 발생하는 대사성 변화는 근육세포의 크기를 감소(위축)시킨다. 이때에는 에너지를 획득하기 위해(탄수화물 대사) 신체 근육질이 분해되어 근육의 강도와 질량이 많이 감소되는데, 부동에서 회복된 후에도 지속된다. 부동은 다른 근육보다 특히 다리근육에 영향을 더 많이 미치는데, 이는 근육긴장도를 유지하는 중력의 효과 때문이다. 위축은 석고붕대를 제거하고, 팔다리를 비교하였을 때 분명하게 확인할 수 있다.

근육이 위축되면 지구력(활동을 지속하는 능력)이 감소한다. 감소된 지구력은 대상자에게 활동 정도를 저하시켜 위축을 더 초래하게 된다.

(2) 구축과 관절 통증

움직이는 사람은 움직임을 통해 관절과 근육 주변에 새로운 결합조직의 형성을 촉진한다. 이 결합조직은 느슨하고 유연하여 정상 신체운동이 일어날 수 있게 한다. 부동하는 동안, 근육의 신장과 관절의 움직임이 정지되면, 섬유조직의 유연성이 떨어지고 관절이 고정되어 정상적으로 움직일 수 없게 된다.

윤리적 · 법적 쟁점

처방에 따름

조 간호사는 요양원에서 근무하고 있다. 조 간호사가 근무지에 도착했을 때, 간호감독이 조 간호사에게 면담요청을 했다. 간호감독은 조 간호사에게 천 씨가 어제 오후에 낙상했고, 조 간호사가 퇴근 후 곧 발견되었다고 했다. 간호감독은 조 간호사에게 간호 질 관리양식(quality assurance form, QAF)에 낙상에 대한 사고보고서를 작성하라고 지시했다. 조 간호사는 사고보고서 작성이 부당하다고 감독에게 설명했으나, 간호감독은 조 간호사의 말을 막고, "나는 내 입장을 제대로 설명했으니 지시에 따라 보고서를 작성하세요."라고 하였다.

비판적 사고를 위한 과제

- 간호 질 관리양식을 사용하는 의료기관의 적절한 방법에 대해 논의해본다.
- 만약 자신이 이 상황이라면, 자신은 어떻게 할지 생각해 본다.
- 간호 질 관리양식을 작성하는 경우 긍정적 · 부정적 측면에 대해 생각해본다.
- 간호 질 관리양식을 작성하지 않는 경우 긍정적 · 부정적 측면에 대해 생각해본다.
- 관리자가 말하는 방식이 이 상황에 대한 당신의 반응에 영향을 주었는가?

표 25-2 부동과 운동 효과의 비교

기능적 영역	운동의 효과	부동의 영향
건강지각/건강관리	최상의 건강과 건강유지 촉진	다양한 건강문제의 위험 증가(예: 심혈관계, 당뇨병)
활동/운동	근육강도 증가와 근육긴장도 증가 지구력 증가 관절가동성 촉진 심장효율성 증가 휴식 시 혈압과 맥박의 감소 순환 개선 호흡수 증가 호흡깊이 증가 가스교환 증가	근육약화, 위축, 활동 과민성, 구축 유발 관절가동범위운동 감소 심장 부담 증가 기립성 저혈압 유발 혈전 형성 위험 증가 폐확장 감소 기관지 분비물 증가 가스교환 감소
영양/대사	대사율, 식욕, 에너지 증가 피부 긴장도와 탄력성 증가	대사율 감소 식욕부진, 음성 질소평형, 불용성 골다공증, 면역손상, 피부 파괴, 욕창 증가 유발
배설	장의 긴장도와 운동성 증가 신장의 혈액순환 증진, 노폐물 배설 촉진	장의 긴장도와 운동성 감소 변비와 요정체 유발 요로감염과 신장결석 위험 증가 방광긴장도 감소
수면/휴식	수면의 질 향상	수면의 질 감소
인지/개념	활기와 건강증진	감각상실, 혼란, 환각, 통증, 불편감 증가
자아개념/자아인식	외형, 신체상, 자아개념 향상	외형, 신체상, 자아개념 감소
역할과 관계	단체운동을 통한 인간관계 증진	기동성이 요구되는 역할 방해(예: 직업, 아동 돌보기)
대처/스트레스	스트레스 감소	스트레스 증가 분노, 두려움, 우울, 무기력감
성	성적 표현능력 증가	정상적인 성적 표현능력 감소 부동기구가 방해가 됨

구축(관절 운동성이 감소하고 점진적으로 근육이 짧아짐)은 정상 운동성이 유지되지 않아 발생하는 섬유성 변화로서, 구축형성을 촉진하는 요인으로는 근육이나 관절의 혈액흐름장애가 있다. 적절한 중재가 없으면 손상이 계속 발생하고, 구축은 비가역적이 된다. 비가역적인 구축은 근육의 운동성을 어렵게 하거나 불가능하게 하여 기동성을 감소시킨다. 또한 구축은 외형적인 신체상을 손상시켜서 사회적 고립을 증가시킬 수 있다. 연구는 관절에 부목을 대는 것이 경축을 예방하는 데 효과적이지 않다고 제안한다(Lannin, Cusick, McCluskey, & Herbert, 2007).

부동 대상자에게는 굴곡구축이 가장 흔히 나타난다. 굴곡된 자세가 자세를 유지하는 데 근육의 스트레스와 긴장을 덜하기 때문에 대상자가 자연스럽게 굴곡된 자세를 취하게 된다. 또한 굴곡근(관절을 굽히도록 하는 근육)은 신전근보다 강하다. 굴곡구축은 팔꿈치, 고관절, 무릎, 어깨, 손목, 발목에서 흔히 발생한다. 족저굴곡(foot drop)은 발바닥의 굴곡으로 발이 고정된 구축이다. 족배굴곡과 건의 유연성을 유지하기 위해서 부츠나 하이탑 운동화가 사용될 수 있다. 부동은 근육긴장도 감소에 이어서 인대와 근육에 가해지는 긴장이 줄어든 결과로 인하여 관절의 안정성을 감소시킬 수 있다. 줄어든 관절의 안정성은 부동 대상자가 흔히 경험하는 통증의 원인이며, 비활동과 침상안정에 이어서 나타나는 보행의 어려움과 전반적인 강직을 초래할 수도 있다.

(3) 증가된 심장부하

심장부하는 서 있을 때보다 앙와위로 누워 있을 때 더 부담되기 때문에, 부동 대상자에게서는 심장부하가 증가한다. 앙와위 자세에서는 중력의 영향을 덜 받음으로써 다리에 혈액공급이 줄어들어 다리에서 몸체로 혈액이 재분배될 수 있다. 그러므로 심장으로 가는 정맥혈액이 증가하게 되는데, 이때 심장은 증가된 혈액량을 순환시키기 위해 심장박동을 증가시킨다. 즉, 부동 대상자는 증가된 혈액량을 조절하기 위해 심장박동수가 증가한다.

(4) 기립성 저혈압

기립성 저혈압(orthostatic hypotension)은 앙와위에서 서 있는 자세로 체위를 변경할 때 혈압을 유지하는 능력이 감소됨을 의미하며(18장 참조), 보통 부동 후에 나타난다. 소동맥의 혈관수축은 사람이 똑바로 서 있을 때 사지로 많은 혈액이 고이는 것을 막기 때문에, 정상적일 때에는 체위변경이 혈압을 실제로 떨어뜨리거나 변화시키지는 않는다. 이때, 압수용체(baroreceptor)는 대동맥 궁과 경동맥(사람이 서 있을 때)에서 혈액흐름이 감소될 때 자극을 받아 교감신경활동을 증가시키고, 그 결과 혈관수축을 일으킨다.

부동은 이러한 신경혈관반사의 효과를 감소시킨다. 활동하지 않는 동안에는 신체의 조절기전이 사용되지 않고 비활성화된다. 교감신경자극은 서 있는 자세에 대한 반응을 여전히 일으키지만, 말초혈관은 이 자극에 반응하지 않는다. 따라서 혈관수축이 일어나지 않게 되어 혈압이 떨어지는 결과를 낳게 된다.

기립성 저혈압을 일으키는 또 다른 요인은 정맥귀환을 촉진하는 근육펌프기능의 비효율성이다. 부동에 위축된 근육에서는 특히 잘 발생한다. 즉, 부동으로 인해 종아리 근육이 약해져서 다리의 정맥을 효율적으로 압박할 수 없게 되므로 정맥귀환을 촉진할 수 없게 된다. 다리에 혈액이 고이게 되고, 그 결과 혈액 울혈이 체위성 저혈압을 가중시킨다.

(5) 혈전형성과 색전증

혈전(thrombus)은 혈액덩어리(clot)이다. 혈소판, 섬유소, 세포 부산물로 이루어져 있으며, 정맥과 동맥 벽에 달라붙는다. 혈전은 다리의 혈액흐름이 상대적으로 느리기 때문에 다리의 큰 정맥에서 가장 흔하게 일어난다. 이와 같은 현상을 심부정맥혈전증(deep vein thrombosis, DVT)이라고 한다. 혈관벽에서 혈액덩어리가 떨어져 나와 혈액 속에서 순환할 때 이를 색전증이라고 하며, 혈관벽의 직경이 감소함에 따라 그 혈액덩어리가 순환계에 머무르게 된다. 혈전이 폐혈관으로 들어갔을 때에는 폐로 가는 혈액흐름을 방해하며, 폐색전을 유발한다. 큰 폐색전은 급작스러운 죽음을 초래할 수 있으나, 작은 폐색전은 임상적 증상이 거의 없다.

부동은 정맥혈 정체를 촉진하여 심부정맥혈전증을 유발한다. 다리근육을 사용하지 않을 때 앙와위 자세에 따른 중력의 효과와 더불어 심장으로 들어가는 정맥귀환이 감소하며, 이는 정맥귀환의 순수한 양을 감소시켜 체액을 재분배시킨다. 정맥의 수많은 분지와 판막이 정체를 더 촉진한다고 본다. 좋지 않은 자세는 혈관에 부가적인 압력을 유발할 수 있고, 불충분한 혈액흐름과 혈전의 생성을 촉진한다.

과다한 혈액응고가 부동에 의해 직접적으로 초래되지는 않지만, 부동 대상자는 탈수되어서 혈액의 점도가 증가하게 된다. 부동 대상자에게 수액의 보충이 없을 경우, 탈수가 발생한다. 헤파린 또는 저분자량 헤파린을 예방적으로 사용하는 것이 심부정맥혈전의 발생 위험이 높은 대상자의 정맥혈전색전(venous thromboemboli) 발달을 막는 일반적인 방법이다.

(6) 폐확장 감소

부동 대상자는 호흡 시 저항을 더 많이 받아 폐가 덜 팽창하고, 숨을 쉬기 위한 노력이 증가하게 된다. 건강한 사람은 별다른 노력 없이도 폐를 잘 팽창시킬 수 있다. 선 자세에서 횡격막은 자유롭게 위아래로 움직일 수 있으며, 분비물을 배출시켜 기도를 깨끗하게 유지한다. 주기적인 깊은 숨과 기침은 작은 폐포까지 개방하여 가스교환이 가능하도록 돕는다. 일상적인 활동은 원활하고, 효율적인 호흡양상을 자극하여 이산화탄소를 충분히 생성해낸다.

그러나 부동 대상자는 깊게 호흡하지 못하고, 호흡에 더 많은 노력이 필요하다. 앙와위 대상자는 호흡 시 두 가지의 저항을 극복해야 한다. 첫째, 횡격막은 복부장기의 압력을 받아 자유롭게 움직이지 못하며 폐가 충분히 확장되기 위해 매 호흡 시 횡격막이 장기들을 밀어야 한다. 둘째, 흉벽에 대항하는 침대의 압력이 대상자의 흉곽 움직임을 제한한다. 따라서 이들 요소가 호흡의 깊이를 감소시킨다. 부동 대상자의 활동 수준은 정상인보다 감소되기 때문에 이산화탄소 생성이 감소되어 호흡자극이 감소되고, 결과적으로 1회 호흡량이 줄어든다.

감소된 호흡의 깊이는 폐포의 허탈을 초래할 수 있으며, 이는 산소와 이산화탄소의 교환을 방해한다. 이처럼 폐포가 허탈된 상태를 무기폐(atelectasis)라 하는데, 무기폐는 폐의 가스교환 능력이 제한되는 것과 더불어 폐렴을 유발한다. 기침을 깊게 하는 대상자의 능력이 제한되어 폐 내에 분비물이 축적되고, 이로 인해 미생물의 성장에 좋은 환경이 된다.

(7) 대사량 감소

부동 시에는 기초대사율이 감소한다. 활동의 제한은 갑상선 호르몬, 부신피질 호르몬, 알도스테론, 인슐린 등의 호르몬 생성에 영향을 미치며, 약물대사에도 영향을 미친다. 근육질량 감소와 이뇨작용으로 인해 체중이 감소할 수 있다.

(8) 음성 질소균형

활동하는 사람은 단백질 파괴와 단백질 합성의 균형이 유지되지만, 부동은 근육을 위축시키기 때문에 단백질 파괴율이 증가한다. 음성 질소균형(negative nitrogen balance)을 확인하는 방법은 단백질이 파괴되어 생성된 노폐물인 질소 수치를 소변으로 측정하는 것이다. 부동상태인 대상자의 대부분이 소변 내의 질소 수치가 증가한다. 음성 질소균형은 질소배출이 과다할 때 발생하며, 신체는 단백질 합성에 필요한 질소가 고갈되어 기동을 시작하였을 때 근육질량의 회복과 상처회복을 방해한다. 부동상태에서는 정상 혈당 수치를 유지하기 위해 더 많은 인슐린이 필요하다. 부동상태인 대상자는 외상, 화상, 수술, 혼수, 암, 고열, 감염과 같이 질소가 감소되는 부수적인 요인을 동반하게 된다. 부동이 있기 전에 만성질환이 있거나, 좋지 못한 영양상태였던 대상자는 음성 질소균형의 위험이 더욱 증가한다.

(9) 식욕부진

식욕부진(anorexia)은 부동상태인 대상자에게서 흔히 나타난다. 대사율이 감소하여 필요한 열량이 감소하며, 대상자가 의료기관에 입원해 있는 상태라면 앙와위에서 먹는 것, 환경적 요인, 정서상태, 병원에서 제공되는 음식으로 인하여 식욕이 떨어진다.

(10) 불용성 골다공증

뼈의 탈무기질화는 부동상태인 대상자에게서 이차적으로 발생한다. 뼈질량은 항상 생성과 파괴가 역동적으로 일어나며, 조골세포(osteoblastic cell)는 골질량을 증가시키고, 파골세포(osteoclastic cell)는 뼈로부터 골조직의 흡수와 제거를 통해 골질량을 파괴한다. 정상적인 스트레스와 긴장은 조골 과정의 중요한 부분이기 때문에, 부동은 조골과 파골 사이의 불균형을 초래한다. 부동 대상자는 조골 과정이 늦어지고, 파골 과정이 조골 과정보다 더 빠르게 진행되어 골질량이 감소된다. 부동으로 인한 골다공증(osteoporosis)은 뼈에 구멍이 더 많이 생기고, 더 부스러지기 쉬우며, 골절에 더 취약하다.

(11) 면역력 감소

부동상태 동안에는 면역계가 약화된다. IgG의 이화작용은 순환항체의 정상적인 농축을 감소시킨다. 백혈구의 감소로 미생물을 탐식하여 파괴하는 작용이 줄어들 수 있다. 근골격계를 사용하지 않을 때에는 림프구 이동이 줄어들 수 있다.

(12) 욕창

피부나 피하조직에 압력이 가해졌을 때, 그 부위에 혈액이 충분히 공급되지 않아 욕창이 발생한다. 압력을 받은 부위의 세포가 산소와 영양분을 충분히 공급받지 못하고 노폐물이 축적되면 세포가 죽는다. 압력은 보통 뼈의 돌출 부위에 많이 발생하나, 욕창은 압력이 가해지는 어느 부위에도 발생할 수 있다. 앙와위에서는 두개골 뒤와 팔꿈치, 천골, 좌골 돌기 부분, 발뒤꿈치에 압력이 가장 많이 발생한다. 좌위에서는 좌골 돌기 부분과 천골 부위에 압력을 가장 많이 받는다.

혈액흐름이 불충분한 경우, 보상기전으로 충혈반응이 나타난다. 압력이 제거되었을 때, 조직괴사를 예방하기 위한 시도로 그 부위에 혈액이 몰리게 된다. 충혈반응은 세포의 파괴가 일어나기 전에만 효과적이다. 욕창의 발생시간은 사람에 따라 다르다. 보통 정상인은 압력이 주어짐을 느낄 수 있고 불편할 때 자세를 바꿀 수 있지만, 신경학적 질환으로 움직이지 못하는 대상자는 스스로 움직일 수 없거나 자세를 바꿔야 함을 느낄 수 없다.

부동 대상자의 경우 욕창이 치유되는 것이 특히 어렵고, 오래 걸린다. 욕창은 부동의 기간을 더 연장시킬 수

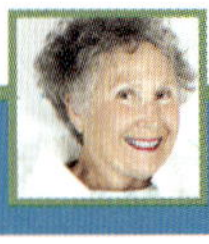

기동성 PICO

강 간호사는 장 앞부분의 사례 시나리오에서 초기 사정과 대상자 간호 계획을 수립하는 가정전문간호사(home health nurse)이다. 박 씨 부인의 아들은 강 간호사에게 자신의 엄마가 정맥혈전증을 앓고 있다고 말했다. 박 씨 부인의 아들은 엄마가 움직이지 않으면, 응혈을 토해낼 수도 있기 때문에 걱정하고 있다. 박 씨 부인의 아들은 자신의 엄마가 입원 당시 사용하던 지속적 수동운동장치를 가정에서 사용 시 재활치료정맥혈전증을 예방할 수 있는지를 물어보았다. 강 간호사는 확실치 않기 때문에 도서관에서 답을 찾기로 했다. 강 간호사는 다음 PICO 질문지를 사용하여 심부정맥혈전증(DVP) 병력이 있는 대상자가 슬관절 대치술을 한 후, 지속적 수동운동장치를 통해 정맥혈전증을 예방할 수 있는지를 알아보고자 한다.

P (Population, 대상) = 심부정맥혈전증 병력을 가진 대상자의 슬관절 대치술 후

I (Intervention, 간호중재) = 지속적 수동 운동

C (Comparison, 비교) = 외부 운동 기계는 없음

O (Outcome, 성과) = 정맥혈전증 예방

강 간호사는 11번의 임상 실험 결과를 이용한 메타분석 연구를 찾았다. 808명의 대상자가 이 실험에 참여하였는데, 메타분석에 따르면 연구의 변수가 많으며, 지속적 수동운동기계의 사용이 정맥혈전증을 예방한다는 직접적인 관계는 없다고 한다.

강 간호사는 이 연구 결과를 박 씨 부인의 아들과 공유하였고, 이 문제를 박 씨 부인의 외과 전문의와 다시 상의하겠다고 하였다.

출처: He, M. L., Xiao, Z. M., Lei, M., Li, T. S., Wu, H., & Liao J. (2014). Continuous passive motion for preventing venous thromboembolism after total knee arthroplasty. *Cochrane Database of Systematic Reviews.* (7):CD008207. Doi: 10.1002/14651858.CD008207.pub3.

있고, 재원기간과 비용을 증가시킬 수 있다. 30장에 더 자세히 설명하였다.

(13) 소변정체

병원이나 요양시설에 있는 부동 대상자는 침상변기를 요청하여 간호사를 귀찮게 하는 것을 원하지 않을 수 있다. 일부 대상자는 요의를 느낄 때 소변을 보려고 시도하나, 앙와위 자세에서 회음부 근육을 이완시키기 힘들다고 느낀다. 소변 배설이 지체되면 방광 내에 소변이 축적된다. 만성적으로 소변 배출이 지체되면 방광벽의 근육이 늘어나고, 방광의 긴장도가 저하되며, 정상 소변 배설시간이 지연될 수 있다.

소변정체는 부동상태인 대상자에게 심각한 위험을 발생시킬 수 있다. 소변정체는 요로감염과 신장결석을 일으키며, 방광 팽창은 요실금을 유발하여 대상자를 당황하게 하고, 피부손상을 초래할 수 있다.

(14) 요로감염

정체된 소변은 박테리아 성장의 좋은 배지가 된다. 방광 팽창은 유연한 방광점막을 손상시켜 요로감염을 초래한다. 대상자의 방광이 팽창되었을 때, 방광을 비우기 위해 단순도뇨(catheterization)가 필요할 수 있다. 단순도뇨는 신체에 병원균을 침투시켜 감염의 위험을 초래한다.

(15) 신장결석

소변정체와 혈액 내 칼슘 수치 증가는 신장결석의 형성을 촉진한다. 혈액 내 칼슘 수치가 증가함으로써(뼈에서 칼슘이 상실된 결과로), 신장에서 칼슘분비가 증가되어 소변의 칼슘 수치가 증가한다. 소변정체는 칼슘이 용액에서 결정체를 형성하는 것을 촉진시킬 수 있기 때문에 신결석이 중요한 문제가 된다. 부동 대상자에게서 탈수가 흔한데, 이 역시 결석 형성의 빈도를 증가시킨다. 또한 요로감염은 소변의 알칼리화를 촉진시켜 결석 생성을 증가시킨다.

(16) 변비

건강한 사람들도 섭취한 음식 변화, 활동 변화, 정서적 스트레스가 정상 장운동에 영향을 미친다. 부동상태인 대상자는 이 밖에도 부가적인 영향을 받게 되는데, 복부와 회음 근육이 위축되어 약해지므로 대상자가 힘을 주기가 어려워져 대변 배설이 힘들어진다. 직장에서 대변이 내려옴에 따라 대상자가 변의를 느끼게 되는데, 일어선 자세에서 대변이 직장 내로 더 빨리 내려오고 자극을 더 강하게 느끼게 되지만, 앙와위에서 직장은 천천히 채워져 변의 자극이 약하다.

대상자가 대변 배설자극을 인지한 후 대변 배설이 늦춰지면 대변 배설반사에 영향을 미칠 수 있다. 부동 대상

기동성

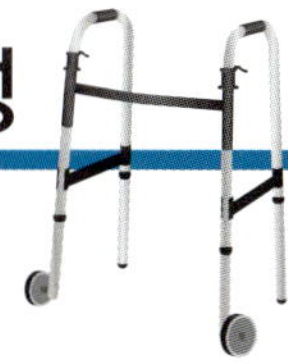

문제 결정

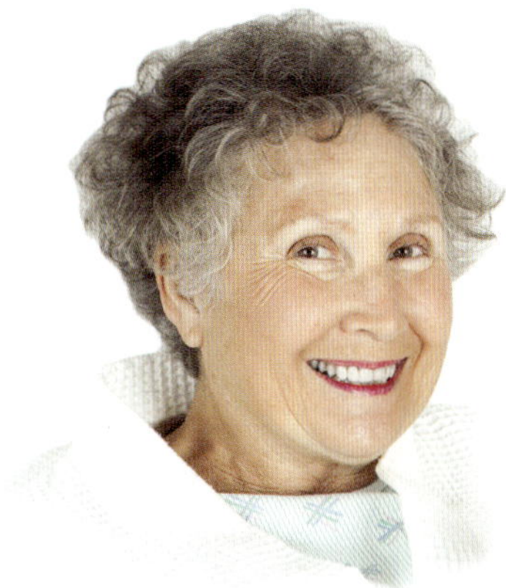

박 씨 부인

가정전문간호사가 최근 슬관절 대치술을 한 후 퇴원한 퇴직한 박 씨 부인을 만났다. 대상자의 자식이자, 보호자인 아들은 대상자가 움직일 때 통증이 있기 때문에 스스로 아무것도 하기 싫어한다고 말한다.

사정 결과

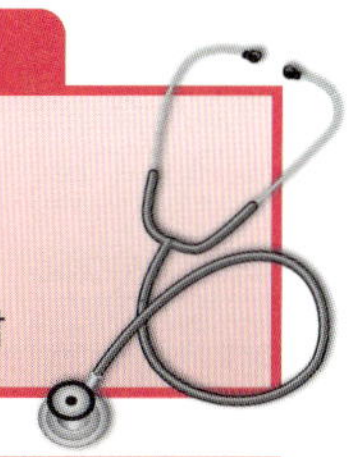

최근 병력 → 신체조건: 키와 몸무게, 근육계, 관절구조, 몸의 정렬 구조, 균형, 조화운동, 생체역학, 이동범위, 걸음걸이, 활동 허용도, 체위혈압

평소 양상 확인 → "평소에 어떻게 걸으세요?"

환경 사정 → 박 씨 부인의 간호에 지친 아들이 박 씨 부인의 회복을 돕기 위해 집에서 같이 지내고 있다. 박 씨 부인의 아들이 엄마에게 엄마의 회복을 위해 좀 더 노력을 하시라고 말할 때마다 박 씨 부인은 소리를 지르고 기분 나빠 한다. 박 씨 부인을 안락의자에 앉히는 일은 매우 어렵다. 박 씨 부인은 거실 소파 침대에서 잠을 자고, 하루의 대부분의 시간을 거실에서 보낸다.

위험 확인 → 고통, 운동불내성, 신경근육장애, 정신 상태, 감각 인지, 에너지 수준, 사회경제 요소

기능이상 확인 → "이동 문제가 나아졌나요? 아니면 더 악화되었나요?"

사정 결과

이동과 안전 문제 →

- 최근 슬관절 대치술 통증에 의한 부동성
- 하루의 많은 시간을 안락의자에서 보냄
- 대상자는 어떤 운동을 하더라도 통증을 느낀다고 보고
- 짧은 거리이지만 화장실을 이용하지 않고 침상변기를 사용
- 수술과 높은 통증 강도
- 안락의자에서 움직이려면 도움이 필요함
- 보행기를 사용했을 때도 박 씨 부인의 아들은 엄마의 낙상이 걱정됨
- 낙상 병력

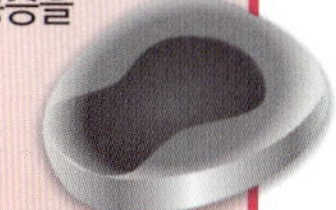

기능이상 확인

사정 결과 다음을 나타낸다.

우선순위에 따른 간호진단

1. 신체 기동성 장애
2. 관련요인: 통증, 슬관절 대치술, 불안정한 걸음걸이와 연결
3. 근거: 박 씨 부인은 활동할 때 통증이 있고, 화장실에 걸어가는 것조차 싫어한다.

다음 단계

계획/기대되는 결과

- 신체활동을 통해 인내력과 내성을 증가시킬 수 있다.
- 처방된 치료 방식을 통해 최상의 치료를 돕고 기동성을 회복하도록 한다.
- 부동성에 의한 합병증을 예방할 수 있는 조치를 취한다.

다음과 같은 간호중재를 수행한다.

중재

- 기동성 향상을 위해 통증 관리를 시행한다.
- 기동성에 관하여 건강을 증진시키고 대상자를 교육한다.
- 개별적 대상자-간호사 관계를 유지한다.
- 치료적 소통과 긍정적인 응원을 제공한다.
- 기동성에 관한 목표를 세운다.
- 기동성 기능을 선별한다.
- 활동을 견뎌낼 수 있는 능력을 감시하고 기록한다.
- ROM과 근육 강화에 도움이 되는 운동 프로그램을 시행한다.
- 대상자에게 안전한 환경 제공을 위해 노력한다.
- 자가 신체 치료, 사회, 사회 복지사업 등을 이용한다.

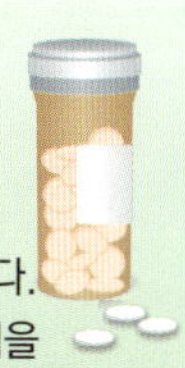

중재가 성공적인지 확인하고 필요에 따라 수정한다.

평가

- 하루 동안 걸어 다니는 시간을 늘릴 수 있다.
- 기동성을 유지/회복하기 위해 운동을 할 수 있다.
- 혼자서 이동하는 경우가 많아진다.
- 이동할 때 긍정적인 반응을 보인다.
- 과거 상태의 기동성을 회복하기 위해 중재 이유를 확인할 수 있다.

성공적으로 문제를 해결한다.

그림 25-3 기동성 개념지도

자인 경우 침상에서 변기를 사용하기 위해 도움을 받아야 하기 때문에, 부끄럽고 당혹스러워 대변 배설을 지연시킬 수 있다. 대상자의 배변이 정체되었을 때, 장은 대변에서 물을 더 많이 흡수하여 대변 배설을 더 어렵게 만든다. 부동 대상자에게 흔한 탈수도 변비(constipation)를 일으킨다. 배변으로 자연스럽게 배설될 수 없어 직장 내에 단단한 대변이 쌓여 분변매복을 형성하게 되면 장폐색이 초래될 수 있다.

(17) 수면과 휴식

부동은 정상 수면양상을 방해한다. 정상적인 활동, 특히 육체적인 일과 유산소 운동은 피로를 유발하여 대상자가 수면을 잘 취할 수 있도록 도와주지만, 부동상태인 대상자는 낮 동안 자주 졸게 되어 밤에 수면을 잘 취할 수 없게 된다. 또한 의료진이 들어와서 모니터하고, 치료나 투약을 제공하는 과정에 의해 자주 깨게 되어 수면의 질이 떨어진다. 게다가 익숙하지 않고 시끄러운 환경에서 잠을 자야 하는 것과 건강문제와 관련된 스트레스도 수면의 양과 질을 더욱 떨어뜨린다.

3) 심리사회적 기능에 미치는 영향

(1) 인지와 통증

부동은 환경과 정상적으로 상호작용하는 자유로움이 줄어들어 받아들이는 감각정보가 감소한다. 이에 따라 신체의 불편함에 몰두, 시간지각의 어려움, 지시를 이해하거나 따르는 것에 대한 어려움, 정서적 분출이 일어날 수 있다. 혼돈이 흔하게 나타나지만, 정상감각이 돌아오면 회복될 수 있다. 심한 경우에는 감각박탈이 일어나서 대상자가 환시와 환청을 경험하기도 한다.

부동으로 인해 일어나는 신체적 변화로 통증이 있을 수 있다. 관절 경직, 폐렴, 욕창, 혈전, 색전이 불편감을 초래하는 원인이 된다. 부동 대상자는 기분전환이 제한될 때, 불편감에 더 집중하게 되어 통증을 더 심하게 느낀다.

슬관절 대치술 후 병원에서 퇴원한 박 씨 부인의 사례를 다시 한 번 생각해 본다. 박 씨 부인은 여전히 통증이 있었기 때문에 스스로 아무것도 하기 싫어하였다. 기동성을 위한 개념지도를 이용해서 통증을 완화시킬 방법을 찾고, 대상자 간호 계획을 구상해 본다(그림 25-3).

(2) 자아인식과 자아개념

기능적 운동의 손상이나 부동은 자아인식과 자아개념의 변화를 동반한다. 부동 대상자는 무력감을 경험하는데, 특히 다른 사람에게 의존할 때 무력감을 강하게 느낀다. 운동손상은 신체상을 변화시킬 수 있는데, 신체 일부의 상실로 인한 것이라면 특히 그렇다. 대상자가 목발, 휠체어, 보행기와 같은 보조기구에 의존해야 할 때에도 자아개념이 손상된다. 조정장애는 당혹감을 초래할 수 있는데, 예를 들어 서툴러 보이는 모습이나 중독된 것 같아 보이는 것에 대한 걱정이 발생할 수 있다. 신체상의 변화는 자존감에 부정적인 영향을 미치고, 자아가치감이 낮아지게 만들 수 있다.

(3) 역할과 관계

부동은 많은 사람의 역할 기능에 영향을 미친다. 아동과 청소년에게는 학교와 사회 활동을 제한한다(그림 25-4). 성인에게 부동은 일할 수 있는 능력에 지장을 주고, 일시적 또는 영구적으로 직업을 갖지 못하게 되므로 재정적 곤란을 경험하게 한다. 부동은 부모, 배우자로서의 역할을 방해한다. 부모가 입원해 있거나 부동상태로 집에 있게 되면, 자녀를 돌보는 것이 불가능할 수 있다.

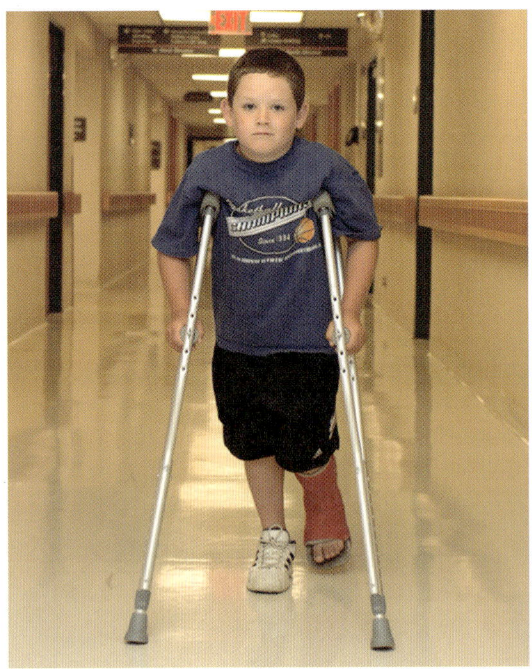

그림 25-4 다리 골절은 학교 생활 및 사회 활동을 제약하기 때문에 큰 문제로 느껴질 수 있다.

(4) 대처기전과 스트레스 내성

기동성의 상실은 대상자의 선택이나 원해서 일어나는 것이 아니라 외상으로 인해 갑자기 발생한다. 영구적으로 기동성이 감소된 대상자는 장애에 적응해야 한다. 가족이나 친구와의 지지적인 사회적 상호작용에도 불구하고, 부동 대상자는 오랜 시간을 혼자서 보내야 하고 지루함이나 외로움을 느낄 수 있으며 우울, 분노, 불안이 흔하다.

부동은 여러 가지 활동에 지장을 주기 때문에 대상자는 스트레스를 경험하고, 사회적 접촉이 제한되어 위축감을 느낀다. 불평이 많아지고, 요구가 늘어나며, 지속적으로 도움이 필요한 대상자는 부동으로 인한 스트레스에 부정적으로 대처할 수 있다.

치료적 대화: 기동성

사례

73세의 박 씨는 지난 해 어깨 문제가 있어 6개월 전에 오른쪽 어깨 수술을 받은 대상자이다. 박 씨 할머니는 오른쪽 어깨의 통증과 관절가동범위운동의 사정을 위해 병원을 스스로 운전하여 방문하였다.

비효율적 대화

오 간호사 안녕하세요, 담당간호사인 오 간호사입니다. (차트를 보면서) 오늘 어떠신가요?

박 씨 좋아요. (웃지 않으며, 빠르게 앉는다.)

오 간호사 (책상에 앉고, 박 씨에게 주의를 기울이며) 오늘 무엇을 도와드릴까요?

박 씨 내 팔로 무엇을 더 얼마나 할 수 있는지 알고 싶어요. 겨우 이 정도 높이만 들 수 있어요. (시범을 보이며, 오른팔을 들기 위해 왼팔을 사용하면서, 심각한 얼굴로)

오 간호사 팔을 걱정하고 있군요. (눈을 확실히 바라보며)

박 씨 예, 저는 혼자 살아요.

오 간호사 남편이 응급실로 모셔온 기록이 있는데, 남편과 주소가 다르네요. (차트를 보고, 대상자에게 질문을 한다.)

박 씨 저는 혼자 살아요. (당황하고 난처해하며)

오 간호사 (대상자의 심기를 불편하게 했다는 것을 알고) 요리와 그 밖의 가정 일에 대해 걱정하고 있는 것을 이해해요. 제가 어깨를 살펴보고 어떤 일들을 그 팔로 더 할 수 있는지 알려드릴게요. (관절가동범위를 사정하고 물리치료와 수영에 대해 논의한다. 박 씨는 이미 하고 있었고, 어깨 기능을 어떻게 유지할 수 있는지 방법을 알고 있다.) 어깨는 좋아 보이는데요. 그리고 어깨관절 모양을 잘 유지하고 있어서 걱정되지 않아요. 만약 문제가 생기면 언제든지 전화하세요. 그때 다시 뵙죠. 괜찮죠?

박 씨 (전화번호를 적으며) 좋아요. (눈을 바라보지 않는다.)

효율적 대화

강 간호사 안녕하세요. 담당간호사인 강 간호사입니다. (차트를 보며) 오늘 어떠세요?

박 씨 좋아요. (웃지 않으며, 빠르게 앉는다.)

강 간호사 (책상에 앉고, 박 씨에게 주의를 기울이며) 오늘 무엇을 도와드릴까요?

박 씨 내 팔로 무엇을 더 얼마나 할 수 있는지 알고 싶어요. 겨우 이 정도 높이만 들 수 있어요. (시범을 보이며, 오른팔을 들기 위해 왼팔을 사용하면서, 심각한 얼굴로)

강 간호사 팔을 걱정하고 있군요. (눈을 확실히 바라보며)

박 씨 예, 저는 혼자 살아요.

강 간호사 혼자 사시는군요. 그래서 아픈 팔로 일을 할 수 있을지 걱정하고 계시군요. 맞나요? (눈맞춤을 계속 유지하며)

박 씨 아니요. 저는 할 수는 있어요. 저는 그저 이 상태가 유지되었으면 해요. (더 심각해지며)

강 간호사 많이 걱정되시는군요. 잠시 어깨를 보고 몇 가지 질문을 한 후 질문에 대답을 해 보도록 할게요. 괜찮으시죠?

박 씨 네, 좋아요. (사정 후, 강 간호사는 박 씨가 하고 있는 수영과 물리치료와 어깨의 관절가동범위운동을 유지하기 위해 돕는 방법에 대해 논의한다.)

강 간호사 현재 하고 있는 운동은 어깨 모양을 잘 유지하고 있는 것으로 보여요. 만약 운동을 멈춘다면 더 이상 움직이지 못하게 될 수 있고 요리, 주방일, 여가생활이 어려워질 수도 있어요. 그 밖에는 다 잘하고 계세요. (잠시 쉬고) 또 다른 질문이 있나요?

박 씨 아니요. 제가 궁금한 점에 대해 다 답하신 것 같아요. (잠시 쉬고) 다음번에 어깨에 이상이 있는지 다시 보러 와도 될까요?

강 간호사 물론이죠. 제게 전화하세요. 여기 제 명함을 드릴게요.

박 씨 감사합니다. (웃으며)

비판적 사고를 위한 과제

- 오 간호사와 강 간호사의 행동과 사정방법을 비교해 본다.
- 오 간호사가 박 씨와 이야기한 방법을 분석해 본다.
- 박 씨의 감정을 생각해보고, 비언어적 행동으로부터의 감정을 유추해 본다.
- 감정상태를 돌보아 주지 않은 대상자는 간호사에게 어떤 것을 느꼈는지 설명해 본다.
- 박 씨와 함께 일할 때 사용할 수 있는 도움을 주는 기술에 대해 설명해 본다.

(5) 성

기동성 제한은 성적 느낌과 성생활에 영향을 미칠 수 있다. 프라이버시 감소, 우울, 피로, 신체적 제한은 성기능을 감소시킬 수 있다. 부동으로 인해 치장하는 것이 제한받게 되므로, 성적 정체성을 유지하는 것이 중요하다. 마비와 같이 오랜 기간 기동성 장애를 가진 대상자는 성기능의 영구적인 변화가 유발될 수 있으므로, 대상자에게 새로운 성적 표현 방법을 교육해야 한다.

4. 간호사정

간호사정을 통해서 대상자의 정상 기동성, 기동성을 변화시킬 수 있는 잠재적 위험, 실제적 기동성 장애를 파악하고 대상자가 사용하는 대처기술 또는 보조기구를 관리할 수 있다.

1) 평소 양상 확인

먼저, 대상자의 평소 활동양상을 확인한다. 대상자의 평소 활동과 일상생활활동(ADLs)을 수행하는 능력을 사정한다. 보행, 화장실 가기, 옷 입기, 씻기, 집안일 하기와 같은 다양한 활동에서 등급 척도를 이용하여 독립성, 부분적 독립성, 의존성의 정도를 평가한다. 최근 대상자의 기동성이나 활동양상에 변화가 있는지 사정한다. 대상자의 운동과 여가생활의 평소 양상을 확인한다. 대상자가 유산소 운동에 참여하였다면, 그 빈도와 적절성을 사정한다.

대상자의 생활양식을 사정한다. 대상자가 사무직에 종사하고 평상시 조용히 앉아 있는 생활을 선호하는지, 신체적 활동이 많은 직업에 종사하거나 스포츠나 신체적 활동을 많이 하는지 사정한다. 일반적으로 조용한 활동을 하는 가정에서 성장한 사람은 성인이 되어도 활동을 많이 하지 않는다. 대상자가 현재의 활동 정도를 만족하는지 사정하고, 대상자의 활동양상에서의 변화를 기록한다.

2) 위험요인 확인

대상자와의 면담을 통해 기동성에 문제를 유발할 수 있는 위험요인을 확인한다. 예를 들면, 불충분한 유산소 활동은 만성질환과 건강상태 저하의 위험성을 증가시킨다. 일상적인 운동과 활동 후에도 피로함을 느끼는지 사정한다. 대상자에게 활동 시 숨쉬기 어려움, 통증, 심박동수 증가 등의 어떤 고통스러운 증상을 느끼는지 확인하고, 운동의 정도와 활동과 관련된 스트레스의 정도를 기록한다. 대상자에게 얼마나 오랫동안 그 증상이 나타나는지, 활동 후에 얼마나 오래 그 증상이 지속되는지 질문한다.

대상자의 낙상 위험성을 평가한다. 낙상 위험성 사정은 노인에게 있어서 특히 중요하다(Schwendimann et al., 2008). 기동성 감소, 근육 약화나 위축, 인지변화, 체위성 저혈압, 어지러운 환경 등은 낙상 위험을 증가시킨다. 알코올과 약물은 기동성을 감소시키고, 낙상을 유발할 수 있다. 저혈압약과 진통제는 혈압을 낮추고 낙상을 유발할 수 있으며, 항진정제는 운동실조(ataxia)를, 항우울제는 체위성 저혈압을 유발할 수 있다. 코르티코스테로이드(corticosteroid)는 근육 약화와 근육소모로 인한 낙상 위험을 증가시킨다.

연구에서는 약사와의 상담이 대상자가 낙상 위험을 줄일 수 있는 약물에 순응하기 위한 정보를 제공하는 데 중요한 역할을 한다고 밝히고 있다(Cooper & Burfield, 2009).

기동성을 제한하고, 활동 지속성을 감소시키는 최근 또는 만성적인 건강문제를 기록한다. 호흡기계 질환, 심장질환, 빈혈, 말초혈관질환, 관절염, 뇌혈관질환, 다발성 경화증, 파킨슨병, 뇌종양, 두부손상, 골절, 척수손상, 절단 등은 기동성을 감소시킨다. 기동성에 영향을 미치는 치료적 상태를 평가한다.

3) 기능이상 확인

대상자가 정상적으로, 쉽게 움직이는 데 어떤 장애가 있는지 사정한다. 노인은 입원 초기의 기동성 사정이 특히 중요하다. 기동성이나 활동 지속성에 어떤 문제가 있는지 사정하고, 대상자가 가정에서 기동성과 활동 지속성 장애가 있는 경우 기동성을 유지하기 위해 사용한 방법을 사정한다. 대상자가 기동성에 제한이 있다고 하면 문제의 정도를 사정하고, 언제 처음 발생했는지, 대상자가 원인을 알고 있는지 사정한다.

기동성 문제가 개선되거나 악화되었는지를 사정하고, 기동성 문제가 다른 기능적 능력에 얼마나 영향을 미치는지 사정한다. 대상자가 독립적으로 할 수 있는 것을 사정하여 대상자가 할 수 있는 독립적인 활동을 격려한다.

대상자가 보행 시 보조기구(예: 의족, 지팡이, 보행기, 목발)를 사용하는지 사정한다. 수술이 계획되었거나 보조기구를 추후에도 계속 사용할 예정이라면, 대상자에게 이전에 교육받은 보조기구 사용법을 시범해 보도록 요청해서 확인한다.

감소된 기동성의 위험을 결정하기 위해 포괄적인 건강사정을 한다. 기동성 제한으로 인한 합병증(예: 욕창이나 신장결석)을 확인한다. 사정하기 위해 각 영역에 미치는 부동의 영향을 서술한 표 25-2를 검토한다.

손상된 기동성이 대상자의 역할과 관계, 자아개념, 자존감, 신체상에 얼마나 영향을 미치는지를 사정한다. 가족과 지역사회의 지지자원을 확인하고, 현재와 과거의 대처전략을 평가한다.

4) 신체사정

신체사정을 통해 신체선열, 균형, 조정, 보행, 관절구조와 기능, 근육의 질과 강도, 체위성 혈압, 낙상 위험 활동 지속성에 대한 정보를 사정한다. 먼저 시진으로 사정하여 기동성이 정상으로 나타났을 때에는 더 많은 사정기술이 불필요하지만, 기동성이 손상되었다면 더 자세한 사정이 필요하다.

(1) 신체선열

대상자는 서 있고, 앉아 있는 동안 적절한 신체선열을 유지해야 한다. 신체선열이 정상일 때 귓바퀴, 어깨, 둔부, 대전자, 발목 앞으로 가상의 선이 그려질 수 있다. 기관과 뼈의 좌우 대칭을 사정한다. 정상 척추의 선열은 경추만곡, 흉추요추만곡, 척추만곡이 있는 것이 특징이다. 척추 신체선열의 비정상적인 편위는 척추측만증, 척추전만증, 척추후만증이 있다. 척추측만증은 흉추가 측면으로 편위된 상태로, 대상자를 서 있는 자세에서 허리를 구부리도록 하면서 사정할 수 있다. 척추전만증도 요추가 비정상적으로 오목한 상태이고, 척추후만증은 흉추가 과도하게 돌출된 상태이다.

(2) 균형

눈을 감은 채 서거나 앉도록 하여 대상자의 균형능력을 사정한다. 자세조정을 통해 정상으로 선 자세를 유지하는 대상자의 능력을 사정한다. 정상 신체기전으로 균형을 유지하는 능력은 한쪽을 흔들어 봄으로써 사정한다.

(3) 조정

대상자의 보행, 정상 활동수행을 관찰하여 운동의 조정력을 평가한다. 부드럽고 잘 통제된 움직임을 관찰하여 조정을 사정한다. 대상자가 움직이고 싶어할 때 망설임 없이 원하는 대로 빨리 움직일 수 있는지 사정한다. 셔츠의 단추를 풀거나 종이에 써보는 것과 같은 간단한 기술을 수행하도록 하여 미세운동 기술을 사정한다.

(4) 보행

대상자의 보행을 사정하기 위해, 대상자의 걸음걸이를 관찰한다. 정상 걸음걸이는 리듬이 있고, 전신이 완전히 신전된다. 머리는 세운 자세를 유지하고, 무릎과 다리는 앞을 향하며, 팔은 다리의 움직임에 따라 흔든다. 온몸의 체중으로 쉽게 지지된다. 걸음걸이에 대한 부가적인 정보를 사정하기 위해 옷 입는 양상과 대상자의 신발을 관찰한다.

(5) 관절의 구조와 기능

시진과 촉진으로 발적, 종창, 관절 주변의 열감을 사정한다. 우둑우둑(crunching)하는 소리나 삐걱삐걱(grating)하는 소리(염발음; crepitus)가 나는 것은 관절에 윤활제가 부족하거나, 부적절한 보호기구 때문에 움직이는 동안 뼈가 마찰되기 때문에 발생한다. 보행 동안 대상자의 얼굴 표정과 비언어적 불편감을 사정한다. 대상자의 움직임을 확인하는 동안 뻣뻣함이나 불편감이 관찰된다면, 관절가동범위(ROM)운동으로 관절의 움직임을 평가한다(표 25-1). 관절가동범위운동을 수행하는 동안 저항이 있는지, 대상자의 불편감 정도를 사정하고 기록한다. 왼쪽과 오른쪽을 비교하여 좌우대칭을 확인한다.

(6) 근육의 질, 긴장도, 강도

정상 근육의 질, 긴장도, 강도는 개인차가 있다. 운동선수는 근육의 힘과 지구력이 아주 좋지만, 노인은 근육량도 줄어들고 근육긴장도도 약하다. 우성인 쪽의 근육강도와 긴장도가 증가되어 있다.

음식 먹기, 옷 입기, 화장실 가기, 치장하기와 같은 자기돌봄활동 수행능력을 평가함으로써 근육강도를 사정한다. 대상자의 자기돌봄활동을 관찰하여 근육강도와 근육의 조정능력을 평가한다. 대상자에게 간호사의 손을 잡고 밀어보도록 하여 근육강도를 사정한다.

팔과 다리의 근육 크기를 사정하고, 비교하여 측정한다. 사지근육의 직경 감소는 부동으로 근육이 위축된 것이다.

(7) 체위성 혈압

체위성 혈압은 앙와위에서 기립자세로 체위를 변경할 때 수축기혈압이 감소되는 것이다(18장 참조). 앙와위에서 좌위로 대상자의 자세를 바꿨을 때 혈압이 갑자기 떨어지고, 낙상 위험성이 증가한다. 현기증, 머리가 어지러워짐,

발한, 빈맥과 같은 증상이 나타나면 기립성 저혈압의 발생을 암시하므로, 보행할 때 쓰러질 수 있음에 주의해야 한다.

(8) 낙상 위험

간호사는 낙상으로부터 대상자를 보호할 유일한 위치에 있다. 그러므로 간호사는 대상자의 독립적인 이동이 안전한지의 여부를 반드시 결정해야 한다. 대상자의 낙상 발생은 병원의 대상자 관리에서 추적되어야 할 간호에 민감한 지표이다. 간호에 민감한 것으로 결정되는 대상자의 결과는 간호관리가 더 많이 더 질적일 수 있다면 향상되는 것들이다(American Nurses Association, n.d.). Hendrich II 낙상 위험 모델(표 25-3)이나 Johns Hopkins 낙상 위험 사정도구와 같은 표준화된 도구들이 대상자의 낙상 위험 수준을 간호사가 계산할 수 있도록 하며, 고위험 대상자를 위해 적절한 중재를 목표로 삼을 수 있게 한다(Hendrich, 2007).

낙상은 대상자마다 다른 복합적인 이유로 발생한다. 또한 낙상이 환경적 위험요인만으로 일어나는 일은 없으며, 대부분 상호적인 이유로 발생한다(Oliver & Healey, 2009).

표 25-3 Hendrich II 낙상 위험 모델

위험요소	위험 점수	점수
혼돈, 방향 감각 상실, 충동성	4	
대증 우울증	2	
변성된 제거	1	
현기증	1	
성(남성)	1	
투약된 항간질성(항경련제): (카르바마제핀, 데파코르정, 에토토인, 에토숙시마이드, 팔베메이트, 포즈핸지토닌, 가바펜틴, 라모트리진, 메페니토인, 페노바비탈, 페니토인, 프리미돈, 토피라메이트, 트라이메타다이온, 발피로산)[1]	2	
투약된 신경안정제[2] (알프라졸람, 클로르디아제폭사이드, 클로나제팜, 클로라제핀산칼륨, 다이아제팜, 플루라제팜, 하라제팜[3], 로라제팜, 미다졸람, 옥사제팜, 탬자팸, 트리아졸람)	1	
만약 사정이 가능하지 않다면, 활동 능력에서의 변화를 검사하거나 다른 위험요소를 사정하고 2가지 요소를 대상자 차트에 날짜, 시간과 함께 기록한다.		
한 동작만을 통해 일어나기 성공(균형감각 여부)	0	
한 번의 시도로 밀어 올리기(pushes up) 성공	1	
여러 번 시도했으나 성공	3	
도움 없이 일어날 수 없음 사정할 수 없다면, 날짜와 시간과 함께 대상자 차트에 기록한다.	4	
5점이거나 이상 = 고위험도 총 점수		

진행 중인 의약품 보고 업데이트

1. 레베티라세탐(케프라)은 Hendrich 낙상 위험 모델이 개발될 당시 사정되지 않았다. 항간질성 의약품으로, 레베티라세탐은 낙상에 영향을 줄 수 있는 기면증과 어지러움을 유발할 수 있기 때문에 재고되어야 한다.
2. 벤조디아제핀류의 약품은 그 당시 시장에 나오지 않았기 때문에 이 약품들의 효과를 연구에 포함시키지 않았다. 하지만 이런 벤조디아제핀류와 벤조디아제핀의 약물 구조, 결과 등이 유사하기 때문에 이런 약품들도 재고되어야 한다.
3. 하라제팜은 연구에 포함되었으나, 이제 미국에서 사용되지 않는다.

낙상 위험요소는 다음과 같다.

- 이전 낙상력
- 이동 보조기구(지팡이, 보행기 등) 사용
- IV 투여 중(특히 IV pole을 가지고 있는 경우)
- 보행 변화
- 기동성 장애
- 빈뇨, 요실금, 설사
- 혼돈/지남력 상실
- 우울
- 배설장애
- 현기증, 체위성 저혈압, 실신의 과거력
- 균형, 조정, 인지 능력의 손상을 일으킬 수 있는 알코올이나 약물(예: 항진정제, 벤조디아제핀) 복용

(9) 활동 지속성

활동 지속성 사정은 활동 전·중·후의 대상자를 관찰하여 비정상적인 반응을 확인한다. 일반적으로 호흡수와 맥박수를 측정하여 사정한다. 정상적으로 활동 동안 호흡수와 맥박수는 상승하지만, 활동 시작 전 휴식 시 활력징후가 정상 범위 내에 있다. 만약 대상자가 저혈압, 빈맥, 빈호흡(빠르고 불규칙한 호흡)의 증상을 경험하였을 때 활동을 시작한다면, 운동을 하는 동안 신체의 증가된 산소요구량에 맞추도록 에너지 사용을 최소한으로 할 것이다.

침상안정 후에 활동을 다시 시작하거나, 활동 수준을 증가시킬 때 호흡곤란, 발한, 현기증과 같은 증상을 주의 깊게 관찰한다. 심장질환이나 호흡기질환이 있는 고위험 대상자는 활동 중에 맥박수와 호흡수, 산소포화도를 사정해서 정상 범위에서 벗어나면 활동을 중단시킨다. 활동 후 맥박수와 호흡수는 3분 이내에 활동 전의 수준으로 회복되어야 한다.

5) 진단적 검사

근골격계 기능을 사정하기 위해 사용하는 일반적인 진단검사는 방사선 조영술과 관절 직접 촬영이다. 빈혈이 전반적인 쇠약을 초래하고 산소를 근육에 공급하는 능력을 감소시키기 때문에 헤모글로빈이나 혈색소와 같은 혈액검사 수치가 활동의 지속성 사정에 도움을 줄 수 있다.

(1) 방사선검사

X-선검사는 염좌, 탈골, 골절과 같은 외상 감별진단에 유용하다. X-선검사는 뼈의 탈무기질화 사정과 관절염 진단에도 도움이 된다. 방사선검사는 방사선 조영제를 주사하여 척추나 관절 내 문제를 사정하는데, 결손이 있는 부분은 조영제가 비정상적으로 분포되어 있다. 관절조영술은 관절을 시각적으로 관찰할 수 있어 인대와 연골 이상 진단에 이용한다. 척수조영술은 척수액 사이로 조영제를 넣어 디스크나 척추원반탈출증, 구조적 결손을 진단하는 것이다. 골밀도검사는 뼈의 탈무기질화(demineralization)를 사정할 수 있다. 대퇴골 근위부에서 관찰된 탈무기질화는 고관절 골절의 위험성을 예방하는 데 도움이 된다(Tabloski, 2013).

(2) 관절경검사

관절경(arthroscopy)검사는 비정상 부위를 진단하기 위해 내시경을 이용하여 관절을 사정하는 방법이다. 찢어진 인대를 재건하거나, 부러진 연골을 제거하는 것과 같은 수술도 검사 동안 가능하다.

(3) 혈액학적 검사

헤모글로빈과 혈색소는 활동을 유지할 수 있는지 평가하기 위해 이용할 수 있다. 헤모글로빈 수치가 낮은 대상자는 신체조직으로의 산소운반이 어렵다. 헤모글로빈이 10g/dL보다 적은 대상자는 활동의 조절이 필요하다. 낮은 혈색소는 혈액상실이나 불충분한 혈량대체를 의미하며, 대상자의 혈색소 수치가 낮으면 체위성 저혈압이나 활동 지속성 장애가 나타날 수 있다.

5. 간호진단

기동성과 관련된 NANDA-I(2014)의 간호진단은 다음과 같다. 신체 기동성 장애, 보행장애, 휠체어 기동장애, 이동장애, 침상 기동성 장애, 활동 지속성 장애, 낙상의 위험, 비사용증후군의 위험 등이다. 선택된 간호진단은 간호성과분류(NOC)와 간호중재분류(NIC)와 함께 표 25-4에 제시하였다.

6. 간호성과 확인과 간호계획

간호진단과 관련 요인이 설정된 후 간호사, 대상자, 가족은 간호중재와 기대되는 결과를 세워야 한다. 기동성 장애가 있는 대상자의 일반적인 목표는 다음과 같다.

건강관리팀과의 협력
물리치료사와 협력

56세의 비만 여성인 김 씨는 심부전 때문에 입원하였다. 김 씨를 이동시키는 일은 매우 어렵기 때문에 물리치료사에게 조언을 구하기로 하였다.

Situation(상황): "환자 분을 위한 안전한 이동계획을 세우는데 도움을 주셨으면 해요."

Background(배경): 어제 저녁, 김 씨는 심부전으로 입원. 대상자는 호흡이 가쁘고 이뇨제를 투여하고 있다. 활력징후는 154/92, 94, 24이고, 캐뉼라를 통해서 2L/min 산소를 받고 있으며, 산소포화도는 91%이다. 오늘 오후 의자에 앉을 수 있게 하라는 지시가 있었다. 김 씨는 홀로 이동하기를 주저하고 있다.

Assessment(사정): 부동자세로 계속되는 입원치료로 인해 김 씨가 합병증을 일으킬 가능성이 있다. 심장에 문제가 있기 때문에 얼마나 많은 운동량을 견딜 수 있을지 모른다. 앞으로 제대로 된 계획을 세우지 못하면 의료진이 다칠 위험이 있다.

Recommendation(권고): 오늘 오후 김 씨의 기동성을 평가하고, 서서히 보행을 가능하게 할 수 있는 안전한 방법을 조언해주길 원한다. 김 씨는 퇴원 전 체력을 아끼는 방법에 대한 교육이 필요할 수도 있다.

비판적 사고를 위한 과제

- 물리치료사들이 김 씨를 보기 전에 도움이 될만한 정보가 더 있는가?
- 왜 김 씨가 홀로 이동하기를 주저하는지 생각해 본다.
- 김 씨를 위한 개별화된 계획을 짜면서 고려해야 할 사항에 대해 생각해 본다: 비만도, 심부전, 참여에 대한 동기
- 대상자를 이동하거나 들어 올릴 때 의료진의 부상을 예방하기 위해 행정적으로 의료진이 할 수 있는 일에는 무엇이 있을지 생각해 본다.

- 대상자는 신체적 활동에 대한 지속성과 인내력이 증가할 것이다.
- 대상자는 기동성의 회복과 최선의 치료를 촉진하기 위해 처방된 활동에 참여할 것이다.
- 대상자는 부동의 잠재적인 합병증을 예방하기 위한 과정에 참여할 것이다.
- 대상자는 기동성 제한에도 불구하고 최선의 기능을 유지할 것이다.

7. 간호수행

1) 건강증진

규칙적인 신체운동, 골다공증 예방, 상해예방, 낙상예방 영역에서의 건강증진활동은 대상자를 활동적이고 안전하게, 그리고 삶의 질을 향상시킬 수 있도록 하는 데 도움이 된다.

(1) 신체적합성 증진

인간의 노동을 대신할 많은 기구들의 개발로 신체적 활동은 점차 줄어들고, 생활양식은 좌식생활로 변화하였다. 활동의 감소는 신체상해의 위험을 감소시켰지만, 최근에 신체적 활동의 이점이 더 밝혀지면서 많은 사람들은 걷기, 조깅과 같은 운동 프로그램에 참여하고 있다. 헬스클럽이 가장 많이 이용되는 곳으로, 일부 고용주들은 근로자들이 근무 후에 체육관을 이용하도록 하기도 하지만, 운동에 참여하는 인원은 상대적으로 적다. 아동 비만이 지속적으로 증가하고 있는데, 이는 컴퓨터를 하거나 TV를 시청하면서 보내는 시간이 증가한 것 때문이라고 분석할 수 있다. 운동을 하는 노인인구의 비율도 굉장히 낮은데, 연구 결과에서 규칙적인 운동을 수행하는 노인은 삶의 질이 증진되었다(Hourigan et al., 2008).

간호사는 신체적 건강증진을 촉진하기에 좋은 위치에 있다. 신체적 · 정서적 건강을 위한 운동의 중요성을 인식함으로써, 기동성 문제를 예방할 수 있다. 신체적 운동을 위한 교육은 간호영역의 많은 부분에서 필요할 수 있다. 예를 들면, 보건교사는 어린 아동에게 좋은 운동습관을 개발하도록 도울 수 있다. 신체운동 교육은 모든 학년에서 교과 과정의 한 부분이 될 수 있고, 보건교사는 신체운동 교육의 교사로서 잘 계획된 프로그램 참여를 증진시키기 위해 지도한다. 임상에 있는 간호사는 운동의 장점에 대해 대상자를 교육할 수 있다. 간호사는 체중감소 프로그램의 팀원으로 활약할 수 있으며, 신체적 건강증진을 유지함으로써 역할모델이 될 수도 있다.

운동 프로그램이 효과를 얻기 위해서는 규칙적인 운동을 수행해야 한다. 예를 들면, 유산소 운동을 수행할 경우 주당 3~5회, 맥박수가 상승된 상태에서 30분 이상 운동을 해야 한다. 대상자가 너무 과하게 운동할 경우 통증이

나 불편함을 경험할 수 있는데, 이는 운동 프로그램을 중단하게 만들 수 있다.

많은 대상자의 경우 재활 과정의 한 부분으로 운동 프로그램이 포함되어 있으며, 의료기관은 집단운동을 계획하기도 한다. 노인 대상자에게 ROM, 체력, 균형을 증진시키기 위해 체력훈련을 한다. 타이치와 같은 운동 처방은 노인의 근력과 지구력을 강화시키는 것으로 나타났다(Li, Xu & Hong, 2009). 심장마비나 심장수술 이후에는 특별 운동 프로그램이 필요하다. 뇌졸중 후 운동은 걷기의 속도, 지구력, 독립성을 개선하는 데 효과적이다(Saunders, Greig, Mead, & Young, 2010). 당뇨가 있는 대상자는 혈당을 조절하기 위해 여러 가지 운동 프로그램에 참여한다. 정형외과 수술을 받은 대상자는 근육과 관절을 단련시키기 위해 운동에 참여한다(Ansari, 2009). 많은 의료기관에서 물리치료사가 운동 프로그램을 관리하지만, 간호사도 처방된 운동요법을 강화하고 격려할 수 있다.

SAFETY ALERT

대상자는 근육과 관절에 부가되는 스트레스를 피하기 위해 점진적으로 운동강도를 증가시켜야 한다. 운동하는 동안 통증이 느껴지면, 운동을 멈추어야 한다.

NANDA

표 25-4 기동성과 관련된 NANDA-I 간호진단

간호진단	관련요인	진단진술	NOC*	NIC†
신체 기동성 장애: 신체나 사지의 독립적이고 의도적인 움직임이 제한된 상태	통증이나 불편감, 근력 또는 지구력 감소, 신경근육 또는 인지 장애, 관절의 강직이나 구축, 비만, 처방된 활동 제한	신체 기동성 장애 관련 요인: 통증, 관절염증, 비만 정의적 특성: 숨가쁨 및 허약함 없이 약 20m를 이동하지 못함	이동, 지구력, 신체 적합성, 지식, 처방된 활동, 기동성, 통증 수준	운동치료: 이동, 운동 증진, 낙상예방, 통증관리
보행장애: 환경 내에서 독립적인 보행 관련 움직임이 제한된 상태	몸 컨디션 저하(deconditioning), 인지장애, 균형장애, 불충분한 근력 또는 근골격장애, 비만, 통증	보행장애 관련요인: 왼쪽 편마비, 비만, 인지장애 정의적 특성: 보행기를 가지고 45m 이상 걷지 못함	이동, 균형, 통합된 이동, 지구력, 기동성	운동치료: 이동, 운동 증진, 낙상예방, 통증관리
이동장애: 두 곳 사이를 스스로 이동하기에 제한된 상태	불충분한 근력 또는 근골격 장애, 신경근육장애, 환경적 제약, 인지장애, 통증, 지식 부족	이동장애 관련요인: 상지근력 감소, 인지감소, 가정환경 정의적 특성: 집에서, 침대에서 욕실로 안전하게 이동하지 못함	신체자세: 자아동기, 이동수행, 통합된 움직임	자기돌봄 보조: 이동, 교육, 처방된 활동·운동, 낙상예방, 환경관리
비사용증후군의 위험: 처방된 또는 피할 수 없는 근골격계의 비활동 결과로 신체기관의 기능 저하 위험이 있는 상태	마비, 부동, 심한 통증, 의식수준 변화	비사용증후군의 위험 관련요인: 무의식	신경학적 상태: 의식, 부동의 결과: 신체적, 위험 조절	침상안정관리, 욕창예방, 운동치료: 관절기동성, 장관리, 색전예방조치, 기침 증진
활동 지속성 장애: 일상활동을 수행하거나 지속하는 데 필요한 생리적 또는 심리적 에너지가 불충분한 상태	전신허약, 좌식 생활양식, 침상안정 또는 부동, 산소 공급과 요구의 불균형	활동 지속성 장애 관련요인: 기능 저하, 3일간 침상안정, 비만	활동 시 산소포화도; 활동 시 맥박, 혈압, 호흡수; 보행거리와 속도	에너지관리, 운동치료: 이동, 교육, 처방된 활동·운동, 모니터링, 체중관리

Dx, diagnosis; R/T, related to; AEB, as evidenced by; B/P, blood pressure.

*출처: Moorhead, S., Johnson, M., Maas, M., & Swanson, E. (2008). Iowa Outcomes Project: Nursing Outcomes Classification (NOC) (4th ed.). St. Louis, MO: C. V. Mosby.

†출처: Bulecheck, G., Butcher, H., & Dochterman, J. (2008). Iowa Intervention Project: Nursing Interventions Classification (NIC) (5th ed.). St. Louis, MO: C. V. Mosby.

출처: NANDA-International (NANDA-I, 2009). Nursing diagnoses: Definitions and classification, 2009~2011. West Sussex, England: Wiley-Blackwell.

(2) 골다공증 예방

골다공증은 매우 흔한 골질환이다(Cosman et al., 2014). 골부피가 낮거나, 골조직의 손상, 골구조의 파열 등이 골다공증의 증상이다. 고혈압이 뇌졸중의 위험요소인 것처럼 골다공증은 골절의 위험요소이다. 최근 노령화가 되면서, 성별 및 인종과 무관하게 많은 사람들이 골다공증의 위험에 노출되고 있다(Cosman et al., 2014). 30세 이후에는 모든 사람에게서 골질량이 점차적으로 감소하지만, 에스트로겐이 감소한 폐경 후 여성의 경우에는 골질량 감소가 더 가속화된다. 골다공증의 위험요인은 다음과 같다.

- 폐경기
- 백인이나 아시아인
- 조기폐경이나 외과적 폐경
- 골다공증의 가족력
- 뼈 허약으로 인한 골절의 과거력
- 알코올 남용이나 흡연
- 오랜 부동이나 비활동

골다공증은 예방과 치료가 가능한 질병이다. 뼈에 적절한 광화작용을 증진시키는 것을 시작으로 골다공증을 예방해야 한다. 고위험 대상자는 골밀도를 측정해야 하며, 골다공증 관리와 예방을 위해 흡연 등의 생활습관 변화가 필요하다. 알코올과 카페인 섭취를 제한하고, 칼슘과 비타민 D가 많은 음식을 섭취하며, 규칙적인 체중부하 운동을 해야 한다. 짠 음식 섭취와 낮은 단백질 수치는 골질량의 감소를 유발할 수 있다. 폐경 후 골다공증의 발생과 심화를 감소시키기 위한 에스트로겐 요법이 효과적이며, 남성도 골다공증이 발생한다고 보고하는 연구가 증가하고 있다(Shepherd, Cass, & Ray, 2010). 다른 약물요법은 칼슘보충제(1,000~1,500mg/day), 비타민 D, 칼시토닌, 비스포스네이트(bisphosphonates) 요법으로 뼈의 재흡수를 억제한다. 그 밖의 약물에는 에스트로겐과 같은 효과를 가진 선택적 에스트로겐 수용체 조절제(selective estrogen receptor modulators, SERM), 이미 파괴된 뼈를 재합성할 수 있도록 새롭게 개발된 동화제제(anabolic agents)가 있다(Licata, 2007).

(3) 상해 예방

상해는 기동성의 손상을 유발하지만, 대부분의 상해는 예방될 수 있다(23장 참조). 간호사는 사고를 예방하는 데 큰 역할을 할 수 있다.

- 자동차 안전을 촉진하고, 안전벨트를 매도록 하며, 어린 아동에게 적당한 억제장비를 착용하도록 한다.
- 약물과 알코올을 사용하는 것에 대해 대상자와 상담한다.
- 대상자와 가족에게 안전한 환경을 제공할 수 있도록 한다.
- 관절과 근육의 긴장을 막기 위해 사무실의 인간공학을 평가한다.
- 작업장에서 상해를 예방하기 위한 훈련을 한다.

(4) 낙상 예방

낙상률을 줄이고, 낙상이 발생했을 때 심한 상해를 예방하기 위한 중재는 안전한 대상자 간호를 보장하는 데 초점이 되고 있다. 더 큰 위험에 노출된 대상자를 확인함으로써 간호사는 감시를 강화하고 개별화할 수 있다. 모든 대상자를 위한 낙상 예방전략은 다음과 같다.

- 환경에 대한 오리엔테이션을 하고, 호출 등을 작동하며, 개인 소지품은 손이 닿는 곳에 둔다.
- 침대는 브레이크를 잠근 상태로 낮게 유지한다.
- 어지러운 환경을 깨끗하게 정리하고, 주변을 정돈한다.
- 미끄럽지 않고 잘 맞는 신발을 신도록 교육한다.
- 돌봄 요청에 앞서 대상자를 자주 모니터링한다. 특히 규칙적으로 화장실 볼일을 해결해 준다.
- 낙상 예방전략에 대해 대상자와 가족을 교육한다.

사정을 통해 대상자의 낙상 위험이 높은 것으로 결정되었다면, 대상자 각각의 구체적인 위험요소에 근거하여 계획을 개별화한다. 다음과 같은 몇 가지 사항을 고려해야 한다.

- 혼돈 대상자를 위해 침대나 의자의 경보장치를 사용한다.
- 계획적인 배뇨·배변과 함께 장과 방광 프로그램을 사용한다.
- 물리치료를 의뢰한다.
- 약물 사용, 특히 체위성 저혈압이나 혼돈을 초래하는 약물을 평가한다.
- 낙상 위험을 알리고, 간호계획을 강조한다.
- 대상자의 가시거리 내에 간호사가 있도록 한다.

낙상을 예방하기 위해 모든 직원이 호출등과 경보음에 신속하게 반응해야 한다. 규칙적이고 의도적으로 대상자

병실을 매시간 회진할 수 있다면 대상자의 요구를 들어줄 수 있고, 그렇게 함으로써 대상자가 독립적으로 일어나려는 노력을 하지 않게 될 것이다. 대부분의 대상자가 배변 · 배뇨를 제때 못하는 것에 대한 난처함을 두려워하기 때문에 규칙적인 배변 · 배뇨가 특히 낙상 예방에 도움이 된다.

SAFETY ALERT

낙상 위험이 높은 대상자는 욕실에 혼자 두지 않는다.

2) 기동성 장애 간호중재

(1) 체위변경

치료적 체위변경은 활동이 제한되었을 때 나타나는 합병증을 예방하기 위해 사용된다. 대상자는 의료기관에서 진단적 검사와 수술 시 특수한 체위를 취하기도 하지만(그림 25-5) 대부분 복위(얼굴이 아래로 향함), 앙와위(등을 대고 누움), 고파울러 체위(침대머리를 80~90°가량 상승함), 반(semi) 파울러씨 체위(침대머리를 30~45°가량 상승함), 배횡와위(상승된 자세로 다리를 굴곡한 앙와위), 슬흉위, 트렌델렌버그 체위(다리보다 머리를 아래로 향하게 한 앙와위), 측위, 심스 체위(복위와 측위 사이의 반복위)를 취한다. 일반적으로 부동 대상자는 앙와위, 역트렌델렌버그, 파울러 체위, 반(semi) 파울러 체위, 복위, 측위, 심스 체위 등의 체위를 취하게 한다.

어떠한 체위로 변경하던 간에 신체역학의 원리를 적용하여 체위변경을 한다. 적절한 신체선열을 유지하고, 지지한다. 특히 신체 돌출 부위에 압력이 가해지는 것을 피하기 위해 패드를 대준다. 베개나 부목, 발 지지대, 고무 쿠션(foam rubber), 가죽보호대와 같은 체위 보조기구가 도움이 된다(표 25-5). 대상자를 돌아 눕히고, 체위를 변경할 때 필요한 다양한 기술은 다음과 같다.

- 체위변경 전에 어떻게 변경할지 계획한다.
- 쉽게 이동하기 위해 필요한 기구를 확인한다.
- 체위변경 전에 대상자에게 설명한다.
- 가능하면 대상자와 협조하여 지지하고, 필요하다면 교육하고 격려한다.
- 체위변경이 끝났을 때, 대상자에게 편안한지 묻는다. 필요시 다시 체위변경을 한다.
- 대상자에게 특정한 체위를 얼만큼 오래 유지해야 하는지 알려준다. 간호사 호출기구를 가까이 둔다.
- 체위변경을 기록하고 다음 교대 시 직원에게 변경사항을 알려준다.

SAFETY ALERT

다른 직원의 도움이 필요한지 결정한다. 도움이 필요한 경우, 체위변경을 시작하기 전에 미리 방에 대기시킨다. 도움이 필요하다고 예상된다면 망설임 없이 요청하도록 한다.

실습지침서 8장에 설명된 체위변경 방법은 합병증 예방에 중요하다. 부분적으로 움직임이 가능한 대상자는 보통 간호사의 도움 없이도 가능하거나, 도움이 필요한 체위변경 기술을 배울 수 있지만, 부동 대상자는 간호사나 보호자가 체위변경을 해주어야 한다. 대상자의 기능적 기동성을 증진시키도록 돕는 것이 간호사의 중요한 책임이지만, 다른 건강전문가의 기동성 제한처방이 있으면 기동성을 제한시킨다. 금기가 아니면 Box 25-3과 같은 순서로 하루에 2회 체위변경을 한다.

① 체위변경 계획

많은 참고문헌에서 부동 대상자는 2시간마다 체위변경을 하도록 권하지만, 모든 대상자에게 2시간마다 체위를 변경해 주는 것이 치료적 효과가 있지는 않다. 대상자에 따라 더 자주 체위를 변경할 필요가 있다. 체위변경 계획 시 고려해야 할 요소는 지방조직, 골격구조, 병리학적 상태, 안위 정도, 피부상태, 기동 정도 등이다.

피부상태와 압력 상태 사정이 체위변경 계획의 결정에 중요하다. 말초혈관 충만시간이 감소하거나, 피부색깔이 하얗게 변했거나 붉게 발진된 경우 더 자주 체위를 변경해야 한다.

체위변경 계획은 가정, 요양원, 병원에서 간호를 받는 대상자의 간호계획에 통합시켜야 하고, 침상에 체위변경 계획표를 붙여두어 체위변경의 일관성을 유지한다. 요양원에 입원 중인 대상자는 자주 체위를 변경해 주어야 하며, 규칙적인 체위변경을 유지할 수 있도록 개별화된 체위변경 방법이 개발될 수 있다.

② 통나무 굴리기

실습지침서 8장의 통나무 굴리기(logrolling) 기술은 허리나 척추 외상 대상자나 수술 대상자의 체위변경에 사용된다. 가능하면 대상자의 체위를 통나무처럼 일직선으로 유

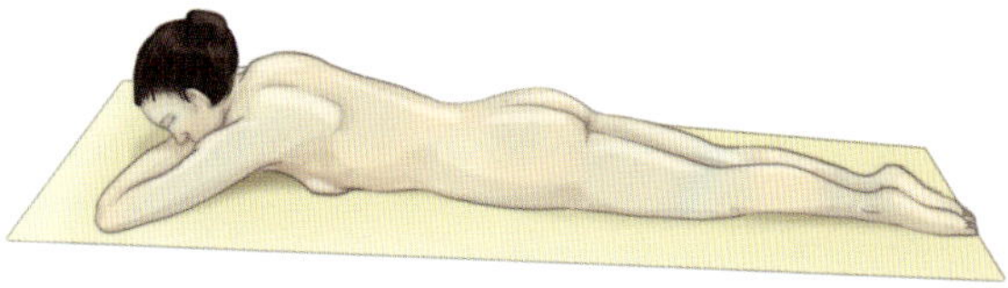

엎드린 자세, Prone: 복위. 대상자는 얼굴을 아래로 하여 엎드린다. 팔을 굽혀서 그 위에 머리를 올릴 수 있다. 부동상태에 있는 대상자의 자세로 엎드린 자세는 복부 수술 후나 호흡기 혹은 척추 문제를 가진 경우 금기이다.

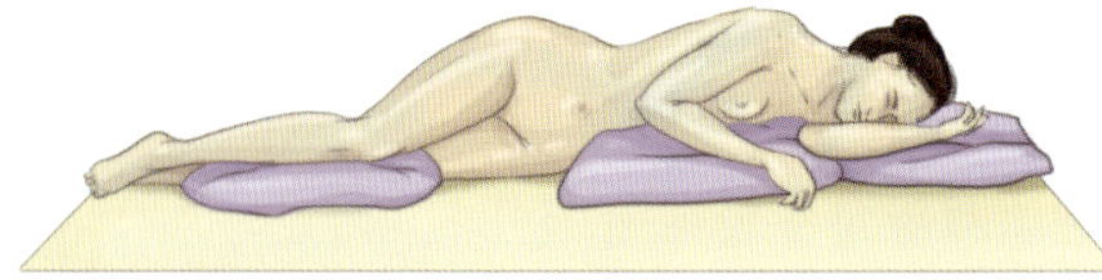

옆으로 누운 자세, Side-lying: 측위. 대상자는 엉덩이와 어깨에 무게를 두고 옆으로 눕는다. 베개로 위쪽 다리, 팔, 머리 그리고 등을 지지하고 고정한다. 뼈가 돌출된 등과 천골 부위에 욕창이 있는 대상자에게 적용할 수 있는 자세이고, 고관절 대치술과 그 외 정형외과 수술 이후에는 사용하지 않는다.

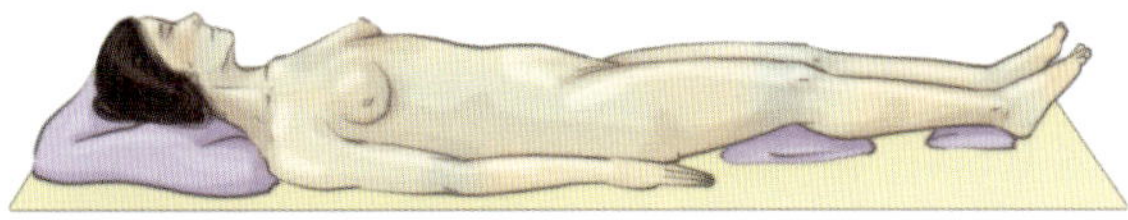

Supine: 앙와위. 대상자는 편평하게 등을 대고 눕는다. 베개는 머리, 무릎, 종아리를 아래에 두고 뒤꿈치를 침대 위쪽으로 올린다. 침상안정을 취해야 하는 대상자에게 적용되고, 척추 수술과 척추 마취로 진행된 수술 후 사용된다. 호흡곤란이 있거나 흡인의 위험이 있는 대상자에게는 금기이다.

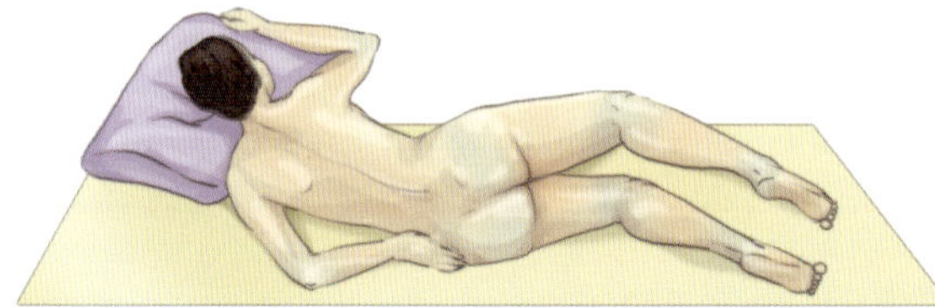

Sims': 심스 체위. 이러한 반 엎드린 자세에서는 대상자가 앞쪽에 있는 장골, 상완골 그리고 쇄골에 무게를 분산하여 옆으로 눕는다. 베개는 굽힌 팔과 다리를 지지한다. 이 자세는 많은 척추 혹은 정형외과적인 상황에서는 금한다.

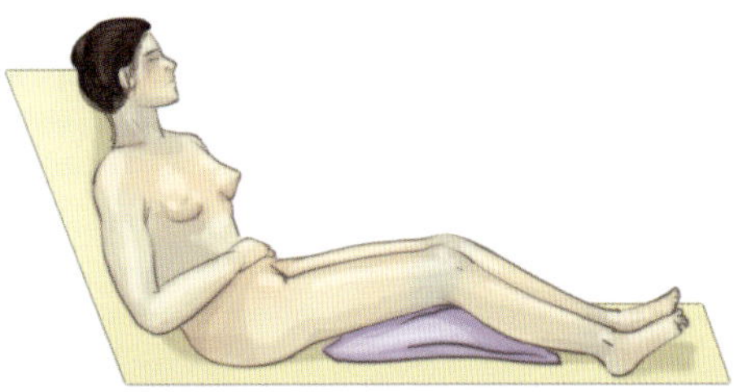

Fowler's: 좌위. 이 앉은 자세는 대상자의 머리를 80°~90°로 세운다. 베개가 머리와 팔 밑에 사용될 수 있고 발판 또한 사용될 수 있다. 이 자세는 심박출량을 향상시키고, 환기를 증진시키며, 먹기, 말하기, TV 시청 등을 용이하게 한다. 이 자세는 척추 혹은 뇌 수술 후에는 사용하지 않는다.

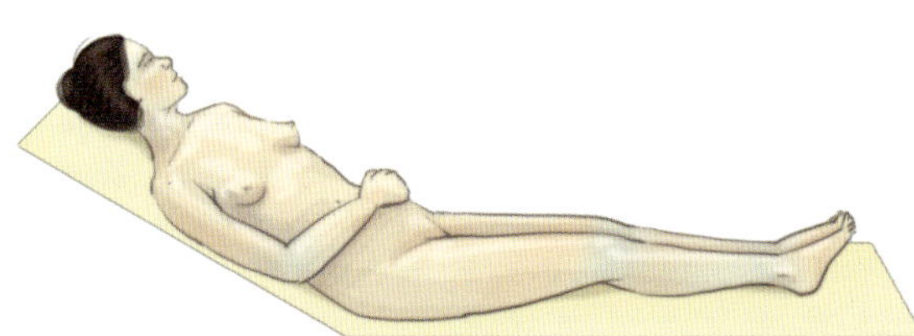

Semi Fowler's: 반좌위. 이렇게 반쯤 앉은 자세에서는 대상자의 머리가 30°~40° 정도 올려져 있다. 이 자세는 좌위와 같은 장점과 금기사항을 가지고 있다.

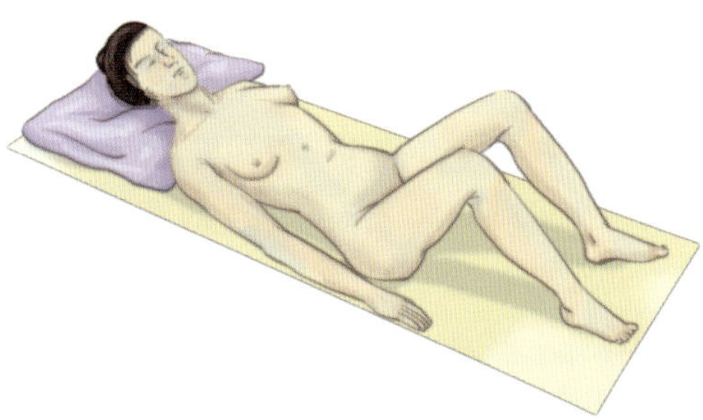

Dorsal recumbent: 배횡와위. 대상자가 다리를 굽혀서 바깥쪽으로 회전시킨 채로 반듯이 눕는다. 이 자세는 질 검사를 위해서 폭넓게 사용되지만 복부 근육을 수축시키기 때문에 복부 검사를 위해서는 사용되지 않는다.

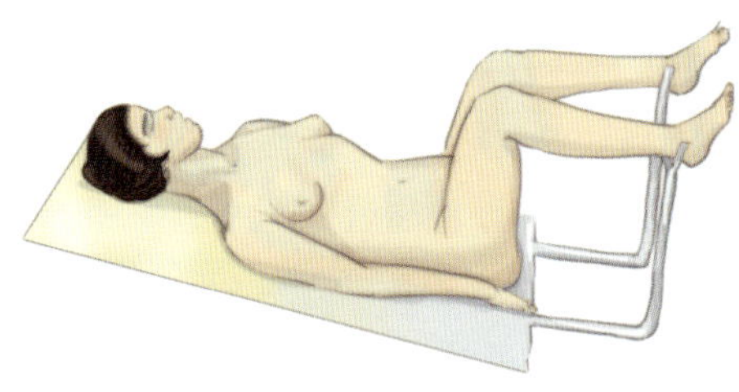

Lithotomy: 쇄석위. 대상자는 엉덩이를 굽히고 종아리와 뒤꿈치가 바닥과 수평이 되게 한 채 반듯이 눕는다. 이 불편하고 창피스런 자세에서는 대상자의 프라이버시 보호를 위해 가리개가 필요하다. 이 자세는 질과 직장 검사를 위해 사용되고 움직이지 못하는 관절염이나 관절 기형을 가진 대상자에게 매우 어려운 자세일 수 있다.

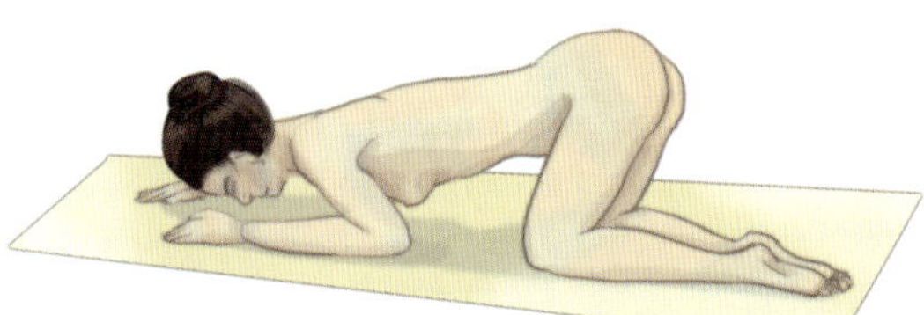

Knee-chest: 슬흉위. 대상자는 엉덩이를 올리고 무릎을 가슴 가까이 가져온 채로 직장 검사를 받을 수 있도록 엎드린다. 관절염 혹은 다른 관절 기형을 가진 대상자는 이 자세로 엎드리는 것이 어려울 수 있다.

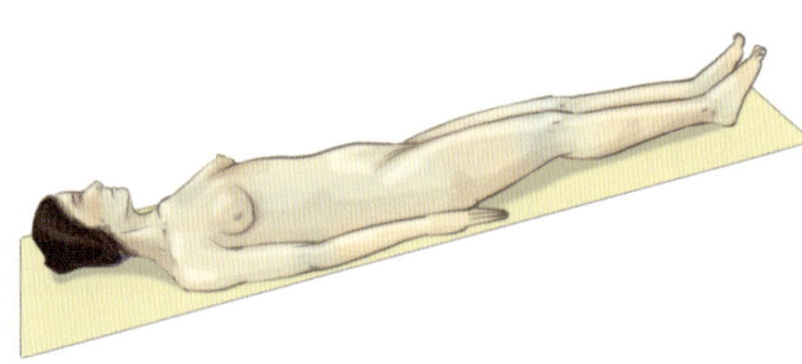

Trendelenburg's: 트렌델렌버그 체위. 대상자는 발보다 머리가 30°~40° 정도 아래로 향한 채 반듯이 눕는다. 이 자세는 체위 배액과 정맥혈 귀환을 촉진시킬 때 사용된다. 이 자세의 후유증으로 저혈압이 올 수 있다.

그림 25-5 일반적인 대상자 체위. 의료기관에서 대상자에게 취해지는 대표적인 체위는 복위, 앙와위, 좌위, 반좌위, 측위, 심스 체위이다. 반면 배횡와위, 쇄석위, 슬흉위, 트렌델렌버그 체위, 변형된 트렌델렌버그 체위는 종종 외과적 시술과 검사 동안 취해지는 체위이다.

표 25-5 체위 보조기구

보조기구	목적	간호적 고려
베개(털, 고무, 섬유소); 다양한 크기	신체 부위를 상승시킴 대상자의 옆을 보조함 피부에 압력을 예방함 신체 각 부위의 긴장과 스트레스를 감소시킴으로써 안위를 제공함	알맞은 신체선열을 유지하는 데 적절한 작은 베개를 사용 사용 전에 털에 알레르기가 있는지 사정
발 지지대(footboard)	다리의 족배굴곡을 유지하고, 침상 수족을 예방. 회전 예방용 발 지지대가 있는 경우, 고관절 회전을 예방	담요를 발 지지대로 이용할 수 있다. 침대 위 대상자의 뒤꿈치에 두거나 담요를 뒤꿈치 보호기로 사용
대전자 두루마리(trochanter roll)	앙와위 시 다리의 외회전을 예방	대전자 수건은 대상자의 장골 융기부터 대퇴 가운데까지 위치함 목욕 담요를 말아서 만들 수 있음
손 두루마리(hand roll)	기능적 자세로 손을 유지시키고, 손가락 구축을 예방	수건은 손가락의 굴곡을 예방할 정도로 충분히 커야 하고, 손가락의 대립을 유지해야 함. 손 두루마리로 제작된 것을 사용할 수 없다면 수건을 말아서 사용할 수 있음
손-손목 부목(hand-wrist splint)	팔과 손의 정상적인 기능적 자세를 유지(엄지손가락의 약간의 내전과 손목의 배측굴곡)	대상자 개인별로 다르게 적용. 부목의 안에 패드를 댐 적용 부위의 압력을 확인하기 위해 4시간마다 부목을 제거
뒤꿈치 또는 팔꿈치 보호기(heel or elbow protectors); 양가죽, 고무	팔꿈치와 뒤꿈치의 압력을 감소 대상자가 침대에서 움직일 때 팔꿈치의 마찰을 감소	필요시 세탁 적용 부위의 압력을 확인하기 위해 4시간마다 제거
외전 베개	고관절 수술 후 고관절 탈구를 예방하기 위하여 고관절 외전을 유지함	베개 끈으로 고정 적용 부위의 압력을 확인하기 위해 4시간마다 제거 순환장애를 사정하기 위해 발의 맥박을 사정
삼각손잡이(trapeze bar)	침상으로부터 몸을 일으킬 때 대상자를 보조 체위변경과 이동을 도움 운동을 통해 상완을 강하게 함	대상자에게 삼각손잡이를 사용하는 방법을 교육 간호 시, 대상자를 보조할 때 간호사의 머리가 다치지 않도록 함
침상난간(side rail)	약한 쪽을 지지해서 독립적으로 대상자가 돌릴 수 있도록 도움 침대 바깥으로 낙상하지 않도록 예방	대상자가 일어날 때 기동성을 돕고 안전을 제공 난간이 위로 올려져 있으면 이동 제약을 의미
체위변경용 침상보(turn sheet)	대상자의 체위변경을 도움 한쪽으로 누워 있는 대상자가 침상난간을 잡고 안전하게 지지되도록 함	흉골 가운데부터 고관절 아래까지 위치. 말려진 침상보는 대상자가 움직일 때 대상자 가까이에서 더 잘 지지할 수 있게 함. 침상보를 사용할 수 없을 때 목욕담요로 만들어 사용할 수 있음

지해 움직이거나 갑자기 체위를 변경하지 않도록 한다. 비만인 대상자는 통나무 굴리기를 할 경우, 침상보를 이용하면 움직이기 쉽다. 대상자가 돌아 누웠을 때, 다리 사이에 베개를 둔다. 대상자가 좌위를 취하게 되면 베개를 뺀다.

SAFETY ALERT
외상이나 손상을 예방하기 위해 척추가 휘거나 꼬이지 않게 하면서 체위를 변경한다.

③ 고관절 수술 대상자 간호

고관절 대치술을 받은 대상자는 집도의의 지시에 따라 수술 받은 고관절과 다리의 내전이 일어나지 않도록 주의를 기울여야 한다. 고관절 탈구는 신체 중심선 쪽으로(내전) 다리가 움직여 발생하며, 고관절 탈구를 예방하기 위해 정형외과 의사들은 외전 베개(abductor pillow)를 처방하기도 한다. 외전 베개를 처방하지 않았다면 대상자의 다리 사이에 베개를 두고, 움직이는 동안 갑자기 떨어지지 않도록 하기 위해 영향을 받는 다리를 지지한다. 고관

Box 25-3 대상자 이동 시 안전수칙

- 대상자의 능력과 제한을 사정한다.
- 통증을 감소시키기 위하여 투약한다.
- 환경을 체계화하고, 안전하게 이동하기 위해 필요한 경우 도움을 요청한다.
- 간호사는 무엇을 할 것이고, 어떻게 대상자를 도울지 설명한다.
- 대상자의 최대한의 능력범위 안에서 할 수 있도록 한다.
- 안전에 주의한다(예: 바퀴 잠그기, 이동벨트 사용).
- 신체역학의 원리를 따른다.
- 부드럽고 리듬 있게 움직이도록 한다.
- 외상을 예방한다(예: 피부 마찰, 관절 당겨짐, 근육 뭉침).
- 이동 후에 신체선열과 대상자가 편안한지 확인하고, 대상자가 닿을 수 있는 곳에 호출벨을 설치한다.

절이 90° 이상 굴곡되는 것을 피하며, 수술을 받은 다리는 발가락을 세우고 똑바로 유지한다.

(2) 관절가동성 유지

① 관절가동범위운동의 종류

보조 없이 관절가동범위(ROM)운동을 수행할 수 있는 대상자는 능동적 관절가동범위운동을 가졌다고 말한다. 간호사의 보조로 관절가동범위운동이 가능한 대상자에게는 수동적 관절가동범위운동을 가졌다고 말한다. 보조적 관절범위 운동은 대상자가 도움을 받으며 관절가동범위운동에 참여할 수 있음을 의미한다. 예를 들면, 뇌졸중 후에 대상자는 신체의 한쪽 부분이 약해져 있으므로, 영향을 받지 않는 쪽의 강한 근육을 이용해서 병변 부위의 약한 근육을 운동시키는 것이다.

SAFETY ALERT

관절가동범위운동은 부드럽게 천천히 수행해야 한다. 만약 대상자가 통증을 호소하거나, 저항이 느껴진다면 바로 멈춰야 한다.

② 관절가동범위운동의 원리

관절가동범위운동은 부동으로 관절을 움직이지 않으면 3일 이내에 가동범위에 영향을 받으므로, 가능하면 빨리 관절가동범위운동을 시행해야 한다. 가능한 범위 내에서 대상자를 참여시킨다. 관절범위 운동의 수행은 각 날짜별로 지정된 시간(보통 아침시간 동안)에 체계적으로 수행된다. 고위험 대상자에게 관절범위 운동을 더 자주 수행해야 할 수도 있다. 의료기관에 따라 물리치료사가 침상 옆에서 부동상태인 대상자를 돕기 위해 관절범위운동을 수행하기도 한다.

운동 중인 곳의 관절을 지지해 주어야 한다. 급성 관절염, 골절, 늘어난 인대, 관절 탈구, 급성 심근경색 대상자에게 관절범위 운동을 수행할 경우, 처방과 전문적인 교육이 필요하다. **실습지침서 8장**은 관절범위운동기술에 대한 자세한 설명이다.

③ 자동 관절가동범위운동기구

지속적인 수동 관절가동범위운동기구(CPM 기기)와 같은 기계적 보조기구는 관절에 지속적인 관절가동범위운동을 수행하기 위해 개발되었다. 자동 관절가동범위운동기구는 정형외과 수술을 받은 대상자, 특히 슬관절 대치술을 받은 대상자에게 사용된다. 운동은 관절의 기동성을 촉진시키고, 빠른 재활을 도와준다. 자동 관절가동범위운동기구를 사용한 경우, 처방된 각도를 유지하도록 한다.

(3) 보행

조기이상은 부동의 합병증을 감소시킨다. 걷기(ambulation)는 관절의 유연성을 촉진하고, 신체의 모든 근육운동에 좋다. 대부분의 수술 대상자는 수술 후 첫째 날부터 침상에서 일어나서 걸어 다니는 것이 허용된다. 조기이상은 정맥혈전 형성이나 무기폐의 위험성을 감소시켜주어, 수술 후 호흡기계와 순환기계의 합병증을 감소시켜준다. 부동기간이 짧더라도 대상자의 활동 지속성은 감소되기 때문에 대상자가 걷기를 시도할 때 도움이 필요해진다. 근골격계나 신경계의 변화는 보행에 있어서 일시적 혹은 영구적으로 보조가 필요할 수도 있다(**실습지침서 8장** 참조).

① 보행기능을 위한 근력강화

일부 대상자의 경우, 걷기 전에 근육을 강화시킬 필요성이 있을 수 있다. 침상에 누워 있는 대상자의 경우 보행에 중요한 역할을 하는 근육들인 대퇴사두근, 둔근, 복근을 정기적으로 수축해야 한다. 목발 또는 지팡이와 같은 보조기구를 사용하는 대상자의 경우, 자신의 체중을 지탱할 수 있는 팔근육의 강화가 필요하다. 세팅(setting)이라는 용어는 근육의 정적 수축을 강화시키는 것을 의미하는데, 대상자는 세팅 시 한 번에 한 근육에 집중하여 10초 동안 수축 후 완전히 이완시킨다. 이러한 근력강화 운동을 여러 번 시행해야 한다.

② 다리 늘어뜨리기

다리 늘어뜨리기(dangling the leg)는 스스로 걸을 수 없는 대상자를 걷게 하기 위한 준비 단계이다. 또한 다리 늘어뜨리기는 다리를 독립적으로 움직여 침대 옆에 앉는 것도 포함된다. 이 자세는 수술을 한 후 저녁이나 체중부하가 허용되지 않을 때 요구된다. 대상자가 처음 보행하려고 할 때, 다리 늘어뜨리기는 체위성 저혈압(postural hypotension)을 예방한다.

대상자가 다리를 늘어뜨리도록 도울 때, 대상자가 견딜 수 있을 정도의 높이로 천천히 대상자의 침대머리 쪽을 올린다. 침대머리 쪽을 올리면 필요한 이동거리를 줄여줄 뿐만 아니라, 대상자가 앉은 자세를 쉽게 취할 수 있다. 대상자가 일어나도록 보조할 때, 가능하면 침대의 끝부분 가까이에서 움직일 수 있도록 한다. 간호사는 대상자와 마주보고 기저면을 넓게 벌리며 고관절, 무릎, 발목을 굽힌다. 어깨를 무릎 아래로 지지하고, 대상자를 부드럽게 좌위로 이동시킨다.

일부 대상자는 좌위를 취하는 것을 독립적으로 할 수도 있다. 좌위를 취하기 가장 쉬운 방법은 대상자가 옆쪽으로 돌아 눕고, 아래 팔로 침대 매트리스를 잡으며, 다른 팔로 침대를 누르고, 매트리스 옆으로 다리를 떨어뜨리는 것이다(그림 25-6). 이 자세를 취한 후, 대상자는 균형을 유지하기 위해 손바닥으로 매트리스를 잡음으로써 자세를 유지한다.

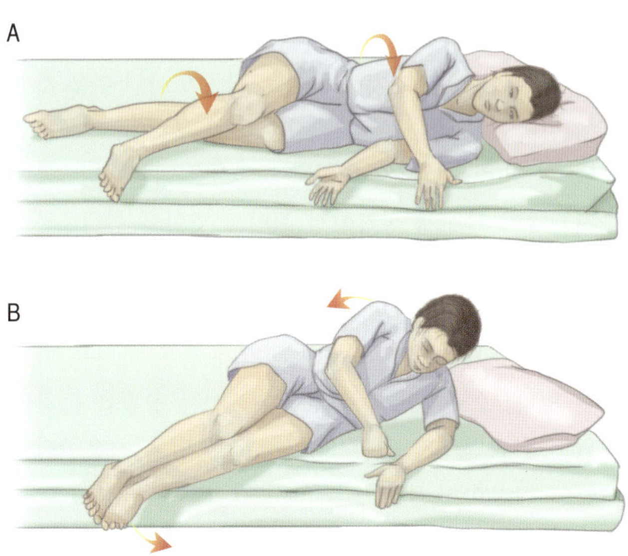

그림 25-6 대상자는 적절한 방법을 교육받았을 때 독립적으로 좌위를 취할 수 있다. A: 대상자가 옆으로 구른다. B: 대상자는 아래팔로 침대를 잡고, 침대 옆쪽으로 다리를 떨어뜨리는 동안, 다른 팔로 몸을 들어 올린다.

SAFETY ALERT

다리를 늘어뜨리는 동안 대상자를 지지할 때, 간호사는 힘이 들어간 둔근과 복근을 긴장시켜 허리근육 긴장이나 외상을 입지 않도록 한다.

③ 보행 시 대상자 보조

보행 시 안전하게 대상자를 보조하기 위하여 대상자의 근육강도와 조정능력을 사정한다. 침상 가에 대상자가 앉을 수 있도록 보조한다. 만약 대상자가 현기증, 발한을 호소하거나 기립성 저혈압(혈압과 맥박을 측정해 봄으로써 확인함)인 경우 보행을 미루도록 한다. 대상자가 다리 늘어뜨리기를 견딜 수 있다면 보행을 지속한다.

SAFETY ALERT

대상자는 바닥이 미끄러지지 않는 신발이나 슬리퍼를 신도록 하고, 헛디딤을 유발할 수 있는 장애물을 치운다. 대부분의 복도는 대상자가 잡을 수 있도록 난간이 있다. 허약하거나 불안정한 대상자는 휠체어를 사용하도록 하여 지지될 수 있도록 하고, 균형을 유지하도록 지지한다. 현기증을 예방하고 균형을 유지하기 위해 앞을 바라보도록 격려한다.

모든 의료기구(정맥주사, 카테터, 배액관)는 안전하게 걸대에 걸어두어야 한다. 대상자 보행을 보조하는 동안 간호사는 의료기구를 잡고 있지 않도록 한다. 간호사가 손에 의료기구를 잡고 이동하게 되면 대상자가 낙상할 때 손으로 지지할 수 없다.

보행 동안 정맥주사를 주의 깊게 관찰하여 문제를 신속히 확인한다. 일반적으로 보행 시 비강흡인을 제거하며, 보행 후 병실로 돌아왔을 때 다시 연결한다. 산소공급이 필요한 대상자에게는 보행 시 이동식 산소가 필요

비판적 사고 적용하기

82세인 김 씨는 은퇴한 도서관 직원으로 어제 복부 수술을 받았고, 침대 밖으로 나온 적이 없다. 김 씨의 활력징후는 안정적이나 혈압이 평상시보다 낮다. 수액공급을 위한 정맥주사 중이고, 자가통증조절기(patient-controlled analgesia, PCA)를 투여받고 있다. 김 씨의 통증은 자가통증조절기(PCA)의 모르핀(morphine)으로 견딜 만하다. 수술 후 약간의 오심을 호소하고 있어서 항구토제를 투여받고 있다. 유치도뇨관을 가지고 있으며, 지난 8시간 동안 200mL만이 배설되었다. 김 씨가 침대 밖으로 나오기 전에, 보행을 불가능하게 하고 어렵게 하는 요인에 대한 사정을 한다. 김 씨의 첫 번째 보행 시 안전을 촉진하기 위한 방법은 무엇인가?

정답은 부록 B를 참고하세요.

할 수도 있다. 이는 돌봄제공자가 한 명 이상 필요할 수 있다.

④ 이동벨트

만약 대상자가 약하거나 조정력에 문제가 있을 때, 이동벨트(때때로 안전벨트, 보행벨트, 걷기벨트로 불리기도 함)를 사용해야 한다. 이동벨트는 옷 위에 묶거나 허리 주변에 감기도 한다(**실습지침서 8장** 참조).

SAFETY ALERT

대상자가 넘어지려고 하면 간호사는 이동벨트를 잡아 안전을 제공할 수 있다. 대상자가 현기증이 있거나 넘어질 것 같으면, 천천히 부드럽게 바닥에 앉히고 도움을 청한다. 대상자가 낙상 위험이 높다면 보행 시 두 명의 간호사가 보조한다.

⑤ 보조기구

보조기구는 안전하게 보행하도록 도울 수 있다. 보행하는 동안 보행 보조기구인 보행기, 지팡이, 네발 지팡이, 목발은 대상자의 체중을 지지해 주고, 안전하게 해 주며, 균형을 유지해 준다. 보행기구를 사용하는 대상자에게 사용방법을 교육할 책임은 물리치료사에게 있으나, 대상자는 간호사에게 부가적인 설명을 듣기 원하며, 사용법에 대한 감독을 받기도 한다.

지팡이(cane)는 한쪽 다리에 힘이 감소한 대상자에게 유용하나, 균형 잡는 것에 대한 지지가 필요하다. 하나로 쭉 뻗은 지팡이부터 3개 혹은 4개의 발이 달린 지팡이(네발 지팡이)까지 다양한 종류의 지팡이들을 이용할 수 있다(그림 25-7).

지팡이는 보행 동안 세 부분을 지지함으로써 또 다른 '다리'의 역할을 한다. 대상자는 약해졌거나 외상이 있는 다리의 반대쪽 손으로 지팡이를 잡고, 강한 팔과 다리에 체중을 실은 채 외상이 있거나 약해진 다리를 움직인다. 계단을 오를 때, 강한 다리를 계단에 먼저 올려두고 지팡이로 짚은 후 약한 다리를 올린다. 계단을 내려갈 때는 반대로 아픈 다리를 먼저 내리고 지팡이로 지지한 후 강한 다리를 내린다. 지팡이와 보행기는 강한 다리에 의해 딸려온다. 걷는 동안 앞을 똑바로 보고 걷도록 한다.

보행기는 무게가 가볍고, 금속의 관 모양의 구조를 가지고 있어서 지팡이보다 더 잘 지지할 수 있다. 고무로 된 다리 4개는 보행기의 기저면을 넓혀준다. 대상자는 보행기를 잡고, 위로 올리면서 앞으로 움직인다(**실습지침서 8장** 참조). 대상자는 보행기로 보행할 때, 2점 보행 또는 3점 보행을 할 수 있다. 대상자가 보행기를 사용하기 전에 복도를 안전하게 유지한다. 바퀴가 달려 있는 보행기는 대상자가 앉을 수 있도록 설계되어 있어서 걷는 도중 대상자 스스로 쉴 수 있다.

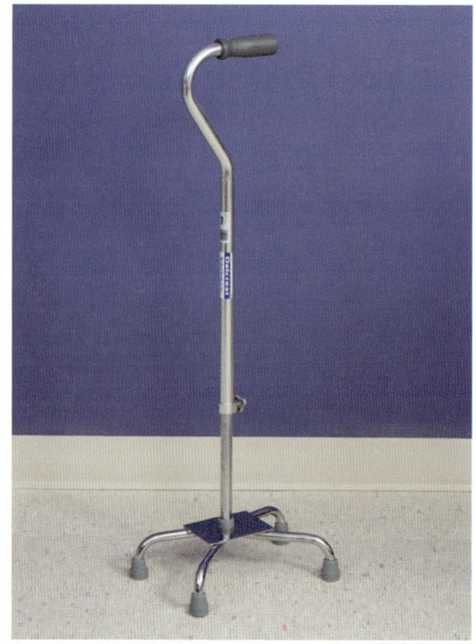

그림 25-7 네발 지팡이는 균형을 잡지 못하거나, 한쪽으로 신체를 지지하기 어려운 대상자에게 안정적인 지지를 제공한다.

목발(crutch)은 다리에 체중부하 없이 대상자가 걸을 수 있도록 해 준다. 목발은 대상자가 삐었거나, 골절이 있거나 걸을 수 없도록 붕대를 감고 있을 때 처방된다. 겨드랑이에 끼우는 목발은 보통 단기간 사용할 때 처방된다. 대상자는 체중을 지지하기 위해 어깨가 아닌 팔을 사용해야 한다. 어깨를 사용하는 것은 액와 부위 피부를 파괴시킬 수 있고, 상완신경총의 신경손상을 유발한다. 목발은 겨드랑이 아래에 정확하게 길이가 맞아야 한다. 목발은 발 앞에 5cm 정도 위치하고, 발 옆에서는 15cm 정도 위치했을 때 액와와 목발 위쪽이 5cm 정도 남아야 한다.

목발은 마비되거나 약해져 걷기 힘든 다리를 지지할 수 있다. 오랫동안 사용하기 위해서는 상완을 둘러싸고 있는 금속밴드가 있는 Lofstrand 목발을 사용한다. 목발을 사용하는 대상자의 여러 가지 보행방법은 다음과 같다.

- 대상자가 양쪽 다리에 부분적으로 체중을 실을 수 있을 때 4점 보행법을 사용한다. 오른쪽 목발이 앞으로

나가면 왼발이 나가고, 왼쪽 목발이 앞으로 나가면 다음에 오른발이 앞으로 나간다.

- 대상자가 한쪽 다리에만 체중을 실을 수 있을 때, 3점 보행법을 사용한다. 양쪽 목발이 앞으로 나가고, 약한 다리가 나간 후에 건강한 다리가 앞으로 나간다.
- 2점 보행법은 양쪽 다리에 어느 정도 체중을 실을 수 있을 때 이용한다. 목발과 반대편에 발이 동시에 앞으로 나간다.
- swing-through는 마비 대상자에게 이용된다. 두 목발이 앞으로 나가고, 몸이 목발보다 앞으로 나간다.

독립적인 기능 수행을 위해, 목발을 사용하는 대상자는 앉았다 일어나는 법을 배워야 하고, 계단을 오르내리는 법을 배워야 한다. 이 교육은 보통 물리치료사에 의해 진행된다. 대상자는 목발 끝의 고무를 확인해야 한다.

SAFETY ALERT

목발 끝이 닳았을 때는 신속히 교체해야 낙상을 예방할 수 있다.

기억해야 하는 개념

일부 목발은 단기간 동안에만 사용되도록 제작되었다. 지팡이나 보조기는 균형 잡는 데 도움이 필요한 대상자들이 안전하고, 효과적으로 움직일 수 있도록 도움을 줄 수 있다. 하지만 균형을 잡는 데 어려움이 있는 대상자들은 목발을 사용할 경우 낙상 위험이 증가할 수 있다.

(4) 이동

대상자가 의식이 혼미할 때, 사지가 약해졌을 때, 근육의 힘이 약해졌을 때, 다리에 마비가 왔을 때는 이동할 때 보조가 필요하다. 이동은 보통 한쪽에서 다른 쪽으로 대상자를 옮기는 것이다. 예를 들면, 대상자를 침상에서 이동침대(strecher)로, 혹은 그 반대로 옮기는 것이다(**실습지침서 8장** 참조). 또 다른 이동은 침대에서 의자나 휠체어로 좌위를 취하게 옮기는 것이 있다(**실습지침서 8장** 참조).

이동기구(이동벨트, 이동받침대: transfer boards 혹은 sleds, 두루말이받침대: roll boards, 수압이동기: hydraulic lifts, 공기보조이동기, 천장이동기: ceiling lifts)는 대상자가 더 쉽고 안전하게 이동하도록 해준다. 표 25-6에 이동을 보조하는 일반적인 기구를 설명하였다.

표 25-6 이동 보조기기

기구	목적	간호 고려사항
이동지지대(transfer board, transfer sled)	앙와위를 취하고 있는 대상자 밑에 두어 다른 평평한 표면으로 옮기기 쉽게 한다.	이동 위치가 같은 높이일 경우에만 사용한다. 받침대 사이에 대상자의 피부가 끼지 않도록 주의한다.
두루말이받침대(roll board)	평평한 표면에서 다른 표면으로 대상자를 옮길 때 보조한다. 세로로 긴 금속구조물에 천으로 된 덮개가 덮여 있다.	판을 침대와 이동침대 사이에 고정한 채 둔다. 침상보를 밀어 대상자가 옆으로 미끄러지도록 한다.
이동벨트(transfer belt)	이동 혹은 보행 동안 지지하기 위해 사용한다. 약하거나 현기증이 있는 대상자 또는 균형감각이 떨어진 대상자에게 사용한다.	옷 위로 단단하게 벨트를 고정한다. 이동 시 불안정한 대상자에게 사용한다.
수압이동기(hydraulic lift)	부동 대상자를 침대에서 의자나 욕조로 이동시키기 위해 사용한다. 이동기기는 미끄러지는 두꺼운 천으로 구성되어 있어서 금속구조물 내에 대상자를 눕히고 고정시킨다. 대상자는 이때 상승하고(올라가고), 수압기기를 사용하여 이동하게 된다.	떨어지지 않을 것이라고 대상자를 안심시킨다.
일어설 수 있는 이동기(stand-up lift)	체중부하를 견딜 수 있는 대상자를 일으켜 세우는 데 보조한다.	기기를 위치시켰을 때, 액와 부위에 압력을 피하도록 한다.
천장이동기(ceiling lift)	대상자를 이동시키거나 자세를 바꾸기 위해 사용된다. 천장에 연결되며 사용하지 않을 시 보관이 가능하다.	필요시 쉽게 이용할 수 있고, 감염 발생률이 낮지만 가격이 비싸다.
마찰 감소 시트(friction-reducing sheets)	얇고, 미끄러운 시트는 대상자가 침대에서 자리를 잡을 때 넘어질 수 있다.	욕창의 위험성을 증가시킬 수 있는 마찰을 감소시킨다.

SAFETY ALERT

이동절차 시 가장 중요한 것은 안전이다. 대상자의 능력과 제한 정도를 확인하기 위한 사정을 하고, 부가적으로 더 도움이 필요한지에 대한 계획을 세우는 것과 이동절차를 계획하는 것은 간호사의 책임이다. 신체역학은 대상자와 간호사의 외상 예방에 도움이 될 수 있다.

대상자를 이동시킬 때 생길 수 있는 위험을 방지하기 위해, 가능한 한 대상자가 직접 움직이는 것을 제한하려는 움직임이 전 세계적으로 늘고 있다.

이를 이동금지(no life) 또는 이동 없음(zero lift) 정책이라 한다(Nelson & Baptiste, 2006). 미국간호협회(American Nurses Association, ANA)는 Handle With Care 프로그램을 시행하여, 간호사와 대상자의 안전을 위해 수동으로 들어 올리는 방식을 없애도록 노력하고 있다. 지속적으로 허리에 통증을 가하는 경우, 특히 병원 직원들이 안 좋은 자세로 대상자를 들어 올리다 보면 심각한 허리 질병으로 이어질 수 있다(ANA, 2013).

① 이송팀

일부 병원의 경우, 대상자를 이송시키기 위해 이송팀(또는 이동팀)을 갖추고 있다. 이송팀에는 대부분의 경우 신체적으로 건장하며, 이동기술과 이동을 위한 특수한 기구를 능숙하게 사용할 수 있는 2명으로 이루어져 있다. 이러한 이송팀의 도입은 대상자와 의료인의 안전을 증가시킨다(Box 25-4)(Nelson & Baptiste, 2006).

② 수압이동기

수압이동기(hydraulic lifts)는 침대에서 의자로 대상자를 이동하게 해 주는 기계장치이다(**실습지침서 8장** 참조). 이동하는 대상자나 간호사의 안전에 위험이 있을 때 사용한다. 최근 문헌은 직업 상해를 피하기 위해 수압이동기의 규칙적인 사용과 같이 기구의 도움으로 안전하게 대상자를 이동하는 것의 중요성에 대해 간호사를 교육하는 것을 더욱 강력하게 지지하고 있다(ANA, 2013).

이동기는 두꺼운 천이나 직물의 형태로 대상자를 아래서 받쳐주고 기구 안으로 들어오게 해 준다. 수압이동기 사용 전, 올바른 작동을 위해 사용방법을 읽어야 한다. 침대에서 들어올려졌을 때 대상자가 당황할 수 있으므로, 이동 과정에 걸쳐 대상자에게 미리 설명을 해 주어 안심시킨다.

Box 25-4 의료인의 허리부상으로 이어질 수 있는 요소

- 조정이 이루어지지 않은 이동
- 신체적 차이가 많이 나는 의료인과 함께 작업하는 것
- 의료인의 피로
- 부상 입은 의료인의 이동
- 기계적 이동 장치의 부족
- 훈련받지 않은 의료인

출처: Nelson, A., & Baptiste, A. (2006). Evidence-based practices for safe patient handling and movement. *Orthopaedic Nursing, 25*(6), 366-379.

③ 천장이동기

천장이동기(ceiling lifts)는 대상자를 직접 들지 않아도 수직으로 대상자를 이동시킬 수 있다. 대상자는 천장에 고정된 선로(track)에 연결된 이동기에 고정되며, 쉽게 다른 자세나 위치로 이동하는 것이 가능해진다. 천장이동기의 도입으로 인해 감염 위험성이 줄어들었으며, 이동기를 찾기 위해 사용되는 시간이 절약되었다. 그러나 의료기관의 입장에서는 천장이동기의 설치가 경제적인 부담이 될 수 있다.

④ 일어서는 것을 돕는 보조이동기

일어서는 것을 돕는 보조이동기(stand-up assist lifts)는 선 자세를 취했을 때 체중부하가 가능한 대상자를 지지하기 위해 사용한다. 이 기구를 팔 뒤와 아래에 위치시키고(액와 부위의 압력을 주지 않는다), 무릎과 다리는 패드로 지지하며, 천으로 된 부분을 이동기 장치에 가까이 댄다(그림 25-8). 이 이동기구는 대상자를 위로 세우고 다른 방향으로 이동시킬 때 부드럽게 보조한다. 대상자는 이동기구의 지지 정도를 알아차리지 못해서 기계이동기로 움직였을 때보다 더 독립적인 기분을 느끼게 된다. 모든 고위험 대상자에게 일어서는 것을 돕는 보조기구를 사용하는 것은 의료진의 허리부상을 줄일 수 있다.

⑤ 2인 혹은 3인 이동

간호사에 의한 이동이나 들어올리는 것은 병원에서 많이 사용하지 않는다. 대상자가 불안해하고, 간호사의 안전을 위협하기 때문이다. 그러나 응급실에서는 이러한 이동이 사용된다. 대상자를 들어올렸을 때 대상자의 팔을 대상자의 가슴에 위치시키고, 각 신체 부위를 끌어올릴 수 있도록 협력한다. 대상자를 다른 곳으로 옮길 때 한 간호사는

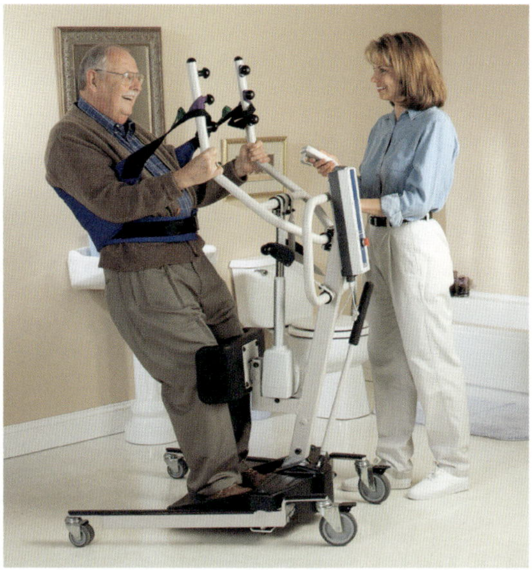

그림 25-8 일어설 수 있는 보조이동기는 대상자가 체중부하를 견딜 수 있을 경우, 일어서는 자세를 지지해 준다.

대상자의 머리와 어깨를 잡고, 다른 간호사는 둔부를 잡으며, 세 번째 간호사는 대퇴부와 다리를 잡는다. 만약 대상자를 의자에서 일으킨다면, 한 간호사는 대상자의 가슴을 감싸 안아 팔 아래로 대상자를 잡으며 다른 간호사는 엉덩이와 다리를 지지하고 동시에 옮기도록 한다. 신체역학을 사용하는 것은 간호사와 의료진의 부상을 예방하는데 중요하다.

SAFETY ALERT

액와 아래를 들어올리는 기술은 액와 아래와 팔을 잡음으로써 상완신경총을 압박하여 목, 어깨, 팔, 손의 신경기능에 영향을 미칠 수 있으므로 절대 사용하지 않는다. 또한 이 기술은 어깨 탈골을 초래하며, 간호사의 신체역학 사용을 어렵게 한다.

3) 가정과 지역사회 간호

운동에 문제가 있는 사람들은 지역사회와 가정에서 독립적으로 관리한다. 골절이나 염좌와 같은 급성 상해는 치료 동안 부동을 취하게 하는 부목(brace)으로 치료하기도 한다. 대부분의 정형외과 수술은 당일 수술센터에서 수행되고, 수술 후 몇 시간 뒤 퇴원하게 된다. 충분한 지지와 함께 만성적인 신경근육 문제(예: 뇌졸중, 파킨슨병, 여러 곳의 경색으로 인한)는 가정에서 관리될 수 있다.

대상자 교육의 목표는 제한된 운동과 특별한 보조기구 사용에 대한 교육으로 일상생활에 적응할 수 있도록 한다. 대상자와 가족에게 이동기술, 보행기술, 보조기구 사용방법에 대한 교육을 해야 한다. 물리치료사는 보조기구 사용을 교육하고, 간호사는 교육내용을 강화하도록 한다. 서면화된 교육자료는 교육 초기 단계뿐만 아니라, 집에서도 참조하면서 사용할 수 있으므로 도움이 된다.

일부 상황에서, 간호사는 대상자의 안전에 대한 구체적인 가정환경을 사정하기도 한다. 계단의 개수, 침실과 화장실의 위치, 가정에서 이용 가능한 보조기구(예: 휠체어가 문을 잘 통과할 수 있는지의 여부) 등의 가정의 물리적 환경에 대해 질문한다. 만약 영구적으로 사용할 수 없다면, 개조가 필요할 수도 있다(예: 휠체어가 쉽게 이동할 수 있도록 경사로를 만듦). 대상자가 손상된 운동기능을 유지한 채 가정으로 돌아갈 때에는 안전에 대한 주의가 특히 중요하다. 어질러져 있는 환경과 양탄자 등이 깔려 있는 환경은 낙상을 예방하기 위해 제거해야 한다. 화재경보기를 설치하고, 대상자의 침실은 1층에 위치하도록 한다. 지역 소방단체는 장애를 가진 사람의 침실 창문에 특수한 응급구조 요청벨을 설치할 수 있다. 퇴원계획을 세우는 사람 혹은 담당관리자는 누군가에게 전화로 지정할 수 있거나, 개인의 생활을 확인할 수 있다. 이는 낙상 위험이 높은 혼자 사는 노인에게 특히 더 중요하다.

특수한 보조기구와 가정간호에 대한 조정이 필요할 수도 있다. 때때로 보조기구를 대여할 수 있거나, 대상자에 맞게 제조하기도 한다. 작성된 치료지침을 가정간호센터의 간호사나 물리치료사, 다른 의료기관에 보내어 더 잘 사용되도록 할 수도 있다(그림 25-9). 퇴원 전에 개인적인 정보를 제공하여 지역사회 연계를 촉진한다.

가정간호 상황에서의 세부적인 조정은 지속적인 간호에 필수요소가 될 수 있다. 가능하면 퇴원 전에 가정환경에 적응하도록 교육한다. 예를 들어, 병원 침대를 가정에서 사용

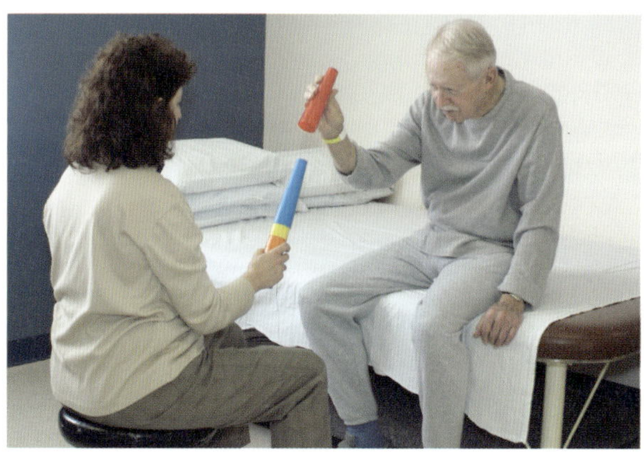

그림 25-9 외래 대상자의 물리치료는 뇌혈관 질병(예: 뇌졸중)에서 회복되는 과정에서 기동성을 증진시켜 독립성을 유지하게 해준다.

할 수 없다면 높은 침대에서 이동지지대를 사용하여 이동하는 연습을 하도록 한다. 대상자는 목욕이나 요리와 같은 활동을 어떻게 가정에서 수행할지 이야기할 수 있어야 한다. 운동저항 때문에 움직임의 한계가 있는 대상자는 독립적인 활동수행을 위해 특별한 보조기구를 사용할 수 있다(그림 25-10).

가정에서 대상자를 간호하는 경우, 가족의 지지가 필요하다. 가족구성원은 충분한 지식을 가지고 있어야 하며, 새로운 책임을 맡는 데 편안함을 느껴야 한다. 또한 이러한 책임에서 벗어날 수 있는 시간을 따로 마련하여 대상자를 보조하기 위한 체력과 스트레스를 관리할 수 있도록 한다. 문제가 발생할 경우를 대비하여 가족 및 친지에게 협력단체의 전화번호를 제공한다. 물리치료사는 보호자의 허리와 목의 상해를 예방하기 위한 방법, 근육강화와 균형개선, 안전을 촉진하는 방법, 대상자의 운동성을 촉진하는 방법을 교육한다.

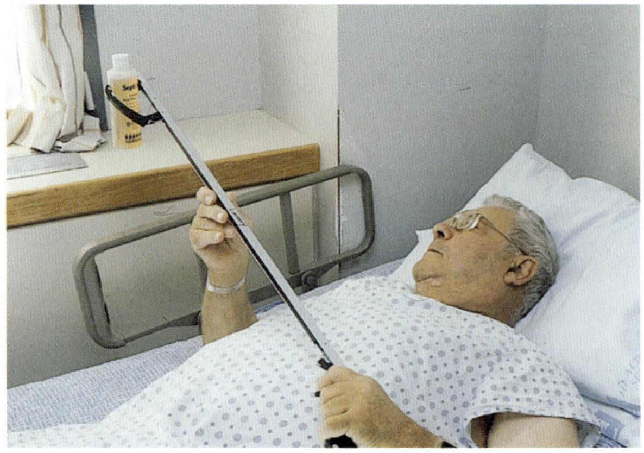

그림 25-10 Reacher는 기동성 제한이 있는 대상자를 위한 편리한 장치이다.

최근 장애를 가진 사람들을 수용하기 위한 많은 노력이 이루어지고 있는데, 공공기관의 휠체어 출입문이나 공중화장실의 특수한 설비 등이 그 예들이다.

성과기반 교육계획

고 간호사는 2일 전에 고관절 전치환술을 받은 69세 된 배관공인 박 씨의 퇴원계획을 책임지고 있다. 박 씨는 독립적인 사람으로서 부인과 함께 두 가지 이야기를 하고 있다.

간호성과

박 씨 부부는 새로운 고관절 의족의 탈골을 피하기 위한 주의점을 말로 표현한다.

전략

- 박 씨의 교육준비도와 교육선호도를 사정한다.
- 개인적인 운동성 계획을 이해하기 위해 박 씨는 어떻게 활동하는지 물리치료사와 협력한다.
- 박 씨 부부와 함께 고관절 탈구 위험에 대해 적어본다(다리를 내전한 채 유지하고, 다리를 꼬지 않으며, 90° 이상 구부리지 않고, 자연스러운 자세로 유지).
- 다리를 꼬는 것 혹은 고관절을 구부리는 것이 어떻게 탈골의 원인이 되는지를 직접 고관절에 시범을 보인다.
- 박 씨 부부가 주의점에 대해 반복하고 정확하게 설명하였을 때 칭찬을 해 준다.

간호성과

박 씨는 고관절 탈구 주의점에 대해 시범을 보이고, 그가 퇴원 후 어떻게 지내야 하는지 말로 설명한다.

전략

- 박 씨는 침대에서 일어났을 때, 말로 수술받은 고관절의 알맞은 움직임 정도를 설명한다.
- 화장실 의자를 사용하는 방법에 대해 시범을 보인다.
- 박 씨의 집을 설명하도록 하게 하고, 퇴원 후 계획을 세운다. 다음과 같은 방법들을 강조한다.
  - 목욕보다는 샤워를 한다.
  - 낮은 부드러운 의자나 소파를 사용하는 것을 피한다. 기대는 의자가 좋다.
  - 발을 씻거나 신발을 맬 때 구부리지 않는다.
  - 절대로 다리를 꼬지 않는다.
- 집으로 가는 차에서 안전한 이동에 대한 계획을 설명한다(등쪽 가장 멀리에서 안전벨트를 매고, 수술받지 않은 쪽 다리를 이끌고, 차에 오르고, 엉덩이 의자는 피하며, 90° 정도의 각도를 피해 등을 기대지 않음)

간호평가

2017/9/12 09:30 - 지시사항에 따른 후, 박 씨는 엉덩이 탈구를 유발하는 자세와 행동에 대해 말한다. 그들은 또한 높이를 높인 변기의자를 준비할 계획이라고 말했다.

\- RN 김미영

대상자 간호계획
신체 기동성 장애가 있는 대상자

간호진단

오른쪽 무릎 위 절단으로 목발을 짚고, 독립적인 신체움직임 불능으로 인한 신체 기동성 장애

간호목표

대상자는 무릎 절단 후에도 안전하게 이동하는 방법을 배운다.

간호성과 기준

- 대상자는 수술 후 1주일에 왼다리로 서서 균형과 지지를 유지한다(목발이나 보행기의 도움).
- 대상자는 수술 후 1주일 이내에 안전한 이동기술(침대 안과 밖, 이동식 변기, 휠체어)을 시범 보인다.

간호중재	이론적 근거
1. 의족을 평평하고 돌아가지 않게 유지한다; 의족 아래에 베개를 두지 않는다.	1. 의족을 평평하게 하여 구축을 예방한다.
2. 8시간마다 ROM 운동을 격려한다.	2. ROM 운동은 관절의 유연성을 증가시킨다.
3. 8시간마다 30분 동안 누운 자세에서 자주 체위변경 프로그램을 실시한다.	3. 잦은 체위변경은 운동성을 증진시키고, 구축을 예방한다.
4. 침대나 의자에서 앉는 시간을 오래 갖지 않는다.	4. 의족을 구부린 채 앉는 것은 구축을 유발할 수 있다.
5. 일어서기 전에 체위성 저혈압을 측정한다.	5. 기립성 저혈압을 발견하고, 낙상을 예방한다.
6. 대상자가 물리치료에 활동적으로 참여하도록 격려한다. a. 남아 있는 다리의 근육 강도를 증가시키는 데 들어가는 노력의 가치에 대해서 말해 본다. b. 물리치료가 계획된 시간을 기록하고, 그 전에 식사와 투약(필요시)이 다 되어 있도록 한다.	6. 물리치료 과정을 격려하는 것은 대상자에게 동기를 부여한다.
7. 일어섰을 때 오른쪽으로 치우치는 것을 피하기 위해 복부나 둔부 근육을 사용한다.	7. 선 자세에서 균형을 더 좋게 하는 것은 근육을 이용하는 것이라고 대상자에게 인지시킨다.
8. 미끄럽지 않고 좋은 지지를 제공하는 신발을 신도록 한다.	8. 알맞은 신발은 낙상을 예방하고, 보행을 촉진한다.
9. 매일 발관리를 하도록 교육한다.	9. 남아 있는 다리의 외상은 운동성과 독립성을 크게 감소시킨다.
10. 운동을 위한 그네 사용방법을 보여주고, 이동할 시에 대비해 준비한다. a. 침대 위에 그네를 부착한다. b. 침대에서 그네의 사용법을 시범 보이고, 앉을 때 이동하는 방법을 시범 보인다. c. 침대에서 몸을 일으키기 위해 그네를 당길 때 요구되는 사지의 힘을 키우도록 격려하고, 스스로 천천히 배우도록 한다.	10. 자가이동에 대한 대상자의 순응을 증가시킨다. 그네를 사용한 운동은 사지근육의 힘을 증대시킨다.
11. 대상자가 휠체어에 앉을 때, 휠체어의 팔을 당겨 몸을 이동하도록 한다.	11. 근육강도는 사지를 증가시키고, 욕창의 발달과 압력으로부터 보호해 준다.
12. 등척성운동 프로그램에 참여하고, 매일 세 번씩 10회 수행하도록 한다. a. 등으로 누워 다리 사이를 이용하여 쿠션을 잡는다. b. 등으로 누워 대퇴부 주변에 벨트를 묶는다. c. 엎드려 누워 의족을 천장을 향해 들어본다. d. 등으로 누워 의족을 들며 의족과 고관절을 내리고, 침대를 향해 아래로 당긴다.	12. 등척성운동은 오른쪽 의족과 왼다리의 근육긴장도를 유지시킨다. 대상자의 이해 수준을 강화하기 위해 운동에 대해 글로 써준다.

대상자 간호계획(계속)
신체 기동성 장애가 있는 대상자

간호중재	이론적 근거
13. 일어서는 기술을 사용하여 침대에서 의자로 이동하는 기술을 교육한다. a. 이동벨트를 사용한다. b. 대상자가 미끄럽지 않은 신발을 사용한다. c. 절차를 설명하도록 한다. d. 성공하였을 때 칭찬한다.	13. 남아 있는 다리의 강도가 강한 대상자는 안전하게 의자로 이동할 수 있는 방법을 사용한다. a. 이동하는 동안 간호사를 잡는다. b. 이동하는 동안 미끄러지지 않는다. c. 이동하는 동안 운동 필요성에 대해 근거를 제공한다. d. 정서적 지지와 칭찬은 대상자에게 동기부여가 되고, 대상자의 노력을 강화시킨다.

간호평가

2017/10/15 - 대상자는 물리치료 시 최소한의 구두지시로 균형을 이루며 침대에서 의자까지 적절한 방법으로 이동하는 모습을 보였다.
- RN 김미영

8. 간호평가

성과의 측정은 대상자가 기동성 목적을 성취했는지의 여부를 결정하도록 돕는다. 성과는 대상자마다 다르지만, 적절한 성과는 다음과 같다.

간호목표

대상자는 신체적 활동에 대한 지구력과 지속성이 증가한다.

간호성과 기준

- 24시간 내에, 대상자는 점진적으로 증가된 활동과 운동 단계에 이른다.
- 대상자는 매일의 활동범위와 운동량이 증가한다.
- 대상자는 운동이나 활동 후에 부작용(예: 호흡곤란, 빈맥, 통증, 현기증)을 경험할 때 운동이나 활동을 멈춘다.

간호목표

대상자는 최선의 치료와 손상된 운동성을 회복하기 위해 처방된 치료에 적극적으로 참여한다.

간호성과 기준

- 대상자는 체위변경 동안 보조기구에 의해 다리를 들고, 지지해 주는 줄을 사용함으로써 체위변경이 가능하다.
- 대상자는 매일 보행시간이 증가한다.
- 대상자는 퇴원 전에 목발이나 보행기 사용을 시범 보일 수 있다.
- 대상자는 퇴원 전에 안전한 이동기술에 대해 설명한다.

간호목표

대상자는 부동의 합병증 예방에 적극적으로 참여한다.

간호성과 기준

- 대상자는 매시간 활동제한 동안 혈전 형성을 예방하기 위해 다리운동을 한다.
- 대상자는 분비물을 최소화하기 위해 매시간 기침과 심호흡을 한다.
- 대상자는 하루에 8잔 이상의 물을 섭취하여 수분섭취량을 증가시켜 탈수를 예방하고, 요로감염과 신장결석을 예방한다.
- 대상자는 매일 관절가동범위운동을 수행하여 관절의 유연성을 유지한다.

주요개념

- 근골격계의 기능은 올바른 신체선열, 자세, 균형, 조정 능력이다.
- 좋은 신체역학은 들어올리기, 구부리기, 안전하고 효율적으로 움직이기와 같은 동작을 수행할 때 신체선열, 균형, 조정 능력을 사용하는 것이다.

- 관절가동범위운동은 정상적으로 완전한 움직임을 사용하여 관절을 움직일 수 있는 능력이다. 능동적 ROM은 대상자가 독립적으로 관절을 움직일 수 있음을 의미하고, 수동적 관절가동범위운동은 다른 사람의 도움으로 관절가동범위운동이 가능함을 의미한다.
- 보행은 입각기와 유각기로 구성된다. 보행에는 조정능력, 균형 · 평형 감각이 요구된다.
- 운동성에는 적절한 근골격계, 신경계 조정, 충분한 순환과 산소화, 충분한 에너지, 적절한 삶의 형태, 안정적인 정서상태가 요구된다.
- 기동성 변화의 증상에는 근육 강도와 긴장도 감소, 조정능력 약화, 보행 변화, 관절 유연성 감소, 움직일 때 통증 유발, 활동 지속성 감소가 있다.
- 부동은 모든 부위의 기능에 영향을 미치고, 심각한 합병증을 유발한다.
- 기동성과 관련된 NANDA-I 간호진단에는 신체 기동성 장애, 보행장애, 휠체어 기동성 장애, 이동장애, 침상 기동성 장애, 활동 지속성 장애, 낙상의 위험, 비사용증후군의 위험이 있다.
- 기동성 문제가 있는 대상자를 위한 간호중재는 체위변경, 관절범위 운동수행, 이동 · 보행 보조, 보행 보조기구 사용방법 교육이 있다.
- 보행과 관련된 간호목적은 최상의 운동성 촉진, 운동 지속성 증가, 부동으로 인한 합병증 예방, 운동제한에 적응이 있다.

REFERENCES

American Nurses Association. (2013). Safe patient handling and mobility international standards, Kansas City, MO.

Ansari, R. M. (2009). Effect of physical activity and obesity on type 2 diabetes in a middle-aged population. *Journal of Environmental and Public Health, 2009:195285.* Retrieved February 25, 2010, from www.hindawi.com/journals/jeph/2009/195285/

Brower, R. G. (2009). *Consequences of bed rest. Critical Care Medicine, 3*(10 Suppl), S422–S428.

Cooper, J. W., & Burfield, A. H. (2009). Medication interventions for fall prevention in the older adult. *Journal of the American Pharmacists Association, 49*(3), e70–e82.

Cosman, S., Beur, M., & LeBoff, E. (2014). Clinician's guide to prevention and treatment of osteoporosis. *Osteoporosis International, 25*(10),2359–2381.

Dykes, P., Carroll, D., Hurley, A., Lipsitz, S., Benoit, A., Chang, F. et al. (2010). Fall prevention in acute care hospitals: A randomized trial. *JAMA, 304*(17), 1912–1918.

Hendrich, A. (2007). How to try this: Predicting falls. Using the Hendrich II Fall Risk Model in clinical practice. *American Journal of Nursing, 107*(11), 50–58.

Hockenberry, M., & Wilson, D. (2011). *Wong's nursing care of infants and children* (9th ed.). St. Louis, MO: Elsevier.

Hourigan, S. R., Nitz, J. C., Brauer, S. G., O Neill, S., Wong, J., & Richardson, C. A. (2008). Positive effects of exercise on falls and fracture risk in osteopenic women. *Osteoporosis International, 19*(7), 1077–1086.

Lannin, N. A., Cusick, A., McCluskey, A., & Herbert, R. D. (2007). Effects of splinting on wrist contracture after stroke: A randomized controlled trial. *Stroke, 38*(1), 111–116.

Li, J. X., Xu, D. Q., & Hong, Y. (2009). Changes in muscle strength, i and reaction of the lower extremities with tai chi intervention. *Journal of Biomechanics, 42*(8), 967–971.

Licata, A. (2007). Update on therapy for osteoporosis. *Orthopaedic Nursing, 26*(3), 162–166.

Martini, F. & Nath, J. (2014). *Fundamentals of anatomy and physiology* (10 ed.). Upper Saddle River, NJ: Prentice Hall.

Nelson, A., & Baptiste, A. (2006). Evidence-based practices for safe patient handling and movement. *Orthopaedic Nursing, 25*(6), 366–379.

NANDA-International (NANDA-I, 2014). *Nursing diagnoses: Definitions and classification, 2015-2017.* West Sussex, England: Wiley-Blackwell.

Oliver, D., & Healy, F. (2009). Falls risk prediction tools for hospital inpatients: Do they work? *Nursing Times, 105*(7), 18-21.

Saunders, D. H., Greig, C. A., Mead, G. E., & Young, A. (2010). Physical fitness training for stroke patients. *Evidence Based Nursing, 13*(1), 18.

Schwendimann, R., Buhler, H., DeGeest, S., & Milisen, K. (2008). Characteristics of hospital inpatient falls across clinical departments. *Gerontology, 54*(6), 252–258.

Shepherd, A. J., Cass, A. R., & Ray, L. (2010). Determining risk of vertebral osteoporosis in men: Validation of the male osteoporosis risk estimation score. *Journal of the American Board of Family Medicine, 23*(2), 186–194.

Tabloski, P. (2013). *Gerontological nursing* (3rd ed.). Upper Saddle River, NJ: Pearson Prentice Hall.

Tinetti, M. E., & Kumar, C. (2010). The patient who falls: "It's always a tradeoff." *Journal of the American Medical Association, 303*(3), 258–266.

찾아보기

ㄴ

ㅅ

ㅇ

ㅈ

ㅊ

ㅋ

ㅌ

ㅍ

ㅎ

A

B

C

D

E

F

G

H

I

J

K

L

M

N

O

P

Q

R

S

T